Pediatria
Diagnóstico + Tratamento

Pediatria: Diagnóstico + Tratamento
Jayme Murahovschi
Sarvier, 7ª edição, revista e atualizada - 2013
Sarvier, (1ª edição, 1978)

Revisão
Maria Ofélia da Costa
Capa
João de Deus Cardoso
Projeto Gráfico
CLR Balieiro Editores
Impressão
Brasilform Indústria Gráfica

sarvier

Sarvier Editora de Livros Médicos Ltda.
Rua dos Chanés 320 – Indianópolis
04087-031 – São Paulo – Brasil
Telefax (11) 5093-6966
sarvier@sarvier.com.br
www.sarvier.com.br

Dados Internacionais de Catalogação na Publicação (CIP)
(Câmara Brasileira do Livro, SP, Brasil)

Murahovschi, Jayme
Pediatria : diagnóstico + tratamento / Jayme Murahovschi. -- 7. ed. -- São Paulo : SARVIER, 2013.

Vários colaboradores.
Bibliografia.
ISBN 978-85-7378-241-7

1. Crianças - Doenças - Diagnóstico 2. Pediatria 3. Puericultura 4. Terapêutica I. Título.

CDD-618.92
13-10455 NLM-WS 200

Índices para catálogo sistemático:

1. Pediatria : Diagnóstico e tratamento : Medicina 618.92

Pediatria
Diagnóstico + Tratamento

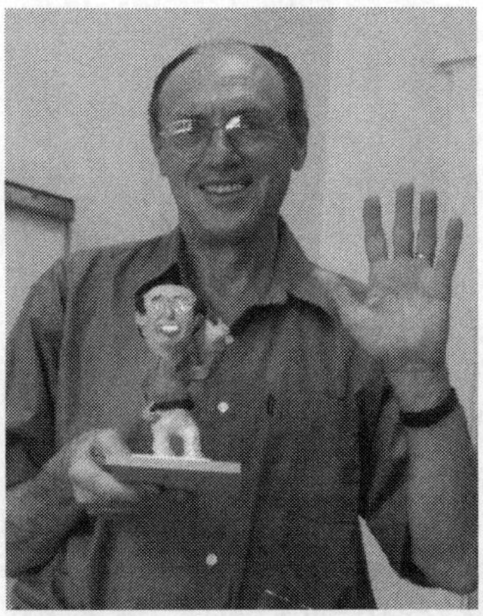

Jayme Murahovschi

Doutor em Medicina pela Faculdade de Medicina da Universidade de São Paulo

Livre-Docente em Pediatria Clínica pela Escola Paulista de Medicina

Especialista por Proficiência em Gastroenterologia Pediátrica

Membro Titular da Academia Brasileira de Medicina

Membro Titular da Academia de Medicina de São Paulo

Membro do Conselho Acadêmico da Sociedade Brasileira de Pediatria (Academia Brasileira de Pediatria)

Prêmio Nacional em Comunicação Médica

7ª Edição
revista e atualizada

sarvier
Sarvier Editora de Livros Médicos Ltda.

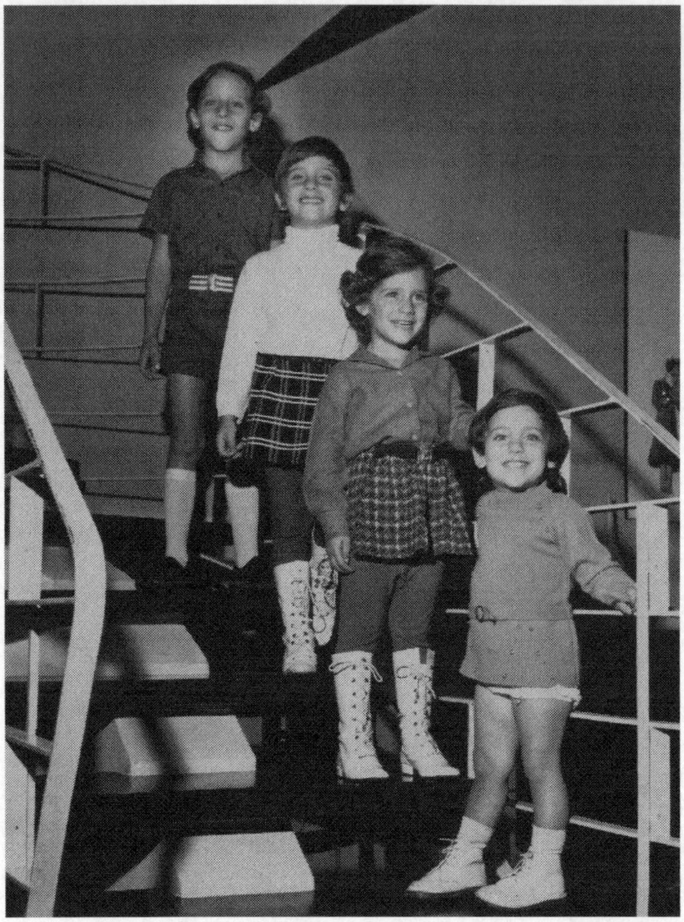

CRIANÇA
Alguém que fica conosco por um tempo e
desaparece para sempre no mundo dos adultos

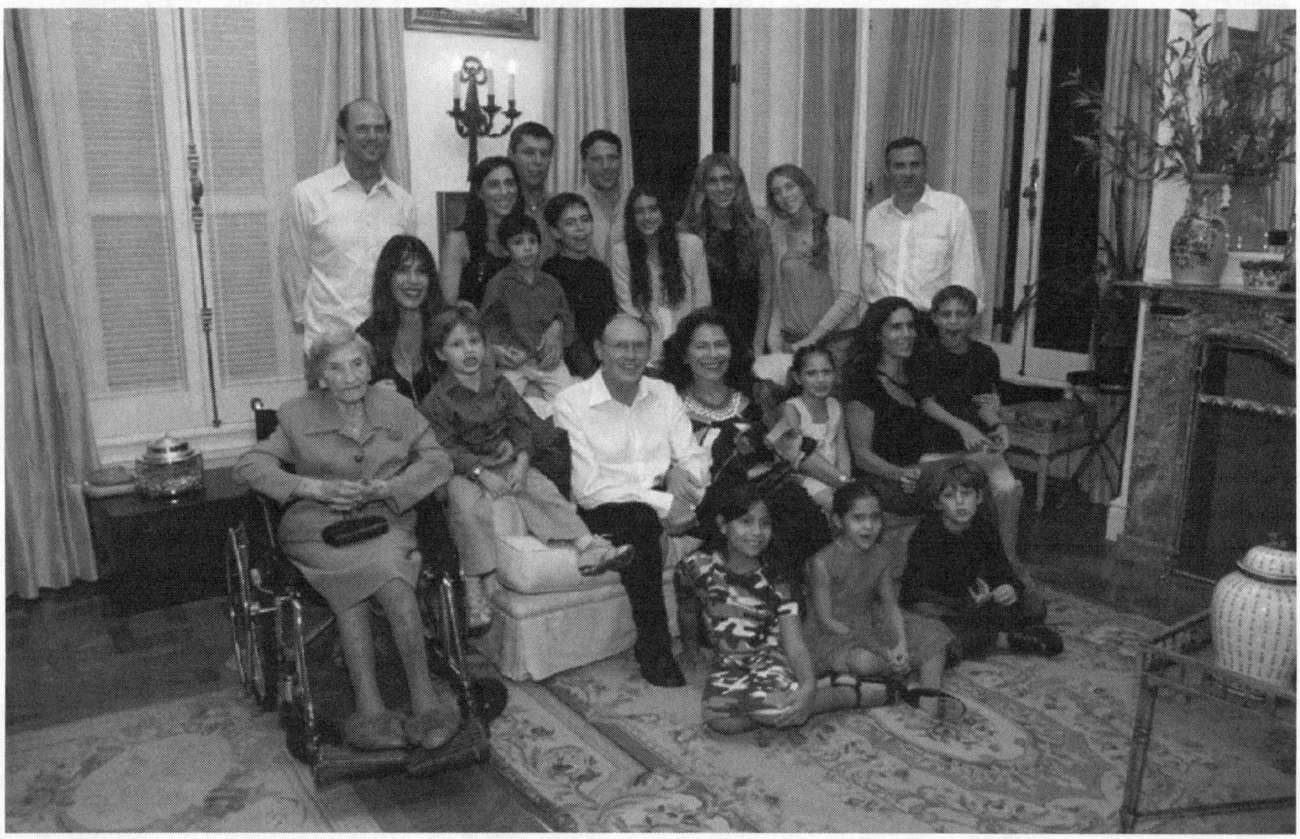

DEDICATÓRIA

Na edição anterior fizemos uma lista abrangente de pessoas que influenciaram e apoiaram minha carreira.

Ela continua valendo como uma homenagem permanente.

Agora quero valorizar:

- *Os **pais das crianças** que me escolheram como pediatra permitindo que eu tivesse participação na criação de seus filhos e, ao mesmo tempo, construíram minha experiência pediátrica.*
- *Os **colaboradores** deste livro que aceitaram participar de um projeto diferente e foram essenciais para o sucesso de **Pediatria: Diagnóstico + Tratamento**.*

e

- *Os **pediatras** atuantes que perceberam a importância que este livro teria na sua prática e deram continuidade ao conceito de médico não só curador competente, mas também cuidador da criança e de sua família.*

Jayme Murahovschi

Este livro se completa com PEDIATRIA: URGÊNCIAS + EMERGÊNCIAS e se atualiza com o periódico PEDIATRA IN (eletrônico, por assinatura).
Sua prática pode ser incrementada com o MANUAL DA CONSULTA DA NOVA PEDIATRIA.
www.medlink.com.br (eletrônico, gratuito).

A CAPA

Volta a *capa marrom* que marcou este livro, mas retocada, seguindo o preceito *continuidade com renovação*. Meu reconhecimento ao seu autor, o cliente e amigo arquiteto **João de Deus Cardoso**.

"Baruch ata adonai, eloheinu melech aolam shechianu vekimanu veiguianu lasman azé"

"Bendito seja o Senhor, o Eterno nosso Deus, que nos mantivestes em vida, nos amparastes e nos permitistes chegar a este momento" (tão significativo)...

... o do lançamento da edição que comemora 35 anos do lançamento deste livro que modificou o vínculo entre os pediatras e os compêndios de nossa especialidade.

"Bendito seja Deus"...

... que me deu uma **família** (e que família!)

Esposa **Enny**
"Quero ver você assim, sempre perto de mim"
Filhos
Denis
Ilana/Ricardo Stern
Ionah/Ricardo Kochen
Daphne/Eduardo Sancovsky

e os *netos*
(continuidade da corrente da vida)
Noah, Maya, Fernando, Felipe, Julia, Mila, Beni, Elis, Theo e **Dani**

o *irmão* **Jacob**
e "aquela" *tia* **Manha**
os *cunhados* **Abrão e Sabina Lowenthal**
os *sobrinhos* **Henry/Juliana, Karin/Fabio, Fábio/Sabrina**
os *sobrinhos-netos* **Lara, Rodrigo, Ariel...**
os *consogros* **Haroldo** e **Clara Sancovsky, José** e **Sarita Kochen, Werner** e **Guita Stern, Edson** e **Beatriz Freire**

Mas tudo começou com os **avós** imigrantes que adotaram e amaram este País:
Anna (que plasmou minha formação humanística) e **Moyses Murahovschi** (fortaleza e ética na sua humildade), **Perla** e **Maks Lowenthal**

... e me permitiu escolher **amigos**, que dão o colorido da vida no dia a dia

Jacques Z. Barmak (*in memoriam*)
Leonardo Berger (*in memoriam*)
Abrão Lowenthal e **Sabina**
Paulo Kovesi e **Judith**

... e me cercou de **companheiros** que enriqueceram minha vida pessoal e profissional

Pediatrias da Faculdade de Ciências Médicas de Santos
Venâncio Ferreira Alves Filho (*in memoriam*), **Ernesto Teixeira do Nascimento, Paulo Sérgio de Andrade e Silva, Keiko M. Teruya, Lais Graci dos Santos Bueno, Paulo Cesar Koch Nogueira** e outros
na Sociedade Beneficente e da Defesa dos Direitos Humanos: **B'nai B'rith**
Companheiros na Academia Brasileira de Pediatria
Companheiros na Academia de Medicina de São Paulo

... e que me deu **mestres** (e que mestres!)

na Clínica Infantil do Ipiranga
Augusto Gomes de Mattos
Maria Aparecida Sampaio Zacchi

e me providenciou **amigos especiais**

Luiz Rachid Trabulsi
cientista, humanista
devo-lhe grande parte de minha carreira científica

João de Deus Cardoso
Arquiteto, especialista em comunicação visual
fez o projeto da 1ª edição e a capa desta 7ª edição

Aos **editores** da **Sarvier**
Cid Balieiro
Fernando Xavier (*in memoriam*)
que acreditaram e apoiaram este projeto

À **Maria Ofélia da Costa**
mais do que uma revisora, uma guardiã de estilo
À **Maria Regina Balieiro** e à **Maria de Lourdes Balieiro** (Lulude) da CLR
pelo capricho minucioso na confecção do livro

Às **auxiliares do consultório**
Cacilda Ortega (34 anos de dedicação e amizade)
Gleice Stela Pires (na digitação e informática)
Tereza Benedita Mendes

Ao *mártir* da Pediatria brasileira: **Newton Alves**

Colaboradores*

docentes
especialistas
peritos

Um livro de Pediatria se faz a muitas mãos.
Cada um dos nomes aqui citados (além de outros) deram sua valiosa colaboração, em diferentes graus, para ajudar a montar o complexo quebra-cabeças que é um compêndio de Pediatria Geral.

PUERICULTORES/PEDIATRAS GERAIS

Especialistas em Pediatria

Departamento de Pediatria da FCM de Santos
- Keiko M. Teruya
- Laís Graci dos Santos Bueno
- Paulo Sérgio de Andrade e Silva
- Paulo Eduardo de Almeida Baldin
- José Arthur Ramos Alves
- Teresa Maria Isaac Nishimoto
- Maria Emília Maneta
- Luceli Pinheiro
- José Fernandes de Carvalho Filho
- Isilda Venâncio Alves

Ana Cristina Miranda (São Paulo)
Wania Bichara de Freitas (São Paulo)
Dirceu Bellizzi (Rio de Janeiro)
Mario Santoro Júnior – Secretaria Municipal de Saúde, SP
Saulo Ricardo Lopes (Paraná)

ALERGISTAS/IMUNOLOGISTAS

Charles Naspitz
Vitor Nudelman
Rosana Giannico

CARDIOLOGISTAS

Rachel Snitcowsky (*in memoriam*) – Incor*
Angélica Binotto – Incor
Antonio Foronda – Incor

CIRURGIÕES PEDIÁTRICOS

José Roberto de Souza Baratella – Faculdade de Medicina da UNISA
José Pinus – Hospital Albert Einstein
José Osório Lira – Faculdade de Medicina da UNISA
João Gilberto Maksoud – FMUSP
Sérgio Schettini – UNIFESP/EPM
Flávio Saad – FCM de Santos
André Ivan Santos Dias – Faculdade de Medicina da UNISA
Gislane M. Carmo – Faculdade de Medicina da UNISA
Fabio Doria do Amaral – FCM Santa Casa de SP
Roberto A. Mastroti – FCM Santa Casa de SP
Roseli Pardini – Faculdade de Medicina da UNISA
Giovani Capelano – FCM Santa Casa SP
Uenis Tannuri – FMUSP
Plínio Campos Nogueira – Ex-Clínica Infantil Ipiranga
Ivlacir I. Vasques Silva – Faculdade de Medicina da UNISA
Antonio Paulo Durante – H. Servidor Público Estadual SP
Antonio Ernesto da Silveira – Universidade Federal do Paraná
José Carnevale – Hospital Darcy Vargas, SP
Nuncio Chiara – FCM Santa Casa SP
Manuel Carlos Prieto Velhote – FMUSP
Alfredo Soares Cabral Jr. – EPM/Faculdade de Medicina da UNISA

H* = Hospital
FM = Faculdade de Medicina
FCM = Faculdade de Ciências Médicas
UNISA = Universidade de Santo Amaro
USP = Universidade de São Paulo
UNIFESP = Universidade Federal de São Paulo
EPM = Escola Paulista de Medicina
PUC = Pontifícia Universidade Católica
ABCD = Associação Brasileira de Colite Ulcerativa e Doença de Crohn
HGA = Hospital Guilherme Álvaro (Santos)
UNI-RIO = Universidade do Rio de Janeiro

DERMATOLOGISTAS

Ney Romiti
José Roberto Paes de Almeida
Sandra Lopes Mattos E. Dinato
Sonia Maria Voss
Edgard dos Santos Neves Filho
Nelson Proença – FCM Santa Casa SP/EPM
Gabriela Lowy – UNI-RIO
José Eduardo Costa Martins – FMUSP
Jorge M. Psillakis – Hospital Beneficência Portuguesa SP
Walter Belda – FMUPC/Campinas*

ENDOCRINOLOGISTAS

Bernardo Liberman – H. Brigadeiro (INAMPS-SP)
Durval Damiani – FMUSP

ENDOSCOPISTA

Manuel Ernesto Peçanha Gonçalves – FMUSP

GASTROENTEROLOGISTAS

Jayme Murahovschi – FCM de Santos
Ana Cristina Miranda – São Paulo
Marcelo Ruiz – FCM de Santos
Eraldo S. Fiore – H. Menino Jesus, SP
Flávio Steinwurz – ABCD

GENETICISTAS

Gerson Carakushansky – FMUFRJ
Cláudio Ortega – APAE, SP

GINECOLOGISTA

Alice Dikstein – Rio de Janeiro

HEBIATRAS

Geny Beznos – FCM Santa Casa SP
Verônica Coates – FCM Santa Casa SP

HEMATOLOGISTAS

Nelson Hamerschlak – H. Albert Einstein, SP
Silvia Brandalise – UNICAMP
Celso Carlos de Campos Guerra – Centro de Hematologia SP*
Therezinha Verrastro de Almeida – H. Brigadeiro (INAMPS)
Milton Ruiz – FCM de Santos

INFECTOLOGISTAS

Calil Kairala Farhat – EPM, H. Emílio Ribas*
Chaie Feldman – H. Emílio Ribas
Celso Carmo Mazza – FMUSP, H. Emílio Ribas
Luiza Helena Falleiros R. Carvalho – H. Emílio Ribas
Otávio Augusto Branchini – FCM Santa Casa SP, H. Emílio Ribas
Roberto Foccacia – FCM Jundiaí, FMUSP, H. Emílio Ribas
Wanderley Sokolowski – H. Emílio Ribas

NEFROLOGISTAS

Departamento de Nefrologia Pediátrica da FCM Santa Casa SP
Julio Toporovski
Valderez Raposo de Mello
Vanda Benini
Dino Martini Filho
Olberes Vitor Braga de Andrade
Eliana Biondi Medeiros
Taís Helena Mastrocinque
Simone Paiva Laranjo
Cristina Viegas Bernardino Valinoto
Hilton Marcus Peloi
Marcia Regina de Souza Amoroso Quedinho Paiva

NEUROLOGISTAS

Sérgio Rosemberg – FCM Santa Casa SP, FMUSP
Fernando Norio Arita – FCM Santa Casa SP
Aron J. Diament – FMUSP
Maria Lucia Leal dos Santos – H. Guilherme Álvaro (Santos)

OFTALMOLOGISTA

Isaac Neustein – H. Servidor Público SP

ONCOLOGISTAS

Departamento de Oncologia Pediátrica UNIFESP/EPM Instituto
Antonio Sérgio Petrilli
Adriana Seber
Carla Donato Macedo
Eliana Maria Monteiro Caran
Flavio Luisi
Katia Verônica Torres de Barros da Silva
Maria Lucia Martino Lee
Nasjla Saba da Silva

ORTOPEDISTAS

Arnaldo Vilela dos Santos – INAMPS
Élcio Landin – FCM Santa Casa SP
Elio Consentino – FCM Santa Casa SP
George Bittar – FCM de Santos
José Donato de Próspero – FCM Santa Casa SP
Marcos Antonio Rezende – INAMPS
Roberto Attilio Lima Santin – FCM Santa Casa SP

OTORRINOLARINGOLOGISTAS
Aroldo Minitti – FMUSP*
Edgard Rezende de Almeida – especialista, SP
Francisco Viana Miguel – especialista, SP
Jorge Ishida – plástico, ORL – FMUSP

PNEUMOLOGISTAS
Bernardo Kiertzman – FCM Santa Casa SP
Clemax Couto Sant'anna
Neiva Damasceno – FCM Santa Casa SP
Tatiana Rozov – FMUSP
Theotonio Miranda Ribeiro – FCM Santa Casa SP*

RADIOLOGISTA
Henrique Lederman – UNIFESP/EPM

REUMATOLOGISTAS
Claudio Arnaldo Len – UNIFESP/EPM
José Goldenberg – H. Albert Einstein
Maria Odete Esteves Hilário – UNIFESP/EPM

UROLOGISTA
Milton Borrelli – FMUSP

Reconhecimento – Ao Dr. Saulo Ricardo Lopes pela colaboração para os retoques feitos nesta edição.

* Alguns destes colegas participaram das primeiras edições e já são falecidos, mas sua presença permanece ativa neste livro.

Prefácio

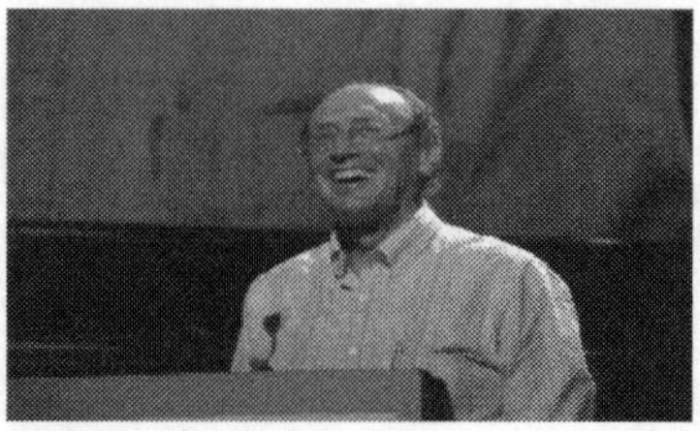

Quando o autor tem uma conversa franca com seu leitor

É até difícil de acreditar mas nosso livro PEDIATRIA: DIAGNÓSTICO + TRATAMENTO agora na 7ª edição comemora 35 anos desde seu lançamento, constantemente revisto e sempre atualizado.

Lembro-me que na época em que foi lançado ainda não existiam bons livros de pediatria nacionais. Comentei com meu editor – "será que os pediatras vão perceber que este livro é diferente dos outros"?

Para minha satisfação, perceberam e como! Este livro transformou-se no ícone dos livros *de* pediatria ou, como prefiro dizer, no ícone dos livros *para* pediatras. Por que os colegas pediatras sempre foram o motivo e a inspiração para o trabalho não pequeno que envolve a elaboração de uma obra como esta. É sempre com emoção renovada que recebo às já inúmeras declarações e testemunhos de colegas, que vêm me dizer o quanto este livro foi e é importante para sua atividade profissional na prática da Pediatria.

Hoje felizmente temos bons livros de pediatria.

E em que este livro difere dos outros?

PEDIATRIA: DIAGNÓSTICO + TRATAMENTO é um livro *autoral*.

Isto significa que o autor determina o conteúdo e sua divisão em seções que facilitem a busca ao pediatra e ainda o estilo: conhecimentos essenciais para a boa prática, casos ilustrativos ("a vida como ela é"), linha de raciocínio diagnóstico em etapas e passos sequenciais, detalhes necessários para a terapêutica, tudo em linguagem compacta, comunicativa, sem perda da profundidade científica. Muitas vezes precisei reformular, com o autor, seus textos para manter seu nível já excelente mas repassado ao estilo peculiar de nosso livro.

Para se sair bem numa *prova* é preciso conhecer as generalidades.

Para se sair bem na *prática* pediátrica é preciso ter conhecimentos básicos resumidos sobre o assunto, uma linha de raciocínio diagnóstico e detalhes sobre a terapêutica.

Este livro tem *empatia* por você, o que quer dizer que está em sintonia com suas necessidades e suas dificuldades. Isto se deve à minha carreira iniciada como médico de bairro, pesquisas clínicas efetuadas na Clínica Infantil do Ipiranga, experiência longa com estudantes de Medicina na Faculdade de Ciências Médicas de Santos, aulas e palestras em todo Brasil, clínica pediátrica ativa abrangendo todas as classes sociais e exercidas numa maneira ampliada de médico não só curador, mas também cuidador da criança e da família, com ênfase na educação em saúde.

Mas hoje com a *internet* ainda tem lugar para um livro como este?

Não tem dúvida. Internet é útil para questões pontuais e nem sempre suas respostas são confiáveis. Para uma atuação abrangente como deve ser a do pediatra, um livro básico como este é indispensável.

Pediatra: Diagnóstico + Tratamento traz todas as especialidades na medida certa para tornar o pediatra apto a atuar nos casos mais simples (e que são a maioria) de especialidades pediátricas e saber o momento de encaminhar a criança e ainda controlar o caso nos intervalos das consultas com especialistas.

Recentemente se difundiu o conceito de que só vale a *Medicina baseada em evidências*. Ninguém vai negar sua importância. Mas já se admite que ela não seja suficiente. Para um bom resultado, para uma medicina baseada em *competência,* é necessário associar as melhores evidências (pesquisas de eficácia) com experiência vivida mas constantemente submetida a crítica e comparação com os dados atualizados (testes pragmáticos de efetividade).

No meu caso, tenho um sistema de atualização que só pode ser utilizado na atual fase de minha carreira (não recomendo a vocês) que me permite saber se cada capítulo contém realmente as informações que são úteis aos pediatras gerais.

Enfim o esforço é grande.

Mas se você aproveitar...

Valeu a pena!

Jayme Murahovschi

Conteúdo

SEÇÃO I

Puericultura no Ambulatório e no Consultório

coordenador: Jayme Murahovschi

SEÇÃO II

O Recém-Nascido

coordenadora: Edna Maria Albuquerque Diniz

SEÇÃO III

Os Problemas do Crescimento, do Desenvolvimento e da Nutrição

coordenadores: Paulo Sérgio de Andrade e Silva
José Arthur Ramos Alves

SEÇÃO IV

Os Distúrbios de Comportamento e de Aprendizado

coordenadora: Cecília Gross

SEÇÃO V

Anormalidades da Diferenciação Sexual

coordenador: Bernardo Liberman

SEÇÃO VI

Os Problemas Neurológicos e Neuromusculares

coordenador: Sérgio Rosemberg

SEÇÃO VII

Os Problemas dos Olhos e da Visão. Problemas Oftalmológicos

coordenador: Isaac Neustein

SEÇÃO VIII

Problemas das Vias Aéreas Superiores e do Pescoço

coordenadores: Tânia Sih
Jayme Murahovschi

SEÇÃO IX

Os Problemas Cardiológicos e a Hipertensão

coordenadora: Rachel Snitcowsky

SEÇÃO X

Os Distúrbios Respiratórios. Tosse, Rouquidão, Chiado e Dispneia

coordenador: Bernardo Kiertzman

SEÇÃO XI

Os Problemas da Parede Abdominal e do Tubo Digestório

coordenador: Jayme Murahovschi

SEÇÃO XII

Os Problemas do Fígado. A Criança Ictérica ou com Doença do Fígado. As Hepatopatias

coordenador: Jayme Murahovschi

SEÇÃO XIII

Os Problemas Urinários

coordenador: Júlio Toporovski

SEÇÃO XIV

Os Problemas da Região Inguinoescrotal e dos Órgãos Genitais Externos

coordenador: José Roberto de Souza Baratella

SEÇÃO XV

Os Problemas da Pele (Dermatologia) e as Doenças Infecciosas

coordenador: Ney Romiti

SEÇÃO XVI

Os Problemas Clínicos e Ortopédicos dos Ossos e Articulações

coordenadores: Élcio Landin
Odete Hilário

SEÇÃO XVII

Os Problemas Hematológicos
Os Distúrbios do Sangue: Anemias e Doenças Hemorrágicas

coordenador: Nelson Hamerschlak

SEÇÃO XVIII

Adenomegalia e Hepatoesplenomegalia. Gânglios e/ou Baço Aumentados

coordenador: Jayme Murahovschi

SEÇÃO XIX

A Febre e as Infecções na Infância. Infectologia Pediátrica

coordenadores: Calil Kairala Farhat
Jayme Murahovschi
Charles Naspitz

SEÇÃO XX

Neoplasias Malignas (Câncer). Oncologia Pediátrica

coordenadores: Antonio Sérgio Petrilli
Andreza Almeida Senerchia

SEÇÃO XXI

Os Problemas dos Adolescentes. Herbiatria

coordenadora: Geny Beznos

SEÇÃO I

Puericultura no Ambulatório e no Consultório

Ver: Manual da Consulta na Nova Pediatria – www.medlink.com.br

colaboradores **Keiko M. Teruya** (amamentação). **Laís Graci dos Santos Bueno** (amamentação). **Paulo Sérgio de Andrade e Silva** (crescimento). **Paulo Eduardo Almeida Baldin** (desenvolvimento). **José Arthur Ramos Alves** (alimentação). **Cecília Gross** (saúde mental). **Eric Schussel** (saúde mental). **Verônica Cavalcanti Schussel** (saúde mental).

puericultores **Ana Cristina Miranda. Wania Bichara de Freitas. Wilson Waichenberg. Luceli Pinheiro. Teresa Maria Isaac Nishimoto. Maria Emília Maneta. Isilda Venâncio Alves. Dirceu Bellizzi**

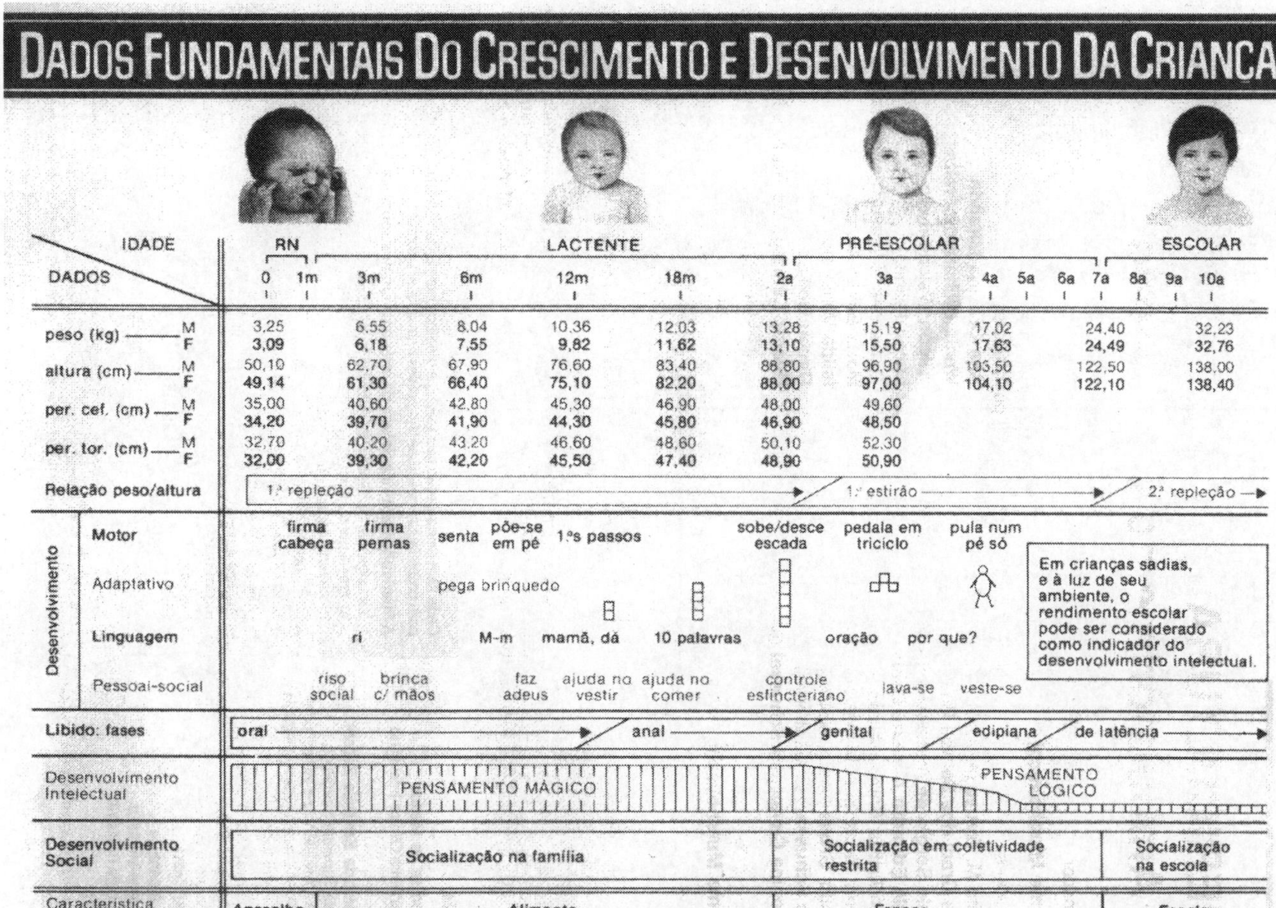

DADOS FUNDAMENTAIS DO CRESCIMENTO E DESENVOLVIMENTO DA CRIANÇA

IDADE / DADOS		RN 0	1m	LACTENTE 3m	6m	12m	18m	2a	PRÉ-ESCOLAR 3a	4a	5a	6a	7a	ESCOLAR 8a	9a	10a
peso (kg)	M	3,25		6,55	8,04	10,36	12,03	13,28	15,19	17,02			24,40			32,23
	F	3,09		6,18	7,55	9,82	11,62	13,10	15,50	17,63			24,49			32,76
altura (cm)	M	50,10		62,70	67,90	76,60	83,40	88,80	96,90	105,50			122,50			138,00
	F	49,14		61,30	66,40	75,10	82,20	88,00	97,00	104,10			122,10			138,40
per. cef. (cm)	M	35,00		40,60	42,80	45,30	46,90	48,00	49,60							
	F	34,20		39,70	41,90	44,30	45,80	46,90	48,50							
per. tor. (cm)	M	32,70		40,20	43,20	46,60	48,60	50,10	52,30							
	F	32,00		39,30	42,20	45,50	47,40	48,90	50,90							

Relação peso/altura: 1.ª repleção → 1.º estirão → 2.ª repleção →

Desenvolvimento
- Motor: firma cabeça; firma pernas; senta; põe-se em pé; 1.ºs passos; sobe/desce escada; pedala em triciclo; pula num pé só
- Adaptativo: pega brinquedo
- Linguagem: ri; M-m; mamã, dá; 10 palavras; oração; por que?
- Pessoal-social: riso social; brinca c/ mãos; faz adeus; ajuda no vestir; ajuda no comer; controle esfincteriano; lava-se; veste-se

Em crianças sadias, e à luz de seu ambiente, o rendimento escolar pode ser considerado como indicador do desenvolvimento intelectual.

Libido: fases — oral → anal → genital → edipiana → de latência →

Desenvolvimento Intelectual — PENSAMENTO MÁGICO → PENSAMENTO LÓGICO

Desenvolvimento Social — Socialização na família | Socialização em coletividade restrita | Socialização na escola

Característica Ilustrativa — Agasalho | Alimento | Espaço | Escola

Fonte: Prof. Eduardo Marcondes - Com gentil autorização do autor.

HOMENAGEM

Dr. Augusto Gomes de Mattos. Dra. Maria Aparecida Sampaio Zacchi. *Clínica Infantil do Ipiranga.* **Dra. Ana Maria Cavalcanti e Silva. Dra. Jocileide Campos Sales** que revolucionaram a Assistência Primária em Pediatria no Ceará. **Prof. Eduardo Marcondes. Dr. Dirceu Bellizzi**

Ver Manual de Consulta na Nova Pediatria – www.medlink.com.br

1. Esta Criança é Normal?

1º passo **Anamnese**: conhecer a criança e sua família.

2º passo **Exame físico**: aspecto geral, estado nutricional, detectar anomalias.

3º passo Avaliar **crescimento** e desenvolvimento.

- P = peso.
- E = estatura, comprimento.
- PC = perímetro cefálico.
- SI = segmento inferior = da sínfise púbica ao chão.
- SS = segmento superior = altura total – SI.
- Env = envergadura = braços abertos, medir da ponta do dedo médio de uma mão à outra.
- M = masculino; F = feminino.

1º trimestre de vida de 0 a 3 meses

Nascimento (média): P = 3,3kg; E = 50cm; PC = 4-35cm.

SS/SI = 1,7 (linha média do corpo passa pelo umbigo).

Env-E = –2,5.

Crescimento rápido: 10cm em 3 meses; 25-30g/dia = 700g/mês.

PC cresce 2cm por mês.

Aos 3 meses (aproximado) P = 6kg; E = 60cm; PC = 40cm.

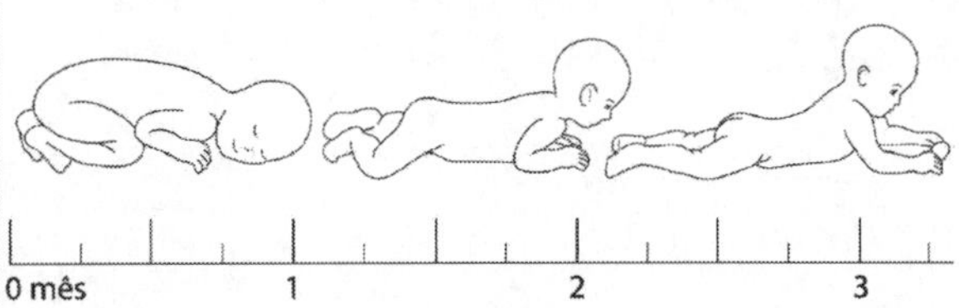

Posição fetal 1 mês — Extensão 2 meses — Levanta a cabeça 3 meses

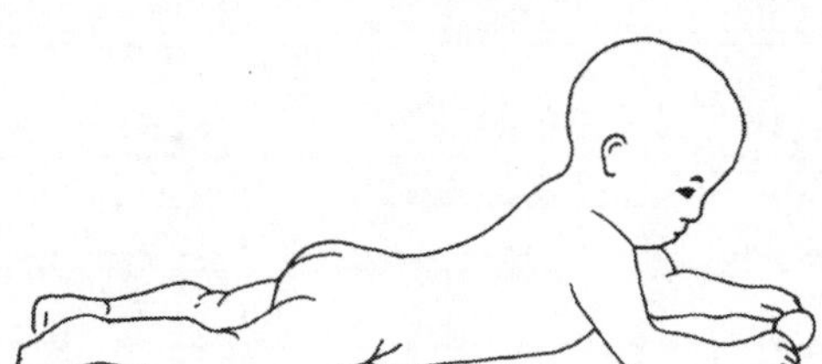

3 meses

Explosão psicoafetiva – aos 2 meses: sorriso social; aos 3 meses: dá risada.

2º trimestre de vida de 3 a 6 meses

Crescimento ainda rápido: 5cm em 3 meses; 500g por mês.

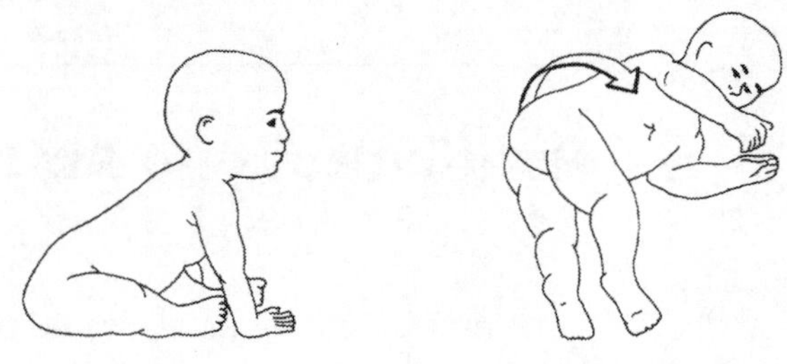

Aos 6 meses: senta com apoio das mãos (em tripé)

Aos 4 meses: vira-se de bruços e de costas

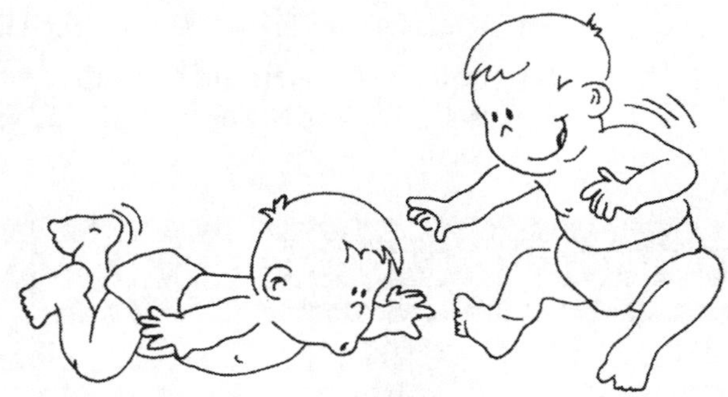

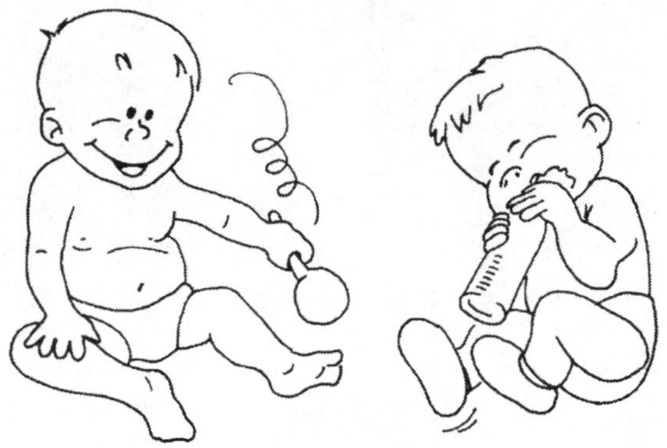

3º trimestre

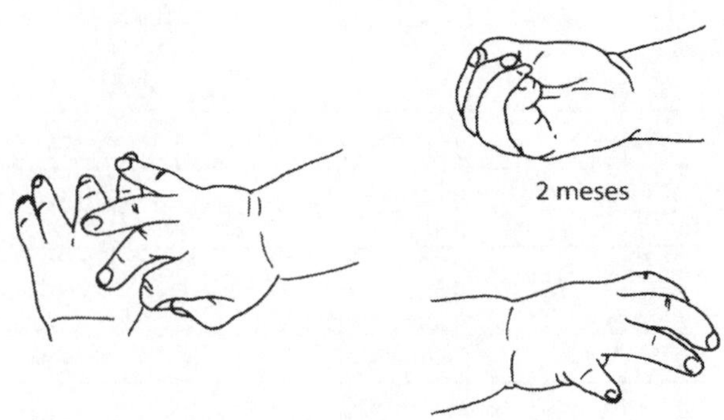

2 meses

3 meses

Peso de nascimento dobra aos 4 meses.

PC cresce 1cm/mês; aos 6 meses: 42-43cm.

Aos 6 meses: SS/SI = 1,6; Env-E: F = –3; M = –2,5.

Modificação do tono muscular

- brinca com as mãos e as leva à boca;

• brinca com os pés;
• aos 4 meses: sentada com apoio nas costas, ergue a cabeça;
• aos 6 meses: senta com tripé de apoio, dá risada e vocaliza.

3º trimestre de vida de 6 a 9 meses

Crescimento rápido mas desacelerado.
Peso = (idade em meses × 0,5) + 4,5kg.
Ganha 400g por mês; aumenta 4cm em 3 meses.
PC aumenta 0,5cm por mês.
Aos 7 meses: 2 dentes incisivos inferiores; depois 2 superiores; depois 2 incisivos laterais superiores.
Aos 9 meses: fontanela anterior começa a fechar.
Aos 7 meses: senta sem apoio, passa objetos de uma mão para outra.
Aos 8 meses: fica em pé com apoio; balbucia; ansiedade de separação dos pais; medo de estranhos.
Noção de permanência: jogo esconde-achou.

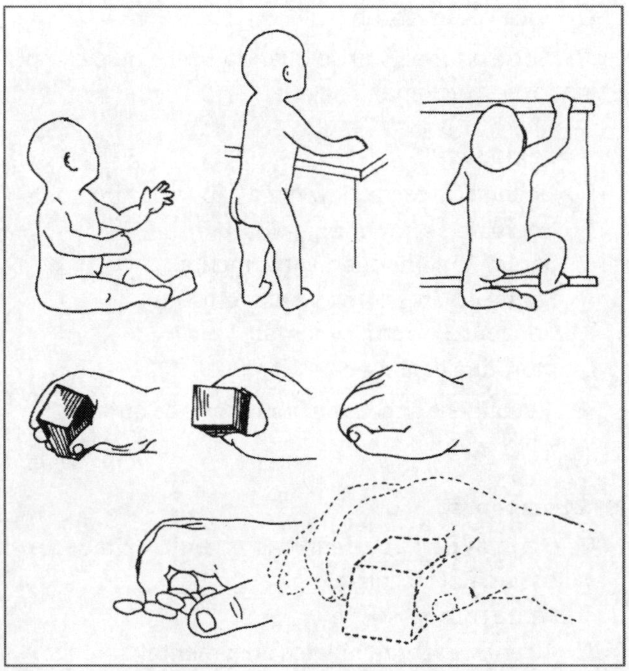

4º trimestre de vida 9 a 12 meses

Crescimento ainda rápido mas desacelerado.
Aumenta 10cm no 2º semestre;
350g/mês no 4º trimestre.
Peso = (idade em meses × 0,5) + 4,5kg.
Com 1 ano: P = 10kg; E = 75cm; PC = 45cm.
SS/SI = 1,52; Env-E: F = –3,3; M = –2,5.
Começa a perder o aspecto de "bebê gorducho".
Integração motricidade-inteligência:
mantém-se em pé graças à preensão das mãos.

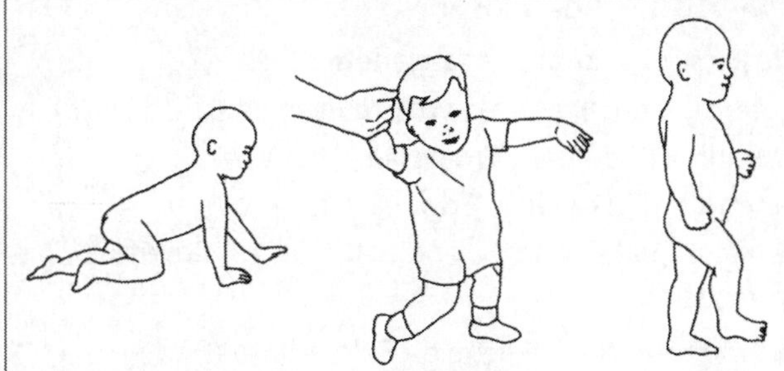

10 meses 12 meses 13 meses

Noção de permanência dos objetos:
• Distância: estica o braço para apanhar objeto.
• Profundidade: solta o objeto e observa a queda.

Ansiedade de separação dos pais:
Aos 9 meses: mantém-se em pé graças à preensão das mãos.
Aos 10 meses: engatinha (engatinhar não é obrigatório).
Aos 11 meses: anda se for segurado pelas 2 mãos; preensão em pinça polegar-indicador.
Aos 12 meses: anda se for apoiado por uma mão.
Aos 10 meses: fala papa/mama corretamente.
Aos 12 meses: 1ª palavra.
Obedece comando dado junto com um gesto "me dá".

2º ano de vida de 1 a 2 anos

Cresce 12 a13cm ao ano.
Aos 2 anos: P = 13kg; E = 87cm; SS/SI = 1,41;
Env-E: F = –3,5; M = –3.

Independência progressiva
• Locomoção.
• Agilidade com as mãos.

Linguagem – evolução rápida: 1º) compreensão; 2º) expressão.
18 meses: frases simples "qué água"; depois amplia vocabulário.
Autoafirmação; teimosia, birra.
Observação – a literatura americana chama de *toddler* = criança que está começando a andar = 1 a 3 anos.

3º ano de vida de 2 a 3 anos

Cresce 8-10cm em 1 ano.
Aos 3 anos: P = 15kg; E = 95 a 97cm.
Aos 3 anos: SS/SI: E = 1,35, M = 1,30;
Env-E: F = –4; M = –2,7.
Aos 3 ou 4 anos entra em seu canal genético.
Aos 30 meses: dentição de leite completa (20 dentes).
A criança está nos "terríveis 2".
Início de controle dos esfíncteres (treinamento de toalete).

Pré-escolar de 3 a 6 anos

Crescimento no seu canal genético.

Determinar a estatura-alvo (previsão da E do adulto).

- Menino: (E do pai + E da mãe + 13) ÷ 2.
- Menina: (E da mãe + E do pai – 13) ÷ 2.

Verificar qual é o canal (percentil) de crescimento correspondente.

Outro modo de predição da E do adulto (EA) a partir da E dos 3 anos (E3):

- M: E 3 × 1,87 ou E 3 × 1,27 + 54,9cm.
- F: E 3 × 1,73 ou E 3 × 1,29 + 42,3cm.

Crescimento lento e constante:

- 5-7cm por ano até os 10-12 anos.
- E = (idade em anos – 3) × 6 + 95 a 97.
- Com 4 anos E = 1 a 1,03m;
  P = (2 × idade em anos) + 8,5kg.
- Seguir a curva de crescimento (agora é genético).
  A criança não deve cruzar os canais de crescimento:
- SS/SI = 4 anos: F = 1,22; M = 1,24; 5 anos: F = 1,15.
- M = 1,19; 6 anos: F = 1,10; M = 1,12.
- Env-E 4 anos: F = –3,8; M = –3; 5 anos: F = – 3,5;
  M = –3,3; 6 anos F = –3,3; M = –2,5.
- Imitação dos adultos.
- Brincadeiras de "faz de conta".
- Idade dos "porquês".

Escolar 6-7 até 10-12 anos

Mesmas considerações de crescimento do pré-escolar.

- Conferir a velocidade anual de crescimento (VC):
  VC deve ser > 4cm
  e estar no percentil da estatura-alvo.
- Idade óssea = idade cronológica ± 2 anos.
- Aos 10 anos: SS = SI.
- Aos 6-7 anos: inicia queda dos dentes de leite
  e erupção do 1º definitivo: o molar dos 6 anos.

Aprendizagem elementar.

Vida social: divisão de grupo em função do sexo.

Puberdade F: 10 anos; M: 12 anos

Estirão da puberdade:

F – início aos 12 anos; 8-9cm/ano.

M – início aos 14 anos; 10-12cm/ano.

A criança pode cruzar os percentis de crescimento.

F – 10 anos: crescimento das mamas.

M – 12 anos: aumento dos testículos, crescimento peniano.

Acompanhe o DESENVOLVIMENTO

1. **Motor** = M; 2. **adaptativo** = A: reação a situações novas; 3. **pessoal-social** = PS: comportamento; 4. linguagem. Comece em um nível abaixo da idade da criança. Complete com informações da mãe.

Materiais úteis: fio de lã vermelha, cabo de madeira de 2,5cm, papel e lápis, bola de borracha.

■ 4 semanas

M. Roda a cabeça quando de bruços.

A. Responde ao som mudando a atividade.
Fixa os olhos em objetos brilhantes e os segue por curto espaço (fio de lã, estetoscópio).

PS. Interessa-se pelo examinador (fixa os olhos por um momento no rosto do examinador e a atividade diminui).

■ 8 semanas

M. Mantém a cabeça ereta brevemente quando puxada pelas mãos até a posição sentada.
Mantém a cabeça em 45° quando de bruços (levanta a cabeça e os ombros do plano da mesa).

A. Segue com os olhos objetos próximos à linha média de visão.

L. Vocaliza ah, eh, uh.

PS. Sorriso social (sorriso quando a mãe ou o examinador se aproxima).

■ 16 semanas

M. Deitada de costas, levanta a cabeça do berço.
Interessa-se por brinquedos.
Segura um brinquedo ativamente.

A. Segue objetos com os olhos em 180°, horizontal e verticalmente.

L. Murmura e dá risada.

PS. Reconhece a mãe melhor do que as outras pessoas.

■ 24 semanas

M. Deixa as pernas estendidas, quando deitada de costas. Rola o corpo.
Senta *com* apoio.

A. Alcança e segura objetos ativamente.

PS. Fica atenta e/ou apreensiva com estranhos.

■ 9 meses

M. Senta *sem* apoio. Engatinha.
Põe-se em pé sozinha.

A. Segura pequenos objetos (pedaço de papel, pedaço de pão) com o polegar e o indicador.
Manipula 2 objetos ao mesmo tempo.
Coloca 1 objeto dentro do outro. Imita adultos: sons que ouve, bate palmas, dá "tchau" com as mãos.

L. É capaz de vocalizar "ma-ma" e "dá-dá".

- **12 meses**
  - M. Anda apoiada com uma só mão.
  - A. Após demonstração, coloca um bloco em cima do outro.
  - L. Imita palavras. Usa 2 palavras além de "ma-ma" e "dá-dá".
    Aprende mais de uma palavra, se usada repetidamente para um determinado objeto.
  - PS. Alimenta-se sozinha, comendo com as mãos.

- **18 meses**
  - M. Anda bem, começa a correr. Sobe nos móveis.
  - A. Empilha 3 a 4 cubos.
  - L. Obedece ordens simples sem gestos, como "dá pra mim", "dá pra ele", "vem cá".
    Vocabulário de 10 palavras.

- **24 meses**
  - M. Chuta bola sem ser ensinada.
    Sobe e desce escadas sozinha (1 degrau de cada vez e não precisa das mãos).
  - A. Copia traços retos e circulares com lápis.
  - L. Frases de 2 palavras.
  - PS. Identifica e diz o nome de objetos e pelo menos 4 partes do seu corpo.
    Imita atividades domésticas (varrer, tirar pó, lavar).

- **3 anos**
  - M. Pedala triciclo.
    Pula com as 2 pernas.
    Equilibra-se brevemente em 1 perna.
  - A. Copia linhas e círculos com lápis.
  - L. Faz perguntas simples: o quê?, onde?
    Sabe o seu nome e o seu sexo.
  - PS. Veste-se com supervisão, põe sapatos, lava as mãos. Coopera em jogos com parceiros.

- **4 anos**
  - M. Pula numa perna só. Fica em pé numa perna por 6 a 10 segundos.
    Ao andar, pisa com o calcanhar e depois com os dedos.
  - A. Copia cruz e/ou quadrado.
    Desenha um homem com 3 partes.
    Sabe 3 cores.
  - PS. Separa-se facilmente da mãe.

Os dados a seguir não valem para avaliar a idade mental, mas tão somente para o acompanhamento do desenvolvimento neuropsicomotor.

- **5 anos**
  Equilibra-se na ponta dos pés alguns segundos.
  Salta 2 ou mais vezes (num pé só).
  Agarra uma bola atirada a 1m de distância.
  Sabe dar laço no sapato.
  Veste-se com supervisão.
  Conhece as cores.
  Fala sem característica infantil.

- **6 anos**
  Pedala bicicleta. Copia um quadrado.
  Desenha um homem com 6 partes.
  Define materiais de que são feitas determinadas coisas: portas, colher, por exemplo.

- **Dos 6 anos em diante**
  O grau de desenvolvimento é julgado/medido pelo rendimento escolar, pela maneira de assumir responsabilidades e pela maturidade física.

LISTA DE PERGUNTAS PARA A RÁPIDA CONSTATAÇÃO DO GRAU DE DESENVOLVIMENTO

Observação: respostas negativas à idade apropriada sugerem atraso no desenvolvimento e a criança deve ser avaliada mais cuidadosamente (não deixando de considerar a variação normal e o desconforto da prematuridade).

- **1 mês**
  É capaz de erguer a cabeça quando de bruços?
  Olha para um rosto que esteja na sua linha de visão?

- **2 mês**
  Sorri e emite ruídos guturais?

- **3 meses**
  Acompanha com o olhar um objeto em movimento?
  Mantém a cabeça erguida?
  A um ruído desperta, arregala os olhos, para de mamar?
  Mantém as mãos abertas a maior parte do tempo?

- **4 meses**
  Segura um chocalho?
  Ri alto?

- **5 meses**
  Alcança e segura objetos?

- **6 meses**
  É capaz de se virar?
  Volta-se em direção dos sons?
  Senta-se com algum auxílio (uma mão)?

- **7 meses**
  É capaz de transferir um objeto de uma mão para a outra?
  Senta-se momentaneamente sem auxílio?

- **8 meses**
  É capaz de se manter sentada
  por aproximadamente 5 minutos?

- **9 meses**
  Fica em pé apoiada na grade do berço?
  É capaz de dizer "ma-ma" ou "dá-dá"?
  Pega em pinça polegar-indicador?
  Localiza sons produzidos ao lado e embaixo?

- **10 meses**
  É capaz de se erguer apoiando-se na lateral do berço ou do cercado?

- **11 meses**
  Consegue movimentar-se à volta de seu cercado ou berço, ou andar apoiada nos móveis?

- **12 meses**
  Acena "adeus" com a mão, bate palmas?
  Anda ao ser segurada por uma mão?
  Possui vocabulário de duas palavras?
  Localiza sons produzidos acima e abaixo da cabeça?

- **15 meses**
  É capaz de andar sozinha?
  Consegue comunicar seus desejos apontando e emitindo sons?

- **18 meses**
  Sobe escadas ao ser segurada por uma mão?
  É capaz de construir uma torre de 3 blocos?
  Fala 3 a 6 palavras?

- **24 meses**
  É capaz de correr?
  Consegue subir e descer escadas segurando-se no corrimão?
  É capaz de se expressar (ocasionalmente) com uma sentença de 2 palavras?

- **2½ anos**
  Consegue pular erguendo os 2 pés do chão?
  É capaz de construir uma torre de 6 blocos?
  É capaz, quando solicitada, de apontar para as partes de seu corpo?

- **3 anos**
  Anda de triciclo (é capaz de pedalar?)
  É capaz de atender a duas ordens emitidas sem gestos, envolvendo "sobre", "embaixo de" ou "atrás de"?
  Consegue construir torre de 9 blocos?
  Sabe seu primeiro nome?
  É capaz de copiar um círculo?

- **4 anos**
  Consegue manter-se sobre um só pé?
  É capaz de copiar uma cruz?
  Emprega adequadamente o verbo no tempo passado?
  Sabe o seu nome inteiro?

- **5 anos**
  É capaz de executar 3 ordens?
  É capaz de copiar um quadrado?
  Consegue saltar?
  Sabe indicar o mais pesado entre 2 pesos?
  Desenha um homem (3 a 6 partes)?

ANÁLISE CRÍTICA DO DESENVOLVIMENTO DO LACTENTE

O objetivo dos testes não é determinar um quociente de desenvolvimento ou inteligência, constitui apenas uma triagem para casos que devam ser mais bem observados ou encaminhados.

Critério – o importante é que haja sequência **ordenada** (sinal de alarme: anarquia!) e **progressiva** (evolução constante, mesmo que um pouco lenta e algo desajeitada) e acompanhada de evolução de **inteligência** (a criança mostra que compreendeu). Pequenos atrasos não têm importância desde que, quando apareça, a habilidade seja de boa **qualidade**.

Sinal de atenção – desvio significativo na aquisição de uma das habilidades-chave, especialmente se houver 2 "atrasos" em um único setor ou 1 "atraso" em mais de um setor.
Ver ***sinais de alarme*** no capítulo Distúrbios do desenvolvimento.

Considerações

1. Desenvolvimento normal não é garantia contra uma deterioração mental no futuro.

2. Pelo desenvolvimento não é possível predizer a futura inteligência ou sucesso.

3. Desenvolvimento motor acelerado não indica superioridade mental; no entanto, uma consistente e significativa aceleração na linguagem antes dos 2 anos de idade é um dos mais frequentes sinais de inteligência superior.

4. As **idades críticas** para a avaliação do desenvolvimento são: **3, 8** e **10 meses**; nos casos duvidosos, fazer acompanhamento atento e não fazer prognóstico nem começar fisioterapia intempestiva antes de ultrapassar a **barreira dos 9 meses**, quando já se pode notar a tendência evolutiva, que se torna especialmente nítida após o 1º aniversário.

2. Como Diagnosticar/Detectar e Corrigir Falhas na Puericultura

A criança é normal, mas tem falhas de Puericultura?

I – NA ALIMENTAÇÃO

Nutriente = toda substância indispensável da alimentação.

Alimento = veículo dos nutrientes.

Para ser uma alimentação **normal**, ela deve ser:

- **suficiente** = fornece energia bastante;
- **completa** = fornece todos os nutrientes;
- **equilibrada** = nutrientes em quantidades proporcionais;
- **adequada** = de acordo com o momento biológico e condições sociais.

O **fenótipo** = conjunto das características morfológicas e funcionais de cada indivíduo, depende da interação entre a genética (genótipo) e o ambiente, constituindo a epigenética. Os fatores ambientais são mais atuantes nas fases vulneráveis do desenvolvimento, que correspondem ao início da vida. Em particular, os nutrientes são capazes de alterar a programação das células – a programação metabólica (*programming*) que influem no desenvolvimento dos órgãos, cérebro e imunidade, refletindo na vida adulta em tudo que se relaciona com saúde e doença.

Daí a importância de **detectar** precocemente os erros nutricionais (ou, melhor ainda, **preveni-los**) e fazer a **correção** a tempo.

ALIMENTAÇÃO NO 1º SEMESTRE DE VIDA

Premissa: o **leite materno** é o alimento *ideal* para o recém-nascido e para o lactente e nenhum outro alimento pode substituí-lo com vantagem, nem mesmo em igualdade de condições.

É dever do pediatra estimular, apoiar e promover o aleitamento materno e dar solução para os problemas da amamentação. *Mostre as figuras.*

Conduta – em consulta pré-natal, convença a mãe das vantagens para a mãe e para o bebê; oriente-a para solicitar a primeira mamada dentro da primeira meia hora de vida e preferir o alojamento conjunto.

Na 1ª consulta – indague as dificuldades a respeito da amamentação, compare o peso em relação ao nascimento e à saída da maternidade e assista a uma mamada ou pelo menos seu início.

A AMAMENTAÇÃO QUE NÃO VAI BEM

Sinais de alerta

1. Mamadas exageradamente curtas (menos de 5 minutos) ou longas (mais de 30 minutos) e o bebê não parece satisfeito.
2. Dorme por tempo prolongado (mais de 4 horas) ou quer mamar "a toda hora" (bebê chorão).
3. Urina menos de 6 vezes ao dia, urina escassa e forte.
4. Não evacua fezes com volume, pelo menos 2 vezes ao dia.
5. Não recuperou o peso de nascimento após 14 dias.
6. Ganha menos de 18g/dia ou 150g por semana.

A) QUANDO A MAMA É O PROBLEMA

■ **Bico do peito rachado-fissura**

Conduta

1. Se a mama estiver ingurgitada, esvaziá-la até amaciar a aréola.
2. Iniciar a mamada pela mama com o bico menos rachado.
3. Fazer o bebê abocanhar não só o mamilo, mas também a aréola; lábio inferior do bebê virado para fora.
4. A mãe sente forte fisgada no início, mas logo a dor melhora.
5. Após a mamada, passar um pouco do leite de peito do fim e deixar secar ao ar livre.

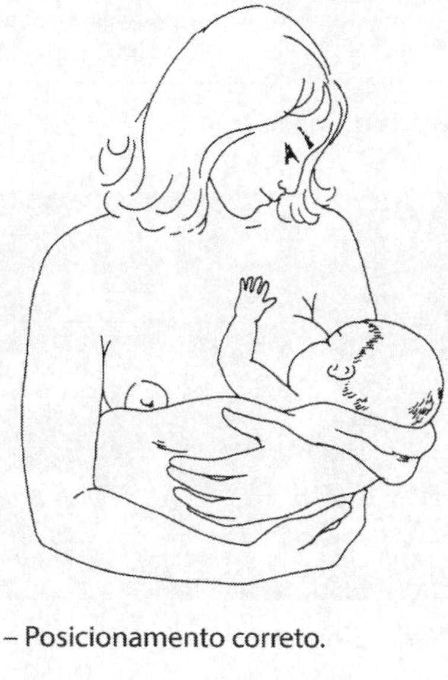

Figura I-1 – Posicionamento correto.

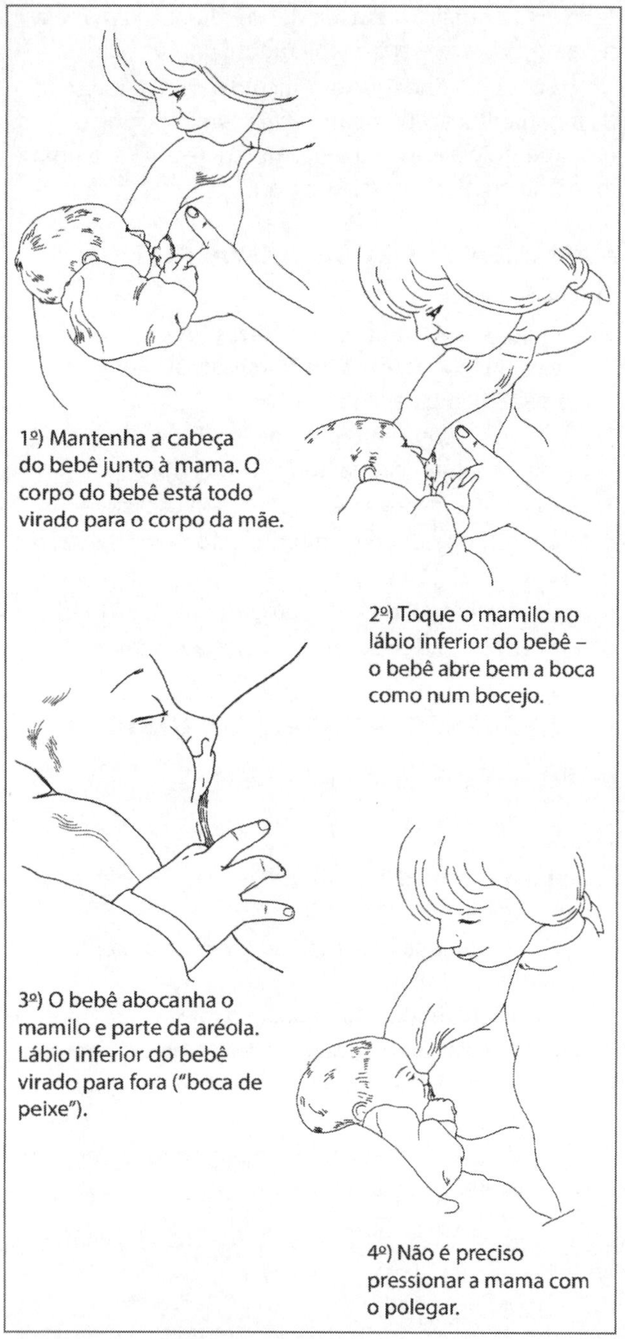

Figura I-2 – Pega da mama.

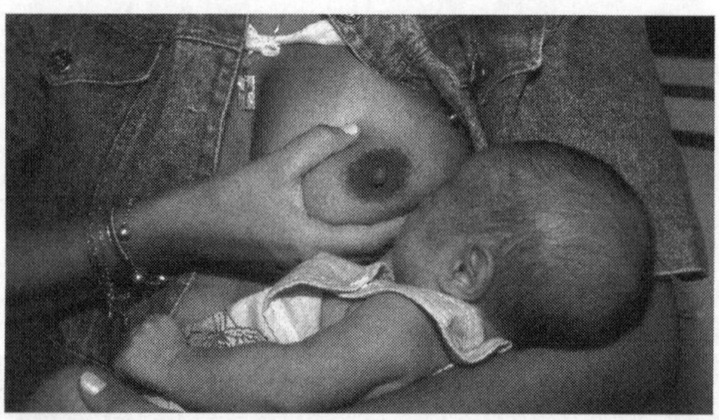

Figura I-3 – Pega da mama.

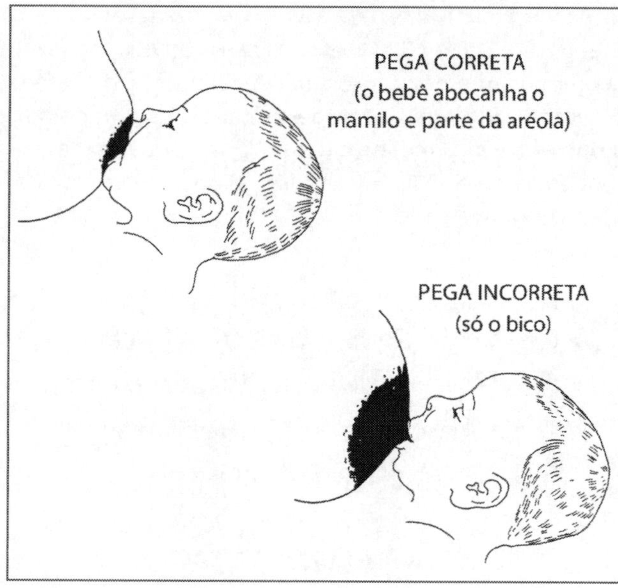

Figura I-4 – Pega correta e incorreta da mama.

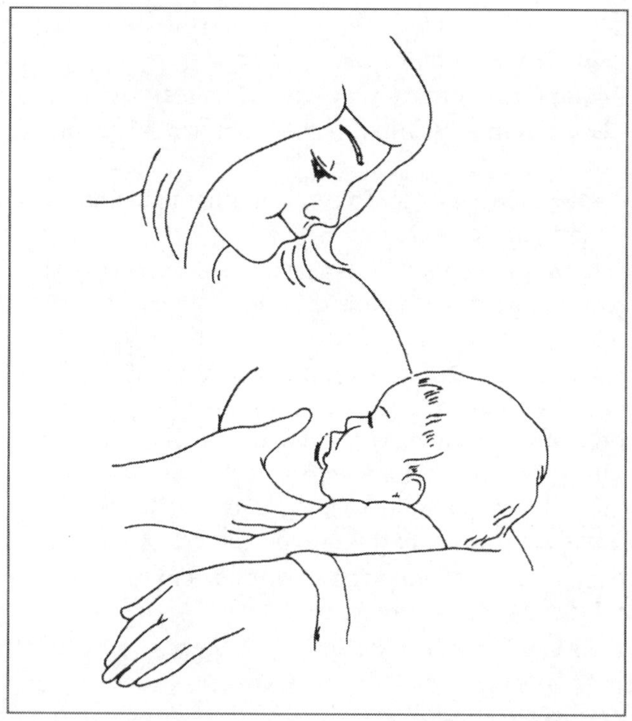

Figura I-5 – Posição de aconchego.

6. Se necessário, dar à mãe um analgésico a cada 4 ou 6 horas.
7. Nas rachaduras maiores, oferecer só uma mama por vez e completar a mamada com leite ordenhado da outra mama e dado com colherinha, copinho ou conta-gotas; podem-se tentar usar intermediários protetores de mamilo de látex fino, pelo mínimo de tempo necessário; eventualmente, o mamilo mais rachado pode necessitar de descanso de 24 a 48 horas.

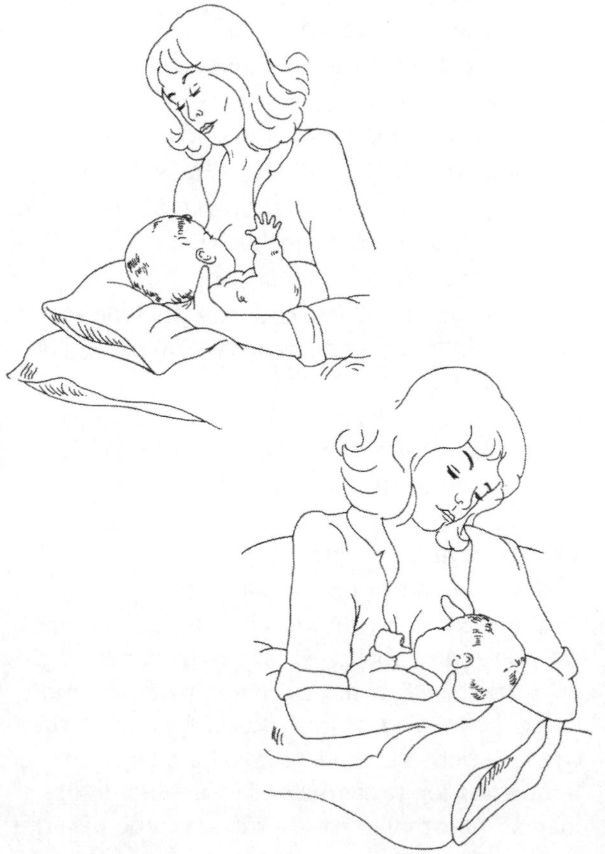

- Mãe sentada.
- Bebê deitado sobre um travesseiro atravessado por baixo do braço da mãe (como o jogador de futebol americano carrega a bola debaixo da axila).
- Os pés do bebê apontam para as costas da mãe; barriga do bebê de encontro com o corpo da mãe, boca do bebê voltada para o mamilo.
- Mão da mãe apoia o pescoço do bebê e segura a base de sua cabeça, abaixo das orelhas.
- A mão livre da mãe apresenta a mama ao bebê.
- Não flexionar a cabeça do bebê para aproximá-la do peito.

Figura I-6 – Posição invertida.

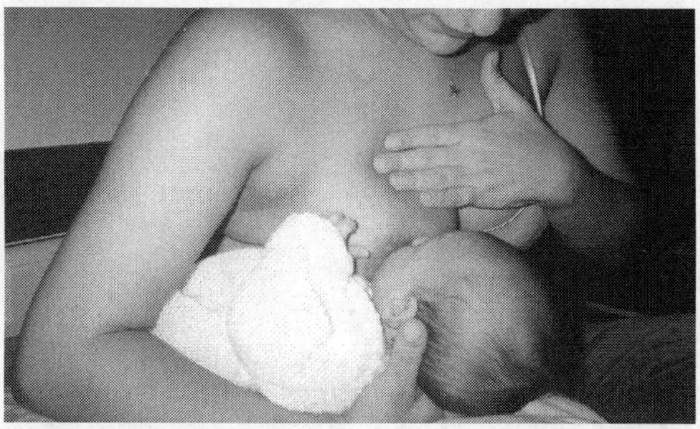

Figura I-7 – Posição invertida.

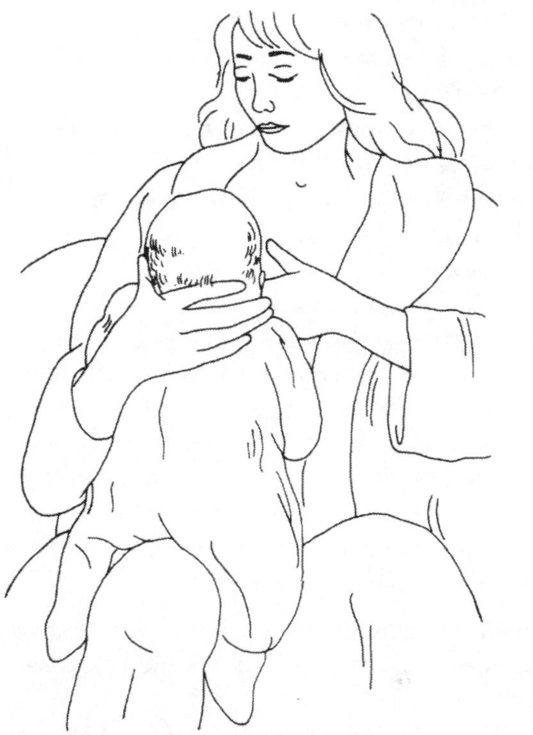

- Mãe sentada e bem recostada (mãe com as pernas cruzadas, se necessário).
- Bebê sentado de frente para a mãe.
- O bebê fica sentado a cavaleiro sobre a coxa da mãe.
- Com a mão em forma de "C" (formada pelo polegar e pelo indicador), a mãe apoia o pescoço do bebê.
- Com a outra mão em forma de "C", a mãe segura a mama e apresenta-a ao bebê.

Figura I-8 – Posição a cavaleiro.

■ Mama empedrada

Caroços duros e levemente doloridos nas mamas = **ductos lactíferos bloqueados.**

1. Com uma mão, apoiar a mama no lado oposto ao ponto dolorido.
2. Massagear com movimentos circulares, com as pontas dos dedos, comprimindo ligeiramente o local.
3. Começar a mamada pelo peito empedrado.
4. Repetir a massagem suave enquanto o bebê mama.

■ Ingurgitamento mamário

1. Durante a apojadura (descida do leite), se a aréola estiver **distendida**, **plana**, **tensa**, **endurecida**, a criança não vai conseguir fazer a pega correta. A aréola deve estar macia, elástica, fácil de ser dobrada por uma pinça formada pelo dedo indicador e polegar.

Conduta: esvaziar a mama, massageando a aréola com movimentos circulares.
Se a mãe tem febre (< 38,4ºC), ministrar anti-inflamatório/antitérmico.

2. Ambas as **mamas inchadas**, **duras**, **quentes**, **doloridas**, frequentemente febre.
Fazer esvaziamento com ordenha em movimentos circulares:
1º) Da aréola.
2º) Da região próxima da aréola.
3º) Continuar, afastando-se em direção ao tórax da mãe – apoiar a mama com uma mão e massagear o lado oposto ao apoiado com a outra (mão embaixo, massagear a parte de cima; apoio em um lado da mama, massagear o lado oposto).
4º) Quando o leite começar a escorrer, fazer ordenha de compressão sobre a aréola.
5º) Colocar o bebê para mamar.

Pode ser útil o uso de compressas mornas antes da massagem e compressas frias nos intervalos das mamadas.

Se febre ou dor forte: anti-inflamatório; se febre alta ou persistir após 24 horas: ministrar antibiótico.

■ Mastite (inflamação da mama)

Na 2ª ou 3ª semana da amamentação – subitamente febre alta com calafrios; dor no corpo, mal-estar; uma das mamas vermelha, quente e com dor intensa.

1. Compressa úmida morna antes da mamada.
2. Não suspender as mamadas. Iniciar pela mama sadia; amamentar até esvaziar a mama doente.
Se o bebê não esvaziar a mama, fazer auto-ordenha.
3. Antibiótico (cefalosporina de 1ª geração: cefalexina (Keflex, genérico) ou cefadroxil (Cefamox).
4. Antitérmico/analgésico.
5. Repouso.

B) QUANDO O BEBÊ É O PROBLEMA

■ O bebê chorão

1. O recém-nascido que chora muito nas 2 primeiras semanas de vida – não são as cólicas dos 3 meses. Estas começam a partir de 3 semanas de vida e têm horário fixo, geralmente das 19 às 23 horas.
2. A primeira suspeita é **fome**. Verificar pessoalmente a técnica da amamentação e corrigi-la;
controle de peso após 3-5 dias.
3. Pode-se tratar de um recém-nascido **hiperexcitável**: agitado, nervoso, chorão, assustadiço, que quer mamar a toda hora e chupetar o peito; bom ganho de peso.

Orientação

- Ambiente calmo, sem barulho.
- Aumento do contato físico, pele a pele.
- Banhos mornos frequentes.
- Acalmar o bebê antes de colocá-lo no peito.
- Trazê-lo ao peito bem apoiado por travesseiro; massagens lentas e firmes com pressão constante (não toques leves) nas bochechas.
- Fazer arrotar após as mamadas.
- Andar com o bebê aconchegado por 5 minutos e depois deixá-lo de bruços no colo ou sobre o braço estendido por mais 5 minutos.
- Depois disso tudo, se o bebê chorar no berço (deixá-lo deitado sobre o lado E), deixá-lo chorar até adormecer; se estiver acordado, repetir a mamada após 1 hora.
- A mãe deve evitar cigarro e café, principalmente antes das mamadas.

4. Já próximo do fim do 1º mês, o choro pode ser por esofagite consequente ao **refluxo gastroesofágico**. Suspeitar se: regurgitação frequente, volumosa, longe das mamadas e com desconforto (importante: o refluxo pode ser oculto, sem regurgitação); soluços frequentes, longe das mamadas; o bebê começa a mamar, interrompe, estira e curva o corpo para trás ou chora muito no fim da mamada, ganho de peso não satisfatório.
5. Nessa mesma época, pode surgir a **alergia por leite de vaca** ingerido pela mãe; fezes com muco e às vezes com laivos de sangue ou sangue oculto nas fezes.

■ O bebê que não ganha peso

Trata-se de um **bebê miúdo**
(crescimento lento em um bebê normal) se:

1. Aparência saudável, ativo.
2. Ganho de peso lento mas consistente.
3. Turgor subcutâneo firme.
4. Técnica da pega correta (verificar).
5. Preenche os critérios de ingestão satisfatória de leite.

Alerta: bebê **desnutrido** (crescimento insuficiente) se:

1. Bebê apático (dorminhoco) ou irritado (chorão): não atribuir o choro excessivo, nas 2 primeiras semanas, às cólicas do lactente.
2. Turgor subcutâneo escasso, frouxo (carne mole): sinais significativos de que o bebê não está conseguindo leite de peito suficiente.

Raciocínio básico: se o bebê em aleitamento materno exclusivo não vai bem (e não tem uma doença ou anomalia evidente), isso significa **que a quantidade de leite ingerida não é suficiente** (insuficiência de calorias).

Começar a investigação por aí (amamentação inadequada) e não pela procura de infecções ocultas, como infecção urinária. Observar pessoalmente uma mamada.

Pode ser útil a prescrição de medicamentos que aumentam a prolactina e, portanto, a produção de leite: metoclopramida (Plasil) pode causar depressão na mãe; domperidona (Motilium) ou sulpirida (Equilid 50 ou Dogmatil 50) útil em mães deprimidas:

- 1 comprimido 3 vezes ao dia.

Alertar que as bulas podem trazer confusão e preocupação.

■ O bebê dorminhoco

Desconfie do recém-nascido que é muito calmo, quase não chora e mama em intervalos longos (maiores que 4 horas) e dorme muitas horas.

Conduta (Fig. I-9)

1. Acordar o recém-nascido a cada 2½ horas de dia e 3½ horas à noite.
2. Despir o bebê.
3. Conversar com ele.
4. Colocá-lo sentado com a cabeça e o pescoço bem apoiados.
5. Golpes rápidos e suaves ou estiramento rápido da musculatura da boca.
6. Massagem nas bochechas.
7. Massagem na planta dos pés.
8. Passar a mão na cabeça, de frente para trás.
9. Inclinar o recém-nascido para a frente, para trás e para os lados.
10. Tocar os lábios do recém-nascido até que ele abra a boca.
11. Coçar a ponta da língua até que ele a projete para fora.
12. Fazer o bebê sugar o dedo da mãe.
13. Trocar o dedo pela mama;
    enfiar o mamilo e o máximo de aréola:
    a) fazê-lo sentar ("posição de alerta");
    b) amamentar nessa posição;
    c) sacudir a mama dentro da boca do bebê;
    d) dar tapinhas debaixo do queixo. Não dar chupeta, não dar líquidos. Se o bebê mamar pouco, completar as mamadas com leite de peito ordenhado e ministrado em xícara ou colherinha.

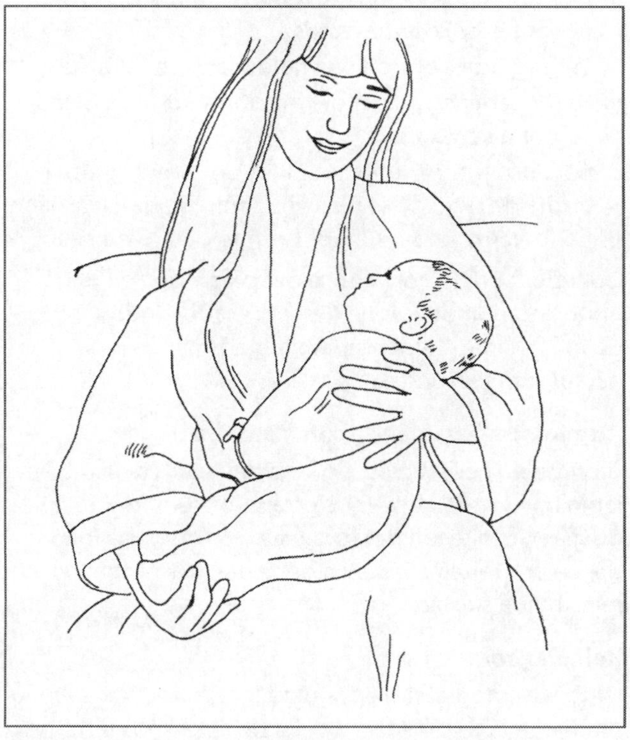

Figura I-9 – Acordando o bebê dorminhoco.
Fazer o movimento de sentar: "posição de alerta".

■ O bebê que não sabe mamar ("recusa o peito")

Pode ser uma disfunção motora-oral por imaturidade, problemas neurológicos temporários ou consequentes ao uso de chupeta ou bico ("confusão de bicos").

1. "**O bebê que luta contra o peito**" – recém-nascido geralmente **hipertônico** (posição de extensão forçada) que está sempre faminto e não ganha peso.
   O bebê morde o mamilo com as gengivas, aprisionando-o e provocando dor e rachadura.
   O bebê suga mas não ordenha.

   Conduta:
   - Acalmar o bebê.
   - Fazer treinamento da sucção com o dedo da mãe.
   - Amamentar em posição sentada ou invertida.
   - A mãe deve puxar firmemente o queixo do bebê para baixo, de modo que ele abra a boca, projete a língua para fora e a coloque debaixo do mamilo; nesse instante, a mãe enfia, na boca do bebê, o mamilo e o máximo de aréola.
   - Pingar leite, previamente ordenhado, no mamilo para que o leite escorra e vá até a boca (isso estimula a sucção). Se não for suficiente: ministrar leite ordenhado pelo sistema de relactação (seringa ou dispositivo especial-sonda-mamilo).
2. **O bebê molinho com sucção fraca** – recém-nascido geralmente de baixo peso, hipotônico; ao se introduzir o dedo na boca do recém-nascido, percebe-se que a língua é plana, não envolve o dedo nem o agarra.

   Conduta:

   Posição sentada a cavaleiro, a mãe sustenta o queixo do lactente com o indicador da mão com que sustenta a mama.

■ **Como ENSINAR o "bebê que não sabe mamar"**

1. Mãe sentada com as pernas cruzadas; bebê sentado a cavaleiro na coxa da mãe, de frente para a mãe, a qual apoia o pescoço do bebê.
2. Mãe toca os lábios do bebê com o dedo indicador, o bebê abre a boca.
3. Mãe coça a ponta da língua do bebê, ele abre bem a boca.
4. Mãe coloca seu dedo (com a unha para baixo) sobre a língua, movimenta-o para baixo e para cima (até tocar o palato), até que o bebê passe a sugar o dedo (Fig. I-10).
5. Mãe puxa o queixo do bebê para baixo, até que a língua fique para fora, ultrapassando a gengiva inferior.
6. Quando o bebê está sugando o dedo ritmicamente, puxar o dedo para fora; repetir a sequência: o bebê busca – puxa o dedo para dentro – suga com a língua sobre a gengiva inferior.
7. Transferir o bebê do dedo para a mama; a mãe deve apoiar a mama.
8. Se necessário, apoiar a mandíbula do recém-nascido com o dedo indicador da mão que apoia a mama (posição de mão de dançarina).
9. Se o bebê cansar, extrair o leite que sobrou e ministrar pelo método seringa-sonda-mama (ver item Relactação a seguir).

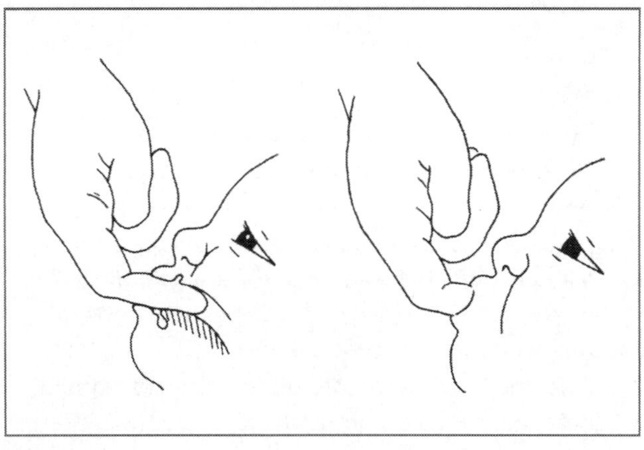

Figura I-10 – Ensinando o bebê que não sabe mamar.

Técnica de EXTRAÇÃO de leite (Fig. I-11)

Local tranquilo; lavar as mãos.

1. Massagem da aréola com movimentos circulares.
2. Massagem circular da mama.
3. Massagem desde a região superior da mama até a aréola.
4. "Pentear" de leve a mama e estimular suavemente os mamilos.

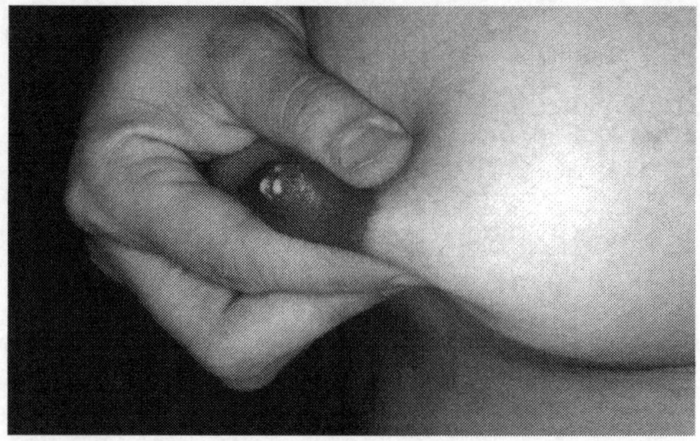

Figura I-11 – Extração manual do leite.

5. Polegar por cima e indicador por baixo da aréola, fora da borda externa da aréola; mantê-los fixos e não deslizá-los sobre a pele.
6. Compressão rítmica em direção à caixa torácica com os dedos polegar e indicador afastados, juntando-os logo em direção ao mamilo.
7. Rotação da posição dos dedos ao redor da aréola.

A ordenha pode ser também feita com bombas manuais (que são menos eficientes) ou elétricas (mais eficientes porém dispendiosas).

CONSERVAÇÃO do leite extraído

O leite das diferentes ordenhas durante o dia pode ser guardado no mesmo frasco:

a) pode ser conservado em temperatura **ambiente** (lugar fresco) por **12 horas**;
b) em seguida, colocá-lo na **geladeira** até **72 horas**;
c) se for para uso posterior, no **congelador** da geladeira, por **2 semanas**;
d) para uso futuro, fazer cubinhos de leite de peito na forma de fazer gelo; uma vez completada, guardar no ***freezer***, em saquinhos próprios, até **6 meses**.

Quando for usar, convém passar para a geladeira na noite anterior; depois de descongelado, pode ser usado até 24 horas. Amornar em banho-maria; não usar micro-ondas.

Administração do leite com copinho (Fig. I-12).

A borda do copinho ou xicrinha deve ser encostada no lábio inferior do bebê (que está semissentado no colo da mãe); o leite apenas toca os lábios do bebê (não despejar o leite na boca); o bebê passa a lamber o leite, iniciando a sucção.

Relactação

Útil para completar o ensino do "bebê que não sabe mamar" e para provocar a volta do leite após uma interrupção da amamentação. São disponíveis, em lojas especializadas, sistemas de relactação.

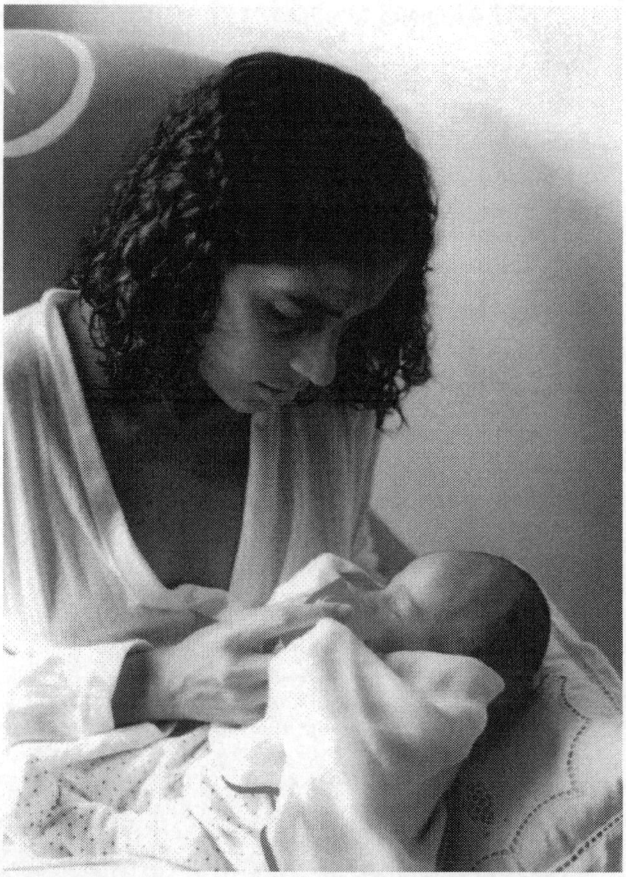

Figura I-12 – Dando leite materno em copinho.

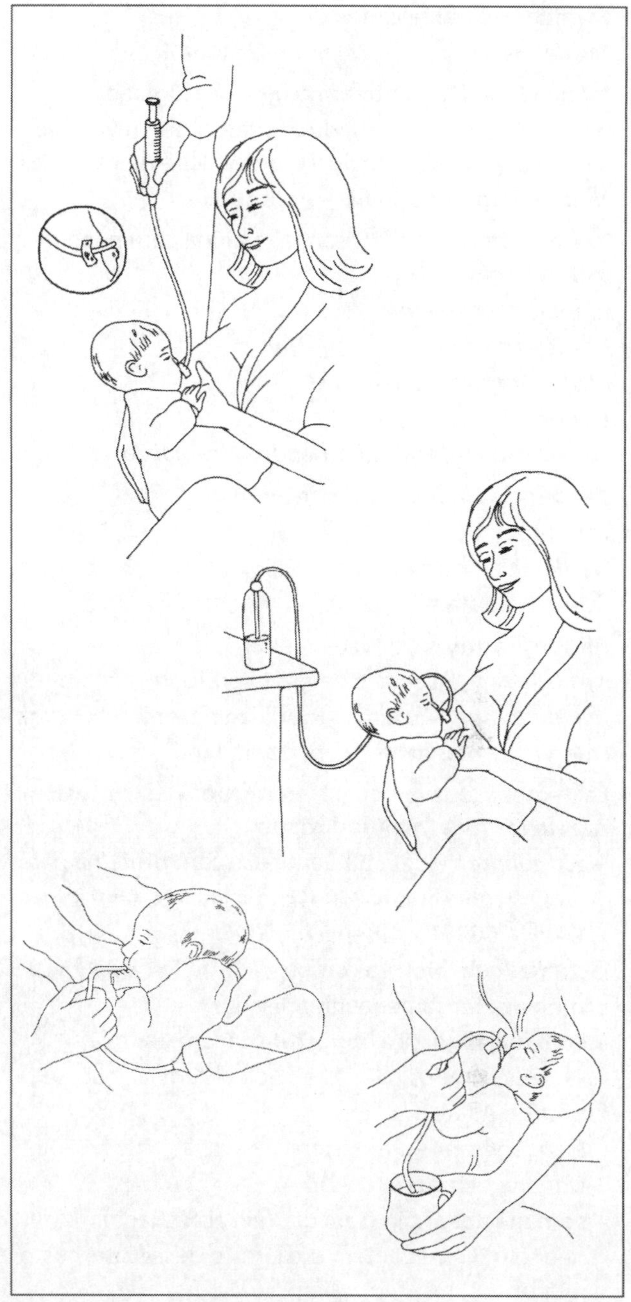

Figura I-13 – Relactação.

Pode ser complementada com a prescrição para a mãe de medicamentos que aumentam a secreção de prolactina: sulpirida, domperidona, metoclopramida.

Suplemento

A orientação atual é prescrever suplemento de vitamina D 400U/dia nos lactentes em aleitamento materno.

Alternativas para o leite materno

Na falta irremediável do leite materno, o que não é raro na vida real, o pediatra deve orientar a escolha do leite substituto.

Premissa – o leite de vaca não é o substituto adequado. Mesmo que o bebê esteja aparentemente crescendo bem, esclarecer a família que, a longo prazo, esse leite pode criar condições desfavoráveis para a saúde de uma geração de alta longevidade: anemia e consequente prejuízo intelectual, flora intestinal inadequada, osteoporose, obesidade, hipertensão, dislipidemias (colesterol ruim: doenças cardiovasculares).

É a orientação da Sociedade Brasileira de Pediatria, Academia Americana de Pediatria, Sociedade Europeia de Gastroenterologia e Nutrição.

Daí a indicação de **fórmulas infantis** que obedecem as recomendações do Codex Alimentarius FAO/OMS.

Fórmulas infantis avançadas de PARTIDA

Seguem as recomendações do Codex e incorporam conhecimentos atuais:

Nestlé – Nan 1 e Comfor: contém DHA, ARA e TCM.

Mead Johnson – Enfamil 1: contém DHA e ARA (2:1), colina.

Danone – Aptamil 1: adicionada de prebióticos.

Abbot – Similac 1: DHA e ARA, sem oleína de palma.

Escolha alternativa seguindo as condições do bebê e da família.

- **Famílias de baixa renda**
  Nestlé – Nestogeno 1; *Danone* – Milupa 1.
- **Início do aleitamento em crianças atópicas**
  proteína parcialmente hidrolisada, como preventivo, e não para tratamento de alergia ao leite de vaca.
  Nestlé – Nan HA; *Danone* – Aptamil HA.
- **Prematuros** ou RN **PIG** com alta ainda com **peso muito baixo**
  fórmulas para prematuros
  Nestlé – Pre nan.
  Mead Johnson – Enfamil pre.
  Danone – Aptamil pre.
  Troca da fórmula inicial, baseada na evolução:
- **Tendência à constipação intestinal**
  com prebióticos
  Nestlé – Nan comfor.
  Danone – Aptamil 1.
- **Regurgitadores** acima da média
  Nestlé – Nan AR: adição de milho pré-gelatinizado.
  Mead Johnson – Enfamil AR: adição de amido de arroz.
  Danone – Aptamil AR – com goma Jataí.
- Lactentes saudáveis com **transtornos gastrintestinais leves mas incomodativos**
  Mead Johnson – Enfamil Gentlease com proteína parcialmente hidrolisada, redução da lactose, óleo 100% vegetal; *Danone* – Aptamil Active.
- lactentes com **alergia** comprovada ao **leite de vaca**
  proteína extensamente hidrolisada.
  - **com má absorção importante** (com diarreia)
    são adicionados de TCM e não contêm lactose
    Nestlé – Alfare.
    Mead Johnson – Pregestimil.
    Danone – Pregomin pepti.
  - **sem má absorção** (sem diarreia acentuada)
    não têm TCM e contêm uma parte de lactose; custo menor
    Nestlé – Althera.
    Danone – Aptamil pepti.
  - **com alergia** ao LV, **sem diarreia em lactente > 6 meses** – Leites de *soja*
    Nestlé – Nansoy.
    Mead Jonhson – Enfamil Prosobee.
    Danone – Aptamil soja 1.
    Abbot – Isomil (sem óleo de palma)

Fórmulas de seguimento (2) – 2º semestre

Nestogeno 2, Milupa 2.

Nan 2 pro (com probióticos); Enfamil 2, Aptamil 2, Similac 2.

2º ano: Ninho 1+; 3 anos: Ninho 3+; 5 anos: Ninho 5+; Aptamil 3.

ALIMENTAÇÃO NO 2º SEMESTRE DE VIDA

A dieta complementar

- Estimule a mãe a continuar a amamentação.
- Ajude-a a resolver os problemas decorrentes da volta ao trabalho.
- Adequar horário e utilização de leite de peito ordenhado.
- Estabelecer horário de 4/4 horas. Preferível, mas adaptável: 7-11-15-19-23 horas.
- Na falta de leite de peito, indicar as **fórmulas infantis de seguimento**: Nan 2, Enfamil 2, Aptamil 2, Similac 2.

Nesta fase é necessário **complementar** com outros nutrientes, além do que as mudanças de cor, sabor e consistência estimulam o desenvolvimento.

Dieta **complementar**: papa de carne e/ou ovo, legumes, cereais, óleo; frutas.

7h	leite materno ou fórmula infantil de seguimento
11h	papinha (almoço) aos 6 meses; ovo Suco – 50mL
15h	leite materno ou fórmula infantil de seguimento ou mingau de cereal infantil
19h	2ª papinha (jantar) aos 7 meses Suco 50mL
23h	leite

Papa de frutas pode ser dada como sobremesa ou no meio da manhã e meio da tarde

■ **Papinha** ("sopinha", a chamada refeição de sal).
Início: aos 6 meses, nunca antes dos 4, nem depois dos 6 meses.
Consistência: espessa; amassar com o garfo.
Horário: o habitual do almoço, 11 ou 12h.
Por conveniência familiar, facilitar horários alternativos.

Composição (pelo menos 1 de cada grupo), variar.

- Carne de vaca ou frango (70g por dia) e/ou ovo.
- Legumes = hortaliças cuja parte comestível não é a folha: cenoura, mandioquinha, abobrinha, xuxu, beterraba, abóbora.
- Verduras = folhas das hortaliças: alface, couve, brócolis, couve-flor, escarola.
- Tubérculos (feculentos): batata, cará, inhame, mandioca.
- Cereais (grãos): arroz, milho, centeio, cevada.
- Leguminosas ("feijões"): feijão, ervilha, lentilha, soja, grão-de-bico.

Exemplo de papa

Carne moída – 3 colheres das de sopa; brócolis cozido, picadinho – 1 colher de sopa; arroz cozido – 3 colheres de sopa; feijão cozido – 1 colher de sopa, tempero: cebola.

Se for só para refogar, prefira óleo de soja; para acrescentar na sopa pronta: óleo de canola ou azeite – ½ colher de sobremesa.

Não acrescentar sal.

- Iniciar com pouco e aumentar gradativamente.
  No início, insistir que a criança prove pelo menos um pouco.
- Aos 7 meses – ovo cozido; papa de frutas; suco de laranja – até 100mL, após a papinha.
- Aos 7-9 meses: 2ª papinha, no horário do jantar (19h).
  Pode-se utilizar peixe em vez da carne.
  A mamadeira da tarde pode ser substituída por mingau.
- Por comodidade, as papas podem ser guardadas na geladeira (24h), congelador (15 dias) ou *freezer* (3 meses).
- Por conveniência da família podem ser utilizadas as papinhas industrializadas **prontas** tipo **Bebê** ou **Junior.**
  São seguras por não terem conservantes.
- Mas não usar caldo de carne industrializado utilizado por adultos porque é muito salgado.
  Dar receita impressa de papinha.

Observação

1. Se a papinha provocar constipação: usar aveia; preparar a mamadeira com cozimento de ameixa-preta e/ou acrescentar ameixa-preta na papa de frutas.
2. Se tendência a sobrepeso: retirar tubérculo e cereal.
3. Se ao contrário, peso insuficiente: aumentar tubérculo (batata) + cereal (arroz).

Detalhes

1. Reduzir consumo de carnes e substituir parcialmente por leguminosas (especialmente soja).
2. Evitar frituras.
3. Consumir aves sem pele.
4. Usar produtos ditos integrais (importante que, no rótulo, "grão integral" seja o 1º ingrediente da lista).
5. Aumentar o consumo de peixes – preferir salmão, atum, sardinha.
6. Cuidado com caldos industrializados que podem conter excesso de sal.

Leia os **rótulos** e escolha os alimentos **ricos em fibras e pobres em sal e em açúcar**.

ALIMENTAÇÃO NO 2º ANO DE VIDA

Consta basicamente de 2 ou 3 refeições de leite (ou lácteos) e 2 refeições de "comidinha".

Passar gradualmente para a alimentação de adulto: "comidinha".

Pode continuar o leite de peito. Usar leite adicionado de ferro.

Evitar doces e guloseimas. Não dê e não deixe que deem doces e refrigerantes. Se a criança não se acostumar com doces nesse 2º ano de vida, dificilmente ela ficará viciada em gulodices.

Restringir conservas, frios e enlatados em geral.

Usar pouco sal e pouco açúcar.

Estimular o uso de copo e reduzir o de mamadeira.

Nessa fase, o crescimento é lento, a criança não precisa de muita comida, por isso seu apetite é reduzido.

Deixar a criança comer sozinha, inclusive com as próprias mãos, enquanto você dá comida com outra colher.

Exemplo de cardápio

- **Desjejum**: **a**) 1 copo de leite com mel ou achocolatado ou "sopinha" de leite com pão ou bolacha com manteiga ou gemada *ou* **b**) mingau de cereais (de preferência integrais) *ou* **c**) aveia ou trigo de quibe deixado de molho e acrescido de leite, frutas, nozes e uma colher de mel *ou* **d**) pão integral ou pão preto com ricota ou tofu ou queijo branco.
- **Almoço**: arroz + feijão (pode ser amassado, em pirão ou em pedacinhos como comidinha) + carne de vaca (bife ou carne assada) ou de frango, fígado ou peixe (picados bem miúdos) ou ovo cozido + um punhado de legumes verdes e amarelos e óleo/azeite.
- **Lanche da tarde**: mingau ou iogurte ou queijo branco ou tofu com frutas e pão ou bolacha com fibras.
- **Jantar**: semelhante ao almoço, com algumas variações.

ALIMENTAÇÃO NO PRÉ-ESCOLAR E ESCOLAR

Fazer 4 refeições ao dia, sendo 2 de leite (leite semidesnatado com café ou chocolate, pudim, mingau, arroz-doce; laticínios: queijo branco, coalhada, iogurte) e 2 de sal: hortaliças (saladas cruas, legumes cozidos ou refogados ou em purê ou em sopas) com carne magra (bife moído, bolinho, quibe, frango) ou fígado ou peixe, ovo (cozido, quente ou gemada), frutas da época, pão, massas. Acrescentar, às refeições, óleo, azeite ou margarina.

Orientação aos pais

1. Nessa fase, o apetite da criança diminui bastante e ela "enjoa" fácil dos alimentos comuns. Um sanduíche misto com *milk-shake*, por exemplo, pode substituir uma refeição clássica.
2. É importante que a criança aprenda a comer **verduras**, especialmente cruas (é importante o exemplo familiar).
3. Nas merendas escolares, preferir frutas acompanhadas de bolacha ou pão integral.

4. Não deixar criar o hábito de refrigerantes, balas, chicletes e doces. Não ter essas guloseimas em casa e não dar o mau exemplo. Uma fórmula de compromisso é permiti-las só aos domingos, em ambiente de "festa".
5. Procurar não usar alimentos coloridos artificialmente, as conservas, os frios e os enlatados em geral.
6. Introduzir bem cedo o costume de uma boa mastigação e uma ingestão lenta, em pequenos goles.
7. Retirar a **mamadeira**.
   Admite-se a mamadeira na hora de dormir.

■ **Regime de vida**

a) **Redução** de: (1) alimentos ricos em **colesterol** e **gorduras saturadas**: carnes gordas (vermelhas, vísceras, embutidos), gemas, laticínios gordos (leite integral, queijos cremosos, manteiga); (2) gordura **transaturada** (gordura vegetal hidrogenada em alimentos industrializados semissólidos, ler o rótulo).

b) **Aumentar** o consumo de: (1) ácidos graxos monoinsaturados: azeite de oliva extravirgem; amendoim; (2) poli-insaturados: óleo de girassol, milho, soja; (3) ômega-3: óleo de canola; peixe.

c) **Aumentar fibras vegetais**: legumes, verduras, frutas e grãos (cereais) integrais, soja.

d) Ingestão de **antioxidantes**: vitamina C (cítricos, tomates, verduras de folhas claras); vitamina E (óleo de canola, amendoim, nozes, cereais); betacaroteno (legumes verdes e amarelos).

e) Ingestão de **cálcio**: leites e iogurtes semidesnatados e queijos não cremosos; brócolis e couve; evitar refrigerantes do tipo cola (contêm P, o qual provoca redução do Ca).

f) **Redução de sal** (Na).

g) **Redução de açúcar** e **doces**.

■ **Atividade física**

a) Aumentar as atividades habituais: caminhada (30 minutos, 5 vezes por semana), subir escada (8 andares).

b) Atividades prazerosas (bicicleta, dança).

c) Esporte (corrida, natação, outros); esteira.
Musculação moderada, progressiva e adequada à idade.

■ **Evitar cigarro**.

■ Controle de **peso** (curva ponderal).

■ Exposição moderada ao **sol**.

■ **Higiene mental**.

■ **Educação nutricional – Dieta prudente**

Recomendada para toda a família e para crianças a partir dos 2 anos.

Premissa: a alimentação na infância influi na saúde do adulto.

■ **Objetivos** a longo prazo:

a) evitar obesidade;
b) reduzir a incidência de doenças cardiovasculares (aterosclerose – infarto, derrame);
c) reduzir o diabetes;
d) prevenir a osteoporose;
e) reduzir o câncer (cólon, mama, endométrio).

Fatores de risco a evitar: obesidade; vida sedentária; cigarro; hipertensão; insuficiente ou exagerada exposição ao sol; estresse; dieta com excesso de carboidratos, hipercalórica e rica em gordura saturada e colesterol.

Estilo de vida, palavra-chave: **moderação**.
São 3 refeições grandes e 2 lanches por dia.
Proibido "beliscar" entre as refeições.
A alimentação deve ter por base: **grãos** (cereais) **integrais**, **legumes**, **verduras**, **frutas**.
Limitar: carne, aves e peixes:

- máximo de 2 porções moderadas (100g);
- usar mais peixe e ave (sem a pele) em vez de carne vermelha;
- retirar toda a gordura visível da carne;
- 50 gramas, fora a gordura que sai na água do cozimento;
- evitar frios e embutidos (preferir salsicha de frango);
- usar leite semidesnatado, iogurte *light* e queijo não cremoso.

Usar azeite de oliva, óleo de canola e de soja (5 a 8 colheres das de chá por dia).
Evitar frituras.
Evitar doces e açúcar. Refrigerante só moderadamente e usar *diet*.
Chocolate: moderado, prefira o meio amargo.
Evitar salgadinhos.
Usar pouco sal.
Fazer um "acordo": dieta com liberdade nos fins de semana/dias festivos.

II – NO COMPORTAMENTO

Premissa – do mesmo modo que a introdução precoce dos nutrientes acarreta uma programação metabólica que perdura por toda a vida, o vínculo emocional com a criança modula seu cérebro e pode protegê-lo contra doenças psíquicas no futuro. O segredo é proporcionar a dose e o tipo certo de estresse que ajudem o desenvolvimento da criança.

■ **Pediatria comportamental**

Conforme os problemas mais corriqueiros da prática pediátrica, principalmente os infecciosos, vão diminuindo sua frequência, graças a vacinação, melhoria das condições sanitárias e ambientais e alimentação mais adequada, as queixas sobre o comportamento da criança vão constituindo-se em um contingente cada vez mais importante da atuação do pediatra, que deve estar preparado para orientar a família.

Conceitos básicos

1. A **personalidade** é um conjunto de comportamentos adquiridos por cópia (exemplo), instigação (educação) e modelagem (aperfeiçoamento).
2. O **comportamento** é função de interação de fatores **biológicos** (capacidade inata, genética) e **ambientais** (seleção da frequência dos comportamentos à custa dos reforços positivos ou negativos que esses comportamentos recebem durante toda a vida).
3. O **aprendizado** faz-se especialmente por **consequência** (contingência), isto é, o que vale é o estímulo que se **segue** ao comportamento (recompensa). É o condicionamento operante (de Skinner), ao contrário do condicionamento **clássico** (de Pavlov), em que o aprendizado se faz por **associação** e o que vale é o estímulo que **precede** ao comportamento. Portanto, o **aprendizado** é o **aumento de frequência** de um determinado ato, já que o ato em si é inerente da espécie. O aprendizado faz-se em **etapas** progressivas. O aprendizado **mantém-se** pela presença de **reforços** (recompensa). Assim, a frequência das respostas **aumenta** pela aplicação de reforços **positivos** (recompensas), **diminui** pela aplicação de reforços **negativos** (ausência de reforços) e pode **decrescer rapidamente** pela aplicação de estímulos muito desagradáveis, ou seja, **aversivos (punição)**. A suspensão da recompensa pode levar à extinção gradativa do comportamento, o qual pode ser reavivado pela reinstituição da recompensa. A utilização de recompensas **variáveis** é muito mais eficaz do que a de recompensas fixas (quer no número quer na frequência) e evita a **pausa pós-recompensa** (extinção do comportamento) após a suspensão da recompensa.
4. Os **reforços** universais são o alimento, o dinheiro (ambos com efeitos colaterais óbvios) e o mais importante, sem contraindicação, a **atenção.**
5. A melhor forma de **diminuir a frequência de comportamentos inadequados** é **ignorá-los** (não dar atenção a eles). Vale a regra: **a criança repete o comportamento que a gente dá atenção.**
6. A **punição** (castigo) é um estímulo aversivo que pode ser eficaz em relação à modificação do comportamento, mas tem **efeitos colaterais** graves: traz ansiedade e a ansiedade exagerada bloqueia o aprendizado; aquele que castiga fica com a imagem de aversivo; quem castiga pode relaxar sua ansiedade, mas adquire complexo de culpa que pode prejudicar sua atuação em relação à educação da criança.
   A punição é indicada especialmente quando o comportamento inadequado leva a sérios problemas de segurança para a criança e para os outros, ou quando é extremamente frequente.
   A melhor forma de punição suave (a surra é completamente contraindicada) é ***time-out***, que consiste em afastar a criança por um tempo limitado e curto (2 a 5 minutos) para um ambiente não amedrontador mas monótono (em que nada esteja acontecendo), que pode ser, conforme a idade da criança, um quadrado, o canto da sala, o banheiro ou um quarto. Para casos mais leves (birra) são os próprios pais que podem retirar-se do local até que a birra cesse. A retirada temporária de um objeto que cause prazer ou de um privilégio constitui outras formas de punição suave.
   Ver o item Disciplina.

■ Inteligência emocional

Resultado de genética (temperamento) + interações emocionais.

Amor é essencial, mas não suficiente.

Necessários: carinho, paciência, otimismo.

Disponibilidade (presença nos momentos importantes).

Empatia = estar sintonizado,
sentir o que o filho está sentindo.

Ouvir e **compreender**
(o que está por trás das palavras).

Só dar **conselhos** depois de compreender.

Dar e repetir **explicações.**

Ajudar os filhos a **verbalizar** seus sentimentos.

Premissa: todos os sentimentos são respeitáveis,
mas nem todos os comportamentos são aceitáveis.

Ensinar os filhos a encontrar os **comportamentos apropriados** para extravasar seus sentimentos
e resolver os problemas.

Paternidade não autoritária, mas com autoridade.

O que se devem reprimir não são as emoções nem os desejos, e sim as ações incompatíveis.

Autoritarismo não; autoridade sim.

■ Regras gerais de comportamento

1. Dar **atenção** aos comportamentos cuja frequência se deseja **aumentar** – "criança repete aquilo que se dá atenção".
2. **Ignorar** os comportamentos inadequados cuja frequência se deseja diminuir.
3. Estabelecer **limites.** Comportamentos que põem em risco a segurança da criança ou dos outros não podem ser ignorados e às vezes necessitam de punição. A melhor punição é retirá-la para algum lugar monótono (*time-out*) por alguns minutos.

4. Ser **coerente** = estabelecer regras lógicas, simples e adequadas à idade da criança; economizar os "não pode".
5. Ser **consistente** = agir sempre da mesma maneira; fazer cumprir as regras.
6. Ter **empatia** (estar sintonizado com a criança), ajudá-la a verbalizar seus sentimentos. Firmar o conceito de que **todos os sentimentos são respeitáveis, mas nem todo comportamento é aceitável**.

Disciplina = processo de ensino e aprendizado em que pais e filhos funcionam, respectivamente, como mestres e discípulos.

O PEDIATRA E OS PROBLEMAS COMPORTAMENTAIS

O **pediatra** deve transmitir aos pais **interesse** não só na parte física, mas também em prevenir e discutir os **problemas de comportamento** de seus clientes.

Modos de abordar o assunto:

1. Dizer que a Pediatria moderna se preocupa não somente com o bem-estar físico da criança, mas também com seu crescimento e desenvolvimento e como a criança se comporta e se relaciona com a família e seus amigos.
2. "Em minha experiência, os pais das crianças em idade do Joãozinho frequentemente se preocupam a respeito de disciplina. Eu gostaria de saber se vocês têm alguma dúvida ou preocupação acerca do comportamento dele".

Informar previamente aos pais as **características típicas de cada grupo etário** e que possam causar estranheza, ressaltando que o desenvolvimento se processa em ziguezague, com alternância de períodos de equilíbrio (em que a criança se mostra tranquila e segura) com períodos de desequilíbrio (criança irrequieta, perturbada).

Exemplos:

No 2º ano de vida, a criança "angelical" transforma-se em um "demoniozinho" egocêntrico: é a fase de autoafirmação que se manifesta por teimosia, negativismo e birra.

Aos 2 anos e meio é contraditória e paradoxal.

Aos 3 anos é conformista, mas aos 4 anos apresenta intensa atividade física e pouco interesse pela comida.

A criança é calma e equilibrada aos 5, 6½, 8, 10, 12, 14 e 16 anos, interiorizada aos 7 e 9 anos e perturbada aos 11, 13 e 15 anos.

Dar **sugestões específicas** para cada fase (e não apenas dizer aos pais que é uma fase normal que logo passará):

1. Colocar objetos valiosos e quebráveis fora do alcance das crianças nas fases em que ela é irrequieta.
2. Na fase de autoafirmação do pré-escolar, permitir uma escolha entre duas opções aceitáveis.
3. Propiciar espaço e atividades para "gastar energia" na fase de intensa atividade física da criança.
4. Instruções específicas sobre **alimentação** e horário de **refeições**:
   - Após o primeiro aniversário, o apetite torna-se muito **variável, sendo normal sua diminuição**; no entanto, o estado geral e nutritivo da criança deve ser controlado periodicamente.
   - O cardápio infantil deve ser variado e a comida gostosa e atraente, evitar alimentos muito fritos e gordurosos; **colocar pouca comida no prato**: um prato muito cheio desanima a criança.
   - O ambiente à mesa deve ser agradável: evitar discussões, reprimendas e castigos na hora das refeições.
   - Os adultos não devem manifestar desagrado ou repulsa por nenhum alimento na frente da criança: as crianças têm tendência a imitar os adultos.
   - Comer sempre em horas certas, deixar a criança descansar alguns minutos antes da refeição, não arrancá-la bruscamente de suas atividades ou brinquedos.
   - **Proibidos doces e gulodices fora das refeições**: evitar beliscar comida entre as refeições.
   - Ensinar a criança a usar copo ou caneca grande de bordas grossas para tomar água e leite. Depois dos 2 anos suspender totalmente a mamadeira.
   - Estimular a criança a comer sozinha, mesmo que demore mais e coma menos.
   - Não prolongar em demasia a refeição: esta deve durar aproximadamente meia hora; depois desse prazo os pratos devem ser retirados calmamente, sem comentários.
   - Elogiar (sem exagero) pelo que a criança comeu (mesmo que tenha sido pouco), frisando que ela está crescendo e ficando forte.
   - Manter atitude calma e indiferente quando a criança recusar o alimento.
   - **Nunca forçar, não agradar, não insistir para a criança comer**.
5. **Ritual para a hora de dormir**:
   - A partir dos 6 meses, a criança deve ter quarto separado dos pais (ou separado por biombo ou cortina grossa).
   - A criança deve dormir cedo, sempre na mesma hora (a não ser em ocasiões excepcionais), e acordar cedo.
   - Evitar brincadeiras excitantes antes da hora de dormir.
   - Estabelecer um ritual sempre igual para a hora de dormir (banheiro, escovar os dentes, tomar líquido,

contar uma história ou ler um livrinho, beijo de boa-noite etc.); a criança deve ir para a cama acordada.

- Um pequeno abajur é opcional.
- Nunca levar a criança para dormir na cama dos pais.

III – NOS BRINQUEDOS

Brincar é a atividade mais importante da vida de uma criança: a) propicia o desenvolvimento motor, emocional, mental e social da criança; b) permite a expressão dos sentimentos de amor, raiva e outros e de suas ansiedades e frustrações.

A criança deve ter espaço para brincar e companhia de outras crianças e deverá brincar com água, terra, areia.

Brinquedos para crianças de 2 a 30 meses

Os primeiros brinquedos (até 15 meses de idade):

- 2 a 3 meses: chocalho leve, pequeno, lavável, de preferência de uma só cor, argola presa a um fio.
- 3 a 4 meses: fileiras de bolas ou de objetos coloridos e/ou sonoros presas às grades do berço ou do cercado.
- 5 a 7 meses: cercado, bolas para rolar, brinquedos leves e sonoros.
- 8 meses: brinquedos diversos, numerosos, de materiais diversos (borracha, plástico e madeira).
- 9 a 10 meses: ursos, bonecas de pano.
- 12 a 15 meses: trapos coloridos, papel, recipiente para pôr e tirar objetos, carrinhos para rodar e puxar, frascos plásticos com tampas removíveis, caixas de papelão com suas respectivas tampas etc.
- 15 a 30 meses: classificação dos brinquedos e jogos em função de seu valor educativo:
  - Bolas e outros objetos que podem ser movidos.
  - Brinquedos e jogos que estimulam o movimento: escada, escorregador, triciclo, carrinhos, objetos volumosos e leves que permitem à criança pular sobre eles ou que constituem barreiras (almofadões, blocos de plástico etc.).
  - Brinquedos que estimulam os movimentos delicados e a observação do movimento: brinquedos mecânicos de corda, blocos de madeira ou plástico para construções, contas de madeira para enfiar, objetos de encaixe, quebra-cabeças simples, martelo e pregos de madeira.
  - Brinquedos e jogos que estimulam o desenvolvimento da linguagem: pranchas com figuras de objetos, animais etc. para ser identificados, livros de papel grosso com figuras, marionetes, projetores de imagens.
  - Brinquedos de representação: bonecas, casas de bonecas com móveis e objetos de uso diário, bichinhos de pano ou pelúcia, roupas para disfarces.
  - Brinquedos que despertam interesse pela natureza: aquários, gaiolas com pássaros, animais de verdade ou em madeira ou plástico (do tipo zoológico), frutas de madeira ou plástico. Se possível, excursões ao ar livre em parques e jardins.
  - Jogos eletrônicos são úteis para o desenvolvimento psicomotor; evitar o vício (limitar para 1½ hora por dia).
  - Materiais de construção: caixas, cordas, trapos, papel recortável, argila, lápis, aquarelas, areia, água, brinquedos desmontáveis, massa de modelar.
  - Jogos educativos em grupo: brincadeiras que estimulem a habilidade e disciplina (andar em fila imitando um trenzinho, esconde-esconde, jogar bola em grupo, cada um esperando sua vez).
  - Brinquedos que estimulem o conhecimento do universo e da técnica: carro de bombeiro, garagem, trens, aviões, barco.
  - Instrumento para iniciação musical: pianinho, marimba, tambores, campainhas, discos com música.

IV – NO TREINAMENTO

1. Efetuar em **etapas** progressivas.
2. No início, o **reforço** (recompensa) deve ser **contínuo**, o que **aumenta a frequência** das respostas desejadas.
3. Uma vez conseguido o treinamento, em uma 2ª etapa instituir reforços **variáveis** que mantêm o comportamento, evitando sua extinção.

TREINAMENTO DOS ESFÍNCTERES

Treinamento para evacuação das fezes

1. Idade para iniciar: quando a criança já avisa que evacuou – isso ocorre em torno dos 15 meses de idade. Para algumas crianças, o treinamento deve ser iniciado mais tarde: 18 meses ou 2 anos (não se precipite!).
2. Permita que a criança veja outras crianças e pessoas da casa no banheiro: as crianças aprendem por imitação.
3. Levar a criança ao piniquinho ou ao sanitário com tampa apropriada para crianças, 3 vezes ao dia, 20 minutos depois das principais refeições (se a criança tem horário certo para evacuar, use esse horário). Quando levá-la ao banheiro faça a instigação: "vamos experimentar para ver se sai cocô".
4. Deixe a criança sentada por 2 a 10 minutos. Nesse período dê-lhe atenção: mostre revistinha, bata um papo. Estimule-a a "fazer força". Faça uma massagem leve no abdome.
5. Elogie e agrade por ter conseguido ficar sentada.

6. Quando a criança conseguir sucesso (evacuação), elogie bastante, faça bastante "fofoca" positiva (telefone ao pai, avó, tia, na frente da criança) ou conte ao pai quando ele chegar (este deverá também recompensar a criança com sua atenção).
7. Se a criança ficar sentada e logo depois se levantar e evacuar na fralda, não faça comentários.
   Isso é normal no começo do treinamento.

Treinamento para urinar no banheiro

Só iniciar quando já estiver evacuando as fezes no banheiro.

1. A cada 3 horas, aproximadamente, levar a criança ao banheiro para que ela tente urinar.
2. Fazer com a boca o barulhinho de "xiiii".
3. Elogiar a criança quando tiver sucesso.
4. Não faça comentários quando não tiver sucesso.

V – NA IMUNIZAÇÃO

Orientar e fiscalizar a **vacinação** da criança.

Em cada consulta, conferir o **calendário vacinal** ideal.

RN	Na maternidade: BCG e 1ª HB
2 meses	Hexa (1ª) e rotavírus (1ª)
3 meses	Pneumococos 13 (1ª) e meningococos C (1ª)
4 meses	Penta (2ª) e rotavírus (2ª)
5 meses	Pneumococos 13 (2ª) e meningococos C (2ª)
6 meses	Hexa (3ª), rotavírus (3ª) e influenza (1ª)
7 meses	Pneumococos 13 (3ª) e influenza (2ª)
9 meses	Febre amarela (em zonas endêmicas)
1 ano	HA (1ª) e V (1ª) (eventualmente SRCV)
12-13 meses	Meningococos C (reforço)
15-18 meses	Pneumococos 13 (reforço), SRC
18 meses	HA (2ª) e Penta (reforço)
4-6 anos	Penta (reforço) e SRCV (reforço)
5 anos	Meningococos C (reforço) ou ACWY
9-11 anos	Em meninas HPV (1ª)
10-16 anos	Tríplice adulto: Tdpa. Repetir a cada 10 anos
11 anos	Meningococos quádrupla ACWY

Vacinação em adolescente

1. Aos 10-16 anos: vacina tríplice bacteriana tipo adulto: Tdpa.
2. Se recebeu só 1 dose da tríplice viral – reforço SRC. Se não foi vacinado – 2 doses com intervalo de 4 meses.
3. Se recebeu só 1 dose da varicela – dose de reforço. Se não recebeu nenhuma: 2 doses com intervalo de 4 meses.
4. Aos 11-18 anos: meningococos – nova vacina quádrupla ACWY.
5. Aos 11-18 anos: vacina pneumococos 13.
6. Meninas a partir dos 9 anos; vacina x papilomavírus = HPV (3 doses). Já aprovada para *meninos*. (contra verruga genital e no futuro contra câncer genital).

COMO ORIENTAR A VACINAÇÃO NO CONSULTÓRIO

Eventualidade 1

A criança recebe as vacinas do Programa Nacional de Imunização.

1. Estimular a família a seguir rigorosamente o calendário.
2. Chamar sempre a atenção sobre vacinas que eventualmente ainda não estejam nesse Calendário e explicar a vantagem de completá-lo.
3. Orientar a participar das campanhas de vacinação.

Eventualidade 2

A criança é vacinada no **consultório** ou em **centros** particulares de vacinação.

Expor à família que vacina é o método mais eficaz e econômico de evitar sofrimento e doenças com graves consequências e sequelas.

Seguir orientação da Sociedade Brasileira de Pediatria.

Individualizar de acordo com as condições da criança/família.

SIGLAS

DTP: tríplice bacteriana = difteria, tétano, pertússis
DTPa = tríplice com pertússis acelular
Tdpa = tríplice tipo adulto
Hi = *Hemophilus influenzae*
IPV = vacina injetável contra pólio (vírus inativado: Salk)
OPV = vacina oral contra pólio (vírus vivo: Sabin)
HB = hepatite B
SRC (MMR) = sarampo, caxumba, rubéola
V = varicela
SRCV = vacina conjugada SRC + V
Hexa = DTPa + Hib + IPV + HB
Penta = DTPa + Hib + IPV
HPV = antipapilomavírus

Colóquio – Saiba responder às perguntas sobre vacinas

1. O calendário básico de vacinação dos centros públicos de saúde é confiável? Sim, o Brasil tem um dos melhores sistemas de imunização do mundo.

2. A dose anterior da vacina provocou reação local, ou urticária, pode-se aplicar a dose seguinte? Sim.
3. No serviço público de saúde é aplicada a vacina tríplice DTP (P de células inteiras) junto com a *Haemophilus*; nos centros particulares usa-se a DTPa (P acelular) geralmente junto com *Haemophilus* e IPV. A eficácia da DTPa é maior? Não; são iguais. Mas DTPa causa menos reação e reduz a incidência de reações graves.
4. Quais são as **reações graves** da DTP?
   Reação hipotônica hiporresponsiva, convulsão, choro intenso e persistente, choque anafilático, convulsão.
   Para esses casos (não apenas reação febril ou inflamação local) está indicada a vacina dupla infantil TD.
5. Por que ainda se usa pólio oral (OPV = Sabin) nos postos de saúde além da pólio inativada (IPV = Salk). Sabin tem a glória imorredoura de ter praticamente acabado com a endemia de pólio. Agora, no entanto, ocorre um risco mínimo de paralisia provocado pelo vírus da vacina que retornaria ao estado selvagem. Por isso é prudente usar o vírus inativado pelo menos nas 2 primeiras doses. Em saúde pública ainda se usa o vírus vivo por questão econômica, de praticidade e pelo apelo que essa vacina traz em nossa população, atraindo para as outras vacinas.
   Mas a tendência é passar para a pólio injetável IPV.
6. Criança com resfriado, peito cheio ou diarreia leve com febre baixa pode tomar vacina? Sim.
   Se a infecção for grave ou febre alta convém adiar a vacina.
7. Qual o intervalo entre 2 vacinas diferentes de vírus vivos?
   Se não forem dadas no mesmo dia, esperar 1 mês.
8. Reforço de **pneumococos** e **meningococos** entre 12 e 18 meses.
9. **Pneumococos** – se iniciou > 6 meses de vida: dar 2 doses + reforço. Se inicou no 2º ano: 2 doses; se iniciou após 2 anos: 1 dose.
10. **Meningococos C** – considerar dose de reforço aos 5 anos ou aos 11 com a nova vacina quádrupla ACWY.
11. Vacina **SRC** (MMR) aplicada entre 12 e 15 meses.
    Pode-se usar conjugada SRCV, mas a frequência de febre é maior.
    No reforço (entre 4 e 6 anos) preferir SRCV.
12. **Rotavírus** – início no mínimo com 6 semanas de vida; melhor aos 2 meses. Limite: 3 meses e 14 dias; 2ª dose após 4-8 semanas; 3ª dose 2 meses depois.
13. **Varicela** – antecipar em surtos da doença.
    Pode ser aplicada preventivamente até no máximo 5 dias do contágio.
14. **Papilomavírus** (HPV) – orientar nas crianças a partir dos 9 anos e adolescentes.
15. Para condições especiais, você pode encaminhar aos centros de referência para imunobiológicos especiais (CRIE) com relatório/justificativa.

http://bvsms.saude.gov.br/bvs/publicacoes/manual

VACINAÇÃO – Colóquio

1. **BCG** – se por algum motivo não foi feita na maternidade, indicá-la com 1 mês de idade.
2. **Hepatite B** – 1ª dose na maternidade; 2ª dose: se a vacinação for feita no posto de saúde, indicá-la com 1 mês de idade (vai diminuir o número de injeções aos 2 meses), mas, se for particular, postergá-la para os 2 meses incorporada na Hexa.
3. **Vacina antipólio**
   No centro de saúde a vacina oral tipo Sabin aos 2, 4, 6 e 18 meses e nas campanhas.
   Em clínicas particulares, vacina injetável Salk (IPV) contida na vacina Hexa ou Penta e pólio oral nas campanhas.
4. **Vacina contra rotavírus**

Segundo Academia Americana de Pediatria – 2009:

Início: mínimo de 6 semanas; melhor: 2 meses; data limite: 3 meses e 14 dias.

2ª dose – após 4-8 semanas; data limite: 8 meses redondos; 3ª dose – 2 meses depois da 2ª.

5. **Vacina antipneumocócica**
   Aos 2, 4 e 6 meses, reforço aos 15 meses.
   Se for iniciada no 2º semestre: 2 doses com intervalos de 2 meses e reforço aos 15 meses.
   Se for iniciada no 2º ano: 2 doses com intervalo de 2 meses.
   Se for aplicada após os 2 anos: dose única.
   Existe a vacina 10-valente aplicada nos centros de saúde e 13-valente em clínicas particulares.
6. **Meningococo C** – 2 doses no 1º ano (aos 3 e 5 meses); 1 dose de reforço aos 12 meses de idade, eventualmente depois.
7. **Antitetânica** – após o esquema básico, dose de reforço na adolescência (10-14 anos) usando a vacina tríplice tipo adulto = Tdpa = tetânica + difteria adulto (dose menor) + pertússis acelular tipo adulto (dose menor). No posto de saúde: Td ou T.
8. **Vacina anti-HPV**
   - Eficácia de 100% de câncer de colo do útero.
   - Preferível antes do início da atividade sexual (9 a 11-12 anos), mas pode ser aplicada em jovens até 26 anos.
   - Para *meninos* (contra verruga genital).

Observação – as famílias que preferem usar os postos de saúde pública devem ser encorajadas a fazê-lo e seguir as respectivas normas.

Esclarecer sobre vacinas ainda não disponíveis.

VI – NA PREVENÇÃO DE ACIDENTES

Os acidentes são importantes causas de sofrimento e até de morte nas crianças. E a maioria deles é prevenível. Mas para isso é preciso tomar consciência e providências **antes** que os fatos ocorram.

Orientar os pais e insistir na importância das **medidas preventivas. Discuta com os pais** e forneça **folhetos explicativos** sobre os maiores riscos de acordo com a idade da criança.

Quando ocorrer algum acidente, pergunte **o que foi feito para que isso não se repita**.

LACTENTE ATÉ 6 MESES

Queda

1. Não deixar o bebê sozinho em lugares altos, nem mesmo por instantes.
2. Não deixar que uma criança carregue o bebê no colo.
3. Cuidado com o carrinho.

Queimadura

1. Não levar nada quente enquanto carrega o bebê no colo.
2. Cuidado com a temperatura do banho.
3. Cuidado com cigarros.

Sufocação (aspiração de corpo estranho)

1. Não deixar objetos pequenos ao alcance da criança.
2. Não dar alimentos em pedaços duros.

Intoxicação – cuidado com gotas nasais, remédios para resfriado, xarope e inseticidas.

Acidentes de automóvel – andar no banco traseiro: cadeiras especiais.

LACTENTE DE 7 A 12 MESES

Queda

1. Não deixar sozinho em lugares altos.
2. Colocar portões nas escadas.
3. Baixar o estrado da caminha quando a criança já fica em pé.
4. Retirar móveis com arestas duras.
5. Colocar portões nas escadas.

Queimadura

1. Não deixar copos com líquidos quentes ao alcance do bebê.
2. Não deixe a criança na cozinha enquanto você cuida da refeição.
3. Controlar a água do banho.

Afogamento – nunca deixar o bebê sozinho no banho ou próximo de piscina ou espelhos d'água.

Envenenamento – não deixar remédios e produtos tóxicos ao alcance do bebê.

Sufocação

1. Nunca deixar objetos pequenos ao alcance das crianças.
2. Não dê alimentos em pedaços duros.
3. Não colocar cordão de chupeta em torno do pescoço do bebê.

Choque elétrico – usar protetores de tomadas.

Acidentes de automóvel – não segure a criança no colo. Use um contensor infantil.

CRIANÇAS DE 1 A 2 ANOS

Quedas e ferimentos

1. As crianças são muito ativas e curiosas, mas não têm noção de perigo.
2. Colocar portões nas escadas (embaixo e em cima).
3. Instalar grades em todas as janelas acima do 1º andar.
4. Usar pratos e copos de plástico.
5. Remover móveis com bordas cortantes.
6. Prevenir mordedura de animais.

Queimaduras e choques elétricos

1. Nunca deixar a criança sozinha na cozinha.
2. Não deixar a criança brincando na cozinha enquanto você prepara a comida (é um lugar muito perigoso!).
3. Deixar o cabo das panelas virado para dentro.
4. Não deixar a criança brincar com objetos metálicos que possam ser introduzidos em tomadas elétricas e use protetores de tomadas.

Sufocação

1. Não dar amendoim, pipoca, goma de mascar, balas escorregadias.
2. Nunca deixar a criança brincar com lata de talco.

Afogamento

1. Nunca deixar a criança sozinha na banheira.
2. Nunca deixar a criança sozinha perto de espelhos d'água, piscinas (inclusive as da própria casa) e lagos.
3. Cercar a piscina doméstica e cobri-la com rede.

Envenenamento – nunca deixe remédios e produtos tóxicos, inclusive inseticidas, ao alcance das crianças.

Autossegurança

1. Não permitir que as crianças brinquem na rua.
2. Segurar sua mão para atravessar a rua.
3. Transportar a criança no banco traseiro do carro e em assentos apropriados.

CRIANÇAS DE 2 A 6 ANOS

A criança corre, pula e já começa a entender, mas ainda não sabe o que é perigoso e não se lembra dos "nãos". A criança precisa de proteção, supervisão e disciplina firme. Crianças de mais de 3 anos já entendem, mas ainda precisam de proteção.

Quedas, ferimentos e afogamento

1. Instalar grades nas janelas do 1º andar em diante.
2. Instalar portões nas escadas.
3. Usar vidros de segurança nas portas e colocar decalques coloridos em portas grandes de vidro.
4. Guardar facas, tesouras e armas longe do alcance das crianças.
5. Não deixar a criança sozinha perto de piscina e lagos. Iniciar aulas de natação.

Queimaduras

1. A cozinha é um lugar perigoso durante o preparo das refeições; arrumar um lugar seguro para ela, fora da cozinha, nessas horas perigosas.
2. Cuidado com panelas, fogão e ferro de passar quentes.
3. Ensinar os perigos do fogo. Não usar fogos de artifícios.

Autossegurança

1. Transportar a criança no banco traseiro do carro e em assentos apropriados.
2. Só deixe andar de bicicleta em lugares seguros e com uso de capacete.

Envenenamento

1. Só ter em casa os remédios e os produtos tóxicos absolutamente necessários.
2. Manter remédios e produtos perigosos fora da visão e do alcance das crianças.
3. Jogar fora restos de remédios.
4. Não tomar remédios na frente de crianças (elas tendem a imitar os adultos).
5. Não transferir produtos tóxicos para garrafas de refrigerantes.

Mordida de animais

1. Ensinar o filho a não acariciar animais estranhos nem provocar nenhum animal.
2. Ensinar o filho a não acordar um cão que está dormindo, nem se aproximar de cão que está comendo.
3. Vacinar os cães de casa.

Segurança no tráfego

1. Não permitir que a criança ande de bicicleta na rua.
2. No carro devem ficar sempre no banco traseiro.
3. Usar cintos de segurança (dê o exemplo).
4. Se a criança tem menos de 1,35m de altura, não usar correias de ombros.
5. Ensinar as regras do trânsito.

CRIANÇA DE IDADE ESCOLAR

Estimular a criança a assumir alguma responsabilidade para sua própria segurança.

Segurança no tráfego

1. Usar bicicletas de tamanho apropriado e equipamento de segurança, incluindo, obrigatoriamente, capacete.
2. Usar calçados adequados quando andar de bicicleta.
3. Não transportar passageiros na bicicleta.
4. Ensinar (e dar o exemplo) as regras de trânsito e usar cintos de segurança.
5. Os pais devem ensaiar com as crianças o trajeto para a escola e o uso de ônibus. Evitar a saída atrasada de casa, pois a criança apressada expõe-se a maiores perigos.

Afogamento

1. Ensiná-la a nadar e a boiar; supervisão por adultos.
2. Nunca entrar em águas perigosas sem saber nadar.
3. Não bancar o valente em mar agitado, mesmo sabendo nadar bem.
4. Não permitir saltos de trampolim: perigo de paralisia dos membros.

Autossegurança

1. Não mexer com cães na rua; não se aproximar de cão que está comendo ou roendo osso. Vacinar os cães de casa.
2. Prevenir para os perigos em parques de diversões.
3. Ensinar o perigo do fogo, prevenir contra fogos de artifícios e manuseio de gasolina e álcool.
4. Em caso de roupa pegando fogo: deitar e rolar no chão (nunca correr!); envolver a roupa com cobertor.
5. Supervisão adequada para a prática de esportes.
6. Esconder armas de fogo longe do alcance das crianças; não a guarde nunca carregada. Guardar a munição separadamente.
7. Não permitir que a criança solte pipas junto a fios elétricos e muito menos que as tirem quando enroscadas nos fios elétricos.
8. Evitar exposição prolongada ao sol, entre 11 e 14 horas.

Dê folhetos de segurança: Segurança e Proteção da criança, casa segura, ABM. Passaporte para segurança, SBP.

3. Atendimento Pediátrico

A **consulta** é um ato de confiança.

A **Pediatria** é, na realidade, uma antiespecialidade porque se ocupa de um ser humano global, encarando seus aspectos físico, mental e emocional; tem atividade curativa e preventiva; trata da doença e cuida da pessoa (criança e sua família).

A anamnese deve ser ampliada para focar não só a doença e seus sintomas, mas também toda a família – sua composição, condições e seu estilo de vida, para detectar risco social e hereditário.

A criança como *indivíduo* caracteriza-se por sua vulnerabilidade, o que determina sua dependência da família.

A consulta começa com um estabelecimento da relação que compreende um ritual de aproximação que visa ao relaxamento da ansiedade.

A doença da criança provoca alterações na dinâmica familiar e abala a confiança da mãe em sua competência. Cabe ao médico exercer sua *empatia* = sintonia, sentir o que o outro está sentindo, *escutar* que é não só ouvir, mas introjetar. Identificar as necessidades, medos, estresse que às vezes estão embutidos numa queixa aparentemente sem gravidade.

A consulta na **urgência** é *paternalista* = o médico toma as decisões.

A **consulta** comum é uma cooperação entre pediatra, paciente e família.

A **educação em saúde** caracteriza-se pela **autonomia** = o médico ajuda pais e criança a se ajudarem a si mesmos.

Para uma Pediatria competente, o pediatra precisa associar a medicina baseada nas melhores evidências disponíveis com diligência (zelo, anamnese ampliada), benevolência (empatia, afeição, reverência, respeito pela boa intenção dos pais), persistência (disponibilidade), clarividência (experiência), referência (encaminhamento criterioso) e ebuliência (entusiasmo).

HISTÓRIA

Constituição familiar – condições socioeconômicas, ambientais, espirituais, culturais, idade dos pais, relacionamento dos pais, dinâmica familiar, situação do paciente na irmandade, quem cuida da criança se a mãe trabalha fora?

Antecedentes familiares mórbidos – saúde dos pais e irmãos; diabetes, epilepsia, asma.

Antecedentes pré-natais – planejamento, dificuldade para engravidar, decurso (problema, doenças) e duração da gravidez.

Antecedentes neonatais – condições do parto e do nascimento, peso e estatura, Apgar, atitude dos pais quanto ao sexo da criança, berçário ou alojamento conjunto, amamentação, como passou os primeiros dias (problemas, doenças)?

Antecedentes pós-natais

1. Alimentação: leite de peito até quando? aleitamento artificial, dieta não láctea, apetite, intolerâncias.
2. Vacinação: calendário, reações.
3. Desenvolvimento: idade em que sentou, ficou em pé, andou, falou (palavras, sentenças), primeiros dentes, controle das evacuações, controle das micções (diurno, noturno), problemas?, escolaridade.

Condições habituais de vida (atual)

1. Alimentares: alimentação atual, apetite, gulodices entre as refeições, atitude dos pais diante da alimentação da criança.
2. Funcionamento intestinal: vermes.
3. Controle urinário diurno e noturno.
4. Tipo de habitação: salubridade da casa, especialmente quanto ao quarto da casa, recebe sol no inverno? umidade? mofo? pais fumantes?, espaço para brincar. Relação com a frequência de resfriados.

Condições neuropsíquicas

1. Temperamento: humor, personalidade, relacionamento com os pais e outras crianças, distúrbios (birra, chupa dedo, rói unha, perda de fôlego, tiques).
2. Sono (perguntar se a criança dorme bem): horário, interrupções, choro, levantar, dormir na cama dos pais, pesadelos, terror noturno, sonambulismo.
3. Linguagem (comunicação verbal e escrita): atraso, qualidade, gagueira.
4. Atividades lúdicas e sociais: tem espaço livre e crianças para brincar? Como se relaciona com elas? Fica tempo exagerado vendo televisão?
5. Disciplina: métodos, coerência e interferência de outras pessoas, permissividade, castigos, reação da criança.
6. Interesse sexual: curiosidade, masturbação, desvios.
7. Escolaridade: tipo de escola, interesse, dificuldades, aptidões especiais, aproveitamento, reação à escola.

Interrogatório sobre os diferentes aparelhos – a) orelha, nariz, garganta; b) dentes; c) cardiorrespiratório; d) gastrintestinal; e) geniturinário; f) neuromuscular; g) endócrino; h) outros.

Doenças da infância (caracterizar bem).

EXAME FÍSICO PEDIÁTRICO

1. O exame físico deverá ser feito com delicadeza, carinho, paciência e firmeza.
2. **Dos 6 meses aos 3 anos**, a maior parte do exame deve ser feita com a criança no **colo** da mãe ou **sob seu ombro**, com o examinador por trás da criança, de modo que ela não o veja.
3. Promover uma **aproximação** amistosa com a criança.
4. A roupa pode ser retirada gradualmente, o que deve ser feito pela mãe; não exigir a retirada de todas as peças de roupa se isso causar medo ou vergonha (se necessário, deixar para a mãe no fim e rapidamente). O **lactente** deverá ser sempre examinado **totalmente despido**.
5. Deixar os procedimentos dolorosos ou desagradáveis (como o exame da garganta) para o fim (explicar à criança se ela já tiver idade para compreender); entretanto, às vezes, é útil fazê-los em 1º lugar, para que a criança se livre do que a amedronta e fique tranquila o resto do exame.
6. Não mentir nem permitir que mintam ou enganem a criança.
7. Observar a atitude da mãe e familiares durante o exame.

EXAME FÍSICO DO LACTENTE

Importância fundamental da **impressão geral**: aspecto de doente ou boa aparência?, consciência, postura, prostração, grau de cooperação, excitação, angústia, qualidade do choro que pode ou não ser consolado pela atenção dos pais.

Exames de rotina

Medidas – peso, estatura, perímetro cefálico (até os 2 anos), temperatura, frequência cardíaca (FC) e frequência respiratória (FR).

Criança em decúbito dorsal

(mãe do lado esquerdo do pediatra) – dar um "passeio" geral pela criança:

1. Impressão geral, fisionomia (fácies), atitude e movimentação, consciência e reação ao exame.
2. Estado nutricional: revestimento da gordura (pinçar o subcutâneo da face interna das coxas).
3. Estado de hidratação: fontanela, olhos, mucosa da boca, turgor (pinçar o subcutâneo da parte externa do abdome, abaixo do umbigo).
4. Pele, músculos, esqueleto (em geral).
5. Cabeça: conformação geral, fontanela, craniotabes, secreção conjuntival, coriza, sulco retroauricular.
6. Pescoço: palpação (mão esquerda na nuca, servindo como coxim, e mão direita palpando) de gânglios cervicais, submandibulares, occipitais, estase jugular; rigidez de nuca (mão direita firmando o tórax e mão esquerda fletindo a cabeça).
7. Faces anterior e laterais do tórax, incluindo regiões axilares: inspeção; conformação, sinais de raquitismo (rosário raquítico); palpação e ausculta; FR e FC.
8. Abdome: palpação (mão esquerda sobre as coxas e mão direita cruzando por cima da esquerda) geral de segmentos cólicos, fígado, baço, umbigo.
9. Regiões inguinais (mesma posição do item 8): palpação do cordão inguinal, pulso femoral.
10. Flexão dos joelhos e abdução das coxas para:
    - abdução forçada para pesquisa de subluxação congênita do quadril;
    - exame dos genitais:
      - sexo masculino: testículos e fimose;
      - sexo feminino: palpação dos grandes lábios; abertura e inspeção da vulva (vulvite, coalescência dos pequenos lábios);
    - região perianal.
11. **Flexão das pernas estiradas sobre o quadril** (mão direita na região aquiliana e mão esquerda fazendo pressão sobre os joelhos).
12. **Estiramento das pernas**: sinais de raquitismo, reflexos patelares e cutaneoplantares; pé (plano ou torto).

Criança sentada

(mãe do lado direito do pediatra, em frente da criança)

1. Verificar condições do desenvolvimento motor (exemplo: segura a cabeça, senta com apoio).
2. Inspeção, palpação e percussão da região posterior do tórax.
3. Exame da coluna.

Criança em pé mantida pelas axilas ou em decúbito ventral

1. Exame das nádegas, região lombossacral e face posterior das pernas.
2. Firmeza das pernas.

Mãe por trás da criança

1. Criança sentada, pernas para fora da mesa de exame (exceto se for de baixa idade, em boa situação em relação à luz); a mãe deve segurar firmemente os punhos da criança (e nunca os braços) e o pediatra deve conter a cabeça da criança com a mão esquerda (colocando o polegar na glabela) e introduzir o abaixador de língua com a mão direita, encostando o dedo mínimo na face da criança. Para crianças maiores e rebeldes, a melhor posição é a de decúbito dorsal. Exame da boca (dentes, gengivas, bochechas, língua) e tonsilas.

2. Se necessário, **otoscopia** – neste caso, decúbito horizontal novamente, cabeça fortemente fletida (para cada um dos lados), começando sempre pelo lado não afetado, se for o caso. Cabeça fortemente contida pela mãe ou auxiliar. Ao pediatra cabe somente o manejo do pavilhão auricular – a) lactentes: puxar o lobo da orelha para baixo; b) crianças maiores: puxar para cima e posteriormente.

Final –"fazer as pazes" com a criança, se for o caso.

Exame físico extraordinário

Conforme situações especiais. Exemplo: semiologia cardiológica acurada nas crianças de baixa idade que cansam ao mamar.

Observação do psiquismo, comportamento emocional.

EXAME FÍSICO DA CRIANÇA MAIOR

Assemelha-se ao do adulto, ressalvadas algumas particularidades que podem ocorrer em casos individuais.

ALGUMAS NOTAS PRÁTICAS SOBRE O EXAME FÍSICO

Exame da garganta

Técnica para criança que não coopera

Posição da criança:

1º) Deitada de costas e braços estendidos para trás junto da cabeça.

2º) Criança sentada com as mãos presas.

3º) Criança no colo da mãe (sobre o ângulo interno do cotovelo) com as mãos contidas.

Técnicas para segurar o abaixador da língua

1º) Segurar como caneta; usar duplo abaixador de madeira.

2º) Segurar próximo da ponta que vai ser introduzida.

3º) Colocar o dedo mínimo em firme contato com a face da criança.

Técnicas para criança que coopera

1º) Solicitar à criança para pôr a língua para fora e dizer **Ah!** repetidamente e cada vez mais alto; em seguida repetir dizendo **Eh!** da mesma maneira.

2º) Solicitar à criança para "resfolegar como cachorro" enquanto o abaixador de língua é aplicado firmemente na parte anterior da língua e, se necessário, posteriorizado aos poucos.

3º) Em alguns casos, pode-se examinar um dos lados da língua de cada vez, empurrando sua base para o lado oposto; esse método causa menos náuseas.

Nota: embora não seja obrigatório desencadear o reflexo da náusea para a tonsila, ele se torna obrigatório para visualizar a faringe.

Preferir 2 abaixadores de madeira superpostos.

Pele e mucosas

1. O grau de anemia não pode ser determinado com precisão pelo simples exame das mucosas.
2. Mancha mongólica (áreas arroxeadas na região lombar e nádegas) é frequente no lactente e desaparece espontaneamente.
3. Pigmentação carotenêmica (amarelada, consequente à ingestão de alimentos ricos em caroteno com a cenoura) é proeminente nas palmas das mãos, plantas dos pés e ao redor do nariz e não compromete as conjuntivas.

Gânglios linfáticos

Pequenos gânglios linfáticos são palpados em todas as crianças, especialmente nas regiões cervical e inguinal.

Cabeça

1. A tensão da fontanela deve ser avaliada com a criança em posição sentada e não chorando; pulsações discretas na fontanela são normais.
2. Craniotabes (sensação de bolinha de pingue-pongue) ocorre normalmente em lactentes (especialmente prematuros) nos primeiros 2-4 meses.
3. O "som de pote rachado" por percussão do crânio com um dedo pode estar presente normalmente enquanto as fontanelas estão abertas.

Olhos

1. O recém-nascido geralmente abre os olhos quando erguido (de barriga para baixo) por uma mão no abdome e levantado acima da cabeça do examinador.
2. Um leve grau de estrabismo intermitente é normal até os 6 meses de idade.
3. Pequenos hemangiomas capilares são frequentes nas pálpebras e na região occipital dos lactentes.

Língua

Se a língua pode estender-se até as bordas das gengivas, não há interferência com a sucção nem com a fala.

Orelhas

1. O teste de audição é um detalhe importante do exame físico.
2. Implantação baixa das orelhas (quando estão abaixo da linha traçada do canto dos olhos à protuberância occipital) ocorre em várias síndromes, incluindo algumas com deficiência mental.
3. Displasias do pavilhão auricular estão associadas com malformações renais.

Pescoço

Em adolescentes, a palpação da tireoide é mais eficiente quando feita por trás.

Tórax

1. Na puberdade, uma mama começa a se desenvolver antes da outra.

2. Nos lactentes, a respiração é predominantemente diafragmática.
3. A arritmia cardíaca provocada pelos movimentos respiratórios é muito comum e as extrassístoles são frequentes.
4. O coração deve ser examinado com a criança reta, deitada sobre o lado esquerdo.

Abdome

1. A palpação superficial, especialmente do baço, dá maiores informações que a profunda.
2. Hérnias umbilicais, em geral, desaparecem espontaneamente antes dos 2 anos.

Genitália

1. Na suspeita de criptorquidismo, começar a palpação acima do canal inguinal e ir descendo: completar o exame com a criança sentada de pernas cruzadas "em posição de índio".
2. Na criança obesa, o pênis pode parecer muito pequeno, mas, se o coxim gorduroso pubiano é repuxado para trás, o verdadeiro tamanho do pênis aparece.

A CRIANÇA QUE NÃO SE DEIXA EXAMINAR

Conduta profilática

1. Orientar a mãe para não se utilizar da imagem do médico, de remédios e doenças como figuras punitivas, auxiliares da disciplina doméstica e corrigi-la toda vez que o fizer no decorrer das consultas (é frequente ouvirmos: "fique bonzinho, senão o doutor vai dar uma injeção").
2. Orientar a mãe para que a criança só deve saber da consulta médica pouco tempo antes de ir, de forma que esta não fique como uma ameaça pendente.
3. Pelo mesmo motivo do item anterior, a mãe deve ser orientada para, ao ir à consulta, chegar apenas alguns minutos antes, de forma que a criança se habitue ao ambiente, sem passar nele um tempo longo, que a canse ou permita falsear, por sua imaginação, cenas que presencie.
4. É desejável um mínimo de conforto e tranquilidade na sala de espera, além de que haja certa continuidade de aspecto entre essa sala e o local de consultas, de forma que a criança esteja familiarizada com o ambiente ao entrar para a consulta.
5. A consulta pediátrica quase sempre é mediada pelos pais, sendo tendência do médico só estabelecer contato com a criança quando chega a hora do exame físico. Esse contato seria mais fácil no momento que a criança entra na sala e a ajudaria a dissipar os temores, que porventura tenha, em relação à pessoa do médico (inclusive quanto às crianças de pouca idade).
6. Às vezes, o medo da criança refere-se a algum aspecto específico do exame físico, em geral ao exame da garganta; quando isso acontece, é aconselhável que esse exame seja realizado em primeiro lugar, poupando a criança da espera angustiante de algo que teme.

Conduta na situação já estabelecida

Toda tentativa de conseguir a cooperação da criança por meio de métodos de persuasão suave (agrados, promessas etc.) ou de métodos de intimidação (ameaças) será ineficaz. Os primeiros farão a criança sentir que tentam enganá-la ou, então, que está conseguindo dominar com suas atitudes e persistirá nelas, pois sua intenção é de que o **exame não se realize**. Os métodos de intimidação só farão agravar o medo da criança e redobrar seus esforços para que **o exame não se realize**.

Diante disso, só há uma saída para o médico e para os acompanhantes da criança: o exame deve ser realizado sem nenhuma tentativa de persuasão, submetendo-se a criança a ele de forma enérgica, porém tranquila, e evitando que ela se machuque durante a realização do exame, quer pelos procedimentos técnicos, quer por seus esforços em se subtrair ao exame. Atuando dessa forma, o pediatra demonstra à criança que o exame, por ser necessário, será realizado independentemente do que ela faça para evitá-lo, que o exame não é traumatizante e que, se houver colaboração, inclusive deixa de ser desagradável, não havendo motivo para medo; mas que, se este existir, é aceito (atitude tranquila), apesar de não se deixar o exame de lado por esse motivo.

Exame físico da criança rebelde

(Pré-escolar apavorado ou com grande crise de birra)

1. Criança parcialmente despida.
2. Observação cuidadosa da criança no colo da mãe.
3. No colo – percussão e ausculta do dorso da criança: palpação de gânglios cervicais e mandibulares.
4. Erguer a criança pelas axilas e deitá-la na mesa (cuidado com os pontapés!).
5. O pediatra coloca as suas mãos sobre os joelhos da criança, imobilizando os membros inferiores.
6. Enquanto isso, a mãe segura os dois punhos da criança, estando os braços puxados para trás (em posição "de mãos ao alto") e bem encostados à cabeça da criança.
7. Aguardar 3 a 5 minutos, sem comentários e sem dar atenção direta à criança, mesmo que esta esperneie, chore, grite ou xingue. Essa atitude deve ser tomada pelo pediatra e pela mãe.
8. O pediatra debruça-se um pouco sobre os membros inferiores da criança, podendo livrar pelo me-

nos uma das mãos para uma palpação, ainda que precária, do abdome e da região inguinoescrotal.

9. Ausculta das faces anteriores e lateral do tórax.
10. Exame da garganta (ver Exame físico).

PRESCRIÇÃO PEDIÁTRICA

Começa com o **diagnóstico**.

Dito de maneira clara, sem cientificismo exagerado, mas sem jargão depreciatório (tipo "virose") com a seriedade que o caso requer, mas sem exagerar desnecessariamente a gravidade.

Explicitar os casos que requerem uma observação maior com o contato respectivo e/ou solicitação de exames, evitando, no entanto, expressões que agravam a insegurança, tipo "não sei o que ela tem".

Identificar, e manejar de acordo, necessidades, medos, culpas que vêm junto com a queixa objetiva.

A **prescrição** deve ser realista e exequível, assegurando a cooperação do paciente e da família por meio de uma prescrição compartilhada que garanta a aderência ao tratamento.

Lembrar que a mãe e a família, em estado de angústia, têm sua capacidade diminuída de pensar com clareza e de assimilar a orientação. Repita e dê por escrito.

1. Deve ser sempre **escrita** e **explicada** (não só escrita, nem só falada).
2. Letra legível.
3. Escrita em papel de tamanho razoável.
4. Iniciar com alimentação (prescrição dietética). O modo de preparo da sopa, mamadeira pode ser fornecido em impressos à parte.
5. Vacinação: indicar as próximas vacinas (se a criança estiver doente, marcar a data para seu início ou reinício).
6. Conselhos psicológicos: resumo ou lembrete dos conselhos dados.

Medicação

Prescrever o menor número possível de medicamentos.

Conhecer bem os medicamentos prescritos.

Perguntar sobre eventuais reações alérgicas (por exemplo, antibióticos, antitérmicos).

Indicar o *horário* (exequível) e quais medicamentos que podem ser ministrados juntos, como medir a dose correta, como ministrar.

Indicar os medicamentos que só devem ser usados quando necessários (por exemplo, antitérmicos).

Explicar, de acordo com o nível cultural da família, o que se espera dos medicamentos.

Evitar excesso de minúcias técnicas.

Conscientizar-se de que a doença na criança segue a "lei do caos" = os eventos são os mesmos, mas a *sequência* dos eventos nunca é a mesma.

Explicar e escrever quais são os **sinais de alerta** *neste* caso.

Deixar bem claro quando e como se comunicar com o pediatra, inclusive para reavaliação ou retorno, em caso de dúvida ou quando a evolução não for a esperada.

Não contribuir para a cultura do PS.

CRIANÇAS HOSPITALIZADAS

EVOLUÇÃO E PRESCRIÇÃO NA ENFERMARIA

Evolução

1. Hipótese diagnóstica (HD) e número de dias de hospitalização.
2. Como a criança passou (de modo geral) desde a visita do dia anterior até a presente visita. Basear-se em informações da enfermagem: a) anotadas na papeleta; b) verbais; c) outras informações disponíveis.
3. Dar ênfase à evolução da sintomatologia mais pertinente ao caso: aspecto das evacuações, vômitos, febre, tosse, dispneia, aceitação alimentar e de líquidos, diurese, agitação, sonolência etc.
4. Impressão geral atual. Comparação com os dias anteriores.
5. Estado geral – previsão para as próximas 24 horas.
6. Exame físico atual – evolução dos sinais anteriormente encontrados; novos sinais.
7. Resultados de exames laboratoriais anteriormente pedidos.
8. Considerações diagnósticas. Novos exames solicitados. Justificativa para alterações na prescrição.

Prescrição médica

1. Iniciar com **alimentação**. Detalhar. Visita da dietista. Se for o caso, escrever: alimentação suspensa. Líquidos (especificar) à vontade.
2. Hidratação parenteral (venóclise), se for o caso.
3. Tenda de oxigênio, se for o caso; inalações.
4. Medicamentos mais importantes: antibióticos, por exemplo.

Anotar sempre o número de dias que esse antibiótico está sendo administrado (exemplo, 4º dia – Staficilin 125mg, por via IV, de 6/6h). O 1º dia do medicamento deve ser anotado na folha do gráfico.

5. Outros medicamentos, na ordem de importância.
6. Medidas fisioterápicas.

7. Observações relevantes para a enfermagem (exemplo, controle rigoroso de diurese; observar desconforto respiratório).

Nota: sempre que possível fazer coincidir o horário dos medicamentos e facilitar o trabalho da enfermagem.

Assim que possível, suspender venóclise (eventualmente, manter agulha permeabilizada) e passar medicamentos por via IV, IM ou oral.

Nota: este capítulo é esquemático; para mais detalhes a respeito de cada item, procure os respectivos capítulos nesta seção.

ASSISTÊNCIA EVOLUTIVA

▶ 1º MÊS (0-30 dias)

Alimentação

Leite materno exclusivo, horário livre (aproximadamente a cada 2 horas); não dar chá nem água.
Vitamina D 200UI/dia.

Observar uma mamada – verificar a pega (bico + aréola). Corrigir a técnica, se indicado.

Recomendar/fornecer *Cartilha da Amamentação.*

Recomendar comunicação telefônica para as dúvidas. Marcar retorno após 3-7 dias, se as condições de amamentação estiverem instáveis; verificar ganho ponderal.

Na ausência absoluta de leite materno, usar, em ordem de preferência: 1º) leite humano ordenhado; 2º) fórmulas infantis de partida.

Máximo de higiene de perservação e conservação.

Usar bico ortodôntico na mamadeira.

Fazer a criança arrotar após as mamadas;
deitá-la na cama sobre o lado direito.

Orientação aos pais

1. Estímulo visual – móbiles coloridos (cores fortes) e em branco e preto.
2. Estímulo auditivo – musiquinha.
3. Advertir que, a partir de 3 semanas de vida, podem aparecer as "cólicas dos 3 meses".
4. Proibido fumar no ambiente da criança.
5. Febre é sinal de alarme!

▶ 1 MÊS

Desenvolvimento – é capaz de erguer a cabeça, quando de bruços; fixa o rosto da mãe, quando ela lhe fala.

Alimentação natural – igual à do 1º mês (leite materno exclusivo). Não dar água, nem chás, nem suco.
Complemento de vitamina D 400U.

Alimentação artificial – fórmula infantil de partida.

Orientação

1. Estimular e orientar a amamentação ao seio. Ensinar a ordenhar o leite e conservá-lo em congelador.
2. Banho de sol pela manhã; ar livre, passeios.
3. Móbiles coloridos, musiquinha, chocalho.
4. Dar a mamadeira com a criança no colo, e não na cama.
5. Proibido fumar no ambiente da criança.
6. Transportar a criança em assentos apropriados, presos no banco de trás.

Doenças

1. Processos febris com abatimento evidente, no 1º trimestre de vida, exigem pesquisa cuidadosa (meningite, broncopneumonia, infecção urinária). Solicitar, inicialmente, leucograma e bacterioscópico de urina; liquor.
2. Evacuações do tipo diarreico em lactentes alimentados com leite materno: normal; idem para o caso de evacuações moles a cada 2-3 dias.
3. Dermatite seborreica.
4. Evacuações com muco e sangue: colite geralmente por alergia ao leite de vaca mesmo em crianças amamentadas ao peito.

▶ 2 MESES

Desenvolvimento – sorriso social.

Alimentação natural – igual à de 1 mês.

Alimentação artificial – fórmula infantil de partida.

Vacinas – DTP, *H. influenzae*, pólio, hepatite B; rotavírus.

Orientação – a mesma para 1 mês.

Doenças

1. Ver ***1 mês***.
2. Infecção das vias aéreas superiores (IVAS) como resfriado ou bronquiolite. Etiologia viral (não usar antibióticos). Cautela no tratamento sintomático (usar pouco remédio; nunca usar nafazolina nasal). Observar sinais de infecção bacteriana secundária: febre alta após alguns dias de doença, secreção purulenta.
3. Convulsão + febre = liquor (não faça diagnóstico de "convulsão febril").

▶ 3 MESES

Desenvolvimento – vira a cabeça em direção aos ruídos e à conversação. Acompanha com o olhar um objeto em movimento. Verificar com atenção **sinais suspeitos de atraso motor**: posição assimétrica obrigatória do corpo, mãos fechadas, excessivamente assustadiça, pobreza de movimentos, controle deficiente de cabeça, rigidez, dificuldades de sucção e de deglutição. Verificar **audição** – a um ruído desperta, arregala os olhos, para de mamar.

Vacinas – pneumocócica e meningocócica C.

Orientação aos pais – a mesma para ***1 mês***. Pendurar no berço um brinquedo (chocalho, argola, bola, bichinho) atraente e colorido (vermelho) ao alcance

das mãos, para treinar sua movimentação e percepção. Pegar no colo, mas evitar exagero. Viagens de carro: andar no banco de trás em cadeiras especiais.
Mudar a criança de quarto.

Doenças – ver ***1 mês*** e ***2 meses***.

▶ 4 MESES

Crescimento – dobra o peso do nascimento.

Desenvolvimento – segura um chocalho, ri alto; se colocada sentada, segura a cabeça firme um pouco dirigida para a frente.

Alimentação natural – continuar leite materno exclusivo. Vitamina D 400UI/dia.

Alimentação artificial – fórmula infantil de partida.

Vacinas – DTP, Hib, antipólio e rotavírus.

Doenças – ver ***1 mês*** e ***2 meses***.

▶ 5 MESES

Desenvolvimento – alcança e segura objetos.

Alimentação – a mesma dos 4 meses.

Orientação – a mesma. Deixar sentada, com apoio: deixar a criança ao nível do chão, no quadrado ou em móvel adaptado.

Vacina – meningocócica C e pneumocócica.

Doenças – ver ***1 mês*** e ***2 meses***.

▶ 6 MESES

Desenvolvimento – é capaz de se virar; senta com apoio.

Audição – volta-se em direção aos sons.

Alimentação natural – leite materno + 1 refeição de sal + papa de frutas + suco.

Alimentação artificial – fórmula de seguimento.

Vacinas – DTP, Hib, antipólio, hepatite B; rotavírus.

Orientação aos pais

- Passeios ao ar livre; banhos de sol.
- Não fume perto da criança, no carro, no quarto.
- Mudar a criança para o quarto dela.
- Não largue a criança sozinha no trocador.
- Fale de maneira clara e calma com a criança no colo.
- Não adormeça a criança no colo; coloque-a adormecida, mas ainda acordada, no berço.

Prevenção de acidentes

- Brinquedos laváveis, inquebráveis, impossíveis de engolir.
- Não deixe a criança sozinha no banho.
- Ao atravessar a rua puxe o carrinho: você deve estar na frente.
- No carro: no banco de trás, não no colo; use contensor infantil.
- Deixe o "quadrado" em que a criança está ao nível do chão.
- Pendure objetos coloridos, leves e sonoros no berço para brincar: paninhos, chocalhos, argola, bola, caixa com outras caixas dentro.

Doenças

1. Ver ***1 mês*** e ***2 meses***.
2. Exantema súbito (não faça diagnóstico errôneo de rubéola): 3 dias de febre e depois aparecimento de exantema.
3. Crianças com febre alta (+ 39,5°C) e leucocitose (+ 15.000): considere a possibilidade de bacteriemia por pneumococos e *H. influenzae*.

▶ 7 MESES

Desenvolvimento – fase de equilíbrio, concentração e sociabilidade. Transfere um objeto de uma mão para a outra; senta-se sem apoio por pouco tempo. Início da dentição. Estrabismo já não é fisiológico.

Alimentação – a dos 6 meses, acrescentando leguminosa e gema cozida. A mamada da tarde pode ser substituída por mingau de cereais.

Vacinação – meningocócica e pneumocócica.

Orientação – deixar a criança sentada e recostada, com brinquedos para distraí-la. Dar uma torrada ou crosta de pão ou cenoura para mastigar (exercita a gengiva e a mastigação). Proibido fumar no ambiente da criança.

Doenças – ver ***6 meses***, diarreia aguda com febre e vômitos por rotavírus (inverno).

▶ 8 MESES

Desenvolvimento – fica sentada, sem apoio, por 5 minutos. Preensão em pinça grosseira (polegar-indicador).

Alimentação – substituir a refeição das 19 horas pela 2ª sopinha.

Orientação – usar cercado (chiqueirinho). Advertir da inconveniência de andador. Proibido fumar no ambiente da criança. Brinquedos de borracha, plástico, madeira.

Doenças – ver ***7 meses***.

▶ 9 e 10 MESES

Crescimento – começa a diminuir o panículo adiposo.

Desenvolvimento – engatinha (não obrigatoriamente); mantém-se em pé, apoiada na grade. Preensão em pinça. É capaz de dizer "ma-ma" ou "dá-dá". Reconhece a diferença entre a voz de aprovação e reprovação. Estranha as pessoas. Faz adeus, bate palmas, fala "ma-ma", atende ao seu nome, recupera um objeto escondido por um lenço.

Audição – localiza sons produzidos ao lado e embaixo.

Começa a diminuir o apetite.

Alimentação – a dos 8 meses, incluindo no mínimo 1 ovo ou 50g de carne ou fígado ou miolo ou peixe. Coalhada (de preferência fermentada na panela de ferro), iogurte, queijo branco. Amassar a papinha com um garfo, sem passar na peneira.

Estimular a usar copo.

Estimular a mastigação: fatia de pão integral, pedaço de cenoura.

Orientação aos pais

1. Liberdade para engatinhar: prevenção de acidentes (grades, portinholas, tomadas, toalha de mesa pode ser puxada); não usar andador.
2. Evitar alimentos (exemplo, pipoca) ou pequenos objetos que possam ser aspirados ou que causem ferimentos.
3. Mostrar à criança sua própria imagem no espelho.
4. Conversar e brincar com a criança.
5. Estimular os pais a estabelecer limites, dizer "não" no momento adequado e remover a criança do local de perigo potencial.
6. Estabelecer um ritual para a hora de dormir; usar um objeto de transição (brinquedo predileto para levar para a cama).
7. Prevenir os pais para o choro de protesto pela separação: deve ser manejado delicada e firmemente.
8. Calçado (do tipo tênis); flexível, suficientemente longo e largo, não dispendioso.
9. Brinquedos, ursos, bonecas de pano.

Atenção: se a criança não superou atrasos de desenvolvimento, deve ser investigada com atenção.

▶ 1 ANO

Desenvolvimento – anda apoiada por uma das mãos; faz "adeuzinho" e brinca de "cuco"; fala "ma-ma"; "dá-dá"; olha para um objeto que cai ou foi escondido; solta um objeto dentro de uma taça.

Audição – localiza sons produzidos acima e abaixo da cabeça.

Alimentação – ver Alimentação no 2º ano de vida. Passar gradativamente para "comidinha". Diminuição fisiológica do apetite em virtude da redução da velocidade de crescimento. Necessidade de comer sozinha. Não suspender o leite de peito se ele for conveniente para a criança e para a mãe, mas não permitir que a criança fique "pendurada" no peito a maior parte do tempo.

Doenças – o 2º ano de vida é fértil em infecções virais das vias aéreas superiores.

Orientação aos pais

1. Estimular o uso de copo e reduzir o de mamadeira.
2. Dar uma colher para a criança exercitar o ato de alimentar-se sozinha e permitir que coma com as próprias mãos enquanto é alimentada pela mãe com outra colher.
3. Estimular o desenvolvimento da linguagem: nomeie os objetos comuns, aponte as partes do corpo, converse bastante, use livros de figuras com uma só figura em cada página.
4. Estimular a criança a brincar sozinha e interagir com os pais e os irmãos.
5. Normal: pés aparentemente chatos. Na marcha: pés levemente afastados e evertidos, membros inferiores em arco com joelhos afastados.
6. Estimular a andar descalço em areia, grama, terra, tapete.
7. Preferível calçado do tipo tênis, tamanho adequado (mais folgado do que justo); não há necessidade de botas ortopédicas.
8. Acostumar a dormir cedo (± 20 horas), ritual e brinquedo predileto; uso de chupeta só para o ato de adormecer; não levar para a cama dos pais.
9. Brincar ao ar livre (2 horas por dia) com água, areia; brinquedos de puxar, empurrar, encaixar, martelar, fazer barulho, instrumentos musicais, caixas de papelão com tampa, frascos plásticos com tampa removível.
10. Soneca de 1 hora pela manhã e 2 horas à tarde.
11. Considerar o comportamento de independência como parte do desenvolvimento normal, e não oposição ou desobediência.
12. Discutir a diferença entre disciplina (ensino de regras e estabelecimento de limites) e punição.
13. Comportamento – criança repete aquilo que chama a atenção; ignorar os comportamentos inadequados e as crises de birra; evitar os "não pode" muito repetidos; melhor retirar os objetos que a criança teima em mexer para fora de seu alcance; se a criança insiste em um comportamento perigoso, dar uma (uma só) palmada nas nádegas, dizendo firme "não faça isso", e deixe-a de castigo (*time-out*) por 1 minuto no canto da sala; coerência e consistência (= agir sempre igual); atenção, agrados e elogios aos comportamentos adequados.
14. Prevenção de acidentes – portão nas escadas, grades nas janelas, cercar piscina doméstica; não deixar brincar na cozinha; não deixar sozinha perto de piscina ou espelho d'água; não deixar remédios nem produtos tóxicos ao alcance da criança.

Vacina – contra varicela e hepatite A.

Doenças

1. Convulsão febril benigna.
2. Aumento da incidência de IVAS virais, incluindo resfriados, bronquites e faringites. Não dar antibióticos, mesmo nos casos febris. Considerar a possibilidade de superinfecção bacteriana se a febre aparece após alguns dias de doença (não no começo dela), se ela dura mais de 3 dias ou se a secreção se torna purulenta.

3. Exantema súbito e outras doenças exantemáticas (não faça o diagnóstico errôneo de rubéola).
4. Diarreia aguda: viral.
5. Estrófulo (até os 4 anos) por picada de inseto.

▶ 15 MESES

1. Perfil de comportamento – idade de desequilíbrio, desordem, de correr para todos os lados e arremessar objetos; interesse em novas experiências, entende o funcionamento de objetos (telefone).
   Motivo de preocupação: se a criança parece totalmente "fora de controle" ou não comunicativa ou altamente negativa ou passiva.
2. Controlar o desenvolvimento – anda, agacha, come sozinha com os dedos, bebe bem em copo, fala jargão e mais 3 a 6 palavras, entende comandos simples, indica o que quer apontando, puxando, grunhindo; dá e toma um brinquedo, abraça, constrói torre de 2 blocos.
3. Exame da criança – melhor nos braços ou no colo dos pais ou distraída por um brinquedo ou instrumento.

Alimentação – a mesma da família, em pedacinhos pequenos. O leite de peito pode ser mantido se for conveniente para a família, mãe e criança. Pode ser "comidinha" no almoço e sopinha (papinha) no jantar.

Estimular a comer sozinha e a usar copo e xícara.

Esclarecer que as necessidades calóricas são reduzidas nessa fase: pouco apetite.

Evitar doces e gulodices.

Vacinas – SRC (MMR); pneumocócica e meningocócica.

Orientação aos pais

1. Não permitir que brinque na rua.
2. Caminhando, ao atravessar as ruas, segurar a criança pela mão.
3. "Crise de birra" – ignorar a criança até que a birra passe; só daí dar atenção.
4. "Perda de fôlego" – manter a tranquilidade, pressionar a base do tórax (para expulsar o ar) e/ou borrifar água no rosto da criança.
5. Atitudes agressivas (bater, morder) – impedir com firmeza, não reagir com outra agressão; em seguida oferecer objetos que possa morder ou bater.
6. **Orientar sobre disciplina** – estabelecimento de regras e limites; reforço positivo para comportamentos adequados; proibições verbais devem ser seguidas por reforço (segurar a criança, remover o objeto proibido, remover a criança da situação perigosa).
7. **Estimular a linguagem** – ler livros, canções, figuras, conversar, nomear objetos e partes do corpo.
8. **Sono** – horário regular, ritual (sempre o mesmo), levar a criança ao berço ainda acordada, levar um brinquedo predileto, ficar próximo até adormecer.
9. Incluir escorregador, triciclo, blocos de construção, quebra-cabeças simples, livros com figuras, bonecas, bichinhos de pano, bolas moles, brinquedos musicais, massa de modelar, brinquedos de desmontar com peças grandes.
10. Prevenção de acidentes.

▶ 18 MESES

Desenvolvimento – anda rápido, corre teso, sobe escada com a ajuda de 1 mão, joga e chuta bola, constrói torre de 3 cubos, usa colher e copo, beija pais na face, fala 3 a 6 palavras, associa 2 palavras em uma frase.

Perfil de comportamento – um "vagabundo" às soltas: impulsivo, puxa, arrasta, empurra, sobe e desce escadas; conhece alguns limites, gosta de demonstração de afeto dos pais. Motivo de preocupação – totalmente "fora de controle", não comunicativo, passivo, fortemente negativo.

Alimentação – a mesma da família; colocar pouca comida no prato; o leite de peito pode ser mantido, se for conveniente. Evitar gulodices fora de horário.

Vacinação – reforço DTP, Hib, pólio; hepatite A.

Orientação aos pais

Alimentação – a necessidade de alimentos não é muito grande, mudança de preferências, ambiente agradável à mesa, evitar "guerras".

Sono – a criança tira1, 2 ou nenhuma soneca durante o dia; estabelecer ritual (20 minutos) para dormir, levando um brinquedo predileto para a cama (a criança deve ser levada à cama ainda acordada). Ler histórias para ela dormir.

Independência – permita que a criança faça algumas escolhas; diga "faça você mesma". Mostre aprovação e elogie as iniciativas da criança.

Disciplina – estabeleça limites por meio de proibições verbais que possam ser seguidas de reforço físico (segurar a criança, retirar objeto, remover a criança da situação perigosa).

Comportamento – chupar dedo, uso de um cobertor ou fralda para mexer, masturbação são meios normais de reduzir tensão.

Brinquedos – carrinho, avião, barco, trem, bola, massinhas, duráveis, desmontáveis mas sem partes pequenas, instrumentos musicais; de construção; televisão: moderada.

Brincadeiras de procurar e esconder.

Escovação de dentes – sem pasta dental, após as refeições.

Prevenção de acidentes – carro: atrás, cadeirinhas de segurança; não deixar uma cadeira na qual a criança possa subir a lugares perigosos; nunca deixá-la sozinha perto de piscina ou banheira com água ("saber nadar" não é garantia); criança não entende o perigo nem lembra dos "nãos".

Orientação – se a criança não faz uso de palavras isoladas, consultar fonoaudiólogo.

Aos 21 meses – considerar o início do treinamento dos esfíncteres.

▶ 2 ANOS

Desenvolvimento – corre, sobe e desce escada (1 degrau de cada vez), abre porta, trepa na mobília, usa colher, chuta bola; vocabulário de 20 palavras, forma frase de 3 palavras, refere-se a si mesma pelo nome, responde a comando verbal de 2 partes, mostra interesse no controle de fezes e urina, imita *adultos*.

Perfil de comportamento – está convertendo-se em *um* "ser pensante": fala, brinca, quer fazer as coisas por si, protesta, rebelde.

Sinais de alarme – "fora de controle", negativista, passiva, triste, não comunicativa, não brinca com outros, linguagem ininteligível.

Alimentação – 4 a 5 refeições por dia (2 a 3 de leite e 2 de sal); comida da família desde que seja equilibrada.

Orientação à família

Estimulação – passeios em jardins, parques; conversa à mesa. Leia para a criança na cama ao deitar. Livros com figuras, discos infantis. Brincar com 1 ou 2 crianças. Não espere que a criança compartilhe ou respeite as regras do jogo. Limite televisão, assista a programas infantis com ela, desligue durante as refeições. Demonstre afeto. Elogios pelo comportamento adequado.

Brinquedos – simples, para puxar, musicais, pintura, cortar com a tesoura, massa de modelar, animais domésticos.

Comportamento – evitar excesso de disciplina; economizar os "nãos", mas "estabelecer limite". Ignorar as crises de birra. Tentativas de persuasão verbal são inúteis. Ritual para adormecer (levar para a cama ainda acordada). Trocar berço por cama. Estimular a comer sozinha. Idade em que a criança não necessita de muita comida. Evitar gulodices. Evitar "guerra" às refeições. Retirada gradual da mamadeira. Escovação de dentes.

Prevenção de acidentes – não deixar uma cadeira na qual a criança possa subir em lugar perigoso. Proteger contra queimadura com água, fogo e eletricidade. "Saber nadar" não é garantia contra afogamento.

Cuidado com produtos tóxicos e objetos que possam ser aspirados. Cinto de segurança. Supervisão quando está brincando na rua – a criança não entende o perigo e esquece as proibições.

Treinamento esfincteriano – evacuação e micção.

Doenças – as IVAS, incluindo faringites e bronquites, continuam virais: não dar antibióticos e usar poucos remédios sintomáticos; verminoses; anorexia psicogênica; infecção urinária em meninas; gengivoestomatite aguda (viral).

▶ 2 ANOS e MEIO

Perfil do comportamento – negativismo, obstinação, contradição. A criança é impetuosa, hesitante, paradoxal, imprevisível. Sua conduta varia entre dois polos: agressão e complacência; às vezes obediência total e depois rebeldia; ora docilidade, ora agressividade.

Alimentação – ver ***2 anos***. Ensinar (e dar exemplo) a comer verduras cruas.

Vacinação – hepatite A (2ª dose) se não tomou antes.

Orientação – a mesma para 2 anos. Visita ao odontopediatra.

▶ 3 ANOS

Crescimento – primeiro estirão.

Desenvolvimento – alterna os pés para subir escadas; chuta bola, pedala triciclo, abre portas, calça sozinha os sapatos, diz seu sexo, linguagem mais inteligível. Alguns períodos de gagueira.

Perfil de comportamento:

Idade deliciosa – conformista, social, dócil. Aceita limites. É capaz de estabelecer um compromisso sacrificando uma satisfação imediata ante a promessa de uma recompensa posterior. Começa a compartilhar; entretém-se com jogos sedentários (imitativos-imaginativos).

Primeiras perguntas sobre a origem das pessoas.

Sinais de alarme – tímida, medrosa, dependente, passiva, agressiva, não sociável, exageradamente birrenta. Fala ininteligível para estranhos (encaminhar para fonoaudiólogo).

Alimentação – dieta prudente.

Restringir doces, chicletes, refrigerantes.

A criança deve comer sozinha.

Teste de acuidade visual – usar o cartaz de figuras (Allen).

Orientação aos pais

Médico – alertar sobre aparente emagrecimento (criança "espigada").

Aos pais – estimular comportamento coerente, consistente em relação à criança.

Relacionamento pais-criança:

Conversar com a criança sobre suas atividades dispondo de um tempo especial a sós com ela.

Permitir à criança mostrar iniciativa, comunicar, explorar.

Estimular independência – permitir pequenas escolhas (camiseta verde ou amarela); pequenas tarefas domésticas; comer sozinha.

Respostas honestas e acessíveis à compreensão da criança às suas curiosidades, inclusive sobre sexo.

Demonstre afeto.

Nunca ameace deixar ou abandonar a criança – ela não entende quando os pais estão fingindo, mentindo ou ironizando. As atitudes dos pais devem ser coerentes e consistentes.

Disciplina – economizar os "não pode". Estabelecer limites definidos. Explicar à criança as consequências de um comportamento inaceitável. Este será punido por seus pais com a perda de privilégios, a curto prazo, proporcional à falta e com explicação breve e compreensível.

Sono – retirada progressiva da soneca de dia. Ritual para adormecer. Brincadeiras calmas antes de ir para a cama. Medos noturnos ocasionais são normais.

Não deixar dormir na cama dos pais.

Gagueira – dê tempo à criança de se expressar, não chame a atenção, não caçoe, não tente ajudá-la ou apressá-la.

Brinquedos/brincadeira:

Brincar com outras crianças sem a presença dos pais.

Blocos, quebra-cabeças simples.

"Faz de conta" com brinquedos e objetos.

Evitar excesso de atividades passivas, como TV.

Livro de histórias simples com figuras grandes.

Mamadeira – se ainda estiver usando, retirá-la definitivamente. Sugestão: uma festa em que a mamadeira é simbolicamente quebrada.

Estimular a retirada da **chupeta**.

Recomendar **escolinha** ou **parque infantil**.

Primeira visita ao **dentista.** Fluoretação.

Prevenção de acidentes – portãozinho nas escadas; facas e armas fora do alcance; supervisão atenta na rua; ensinar a criança a não correr atrás de bola ou cachorro na rua (não confie em que a criança vai se lembrar das recomendações); advirta para passar longe de cães estranhos e quando eles estão comendo; assento de segurança no carro; saber nadar é bom mas não é garantia nessa idade; insistir para não seguir ou aceitar convites de estranhos nessa idade.

Doenças

1. Ver ***2 anos***.
2. Sopros cardíacos inocentes (até 7 anos).
3. Aumento da frequência das IVAS virais ao entrar na escola.
4. Gagueira fisiológica.

▶ 4 ANOS

Crescimento – atinge 1 metro.

Desenvolvimento – conta 4 moedas; repete 4 algarismos na ordem dada, segura e usa lápis, copia uma cruz, recorta e cola, pedala triciclo, pergunta: por quê, quando; sabe o nome de 3 ou 4 cores; canta uma canção; lava e enxuga as mãos; escova os dentes; desenha uma pessoa com 2 ou 3 partes; sabe vestir-se e despir-se (exceto laços e botões).

Controla evacuação (95%) e micção diurna (90%).

Perfil de comportamento – afirmativa e expansiva; grande atividade física e vivacidade mental: faladora, perguntadora; independência e sociabilidade; aceita limites e rotinas, sabe partilhar e ser firme.

Sinais de alarme – tímida, passiva, medrosa; dificuldade de comunicação fora da família, agressiva, dificuldades motoras ou de linguagem.

Alimentação – dieta prudente.

Nessa fase a anorexia pode ser intensa.

Teste de acuidade visual – cartaz de figuras (Allen) ou quadrado dos "Es".

Orientação aos pais

1. Parque infantil, escolinha, amiguinhos.
2. Bichinhos de estimação, blocos de construção, papel, cola, ferramentas, quebra-cabeça simples, corda de pular, limitar TV.
3. Brincadeiras de "faz de conta" relacionadas com a realidade.
4. Compartilhar na execução de tarefas domésticas: elogiar.
5. Respeitar preferências (roupas, corte de cabelo).
6. **Alimentação** – oferecer pequenas porções; repetir a cada pedido; ambiente agradável.
7. **Educação sexual** – fase de grande curiosidade sexual: dar respostas claras e diretas. Interesse pelo próprio corpo e dos amigos.
8. Escovação correta dos **dentes**.
   Visita anual ao dentista.
9. **Disciplina** – estabelecer equilíbrio entre a necessidade da criança para independência e os limites; reforço positivo (elogios); explique as consequências da quebra das regras; faça repreensão reservadamente; admoestações e preleções são inúteis.
10. **Sono** – horário; ritual agradável.

Prevenção de acidentes

- Brinquedos seguros.
- Supervisão contínua quando na água ou próxima da piscina, na rua ou pedalando bicicleta.
  Colocá-la no banco traseiro do carro.
- Ensinar a não mexer em animais estranhos e nunca provocar um animal.
- Remédios, tóxicos e armas fora do seu alcance.
- Instruir a criança para não seguir estranhos nem aceitar que lhe toquem.

Se distúrbios de linguagem – **fonoaudióloga**.

Doenças – o primeiro e o segundo anos de escola acompanham-se de infecções virais frequentes das vias aéreas respiratórias superiores; asma, constipação.

▶ 5 ANOS

Desenvolvimento – é capaz de manter-se na ponta dos pés alguns segundos; consegue saltar; sabe dar laço no sapato; veste-se e despe-se; conhece 4-5 cores; é capaz de executar 3 ordens; conta história simples; copia um quadrado; desenha um homem com cabeça, corpo, braços e pernas.

Perfil de comportamento – segurança em si mesma, confiança nos demais, conformidades sociais. Amadurecimento, responsável, independente. Desejo de aprender. Brincadeiras criativas e cooperativas com amigos. Começa a entender o que é correto ou errado. Intensificação do sexo (menino ou menina?).

Sinais de alarme – excessivamente tímida, medrosa, passiva; birras agressivas ou destrutivas; encoprese, enurese diurna.

Orientação aos pais

1. Mostrar interesse pelas atividades das crianças na escola; demonstrar afeto.
2. Equilíbrio entre desejo de independência e necessidade de limites. Ordens claras com explicações simples. Respeitar as preferências da criança. Férias sem os pais mas com adulto achegado à família. Não interferir nas iniciativas; orientar, se solicitado.
3. Brincar com amigos; atividade física.
4. Estimular a realização de pequenas tarefas domésticas.
5. TV e cinema limitados, compatíveis com a idade.
6. Permitir a posse (com exclusividade) de alguns objetos.
7. Se possível, semanada, adaptada à criança e de uso livre.
8. Elogios merecidos (reforço positivo).
9. Quando a criança mentir, explicar a desnecessidade e inconveniência da mentira.
10. Ambiente agradável à mesa e da rotina de ir para a cama (leitura, histórias).
11. Visita anual ao dentista.
12. **Sexo** – curiosidade sexual e exploração genital são normais; informar adequadamente; indicar livros apropriados.

Prevenção de acidentes

- Venenos e armas de fogo fora do alcance da criança.
- Ensinar a nadar; observação contínua quando na água ou perto dela.
- Cinto de segurança.
- Capacete para bicicleta.

Ensinar a deitar e rolar em caso de fogo nas vestes. Ensinar a criança a não seguir nem aceitar nada de estranhos e a dizer "não" a eles.

Vacinas: DTP, SRC e varicela.

▶ 6 ANOS

Teste de acuidade visual com o quadro dos "Es".

Perfil do comportamento – idade dispersiva: criança extremamente ativa, excitável, impulsiva, pula de um extremo a outro. Quer ganhar sempre.

Conduta – contemporizar, evitando choques.

Aos **6 anos e meio**, o entusiasmo e a energia passam a se expressar de maneira positiva e não negativa, e a criança parece feliz consigo mesma.

Desenvolvimento – conta até 10; escreve seu nome (letras de forma); distingue lado D do E; dá laço; pedala bicicleta; distingue manhã de tarde; copia um losango; desenha uma pessoa vestida e com 6 partes do corpo.

Perfil do comportamento – idade um pouco dispersiva: ativa, excitável, impulsiva. Autoconfiança. Habilidade para fazer amigos. Reconhece necessidades de regras.

Aos **6 anos e meio**, a energia passa a se expressar de maneira mais positiva.

Alimentação – 4 refeições, sendo 2 de leite. Evitar excesso de doces, gulodices e gorduras animais. Estimular fibras vegetais.

Orientação aos pais

1. Mostrar interesse pelas atividades da criança.
2. Reforçar independência e autorresponsabilidade.
3. Elogiar; mostrar afeição.
4. Encorajar leitura e *hobby*.
5. Estabelecer regras quanto a hora de deitar, ver TV, tarefas domésticas.
6. Algum tempo dedicado exclusivamente à criança, diariamente se possível.
6. Não recorrer à chantagem emocional nem material (pode-se prometer algo cobiçado, desde que para auxiliá-la a galgar um degrau evolutivo).
8. Se mentir ou furtar – pedir explicação, explicar o desacerto do comportamento; na reincidência, castigo (retirada de um privilégio).
9. Não discutir os problemas da criança na sua presença, mas pequenas reuniões informais podem ser feitas para resolver o assunto.
10. Nas reações explosivas da criança – contemporizar, evitar choques.
11. Ensinar a atravessar a rua.
12. Atualizar a mesada; ensinar a fazer pequenas compras.
13. Limitar e selecionar programas de TV.
14. Posse de objetos e animais de estimação e orientação sobre seus cuidados.
15. Escovar os dentes; visita ao dentista.
16. Prevenção de acidentes – bicicletas adequadas (usar capacete), regras do trânsito; cinto de segurança; ensinar a nadar e boiar; ensinar a atravessar a rua.

Prevenção de acidentes – ver *2 anos*.

Doenças no período escolar

Tonsilites (agora sim, são frequentemente estreptocócicas) (penicilina benzatina ou amoxicilina por via oral durante 10 dias); escarlatina; asma; varicela; escabiose (sarna) e pediculose (piolho), vulvovaginites, GNDA, hepatite A; enurese noturna, constipação.

▶ 7 ANOS

Crescimento – início da 2ª repleção.

Observação: fazer o exame geral com a criança de calcinha ou cueca; realizar o exame genital no fim da consulta, na presença dos pais.

Desenvolvimento – escreve o nome, copia vogais. É capaz de dar o endereço.

Alerta: desenvolvimento conjunto de mamas e pelos axilares: investigar puberdade precoce (meninas).

Perfil de comportamento – interiorização (idade pensativa). Mais calma, menos expansiva, mais perseverante. É uma idade agradável.

Sinais de alarme – baixa autoestima; falta de amigos. Ansiedade, agressividade, depressão. Enurese; encoprese. Baixo rendimento escolar.

Alimentação – "dieta prudente".

Teste de acuidade visual – quadro dos "Es".

Orientação aos pais

1. Convém apresentar para a mãe, na sala de espera, um questionário para a detecção de problemas emocionais em escolares.
2. Ser um bom modelo (atitudes).
3. Reforçar a independência e a responsabilidade de acordo com a idade.
4. Elogiar e encorajar as atividades da criança.
5. Demonstrar afeto; reforço positivo.
6. Ordens e regras precisas; insistir na sua realização. Exigir que mantenha o material escolar em ordem.
7. Providenciar tempo com o pai, a mãe e os irmãos.
8. Incentivar aproximação da criança com o genitor do mesmo sexo (atividades de interesse comum).
9. Livros, recortes, colagens, pinturas, jogos de cartas e dados, quebra-cabeça; coleções.
10. Estimular a realização de projetos, orientar.
11. Estimular exercícios físicos regulares.
12. TV e cinema: programas compatíveis com a idade.
13. Discutir conceitos éticos; procurar reformular os conceitos errados.
14. Dormir pelo menos 8 horas por noite.
15. Atualizar a mesada.
16. Estimular hábitos de economia (juntar parte das mesadas para comprar objeto mais caro).
17. Castigo: retirada de privilégio. Evitar reprimendas violentas e injustas.

Prevenção de acidentes – treinar o trajeto para a escola e o uso de ônibus e metrô; evitar trampolim; "não bancar o valente" em águas agitadas ou desconhecidas.

Problemas – cefaleias funcionais (tensionais); enxaquecas; rendimento escolar deficiente: afastar deficiência visual e auditiva e problemas **emocionais**, encaminhamento à psicopedagoga.

▶ 8 ANOS

Desenvolvimento – conhece as horas (pode ocorrer só aos 9 anos). Tem senso de humor (piada).
Conta de 20 a zero.

Perfil de comportamento – idade expansiva; rapidez, comunicabilidade. Começa a tirar conclusões. Convém a mãe responder o questionário/problemas emocionais.

Sinais de alarme – baixa autoestima, ansiedade, medos, depressão, enurese, encoprese, distúrbios de sono, agressividade, crueldade. Falta de amigos. Desempenho escolar fraco.

Orientação aos pais

1. Ser um bom modelo (atitudes).
2. Reforçar independência e responsabilidade de acordo com a idade.
3. Elogiar e encorajar as atividades da criança; mostrar interesse nelas.
4. Reforço positivo.
5. Demonstrar afeto.
6. Providenciar tempo com o pai, a mãe e os irmãos.
7. Incentivar a aproximação da criança com o genitor do mesmo sexo (atividades de interesse comum).
8. Encorajar brincadeiras e esportes em grupo.
9. Livros e revistas.
10. TV e videogame: disciplinar horários e programas.
11. Dramatização.
12. Jogos variados, brinquedos profissionais e de construção.
13. Consulta anual ao dentista: fluoretação.
14. Atualizar mesada, não suplementá-la, a não ser em emergências.
15. Nessa idade, a criança é muito sensível a críticas mesmo que veladas. Não aplicar castigos físicos.
16. Prevenção de acidentes: cinto de segurança, bicicleta, trampolim, nadar no mar.
17. Saiba sempre onde seu filho está, a qualquer hora.

▶ 9 ANOS

Crescimento – fase de **repleção**.

Alerta: pode chegar à obesidade.

Desenvolvimento

Alerta: menino já com caracteres sexuais secundários – investigar puberdade precoce.

Perfil de comportamento – idade intermediária: interiorização, prática, realista, sensata, responsável e justa. Preencher questionário/problemas emocionais.

Sinais de alarme – baixa autoestima, ansiedade, insegurança, depressão, enurese, encoprese; incapaz de aceitar limites, desempenho escolar fraco.

Orientação aos pais

1. Ser um bom modelo (atitudes).
2. Mostrar interesse nas atividades da criança e valorizar o trabalho dela; reforçar a responsabilidade.
3. Deixar falar, estimular autocrítica; ajustar ajuda às necessidades, encorajando independência; aprender as normas do grupo.
4. Educação musical.
5. Livros: histórias reais e de aventuras.
6. TV e videogame: disciplinar horário e tipo.
7. Atualizar mesada, estimular economia.
8. Estimular exercícios e esporte.
9. Advertir e insistir no perigo do cigarro.
10. Iniciar a prevenção contra o uso de drogas.
11. Participação dos pais na educação sexual.
12. Sono: 8 horas por dia.

▶ 10 ANOS

Crescimento – fase de **repleção.**

Alerta: pode chegar à obesidade. Medir PA, avaliar visão e audição. Observar escoliose.

Desenvolvimento

Meninas – início da puberdade: botão mamário, pelos pubianos. **Meninos** – permanecem impúberes: pênis pequeno, um pouco escondido no coxim gorduroso pré-pubiano.

Perfil de comportamento

- Idade da reorientação.
- Importância do grupo (bando).
- Diferença acentuada de temperamento em ambos os sexos.
- Preencher questionário/problemas emocionais.

Sinais de alarme

- Insegurança, depressão, tristeza.
- Ansiedade, agressividade, negativismo.
- Incapacidade de fazer ou manter amigos.
- Perturbada com sua aparência física.
- Rendimento escolar ruim.
- "Fora de controle" (incapacidade de ater-se a regras).

Alimentação

- "Dieta prudente".
- Estimular toda a família a aderir.
- Orientar os lanches fora de casa.
- Considerar reforço da BCG, se PPD negativo.

Vacinação

- Vacina tríplice adulto: Tdpa.
- Pode ser adiada para os 12-15 anos.
- Considerar reforço da vacina tríplice viral (sarampo-rubéola-caxumba).
- Considerar reforço da BCG, se PPD negativo.

Orientação aos pais

1. Ser um bom modelo (pelas atitudes).
2. Reservar tempo para a criança (diariamente, se possível).
3. Comunicar-se com a criança; mostrar interesse; elogiar seu bom trabalho; mostrar afeto.
4. Proporcionar interação social com irmãos, familiares, adultos e companheiros (grupos sociais e esportivos); *hobby*.
5. Respeitar a individualidade; permitir a privacidade; estimular a autocrítica.
6. Permitir que opine e sugerir quanto à programação familiar; explicar/discutir as dificuldades e solicitações dos adultos.
7. Evitar conflitos desnecessários.
8. Responsabilizar a criança por seus objetivos pessoais.
9. Explicar o fundamento da ética: "o direito de cada um termina onde começa o dos outros".
10. Sono: 8 horas por noite.
11. TV e videogame: orientar e disciplinar; comentar e discutir posteriormente os programas controversos.
12. Estabelecer horários adequados para sair de casa.
13. Livros apropriados.
14. Atualizar mesada; estimular economia.
15. Higiene dentária: visita ao dentista.
16. Atividade física/esportiva sistemática.
17. Lazer; condições para receber em casa.
18. Insistir contra o uso de álcool, fumo, drogas ("é uma fria").
19. **Educação sexual** – esclarecer sobre masturbação, variações normais do desenvolvimento pubertário, preparo para a menarca.
20. **Prevenção de acidentes** – bicicleta, moto, trampolim, cinto de segurança.

▶ 12 ANOS (Puberdade)

- Estágio de adolescência **precoce**.
- Crescimento físico rápido.
- Desenvolvimento puberal.
- Início de independência e separação da família.
- Desafio à autoridade paterna.
- Repúdio de padrões antigos.
- Ênfase na relação com amigos.
- Preocupação com o desenvolvimento do corpo e comparação com o dos amigos.
- Início do pensamento abstrato.

Crescimento

- Colocar no gráfico, comentar.
- Início do estirão nas meninas.
  Meninos ainda em repleção.
- Verificar prega cutânea.
- Observar bócio e escoliose; PA.

Desenvolvimento puberal

Feminino – botão mamário, pelos pubianos.

Masculino – pênis pequeno, início do desenvolvimento dos testículos.

Pedir ao adolescente para responder ao **questionário**.

Orientação aos pais

1. Respeitar a individualidade.
2. Permitir privacidade; estimular autocrítica.
3. Permitir opinião, aceitar sugestões.
4. Responsabilizar por seus objetos pessoais.
5. Evitar conflitos desnecessários.
6. Fundamento ético: "o direito de cada um termina onde começa o do outro".
7. Sono: 8 horas por dia.
8. Orientar e disciplinar programas de TV.
9. Horário adequado para a saída de casa.
10. Não permitir que guie carro.
11. Lazer e atividades físicas sistemáticas.
12. Receber os amigos em casa.
13. Livros apropriados.
14. Atualizar mesada, estimular economia, valorizar seu trabalho.
15. **Educação sexual**: livro, preparar para menarca e polução noturna, masturbação, ginecomastia, o direito de dizer "não".
16. Advertir contra fumo, álcool e drogas.
17. Como recusar passeios e caronas de estranhos.
18. Manter a comunicação com o adolescente.

O médico deve estar preparado para resolver e explicar:

1. Queixa de pênis pequeno em criança obesa.
2. Acne.
3. Seborreia de couro cabeludo.
4. Escoliose leve e acentuada.
5. Claudicação dolorosa
   (radiografia, exame hematológico).
6. Diarreia crônica e emagrecimento: colopatia.

▶ 14 ANOS

Crescimento

- Conferir com as curvas.
  Se estiver fora, solicitar idade óssea.
- Medir PA.
- Observar escoliose.

Desenvolvimento

- Observar estágio de Tanner.
- Investigar se houver irregularidade menstrual acentuada ou ginecomastia por mais de 2 anos.
- **Sexo feminino** – crescimento dos seios, pelos axilares, estirão; menarca aos 12 anos e meio.
- **Sexo masculino** – pelos pubianos, estirão, crescimento rápido do pênis e testículos.
- Suspeitar de puberdade atrasada se ausência de botão mamário ou de aumento do testículo.

Alimentação – "dieta prudente".

Vacinação – conferir dose de reforço da dupla tipo *adulto* Td, MMR, BCG. Vacina contra hepatite B.

Teste de acuidade visual – quadro de letras (Snellen).

Considerar dosagem de hemoglobina.

Entrevista com o adolescente e pais juntos e separados

- Comentar o questionário previamente respondido.
- Muitos adolescentes já experimentaram maconha, cocaína e outras drogas. Isso acontece no seu grupo? E você já experimentou?
- Você é sexualmente ativo?

Orientação ao adolescente

1. Atividade física regular, esporte.
2. Sono: 8 horas por noite.
3. Bicicleta, usar capacete.
4. Não aceitar carona quando o motorista bebeu, usou drogas ou dirige imprudentemente.
5. Não aceitar carona de estranhos.
6. Enfatizar o direito de dizer "não" para resistir à pressão para beber, fumar, usar drogas, atividade sexual não desejada (treinar como dizer "não").
7. Discutir contracepção e senso de responsabilidade.

Orientação aos pais

1. Dispender tempo com o adolescente, manter comunicação, demonstrar afeto.
2. Evitar conflitos desnecessários mas estar preparado para períodos de dificuldade.
3. Propiciar condições controladas de independência progressiva (opiniões, decisões, atividades), individualidade, privacidade, responsabilidade.
4. Estabelecer horários adequados para a saída de casa à noite.
5. Atualizar mesada, valorizar seu trabalho, orientação sexual: conversas, livros.
6. Não permitir que guie carro.
7. Respeitar a privacidade.
8. Agir como modelo.

9. Dispender tempo com o adolescente, manter comunicação, demonstrar afeto.
10. Evitar conflitos desnecessários mas estar preparado para períodos de dificuldade.
11. Propiciar condições controladas de independência progressiva (opiniões, decisões, atividades), individualidade, privacidade, responsabilidade.
12. Estabelecer horários adequados para a saída de casa à noite.
13. Atualizar mesada, valorizar seu trabalho, orientação sexual: conversas, livros.
14. Não permitir que guie carro.
15. Respeitar a privacidade.
16. Agir como modelo.

▶ 16 ANOS

Crescimento

1. Conferir as curvas.
2. Medir PA.
3. Observar escoliose.
4. Considerar dosagem de hemoglobina.

Desenvolvimento

- Observar estágio de Tanner.
- Examinar rapazes para ginecomastia.
- Se a moça tiver problemas menstruais, encaminhar para exame pélvico.

Alimentação – "dieta prudente".
Vacinação – conferir.
Teste de acuidade visual – quadro de letras (Snellen).

Entrevista com o adolescente e pais juntos e separados

- Comentar o questionário previamente respondido.
- Os jovens de seu grupo fumam, tomam álcool, usam maconha ou outras drogas?
- E você? Você é sexualmente ativo?

Orientação ao adolescente

1. Manter peso adequado.
2. Atividade física regular.
3. Não fumar (é uma fria!), evitar álcool e drogas.
4. Sono suficiente.
5. Bicicleta: usar capacete; evitar moto.
6. Se já guia carro:
   - Dirigir com prudência.
   - Não dirigir após beber ou sob influência de drogas.
   - Usar cinto de segurança, inclusive na cidade.
7. Atividade sexual
   - Enfatizar que é legal dizer "não".
   - Usar camisinha.

Orientação aos pais

1. Dispender tempo com o adolescente, demonstrar interesse e afeto.
2. Estabelecer comunicação e preparar-se para períodos de estremecimento das relações.
3. Promover independência e responsabilidade.
4. Respeitar privacidade.
5. Mesada; trabalho.
6. Agir como modelo.

▶ 18 ANOS

Presença dos pais geralmente não necessária mas em certas ocasiões deve ser encorajada.

Algumas **preocupações** frequentes nessa fase:

- Planos para carreira profissional.
- Relação com a turma.
- Pressão para relações sexuais.
- Uso de álcool ou drogas.
- Solidão.
- Distúrbios menstruais.
- Acne.
- Cigarro.

O adolescente é objeto de **preocupação** se:

- Baixa autoestima.
- Relacionamento interpessoal difícil.
- Desempenho escolar ou profissional inadequado.
- Comportamento agressivo.
- Promiscuidade sexual.
- Queixas somáticas frequentes.
- Ideias de suicídio.
- Comportamento fóbico ou compulsivo.
- Falta de objetivos de vida.
- Dependência exagerada dos pais. Uso regular de álcool ou drogas.
- Gravidez.

Exame físico

- Peso e altura.
- Teste de visão, verificar audição.
- Estágio de desenvolvimento puberal (Tanner).
- Medir PA.
- Verificar escoliose.
- Encaminhar as moças para exame ginecológico e ensinar técnicas de autoexame das mamas.

Exames subsidiários

- Dosagem de hemoglobina.
- Dosagem de colesterol e triglicérides.

Alimentação – "dieta prudente".

Vacinação – conferir.

Comentar o **questionário** previamente respondido.

Orientação geral

1. Manter peso apropriado.
2. Atividade física regular.
3. Cuidados com os dentes.

4. Não fumar; beber com moderação.
5. Sono suficiente.
6. Guiar com responsabilidade; usar cinto de segurança, inclusive na cidade, não dirigir após beber.
7. Prevenção de doenças sexualmente transmissíveis, medidas **anticoncepcionais**, **uso da camisinha**.
8. Como lidar com as pressões do grupo.

Encerrando a consulta

1. Perguntar se faltou algo a ser conversado.
2. Enfatizar sua disponibilidade para conversar.
3. Indicar profissionais para futuros atendimentos.
4. Pôr-se à disposição para eventuais atendimentos e orientação, inclusive após ultrapassada a fase pediátrica.

SEÇÃO II

O Recém-Nascido

coordenadora **Edna Maria Albuquerque Diniz**

colaboradores neonatologistas **Ernesto Teixeira do Nascimento. Mário Alves Rosa. Laís Graci dos Santos Bueno. Mônica M. Grizzi de Moraes. Wania Bichara de Freitas. Conceição A. M. Segre**

colaborador neurologista **Fernando Nório Arita**

colaboradores cirurgiões pediátricos **José Pinus** (atresia do esôfago). **José Roberto de Souza Baratella** (obstrução do tubo digestório). **Manoel Carlos Prieto Velhote** (hérnia diafragmática)

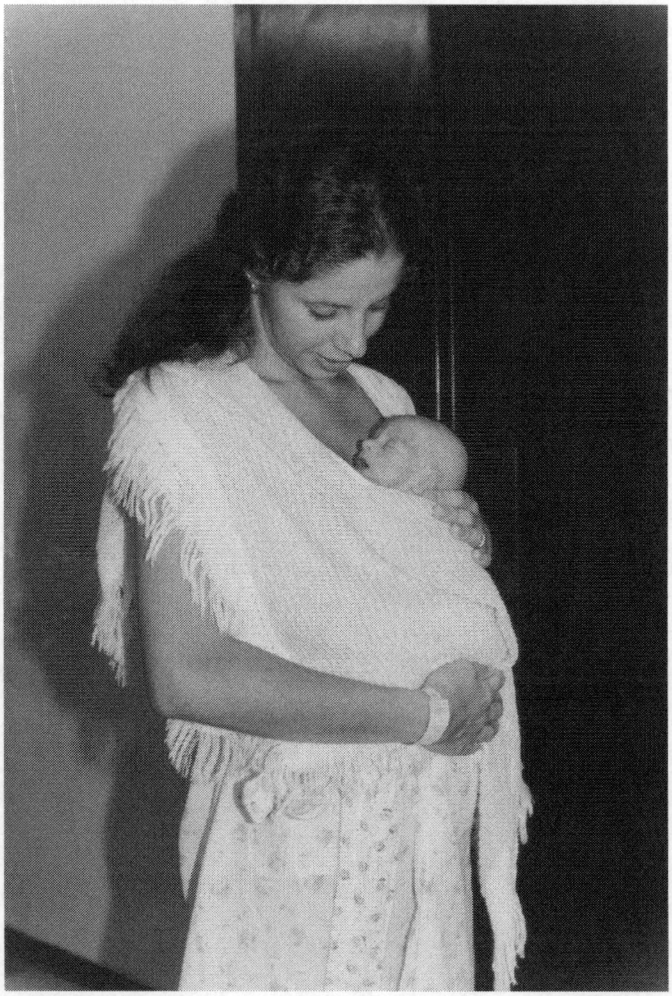

HOMENAGEM

Dra. Edna Diniz, exemplo de médica, neonatologista, gente

Livros Recomendados Neonatologia, ICr do HC – Vaz, Diniz, Ceccon, Krebs (Manole); Perinatologia – Segre (Sarvier); Pediatria Neonatal – Ihidi, Diniz. In Pediatria Geral, HUSP: Gilio, Escobar, Grizzi de Moraes (Atheneu)

1. Alojamento Conjunto

O que é

- Sistema hospitalar no qual o RN permanece ao lado da mãe 24 horas por dia, desde o nascimento até a alta, independentemente da via de parto.
- Deve ser praticado tanto por suas vantagens em termos médicos como em respeito às recomendações da Iniciativa Hospital Amigo da Criança e ao Estatuto da Criança e do Adolescente.
- Recomendamos que, logo após o nascimento, o RN saudável seja encaminhado ao alojamento conjunto no colo da própria mãe.

Indicações

- Todo RN saudável, independentemente do peso de nascimento.
- Mãe clinicamente bem, que tenha condições de cuidar do seu bebê.
- RN em uso de antibioticoterapia com acesso venoso podem e devem permanecer em sistema de alojamento conjunto, assim como crianças submetidas à fototerapia.

Contraindicações

- Mãe com intercorrência clínica grave: hipertensão materna, doença infectocontagiosa (tuberculose, varicela), eclâmpsia, psicose puerperal.
- RN patológico cuja situação clínica exija vigilância médica em unidade de cuidados intermediários ou UTI: insuficiência respiratória, sepse, malformações graves, convulsões neonatais, distúrbios metabólicos.

Vantagens do método

- Estímulo ao aleitamento materno exclusivo em livre demanda.
- Fortalecimento do vínculo afetivo mãe-filho.
- Proporciona maior segurança à mãe, para ser treinada nos cuidados com o seu bebê.
- Maior observação do RN pela mãe, que passa a conhecer melhor seu filho, facilitando e minimizando dúvidas quanto aos cuidados com o bebê.
- "Terapia de grupo" nos hospitais que trabalham com enfermarias com dois ou mais binômios, é frequente o apoio das outras mães, principalmente na troca de experiências sobre amamentação, troca de fraldas, higienização.
- Menor incidência de infecção hospitalar.
- Baixo custo.

Desvantagens

- Desconhecidas até o momento.

Critérios para a implantação do método

1. Recursos humanos

Equipe multidisciplinar:

- Obstetra.
- Neonatologista.
- Enfermeiras.
- Auxiliar de enfermagem.
- Assistente social.
- Psicóloga.
- Fonoaudióloga.

2. Recursos físicos

- Deve possuir pias para a lavagem de mãos e sanitário.
- Enfermaria com no máximo de 4 binômios.
- Área de $6m^2$ para cada binômio. Local para coleta de exame.

3. Recursos materiais

- Berço de acrílico (que pode ser usado para banho).
- Cama hospitalar.
- Balança pesa-bebê.
- Bandeja com material para higiene do RN.
- Fototerapia.

Evolução diária

- Exame físico do RN, com peso diário.
- Higienização do RN feita pela mãe com supervisão da equipe de saúde.
- Incentivo ao aleitamento materno exclusivo em livre demanda.
- Proibido uso de chupeta, chuca e mamadeiras e amamentação cruzada.

Visitas

- Pai – horário livre.
- Demais familiares – respeitar as normas da unidade.

Alta

- Preconizada para RN com 48 horas de vida ou mais, em boas condições clínicas, respeitando os critérios da unidade.
- Orientar a realização do teste do pezinho após 48 horas de vida.
- Orientar e agendar consulta ambulatorial.
- Fornecer resumo da história perinatal e neonatal, para acompanhamento de puericultura.
- Marcar retorno para no máximo 1 semana (verificar peso, técnica de amamentação, icterícia).

2. O Pediatra na Sala de Parto

A qualidade de vida de uma criança vai depender, em grande parte, do comportamento do pediatra na sala de parto:

a) estando tudo bem, é só observar e apoiar o binômio mãe-filho, sem intervir, sem atrapalhar;
b) quando necessário reanimação: atuar rapidamente com destreza e habilidade. Os segundos são preciosos, e todo o equipamento deve estar pronto, à mão e devidamente testado;
c) é dever do pediatra dar início às medidas que estimulam e facilitam a amamentação; não se deixar vencer por "normas" inadequadas e "rotinas" petrificadas.

Nota: um pediatra com conhecimento em reanimação neonatal deve estar presente na sala de parto, no momento do nascimento de toda criança; em situação de risco de asfixia perinatal, a equipe deve dispor de 2 profissionais capacitados para auxiliar na reanimação (CREMESP 12/08/97 artigo 1º).

I - ANTES DO PARTO

1º) **Captar confiança:** conhecer mãe, pai e/ou família no pré-parto ou, idealmente, já no pré-natal (por meio de consulta pediátrica).

2º) **Desempenhar bem sua função**: fazer o diagnóstico da situação para avaliação de risco por meio de:
   a) anamnese completa com dados sociais, familiares, clínicos, gestações anteriores e atual, além de verificar os exames subsidiários feitos;
   b) saber, com o obstetra, a evolução do parto, medicamentos usados, seguir os procedimentos, monitoração. Verificar se o parto é de risco: preparar-se de acordo e ver com quem poderá contar em uma eventual reanimação. Inteirar-se com a equipe dos detalhes da assistência ao RN.

II - NA SALA DE PARTO

1º) Vestir-se adequadamente para entrar no Centro Obstétrico/Cirúrgico e lavar cuidadosamente as mãos até os antebraços (trocar a roupa pela do Centro, colocar gorro e máscara, recobrindo boca e narinas, mais pró-pés e luvas).

2º) Todas as vezes, antes de cada parto, preparar-se, testar e verificar a disponibilidade de equipamentos e medicamentos necessários para a assistência ao RN.

3º) Assegurar o conforto térmico do RN adequando à temperatura da sala de parto (desligar ar condicionado), principalmente no parto de risco, quando a perda de calor pode induzir piora na evolução (acidose metabólica, hipoxemia e aumento de excreção renal de água e eletrólitos).

4º) Com o anestesista interar-se dos medicamentos utilizados durante o parto e seus efeitos, como hipotensão, sonolência, agitação psicomotora, vômitos.

NO MOMENTO DO NASCIMENTO

Observar atentamente a evolução do parto:

- Estado geral e reações da mãe.
- Tempo do período expulsivo, dificuldades na extração do RN e sangramento materno.

III - NASCEU

Avaliação rápida do RN ainda nas mãos do obstetra:

- Movimentos respiratórios (choro).
- Movimentos do RN (atividade).
- Cor.
- Impressão geral do RN.

O **RN NASCEU BEM:** chorou logo, ativo, rosado, com leve cianose das extremidades:

▶ No parto **vaginal**

RN respirando bem, choro forte, ativo, rosado: colocar no colo da mãe, com os seguintes cuidados:

a) Cuidar para que o RN não perca calor (enxugá-lo e envolvê-lo em campos aquecidos).
b) Contar o Apgar de 1 minuto (que certamente será maior que 7).
c) Facilitar o 1º contato mãe-filho, aproveitando o instante em que o afeiçoamento materno é estimulado pelo estado hiperalerta do RN. Esse período deve estender-se por 30 minutos, no mínimo. O pai (que deve estar presente) deve ser encorajado a se inserir nesse contexto ("contato olho a olho"). É um momento que exige grande respeito ao RN e à família.
d) A primeira mamada deve ser estimulada, facilitada e apoiada. O RN cheira, olha, toca, lambe a mama da mãe. Se não ocorrer uma mamada verdadeira, ela deverá ser efetuada em condições mais confortáveis, na cama da sala do pré-parto, na 1ª hora de vida.
e) Cuidar sempre para que o RN não perca calor, mesmo estando no colo da mãe.
f) Apgar de 5 minutos deverá ser 9 ou 10.
g) CREDÉ – nunca antes do 1º contato ocular mãe-filho: "olhos nos olhos".
h) Acompanhar a identificação do RN pela enfermagem.
i) Levar o RN para o Alojamento Conjunto na maca junto com a mãe (situação ideal). Completar o exa-

me físico do RN, ou providenciar sua transferência para o Alojamento Conjunto, o mais rápido possível, após exame físico completo e higiene.

De acordo com as circunstâncias e a planta física do hospital, introduzir pequenas variações na ordem desse atendimento.

▶ Na cesariana

O procedimento é o mesmo do parto vaginal, e o êxito da amamentação vai depender de:

a) entrosamento da equipe obstetra-pediatra-anestesista;
b) estado geral da mãe;
c) medicamentos recebidos no pré-operatório e no ato operatório.

Quando não for possível amamentação imediata, possibilitar o contato ocular mãe-filho:

a) segurar o RN a ± 30cm da face materna.
b) libertar o braço direito da mãe para que ela toque seu filho (retirar o esfigmomanômetro, se possível).

A 1ª mamada deve ser propiciada em 4 horas. Evitar confusão de bicos pela oferta de chuca ou uso de chupeta.

O PEDIATRA NA SALA DE PARTO

Hipóxia leve

1º) Colocar o RN sob aquecedor radiante.
2º) Secar, remover campos úmidos.
3º) Posicionar: leve extensão do pescoço.
4º) Aspirar delicadamente: 1º os lados da boca e 2º as narinas.
Sonda nº 6 para pré-termos e nº 8 para RN a termo.
5º) Estimular delicadamente o dorso do RN – 2 vezes.

Cuidado: a aspiração, mesmo delicada e rápida, não é isenta de perigos (bradicardia, arritmia, apneia).

Quadro II-1 – ÍNDICE DE APGAR.

Sinal	0	1	2
Frequência cardíaca (FC)	Ausente	< 100	> 100
Esforço respiratório	Ausente	Choro fraco	Choro forte
Tono muscular	Flácido	Semiflexão	Movimentos ativos
Irritabilidade reflexa	Sem resposta	Algum movimento	Choro forte
Cor da pele	Pálida, cianótica	Cianose de extremidades	Rósea

Quadro II-2 – MEDICAMENTOS DE USO NA SALA DE PARTO.

Droga	Indicação	Dose
Soro fisiológico	Choque	10mL/kg (cateter umbilical)
Adrenalina	Parada cardíaca	0,1mL/kg (sol. 1:10.000), IV
Naloxona	Antídotos dos opiáceos	0,2mg/kg (1mL = 2mg), IM
Bicarbonato de sódio	Reanimação prolongada	2mEq/kg, IV
Cálcio (gluconato)	Débito cardíaco diminuído	100mg/kg em 5-10min, IV
Atropina	Bradicardia intensa	0,01mg/kg, IV

REANIMAÇÃO NEONATAL

ATENDIMENTO EM SALA DE PARTO

O atendimento ao RN em sala de parto deve seguir determinadas normas e condutas que fazem o diferencial na qualidade da sobrevivência dos RN (com depressão) asfíxicos.

Por isso a SBP treina e habilita profissionais que trabalham em Centro Obstétrico para uniformizar o atendimento ao RN com hipoxemia.

Situações de risco ao nascimento

Risco moderado – cesariana de urgência, gemelaridade, prematuridade, pós-maturidade, gestante hipertensa, sangramento no 2º ou 3º trimestre da gestação, restrição do crescimento intrauterino, uso de medicamentos ou drogas na gestação, apresentação não cefálica, malformação ou anomalia fetal, diabetes materno, ruptura prematura das membranas, diminuição da atividade fetal.

Alto risco – prematuridade < 34 semanas ou < 1.500g; diabetes materno não controlado, pré-eclâmpsia, descolamento prematuro da placenta ou placenta prévia, sofrimento fetal, malformações fetais graves.

Atuação do pediatra

1. Controla o tempo de ligadura do cordão: a) habitual – 30-60 segundos ou quando cessam os batimentos do cordão; b) asfixia do RN – imediata.
2. Responder às questões: a) gestação a termo; b) respirando/chorando; c) cor rosada; d) tono bom; e) ausência de mecônio?

Preparo para a reanimação

1º) Anamnese materna – avaliar as situações de risco para a necessidade de reanimação: primigesta jovem, primigesta idosa, gemelaridade, hipertensão materna, diabetes gestacional, distúrbios hemorrágicos do 3º trimestre (DPP, PP), prematuridade, restrição do crescimento intrauterino (RCIU), amniorrexe prematura.

2º) Presença de um profissional treinado em reanimação neonatal em sala de parto, em TODOS OS NASCIMENTOS.

3º) Ter material para reanimação pronto e adequadamente testado para uso imediato.

ABC da reanimação

Toda ação, avaliação e decisão para nova ação em reanimação neonatal devem obedecer ao **ABC** que define:

A = *AIRWAY* (vias aéreas)

- por meio de leve extensão do pescoço: aspiração de secreção em boca e narinas, eventualmente aspiração traqueal.

B = *BREATHING* (respiração)

- iniciar os movimentos respiratórios por estímulo cutâneo ou VPP (ventilação com pressão positiva), quer com Ambu e máscara, quer com Ambu e cânula orotraqueal (COT).

C = *CIRCULATION*

- manter a circulação por meio de:
  massagem cardíaca;
  drogas.

Boletim de Apgar

Ótimo método para avaliar as condições de nascimento (1º minuto) e prognóstico (5º minuto), no entanto não orienta quanto aos passos que devam ser tomados, principalmente porque as condutas em reanimação devem ser iniciadas imediatamente ao nascimento e NÃO AGUARDAR O 1º MINUTO DE VIDA! (Figs. II-1 e II-2).

O Apgar é útil para avaliar a resposta do RN em relação às intervenções.

BOLETIM DE AP

	0	1	2
FC	Ausente	< 100	> 100
Esforço respiratório	Ausente	Choro fraco	Choro forte
Tono muscular	Flácido	Semiflácido	Boa flexão
Irritabilidade reflexa	Sem resposta	Algum movimento	Choro
Cor	Cianose	Acrocianose	Corado

Primeiros passos

1º) Colocar o RN (recepcionado em campo aquecido) sob fonte de calor radiante, em decúbito dorsal.

2º) Posicioná-lo em leve extensão de pescoço.

3º) Se RN saudável – retirar o excesso de secreção com gaze ou compressa.
Nos outros: aspiração delicada da boca e depois das narinas com sonda traqueal nº 8 ou 10 conectada a aspirador a vácuo.

4º) Secar e remover campos úmidos.

5º) Avaliar: respiração (regular); FC (frequência cardíaca normal > 100); cor (rósea ou acrocianose); mecônio (ausente); RN a termo.

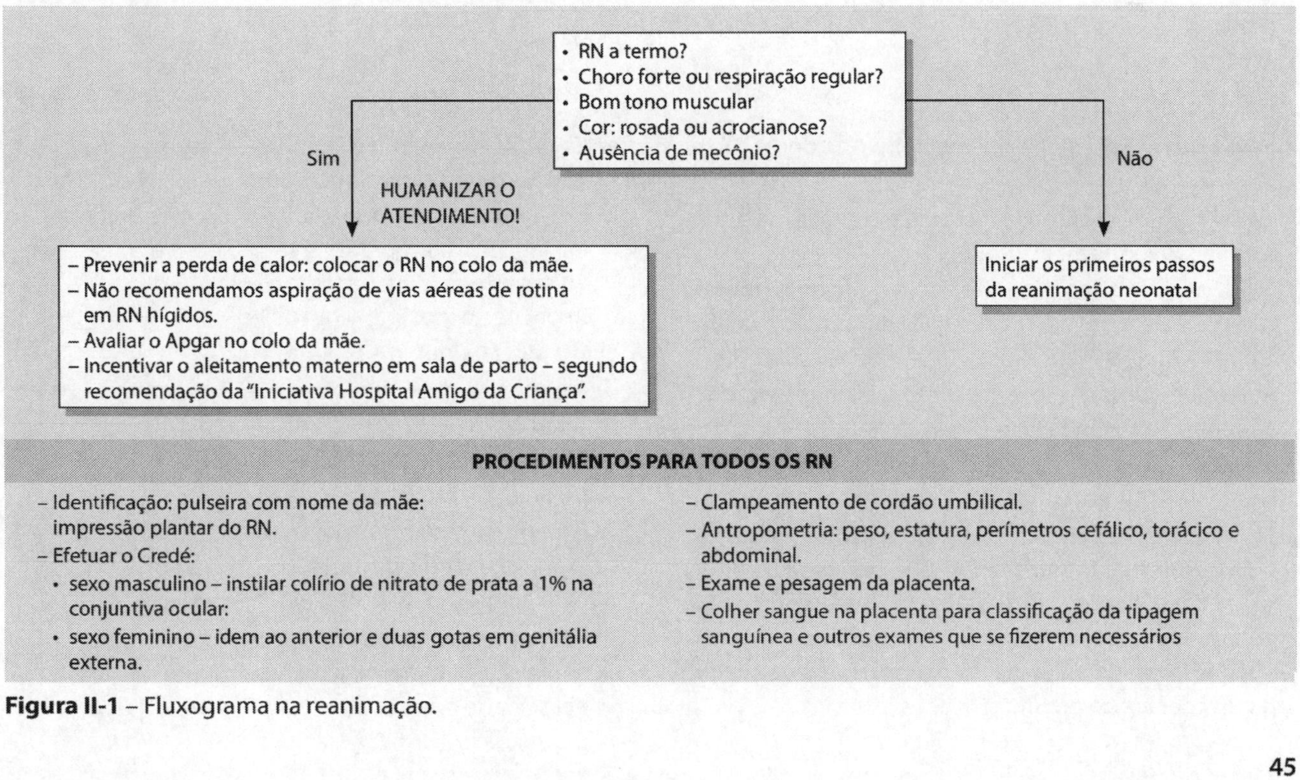

Figura II-1 – Fluxograma na reanimação.

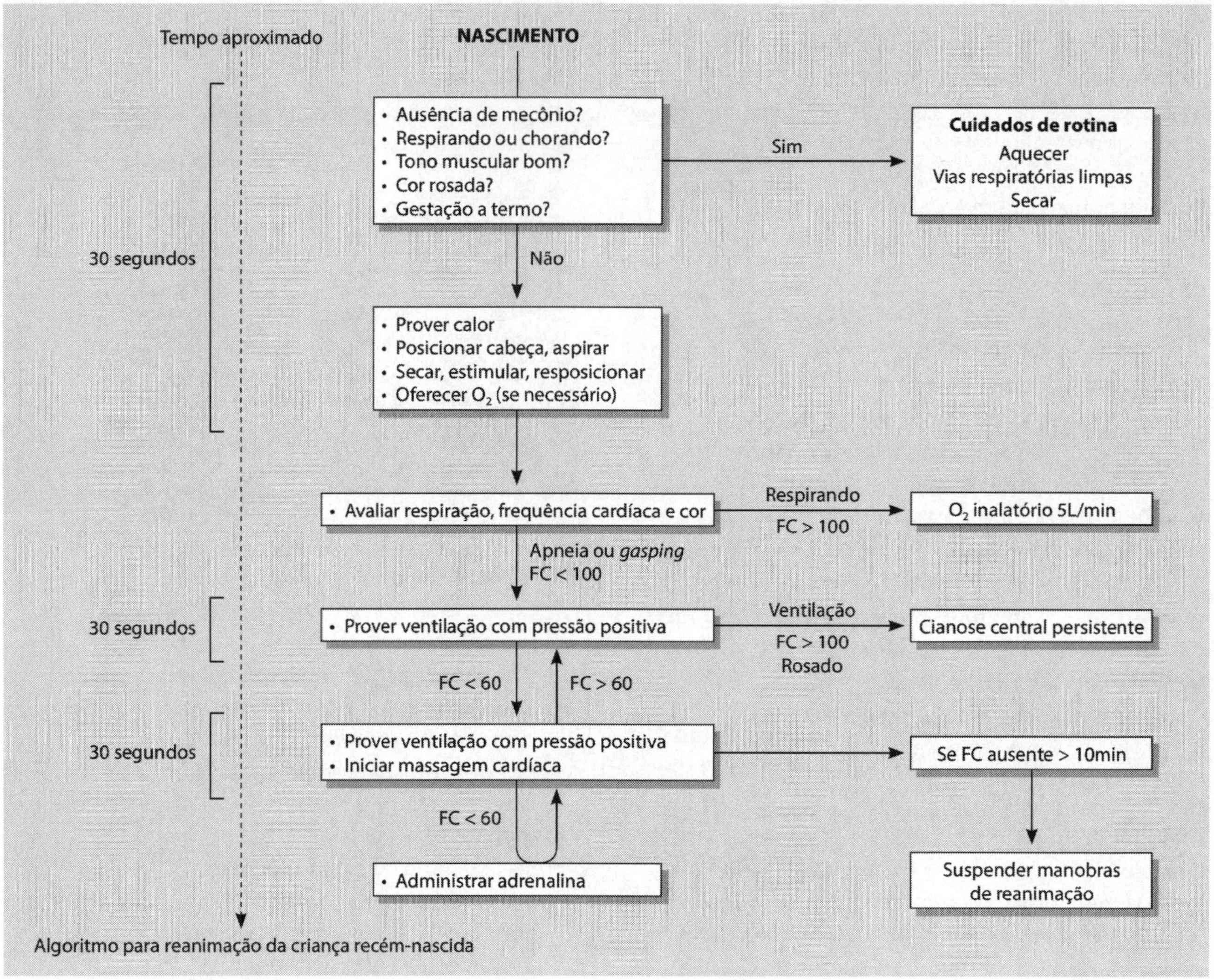

Figura II-2 – Reanimação.

- Se RN **saudável** – posicioná-lo sobre o abdome ou tórax materno.
- Se RN apresenta **cianose** (central) generalizada mas respiração regular e FC > 100:

  Oxigênio inalatório – máscara com orifícios laterais ou cateter de látex ligado na rede, 5L/min; cateter posicionado perpendicular fixo a 0,5cm do rosto do RN. À medida que a cor se torna rosada, afasta-se gradualmente o cateter da face.

  Após 30 segundos, reavaliar: respiração, frequência cardíaca (FC) e cor.
- Se RN apresenta uma das seguintes **situações**: apneia, respiração irregular, FC < 100, cianose que persiste com o oxigênio inalatório – indicada **ventilação com pressão positiva** = VPP: ventilação com **balão autoinflável** e máscara facial de tamanho adequado para vedar a face do RN.

a) Capacidade do balão (Ambu) – 250mL para prematuros, 500mL para RN a termo.

b) Concentração de O_2 – 1) em RN a termo pode-se iniciar com ar ambiente e se não houver melhora em 90 segundos ministrar oxigênio a 100%; 2) pré-termo: oxigênio a 100%.

c) Fluxo de oxigênio – 5mL/min.

d) Frequência de ventilação – 40-60 movimentos por minuto.

e) Ritmo – aperta-solta-solta-aperta.

f) Frequência de ventilação – 40-60 movimentos por minuto.

g) Monitorar a administração de oxigênio com oximetria de pulso.

- Se RN apresenta uma das seguintes condições: ventilação com máscara ineficaz ou prolongada, necessidade de aspiração traqueal em RN deprimido, prematuros de menos de 30 semanas que receberão surfactante, necessidade de massagem cardíaca – *indicada* VPP com **balão e cânula traqueal**.

- Cânulas para entubação traqueal:

Nº	Peso	Idade gestacional
2,5	< 1kg	< 28 semanas
3	1-2kg	28-34 semanas
3,5	2-3kg	34-37 semanas
4	> 3kg	> 37 semanas

a) Introdução da lâmina do laringoscópio no interior da boca, afastando a língua para a esquerda e posicionando a lâmina na linha média.
b) Elevação delicada da lâmina (que está entre a base da língua e a epiglote = valécula) para expor a entrada da traqueia = glote.
c) Introdução da cânula pelo lado direito da boca, empurrando-a para o interior da traqueia até a distância predeterminada*.
d) Durante o procedimento (máximo de 20 segundos) fornecer oxigênio suplementar (por cateter 5L/min) perto da face do RN.
e) Confirmar a posição da cânula pela expansibilidade torácica e ausculta das regiões axilares e gástrica.
f) Ventilação com balão autoinflável.
g) Observar sinal de melhora – FC > 100, ausência de cianose, respiração espontânea. Neste caso, extubar o RN e fornecer oxigênio inalatório por cateter com retirada gradual.

- Se FC < 60 apesar de VPP e oxigênio a 100% por 30 segundos – realizar **massagem cardíaca**.

a) Posicionar os polegares no terço inferior do esterno, abaixo da linha intermamilar e as mãos envolvendo o tórax do RN.
b) Profundidade: ⅓ do diâmetro anteroposterior do tórax deve produzir pulso palpável.
c) Sincronia 3:1 = 3 massagens cardíacas: 1 movimento de ventilação.
d) Frequência: 120 eventos por minuto (90 massagens: 30 ventilações).
e) Ritmo: 1, 2, 3 e ventila (1, 2, 3 são as massagens).
f) Critério para interromper a massagem: FC > 60 após 30 segundos do procedimento.
g) Critério para suspender a ventilação: FC > 100 e respiração espontânea.

* Cálculo prévio: marcar na sonda, a partir da extremidade distal, peso estimado do RN (em kg) + 6. Com a introdução, o ponto marcado fica ao nível do lábio superior.

Manter o oxigênio inalatório que é retirado gradualmente – critério: cor das mucosas.

Medicamentos para a reanimação neonatal

É de necessidade excepcional.

1. Quando a ventilação adequada com oxigênio a 100% e a massagem cardíaca não conseguem elevar a FC até 60 batimentos por minuto:
   Adrenalina solução 1:10.000
   Como preparar: 1mL de adrenalina 1:1.000 + 9mL de água destilada (= solução 1/10.000).
   Disponibilizar em seringa de 1mL.
   Dose: 0,1-0,3mL/kg por via IV rápida.
   Em seguida infundir 0,5-1mL de soro fisiológico *ou* endotraqueal 0,3mL/kg direto na cânula traqueal.
   Em seguida – VPP.
   Resposta esperada – aumento da FC > 100.
   Se não houver resposta – repetir após 30 segundos.
   Se não houver resposta – considerar hipovolemia e acidose metabólica.
   Indicar expansores de volume e/ou bicarbonato.

2. **Expansores de volume**
   RN que não respondem à VPP, massagem cardíaca e adrenalina; RN com hipovolemia: palidez, pulsos fracos e má perfusão periférica.
   O que: soro fisiológico ou Ringer-lactato.
   Preparo em seringas de 20mL.
   Dose: 10mL/kg por via IV na veia umbilical em 5-10 minutos.
   Resposta esperada: melhora da perfusão e do pulso periférico.
   Repetir se necessário.
   Se não houver resposta, ministrar bicarbonato.

3. **Bicarbonato**
   Usado, excepcionalmente, nos casos que não respondem às medidas anteriores, acidose metabólica presumível.
   Apresentado em ampolas de 10mL com solução a 8,4% = 1mEq/mL.
   Preparar em seringas de 20mL: 10mL da solução a 8,4% + 10mL de água destilada = 20mL de solução a 4,2% = 0,5mEq/mL.
   Aplicar lentamente na veia umbilical 2mEq/kg = 4mL/kg da solução a 4,2%.
   Manter sob ventilação adequada.
   Observação – está em introdução a via intraóssea como alternativa para a via intravenosa.
   Considerar o ar ambiente na reanimação neonatal para evitar a hiperoxia.
   Hipotermia terapêutica como neuroproteção.

3. Peculiaridades do Exame do RN

EXAME FÍSICO GERAL

1. **Peso**: o RN pesa em média 3.300g. Normalmente, poderá perder até 10% do peso do nascimento até o 5º dia, devendo recuperá-lo em torno do 10º dia.

2. **Altura**: em média 50cm.

3. **Perímetro cefálico**: em média 34 a 35cm. O perímetro cefálico pode ser menor nos primeiros dias de vida devido ao acavalgamento dos ossos do crânio, provocado pelo trabalho de parto.

Os dados acima referidos devem constar da ficha do RN na alta.

A **icterícia** que aparece nas primeiras 24 horas levanta a suspeita de doença hemolítica do RN (eritroblastose fetal). A chamada "icterícia fisiológica" aparece depois das primeiras 48 a 72 horas.

A presença de **petéquias** no pescoço, na face ou em áreas de tração não tem significado patológico.

Equimoses generalizadas podem ser indício de infecção neonatal.

Edema generalizado pode significar excesso de líquidos administrados à mãe, doença hemolítica ou filho de mãe diabética.

Edema localizado pode ser devido a traumatismo local. Nas apresentações de face, o edema dos olhos é comum;
nas apresentações pélvicas, o edema é genital.

O RN adota, fora do útero, uma postura chamada "posição de conforto", que varia de acordo com sua posição no útero. Nas apresentações de face, pode ser confundida com opistótono.

O **fácies** pode revelar a presença de doenças, sendo a mais conhecida a síndrome de Down (trissomia do 21).

Existe normalmente um certo grau de **assimetria facial** provocado pela pressão do útero.

O **choro** do RN sadio é forte e sonoro.

O RN nasce coberto por uma camada de gordura branca, chamada **vérnix caseosa**, que desaparece com 12 horas de vida. Sua ausência ou presença em pequena quantidade pode indicar que o feto passou da hora de nascer (pós-maturidade) ou é prematuro.

A **descamação da pele** é normal, bem como o **lanugo**, pelugem fina que cobre a face, as orelhas e o dorso, sendo mais evidente nos prematuros.

O ***milium sebaceo*** consiste de pequenos pontos brancos que aparecem nas asas do nariz e regiões genianas, devido à obstrução e à distensão das glândulas sebáceas por secreções.

Ver também as figuras II-3 a II-5.

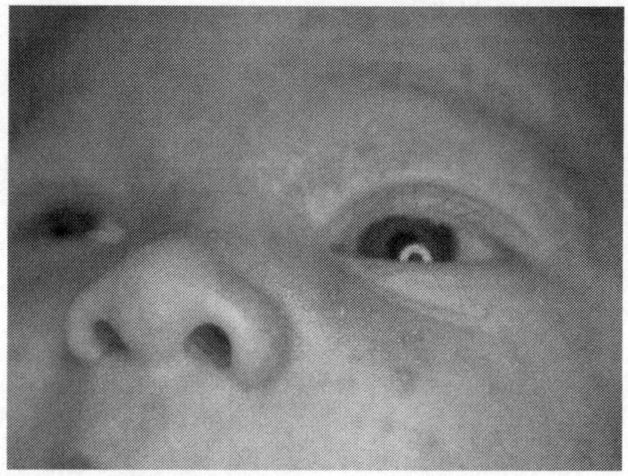

Figura II-3 – Acne neonatal.

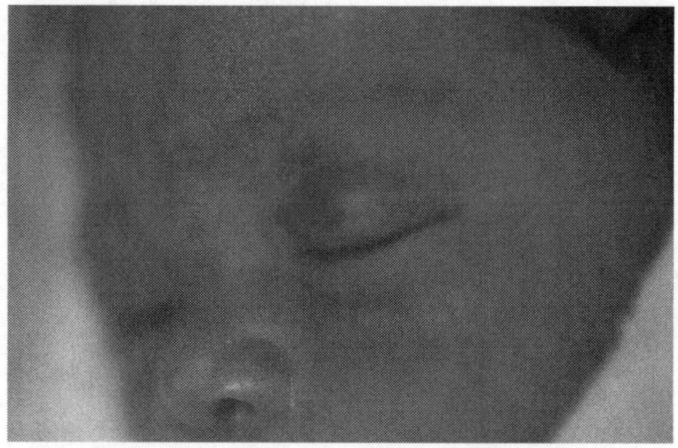

Figura II-4 – Hemangioma no plano da pálpebra.

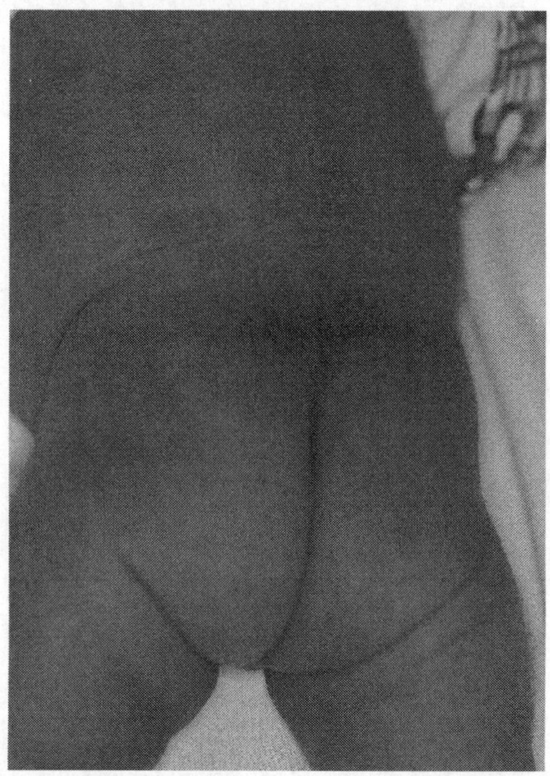

Figura II-5 – Mancha mongólica.

CABEÇA

Acavalgamento ósseo – superposição de bordas ósseas com desaparecimento da sutura correspondente; regressão espontânea.

Uma zona de depressão, comparada a uma bola de pingue-pongue, é o "**craniotabes**", que só terá significado patológico (raquitismo) a partir de 3 meses. É mais fácil de ser pesquisada na região parietal.

Fontanela anterior ou bregmática abaulada pode significar meningite ou hemorragia intracraniana.

Fontanela posterior ou lambdoide é encontrada mais raramente.

O ***caput succedaneum*** ou **bossa serossanguinolenta** é um aumento da espessura do couro cabeludo provocado por líquido plasmático extravasado que se coleciona no subcutâneo, na região correspondente à apresentação obstétrica. Sinal de *godet* positivo: seus limites são imprecisos, cobrindo um ou mais ossos do crânio.

Céfalo-hematoma – formado por sangue represado entre o osso e o periósteo, é de consistência mais elástica e *limitado a um* osso.
Sua evolução pode levar meses.
Nem bossa nem céfalo-hematoma têm importância patológica.

Olhos – estrabismo fisiológico até o fim do primeiro semestre. A **esclerótica** é azulada por ser muito delgada; azul muito intenso pode levar à suspeita de **osteogênese imperfeita**.

Hemorragias conjuntivais – áreas hemorrágicas na esclerótica, reabsorção espontânea.

Sinal do sol poente (olhos virados para baixo) – pode ser observado nos RN com hidrocefalia e nas lesões do sistema nervoso central.

A **inserção baixa das orelhas** pode ocorrer na agenesia renal bilateral.

Obstrução nasal intensa e constante deve levar à suspeita de atresia de coanas, que pode ser descartada pela passagem de sonda nasal ou pelo fechamento da boca. **Coriza** intensa pode ser encontrada nos filhos de mães tratadas com reserpina, e coriza mucossanguinolenta sugere sífilis congênita.

Salivação excessiva ou presença de secreção **espumosa na boca** sugere atresia de esôfago, que pode ser descartada pela passagem de sonda gástrica.

Formações brancas do tamanho de cabeça de alfinete, localizadas na linha média do palato duro, constituem as "**pérolas de Epstein**", devido ao acúmulo de células epiteliais, e desaparecem espontaneamente.

O **freio da língua** varia muito de tamanho, mas a verdadeira "língua presa" (anquiloglossia congênita) é muito rara. Embora possa ser curto, o freio da língua raramente exige secção. Podem existir dentes logo ao nascer, eles podem cair ou não. Quando não caem, criam problemas para a amamentação, exigindo extração; também há o perigo de serem aspirados. O **conduto nasolacrimal**, quando não permeável, provoca lacrimejamento constante e pode infectar-se (secreção purulenta) (Ver Figs. II-3 e II-4).

TÓRAX

Cilíndrico, sendo o ângulo costal de quase 90°. A respiração é do tipo abdominal e a frequência respiratória é de 50 por minuto no RN calmo. Os limites de anormalidade da frequência respiratória são muito amplos.

O **ingurgitamento das mamas** ocorre em ambos os sexos, podendo haver passagem de secreção semelhante a colostro que o vulgo denomina "leite de bruxa". Não exige medidas terapêuticas, devendo ser desaconselhado o costume popular de espremer a mama, o que pode levar à formação de abscessos.

Ausculta cardíaca – pode-se notar a existência de extrassístoles sem significado patológico. Os sopros sistólicos de pequena intensidade, no 3º e 4º espaços intercostais, também não são patológicos.

A frequência cardíaca pode variar de 70 a 170 por minuto, com média de 120.

É importante a palpação dos **pulsos femorais**, pois sua ausência é sugestiva de coartação da aorta.

ABDOME

Globoso, por fraqueza dos músculos retos abdominais e maior volume dos órgãos abdominais.

Afastamento dos retos (**diástase dos retos**) pode ser encontrado, não exigindo tratamento. O **cordão umbilical** cai em torno do 10º dia. **Hérnia umbilical** não exige tratamento imediato. O **fígado** pode ser palpado 1 a 2cm abaixo do rebordo costal, e o polo do baço também pode ser palpável. Cuidado na palpação do baço, pois em casos patológicos (doença hemolítica do RN) pode ocorrer ruptura.

A **imperfuração anal** deve ser lembrada. O diagnóstico deve ser realizado na sala de parto por meio da passagem de sonda pelo ânus.

4. Classificação do Recém-Nascido (RN)

Classificação do RN pela idade gestacional (IG)

- de 37 a 41 semanas e 6 dias = RN a termo
- Se IG < 37 semanas = RN prematuro (pré-termo)

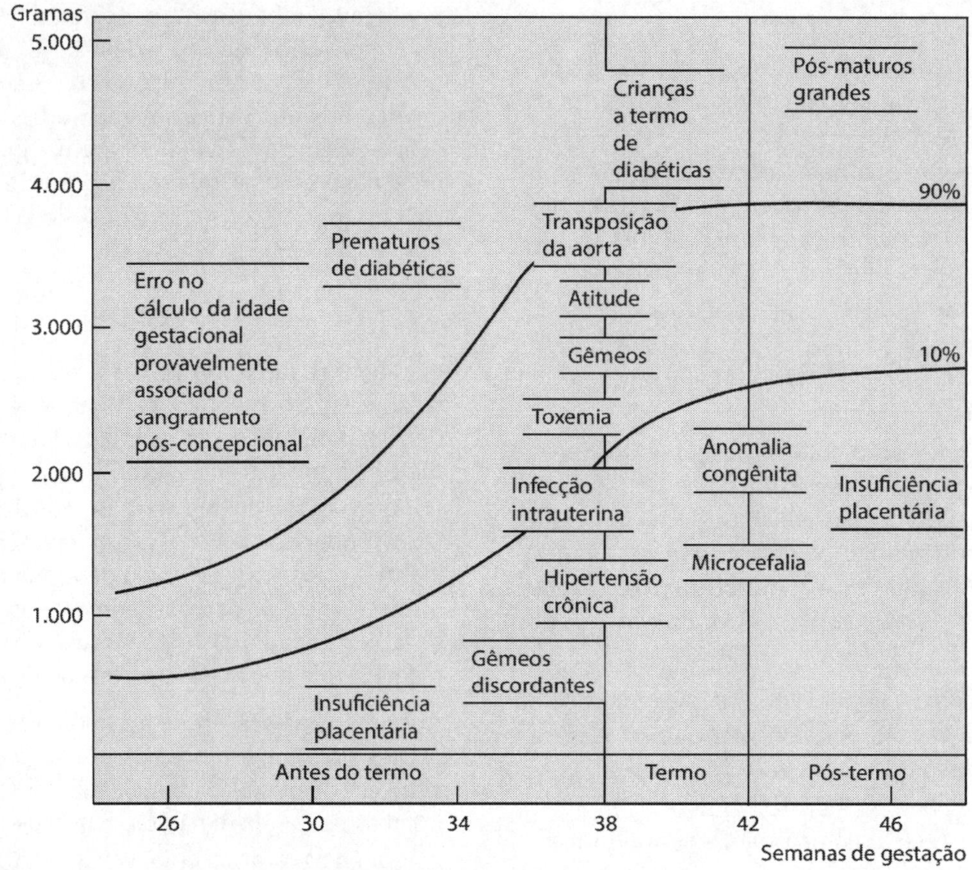

Figura II-6 – Condições associadas a desvios do crescimento intrauterino que podem estar associadas à morbidade significativa. Relação com o peso de nascimento e a idade gestacional (Kroese-Lubchenco).

- de 34 a 36 semanas e 6 dias = RN prematuro tardio
- de 30 a 33 semanas e 6 dias = RN muito prematuro
- menos de 30 semanas = RN prematuro extremo
- Se IG > 42 semanas = RN pós-termo

Classificação do RN pelo peso de nascimento

- 1.500 a 2.499 = RN de baixo peso (BP)
- 1.000 a 1.499 = RN de muito baixo peso (MBP)
- < 1.000g = RN de extremo baixo peso (EBP)

Classificação nutricional do RN

- = Adequação do peso para a IG
- Base: curvas de crescimento padronizadas (Alexander 1996) em percentis, devendo-se considerar diferenças étnicas
- percentil entre 10 e 90 = RN adequado para a IG (AIG)
- percentil < 10 = RN pequeno para a IG (PIG)
- percentil > 90 = RN grande para a IG (GIG)

Como calcular a IG

- Modo mais correto – contada a partir do 1º dia da última menstruação.
- Se não for confiável – basear-se no ultrassom realizado no 1º trimestre da gestação.
- Se não for disponível – avaliação clínica da maturidade (dados clínicos e neurológicos): métodos de New Ballard.

Considera-se restrição do crescimento intrauterino (RCIU) RN que não atingiram seu potencial de crescimento determinado pela avaliação ultrassonográfica inicial.

Dados laboratoriais obstétricos

a) Análise de líquido amniótico pela amniocentese – citologia, osmolaridade, densidade óptica, dosagem de ureia, de creatinina, relação lecitina/esfingomielina.

a) Dosagem de estriol urinário materno – informa sobre condições fetais.

a) Uso de videossom – fornece a medida do diâmetro biparietal fetal. Um diâmetro de 9cm ou mais indica feto com mais de 2.500g em mais de 95% dos casos.

Estimativa clínica do RN

Por meio de dados clínicos, neurológicos e radiológicos (aparecimento de núcleos da ossificação) do RN.

Existem várias tabelas e métodos para se calcular a idade gestacional, sendo mais usado o **método de Capurro** (Tabelas II-1 e II-2).

CÁLCULO DA IDADE GESTACIONAL

Tabela II-1 – PELO EXAME **SOMÁTICO**.

Textura da pele	0	5	10	15	20
Forma da orelha	0	8	16	24	
Glândula mamária	0	5	10	15	
Pregas plantares	0	5	10	15	20
Formação do mamilo	0	5	10	15	

k = 200 k + pontos = idade gestacional em dias.

Tabela II-2 – PELO EXAME **SOMÁTICO** E **NEUROLÓGICO**.

Textura da pele	0	5	10	15	20
Forma da orelha	0	8	16	24	
Glândula mamária	0	5	10	15	
Pregas plantares	0	5	10	15	20
Sinal do cachecol	0	6	12	18	
Posição da cabeça ao levantar o RN	0	4	8	12	

k = 200 k + pontos = idade gestacional em dias.

DADOS SEMIOLÓGICOS PARA O CÁLCULO DA IDADE GESTACIONAL

A) SOMÁTICOS

Textura da pele

0 = Muito fina, gelatinosa.
5 = Fina e lisa.
10 = Pouco mais grossa, discreta descamação superficial.
15 = Grossa, marcas superficiais, descamação nas mãos e pés.
20 = Grossa, enrugada, com marcas profundas.

Forma da orelha

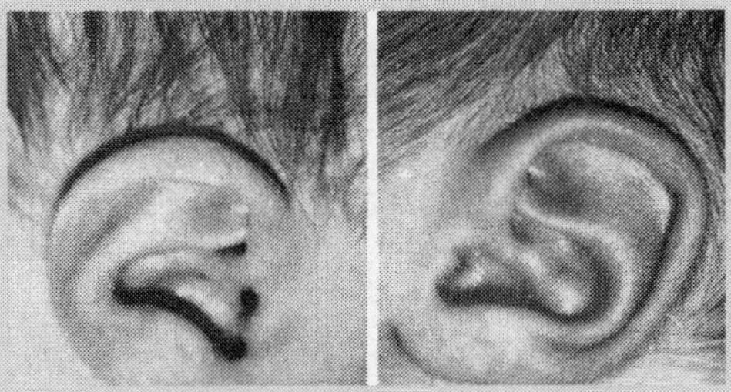

0 = Chata, disforme, pavilhão não encurvado.
8 = Pavilhão parcialmente encurvado na borda.
16 = Pavilhão parcialmente encurvado em toda a parte superior.
24 = Pavilhão totalmente encurvado.

Glândula mamária

0 = Não palpável.
5 = Palpável, menor que 5mm.
10 = Entre 5 e 10mm.
15 = Maior que 10mm.

Pregas plantares

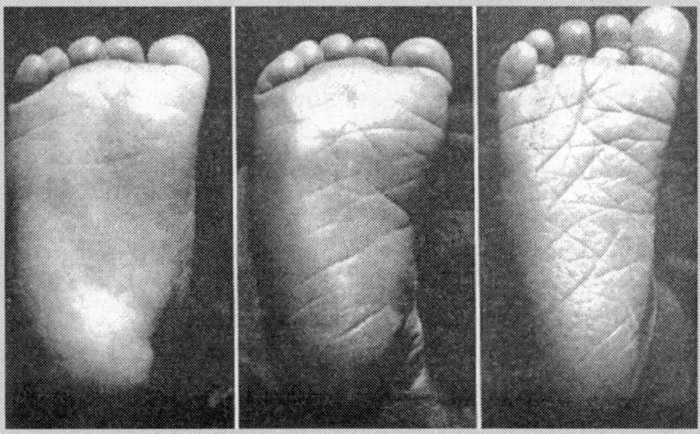

0 = Sem pregas.
5 = Marcas mal definidas sobre a parte anterior da planta.
10 = Marcas bem definidas sobre a metade anterior e sulcos no terço anterior.
15 = Sulcos na metade anterior da planta.
20 = Sulcos em mais da metade anterior da planta.

Formação do mamilo

0 = Apenas visível.
5 = Aréola visível com discreta pigmentação.
10 = Aréola pigmentada com borda visível.
15 = Aréola pigmentada com borda saliente.

B) NEUROLÓGICOS

Sinal do cachecol

0 = O cotovelo alcança a linha axilar anterior do lado oposto.
6 = O cotovelo situado entre a linha axilar anterior do lado oposto e a linha média.
12 = O cotovelo situado ao nível da linha média.
18 = O cotovelo situado entre a linha média e a linha axilar anterior do mesmo lado.

Posição da cabeça ao levantar o RN

0 = Cabeça totalmente deflexionada, ângulo torácico 270º.
4 = Ângulo cervicotorácico entre 180º e 270º.
8 = Ângulo cervicotorácico igual a 180º.
12 = Ângulo cervicotorácico menor que 180º.

5. RN de Alto Risco

É o RN que apresenta condições capazes de aumentar a mortalidade ou propiciar a sobrevida com sequelas graves:

1. RN prematuro – anoxia perinatal, tocotraumatismo, doenças das membranas hialinas, infecção, anemia, icterícia.
2. RN pequeno para a idade gestacional – anoxia perinatal, broncoaspiração, infecção, distúrbio metabólico.
3. RN grande para a idade gestacional – anoxia perinatal, tocotraumatismo, filho de mãe diabética, malformação congênita, distúrbio metabólico.
4. Gemelaridade – transfusão fetofetal, anemia ou policitemia, prematuridade, parto operatório, malformação congênita.
5. Anoxia – hemorragia intracraniana, desconforto respiratório, distúrbio metabólico, choque cardiogênico, insuficiência renal aguda (lesão tubular).
6. Insuficiência placentária – restrição do crescimento intrauterino, broncoaspiração.
7. Descolamento prematuro da placenta ou placenta prévia – anoxia perinatal, choque hipovolêmico.
8. Cardiopatia materna – sofrimento fetal crônico.
9. Hipertensão arterial, pré-eclâmpsia, eclâmpsia – anoxia perinatal, restrição do crescimento intrauterino, alteração hematológica.
10. Fisometria e/ou febre materna – infecção.
11. Parto a fórcipe – tocotraumatismo.
12. Diabetes materno – prematuridade, doença das membranas hialinas, anoxia perinatal, distúrbio metabólico, malformação, policitemia, infecção.
13. Primípara jovem – anoxia perinatal, tocotraumatismo, prematuridade, restrição do crescimento intrauterino.
14. Primípara idosa – anoxia, tocotraumatismo, prematuridade, restrição do crescimento intrauterino, malformação.
15. Exsanguineotransfusão – distúrbio metabólico, acidose metabólica, infecção, sangramento.
16. Cateterismo umbilical – infecção.
17. RN com artéria umbilical única – malformação renal e de trato gastrintestinal.
18. Poli-hidrâmnio – anencefalia, atresia de esôfago, oclusão intestinal, nó ou prolapso de cordão.
19. Oligoâmnio – agenesia renal.

Ressalte-se que **o risco neonatal** é **diretamente proporcional ao risco gravídico**, o qual pode estar aumentado em decorrência de fatores médicos e sociais: a) mãe solteira; b) baixa estatura materna; c) baixo nível socioeconômico; d) falta de assistência pré-natal; e) idade materna: primípara jovem ou idosa; f) doenças maternas: cardiopatia, hipertensão, diabetes, infecção; g) intercorrências obstétricas: sangramentos, prolapso de cordão, insuficiência placentária, poli ou oligoâmnio, descolamento prematuro de placenta; h) apresentações anômalas; i) vícios pélvicos.

6. Traumatismos de Parto

TOCOTRAUMATISMOS

O que é – lesões mecânicas, espontâneas ou iatrogênicas que atingem o feto durante o nascimento, independentemente do tipo de parto. Constitui importante causa de morbidade e mortalidade neonatal.

Fatores predisponentes – a) desproporção cefalopélvica (vício e anomalias pélvicas); b) distocias e apresentações anormais (principalmente de nádegas); c) macrossomia; d) prematuridade; e) parto prolongado; f) aplicação de fórcipe (especialmente médio e alto); g) vácuo-extração fetal; h) manobras de versão e extração.

ROTEIRO DIAGNÓSTICO

■ TRAUMATISMOS DE PARTES MOLES

Diagnóstico imediato pelo exame sumário do RN na sala de parto: a) eritemas, escoriações e lacerações; b) petéquias; c) equimoses; d) adiponecrose; e) lesões cortocontusas.

■ TRAUMATISMOS DA CABEÇA

1. **Crânio de conformação estranha**

   Devem ser diferenciados os vários tipos de fechamento prematuro das suturas cranianas (cranioestenoses), os fenômenos plásticos do parto, as fraturas e as tumorações da cabeça.

   a) **Tumorações resultantes do parto**

      Bossa serossanguínea: limites mal definidos, sinal de cacifo à compressão.

      Céfalo-hematoma: localização predominante nos parietais, limites precisos e consistência cística; é uma coleção subperiostal de sangue.

   b) **Fraturas** – geralmente lineares; mais raramente, fraturas deprimidas e de base do crânio.

2. **Traumatismos da face**

   Desvio da comissura labial, desvio da rima bucal e dificuldade de fechamento de um olho: **paralisia facial**. Geralmente é decorrente de compressão do nervo pela colher do fórcipe ou pelo promontório sacral materno. Fratura de ossos da face: afundamento e sinais inflamatórios locais.

3. **Traumatismos dos olhos**
   Edema, sufusão e equimoses palpebrais.
   Hemorragia e fratura de órbita.
   Lesão do músculo ocular externo.
   Lesão do nervo óptico.
   Hemorragia intraocular.
4. **Traumatismos das orelhas**
   Abrasões e equimoses.
   Hematomas.
   Lacerações.

■ TRAUMATISMOS DO PESCOÇO

1. Moro incompleto ou ausência unilateral do reflexo, crepitação e irregularidade da clavícula à palpação: **fratura de clavícula**.
2. Imobilidade do membro superior com incapacidade de abdução, rotação interna e supinação, com manutenção do reflexo de preensão palmar: **paralisia braquial superior** ou de **Duchenne-Erb** (lesão de C5 a C6).
3. Imobilidade do membro superior, sem reflexo de preensão palmar: **paralisia braquial inferior** ou **de Déjerine-Klumpke** (lesão de C7 a T1).
4. Desconforto respiratório ou apneias por paralisia diafragmática: paralisia do nervo frênico.
5. Tumoração palpável no esternocleidomastóideo, com ou sem dificuldade de mobilização do pescoço: **hematoma do esternocleidomastóideo** ou **torcicolo congênito** (RN de 2 a 4 semanas).

■ TRAUMATISMOS DE ÓRGÃOS INTRA-ABDOMINAIS

1. Anemia progressiva, hepatomegalia, sangramento por coagulopatia de consumo e ruptura capsular com hemoperitônio: **ruptura de fígado**.
2. Anemia progressiva e súbita, com abdome agudo hemorrágico (hemoperitônio): **ruptura de baço**. Geralmente ocorre em RN com esplenomegalia ao nascimento, com infecção antenatal, **eritroblastose fetal**.
3. Taquipneia, cianose, massa tumoral palpável nos flancos, púrpuras: **hemorragia de suprarrenal**. Em casos de evolução aguda, ocorre insuficiência de suprarrenal, coma, convulsão e choque.

■ TRAUMATISMOS DE EXTREMIDADES

1. Paralisia braquial, crepitação e sinais inflamatórios no braço: **fratura de úmero**.
2. Crepitação e sinais inflamatórios na coxa: **fratura de fêmur**.
3. **Deslocamentos e separações epifisárias**.

■ TRAUMATISMOS DA GENITÁLIA

Sinais inflamatórios, equimoses ou lacerações no escroto ou grandes e pequenos lábios.

■ TRAUMATISMOS DO SISTEMA NERVOSO CENTRAL

HEMORRAGIA INTRACRANIANA

É decorrente de tocotraumatismo ou de anoxia antenatal. Mais raramente, pode ocorrer por hemopatias neonatais ou doenças hemorrágicas do RN.

Quando suspeitar?

1. Presença de fatores predisponentes: tocotraumatismo ou anoxia.
2. RN pré-termo ou pequeno para a idade gestacional.
3. Dados clínicos sugestivos:
   Fase inicial: hiperexcitabilidade, reflexos exaltados, hiper ou hipotonia, convulsão.
   Fase posterior: diminuição ou abolição dos reflexos.
   Outros sinais: desvio do olhar, estrabismo, abaulamento de fontanela, tremores ou abalos musculares, desconforto respiratório caracterizado por crises de apneia ou cianose com o manuseio do RN.

Como confirmar o diagnóstico?

No pré-termo, a hemorragia ocorre geralmente ao nível do IV ventrículo, enquanto no RN a termo ocorre ao nível do córtex.

1. **Punção liquórica**: **liquor hemorrágico** em casos de comunicação com a circulação liquórica. Lembre-se, portanto, de que **um exame de liquor normal não exclui o diagnóstico**.
2. **Tomografia computadorizada**: a área correspondente à hemorragia apresenta-se com maior densidade nos cortes.
3. **Ultrassonografia de crânio**.

CONDUTA TERAPÊUTICA

Bossa serossanguínea *(caput succedaneum)* – expectante; a regressão ocorre em alguns dias.

Céfalo-hematoma – expectante, com regressão em semanas.

Fratura de crânio
- linear: expectante;
- com afundamento: intervenção neurocirúrgica.

Paralisia facial – expectante, com proteção da córnea por meio de instilação frequente de soro fisiológico. Se não houver melhora em 7 a 10 dias, testes eletrodiagnósticos para pesquisa de neuropraxia ou degeneração nervosa. Se positiva: intervenção cirúrgica.

Fratura de clavícula – imobilização em Velpeau, durante 7 a 10 dias: mesmo sem tratamento, a evolução costuma ser boa.

Paralisia braquial – imobilização do braço em abdução de 90°, supinação do antebraço e extensão da palma da mão. Essa fisioterapia deve ser feita intermitentemente durante 3 a 6 meses.

Hematoma do esternocleidomastóideo – fisioterapia precoce, com estimulação passiva das fibras comprometidas. Se não houver melhora em 6 a 12 meses, conduta cirúrgica.

Ruptura de baço – tentativa de preservação.

Ruptura de fígado – reposição sanguínea, medidas de suporte e, se necessário, intervenção cirúrgica.

Fratura de úmero – imobilização em adução ou em Velpeau durante 2 a 4 semanas.

Fratura de fêmur – imobilização sob tração.

Hemorragia intracraniana

1. Posição semissentada.
2. Manusear o mínimo.
3. Manter vias aéreas permeáveis: aspiração.
4. Oxigenação eficiente.
5. Aporte hídrico e calórico adequados.
6. Diminuir o edema cerebral: a) dexametasona 1mg por via IM de 8/8h, 3 dias; nos casos graves: 1 a 2mg por via IV, como dose inicial; b) esvaziar coleções sub ou extradurais (neurocirurgião).
7. Controlar convulsões com benzodiazepínicos ou hidantoinatos (os barbitúricos aumentam a depressão).

7. Prematuridade (Recém-nascido Pré-termo)

O que é – RN cujo parto ocorreu antes de 37 semanas completas contadas do primeiro dia do último período menstrual.

Peso do nascimento < 2.500 = RN de baixo peso (BP); se < 1.500 = RN de muito baixo peso (MBP), se < 1.000 = RN de extremo baixo peso (MMBP).

É sempre um ser frágil, de grande risco, sujeito a intercorrências graves no contexto de uma família angustiada.

Etiologia

1. Em um grande número de casos é desconhecida.
2. Alguns fatores predisponentes: primiparidade, baixo nível socioeconômico, má nutrição materna, mães muito jovens, pequenos intervalos entre as gestações, grandes altitudes, bacteriúria assintomática materna, ruptura prematura da bolsa com amnionite.
3. Causas mais diretamente relacionadas como anomalias do aparelho genital feminino, alterações placentárias como descolamento prematuro, placenta prévia, hidrâmnio, doenças maternas agudas, malformações fetais, isoimunização e outras.

Características físicas

1. Peso geralmente inferior a 2.500g.
2. Estatura geralmente inferior a 45cm.
3. Diferença maior que 2cm entre perímetro cefálico e torácico.
4. Tecido adiposo reduzido e musculatura pouco desenvolvida.
5. Pele recoberta por vérnix caseoso.
6. Ausência de sulcos nas plantas dos pés.
7. Nódulo mamário menor que 5mm.
8. Fontanelas amplas.
9. Caixa torácica facilmente deprimível.
10. Abdome globoso.
11. Genitália pouco desenvolvida.
12. Tono muscular diminuído.
13. Fácies enrugado.

Essas características se acentuam à medida que decresce a idade gestacional.

Características fisiológicas

1. Precário controle de temperatura corporal – tanto pela imaturidade do centro termorregulador quanto pela grande superfície corporal e pouco tecido celular subcutâneo.
2. Risco aumentado às infecções por imaturidade imunológica – maior manuseio, procedimentos invasivos, internação prolongada – associado a fatores de resistência tecidual pouco desenvolvidos e capacidade reduzida de produzir anticorpos.
3. Risco aumentado à hemorragia – imaturidade hepática, deficiência de fatores dependentes da vitamina K.
4. Imaturidade hepática levando a icterícia, hipoalbuminemia e hipoprotrombinemia.

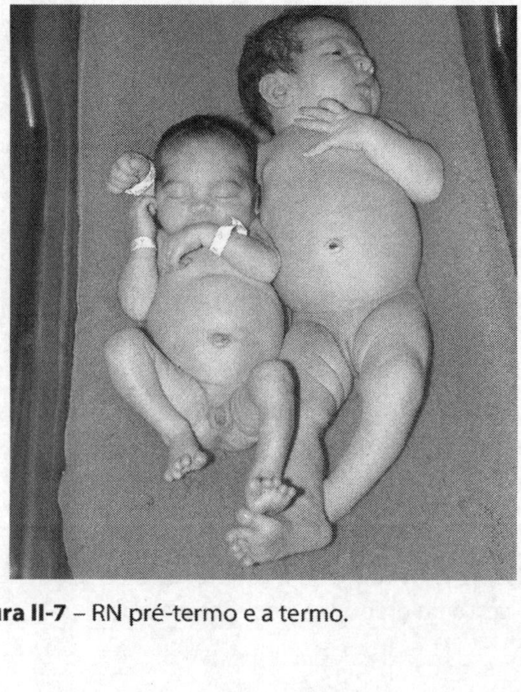

Figura II-7 – RN pré-termo e a termo.

5. Imaturidade pulmonar por produção deficiente de surfactante, maior incidência de membrana hialina. Maior risco de broncoaspiração, broncopneumonia e pneumotórax.
6. Riscos de distúrbio metabólico e hidroeletrolíticos relacionados à imaturidade renal e à baixa filtração glomerular.
7. Maior risco de distúrbios metabólicos: hipoglicemia, hipomagnesemia e hipocalcemia por baixas reservas de glicogênio hepático e reservas de minerais insuficientes.
8. Imaturidade gastrintestinal – alta incidência de refluxo gastroesofágico, motilidade intestinal diminuída, deficiência em enzimas digestivas, incluindo enzimas pancreáticas, favorecendo à desnutrição pela dificuldade técnica na alimentação.
9. Imaturidade neurológica – risco de hemorragia intracraniana, apneia por imaturidade do centro respiratório, pelo excessivo manuseio e procedimentos invasivos.

ASSISTÊNCIA AO RN PRÉ-TERMO

1ª etapa Assistência na sala de parto

Manobras de reanimação são de necessidade frequente e devem considerar a presença de hipóxia, hipoxemia e acidose. A equipe deve estar preparada e evitar manobras bruscas, pressão excessiva na ventilação e excessiva administração de líquidos.

Deixar um segmento maior do coto umbilical para facilitar a cateterização dos vasos umbilicais.

Transporte para o berçario após estabilização das condições clínicas, em incubadora aquecida.

2ª etapa Na unidade neonatal

RN > 2.000g, boas condições clínicas – observar em berço aquecido durante 4 horas.

RN < 2.000g ou doentes – incubadora com ajuste da temperatura do ar.

Equipe médica e de enfermagem preparada. Assistência ventilatória, monitoração cardiorrespiratória, acesso venoso periférico, vitamina K_1 0,5mg por via IM.

1. **Controle térmico**
   Ambiente térmico neutro – manutenção da temperatura entre 36,5 e 37ºC.
   Utilizar: a) fontes de calor radiante; b) gorro e cobertura plástica; c) incubadora aquecida, se necessário com parede dupla e umidificação.
2. **Manuseio hidroeletrolítico e glicêmico**
   a) Oferta hídrica – iniciar com 70-80mL/kg/dia e aumentar progressivamente até 140mL/kg/dia no fim da primeira semana. Ver Tabela II-3.

Tabela II-3 – PT – NECESSIDADES HÍDRICAS DIÁRIAS.

Dia	< 1.000g	1.001-1.500g	1.501-2.000g	> 2.500g
1º	100mL/kg/dia	80	60-70	60-70
2º	120mL/kg/dia	110	90-100	80-100
3º	140mL/kg/dia	120	110	110

   b) Glicose – VIG 4 a 6mg/kg/min = 86mL/kg/dia de soro glicosado a 10%, aumentar progressivamente nos dias seguintes até 8-10mg/kg/min = 100mL/kg/dia de soro glicosado a 10% até 100mL/kg/dia de soro glicosado a 12,5% em veia periférica.
   Controlar glicemia e glicosúria; em veia central a concentração pode chegar até 20%.
   c) Eletrólitos (em mEq/kg/dia) – após 48 horas: Na – 3; após 72 horas: K – 2,5, Ca – 2 a 4; Mg – 0,6; P na relação Ca/P = 2.

   Controles gerais
   • FC, frequência respiratória, coloração de pele e mucosa, padrão respiratório/apneia, temperatura corporal, oximetria de pulso.
3. **Alimentação/Nutrição**

■ Peculiaridades

1. O PT adquire coordenação sucção/deglutição em torno de 34 semanas de idade gestacional.
2. Possui limitada capacidade gástrica.
3. Alta incidência de refluxo gastroesofágico.
4. Sistema enzimático imaturo, consequentemente menor absorção de nutrientes essenciais.
5. Desenvolvimento da deglutição precede o da sucção.
6. A necessidade energética é de 120kcal/kg/dia, o que corresponde a 180mL/kg/dia de leite humano e a 150mL/kg/dia de fórmulas para PT.
7. O leite da própria mãe tem composição adequada às necessidades do PT.
8. Efeito protetor "único" do leite humano.
9. O apego proporcionado pela amamentação.

■ Escolha do leite

Noção básica e objetivo a ser alcançado: o ideal é o **leite da própria mãe**, e a amamentação ao **peito** deve ser instituída tão cedo quanto possível (após estabilização do PT, que já não precisa de oxigênio suplementar e avaliação da sucção, deglutição e coordenação sucção/deglutição).

1. Se a força de sucção for insuficiente, completar com o leite da própria mãe ministrado em copinho, excepcionalmente em mamadeira.

2. Se leite da mãe insuficiente – recorrer ao leite humano proveniente do banco de leite filiado à Rede Brasil de Bancos de Leite.

   Nas primeiras 4 semanas de vida, preferir leite humano cujo doador seja de mãe de RN pré-termo e leite do final.
3. Aditivação do leite materno – individualizado para casos selecionados.
4. Na impossibilidade – fórmulas infantis para prematuros, inclusive como complemento do leite materno.
5. Se alimentação por boca não for possível, utilizar via gástrica por sonda.

■ Como atingir esse objetivo

1. Estimular a produção de leite materno:
   - conscientização e doutrinação da mãe;
   - treinamento: massagem da mama/ordenha;
   - aproximação mãe-RN: facilitar o "apego", autorizar e estimular a presença da mãe junto ao PT ("abrir o berçário" para a mãe).
2. Estimular o PT a sugar o peito materno: treinamento (com o dedo do treinador) de sucção do RN.
   - utilizar o método canguru = pele a pele contínuo: fixar o PT (despido, só de fralda) junto ao corpo da mãe (dentro do vestido); mantê-lo assim as 24 horas ou o máximo de tempo possível (com a ajuda da família), inclusive durante a noite.

■ Quando iniciar

O mais precocemente possível, desde que haja estabilidade respiratória e cardiovascular no RN.

A alimentação enteral não deverá ser iniciada em RN hemodinamicamente instável ou com asfixia perinatal com repercussões sistêmicas; nessas situações, deverá ser instalada venóclise com volumes crescentes, conforme necessidade hídrica do RN.

■ Quando alimentação parenteral é necessária

- Malformações do aparelho digestório: volvo, onfalocele, gastrosquise, hérnia diafragmática.
- Enterocolite necrosante (ECN).
- Prematuros com peso < 1.500g (como nutrição suplementar).
- Desconforto respiratório que impossibilite dieta enteral plena.
- PT > 1.500g sem programação de dieta enteral para os próximos 5 a 7 dias.

■ Vias de administração

Veia periférica: quando concentração < 12,5%. Veia central: através de cateter de silastic, podendo ser utilizadas soluções com concentração de até 25%.

■ Composição da nutrição parenteral periférica (NPP)

a) **Carboidratos**
   - Infusão de glicose com VIG 4 a 6mg/kg/min = 86mL/kg/dia de soro glicosado a 10%.
   - Deve constituir 55 a 65% do total calórico oferecido.
   - Evitar taxas de infusão > 20mg/kg/min (risco de infiltração gordurosa do fígado).
   - Controles por meio de dextro, glicemia e glicofita.
   - Complicações: hipo ou hiperglicemia, agravamento de doença respiratória.

b) **Aminoácidos (AA)**
   - Iniciar já no 1º dia com infusão de 1g/kg/dia e aumentar 0,5-1g/kg/dia até oferecer 3g/kg/dia.
   - Deve constituir 15% do total calórico oferecido.
   - Controles: ALT, AST, albumina, bilirrubina.
   - Complicações: acidose metabólica, icterícia colestática, hiperamonemia.

c) **Gorduras**
   - Infusão de intralípide a 20% é a mais usada (menor volume fornece maior oferta calórica).
   - Iniciar no 2º dia com 1g/kg/dia e aumentar 0,5-1g/kg/dia até dose máxima de 3g/kg/dia.

   Atenção: em RN ictéricos não exceder 1g/kg/dia.
   - Deve constituir 35-55% do valor calórico total.
   - Controles: ALT, AST, triglicérides, bilirrubinas.
   - Complicações: hiperlipidúria, infecção, alterações da função plaquetária, competição com ligação albumina/bilirrubina.

d) **Vitaminas**
   - Iniciar quando NPP for por períodos superiores a 5 dias.
   - Doses recomendadas para PT das soluções:
     – Polivit A: 3mL/kg/Polivit B: 1,7mL/kg.
     – Multi Baxter A: 2,1mL/kg/Multi Baxter B: 0,35mL/kg.

e) **Eletrólitos – ver item correspondente**.

Controles

a) Dosagem de glicose e eletrólitos pelo menos 3 vezes por semana.
b) Dosagem de ureia e creatinina 3 vezes por semana.
c) Dosagem de osmolaridade sanguínea.
d) Dosagem de hematócrito, hemoglobina e reticulócitos.
e) Gasometria.
f) Na urina: glicose, cetona, proteína e eletrólitos.
g) Lipemia: 8 a 12 horas após o término da infusão de gordura; observar aspecto do plasma em capilar centrifugado.

Complicações

- Tromboflebites, quando em uso de veia periférica.
- Trombose, infecção, pneumotórax e hemotórax.

Complementação

A nutrição parenteral deve ser acompanhada de uma "nutrição enteral mínima" ou "nutrição trófica" que mantém o trofismo da mucosa intestinal e permite a progressão mais rápida da nutrição enteral.

O que – colostro/leite humano; quanto – iniciar com 10mL/kg/dia, evoluindo até < 20mL/kg/dia; fracionar a cada 3 horas.

Observação – à medida que aumenta o leite aceito por via enteral, a nutrição parenteral deve ser diminuída.

Assistência respiratória

A maioria apresenta desconforto respiratório e crises de apneia e necessita de assistência respiratória.

1. Decúbito ventral ou decúbito dorsal com um coxim sob os ombros e pescoço levemente distendido.
2. Uso moderado de oxigênio – manter paO_2 50-70mmHg e SaO_2 88-95%.
3. Se necessário, corrigir a oxigenação: aumentando a concentração de oxigênio, halo ou capacete, CPAP nasal; eventualmente ventilação mecânica.

Suporte cardiovascular

1. Monitoração cardíaca contínua nos primeiros dias de vida e controle periódico da pressão arterial.
2. Providenciar acesso venoso central para eventual administração por via intravenosa de drogas vasomotoras.
3. Hipotensão precoce é tratada inicialmente com expansão volêmica – 10 a 20mL/kg de soro fisiológico; se necesário: vasopressores.
4. A principal doença é a persistência do canal arterial (PCA).

Suspeita de **PCA** – sopro cardíaco, precórdio hiperdinâmico e pulsos amplos; pode evoluir para insuficiência cardíaca e hemorragia pulmonar.
É frequente nos portadores de membrana hialina.

Confirmação – ecocardiograma com Doppler.

Conduta – 1) restrição hídrica, diuréticos (furosemida), oxigenação, manutenção de hematócrito > 40%, correção dos distúrbios hidroeletrolíticos; 2) drogas inotrópicas (dopamina, dobutamina); 3) inibidores da prostaglandina (indometacina) desde que não haja restrição ao seu uso.

MÉTODO CANGURU

Definição

Tipo de assistência neonatal que implica contato pele a pele, precoce, da mãe com o RN de baixo peso, pelo tempo que ambos entenderem ser prazeroso e suficiente, permitindo maior participação dos pais nos cuidados com o RN de risco. O RN é mantido em decúbito prono, posição vertical, contra o tronco do adulto, "amarrado" com lençol e vestido apenas com fralda e touca (prevenção da perda de calor) (Fig. II-8).

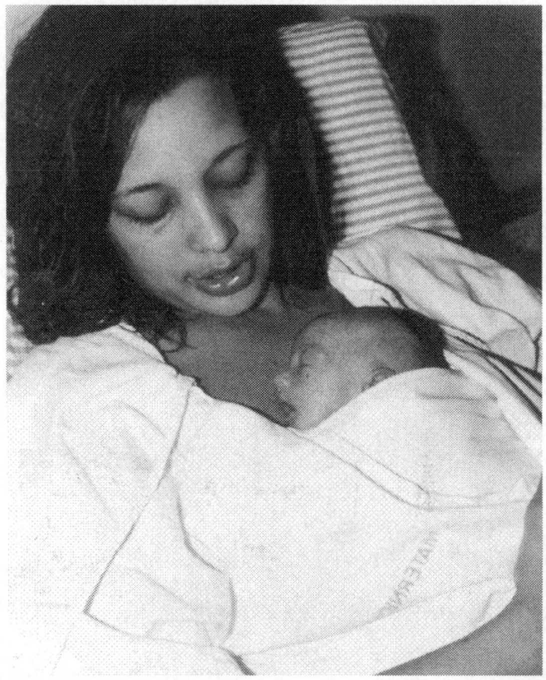

Figura II-8 – Mãe canguru.

População a ser atendida

Gestantes com situação clínica e/ou obstétrica com risco maior para nascimento de crianças prematuras e/ou de baixo peso. RN prematuros e/ou de baixo peso desde o momento de admissão na unidade neonatal até a alta, que deverão ser acompanhados em ambulatório especializado.

Vantagens do método

1. Aumento do vínculo mãe-filho.
2. Menor tempo de separação mãe-filho.
3. Maior segurança da família no cuidado com o RN de risco.
4. Incentivo ao aleitamento materno exclusivo, livre demanda.
5. Menor tempo de permanência do RN em UTI.
6. Menor permanência hospitalar.
7. Diminuição de infecção hospitalar.
8. Maior rotatividade de leitos.
9. Melhora progressiva do padrão de sucção.
10. Melhora do tono muscular do prematuro (pela posição e estimulação sensorial frequente).
11. Melhor controle térmico.

12. Menor incidência de apneia e refluxo gastroesofágico.
13. Baixo custo.

Aplicação do método

Segundo a recomendação do Ministério da Saúde, conforme portaria nº 693 de 05/07/2000 quando foi criada a NORMA DE ATENÇÃO HUMANIZADA DO RN DE BAIXO PESO, o **método canguru** é desenvolvido em três etapas:

1ª etapa Internação em UTI

1. Orientação da família sobre as condições de saúde do RN, livre acesso à unidade e contato tátil.
2. Ressaltar a importância da atuação da família na recuperação da criança.
3. Ensinar os cuidados – primeiros 5 dias.
4. Assegurar à mãe
   quando de volta ao domicílio:
   - vinda diária à unidade;
     orientação quanto à ordenha de leite;
   - auxílio transporte;
   - refeições durante a permanência diurna na UTI;
     espaço adequado para permanência que permita descanso da mãe;
   - livre acesso do pai à unidade.

2ª etapa Alojamento conjunto

- RN com estabilização clínica.
- Período de adaptação e treinamento.
- Posição canguru pelo maior tempo possível.
- "Estágio pré-alta".

Critérios de elegibilidade

Da mãe estimulada a participar do método:
- capacitada a reconhecer situações de risco para o RN (cianose, apneia e regurgitação).

Do RN:
- estabilidade clínica;
- nutrição enteral plena;
- peso mínimo: 1.250g;
- ganho ponderal: 15g/dia.

Critérios de alta hospitalar

- Mãe segura e motivada quanto ao método.
- Compromisso materno e familiar para realizar o método nas 24 horas do dia.
- Garantia de retorno frequente à unidade.
- Peso mínimo: 1.500g.
- Alimentação por sucção exclusiva ao peito e ganho ponderal ascendente.
- Não há complementação dietética por sonda gástrica.
- Condição de recorrer à unidade
  em qualquer momento de urgência.
- Condição de acompanhamento ambulatorial assegurada.

3ª etapa Ambulatorial

- Exame físico completo.
- Avaliar equilíbrio psicoafetivo.
- Corrigir situações de risco.
- Orientar tratamentos especializados.
- Orientar imunização.

Implantação

Recursos humanos:
a) Médicos: neonatologistas, obstetras, oftalmologista, neuropediatra.
b) Enfermeiras.
c) Auxiliares de enfermagem.
d) Psicólogos.
e) Terapeuta ocupacional.
f) Fisioterapeuta.
g) Assistentes sociais.
h) Fonoaudiólogos.
i) Nutricionistas.

Recursos físicos:
a) UTI e cuidados intermediários,
   obedecer a normas já existentes.
b) Alojamento conjunto:
   - $5m^2$ para cada binômio;
   - fácil acesso ao setor de cuidados especiais;
   - no máximo 6 binômios por enfermaria;
   - postos de enfermagem próximos à enfermaria canguru;
   - enfermaria com banheiro próprio.

Recursos materiais:
a) Cama/berço.
b) Aspirador a vácuo.
c) Cadeira e material de higiene.
d) Balança pesa-bebê.
e) Régua antropométrica.
f) Fita métrica.
g) Termômetro.
h) Carrinho para reanimação.

Avaliação do método

- Morbidade e mortalidade neonatais.
- Taxa de reinternação.
- Crescimento e desenvolvimento.
- Grau da satisfação e segurança materna.
- Prevalência do aleitamento materno.
  Desempenho e satisfação da equipe.
- Tempo de permanência hospitalar.

Considerações

O método canguru foi criado e deve ser praticado para humanizar o atendimento ao RN de alto risco, não sendo, no entanto, substituto ao tratamento de terapia intensiva, mas sim uma complementação.

RECÉM-NASCIDO PREMATURO TARDIO

RN com idade gestacional entre 34 semanas e 36 semanas e 6 dias.

Sua frequência vem crescendo pelo aumento de gestações em adolescentes, em mulheres de mais de 40 anos, pelas técnicas de fertilização assistida com maior incidência de gestações múltiplas e pelas cesáreas eletivas com data marcada.

Ocorrem problemas relacionados à imaturidade: Hipotermia, hipoglicemia, hipocalcemia, icterícia prolongada, síndrome do desconforto respiratório, taquipneia transitória do recém-nascido, sepse neonatal, déficit de neurodesenvolvimento, além de problemas no aleitamento materno.

Pode ocasionar problemas a longo prazo, os quais incluem prejuízo no desenvolvimento neuromotor e comportamental.

8. Icterícia Neonatal

Resulta do acúmulo, na pele e na esclera, de um pigmento alaranjado – a **bilirrubina**. Na maioria das vezes, trata-se de bilirrubina livre **indireta** (BI).

A icterícia ocorre em 60% dos RN a termo e 80% nos pré-termo.

Na grande maioria dos casos (icterícia fisiológica) o aumento da BI não causa nenhum dano. O problema é que, em doses altas e em circunstâncias especiais, a bilirrubina indireta livre pode impregnar o tecido cerebral causando a encefalopatia bilirrubínica (kernicterus), com lesão neurológica e prejuízos para o desenvolvimento psicomotor da criança.

1ª etapa Sequência diagnóstica

1º passo Dado chamativo – RN com pele amarelada na região cefálica e pescoço.

Indica bilirrubina ≥ 5mg/dL.

2º passo Teste de triagem (em RN > 30 semanas): Avaliação da bilirrubina transcutânea (BTc).

3º passo Se BTC maior que 8 ou BTc não disponível – dosagem de BI

2ª etapa Distinguir Icterícia fisiológica *vs.* não fisiológica

1ª questão Trata-se de icterícia fisiológica?

1. Icterícia que aparece após 24 horas de vida (Tabela II-4).
2. Em RN saudável, ativo, que suga bem.

Zona 1: 6
Zona 2: 9
Zona 3: 12
Zona 4: 15
Zona 5: 16

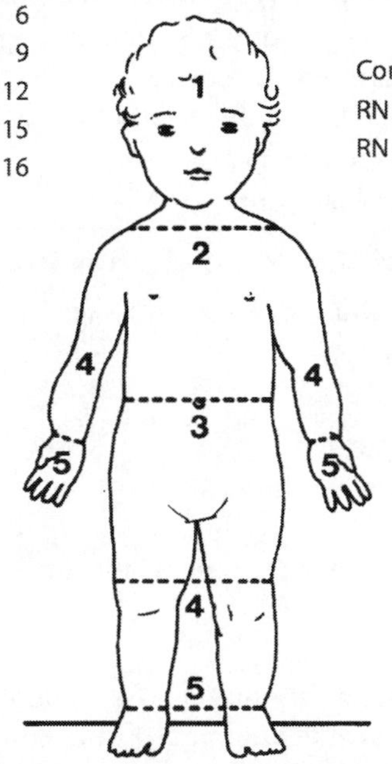

Controlar a bilirrubina:
RN a termo: zona 3
RN pré-termo: zona 2

Figura II-9 – Zonas de icterícia. Interpretação simplificada – bilirrubina indireta (mg/dL): considere uma possível variação de 2mg/dL para mais ou para menos (exemplo: zona 2 – média 9mg/dL; limites – 7a 11mg). Com a fototerapia, perde-se o controle clínico, necessário controle laboratorial seriado.

Tabela II-4 – ICTERÍCIA FISIOLÓGICA.

Icterícia	RN a termo	RN pré-termo
Início	2º-3º dia	3º-4º dia
Pico	2º-4º dia	6º-8º dia
Diminui	5º-7º dia	7º-9º dia

3. Curva ponderal satisfatória.

Observação 1: ver ***Icterícia associada ao leite materno.***

Observação 2: ver ***Icterícia fisiológica exagerada***.

2ª questão Se não for icterícia fisiológica

1º passo Atente para os sinais de alarme

A hiperbilirrubina indireta é patológica e pode ser perigosa.

Quando a icterícia é perigosa?

1. Quando é visível nas primeiras 24 horas.
2. Bilirrubina indireta maior que 3mg/dL no sangue do cordão.
3. Bilirrubina indireta aumenta mais que 0,5mg/dL por hora.
4. Bilirrubina indireta aumenta mais que 5mg/dL em 24 horas.

5. RN ictérico com aspecto de doente ou desnutrido.
6. Bilirrubina direta maior que 1,5 ou 2mg/dL = colestase (ver capítulo Colestase).

Quando estar alerta: icterícia que se prolonga por mais de 1 semana no RN a termo
ou 2 semanas no RN pré-termo.

2º passo **Identifique o(s) fator(es) de risco**

1. Pré-termo de IG entre 35 e 37 semanas (2.000 a 2.500g).
2. Sexo masculino.
3. Céfalo-hematoma ou outros hematomas significativos.
4. Etnia asiática.
5. Antedecente de irmão que necessitou de fototerapia.
6. Filho de mãe diabética.
7. Aspecto de **doente** (vômitos, recusa alimentar, perda de peso excessiva, letargia, irritabilidade, taquicardia, apneia, hipotermia ou instabilidade de temperatura, dispneia ou apneia, manifestações hemorrágicas, hepatoesplenomegalia) – pensar em sepse ou doenças metabólicas, como a galactosemia.

3º passo Detectar a icterícia (doença) hemolítica por incompatibilidade sanguínea *maternofetal.*

1ª eventualidade **A mãe é Rh negativo**

Alerta! Possibilidade de **incompatibilidade Rh** (*antígeno D*).

Conhecimentos básicos

- Ocorre isoimunização da mãe pelo antígeno D presente nas hemácias fetais.
  A **mãe** que não tem antígeno D produz anticorpos IgG anti-D (Coombs indireto positivo) que destroem as respectivas hemácias fetais.
  O RN tem hemácias com antígeno D recobertas pelos anticorpos maternos (Coombs direto positivo).
- A isomunização da mãe é rara na primeira gravidez e aumenta progressivamente nas seguintes, mas em apenas 0,7% de todos nascimentos.

Conduta

1. *Recomendável* – coleta de sangue do cordão umbilical do RN:
   a) tipagem sanguínea – ABO, D;
   b) dados que antecipam doença hemolítica perinatal **grave**:
   Coombs direto positivo, bilirrubina > 4mg/dL; hemoglobulina < 12g/dL.
2. **Icterícia que começa nas primeiras 24 horas de vida – *evolução***
   a) A icterícia é leve (25% dos casos), mas desenvolve anemia acentuada entre 1 e 3 meses de vida.

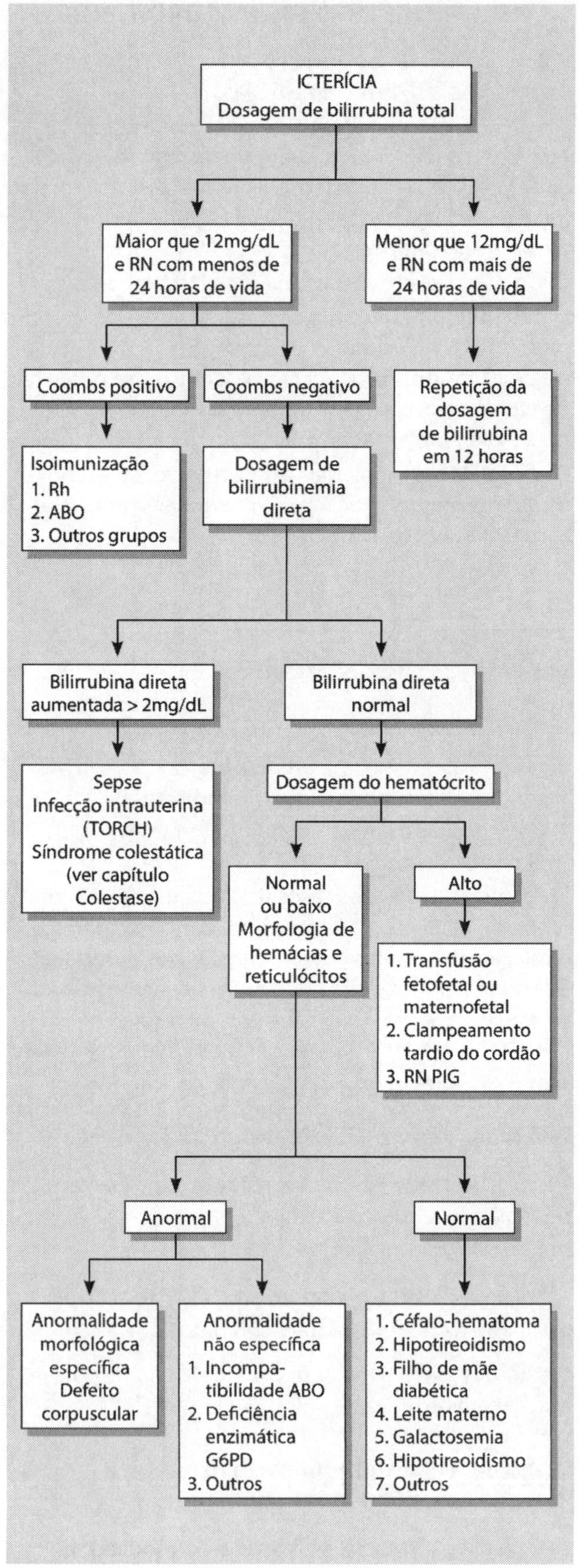

Figura II-10 – Roteiro diagnóstico na icterícia do RN.
BT = bilirrubina total; BD = bilirrubina direta;
BI = bilirrubina indireta; SRC = sistema reticuloendotelial.

b) A icterícia progride rapidamente.

Dosar bilirrubina e hematócrito a cada 6 horas até 36 horas de vida, para calcular a velocidade de hemólise; nos casos graves, aparecem anemia e hepatoesplenomegalia.

c) Icterícia com edema acentuado (hidropisia).

2ª eventualidade **A mãe tem tipo sanguíneo O**

Caracterização: icterícia variável, usualmente precoce, decorrente de ação de anticorpos maternos anti-A ou anti-B sobre os eritrócitos fetais.

Confirmação diagnóstica

1. Hiperbilirrubinemia em **RN tipo sanguíneo A ou B e mãe do tipo O**.
2. Anemia leve, reticulocitose e esferocitose.
3. Coombs direto negativo ou fracamente positivo.
4. Presença de anticorpos anti-A ou anti-B livres no soro do RN: teste do eluato positivo (não tem associação com a gravidade da doença); teste negativo afasta o diagnóstico.
5. Afastar deficiência de G6PD e microesferocitose.

4º passo **A icterícia que começa no 2º dia de vida em RN negro sem incompatibilidade maternofetal**

Icterícia por deficiência de G6PD.

5º passo Icterícia fisiológica que se **agrava nos primeiros dias após a alta**
em RN em **aleitamento materno**.

Trata-se, geralmente, de um RN que não está ganhando peso – peso atual bem abaixo do peso de nascimento. O bebê tem mamadas longas em que apenas "chupeta" o bico da mama e depois pode dormir, de cansaço, por várias horas ("o bebê dorminhoco") ou, ao contrário, mamadas curtas, nervosas, largando continuamente o peito e querendo mamar a curtos intervalos ("o bebê chorão"). O bebê está desnutrindo.

Não é icterícia *pelo* leite materno, mas por *falta* do leite materno. Na realidade, ingestão insuficiente de leite materno decorrente de mamadas ineficientes. Providências urgentes: 1º) corrigir a técnica da amamentação (pelo pediatra, apoio de pessoal especializado); 2º) após um tempo razoável de mamada, extrair o leite que sobrou e ministrar em copinho; 3º) em último caso esse complemento pode ser completado com fórmula infantil, de uso temporário; 4º) estabelecer intervalos flexíveis de 2½ horas; 5º) retornos de controle e peso após 3-4 dias, contatos telefônicos.

6º passo Icterícia fisiológica que se **prolonga na 2ª semana de vida** em RN saudável em **aleitamento materno** (em 20-30%).

Bebê saudável, mama bem,
ganhando peso satisfatoriamente.

Bilirrubina total pode estar acima de 10mg/dL com 3 semanas de vida, depois declínio gradual, mas a icterícia persiste até os 2 ou 3 meses. Explicar, tranquilizar, nunca suspender o leite materno nem temporariamente.

Investigar deficiência de G6PD.

3ª etapa Investigação detalhada

1º passo **Diante de um caso de icterícia neonatal, oriente-se pela figura II-11.**

2º passo Nas icterícias que: a) aparecem já no **1º dia de vida**; b) **aumentam rapidamente nos 3 primeiros dias de vida**, sendo agora também visíveis no tórax (= zona 2: bilirrubina 9mg/dL) e mais ainda no abdome e parte superior das coxas (= zona 3: bilirrubina 12mg/dL).

Nos pré-termo zona 2 já é de alerta!

1. Iniciar, se disponível, com BTc (realizada na região superior do esterno).
2. Se BTc ≥ 2mg/dL ou em franca ascensão – deteminar bilirrubina sérica por micrométodos.
   Conforme a evolução, repetir a cada 6-24 horas.
3. Tipagem sanguínea da **mãe**: ABO e Rh (antígeno D). Se for Rh negativo, acrescentar Coombs indireto (anticorpos anti-D).
4. No recém-nascido ABO e Rh; Coombs direto.
   Se mãe tipo O e RN tipo A ou B – teste do eluato (= anticorpos anti-A ou anti-B).
5. Se Coombs direto positivo no RN, acrescentar pesquisa de anticorpos irregulares no sangue materno.
6. Hemograma: hemoglobina, hematócrito, reticulócitos (normal até 5-6% na primeira semana de vida), esferócitos.
7. Atividade da G6PD.
8. Hipotireoidismo – teste do pezinho.

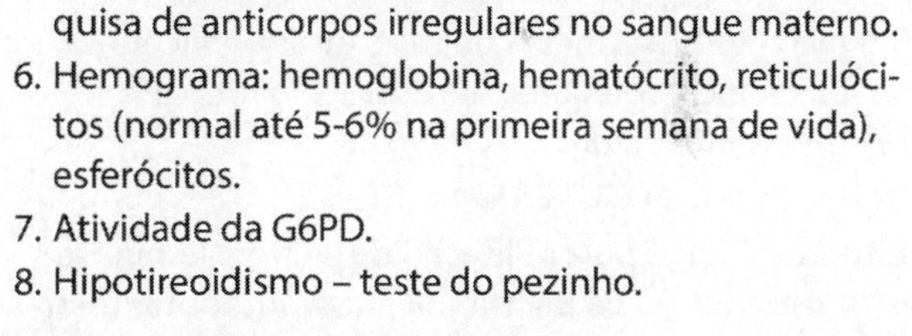

- - - - lactentes de baixo risco (≥ 36 semanas e saudável)
— — lactentes de médio risco (≥ 38 semanas + fatores de risco ou 35-36 e 6/7 saudáveis)
——— lactentes de alto risco (35-37 e 6/7 semanas e saudáveis)

Figura II-11 – Índices de exsanguineotransfusão de acordo com a idade gestacional e fatores de risco.

Observação

1. Estado geral comprometido e aumento das bilirrubinas direta e indireta – infecção congênita.
2. Hemorragia intraventricular – ultrassonografia transfontanela.
3. Icterícia que persiste na segunda semana de vida, urina escura, bilirrubina direta aumentada – colestase. Ver capítulo correspondente.

CONDUTA NO RN ICTÉRICO

Perigo da hiperbilirrubinemia indireta

Pode causar danos cerebrais com sequelas irreversíveis.

Alerta – fatores de risco para a intoxicação bilirrubínica: prematuridade, sexo masculino, jejum prolongado, acidose, hipóxia (asfixia), hipotermia, hemólise, sepse, uso de algumas drogas (sulfa, cefatotina, oxacilina).

Alarme! Nunca deixe chegar neste ponto, tome providências a tempo.

Encefalopatia bilirrubínica aguda

RN intensamente ictérico, na 1ª semana de vida, com fatores de risco e

3 a 4 primeiros dias de vida: letargia, hipotonia, sucção débil.

2ª fase – gritos estridentes, hipertonia com espasticidade e até opistótono.

3ª fase no fim da 1ª semana – melhora aparente com diminuição da espasticidade.

Sequelas (após 2-3 meses ou mais tarde) – encefalopatia crônica: coreoatetose, espasticidade, surdez, deficiência intelectual.

Recurso básico: **FOTOTERAPIA** (FT)

O que é – FT age pela utilização da energia luminosa na transformação da bilirrubina em produtos hidrossolúveis que podem, então, ser eliminados sem risco.

Tipos

1. FT **convencional** – 7 lâmpadas fluorescentes do tipo *dayligt* de 20W colocadas a 35cm acima do RN.
   A eficácia do método é limitada. Pode ser melhorada baixando as lâmpadas até 15-20cm do RN, várias lâmpadas em volta do RN, que deve estar despido e em um berço envolvido por lençóis brancos, substituição de 2 lâmpadas brancas (no centro) por 2 azuis.
2. Para icterícias mais graves, formas mais amenas de fototerapia são desejáveis – *spot* com lâmpada halógena: Bilispot, fototerapia fluorescente inferior – Biliberço; irradiâncias de alta intensidade com lâmpadas LED – Biltron e Biltronbed são indicadas nos índices de bilirrubinas muito elevadas. Fototerapia dupla usando um colchão de fibra óptica.

Indicação para fototerapia (FT)

Não há critério padrão/único.

Considerar: idade gestacional, peso ao nascer, fatores de risco (ver acima), idade do aparecimento da icterícia e sua progressão, aparelho de fototerapia disponível.

Complete com os **critérios objetivos**:

1. Considere o **peso de nascimento** e o nível de **bilirrubina** total (BT) em mg/dL.
2. A tabela também mostra o nível que indica exsanguineotransfusão (exs-tr) se FT falha.
   - < 1.000g – FT já no 1º ano de vida ou se BT ≥ 6; exs-tr entre 10 e 12.
   - 1.000 a 1.500g – FT se BT entre 7 e 9; exs-tr 12 e 15.
   - 1.500 a 2.000g – FT se BT entre 10 e 12; exs-tr entre 15 e 18.
   - 2.000 a 2.500g – FT se BT entre 12 e 14; exs-tr entre 18 e 20.
   - > 2.500g – FT se BT entre 20 e 25.

Normograma específico para RN de acordo com as horas de nascimento e a presença de **fatores de risco** (Academia Americana de Pediatria).

Detalhes

a) RN despido ou com a menor fralda cabível.
b) Proteção para os olhos (não é necessário proteção para as gônadas).
c) Mudanças de decúbito.
d) Evitar interrupções desnecessárias mas permitir o contato com a mãe, inclusive sem venda nos olhos.
e) Controle de temperatura.
f) Hidratação (pode ser feita com o leite materno sob livre demanda).
g) Proteger a amamentação; eventualmente utilizar o leite materno/humano fornecido em copinho ou sonda. Sempre que possível executar a fototerapia no alojamento conjunto.
h) Controlar a bilirrubina a cada 6-8h (não se basear na cor da pele).
i) Trocar as lâmpadas queimadas ou fracas (controlar com dosímetro).

RN com icterícia grave já em nível de exs-tr podem, eventualmente, ser tratados com FT de alta intensidade associada com 2 *bilispots*.

Quando indicar a fototerapia (FT)

Não há critérios uniformes.

A tendência é evitar o uso exagerado da FT, especialmente em RN a termo, saudáveis e sem hemólise.

Critério baseado em taxas fixas e rígidas de bilirrubina deve ser evitado; preferir uma faixa entre 2 pontos e cotejar com os dados clínicos.

Recurso heróico – **EXSANGUINEOTRANSFUSÃO** (exs-tr)

O que é – troca do sangue total.

Objetivo – reduzir os níveis tóxicos de BI e que não são controlados com o uso de fototerapia.

Metas – remoção de BI, de hemácias sensibilizadas e de anticorpos circulantes e correção da anemia.

Indicação

▶ Atualmente se restringe quase somente à **isoimunização** por Rh.

Conduta no RN SENSIBILIZADO **(Coombs direto positivo)**

1. **Indicação imediata**
   a) História materna: mãe sensibilizada (Coombs indireto positivo).
   b) Exame físico: RN ictérico, hidrópico, gravemente anemiado com hepatoesplenomegalia.
   c) Bilirrubina indireta do cordão acima de 4mg/dL.
   d) Hemoglobina do cordão abaixo de 12mg/dL.
2. **Indicação nas primeiras 24 horas de vida**
   a) Velocidade de hemólise acima de 0,5mg/h.
   b) Hemoglobina inferior a 12mg/dL e que continua em queda nas primeiras 24 horas.
3. **Indicação após 24 horas de vida**
   a) Piora do estado geral: RN ictérico, letargia, recusa alimentar, choro estridente.
   b) Bilirrubina indireta acima de 20mg/dL em RN a termo (17,5-23).
   c) Bilirrubina indireta acima de 18mg/dL em RN pré-termo.

Pode ser necessária uma 2ª exsanguineotransfusão.

Usar **fototerapia intensificada** enquanto se aguarda o resultado dos exames e após a exs-tr.

Conduta – conforme o nível sérico de **BT** e o **peso de nascimento**

< 1.000g – BT > 10mg/dL
1.000 a 1.500g – BT 10-15
1.500 a 2.000g – BT 18-20

Na presença de fatores de risco usar o menor número de BT correspondente ao peso.

Nos casos de **hidropisia fetal** – só iniciar exs-tr após estabilizar as condições ventilatórias e hemodinâmicas, corrigir o equilíbrio acidobásico e a anemia.

▶ Nos outros casos de fracasso da FT, utilizar o critério indicado no item Indicação para fototerapia.

Cuidados técnicos: escolha do tipo de sangue adequado; exs-tr realizada em ambiente asséptico, com RN sob calor radiante, monitoração. Via mais utilizada: veia umbilical; observação atenta de possíveis complicações.

9. Distúrbios Respiratórios no RN

O RN está sujeito, com frequência, a distúrbios respiratórios de causa pulmonar (mais comum) e extrapulmonar.

1ª etapa Quando suspeitar (quadro clínico)

1. Dispneia; retração costal, esternal e diafragmática; taquipneia batimentos das asas do nariz, choro fraco, gemência, cianose.
2. Crises de apneia.
3. Choque periférico.

2ª etapa Avaliação clínica do desconforto respiratório (DR)

1. Boletim de Silverman-Andersen (BSA) (Fig. II-12). *Interpretação*: **notas acima de 4 traduzem dificuldade respiratória de moderada a grave**.
2. Sinais cardíacos: valorizar bradicardia ou taquicardia e hipotensão.
3. Presença de cianose ou palidez.
4. Sinais gerais: fadiga, sudorese.
5. Sinais cerebrais: irritabilidade, convulsão, torpor, coma.

Esses sinais devem ser observados e anotados a intervalos curtos (pelo menos a cada 4 horas).

Nota: causas extrapulmonares, especialmente hipoglicemia, acidose, anemia e poliglobulina, são frequentes e sempre devem ser consideradas.

3ª etapa Dados clínicos sugestivos

História materna, perinatal, idade gestacional, época e modo de surgimento do desconforto.

1. Diabetes gestacional – síndrome do DR.
2. Ruptura precoce das membranas amnióticas – pneumonia.
3. Líquido amniótico aumentado – obstrução do tubo digestório.
4. Líquido amniótico diminuído – hipoplasia pulmonar.
5. Líquido amniótico meconial – síndrome de aspiração meconial.
6. Sofrimento fetal – asfixia intraparto.
7. Cesárea fora do trabalho de parto – síndrome do DR do RN.
8. Anestesia geral – depressão respiratória no RN.
9. Prematuro – síndrome do DR (membrana hialina); pneumotórax.
10. DR agudo acentuado desde a sala de parto – obstrução das vias aéreas, pneumopatias, pneumotórax espontâneo.

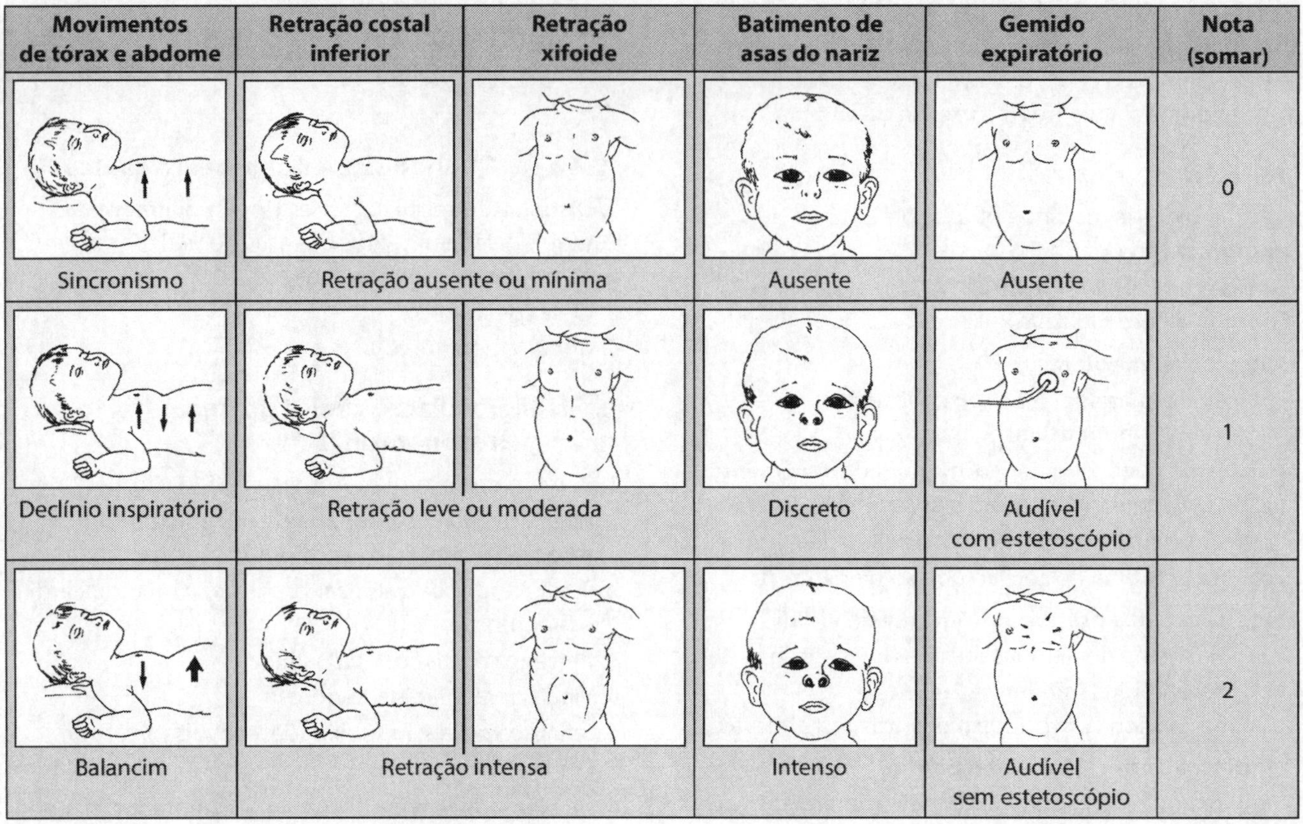

Figura II-12 – Boletim de Silverman-Andersen (BSA).

11. Início do DR nas primeiras horas e piora progressiva já a partir do 1º dia – síndrome do DR (membrana hialina).
12. Taquipneia, respiração irregular, cianose – doenças neurológicas.
13. DR que aparece após o 1º dia de vida com taquipneia, respiração irregular, cianose – doenças cardíacas.
14. DR agudo na primeira semana: apneia de prematuridade, hemorragia pulmonar, síndrome aspirativa.
15. Idem de início insidioso – pneumonia, persistência do canal arterial, cardiopatia congênita.

TAQUIPNEIA TRANSITÓRIA DO RECÉM-NASCIDO

SÍNDROME DO PULMÃO ÚMIDO, também conhecida como **síndrome do desconforto respiratório tipo II**, caracteriza-se por desconforto respiratório leve a moderado que se inicia nas primeiras horas de vida.

Etiopatogenia: retardo na reabsorção do líquido pulmonar fetal.

Quadro clinicolaboratorial

1. Ausência de antecedentes obstétricos e perinatais significativos.
2. Ocorre em RN a termo, especialmente se nascidos por cesariana e pré-termo nascidos por cesariana.
3. **Dado chamativo** – aumento da frequência respiratória, batimento de asas do nariz, gemido expiratório.
4. Não costuma haver cianose nem tiragem intercostal acentuada.
5. Evolui para a cura em 24 a 72 horas.
6. Alterações gasométricas são raras, embora possa haver hipoxemia em alguns casos.

Quadro radiológico (Fig. II-13) – hiperinsuflação pulmonar, infiltrado pulmonar difuso dos hilos para a periferia, líquido entre as cisuras e ocasionalmente na cavidade pleural, discreto aumento da área cardíaca.

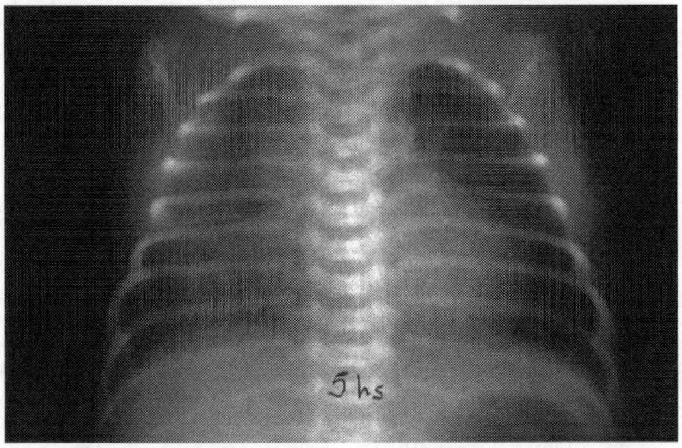

Figura II-13 – Taquipneia transitória do RN.

SÍNDROME DO DESCONFORTO RESPIRATÓRIO (SDR)

A **doença das membranas hialinas (MH)**, ou síndrome do desconforto respiratório do RN, constitui a principal causa de desconforto respiratório e morte em RN prematuros. A incidência é inversamente proporcional à idade gestacional.

Resulta da deficiência primária de surfactante.

A membrana hialina reveste o alvéolo dificultando a difusão gasosa.

Fatores de risco determinantes: prematuridade e baixo peso ao nascer. Outros: descolamento prematuro da placenta, ruptura prematura das membranas, asfixia perinatal, diabetes materno, gemelaridade, cesárea eletiva, parto traumático.

Quadro clínico – insuficiência respiratória precoce no pré-termo.

1. Os RN que vão desenvolver membrana hialina costumam apresentar sinais de **desconforto respiratório logo após o nascimento** ou, então, a dificuldade respiratória torna-se evidente **até a 3ª ou a 6ª hora de vida**.
2. Chamam atenção a gemência, os batimentos das asas do nariz, a taquipneia e as retrações costais. O gemido expiratório é sinal precoce.
3. O quadro agrava-se progressivamente nas primeiras 24 a 72 horas de vida.
4. Ausculta: diminuição do murmúrio vesicular e estertores finos inspiratórios.
5. Outras manifestações: cianose, taqui ou bradicardia, diminuição do volume urinário, hipotensão, edema, distensão abdominal e depressão neurológica.
6. **Evolução** – após 72 horas, geralmente ocorre melhora clínica, mas pode ocorrer o óbito se não houver intervenção adequada.

Avaliação da maturidade do pulmão fetal

Teste da "agitação" de Clements ou índice de estabilidade da espuma no líquido amniótico (pré-natal). Mesma técnica pode ser usada no líquido de aspiração gástrica, logo após o nascimento.

Gasometria – inicialmente ocorre hipoxemia com acidose respiratória. Com a progressão do quadro ocorrem retenção de CO_2 e acidose mista.

Quadro radiológico – o aspecto clássico é de infiltrado reticulogranular bilateral ("vidro fosco") com broncograma aéreo. A imagem varia com a gravidade do caso, podendo chegar até a opacificação total do pulmão. Nos RN que sobrevivem, a melhora radiológica é total ao redor de uma semana (Fig. II-14).

Nota: radiografia de tórax normal após 6 horas de vida praticamente exclui o diagnóstico de membrana hialina.

Profilaxia – assistência pré-natal adequada, para evitar parto prematuro, controle do diabetes materno e reanimação eficaz do RN. As cesarianas eletivas devem ser feitas só após comprovada a maturidade pulmonar.

O uso de corticosteroides na mãe (12mg por via IM de betametasona) está indicado em gestações com mais de 26 semanas e com menos de 34 semanas, quando o parto puder ser evitado por 24 horas.

Contraindicações: infecção materna, sangramento ou razões que exijam parto imediato.

Conduta terapêutica

1. Ambiente térmico neutro, hidratação, corrigir hipotensão.
2. Suporte ventilatório (oxigenoterapia controlada). Ver detalhes destes dois itens no capítulo Distúrbios respiratórios do RN – item *Assistência respiratória ao RN*.
3. Solicitar radiografia de tórax, gasometria, glicemia, hematócrito e hemoglobina.

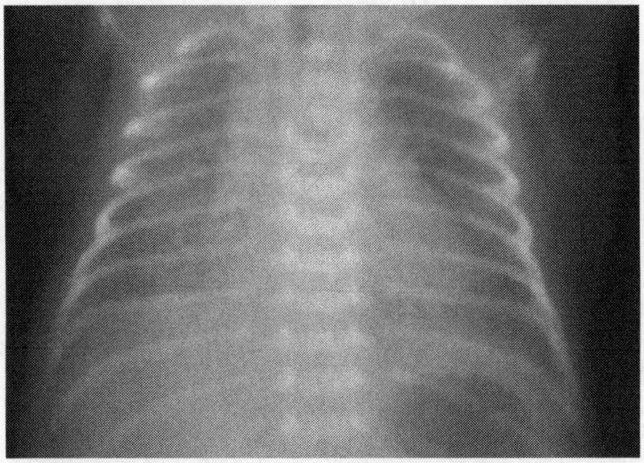

Figura II-14 – Membrana hialina.

4. Terapia com **surfactante** exógeno.
Eficácia comprovada do uso profilático e terapêutico. Só deve ser usada em UTI neonatais adequadamente estruturadas.
Uma alternativa é aplicar 1 dose de surfactante e transferir o RN para o centro de referência (considerar o problema do transporte):
   a) Uso **profilático** ou precoce idade gestacional inferior a 28 semanas: 100mg/kg logo após o nascimento ou nas primeiras 2 horas de vida.
   b) Uso **terapêutico** – RN pré-termo com insuficiência respiratória progressiva: surfactante exógeno – dose: 100 a 200mg/kg, por via intratraqueal, entre 2 e 24 horas de vida. Conforme avaliações clínica, laboratorial e radiológica, pode ser repetida após 6-12h (100mg/kg).

Antibiótico – indicado quando não for possível excluir o diagnóstico de pneumonia congênita por estreptococo do grupo B (ruptura prolongada de membranas, febre materna e alterações hematológicas sugestivas de infecção).

ASPIRAÇÃO DE MECÔNIO

O que é – síndrome de aspiração de mecônio (SAM) = doença respiratória grave (hipoxemia, hipercapnia e acidose) que resulta da aspiração de líquido amniótico com mecônio; ocorre em RN a termo, pós-termo, nos com restrição do crescimento intrauterino (Fig. II-15).

1. Identificação de **fatores de risco**
   a) Mães hipertensas, obesas, cardiopatas, com doença pulmonar crônica, gestação prolongada, partos laboriosos, cesárea eletiva.
   b) RN a termo ou pós-termo com antecedentes de asfixia intrauterina e Apgar abaixo de 6.
2. **Quando suspeitar**
Líquido amniótico meconial associado a sinais de sofrimento fetal (bradicardia fetal, acidose metabólica, depressão ao nascimento) em RN a termo ou pós-termo (não prematuro). *Importante*: mecônio na traqueia isoladamente não faz o diagnóstico de síndrome da aspiração de mecônio.
3. **Manifestações clínicas**
   a) Eventualmente: sinais de pós-maturidade ou de restrição do crescimento intrauterino ou coloração amarelada da pele e unhas.
   Olhar alerta com fácies de sofrimento.
   b) Doença respiratória:
      (1) Início: logo após o nascimento ou 6-12 horas depois.
      (2) Gravidade variável: desde leve desconforto respiratório até casos graves, letais.

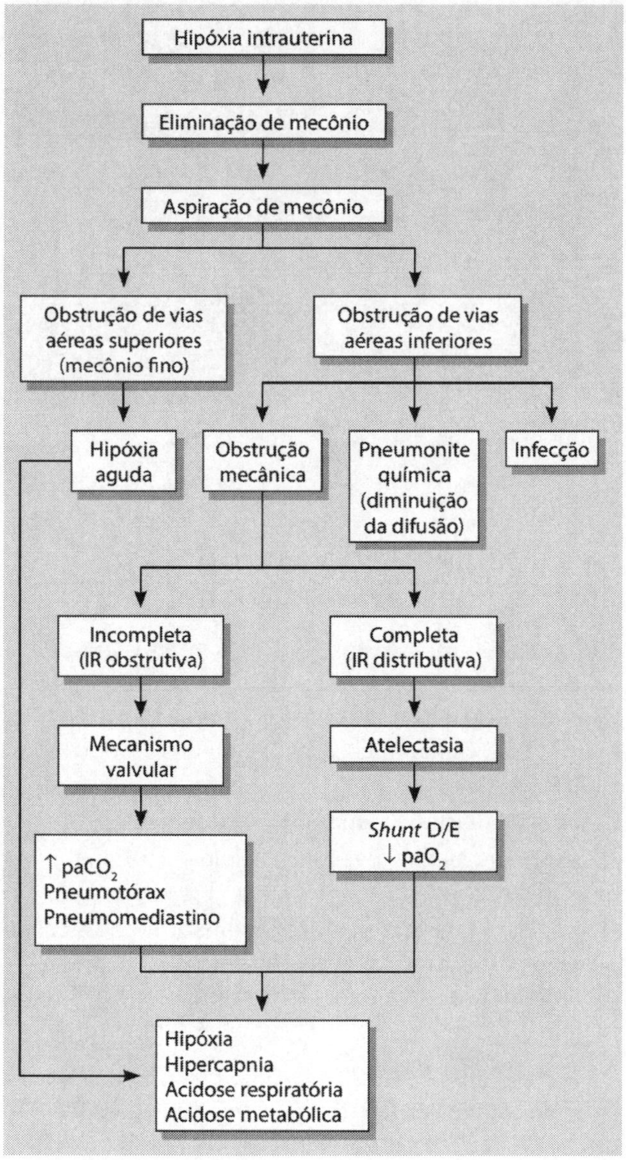

Figura II-15 – Aspiração de mecônio.

      (3) Casos clínicos evidentes: taquipneia, tiragem intercostal, hiperinsuflação de tórax, gemidos, cianose. Estertores, às vezes expiração prolongada.
      (4) Outras manifestações de anoxia: hipotonia, tremores, acidose, hipoglicemia, hipocalcemia, hipomagnesemia.

Quadro radiológico (Figs. II-16 e II-17)

Caso clínico leve: hiperinsuflação pulmonar e infiltrado em forma de estrias e pequenos nódulos com resolução espontânea em horas.

Caso clínico grave: densidades e estrias grosseiras irregulares (predomínio à direita) com áreas de hiperinsuflação; derrame pleural mínimo (23% dos casos), pneumotórax e pneumomediastino (25-50%).

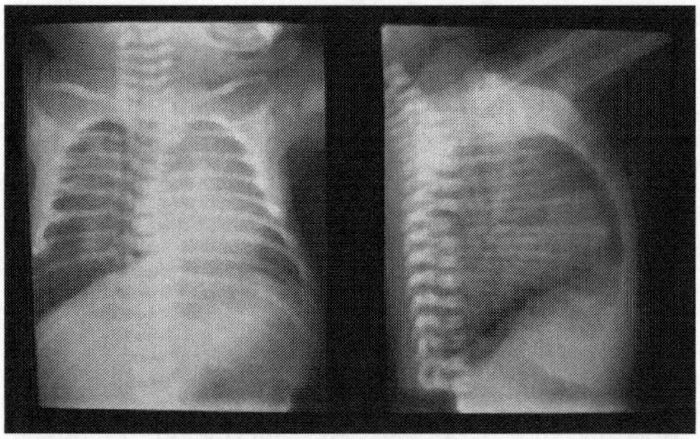

Figura II-16 – Aspiração de mecônio.

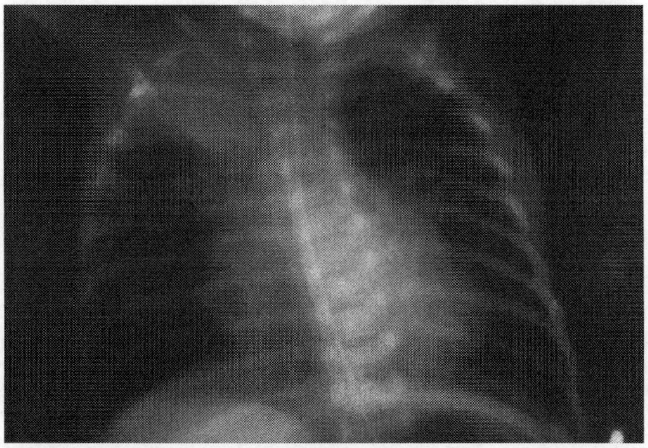

Figura II-17 – Pneumonia aspirativa.

Às vezes, o aspecto radiológico é mais grave do que o quadro respiratório.

Conduta terapêutica

1. Na sala de parto: aspiração imediata das narinas e orofaringe, com um bulbo, nas crianças nascidas com mecônio espesso ("sopa de ervilha") por ocasião da saída do polo cefálico e antes do desprendimento do tórax.
2. RN a termo, vigorosos, que apresentam respiração espontânea: não necessita de aspiração traqueal, mas a aspiração orofaríngea é obrigatória.
3. RN deprimidos ou com desconforto respiratório devem ser entubados (laringoscopia direta) e aspirados; o procedimento pode ser repetido 3-4 vezes.
4. Se o Apgar continuar baixo (4 a 6): remover o máximo possível de secreção, esvaziar o estômago e instituir oxigenoterapia com pressão positiva.
5. Se depressão grave (Apgar 0 a 4): entubar e ventilar. O choque pode ser tratado com infusão de expansores de volume.
6. Encaminhar à UTI neonatal e colocar em incubadora.
7. Aquecimento, hidratação, correção do equilíbrio acidobásico, correção de hipoglicemia e hipocalcemia.
8. Fisioterapia respiratória (percussão ou vibração), drenagem postural.
   Manter paO_2 entre 60 e 90mmHg.
9. Se persistir hipoxemia, acidose e $paCO_2$ alta: entubar e iniciar ventilação mecânica assistida. Iniciar com PiP 10-15 (pode ser aumentado até 30) e PEEP de 2 a 3.
10. Antibioticoterapia precoce: penicilina + amicacina.
11. **Surfactante exógeno**: pode ser usado nos RN mais graves portadores da síndrome de aspiração de mecônio. Por via intratraqueal 100-200mg/kg, podendo ser repetido após 8-12 horas, quando a $paCO_2$ estiver alta (maior que 60mmHg).

APNEIA DA PREMATURIDADE

Paradas respiratórias de 20 segundos ou mais acompanhadas de: cianose, palidez, bradicardia, hipotonia. Exame físico normal nos intervalos.

Conduta

Ambiente termicamente adequado, administração cuidadosa de leite para evitar distensão gástrica e refluxo gastroesofágico; estimulação tátil e oxigênio com máscara, nas crises.

Casos leves – estímulo tátil intermitente: colocação de uma luva descartável conectada a um respirador (regulado para uma frequência baixa 5 a 10min) sob o colchão do RN.

Apneias graves e frequentes

1. Farmacológico – teofilina.
   Dose de ataque: 6mg/kg por infusão IV contínua em 30min. Manutenção: 1 a 2mg/kg por VO ou IV repetida de 12/12h (se PT < 1.500g) ou de 8/8h (PT > 1.500g). Ajustar a dose de manutenção de acordo com o nível sérico (ideal 5-10mg/dL).
   Postergar a dose se houver taquicardia.
   Retirada gradual, 10 dias depois da última apneia.
2. Apneias recorrentes: CPAP.
3. Ventilação mecânica em casos graves e refratários.

DOENÇA PULMONAR CRÔNICA (DPC)

DISPLASIA BRONCOPULMONAR (DBP)

1. A forma **moderada** (DPC) é a mais frequente. Ocorre em RN de muito baixo peso após períodos prolongados de ventilação mecânica que apresentam desconforto respiratório persistente e alterações radiológicas: membrana hialina (1ª semana): edema pulmonar e atelectasias (2ª semana), enfisema multifocal e áreas densas.

2. O nome displasia broncopulmonar é reservado atualmente para os casos graves: dificuldade respiratória persistente necessitando de oxigênio além dos 28 dias de vida, com hipoxemia, hipercapnia, frequentemente ***cor pulmonale*** – radiografia de pulmões: cistos, áreas de atelectasia, fibrose e hiperinsuflação pulmonar dando o aspecto de favo de mel.

Conduta

1. Cuidados básicos, evitar super-hidratação.
2. Na fase inicial, o uso de diuréticos pode ser benéfico: furosemida 1-3mg/kg/dia em 2 tomadas; evitar tratamento prolongado
3. Suporte ventilatório:
   1º) Na fase aguda – ventilação mecânica: FiO_2 – a mínima necessária para manter a saturação medida pelo oxímetro de pulso entre 90 e 95%; TI 0,3 a 0,5 segundo; PEEP entre 2 e 5.
   2º) Desmame ventilatório: o mais breve possível, mas feito gradualmente.
   3º) CPAP nasal.
   4º) Suplementação de O_2 por semanas ou meses.
4. Broncodilatadores inalatórios: úteis nas fases de hiper-reatividade brônquica.
5. Corticoide: dexametasona.
   Utilidade não comprovada. A tendência é começar precocemente com 0,25mg/kg/dia, 3 dias, seguindo-se redução gradual da dose a cada 3 dias. Depois, continuar com corticoide inalatório.
6. Seguimento multidisciplinar.

PNEUMOTÓRAX e PNEUMOMEDIASTINO

O pneumotórax ocorre em 1 a 2% dos RN, sendo sintomático em 0,5%. Pode ser espontâneo ou secundário a manobras de ventilação e doença pulmonar. Ocorre isoladamente ou associado a pneumomediastino (25% dos casos) e enfisema pulmonar intersticial. A presença de enfisema subcutâneo faz pensar em pneumomediastino.

Etiopatogenia (como acontece)

O excesso de pressão aplicado às vias aéreas ocasiona hiperinsuflação alveolar com ruptura e escape de ar. A elevada pressão transpulmonar durante as primeiras inspirações, aliada a uma expansão desigual dos pulmões, explica os casos de pneumotórax espontâneo.

Situações de risco

1. Anoxia perinatal.
2. Manobras de reanimação.
3. Doença pulmonar: aspiração de mecônio, sangue ou muco, membrana hialina e pneumonias.
4. Ventilação assistida, particularmente com PEEP.

Quadro clínico

1. **Assintomático**

Grande parte dos RN com pneumotórax evolui sem sintomas, ou apenas com cianose e bradicardia durante o choro ou mamadas. Ausculta – diminuição do murmúrio vesicular no lado afetado e abafamento discreto de bulhas cardíacas (sinais de difícil valorização no RN). Ver também Hérnia diafragmática.

2. **Desconforto respiratório leve a moderado**

Gemência, taquipneia, retrações costais e cianose.
Tórax – aumento do diâmetro anteroposterior ou abaulamento do lado afetado.
Timpanismo e diminuição ou ausência do murmúrio vesicular.

3. **Desconforto respiratório grave**

Ocorre em pneumotórax volumoso, no qual o aumento da pressão intratorácica impede o retorno venoso. Sinais clínicos – hipotensão, apneia e bradicardia.

Quadro radiológico (Fig. II-18)

Solicitar radiografias anteroposterior e perfil para demonstrar o acúmulo de ar retroesternal.

1. Na posição anteroposterior, observa-se ar entre as pleuras parietal e visceral, de forma que o pulmão parece separado da parede torácica.
2. Se o pneumotórax for volumoso, há deslocamento do mediastino para o lado contralateral e rebaixamento diafragmático.
3. No pneumomediastino o ar é visto ao redor do coração.

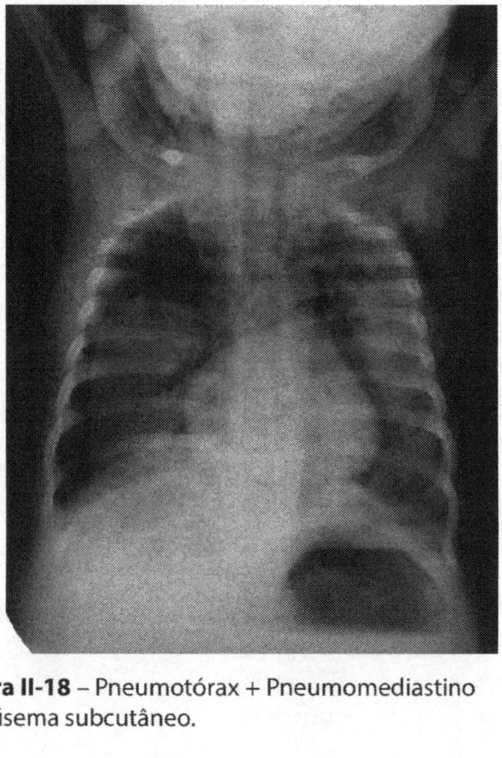

Figura II-18 – Pneumotórax + Pneumomediastino + Enfisema subcutâneo.

Tratamento

1. Casos assintomáticos ou com desconforto respiratório leve não necessitam de terapêutica específica. Observar os **RN** em incubadora, alimentá-los em intervalos frequentes com pequenos volumes e controlar radiologicamente.
   O ar é reabsorvido em 24 a 48 horas.
2. Desconforto respiratório moderado sem sinais de aumento da pressão intratorácica: oxigênio em altas concentrações (FiO_2 de 100%) para acelerar a velocidade de reabsorção do pneumotórax.
3. Desconforto respiratório grave:
   - Aspiração com agulha – é realizada como medida de emergência até que se providencie a drenagem torácica.
   - Drenagem torácica fechada – introduzir um cateter no tórax com sucção contínua de 10 a 20cm de água durante 24 a 72 horas.

10. O RN Cianótico

A presença de cianose em RN deve ser considerada problema sério. A causa pode ser facilmente diagnosticada em alguns casos, mas é obscura em outros.

A cianose periférica (fisiológica) pode ser observada em pés, mãos e região peribucal; cianose central deve ser pesquisada nos lábios e mucosas.

Caracterização laboratorial: paO_2 entre 50 e 70mmHg = suspeito; abaixo de 50 = anormal.

Roteiro diagnóstico: ver quadro II-3.

Causas

a) Vias aéreas – piora no repouso, melhora durante o choro, micrognatia, hemangioma subglótico, se hemangiomas cutâneos; com estridor: estenose de traqueia, paralisia das cordas vocais.

b) Aparelho respiratório – pneumonia, anomalias congênitas dos pulmões (raras).

c) Problemas circulatórios – anemia grave, policitemia, metemoglobinemia, cardiopatias congênitas.

Tratamento

1. Aquecimento.
2. Jejum, até esclarecimento do caso.
3. Soro glicosado a 10%: 60mL/kg/24h no RN a termo e 80mL/kg/24h no RN pré-termo (1º dia de vida em caso de hipoglicemia).
4. Corrigir hipoglicemia.
5. Oxigênio: suficiente para manter paO_2 entre 50 e 70mmHg.
   Iniciar a 40-60% com capacete, passar para sonda nasal.
6. Ventilação assistida nos casos de hipoxemia persistente.
7. Correção da acidose com bicarbonato: raramente indicada – não administrar se a $paCO_2$ é elevada; só usar em acidose metabólica grave e enquanto o RN estiver sob ventilação assistida.
8. Drogas vasoativas em hipertensão pulmonar persistente.
9. Drenagem de pneumotórax.
10. Tratamento de infecção.

APRESENTAÇÃO DAS DOENÇAS CARDÍACAS NO RN

Prévia: a suspeita já pode ser levantada pela ultrassonografia durante a gestação.

Alerta: 1) história familiar de cardiopatia congênita ou síndrome genética;
2) RN com dismorfismo ("jeito de síndrome").

Observações *precoces*: dificuldade para mamar com interrupções repetidas e cansaço; sudorese na fronte; desconforto respiratório.

Observações chamativas: a) palidez – mas pode ser devido à anemia.
b) cianose – mas pode ser devido a outras causas; por outro lado, a anemia pode atenuar a cianose mesmo em cardiopatias congênitas; c) edema generalizado.

Avaliação cardiovascular (exame físico)

a) Palpação dos pulsos dos membros superiores e inferiores.

b) Ausculta cardíaca – frequência, ritmo, bolhas cardíacas, sopros: sistólico ou diastólico, intensidade.

Semiologia

Ausculta pulmonar.

Palpar fígado – hepatomegalia.

Avaliação subsidiária

Oximetria de pulso – um sensor na mão direita e outro em um dos pés.

Teste da hiperoxia (ventilação em oxigênio a 100% durante 10 minutos).

Distingue cardiopatia cianótica (não há elevação da paO_2) da cianose pulmonar ou neurogênica.

Avaliação radiológica – posição e silhueta cardíaca, trama pulmonar.

Avaliação **ecocardiográfica** – método de escolha para avaliação anatômica e funcional cardíaca.

▶ **Apresentação 1 – Recém-nascido assintomático com sopro**

Sopro discreto pode ser transitório, só nas primeiras horas de vida.

Quadro II-3 – ROTEIRO DIAGNÓSTICO NO RN COM CIANOSE SEM CAUSA EVIDENTE.

A) **Dado clínico**	**Sugere**
Diabetes materno	Hipoglicemia, hipocalcemia, policitemia, DRI (desconforto respiratório idiopático)
Pequeno para a idade gestacional	Hipoglicemia
Pré-termo	DRI
Pós-termo	Aspiração de mecônio, policitemia
Oligoidrâmnio	Hipoplasia pulmonar
Poli-hidrâmnio	Atresia de esôfago
Ruptura precoce da bolsa	Infecção
Parto traumático	Hemorragia intracraniana, paralisia do nervo frênico
Abdome escavado	Hérnia diafragmática
Distensão de veias periféricas	Pneumotórax hipertensivo
Hipotonia e hipoatividade	Choque, sepse, doença do SNC, acidose
Má perfusão periférica	Choque, policitemia, coração esquerdo hipoplástico
Respiração lenta, irregular	Distúrbio neurológico
Sopro cardíaco	Anomalia cardíaca congênita
Desvio evidente da ponta do coração	Coração anormal, pneumotórax, hérnia diafragmática
Dispneia com tiragem e batimentos das asas do nariz	Pneumopatia
Pulmões normais	Cardiopatia cianótica, metemoglobinemia
Respiração rápida, superficial	DRI, edema pulmonar
Respiração profunda	Cardiopatia com diminuição do fluxo pulmonar
Respiração gemente	DRI, acidose grave, pneumonia, insuficiência cardíaca
Crises de apneia	Doenças do SNC, metabólicas
Distúrbio respiratório lentamente progressivo nos primeiros dias de vida	Retorno venoso pulmonar anômalo

B) **Característica da cianose**	**Sugere**
Cianose intermitente	Distúrbios do SNC ou metabólico
Distúrbio respiratório logo após a 1ª mamada	Atresia do esôfago
Choro normal por alguns minutos, a cianose aparece quando o RN se aquieta	Atresia das coanas

C) **Testes laboratoriais de triagem**

Exame	**Significado**
Hematócrito (acima de 65%)	Policitemia
Dextrostix baixo	Hipoglicemia
Gota de sangue em lâmina, soprar ar nela	Se o sangue não se torna vermelho: metemoglobinemia
Cálcio sérico abaixo de 8mg/dL	Hipocalcemia

D) **Radiografia de tórax**	Pneumopatias, cardiopatias
E) **ECG**	Arritmias; inútil no diagnóstico diferencial das cianoses do RN

F) **Medição do O_2 e CO_2 no sangue arterial**
(inserção de um cateter arterial, para medições repetidas)

1. $paCO_2$ elevada – hipoventilação alveolar: indicada ventilação assistida
2. Resposta da paO_2 à administração de 100% de O_2:
   - sobe acima de 150mmHg: (1) distúrbios da ventilação-perfusão; (2) redução de difusão; (3) diminuição da afinidade da hemoglobina pelo O_2 (neste caso a paO_2 sobe, mas a cianose persiste)
   - paO_2 inalterada – cardiopatia congênita cianótica, DRI grave, hipertensão pulmonar persistente
   - pressão positiva com 100% em O_2 de DRI – aumento da paO_2

G) **paO_2 da artéria radial D** (ou artéria temporal) comparada *com* um cateter na artéria umbilical – diferença > 10mmHg: hipertensão pulmonar persistente

H) **Ecocardiografia e cateterismo cardíaco** – diagnóstico específico da cardiopatia e sua presença em casos de hipertensão pulmonar persistente
Oximetria de pulso, gasometria arterial e teste da hiperoxia caracterizam a cianose cardíaca

Pode ser causado por regurgitação valvular (mitral ou tricúspide) ou por obstruções causando turbulência nas grandes artérias (estenose pulmonar, estenose aórtica, estenose aórtica supravalvular).

Importante: a tetralogia de Fallot pode apresentar-se inicialmente só com sopro.

▶ **Apresentação 2 – Cianose acentuada**, geralmente sem sopro.

Geralmente com fluxo pulmonar do canal arterial dependente.

Parodoxo: "cianótico feliz" = cianose no lactente que não tem dificuldade respiratória.

O RN com cianose intensa de início súbito provavelmente tem transposição das grandes artérias, atresia pulmonar ou malformação de Ebstein. Evidência de fluxo sanguíneo pulmonar aumentado: radiografia de tórax com marcas vasculares pulmonares proeminentes aponta para transposição.

A tetralogia de Fallot é geralmente acianótica ao nascimento.

No RN cianótico suspeito de cardiopatia congênita, mas sem certeza, solicitar: oximetria de pulso, gasometria arterial e teste da hiperoxia.

▶ Apresentação 3 – Insuficiência cardíaca progressiva

Pode ser assintomática ao nascimento, mas logo desenvolve taquipneia, sudorese na fronte, dificuldade alimentar, crescimento deficiente, ritmo de galope e hepatomegalia. Só depois se detecta sopro cardíaco.

Indicação cirúrgica precoce.

▶ Apresentação 4 – Choque ou insuficiência cardíaca catastrófica

Logo após o nascimento pode manifestar-se apenas por oximetria de pulso anormal nos membros inferiores ou palpação precordial acentuada.

Depois a apresentação pode imitar sepse.

Com 3 semanas de vida, quadro de sepse mas com ritmo cardíaco de galope e/ou cardiomegalia.

Pesquisar: coartação da aorta, interrupção do arco aórtico (em ambos os pulsos periféricos são intensos nos membros superiores e ausentes ou pouco intensos nos membros inferiores); hipoplasia do coração esquerdo (pulsos mais proeminentes nos membros inferiores), estenose mitral.

11. Sangramentos Neonatais

SÍNDROMES HEMORRÁGICAS

As características do sistema hematológico e do processo de coagulação sanguínea no feto e no RN, aliadas às intercorrências patológicas presentes, podem resultar em distúrbios hemorrágicos em aproximadamente 1% dos RN atendidos.

As hemorragias no período neonatal podem ser **classificadas** em 6 grupos:

1. Intensificação das deficiências transitórias do mecanismo de coagulação.
2. Distúrbios passageiros do mecanismo de coagulação, devido a processo patológico concomitante.
3. Anomalias permanentes e hereditárias.
4. Anomalias quantitativas ou qualitativas das plaquetas.
5. Anomalias vasculares.
6. Traumatismos isolados ou combinados com algumas das causas acima.

Roteiro diagnóstico

1º) Quando houver sangramento gastrintestinal, *excluir* deglutição de sangue materno pelo APT-teste.

2º) História completa (familiar materna e do nascimento).

3º) É válida a prova terapêutica com 2mg de vitamina K por via IM ou IV.

4º) Contagem de plaquetas, tempo de protrombina (TP) e tempo de tromboplastina (TTP), tempo de sangria (TS), níveis de fibrinogênio.

5º) De acordo com o resultado, seguir a figura II-19.

6º) **Triagem inicial**:
Grupo dos RN que "estão passando bem" apesar da hemorragia – as principais causas são: deficiência de vitamina K, distúrbios hereditários e/ou transitórios do sistema de coagulação, plaquetopenia de origem imunológica ou medicamentosa e hemorragia de origem traumática. Grupo dos "doentes" – as causas mais prováveis são: coagulação intravascular disseminada, hepatopatias, consumo mecânico de plaquetas e malformações vasculares circunscritas.

7º) Coagulograma completo se os exames iniciais não forem elucidativos.

DOENÇA HEMORRÁGICA DO RN

O que é – perda hemorrágica neonatal causada por deficiência de fatores dependentes de vitamina K (II, VII, IX e X).

1ª etapa Quando suspeitar

RN em bom estado geral, apresentando hemorragia nos primeiros dias de vida com pico entre o 2º e o 4º dia. Mais frequentemente se manifesta com sangramento no trato gastrintestinal (hematêmeses e melena) e do cordão umbilical. Raramente pode manifestar-se por equimoses, sufusões hemorrágicas e petéquias. Manifestações mais graves: hemorragias intracraniana, intrapleural, intra-abdominal e renal.

2ª etapa Como confirmar o diagnóstico

1. Dados clínicos.
2. Dados laboratoriais – alteração dos exames dependentes do complexo protrombínico: TP e TTPA elevados; plaquetas normais; outros fatores de coagulação normais.
3. Prova terapêutica – parada do sangramento com a administração de vitamina K.

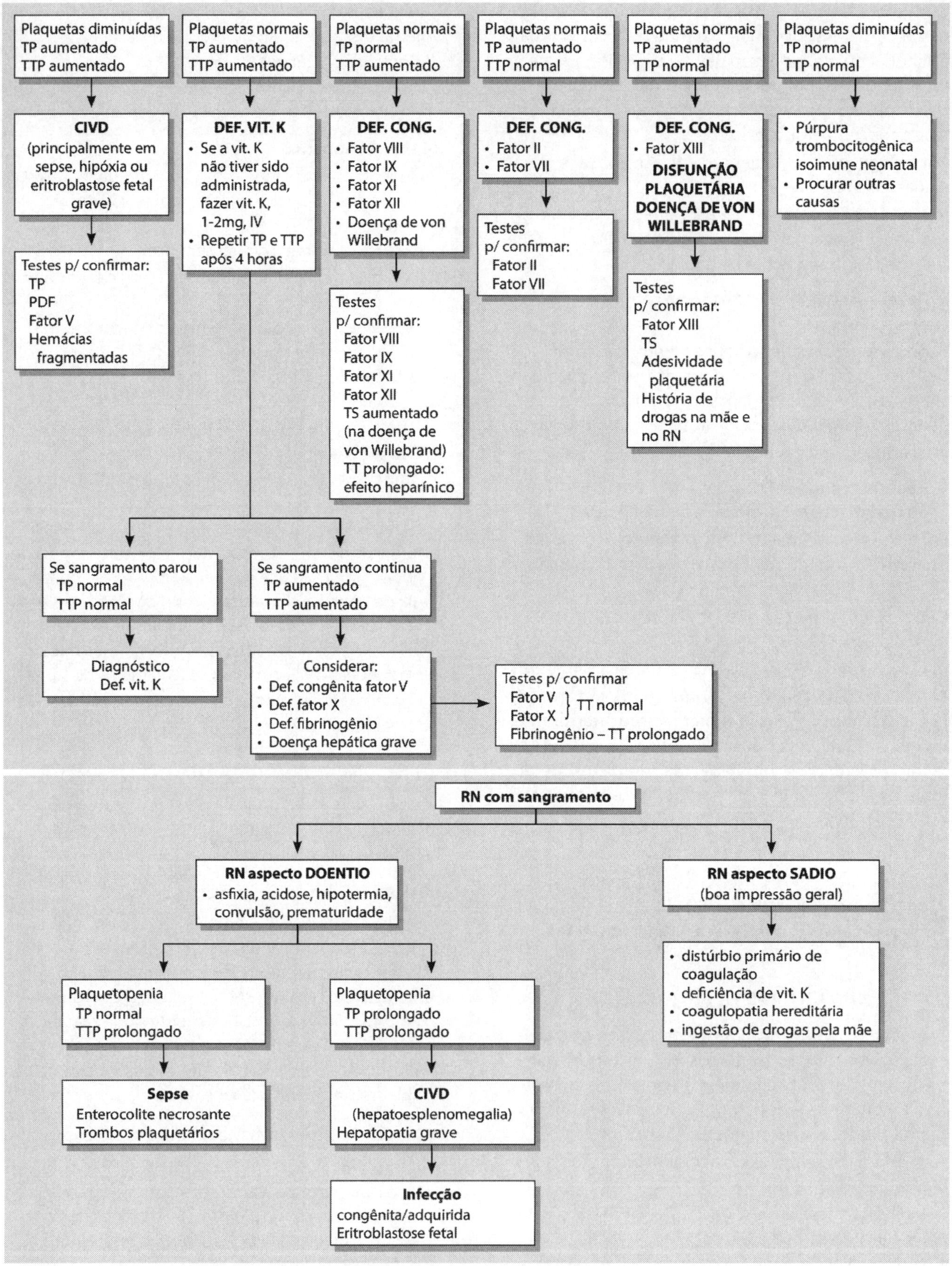

Figura II-19 – Sequência diagnóstica nos sangramentos neonatais.

3ª etapa Que conduta tomar

1ª) Administração imediata de vitamina K_1 na dose de 2mg por via IM ou IV, podendo, eventualmente, ser repetida após 6 horas.

2ª) Se não houver melhora ou se sangramento intenso – transfusão de sangue fresco ou plasma fresco 20mL/kg.

TROMBOCITOPENIAS NEONATAIS

Roteiro diagnóstico – diante de um sangramento neonatal por trombocitopenia, o diagnóstico etiológico deve ser orientado conforme a figura II-20.

12. Anemias do RN

Peculiaridades do RN

Como fenômenos adaptativos à vida extrauterina, o RN apresenta **alterações hematológicas peculiares** em relação a outras faixas etárias:

1. Níveis hematológicos aumentados no sangue do cordão, com hemoglobina em torno de 18g/dL e hematócrito em torno de 50 a 55%.
2. Aumento relativo dos níveis hemáticos nas primeiras 48 horas de vida, em decorrência de remanejamento hídrico.
3. Readaptação a um meio não hipoxêmico.
4. Imaturidade de sistema hematopoiético.

A anemia, nessa faixa etária, pode ser devida a um grande número de fatores etiológicos decorrentes de 1 das 3 causas seguintes: hemorragia, hemólise, hematopoiese deficiente. As anemias profundas existentes desde o nascimento ou que se instalam durante as primeiras 24 horas de vida são devidas geralmente à hemorragia ou à hemólise por isoimunização.

As anemias que se instalam após as primeiras 24 horas de vida são geralmente decorrentes de hemorragias externas ou internas e de diversas afecções hematológicas de origem não imunológica.

Roteiro diagnóstico – ver figura II-21.

CARACTERIZAÇÃO CLÍNICA DAS PRINCIPAIS ANEMIAS DO PERÍODO NEONATAL

■ TRANSFUSÃO FETOMATERNA

O que é – passagem de sangue fetal para a circulação materna. Essa passagem ocorre em aproximadamente 50% de todas as gestações, sendo que em 1% dos casos é de suficiente magnitude para produzir anemia.

Pode ser decorrente de amniocentese transabdominal com lesão placentária, retirada manual da placenta, compressão de fundo do útero durante a 2ª fase do trabalho de parto, toxemia materna, corioangioma da placenta e outras.

Quando suspeitar

Dados clínicos – dependem da perda (se aguda ou crônica).

1. **Aguda**: palidez, taquipneia acentuada, taquicardia, hipotensão e diminuição da pressão venosa.
2. **Crônica:** esses sintomas podem não ocorrer, notando-se palidez desproporcional e, às vezes, sinais de insuficiência cardíaca.

Dados laboratoriais

1. Hemoglobina abaixo dos parâmetros normais para a idade, com níveis geralmente inferiores a 12g/dL.
2. Pesquisa de hemácias fetais no sangue materno: teste de Kleihauer e Betke.

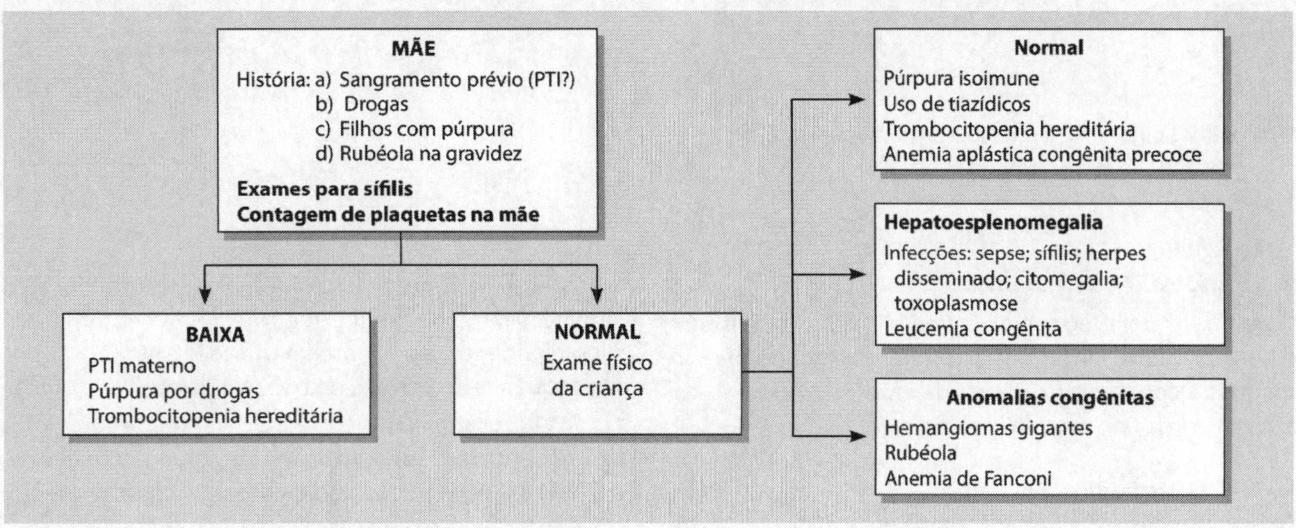

MÃE
História: a) Sangramento prévio (PTI?)
b) Drogas
c) Filhos com púrpura
d) Rubéola na gravidez
Exames para sífilis
Contagem de plaquetas na mãe
BAIXA
PTI materno
Púrpura por drogas
Trombocitopenia hereditária
NORMAL
Exame físico da criança
Normal
Púrpura isoimune
Uso de tiazídicos
Trombocitopenia hereditária
Anemia aplástica congênita precoce
Hepatoesplenomegalia
Infecções: sepse; sífilis; herpes disseminado; citomegalia; toxoplasmose
Leucemia congênita
Anomalias congênitas
Hemangiomas gigantes
Rubéola
Anemia de Fanconi

Figura II-20 – Sangramento neonatal por plaquetopenia.

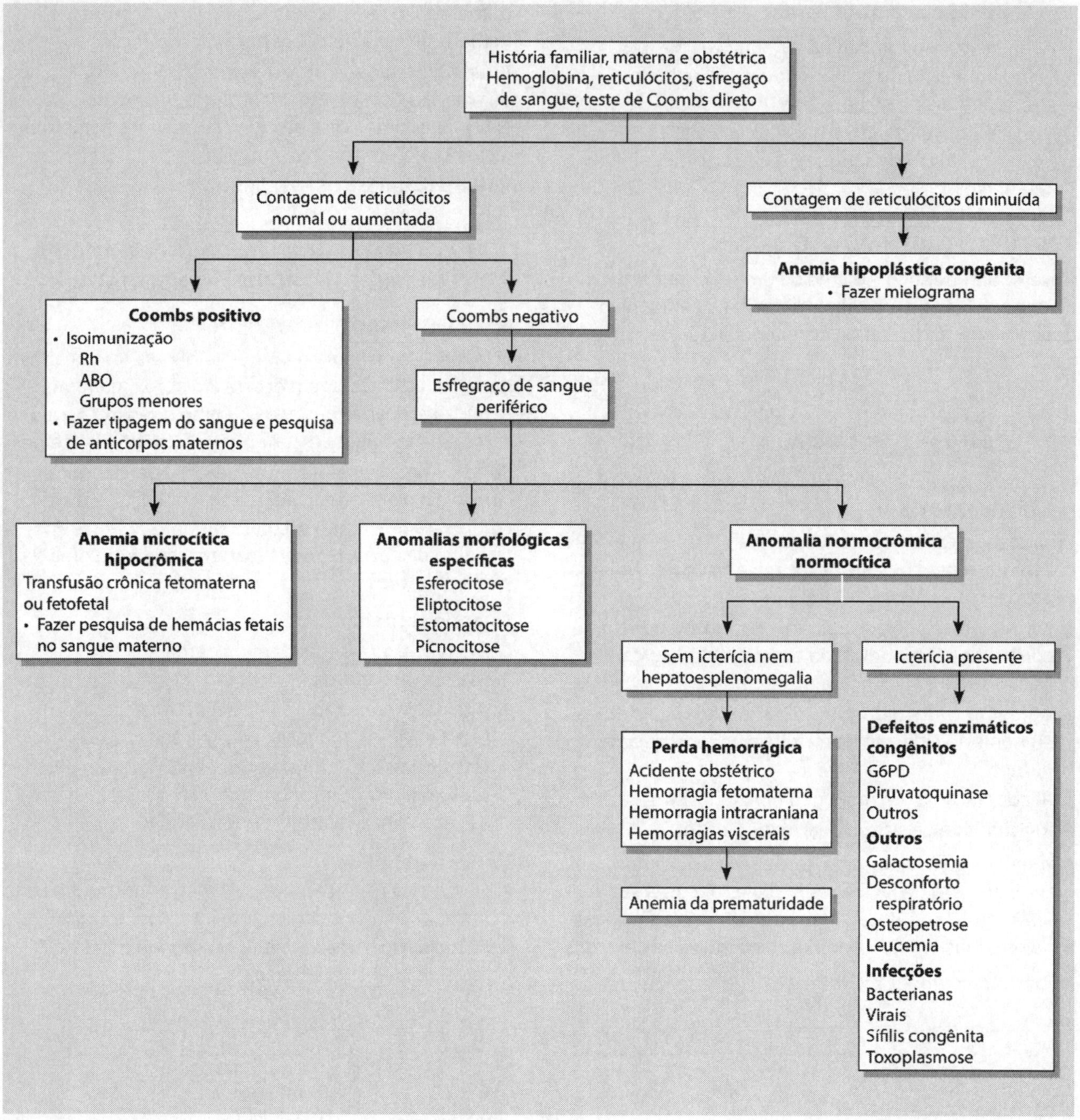

Figura II-21 – Roteiro diagnóstico nas anemias do RN.

■ TRANSFUSÃO FETOFETAL

O que é – espoliação sanguínea de um gêmeo à custa do outro. Ocorre em 15 a 30% dos gêmeos monocoriônicos. Ocorre pela existência de anastomoses arteriovenosas de vasos placentários fetais.

Quando suspeitar

Dados clínicos – palidez acentuada em um dos gêmeos e pletora no outro. A anemia pode ser aguda ou crônica. Na transfusão crônica, o gêmeo doador é significativamente menor que o gêmeo receptor (gemelaridade discordante). A morte fetal é consequência frequente da transfusão fetofetal.

Dados laboratoriais – diferença geralmente superior a 5g/dL entre as hemoglobinas dos gêmeos. O exame placentário com a detecção de anastomose arteriovenosa, associado aos dados clínicos, confirma o diagnóstico.

■ PERDAS HEMORRÁGICAS

Principais causas

1. Acidentes obstétricos, malformações de placenta e cordão umbilical: ruptura do cordão, hematomas placentários, varizes e aneurismas do cordão, incisão acidental da placenta, placenta prévia, descolamento prematuro da placenta, ruptura de vasos anômalos do cordão.
2. Hemorragia oculta intrauterina: fetoplacentária, fetomaterna e fetofetal.
3. Hemorragia interna: intracraniana, suprarrenal, retroperitoneal, céfalo-hematoma gigante, ruptura de fígado ou baço, pulmonar.
4. Perda de sangue iatrogênica.

Quando suspeitar

O quadro clínico e o laboratorial variam de acordo com a etiologia, podendo ser manifestados de maneira aguda ou crônica (Quadro II-4).

■ ANEMIAS HEMOLÍTICAS

1. Isoimunização Rh, ABO, outros sistemas.
2. Deficiências enzimáticas: G6PD e outras.
3. Defeitos congênitos: anormalidades na membrana celular (esferocitose), defeitos de síntese de hemoglobina.
4. Infecções.

Observação: essas anemias são estudadas em outros capítulos.

■ ANEMIA DA PREMATURIDADE

a) **Precoce** (fisiológica?): Hb 7g% entre a 6ª e 8ª semanas.
b) **Tardia**: após os 4 meses de vida; ferropriva.

Conduta terapêutica

▶ RN com anemia aguda

1. Instalar PVC em veia umbilical (se possível).
2. Administrar expansores de volume (sangue do mesmo grupo sanguíneo e Rh do RN ou do tipo O Rh negativo, plasma ou dextrano) enquanto se pesquisa se a palidez não é devida a uma asfixia.
3. Injetar aproximadamente 20mL/kg de fluidos e observar a reação do RN.
4. Segunda transfusão: 10 a 20mL/kg de sangue total, se este não foi dado inicialmente ou na dependência da avaliação clínica.
5. Suporte das condições cardiorrespiratórias.
6. Exame cuidadoso da placenta e do cordão umbilical. Se nenhuma anormalidade for encontrada: pesquisa de sangue fetal na circulação materna.

▶ RN moderadamente anemiado

Os critérios para transfusão dependem da avaliação clínica e dos dados laboratoriais:

- Hb menor que 12g% ao nascimento.
- Hb menor que 7g% em idades maiores.

Cálculo do volume a ser transfundido: 3mL/kg de concentrado de glóbulos ou 6mL/kg de sangue total elevam a hemoglobina de 1g%.

Exemplo prático:

RN de 2kg com nível de Hb de 6g% e que se deseja aumentar para 12g%: 6 (= aumento necessário de Hb em g%) × 3 (mL de hemácias fornecendo 1g de Hb) × 2 (= peso do RN) = 36mL de concentrado de glóbulos. Se optarmos pelo sangue total = 72mL.

Quadro II-4 – DIFERENCIAÇÃO ENTRE PERDA HEMORRÁGICA AGUDA E CRÔNICA NO RN.

Característica	Perda hemorrágica aguda	Perda hemorrágica crônica
Clínica	Início abrupto, palidez, respiração irregular, taquicardia, diminuição ou ausência de pulsos periféricos, pressão arterial baixa ou ausente, ausência de hepatoesplenomegalia	Desproporção entre palidez (intensa) e perda hemorrágica, podendo ocorrer sinais de ICC, incluindo hepatomegalia
Pressão venosa	Baixa	Normal ou alta
Concentração de hemoglobina	Pode ser normal ao nascimento, com diminuição rápida nas primeiras 24 horas	Diminuída ao nascimento
Hemácia	Normocítica normocrômica	Microcítica hipocrômica
Ferro sérico	Normal ao nascimento	Diminuído ao nascimento
Evolução	Correção precoce da anemia e choque para prevenir a morte	Apenas acompanhamento
Tratamento	Transfusão sanguínea (ferroterapia mais tarde)	Ferroterapia

■ ANEMIA DO PRÉ-TERMO

Além das diferentes causas referidas, o RN pré-termo apresenta predisposição às anemias tardias (geralmente após a 4ª semana): anemia hemolítica por hipovitaminose E; anemia fisiológica tardia do pré-termo.

ANEMIA HEMOLÍTICA POR HIPOVITAMINOSE E

Fatores predisponentes

1. Deficiência de vitamina E: ocorre redução da capacidade antioxidativa da hemácia.
2. Quantidade elevada de ácidos poli-insaturados na alimentação, principalmente ácido linoleico.
3. Administração precoce de ferro ao RN pré-termo.

Quando suspeitar

1. RN com peso geralmente inferior a 1.500g.
2. Manifestação clínica entre a 4ª e a 6ª semana de vida.
3. Níveis de hemoglobina entre 7 e 10%.
4. Reticulocitose.
5. Alteração morfológica das hemácias: aniso, poiquilo e esferocitose.
6. Edema de pés, membros inferiores e região escrotal.
7. Níveis plasmáticos de vitamina E inferiores a 0,6mg/100mL.

ANEMIA FISIOLÓGICA TARDIA DO PRÉ-TERMO

Fatores predisponentes

1. Diminuição do volume globular.
2. Hemodiluição com expansão do volume sanguíneo.
3. Diminuição da vida média das hemácias.
4. Crescimento físico muito rápido.
5. Diminuição da eritropoiese.
6. Imaturidade hematopoiética.
7. Nível sérico baixo de eritropoetina.

Quando suspeitar

1. Anemia tardia com níveis de Hb inferiores a 9g%.
2. Má aceitação alimentar.
3. Taquicardia.
4. Sonolência.
5. Ganho ponderal insatisfatório.

Esses sintomas ocorrem quando a anemia provoca uma oxigenação deficiente dos tecidos.

Conduta nas anemias do pré-termo

1. Transfusão de sangue na maioria dos prematuros < 30 semanas de IG nas 2 primeiras semanas de vida.
2. Ferroterapia a partir de 4-6 semanas de vida; 2-4mg/kg/dia (dose maior no aleitamento materno exclusivo) até 1-2 anos de vida.
3. Eritropoetina – em fase de implantação.

13. Policitemia Neonatal

O que é – hematócrito venoso maior ou igual a 65%, ou hemoglobina maior ou igual a 22g/dL, na primeira semana de vida.

Quando suspeitar

Antecedentes obstétricos

1. Toxemia gravídica.
2. Placenta prévia.
3. Gestação prolongada.
4. Mãe diabética (hiperisulinismo altera eritropoiese).
5. Drogas maternas: propranolol.
6. Tabagismo materno.
7. RN de mães com cardiopatia grave.

Características neonatais

1. Transfusão fetofetal.
2. Transfusão maternofetal.
3. Ligadura tardia do cordão.

Exame físico do RN

1. PIG = pequeno para a idade gestacional.
2. GIG = grande para a idade gestacional.
3. Hiperplasia congênita.
4. Síndrome de Beckwith = hipoglicemia rebelde com macroglossias.
5. Trissomias do 13, 18 e 21.
6. Síndrome de Beckwith-Wiedemann.
7. Tireotoxicose neonatal.
8. Hipotireoidismo congênito.

Dados clínicos

1. Pletora.
2. Desconforto respiratório, apneia.
3. Cianose.
4. Tremores, abalos musculares e convulsões, irritabilidade, letargia.
5. Insuficiência cardíaca.
6. Priapismo.
7. Icterícia.
8. Mais raramente: plaquetopenia, trombose de veia renal, distensão abdominal, distúrbio metabólico.
9. Intolerância alimentar, vômitos.

Que conduta tomar

Em todos os RN com hematócrito central acima de 70%, antecedentes sugestivos e sintomatologia clínica – fazer plasmaférese.

Volume de troca (sangue por plasma) calculado pela fórmula (Ht = hematócrito):

$$\text{Volume (mL)} = \frac{\text{volemia} \times (\text{Ht encontrado} - \text{Ht desejado})}{\text{Ht encontrado}}$$

Técnica – a troca de sangue por plasma pode ser realizada por meio de exsanguineotransfusão parcial ou por retiradas progressivas de sangue, seguida de administração de plasma em veia periférica.
Nota: volemia 80mL/kg; Ht desejado 60%.

14. Convulsões no RN – Tremores, Abalos Musculares

CONDUTA DIAGNÓSTICA

1ª etapa Tremores *vs.* mioclonias

Tremores

1. Movimentos rápidos; envolvem todos os membros.
2. Sensíveis aos estímulos, cessando quando o membro é segurado.
3. A frequência e a amplitude dos movimentos são sempre iguais (não é um movimento espasmódico).
4. Não são acompanhados por anormalidade do movimento dos olhos.

Fenômenos mioclônicos benignos – movimentos espasmódicos isolados de um membro ou de uma parte do corpo; ocorrem especialmente durante o sono e não são rítmicos nem repetitivos.

2ª etapa Significado

Tremores e abalos musculares – decorrem de uma hiperexcitabilidade neuromuscular. Podem estar relacionados a condições benignas do período de reatividade adaptativa (primeiras horas ou dias de vida: frio) ou com situações mais graves (as mesmas que provocam convulsões).

As **convulsões** podem resultar de: a) defeitos anatômicos do cérebro (necrose, cicatrizes, hemorragias) ou b) funcionais (hipoglicemia, distúrbios eletrolíticos, hipóxia). Encefalopatia hipóxico-isquêmica pode provocar alterações anatômicas permanentes que podem perpetuar as convulsões.

Significado – sinal de doença séria.

Importância – seu reconhecimento precoce seguido de pronto tratamento apropriado podem minimizar ou prevenir alterações estruturais do cérebro, o que melhora o prognóstico a longo prazo.

3ª etapa Caracterização/convulsões neonatais

Tônica generalizada – extensão forçada dos membros do tipo opistótono ou postura descerebrada; frequentemente associada com movimentos anormais dos olhos e ocasionalmente com atividade clônica. Ocorre em lesões cranianas graves (hemorragia cerebral) em prematuros.

Clônica – movimentos espasmódicos, rítmicos:

a) Focais: envolvem um só membro ou um lado do corpo ou da face. EEG com descargas epilépticas: podem expressar lesão focal do cérebro mas ocorre também em distúrbios metabólicos (hipoglicemia, hipocalcemia).
b) Multifocais: movimentos rítmicos migratórios de grupos musculares.

Mioclônicas – abalos rápidos que ocorrem na vigília; são repetitivos no mesmo membro ou envolvem extensas áreas do corpo. Indicam lesão maciça do SNC.

Sutis – surtos de sucção, bicicletear das pernas, movimentos de nadar dos braços, apneia, desvio dos olhos, movimentos repetidos dos olhos, tremular das pálpebras, risadas, postura tônica de um só membro, manifestações neurovegetativas (taquicardia, dilatação das pupilas). Podem representar descargas dos neurônios do tronco cerebral ou liberação de reflexos liberados pelo tronco cerebral. Suspeitar de qualquer movimento estereotipado repetitivo, especialmente em prematuros.

4ª etapa Causas mais frequentes

1º dia – hipóxia, hipoglicemia, hiperglicemia, efeitos diretos de drogas, dependência de piridoxina, infecção (meningite, sepse, TORCH), traumatismo grave.

2º e 3º dias – infecção (sepse, meningite), abstinência de drogas, malformações, hemorragia intracraniana, doenças metabólicas (ciclo da ureia, hiperglicinemia), hiperglicemia, hipocalcemia, hipo ou hipernatremia.

4º dia em diante – malformações, hipocalcemia e hiperfosfatemia (diabéticos), hiponatremia, distúrbios metabólicos (ciclo da ureia, aminoacidopatias), infecção (sepse, meningite, herpes), abstinência de drogas, malformações cerebrais.

5ª etapa Investigação

Análise clínica – história detalhada do pré-natal, perinatal e pós-natal (pesquisar hipóxia), malformações do SNC.

6ª etapa Triagem clínica (Quadro II-5)

7ª etapa Avaliação laboratorial (identificar causas tratáveis)

Providencie imediatamente

1. Hemograma, proteína C-reativa.
2. Dextrostix.
3. Dosagem sérica de glicose, Ca, P, Mg, eletrólitos.
4. Hemocultura.
5. Liquor completo (meningite).

Quadro II-5 – TRIAGEM ETIOLÓGICA DAS CONVULSÕES.

Processo predisponente	Causa provável da convulsão
Parto hipóxico	Hipóxia cerebral Hipoglicemia
Parto rápido ou mecanicamente difícil	Hemorragia intracraniana
RN pequeno para a IG Menor dos gêmeos	Hipoglicemia
RN prematuro	Hemorragia intracraniana Meningite Hipoglicemia
Diabetes materno	Hipoglicemia Hipocalcemia
Febre ou pielonefrite materna não tratada	Meningite
Hiperparatireoidismo materno	Hipocalcemia
RN a termo sadio, alimentado com leite de vaca	No fim da primeira semana: hipocalcemia

IG = idade gestacional.

Considere

1. Sangue: amônia, pH, cetonas, aminoácidos, gasometria.
2. Urina: aminoácidos, cloreto férrico, DNPH, Benedict.
3. Ultrassonografia craniana.
4. EEG.
5. Tomografia da cabeça.

CONDUTA TERAPÊUTICA

1. Colher sangue para exames e instalar venóclise com soro glicosado a 10% lento.
2. Se houver evidências clínicas ou laboratoriais de hipoglicemia, ver capítulo correspondente.
3. Medicação anticonvulsivante (ataque):
   1º) Fenobarbital sódico – 20mg/kg por via IV, lento.
   2º) *Se não ceder* – difenil-hidantoína (Hidantal: ampola = 5mL = 200mg): 20mg/kg por via IV, lento.
   Se não controlar – associar os dois.
   3º) *Se não ceder* – piridoxina 50mg por via IV, direto.
4. Se houver fatores predisponentes evidentes ou de acordo com os resultados laboratoriais, fazer o tratamento específico da etiologia (ver os itens correspondentes).
5. Iniciar a fase de manutenção com anticonvulsivantes – opções (usar 1 só):
   a) Fenobarbital (Gardenal: 1 gota = 1mg) 3-5mg/kg a cada 24 horas por via oral, fracionado a cada 12 horas.
   b) Difenil-hidantoína 5mg/kg a cada 24 horas por via IV, lento.
   c) Lorazepina.

Necessidade de tratamento posterior é controversa. Fatores de risco que indicam manutenção do tratamento por 2-12 meses: Apgar baixo, necessidade de ressuscitação além de 5 minutos, início precoce e convulsões prolongadas e de difícil controle.

15. Encefalopatia Hipóxico-Isquêmica

Resposta do cérebro à redução da oxigenação (hipóxia) e do fluxo sanguíneo (isquemia) a agravos que possam ter ocorrido durante a gestação (infecções, malformações, doenças neurovegetativas) ou por problemas de desenvolvimento (prematuridade, restrição do crescimento intrauterino) ou durante o parto (parto laborioso ou traumático) e mesmo pós-natal (choque).

O comprometimento é multissistêmico, com manifestações neurológicas, cardiovasculares, respiratórias, metabólicas, gastrintestinais, renais e hematológicas.

A causa mais frequente no período neonatal é a **asfixia perinatal** que se caracteriza por:

a) acidose metabólica ou mista acentuada;
b) Apgar 0-3 por mais de 5 minutos;
c) manifestações neurológicas neonatais (convulsão, hipotonia);
d) disfunção orgânica multissistêmica.

Existem estágios de **gravidade** (leve, moderada e grave) de acordo com o nível de consciência (de alerta a torpor), tono muscular (de normal a flácido), reflexos tendíneos (de aumentados a ausentes), postura (de flexão distal até descerebração), mioclonias (de ausentes a presentes), funções autonômicas (de prejudicadas a deprimidas).

QUADRO NEUROLÓGICO GRAVE

■ **Nas primeiras 12 horas de vida**

a) hipotonia (o tono pode estar preservado em RN menos comprometidos);
b) estupor ou coma (eventualmente hiperalerta);
c) respiração periódica ou irregular;
d) movimentos oculares desconjugados;
e) convulsões – (1) PT: convulsões tônicas generalizadas (do tipo postura de descerebração);
(2) RNT: convulsões clônicas multifocais (migrantes).

■ **De 12 a 24 horas de vida**

a) aparência "alerta" (não real);
b) hipotonia – (1) PT: nos membros inferiores;

(2) RNT: nos membros superiores;

c) apneia;

d) tremores;

e) convulsões graves e persistentes.

- **De 24 a 72 horas de vida**

a) piora do nível de consciência: coma e insuficiência respiratória, pupilas dilatadas e fixas ou reativas mas contraídas:

b) nesse período ocorre a maioria dos óbitos.

- **Após 72 horas de vida**

a) melhora do nível de consciência (persiste algum grau de estupor);

b) dificuldade de sucção, deglutição e movimentação da língua:

c) hipotonia (quanto mais prolongada, mais sequelas neurológicas).

- **No fim da 1ª semana de vida**

Dados prognósticos:

a) exame neurológico normal – desenvolvimento normal;

b) hipotonia – substituição por espasticidade permanente.

Diagnóstico por imagem

1. Ultrassonografia transfontanela sequenciada.
2. Tomografia craniana.
3. Ressonância magnética.
4. Eletroencefalograma.

Conduta terapêutica

1. Tratamento de suporte em UTI; hidratação, oxigenação, manutenção da glicemia, correção dos distúrbios metabólicos, suporte nutricional.
2. Prevenção e tratamento de choque, insuficiência renal e cardíaca; controle das convulsões.
3. Promissor: hipotermia seletiva da cabeça.

Prognóstico

Elevada frequência de paralisia cerebral, problemas de comportamento e de aprendizado.

Exame neurológico e EEG alterados por mais de 1 semana sugerem mau prognóstico.

16. Hemorragia Cerebral

HEMORRAGIA PERI-INTRAVENTRICULAR

Local do sangramento primário – matriz germinativa subependimária (MGSE), tecido imaturo localizado nos cornos anteriores dos ventrículos laterais, e que não é encontrada no RN a termo.

Quem é **sujeito** – RN **pré-termo**; quanto menor a idade gestacional, maior o risco de sangramento.

Razão do sangramento – multifatorial.

Fatores de risco – prematuridade, membrana hialina, acidose, distúrbios hidroeletrolíticos, convulsões, tocotraumatismo, fenômenos hipóxico-isquêmicos.

Conduta diagnóstica

1. Presença de fatores de risco (ver acima).
2. Manifestações clínicas – depende da gravidade da hemorragia: correlação com o resultado da ultrassonografia transfontanela:
   (1) Casos **discretos** (grau I) – podem ser assintomáticos.
   (2) Casos **leves** (grau II) – diminuição da consciência, redução da atividade, hipotonia, movimentos oculares anormais.
   (3) Casos **graves** (graus III e IV) – deterioração brusca com estupor, anemia aguda, abaulamento da fontanela, hipo ou hipertonia, pupilas não reativas, bradicardia, apneia, hipotermia, convulsões tônicas generalizadas, choque, acidose metabólica.
   (4) Manifestações **tardias** (ligadas ao prognóstico) – hemiparesias espásticas, quadriparesias assimétricas.
3. Comprovação – exames por **imagem**.

17. Principais Distúrbios Metabólicos do RN

(Ver também ***Erros inatos do metabolismo)***

HIPOGLICEMIA NEONATAL

O que é – glicemia inferior a 40mg/dL, independentemente da idade gestacional do RN.

Quais são os RN de "**alto risco**" para hipoglicemia?

1. Filho de mãe diabética.
2. RN pré-termo, especialmente com peso inferior a 2.000g.
3. RN pequeno para a idade gestacional (PIG/RCIU).
4. RN grande para a idade gestacional (GIG).
5. RN de mães com disfunção placentária.
6. Gemelaridade (especialmente o menor dos gêmeos).
7. RN com lesão do sistema nervoso central.
8. RN com membrana hialina.
9. RN com distúrbios hemorrágicos.
10. RN submetidos a exsanguineotransfusão.

Quando suspeitar

Presença de fatores predisponentes (RN de "alto risco").

Dados clínicos:

1. Podem ser assintomáticos, principalmente se filho de mãe diabética.
2. Sintomas mais frequentes: tremores, abalos musculares, convulsões, taquipneia, apneia, respiração irregular, apatia, irritabilidade, choro agudo ou débil, hipotonia, recusa alimentar, sucção fraca.

Controle periódico com Dextrostix – valorizar níveis abaixo de 45mg/dL. Pesquisar com 1, 2, 4, 8,12 e 24 horas de vida.

Que conduta tomar?

Em todos RN com fator de risco para hipoglicemia – triagem natal com Dextrostix com 1 hora de vida nos filhos de mãe diabética e nos PIG
e com 3 horas em todos.

a) glicemia acima de 40mg/dL – repetir a cada 6 horas até completar 24 horas e glicemia estabilizada. Repetir a qualquer momento se aparecerem sintomas suspeitos de hipoglicemia;
b) glicemia no limite – repetir após 1 hora;
c) glicemia abaixo de 40mg/dL – confirmar pela dosagem de glicose sanguínea.

1. Em todo caso com sintomas sugestivos de hipoglicemia ou se glicemia abaixo de 30mg/dL: *urgência* – minibolo por via IV de 200mg/kg de glicose = 2mL de soro glicosado a 10% por via IV em 2 a 5 minutos.
2. Imediatamente após o minibolo e de início em todos os casos de hipoglicemia, sintomática:
   - Correção e controle do aleitamento.
   - Infusão contínua de glicose sob forma de soro glicosado a 10% (bomba de infusão).

   Critério – velocidade de infusão de glicose = VIG:
   VIG é calculada em mg de glicose por kg de peso por minuto (ver fórmula).
   Usar VIG = 8mg/kg/min = 4,8mL/kg/h.
   Isto corresponde a soro glicosado a 10% – 100mL/kg/24h = 1,5 gota/kg/min.
3. Após 1 hora, dosagem da glicemia capilar.

Evolução 1 – glicemia normalizada – *reduzir VIG:*

1º) VIG: 6mg/kg/min = 3,6mL/kg/h = 1,2 gota/kg/min, por 3 horas.

2º) Controle da glicemia após 3 horas, se normal – manutenção por 24 horas:
VIG 4mg/kg/min = 2,4mL/kg/h = 0,8 gota/kg/min.
Se for necessário para hidratação, pode-se passar para soro glicosado a 5%,
voltando-se à velocidade inicial.
Controle glicêmico com 1, 8, 16 e 24 horas.

3º) Nunca suspender abruptamente o soro glicosado – passar para 5% e reduzir lentamente em 2-3 dias.

Casos de alto risco podem necessitar do uso de glicose por via IV por 3 a 7 dias.

Evolução 2 – hipoglicemia persistente – *aumentar VIG.*

1º) Aumentar VIG para 10 e 12mg/kg/min
= 6 a 7,2mL/kg/min = 2 a 2,2 gotas/kg/min.
Para não aumentar muito o volume infundido, pode-se passar para soro glicosado a 12,5%.

2º) Se a hipoglicemia persistir e necessitar de VIG > 12mg/kg/min, acrescentar hidrocortisona – 5mg/kg/vez por via IV a cada 12 horas.

3º) Após estabilização da glicemia fazer retirada gradual, podendo ser substituída por prednisona por via oral 2mg/kg/dia dividido de 12 em 12 horas e redução gradual em poucos dias.

Hipoglicemia persistente não responsiva ao tratamento – pesquisar erros inatos do metabolismo, deficiência endócrina, hiperinsulinismo.

Exceção – hipoglicemia grave sem acesso venoso imediato: glucagon 0,3mg/kg, IM; garante a glicemia por 2-3 horas.

Nos **RN de muito baixo peso**, iniciar precocemente a nutrição parenteral e passar logo que possível para a enteral.

HIPOCALCEMIA NEONATAL

O que é – grupo de distúrbios relacionados a uma diminuição da calcemia, caracterizados por sintomatologia variada, de acordo com o grau de maturidade do SNC e a idade do RN.

Quais os RN de **"alto risco"** para hipocalcemia?

1. RN pré-termo.
2. RN pequeno para a idade gestacional, submetido à anoxia.
3. RN de mãe diabética.
4. Parto traumático ou prolongado.
5. Hiperparatireoidismo materno.
6. RN submetido à exsanguineotransfusão.
7. RN submetido a tratamento de acidose com bicarbonato.
8. RN com hipoparatireoidismo congênito.
9. RN alimentado exclusivamente com leite de vaca.

Os 3 últimos itens são considerados tardios: ocorrem entre 5 e 7 dias de vida.

Quando suspeitar

1. No período neonatal **imediato** (em prematuros), os sinais e os sintomas mais comuns são: tremores e

abalos musculares, irritabilidade e convulsão. Podem também ocorrer cianose, letargia e vômitos.

2. No período neonatal **tardio**, pode-se manifestar, embora não seja frequente, o quadro clínico da tetania clássica, com convulsões, hipertonia muscular, hiporreflexia, espasmo carpopedal, sinais de Chvostek e Trousseau.

Comprovação **laboratorial**: cálcio sérico inferior a 8mg/dL no RN sintomático e inferior a 7mg/dL no RN assintomático.

Preferível dosar cálcio ionizável: < 4mg/dL.

Que conduta tomar?

Tratar todos os casos de hipocalcemia sintomática e todos de calcemia inferior a 7mg/dL.

1. Dose de ataque (só na convulsão) – gluconato de cálcio a 10%: 1mL/kg, por via IV, lento, não ultrapassando 10mL para o RN a termo e 6mL para o pré-termo. *Observação*: administrar em 5 a 10 minutos, se possível com monitoração cardíaca. Na impossibilidade dessa monitoração, administrar gluconato em 2 horas, diluído em aproximadamente 20mL de soro glicosado a 5%.
2. Esquema de **manutenção** (segundo Behrman): Gluconato de cálcio a 10% – 4 a 8mL/kg/dia (equivalente a 75mg/kg de cálcio elementar), por via IV contínua, ou dividido em 4 doses, por via oral, durante 24 horas.
   Determinação da calcemia – se normal, reduzir a dosagem para 4mL/kg/dia (equivale a 37,5mg/kg de cálcio elementar), em 4 doses, por via oral, seguida de 2mL/kg/dia, em 4 doses, por via oral, por mais 24 horas.
3. Se, após o ataque e a manutenção com 8mL/kg/dia, a calcemia ainda se encontra abaixo dos valores normais, manter o gluconato, 8mL/kg/dia, até a normalização da calcemia.

HIPOMAGNESEMIA NEONATAL

O que é – deficiência de magnésio no período neonatal.

Comprovação laboratorial: **magnesemia** inferior a 1,5mg/dL no primeiro dia de vida e inferior a 1,8mg/dL nos dias subsequentes.

Sinais clínicos aparecem com valores < 1,2mg/dL.

Quando suspeitar

Antecedentes maternos – diabetes materno, toxemia, síndrome de má absorção, uso intensivo de diuréticos e primigestas jovens.

Antecedentes neonatais imediatos – restrição de crescimento intrauterino, prematuridade.

Dados clínicos – hiperexcitabilidade neuromuscular (tremores, abalos, convulsões, hipotonia); RN pequeno para a idade gestacional, apresentando hipocalcemia resistente à terapêutica habitual com cálcio, ocasionalmente quadro convulsivo.

Que conduta tomar?

Sulfato de magnésio a 50%: 0,1mL/kg/dose, por via IM, de 8 em 8 horas durante 1 dia.

Alternativa – solução a 5 a 10% por via IV; controle das pressões arterial e cardíaca. Dosagem do magnésio sérico: se normal, suspensão do tratamento; se continua em hipomagnesemia, manutenção com o mesmo esquema até a normalização laboratorial.

Alimentar o mais rápido possível

HIPERGLICEMIA NEONATAL

O que é – elevação dos níveis de glicemia no sangue total acima de 125mg/dL. É pouco frequente.

Principais causas

1. Administração de solução glicosada em RN pré-termo, principalmente com peso inferior a 1.500g, em velocidade superior a 6mg/kg/min.
2. Infecção.
3. Diabetes transitório do RN, especialmente o PIG.

Quando suspeitar

Dados clínicos: RN de baixo peso com desidratação aguda, vômitos, poliúria, dificuldade de ganhar peso e convulsão.

Pode ser assintomática.

Dados laboratoriais: glicemia > 125mg/dL, glicosúria, acidose metabólica.

Que conduta tomar?

1. Níveis de glicemia entre 125 e 250mg/dL: diminuição da concentração da glicose administrada; controle periódico de Dextrostix e glicosúria.
2. Níveis de glicemia entre 250 e 400mg/dL: redução gradativa da administração de glicose; controles frequentes de glicemia.
3. Níveis de glicemia superiores a 400mg/dL:
   - Suspensão gradativa da solução glicosada.
   - Hidratação.
   - Insulinoterapia em situações selecionadas.
   - Solução com 10U de insulina regular/100mL de soro glicosado.
   - Dose: 0,01 a 0,1U/kg/h. Monitorar glicemia a cada hora; monitorar potássio.

Observação: o tempo de tratamento varia de 1 dia a várias semanas.

18. Recém-Nascido de Mãe Diabética (RND)

1ª etapa Importância do problema

Elevada natimortalidade, neomortalidade e de malformações. Complicações peculiares que podem ser prevenidas ou tratadas precocemente, levando à melhora do prognóstico.

Quando suspeitar

1. Mãe diabética.
2. Aspecto peculiar – "gigantismo fetal", fácies cushingoide, pescoço curto, pele avermelhada, grande quantidade de cabelos. São crianças flácidas, sonolentas. Esse aspecto permite levantar a suspeita de diabetes materno mesmo quando esse diagnóstico não é conhecido previamente (Fig. II-22).

Observação: o aumento ponderal exagerado do RND ocorre após a 28ª semana de gestação, devido ao acúmulo de gordura.

Na mãe diabética classe D, as possibilidades de seu RN ser grande são da ordem de 50%; enquanto se a mãe for classe E a G o RN pode-se apresentar desnutrido, tal como nos casos de insuficiência placentária.

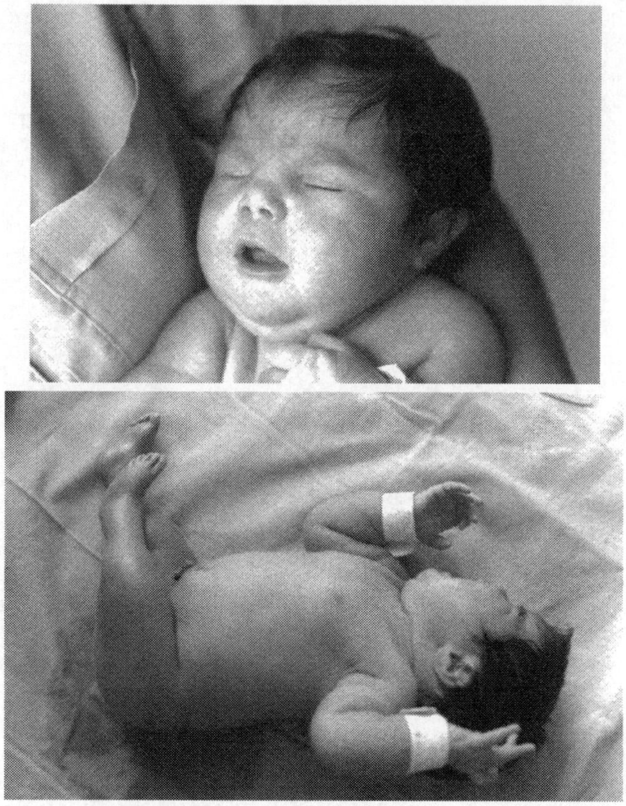

Figura II-22 – RN de mãe diabética (RND).

2ª etapa Problemas frequentes no RND

1. Macrossomia.
2. Restrição do crescimento intrauterino.
3. Hipoglicemia precoce intensa e duradoura (48-72 horas).
4. Prematuridade.
5. Asfixia neonatal.
6. Taquipneia transitória do recém-nascido.
7. Doença das membranas hialinas.
8. Hipocalcemia transitória, ocorre após 24 horas de vida. Pode ser acompanhada de hipomagnesemia.
9. Policitemia que acarreta trombose das veias renais e hiperbilirrubinemia.

Destaques

1. Ocorrência de **hipoglicemia** precoce e, às vezes, assintomática. O aparecimento de sintomas (palidez, sudorese, apneia, letargia, má sucção, convulsões) não se relaciona com os níveis de hipoglicemia; portanto, não se deve esperar por seu aparecimento para pesquisar a crise hipoglicêmica. É preciso surpreendê-la desde a primeira hora de vida.
2. Doença das **membranas hialinas** que acomete o RND, em função de sua prematuridade, é responsável por 45% dos óbitos dessas crianças.

3ª etapa Atendimento do RND na sala de parto

1. A ocorrência de anoxia perinatal deve ser sempre prevista e adotadas as medidas adequadas (berço de reanimação previamente aquecido; material para entubação, aspiração, oxigenação e cateterização da veia umbilical).
2. Examinar o coto umbilical para verificar se não apresenta anomalias.

4ª etapa Controle evolutivo do RND

Glicemia – por meio de Dextrostix: a partir da primeira hora de vida, repetindo-se a cada 3 horas (se o primeiro for normal: acima de 45mg/dL) nas primeiras 12 horas de vida e, a seguir, a cada 8 horas nos primeiros 3 dias de vida.

Objetivo: surpreender precocemente as crises de hipoglicemia, pois 50% dos RND fazem hipoglicemia nas primeiras 6 horas de vida.

Quando o Dextrostix revelar hipoglicemia, solicitar: glicemia de veia periférica (para documentar com precisão os níveis de hipoglicemia).

Dosagem de cálcio – quando houver sintomatologia de hipocalcemia e/ou hipoglicemia. Ocorre em 23% dos casos. Controle de calcemia a cada 24 horas.

Hiperbilirrubinemia – ocorre com mais frequência no RND que nas crianças da mesma idade gestacional. Além disso, a anoxia perinatal também contribui para a hiperbilirrubinemia.

Radiografias de tórax – frente e perfil (quando existir desconforto respiratório e suspeita de cardiopatia congênita). Objetivo: evidenciar a causa do desconforto respiratório, afastar as complicações dos processos de reanimação (pneumotórax e/ou pneumomediastino) e a localização do cateter umbilical. Ter em mente que a incidência de doença pulmonar de membranas hialinas está aumentada no RND.

Gasometria (nos casos de desconforto respiratório grave). *Objetivo*: diagnosticar e controlar a acidose metabólica ou mista que se instala em consequência do processo pulmonar.

Hemorragia intracraniana – detectável pelo exame de liquor cuja etiologia estaria relacionada à anoxia perinatal. Solicitar ultrassonografia de crânio.

Exame de urina tipo I

Objetivo: pesquisa de hematúria que, associada à presença de massas palpáveis em flancos, leva à suspeita de trombose de veia renal (incidência de até 15,8% em RND).

Exames relativos a complicações iatrogênicas

1. Hemograma – para detectar processos infecciosos cuja incidência é elevada pelo fato de os RND terem nascido prematuramente e serem submetidos à frequente manipulação.
2. Ionograma – para estudo e controle do equilíbrio hidroeletrolítico, em especial da pesquisa de hiponatremia iatrogênica.
3. Exame bacteriológico dos cateteres usados, sondas umbilicais ou endotraqueais, para pesquisa de infecção.

Pesquisa de anomalias congênitas

1. Radiografias de ossos longos e coluna: anomalias espinhais, desde hemivértebras até síndrome de regressão caudal ou agenesia espinhal, anomalias do fêmur, tíbia, perôneo e luxação congênita do quadril.
2. Anomalias cardíacas: CIV, TGVB.

CONDUTA TERAPÊUTICA

Todo RND é de **alto risco**. Encaminhar ao Berçário de Cuidados Especiais onde deve ficar 24 horas em incubadora e mais 24 horas no berço.

Vigilância; manutenção da temperatura corporal.

Alimentação precoce – RND que estiver bem deve receber leite materno na primeira hora de vida; complementar com leite humano de banco de leite.

Nos RND sintomáticos iniciar tão logo as condições clínicas o permitam:

1. Controle de **glicemia**: Dextrostix com 30 minutos, 1, 2, 3 e 4 horas de vida e, a seguir, de 8/8 horas até completar 72 horas de vida.
2. Monitorar **calcemia** com 12 e 24 horas de vida.
3. Correção da acidose metabólica.
4. Oxigenação, se necessário, pelo método mais conveniente.
5. **Correção da hiperbilirrubinemia**: **fototerapia.**

Se o RND apresentar **hipoglicemia assintomática no 1º dia**: soro glicosado a 10%, 60-80mL/kg/dia.

Suporte nutricional adequado (amamentação).

Nos demais casos citados, ver capítulos e itens respectivos.

Correção da hipoglicemia – com níveis glicêmicos inferiores a 30m/dL em RN a termo ou 20m/dL em pré-termo, nas primeiras 72 horas de vida, ou abaixo de 40m/dL em qualquer grupo, a partir do terceiro dia de vida:

1. **Sem sintomatologia**

Infusão venosa de glicose a 10%: 60 a 80mL/kg/dia no primeiro dia de vida.

2. **Com sintomatologia**

Dose de ataque – soro glicosado a 10%: 2mL/kg, por via IV lentamente em 5 a 10 minutos ou 1 a 2mL/kg/min.

Manutenção – glicose a 10%: 80 a 100mL/kg/24 horas. Evitar concentração de glicose superior a 12,5% pelos riscos que acarreta: (1) possibilidade de ocorrer flebite; (2) risco de hiperglicemia – gotejamento inadequado (usar se possível bomba de infusão para controlar o gotejamento).

Controle – glicemia a cada 6 horas; reduzir a velocidade de infusão se: (1) duas glicemias normais; (2) hiperglicemia (> 120m/dL) ou glicosúria em 2 amostras de urina.

Cuidado – reduzir a concentração de glicose lentamente em 2 a 3 dias, passando a glicose de 10 para 5%.

Nunca suspender o soro glicosado a 10% abruptamente. Retirada gradual com o RN recebendo alimentação por via oral.

Importante – após o segundo dia de infusão de glicose, acrescentar Na 1 a 2mEq/100cal metabolizadas e, a partir do terceiro dia, potássio 1 a 2mEq/100cal metabolizadas.

Corticosteroide – indicado nos casos refratários ou recidivantes de hipoglicemia após 24 horas de tratamento ou nos casos de 2 doses de ataque ineficientes para a correção da hipoglicemia.

Hidrocortisona – 5mg/kg, por via IV ou IM, a cada 12h. Manter continuamente na primeira semana.

Glucagon – 0,3mg/kg, por via IM: dose única. Indicação: hipoglicemia devido a hiperinsulinismo não corrigido com infusão de glicose.

Correção da hipocalcemia – ver capítulo correspondente.

Correção dos distúrbios respiratórios – oxigenação adequada; se necessário, ventilação assistida ou controlada.

Manutenção da temperatura corporal – para evitar hipotermia que leva à hipoglicemia.

Correção da acidose metabólica – por meio da administração de bicarbonato de sódio, se indicado. A correção deve ser lenta.

Correção da hiperbilirrubinemia

1. Fototerapia quando BI acima de 12mg/dL em RN a termo e acima de 10mg/dL em RN pré-termo.
2. Exsanguineotransfusão quando BI maior que 20 em RN a termo e BI maior que 15 em RN pré-termo.

SEGUIMENTO – todo recém-nascido de mãe diabética deverá ser submetido a consultas periódicas, com especial atenção ao desenvolvimento neuropsicomotor. Lembrar que o RND corre risco (estimado em 1 a 4%) de se tornar um diabético antes dos 40 anos de idade.

19. Diarreia Crônica

1. **Intolerância secundária à lactose** – pós-gastroenterite infecciosa (que pode ser adquirida inclusive no berçário).
2. **Intolerância primária à lactose (rara)** – melhora com fórmula sem lactose.
3. **Intolerância à sacarose-isomaltose (rara)** – melhora pela substituição por glicose.
4. **Intolerância à glicose-galactose (rara)** – melhora pela substituição por frutose.
5. **Cloridrorreia congênita (rara)** – prematuro, poli-hidrâmnio, hiperbilirrubinemia, distensão abdominal, diarreia aquosa com elevado conteúdo de cloretos, alcalose metabólica, hipocloremia.

Importante: **não confundir com diarreia fisiológica do RN alimentado ao seio** que, na verdade, são as fezes normais do RN que está mamando bem e se desenvolvendo satisfatoriamente.

Ver capítulo Diarreia crônica.

20. Infecções no Recém-Nascido

O RN é altamente suscetível à infecção, em decorrência de suas peculiaridades – suscetibilidade da pele, cicatriz umbilical aberta, necessidade de maior manuseio, imaturidade imunológica comprometendo tanto os fatores inespecíficos como os mecanismos específicos: deficiência de IgM (que implica risco aumentado pela infecção por bactérias gram-negativas) e de IgA.

Na vida intrauterina, a maneira mais comum de infecção fetal é por via amniótica, através de uma ruptura prematura de membranas. Essa infecção amniótica pode ocorrer em parto prolongado ou devido à manipulação excessiva durante ele.

A passagem pelo **canal do parto** pode propiciar infecção por *Candida albicans*, estreptococo beta-hemolítico do grupo B (pneumonias e meningite), gonococos (oftalmia), *Chlamydia* (conjuntivite e pneumonite).

As infecções **pós-natais** são as mais frequentes: as portas de entrada são o tubo digestório e as vias respiratórias.

Fontes de contaminação: mãos contaminadas, incubadoras, respiradores, sondas, cateteres, mamadeiras.

Transmissão **vertical** (da mãe ao RN) de doenças específicas. Principais **agentes** etiológicos nas infecções do RN:

1. Bactérias: *E. coli*, *Klebsiella-Enterobacter*, enterococo, estreptococo beta-hemolítico do grupo B. Após 72 horas, ocorre aumento do risco pela infecção por *Staphylococcus aureus*. Eventualmente, pode ocorrer infecção por pseudomonas. *Proteus*, salmonelas, pneumococos, *Haemophilus*, *Listeria*, *Chlamydia trachomatis*, gonococos.
2. Vírus: ECHO, Coxsackie B, rubéola, herpes e citomegalovírus.
3. Protozoários: toxoplasma e *Pneumocystis carinii*.
4. Fungos: *Candida albicans*.
5. Anaeróbios.

As maiores preocupações atuais são com estreptococo beta-hemolítico do grupo B, *E. coli*, pseudomonas, *Staphylococcus epidermidis* e *Candida*.

CONDUTA DIAGNÓSTICA

Quando suspeitar – "RN que não vai bem", presença de focos infecciosos localizatórios.

Dados clínicos

História

1. Baixo peso de nascimento.
2. Infecção amniótica: presença de fisometria.
3. Infecção materna durante a gravidez e no momento do parto.
4. Ruptura prematura de membranas (mais de 24 horas).
5. Parto contaminado por fezes.
6. Problemas na reanimação (especialmente entubação e cateterização de vasos umbilicais).

7. Anomalias congênitas dos tratos urinário, respiratório e cardiovascular.
8. Secreção sanguinolenta no trato respiratório superior, sugerindo aspiração de secreção vaginal ou sangue materno.
9. Sofrimento fetal.
10. Assepsia precária no centro obstétrico, na reanimação, na enfermaria ou no lactário.

Exame físico

1. RN que não vai bem.
2. Precário controle de temperatura: febre ou hipotermia.
3. SNC, letargia ou irritabilidade; hipo ou hiper-reflexia, tremores ou convulsões, abaulamento de fontanela, movimentos oculares anormais, hipotonia.
4. Pele: *rash* ou eritema, púrpura, onfalite, escleredema.
5. Sistema respiratório: cianose, respiração irregular, desconforto respiratório.
6. Trato gastrintestinal: recusa alimentar, vômitos, diarreia ou obstipação, distensão abdominal, hepatomegalia.
7. Sistema hematopoiético: icterícia, sangramentos, esplenomegalia.
8. Sistema circulatório: palidez ou cianose, taquicardia ou arritmia, hipotensão, edema.

Exames complementares

Úteis para a caracterização de uma infecção no RN:

1. Inspeção cuidadosa da placenta e do cordão umbilical com exame histológico e bacteriológico.
2. Hemograma: dados sugestivos – leucopenia (menos que 5.000) ou leucocitose (mais de 30.000), com desvio à esquerda, anemia e trombocitopenia; relação entre o número de segmentados jovens e o total de segmentados superior a 0,2.
3. Conteúdo gástrico (obtido por aspiração): mais de 5 polimorfonucleares por campo sugerem infecção fetal.
4. Outros exames: hemossedimentação, proteína C-reativa, que se alteram precocemente na infecção neonatal. Pela grande incidência de meningite, a colheita de LCR é obrigatória nas infecções graves e obscuras.
5. Culturas de sangue, urina, liquor e secreções (deverão ser colhidas imediatamente).

■ IMPETIGO NO RN

O que é – infecção cutânea causada por estafilococo (impetigo bolhoso).

Quando suspeitar

1. Surge geralmente nos primeiros dias de vida.
2. Lesões cutâneas, vesiculosas, principalmente de face, pescoço e tórax (frequentemente as lesões vesiculares se rompem, deixando ver a pele vermelha e úmida).
3. Muitas lesões apresentam-se grandes, com a forma de bolhas, cheias de material purulento ou seroso.

Como confirmar o diagnóstico

Exame bacteriológico da secreção (geralmente desnecessário na prática).

Que conduta tomar?

Em casos leves, RN em boas condições gerais: terapêutica tópica com soluções antissépticas, eventualmente pomadas de antibiótico: neomicina + bacitricina (Nebacetin) ou ácido fusídico (Verutex) ou mupirocina (Bactroban).

■ SEPSE NEONATAL

O que é – síndrome neonatal que se manifesta por sinais sistêmicos de infecção e é acompanhada frequentemente de bacteriemia, no 1º mês de vida.

1ª etapa Quando suspeitar

Todo "RN que não vai bem" com recusa alimentar e hipoatividade na presença de fatores de risco.

Fatores de risco: baixo peso ao nascer, prematuridade, asfixia perinatal, infecção urinária materna, RN do gênero masculino.

2ª etapa Manifestações clínicas

Início brusco ou insidioso ("RN que não vai bem"): hipoativo, resíduo gástrico, instabilidade térmica, alteração persistente da temperatura corporal (hipotermia ou febre).

Manifestações mais frequentes: desconforto respiratório; crises de apneia, distensão abdominal, vômitos, diarreia; taquicardia; cianose, icterícia, respiração acidótica, hepatoesplenomegalia, sangramentos, escleredema (tardio indica extrema gravidade).

3ª etapa Classificação: precoce *vs.* tardia

Precoce

Ocorre **nas primeiras 72 horas de vida.**

Aquisição vertical causada por germes da flora do trato genital da mãe. Pode ser causada por gram-negativos (enterobactérias) ou positivos, incluindo estafilococos.

Evolução pode ser fulminante (alta mortalidade).

Diagnóstico **precoce** na presença de **fatores de risco**.

- Ruptura prolongada das membranas (mais de 18-24h) e 2 ou mais fatores de risco: prematuridade (IG menor que 34 semanas), baixo peso (menor que 1.500g), corioamnionite, asfixia perinatal (Apgar de 5 minutos menor que 6), colonização materna por estreptococo do grupo B.

Diagnóstico **imediato** – infecção multissistêmica grave (toxemia): apoiar o diagnóstico em leucopenia, neutropenia, granulações tóxicas nos neutrófilos e proteína C-reativa elevada.

Sepse muito precoce – primeiras **24 horas** de vida: estreptococo do grupo B; gravíssima, evolução rápida ou *Listeria monocytogenes*.

Tardia

Ocorre depois do 4º dia (2ª semana de vida).

Aquisição intra-hospitalar, depende do hospedeiro, ambiente hospitalar, procedimentos invasivos. Pode ser causada por *Staphylococcus aureus* coagulase-negativa, gram-negativos intra-hospitalares (*Klebsiella* e pseudomonas), fungos (*Candida*). Início insidioso, evolução lenta, febre, infecções focais (meningite), mortalidade mais baixa.

Sepse muito tardia – ocorre depois dos 30 dias de vida em RN de muito baixo peso que evolui em UTI neonatal, submetido a procedimentos invasivos (estafilococos coagulase-negativa, *Candida*, pseudomonas, *Klebsiella*): apneia, bradicardia, letargia; hipo ou hipertermia.

Manifestações focais: onfalite, impetigo, celulite, conjuntivite, otite, infecção urinária, pneumonia, meningite, osteomielite.

4ª etapa Ajuda laboratorial

Hemograma

a) Leucopenia (< 5.000); neutropenia (< 2.000); granulocitopenia (< 500); granulações tóxicas; leucocitose (> 25.000).

b) Relação entre neutrófilos imaturos (NI = bastonados) e neutrófilos totais (NT): ocorre aumento relativo dos neutrófilos bastonados.
Índice neutrofílico ou infeccioso: NI/NT > 0,2.
Se o primeiro exame for inconclusivo, repetir após 12 horas. *Observação*: a especificidade é baixa, isto é, as alterações podem ocorrer em outras situações que não as infecciosas. Correlacionar com o quadro clínico. Podem causar neutropenia e aumento do índice NI/NT: hipertensão materna, asfixia grave do RN, hemorragia periventricular, doença hemolítica, convulsões.

c) **Proteína C-reativa** (PCR)
Sugestivo de infecção: > 1mg/dL.
Aumenta precocemente na infecção; após 24-48 horas a especificidade chega a 80%. Medidas seriadas são úteis para avaliar a eficácia do tratamento, a duração da antibioticoterapia e o surgimento de complicações.

Fase inicial da sepse: leucopenia + NI aumentado

Lembrete: distúrbios metabólicos hereditários podem dar um quadro clínico parecido com sepse e eventualmente se complicar com sepse.

O exame hematológico ajuda a excluir o diagnóstico de infecção
e a evitar o uso de antibióticos desnecessários.

5ª etapa Diagnóstico específico/bacteriológico

1. Hemocultura – é o teste "padrão-ouro". Colher o sangue antes do início da antibioticoterapia; assepsia rigorosa (para evitar contaminação); a coleta do cateter pode traduzir apenas colonizações. Convém puncionar 2 sítios diferentes ao mesmo tempo ou repetir após 12-24 horas.

Hemocultura negativa não afasta totalmente sepse.

2. Liquor – controvérsia: de rotina ou apenas nos casos com manifestações neurológicas?
3. Urocultura – apenas na sepse tardia.
4. Detecção de antígenos bacterianos – teste do látex em sangue, liquor e, principalmente, urina concentrada.

Importante: a observação cuidadosa dos casos duvidosos é a melhor conduta.

Avanços nos métodos diagnósticos: PCR, dosagem de citocinas.

Conduta terapêutica

Tratamento em UTI neonatal

1. **Estabilização** – correção de desidratação, desequilíbrio hidroeletrolítico e acidobásico; hemodinâmica instável: expansores de volemia, aminas vasoativas; suporte ventilatório.
2. **Suporte** – incubadora, manutenção da temperatura corporal, oxigênio, alimentação parenteral, controle da glicemia, controle laboratorial.
3. Tratamento **específico – antibioticoterapia**.

Duração: 7 a 10 dias ou aproximadamente 5 a 7 dias após o desaparecimento da sintomatologia e PCR normalizada.

Tratamento **empírico** por via IV:

a) Sepse **muito precoce** – suspeita de estreptococo beta-hemolítico do grupo B.
   - Sem meningite: ampicilina 200mg/kg/dia ou penicilina cristalina 200.000U/kg/dia; a cada 6-8 horas. Associar aminoglicosídeo (gentamicina 7,5mg/kg/dia).
   - Com meningite: aumentar ampicilina para 300-400mg/kg/dia ou penicilina para 500.000U/kg/dia, a cada 6 horas.

b) Sepse de **início precoce** – ampicilina + amicacina.
Ampicilina 25mg/kg/**dose**: meningite 50mg/kg/**dose**
< 2kg: (a) < 7dias: 12/12h; (b) > 7dias: 8/8h;
> 2kg: (a) < 7dias: 8/8h; (b) > 7dias: 6/6h.
Amicacina (mg/kg/**dose**):
< 2kg: (a) < 7 dias: 7,5, a cada 12-18h;
(b) > 7 dias: 7,5, a cada 8-12h.
> 2kg: (a) < 7 dias: 10, a cada 12h;
(b) > 7 dias: 10, a cada 8h.

c) Sepse **tardia** – oxacilina + amicacina.
No estafilococo intra-hospitalar: vancomicina; gram-negativos: verificar suscetibilidade do hospital.

1. Flora **vaginal** materna: cefotaxima + gentamicina:
   - cefotaxima – 50mg/kg/dose:
     (a) < 7 dias: a cada 12h; (b) > 7 dias: a cada 8h.
   - gentamicina – 2,5mg/kg/dose:
     (a) < 7 dias: a cada 12h; (b) > 7 dias: a cada 8h.
2. Adquirida na **comunidade** (alta frequência de meningite): ampicilina + cefalosporina de 3ª geração (se for excluída meningite, pode ser usada gentamicina ou amicacina) Ampicilina atua contra estreptococos do grupo B, *Listeria* e enterococos; tem efeito sinérgico, com os aminoglicosídeos, contra bactérias gram-negativas.
   Se houver pústulas (estafilococos), substituir ampicilina por oxacilina.
   Oxacilina: 25mg/kg/**dose**:
   < 2kg: (a) < 7 dias: 12/12h; (b) > 7 dias: 8/8h;
   > 2kg: (a) < 7 dias: 8/8h; (b) > 7 dias: 6/6h
3. Adquirida no **hospital** (UTI): cefalosporina de 3ª geração + aminoglicosídeo (em suspeita de meningite, substituir o aminoglicosídeo por vancomicina):
   - cefotaxima – 50mg/kg/**dose**:
     (a) < 7 dias: 12/12h; (b) > 7 dias: 8/8h.
   - ceftriaxona – 50mg/kg a cada 24h:
     > 2kg e > 7 dias: 75mg/kg a cada 24h.
   - ceftazidima: < 2kg e < 7 dias: 50mg/kg/dose de 12/12h;
     para os demais RN: de 8/8h.
4. Casos que **não respondem** à terapia citada ou de acordo com o **antibiograma**:
   a) Estafilococos resistentes: vancomicina; alternativa: teicoplamina + rifampicina.
   Vancomicina (mg/kg/**dose**):
   < 2kg: (a) < 7 dias: 10, a cada 12-18h;
   (b) > 7 dias: 15, a cada 12h.
   > 2kg: (a) < 7 dias: 15, a cada 12h;
   (b) > 7 dias: 15, a cada 8h.
   b) Enterobactérias e pseudomonas (inclusive meningite) – opções:
   Meropenem: 20mg/kg/**dose** 12/12h;
   para > 2kg e > 7 dias: 8/8h.
   Aztreonan – 30mg/kg/**dose**
   < 2kg: (a) < 7 dias: 12/12h; (b) > 7 dias: 8/8h.
   > 2kg: (a) < 7 dias: 8/8h; (b) > 7 dias: 6/6h.
   c) Anaeróbios em infecções abdominais: metronidazol
   7,5mg/kg/**dose** de 12/12h; para > 2kg e > 7 dias: 8/8h *ou* clindamicina 5mg/kg/**dose**:
   < 2kg: (a) < 7 dias: 12/12h; (b) > 7 dias: 8/8h.
   > 2kg: (a) < 7 dias: 8/8h; (b) > 7 dias: 6/6h.
   d) *Klebsiella*: cefotaxima ou ceftazidima + amicacina.
   e) Pseudomonas: ceftazidima + amicacina.
   f) *Listeria*: ampicilina + gentamicina.
   g) *Candida*: anfotericina B ou fluconazol (6-12mg/kg/dia a cada 24h); nas endocardites e meningites, pode-se associar flucitosina.

Nas infecções cutâneas mais extensas indica-se antibioticoterapia sistêmica: oxacilina por via IV, seguida por cefalosporina de 1ª geração por VO.

■ HERPES SIMPLES

Contágio na passagem do canal do parto de mães que adquiriram herpes no período pré-natal, principalmente no último trimestre.

1. Infecção grave do tipo sepse neonatal precoce com acometimento de múltiplos órgãos: anemia, manifestações hemorrágicas, desconforto respiratório, icterícia, hepatoesplenomegalia, cianose, convulsões, choque; distúrbios neurológicos. Às vezes, lesões cutâneas. Ocorre ao nascimento; raro.
2. Forma localizada
   Aparece no fim da primeira semana ou início da segunda.
   a) Pele, mucosa da boca e olhos – **vesículas** agrupadas.
   Pode comprometer, em seguida, o SNC (50% dos casos).
   b) Neurológica – febre alta, letargia, irritabilidade, convulsões; liquor com aumento de linfócitos e proteínas; lesões cutâneas em 50%.
   Evolução desfavorável.
   c) Oftalmológica – ceratoconjuntivite, retinocoroidite, úlcera da córnea, catarata, atrofia óptica; em 30-50% pode disseminar-se com comprometimento neurológico.
3. PCR no liquor permite diagnóstico rápido de encefalite.

Conduta: sustentação; na encefalite – aciclovir (Zovirax) 20mg/kg/dose por via IV de 8/8h, 14 dias. Herpes ocular – oftalmologista.

■ ENTEROVIROSES

Incluem echovírus (55%) e Coxsackie B (45%).

Alerta: doença febril no fim da gravidez ou em familiares.

a) Apresentação precoce disseminada grave – RN com clínica de sepse e sinais de meningoencefalite, hepatite e miocardite.

Insuficiência hepática e coagulação intravascular disseminada.

b) Aparecimento até o fim da 2ª semana: febre, recusa alimentar, diarreia, irritabilidade, letargia, *rash*, hepatomegalia, icterícia, convulsões.

Exames úteis – radiografia de tórax, transaminases aumentadas e liquor com aumento da celularidade.

Exames a considerar – cultura e PCR.
Sorologia neste caso não tem valor.

Conduta sintomática e de sustentação.

■ CITOMEGALIA CONGÊNITA

O que é – infecção no RN causada pelo citomegalovírus, geralmente secundária a uma viremia, resultando em placentite.

Quando há sintomatologia (10%), o quadro clínico é bastante grave, podendo ser semelhante à sífilis congênita, à toxoplasmose ou à sepse. Compromete mais glândulas salivares, fígado, baço, pulmão, cérebro e superfícies serosas. Seus efeitos se fazem sentir tanto na vida embrionária, ocasionando malformação, como na vida fetal, acarretando lesões viscerais múltiplas e aspectos clínicos polimorfos.

Quando suspeitar

RN cujas mães apresentaram quadro clínico compatível com virose inespecífica no último trimestre da gravidez e se apresenta com prematuridade, restrição do crescimento intrauterino e/ou sintomatologia precoce grave.

1. **Dados clínicos**

   Variam desde infecção inaparente até grave envolvimento sistêmico, levando ao óbito.

   Importante: os casos assintomáticos devem ser acompanhados porque podem apresentar, tardiamente, deficiência intelectual, surdez, defeitos motores, defeitos dentários.

   Casos agudos graves: anemia, icterícia, petéquias, púrpura, hepatoesplenomegalia, encefalite, retinocoroidite, calcificações cerebrais.

   a) Sinais gerais de infecção sistêmica no RN (hipotonia, irritabilidade, hipo ou hipertermia).
   b) Hepatomegalia e esplenomegalia (50% do total); pode ser o único sinal.
   c) Icterícia, por aumento tanto da bilirrubina direta como da indireta.
   d) Anemia com aumento de reticulócitos.
   e) Petéquias, por trombocitopenia. Púrpuras e equimoses.
   f) Microcefalia pode ser a única manifestação clínica.
   g) Calcificação intracraniana, consequente à encefalite necrosante intrauterina.
   h) Pneumonia, hepatite e encefalite.
   i) Coriorretinite. Microftalmia e catarata.
   j) Surdez neurossensorial.
   k) Tardiamente, presença de atraso neuropsicomotor.

2. **Características radiológicas**

   a) O exame radiológico do crânio demonstra calcificações cerebrais, principalmente periventriculares.
   b) Estreitamento longitudinal dos ossos largos, com esclerose óssea.

   Completar com ultrassonografia/tomografia do crânio e fundo de olho.

3. **Exames laboratoriais**

   a) Evidência de uma infecção: IgM elevada no sangue do cordão (mais de 20mg/dL).
   b) Evidência de infecção pelo CMV: presença na urina de células grandes com grande inclusão intranuclear basófila ("olho de coruja").
   c) Prova de infecção pelo CMV: isolamento do vírus nas 2 primeiras semanas de vida – sangue, urina, saliva. Resultado demorado.
   d) Substituto da cultura, resultado rápido: **PCR**.
   e) Como os 2 anteriores não são facilmente disponíveis, usam-se na prática testes sorológicos:
      - Imunofluorescência para anticorpo IgG
        Resultado negativo afasta infecção pelo CMV.
        Presença de IgG pode ser infecção ou transmissão passiva de anticorpos maternos.
        Nas crianças realmente infectadas, o título permanece elevado por tempo prolongado; os anticorpos de origem materna caem em 6 meses.
      - Imunoenzimático (teste de captura) de IgM
        Reação positiva para teste de avidez significa infecção congênita.

Conduta terapêutica

Ainda em estudos, para casos sintomáticos, o uso de ganciclovir (Citovene) e valganciclovir.

Acompanhamento atento de todos os casos de infecção comprovada mesmo que assintomáticos.

■ MONILÍASE SISTÊMICA (Candidíase)

O que é – infecção grave, causada pela *Candida albicans*, forma micelar, eventualmente outras espécies.

Alerta – **Fatores de risco**

1. Mãe com candidíase genital.
2. Prematuridade/baixo peso.
3. RN em uso de antibióticos de amplo espectro, cateter venoso central, nutrição parenteral, ventilação pulmonar mecânica.

Quando suspeitar

Presença de fatores de risco e quadro de **sepse** com cultura negativa para bactérias e resistente aos antibióticos habituais.

O comprometimento é multissistêmico, mas pode haver predomínio do envolvimento de determinado órgão.

Febre/hipotermia, hipoatividade, recusa alimentar, distensão abdominal, sangramento digestivo, hiperglicemia, hematúria, infecção das vias urinárias, meningite, bradicardia, desconforto respiratório, icterícia, hepato e esplenomegalia, endoftalmite.

Exames selecionados – ecocardiografia, ultrassonografia abdominal, oftalmoscopia.

Diagnóstico – cultura positiva para *Candida*.

Conduta terapêutica

- Anfotericina B – diluída em soro glicosado a 5%

  Dose – 1mg/kg/dia em 6 horas, durante 4 semanas.

  Proteger o frasco da luz envolvendo-o em papel-alumínio.

  Controle da ureia sanguínea.
- Anfotericina B lipossomal

  3-5mg/kg/dia.

  Iniciar com 1mg/kg/dia e aumentar gradativamente até 3-5mg/kg/dia; por via IV em 2 horas; duração 14 dias.
- Pode-se associar fluorocitosina para tratamento de meningite – 100 a 150mg/kg/dia, fracionado em 4 vezes ao dia, por via oral.

OUTRAS INFECÇÕES DO RN

Ver quadro II-6.

SÍNDROME TORCH

TORCH = cegonha (em inglês) – compreende toxoplasmose, rubéola, citomegalia, herpes; atualmente "expandido" com sífilis, listeriose, varicela, vírus Epstein-Barr, Chagas congênito. Quadro clínico semelhante pode ocorrer na eritroblastose fetal.

Caracterização: a) restrição do crescimento intrauterino; b) quadro clínico de sepse do recém-nascido;

Quadro II-6 – ALGUMAS INFECÇÕES NO RN.

Dados clínicos de alarme	Sugerem	Recursos diagnósticos	Terapêutica específica
1. Dor à movimentação dos membros inferiores 2. Sinais inflamatórios locais 3. Antecedente de punção venosa 4. Quadro toxêmico discreto	Artrite séptica e/ou osteomielite	Radiografia Punção articular com cultura • estafilococos • enterobactérias	Oxacilina **ou** vancomicina **e/ou** aminoglicosídeo Mínimo: 3 semanas
1. Quadro geral de infecção 2. Icterícia 3. Alteração de temperatura: hipotermia ou febre	Infecção do trato urinário	Bacterioscópico de urina Urocultura (coliformes) Ultrassonografia renal	Aminoglicosídeo por 14 dias ou ceftriaxona
1. Sinais inflamatórios periumbilicais (eritema, edema, secreção purulenta) 2. Comprometimento sistêmico	Onfalite	Cultura de secreção Hemocultura (estafilococo)	Oxacilina + aminoglicosídeo por 2 semanas
1. "Sapinho" bucal 2. Antecedente de: antibioticoterapia prolongada ou imunossupressores 3. Extrema gravidade	Candidíase sistêmica	Hemocultura para fungos	Anfotericina B **ou** lipossômica por 4 semanas **ou** cetoconazol
1. Conjuntivite precoce, com piora rápida 2. Secreção purulenta intensa e edema palpebral 3. Comprometimento sistêmico	Oftalmia neonatal	Bacterioscópico e cultura: gonococo	Penicilina cristalina por 10 dias **ou** ceftriaxona 50mg/kg/dia, por 7 dias

c) icterícia com aumento da bilirrubina direta; d) hepatoesplenomegalia; e) anemia: f) sangramento ou plaquetopenia; g) lesão de pele ou mucosa; h) encefalite.

Investigação laboratorial: a) hemograma; b) bilirrubinas; c) liquor; d) hemocultura; e) radiografias de crânio e esqueleto: f) fundo de olho; g) IgM; h) sorologia (preferivelmente na mãe): RSS, toxoplasmose, rubéola, HBsAg, citomegalovírus, reação de Machado-Guerreiro; i) pesquisa de tripanossomo em esfregaço de sangue (se antecedente de transfusão na mãe ou zona endêmica de doença de Chagas).

■ RUBÉOLA CONGÊNITA

Várias manifestações clínicas, consequentes à infecção do feto pelo vírus da rubéola.

1. **Relação com a época de gravidez** – risco de rubéola congênita. O risco para o feto depende da imunidade materna e da idade de exposição, sendo: 50% quando a infecção ocorre no primeiro mês de gestação, 30% no segundo mês, 20% no terceiro mês, 5% no quarto mês, é possível no quinto e no sexto mês, raro no último trimestre.
   Na vacinação antirrubéola, feita logo antes ou pouco depois da concepção, o risco de doença é em torno de 5%.
2. **Contagiosidade** – é importante saber que 90% dos RN com rubéola congênita são contagiantes até um ano.

Conduta diagnóstica na rubéola congênita

1ª etapa Manifestações clínicas

Precoces – 85% dos casos: defeitos múltiplos; associação mais frequente: **defeitos oculares**, **surdez** e **cardiopatia congênita**.

1. Distúrbios gerais no RN: baixo peso, púrpura trombocitopênica, hepatite com icterícia, hepatoesplenomegalia, pneumonite intersticial, alterações esqueléticas.
2. Olhos: catarata, microftalmia, coriorretinopatia, glaucoma.
3. Coração: PCA, estenose valvar pulmonar, CIV, miocardite.
4. Ouvido: surdez.
5. SNC: microcefalia, meningoencefalite, hipotonia.

Tardias (até 4 anos de idade) – crianças aparentemente normais ao nascimento podem apresentar doença de início tardio, geralmente entre 3 meses e 1 ano de idade. Nos casos suspeitos é útil submeter a criança a exames laboratoriais (aos 6 meses de idade) para identificar aquelas que estão em risco.

1. Atraso do desenvolvimento motor.
2. Deficiência intelectual, dificuldade de aprendizado.
3. Surdez.
4. Exantema rubeliforme crônico.
5. Predisposição a diabetes tipo 1, hipo ou hipertireoidismo, deficiência do hormônio de crescimento.
6. Hipogamaglobulinemia, infecções repetidas.
7. Distúrbios psiquiátricos: autismo, esquizofrenia.

2ª etapa Diagnóstico

Anamnese: a) contato com portador de rubéola; b) vacinação no início da gestação; c) doença eruptiva durante a gestação.

Laboratorial

1. **Na gestação** – em mães com infecção aguda ou recente: IgM presentes ou teste de avidez de IgG sugestivo.
   PCR no líquido amniótico
   obtido por meio de amniocentese.
2. **No RN**

O teste de avidez positivo (> 30%) confirma rubéola congênita.

a) Anticorpos específicos IgM no sangue do cordão ou periférico podem dar resultado falso-positivo ou falso-negativo (infecção na fase tardia da gestação).
b) Anticorpos específicos IgG: a positividade indica infecção, mas pode ser simples transmissão passiva de anticorpos maternos. Aumento do título após 3-4 semanas ou persistência em títulos altos após os 6 meses de vida confirma infecção.

■ TOXOPLASMOSE CONGÊNITA

Casos ilustrativos

__Caso 1__ – RN com cianose generalizada desde o nascimento, gemência, taquidispneia, com tiragem intercostal e subdiafragmática, estertores subcrepitantes disseminados, FR = 60. Com 4 horas de vida, mostrava-se pálido, com sangramentos difusos (inclusive hematúria), petéquias disseminadas e hepatoesplenomegalia. A seguir, passou a apresentar cianose facial, dispneia, bradicardia, vindo a falecer.

Dado clínico chamativo: sepse sugerida pelas condições de nascimento da criança e pela rápida instalação do quadro fatal.

__Caso 2__ – criança com 1 ano de idade, que há 9 meses apresenta choro constante, hipertonia e cegueira. Atraso acentuado do desenvolvimento neuropsicomotor (nem segura a cabeça) e amaurose. Nos antecedentes familiares, mãe portadora de toxoplasmose, com gestação anterior de natimorto. Quadro clínico chamativo: atraso neuropsicomotor acentuado e amaurose.

__Caso 3__ – aos 6 meses foi enviado ao oftalmologista porque apresentava estrabismo. Nessa ocasião, foi feito diagnóstico de coriorretinite. Provas para toxoplasmose positivas. Atualmente, aos 9 anos de idade, é inteligente, bom desenvolvimento motor mas tem visão muito deficiente, necessitando de lupas especiais.

Caso 4 – lactente com icterícia prolongada à custa de bilirrubina direta e indireta (tipo hepatocelular). Hepatoesplenomegalia. Prova sorológica para toxoplasmose positiva; coriorretinite. Reavaliação após alguns anos mostrou deficiência mental moderada.

O que é TOXOPLASMOSE CONGÊNITA – infecção congênita causada pelo *Toxoplasma gondii*, parasita intracelular obrigatório cujo hospedeiro definitivo é o gato e transmitida pela mãe com infecção adquirida durante a gravidez.

Conduta diagnóstica na TOXOPLASMOSE CONGÊNITA

1ª etapa Quando suspeitar

Dois tipos de manifestações clínicas podem ser encontrados:

1. Doença grave generalizada (visceral/neurológica e oftalmológica).
2. Tétrade de Sabin – hidrocefalia ou microcefalia, coriorretinite, calcificações intracerebrais, deficiência intelectual.

O comprometimento neurológico está sempre presente: encefalite aguda precoce ou sequelas tardias.

Atenção – apenas 20% tem doença evidente ao nascimento.

2ª etapa Quadro clínico

1º tipo – visceral: manifestações generalizadas que dependem provavelmente de infecção mais recente. RN, no geral, de baixo peso (parece haver predisposição à prematuridade e à desnutrição intraútero), em más condições de nascimento, hipotermia, exantema petequial e/ou sufusões hemorrágicas generalizadas, pneumonia, cardiopatia, icterícia colestática, hepatoesplenomegalia, anemia e diarreia. Dentre essas manifestações clínicas estão as 4 manifestações básicas – a tétrade de Sabin.

2º tipo – encefálico: em que há principalmente lesões neurológicas e oculares, como hidrocefalia ou microcefalia, microftalmia, coriorretinite, catarata, perturbações da motricidade, atraso no desenvolvimento neuropsicomotor, convulsões, amaurose

LCR xantocrômico com glicose baixa e proteína alta.

3ª etapa Radiografia simples do crânio

1. Calcificações intracerebrais: manchas esparsas ou listas na base ou nos hemisférios.
2. Flocos finos, formando um desenho em torno dos ventrículos laterais.

São detectáveis em 30% dos casos nos primeiros meses de vida e 80% até os 2 anos.

Tomografia pode detectar calcificações não evidenciadas nas radiografias, além de dilatação ventricular e atrofia cortical.

4ª etapa Fundo de olho: coriorretinite

Presente ao nascimento; eventualmente pode aparecer após semanas ou meses.

É o sinal único em 15% dos RN infectados.

5ª etapa Estudo sorológico

1. Atualmente o teste mais específico e sensível é a PCR tanto no sangue, no liquor, como no líquido amniótico.
2. Na impossibilidade do anterior – pesquisa de anticorpos antitoxoplasma:
   a) IgM – positiva indica infecção; negativa não afasta; método imunofluorimétrico.
   b) IgG (ELISA, imunofluorescência) – pode indicar infecção ou apenas anticorpos maternos. Se IgM negativa, os títulos devem ser acompanhados evolutivamente: persistência de títulos elevados de IgG fazem o diagnóstico de infecção. Cotejar com dados clínicos e radiológicos. Em caso de dúvida, solicitar ELISA com teste de avidez. Na fase aguda da infecção, os níveis de avidez são baixos (< 30%).

Conduta terapêutica na toxoplasmose congênita

▶ RN sadios mas cujas mães tiveram toxoplasmose durante a gravidez

Sulfadiazina + pirimetazina (+ ácido folínico) durante 30 dias. A manutenção do tratamento depende da evolução clínica e dos títulos sorológicos.

▶ Toxoplasmose congênita sintomática

Duração do tratamento – 1 ano.

Pirimetamina + sulfadiazina.

– Piremetazina (Daraprin comprimidos de 25mg).

Dose de ataque: 2mg/kg/dia durante 2 dias.

Após: 1mg/kg/dia durante 2 a 6 meses (conforme a gravidade).

Após: 3 vezes por semana (2ª, 4ª e 6ª-feira).

– Sulfadiazina (comprimidos de 500mg)

100mg/kg/dia em 2 vezes ao dia.

- Associar ácido folínico (Leucoverin comprimidos de 15mg)

10mg 3 vezes por semana.

- Na encefalite e coriorretinite em atividade:

Associar prednisona (comprimidos de 5mg) ou prednisolona (Predsim, Prelone) 1mL = 3mg.

1mg/kg/2 vezes ao dia até melhora evidente.

■ SÍFILIS CONGÊNITA

Casos ilustrativos

Caso 1 – menina de 26 horas de vida, branca; há mais ou menos 12 horas começou a ficar "amarelinha", não está aceitando a mamadeira e não chora. RN de baixo peso para a idade gestacional, com icterícia zona III, hipotônico, reflexo de Moro apenas esboçado, hepatoesplenomegalia, hemorragia de coto umbilical e anemia com características hemolíticas. Não há possibilidade de incompatibilidade sanguínea entre os pais.

Caso 2 – menino de 2 meses, branco; há 20 dias vem apresentando braço caído, chorando muito à manipulação dos membros, principalmente braço D e perna E (pseudoparalisia de Parrot). Lesões cutâneas com erupção bolhosa das palmas das mãos e plantas dos pés (pênfigos).
Reação sorológica para sífilis.

Diagnóstico – sífilis congênita precoce.

O que é – espiroquetemia causada pelo *Treponema pallidum*, que chega à circulação fetal e à placenta quando a mãe é portadora de sífilis primária ou secundária.

Conduta diagnóstica na sífilis congênita

1ª etapa Quando suspeitar

1. Mãe com processo sifilítico ativo, após o 4º mês de gestação (antes disso a membrana celular das vilosidades coriônicas é impermeável ao *Treponema*). Há possibilidade de o feto ser contaminado no final da gestação, ou seja, após o 8º mês, por ter a mãe adquirido a doença nessa fase.
2. Dor à manipulação dos membros, principalmente membro superior direito; choro constante.
3. Sepse do RN com manifestações viscerais.
4. RSS positivas. Possibilidade de falso-positivos (10% dos casos) que devem ser corretamente interpretados.

2ª etapa Sífilis congênita precoce

Manifestações clínicas já ao nascimento ou até 2-3 meses, máximo de 2 anos.

1. **Lesões cutâneas**
   a) Pênfigo palmoplantar – erupção bolhosa das palmas das mãos e plantas dos pés com conteúdo seroso ou hemorrágico (Fig. II-23). Ao romper, deixam superfície cruenta.
   b) *Rash* maculopapular – as lesões costumam ser circulares ou circinadas avermelhadas na fase inicial (coxas, nádegas, pés), adquirindo uma característica coloração cúprica, mais tarde.
   c) Coriza sifilítica – secreção espessa serossanguinolenta com obstrução nasal acentuada, irritando o lábio superior (aparece na segunda ou terceira semana). A coriza sifilítica apresenta 3 graus:
      (1) Infiltração mucosa, com simples obstrução nasal.
      (2) Erosiva-infiltrativa com secreção purulenta, sanguinolenta, altamente contagiante, dado o grande número de treponemas ali existentes.

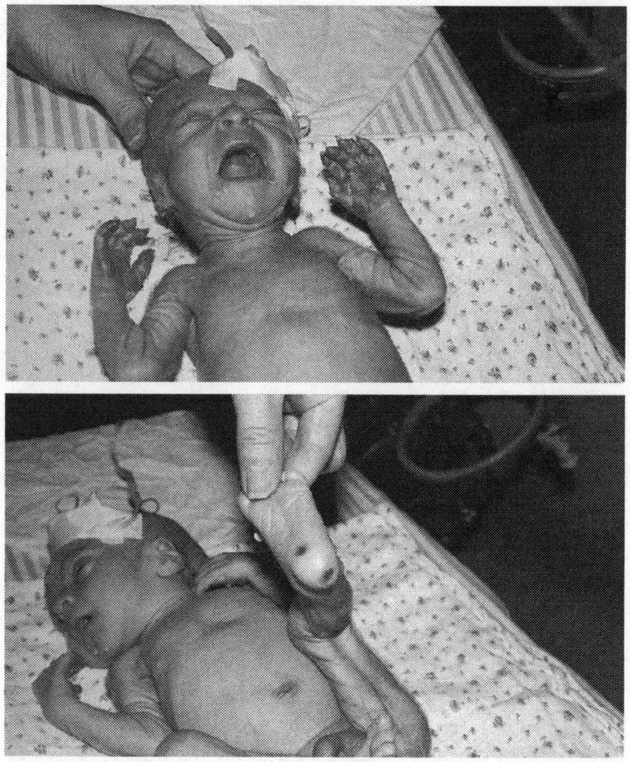

Figura II-23 – Sífilis congênita: pênfigo palmoplantar.

      (3) Destrutiva até o plano ósseo, já com o típico nariz em sela (sinal tardio).
   d) Lesões das mucosas que evoluem para fissuras hemorrágicas e deixam rágades cicatriciais.
2. **Lesões ósseas** – são muito importantes e frequentes, podendo ser o primeiro sinal de alerta para o diagnóstico, como acontece com os casos de pseudoparalisia (Fig. II-24). Simétricas e múltiplas.
   a) **Osteocondrite-metaepifisária**: destruição "em taça" da extremidade epifisária (ocorre em 80% dos casos).
   b) **Periostite**: espessamento cortical da diáfise com aspecto estratificado. Acomete mais tíbia, fêmur e úmero. Diagnosticada radiologicamente por volta do 3º mês.
   c) **Rarefação óssea.**
   d) **Impotência funcional**: pseudoparalisia de Parrot, aparece até o 3º mês; frequência de 5 a 10%. Dor à manipulação, irritabilidade.
3. **Lesões hepáticas**
   a) **Hepatomegalia** (50-90% dos casos) e/ou esplenomegalia. A esplenomegalia é a mais frequente das complicações viscerais.
   b) **Hepatite**: as lesões hepáticas são quase constantes, pois o fígado é o primeiro órgão abordado

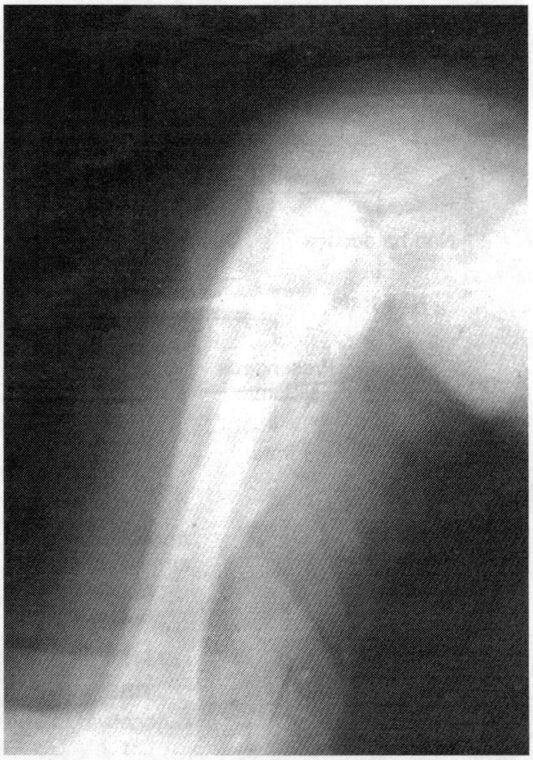

Figura II-24 – Sífilis congênita: radiografia de osso.

pelo treponema ao chegar no feto por via placentária. Hepatomegalia, icterícia, provas funcionais alteradas.

4. **Lesão renal** – ocorre geralmente nas formas septicêmicas; provoca proteinúria, cilindrúria, hematúria e edemas.
5. **Alteração do sangue** – anemia é um dado constante; nas formas precoces costuma ser muito grave, em geral acompanhada de manifestações hemorrágicas e plaquetopenia.
   Leucopenia ou leucocitose.
6. **Lesão do aparelho respiratório** – além da coriza, as alterações podem constar de lesões laríngeas (choro rouco). A doença pulmonar mais característica é a pneumonia intersticial (pneumonia alba), incompatível com a vida.
7. **Lesões do SNC** – meningite, liquor com pleocitose linfocitária, hiperproteinorraquia; 10% dos casos tratados desenvolvem posteriormente neurossífilis.
8. **Outras manifestações** – a sífilis congênita é causa de desnutrição fetal e de falta de ganho de peso do RN (não obrigatoriamente). Pode haver febre; acometimento ganglionar, dado por linfadenomegalia, principalmente do grupo epitroclear. Quando o olho é envolvido pela sífilis, encontra-se a típica coriorretinite em "sal e pimenta" que não parece diminuir a acuidade visual.

Nota: a sífilis congênita entra no diagnóstico diferencial das sepses neonatais.

3ª etapa Sífilis congênita TARDIA

Tríade clássica – deformidades dentárias, surdez, ceratite intersticial (olhos).

Manifestações clínicas que se declaram após o segundo ano de vida, pré-escolares e escolares: lesões cutaneomucosas (perfuração do véu palatino), lesões ósseas (tíbia "em sabre", nariz "em sela", fronte olímpica), deformidades dentárias, hipoplasia dos dentes permanentes (dentes de Hutchinson); deficiência visual, surdez, dificuldade de aprendizado.

4ª etapa Diagnóstico laboratorial

1. Pesquisa de anticorpos não específicos (cardiolipinas) = VDRL (ou RPR).
   Observação: com base em uma única prova sorológica do sangue do cordão do RN é difícil fazer o diagnóstico diferencial entre a passagem passiva de anticorpos e a doença, exceto quando o título inicial do RN é 4 vezes maior do que o materno. Quando é apenas uma passagem de anticorpos, o título no RN é menor e tende a decrescer e tornar-se negativo em 3 meses. Quando se trata de doença adquirida dentro do útero, o título aumentará.
2. Anticorpos treponêmicos são testes confirmatórios:
   a) Reação de imunofluorescência = FTA-ABS-IgM por ELISA. Quando positiva significa infecção fetal; pode ser falso-negativa (20%). *Importante*: havendo sintomatologia evidente ou suspeita é melhor tratar do que esperar.
   b) Exame de liquor na sífilis congênita com comprometimento do SNC – discreto aumento de linfócitos, aumento de proteínas e VDRL positivo.

5ª etapa Diagnóstico radiológico (ossos longos)

Anormalidades metafisárias patognomônicas: bandas translúcidas.
Osteocondrite, osteíte e periostite em tíbia, fêmur, úmero.

6ª etapa Diagnóstico diferencial

1. Quando o quadro clínico é típico (pênfigo palmoplantar, coriza, sifílides cutâneas, esplenomegalia dura, pseudoparalisia de Parrot), o diagnóstico torna-se fácil.
2. Na forma maciça precoce, quando é grande o predomínio das manifestações viscerais, pode ser confundido com sepse, toxoplasmose congênita (forma visceral), doença de inclusão citomegálica, das quais se distingue principalmente pelas alterações cutaneomucosas e esqueléticas.

3. A pseudoparalisia de Parrot pode ser confundida inicialmente com lesão do plexo braquial, por tocotraumatismo.

CONDUTA TERAPÊUTICA (Fig. II-25)

1. RN de mães com sífilis não adequadamente tratadas

Solicitar em todos os casos: hemograma, radiografia de ossos longos e exame do liquor, além do exame sorológico (VDRL).

a) Se VDRL reagente e/ou exames alterados:
Penicilina cristalina por via IV: 100.000 a 150.000U/kg/dia. Na 1ª semana de vida: dividir de 12/12h; a partir da 2ª semana de vida, de 8/8h.
Duração: 10 dias.
Alternativa: penicilina procaína 50.000U/kg por via IM, diária, durante 10 dias.

b) Se liquor alterado – só usar o esquema de penicilina IV.

c) Se RN assintomático, VDRL e exames negativos:
Penicilina benzatina 50.000U por via IM, dose única.
Manter acompanhamento sorológico.

2. RN de mãe com sífilis mas adequadamente tratada

Solicitar VDRL no RN.

a) VDRL positivo com título maior que o materno e/ou sintomatologia suspeita:
Solicitar os exames; se positivos tratar como em 1a ou 1b.

b) RN assintomático com VDRL reagente mas com título inferior ao materno – acompanhar clínica e sorologicamente.

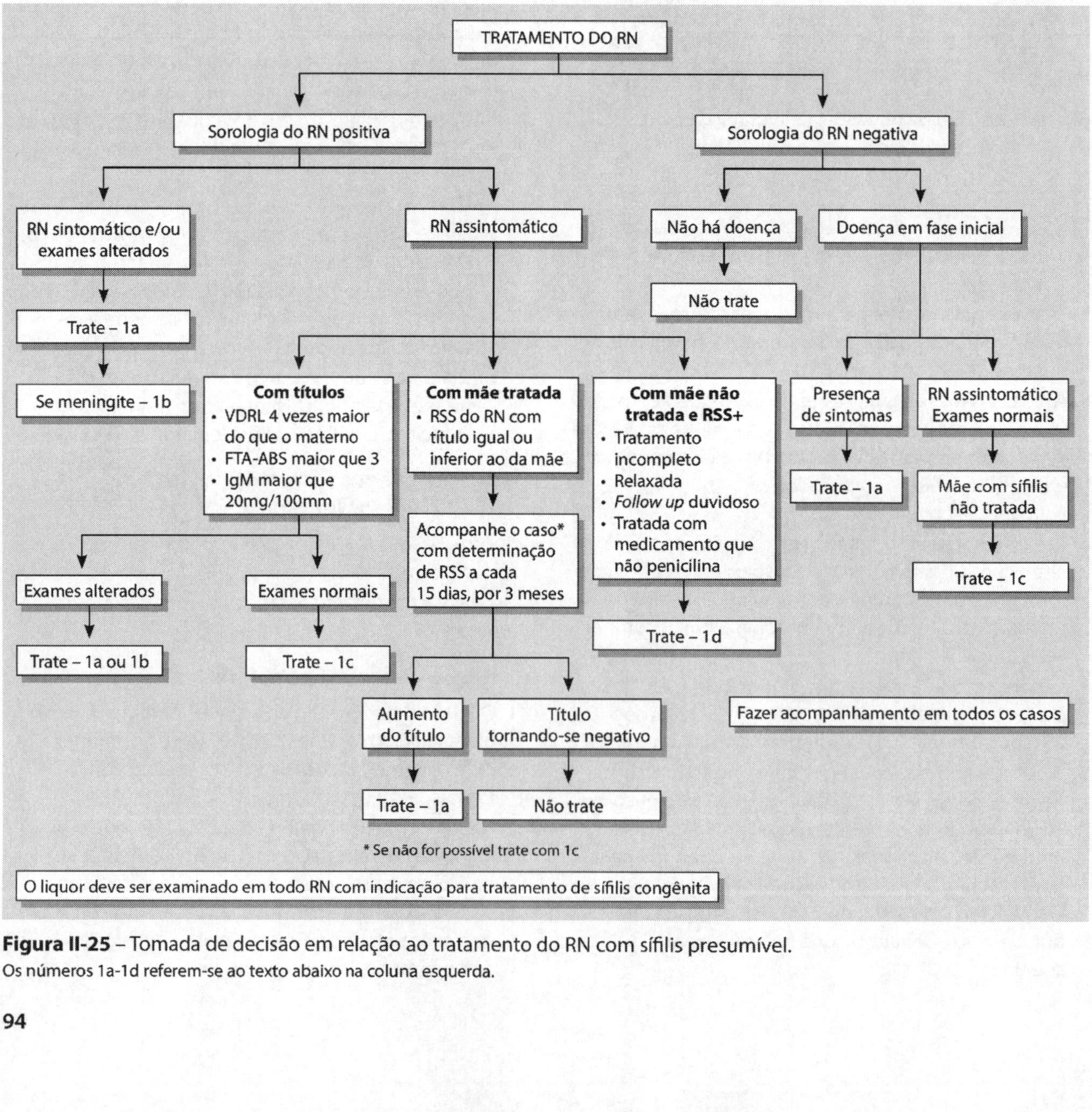

Figura II-25 – Tomada de decisão em relação ao tratamento do RN com sífilis presumível.
Os números 1a-1d referem-se ao texto abaixo na coluna esquerda.

c) RN assintomático e VDRL não reagente – seguimento clinicolaboratorial.
Se este não for possível, tratar como em 1c.

SEGUIMENTO

1. Consultas mensais até 6 meses, depois bimestrais até 1 ano.
2. VDRL com 1, 3, 6, 12 e 18 meses.
   a) Se 2 exames consecutivos negativos – suspender.
   b) Se persiste ou aumenta aos 18 meses – reavaliar, tratar.
3. Acompanhamento oftalmológico, audiológico e neurológico semestral por 2 anos.
4. Neurossífilis – liquor a cada 6 meses até normalização.

■ CANDIDÍASE SISTÊMICA

O que é – infecção grave disseminada causada pela *Candida albicans* (80-90%), além de outras espécies.

Quando suspeitar – fatores de risco

Mãe com candidíase genital.

RN prematuros ou de muito baixo peso em uso prolongado de antibióticos e/ou corticoides, ou em uso de cateter venoso central, nutrição parenteral prolongada, ventilação pulmonar.

Culturas de rotina positivas para *Candida*.

Atenção: *Candida* isolada de sangue colhido de cateter e sem evidências de infecção focal nem sistêmica pode ser colonização do cateter ou fungemia que resolve com a retirada do cateter.

Início insidioso com sintomatologia inespecífica, evolui para o quadro de sepse com cultura negativa para bactérias e acompanhamento multissistêmico.

Manifestações clínicas da candidíase disseminada

Início insidioso com sintomatologia inespecífica, evolui para o quadro de sepse com cultura negativa para bactérias e acompanhamento multissistêmico.

Meningite, osteoartrite, sintomas gastrintestinais, manifestações renais (com aumento da ureia e creatinina), endocardite, endoftalmite, pneumonia, peritonite.

Diagnóstico – exame microscópico direto do raspado de lesões e ponta do cateter, hemocultura, urocultura (aumentar o período de incubação das culturas); radiografia de tórax, ultrassonografia renal, ecocardiograma, fundo de olho.

Tratamento – anfotericina B,
principalmente formulações lipídicas:

1. Anfotericina lipossômica: Ambisome, Amphocil – 3mg/kg/dia por via IV em 1 a 2 horas em soro glicosado.
   Começar com 1mg/kg/dia e aumentar 0,25mg/kg/dia.
   Controle: hemograma com plaquetas, ureia, creatinina, transaminase.
   Duração: até 14 dias da primeira cultura negativa.
   Nas complicações graves, até a cura.
   Pode ser associada à flucitosina – 100 a 150mg/kg/dia por via oral, dividida de 6/6h ou 8/8h, nas meningites.
2. **Alternativas**: fluconazol (ver capítulo Micoses).
3. **Criptococos**: anfotericina B + flucitosina.

■ DOENÇA DE CHAGAS CONGÊNITA

Infecção generalizada causada pelo protozoário *Trypanosoma cruzi*, transmitido pela picada de um triatomídeo ("barbeiro"). Pode ser **congênita** no caso de mães com infecção aguda ou crônica.

Manifestações clínicas

Pode-se manifestar logo após o nascimento ou após alguns meses.

Prematuros ou RN de baixo peso com icterícia e esplenomegalia, distúrbios neurológicos (em 50%): meningoencefalite, convulsão, anemia, petéquias e púrpura, coriorretinite e queratite; disfagia (megaesôfago) e peristaltismo prejudicado (megacólon). Hipoproteinemia; VHS e proteína C-reativa aumentadas. Comprovação: pesquisa do parasita em esfregaço corado ou gota espessa. Testes sorológicos (anticorpos anti-*T. cruzi*) em crianças maiores. Ver capítulo Doença de Chagas.

■ MALÁRIA CONGÊNITA

Período de incubação de 3 a 8 semanas após o parto; prematuro ou RN de baixo peso com febre, anemia, esplenomegalia (80% dos casos); icterícia (1/3 dos casos); anorexia, letargia, regurgitação, vômitos, ganho ponderal insuficiente.

21. Atresia do Esôfago

"É fácil ser um dos maiores cirurgiões pediátricos do mundo, um grande professor e gente com G grande – basta ser José Pinus." *(homenagem do Autor do livro)*

O que é – interrupção da luz esofágica na sua porção torácica acompanhada da falta de um segmento; em 90% dos casos existe uma fístula que comunica o segmento esofágico distal com a traqueia, próximo de sua bifurcação. Nos demais casos, ou não existe trajeto fistuloso (8%) ou existe fístula traqueoesofágica com o segmento proximal ou com os 2 segmentos (2%).
Em mais de 40% dos casos existem anomalias asso-

ciadas, sendo as mais frequentes as cardiovasculares, especialmente em prematuros. Atenção para a associação de anomalias conhecidas como VATER-L = defeitos **V**ertebrais, atresia **A**norretal, fístula **T**raqueoesofágica com atresia **E**sofágica, defeitos **R**enais, displasia radial do membro (***L**imb*).

CONDUTA DIAGNÓSTICA

1ª etapa Atenção

Sinal de atenção – poli-hidrâmnio notado durante o 3º trimestre de gravidez e no parto. Nesse caso, introduzir no RN uma sonda nasogástrica de pelo menos 8fr, confirmar injetando 0,5mL de bário pela sonda.

2ª etapa Alerta

Sinal de alerta – muco excessivo em torno da boca do RN; RN com salivação excessiva que espuma em torno da boca e nariz.

3ª etapa Alarme

Sinal de alarme – regurgitação imediata da água ou do leite ingerido, acompanhada de crise de sufocação, tosse e cianose. Sobrevém desconforto respiratório decorrente de atelectasia ou pneumonia.

Distensão abdominal (gástrica) concomitante indica fístula traqueoesofágica distal.

Abdome escavado (e ausência de ar no trato gastrintestinal à radiografia) indica atresia de esôfago sem fístula (8%).

4ª etapa Confirmação

Tentativa de passagem de uma sonda nasogástrica nº 8 ou 10: ela encontrará um obstáculo a 8 ou 10cm da narina. *Cautela*: possibilidade de a sonda (especialmente se ela for mais fina) se enrolar dando falsa impressão de estar no estômago, inclusive com a presença de secreção, que é acumulada no fundo de saco proximal mas que poderá ser confundida com secreção gástrica.

5ª etapa Certeza

Diagnóstico de certeza – radiografia contrastada com pequena quantidade (1mL) de bário diluído ou micromizado. Presença de gás no intestino indica fístula esofagotraqueal (Figs. II-26 e 11-27).

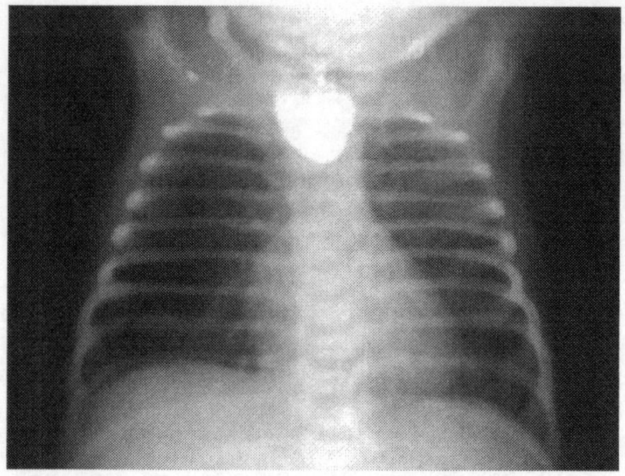

Figura II-26 – Atresia de esôfago, sem fístula taqueoesofágica (observar ausência de ar no abdome). Notar o comprometimento pulmonar bilateral.

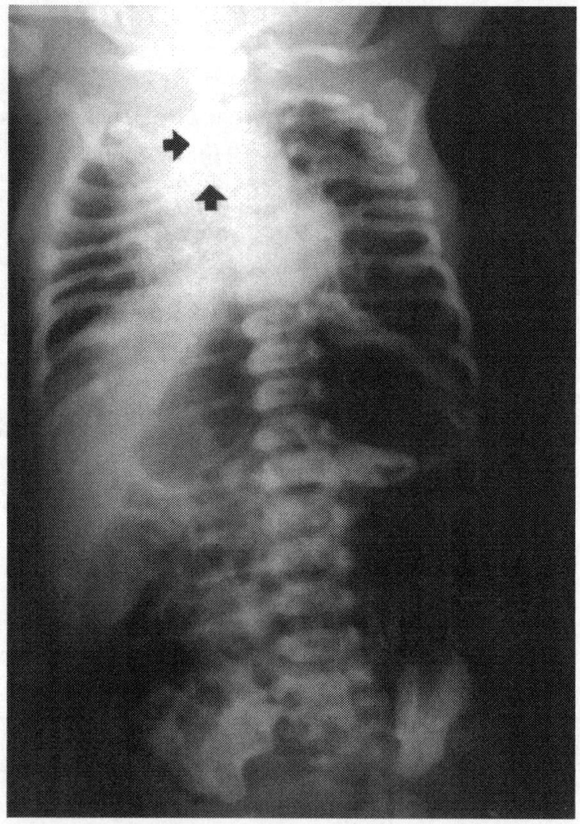

Figura II-27 – Atresia de esôfago, com fístula traqueoesofágica distal. Notar múltiplas malformações ósseas associadas.

CONDUTA TERAPÊUTICA

1. **Imediata** – solicitar cirurgião pediátrico.
   a) Colocar em incubadora (30-32°C), oxigênio (30%) e umidade (100%), com cabeça e tórax elevados a 20°.
   b) Sonda com duplo furo colocada no fundo cego proximal para aspiração das secreções acumuladas.
   c) É útil efetuar gastrostomia, sob anestesia local, dentro de poucas horas do diagnóstico, para prevenir refluxo do suco gástrico e maior lesão pulmonar.

2. Instalar nutrição parenteral total, o que permite ao cirurgião adiar o ato cirúrgico até que as complicações pulmonares ou outras anomalias corrigíveis tenham sido atendidas.
3. Tratamento mediato – ver no livro *Pediatria: Urgências + Emergências*, Jayme Murahovschi (Sarvier).

PROGNÓSTICO

O manejo da atresia de esôfago é ainda um grande desafio. O índice de sobrevida está na dependência da prematuridade, malformações congênitas associadas a atraso no diagnóstico, o que acarreta complicações pulmonares. Daí a importância fundamental do **diagnóstico precoce**.

22. Vômitos do Recém-Nascido

RN que elimina pequena quantidade de leite após as mamadas, mas está bem, aceita normalmente o leite oferecido e ganha peso – provavelmente é normal.

Sugerem obstrução do tubo digestório

1. Vômitos persistentes.
2. Vômitos verdes (bile): obstrução intestinal até prova em contrário.
3. Distensão abdominal: sugere obstrução da parte distal do intestino.
4. Retardo da eliminação do mecônio por mais de 24 horas: sugere íleo meconial, megacólon congênito ou obstrução orgânica intestinal.
5. Massa abdominal palpável associada a quadro obstrutivo: sugere íleo meconial ou duplicação intestinal.

Localização da obstrução do tubo digestório no RN

1. Vômitos e crise de asfixia logo na primeira mamada: sugerem atresia de esôfago (a constatação de poli-hidrâmnio já é um sinal suspeito).
2. Vômitos precoces (horas de vida) repetidos e sem distensão abdominal: sugerem obstrução alta do trato digestório.
3. Vômitos mais tardios, menos profusos e acompanhados de distensão abdominal: sugerem obstrução da parte baixa do trato digestório.
4. Presença de bile no vômito indica que a obstrução está abaixo da ampola de Vater.
5. Falta de eliminação de mecônio nas primeiras 24-48 horas: lembrar megacólon congênito e íleo meconial.
6. Atresia intestinal pode-se associar a outras anomalias congênitas do trato digestório, como atresia do esôfago ou anomalias anorretais.

Vômitos sem obstrução do trato digestório

1. Inapetência, sucção deficiente, abatimento, curva ponderal deficiente, febre ou hipotermia, desidratação: sugerem **infecção** (sepse, infecção do trato urinário, meningite, gastroenterite).
   Nota: em infecções graves o vômito pode ser verde.
2. Sonolência ou irritabilidade, choro anormal (grito estridente), convulsões, abaulamento da fontanela, separação de suturas: sugerem **lesão do SNC** (hemorragia intracraniana: hematoma subdural; edema cerebral; meningite). Fazer punção liquórica e pesquisa de coleção subdural.
   Observação: o vômito pode ser verde.
3. Micção retardada ou jato urinário fraco e bexiga palpável: sugere obstrução uretral.
4. Causas metabólicas: mais frequentemente os sintomas surgem depois do período de RN (ver Vômitos do lactente).

RECÉM-NASCIDO QUE VOMITA BILE

Raciocínio – até prova em contrário, é portador de obstrução intestinal.

Observação – as obstruções altas do tubo digestório são passíveis de diagnóstico pré-natal por ultrassonografia morfológica, realizado a partir da 12ª semana de gestação. Isso possibilita que o parto seja efetuado em hospital dotado de recursos humanos e técnicos adequados.

Exceções

1. Lesão do SNC (sinais neurológicos presentes).
2. Sepse (estado infeccioso).
3. Deglutição de substâncias irritantes do canal de parto (cura com lavagem gástrica).

O RN obstruído apresenta uma tríade sintomática

1. Vômito bilioso tanto mais precoce quanto mais alta a obstrução. Exemplo: nas obstruções duodenais, o vômito surge nas primeiras horas de vida, enquanto na atresia de íleo aparece depois do primeiro dia de vida.
2. Distensão abdominal (Fig. II-28) – tanto maior quanto mais baixa a obstrução. Exemplo: atresia duodenal dá distensão epigástrica, enquanto o megacólon congênito provoca grande distensão abdominal.
3. Ausência de eliminação de mecônio ou eliminação de mecônio anormal.
   Observação: mesmo ocluído, o RN pode expelir uma pequena quantidade de mecônio verde-acinzentado; tal possibilidade é tanto maior quanto mais alto o nível de obstrução.

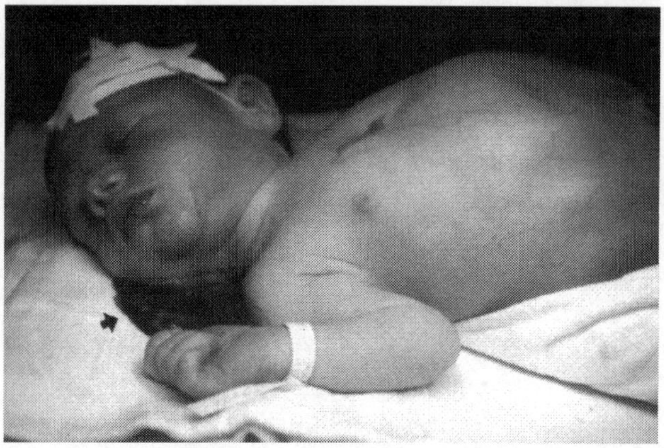

Figura II-28 – Distensão abdominal e vômito bilioso: sinais de alarme no recém-nascido. Conduta imediata: passagem de sonda gástrica calibrosa.

MEDIDAS DE URGÊNCIA DIANTE DE UM RN SUSPEITO DE OBSTRUÇÃO INTESTINAL

1. Sonda orogástrica calibrosa (n°s 8 a 12).

   Objetivos:

   a) Impede os vômitos e consequentemente a aspiração.

   b) Permite controle efetivo da qualidade e quantidade do líquido drenado.

   c) Diminui a distensão gástrica e do delgado alto, permitindo melhora da respiração do RN, a qual é predominantemente diafragmática.

2. Radiografias de abdome em pé e deitado, sem contraste.

   Nota: o ar, por si só, é o melhor contraste para o tubo digestório do RN. Em condições normais, ele atinge o jejuno em 1 hora após o nascimento, o íleo terminal em 3 horas e o reto em 8 a 24 horas, podendo dar assim uma ideia aproximada do nível de obstrução.

3. Colocar o RN em incubadora a 32ºC e 100% de umidade. *Atenção*: a hipotermia predispõe o RN à hipoxia, à hipoglicemia e à acidose.

4. Avaliar o estado de hidratação e corrigir os distúrbios hidroeletrolíticos e acidobásicos:

   a) Não se fixar apenas nos dados clássicos de desidratação.

   b) Valorizar os dados de anamnese – caráter, volume e duração das perdas hídricas: gastrintestinais e outras (febre, taquipneia).

   c) Avaliar a perda de peso, comparando-o com o peso do nascimento.

   d) Controle evolutivo – diurese: o RN elimina de 30-50mL/kg/ dia; em meninas, pelas óbvias dificuldades em se colocar um coletor, podem-se pesar as fraldas molhadas.

   e) Dados laboratoriais:
      - Hematócrito (normal em torno de 60%).
      - Densidade urinária igual ou menor que 1.010 (livre de glicosúria) indica bom estado de hidratação. Osmolaridade – normal no RN em torno de 200-250mOsm/kg de urina; acima de 300 já indica desidratação.

   f) Reposição: ver capítulo Pré e pós-operatório no livro *Pediatria: Urgências + Emergências*, Jayme Murahovschi (Sarvier).

   g) Alguns preceitos básicos:
      - Jamais operar RN desidratado.
      - Não fazer reidratação apressada. Se o caso permitir, pode-se aguardar 24-48 horas até atingir nível adequado de hidratação.
      - Durante essa fase pré-operatória é fundamental o exame clínico cuidadoso, pelo menos 3 vezes ao dia, incluindo pesagem do RN, avaliação da diurese: volume, densidade, osmolaridade.

   h) Para a avaliação do equilíbrio acidobásico:
      - É útil a artéria umbilical para a colheita de amostras para gasometria.
      - Avaliação clínica frequente – o uso do estetoscópio ainda é fundamental na detecção precoce de distúrbios respiratórios.
      - Prestar atenção à remoção das causas; não se preocupar prioritariamente com a administração de drogas.

5. Administração de vitamina K.
6. Prevenir e corrigir a hipoglicemia.
7. Nutrição parenteral quando indicada (permite postergar a intervenção cirúrgica).

CAUSAS MAIS FREQUENTES DE OBSTRUÇÃO INTESTINAL

■ ATRESIA DUODENAL

O que é – obstrução completa da luz duodenal. Frequentemente associada a poli-hidrâmnio e prematuridade. Pode estar associada a outras anomalias: síndrome de Down, defeitos cardíacos, esqueléticos, do tubo digestório (atresia de esôfago e anomalias anorretais) e urinárias. Essa associação é conhecida na literatura como VATER-C.

Quadro clínico – vômitos biliosos (as raras atresias acima da ampola de Vater manifestam-se com vômitos não biliosos) e precoces, pequena distensão abdominal; é possível a eliminação de mecônio.

Diagnóstico – radiografia de abdome em pé: sinal da dupla bolha (Fig. II-29). O diagnóstico pode ser feito já intraútero pela ultrassonografia pré-natal.

Conduta cirúrgica – a melhor conduta é a duodenoanastomose.

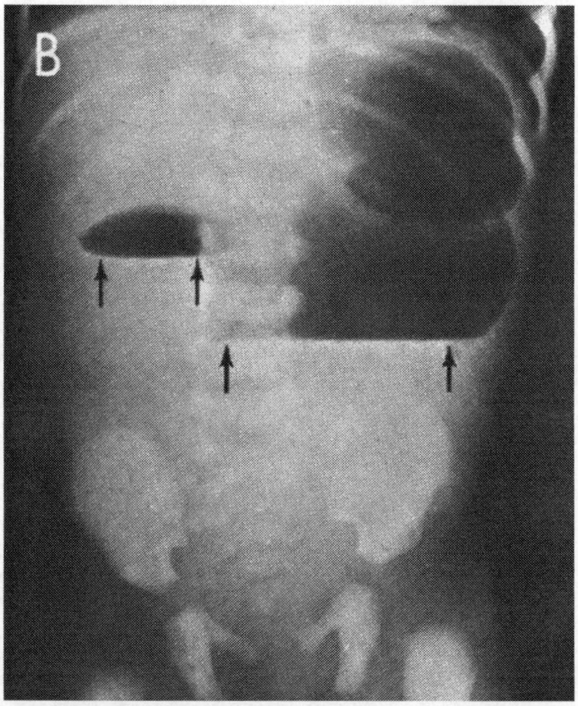

Figura II-29 – Sinal da dupla bolha (atresia duodenal).

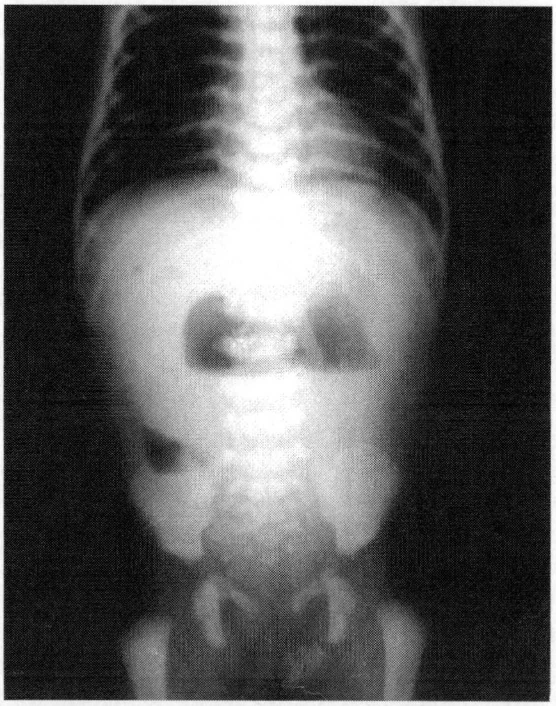

Figura II-30 – Atresia de jejuno: observar a pequena quantidade de níveis líquidos.

Prognóstico – hoje, com o uso criterioso de meios de suporte nutricional, é favorável.

■ ATRESIAS DE JEJUNO E ÍLEO

O que é – obstrução completa da luz intestinal consequente à isquemia intestinal intraútero (por invaginação, volvo etc.) e posterior reabsorção do segmento necrosado. É, portanto, doença adquirida intraútero. Em virtude desse fato, não costuma acompanhar-se de outras malformações.

Quadro clínico – vômitos biliosos no primeiro ou no segundo dia de vida, dependendo da altura da obstrução; distensão abdominal de moderada a intensa, pelo mesmo motivo; eliminação meconial geralmente ausente.

Diagnóstico – radiografia de abdome em pé: poucos níveis líquidos (obstrução jejunal); presença de numerosos níveis líquidos é compatível com atresia de íleo (Fig. II-30).

Conduta cirúrgica – ressecção do segmento proximal dilatado e anastomose término-terminal. *Precaução*: comprovar a inexistência de outras atresias a jusante. Pesquisar mucoviscidose.

Prognóstico – bom na grande maioria dos casos.

■ ÍLEO MECONIAL

O que é – obstrução do íleo terminal por mecônio anormalmente espesso e aderente. Costuma ser a primeira manifestação clínica da mucoviscidose.

Quadro clínico – compatível com obstrução intestinal baixa do RN. Mau estado geral na presença de complicações (perfuração intestinal, formação de pseudocisto).

Diagnóstico – radiografia de abdome em pé: níveis líquidos ausentes (em virtude da aderência do mecônio espesso à parede da alça intestinal); calcificações intraperitoneais (sugerindo perfuração intestinal intraútero); sinal do vidro moído: presença de pequenas bolhas gasosas no interior do mecônio espesso.

Conduta cirúrgica – ainda hoje não há uma conduta padronizada. Esquematicamente:

1. No íleo meconial não complicado – conduta conservadora por enemas com contraste radiológico hidrossolúvel (atrai água para a luz intestinal) ou preferivelmente N-acetilcisteína introduzida por sonda gástrica e enemas. Vigiar o estado de hidratação (*cuidado com a desidratação*).
2. Nos casos já complicados – conduta cirúrgica: ileostomia mais solubilização do mecônio espesso com contraste radiológico hidrossolúvel ou N-acetilcisteína.

Prognóstico – embora sejam casos de difícil manuseio, o prognóstico tem melhorado.

■ MEGACÓLON CONGÊNITO

Ver capítulo correspondente.

■ ANOMALIAS ANORRETAIS (AAR)

Antigamente chamadas de "ânus imperfurado", são consequentes a desvio da normalidade durante a migração do septo urorretal (espessamento de tecido mesenquimal que progride em direção do períneo do embrião, terminando por dividir a cloaca em uma porção anterior urogenital e uma posterior, digestiva).

Diagnóstico – pela inspeção do períneo do RN (Fig. II-31). *Atenção*: os casos de atresia retal (reto em fundo cego com ânus normal) só são diagnosticados pelo toque retal.

Em meninas, geralmente as fístulas genitais ou perineais têm bom calibre, permitindo evacuação satisfatória nos primeiros dias de vida; no sexo masculino, entretanto, as fístulas (perineais ou urinárias) são sempre de pequeno calibre, o que causa obstrução intestinal baixa nos casos não diagnosticados. O uso de radiografia em posição de Wangensteen-Rice (em perfil, de cabeça para baixo por alguns minutos para que o ar atinja o fundo de saco retal, com as coxas semifletidas sobre o abdome), outrora tão difundida na AAR, hoje em dia é restrita quase exclusivamente a meninos sem evidência de fístulas (Fig. II-32).

Conduta terapêutica – é quase sempre cirúrgica (raros casos de estenose anal podem ser curados apenas com dilatações). Embora os princípios técnicos sejam objeto de alguma controvérsia,
os seguintes preceitos são básicos:

1. Não tomar nenhuma atitude cirúrgica antes de completadas as primeiras 24 horas de vida, tempo necessário para que o mecônio atinja a ampola retal e permita, assim, a correta avaliação da anomalia.
2. De maneira geral, nas anomalias baixas está indicada cirurgia corretiva pela via perineal (no período neonatal); nas altas, indica-se colostomia neonatal, seguida de abaixamento do reto, no decorrer do 1º ano de vida.

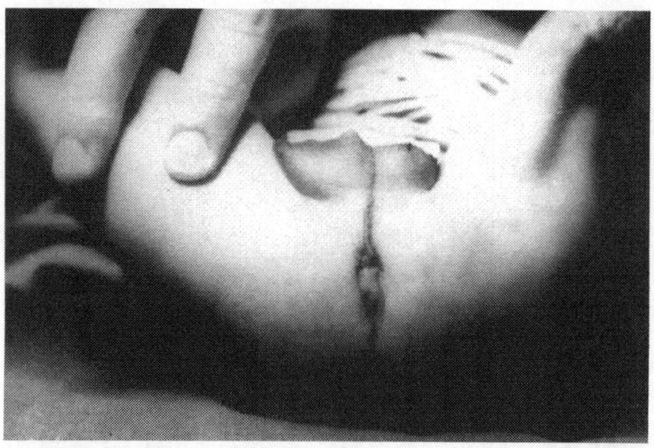

Figura II-31 – Anomalia anorretal:
doença cujos atrasos diagnósticos são evitáveis.

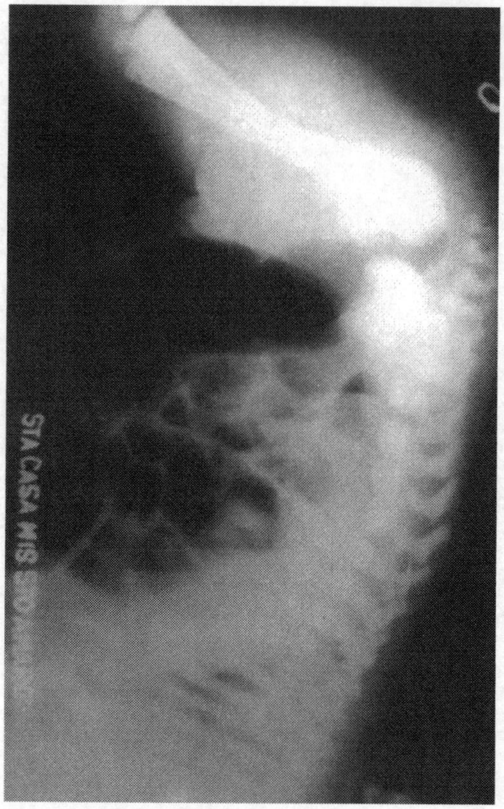

Figura II-32 – Anomalia anorretal:
radiografia em posição de Wangensteen-Rice.

3. O períneo da criança tem de ser tratado de maneira eficiente, durante o primeiro ato cirúrgico. Necessidade de reoperação ensombrece bastante o prognóstico quanto à continência fecal futura.

Classificação

As anomalias anorretais são classificadas em altas ou baixas, na dependência de o fundo de saco retal situar-se acima ou abaixo do músculo levantador do ânus.
Do ponto de vista esquemático, as fístulas retocloacais e retovaginais da menina e as fístulas urinárias do menino correspondem a anomalias altas, ao passo que as fístulas perineais em qualquer sexo correspondem a anomalias baixas.

As AAR com fístula retovestibulares devem ser judiciosamente classificadas. Os raros casos de AAR sem fístula correspondem geralmente a tipo alto.

Advertência: é importantíssimo classificar corretamente o caso antes do 1º ato cirúrgico, pois de seu êxito vai depender, em grande parte, a continência fecal futura do paciente.

Observação: avaliação clínica inicial revela se há ou não orifício fistuloso digestório visível.
Se houver, provavelmente a fístula é baixa;
caso contrário, alta.

Prognóstico – está na dependência de:

1. Malformações associadas, em particular as urinárias. As anomalias anorretais, principalmente as altas, têm elevado índice de malformação urinária concomitante.
2. Incontinência fecal primária (associada à lesão sacral grave) ou secundária à lesão cirúrgica.

23. Hérnia Diafragmática

O que é – a hérnia diafragmática consiste na passagem de conteúdo da cavidade abdominal para a torácica através de comunicação congênita ou adquirida (traumática). As formas **congênitas** são classificadas, de acordo com sua **localização**, em hérnias hiatais (passagem através do hiato esofágico), hérnias de Morgagni (passagem através do forame de Morgagni, no espaço retroesternal) e hérnias de Bochdalek (através do forame de Bochdalek, situado posterolateralmente) (Fig. II-33).

HÉRNIAS HIATAIS – podem estar associadas com refluxo gastroesofágico grave.

HÉRNIAS DE MORGAGNI – são raras, sendo seu conteúdo geralmente o cólon transverso ou o estômago. A comunicação entre o tórax e o abdome faz-se por falha congênita no diafragma em posição retroesternal. As vísceras abdominais estão contidas em saco herniário, não ocupando, normalmente, grandes volumes no tórax.

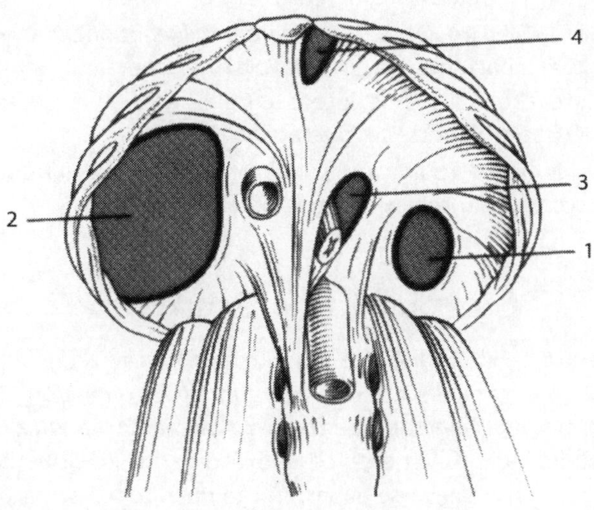

Figura II-33 – Esquema do diafragma: 1 e 2: hérnia de Bochdalek; 3: hérnia do hiato esofágico; 4: hérnia de Morgagni.

Por isso, são oligossintomáticas, podendo, entretanto, ocasionar sintomas respiratórios (infecções, falta de ar aos esforços) ou digestivos (vômitos, plenitude pós-prandial).

Conduta diagnóstica

1. Quadro clínico pobre: infecções respiratórias, desconforto retroesternal, vômitos.
2. Radiografias de tórax de frente e perfil evidenciam alças (cólon, estômago) no tórax.
3. Em casos de dúvida, radiografia contrastada (EED ou enema opaco).

Conduta terapêutica

Tratamento exclusivamente cirúrgico para a redução das alças e fechamento do defeito.
A via mais indicada é a laparoscópica.

HÉRNIA DE BOCHDALEK – são hérnias congênitas que normalmente se manifestam de maneira intensa no período neonatal. O defeito é de localização posterolateral conhecido por forame de Bochdalek e pode apresentar-se com ou sem saco herniário (70% com saco). As hérnias à esquerda apresentam manifestações mais acentuadas, já que no lado direito elas são bloqueadas pelo fígado.

Entre as malformações cirúrgicas comuns dos recém-nascidos é a que menor diminuição de mortalidade apresentou nos últimos anos, ainda hoje sendo de cerca de 45%. Essa mortalidade não está associada à dificuldade na correção cirúrgica do defeito diafragmático, que costuma ser simples, mas à associação com a **hipoplasia pulmonar**. Os pulmões não se desenvolvem nem amadurecem adequadamente pela compressão intraútero das vísceras abdominais. A hipoplasia pulmonar associa-se à grave hipertensão pulmonar com persistência do padrão de circulação fetal e consequente hipóxia e retenção de $\mathbf{CO_2}$. Apresentam malformações associadas em cerca de 40%, principalmente cardíacas.

Conduta diagnóstica

O diagnóstico deve ser realizado de preferência por ultrassonografia materna de rotina (mais de 80% das vezes), possível a partir da 14ª semana.
Referenciar o parto para centro com recursos.

Diagnóstico clínico

1. A maioria dos pacientes é sintomática já no período neonatal.
2. Frequentemente ficam algumas horas bem (*honey moon period*).
3. O desconforto respiratório evolui para cianose e dispneia grave.
4. À ausculta, apresentam diminuição de murmúrio vesicular do lado afetado.
5. Abdome escavado.

Diagnóstico radiológico (Figs. II-34 e II-35)

1. Radiografias de tórax de frente e perfil, evidenciando imagens de alças intestinais intratorácicas, com desvio do mediastino.
2. Raramente necessitam de radiografia contrastada do aparelho digestório.
3. Diagnóstico diferencial com doença adenomatoide cística.

Conduta terapêutica

▶ Tratamento clínico

1. Reanimação na sala de parto sem ventilação com máscara (distende o estômago intratorácico, piorando a insuficiência respiratória restritiva). Se necessário entubar logo de início. Pode-se utilizar surfactante intratraqueal logo após o nascimento.
2. Passar sonda nasogástrica e manter nutrição parenteral.

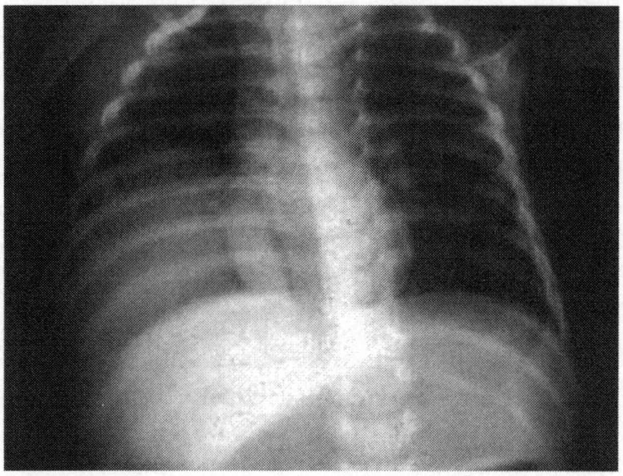

Figura II-34 – Hérnia de Bochdalek direita.

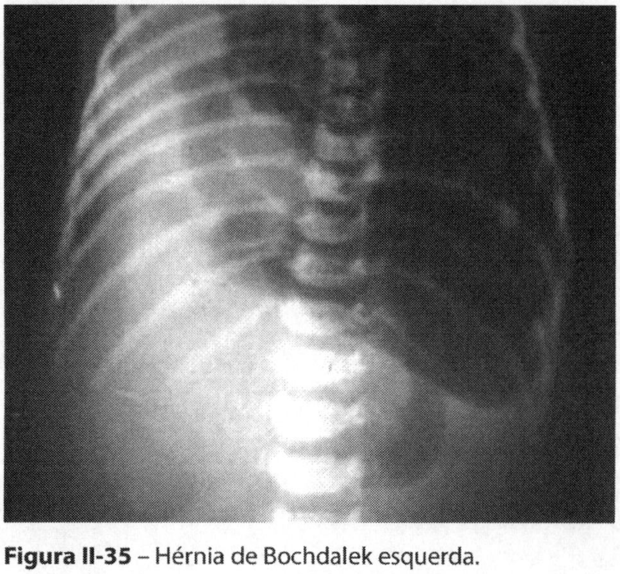

Figura II-35 – Hérnia de Bochdalek esquerda.

3. O paciente deve ser ventilado com o mínimo de barotrauma: manter picos de pressão inspiratória baixos, manter a FiO_2 no mínimo suficiente para manter a oxigenação e utilizar PEEP e hipocapnia permissiva. Quando disponível, utilizar ventilação de alta frequência.
4. Podem-se tentar drogas com ação diretamente na parede da musculatura das artérias pulmonares. A tolazolina produz resultados inconstantes e temporários. O óxido nítrico auxilia na redução da hipertensão pulmonar.
5. Melhorar débito cardíaco com drogas vasoativas (dopamina, dobutamina) e alcalinizar o paciente com bicarbonato.
6. Realizar somente a cirurgia quando a pressão da artéria pulmonar, avaliada pelo eco-Doppler, estiver normalizada.

▶ Tratamento cirúrgico

1. Nunca há indicação de cirurgia de urgência, devendo sempre aguardar estabilização do quadro respiratório. A correção imediata da hérnia não melhora o prognóstico; ao contrário, pode agravar o quadro clínico.
2. A maioria das cirurgias se realiza por via abdominal, com fechamento primário do defeito.
3. Falhas muito grandes ou agenesia do diafragma necessitam de próteses (polipropileno), o que piora um pouco o prognóstico pós-operatório.
4. Casos raros diagnosticados acidentalmente em crianças maiores são operados eletivamente com bom resultado.

Perspectivas futuras

1. Cirurgia intraútero: ligadura de traqueia ou *plug* traqueal, para evitar a hipoplasia pulmonar.
2. ECMO (*extracorporeal membrane oxigenation*): mantém o paciente em circulação extracorporal até resolução da hipertensão pulmonar. O paciente pode ser operado no ECMO.
3. Ventilação líquida: menos barotrauma, estimulando o crescimento alveolar pós-natal.

EVENTRAÇÃO DIAFRAGMÁTICA

O que é – anomalia que consiste na elevação acentuada de uma das cúpulas diafragmáticas (direita ou esquerda). O diafragma não tem movimentação ativa, produzindo movimento paradoxal durante o ciclo respiratório (eleva-se na inspiração quando o diafragma normal contralateral se contrai e, ao contrário, abaixa-se na expiração), diminuindo o volume corrente respiratório.

Pode ser **congênita** (agenesia da musculatura do diafragma ou do nervo frênico) ou **adquirida** decorrente da paralisia do nervo frênico (traumatismo de parto geralmente associado à paralisia de Erb ou fratura de clavícula; lesão cirúrgica, especialmente em cirurgias cardíacas ou toracotomias). Pode-se manifestar no período neonatal imediato com quadros respiratórios dramáticos ou em qualquer outro período da vida com manifestações respiratórias mais leves. A precocidade, a intensidade e a gravidade dos sintomas dependem do quanto a mecânica respiratória está comprometida. Nem sempre há correlação absoluta entre o grau de elevação demonstrado à radiografia e à intensidade dos sintomas.

Conduta diagnóstica

1. Diagnóstico clínico
2. Desconforto respiratório ao nascer.
3. Nas formas neonatais, lembrar o diagnóstico quando ocorre associação com outros traumatismos obstétricos (paralisia de Erb, fratura de clavícula) e nos partos vaginais de fetos grandes.
4. Diminuição de murmúrio vesicular do lado afetado.
5. Crianças maiores apresentam infecções de repetição, cansaço aos esforços.

Diagnóstico por imagem (Fig. II-36)

1. As radiografias de frente e perfil sugerem o diagnóstico.

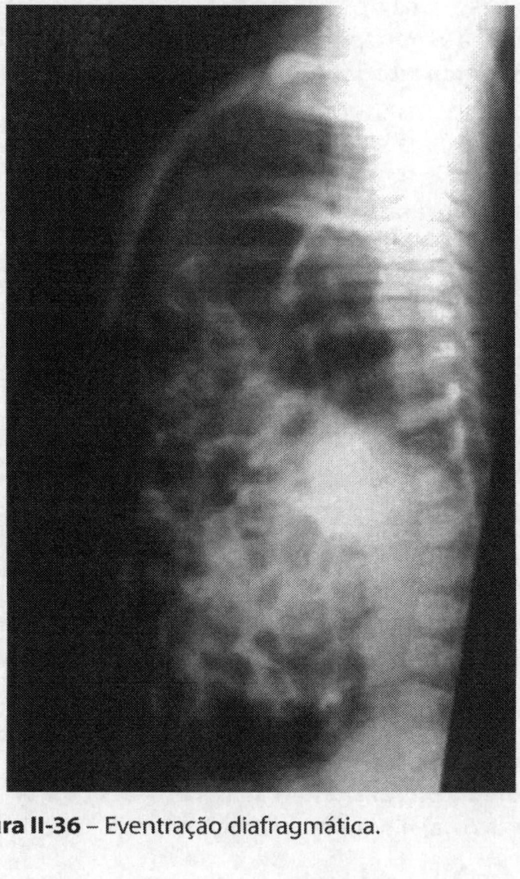

Figura II-36 – Eventração diafragmática.

2. A ultrassonografia confirma a paralisia do diafragma evidenciando a movimentação paradoxal do diafragma não funcionante.
3. O diagnóstico diferencial faz-se com hérnias diafragmáticas grandes com saco herniário. Radiografia de perfil costuma mostrar a rima residual de diafragma nas hérnias.

Conduta terapêutica

1. Crianças maiores, com sintomatologia mínima, excepcionalmente, podem permanecer em conduta expectante. A elevação da cúpula, às vezes, diminui com o tempo.
2. Pacientes em insuficiência respiratória são operados em caráter de urgência, independentemente de idade ou etiologia.
3. A cirurgia consiste no acesso torácico com plicatura do diafragma, hipercorrigindo sua convexidade, para permitir uma boa expansão pulmonar e evitar a respiração paradoxal.

24. Enterocolite Necrosante Neonatal (ECN)

O que é – enterocolopatia determinada por necrose de coagulação (necrose de graus variados da mucosa ou transmural) do intestino.

a) Afeta predominantemente prematuros, especialmente os mais imaturos de peso < 1.500g. Eventualmente, pode ocorrer em RN a termo e até em lactentes (desnutridos com diarreia protraída).
b) A causa não é conhecida e considera-se que ECN seja uma "doença de sobreviventes", isto é, de prematuros que sobreviveram às intercorrências que ocorrem logo depois do nascimento (desconforto respiratório, hemorragia intraventricular, sepse, choque).
c) Dados característicos da patologia: necrose de coagulação, inflamação (citocinas) e hemorragia.

A **imaturidade intestinal** é fator predisponente da lesão intestinal. Acredita-se que a etiologia seja **multifatorial** com interação de: prematuridade, lesão hipóxico-isquêmica e reperfusão, presença de substrato (alimento) na luz intestinal, colonização bacteriana intestinal anômala e ação de mediadores inflamatórios. O mecanismo final comum da lesão intestinal seria decorrente da produção de radicais livres.

CONDUTA DIAGNÓSTICA

1ª etapa Alerta – Fatores de risco

1. **Prematuridade** (< 36 semanas) em aleitamento artificial.

2. **Fatores de risco**: a) apneia; b) infecção grave prévia; c) incrementos rápidos de leite artificial; d) outros: transfusão de sangue, exsanguineotransfusão, cateterização de vasos umbilicais, policitemia, fórmulas lácteas ou medicamentos hiperosmolares.

2ª etapa Manifestações iniciais no prematuro

Início – geralmente na 2ª semana de vida, mas raro antes dos 10 dias de vida.

Manifestações iniciais **inespecíficas** – a) distensão abdominal discreta, aumento do resíduo gástrico, vômitos, alteração do hábito intestinal, sangramento intestinal discreto (pode ser microscópico); b) letargia, instabilidade térmica. Podem-se confundir com sepse e distúrbios metabólicos.

3ª etapa Evolução

A doença pode estacionar nessa fase, cursando de forma benigna ou avançar (de maneira progressiva ou abrupta) para estágios mais graves.

4ª etapa Progressão da ECN

a) Agravamento do estado geral.
b) Distensão abdominal acentuada até íleo adinâmico.
c) Vômitos biliosos e depois fecaloides.
d) Diarreia sanguinolenta, enterorragia franca, melena.
e) Sinais de peritonite.
f) Nas fases mais avançadas: celulite da parede abdominal (fossa ilíaca direita e periumbilical) consequente à necrose intestinal extensa.
Choque séptico e falência de múltiplos órgãos.

5ª etapa Dados laboratoriais hematológicos

Leucopenia é frequente; prolongamento do TP e TTPA. Neuropatia acentuada é sinal de mau prognóstico. Instalação súbita de plaquetopenia denuncia necrose intestinal.

6ª etapa Diagnóstico radiológico

O diagnóstico da ECN baseia-se em **alto índice de suspeita diagnóstica** e apoia-se no exame radiológico – radiografia **simples** do abdome é necessária para o diagnóstico e o acompanhamento **evolutivo** (Fig. II-37).

a) Após o início dos sintomas, solicitar radiografia simples de abdome a cada 6 ou 8h por 72h;
a seguir, a cada 12-24h, de acordo com a evolução.
b) Achados radiológicos **iniciais** são **inespecíficos**: distensão de alças intestinais (uma alça está distendida quando seu tamanho supera o da primeira vértebra lombar), edema de parede de alças.
c) Dado radiológico patognomônico: **pneumatose** intestinal = bolhas de gás nas paredes das alças, abaixo da serosa.

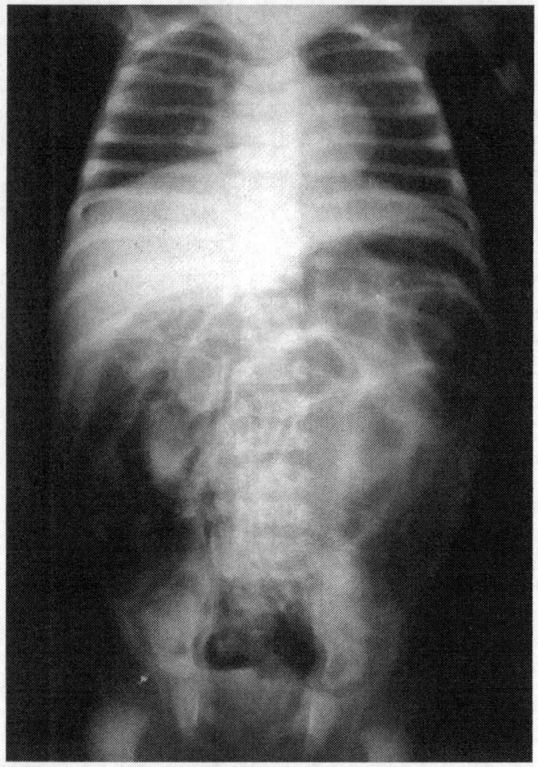

Figura II-37 – Enterocolite necrosante: pneumatose intestinal.

d) Nos casos mais graves e extensos, observa-se gás no sistema venoso portal intra-hepático = **pneumoportograma**.
e) Detectar precocemente a perfuração intestinal (30%) expressa pelo pneumoperitônio. Solicitar radiografia de abdome em decúbito lateral esquerdo e com raios horizontais – observar ar livre entre a parede abdominal e o fígado.
f) Presença, nas radiografias sequenciais, de "alças intestinais fixas" é indicativa de necrose intestinal.
g) Nos casos suspeitos de ECN com radiografias abdominais inconclusivas, a ultrassonografia abdominal pode ser útil.

7ª etapa Critérios diagnósticos

Tríade: distensão abdominal, sangramento intestinal e pneumatose intestinal.

Observação: os dois primeiros são inespecíficos e a pneumatose é altamente sugestiva mas não patognomônica – está ausente em 15% dos casos e presente na enterite do megacólon congênito.

8ª etapa Classificação clinicorradiológica

Estádio I – ECN **suspeita**: sinais inespecíficos mas sugestivos: a) hipotermia, hipoatividade, bradicardia, sangue oculto nas fezes ou sangramento intestinal leve; b) radiografia: distensão e edema de alças, íleo paralítico.

Estádio II – ECN **definida**: acrescentam-se distensão abdominal acentuada; enterorragia, ruídos hidroaéreos ausentes; radiografia; pneumatoceles.
Tratamento clínico.

Estádio III – ECN avançada: deterioração clínica, dor abdominal; celulite de parede abdominal, plastrão palpável. Radiografia: pneumatoceles, pneumoportograma, ascite, alças dilatadas e fixas com perfuração intestinal – choque, acidose, CIVD, insuficiência de múltiplos órgãos; pneumoperitônio. **Tratamento cirúrgico**.

CONDUTA TERAPÊUTICA

O cirurgião pediátrico deve acompanhar desde o início do tratamento clínico.

ENTEROCOLITE suspeita

1. Repouso intestinal:
   a) jejum (3-5 dias);
   b) sonda gástrica calibrosa (nº 10 ou 12) para descompressão gástrica.
2. Antibioticoterapia empírica até o resultado das culturas.
   Exemplo: ampicilina + gentamicina, por via IV.
   Realimentação preferivelmente com leite humano (da própria mãe) ou com hodrolisados (Alfaré, Neocate).

ENTEROCOLITE definida

a) Hidratação por via IV e oxigenoterapia adequada.
b) Jejum + sonda gástrica + antibioticoterapia (7 a 14 dias); iniciar nutrição parenteral assim que possível (condições hemodinâmicas e metabólicas estáveis).

ENTEROCOLITE avançada

a) Tratamento do choque; aumento da oferta por via IV de líquidos; drogas vasoativas;
plasma fresco congelado, sangue.
b) Jejum + sonda gástrica + antibioticoterapia (ceftriaxona + metronidazol) por mais 14 dias.
c) Paracentese (ascite), laparotomia exploradora, drenagem peritoneal.

Parâmetros de melhora clínica – diminuição do resíduo gástrico, da distensão abdominal, parada de sangramento intestinal e funcionamento intestinal normal. Realimentação gradual e cuidadosa.

Critérios de indicação cirúrgica – deterioração clínica, massa abdominal fixa palpável, celulite de parede abdominal, piora da distensão abdominal com saída de líquido fecaloide pela sonda; neutropenia e plaquetopenia persistentes, paracentese com líquido ascítico achocolatado, pneumoperitônio, alças fixas, pneumatose intestinal nos 4 quadrantes ou difusa.

Laparotomia exploradora por cirurgião pediátrico experiente.

SEÇÃO III

Os Problemas do Crescimento, do Desenvolvimento e da Nutrição

coordenadores **Paulo Sérgio de Andrade e Silva** (crescimento). **Heitor Pons Leite** (nutrição)
colaboradores **Heitor Pons Leite** (nutrição). **Sérgio Rosemberg** (neurologia).
Durval Damiami (diabetes)

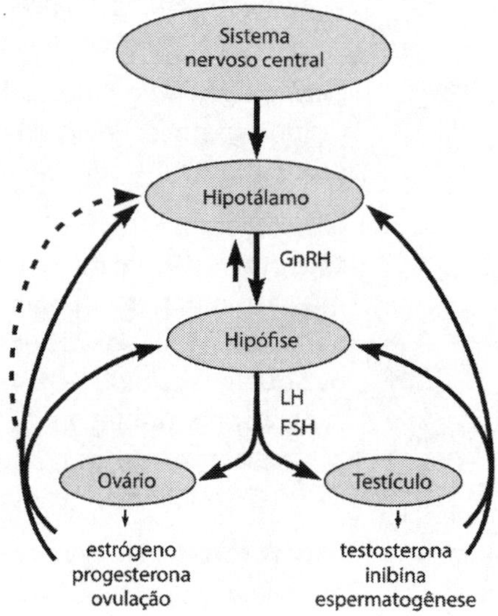

GnRH = hormônio liberador de gonadotrofina.
Gonadotrofinas: LH = hormônio luteinizante, FSH = hormônio folículo-estimulante.

Regulação da Atividade Hormonal

1. O **hipotálamo** regula a atividade hipofisária por meio de hormônios e fatores liberadores ou inibidores.
2. A **hipófise** anterior (adeno-hipófise) produz os hormônios tróficos que atuam sobre glândulas-alvo específicas.
3. As **glândulas-alvo** produzem os hormônios que, por mecanismo de retroação (*feedback*), regulam a produção de hormônios pela hipófise.

Se houver produção exagerada (acima do normal) de um hormônio, a partir da glândula-alvo, isso pode ocorrer por:

1. hiperatividade autônoma da glândula-alvo (exemplo, tumor): o processo é chamado **primário**;
2. o processo originado na hipófise é considerado **secundário**;
3. distúrbio hipotalâmico: processo **terciário**.

Hormônio = substância produzida em um órgão e excretada para a corrente sanguínea e, transportada pelo sangue, vai agir em outro órgão, alterando seu funcionamento.
Todos os hormônios pertencem a uma de 3 categorias químicas:

a) esteroides;
b) polipeptídeos;
c) aminas.

Primeira Parte

PROBLEMAS DO CRESCIMENTO

1. A Criança com BAIXA ESTATURA ("meu filho não cresce")

ROTEIRO DIAGNÓSTICO na queixa de BAIXA ESTATURA

A criança pode apresentar "complexo de baixinho", levando a mau desempenho esportivo e escolar, irritabilidade, fuga das atividades sociais. Por outro lado, pode ser uma doença real.
Cabe ao **pediatra** a investigação inicial.

1ª etapa **Objetivar a queixa dos pais**

A criança tem realmente baixa estatura (BE)?

1º) Medição precisa (antropômetro): estatura atual (EA).
2º) Lançar EA nas curvas de crescimento.
3º) Determinar o percentil (p).
4º) Se EA encontrada for abaixo do p3 = **baixa estatura.** BE atual não significa, obrigatoriamente, que existe um *problema* de crescimento.

2ª etapa **Calcular a estatura-alvo**

A estatura-alvo indica o potencial genético.
Estima-se que a criança deve atingir a E-alvo ± 5cm.

1º) Obter estatura confiável dos pais.
2º) Calcular a estatura-alvo:
Menino (E do pai + E da mãe + 13) ÷ 2.
Menina (E da mãe + E do pai − 13) ÷ 2.
3º) Verificar nos gráficos qual é o percentil da E-alvo.
4º) A E atual da criança está no mesmo p da E-alvo?

Importante: se E atual bem abaixo da E-alvo é obrigatória a investigação.

3ª etapa **Calcular a velocidade de crescimento (VC)**

É o dado fundamental.
Aproveitar os dados disponíveis
VC = (EA − E anterior) ÷ nº de meses entre as 2 consultas × 12.

Exemplo: criança de 4 anos; EA = 98cm;
E há 4 meses = 96cm.
VC mensal = (98 − 96) ÷ 4 = 0,5cm/mês.
VC anual = 0,5 × 12 = 6cm.
VC anual deve ser de no mínimo 4cm.
Se for < 4: investigar.
Investigar se VC abaixo destes limites:
14cm entre o nascimento e 6 meses;
8cm dos 6 aos 12 meses; 11cm entre 1 e 2 anos.
Investigar em crianças de 3 a 10 anos, em que a curva de crescimento decresce, isto é, vai baixando de percentil e cruzando os percentis inferiores.

4ª etapa **Idade óssea (IO)**

Indicada nos casos de suspeita/investigação.
Reflete a maturidade esquelética (isto é, a E "real").
Na prática: radiografia de punho e mão E.
Geralmente IO = idade cronológica (IC); mas admite-se variação de até 2 anos para mais ou para menos.
Se ultrapassar esse limite: investigação obrigatória.
Num caso de BE, IO atrasada em relação à IC não faz diagnóstico específico, mas indica que essa BE é *potencialmente* (e em parte) *reversível*.

5ª etapa **Exames laboratoriais**

a) **Rotina**
1. hemograma e VHS;
2. transaminases;
3. creatinina;
4. eletrólitos (ionograma);
5. gasometria (bicarbonato);
6. Ca, P, fosfatase alcalina;
7. exame de urina.

b) **Complementação**
1. radiografia de crânio (perfil);
2. somatomedina: IGF1 e IGFBP3.

c) **Específicos**
1. em BE não familiar – antitransglutaminase e IgA;
2. em meninas – cariótipo (síndrome de Turner);
3. puberdade atrasada – gonadotrofinas, testosterona (meninos); cariótipo (menina);
4. fácies sindrômico – cariótipo.

MEU FILHO NÃO CRESCE
A CRIANÇA COM BAIXA ESTATURA (BE)

Triagem inicial – pelas informações e observação direta.

De imediato, identifique essa criança em um dos seguintes grupos:

I – Criança baixa com aspecto normal: "miniatura de criança normal".
II – Criança baixa e muito magra.
III – Criança baixa e obesa.
IV – Criança baixa e deformada.

Grupo I **Queixa única: CRIANÇA BAIXA (BE)**

Questões básicas

1º) Os pais e familiares próximos são baixos?
Neste caso, a criança é baixa durante todo seu crescimento.

2º) Um dos pais era considerado baixinho, teve estirão bem depois dos seus colegas mas atingiu estatura normal?
Nesse caso, a criança nasceu normal, mas logo nos primeiros meses teve crescimento reduzido.

3º) A criança nasceu como pequeno para a idade gestacional (PIG)?
Neste caso, manteve-se baixa durante seu crescimento?

1º) BAIXA ESTATURA FAMILIAR

Caso ilustrativo 1 – menino normal e saudável, mas baixo.
Foi RN a termo, comprimento 48cm.
Conclusão 1 – criança pequena mas não é considerada PIG.
Pai 1,65m (p5), mãe 1,51m (p3): familiares baixos.
Conclusão 2 – baixa estatura familiar.
Aos 5 anos E = 1,02m (p3).
Conclusão 3 – baixa estatura.
Com 4½ anos, E = 1m.
VC em 6 meses: 102-100 = 2cm. VC mensal = 2 ÷ 6 = 0,33cm.
VC anual 0,33 × 12 = 4cm.
Conclusão 4 – VC no mínimo do normal (foi confirmada por outras medidas anteriores).
Idade óssea: 5 anos.
Conclusão 5 – IO = IC.
Crescimento esquelético normal para essa criança.
Conclusão – criança normal, mas é baixa por causa hereditária.

Baixa estatura familiar

1. Pais e familiares baixos.
2. Ao nascer – RN pequeno sem chegar a ser PIG.
3. Queda para percentis baixos nos 2 primeiros anos de vida.
4. A seguir: VC no mínimo do normal.
5. Curva de crescimento nos percentis mais baixos, mas dentro da curva para E-alvo familiar.
6. IO no período de crescimento = idade cronológica.
7. Puberdade na idade familiar.
8. Estatura final baixa mas de acordo com a E-alvo familiar.

Convém consultar endocrinologista pediátrico aos 4 anos.

2º) ATRASO CONSTITUCIONAL DO CRESCIMENTO E DA PUBERDADE

Caso ilustrativo 2 – menino normal e saudável mas baixo em família normal.
Criança de 5 anos, E = 1,04m.
Conclusão 1 – estatura abaixo da média.
Foi RN a termo, comprimento 50cm.
Conclusão 2 – RN a termo normal.
A mãe notou que, embora saudável, o crescimento era abaixo do esperado e o pediatra informou que a criança caiu de percentil nas curvas de crescimento. Ao ser perguntado, o pai revelou que era considerado baixinho, mas depois cresceu bem e tem 1,79m.
Solicitada idade óssea.
Esta criança, aos 12 anos, é uma das mais baixas da classe e é baixa para os padrões familiares; ao contrário de seus colegas, não tem nenhuma manifestação pubertária.
1º) Verificando as informações: E 1,35m (p25).
Conclusão 1 – está na faixa normal mas abaixo da média.
E-alvo – (pai 1,79m + mãe 1,60m + 13) ÷ 2 = 1,76m, que é p75 para homem.
Conclusão 2 – existe uma defasagem no canal de crescimento p25 × p75.
Solicitada IO = 10 anos.
Conclusão 3 – IO atrasada em relação à IC? Será um problema?
Não; atrasos até 2 anos podem ser considerados normais.
Verificando a E 1,35m para 10 anos (que é a IO) = p75.
Conclusão 4 – está de acordo com a E-alvo.
Além disso, na idade de 10 anos, o menino não entrou em puberdade.
2º) Levando em conta a história do pai, conclui-se que a criança tem um atraso de crescimento e da puberdade que é padrão familiar.

Atraso constitucional do crescimento e puberdade

1. Antecedente familiar: o pai foi "baixinho", seu desenvolvimento puberal foi atrasado em 2 anos, mas atingiu E normal.
2. E de nascimento normal.
3. Crescimento lento nos 3 primeiros anos, causando queda na curva dos percentis.
4. Daí em diante, VC normal mas sempre paralela aos percentis baixos.
5. IO atrasada em até 2 anos e corresponde à estatura atual.
6. Início da puberdade atrasada em até 2 anos.
7. Estirão da puberdade atrasada em ± 2 anos.
8. Finalmente atinge a idade adulta dentro da E-alvo. Tranquilizar e explicar.

3º) RESTRIÇÃO DE CRESCIMENTO INTRAUTERINO

Caso ilustrativo 3 – bebê saudável, mas muito pequeno, em família normal.
A carteira da maternidade mostra um RN a termo "pequeno para a idade gestacional" = PIG (P = 2.300g; E = 46cm) sem causa aparente.
Conclusão 1 – RN PIG sem doença evidente.
O bebê é saudável, esperto, alimenta-se bem, mas cresce muito lentamente.
Aos 10 meses: P = 7.900g (p3); E = 68cm (p3).
Conclusão 2 – BE sem doença nem genética para essa BE.
Conclusão – somando os dados, conclui-se que ocorreu restrição de crescimento intrauterino e que o bebê não está conseguindo superar.

Restrição de crescimento intrauterino

1. Família normal.
2. RN PIG.
3. BE persiste nos primeiros meses de vida.
4. A evolução pode seguir 2 caminhos opostos:
   - BE persiste nos 3-4 primeiros anos de vida com IO atrasada.
     Prognóstico – BE definitiva.
     Conduta – endocrinologista pediátrico aos 2-3 anos de idade: hormônio de crescimento.
   - A criança recupera gradualmente o canal de crescimento até atingir sua E-alvo, no máximo aos 3 anos de idade.
     Cuidados de puericultura para evitar sobrepeso e síndrome metabólica.
     Crianças que nasceram PIG têm risco maior de desenvolver síndrome metabólica (obesidade, hipertensão, dislipidemia, diabetes) e problemas de desenvolvimento, aprendizado e socialização.

Tratamento

Crianças que persistem com baixa estatura depois dos 3 anos são candidatas ao tratamento com **hormônio de crescimento**.

Exames prévios:
IGF1, IGFBP3, insulina, glicose, lípides; pressão arterial.
Dose: 0,24 a 0,48mg/kg/semana (0,1-0,2UI/kg/dia).
As doses maiores são mais efetivas, pelo menos no início do tratamento.
Monitorar: glicose, insulina, lípides e pressão arterial.
Com tratamento, essas crianças atingem a estatura prevista por seu potencial genético.

Grupo II **Criança baixa (BE) e EMAGRECIDA**

Raciocínio – deve ser doença **sistêmica** (doença crônica grave). IO atrasada.

a) Doença gastrintestinal com má absorção.
   Observação: doença celíaca e colopatias inflamatórias podem manifestar-se unicamente por BE sem outros sintomas.
b) Doença renal crônica (com enurese, poliúria, nictúria).
c) Outras doenças nutricionais ou crônicas óbvias.
d) Se a causa permanece obscura, solicitar:
   1. hemograma, VHS, alfaglicoproteína ácida, eletroforese de proteínas; transaminases, creatinina, fosfatase alcalina;
   2. exame de urina pela manhã;
   3. dosagem sérica de eletrólitos e gasometria;
   4. antitransglutaminase e IgA.

A criança menor de 5 anos baixa e desnutrida

1º passo ***Failure to thrive*** (FTT)
termo usado na literatura internacional

fracasso global do crescimento e desenvolvimento

- altura abaixo do p5;
- peso baixo para a idade: P/I < 80%;
- peso baixo para altura atual: P/A < 70%;
- desaceleração de crescimento que em pouco tempo cruza para baixo 2 percentis inferiores;
- desenvolvimento atrasado, retardo mental.

FTT é uma manifestação de **nutrição inadequada**, por:

- déficit de oferta – criança recebe dieta insuficiente;
- déficit de aceitação – criança não aceita ou não deglute;
- déficit de retenção – criança recebe mas elimina em seguida;

- déficit de aproveitamento – por má digestão/má absorção;
- distúrbio metabólico genético ou por doença crônica.

2º passo Não confundir FTT com:

- desnutrição comum – peso insuficiente, mas a altura só é comprometida em processos de longa duração e nunca em crianças menores de 2 anos;
- crianças miúdas de origem familiar – crianças baixas, mas o peso é proporcional à altura, em famílias de baixinhos (genética);
- crianças com restrição de crescimento intrauterino – criança de família normal mas que nasce PIG e tem crescimento insuficiente, mas o peso é proporcional à altura e o desenvolvimento é normal;
- crianças com atraso de crescimento – nascem normais, sua curva de crescimento decresce rapidamente, mas o peso é proporcional à altura e o desenvolvimento é normal.

3º passo Casos que ocorrem na prática
(A Vida Como Ela É)

Casos ilustrativos de FTT

<u>Caso 1</u> – quase todo pediatra de boa experiência já teve sob sua responsabilidade um bebê com **cardiopatia congênita.** O cirurgião torácico diz que a criança precisa ter 10kg para que possa ser operada e você não consegue fazer o paciente ganhar peso exatamente por causa do defeito cardíaco. A esse crescimento insuficiente, falho (insucesso), geralmente acompanhado de atraso de desenvolvimento, a literatura internacional chama de ***failure to thrive*** (FTT), um nome consagrado. Nesse caso, trata-se de uma causa evidentemente **orgânica.**

<u>Caso 2</u> – em uma família pobre, lar mal formado, prole numerosa, um dos filhos nascido em uma fase mais difícil (o pai acabara de abandonar a família) é magro, apresenta crescimento deficiente, comportamento passivo, tímido, não solicita a mãe nem parece ter fome e não interage com a mãe. Os irmãos até que não parecem tão mal. A mãe é obesa. Trata-se de uma FTT por **privação psicossocial**. Problemas alimentares no bebê podem ocorrer mesmo na presença de um vínculo firme entre a mãe e o bebê, mas o vínculo fraco intensifica os problemas alimentares, levando à desnutrição.

<u>Caso 3</u> – menina de 1 ano e meio, baixa estatura, pescoço levemente alado, FTT inexplicado. O cariótipo 45X comprovou **síndrome de Turner**. É uma FTT de base **genética**.

<u>Caso 4</u> – bebê com síndrome de CHARGE = **c**oloboma (= íris não redonda) 79% dos casos; coração malformado (***h**eart*) 85%; **a**tresia de coanas 57%; **r**etardo de desenvolvimento 100%; deficiência de crescimento (***g**rowth*) 100%; anomalias de orelha (***e**ar*). Trata-se de uma **malformação múltipla** em que o FTT é apenas uma manifestação constante mas não predomina no quadro clínico.

<u>Caso 5</u> – recém-nascido de cesárea (morfina incluída na anestesia), aos 14 dias de vida, peso inferior ao do nascimento. Mama leite de peito exclusivo mas é "bonzinho", calmo e dorme muito. Mamadas a cada 4 ou 6 horas. A mãe foi orientada para dar de mamar só quando a criança chorar (livre demanda) e que afinal "o sono alimenta". Criança submetida ao risco de desnutrição e de perda do leite de peito por causa de uma interpretação errônea do sistema de livre demanda, que é para os bebês normais e já integrados na amamentação.

<u>Caso 6</u> – recém-nascido tomando mamadeira de leite em pó adaptado e que, apesar de mamar bastante e não apresentar estado infeccioso, não ganha peso, urina clara e abundante. A mãe estava usando errado a nova medida incluída no leite (não estava apertando a medida até o fundo) e, portanto, fornecendo um leite aguado, hipocalórico.

<u>Caso 7</u> – mãe judia ortodoxa mantendo leite de peito exclusivo (sua única possibilidade de anticoncepcional) até os 9 meses de idade, quando a curva ponderal declinou (o leite de peito já não fornecia energia suficiente para o crescimento da criança).

<u>Caso 8</u> – mãe fazendo regime para emagrecer. Preocupada com a possível obesidade da criança, suprimiu a mamada noturna. A curva ponderal ficou prejudicada.

<u>Caso 9</u> – aleitamento materno; para "regular" o horário (a cada 3 ou 4 horas) a mãe oferece chupeta ou chá nos intervalos para acalmar a criança. Criança desnutrida.

<u>Caso 10</u> – lactente de 8 meses; a mãe substituiu a mamadeira da tarde por uma papa de frutas, de modo que o bebê só toma leite de manhã e à noite. Curva ponderal prejudicada.

4º passo Orientação de acordo com a faixa etária

- **Desde RN aos 3 meses**
  Infecções perinatais, erros inatos de metabolismo, doença do refluxo gastroesofágico, fibrose cística, amamentação ineficiente, alergia ao leite de vaca, FTT psicossocial.
- **3-6 meses**
  Doença de refluxo gastroesofágico, erros inatos do metabolismo, alergia ao leite de vaca, aids, acidose tubular renal, megacólon congênito, FTT psicossocial.
- **7-12 meses**
  Prolongamento indevido da amamentação exclusiva, doença do refluxo gastroesofágico, acidose tubular renal, alergia ao leite de vaca, FTT psicossocial.
- **Acima de 1 ano**
  Doença do refluxo gastroesofágico, doença celíaca, FTT por privação psicossocial.

Conduta – tratar doença básica, recuperação nutricional.

5º passo Qual a CAUSA – **orgânica** ou **disfuncional**?

1. FTT sem causa orgânica, por privação psicossocial.
2. FTT por causa orgânica.
3. Frequentemente FTT é multifatorial.

I - FTT por PRIVAÇÃO PSICOSSOCIAL

A **maioria** dos casos de FTT deve-se a causas **não orgânicas** (privação psicossocial), cujo diagnóstico se baseia em critérios físicos e psicológicos.

Importante – na maioria das vezes, a distinção entre a doença orgânica e a privação psicossocial é artificial, ambas **coexistem** em graus variáveis.

Critérios físicos – a) crescimento deficiente; b) ausência de evidências de causas orgânicas; c) dieta inadequada.

Critérios psicológicos – a) evidências de relacionamento mãe-filho inadequado (psicopatologia materna e/ou ambiente não adequado); b) evidências de problemas de comportamento ou de desenvolvimento da criança.

Características da mãe

1. Mal informada sobre as necessidades nutricionais e a técnica de alimentação (inclusive medo de obesidade).
2. Mãe ausente, indiferente, deprimida, assoberbada por outras tarefas, alcoólatra: lares desfeitos ou extremamente pobres. Frequentemente, pouco maternal por ela ter sofrido os mesmos problemas em sua infância.

Como consequência, a **criança** é subestimulada emocionalmente, come menos, assimila menos calorias e desenvolve FTT.
O pico de incidência é no 1º semestre de vida.

Características da criança

1. **Lactentes até 4 meses** – quase não sorri, incomum estado de alerta, vocalização muito diminuída, falta capacidade de aconchego. Pode ter um distúrbio na regulação da fome e saciedade.
2. **Lactentes de 4 a 10 meses** – vocalização infrequente; quietude exagerada, indiferença aos estranhos, atraso na aquisição de habilidades motoras.
3. **Mais de 12 meses** – relacionamento pessoal muito superficial, agressividade e raiva frequentemente dirigidas à mãe, atraso no desenvolvimento motor e intelectual.
4. **Baixa estatura privacional** – baixa estatura, idade óssea atrasada, privação psicológica e emocional, hábitos bizarros de alimentação.

Conduta

1. Tratamento preferível ambulatorial.
   Hospitalização em casos com complicação aguda ou graves distúrbios da dinâmica familiar.
   A hospitalização deve ser curta, 5-7 dias.
2. Observar dificuldades na aceitação/deglutição dos alimentos e na interação com os familiares.
3. Fazer as modificações indicadas no volume, textura e cor dos alimentos.
4. Aumentar a oferta calórica sem aumentar muito o volume.
5. Suplementos calóricos (Polycose) e nutricionais (Nutren Junior ou Active, Pediasure, mingaus enriquecidos) ou fórmulas extensamente hidrolisadas ou de aminoácidos.
6. Intervenção comportamental
   (ver capítulo Meu filho não come).
7. Orientação psicoterápica aos familiares.

II - FTT por causa ORGÂNICA

Algumas doenças podem, eventualmente, manifestar-se exclusivamente como FTT: megacólon congênito, infecção do trato urinário, má rotação intestinal, deficiência de antitripsina, craniofaringioma, hematoma subdural, início de doença celíaca.

Procurar evidências de **doenças crônicas** nos sistemas:

- Gastrintestinal – diarreia protraída, crônica, fezes oleosas ou sanguinolentas, vômitos incoercíveis, desidratação grave por gastroenterites repetidas.
- Respiratório – pneumonias de repetição, chiador crônico.
- Cardiovascular – cardiopatia congênita, insuficiência cardíaca.
- Renal – acidose tubular, doença renal crônica.
- Neurológico – doenças degenerativas do SNC.
- Endócrino – hipotireoidismo, déficit do hormônio de crescimento.
- Imunitário – infecções graves repetidas, tuberculose, aids.
- Metabólico – erros inatos de metabolismo.
- Genético – anomalias congênitas.

Algumas manifestações clínicas no FTT orgânico

■ Diarreia persistente ou crônica

- Diarreia **protraída** que se segue a uma diarreia aguda infecciosa em lactente vulverável levando à intolerância alimentar múltipla.
- **Giardíase + deficiência de IgA** no 2º ano de vida.
- **Alergia à proteína do leite de vaca e soja.**
  Em forma de gastroenterite ou enterocolite ou enterocolopatia com edema por hipoalbuminemia.
  Solicitar alfa-antitripsina fecal (aumentada).
- **Doença celíaca** – diarreia crônica que se inicia no fim do 1º ano ou começo do 2º e que evolui para desnutrição com abdome globoso e nádegas achatadas.
- Solicitar antitransglutaminase.
- **Fibrose cística** – diarreia oleosa com bronquite persistente em lactente.
  Solicitar dosagem de Na no suor.

- Surtos de enterite no **megacólon congênito** – episódios de diarreia grave com desidratação em criança com abdome volumoso e constipação.

■ **Ruminação** – regurgitação crônica em que o alimento volta à boca; novamente mastigado e deglutido continuamente, no 1º ano de vida. Pode ser por distúrbio psíquico na relação mãe-filho ou por hérnia hiatal com refluxo grave.

■ **Tosse crônica**

- Fibrose cística – lactente com tosse persistente, bebê chiador grave com várias hospitalizações. Radiografia: atelectasias persistentes. Anemia e edema.
- Bronquiectasias – bronquite crônica com expectoração matutina.
- Asma grave com uso contínuo de corticoide por via oral.
- Tuberculose – bronquites repetidas, febrícula persistente. PPD e radiografia de tórax.
- Insuficiência cardíaca no lactente – fadiga ao mamar, taquicardia, hepatomegalia, sopro, radiografia de tórax: cardiomegalia.

■ **Poliúria**

Diabetes mellitus – poliúria, polidipsia, polifagia; emagrecimento concomitante.
Hiperglicemia com glicosúria.

Doença renal crônica – sintomas iniciais vagos, inespecíficos: fadiga, anorexia, cefaleia, náuseas; posteriormente ocorre poliúria e, finalmente, edema, fadiga, diminuição da diurese, hipertensão, acidose.
Exames: ureia, creatinina, urina tipo I com densidade.

***Diabetes insipidus* nefrogênico** (raro) – vômitos, constipação, poliúria, polidipsia.
Densidade urinária persistentemente baixa.

Acidose tubular renal (rara) – vômitos, constipação, poliúria, acidose, pH sanguíneo baixo com urina alcalina.

Hipercalcemia idiopática (rara) – constipação e poliúria, posteriormente deterioração mental.
Hipercalcemia (no lactente).

■ **Manifestações neurológicas**

Síndrome diencefálica – há crescimento inicialmente acelerado, seguido de emagrecimento nítido, com apetite normal ou aumentado; sudorese profusa; pode haver nistagmo. Papiledema ausente; liquor com proteínas aumentadas: neoplasias do hipotálamo ou do terceiro ventrículo.

■ **Infecções graves repetidas por germes oportunistas**

- **Imunodeficiências** – infecções repetidas, graves, inusitadas por germes oportunistas.
Investigação imunológica.
- Aids – FTT com gânglios aumentados e hepatoesplenomegalia, HIV positivo.

■ **Defeitos físicos, anomalias congênitas e fácies característico**

Doenças genéticas. Ver capítulo Baixa estatura.

■ **Alterações esqueléticas**

Causam baixa estatura desproporcionada ou distorcida.

Ver **Doenças ósseas metabólicas**, no capítulo Baixa estatura.

■ **FTT IATROGÊNICA**

Pode ocorrer em crianças que fazem uso prolongado de corticoides.

Grupo III Criança baixa: BE e OBESA

Premissa – na obesidade **exógena** (o obeso comum), a BE não é habitual e a IO é normal ou levemente acelerada. **Raciocínio – BE** com **obesidade** deve ser **endocrinopatia.** Diagnóstico presuntivo baseado no quadro clínico + IO.

a) Mixedema (falsa obesidade) + IO atrasada = **hipotireoidismo.** Diagnóstico precoce: desaceleração do crescimento após um período de crescimento normal. Solicitar TSH e T_4.
b) Obesidade predominando no tórax e abdome + fácies de boneca + IO atrasada. Antecedente (no RN) de hipoglicemia e icterícia prolongada = **deficiência do hormônio de crescimento**:
   1. correlacione a E atual com a IO;
   2. verifique o percentil;
   3. ver no gráfico qual seria a E final se continuar nesse mesmo percentil.
c) Obesidade do tronco e abdome com fácies de lua cheia, IO atrasada = excesso de glicorticoides = **síndrome de Cushing**: (1) iatrogênica (mais frequente) ou (2) endógena (hiperplasia ou tumor de adrenal).
d) Outras situações em que a obesidade não é obrigatória, mas ocorre com certa frequência – exemplo: **acondroplasia**.

Exames a solicitar: IO; T_4 e TSH; hormônio de crescimento (GH), IGF1 e IGFBP3.

Interpretação

a) IO atrasada, T_4 baixo e TSH alto: **hipotireoidismo**.
b) IO atrasada; T_4 e TSH normais; GH, IGFBP3 baixos (em criança bem nutrida): **deficiência de hormônio de crescimento**.
   Encaminhe ao endocrinologista para tratamento.
c) BE com T_4, TSH, GH, IGF1 e IGFBP3 normais em criança obesa.
   Encaminhe ao endocrinologista para pesquisar a causa.

Quadro III-1 – *FAILURE TO TRHIVE* (FTT) – FRACASSO DO CRESCIMENTO E DO DESENVOLVIMENTO – E SÍNDROME FTT.

To thrive = crescimento/desenvolvimento = sucesso

Failure = fracasso (falha) = insucesso

FTT faz parte de um grande número de entidades das quais não é a única nem a principal manifestação

- Síndrome FTT = entidade em que FTT é a principal (única) manifestação e a causa não é evidente
- Lactentes (–2 anos) e pré-escolares (–5 anos)
- Crescimento insuficiente*
- Desenvolvimento inadequado
- Disfunção psicossocial
- Causa não evidente à primeira vista, mas que acarreta uma provisão energética insuficiente*

1. por OFERTA insuficiente
   os pais oferecem menos do que a criança necessita
   a) pobreza
   b) psicossociopatia dos pais
   c) depressão na mãe
   d) falta de conhecimento
   e) crenças errôneas
   f) falhas técnicas: aleitamento materno incorreto
      preparo incorreto da mamadeira
2. por ACEITAÇÃO **insuficiente**
3. por RETENÇÃO **insuficiente**
   a) regurgitação excessiva/vômitos
   b) diarreia crônica/síndrome de má absorção
   c) exsudação intestinal: alergia por leite de vaca/soja/outros
      giardíase + deficiência de IgA

FTT – REFLUXO GASTROESOFÁGICO

Regurgitação/vômitos

Volumosa/dolorida/longe das mamadas

Soluços muito frequentes

Bebê chorão

Mamada nervosa, difícil, interrompida

- Arqueamento, recusa de mamar
- Chora durante ou logo depois da mamada

Crises de apneia (> 2h depois da mamada)

FTT – ALERGIA AO LEITE DE VACA/SOJA

Cólicas exageradas (bebê chorão)

Vômitos por refluxo gastroesofágico

Enteropatia: diarreia crônica, vômitos, má absorção

Colite: evacuações com muco e sangue

Exsudação proteica (alfa-1-antitripsina fecal aumentada)

FTT NA AIDS

FTT multifatorial, desregulação endócrina

Diarreia crônica

Tosse persistente

Infecção bacteriana recorrente

Candidíase (sapinho)

Dermatite

Aumento da parótida

PRINCIPAIS CAUSAS DE FTT (conforme a idade)

RN:	Problemas psicossociais
	Disfunção motora-oral
	Refluxo gastroesofágico
	Infecções perinatais
	Erros inatos do metabolismo
	Erros na amamentação
1-6 meses:	Problemas psicossociais
	Refluxo gastroesofágico
	Alergia ao leite de vaca
	Fibrose cística
	Megacólon congênito
	Aids
6-12 meses:	Problemas psicossociais
	Refluxo gastroesofágico
	Atraso na introdução de sólidos
	Giardíase + deficiência de IgA
	Aids

FTT – NÃO ORGÂNICA = PSICOSSOCIAL (ver Caso 2)

1. Mãe pouco maternal: ausente, mal informada, deprimida, alcoólatra, drogada
2. Lares disfuncionais: desfeitos, extremamente pobres
3. Criança subestimada, deprimida, quase não sorri, pouco solicitadora, não tem fome, tímida, apática, indiferente
   Vocalização deficiente, desenvolvimento atrasado
   Deprimida, agressiva
   Comportamento de autogratificação: balanceio da cabeça, sucção dos dedos, manipulação persistente e excessiva do corpo
4. Versão moderna em classe social elevada: "a síndrome da mãe superexecutiva"

* P < p3; p/E, p < 10; queda de 2 faixas curva do P.

Quadro III-2 – DOENÇAS CRÔNICAS GRAVES QUE CAUSAM BAIXA ESTATURA.

1. **CARDIOPATIA** (radiografia, ECG, ECO)	a) Congênita com hiperfluxo pulmonar: CIA, CIV, PCA	Taquipneia, fadiga, bronquite de repetição, sopro
	b) Insuficiência mitral reumática ou congênita	Sopro
	c) Congênita cianótica: tetralogia de Fallot, transposição dos grandes vasos, atresia tricúspide	Cianose
	Observação: a deficiência estatural pode persistir mesmo depois da correção cirúrgica	
2. **PNEUMOPATIA CRÔNICA** (radiografia, prova do suor)	Asma crônica grave Fibrose cística Deficiência de alfa-antitripsina	Crises asmáticas repetidas, bronquite crônica com pneumonias de repetição
	Observação: o uso contínuo de corticoide pode ser um fator causal importante da baixa estatura	
3. **NEFROPATIA** (exame de urina, urografia, biópsia)	Doença renal crônica	Poliúria, hipostenúria, hipertensão, anemia
4. **DIARREIA CRÔNICA COM DESNUTRIÇÃO** (biópsia jejunal, prova do suor, trânsito intestinal, enema opaco, anticorpos, antigliadina)	Doença celíaca Fibrose cística Enteropatia ambiental	Esteatorreia (síndrome de má absorção)
	Retocolite ulcerativa Doença de Chron	Colite
5. **HEPATOPATIA** (bilirrubinas, eletroforese de proteínas, biópsia)	Atresia das vias biliares Hepatite neonatal	Colestase
	Cirrose	Hepatomegalia, aranhas vasculares, hipertensão portal
6. **DOENÇAS DO SISTEMA NERVOSO CENTRAL** (radiografia, EEG, fundo de olho, tomografia)	Lesões do SNC	Perímetro cefálico anormal, hipertensão intracraniana, alterações no exame neurológico

Grupo IV BE em criança desproporcionada/distorcida/deformada

Observe a criança
e inclua-a num dos seguintes subgrupos:

- Grupo IV-A – BE em criança desproporcionada e/ou deformada.
- Grupo IV-B – BE em criança com defeitos múltiplos.

Grupo IV-A Baixa estatura em criança desproporcionada

Confira se o crescimento não é harmonioso.

Verifique os valores normais da relação segmento superior/inferior (SS/SI).

Ver no capítulo 1 – Esta criança é normal?

Se SS/SI anormal = BE desproporcionada
doença do esqueleto

- SS/SI diminuída = encurtamento da coluna.
  Exemplo: doença de Morquio.
- SS/SI aumentada = encurtamento dos membros inferiores.
  Exemplo: acondroplasia.
  Ocorre também no hipotireoidismo.
- Se envergadura – estatura mais negativa que o normal para a idade = braços curtos.

Na suspeita de **doença do esqueleto**, solicite exames: Sangue – Ca, P, fosfatase alcalina; urina tipo I; **radiografia do esqueleto**.

A) Baixa estatura + doença crônica grave (Quadro III-2)

B) Baixa estatura desproporcionada ou distorcida (Quadro III-3)

Considerar ainda:

1. Fácies característico: **síndrome de Down**.
   Solicitar cariótipo.
   Nascem um pouco abaixo da média, déficit de crescimento com idade óssea atrasada.
2. Meninas com BE ao nascimento, déficit de crescimento, puberdade atrasada, geral mas não obrigatoriamente com outros sinais característicos: síndrome de **Turner**. Solicitar cariótipo.

Quadro III-3 – DOENÇAS ÓSSEAS METABÓLICAS QUE CAUSAM BAIXA ESTATURA.

Dados clínicos	Sugerem
❶ a) Rosário raquítico, cintura diafragmática b) Pernas encurvadas	**RAQUITISMO** **HIPOFOSFATEMIA FAMILIAR** (Ca normal, fosfatase aumentada, P baixo)
❷ a) Encurvamento patológico de membros inferiores e coluna b) Fraturas patológicas c) Dificuldade de deambulação (dor e fraqueza) d) Evolui para deformação de todo o esqueleto	**HIPERPARATIREOIDISMO** Aumento de Ca e da FA, redução do P, dosar paratormônio
❸ a) Membros muito curtos e gordos com tronco normal b) Cabeça grande com fronte proeminente c) Lordose acentuada, cifose torácica d) Abdome protruso, aumento da massa glútea e) Inteligência normal Ossos longos curtos e largos Bacia – diâmetros diminuídos Crânio – grande com base reduzida	**ACONDROPLASIA** 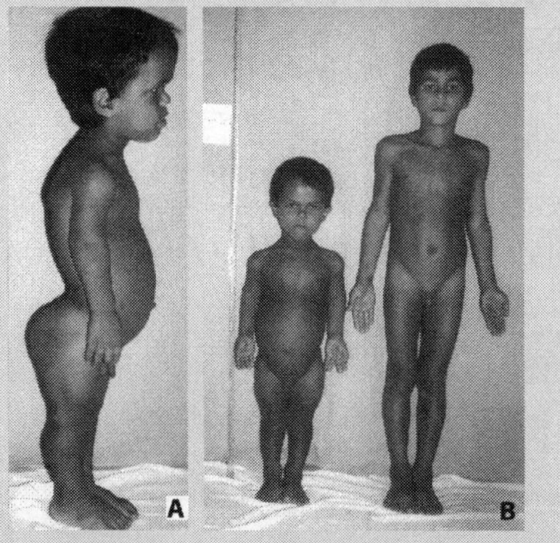 **A**) Acondroplasia. **B**) Comparação com criança da mesma idade (7 anos).
❹ a) Aspecto acondroplásico b) Desigualdade de comprimento de membros homólogos c) Contraturas articulares d) Catarata congênita	**CONDROANGIOPATIA CALCÁRIA CONGÊNITA** Radiografia do esqueleto
❺ Fraturas muito frequentes	**OSTEOGÊNESE IMPERFEITA** Radiografia do esqueleto
❻ Inchação ou tumores (exostoses) a partir dos 2 anos	**DOENÇA EXOSTANTE (EXOSTOSES MÚLTIPLAS)** Radiografia do esqueleto

Ver também adiante Mucopolissacaridoses.

C) Baixa estatura + anomalias múltiplas ou "jeito de síndrome" (Quadro III-4).

D) Baixa estatura em criança normal ("miniatura de criança normal") (Quadro III-5).

Grupo IV-B BE em criança com múltiplas anomalias

- **Doenças esqueléticas constitucionais**

1. **Disostoses** – alteração morfológica de um ou mais ossos: a) comprometimento eletivo do tronco (disostose espondilocostal, compreendendo as anomalias dos corpos vertebrais); b) comprometimento eletivo dos membros – agenesias ósseas, focomielia, encurvamento congênito dos ossos longos, quer generalizado, quer de um único osso (preferência pela tíbia).
2. **Osteocondrodisplasia** – a) anomalia de desenvolvimento da cartilagem e/ou da coluna vertebral, alguns reconhecíveis ao nascimento (inclui acondroplasia) e outros durante a infância; b) formas com desenvolvimento desorganizado da cartilagem e da estrutura fibrosa do osso; c) anomalias da densidade e da estrutura da cortical e/ou do modelamento metafisário (incluindo osteogênese imperfeita e osteopetrose).

- **Doenças ósseas metabólicas** – raquitismo, hiperparatireoidismo.

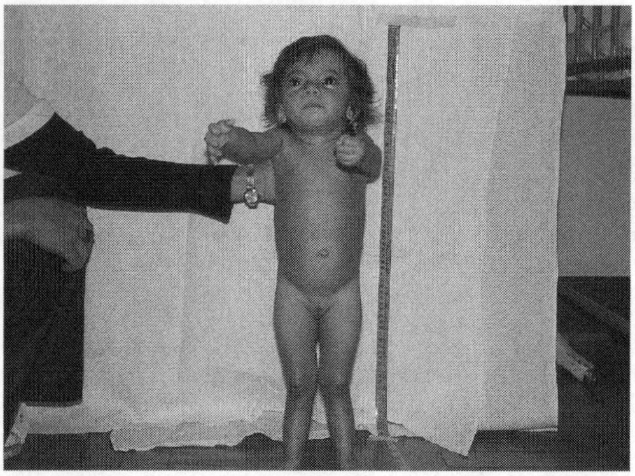

Figura III-1 – Baixa estatura hipofisária (IC = 3 anos; E = 60cm).

Grupo IV-C Anomalias congênitas e fácies característico

Cretinismo (hipotireoidismo) – o quadro clínico depende do grau de insuficiência tireóidea e do momento da vida em que se instala. Quando surge na vida fetal neonatal, há cretinismo que se caracteriza por incapacidade de se alimentar adequadamente, língua

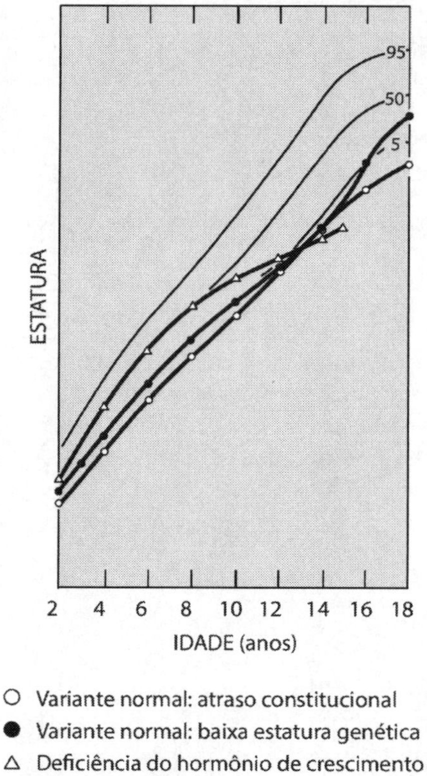

Figura III-2 – Curvas de crescimento características.

Quadro III-4 – BAIXA ESTATURA COM MÚLTIPLAS ANOMALIAS.

Dados clínicos	Sugerem (exames a solicitar)
❶ a) Fácies grotesco b) Alterações esqueléticas c) Hepatoesplenomegalia d) Deficiência mental e) Opacificação da córnea	**MUCOPOLISSACARIDOSE** Radiografia do esqueleto Teste de Dorfman Dosagem de mucopolissacarídeos
❷ Fácies mongoloide	**SÍNDROME DE DOWN** Cariótipo
❸ Fácies estranho Defeitos físicos *major* e *minor* Deficiência mental 5º dedo encurvado	**ANOMALIAS CROMOSSÔMICAS** Aneuploidia autossômica Trissomias do 13, 18 e 21 Deleções 4p- e 5p- Radiografia do esqueleto Teste de Dorfman Dosagem de mucopolissacarídeos
❹ Menina com infantilismo genital, pescoço curto, implantação baixa do cabelo Outras anomalias	**SÍNDROME DE TURNER** Cromatina sexual Cariótipo
❺ Insuficiência de crescimento no 1º ano A partir do 2º ano: aspecto de "pássaro depenado", alopecia generalizada, crânio desproporcionalmente grande em relação à face, olhos proeminentes, nariz fino, micrognatia, perda da gordura subcutânea, veias salientes no couro cabeludo, "posição de cavalgar", articulações rijas, voz fina	**PROGÉRIA**

Ver também quadro III-3 e o capítulo Crescimento deficiente (*failure to thrive*).

Quadro III-5 – DIAGNÓSTICO DIFERENCIAL NA BAIXA ESTATURA SEM DEFORMIDADES.

Dados clínicos	Atraso constitucional	Familiar (primário)	Restrição de crescimento intrauterino	Deficiência congênita do hormônio de crescimento	Privação psicossocial
RN	Normal	PIG	PIG	Normal	Normal
E no lactente	BE (início entre 1 e 2 anos)	BE	BE	Normal	Normal ou deficiente
E no pré-escolar e escolar	BE	BE	BE	BE	BE
Velocidade de crescimento	Normal a partir dos 3 anos	Normal	Normal	Diminuída (desacelerada)	Diminuída (desacelerada)
Idade óssea	Atrasada (em 2-3 anos)	Normal (= IC)	Variável	Atrasada (paralela à IA)	Atrasada (normal na recuperação)
Puberdade	Estirão mais tardio e mais duradouro	Estirão: início e duração habituais	BE inicial; estirão normal	Atrasada	–
T_4	Normal	Normal	Normal	Normal	Normal
GH	Normal	Normal	Normal	Diminuído	Diminuído
Pistas diagnósticas	É o caso mais frequente em consultório História familiar (pais): BE na infância, estirão tardio e prolongado além dos 18 anos, puberdade atrasada	Muito frequente a história familiar de BE	História familiar negativa RN: PIG (não confundir com prematuro de tamanho normal para sua idade gestacional) Hipoglicemia neonatal	Raras Crises hipoglicêmicas Microgenitália M Face de boneca IP > IA	Abandono Grave distúrbio da dinâmica familiar Graves distúrbios de comportamento
E final	Normal (aos 20 dias)	BE (idêntica à família) Média dos percentis do pai e mãe ± 5cm	Normal ou BE Se não atinge E normal aos 2 anos*, provável BE definitiva	BE se não tratado*; quase normal, se tratado	Normal na dependência da conduta adequada

E = estatura; BE = baixa estatura; PIG = pequeno para a idade gestacional; M = masculino; IC = idade cronológica; IP = idade-peso; IA = idade-altura; GH = hormônio de crescimento.
Somatomedina: IGF1 e IGFBP3.
Atraso constitucional = crescimento lento e puberdade atrasada em meninos normais.
* Indicado hormônio de crescimento.

grande, pele seca, espessa, hiporreflexia, olhos separados. Posteriormente, atraso na idade óssea, na dentição e na idade mental. *Diagnóstico* – solicitar TSH, T_4.

Síndrome de Down (mongolismo = trissomia do cromossomo 21) – fissura palpebral com inclinação ascendente, mãos pequenas, implantação baixa das orelhas, prega simiesca palmar, encurvamento do 5º dedo, hipotonia.

Síndrome de Turner (X) – diagnóstico precoce: peso e estatura baixos, pescoço alado, linfedema do dorso das mãos e pés.

Síndrome *cri-du-chat* (ausência da metade do braço menor do cromossomo 5) – choro em "miado de gato", microcefalia, hipertelorismo, micrognatia, epicanto, baixa estatura, hipotonia, debilidade mental profunda (Fig. III-3).

Trissomia D ou E (trissomia do cromossomo 18) – retardo mental, déficit de desenvolvimento, hipertonia generalizada, implantação baixa das orelhas, defeito cardíaco e de diafragma.

Hipercalcemia idiopática (síndrome hipercalcêmica infantil) – déficit de crescimento e desenvolvimento,

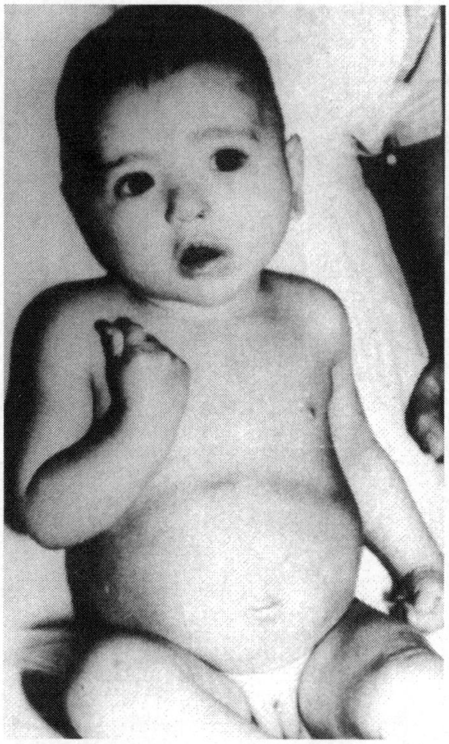

Figura III-3 – Síndrome *cri-du-chat*. Choro em "miado de gato", hipotonia generalizada ou localizada no pescoço, hipotrofia somática, retardo mental grave.

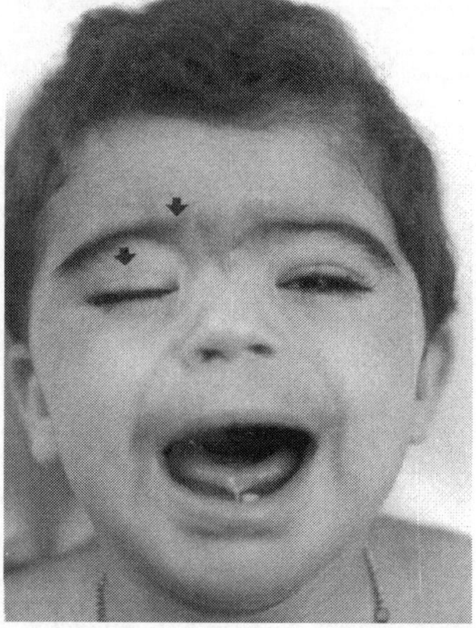

Figura III-4 – Síndrome de Cornelia de Lange. Observar sobrancelhas espessas, hipertricose, ptose palpebral.

orelhas grandes, lábio superior proeminente, bochechas grandes. Anorexia, poliúria, polidipsia, defeitos cardíacos.
Calcemia pode atingir 20mg/dL.

Síndrome de Cornelia de Lange – sobrancelhas espessas, lábios superiores desviados para baixo, mãos e pés pequenos e malformados; hirsutismo, deficiência mental, baixa estatura (Fig. III-4).

Síndrome de Silver – baixa estatura, esqueleto assimétrico, face triangular, micrognatismo, 5º dedo pequeno e curvo; excreção elevada e precoce de gonadotrofinas (menarca precoce).

Síndrome de Noonan – pescoço alado, baixa inserção posterior do cabelo, tórax em escudo, retardo mental, micropênis e criptorquidia, anomalia do coração direito; cariótipo normal.

Síndrome de Seckel – baixa estatura, deficiência mental, microcefalia ("cabeça de pássaro"), micrognatia, maxila proeminente. Déficits múltiplos dos membros, anomalia esquelética.

Síndrome de Bloom – baixo peso ao nascimento; baixa estatura, fotossensibilidade cutânea, eritema teleangiectásico da face.

Leprechaunismo – baixa estatura, caquexia, face pequena com orelhas, olhos e nariz normais, portanto, desproporcionais à face.

Síndrome de Menkes – hipotonia, má aceitação alimentar, convulsões, crescimento deficiente. Deterioração motora e mental, cabelos curtos, finos, encarapinhados e quebradiços. Distúrbio do cobre.

Ataxia teleangiectásica – ataxia-teleangiectasias, infecções repetidas. Associa-se em geral com doenças autoimunes e principalmente com neoplasias linfoides.

Síndrome de Prader-Willi – baixa estatura, deficiência mental, fenda palpebral desviada para cima, mãos e pés pequenos, obesidade, hipogenitalismo, *diabetes mellitus*, hipotonia muscular na primeira infância.

Síndrome de Smith-Lemli-Opitz – deficiência intelectual, hipertonia, vômitos na primeira infância, microcefalia, ptose palpebral, sindactilia, hipospadia, criptorquidia (Fig. III-5).

Síndrome de Cockayne – baixa estatura que se inicia no2º ano de vida. Tronco desproporcionalmente pequeno em relação aos membros, deficiência mental. Pode haver degeneração retiniana, atrofia óptica, limitação de movimentação dos joelhos, fotossensibilidade da pele.

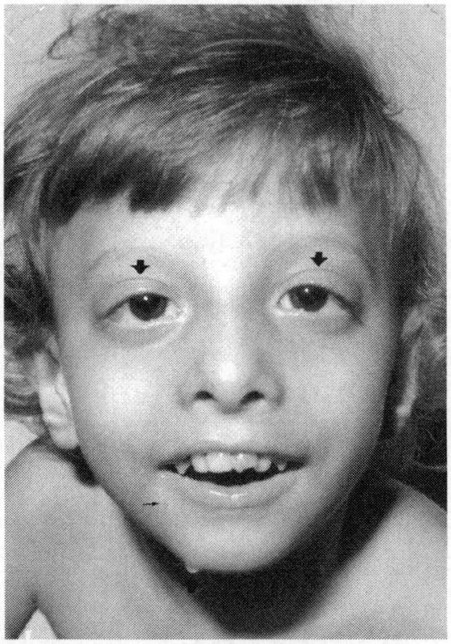

Figura III-5 – Síndrome de Smith-Lemli-Opitz (portador com 7 anos de idade).
Hipotonia (babando), ptose palpebral bilateral.

Síndrome de Hallermann-Streiff – crânio pequeno com fontanelas abertas, microftalmia, catarata, estrabismo, nistagmo, hipoplasia de cartilagens, atrofia de pele, hipoplasia e anomalias dentárias, micrognatia.

Síndrome de Rubinstein – vários graus de deficiência mental, estatura variável, crânio relativamente pequeno, dedos cavalgados, outras anomalias.

Hiperplasia adrenal – vômitos, diarreia e FTT em lactente que apresenta genitália ambígua, hipospadia acentuada ou menino com aumento de pênis e hiperpigmentação dos mamilos e escroto.
Pesquisa de cromatina sexual e ionograma.

Grupo IV-D BE com PUBERDADE ATRASADA

Mais comum: **atraso constitucional de crescimento e da puberdade**:

a) criança é baixa (em relação à idade-alvo) desde os 3 anos de idade;
b) IO atrasada;
c) IO corresponde à idade-altura;
d) SS/SI normal;
e) antecedentes familiares;
f) gonadotrofinas baixas (nível pré-pubertário).

Prognóstico: vai atingir a idade-alvo previsível pela IO.

Distinguir de endocrinopatias eunucoides:

a) a criança tinha E normal mas vai cruzando os percentis inferiores a partir dos 12-15 anos;
b) SS/SI abaixo do normal.

Grupo especial DEFICIÊNCIA DO HORMÔNIO DE CRESCIMENTO (GH)

O hormônio de crescimento humano (GH) tem ação anabólica (estimulante do crescimento) sobre os ossos e outros tecidos por meio de um mediador produzido no fígado – a somatomedina C (Smc = fator de crescimento insulina-símile = IGFBP3; a IGF3 permite técnica mais simples e reprodutível). Frequência rara (5% das BE); importância: corrigível pelo tratamento específico.

Congênita

1. Nascimento – P e E normais; predomínio de meninos (2:1).
2. Pistas diagnósticas – doença rara:
   - Nos primeiros meses – microgenitália em meninos (micropênis, escroto subdesenvolvido e criptorquidia) e crises hipoglicêmicas (convulsão, cianose, choque).
   - Na criança – aparência característica mas só em casos graves:
     aparência de **boneca**: face de boneca querubim com traços finos e imaturos, rosto arredondado, fronte proeminente, nariz pequeno de base larga, olhos saltados, queixo pequeno, cabelos raros. Voz fina, esganiçada.
     Nota: ausência desta aparência – não exclui deficiência de GH.
3. Crescimento – a deficiência é notada aos 18-24 meses:
   BE (abaixo do p3), proporcionada, VC normal, IO atrasada e proporcional à IC.
   Em crianças maiores, BE e crescimento lento associados à hipoglicemia.
   A frequência das crises hipoglicêmicas diminui com o decorrer do tempo.
4. Dentição atrasada.
5. Puberdade atrasada.
6. Prognóstico – a) não tratado: 1,37 a 1,52m;
   b) tratamento adequado: E quase normal.

Pode ser **adquirida** – causa **orgânica**

O crescimento até então normal: começa a baixar de percentil e a VC decresce para < 4cm/ano.

Diagnóstico **laboratorial** na suspeita de **deficiência de GH**, afastadas as outras causas de BE:

1. Radiografia de crânio (sela túrcica).
2. Diagnóstico inicial: dosagem de somatomedina C – IGF1/IGFBP3.
   Se for normal, descarta a suspeita.
3. Se for baixa, dosar GH que identificará os casos que deverão ser tratados.
   Se for normal, descarta a suspeita.

4. Se for baixo, **dosar GH após estímulo**:
   clonidina 0,15mg/m^2 por via SC ou VO (se for normal: incremento de mais de 10ng/mL, descarta a suspeita); na dúvida, complementar com teste com insulina.
   Se for normal, descarta a suspeita.
5. Se for baixo = **deficiência do hormônio de crescimento** (GH).
6. Assim, o diagnóstico inicial faz-se pela dosagem da somatomedina C; a dosagem de GH identificará os casos que deverão ser tratados com esse hormônio.
7. Lesão **intracraniana** como causa de **deficiência de GH** orgânica.

Crianças que persistem com baixa estatura depois dos 3 anos são candidatas ao tratamento com **hormônio de crescimento**.

- **Orgânica:** problema básico – deficiência adquirida de crescimento.

1. Associado com qualquer combinação de anormalidades **neurológicas** (hipertensão intracraniana: cefaleia, vômitos), **visuais** (diminuição da visão, distúrbios dos campos visuais, papiledema) e **endocrinológicas** – sugere **tumor** intracraniano, particularmente CRANIOFARINGIOMA (tumor presente antes do nascimento, de crescimento muito lento e que raramente se torna sintomático antes dos 7-9 anos de idade).
2. Associado com ***diabetes insipidus*** – tumor intracraniano ou reticuloendoteliose (síndrome de Hand-Schüller-Christian). Radiografia de crânio: lesões líticas.
   Variante normal: atraso constitucional.
   Variante normal: baixa estatura genética.
   Deficiência do hormônio de crescimento.
3. Associado com falha do desenvolvimento sexual do adolescente **– tumor suprasselar.**
4. Associado com antecedentes de **traumatismo craniano, meningoencefalite tuberculosa** e **radioterapia** para tumores da cabeça ou leucemia.
5. **O achado de deficiência adquirida de hormônio de crescimento** deve ser considerado (mesmo na ausência de outros sinais de doença intracraniana) sinal de localização neurológica e, portanto, indicação para estudo neurorradiológico: radiografia de perfil do crânio e tomografia.

Tratamento com hormônio de crescimento

Exames prévios:

IGF1, IGFBP3, insulina, glicose, lípides; pressão arterial.

Dose: 0,24 a 0,48mg/kg/semana (0,1-0,2UI/kg/dia).

As doses maiores são mais efetivas, pelo menos no início do tratamento.

Monitorar: glicose, insulina, lípides e pressão arterial.

Com o tratamento, essas crianças atingem a estatura prevista por seu potencial genético.

CRIANÇA DE BAIXA ESTATURA – resumo

I – BE proporcionada: SS/SI é normal

Verificar **velocidade de crescimento** (VC).

- VC é normal

Solicitar idade óssea (IO)

- IO = IC = BE **familiar** (genética)
- IO < IC = **atraso constitucional** do crescimento

- VC é baixa — Pesquisar causas **orgânicas**

EXAMES LABORATORIAIS na BE

a) **Rotina**
   1. hemograma e VHS;
   2. transaminases;
   3. creatinina;
   4. eletrólitos (ionograma);
   5. gasometria (bicarbonato);
   6. exame de urina.

b) **Complementação**
   1. radiografia de crânio (perfil);
   2. somatomedina: IGF1 e IGFBP3.

c) **Específicos**
   1. Em BE não familiar antitransglutaminase e IgA.
   2. Em meninas – cariótipo (síndrome de Turner).
   3. Puberdade atrasada – gonadotrofinas; testosterona (meninos); cariótipo (meninas).
   4. Doenças de esqueleto e lactentes: Ca, P, fosfatase alcalina.
   5. Fácies sindrômico – cariótipo.

II – BE desproporcionada: SS/SI é anormal

Doenças do esqueleto.

1. **Rotina na BE com velocidade de crescimento normal**:
   Hemograma, VHS, urina tipo I, **idade óssea.**
   Criança < 2 anos: urocultura; sangue: Ca, P, FA.
2. Investigação **laboratorial** obrigatória se:
   Estatura abaixo do p3, velocidade de crescimento abaixo do normal (< 4cm/ano),
   queda no percentil da estatura em criança > 4 anos.

Acrescentar, de acordo com a anamnese e exame físico:

Rotina: transaminases, creatinina, eletrólitos, gasometria.

Complementação: radiografia de crânio-perfil; IGF1 e IGFBP3.

Específicos: antitransglutaminase (doença celíaca); meninas: cariótipo (síndrome de Turner); TSH, T_4; puberdade atrasada – LH e FSH; em meninos – testosterona; em meninas – cariótipo; fácies sindrômico – cariótipo.

2. Crescimento Excessivo (Gigantismo)

Alerta!

a) estatura acima do percentil 97,5;

b) velocidade de crescimento mais de 2 desvios-padrão acima da média.

Mais frequente (variante do normal):
Estatura elevada constitucional

1. Pais altos.
2. Geralmente comprimento do RN acima de p75.
3. Estatura bem acima da média.
4. Curva de crescimento paralela à normal (velocidade de crescimento normal).
5. Proporções corporais normais.
6. IO normal.
7. A administração de estrógenos em meninas, que já foi recomendada como tratamento para evitar o crescimento excessivo, não deve ser adotada.

Excesso de hormônio de crescimento – raro; na maioria dos casos (micro) adenoma da hipófise = gigantismo hipofisário:

1. Estatura muito acima da média e velocidade de crescimento acelerada.
2. Gigantismo na adolescência: acromegalia = aumento das mandíbulas, mãos e pés.
3. Face grosseira com nariz largo, língua grande, dentes separados.
4. Visão prejudicada. Solicitar tomografia ou ressonância de crânio.

SÍNDROME DE MARFAN (Fig. III-6)

1. Anormalidades difusas do tecido elástico que afeta obrigatoriamente os sistemas esquelético, cardiovascular e ocular.
2. Hereditária autossômica dominante (pode ser por mutação).
3. Tipo físico: alto e magro, crescimento excessivo dos membros (envergadura > estatura e SI > SS), dedos e artelhos longos e finos (aracnodactilia), face estreita.
4. Cifoescoliose, caixa torácica assimétrica ou peito escavado.
5. Musculatura esquelética hipotônica (pés planos, hérnias) e hipermobilidade das articulações.
6. Olhos: miopia, catarata, estrabismo, megalocórnea, nistagmo, subluxação do cristalino, descolamento de retina.
7. Aneurismas da aorta, insuficiências aórtica e mitral.
8. Excluir homocistinúria: deficiência mental, pesquisa de homocistina positiva na urina.

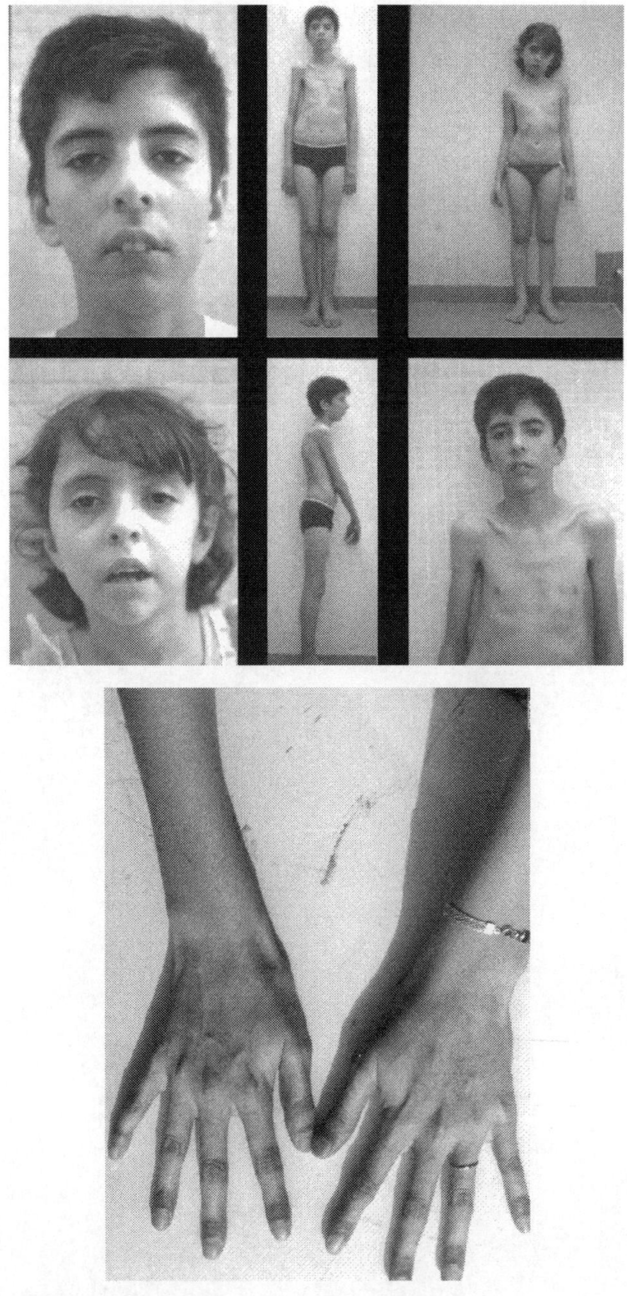

Figura III-6 – Síndrome de Marfan.

9. Confirmação do diagnóstico depende do envolvimento cardíaco e ocular, que pode ocorrer somente na adolescência.

GIGANTISMO CEREBRAL (síndrome de SOTO)

1. Fator genético.
2. RN grande, crescimento excessivo nos 3 primeiros anos de vida.
3. **Caracterização**: a) gigantismo; b) fonte proeminente; c) palato em ogiva; d) hipertelorismo; e) cabeça comprida; f) queixo pontudo; g) IO avançada; h) atraso de desenvolvimento; i) antecedente de dificuldade de adaptação alimentar no período neonatal.

SÍNDROME DE BECKWITH-WIEDEMANN

Supercrescimento fetal com **macrossomia no RN:**

1. Macroglossia.
2. Hérnia umbilical ou onfalocele.
3. Visceromegalia: hepatoesplenomegalia, nefromegalia.
4. Hipoglicemia.
5. Predisposição a neoplasias.

HEMOCISTINÚRIA

Deficiência de cistationina betassintetase.

Quando suspeitar – criança de mais de 3 anos com atraso de crescimento e desenvolvimento que apresenta subluxação do cristalino, levando à miopia grave.

Deficiência mental progressiva é comum; distúrbios psiquiátricos (mais de 50% dos casos): depressão, obsessivo-compulsivos; convulsões (20%).

Pode-se confundir com síndrome de Marfan: altos, delgados, dedos longos. Olhos azuis, rubor facial. Alterações esqueléticas, osteoporose, marcha tipo Carlitos. Trombose dos vasos, particularmente os do cérebro.

Tratamento

Dieta pobre em metionina; ministrar altas doses de vitamina B_6 (200-1.000mg/24h); se não for eficiente, acrescentar ácido fólico (1-5mg/24h);
em casos de fracasso, tentar betaína.

DISTÚRBIOS DO DESENVOLVIMENTO

Acompanhe o desenvolvimento de seus pacientes

Encaminhe ao **neurologista pediátrico** os seguintes casos:

- Casos evidentes de hipotonia (criança "molinha") ou hipertonia (criança muito "durinha").
- Nos casos de desenvolvimento lento ou levemente atrasado, ver se a criança está progredindo; faça reavaliação atenta aos 9 e 12 meses de vida.
- Se a criança apresenta dados de alerta/alarme nas idades-chave, **encaminhe ao neuropediatra**:

Alerta (no fim do 1º trimestre)

- Ausência de sorriso social.
- Olhar vago, pouco interessado.
- O menor ruído provoca grande sobressalto.
- Nenhuma reação a ruídos fortes (surdez!).
- Mãos persistentemente fechadas.

Alarme (no fim do 2º trimestre)

- Não vira a cabeça para localizar sons (4 meses).
- Hipertonia (rigidez) dos membros inferiores.
- Hipotonia do eixo do corpo: controle deficiente da cabeça.
- Criança exageradamente lenta e sem interesse.
- Movimentos bruscos tipo "descarga motora".
- Não dá risada.
- Falta de reação aos sons (surdez?).

Sinais de Alarme – Obrigatória a tomada de providências

- Não senta sem apoio (hipotonia do tronco).
- Pernas duras "em tesoura" (espasticidade).
- Pernas moles em "posição de rã" (hipotonia).
- Mãos persistentemente fechadas.
- Não tem preensão em pinça.
- Incapacidade de localizar um som (surdez?).
- Ausência de balbucio (distúrbio articulatório?).
- Sorriso social pobre.
- Não tem interesse no jogo "esconde-achou".

Considere que **9 meses** é uma idade-chave.

Se a criança não estiver superando seu atraso – encaminhe ao neuropediatra.

Sinais de Alarme – 1 ano

- Ausência de sinergia pés-mãos (colocada em pé com apoio não procura ajudar com as mãos).
- Criança parada ou mumificada.
- Movimentos anormais.
- Psiquicamente inerte ou irritada, sorriso social pobre.
- Não fala sílaba; cessação do balbucio (surdez?).

Sinais de Alarme – 4 anos

- Tímida, passiva, medrosa, agressiva.
- Chora e agarra-se aos pais quando eles vão sair.
- Ignora outras crianças.
- Não se interessa por jogos interativos ou de fantasia.
- Não responde a outras pessoas fora da família.
- Não usa sentenças de mais de 3-4 palavras.
- Não sabe: andar de triciclo, rabiscar, usar lápis.
- Não sabe copiar círculo.
- Resiste para se vestir, dormir, usar toalete.

1. Malformações, Anomalias, Moléstias Genéticas

DISTÚRBIOS MORFOLÓGICOS

MALFORMAÇÕES

Malformações primárias

Malformação = defeito morfológico de um órgão ou sistema determinado por: a) mutações de genes ou de cromossomos, ou b) causas multifatoriais.

Penetrância incompleta = a anormalidade não aparece em todos os portadores dos genes mutantes.

Expressividade = diz respeito à variabilidade no grau de manifestação (intensidade clínica).

Malformações secundárias (disrupções)

Disrupção = defeito morfológico de órgão ou sistema resultante de um agravo extrínseco ou interferência com um processo originariamente normal de desenvolvimento = influência ambiental = epigenética. Exemplo: radiação, drogas teratogênicas, infecção ou deficiências nutricionais na gravidez.

ANOMALIAS

Anomalias *minor*
= sem repercussão anatomofuncional.

Difícil a diferenciação com variantes normais do desenvolvimento.

No caso de **anomalias múltiplas** (criança com "jeito de síndrome"):

1º) Verificar se existem semelhanças com outros familiares (variante normal do desenvolvimento): valorizar comparação com fotografias de outros irmãos.

2º) Comparar os dermatóglifos da criança suspeita com os dos seus irmãos.

3º) Verificar se existem anomalias associadas (restrição de crescimento intrauterino, retardo mental, anomalias internas importantes).

Deformações = forma ou posição anormal de parte do corpo causada por forças mecânicas.

Displasias = resultado morfológico de organização anormal de células e tecidos. Podem ser únicas ou múltiplas, localizadas ou generalizadas, congênitas ou pós-natais, geralmente permanentes (eventualmente transitórias, como os hemangiomas cavernosos), geralmente benignas, mas podem ser malignas.

Anomalias múltiplas

Sequência = defeitos múltiplos derivados de um único fator estrutural ou mecânico (sequência de disrupção, de deformação ou de displasia) que determina uma série de malformações "em cascata".

Síndrome = padrão de anomalias múltiplas patogeneticamente relacionadas e que não representam uma sequência.

Associação = ocorrência não ocasional de uma combinação de anomalias múltiplas.

MOLÉSTIAS GENÉTICAS

Decorrem de alteração do material genético (genótipo). Podem ser: **cromossômica** (anomalia do cromossomo) ou **gênica** (presença de genes patológicos sem alteração estrutural do cromossomo).

Como reconhecer uma herança do tipo **autossômico dominante?** Transmissão (vertical) em gerações sucessivas de uma anomalia que aparece em ambos os sexos (mas a expressividade pode ser variável e/ou a penetrância incompleta).

Ressalva: pode ocorrer em caso isolado, por mutação de um dos gametas (ou materno ou paterno), quando se trata de uma doença bastante comprometedora das funções reprodutoras.

Como reconhecer uma herança do tipo **autossômico recessivo?**

a) Incidência semelhante em ambos os sexos.
b) Pais normais.
c) Tendência a repetir na irmandade (transmissão horizontal).
d) Pais frequentemente consanguíneos (heterozigotos).

Entenda a linguagem genética/cromossômica

Cariótipo masculino normal: 46,XY.

Cariótipo feminino normal: 46,XX.

Nota: os 2 algarismos designam o número total de cromossomos no cariótipo, incluindo cromossomos sexuais; a esse número segue a designação do complemento cromossômico sexual (XY ou XX).

p = braço curto
exemplo: 15p = braço curto do cromossomo 15

q = braço longo

t = translocação
exemplo: t (13-21) = translocação entre os cromossomos 13 e 21

del = deleção = falta de material cromossômico

i = isocromossomo
exemplo: i 21 = isocromossomo do 21

+ = indica um cromossomo adicional,
exemplo: 47,XY + 21 = cariótipo masculino com 47 cromossomos por trissomia do 21 (mongolismo)

– = indica o cromossomo que está faltando,
exemplo: 45,XX, – 21 = cariótipo feminino com 45 cromossomos, porque está faltando o 21

/ = separa as linhas celulares, no mosaicismo,
exemplo: 46,XX/45,X = mosaicismo com uma linhagem normal (cariótipo feminino) e outra só com 45 cromossomos, por falta do 2º cromossomo X, exemplo: 46,XX - 13 + t (13q21q) = cariótipo feminino, falta do cromossomo 13 e presença de translocação entre o braço longo do 13 e o braço longo do 21.

Como reconhecer a herança **recessiva ligada ao X?** Quando o gene para um distúrbio específico está no cromossomo X.

a) Quase todos os afetados são do sexo masculino.
b) Mulheres portadoras normais.
c) Todos os filhos de homens afetados são normais.
d) Metade das filhas dos afetados é portadora.
e) Metade dos filhos homens de mulheres portadoras é afetada.

Moléstia de herança poligênica – decorre do efeito aditivo de vários genes patológicos.
Exemplo: lábio leporino, luxação congênita do quadril, estenose hipertrófica do piloro.
Mosaicismo = material cromossômico diferente em diferentes células em um mesmo indivíduo.

2. A Síndrome Genética

Ainda que não seja sua área de competência chegar a um diagnóstico de uma síndrome genética, o pediatra deverá ter a capacidade de julgar em que situação estará justificado o encaminhamento de uma criança a um serviço especializado em Genética Clínica. Daí ser importante para o pediatra maior familiarização com os aspectos básicos da avaliação clínica de um paciente com suspeita de síndrome genética.

ABORDAGEM DISMORFOLÓGICA

1ª etapa Obtenha informação

1. Anamnese minuciosa.
2. Exame físico completo e detalhado. Inclui peso, estatura e perímetro cefálico.
3. Desenvolvimento psicomotor – atrasado?
4. História gestacional = exposição da mãe a drogas, álcool, contaminantes ambientais e radiações, infecções.
   História de abortos espontâneos tem associação com aberrações cromossômicas.
5. Se a criança tem **características faciais peculiares,** será necessário determinar se outros parentes próximos possuem uma aparência similar. Só porque uma criança "é a cara do pai" não afasta a possibilidade de um problema, já que filho e pai podem ter a mesma síndrome genética. Na prática, é comum acontecer esse tipo de observação.
6. História familiar em dois dos parentes próximos.
   A figura III-7 mostra uma progenitora e dois filhos com a síndrome otopalatodigital, caracterizada por surdez, fenda palatina, dedos alargados e unhas curtas. Nessa síndrome, as mulheres costumam exteriorizar esses sinais de modo discreto, como pode ser verificado no caso dessa família. Embora os dois filhos fossem afetados, era o menino que exibia todas as características clássicas da síndrome.

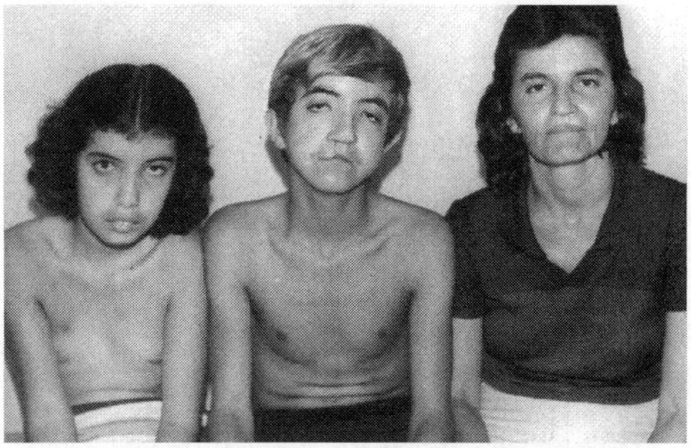

Figura III-7 – Progenitora e dois filhos com a síndrome otopalatodigital.

Alguns dados sugestivos ao exame físico

- **Peso ao nascer** – PIG (pequeno para a idade gestacional) ou macrossômica.
- **Obesidade**: síndrome de Prader-Willi, síndrome de Laurence-Moon-Biedl.
- **Baixa estatura** com porções proximais dos membros mais curtas que as distais (rizomélica) – acondroplasia.
- Idem ao anterior + pés tortos, polegar em abdução, lobulação da orelha – displasia diastrófica.
- **Fácies** sindrômico – consulte um atlas de síndrome genética (Smith).
- **Olhos** – queda da pálpebra, olhos proeminentes, nistagmo, estrabismo, esclera azulada, córnea opacificada, catarata, íris deformada (coloboma).
- **Cavidade oral** – anomalias dos lábios, língua, dentes, palato, língua grande.
- **Macroglossia** – onfalocele: síndrome de Beckwith-Wiedemann (com hipoglicemia).
- **Queixo pequeno** – glossoptose e fenda palatina: sequência de Pierre Robin.
- **Pescoço** alado – síndromes de Turner e Noonan.
- **Tórax** – *pectus escavatum* e *carinatum*.
- **Mãos** – edema do dorso da mão do RN: síndrome de Turner; polegares de forma anormal, displasia da unha.
- **Pele** – manchas café com leite: neurofibromatose; áreas esbranquiçadas: esclerose tuberosa; ausência de cabelos + anomalias dentárias e de unhas: displasia ectodérmica; elasticidade aumentada: síndrome de Ehlers-Danlos.
- Evolução psicomotora/mental.

Anomalias *minor* – não têm consequências médicas ou cosméticas, mas quando associadas constituem indicação para cariótipo.

2ª etapa Abordagem diagnóstica

Procure integrar:

a) história gestacional,
   incluindo achados de ultrassonografia;
b) história familiar;

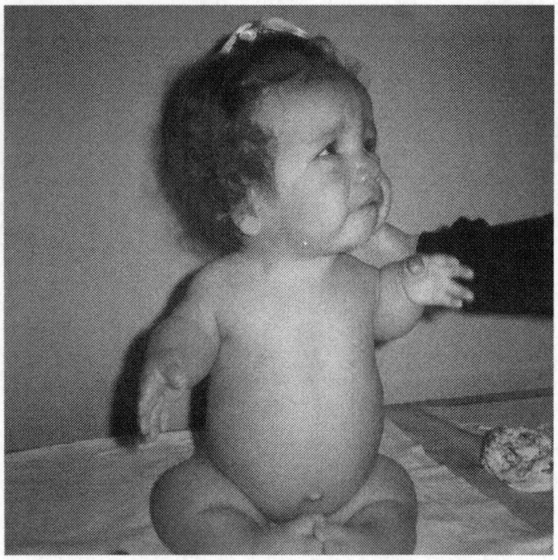

Figura III-8 – Criança com displasia diastrófica.

c) exame físico detalhado (inspeção e mensuração);
d) reconhecimento pela impressão inicial do "todo" (quando possível);
e) selecionar 1 a 3 achados mais relevantes para servir de "gancho" na procura do diagnóstico final, em atlas ou livros (exemplo: baixa estatura, sobrancelhas espessas e deficiência mental);
f) exames subsidiários cabíveis.

3ª etapa Quando indicar estudo cromossômico

INDICAÇÕES PARA ANÁLISE CROMOSSÔMICA (CARIÓTIPO)

1. Confirmação de síndrome cromossômica clinicamente reconhecível.
2. Progenitores de crianças com translocação ou deleção.
3. Crianças com três ou mais anomalias congênitas nas quais uma síndrome não foi reconhecida.
4. Presença de prega única de flexão no 5º dígito.
5. Meninos com retardo mental cuja etiologia não foi reconhecida (cromossomo X frágil).
6. Meninas com amenorreia primária e/ou baixa estatura.
7. Genitália ambígua.
8. Meninos com testículos pequenos com ou sem retardo mental.
9. Casais com três ou mais abortos espontâneos.

Critérios

1. No **recém-nascido** são *sinais de alerta*: RN de baixo peso para a idade gestacional, apresentação de nádegas ou podálica, placenta pequena, poli-hidrâmnios e artéria umbilical única, mães de idade mais avançada que a média, além de anomalias *major*, cardíacas (mongolismo, síndrome de Turner), renais.
2. Os casos de retardo mental sem anomalias físicas podem ser hereditários (genes anormais), mas não justificam estudo cromossômico.
3. Não encaminhar para estudo cromossômico as doenças hereditárias por gene anormal (herança autossômica dominante ou recessiva, herança ligada ao cromossomo X), como hemofilia, surdo-mudez, síndrome de Marfan, síndrome de Apert, polidactilias simples, distrofia muscular progressiva, mucopolissacaridoses. Esses casos devem, no entanto, ser submetidos a aconselhamento genético.
4. O estudo cromossômico pode ser precedido pelo estudo dos dermatóglifos.

4ª etapa Diagnóstico PRÉ-NATAL das moléstias genéticas

Indicação da **amniocentese**

Quando: primeira metade do 2º trimestre da gravidez.

Em quem: casais de alto risco:

1. Idade superior a 35 anos.
2. Anomalia cromossômica em filho anterior.
3. Um dos pais é portador de translocação balanceada.
4. Um dos pais é portador de mosaicismo cromossômico.
5. Necessidade de determinação do sexo fetal: doenças ligadas ao X (hemofilia, distrofia muscular).
6. Estudo bioquímico (enzimas ou metabólitos) para erros inatos do metabolismo (exemplo: doença de Tay-Sachs; síndrome de Smith-Lemli-Opitz).

5ª etapa Quando o pediatra deve encaminhar um casal ou a criança para o geneticista?

Entre as várias circunstâncias em que o geneticista pode auxiliar o trabalho do pediatra, as mais frequentes são:

1. Pais de uma criança viva ou não, em que se tenha chegado a um diagnóstico de doença cromossômica ou gênica.
2. Criança com múltiplas anomalias congênitas, associadas ou não a atraso no desenvolvimento psicomotor.
3. Deficiência mental de causa não esclarecida em que haja associadas anormalidades físicas do tipo *minor*.
4. Deficiência mental de causa não conhecida com repetição familiar.
5. Casais consanguíneos, para estudo genealógico.
6. Casais com múltiplos abortos ou natimortos.

6ª etapa Aconselhamento genético

O aconselhamento genético é o processo pelo qual os progenitores com um filho afetado por um problema que possa ser hereditário são informados sobre as consequências da doença, a probabilidade de transmiti-la a outros filhos e os modos por meio dos quais isso poderá ser prevenido ou aliviado. Existem então 3 aspectos envolvidos: 1º) o diagnóstico, sem o qual a informação não terá uma base correta; 2º) estimativa de risco; 3º) apoio para aqueles que receberam o aconselhamento possam usufruir medidas preventivas existentes.

O aconselhamento genético deverá ser efetuado por um especialista nessa área. Situações de aconselhamento que podem parecer simples, muitas vezes, ocultam sérias dificuldades. As síndromes com malformações múltiplas representam maior grau de complexidade. No caso de defeitos estruturais isolados, como fenda palatina, luxação congênita do quadril, anencefalia (etiologia genética multifatorial), o aconselhamento genético é mais simples. A tabela III-1 mostra os riscos de recidiva para algumas dessas situações após o nascimento de um afetado.

Tabela III-1 – RISCOS DE RECIDIVA PARA DEFEITOS ESTRUTURAIS ISOLADOS.

Defeito	Risco de recidiva (%)
Anencefalia-meningocele	2
Comunicação interventricular	4
Fenda labial + palatina	4
Fenda palatina isolada	3
Hipospadia	7 (sexo masculino)
Pé torto congênito	3

O **diagnóstico genético pré-natal** veio oferecer uma nova dimensão ao aconselhamento genético. Embora o obstetra tenha a responsabilidade primária nessa área, cabe ao pediatra um importante papel na orientação dos progenitores. A maior indicação da **amniocentese** para aconselhamento genético é a **idade materna avançada** ou a eventualidade de um dos progenitores ser portador de uma translocação equilibrada.

Importante – no aconselhamento genético deve ser levado em conta o nível de compreensão dos pais e dos familiares. O acompanhamento por longo tempo, para aferir a receptividade do aconselhamento, deve ser feito rotineiramente.

Risco genético – *critério*:

3 a 5%: desprezível; 6-10%: médio; mais de 20%: elevado.

APÊNDICE

A quem o pediatra deve encaminhar para aconselhamento genético?

Na cidade de São Paulo são os seguintes os Serviços de Genética Médica que têm trabalhado em âmbito clínico e laboratorial:

Instituto de Biociências da USP
Prédio da Biologia, Cidade Universitária,
fone: (11) 3818-7624

Serviço de Genética Médica
APAE – Centro de Reabilitação – São Paulo
Rua Loefgren, 2109, São Paulo, SP

Serviço de Genética Clínica da Escola Paulista de Medicina
Rua Botucatu, 720 – Caixa Postal 20363 – fone: (11) 5579-8378

Laboratório de Genética do HSPESP
Hospital São Paulo – Rua Botucatu, 740

3. Desenvolvimento Motor Atrasado

A CRIANÇA QUE SENTA E ANDA TARDIAMENTE

Considere as seguintes **possibilidades**:

1. A criança apresenta anormalidades evidentes do tono muscular (hipertonia, hipotonia) ou doença neuromuscular.
   a) Paralisia cerebral forma espástica – atraso no andar; nos casos graves, a criança pode não andar nunca. Nos casos de hemiplegia espástica, o atraso não é tão acentuado como nos casos de diplegia ou quadriplegia espástica, especialmente se o QI é satisfatório.
   b) Casos com atetose, ataxia ou tremor – atraso no andar.
   c) Criança com hipotonia – atraso no sentar e andar; casos graves: a criança nunca anda nem senta.
2. Deficiência mental, especialmente síndrome de Down.
3. Cegueira.
4. A criança é normal, mas aprende a andar arrastando-se sobre uma nádega, apoiando-se em uma das mãos. A criança acomoda-se nesse tipo de marcha e demora um pouco para andar.
5. A criança é normal sob todos os pontos de vista e o atraso motor está ligado a:
   a) fator familiar (constitucional);
   b) fatores ambientais – criança muito tolhida ou pouco estimulada (como nos orfanatos);

c) personalidade – criança tímida, insegura ou que perdeu a segurança em consequência da queda.

No **desenvolvimento motor fino**, a variação é muito menos frequente; atrasos significativos ocorrem na paralisia cerebral ou na deficiência mental.

4. Os Distúrbios Graves do Desenvolvimento

ENCEFALOPATIAS CRÔNICAS

Distúrbios neurológicos consequentes a lesão do encéfalo.

Encefalopatia – lesão do encéfalo da qual resulta variados quadros clínicos; pode ser aguda (súbita) ou crônica (evolução lenta); pode ser não evolutiva (fixa) ou evolutiva (progressiva) que causa uma involução psicomotora.

Faça a distinção inicial entre duas encefalopatias:

1. **Distúrbios não progressivos** = encefalopatia **estática** (não progressiva).
   Ocorre uma lesão do cérebro já no processo do nascimento.
   A criança já nasce lesada.
   Essa lesão não piora após o nascimento, mas já deixou sua marca irreversível.
   Caracteriza-se predominantemente por distúrbios motores.
   Por isso é chamada de **paralisia cerebral infantil** (PCI).
   Conduta: fisioterapia para recuperação motora.
2. **Distúrbios progressivos** = encefalopatia **evolutiva**.
   Evolução: piora progressivamente.
   A criança nasce normal, mas após algum tempo (intervalo livre) ocorre deterioração psicomotora progressiva (criança perde habilidades já adquiridas e vai piorando) por causa de uma **doença degenerativa do SNC**.

Caso ilustrativo – menina branca de 3 anos de idade; gestação e parto normais, 3.500g. Sofrimento fetal por trabalho de parto prolongado (mais de 24 horas). Nasceu cianótica e demorou para chorar. Aos 6 meses, os pais notaram que a criança era "lerda", movimentando-se pouco, principalmente os membros inferiores; nessa época, quando a sentavam, ela caía para trás. Firmou a cabeça aos 7 meses, mas a fraqueza dos membros inferiores piorou. Aos 9 meses foi levada ao médico, mas nenhuma providência foi indicada. Com 1 ano, parece ter havido discreta melhora na movimentação dos membros inferiores. Sentou sem apoio com 1 ano e 8 meses, porém até hoje necessita de certo apoio dos membros superiores para permanecer sentada. Deambula com apoio, porém com muita dificuldade. Sem controle esfincteriano, embora avise que irá fazer "algo", sempre é encontrada já "molhada".

Linguagem: lalação aos 6 meses de idade; palavras aos 8-10 meses; palavra-frase aos 18 meses; atualmente fala frases. Antecedentes familiares inexpressivos. Entende ordens simples, emite frases, com dislalia de troca e supressão. Dupla hemiparesia com nítido predomínio crural à direita; sinais de libertação piramidal: hiper-reflexia com exaltação de patelares, biceptais e estilorradiais e sinal de Babinski bilateral. Mantém-se em decúbito dorsal, com os membros inferiores em hiperextensão e membros superiores semifletidos, parcialmente abduzidos, com os dedos em flexão parcial. Retração dos tendões de Aquiles.
Sensibilidade dolorosa normal.

Constatação inicial – atraso neuromotor.

Comentários – pré-escolar com evidente atraso de desenvolvimento neuromotor, com nível intelectual quase normal. Quadro deficitário piramidal (com predomínio crural) e também com libertação piramidal, bilateralmente.

Diagnóstico – "paralisia cerebral" = encefalopatia crônica infantil (PCI).

Significado – encefalopatia não evolutiva, sequela de sofrimento perinatal.

O que é PCI – distúrbios de postura e movimentação consequentes à lesão estática (não progressiva) do cérebro; geralmente se associa a distúrbios não motores. No decorrer do tempo, os sintomas se alteram, imitando encefalopatias progressivas.

Encefalopatia crônica infantil (ECI) não evolutiva (ECINE)

1. Um agente causal age unicamente em determinado momento do desenvolvimento cerebral:
   a) pré-natais: infecções, tóxicos, aberrações cromossômicas;
   b) no processo do parto: **traumatismo** de parto e **anoxia**;
   c) pós-natais: sequelas de meningites neonatais.
2. A lesão resultante é estacionária, isto é, não está em atividade e, portanto, não progride para pior.
3. Mas deixa sua marca ou cicatriz.
4. Que é responsável por distúrbios neurológicos:
   a) com prejuízo predominante da motricidade: paralisia cerebral;
   b) ou da inteligência: deficiência mental.

Paralisia cerebral (PCI = ECINE) refere-se a um grupo de distúrbios do SNC (= **encefalopatia)** persistentes (= **crônica)** que se manifestam por controle defeituoso dos movimentos ou postura (= **transtornos motores**) e estão presentes desde o começo da vida e não são decorrentes de uma doença progressiva (= **não evolutiva** = quadros **sequelares** decorrentes de **sofrimento perinatal do SNC**).

PCI = encefalopatia crônica não evolutiva (sequelar) com predomínio de **transtornos motores**.

Frequentemente coexistem distúrbios cognitivos e comportamentais, prejuízo de linguagem, de visão e audição e convulsões.

Atenção: não confundir com as encefalopatias **evolutivas** que são processos progressivos (para pior) geralmente causados por erros inatos do metabolismo e degenerações hereditárias e que se caracterizam por um **intervalo livre**, isto é, a criança nasce normal e após um período variável estaciona no seu desenvolvimento e começa a regredir.

Existem 3 formas de PCI: espástica (muito mais comum), distônica (coreoatetose) e atáxica.

A **causa** mais importante é o **acidente hipóxico-isquêmico** perinatal em crianças já com um cérebro malformado ou lesado.

Outras: malformações do SNC, traumatismo obstétrico grave, kernicterus, prematuros com hemorragia intraventricular.

CONDUTA DIAGNÓSTICA

Objetivo – firmar o diagnóstico de PCI e, se possível, esclarecer a causa.

1ª etapa Suspeita inicial

O diagnóstico de PCI pode ser difícil antes dos 6 meses.

1. Condições de gestação, parto e nascimento – evidências de sofrimento perinatal.
2. Atraso do desenvolvimento motor, especialmente se o desenvolvimento mental é normal.
3. Deterioração mental após um período de desenvolvimento normal sugere não PCI, mas ECI evolutiva.

2ª etapa Exames subsidiários úteis

1. Pesquisa de causa infecciosa (toxoplasmose, sífilis, citomegalovirose) – reações sorológicas, radiografia de crânio para pesquisa de calcificações.
2. Fundo de olho – doenças degenerativas.
3. Radiografia da coluna lombossacral – malformações que levam a quadros crurais.
4. Eletromiografia (EMG) – para afastar comprometimento periférico que, às vezes, pode estar associado a quadros centrais (sinais piramidais de libertação), como ocorre em casos de leucodistrofias (valorizar, neste caso, o intervalo livre).
5. Ultrassonografia transfontanela.
6. EEG.
7. Tomografia é de grande utilidade para se tentar descobrir alguma malformação pré-natal que pode, inclusive, levar a partos com sofrimento perinatal e, consequentemente, estabelecendo-se confusão quanto ao verdadeiro fator etiopatogênico.

3ª etapa Diagnóstico precoce da paralisia cerebral

- Considere as **crianças de risco** (controle rigoroso)

1. Prematuros de menos de 2.000g.
2. Apgar abaixo de 5.
3. Período neonatal anormal:
   a) convulsões, acessos asfíxicos;
   b) dificuldade de sucção e deglutição;
   c) hiperbilirrubinemia indireta acentuada.

- **Diagnóstico clínico precoce** (observação do pediatra em todas as ocasiões em que examina a criança) – persistência dos reflexos tônicos, tono muscular anormal, desenvolvimento deficiente da reação de posição e equilíbrio.

- **Sinais suspeitos no 2º trimestre**

Na **observação**:

a) Posição do corpo assimétrica obrigatória.
b) Mãos fechadas.
c) Excessivamente assustadiças.
d) Pobreza de movimentos.

No **manuseio**:

a) Dificuldade em separar as pernas.
b) Desagrado do decúbito ventral.
c) Deficiente controle da cabeça.
d) Rigidez ao alimentá-las, banhá-las.
e) Dificuldade de sucção e de deglutição.

Ao **exame físico**:

1. Manobras para demonstrar **hipertonia** no PCI
   a) Ao se tentar passar a criança do decúbito dorsal para a posição sentada, ela se estica com extensão dos quadris e joelhos (normal: posição sentada com quadris e joelhos fletidos) (Fig. III-9).
   b) Suspensão ventral da criança – só a partir dos 2 meses (mais perfeitamente a partir dos 4 meses) uma criança normal mantém o pescoço e a cabeça em linha com o tronco. Uma aceleração, isto é, a precocidade ilusória desse tono extensor, é suspeita (Fig. III-10).
   c) Quando colocada em posição vertical, suspensa pelas axilas, ocorre um tesouramento dos membros inferiores, depois dos 2 meses de idade.
   d) Mão fechada persistente aos 3 meses (Fig. III-11).

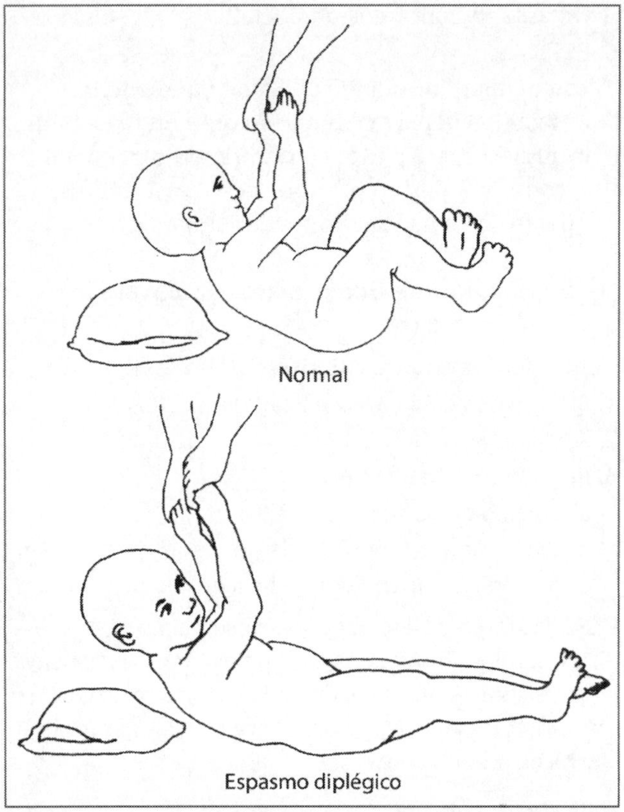

Figura III-9 – Manobra de passar a criança da posição deitada para a sentada.

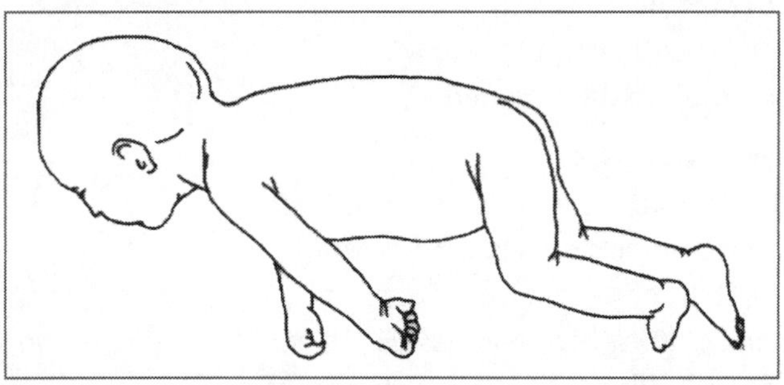

Figura III-10 – Hipertonia dos extensores.

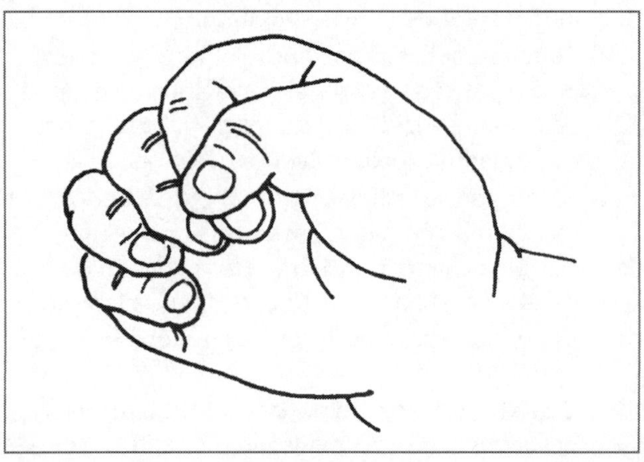

Figura III-11 – Flexão dos quirodáctilos persistente (postura anormal a partir do 4º mês).

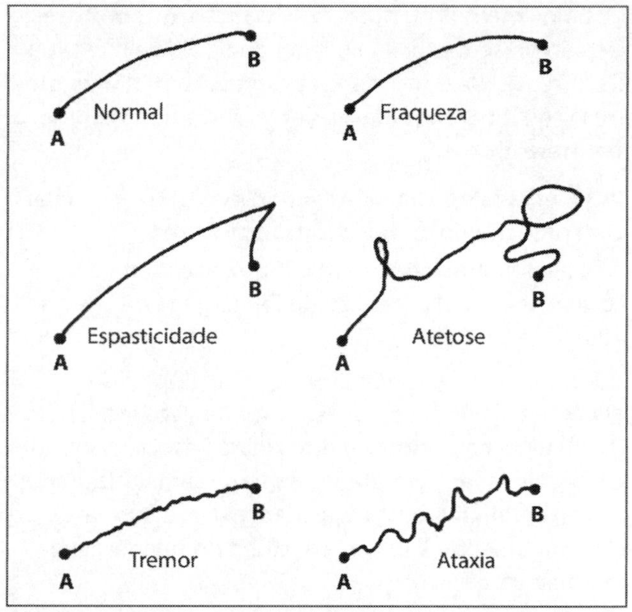

Figura III-12 – Representação gráfica de um movimento da posição **A** para **B** nos diversos tipos de paralisia cerebral.

2. Manobras para demonstrar **hipotonia** na PCI
   a) "Sinal do cachecol" anterior – criança em decúbito dorsal com a cabeça na linha mediana, as mãos da criança são puxadas para cima cruzando o tórax: o cotovelo da criança ultrapassa seu queixo.
   b) Criança em decúbito dorsal – o membro inferior (com os joelhos estendidos) pode ser abduzido mais que 160°.
3. Demonstração de **reflexos primitivos**
   a) Reflexo tônico cervical assimétrico – ao se virar a cabeça para um lado, o RN adota a posição de esgrimista por até 30s. São suspeitos de PCI: (1) os membros fixam-se nessa posição por mais de 30s e a manobra é acompanhada de um grito; (2) o reflexo persiste depois dos 6 meses.
   b) Persistência após os 4 meses de idade do reflexo extensor cruzado: à estimulação na planta do pé na criança deitada com os membros inferiores estendidos, o pé contralateral rapidamente se move em extensão, abdução e depois adução.
4. Demonstração de **reflexos profundos exaltados** (exagerados):
   a) Reflexo patelar obtido pela percussão de uma área afastada do tendão patelar, como a tíbia (canela).
   b) Clono persistente.
   c) Sinal de Babinski.

• **Sinal suspeito no 2º ano**

Persistência de um padrão imaturo de marcha, especialmente marcha na ponta dos pés, persistente.

4ª etapa Reconheça as principais formas clínicas

1. Paralisia cerebral espástica

(75% dos casos; frequentemente associada com outros tipos)

a) Manifestações precoces: hiperexcitabilidade reflexa e persistência anormal de reflexos neonatais.
b) Suspensão vertical do lactente induz a posturas extensoras.
c) Às vezes, pernas em tesoura.
d) Babinski positivo após os 2 anos de idade.
e) Espasticidade e rigidez vão acentuando-se: posturas anormais dos membros e contraturas.
f) Dificuldade de deglutição e salivação (baba) excessiva.
g) Diferenciar das leucodistrofias (que se iniciam no 2º ano de vida e têm proteinorraquia elevada).

2. Hemiplegia espástica (1/3 dos casos)

a) Desenvolvimento aparentemente normal no 1º semestre.
b) Notada no 2º semestre de vida pela assimetria de movimentos.

1ª evidência: mexe ou utiliza menos um dos braços. Com o tempo, a assimetria fica mais evidente.

c) Predomina no membro superior (hipertonia em flexão) em relação ao inferior.
d) Braço afetado: flexão e pronação permanente do antebraço + flexão do punho.
e) Marcha: coxeadura (mancando) (Fig. III-13).
f) Déficit sensorial no lado da hemiplegia. Hiper-reflexia, clono.
g) Epilepsia em 1/3 dos casos – generalizada ou hemigeneralizada.
h) A verdadeira gravidade do distúrbio motor só é avaliada aos 2-3 anos. Inteligência normal.

3. Diplegia espástica = doença de Little (Fig. III-14)

a) O comprometimento dos membros inferiores é muito mais acentuado, com os superiores discretamente afetados.
b) Atraso motor no 1º semestre, com demora para sentar.
c) No 3º trimestre, quando se tenta colocar a criança em pé, ela fica com as pernas endurecidas que assumem posição de tesoura.
d) No 2º ano, incapacidade de andar. Hiper-reflexia, clono.
e) Inteligência normal ou limítrofe.
f) Convulsões em 25% dos casos.
g) A grande maioria é de **prematuros** (hipóxia/isquemia).

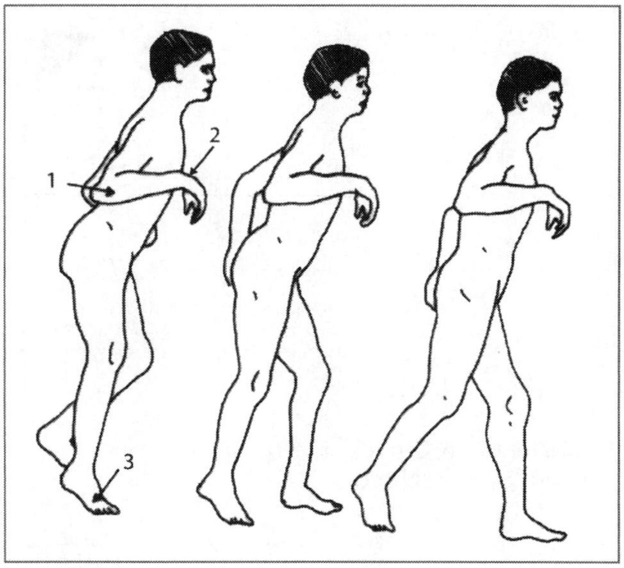

Figura III-13 – Marcha na hemiplegia espástica.
1. Flexão e pronação ao nível do cotovelo.
2. Flexão do punho.
3. Pé equino (do mesmo lado).

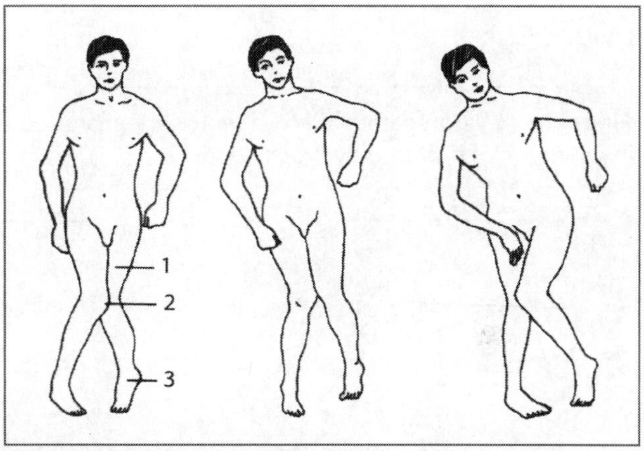

Figura III-14 – Marcha na diplegia espástica.
1. Coxas aduzidas em rotação interna e fletidas.
2. Flexão dos joelhos. 3. Pés equinos.

4. Tetraplegia espástica (Fig. III-15)

a) É a forma mais grave de paralisia cerebral.
b) Grandes encefalopatas: desenvolvimento psicomotor nulo. Permanecem deitados com os membros superiores em flexão e os inferiores em extensão. Deficiência intelectual profunda.
c) Microcefalia.
d) Convulsões em 50% dos casos.
e) Não há aquisição de linguagem.
f) Distúrbios da salivação e deglutição.

5. Coreoatetose – paralisia cerebral extrapiramidal (20% dos casos) (Figs. III-16 e III-17)

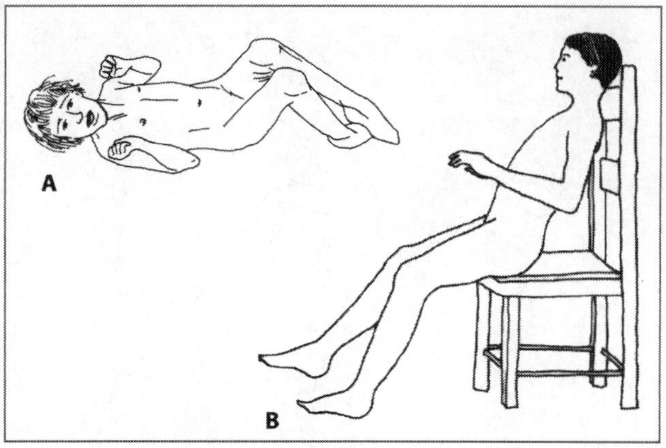

Figura III-15 – **A**) Tetraplegia espástica.
B) Quadriplegia espástica.

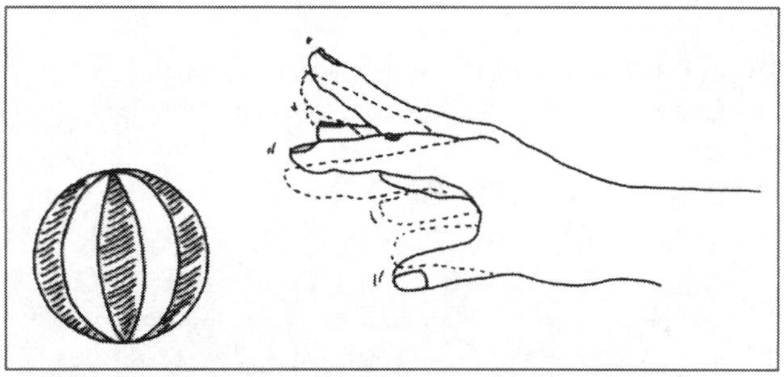

Figura III-16 – Coreoatetose. Movimentos irregulares involuntários e espasmódicos dos dedos.

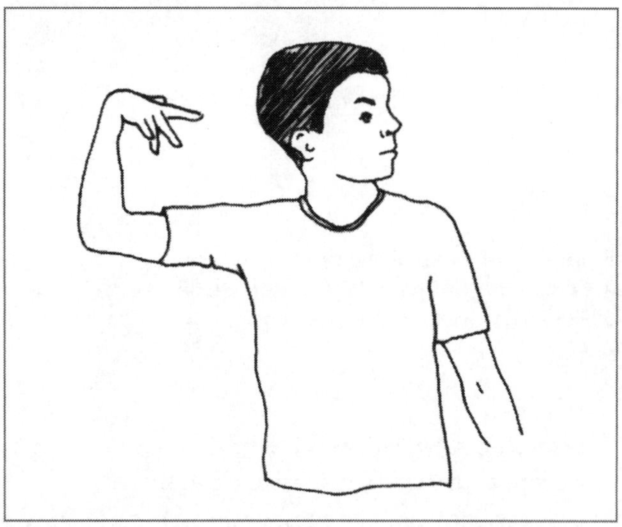

Figura III-17 – Atetose tipo distônico.

a) No lactente – hipotonia acentuada (diagnóstico de paralisia cerebral não é possível antes dos 6 meses).
b) Sinal precoce – postura anormal da mão quando a criança tenta atingir um objeto.
c) 2º ano – movimentos coreoatetósicos e distonia (movimentos de torção do tronco e pescoço; caretas); marcha impossível. Inteligência normal.

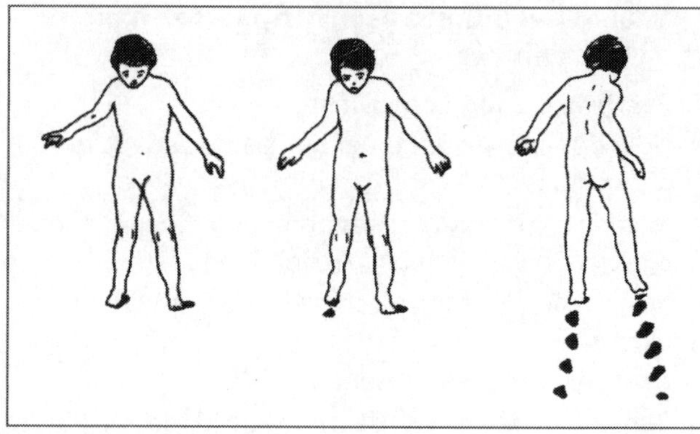

Figura III-18 – Marcha na paralisia atáxica.

d) Fala penosa, incompreensível.
e) Inteligência normal; a dificuldade motora + mudez (decorrente da surdez) pode dar a impressão de retardo mental.
f) Surdez neurossensorial (no kernicterus).

6. Paralisia cerebral atáxica (rara: 2%) (Fig. III-18)
a) Ataxia – tremor de ação, marcha atáxica, fala escandida.
b) Hipotonia.
c) Deficiência intelectual.

DOENÇAS DEGENERATIVAS DO SNC

Deterioração psicomotora progressiva – perda de habilidades já adquiridas: involução psicomotora.
- Idade de início (caracterizar bem o **intervalo livre)**
- Dismorfias faciais ou esqueléticas
- Macrocefalia
- Hepatoesplenomegalia
- Dados neurológicos
- Exame ocular
- Hemograma
- Mielograma
- Liquor e EEG
- Radiografia de crânio e esqueleto
- Ressonância magnética do cérebro
- Eletromiografia (EMG)
- Biópsia de conjuntiva, pele, nervo periférico
- Produtos de excreção anormais
- Atividade enzimática (específica)

Consulte os quadros III-6 e III-7.

CONDUTA TERAPÊUTICA

O **objetivo** realístico deve ser o de ajudar a criança a atingir seu potencial máximo em vez de "normalidade". Estimular a família a se engajar em um programa de estimulação precoce. É importante que o pediatra tenha conhecimento dos recursos da comunidade e encaminhe a criança para uma **escola especializada**.

A CRIANÇA QUE INVOLUI = ENCEFALOPATIA EVOLUTIVA

Involução Psicomotora

Involui significa regressão ou perda de habilidades que já haviam sido adquiridas.

Encefalopatia evolutiva = vai piorando progressivamente.

As doenças degenerativas do SNC compreendem um grupo heterogêneo de afecções do sistema nervoso central, caracterizado por **degeneração** variável e **progressiva** de suas estruturas, de caráter genético e que determina o quadro clínico de **encefalopatia evolutiva** que progride inexoravelmente para a morte. Se do ponto de vista terapêutico, excepcionalmente, pode-se intervir de maneira eficaz, o reconhecimento dessas afecções é de suma importância, quer pelo **aconselhamento genético**, quer pelo diagnóstico diferencial com outras entidades neurológicas de quadro clínico semelhante, sobre as quais o campo de ação terapêutica é menos restrito.

Essas doenças metabólicas distribuem-se em grandes grupos, conforme a natureza da anormalidade bioquímica. Predominam as doenças **lisossômicas** (por deficiência dos lisossomos), que englobam as neurolipidoses, as mucopolissacaridoses e as oligossacaridoses, e as doenças devido a distúrbio do metabolismo de **aminoácidos** e dos **ácidos orgânicos**.

Quadro III-6 – ALGUMAS DOENÇAS DEGENERATIVAS DO SNC.

Doença	Idade de início	Sinais clínicos especiais	Exame ocular	Outros dados laboratoriais	Aspectos anatomopatológicos
Wilson	Fim da 1ª década e adolescência	Distonia, espasmos oposicionais, tremor em "bater de asas"	Anel de Kayser-Fleischer	Ceruloplasmina ausente; hipercupremia	Atrofia dos gânglios da base
Pelizaeus-Merzbacher	1º ano (em judeus, árabes)	Ataxia, nistagmo, microcefalia, evolução muito lenta	–	RM: desmielinização difusa	Múltiplos focos de desmielinização
Canavan-van Bogaert	2 meses	Macrocrania Deterioração psicomotora	Atrofia óptica inconstante	RM: desmielinização	Degeneração esponjosa da substância branca
Alexander	1ºs meses	Macrocefalia progressiva Deterioração psicomotora	–	RM: desmielinização	Degeneração da substância branca; acúmulo de fibras de Rosenthal
Cockayne	1ºs meses	Hiperirritabilidade, baixa estatura, microcefalia, envelhecimento	Retinite pigmentar	RM: desmielinização e calcificação	Desmielinização, calcificação dos gânglios da base
Adrenoleucodistrofia	6-8 anos	Decadência mental seguida de sinais neurológicos. Sinais de insuficiência suprarrenal (pele/mucosas escuras)	Atrofia óptica constante	17-OH e 17-KOH em geral baixos; resposta anormal à estimulação do ACTH; cortisol baixo	Desmielinização; sinais inflamatórios
Leigh	6 até 8 anos	Hiperpneia (crises)	Alteração dos movimentos	RM	Encefalomielopatia
Distrofia neuroaxonal (Seitelberger)	2º ano	Deterioração motora/mental, hipotonia com espasticidade	Atrofia óptica	RM: atrofia cerebral	Distrofia axonal (esferoides); às vezes pigmentação nos gânglios da base
Hallervorden-Spatz	Variável: 2 a 10 anos	Distonia, deterioração mental	Retinite pigmentar (às vezes)	RM característica	Pigmentação do pálido e da substância negra; esferoides

Adrenoleucodistrofia – LCR: proteína aumentada; ressonância magnética: dismielinização.
Distrofia neuroaxonal – LCR: proteína aumentada; ***Leigh***– LCR: lactato e piruvato aumentados.

Quadro III-7 – DADOS CLÍNICOS E LABORATORIAIS DE ALGUMAS NEUROLIPIDOSES.

Doença	Idade de início	Sinais clínicos especiais	Exame ocular	Radiografia de esqueleto	Dados de hematologia	EMG	Sobrecarga	Déficit enzimático
Tay-Sachs Gangliosidose GM_2	3-10 meses	Hiperacusia, macrocefalia, convulsões	Mancha vermelho-cereja (amaurose)	Normal	Raramente vacuolização de linfócitos	Normal	Gangliosídeo GM_2	Hexosaminidase A
Gangliosidose forma infantil precoce GM_1	1º mês	Fácies grotesco, edema de extremidades, cifoescoliose	Mancha vermelho-cereja (inconstante)	Dismorfias ósseas	–	Normal	Gangliosídeo GM_1 β-galactosidase	–
Gangliosidose generalizada forma juvenil GM_3	2-4 anos	Atraso psicomotor progressivo, convulsão	–	Normal	–	Normal	Gangliosídeo GM_1	β-galactosidase
Gaucher tipo II	3-10 meses	Irritabilidade, opistótono, estrabismo	–	±	Células de Gaucher, na medula óssea	Normal	Glico-cerebrosídeos	β-glicosídeo
Krabbe (forma tardia)	3-6 meses 1-10 anos	Irritabilidade, opistótono, avaliação dos reflexos	Atrofia óptica (amaurose)	Normal	Normal	Desnervação, velocidade da condução diminuída	Aumento relativo de cerebrosídeos	Galacto-cerebrosídeo, β-galactosidase
Leucodistrofia metacromática (forma infantil)	18-24 meses	Marcha instável, tremores, perda da linguagem	Atrofia óptica (amaurose)	Normal	Normal	–	Sulfatidas	Arilsulfatase A
Leucodistrofia metacromática (forma juvenil)	4-12 anos	Marcha instável, incoordenação motora, decadência mental	Atrofia óptica	Normal	Normal	Desnervação, velocidade da condução diminuída	Sulfatidas	Arilsulfatase A
Lipofucsinose ceroide infantil tardia de Bielschowsky	3-5 anos	Sinais cerebelares, mioclonias, epilepsia, cegueira	Retinite pigmentar	Normal	Linfócitos vacuolizados	Normal	Lipofucsina ceroide?	?
Lipofucsinose ceroide juvenil	5-10 anos	Epilepsia mioclônica, cegueira	Retinite pigmentar	Normal	Linfócitos vacuolizados	Normal	Lipofucsina ceroide?	?

Hepatoesplenomegalia – Gaucher II, após o 6º mês na GM_1 infantil precoce.
LCR – aumento de proteínas na doença de Krabbe, leucodistrofia metacromática.
www.genzyme.com.br

DOENÇAS DE ACÚMULO (TESAURISMOSES)

Neurolipidoses

1. Gangliosidoses
   - Gangliosidose GM_2 – doença de Tay-Sachs
   - Gangliosidose GM_1 precoce – doença de Landing
   - Gangliosidose GM_1 tardia
2. Esfingomielinoses
   - Doença de Niemann-Pick (forma precoce)
   - Doença de Niemann-Pick (forma tardia)
3. Glicocerebrosidoses
   - Doença de Gaucher (forma precoce)
   - Doença de Gaucher (forma tardia)
4. Cerebrosidose
   - Doença de Krabbe (leucodistrofia a células globosas)
5. Sulfatidoses
   - Leucodistrofia metacromática (forma infantil)
   - Leucodistrofia metacromática (forma juvenil)
6. Lipofucsinoses ceroides
   - Idiotia amaurótica infantil precoce (Santavuori)
   - Idiotia amaurótica infantil tardia (Beielschowsky)
   - Idiotia amaurótica juvenil (Batten)

Mucopolissacaridoses (MPS)

1. MPS tipo I (doença de Hurler)
2. MPS tipo II (doença de Hunter)
3. MPS tipo III (doença de Sanfilippo)

Doença devido a erro do metabolismo do cobre

- Doença de Wilson

Leucodistrofias

1. Doença de Pelizaeus-Merzbacher
2. Degeneração esponjosa do neuroeixo (Canavan-van Bogaert-Ivan-Bertrand)
3. Leucodistrofia a fibras de Rosenthal (Alexander)
4. Doença de Cockayne
5. Adrenoleucodistrofia

Doenças desmielinizantes

- Doença de Schilder

Outras

1. Distrofia neuroaxonal infantil (Seitelberger)
2. Doença de Hallervorden-Spatz

CONDUTA DIAGNÓSTICA (ENCEFALOPATIA EVOLUTIVA)

Diagnóstico genérico (degeneração do SNC)

▶ Os primeiros e mais importantes dados são fornecidos pela **anamnese**. Na enorme maioria dos casos, encontra-se um **intervalo livre**, ou seja, a criança apresenta desenvolvimento psicomotor normal antes do início das primeiras manifestações neurológicas consequentes ao comprometimento do SNC. É fundamental que a anamnese seja detalhada, processando-se o levantamento minucioso das diversas etapas do desenvolvimento neurológico da criança, precedentes às primeiras queixas.

Investigar: mudanças de comportamento, distúrbios progressivos da marcha, movimentos anormais, fraqueza muscular progressiva, hipertonia inicial que evolui para hipotonia progressiva; perda progressiva de linguagem, visão ou audição; mudanças na micção/evacuação; cefaleia; convulsões. Esse intervalo livre varia, para cada entidade, dentro de limites bastante estreitos. Em consequência, a detecção do intervalo livre não só é fundamental para o estabelecimento do diagnóstico genérico de uma degeneração do SNC, mas também, conforme a idade do início dos sintomas anormais, permite o fechamento do leque das hipóteses, pela eliminação de uma série de possibilidades.

No início da doença pode-se distinguir qual a região do cérebro é mais atingida:

a) matéria **cinza (cognitiva)** – lesão dos neurônios por acúmulo anormal de substâncias, decorrente de um bloqueio no ciclo metabólico por deficiência genética de uma enzima: deterioração intelectual, convulsões, cegueira;
b) matéria **branca (motora)** – defeito enzimático genético causando defeito da mielina: dificuldades motoras, ataxia, espasticidade.

A noção de uma **deterioração psicomotora após um intervalo livre** é, portanto, fundamental para o estabelecimento do diagnóstico, sendo raríssimas as entidades degenerativas que se expressam clinicamente nos primeiros dias de vida. Esse dado, apesar de extremamente importante, **não é absoluto**, por 4 motivos principais:

1. Existem certas degenerações que, pela lentidão do progresso das lesões cerebrais, permitem às crianças certo progresso contínuo nas suas aquisições psicomotoras.

   O quadro clínico pode ser confundido com paralisia cerebral. Exemplo: certas leucodistrofias, como a doença de Pelizaeus-Merzbacher ou a doença de Cockayne.
2. Ao contrário, certas lesões fixas, não evolutivas, do SNC podem expressar-se clinicamente em épocas mais tardias (no decurso do 2º semestre de vida), dando a impressão de se tratar de encefalopatias degenerativas. Exemplo: as hemiplegias congênitas ou diplegias congênitas (síndrome do Little). **Mas essas crianças não demonstram perda de aquisições prévias.**

3. Certas formas de epilepsia da infância podem levar a uma decadência mental. Exemplo: os espasmos infantis (síndrome de West) e a síndrome de Lennox. Na síndrome de Lennox, entretanto, não há verdadeira decadência ou deterioração, mas sim perturbações não evolutivas das funções neurológicas superiores.
   Na síndrome de West há uma deterioração rápida, mas que acaba estabilizando-se, ao contrário das doenças degenerativas, que são sempre progressivas.
4. Outras entidades neurológicas evolutivas podem exprimir-se por decadência mental ou aparecimento de sinais neurológicos anormais progressivos. Exemplo: certos tumores cerebrais e algumas encefalites subagudas ou crônicas. Nesses casos, o aparecimento de sinais de hipertensão intracraniana e com um LCR inflamatório sugere o diagnóstico (ver Apêndice I).
   Enfatize-se ainda a importância de *antecedentes familiares* (doença semelhante na família) ou da *consanguinidade dos pais*. Considerar a possibilidade de aids: perda das faculdades intelectuais seguida de perda das habilidades motoras.

Exame físico

1. Dismorfias faciais ou esqueléticas – mucopolissacaridoses.
2. Hepatoesplenomegalia – mucopolissacaridoses: neurolipidoses (doença de Niemann-Pick, doença de Gaucher, gangliosidose generalizada).
3. Macrocefalia – doença de Tay-Sachs, degeneração esponjosa de Canavan-van Bogaert-Ivan-Bertrand.
4. Pele (pigmentação e outras alterações).

▶ **Exame neurológico e evolução clínica** – fornecem dados importantes. Consultar os quadros III-6 e III-7.

Encaminhar ao neuropediatra criança com:

a) deficiência intelectual;

b) comprometimento dos nervos cranianos;

c) distúrbios do sistema motor.

Observação: (1) na paralisia cerebral pode haver hipotonia nos primeiros meses de vida, que é lentamente substituída por espasticidade; (2) se um bebê inicialmente hipertônico se torna progressivamente hipotônico, sugere processo neurodegenerativo.

▶ **Diagnóstico laboratorial** – em todo caso suspeito de encefalopatia degenerativa, está indicada, de rotina, a seguinte bateria de exames complementares:

1. **Radiografia de crânio**, frente e perfil: fornece dados sobre a estrutura óssea que pode estar alterada nas mucopolissacaridoses e na gangliosidose generalizada.
   Em contrapartida, o achado de calcificação patológica afasta a grande maioria das degenerações e, se características, encaminha o diagnóstico para doenças outras como toxoplasmose, citomegalia, doença de Sturge-Weber, neurocisticercose etc.
2. **Exame radiológico completo do esqueleto**: alterações específicas nas mucopolissacaridoses e sugestivas em certas lipidoses (doença de Gaucher e Niemann-Pick).
3. **Exame ocular completo**: alterações fundoscópicas características como mancha vermelho-cereja (Tay-Sachs, gangliosidose generalizada), retinite pigmentar (formas tardias de idiotia amaurótica, ou lipofucsinoses ceroides, doença de Cockayne); opacificações corneanas (certas mucopolissacaridoses), anel pericorneano de Kayser-Fleischer (doença de Wilson).
4. **Hemograma e mielograma**: detecção de células anormais de sobrecarga (Niemann-Pick; Gaucher); depósitos metacromáticos (mucopolissacaridoses); vacuolização linfocitária (lipofucsinoses ceroides).
5. **Liquor**: alterado em lipidoses como a leucodistrofia metacromática e a leucodistrofia de Krabbe (hiperproteinorraquia); idem na doença de Seitelberger.
6. **Exame eletromiográfico com velocidade de condução nervosa**: alterado para neuropatia periférica crônica em certas lipidoses (leucodistrofia metacromática, Krabbe) e mais raramente em outras neurolipidoses.
7. **Dosagem de produtos anormais de excreção urinária**: mucopolissacarídeos nas mucopolissacaridoses; cobre na doença de Wilson.
8. **Tomografia e sobretudo ressonância magnética do crânio**: doenças que comprometem a substância branca como leucodistrofia metacromática, doenças de Cockayne, Alexander e Canavan.
9. Estudo estrutural da **biópsia de pele ou conjuntiva**: para doenças que cursam com acúmulo de substâncias no interior das células, como as doenças lisossômicas (lipidoses, mucopolissacaridoses, glicogenose II).
10. **Dosagem de atividade enzimática** no fígado, nos leucócitos e na urina sela o diagnóstico nas doenças metabólicas (maioria das neurolipidoses e mucopolissacaridoses).
11. Eletroencefalograma: sugestivo na lipofuscinose.

CASOS ILUSTRATIVOS – *A vida como ela é!*

Caso 1 – criança de 2 anos e 7 meses de idade, com desenvolvimento psicomotor normal até os 5 meses. Refere choro agudo no primeiro mês de vida e reação exagerada aos ruídos com sobressalto e insônias a partir do 4º-5º mês. Após os 15 meses, parada e regressão do desenvolvimento psicomotor adquirido até então, a fala torna-se cada vez mais difícil e perde completamente essa capacidade; o desenvolvimento motor também sofre diminuição progressiva, deixando de andar, de controlar os movimentos, com fraqueza progressiva de todos os músculos, movimentos anormais das extremidades, convulsões generalizadas e crises de riso explosivo e de hiperpirexia de causa inexplicada. Exame físico: fácies incaracterístico, inexpressivo, olhar vago com movimentos oculares desordenados, nistagmo vertical e horizontal, não seguindo os objetos, desinteresse pelo ambiente, não fala. Megaloencefalia. Atraso psicomotor com hipotonia grave e generalizada, sem hipotrofia. Movimentos lentos e rítmicos das extremidades. Riso explosivo e sem causa, sobressalto em extensão dos 4 membros aos ruídos súbitos e mínimos. Reflexos osteotendíneo e corneano simétricos e vivos. Reflexos pupilares à luz muito fracos. Midríase bilateral. Reaparecimento de reflexos arcaicos.

Exames – hemograma: **numerosos linfócitos vacuolizados.** Mielograma: normal, raras células espumosas. Liquor: normal. Eletroencefalograma: alterações graves no traçado. Sinais sugestivos de sofrimento basal. Ondas lentas paroxísticas.

Fundoscopia – papilas normais. Região macular com aspecto normal, contrastando a parte central intensamente **vermelha** com a periferia de cor acinzentada.

Biópsia cerebral – diagnóstico histológico: lipidose cerebral **(gangliosidose de Tay-Sachs).**

Raciocínio – 1. deterioração psicomotora progressiva após período livre de 15 meses – caracteriza doença degenerativa do SNC. 2. Mancha vermelho-cereja no fundo de olho lembra as doenças com fundoscopia típica:

a) **Gangliosidose GM_1, GM_2 ou doença de Tay-Sachs.**
b) Glicocerebrosidose, doença de Gaucher infantil (alguns casos).
c) Esfingomielinose, doença de Niemann-Pick.
d) Sulfatidose – leucodistrofia metacromática.

Nas doenças de Gaucher e Niemann-Pick, existe hepatoesplenomegalia de início precoce, além de terem características próprias e diferentes das apresentadas pelo nosso doente, assim como é de afastar a leucodistrofia metacromática, que é uma doença de evolução e quadro clínico típicos.

A gangliosidose GM_1 é uma doença generalizada com hepatoesplenomegalia e alterações ósseas de início precoce pelos 2-3 meses de idade.

Resta-nos a gangliosidose GM_2 ou doença de Tay-Sachs; quadro clínico e evolução são sugestivos. Comprovação: dosagem da hexosaminidase A.

<u>**Caso 2**</u> – criança adotiva com desenvolvimento normal até 4 meses de idade; aos 7 meses já não senta, nem segura a cabeça, o sorriso social desapareceu. Esplenomegalia. Mielograma: células espumosas típicas. Evolução tormentosa com várias broncopneumonias, convulsões até o óbito aos 19 meses.

Diagnóstico – doença de Niemann-Pick (Fig. III-19).

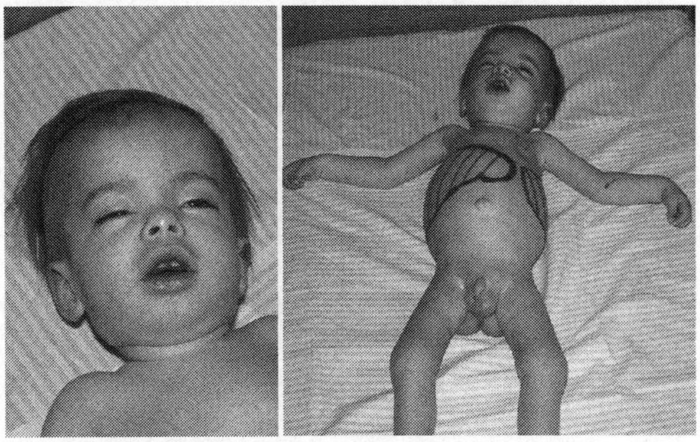

Figura III-19 – Doença de Niemann-Pick (1 ano e 8 meses de idade).

<u>**Caso 3**</u> – menina branca de 3 anos; até 1 ano de idade desenvolveu-se bem, embora fosse obesa. A partir daí, a mãe notou que não ficava mais em pé sem apoio nem deambulava. Com 1 ano e meio passou a não ficar em pé, deixou de levar alimento à boca, ficando sentada a maior parte do tempo. Progressivamente deixou de sentar e com 2 anos e meio deixou de firmar a cabeça e passou a aceitar apenas dieta pastosa; permanecia sempre deitada. AF: pais primos em primeiro grau; um irmão falecido com 20 meses de idade com problema semelhante; 4 irmãos sadios. Exames: radiografia de crânio normal, EEG sem anormalidades, liquor: aumento de proteínas, eletromiografia normal, testes de triagem para erros inatos do metabolismo: negativos, metacromasia (urina): positiva, pesquisa de arilsulfatase A: ausente.

Diagnóstico – leucodistrofia metacromática.

5. Erros Inatos do Metabolismo

O que é – EIM refere-se a um grande número de entidades com características clínicas e condutas terapêuticas diversas, causadas por mutações genéticas, determinando alterações anatômicas ou funcionais. Como denominador comum encontra-se uma modificação na síntese da molécula proteica, devido a uma alteração enzimática.

Nesse conceito, acham-se incluídas atualmente cerca de 2.000 entidades.

CONDUTA DIAGNÓSTICA

Quadros clínicos sugestivos de EIM

A) RN e crianças AGUDAMENTE doentes

EIM de manifestação aguda com ameaça à vida (Fig. III-20). Pode ocorrer já no período neonatal ou iniciar após o período neonatal e com evolução frequentemente intermitente. Está associado à intolerância às proteínas.

Pode apresentar-se com uma crise aguda, frequentemente com encefalopatia aguda (letargia, coma).

a) Valorizar consanguinidade dos pais, antecedente familiar de doença semelhante ou morte neonatal inexplicada.

b) **RN normal** e que após início de alimentação (primeiras horas ou semanas) desenvolve um "quadro de sepse" – recusa alimentar, vômitos persistentes, hipotonia, convulsões, letargia ou coma – frequentemente associado com hepatomegalia e icterícia. Apneia (lesão do SNC) e taquipneia (por acidose metabólica).

Atenção para odores peculiares, dismorfias, fácies grotesco, visceromegalias e catarata, cabelos esparsos e alterados.

1º) Diagnóstico laboratorial – colher sangue e urina antes de qualquer manejo terapêutico.

Sangue

1. Gasometria arterial (pCO_2, HCO_3^-, pH): acidose metabólica?
2. Glicose (hipoglicemia?)
3. Sódio, cloro, cálcio acidose metabólica com ânion *gap* elevado: EIM.
4. Amônia (hiperamonemia?)
5. Hemograma.
6. Lactato (aumentado nos distúrbios do metabolismo dos carboidratos), piruvato.
7. Cromatografia de aminoácidos. Separar 5mL de plasma e congelar.

Urina

1. Substâncias redutoras (Clinitest) – galactosemia?
2. pH (acidose metabólica?)
3. Corpos cetônicos (cetose?)
4. Teste do cloreto férrico (Phenistix) (xarope de bordo?)
5. Cromatografia de aminoácidos.

Nas miocardiopatias – acilcarnitina sérica.

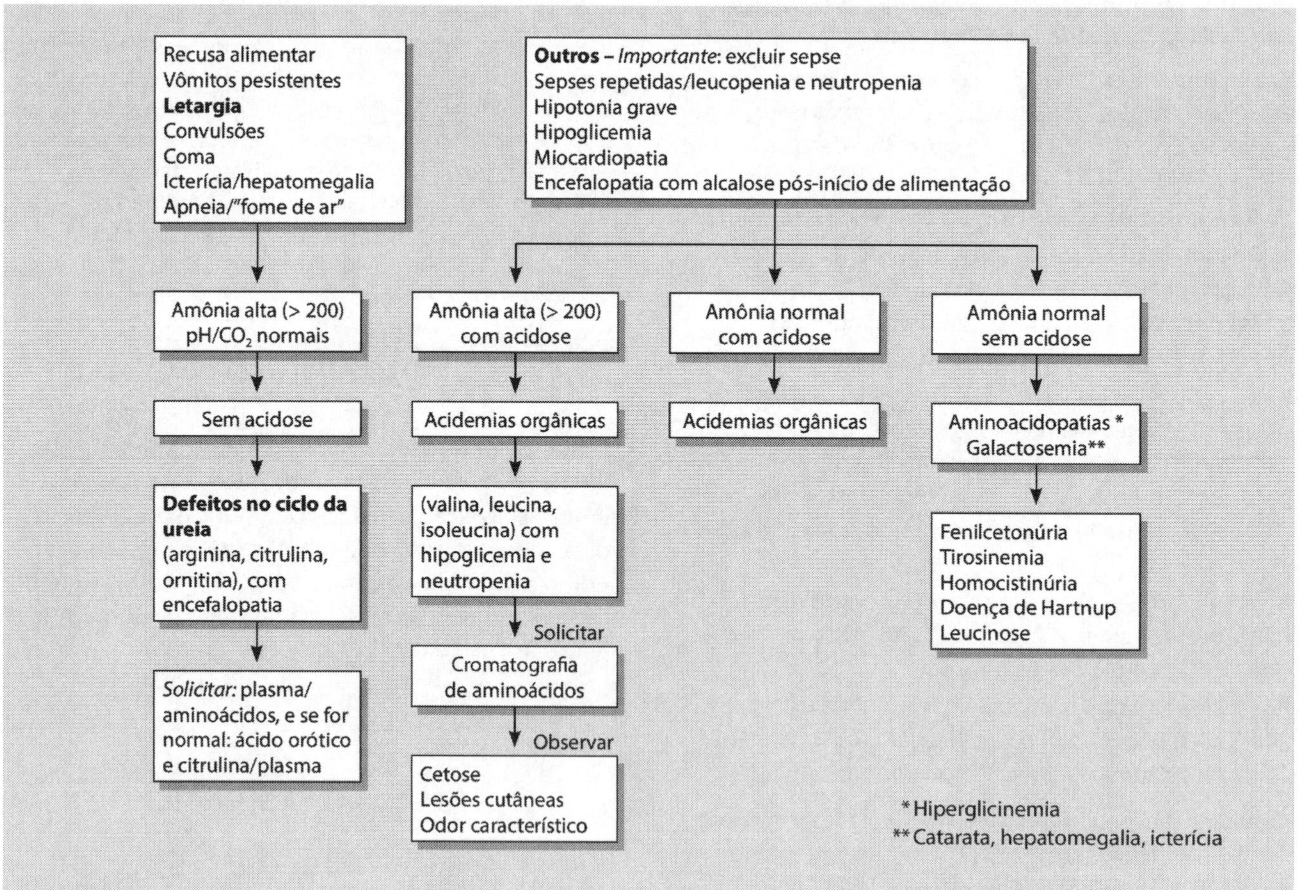

Aprofundamento do diagnóstico (com o auxílio de um metabologista). Objetivos: tratamento e aconselhamento genético.
Consulte: PRONAP (SBP) – Ciclo XIV, n. 3.

Figura III-20 – RN e crianças agudamente doentes/crescimento deficiente (FTT) – pesquisa de EIM.

2º) Iniciar o tratamento agudo – suspender a ingestão proteica, hidratação por via IV, correção da acidose, controle da hiperamonemia, uso de cofatores específicos; introdução gradativa da nutrição enteral.

Nas miocardiopatias – acilcarnitina sérica.

Criança com EIM e **ACIDOSE METABÓLICA**

$pH < 7,3$, $pCO_2 > 30$, bicarbonato < 15

I – Se corpos cetônicos presentes na urina: **CETOSE**

$pH < 7,3$, bicarbonato < 15; urina: corpos cetônicos +

Solicitar **glicemia**

1. **Hiperglicemia** – solicitar **amônia** no sangue
   - Amônia *aumentada*: **acidemias orgânicas** – solicitar cromatografia urinária para ácidos orgânicos.
   - Amônia *normal*: considerar diabetes.
2. **Glicemia normal** – solicitar **lactato** no sangue
   - Lactato *aumentado*: acidose láctica congênita, mitocondriopatias, piruvato carboxilase, deficiência múltipla de carboxilase, acidemias orgânicas.
3. **Hipoglicemia** < 45 – solicitar **lactato** no sangue
   - Lactato **aumentado**: verificar hepatomegalia:
     - presente: glicogenose, frutosemia;
     - ausente: acidemias orgânicas, defeitos de oxidação dos ácidos graxos.
   - Lactato **normal**: doença do xarope de bordo, acidemias orgânicas, doenças mitocondriais, insuficiência adrenal.

II – **Acidose metabólica SEM CETOSE**

$pH < 7,3$, bicarbonato < 15; urina: corpos cetônicos ausentes

Solicitar **lactato** no sangue

1. Se lactato **aumentado** – solicitar glicemia.
   - Glicemia **normal**: deficiência de piruvato desidrogenase.
   - **Hipoglicemia**: defeito de oxidação de ácidos graxos, acidúria orgânica metilglutárica, frutosemia, glicogenose tipo I.
2. Lactato **normal** e **glicemia** também normal:
   - Acidose tubular renal I e II, acidúria orgânica piroglutâmica.

Importante – suspeitar de **erros inatos de metabolismo** em todo **RN** "que não vai bem" com "jeito de sepse" e/ou recusa alimentar, taquipneia, vômitos, distúrbios neurológicos com convulsões, letargia que evolui para coma. Nesses casos, solicitar exames de sangue: gasometria, lactato, amônia, glicemia, piruvato, Na, K, Cl, HCO_3^-, CK, hemograma. Considerar ultrassonografia abdominal e tomografia cerebral.

Colher 3-5mL de sangue com heparina, centrifugar, congelar plasma heparinizado antes de qualquer intervenção terapêutica, congelar imediatamente 5-10mL de urina:

- corrigir acidose/bicarbonato;
- tratar crises epilépticas com piridoxina + ácido folínico.

Solicitar equipes especializadas em metabologia.

3º) Interpretação dos primeiros resultados

1. Amônia sanguínea elevada, sem acidose nem cetose: defeito no ciclo da ureia (com encefalopatia) – solicitar análise dos aminoácidos.
2. Amônia sanguínea elevada com acidose e/ou cetose – acidemias orgânicas, aminoacidopatia, acidemia láctica.
3. Acidose metabólica – cromatografia de ácidos orgânicos.
4. Acidemia láctica – cromatografia de ácidos orgânicos.
5. Sem acidose metabólica nem hiperamonemia e com manifestações do SNC: hiperglicinemia.
6. Com hipoglicemia – sugere distúrbio do metabolismo dos carboidratos (glicogenose – com hepatomegalia, hipotonia e acidose metabólica) ou de oxidação de ácidos graxos (hipoglicemia não cetótica recorrente).
7. Colestase com substâncias redutoras na urina – galactosemia, intolerância à frutose.
8. Com hepatomegalia – glicogenose; com hepatoesplenomegalia – Gaucher, Niemann-Pick e Wolman.
9. Com macroglossia – glicogenose tipo Pompe.
10. Com odor anormal – acidemia isovalérica e xarope de bordo.
11. RN com **distúrbios neurológicos**

- Com deformidades faciais/corporais: doenças perixossomais, síndrome de Menkes, doença I-*Cell* ou síndromes não metabólicas.
- Sem deformidades: solicitar pH e bicarbonato, amônia, lactato, piruvato, glicina.
  - acidose: pode indicar distúrbios de ácidos orgânicos, siga o esquema para acidose;
  - amônia elevada: defeitos do ciclo da ureia;
  - glicina elevada: heperglicinemia.

B) Crianças com quadros CRÔNICOS ou deterioração progressiva

Mais insidioso, às vezes intermitente, "pedigree" familiar.

- Recusa alimentar com vômitos, letargia, coma.
- Dismorfia/traços cada vez mais grosseiros.
- Atraso – regressão do desenvolvimento com déficit motor e retardo mental; convulsões; surdez, cegueira.
- Déficit de crescimento, alterações esqueléticas, fraqueza muscular.

- Surtos repetidos de hipoglicemia, vômitos, acidose, desidratação.
- Icterícia colestática, hepatomegalia, cirrose.
- Cálculos renais, disfunção tubular.
- Miocardiopatia grave.
- Catarata, opacidade corneana, manchas vermelho-cereja, retinite pigmentar, oftalmoplegia.
- Alopecia, eczema, ictiose, cabelos ralos, quebradiços.
- Odor peculiar na urina/suor, particularmente durante doenças agudas.

Solicitar – **triagem de erros inatos do metabolismo**: plasma e urina (em laboratório de confiança). Painel de exames: **Urina** – reação de: Benedict (açúcares redutores); cloreto férrico (fenilalanina e tirosina); dinitrofenil-hidralazina (cetoácidos); nitrosonaftol (tirosina); cianeto-nitroprussiato (sulfidrila); paranitroanilina (ácido metilmalônico); creatinina. **Sangue e urina**: **cromatografia de aminoácidos**. **Sangue**: lactato e piruvato; **plasma**: amônia.

C) Dados clínicos que sugerem distúrbio na síntese ou degradação de MACROMOLÉCULAS COMPLEXAS

Podem ser:

1. Doenças **lisossômicas** = doenças de **depósito**: a) mucopolissacaridoses; b) Niemann-Pick, Gaucher; c) gangliosidoses (Tay-Sachs); d) deficiência de fucosidase e monosidase; e) glicogenoses; f) leucodistrofia metacromática; g) doença de Batter.
2. Doenças da biogênese dos **peroxissomos** = anormalidades bioquímicas que acarretam malformações e disfunção do SNC. Ocorre acúmulo de ácidos graxos de cadeia muito longa no plasma. Exemplo: adrenoleucodistrofia ligada ao X (doença do óleo de Lorenzo).

a) Encefalopatia progressiva com regressão do desenvolvimento.
b) Convulsões.
c) Macrocefalia.
d) Neuropatia periférica. Hipotonia.
e) Feições grosseiras, hirsutismo, macroglossia, hiperplasia gengival.
f) Hepatomegalia, esplenomegalia, cardiomegalia.
g) Baixa estatura, atraso de crescimento.
h) Oftalmo: manchas vermelho-cereja, atrofia óptica, retinite pigmentar.
i) Radiografia dos ossos: disostose múltipla.
j) Hemograma: vacúolos e inclusões nos linfócitos.
k) Mielograma: células espumosas.

Investigação laboratorial

1. Dosagem de mucopolissacarídeos na urina.
2. Análise de glicosaminoglicanos.
3. Quantificação de oligossacarídeos em urina de 24 horas.

2º nível – análise enzimática nos leucócitos (com o auxílio de especialista).

D) Dados clínicos que sugerem doença metabólica de MOLÉCULAS PEQUENAS

Erros inatos de metabolismo intermediário que ocasionam: (1) acúmulo de compostos tóxicos *ou* (2) deficiência de energia: a) aminoacidopatias (fenilcetonúria e outras); b) defeitos do metabolismo de ácidos orgânicos; c) defeitos de oxidação dos ácidos graxos; d) galactosemia e frutosemia; e) acidose láctica primária; f) defeitos do ciclo da ureia (amônia); g) defeito do ciclo das purinas (síndrome de Lesch-Nyhan); h) deficiência de biotinidase.

Manifestações clínicas

1. Acidose metabólica, cetoacidose, acidose láctica.
2. Hipoglicemia.
3. Hiperamonemia.
4. Hipotonia generalizada grave.
5. Atraso psicomotor progressivo com acidemia láctica.
6. Convulsões.
7. Atraso do desenvolvimento, retardo mental, encefalopatia progressiva.
8. Vômitos recorrentes, doenças agudas recorrentes de causa desconhecida, coma intermitente, doença associada à dieta ou ao jejum.
9. Hepatomegalia intermitente, miocardiopatia, miopatia.
10. Distúrbios dos movimentos.
11. Alopecia inexplicada, *rash*.
12. Catarata, deslocamento do cristalino.
13. Cheiro corporal anormal.
14. Hospitalizações frequentes por infecções.
15. Irmão com morte inexplicada.

Investigação laboratorial

Na **crise metabólica**

No **plasma:** (1) glicose, (2) eletrólitos, (3) gasometria, (4) amônia, (5) lactato, (6) piruvato, (7) transaminases, (8) CPK.

Na **urina**: (1) substâncias redutoras, (2) cetonas.

Investigação especializada

(com o auxílio de especialista)

No **plasma**: (1) aminograma, (2) carnitina (total, livre), (3) acilcarnitinas, (4) ácidos graxos livres, (5) 3-OH, (6) ácidos graxos.

Na **urina**: ácidos orgânicos.

E) Distúrbios PEROXISSOMAIS

Peroxissomas = organelas subcelulares com numerosas funções bioquímicas.

I – Distúrbios da biogênese com anormalidades múltiplas

▶ **Distúrbios do espectro Zellweger** – aumento de ácidos graxos de cadeia muito longa

a) Muito **grave**
- **síndrome cérebro-hepatorrenal de Zellweger**;
- hipotonia neonatal profunda;
- convulsões neonatais;
- cistos renais;
- dismorfismo craniofacial;
- cataratas;
- desenvolvimento limitado;
- morte no 1º ano de vida.

b) Clinicamente **menos lesados**

▶ **Adrenoleucodistrofia (Nald) e doença infantil de Refusun**
- hipotonia neonatal;
- anormalidades craniofaciais;
- distrofia retiniana;
- perda auditiva;
- disfunção hepática.

- Casos mais graves (no lactente)
  - hipotonia;
  - apneia;
  - convulsões;
  - dificuldade alimentar;
  - anormalidades craniofaciais.
- Casos menos afetados (pré-escolar)
  - falha de crescimento;
  - perda auditiva;
  - anormalidades visuais;
  - convulsões.

▶ **Condroplasia rizomélica punctata**
- encurtamento acentuado dos membros;
- anormalidades esqueléticas graves;
- anormalidades faciais: base do nariz larga e ponta arrebitada.

II – Distúrbios de proteínas isoladas

Disfunção menos acentuada.

6. Principais Manifestações dos Erros Inatos do Metabolismo

GLICOGENOSES

__Caso ilustrativo__ – lactente; a mãe notou barriga grande desde que a criança nasceu. Aos 2 meses apresentou subitamente uma crise caracterizada por riso em gargalhada, repuxando o membro inferior D e entortando a boca para o lado D. Aos 4 meses teve um "susto" ficando pálido, mole, de olhos parados, vomitou e apresentou "tremedeira" que durou 3 minutos. Essas crises se repetiam e a criança foi internada, quando se constatou hepatomegalia muito intensa e hipoglicemia (20mg/dL). A criança ficou internada durante 3 meses com evolução tormentosa; infecção urinária, desidratação, broncopneumonia. Desenvolvimento motor bastante atrasado. Óbito após uma convulsão prolongada.

Diagnóstico – glicogenose (von Gierke) (Fig. III-21).

Glicogenoses = distúrbios hereditários do metabolismo do glicogênio (defeito enzimático) que se traduzem por anormalidade qualitativa ou quantitativa do glicogênio depositado (geralmente acúmulo exagerado do glicogênio nos órgãos que normalmente o depositam). Afetam principalmente **fígado** e **músculos estriados.** Transmissão **autossômica recessiva.**

Quando o **fígado** está comprometido, ocorre disfunção hepática, hipoglicemia, distúrbios do metabolismo dos lípides.

Diagnóstico pré-natal possível pela amniocentese.

Atualmente estão catalogados 12 tipos com as apresentações clínicas mostradas no quadro III-8.

O protótipo das formas **hepatomegálicas** é o tipo I = glicogenose hepatorrenal = **doença de von Gierke** = deficiência de glicose-6-fosfatase.

- No **RN**: (1) assintomático; (2) hepatomegalia moderada, distúrbios respiratórios, convulsões hipoglicêmicas e cetonúria.
- Na **criança**: aspecto característico com atraso de crescimento, abdome muito protuberante, rosto arredondado (face de boneca), hepatomegalia

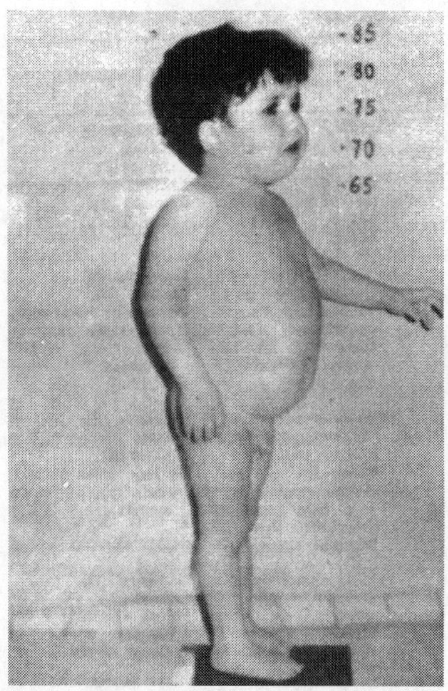

Figura III-21 – Glicogenose.

Quadro III-8 – GLICOGENOSES.

Apresentação clínica	Tipo, nome e defeito	Observações
Hepatomegalia + hipoglicemia de jejum (com provas de função hepática normais e sem esplenomegalia) (início: infância) Início: 1-3 meses Início 2ª infância	I – Glicogenose hepatorrenal, deficiência de glicose-6-fosfatase = **doença de von Gierke** III – Deficiência amilo 1,6-glicosidase de enzima desramificadora = **doença de Forbes-Cori** VI – Deficiência de fosforilase hepática = **doença de Hers** IX – Deficiência de fosforilocinase benigna	Rosto de boneca, convulsões neonatais, crises de hipoglicemia, epistaxe, musculatura fraca, atraso de crescimento, acidose metabólica Lactato, ácido úrico e colesterol elevados Rosto de boneca; hipoglicemia leve Colesterol e TG bem elevados Atraso de crescimento leve Prognóstico bom; melhora com a idade Crescimento normal, sem hipoglicemia Prognóstico bom
Cirrose hepática (hepatoesplenomegalia, icterícia e hipertensão portal) Déficit de crescimento	IV – Amilopectinose, deficiência de enzima ramificadora amilo 1,4-1,6-transglicosidase = **doença de Anderson**	Manifesta-se no 2º semestre Hepatopatia precoce grave Pesquisar em casos de cirrose hepática familiar; óbito até os 4 anos
Insuficiência cardíaca no lactente, cardiomegalia enorme, hipotonia (RN normal, início 1-3 meses)	Deficiência de glicosidase ácida II – **Doença de Pompe***	RN com insuficiência cardíaca, hipotonia, macroglossia, dificuldade de deglutir Óbito com 1-2 anos
Fraqueza muscular (miopia)	III A – Fraqueza muscular V – Deficiência de miofosforilase **Doença de McArdie** VI – Tauri (fosfofrutocinase) em escolares VII – Em adolescentes X – Em lactentes	Adolescentes 1ª década da vida: menor resistência física, fraqueza e câimbras pós-exercícios Incapacidade para exercícios físicos. Menino com atraso de crescimento VIII – hepatomegalia + deterioração neurológica
Hipoglicemia	0 – Deficiência de glicogênio--sintetase Glicogenose A	Convulsões no RN; lactente: vômitos e convulsões, acidose e cetonúria; face de boneca, crescimento normal
Raquitismo vitamina D resistente	XI	Tendência para acidose

* www.genzyme.com.br

muito acentuada já no fim do 1º ano. Atraso motor com inteligência quase normal. Esteatorreia, febre intermitente inexplicável, fraqueza, fatigabilidade. Depósitos xantomatosos nos joelhos, cotovelos e nádegas.

Baixa estatura; osteoporose; artrite gotosa.

Com 1 ano de idade as infecções banais começam a se complicar com hipoglicemia e cetoacidose, podendo levar à morte; em torno de 1 ano e meio as infecções acompanham-se de epistaxe. Manifestações hemorrágicas (plaquetopatia sem plaquetopenia).

Estomatite recidivante, infecções recorrentes (estafilococos, gram-negativos) e colite são encontradas no tipo Ib, no qual existe um defeito funcional dos neutrófilos.

Laboratório

1. Hipoglicemia pós-jejum de 3-4 horas.
2. Ácido úrico sanguíneo aumentado (gota).
3. Cetonúria.
4. Lípides totais e colesterol aumentados.
5. CO_2 total diminuído.
6. Ácido láctico aumentado.
7. Curva de tolerância à glicose normal ou do tipo diabético.
8. Administração do glucagon (1mg, IV) ou epinefrina (0,3mL, SC): aumento do lactato sanguíneo mas não da glicose (em criança com idade superior a 6 anos, pode haver uma resposta lenta e parcial no aumento da glicemia).
9. Administração da galactose (1g/kg, IV): aumento do lactato mas não da glicose.

Diagnóstico definitivo – biópsia hepática com demonstração da ausência de glicose-6-fosfatase.

Tratamento – tem por objetivo alcançar o crescimento normal e baseia-se em uma dieta para evitar a hipoglicemia e reduzir o ácido láctico sanguíneo.

▶ **1º Semestre de vida**

Leite de peito a cada 2½ horas durante o dia e a cada 3 horas à noite; água glicosada nos intervalos.

Mamadeira de leite sem lactose e adicionada de glicose e/ou dextrinomaltose (Nidex); com **1 mês** incluir amido de cereal aumentando até 6% (1 colher das de chá cheia/90mL). Água dextrosada (depois: amido + glicose) nos intervalos. Para corrigir ou prevenir a hipoglicemia noturna: infusão intragástrica, gota a gota, contínua por 8-12h, via sonda nasogástrica ou gastrostomia, com o auxílio de uma bomba de infusão. Iniciar com uma infusão de glicose de 8mg/kg/min e ajustar.

▶ Aos **4 meses**: introduzir papa de legumes com arroz, aveia e massas.

▶ Aos **6 meses**: o intervalo entre as refeições passa para 3h durante o dia e 4h à noite.

A administração noturna, intragástrica, de glicose + amido diminui para 5mg de glicose/kg/min.
Introduzir cereais como flocos de aveia.

▶ Aos **8 meses**: começar amido de milho cru (em água fria ou leite) até 1g/kg a cada 4h durante o dia e a cada 5h à noite. Assim que a criança tolerar o amido cru à noite, suspender gavagem.

▶ No **2º ano**: introduzir macarrão parcialmente cozido e amido de milho cru (maisena) 2g/kg por refeição e misturado com água, leite ou iogurte gelados 2 a 4 vezes ao dia
(após o café da manhã, almoço, jantar e à meia-noite).
Na criança maior reduzir para 1,5g/kg, mantendo a dose noturna. Pais, babás e professores devem ter à mão uma fonte de glicose (Karo) para crises de hipoglicemia.

Prevenção da gota e cálculos renais: alopurinol (Zyloric) 10mg/kg/dia.

A **hiperlipidemia** não pode ser totalmente eliminada; óleo de peixe parece útil.

Nos episódios**hemorrágicos** ou pré-operatório: vasopressina (DDAVP) 0,3mg/kg em 50mL de soro fisiológico, por via IV, 1 vez. Nas **infecções de repetição** (ligadas à disfunção dos neutrófilos) tem sido usado OG-CSF (fator estimulante de colônias de granulócitos) 3mg/kg/dia, por via SC.

Transplante hepático – nos casos de deficiência de crescimento importante e má qualidade de vida, e nos casos de adenoma hepático progressivo e sem possibilidade de ressecção cirúrgica.

Prognóstico – de razoável a bom.

GALACTOSEMIA

O que é – deficiência de galactose-1-fosfato-uridiltransferase (G1PUT). Causa aumento de galactose-1-fosfato, que é hepatotóxico. Autossômica recessiva (Fig. III-22).

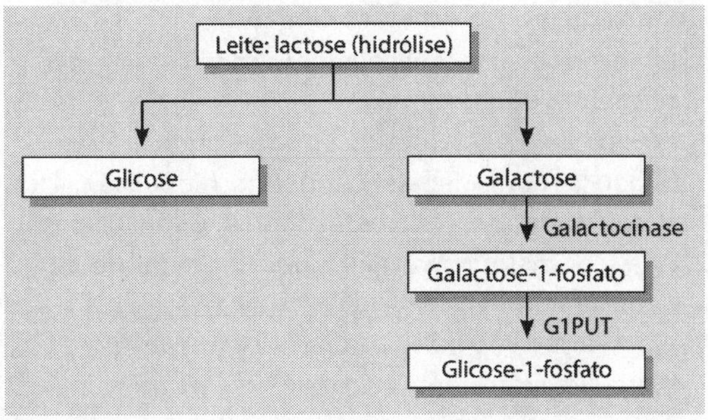

Figura III-22 – Hepatogênese da galactosemia.

Quando suspeitar

1. Aparecimento de *icterícia colestática* na 2ª semana de vida, acompanhada de recusa alimentar e/ou vômitos, diarreia, letargia, hipotonia, irritabilidade, hipoglicemia, peso insatisfatório, hepatomegalia. Presença de **substâncias redutoras na urina após a ingestão de leite.**
   Diagnóstico diferencial com: toxoplasmose, inclusão citomegálica, rubéola, herpes simples, hepatite neonatal, doença hemolítica, na forma aguda, grave, neonatal (colestase tipo sepse). Deficiência de galactocinase causa catarata, mas não deficiência mental.
2. Na **evolução**: deficiência de crescimento, distensão abdominal, hepatoesplenomegalia, catarata (pode estar presente com 3 semanas de vida), desnutrição grave, cirrose e hipertensão portal (pode estar presente aos 6 meses), ascite (entre 2 e 5 semanas), tubulopatia renal, deficiência mental grave.

Diagnóstico – (1) pesquisa de substâncias redutoras na urina; (2) cromatografia da urina para identificar o açúcar; (3) Spottest para atividade transferásica.

Tratamento – excluir a galactose da dieta (leite e derivados). Importância do tratamento precoce
(embora possa não ser totalmente eficaz).

Se quadro clínico sugestivo ou antecedentes familiares e substâncias redutoras na urina ou galactosúria: iniciar imediatamente o tratamento. Pode-se usar mamadeira de carne. Crianças maiores podem comer carne, peixe, vísceras, frutas e vegetais.

INTOLERÂNCIA HEREDITÁRIA À FRUTOSE

O que é – deficiência de frutose-1-fosfato-aldolase. Consequência: incapacidade de metabolizar frutose além da etapa de frutose-1-fosfato, levando secundariamente à hipoglicemia. Início da sintomatologia – desde que se inicia a administração de chá adoçado, mamadeiras com sacarose, mel ou suco de frutas.

Quando suspeitar – quadro clínico

1. Criança que ao receber alimento com frutose pela **primeira vez** apresenta:
   a) vômitos persistentes que podem durar até 3 dias;
   b) poucas horas depois da ingestão: hipoglicemia com sudorese, tremores, vertigem e convulsões.
2. Quando a **frutose permanece na dieta habitual**: **hepatomegalia**, associada a:
   a) icterícia por bilirrubina direta (colestase neonatal);
   b) vômitos recorrentes, diarreia;
   c) crescimento deficiente;
   d) crises de **hipoglicemia**;
   e) acidose metabólica;
   f) doença tubular renal com proteinúria;
   g) anemia e plaquetopenia;
   h) aos 2 anos desenvolve-se aversão a doces (mecanismo protetor);
   i) evolução para cirrose e ascite.

Tratamento – evitar frutose, sacarose e sorbitol.
A partir dos 2-3 anos podem ser introduzidas pequenas quantidades de frutose.

FENILCETONÚRIA = PKU

O que é – deficiência da enzima fenilalanina-hidroxilase, fração I' que transforma, por hidroxilação, a fenilalanina em tirosina. Autossômica recessiva. O acúmulo de fenilalanina e seus metabólitos causa lesão cerebral.
É a mais frequente das aminoacidopatias.
Hiperfenilalaninemia.

Quando suspeitar – criança de cabelos loiros e finos, pele clara e delicada e olhos azuis, com:

1. Vômitos persistentes e intensos.
2. Irritabilidade acentuada (choro constante).
3. Eczema rebelde.
4. Urina com "cheiro de rato" ou mofo.
5. Associação com outras anomalias: dentes incisivos muito separados, pés planos, sindactilia, microcefalia.
6. Deficiência estatural.

Nota: cabelos ou olhos escuros não excluem o diagnóstico. Característica fundamental da doença – deficiência mental grave (torna-se aparente após alguns meses de evolução). Convulsões.
Comportamento hipercinético.

Triagem diagnóstica – método de Guthrie (nível de fenilalanina no sangue, após ingestão de leite por 24-48 horas); usa-se sangue capilar obtido de punção de calcanhar; hoje faz parte obrigatória do "teste do pezinho".

Conduta – administração de dietas isentas de fenilalanina o mais precocemente possível e até os 10 anos. Utilizam-se os leites americanos Lofenalac e Ketonil associados ao leite materno nos primeiros meses; orientação de nutricionista.

DOENÇA DO XAROPE DE BORDO

Leucinose = *maple syrup urine disease*

O que é – alteração no metabolismo dos aminoácidos de cadeia ramificada, com aumento dos níveis plasmáticos de leucina, isoleucina e valina.

Quando suspeitar – lactentes com distúrbios neurológicos precoces (doença cerebral degenerativa, rigidez muscular, convulsões, letargia, coma precoce) em cuja urina se sente o cheiro de açúcar queimado (o cheiro intensifica-se na urina guardada em geladeira).
Acidose metabólica, hipoglicemia.

Conduta – fórmulas especiais.

HISTIDINEMIA

O que é – deficiência de histidase que leva ao aumento da histidina no sangue, urina e liquor.

Quando suspeitar – crianças com cabelos finos e olhos azuis com distúrbio de fala e discreto atraso do desenvolvimento. Prova de cloreto férrico a 10% na urina: positivo (verde-oliva).

HIPERGLICINEMIA CETÓTICA

O que é – alteração no metabolismo da glicina com elevada concentração de propionato e glicina no sangue, urina e liquor.

Quando suspeitar – episódios recorrentes de cetoacidose semelhantes aos observados no coma diabético (vômitos, acidose metabólica e cetonúria) que se iniciam nas primeiras horas de vida.
É uma das únicas doenças (junto com a glicogenose de von Gierke) em que a cetonúria é observada no 1º dia de vida.

Evolução – convulsões ocorrem no 1º semestre de vida; neutropenia; plaquetopenia e púrpura (ocorrem depois dos 6 meses). Retardo mental.

DOENÇA DE HARTNUP

O que é – alteração do transporte do triptofano e outros aminoácidos no intestino delgado e túbulos renais.

Quando suspeitar – casos semelhantes à **pelagra:**
a) *rash* cutâneo pelagroide nas áreas expostas ao sol (face, mãos e pés); b) sinais neurológicos: ataxia, tremor, nistagmo, movimentos involuntários das mãos

e língua; c) sintomas mentais (irritabilidade, delírio, deterioração mental lentamente progressiva). Evolução em surtos que podem ser desencadeados por febre, estresse psíquico etc.

Comprovação – cromatografia urinária.

Conduta – altas doses de ácido nicotínico.

HIPERURICEMIA COM AUTOMUTILAÇÃO (SÍNDROME DE LESCH-NYAN)

O que é – distúrbio no metabolismo da purina que ocorre exclusivamente no sexo masculino (herança recessiva ligada ao sexo) levando à hiperuricemia. 1º) Desenvolvimento normal até 3-6 meses. 2º) Distonia, coreoatetose, atraso psicomotor progressivo. 3º) Com 3 ou mais anos: *automutilação* = conduta agressiva; *autodestruidora:* morde lábios, dedos e mãos; agressão contra os outros.

Manifestações da hiperuricemia – tofos, lesões renais.

PORFIRIAS CONGÊNITAS

O que é – distúrbio do metabolismo das porfirias por deficiência dos enzimas da biossíntese do heme.

A) PORFIRIAS HEPÁTICAS

1. **Porfiria aguda intermitente** – ocorre em adolescente e adulto jovem: distúrbios digestivos (dor abdominal em cólicas, vômitos, constipação, diarreia, distensão abdominal), disúria, sintomas nervosos (paralisia flácida, convulsões) e psíquicos (neuroses e psicoses); urina vermelha ocorre em surtos desencadeados por drogas. Duração do surto: variável (dias a meses). Fraqueza muscular, comprometimento dos nervos cranianos.
2. **Porfiria cutânea tardia hereditária** (*Porfiria variegata)* – raramente ocorre antes dos 16 anos de idade. Fotossensibilidade crônica (bolhas e crostas no dorso das mãos; hipertricose facial, placas enduradas hipopigmentadas).
   Surtos agudos (desencadeados por drogas) com sintomatologia digestivoneurológica, taquicardia e hipertensão. Nas crises viscerais agudas, a reação de Schwartz-Watson para porfobilinogênio, em urina recentemente emitida, é quase sempre diagnóstica. Teste de Holsch (simples): 1mL do reativo de Erlich + 1 ou 2 gotas de urina = cor vermelho-cereja.
3. **Coproporfiria hereditária** – manifestações digestivas como no item 1 + fotossensibilidade (30% dos casos) como no 2; coproporfirina nas fezes. Ataques desencadeados por fenobarbitúrico.
4. ***Porfiria variegata*** – semelhante à anterior.

B) PORFIRIAS ERITROPOIÉTICAS – ver quadro III-9.

MUCOPOLISSACARIDOSES

São doenças dos **lisossomos**.
Autossômica, recessiva, rara.

Doença de acúmulo (tesaurismose) de mucopolissacarídeos ácidos no tecido esquelético, vasos, vísceras e tecido nervoso por falta de enzima (hidrolase ácida), fato que causa bloqueio na degradação dos mucopolissacarídeos e excreção urinária de mucopolissacarídeos ácidos parcialmente degradados.

Criança normal ao nascimento; "alguma coisa errada" na aparência do pré-escolar; a seguir: **deformidades progressivas**. Regressão do desenvolvimento.
Hérnias inguinal e umbilical.

De acordo com as características clínicas, genéticas e bioquímicas, podem ser distinguidos 6 tipos mostrados no quadro III-10.

Quadro III-9 – PORFIRIAS ERITROPOIÉTICAS.

Manifestações	Porfiria eritropoiética congênita (doença de Gunther)	Protoporfiria eritropoiética (*Hidroa estivale*)
Início	Lactente	Pré-escolar
Fotossensibilidade	Erupção vesicobolhosa (*Hidroa estivale*) Ulceração e cicatrizes deformantes, hiperpigmentação	Imediata: queimação e prurido Após 2h: eritema e edema
Urina	Vermelha ou marrom desde RN (mancha fralda)	Normal
Dentes	Coloração avermelhada (patognomônica)	Normais
Lanugem	Pele e extremidades	–
Esplenomegalia	Constante	Não
Anemia hemolítica	Sim	Não
Diagnóstico	Pesquisa de porfirina: fezes e urina	Diagnóstico: eritrócitos fluorescentes
Conduta	Protetor solar, transfusões, esplenectomia Betacaroteno oral – transplante de medula	Protetor solar Betacaroteno 120-180mg/dia

Quadro III-10 – MUCOPOLISSACARIDOSES.

Tipo	Hurler (MPS I-H)	Hunter (MPS II)	Sanfilippo (MPS III) A, B, C, D	Morquio (MPS IV) A, B	Scheie (MPS I-S) ou MPS	Maroteaux-Lamy (MPS VI)
Fácies grotesco	Típico	Discreto	Discreto	Ausente	Ausente	Discreto
Início dos sintomas	1-2 anos	2-3 anos	3-6 anos (hiperatividade)	1-2 anos	3º-7º anos (contratura das mãos: 5-7 anos)	3º-7º anos
Estatura	Baixa	Baixa (menos que no MPS I)	Normal ou pouco baixa	Muito baixa	Normal ou quase normal	Baixa
Inteligência	Comprometida precocemente	Comprometida tardiamente	Precoce e gravemente comprometida	Normal ou quase	Normal	Normal
Opacificação da córnea	Sim	Não	Não	Tardia e moderada	Sim	Sim
Coluna vertebral	Cifose lombar	Cifose lombar moderada	Sem cifose	Cifose lombar Cifoescoliose Coluna muito curta	Sem cifose	Cifose lombar moderada
Tórax	Deformidade leve	Deformidade leve	Sem deformidade	Deformidade acentuada	Sem deformidade	Deformidade
Surdez	+++	+++	+++	+	+	+
Visceromegalia (hepatoesplenomegalia, cardíaca)	+++	++	+	+++	++	+++
Mucopolissacaridúria	Sulfato de dermatina Sulfato de heparina	Sulfato de dermatina Sulfato de heparina	Sulfato de heparina	Sulfato de queratina	Sulfato de dermatina Sulfato de heparina	Sulfato de dermatina
Transmissão genética	Recessiva autossômica	Recessiva ligada ao sexo	Recessiva autossômica	Recessiva autossômica	Recessiva autossômica	Recessiva autossômica
Deficiência enzimática	α-L-iduronidase	Sulfoiduronato sulfatase	α-sulfamidase (β-acetilgalactosamina)	Galactose 6-sulfatase B-galactosidase	α-L-iduronidase	Acetilgalactosamina-4-sulfatase

MUPS VII-Sly; a mais rara: a) forma neonatal grave; b) clínica semelhante à MPS I. Betaglicuronidase.

Conduta diagnóstica – é baseada em dados clínicos, radiológicos e laboratoriais (Fig. III-23).

Observações:

1. As alterações radiológicas são de maior importância no diagnóstico das mucopolissacaridoses.
2. A quantidade de mucopolissacarídeos excretada na urina normalmente oscila entre 3 e 15mg/24h.
3. O teste de Dorfman é simples e detecta quantidades excessivas de mucopolissacarídeos urinários. Mostra apenas se determinada doença pertence ou não ao grupo das mucopolissacaridoses.
4. O achado em leucócitos de inclusões de mucopolissacarídeos (granulações de Aldler-Reilley nos neutrófilos) que se coram metacromaticamente com o azul de toluidina faz o diagnóstico de mucopolissacaridose.
5. O diagnóstico diferencial requer estudos urinários mais refinados com identificação precisa da substância excretada. Nas mucopolissacaridoses mais comuns (MPS I e II) há excesso de dois mucopolissacarídeos urinários: sulfato de dermatina e sulfato de heparina. Esses tipos não podem, portanto, ser diferenciados só pelo estudo da urina.

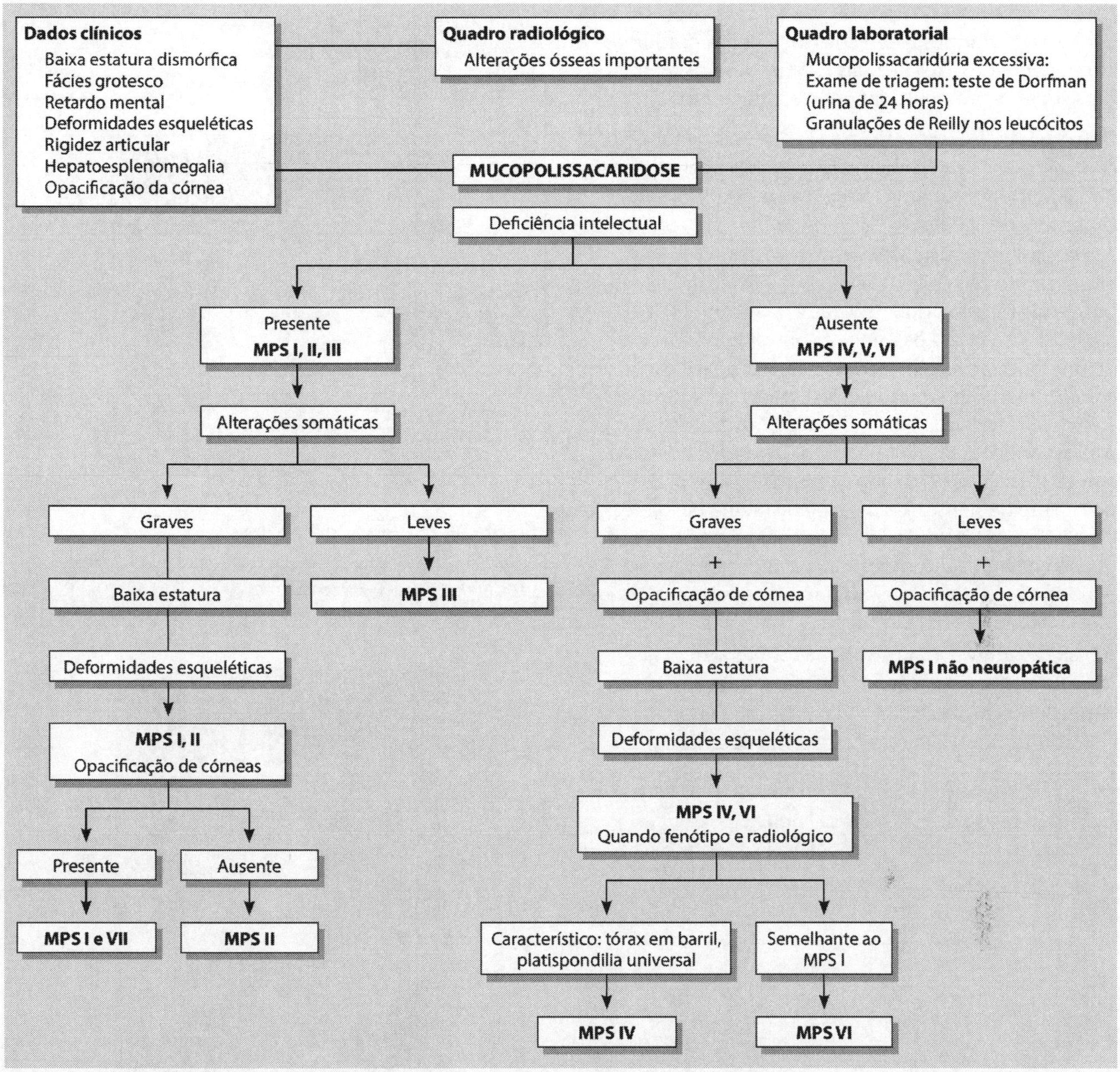

Figura III-23 – Roteiro diagnóstico nas mucopolissacaridoses.

MUCOPOLISSACARIDOSE I = MPS I (Síndrome de Hurler)

Caso ilustrativo – menino de 2 anos; dificuldade na deambulação. Aos 3 meses foi notado o aparecimento de giba lombar e peito escavado. Ficou em pé com 1 ano mas nunca chegou a andar, fatos que os pais atribuem, em parte, à diminuição da visão e, em parte, à rigidez articular. Refere resfriado constante. Tem uma irmã de 5 anos afetada. Exame físico: E = 80cm; P = 12kg; PC = 47cm; cabeça: crânio volumoso, com diâmetro anteroposterior aumentado. Fácies: grotesco (a *gargouille*). Testa proeminente. Ponte nasal achatada, narinas amplas com coriza contínua. Lábios espessos, boca entreaberta, língua volumosa e profusa. Dentes pontiagudos e espaçados. Opacificação de córneas. Pescoço muito curto. Peito escavado. Coluna: cifose dorsolombar acentuada, com giba nessa região. Abdome globoso, hérnia inguinal bilateral, hepatoesplenomegalia. Dedos das mãos curtos e largos, em flexão ("mão de palhaço"). Limitação generalizada da expansibilidade articular com contraturas de flexão no cotovelo e no joelho. Pele: hipertricose. QI = 60.

Mucopolissacaridemia – excreção excessiva de sulfato de dermatina e de sulfato de heparina.

Estudo radiológico – crânio alargado com proeminência dos ossos frontais e parietais e, no perfil, a sela túrcica mostra a aparência típica "em forma de sapato", isto é, anormalmente longa e profunda.

Coluna: a vértebra no ápice da giba (L2) tem forma de cunha. Ossos longos: alterações localizadas predominantemente na diáfise e mais chamativas nos membros superiores: encurtamento e alargamento.

O que é MPS I – síndrome de Hurler é a que tem início mais precoce e também a que mais precocemente leva à morte. Existe uma forma leve não neuropática (síndrome de Scheie).

A criança é normal ao nascimento. Já nos primeiros meses de vida: alteração das feições, cifose lombar e deformidade torácica. No 2º ano: atraso psicomotor, hepatoesplenomegalia. Aos 2 anos é constante o achado de rigidez articular, hepatoesplenomegalia, opacificação de córneas, hérnia inguinal ou umbilical. A baixa estatura é evidente antes dos 3 anos de idade. Surdez, cegueira, sopros cardíacos são sinais tardios. O desenvolvimento mental alcança seu máximo aos 2 anos e então deteriora rapidamente. Assim, a criança senta na idade esperada mas há um atraso considerável na aquisição da marcha ou, então, nem chega a andar sem apoio. A maioria chega a aprender algumas palavras, mas nunca forma frases. Não há controle de esfíncteres.

A baixa estatura é acompanhada de alterações radiológicas mais ou menos típicas.

A morte ocorre antes dos 10 anos de idade por insuficiência cardíaca ou infecção respiratória.

MPS I = Síndrome de HURLER (MPS I-H) (Fig. III-24)
Fácies grotesco, opacificação de córneas, retardo mental, surdez, hepatoesplenomegalia e alterações esqueléticas.
Fotos – www.genzyme.com.br

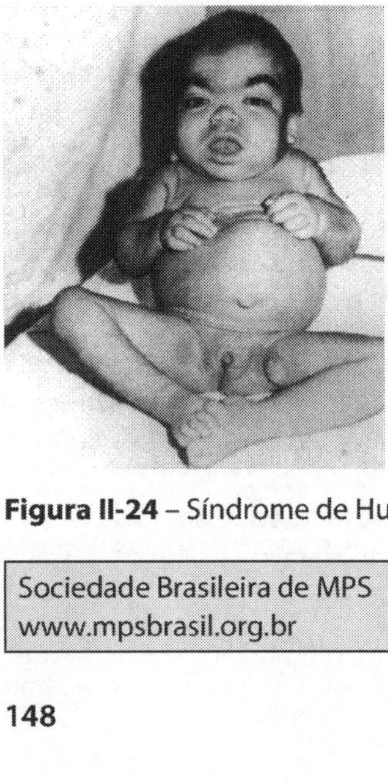

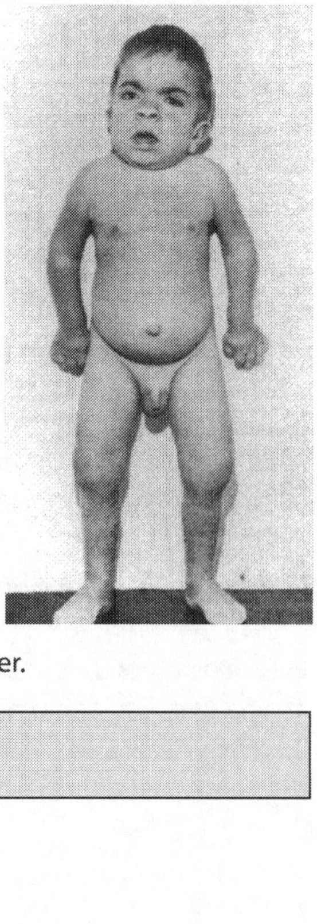

Figura II-24 – Síndrome de Hurler.

Sociedade Brasileira de MPS
www.mpsbrasil.org.br

MPS II = Síndrome de HUNTER (Fig. III-25)
Quadro clínico semelhante ao da MPS I, porém menos grave e sem opacificação de córneas.

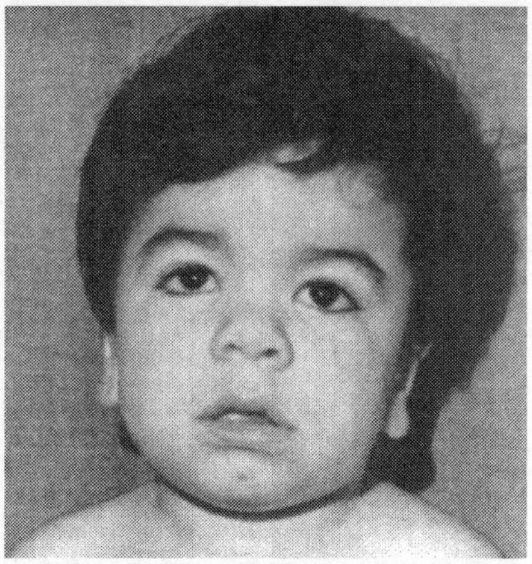

Figura III-25 – Síndrome de Hunter.

MPS III = Síndrome de SANFILIPPO (Fig. III-26) Retardo mental profundo. Alterações somáticas leves.

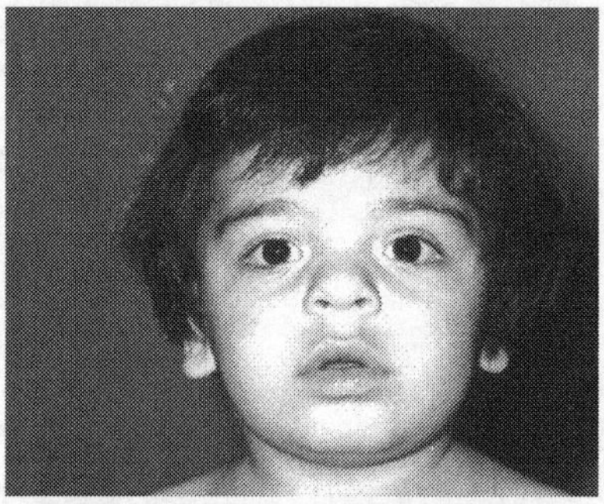

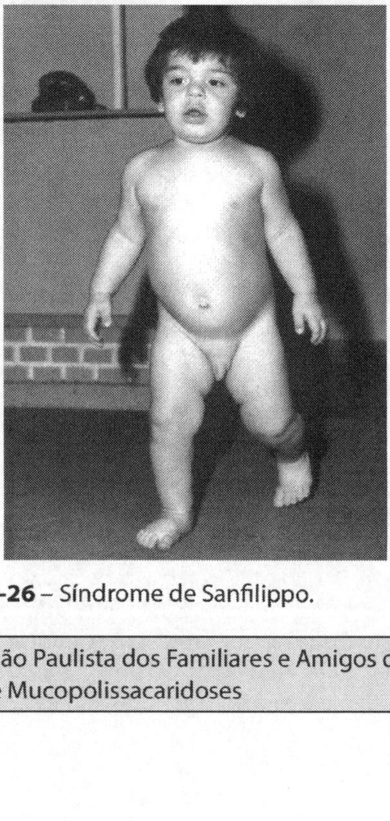

Figura III-26 – Síndrome de Sanfilippo.

Associação Paulista dos Familiares e Amigos dos Portadores de Mucopolissacaridoses

MPS IV = Síndrome de MORQUIO (Figs. III-27 a III-29)
Baixa estatura acentuada. Alterações esqueléticas graves

MPS V = Síndrome de SCHEIE = MPS I-S
Rigidez articular. Opacificação de córneas.
Poucas alterações somáticas. Inteligência normal.

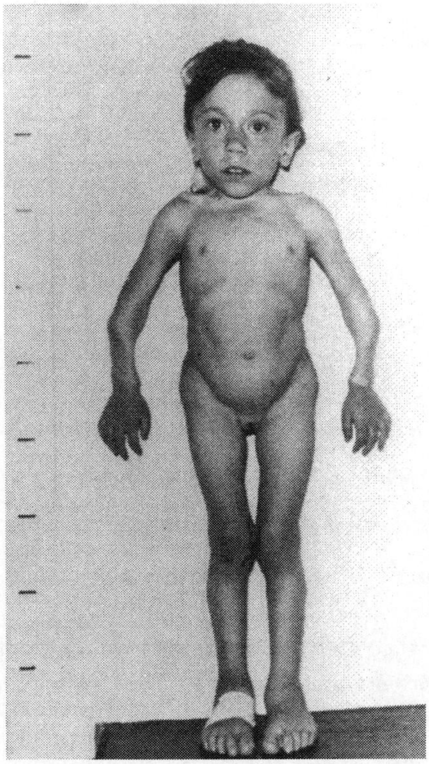

Figura III-27 – Síndrome de Morquio.

MPS VI = Síndrome de MAROTEAUX-LAMY
Inteligência normal. Anormalidades ósseas graves.
Baixa estatura, cifose lombar, protrusão do esterno, contraturas.
Já existe **terapia de reposição enzimática** para alguns casos.

Igeim (11) 5081-9620 Fax (11) 5081-9624

LIPIDOSES

O que é – erro inato do metabolismo que resulta em acúmulo de lípides nos tecidos e sangue. O selo da doença é a formação da "célula esponjosa", um histiócito grande no qual há acúmulo intracitoplasmático de material lipídico, geralmente em organelas (lisossomos distendidos). Consequência: visceromegalia e distúrbios funcionais correspondentes (fígado, baço, pulmões, medula óssea), alterações difusas dos neurônios.

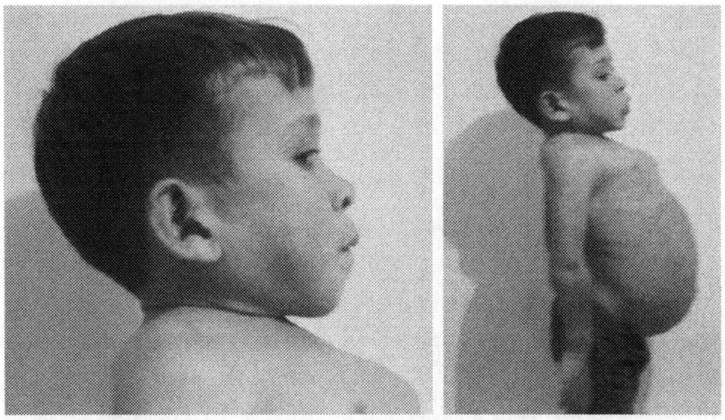

Figura III-28 – Síndrome de Morquio em menino de 10 anos, com evidente baixa estatura de tronco e protrusão do esterno. Características craniofaciais mostrando fácies moderamente grotesco, pescoço curto e prognatismo.

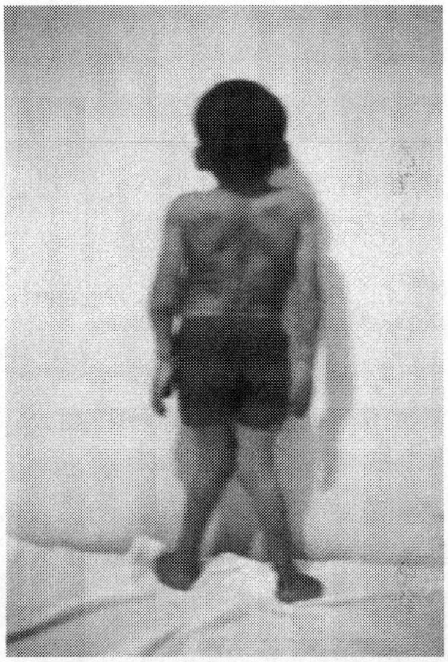

Figura III-29 – Síndrome de Morquio: notar cifoescoliose, aumento de volume articular e genovalvo pronunciado.

As principais lipidoses são as doenças de Gaucher, de Niemann-Pick (ver Hepatoesplenomegalia), de Tay-Sachs (ver capítulo Doenças degenerativas do SNC) e as hiperlipoproteinemias.

7. Hipotireoidismo

Casos ilustrativos

<u>**Caso 1**</u> – RN com 2 dias de vida, peso ao nascer de 3.900g, apresentando choro fraco, dificuldade à deglutição e à evacuação, icterícia. FC: baixa, FR: 20, ligeira protrusão de língua, abdome globoso com hérnia inguinal.

Diagnóstico – hipotireoidismo congênito.

Caso 2 – criança de 2 anos de idade, com atraso psicomotor (não anda, fala mal), prisão de ventre constante, hérnia inguinal, fácies inexpressivo, com protrusão de língua, cabelos secos e quebradiços, pele seca e áspera.

Diagnóstico – hipotireoidismo congênito avançado.

Caso 3 – escolar de 8 anos, com bom desenvolvimento pondoestatural; há 1 ano apresenta piora gradativa de seu rendimento escolar. Atualmente desatento, distraído, esquecendo com facilidade o que aprendeu. Apresenta constipação intestinal. Sente muito frio. Apesar de se alimentar normalmente, vem apresentando aumento acentuado de peso. Exame físico: estatura no 50º percentil, peso acima de 50%, pele seca, cabelos quebradiços, FC = 60, FR = 18, PA = 90 × 40. Pescoço: tireoide palpável aumentada de volume.

Diagnóstico – Hipotireoidismo adquirido (com bócio).

Dados clínicos chamativos

Caso 1 – hipotireoidismo congênito em RN

1. Gestação de mais de 42 semanas.
2. Peso elevado ao nascimento (> 4kg); edema.
3. Choro débil.
4. Dificuldade para mamar.
5. Frequência cardíaca baixa.
6. Eliminação tardia do mecônio (> 20h).

Caso 2 – hipotireoidismo congênito avançado

1. Atraso psicomotor.
2. Constipação intestinal.
3. Pele seca, áspera.

Caso 3 – hipotireoidismo adquirido (com bócio)

1. Queda do rendimento intelectual.
2. Constipação intestinal.
3. Obesidade progressiva.
4. Apatia e indiferença.
5. Aumento progressivo do volume do pescoço (bócio).

Consequências da falta de hormônio tireóideo

Atraso psicomotor/queda do rendimento intelectual, obesidade, atraso na idade óssea, mixedema, pele fria e amarelada, puberdade precoce, anemia e colesterol elevado.

O **hipotireoidismo** – falta de tiroxina (T_4 baixo) pode ser:

Primário – doença da própria tireoide: TSH alto. Pode ser congênito ou adquirido.

Secundário – doença da hipófise, a qual não produz TSH (por isso TSH baixo).

Terciário – doença do hipotálamo, o qual não produz TRH, que é o estímulo para liberar TSH (por isso TSH baixo).

Problema 1 Teste do pezinho sugere hipotireoidismo no RN

Ressalva 1 – falso-negativo por falha do teste.
Hipotireoidismo pode escapar em 5% dos testes.

Ressalva 2 – falso-positivo por coleta prematura do teste.
Aumento fisiológico de TSH se colhido antes do 3º dia.
Se o teste dá suspeita de hipotireoidismo:

▶ Solicitar dosagem de TSH e T_4:

TSH > 20-25mUI/L T_4 total < 6,5mcg/dL	**Hipotireoidismo congênito**

Se T_4 baixo e TSH normal no sexo masculino, pode ser **hipotebegenemia**.
Solicitar T_4 livre (normal) e carregador TBG (diminuído).

▶ Investigação opcional no **hipotireoidismo**:
US da tireoide – procurar tecido tireóideo.
Se tecido tireóideo ausente com T_4 mensurável, sugere tecido tireóideo ectópico.
Comprovar com US Doppler colorido ou cintilografia.
Ausência de tecido tireóideo expressa hipotireoidismo *definitivo*.

Problema 2 Hipotireoidismo detectado no LACTENTE

O diagnóstico de hipotireoidismo congênito pode escapar em até 5% dos RN e ser detectado no lactente depois dos 3 meses.

Sinais precoces de hipotireoidismo

Importante – o diagnóstico no RN é geralmente muito difícil, já que a grande maioria deles parece normal; aos 3 meses de idade, no entanto, a sintomatologia já é evidente (Figs. III-30 a III-33).

1. Letargia, sonolência (a criança chora pouco e dorme muito).
2. Dificuldade de alimentação: desinteresse, sucção fraca, engasgos.
3. Dificuldade respiratória: respiração ruidosa, obstrução nasal, episódios de apneia.
4. Choro rouco.
5. Cianose periférica e padrão mosqueado.
6. Constipação.
7. Macroglossia (língua grande e protrusa).
8. Palidez, extremidades frias, lanugem, *livedo reticularis*.
9. Fontanelas grandes, suturas anormalmente amplas.
10. Icterícia neonatal prolongada.
11. Hipotonia muscular, abdome distendido, hérnia umbilical.

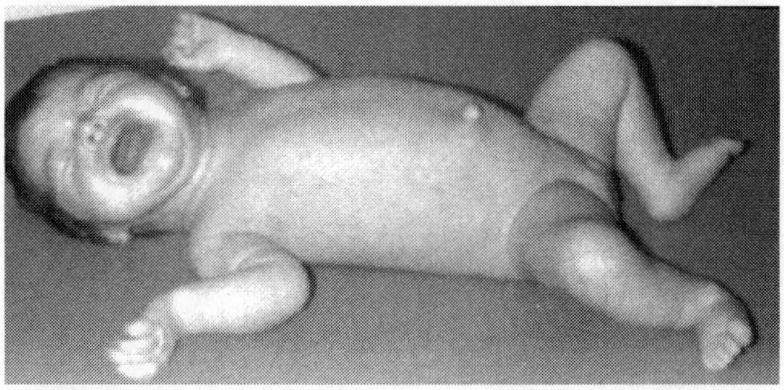

Figura III-30 – Hipotireoidismo.

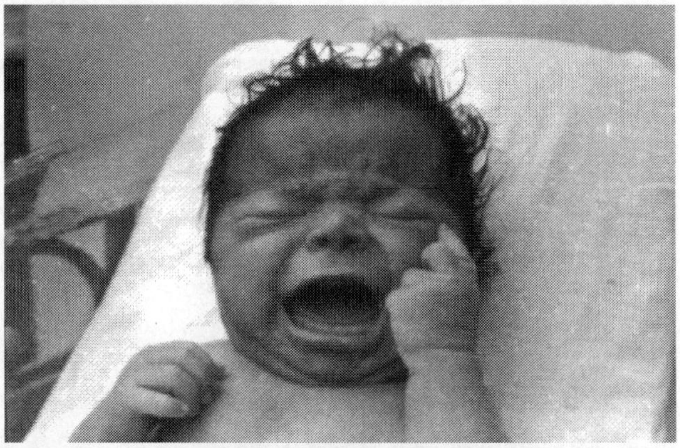

Figura III-31 – Hipotireoidismo congênito.

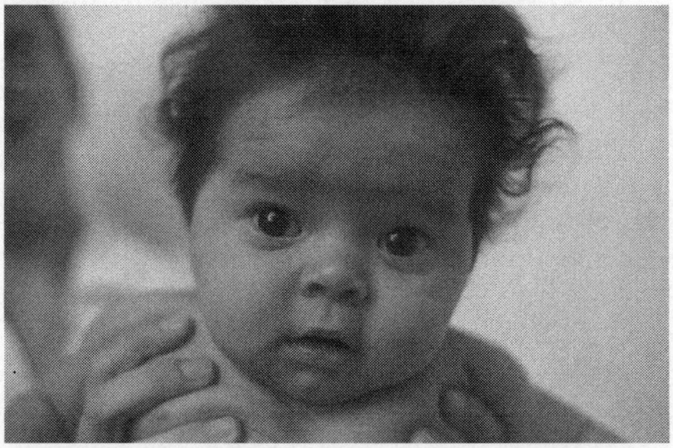

Figura III-32 – Hipotireoidismo congênito (mesmo caso da figura III-31 após 2 meses de tratamento).

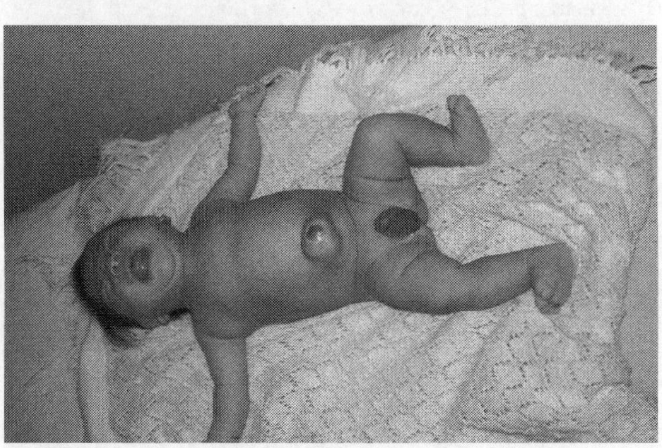

Figura III-33 – Hipotireoidismo.

12. Sopro cardíaco (confusão com cardiopatia) e cardiomegalia.
13. Anemia refratária aos hematínicos.
14. O bócio raramente está presente no RN, mesmo nos casos de disormonogênese.
15. Com a evolução: atraso do crescimento pondoestatural e do desenvolvimento.

COMO SE CONDUZIR

Convém consulta com endocrinologista pediátrico.

Explicar e convencer os pais da necessidade de tratamento permanente.

Medicamento: levotiroxina (T_4).

Dose: 10-15mcg/kg/dia, usualmente 50mcg/dia.

Dos 3 aos 6 meses: 8-10; 6-12 meses: 6-8; 1-3 anos: 4 a 6; 3-10 anos: 3 a 5; 10-16 anos: 2-4 mcg/kg/dia.

Modo de usar: macerar o comprimido e misturar com pequena quantidade de leite ou água. Dar pela manhã.

Controle após 2 semanas: T_4 deve ser > 10mcg/dL e T_4L > 2mcg/dL.

Ajustar a dose conforme resposta clínica e os níveis de T_4.

No 1º ano de vida, manter T_4L entre 10 e 16mcg/dL e TSH < 5, preferentemente < 2mU/L.

Agendar consultas de seguimento: ritmo de crescimento e desenvolvimento.

Avaliação laboratorial de seguimento (TSH e T_4L)*.

Nos primeiros 6 meses de vida: a cada 1 ou 2 meses.

6 meses aos 3 anos: a cada 3 a 4 meses.

3 anos até o fim do crescimento: a cada 6 a 12 meses.

Aumentar a frequência se houver dúvidas em relação à adesão ao tratamento.

* *Critério* – convém discreta hipertiroxinemia, mas tratamento excessivo é perigoso – sinais de alerta para hipertireoidismo: irritabilidade, insônia, taquicardia, hipertensão, sudorese, diarreia. Sinal de alarme: aceleração da idade óssea. Perigo: craniossinostose.

Sempre realizar exames 1 mês após qualquer reajuste.

Controle anual da idade óssea.

Nos casos de hipotireoidismo subclínico, suspender por 30 dias, a levotiroxina e depois repetir exames: se TSH aumentado e T_4 diminuído = hipotireoidismo definitivo.

Em caso contrário, suprimir a medicação e acompanhar.

Prognóstico – melhora rápida das manifestações clínicas.

O prognóstico da função intelectual melhora muito quando o tratamento se inicia nos 3 primeiros meses de vida.

Problema 3 Criança era normal mas agora é suspeita

Hipotireoidismo que se instala insidiosamente em criança (escolar) previamente normal = Hipotireoidismo adquirido = JUVENIL

Aparecimento do hipotireoidismo em criança (especialmente menina) previamente eutireóidea.
Tireoidite autoimune familiar.

1. Início insidioso.
2. Bócio frequentemente (mas não obrigatoriamente) presente: aumento moderado, consistência firme, superfície irregular sem nódulos.
3. Atraso do crescimento (com idade óssea bem atrasada).
   a) Redução da velocidade de crescimento (é a manifestação mais comum).
   b) Baixa estatura.
   c) Proporções esqueléticas infantis: relação segmento superior/inferior maior que o normal (pernas curtas).
   d) Configuração naso-orbital infantil: alargamento e achatamento da base do nariz, olhos parecem anormalmente espaçados.
4. Atraso do desenvolvimento:
   a) Atraso do desenvolvimento ósseo, disgenesia epifisária.
   b) Dentição atrasada.
   c) Prejuízo do desempenho escolar.
5. Torpor, letargia, astenia, sonolência.
6. Mixedema: edema não desprezível das pálpebras, dorso das mãos e genitália.
7. Macroglossia.
8. Obstrução nasal com secreção mucosa frequente.
9. Voz e choro roucos, fala lenta.
10. Bradicardia.
11. Pele seca, escamosa, fria, transpira pouco, amarelada (carotenemia), padrão mosqueado.
12. Cabelo áspero, quebradiço, a linha capilar é baixa sobre a testa, que é franzida, especialmente quando a criança chora.
13. Fraqueza muscular, pode haver pseudo-hipertrofia muscular (aparência atlética): abdome globoso, hérnia umbilical; constipação intestinal.
14. Reflexos osteotendíneos com descontração lenta.
15. Intolerância ao frio.
16. Constipação intestinal.
17. Desenvolvimento sexual:
   a) Maturação sexual atrasada e, inclusive, pode não ocorrer.
   b) Pode haver puberdade precoce com IO atrasada; menometrorragia em adolescentes; ocasionalmente galactorreia.

Importante: (1) criança de baixa estatura, mas que está crescendo dentro de um ritmo normal, atividade normal, desenvolvimento intelectual normal, FC, PA e reflexos tendíneos normais, **não** tem hipotireoidismo, mesmo com idade óssea moderadamente atrasada;
(2) crianças **obesas** com altura normal, pele com temperatura e umidade normais, aparência corada e bom desenvolvimento intelectual e idade óssea avançada **não** têm hipotireoidismo.

Confirmação laboratorial - solicitar:

TSH (normal abaixo de 6mUI/L) T_4L (normal 0,7-1,4ng/dL) e idade óssea (IO)

1º) T_4L baixo, TSH elevado e IO atrasada
= hipotireoidismo.
T_4L normal e TSH elevado
= hipotireoidismo subclínico.

2º) No hipotireoidismo, investigar a causa mais comum:
Tireoidite linfocítica crônica = tireoidite autoimune = tireoidite de Hashimoto

Comprovar com anticorpos antitireoide – solicitar:
Antiperoxidase e antitireoglobulina.
Se a criança tem bócio e é excluída a tireoidite de Hashimoto, solicitar cintilografia – disormonogênese?

3º) T_4L baixo com TSH normal ou baixo (casos raros).
Sugere que a doença não está na tireoide, mas acima dela:
Mas convém excluir deficiência de TGB (hipoTGBnemia)
Solicitar teste de estímulo com TRH e medir a resposta do TSH.

1. Resposta ausente = o defeito está na hipófise = hipotireoidismo secundário.
2. Resposta normal = o defeito está no hipotálamo = hipotireoidismo terciário.

Solicitar ressonância magnética da sela túrcica – pesquisa de tumores.

Tratamento do hipotireoidismo adquirido

Cálculo da **dose** de levotiroxina em mcg/kg/dia:
1 a 5 anos: 5-6; 5-10 anos: 4-5; 10-18 anos: 2-3.

1. Tratar tireoidite autoimune sem sinais evidentes de hipotireoidismo?
   Sim, se: a) bócio e TSH > 6mUI/L; b) sem bócio mas TSH > 15.
2. Em hipotireoidismos já antigos ou **mixedematosos**:
   Iniciar com ¼ da dose calculada e aumentar ¼ da dose a cada 10 dias até a dose ideal ou começar com 25mcg e aumentar 25mcg a cada 10 dias.
3. Tratar hipotireoidismo subclínico (T_4 normal, TSH alto)?
   Convém tratar se TSH >10mUI/L.
   Em todos os casos, controle clínico e de TSH a cada 6 meses.

Se o controle revelar TSH muito baixo e T_4 acima do normal sugere dose excessiva (risco cardíaco) – reduzir a dose.

Prognóstico – bom, com normalização da função intelectual; pode mudar bem o comportamento.

APÊNDICE – **Tireotoxina** (levotiroxina)

Levoid (Aché), Puran T_4 (Sanofi-Aventis), Synthroid (Abbott).

Comprimidos de 25, 50, 75, 88, 100, 112, 125, 150, 175, 200mcg.

8. Síndrome de DOWN

O que é – anomalia cromossômica ligada à presença, nas células do paciente, de um cromossomo a mais, idêntico aos que formam o par 21 (trissomia do cromossomo 21).

É a mais frequente das anomalias cromossômicas.

Incidência – 1 a 2 por 1.000 nascimentos. Varia com a idade materna (incidência por 1.000 nascimentos) – mãe até 29 anos: menos de 1; mãe de 30 a 34 anos: 1,2; mãe de 35-39 anos: 3,8; mãe de 40-44 anos: 10,7; e mãe de 45 anos ou mais: 18,6.

CONDUTA DIAGNÓSTICA

1ª etapa Dados chamativos

Fácies característico dito mongoloide (fenda palpebral oblíqua); hipotonia; atraso do desenvolvimento e retardo mental.

2ª etapa Diagnóstico clínico em RN e prematuros

1. Fácies típico com fenda palpebral oblíqua, com prega epicântica (prega vertical no canto do olho).
2. Hipotonia e hiperflexibilidade.
3. Prega simiesca (prega palmar única).
4. Falange média do 5º quirodáctilo curva e curta.
5. Frouxidão das partes moles do pescoço.
6. Circunferência craniana pequena e braquicefalia.
7. Moro ausente.

3ª etapa Roteiro diagnóstico

Dados de exame físico

1. **Fácies característico** – fenda palpebral oblíqua (para fora e para cima), epicanto, hipotelorismo, leve estrabismo convergente, nariz pequeno e em sela, boca pequena, língua aparentemente grande e protrusa, micrognatia, orelhas pequenas, malformadas e de baixa implantação, cabelos de baixa implantação. Os olhos, o nariz e a boca estão mais juntos (aproximados) entre si; palato em ogiva (Fig. III-34).
2. Crânio pequeno e braquicéfalo ou redondo (falta a proeminência occipital).
3. **Hipotonia** e hiperflexibilidade (no lactente e na 1ª infância).
4. Dentição atrasada e irregular – dentes pequenos e malformados.
5. Manchas de Brunstield – pontos brancos na superfície da íris, presentes na 1ª infância. *Cautela*: pode também ocorrer em crianças normais de olhos claros.
6. Pescoço curto e grosso, com pele e tecido subcutâneo flácidos e abundantes.
7. Abdome protuberante, geralmente com diástase dos retos e hérnia umbilical.
8. Cifose.
9. Baixa estatura.
10. Mãos – **prega palmar única** (prega simiesca) em 50% dos casos. Cautela: pode estar presente em alguns indivíduos normais.
11. Encurtamento das extremidades – a) mãos pequenas e largas, dedos mais curtos; b) clinodactilia de 5º dedo: dedo curto (à custa do encurtamento da 2ª falange; braquimesofalange) e encurvado; c) pé pequeno, largo e grosso (Fig. III-35).

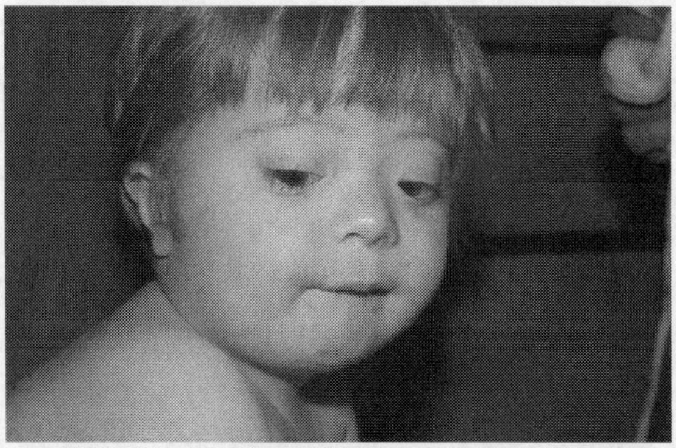

Figura III-34 – Síndrome de Down – fácies.

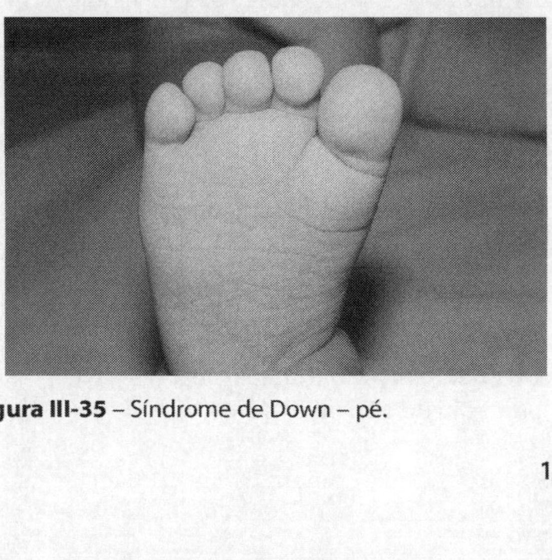

Figura III-35 – Síndrome de Down – pé.

12. Uma única prega de flexão nos 5os quirodáctilos.
13. Aumento do espaço entre o 1º e o 2º artelhos com prega plantar estendendo-se proximalmente a partir desse espaço.
14. Genitália masculina hipodesenvolvida. Frequente criptorquidia.
15. Cabelos macios e lisos; às vezes alopecia.
16. Pele – a) palidez cutânea; b) acrocianose, principalmente no frio; c) aspereza; d) descamação.
17. Dificuldade de articulação das palavras.
18. **Retardo mental** – em pacientes maiores, o diagnóstico nunca é feito na ausência do retardo mental. Na criança menor, observa-se atraso do desenvolvimento.

4ª etapa Problemas associados

1. Cardiopatias congênitas – presentes em 50% dos casos, as mais comuns são os defeitos do coxim endocárdico. O canal atrioventricular é o mais comum (60%), comunicação interatrial, comunicação interventricular, malformação da valva atrioventricular. Persistência do canal arterial; tetralogia de Fallot.
   A maioria das cardiopatias na síndrome de Down provoca aumento do fluxo sanguíneo pulmonar e, consequentemente, hipertensão pulmonar, a qual se torna irreversível aos 6-9 meses de idade.
2. **ORL** – rinossinusite purulenta de repetição; apneia obstrutiva do sono; perda da acuidade auditiva (75% das crianças) condutiva (por otite crônica serosa).
3. **Gastrintestinais:**
   a) obstrução intestinal no RN: atresia duodenal (a mais frequente); ânus imperfurado, megacólon congênito, fístula traqueoesofágica;
   b) distúrbio de sucção e dificuldades de alimentação;
   c) constipação.
4. **Genitourinários** – menos frequentes: malformações renais, hipospadia, criptorquidia.
5. **Hematológicos** – doença mieloproliferativa congênita transitória; risco aumentado em 10-30 vezes de leucemia (de difícil remissão).
6. **Oftálmicos** – 50% dos casos têm erros de refração, e 60%, estrabismo; catarata e glaucoma congênitos; nistagmo transitório. Em crianças maiores: catarata, glaucoma, ceratocone.
7. **Orais e dentais** – defeitos dentários, má oclusão com prognatismo, mordida cruzada posterior. A macroglossia não é verdadeira, mas pode ser relativa pela cavidade oral pequena.
8. **Ortopédicos** – subluxação da bacia e joelhos; pronação do pé e pé chato.
   A preocupação mais séria (e controversa) é a instabilidade atlantoaxial (14%), com 1-2% desenvolvendo evidências de compressão do cordão espinal.
9. **Dermatológicos** – pele seca (90%); pele grossa e rachada em mãos, pés, punhos e cotovelo; furunculose em nádegas e coxas; *alopecia areata*.
10. **Endocrinológicos** – hipotireoidismo congênito ou adquirido devido à tireoidite linfocítica (14%) e pode aparecer junto com diabetes. Fertilidade ausente nos homens e rara nas mulheres.
11. **Neurológicos** – hipotonia na 1ª infância, demência do tipo Alzheimer após os 40 anos.
12. **Imunológicos** – algum prejuízo imunitário; parece haver aumento da suscetibilidade a infecções respiratórias e doenças de autoimunidade (tireoidite, *alopecia areata*).
13. **Problemas cognitivos** – retardo mental leve a moderado; as funções relacionadas ao hemisfério cerebral E estão mais prejudicadas; o processo visual de aprendizado é melhor que o auditivo. A comunicação e a linguagem estão prejudicadas mais acentuadamente do que a idade mental.

5ª etapa Dermatóglifos

Auxiliam no diagnóstico dos casos duvidosos, apesar da dificuldade de obter-se impressões digitais satisfatórias de crianças pequenas, o que limita esse tipo de exame.

Principais alterações:

1. Prega palmar transversa (prega simiesca).
2. Trirrádio axial distal do tipo "t" (que corresponde a um ângulo adt de 56° ou mais).
3. Sulco profundo na borda distal dos pés, em continuidade com o intervalo (aumento) entre o 1º e o 2º artelhos.

6ª etapa Diagnóstico radiológico

1. Diminuição dos ângulos acetabulares e ilíaco.
2. Radiografia de mão – falange média dos 5os quirodáctilos curta e curva.
3. Radiografia de tórax (perfil) – múltiplos núcleos de ossificação do manúbrio esternal (embora presentes tardiamente, não são observados ao nascimento).

7ª etapa Diagnóstico de certeza

A síndrome de Down deve ser diferenciada do hipotireoidismo (quadro clínico, T_4), gargulismo e outras condrodistrofias (quadro clínico e radiológico).
O diagnóstico de certeza é dado pelo **exame citogenético**: cariograma (permite identificação do tipo).

8ª etapa Tipos genéticos

1. Trissomia simples do 21 (3 cromossomos 21 livres, portanto, o total de cromossomos em cada célula é 47, em vez dos 46 normais): 94% dos casos de síndrome de Down.

2. Trissomia por translocação (são 46 cromossomos, mas um deles é constituído por 2 cromossomos soldados ponta a ponta): 3 a 4% dos casos de síndrome de Down (1-2% em mães de mais de 30 anos e 8-9% em mães mais jovens).
   a) Translocação D/G: 14/21 (90%) ou 15/21 (10%).
   b) Translocação G/G: 21/22 ou 21/21.
   As translocações podem ser **esporádicas** (não hereditárias) ou **hereditárias** (um dos pais é portador balanceado: células com 45 cromossomos).
   - D/G: 50% dos casos são hereditários (geralmente o portador é a mãe).
     G/G: 6% dos casos são hereditários.
3. Mosaicismo – 2 ou mais linhagens de células, uma das quais com trissomia do 21 (necessidade de grande número de metáfises para estabelecer a porcentagem de mosaicismo) – 90% dos casos: 2 linhagens de células (uma normal outra com trissomia do 21). O mosaicismo ocorre em 2% dos casos de síndrome de Down típica e 10% dos de atípicas.

9ª etapa Crescimento e desenvolvimento

Crescimento – a) baixo peso e baixa estatura ao nascimento; b) tendência à prematuridade (7 a 10 dias antes do termo); c) **baixa estatura por toda a vida**.

Maturação óssea – atraso na maturação do esqueleto: portador de síndrome de Down com 3 anos tem idade óssea correspondente à da criança normal com 1 ano. Após os 3 anos há aceleração na velocidade de maturação, de modo que, a partir dos 8 anos, existe pouca diferença em relação aos normais. *Atenção*: o atraso no crescimento global e no desenvolvimento ósseo na síndrome de Down **não é devido ao hipotireoidismo**. A função tireóidea é normal na maioria das crianças com síndrome de Down.

Desenvolvimento motor (atrasado) – a) controle da cabeça: 6 meses; b) senta: 11 meses; c) anda sem apoio: 2 anos; d) forma pequenas frases: 3-4 anos; e) controle de micção atrasado.

Inteligência – retardo mental que se verifica desde a infância. A maioria apresenta deficiência mental leve a moderada, com ampla variação individual.
A linguagem é muito comprometida. Os programas de estimulação precoce melhoram consideravelmente o desempenho intelectual.

Desenvolvimento sexual – homens: genitália hipodesenvolvida que pode desenvolver-se normalmente na adolescência.

10ª etapa Personalidade

São afetuosos, carinhosos, imitativos, brincalhões e cooperadores. Não são raros, no entanto, distúrbios emocionais. O adulto dedica pouco interesse pelo sexo oposto, entretanto mostra uma curiosidade infantil por ele.

11ª etapa Longevidade

Com os avanços da medicina, a média de vida é próxima dos 50 anos.

PAPEL DO PEDIATRA

Tarefa 1 Como comunicar o diagnóstico de síndrome de Down

A comunicação do diagnóstico é um ato médico de grande importância, que condicionará fortemente a vida futura da criança e de seus pais.

Quando? O mais breve possível, nas primeiras 24 horas (não adiar para a alta nem na chegada de exames):
- Quando existe a certeza clínica (concordância, independente, de dois médicos).
- Depois que os pais viram a criança.
- Quando a mãe estiver em condição de enfrentar o colóquio. **Por quem?** Por um médico que conhece as características das pessoas com a síndrome de Down. Se possível, pelo pediatra, ou pelo menos este deve estar junto.

Para quem? Aos dois genitores (somente ao pai em casos particulares e apenas preliminarmente), sem outras pessoas.

Onde? Em uma sala adequada (não no corredor), onde se possa conversar sem interrupções.

Como?
- Sem nenhuma pressa, com disponibilidade.
- Linguagem simples, não ofensiva (por exemplo, prega simiesca).
- Utilizando o nome da criança (bebê presente, se possível).
- Deixando muito espaço para perguntas dos pais ou parentes, às dúvidas e ao desafogo de seus sentimentos.
- Fazendo sentir seu próprio envolvimento e participação afetuosa na dor dos pais: ouvir, apoiar, informar.
- Conhecendo quais são as reações psicológicas naturais dos pais: choque, negação, fuga, angústia, impotência, raiva.
- Marcando nova reunião e deixando um telefone disponível.

O que dizer?
- Informações completas e realistas, sem calcar nos aspectos negativos (por exemplo, possíveis complicações) e sem esquecer os aspectos positivos de normalidade e satisfação.
- Informar sobre associações de pais e serviços especializados.
- Ausência de um tratamento específico não quer dizer que "não há nada para se fazer".

O que informar?

a) O nome da doença: síndrome de Down (nome do médico que descreveu a doença no século XIX); mongolismo é um nome antigo, não mais usado, que foi dado porque a criança tem olhos puxados parecidos com a raça amarela (mongol).

b) A doença é provocada pela alteração dos cromossomos (que estão dentro do núcleo das células e determinam as características das pessoas); não é propriamente uma doença hereditária.
Assim, não é culpa de nenhum dos lados.
É um acidente da reprodução.

c) Qualquer casal pode ter um filho com síndrome de Down, mas é mais frequente quando a mãe tem mais de 40 anos de idade.

d) Não é nada que aconteceu na gravidez; no momento da formação do feto já fica determinado.

e) O que dizer às outras pessoas: que a criança tem síndrome de Down, que é um atraso do desenvolvimento.

f) O que dizer aos irmãos: com naturalidade (sem segredinhos), que o irmão vai aprender as coisas mais devagar.

g) Síndrome de Down tem graus diferentes (leve ou profundo?). Todos têm deficiência mental, mas o grau de desenvolvimento varia para cada criança.

h) Desenvolvimento: no início a criança é molinha e pode ter dificuldade para sugar, sentar; depois vai melhorando e atinge as metas com atraso, podendo realizar tarefas simples, mas o raciocínio fica muito prejudicado.

i) A estimulação favorece o desenvolvimento motor e intelectual, mas não normaliza o desenvolvimento.

j) Futuro: vida semi-independente, pode ter vida social, viajar, esportes; não atinge nível elevado de escolaridade. Não é conveniente o casamento.

k) Síndrome de Down é frequente? Relativamente: 1,5/1.000 nascimentos; no Brasil existem 100.000 casos.

Tarefa 2 Orientação geral

Conceito básico – a insuficiência intelectual não implica insuficiência emocional e afetiva, nem impede o desenvolvimento da autonomia pessoal e da capacidade de inserção social.

1. Empatia e apoio profissional.
2. Estimular a aceitação e participação de toda a família e todas as oportunidades de socialização.
3. **Estimulação precoce** feita por especialistas e completada em casa. Fonoaudiologia.
   Terapia ocupacional. Fisioterapia.
4. A pré-escola pode ser uma escola comum de bom padrão, promovendo a **inclusão**.
   No primeiro grau é preferível escola especializada com métodos adequados, poucos alunos por classe e participação de um tutor.
   Preferência para métodos visuais;
   uso do computador.
5. Acompanhar o crescimento (em torno do p3).
6. Vacinação ampliada.
7. Alimentação adequada; prevenir obesidade.
8. Tratar a criança com carinho, mas agir com naturalidade sem superprotegê-la nem deixá-la tornar-se alvo de atenção exagerada.
   Paciência, firmeza, estabelecer limites.
9. Encaminhar para **associações** que possam prestar informações atualizadas e material didático.
10. Discutir com os pais as novidades, distinguindo as que possam ser consideradas progressos reais dos "milagreiros" e enganadores.

Tarefa 3 Acompanhamento

Durante o 1º ano

Estimular e apoiar aleitamento materno.

Solicitar cariótipo.

Encaminhar para programa de Estimulação Essencial.

Perfil metabólico: T_4, TSH, glicemia, colesterol, triglicérides, creatinina.

Ecodoppler.

Eletrocardiograma de rotina.

Avaliação oftalmológica – catarata?

A partir de 1 ano

Acompanhar P, E, PC e desenvolvimento psicomotor.

Avaliação oftalmológica aos 18 meses; anual até os 5 anos.

Avaliação audiológica – anual até os 5 anos.

Avaliação ortopédica – após deambulação e de 2/2 anos.

Antes de iniciar atividade esportiva – pesquisa de instabilidade atlantoaxial.

Acompanhamento odontológico.

Corrigir constipação; se diarreia prolongada – antitransglutaminase; alerta para litíase vesicular (US abdominal).

Apoio psicopedagógico.

Hemograma periódico (risco de leucemia).

Na puberdade

P, E, PA, IMC, TSH, desenvolvimento pubertário.

Dieta prudente. Atividade física.

Apoio de profissional de saúde mental.

Densitometria óssea no fim da puberdade.

Hemograma periódico (risco de leucemia).

Tarefa 4 Aconselhamento genético (em colaboração com o geneticista)

O cariograma é fundamental, pois o risco de recorrência difere muito com o tipo de trissomia.

I – Risco de recorrência na síndrome de Down por trissomia simples (sem translocação) do cromossomo 21

1. O risco geral de os pais terem um outro filho com síndrome de Down é de 1 a 2%.
2. Mãe com menos de 30 anos – o risco de recorrência em cada gestação é aumentado sobre a incidência na população geral na ordem de 1%.
3. Mãe com mais de 30 anos na data de nascimento de seu 1º filho com síndrome de Down – a possibilidade de recorrência é a mesma da incidência na população geral. Calculada pela idade materna.
4. **Conclusão geral** – aconselhamento tranquilizador.

II – Risco de recorrência na síndrome de Down por trissomia do 21 com translocação

1. **A trissomia** está presente na síndrome de Down, mas não nos seus genitores (trissomia esporádica ou não hereditária). Risco de repetição igual ao da trissomia do 21 simples (risco pequeno).
2. A **trissomia** está **presente na síndrome de Down e em um dos genitores**: risco de repetição é grande.
   a) A **mãe é portadora de translocação** tipo **D/G**: risco de 10 a 15%.
   b) O **pai é portador de translocação** tipo **D/G**: risco de 4%.
   c) **Um dos pais é portador de translocação tipo 21/21: risco de 100%.**
   d) **Um dos pais é portador de translocação tipo 21/22: risco de mais ou menos 5%.**

III – Risco de recorrência no mosaicismo

Se um dos pais tem um mosaico normal/trissomia do 21, o risco está aumentado em relação à população geral, mas não existem dados concretos.

IV – Risco de o irmão de um portador de síndrome de Down ter filhos portadores também

1. **Sem translocação** (se não for conhecido o cariótipo do paciente com síndrome de Down nem de seus pais, determinar o do irmão interessado).
   O risco é praticamente idêntico ao da população geral.
2. **Portador de translocação** (ver item II-2).

Indicação para estudo citogenético:

1. Mãe com mais de 30 anos, com filho portador de síndrome de Down por trissomia do 21.
2. Pais portadores de translocação.
3. Pais portadores de mosaicismo.
4. Mães com mais de 35-40 anos.

Projeto Down
Centro de Informação e Pesquisa da Síndrome de Down
Rua Haddock Lobo, 578, 4º andar; cj. 42
Telefone: (11) 3083-3028, Fax: (11) 3083-1528 – CEP 01414-000 – São Paulo

Associação Up Down
Praça da Independência, 11, conj. 114
CEP 11060-100 – Santos, SP
Telefone: (13) 3284-0907

Grupo 25
Pintassilgo 463, Moema, CEP 01514-032
São Paulo, SP
Telefone: (11) 3062-3777, 5093-0946
e-mail: grupo25@grupo25.com.br

APAE
Rua Loefgreen, 2109
São Paulo, SP
Telefone: (11) 5084-6669

Terceira Parte

DISTÚRBIOS DA NUTRIÇÃO

1. Desnutrição

NOÇÕES BÁSICAS

Distrofia = estado nutricional inadequado (*malnutrition*).

Desnutrição é a consequência, para o organismo, da deficiência de nutrientes.

Nutriente é toda substância indispensável ao organismo; alimentos são os veículos dos nutrientes.

Desnutrição proteicoenergética (DPE) = desnutrição global (pluricarencial) por carência concomitante de proteínas e calorias (nutrientes energéticos).

Predomina em lactentes e pré-escolares.

Caracteristicamente associada com infecções repetidas.

A desnutrição pode ser **específica** = falta de um determinado nutriente.

Exemplos: ferro (anemia), vitamina D (raquitismo), vitamina C (escorbuto), iodo (cretinismo), zinco, vitamina A.

A desnutrição pode ser:

Primária = falta de oferta – pobreza.

Secundária = aproveitamento insuficiente dos alimentos oferecidos – causas orgânicas.

Caso – menina de 2 anos, **emagrecida**, indisposta.
Peso (P) = 9kg; altura (A) = 86cm; p = percentil.

1º) Pesar (sem roupa)
No caso, P = 9kg.
2º) Conferir p nas curvas de crescimento da OMS – qual o percentil (p)?
No caso, 9kg para 2 anos F está pouco abaixo do p3.
3º) Medir (antropômetro) a altura (A) = comprimento = estatura (E)
No caso, A = 86cm.
4º) Conferir altura (A) nas curvas de crescimento da OMS
A em qual p? qual seria a idade-altura (IA)?
No caso, A quase no p50.
Por isso, IA está correta = 2 anos.
5º) Verificar qual seria o P adequado no p50 para essa IA
No caso, P para 2 anos F no p50 = 11,5kg.
6º) Para a idade-altura, o P estaria em qual p?
No caso, IA = 2 anos, P 9kg está no p3.

DIAGNÓSTICO DE DESNUTRIÇÃO

1ª etapa A criança é **desnutrida**?

1º passo Suspeitar se a criança parece emagrecida.

2º passo Observar *comportamento*: hipoativa, apática.

3º passo Examinar: pele flácida, subcutâneo frouxo.

Importante: o diagnóstico é feito em bases clínicas (anamnese, exame físico), os dados antropométricos são complementares.

O uso exclusivo de peso e estatura serve para classificações populacionais e sempre com inevitáveis margens de erro.

2ª etapa **Objetivar e quantificar a desnutrição**

P = peso; A = altura = comprimento; E = estatura; I = idade

Importante: ***todas as curvas de crescimento estão disponíveis no CD.***

1º passo Calcular a relação P atual para idade (P/I).

Critério de Gomez (o melhor para lactentes até 2 anos).

P/I em % = P atual × 100 ÷ P médio esperado no p50.

- Se P/I 76-90% = desnutrição suspeita ou leve.
- Se P/I 61-75% = desnutrição moderada; < 60% = grave.

No caso (9 × 100) ÷ 11,5 = 77% = desnutrição leve.

2º passo *Conferir* **P/I** usando as curvas de crescimento da OMS.

Verificar o p do P atual para a idade:

- Se P abaixo de p10 = alerta nutricional.
- Se P abaixo do p3 (especialmente < p1) = alarme nutricional.

No caso, P no p3 = alarme nutricional.

3º passo Relacionar o peso à altura **P/A**

Será que P não é baixo por que a altura também é baixa?

Objetivo: excluir a possibilidade de que o P seja decorrente de uma altura abaixo da média = criança miúda proporcionada.

P/A em % = (P atual × 100) ÷ P que seria ideal para o p da altura.

85-90% = desnutrido leve: < 75% desnutrido grave.

No caso, P/A = (9 × 100) ÷ 11,5 = 77% desnutrido moderado.

4º passo Usando o **índice de massa corporal**
IMC = P ÷ E^2

Se IMC abaixo do p15 = alerta nutricional; < p3 = alarme.

No caso, IMC = 9 ÷ (0,86 × 0,86) = 12,3.

5º passo Usando **escore Z**
(recomendado pela OMS em > 2 anos).

Escore Z é baseado no número de desvio padrão (DP) a partir da mediana = **medida da criança – medida de referência** / DP para idade e sexo

– = menos

Ponto de corte é 2 DP:
Abaixo de – 2DP = desnutrição;
abaixo de BDP = desnutrição grave.

- P/E Z = –1 a –2 e E/I Z = –1 a –2 = risco nutricional.
- P/E Z = –2 a –3 e E/I Z = –1 a –2 = desnutrido (emagrecido).
- P/E Z = –2 a 3 e E/I Z = –2 a –3 = desnutrido grave.

Com prejuízo de crescimento em altura.

No caso, escore Z para P = –2 e para A = O: significa risco nutricional.

E/I	P/E	
	> 90%	< 90%
> 95%	Eutrofia	Desnutrição atual[1]
< 95%	Desnutrição pregressa[2]	Desnutrição crônica[1][2]

E/I = relação estatura e idade; P/E = relação peso e estatura.
Dados clínicos: [1] emagrecimento (*wasting*);
[2] parada de crescimento (*stunting*).
No caso, E/I = 100% P/E = 9 ÷ 11,5 = 77% = desnutrição = emagrecimento.

Desnutrição (baseada nas curvas de crescimento da OMS)

Peso menor que 80%
e especialmente < 75% do esperado para sua idade.
Peso menor que 80% do esperado para sua altura.
Peso para a idade abaixo do p3
ou menor que o escore Z –2.
Índice de massa corporal abaixo do p3
ou menor que o escore Z –2.

Importante – o **diagnóstico de desnutrição é clínico** baseado na história, impressão geral e exame físico. O peso não deve ser usado como critério único para o diagnóstico. Uma vez firmado o diagnóstico de desnutrição, o peso torna-se o dado básico para a classificação da intensidade/gravidade da desnutrição.

Fique alerta se a criança desacelera seu crescimento ponderal e cruza para baixo, 2 ou mais percentis inferiores ao seu habitual.

3ª etapa A criança é desnutrida, mas qual a CAUSA?

A desnutrição pode ser primária ou secundária.

Primária – por oferta insuficiente de alimentos (deficiência de ingestão) decorrente de condições socioeconômicas desfavoráveis.
Seu diagnóstico depende de uma anamnese ampliada (ver 1º passo).

Secundária – aproveitamento inadequado dos nutrientes oferecidos.
Exemplos: vômitos persistentes, má absorção, mau aproveitamento devido à doença crônica.

1º passo Pesquisar as **condições de vida**
Anamnese ampliada, incluindo a família – risco social.

a) situação econômica: pobreza, desemprego;
b) ambientais: saneamento deficiente – água, esgoto, lixo;
c) habitação: barraco, cortiço, insalubre, promíscua;
d) sociais (mãe sem companheiro, família desestruturada; baixo grau de instrução da mãe);
e) psicossociais: mãe adolescente, gravidez indesejada; falta de apego; drogas; abuso físico ou psíquico;
f) intervalo menor que 2 anos entre os partos (recém-nascido pequeno para a idade gestacional – RNPIG), amamentação ineficiente;
g) diarreias e pneumonias de repetição; outras infecções (inclusive HIV), internações hospitalares.

2º passo **Inquérito alimentar**: a) o dia alimentar – leite, outros alimentos. Inquérito alimentar recordatório (detalhado) das últimas 24 horas (se foi dia típico) e/ou diário alimentar de 3-7 dias;
b) frequência da compra dos alimentos.

3º passo Identificar causas **orgânicas**
Doenças crônicas que acarretam comprometimento pondoestatural:
Infecções crônicas, incluindo tuberculose e aids; cardiopatia, diarreia protraída, surtos repetidos de diarreia e vômitos com desidratação grave, pneumonias de repetição.

4º passo **Se a causa da baixa estatura (BE) com desnutrição e idade óssea (IO) atrasada permanece obscura**, *solicitar*:

1. Hemograma, VHS, eletroforese de proteínas.
2. Fosfatase alcalina, creatinina, transaminases.
3. Antitransglutaminase junto com o pedido de IgA.
4. Gasometria e dosagem de eletrólitos.

5. Exame de fezes: sangue oculto, substâncias redutoras, alfa-1-antitripsina.
6. Exame de urina, pela manhã.

4ª etapa No desnutrido **grave**, identificar a **forma clínica**

Desnutrido grave (3º grau): marasmo × kwarshiorkor

- Deficiência de peso de mais de 40%
- = peso atual inferior a 60% do peso atual.
- Peso menor que 80% do peso ideal para a altura atual.
- Nas curvas de peso para altura, peso está abaixo do p3 ou escore Z –2 (ou no escore Z –3).
- Desnutrição (pela clínica) com edema é sempre grave.

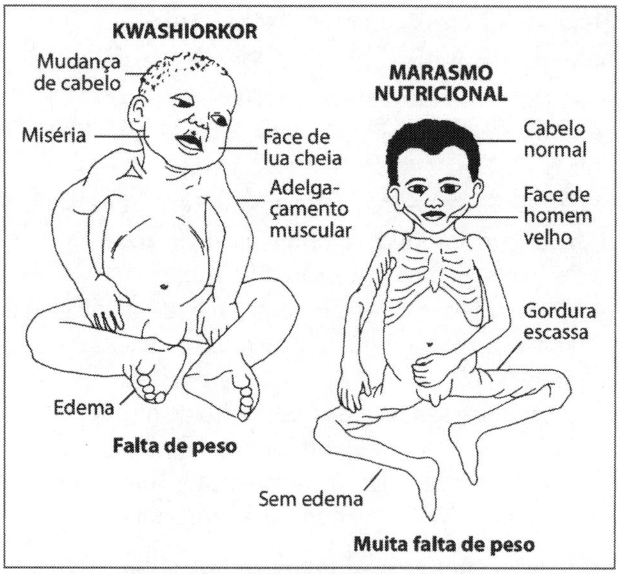

Figura III-36 – Desnutrição: kwashiorkor × marasmo (ver a figura III-37, não parece retrato falado).

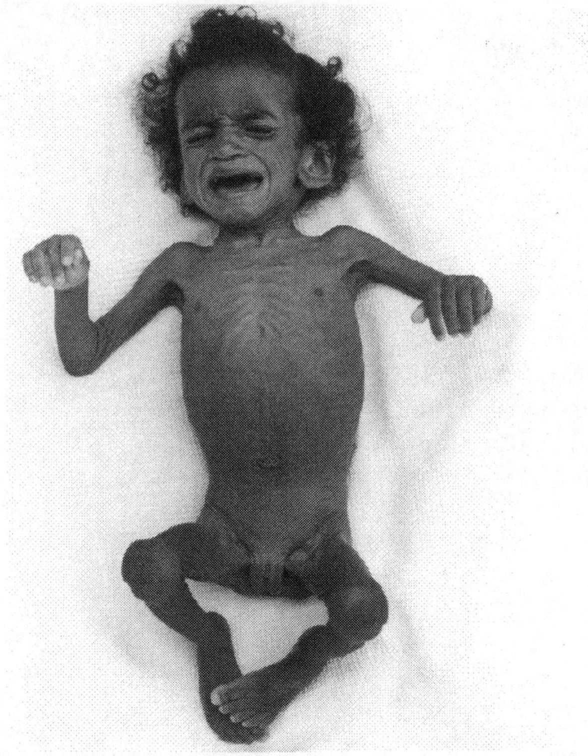

Figura III-37 – Marasmo (gentileza: Hospital Guilherme Álvaro).

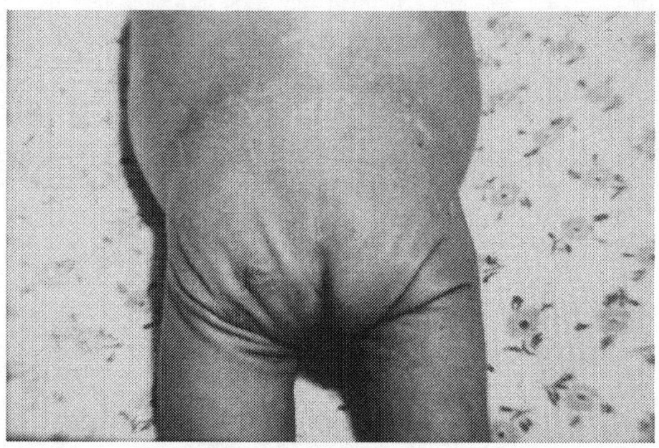

Figura III-38 – Marasmo.

1. **Marasmo**: P/I < 60%
   Mais frequentes no **lactente** (1º ano):
   - intenso emagrecimento; fácies senil;
   - no início: aspecto faminto, olhar vivo, irrequieto, choro forte e contínuo;
   - casos avançados = anorexia, prostração.
2. **Kwarshiorkor**: P/I 60-80% com edema
   Predomina no 2º-3º anos de vida em condições de miséria. Quase desaparecido no Brasil.
   Criança com alimentação muito deficiente em proteínas e que sofre um desequilíbrio nas suas condições nutricionais que já estão no limite, por uma infecção ou diarreia.
   Ocorre no pré-escolar (2º e 3º anos de vida).

Caracterização: emagrecimento dos braços e pernas com edema frio, não doloroso, das mãos e pés e do rosto (pálpebras); lesões da pele: seca, áspera, fria, eritema, despigmentação com hiperpigmentação das bordas, descamação, cabelos finos, secos, quebradiços, facilmente destacáveis, hepatomegalia (esteatose).
Apatia mental, não sorri, choraminga, fica encolhido.
Hipoalbuminemia.

BAIXA ESTATURA (BE) EM CRIANÇA EMAGRECIDA (**DESNUTRIDA**)

Caracteriza a entidade conhecida como ***failure to thrive*** = FTT = **fracasso do crescimento global**. A criança tem BE, mas o peso é pior ainda: é baixo tanto para a idade atual como para a altura atual.

É consequente a uma **nutrição inadequada** (subnutrição).

1º passo **O diagnóstico inicial**

O **diagnóstico** é **clínico**, baseado em:

1º) História – anamnese ampliada, que inclui a família e suas condições psicossociais, econômicas e genéticas.

2º) Impressão geral das condições físicas da criança, seu desenvolvimento psicomotor e seu comportamento. Feito o diagnóstico clínico, o peso passa a ser importante na documentação e quantificação dessa desnutrição.

2º passo **Documentação do diagnóstico clínico**

Considerar:

- peso abaixo do p3 ou 5 para a idade;
- peso menor do que 80% do peso ideal (P/I < 80%);
- peso abaixo do p3 ou 5 nas curvas de peso para a altura (P/A < 70%);
- peso que vai decrescendo e cruza 2 linhas de percentis inferiores à curva habitual da criança.

3º passo **Conferir: a criança tem realmente FTT ou apenas é constitucionalmente miúda?**

Em criança com peso e altura abaixo do padrão para a idade, observar:

A criança é sadia? Alimenta-se bem?

É bem humorada, ativa?

Desenvolvimento neuromotor compatível com a idade?

Existem indivíduos miúdos na família?

Se respostas afirmativas e exame físico sem anormalidades, trata-se de criança normal de constituição miúda.

4º passo **Pesquisar a causa: não orgânica *vs.* orgânica**

Na prática é frequente a associação de ambas ou uma agravando a outra.

1ª eventualidade (90% dos casos) – FTT por **privação psicossocial**:

Não há evidências de doenças orgânicas, mas a criança tem distúrbios emocionais/psíquicos e anormalidades de comportamento no contexto de uma família disfuncional.

Na prática, a criança está recebendo uma nutrição inadequada.

2ª eventualidade – FTT consequente a doenças orgânicas que comprometem o crescimento pondoestatural:

Infecções crônicas, inclui tuberculose e aids, diarreia protraída ou surtos repetidos de diarreia e vômitos com desidratação grave, diarreia gordurosa, pneumonias de repetição.

Faça **história detalhada**, incluindo:

- Constituição física da família, incluindo peso e estatura.
- Como decorreu gestação e parto; anoxia neonatal?
- Recém-nascido PIG/desnutrição fetal? Anomalias congênitas?
- Recém-nascido "que não sabe mamar": disfunção oral-motora.
- Amamentação ineficiente? RN dorminhoco ou chorão?
- Regurgitação excessiva, vômitos seguidos?
- Diarreia persistente; surtos de desidratação?
- Doenças neonatais e infantis, intervenção cirúrgica?
- Desenvolvimento: sorriso, risada, idade de sentar, andar.
- Situação psicossocial da família – acompanhar evolução.

Complete seus conhecimentos lendo o mesmo item na seção Problemas de Crescimento.

2. Obesidade

Informação básica **Conceitos atuais**

O que é – excesso de gordura corporal (tecido adiposo).

Tecido adiposo é um órgão endócrino cujo hormônio principal é a adiponectina, um equilibrador do metabolismo.

Obesidade = distúrbio do metabolismo energético em que ocorre armazenamento exagerado de triglicérides no tecido adiposo.

Obesidade é uma síndrome inflamatória.

É um processo complexo, crônico, incurável e que só pode ser controlado por medidas permanentes.

A causa é multifatorial = predisposição genética associada a fatores ambientais e comportamentais: fácil acesso a alimentos industrializados, consumismo, pouca necessidade de atividade física.

Atualmente se valoriza a epigenética = interface ambiente/genética que atua intensamente nas fases vulneráveis da vida (gestação e primeiros meses e anos de vida), com ênfase nos nutrientes recebidos nessa época.

Obesidade é um desencadeante da temível síndrome metabólica, porta para doenças cardiovasculares e diabetes.

2ª informação **Consequências indesejáveis** da obesidade

1. **Para crianças e adolescentes**
   a) Psicossociais: autoimagem desvalorizada, baixa autoestima, dificuldade de aceitação social e de empregos.
   b) Ortopédicas: deslizamento da cabeça do fêmur, problemas nos joelhos, osteocondroses.
   c) Cutâneas: estrias, micose, assadura, *acantose nigricans* (placas escuras nas axilas e dobras).
   d) Hipertensão.
2. **Para adolescentes e adultos**

- Hipertensão arterial.
- Dislipidemia: aumento de LDL-colesterol e triglicérides; redução de HDL-colesterol.
- Predispõe a doenças vasculares isquêmicas (coração, cérebro).
- Doença gordurosa hepática não alcoólica.
  Começa com esteatose hepática (infiltração gordurosa) que pode evoluir para hepatopatia fibrótica e até cirrose. Colelitíase.
- Resistência à insulina – primeira etapa para o desenvolvimento de diabetes.
- Outras: homem – gota; câncer de cólon; mulher – artrite.

3ª informação **Criança obesa = adulto obeso?**

Fator de risco 1 – pais obesos

Só 1 dos pais é obeso: risco de 50%; ambos: 75%.

Fator de risco 2 – idade

No 1º ano de vida, o bebê tem um grande número de células adiposas.

Estas vão diminuindo e atingem seu ponto mais baixo entre 4 e 6 anos de idade, quando então ocorre aumento brusco (rebote adiposo). "Os adipócitos acumulados nesse período vão exigir, para sempre, ser alimentados".

Portanto, quando mais jovem e mais pesada a criança nesse período, maior a possibilidade de se tornar um adulto obeso. Serão adultos obesos: 1/3 dos pré-escolares obesos; 1/2 dos escolares obesos; 3/4 até 90% dos adolescentes obesos. Outro caso de risco: RN de baixo peso (PIG) e que está engordando muito.

Corolário – toda criança obesa com mais de 3 anos necessita de medidas adequadas, idem crianças cujos pais são obesos.

CONDUTA DIAGNÓSTICA

Caso – menino de 8 anos, aspecto gordo, mãe gorda e pai parece acima do peso:
P = 38kg; E = 1,32. Circunferência abdominal 60cm; PA = 110 × 70.
Alimentação rica em doces, salgadinhos, muito arroz, pão, batata, lanches de *fast-food*, refrigerantes e sucos industrializados.
Só faz educação física na escola (a qual é fraca) duas vezes por semana.

1ª etapa **Esta criança é obesa?**

1º passo **Diagnóstico de obesidade se baseia na impressão visual**

"Ninguém é obeso se não parece".

A **inspeção** deve estimar a altura da criança, aspecto da barriga, criança obesa mas normal ou com dismorfias evidentes, estado mental.

2º passo **Exame físico**

1. Peso sem roupa ou só com roupa íntima.
2. Estatura – antropômetro.
3. Pressão arterial.
4. Medir circunferência abdominal – passar a fita métrica no ponto médio da distância entre o arco costal inferior (última costela fixa) e a borda superior da crista ilíaca.
5. Verificar se é uma criança normal gorda ou se tem dismorfias.
6. Verificar o tipo de distribuição da gordura:
   a) em maçã – com abdome volumoso;
   b) em pera – moças com coxas volumosas.
7. Palpar fígado – aumentado?
8. Procurar uma mancha negra, áspera (parece sujeira) – acantocitose *nigricans*
   Sinal de alarme para síndrome metabólica.

3º passo Quantificação por métodos **antropométricos**

1. O mais aceito na clínica, atualmente, é o **índice de massa corporal** (IMC):
   IMC = peso (em kg) ÷ estatura (em cm) elevado ao quadrado. $IMC = P/E^2$.
   Hoje dispomos de curvas de percentis e de escore Z da OMS. **Use o CD deste livro.**
   Observação – se a altura for acima da média, convém comparar com a idade que corresponde a essa altura e não à idade atual.
   Para ter uma ideia inicial, saiba que o máximo do IMC = idade + 13 (ou 14).
   IMC – o máximo desejável é o p85.

Entre p85 e p95 ou Z escore + 2 = sobrepeso.

O sobrepeso é o 1º passo para a obesidade.

IMC > p95 ou Z escore + 3 = obesidade.

Adolescentes/adultos: 25-29 = sobrepeso;
≥ 30 = obesidade.

IMC ≥ 40 = obesidade mórbida.

2. **Avaliar a circunferência abdominal** – percentil para a idade.

   No adolescente/adulto: homem até 102cm; mulher até 88cm.

2ª etapa Obesidade exógena × endócrina/genética

1. **Premissa**: 99% é exógena (depende da alimentação)

   Antecedentes familiares positivos, alimentação inadequada, exercícios físicos insuficientes.

   Exame físico normal, QI normal, estatura um pouco acima do normal, idade óssea levemente avançada.
2. **Endócrina**

   Alterações ao exame físico, atraso estatural e da idade óssea.

   Considerar: hipotireoidismo (TSH aumentado, T_4 diminuído) e síndrome de Cushing (solicitar cortisol).
3. **Genética** com características clínicas definidas: síndrome adiposogenital, Prader-Willi, Laurence--Moon-Biedl, pseudo-hipotireoidismo.

Analisando o caso proposto

Criança normal mas obesa.

Antecedentes familiares de risco.

Estilo de vida (alimentação incorreta e atividade física insuficiente).

IMC = 32,5 ÷ 1,32 × 1,32 = 18,5.

À primeira vista, o máximo aceitável seria 8 (anos) + 13 = 21.

Nas curvas da OMS está acima do p85.

A E = 1,32m está no p85, o que corresponderia a 9 anos no p50.

Mas mesmo para 9 anos, continua um pouco acima do p85.

Portanto, **diagnóstico: sobrepeso** (primário).

A **circunferência abdominal** 60 (máximo desejável para a idade 59).

Conduta – orientar alimentação de toda a família e estimular atividade física.

Solicitação de exames – ver 3ª etapa.

3ª etapa Exames laboratoriais

Obrigatórios nos casos de obesidade (IMC > p95).

Colesterol total e frações, triglicérides, glicemia, proteína C-reativa, insulina, transaminases.

Ultrassonografia abdominal (fígado).

Quadro III-11 – DIAGNÓSTICO DIFERENCIAL DA OBESIDADE.

Obesidade associada a	Sugere
Exógena 1. Crescimento normal, exame físico normal (constitui a grande maioria dos casos)	**Obesidade exógena**
Endógena A) **Endocrinológica** 2. Baixa estatura, infantilismo sexual, *diabetes insipidus*, hipertensão intracraniana	Síndrome de **Fröhlich** (distrofia adiposogenital por lesão orgânica da região hipotálamo--hipofisária); rara
3. Altura normal, pseudomicropênis, exame neurológico normal	**Pseudo-Fröhlich**
4. Atraso estatural, convulsões, hipocalcemia, hipofosfatemia	**Pseudo--hipoparatireoidismo**
5. Mixedema, atraso de crescimento, apatia, pele fria, pulso lento, idade óssea atrasada	**Hipotireoidismo**
6. Obesidade centrípeta, fácies de lua cheia, hipertensão, atraso de crescimento	Síndrome de **Cushing** por tumor ou hiperplasia da suprarrenal, iatrogênica (corticoide)
7. Atraso estatural, convulsões, hipocalcemia e hipofosfatemia	**Pseudo--hipoparatireoidismo**
B) **Genética** 8. Hipogenitalismo, retardo mental, polidactilia	Síndrome de **Laurence-Moon-Biedl** (Figs. III-39 a III-41)
9. Hipogenitalismo, hipotonia, retardo mental	Síndrome de **Prader-Willi** (Figs. III-42 e III-43)

Aconselhável nos casos de **sobrepeso**, principalmente se antecedentes familiares de risco: colesterol total e frações, triglicérides, glicemia de jejum e insulina.

CONDUTA TERAPÊUTICA

1º passo Considerações básicas

1. Obesidade é um processo crônico incurável e de difícil controle e alta porcentagem de insucessos e de recidivas.
2. Como a obesidade é **multifatorial**, é útil uma abordagem multidisciplinar: pediatra, nutricionista, psi-

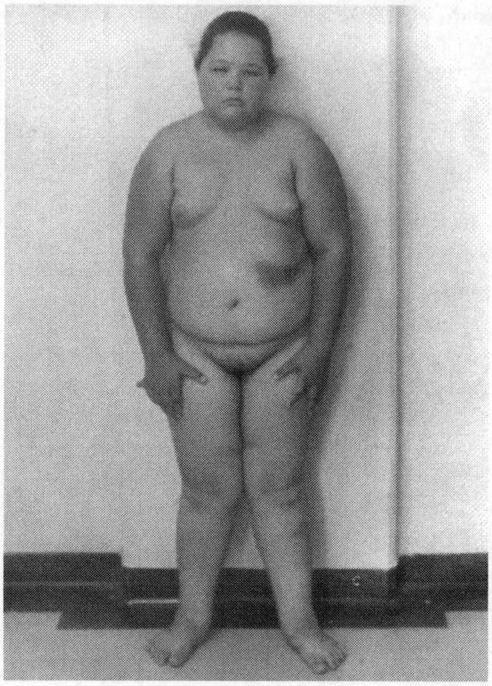

Figura III-39 – Paciente obesa com síndrome de Laurence-Moon-Biedl.

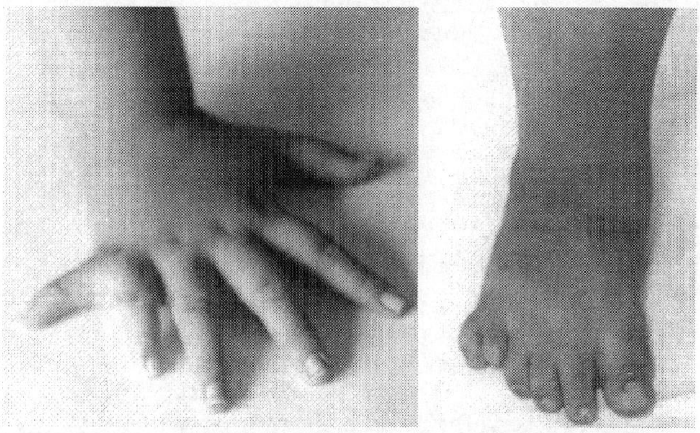

Figura III-40 – Síndrome de Laurence-Moon-Biedl – polidactilia à direita.

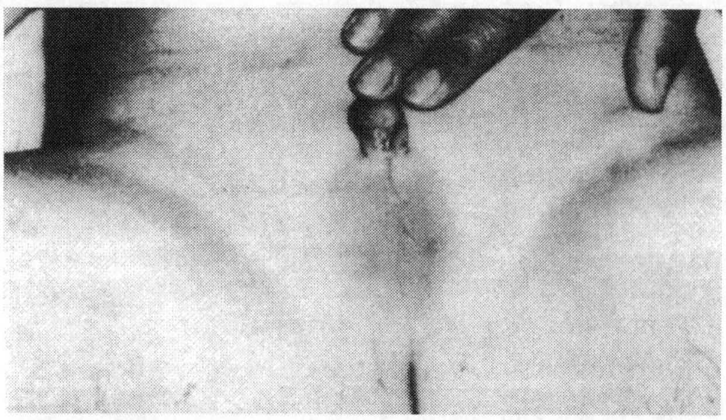

Figura III-41 – Síndrome de Laurence-Moon-Biedl – hipogenitalismo.

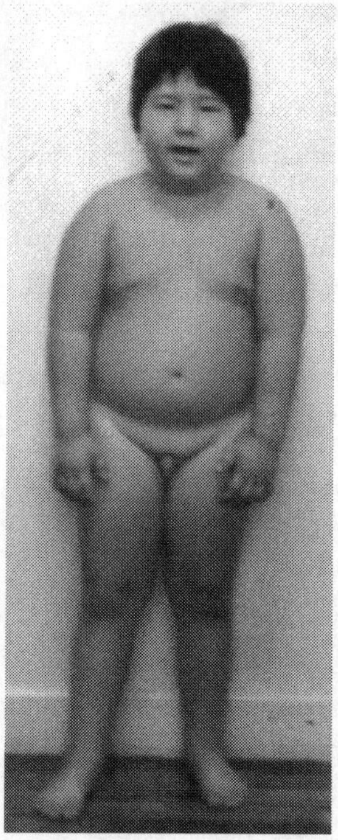

Figura III-42 – Síndrome de Prader-Willi, HHHO (= hipogenitalismo, hipotonia, hipomentia, obesidade).

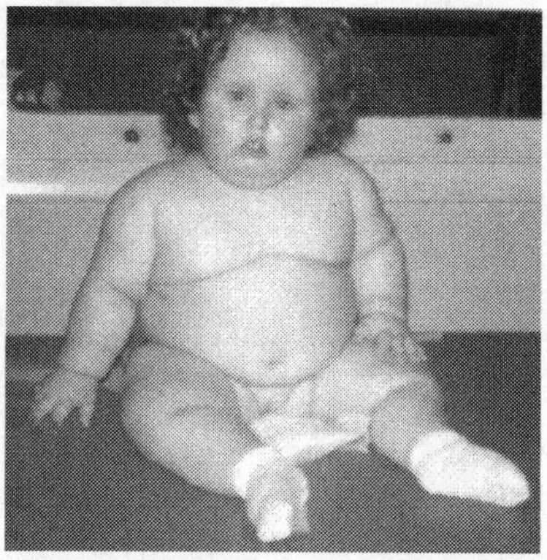

Figura III-43 – Síndrome de Prader-Willi (HHHO).

cólogo e educador físico. Nos casos não mórbidos, o **pediatra** está apto a orientar o caso, solicitando a colaboração de um ou mais desses especialistas.

3. O sucesso depende da participação ativa do **paciente**, o qual deve ser abordado diretamente.
4. São fundamentais a participação da **família** e seu empenho para modificar as condições ambientais.
5. Buscar **metas realistas.**

   O emagrecimento deve ser lento, lembrar que perdas relativamente modestas melhoram o prognóstico e que na criança, às vezes, basta manter o peso e aguardar o estirão.

2º passo **Tratamento dietético**

1. Anamnese alimentar detalhada – diário ou recordatório.
2. Conscientizar a criança (e família) que ela não nasceu para comer livremente tudo que deseja.
3. Corrigir os hábitos incorretos como pular refeições, "beliscar" o tempo todo.
   Reduzir gordura saturada (carnes e lacticínios gordos) *trans* (salgadinhos, *fast food*), carboidratos de alto índice glicêmico (açúcar, doces, refrigerantes, sucos industrializados); 4 a 5 refeições fixas por dia.
4. Incentivar consumo de proteínas pobres em gordura (carnes magras, peixes, lacticínios desnatados), carboidratos complexos (cereais integrais), gordura poli-insaturada (canola, linhaça) e monoinsaturada (azeite).
   Na prática: leite e queijo magros, cereal integral e leguminosa (porções reduzidas), legumes, verduras, frutas (melhor em pedaços do que suco), carne magra, peixe.

> 3 refeições maiores + 2 lanches pequenos
> Não pular refeições. Não "beliscar" entre as refeições.
> *Cada refeição*: 1 proteína de baixo teor de gordura,
> 1 carboidrato de teor glicêmico baixo,
> 1 porção de gordura "boa", fibras vegetais.

5. *Reavaliar,* com a criança e sua família, a dieta habitual e orientar a fazer gradualmente as adaptações necessárias. Fazer um trato com a criança e a família: dentro dos princípios de uma dieta saudável, ela deve ser flexível, individualizada e exequível.
6. O açúcar pode ser substituído por adoçante (em casa, preferível a sucralose); refrigerante e sucos *diet*. Antes de uma refeição de carboidratos, é útil ingerir um produto de fibra vegetal.

Orientação dietética

1. Fazer **5 refeições** por dia, com intervalo máximo de 5 horas; 3 maiores (desjejum, almoço e jantar), 1 lanche no meio da tarde e outro ao deitar. Não dispensar nenhuma refeição, principalmente a da manhã. É **proibido beliscar nos intervalos.** Tomar 1 copo de água ½ hora antes de cada refeição.
2. O **que comer** – cada uma das refeições é constituída por uma proteína com baixo teor de gordura (leite desnatado, iogurte desnatado, queijo branco, frango sem a pele, peixe, camarão, carne magra, gelatina), uma boa quantidade de hidratos de carbono ricos em fibra e de baixo nível glicêmico (verduras, legumes) e um pouco menos de frutas e leguminosas (feijão, ervilha, lentilha, grão-de-bico, soja) e um pouco de gordura monoinsaturada (azeite) ou de cadeia longa insaturada (canola). Os hidratos de carbono recomendáveis podem ser, algumas vezes, substituídos total ou parcialmente, mas em quantidade menor, por grãos e massas: até 3 colheres das de sopa de arroz e 2 de feijão ***ou*** ¾ de xícara de macarrão cozido ou pão – 1 fatia ou 2 bolachas com fibras.
3. O que não comer: doces, salgadinhos, pão (são permitidas até 3 fatias de pão integral ou preto; alternativa: pão comum sem miolo), frutas muito doces; os cereais e as massas devem ser servidos na quantidade indicada acima e não repetir.
4. **Hábitos alimentares** (modificá-los quando necessário):
   a) Comer no mesmo lugar diariamente, à mesa, no mesmo horário.
   b) Não assistir à TV nem ler revista durante a refeição; conversar.
   c) Não associar passeios com comida (exemplo: fazer *shopping* e comer; comer pipoca no cinema).
   d) Colocar a comida em um prato pequeno, mastigar bem e devagar, descansar os talheres na mesa entre as garfadas; saborear em vez de engolir.
   e) Eliminar da casa as "tentações" (guloseimas) e deixar disponível frutas cortadas, legumes em pedaços, gelatina *diet*, queijo branco, peru defumado, barrinha de cereal *diet*.
   Fazer concessões para alimentos apreciados e permitir exceções programadas.

3º passo **Modificações comportamentais**

1º) **Descrição detalhada do comportamento** – o paciente e/ou seus pais devem manter um **diário** no qual devem ser anotadas detalhadamente as refeições: quantas, o que, quanto, onde e com quem. Esse procedimento já é, por si, terapêutico e serve de base para as modificações pertinentes.

2º) Embora problemas psicológicos não sejam habitualmente a causa primária da obesidade, convém avaliar as circunstâncias em que a pessoa tende a comer exageradamente e qual é para ela o significado particular do alimento. Boa parte dessa tarefa pode ser executada pelo pediatra, mas, às vezes, é preciso ajuda de psicoterapia.

Os seguintes itens devem ser considerados:

1. Envolvimento dos pais e da família.
2. Motivação – explicar as vantagens de ser esbelto; apoio para as mudanças.
3. Colocar em prática a máxima: os **pais** são responsáveis por providenciar alimentos adequados ou nutritivos e saborosos em ambiente agradável; à **criança** deve-se permitir a escolha dos alimentos dentro dessa relação e quanto comer ("o que" e "quanto", mas não "quando", isto é, só pode comer na hora certa).

4. Feitura de um **diário** (para ser mostrado periodicamente ao pediatra) registrando alimentos, quantidade, horário e circunstâncias das refeições.
5. Sugerir dietas mais restritas 2 vezes por semana.
6. Fazer exceções para alimentos apreciados.
7. Permitir exceções programadas.
8. Após um dia de rompimento da dieta, fazer 2 dias de dieta restrita.
9. Após sucesso inicial, fases de retrocesso são inevitáveis.
   Fazer controle de peso em casa (semana) e no consultório (bimestrais).
   Em caso de recaída, reinstituir dieta restrita durante 2 semanas.
10. Reforço positivo para o aumento da atividade física (ver Como instituir um comportamento). Retirar o reforço para atividade sedentária. A recompensa deve ser pela mudança dos hábitos, não pela perda de peso.
11. Treinamento dos sinais de fome (distinguir apetite de fome) e de saciedade.
12. Considerar **grupos de terapia**, preferivelmente com outros jovens em circunstâncias parecidas, ou terapia individual mantendo contato intermitente mas prolongado com o terapeuta.

Psicoterapia isolada não cura obesidade, mas terapia de grupo de obesos com programa de vigilância de peso parece ser eficaz; cabe ao pediatra continuar o programa estabelecido com **retornos** ou contatos a cada 2 semanas.

Role play – sessões semanais durante **1** mês, 1½ hora por vez, com grupos de 2-3 obesos e um treinador; a meta é imitar situações sociais e manejar a escolha de alimentos quando na presença de amigos e modelar as condutas apropriadas por meio de encenações executadas repetidamente.

Televisão/videogame – os grandes inimigos.
Reduzem a atividade física e induzem a ingestão de alimentos altamente calóricos e gordurosos fora do horário das refeições.
Limitar para 2 horas por dia.

Atividade física

Premissas: a) aumenta o dispêndio calórico; b) se for permanente, diminui a tendência à lipogênese; c) atividade física não é sinônimo de esporte; d) qualquer atividade física é melhor do que nenhuma; e) aumento da atividade física isolada (sem dieta) não emagrece; f) após o emagrecimento, facilita a manutenção do novo peso atingido.

Conclusão: **exercício físico deve ser combinado com dieta**.

Só exercício físico não emagrece; é quase impossível manter o peso menor só com dieta sem exercícios.

Prática: **mudança de estilo de vida** com incremento da atividade física habitual (andar mais, usar escada em vez de elevador, atividades caseiras e de lazer como dança, jardinagem) **associada** com **exercícios intermitentes de alta intensidade** (correr, natação, bicicleta, esteira). O aumento dos exercícios deve ser gradual, com sessões diárias (ou 5 vezes por semana) de pelo menos meia hora, preferível 1 hora.
Reduzir o tempo de televisão e de jogos eletrônicos.
Completar com musculação.

Medicamentos

1. Como regra não se usa medicamento em crianças.
2. É possível que, no futuro, a obesidade seja tratada como uma doença crônica que necessita de remédio permanentemente. Atualmente, o único aprovado em adolescente é o orlitast (Xenical), que provoca a eliminação intestinal da gordura da dieta.
   Pode causar diarreia.

Antidepressivos (fluoxetina e sertralina) podem ser eventualmente usados, após avaliação do caso.

Cirurgia bariátrica (de perda de peso) – tem-se desenvolvido muito nos últimos tempos.

A técnica é **restritiva** (obriga o paciente a alimentar-se devagar, mastigar bem os alimentos e reduzir a quantidade), com a construção de um pequeno reservatório gástrico (menor que 20mL) pela colocação de um anel de silicone ou de bandas gástricas infláveis e com exclusão do restante do estômago. Para dificultar a ingestão de doces, pode-se acrescentar uma anastomose em Y de Roux (o que causa *dumping* após a ingestão excessiva de doces).

A perda média de peso é de 40%, com manutenção a médio prazo.

A operação não é isenta de risco (mortalidade de 0,5%). A técnica laparoscópica reduz as complicações que envolvem a parede abdominal e proporciona melhor recuperação. Existem técnicas reversíveis.

Acompanhamento psicológico prévio e na pós-cirurgia.

O uso provavelmente se expandirá no futuro.

EXEMPLO DE CARDÁPIOS

Utilize as receitas prontas do CD-Rom – basta imprimi-las.

DIETA DE EMAGRECIMENTO (2 primeiras semanas)

Desjejum

1 xícara das de chá ou de café com adoçante.
2 ovos quentes ou duros ou mexidos ou salsicha.
Queijo branco ou muçarela.

Lanches: meio da tarde e ao deitar

Gelatina *diet* ou gelatina ou patê ou 1 fatia de peru defumado ou tofu e 1 fruta: 1 fatia de abacaxi ou de mamão ou de melão ou 6 morangos ou 1 ameixa fresca ou 1 kiwi ou ½ laranja ou 1 cacho pequeno de uvas ou ½ maçã com casca.

Almoço e jantar

Frango sem a pele, peru ou pato, peixe, camarão, carne sem gordura (200g),

1 salada grande (folhas e legumes) com limão, sal e azeite: alface, aspargo, alcachofra, brócolis, couve, couve-flor, erva-doce, endívias, escarola, nabo, pepino, rabanete, rúcula, alho-porró, abobrinha, berinjela, quiabo, tomate.

Gelatina dietética, refrigerante *diet*, café com adoçante.

Tomar 1 copo de **água** antes de cada refeição.

Não pode pão, bolacha, leite, batata, cenoura, beterraba, mandioca, massas, salgadinho, doces, açúcar.

Se não comer a fruta nos lanches, pode ser usada (as mesmas citadas) no almoço e jantar.

Tomar 1 polivitamínico (Teragran-M, Centrum) e 1 antioxidante (Vitergan Zinco Plus) por dia.

Andar 1 hora por dia. Musculação.

DIETA DE MANUTENÇÃO (perda leve e contínua de peso)

Desjejum

- Leite desnatado + café (ou cacau) + adoçante ou iogurte desnatado ou queijo branco.
- 1 fatia de pão preto ou integral com queijo branco ou requeijão *light* ou margarina *diet*.
- 1 fatia de mamão ou 1 maçã média com casca ou ½ pera grande.
- 1 fatia de mamão ou de abacaxi ou de melão ou 1 kiwi ou 1 maçã média com casca ou 1 pêssego ou 1 ameixa fresca ou 1 cacho pequeno de uva ou 1 xícara de morangos.

Lanche: meio da tarde e ao deitar

- Iogurte desnatado ou tofu ou peito de peru ou 2 claras cozidas ou 1 ovo ou 1 salsicha de frango.
- ½ laranja ou ½ maçã com casca ou 1 ameixa fresca ou 1 fatia de mamão.
- 6 castanhas de caju ou azeitonas.

Almoço e jantar

- Peito de frango (sem a pele) ou peru ou pato ou peixe ou camarão ou carne magra
- Legumes: aspargo, alcachofra, couve, brócolis, couve-flor, cogumelo, nabo, pepino, rabanete, alho-porró, abobrinha, berinjela, quiabo, tomate, vagem, gelatina dietética, refrigerante *diet*, café com adoçante.
- Se não comeu fruta no lanche pode consumi-la (escolha uma opção das citadas) como sobremesa.
- Salada de verduras (todas as de folhas) com óleo ou azeite e sal, 3 azeitonas.

Se peso estável – acrescentar:

- 1 colher das de sopa (até 2) de feijão ou ervilha ou lentilha no almoço.
- 1 colher das de sopa (até 3) de arroz integral (ou ¾ de xícara de macarrão integral) ou batata frita (50g, 2 vezes por semana) no almoço.
- Gema de ovo até 4 vezes por semana.

A OBESIDADE MÓRBIDA

Caracterização: mais de 200% do peso ideal. Risco de complicações graves, incluindo risco de morte.

Dieta cetogênica – *dê a dieta impressa*

O que é – uma dieta que causa cetose leve, a qual acarreta lipólise e queda dos níveis de insulina, sem sensação de fome; essa dieta é conseguida com restrição acentuadíssima de hidratos de carbono (contém proteínas e gorduras) e de calorias.

Dieta cetogênica (= dieta K) – aproximadamente 400g de carne, 3 copos grandes de vegetais pobres em hidratos de carbono, gelatina *diet*. Associar 1 comprimido multivitamínico e 1 de antioxidante. Exemplo:

a) desjejum – ovos, presunto magro, salsicha (de frango), peito de peru e queijo branco ou muçarela; chá ou café com adoçante; geleia *diet*;
b) almoço e jantar – carne, peixe, ave ou camarão com salada mista (legumes e verduras – ver Sinal verde) e óleo/azeite, limão ou vinagre e sal, gelatina *diet*, refrigerante *light*, café com adoçante;
c) lanche no meio da manhã e da tarde – gelatina, patê.

Tomar 8 copos de água por dia, antes das refeições.

Não pode: pão, cereais (grãos), batata, cenoura, beterraba, bolacha, massas, salgadinhos e doces.

Andar 1 hora por dia.

Duração – 2 meses (pode ser usada para iniciar o tratamento dos casos moderados, manter durante 2 semanas).

Após o período determinado, acrescentar 4 hidratos de carbono diferentes por dia (nos casos moderados já pode começar com essa dieta). Escolher entre: 1 iogurte, 1 xícara de café com leite e adoçante, tofu, 1 fatia de pão integral, suco de tomate, 1 fruta: ½ banana, ½ maçã, 1 laranja ou nectarina ou kiwi, 1 fatia de abacaxi, ⅓ papaia, ½ pera, 1 cacho de uva, 4 morangos; 12 castanhas de caju ou amêndoas; 1 colher das de sopa de arroz; 1 colher das de sopa de feijão ou ervilha ou lentilha; uma pequena quantidade de massa.

3. Síndrome Metabólica

O que é – ligação entre:

- resistência à insulina;
- hipertensão;
- dislipidemia;
- prejuízo da tolerância à glicose;
- e outras anormalidades metabólicas, levando a risco aumentado de doença cardiovascular aterosclerótica no adulto.

Sua incidência tem aumentado em níveis epidêmicos.

Problema básico – **resistência à insulina** que ocorre em **obesos** alterando o metabolismo de carboidratos e lípides.

Síndrome metabólica – caracterização

Obesidade central = circunferência abdominal (CA) > p90%:

em maiores de 16 anos: CA > 94cm em homens; > 80cm em mulheres e 2 dos 4 critérios:

- Triglicérides > 150mg/dL e LDL elevado.
- HDL < 40mg/dL em homens; < 50mg/dL em mulheres (ou LDL > 120).
- Glicemia de jejum > 100mg/dL.
- Hipertensão arterial (PA > p95%) ou > 130 × 85.

Sinal de alerta: **acantose** = hiperpigmentação da pele (parece pele suja) na nuca e axilas.

- Alerta para obesidade: IMC +2.
- Alerta para resistência à insulina: **acantose** = hiperpigmentação da pele ("pele suja") na nuca e axilas.
- Alerta para acúmulo de gordura no fígado: esteatose hepática detectada por ultrassonografia.
- Alerta precoce: pais/avós com aterosclerose precoce; parentes de 1º grau com colesterol elevado.

CONDUTA TERAPÊUTICA

Ver capítulo Obesidade

1. Mudança no estilo de vida.
   Objetivo – perda de 5 a 10% do peso corporal em 1 ano.
   a) Redução alimentar: diminuição da ingestão calórica, de carboidratos de alto índice glicêmico (açúcar, cereais refinados), de gorduras saturadas e de sal; aumento de fibras vegetais (cereais integrais).
   b) Atividade física regular.
2. Hipoglicemiantes orais
   Metformina – 1 a 2,5g/dia, dividida em 2 a 3 vezes dada junto com as refeições.
   Nos casos mais graves, especialmente no início, acrescentar insulina NPH – 0,4 a 0,8U/kg/dia, sendo ⅔ da dose pela manhã e ⅓ à noite.
   Aternativas: glargina ou Levenir ao ditar.
   Controle pela hemoglobina glicada a cada 3 meses (manter < 7%).
3. Para dislipidemia – estatinas em doses baixas. Controle com AST, ALT, CK.
4. Para hipertensão arterial – anti-hipertensivos (ver capítulo correspondente).

4. *Diabetes Mellitus*

Para uma atuação consciente, o pediatra precisa ter **conhecimentos básicos.**

1. *DIABETES MELLITUS* (**DM**) – **O que é**
   - doença metabólica/etiologia múltipla, por
   - produção insuficiente de insulina e/ou deficiência de ação da insulina nos tecidos
   - acarretando distúrbios no metabolismo dos carboidratos, proteínas e gorduras
   - levando à **hiperglicemia crônica**
   - complicações a longo prazo
     a) micro; b) macrovasculares:
       – retina, rins e sistema nervoso periférico;
       – coração, cérebro e artérias periféricas.

Existe – só DM tipo 1 e DM tipo 2? Não.

2. **Classificação** simplificada do DM
   - DM **tipo 1** = diabetes insulinodependente = DM juvenil por destruição de células beta das ilhotas de Langerhans:
     Tipo 1A (95% dos casos) – autoimune (anticorpos específicos).
     Tipo 1B – idiopático.
   - DM **tipo 2** = não insulinodependente por defeito de produção e por resistência à ação da insulina.

Outros tipos **específicos** de DM

- Defeitos genéticos na ação da insulina – resistência à insulina.
- Doenças do pâncreas exócrino – secreção deficiente de insulina.
- Induzido por agentes químicos ou infecções virais.
- Endocrinopatias – Cushing, hipertireoidismo, acromegalia.
- Síndromes genéticas mitocondriais/herança materna.

DIABETES MELLITUS TIPO 1

O que é – conhecimentos básicos:

- incapacidade progressiva de produzir insulina;
- por destruição das ilhotas de Langerhans do pâncreas;

- autoimune – autoanticorpos ICA, IAA, IA2, GAD65;
- causado por processo genético – herança poligênica.

Desencadeado por fatores ambientais – vírus, alimentos, toxinas?

- propensão para descompensação – cetoacidose;
- insulina é indispensável para o tratamento;
- é a forma de DM mais comum na infância.

1ª etapa Quando suspeitar

1. Sinais de **alerta**: **poliúria**, sede intensa (polidipsia), fome (polifagia) com emagrecimento.
2. Algumas crianças se **desidratam** rapidamente. Suspeite de uma criança que apresenta vômitos repetidos, dor abdominal, fome de ar (com semiologia pulmonar normal) e está muito desidratada.
3. Em crianças maiores e adolescentes, a evolução pode ser mais arrastada: perda de peso, nictúria, anorexia e alterações na visão, no comportamento e no rendimento escolar – glicosúria.
4. Ainda hoje, 25% dos casos são diagnosticados já com **cetoacidose diabética**:

   Vômitos repetidos, dor abdominal (sem diarreia), desidratação acentuada, hálito cetônico de frutas, "fome de ar" (respiração de Kussmaul = rápida e superficial), letargia.

   Acidose metabólica com hiperglicemia e cetonúria.

Alarme! Hospitalização, preferível em UTI pediátrica. Ver conduta adiante.

2ª etapa Comprovação laboratorial – *casos incipientes*

Polidipsia, poliúria e emagrecimento.

Glicemia de jejum > 125mg/dL.

Glicemia ao acaso > 200mg/dL.

Solicitar glicosúria; verificar cetonúria.

Se glicemia de jejum é duvidosa – 100 a 125mg/dL – solicitar:

- Teste oral de tolerância 2h após 1,73g/kg de glicose.
- Se glicemia ≥ 200mg/dL = diabetes.
- Se glicemia 140 a 199mg/dL = pré-diabetes.

3ª etapa Conduta imediata

1. Existe **hiperglicemia sem cetonúria**:

   Iniciar insulinoterapia 0,25-0,50/kg/24h por via SC. Seguir orientação expressa adiante.
2. Existe **hiperglicemia e cetonúria**:

   Aplicar insulina regular ou análogos de ação rápida (ver adiante) – 2 injeções por via SC ou IM com intervalo de 1 hora: 0,1 a 0,2U/kg cada.

   A seguir, iniciar insulinoterapia – 0,5-1U/kg/24h (ver adiante).

   Em ambos os casos, a dose sobe gradualmente até 1U/kg/dia ou até mais (até 3U/kg/dia).
3. **Cetoacidose** diabética – urgência.

CONDUTA TERAPÊUTICA

Na atuação prática o pediatra precisa de um roteiro lógico e detalhado.

Relacionamento pediatra-paciente-família

O surgimento de diabetes em uma criança muda radicalmente e para sempre sua vida e afeta dramaticamente todo o núcleo familiar, obrigando a modificações no estilo de vida. *Considerar*: a dificuldade de aceitação pela família; a criança torna-se propensa a apresentar ansiedade, dependência, sensação desagradável de ser diferente, hostilidade, negativismo e rejeição; a família pode exibir superproteção, ansiedade e sentimento de culpa.

1º passo O papel do pediatra

Com paciência e empatia (sintonia) lidar com as reações iniciais da família e só depois iniciar a educação do paciente e da família, em um processo lento e gradual que leva 1 a 2 semanas. Na primeira fase: fazer a discussão do diabetes em termos gerais, enfatizando a possibilidade de uma vida praticamente normal, os progressos do tratamento em futuro próximo, mas atento à realidade atual, sem falsas esperanças. Em uma segunda sessão, treinamento da aplicação de insulina. Na terceira sessão, ensinar o controle da glicosúria e da glicemia. Indicar livros sobre diabetes e associações de diabetes juvenil. Fornecer apoio, suporte psicológico e assegurar disponibilidade (telefônica, retornos) para ajudar a resolver os problemas e diminuir a ansiedade. Evitar agravar iatrogenicamente a ansiedade pela exigência de atingir objetivos inalcançáveis ou por reprimendas decorrentes da incapacidade de alcançar metas programadas. Estimular a independência e a responsabilidade progressiva da criança por seu tratamento. Assim, a criança pode fazer o exame da glicosúria aos 6 anos, aplicar as injeções em si mesma aos 8-10 anos e assumir a responsabilidade total do controle aos 14 anos. Aplicação dos princípios da Psicologia comportamental (ver capítulo respectivo): metas progressivas, aprovação social, recompensa.

Por seu relacionamento especial com a família e com os conhecimentos básicos (ver adiante), o pediatra pode responsabilizar-se pelo caso com a colaboração do endocrinologista.

Recursos terapêuticos – conjugação de insulina, programa alimentar, atividade física e educação em saúde (em diabetes).

2º passo Qual o **objetivo**?

Bem estar psicossocial = boa qualidade de vida.

Garantir crescimento e desenvolvimento satisfatórios.

Evitar as complicações agudas: hiperglicemia, crises hipoglicêmicas.

Minimizar as consequências crônicas: retinopatia, neuropatias e insuficiência renal.

Para atingir o objetivo é necessário manter sempre níveis sanguíneos de glicose bem próximos do normal mas sem cair na hipoglicemia.

Participação do pediatra, endocrinologista, equipe multidisciplinar e envolvimento da criança e da família.

3º passo Qual é a **meta**?

É o controle glicêmico = manter níveis sanguíneos de glicose (glicemia) sempre na faixa do normal.

Glicemia desejável (mg/dL):

em jejum de pelo menos 2h ou antes das refeições:

até 4 anos – 100 a 200	**glicosímetros**
5 a 11 anos – 80 a 180	Breeze 2, Optium mini,
12 anos ou mais – 80 a 150	Optium xeed, Acan-chek,
	One touch

- Glicemia 2h após a refeição deve estar abaixo do limite superior para a idade.
- Glicemia de madrugada > 100; após os 12 anos > 90.

Hemoglobina glicosilada (%)

= média da glicemia dos 3 últimos meses.

Desejável: até 2 semanas < 8,5; 3-6 anos: < 8; 7-12 < 7,5.

Observar que a tolerância para glicemias mais elevadas é maior em crianças pequenas para reduzir o risco de hipoglicemia.

Nessa fase, é menos perigoso ter uma glicemia mais elevada, já que as crises hipoglicêmicas podem lesar o cérebro e assim prejudicar o aprendizado.

O controle glicêmico implica a **insulinoterapia**, que deve ser instituída precocemente e mantida permanentemente.

4º passo Em que consiste o **processo** terapêutico?

- Educação = informações atualizadas e acesso aos recursos necessários para o autocuidado, orientação para as mudanças no estilo de vida.

Participação do pediatra, endocrinologista, equipe multidisciplinar e envolvimento da criança e da família.

Associações/*sites* de diabéticos*. Caderno/anotações.

- controle glicêmico intensivo/insulinoterapia;
- orientação dietética;
- atividade física regular;
- apoio psicossocial;
- contato frequente com o pediatra.

5º passo **Controle glicêmico intensivo – Insulinoterapia**

O controle glicêmico pode ser obtido com o tratamento clássico de uma dose diária de insulina de ação prolongada? Infelizmente não.

Para obter nível fisiológico de glicose no sangue é indispensável o controle **intensivo** da glicemia, o que implica a utilização de **múltiplas** doses diárias de insulina associada à **automonitoração** glicêmica frequente.

Para isso, o pediatra precisa conhecer as características das insulinas disponíveis (ver acima).

Apresentação comercial

Ultrarrápida

Lispro = Humalog; Lilly; Aspart = Novorapid, Novo-Nordisk;

Apidra = Glulisina, Sanofi-Aventis.

Rápida = regular: Mumulin R, Lilly; Novolin R, Novonordisk.

Intermediária: NPH – Humulin N, Lilly; Novolin N, Novonordisk.

Prolongada: Glargina = Lantus, Sanofi Aventis; Determir = Levemir, Novonordisk.

6º passo Qual é a **dose diária total** de insulina (DDT)?

DDT = soma de todas as doses de insulina aplicadas nas 24 horas.

Na idade **pré-puberal** – 0,7 (até 1) U/kg/dia	0-5 anos 0,6-0,7
No começo/meio da **puberdade** – 1U/kg/dia	5-12 anos 0,7-1
No fim da puberdade – 1,2 (até 2) U/kg/dia	12-18 anos 1-1,2

Considerações

1. Essas são as doses médias para começar o tratamento de um diabético que está equilibrado, hidratado, sem cetose.
2. Se a criança está saindo de uma cetoacidose, iniciar com a dose maior: 1U/kg/dia.
3. Se a diabetes foi diagnosticado precocemente e não tem cetose, iniciar com dose menor: 0,5U/kg/dia.
4. Porém se já tem cetonúria mas sem desidratação nem acidose, corrigir previamente a cetose: aplicar de imediato 2 injeções de insulina regular ou preferivelmente insulina Lispro ou Aspart por via IM ou SC com intervalo de 1 hora.
   Depois introduzir o esquema de rotina.

* Associação de Diabetes Juvenil (ADJ) – WWW.adj.org.br

Insulina (ação)	**Início**	**Máximo**	**Duração máxima**
Ultrarrápida	15min	30-120min	3-5h
Aspart (Novo-Rapid)			
Lispro			
Rápida	30-60min	3-4h	6-8h
Regular (R)			
Intermediária	2-4h	6-8h	12-15h
NPH			
Lenta			
Glargina	2-4h	sem pico	24h
Detemir	1-2h	6-12h	20-24h
NPH e R são humanas, e as outras, análogos			
Lenta	2-4h	6-12h	12-18h
Ultralenta	6-10h	10-16h	18-20h
Biofásicas			
NPH/R: 70/30	30min	1-12h	16-24h
Lispro/L protamina	15-30min	1-4h	16-24h

5. No período inicial de remissão parcial ("lua de mel") que ocorre entre 1 e 4 semanas do diagnóstico e tem duração variável, iniciar com 0,5U/kg/dia e com a monitoração da glicemia pode ser reduzida progressivamente até 0,1U/kg/dia.
6. Em todos os casos, a dose inicial deve ser testada e reajustada, especialmente na 1ª semana de tratamento. Testar glicemia antes das refeições, 2 horas após, ao deitar e no meio da madrugada.

DDT de insulina é constituída da soma de insulinas: basal (ação prolongada) + bolos prandiais (ação curta).

7º passo Como manejar insulina BASAL = ação prolongada

Até 4 anos: insulina basal = 30% da DDT de insulina
5-12 anos: insulina basal = 40-50% da DDT de insulina

Quais **insulinas basais** são disponíveis?

A clássica é a insulina de ação *intermediária* = NPH.

Existem também insulinas lentas.

Vamos considerar que NPH é a única insulina disponível para a família.

1. Começar pela dose menor para o peso = 0,5U/kg/dia.
2. Dividir a dose total diária em 2 aplicações – ⅔ pela manhã e ⅓ no jantar.
3. Ajuste da dose inicial:
   - Testar glicemia (da ponta do dedo) pela manhã, em jejum – se estiver acima do nível-alvo, aumentar, a cada 2-3 dias, 1 a 2U por dia.
   - Testar glicemia (da ponta do dedo) de madrugada – se houver tendência à hipoglicemia: reduzir a dose da noite em 10% e reforçar o lanche da noite ou acrescentar maisena crua 2g/kg na mamadeira da noite.
   - Testar glicemias a cada 2 horas num período de 6h sem ingestão de alimentos – se as glicemias estiverem acima do nível-alvo, incentivar a introdução de insulina antes da refeição do horário que a glicemia for maior. Em criança < 4 anos: 1-2U; 4-10 anos: 4U; > 10 anos: 4-10U.
   - Se aceito pela família – NPH: dose baixa à noite **e** insulina regular, preferível a Lispro, antes de 2 ou 3 refeições. O problema da NPH é o risco de causar hipoglicemia durante a noite e não dar níveis seguros para metabolizar os carboidratos durante o dia (hiperglicemia), além de sua variabilidade de efeito no decorrer dos dias. Assim, o ideal é substituir por **análogos de ação lenta.**
   Vantagem: efeito estável e previsível.

▶ Insulina **glargina** (Igl)

Para substituir a NPH, inicialmente reduzir a DDT em 30%.

Ajustar a dose diariamente, se necessário.

Aplicação 1 vez ao dia (24/24h).

Pode ser misturada com análogo de ação rápida (Lispro ou Aspart).

▶ Insulina **detemir** (I Det)

Para substituir a NPH, manter a mesma DDT.

A dose diária é dividida em 2 aplicações.

Não pode ser misturada com os análogos de ação rápida.

8º passo Insulinas em BOLO nas refeições/prandial

Utilizam-se insulinas de ação curta ou ultracurta.

▶ *Mais disponível* – insulina **regular** (ação curta)

Inconveniência – necessário aplicar entre 30 e 60 minutos antes das refeições.

Vantagem – aplicada de manhã ou antes do almoço tem duração suficiente para o lanche seguinte.

Problema – se o lanche não for aceito, pode ocorrer hipoglicemia.

▶ *Moderno* – **análogos de ação ultrarrápida**

Insulinas Lispro (L) e Aspart (A); recente – Glulisina.

Conveniência – aplicar 15 minutos antes das refeições.

Vantagem – pode ser aplicada logo após a refeição e assim ajustar a dose ou até suprimir conforme foi a aceitação da refeição.

Reduz o número de crises hipoglicêmicas.

Promessa – reduzir a glicemia pós-prandial com benefícios futuros.

Dose diária das insulinas rápidas: 50-60% da DTD

Essa dose diária é dividida pelo número de bolos aplicados nas 24 horas.

▶ Parâmetros

1. Básico – 1 a 2U para crianças até 4 anos; 4U dos 5-10 anos; 4-10U acima dos 10 anos.
2. Ajuste da dose:
   Medir glicemia pré-prandial (GPP) e 2 horas após a refeição (PPG).
   PPG e GPP devem ser ≤ 20-30mg/dL – se for maior que isso, a dose deve ser aumentada nas próximas vezes.
3. Ajuste instantâneo da dose – se a glicemia pré-prandial estiver acima de 120 (ou acima do nível-alvo), acrescentar ao bolo prandial previamente determinado um bolo de correção = para cada 50mg/dL acima de 100mg/dL aplicar 0,5U para crianças e 1U para púberes; para obesos: 1U para cada 30 acima de 100mg/dL.
   Exemplo: glicemia antes do almoço = 200, portanto, 200 – 100 = 100; 100 ÷ 50 = 2.
   Estava previsto 8U de insulina simples, acrescentar as 2 = 10U.
4. Ajuste ideal – pela contagem dos carboidratos da refeição.
   Considerar frutas, sucos, cereais, leite, iogurte, massas.
   1º) quantificar as porções;
   2º) calcular o carboidrato em gramas.
   1 copo de leite = 12g, 1 pãozinho francês = 28g, 2 colheres das de sopa de aveia em flocos = 20g, 1 banana-nanica média = 15g.

Ler os rótulos dos produtos industrializados.

Goveia – Manual de contagem de carboidratos. Aventis Pharma, 2001.

Wada – contagem de carboidratos. Atheneu, SP, 2002.

Site: www.diabetes.org.br/aprendendocontagem-carboidratos/tabeladecontagem/php

9º passo Modo de ministrar a insulina

Com que aplicar

Seringas padronizadas com agulha fixa – para crianças preferir seringas de capacidade de 30 e 50U que apresentam escalas graduadas de 1 em 1 unidade.

Economia – as seringas descartáveis podem ser reutilizadas até que a agulha se torne curva, romba (5 vezes).

Canetas injetoras – muito práticas, permitem aumentos de até 0,5U por dose, recarregáveis com refil, mas não permitem mistura de insulinas.

Noropen 3, Humapen luxur ou Ergo, Quick Pen.

Minibombas de infusão contínua – ideais para pacientes com maturidade, motivação e disciplina (crianças maiores, adolescentes).

Onde aplicar – no tecido subcutâneo (4 a 6cm do umbigo) e braços (prega tricipital).

Insulina rápida – preferível no abdome.

Insulina lenta – preferível nas coxas (face anterior e lateral externa) e glúteos (quadrante superior externo).

Fazer rodízio de locais de aplicação.

Com que agulha – 5mm de comprimento; obesos e adolescentes: 6 ou 8mm.

Como aplicar – em indivíduos magros, pinçar a pele entre o dedo polegar e o indicador, introduzir a agulha em ângulo de 90º com a pele; injetar suavemente, retirar a agulha de uma só vez.

Agulha de 5mm dispensa a realização dessa prega.

Com canetas aplicadoras, manter a agulha por 5 segundos após a aplicação, com o êmbolo completamente pressionado.

Observação: aquecer o frasco de insulina, esfregando-o entre as mãos, antes de aplicar.

Como conservar a insulina

A que não estiver sendo usada – na geladeira (parte baixa); em uso – local fresco.

Monitoração domiciliar da glicemia (glicosímetro).

Permanente – antes das refeições e ao deitar.

Até o acerto da dose e controle estável – também 2 horas após o início da refeição e entre 2 e 3 horas da manhã.

Orientar quanto ao bolo de correção nas hiperglicemias e atitude nas hipoglicemias.

Orientação dietética

A dieta é importante mas não deve contribuir para piorar a qualidade de vida. Nunca falar em "dieta para diabético".

1. Recomendar a **dieta prudente** na qual toda família deve participar e tirar proveito. (Dê a dieta impressa).
   Incluir fibras vegetais – farelo de aveia e farinha de linhaça, cereais integrais: produtos tipo Fibermais e Benefiber.
2. Evitar açúcar, glicose e mel. Variar os adoçantes artificiais, preferir sucralose. Sorbitol, Xilitol e frutose não são adequados. Usar refrigerante zero de açúcar.
   Examinar o rótulo dos produtos, preferir os *diet* e *light*.
   Dividir em 4 ou 5 refeições tanto quanto possível padronizadas.
   Orientar os lanches na escola.
   Considerar hábitos culturais e preferências pessoais.
   Na participação em festinhas – alimentar a criança antes de sair de casa; levar à festa alimentos dietéticos permitidos, mas permitir exceções; se necessário, aplicar dose extra de análogo de insulina ultrarrápida.
   Para evitar hipoglicemia noturna, em lactentes ministrar maisena crua 2g/kg na última mamadeira.
   Orientar adolescentes a não tomar bebida alcoólica ou só tomar pequenas quantidades de bebida de baixo teor alcoólico (não passar de 3 copos de cerveja). Não beber de estômago vazio, nem misturar bebidas.

Atividade física regular

Exercícios aeróbicos pelo menos 30 minutos por dia – andar, nadar, bicicleta causam melhora das condições cardiocirculatórias, mantêm o peso, controlam a PA, regulam o colesterol.

▶ *Cuidados*

Convém medir glicemia antes do exercício, logo depois e após 2-3 horas.

Se glicemia pré-exercício for < 130, oferecer lanche com 30g de carboidrato e reduzir a insulina rápida nas horas posteriores.

Bebidas próprias para esportistas contendo 5-10% de dextrose (tipo Gatorade).

■ Conduta em situações especiais

Manejo durante infecções

1. Em crianças com menos de 3 anos, a anorexia acarreta redução da ingestão de alimentos e o esquema insulínico normal pode causar hipoglicemia. Reduzir a dose de insulina.
2. Em crianças maiores, podem ocorrer hiperglicemia, desidratação, vômitos e cetose. Aplicar insulina R ou Lispro – 2U para pré-escolares e 4U para escolares.
   Nessas ocasiões intensificar o controle da glicemia. Tomar as providências indicadas.

Manejo durante ato cirúrgico

Pode ocorrer hipoglicemia por causa da restrição alimentar ou cetoacidose pelo desequilíbrio do controle glicêmico.

Se a cirurgia for eletiva, programar para o 1º horário da manhã.

Se a criança usa glargina, oferecer a dose integral no dia anterior.

Se toma NPH, oferecer metade da dose matutina, antes da cirurgia.

Se a cirurgia for curta (até 1 hora) e de recuperação rápida, fazer glicemia de hora em hora e aplicar análogo ultrarrápido, conforme necessário.

Em cirurgias maiores, instalar venóclise – soro glicofisiológico + 1mL de cloreto de potássio a 19,1% para cada 100mL. Ministrar insulina por via IV gota a gota.

Se glicemia < 120 – insulina: 0; 121-200: 0,03U/kg/h; 200-300: 0,04; 300-400:
0,08; 400-0,1. Manter até que a criança possa receber líquido por via oral normalmente.

Manejo na menstruação

Aumentar a dose em 2-3U nos 3-4 dias que precedem a menstruação.

■ Conduta em ocasiões de urgência

Crises hipoglicêmicas

Apresentação: fraqueza, tremor, palidez, suor frio, taquicardia e ansiedade.

Nos casos graves: visão borrada, convulsão e coma.

Advertir que as crises hipoglicêmicas podem ser assintomáticas ou passar despercebidas em crianças, em diabéticos em tratamento intensivo e que têm crises repetidas e nos processos de longa duração.

Suspeitar de hipoglicemia de madrugada quando a glicemia antes de dormir estava < 100 e existe hiperglicemia pela manhã (= hiperglicemia pós-crise hipoglicêmica = efeito Somogy).

Conduta

1. Casos leves: suco com açúcar, refrigerante, 2 latas.
   1 colher das de sopa de açúcar em um copo com água.
   Reavaliar após 15 minutos; na dúvida colher glicemia.
2. Casos graves: glucagon 0,5mg (adolescente 1mg) por via IM ou SC.
   Alimentar-se assim que possível.
3. Diabético desacordado e glucagon não disponível ou após glucagon:
   - glicose a 50% – 20 a 50mL por via IV;
   - seguida de soro glicosado a 5 ou 10% para manter glicemia > 100.

CETOACIDOSE DIABÉTICA

O pediatra como responsável pelo tratamento

O ideal é contar com o endocrinologista pediátrico, especialmente no equacionamento inicial e nos controles periódicos.

Isso não significa que o pediatra deva ficar fora do tratamento.

Os dados apresentados neste capítulo são preciosos para uma participação ativa do pediatra.

Agendar consultas de controle

No início do tratamento a cada 15-30 dias.

Após atingir a estabilidade, a cada 3 meses.

1. Inquirir sobre o bem-estar, situação na escola, relação com amigos, contexto familiar.
2. Analisar anotações no caderno do diabético, previamente recomendado.
3. Curva ponderal, estatura, índice de massa corporal, desenvolvimento puberal. Medida de pressão arterial.
4. Palpar tireoide (aumentada?), fígado (hepatomegalia?), interrogar sobre parestesias e fraqueza muscular, testar reflexo e sensibilidade cutânea.

Controle laboratorial

1. Em toda consulta – glicemia de jejum, hemoglobina glicosilada A1c.
2. Colesterol total, LDL, HDL e triglicérides – a partir dos 8 anos de idade.
3. TSH no diagnóstico e a cada 2-3 anos. Se tireoide aumentada: TSH, T_4 e anticorpos antitireoide – anualmente.
4. Fundo de olho, anualmente, após 5 anos do início da doença.
5. Após 5 anos de doença – pesquisa de microalbuminúria em urina noturna de 12 horas, anualmente.

Alerta!

1. Velocidade de crescimento baixa e idade óssea atrasada.
   Conferir hemoglobina glicosilada, T_4, antitransglutaminase (doença celíaca), cariótipo em meninas (síndrome de Turner).
2. Atraso puberal – mau controle metabólico (hemoglobina glicosilada), doença celíaca, síndrome de Turner em meninas.
3. Dor abdominal, diarreia, emagrecimento = doença celíaca? Antitransglutaminase.

A VIDA COMO ELA É

Caso – menino de 5 anos, deu entrada no PS com desidratação de 2º grau, vômitos profusos, respiração tipo fome de ar. Feito diagnóstico de **cetoacidose diabética**, convenientemente tratada.

- *A família só tem acesso às insulinas comuns e só aceita aplicar 2 injeções ao dia.*

1º) Determinar DDT de insulina = 0,7U/kg = 0,7 × 18 = 12,6U.

2º) Insulina basal = 40% da DDT = 6U de NPH.

3º) Distribuição da NPH = ⅔ de manhã = 4U e ⅓ à noite = 2U.

4º) O restante é de insulina rápida (regular) = 6U.

Dividir nas 2 aplicações = 3U com cada aplicação de NPH.

Às 7:30h – NPH 4 + IR 3 (misturar); oferecer desjejum às 8:00h.

Às 18:00h – NPH 2 + IR 3 (misturar); oferecer jantar às 20:00h.

Dar 1 lanche ao deitar.

Iogurte *diet* + 1 colher das de sobremesa de farelo de aveia + 1 colher das de chá de óleo.

Criança que toma mamadeira, acrescentar 2g/kg de maisena crua.

Insistir para, durante 1 semana, fazer glicemia de manhã em jejum, antes das refeições, ao dormir; algumas vezes 2h após a refeição e 1 vez de madrugada.

- *Agora a família se convenceu de que ocorre hiperglicemia no meio da tarde e aceita uma 3ª dose de insulina regular antes do lanche.*
  (IR fica 2U no desjejum, 2 no lanche e 2U no jantar).
- *Agora a família dispõe de NPH e análogo de ação ultracurta*:
  Ao deitar: NPH dose baixa = 3U (ou 4)
  15 minutos antes do café da manhã, do almoço e do jantar – 3U de Lispro.

Diabetes mellitus tipo 1

polidipsia, poliúria, emagrecimento glicemia de jejum > 126mg/dL; ao acaso > 200 glicosúria

I – São disponíveis apenas as insulinas clássicas

1º) Determinar a dose diária total (DDT) de insulina UI/kg
0-5 anos: 0,6-0,7; 5-12 anos: 0,7-1; 12-18 anos: 1-1,2.

2º) Determinar a dose diária de insulina basal NPH
Até 4 anos: 30 a 40% da DDT; 5-12 anos: 40-50%.
NPH vai ser dividida em 2 doses: pela manhã e à noite.
⅔ da dose total de NPH: 1h antes do desjejum.
⅓ da dose total de NPH: ao deitar.

3º) O restante da DDT é constituído de insulina rápida (IR)
Dividir a insulina regular (IR) em 2 partes iguais:
Primeira – misturada com o NPH, 1 hora antes do desjejum.
Segunda – 45 minutos antes do jantar.
Reforçar o lanche da noite
Se toma mamadeira – acrescentar maisena crua 2g/kg.

Exemplo: 5 anos, 18kg DDT = 0,7 × 18 = 12U
NPH = 50% da DDT = 50% de 12 = 6U
NPH matutina = 2/3 de 6 = 4; NPH noturna = 1/3 de 6 = 2
IR total = 6, dividir em 2 partes = 3U cada aplicação
7h ou 7h15min: NPH 4 + IR = 3; desjejum às 8h
18h15min = IR = 3; 22h NPH = 2

II – **São disponíveis as insulinas análogas modernas**

1º) Calcule o DDT em UI/kg
Até os 12 anos use 0,7U/kg; adolescentes 1-1,2/kg.

2º) Calcule a dose diária da insulina basal – Igl
Até 4 anos = 30-40% da DDT;
> 5 anos = 40-50% da DDT.

3º) Prescreva essa dose ao deitar – aplicar às 22h.

4º) O restante da DDT vai ser usado com insulina prandial
= análogos ultrarrápidos: Lispro (L) ou Aspart (A).

5º) Repartir em 3-4 doses, 15min antes de cada refeição.

Ajuste fino da dose

a) Usando glicemia domiciliar, considere aceitável: até 180mg/dL em crianças; até 130 em adolescentes
- Se a Igl estiver acima disso, aumente 1-2U.
- Acerte L ou A pela glicemia antes de cada refeição.

Se estiver acima do limite oferecer dose extra cujo cálculo é:
para cada 50mg/dL de glicemia acima de 100mg/dL, somar 0,5U (criança) ou 1U (adolescente).

b) Pela quantificação de carboidratos (CH) da refeição
- CH: leite, iogurte, sucos, frutas, cereais.
- Leia os rótulos dos produtos

Aplique 1U para cada 15g de CH da refeição (adolescente: 10g).

A VIDA COMO ELA É

Caso – menina de 3 anos vem apresentando perda de peso, embora aceite a alimentação. Ficou abatida, sem vontade de brincar. Levada ao médico que constatou anemia e receitou produto com ferro. Há 1 semana está bebendo bastante água e urinando muito, voltou a urinar na cama. Como o avô materno é diabético, a mãe levou-a a um endocrinologista. Exames: glicemia 320, glicosúria +++ e cetonúria +.
A criança recebeu 2 injeções por via IM de insulina de ação rápida, com intervalo de 1 hora, e a cetonúria desapareceu. Peso = 14kg.
A família está empenhada no melhor tratamento possível.

Prescrição

1ª) DDT = 0,06U/kg = 0,6 × 14 = 8,4.

2ª) Dose de insulina análogo de ação lenta – glargina = 0,3U/kg
0,3 × 14 = 4U; aplicar ao deitar, 22h.

3ª) O restante será repartido em 4 refeições
Insulina = análogos de ação ultrarrápida
Lispro ou Aspart.
Aplicar 15 minutos antes do desjejum, almoço, lanche e jantar.

4ª) A mãe realizou glicemias de ponta de dedo
Ao acordar, antes das refeições e 2 horas depois, de madrugada.
Observou-se hiperglicemia (300) persistente 2 horas após o almoço, que é a refeição em que a criança come mais.
Fez-se a conta: 300 – 100 = 200; 200 ÷ 50 = 4; 0,5 × 4 = 2U.
A dose antes do almoço foi aumentada para 4U e o problema foi resolvido.

5ª) Toda a família aderia à "dieta prudente" com 5 refeições relativamente padronizadas e em horário certo.

6ª) A criança é estimulada a brincar ao ar livre – andar, bicicleta, dançar e está aprendendo natação.

7ª) A mãe está treinando a contar a quantidade de carboidrato de cada refeição.

DIABETES MELLITUS TIPO 2

O que é – doença poligênica com **hiperglicemia**.

- Deficiência parcial de insulina causada por resistência à ação da insulina e deficiência de produção de insulina pelas células beta.
  Mais frequente na idade madura.
- Agravada pela dieta hipercalórica e falta de atividade física.
  Mais frequente na idade madura.

Aumento atual de prevalência na infância, acompanhando a epidemia da obesidade.

Consequência – complicações micro e macrovasculares:

Diagnóstico – *Alerta!*

Início da puberdade (13,5 anos), sexo feminino, obeso.
Antecedente familiar de diabetes.

Acantocitose *nigricans* – pele escura e aveludada (parece pele suja que não se consegue limpar) na nuca ou axilas.

Observar: hipertensão arterial, dislipidemia, puberdade precoce e ovários policísticos.

Nesses casos todos, solicitar glicemia de jejum aos 10 anos.
Repetir de 2 em 2 anos.

Diagnóstico laboratorial – *visão crítica*

A linha de corte entre as glicemias desejáveis e as que estão relacionadas com o risco de futuras complicações decorrentes do diabetes, atualmente, são:

Glicemia de jejum > 126mg/dL
(normal ≤ 100) = **diabético.**

Glicemia entre 100 e 125: risco de se tornar diabético.

Dada a variabilidade individual, nos casos limítrofes:

Obrigatória a repetição do exame com intervalo de 2 a 6 semanas.

Se diagnóstico de diabetes: tratamento já; nos pré-diabéticos: prevenção (mudança de estilo de vida) já!

Meta – trazer o valor das glicemias para o mais próximo do normal sem hipoglicemia.

I – **Medidas básicas na prevenção e no início do tratamento**:

1. Dieta de emagrecimento – objetivo: perda de 10% do peso.
   Dar a dieta impressa.
2. Obtido esse resultado, engajar a família toda na Dieta prudente (dar a dieta impressa).

Ênfase:

Fazer 5 refeições por dia, intervalos de 4 horas, não pular a refeição da manhã.

Oferecer prato pronto, sem repetição.

Repetir alimentos cozidos, grelhados, assados, refogados ou sopas (não frituras).

Comer devagar, descansar os talhares no prato após cada bocada, nunca comer na frente da televisão.

Comer legumes, verduras, pão e cereais integrais, carne magra, frango sem pele, peixe 3 vezes por semana, frutas, leite e iogurte desnatados, queijo ricota, azeite, óleo de canola.

Evitar doces, balas, sorvetes, refrigerantes, açúcar, sucos, frituras, empanados, comidas à milanesa, salgadinhos de pacote, maionese, manteiga, frios (salsicha de peru é permitido).

Adoçantes – aspartame, stevia e principalmente sucralose; evitar xarope de glicose e frutose e sorbitol.

Retirar todos os alimentos proibidos que possam servir de tentação.

Aumento da atividade física regular.

Caminhada rápida de pelos menos 30 minutos por dia, 6 vezes por semana.

Natação, bicicleta.

II – **Se não forem obtidos resultados satisfatórios ou desde o início nos casos mais graves**:

Adicionar **droga antidiabética** – metformina.

Glifage (Merck) – comprimidos revestidos de 500mg, 850mg e 1g.

Cloridrato de metformina – comprimidos de 500 e 800 (ou 850)mg.

Iniciar com 250mg, 1 vez ao dia durante a refeição.

Ultrapassada a fase de intolerância digestiva (vômitos, diarreia).

Aumentar gradualmente até 500mg (dose mínima) ou se for necessário até o máximo de 1g 2 vezes ao dia.

Tratar por 3-6 meses.

Meta: glicemia de jejum < 100mg/dL e A1c até 7g%.

Se glicemia maior, adicionar insulina noturna (NPH ou glargina).

Tratar por 3-6 meses.

Se não for atingida a meta, adicionar bolo de correção (insulina regular ou análogo ultrarrápido) nas refeições indicadas.

Monitorar – consultas agendadas

Hipertensão arterial, dislipidemia (colesterol), transaminases, ultrassonografia do fígado, síndrome de ovários policísticos, microalbuminúria.

5. *Diabetes Insipidus*

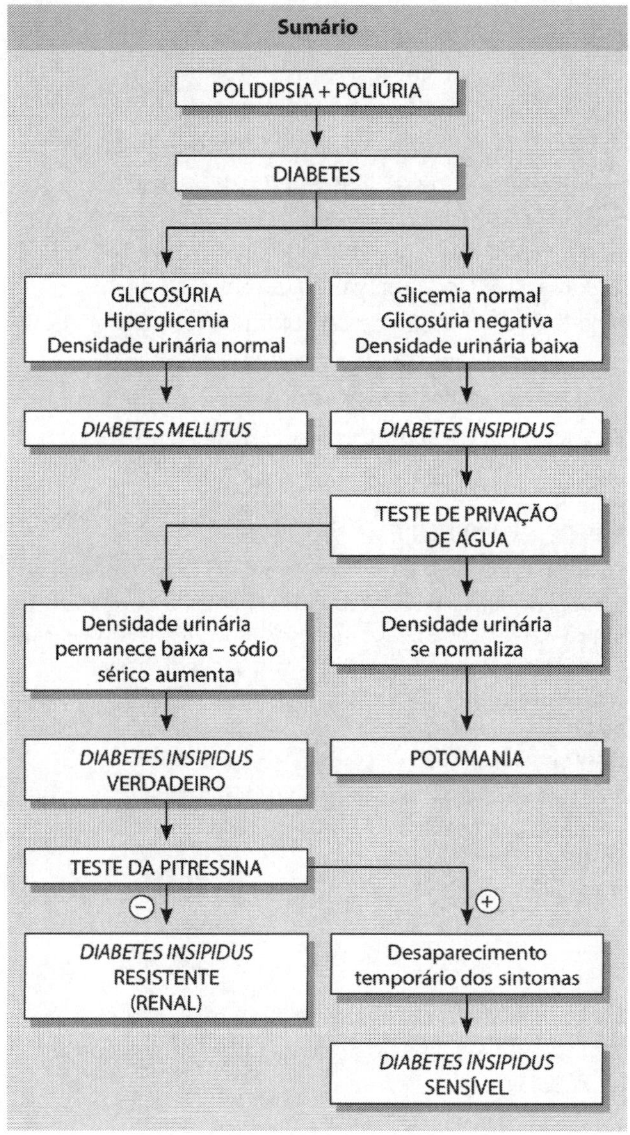

O que é – doença caracterizada por poliúria intensa com urina hipotônica, acompanhada de polidipsia compensadora; pode ser consequente a uma anormalidade na síntese e/ou secreção de hormônio antidiurético (HAD) ou resultar da falta de resposta dos túbulos renais ao HAD.

ROTEIRO DIAGNÓSTICO

1ª etapa Quando suspeitar

Síndrome **polidipsia-poliúria**

1. Aumento acentuado da diurese (poliúria) e sede intensa.
2. Sede inexplicável e nictúria com aparecimento de enurese noturna em criança que já controlava a micção.
3. Fralda continuamente molhada em lactente que prefere água, em vez de leite.

2ª etapa *Diabetes mellitus* vs. *insipidus*

Diagnóstico diferencial com *diabetes mellitus* – solicitar glicemia de jejum e exame de urina (densidade e glicosúria) (Tabela III-2).

Tabela III-2 – DIFERENCIAÇÃO DO *DIABETES MELLITUS* E *INSIPIDUS*.

	Diabetes mellitus	*Diabetes insipidus*
Densidade urinária	> 1.010	< 1.005
Glicosúria	+	–
Glicemia	> 120	Normal

3ª etapa Distúrbios hidroeletrolíticos e nefropatia

Afastar **distúrbios hidroeletrolíticos** e **nefropatia**

1. Dosagem sérica de cálcio (pesquisar hipercalcemia), potássio (pesquisar hipopotassemia), Na (hipernatremia).
2. Caracterizar **nefropatia** – a) exame de urina: tipo I; b) dosagem sérica da ureia e creatinina; c) eritrograma.

Na **nefroptise familiar** encontram-se ureia e creatinina sérica aumentadas, urina isotônica (não hipotônica) e anemia.

Lembrar a possibilidade de polidipsia, a qual pode ser psicogênica ou por lesão do centro da sede.

4ª etapa Caracterização laboratorial do *diabetes insipidus*

1. Densidade urinária (repetida em várias amostras): sempre baixa (< 1.005).
2. Sódio plasmático normal ou elevado (> 150).
3. Confirmação: teste da privação de água.

Se a urina, que é muito diluída, não se concentra com a privação de água = *diabetes insipidus*, com duas possibilidades: causa central (deficiência de HAD) ou nefrogênico.

Teste de privação de água – roteiro

Entre 7 e 8h30min – desjejum leve, líquidos à vontade.

Às 8:30 horas – pesar a criança e colher urina (determinar osmolaridade ou densidade).

Jejum com restrição hídrica total das 8h30 às 14h30min.

Às 9 horas – colheita de sangue (determinação da osmolaridade ou dosagem de sódio).

Pesar de hora em hora.

Às 14 horas – colheita de sangue (osmolaridade ou sódio).

Entre 14h30 e 15h30min – urina (osmolaridade ou densidade).

Cuidado – vigilância intensa para evitar ingestão sub-reptícia de água (distrair a criança) e para detectar aparecimento de desidratação hipertônica grave (perda de mais de 3% do peso), situação em que a prova deve ser suspensa antes das 6 horas.

Interpretação

1. Urina de osmolaridade < 300 ou densidade < 1.005, plasma com osmolaridade > 300, relação entre a osmolaridade urinária e a plasmática não excede 1,2 – sugere ***diabetes insipidus***.
2. Diminuição do volume urinário e aumento da densidade da urina (entre 1.020 e 1.030) – sugere **potomania** (psicológico): ingestão compulsiva de água.

5ª etapa Distinção entre *diabetes insipidus* por deficiência de HAD (central) *vs.* não responsividade renal (nefrogênico)

Caracterizado o *diabetes insipidus* com a prova de restrição hídrica, aplicar logo em seguida 10mcg de DDAVP intranasal. Colher urina e sangue 30 a 60min após a injeção:

1. Se houver redução do volume e aumento significativo (mais de 50%) da osmolaridade = *diabetes insipidus* pitressinossensível (DIPS), ou seja, de origem central.
2. Se não houver resposta = *diabetes insipidus* pitressinorresistente (DIPR) de causa nefrogênica.

6ª etapa Investigação do *diabetes insipidus* hipotalâmico pituitário ou central (prova da pitressina positiva = deficiência de HAD)

1. **Caracterização clínica** – início súbito da poliúria que pode atingir 10 litros por dia; como a poliúria

persiste dia e noite, ocorre nictúria que frequentemente se manifesta por enurese noturna secundária. Preferência por água gelada. Predomina nos adolescentes, sem distinção de sexo.

2. Forma **familiar** (rara) – início gradual entre os 6 meses e 6 anos; aumenta progressivamente com a idade e torna-se manifesta na adolescência.
3. Na **ausência** de uma história familiar bem definida de deficiência central de HAD, o caso é **esporádico** e pode ser **idiopático** ou secundário a processo neurológico. Como **regra**, considerar **um sinal neurológico de localização** hipotálamo-hipofisária (tumor, pós-neurocirurgia), até prova em contrário.

Conduta

1. Radiografia simples do crânio (observar sela túrcica) e tomografia computadorizada do crânio ou ressonância magnética.
2. Radiografia do esqueleto.
3. Avaliação da reserva funcional da hipófise anterior: teste do estímulo com LHRH, TRH; hipoglicemia induzida pela insulina etc.
   Importante – mesmo nos casos que resultam negativos à exploração, é indicada reavaliação periódica (tomografia) por tempo prolongado, para surpreender um tumor em casos inicialmente rotulados como idiopáticos.
4. Valorizar os dados clínicos:
   a) Sinais de hipertensão intracraniana, visão periférica prejudicada, alterações características à radiografia de crânio = tumor: (1) **craniofaringioma** é a causa mais frequente de *diabetes insipidus* em todas as idades; (2) glioma do quiasma óptico; (3) outros.
   b) Exoftalmia, xantomatose, radiografia de crânio: osteólise = histiocitose (**Hand-Schuller-Christian**).
   c) Traumatismo craniano (fratura de base) = *diabetes insipidus* **traumático** (pode ser transitório ou não). Tríade sequencial: poliúria súbita durante 3-5 dias, antidiurese por 3-5 dias, diurese persistente.
   d) Antecedente de meningoencefalite = *diabetes insipidus* como **sequela**.
   e) Leucemia, sarcoidose, Hodgkin, metástases = diabetes *insipidus* **secundário** a uma doença de base (raro na infância).
   f) Obesidade e deficiência intelectual = **síndrome de Laurence-Moon-Biedl**.

CONDUTA TERAPÊUTICA – Desmopressina

Comprimidos de 0,1mg, 3 vezes ao dia; ajustar a dose de acordo com a resposta: comprimido de 0,1 ou 0,2mg, 2 a 3 vezes ao dia.

Spray nasal (treinar o uso correto): iniciar com 1,25mcg e aumentar gradualmente para 2,5-5-10mcg, 1 ou 2 vezes ao dia.

Estratégia

Lactentes:

1. Dieta pobre em sal (leite humano, Nan, sopa sem adição de sal).
2. Se o progresso ponderal é satisfatório, sem surtos de desidratação, continuar tratamento dietético exclusivo.
3. Se a perda aquosa noturna é muito acentuada, aplicar o *spray* nasal ao deitar.
4. Se a polidipsia perturba as atividades diurnas, aplicar o *spray* também durante o dia.

Crianças e adolescente: DDAVP comprimidos; clofibrate (Atromid), 1 por dia, pode prolongar o efeito de DDAVP.

***Diabetes insipidus* nefrogênico**

1. Dieta pobre em sal (leite humano, Nan, sopa sem adição de sal) e oferta de líquidos de acordo com a sede.
2. Diuréticos (efeito paradoxal): hidroclorotiazida (Clorana 50mg) 3mg/kg/dia ou em associação com amilorida (Moduretic).
3. Se não for suficiente, acrescentar espironolactona 1,7-3,3mg/kg/dia (Aldactone = comprimidos de 25mg) divididos em 3 doses e/ou indometacina (Indocid 25mg) 2mg/kg/dia.

7ª etapa *Diabetes insipidus* NEFROGÊNICO (Prova da pitressina negativa = DIPR)

CONGÊNITO – SÍNDROME DE ULSTER

1. Incidência familiar (herança recessiva ligada ao cromossomo X), incide no sexo masculino (meninas podem apresentar formas discretas).
2. Poliúria de início precoce (desde as primeiras semanas de vida): as fraldas estão sempre encharcadas.
3. Sede intensa: a criança sedenta prefere água ao leite; é irritável (choro constante).
4. Frequentemente vomita o leite logo após a ingestão; constipação intestinal.
5. Surtos de desidratação hipertônica que podem acompanhar-se de febre e convulsão.
6. Febre prolongada de causa obscura.
7. Crescimento deficiente.
8. Deficiência intelectual (consequência da lesão cerebral pelos surtos de desidratação hipertônica).

ADQUIRIDO

1. Poliúria variável associada a algum grau de diminuição da filtração glomerular.

2. Causas: a) doença renal crônica, doença renal crônica; b) distúrbios eletrolíticos: hipocalemia, hipercalcemia; c) drogas: lítio, aceto-hexamida, tolazamida, glicurida, anfotericina, metoxifluorano, vimblastina, colchicina; d) miscelânea: anemia falciforme, amiloidose, sarcoidose, doença de Sjögren, mieloma múltiplo.

Casos ilustrativos de diabetes tipo I (juvenil)

Caso 1 – menino com 5 anos de idade, deu entrada no pronto-socorro com desidratação de 3º grau, choque, febre alta, respiração rápida e profunda. A mãe refere que há 2 meses a criança passou a emagrecer, apesar de ter bom apetite. Há 1 mês passou a urinar muito, tanto de dia como durante a noite; sentia muita sede. Há 3 dias, vômitos que se foram amiudando.

Diagnóstico – cetoacidose diabética. Choque.

Caso 2 – menina de 7 anos, há 3 dias vem apresentando perda de peso, apesar de manter bom apetite. Tornou-se indiferente, apática, com pouca vontade de brincar. Levada ao pediatra, este constatou anemia e medicou com fortificante (*sic*). Há 1 semana está bebendo muita água e urinando muito (por 2 vezes urinou na cama) e perdeu o apetite. Como o avô paterno é diabético, a mãe procurou o Serviço de Endocrinologia do Hospital, onde os exames demonstravam: glicosúria +++, cetonúria +, glicemia 320mg/dL.

Diagnóstico – *diabetes mellitus* infanto-juvenil.

Caso ilustrativo de diabetes tipo II (adolescente)

Adolescente do sexo feminino de 13 anos e meio, obesidade acentuada, família obesa e com antecedentes de diabetes; vai ao ginecologista porque tem corrimento e vagina inflamada; na nuca e nas axilas, a pele é grossa e escura, parecendo sujeira. Glicosúria negativa. Glicemia de jejum 128 e 2 horas após o almoço 210.

Caso ilustrativo de *diabetes insipidus*

Menino de 7 meses, vomitador, ganho de peso não totalmente satisfatório. Radiografia mostrou refluxo gastroesofágico. Conversando com a mãe, observamos que os vômitos eram causados por excesso de líquido que a criança ingeria (ele preferia água e chá ao leite); urina abundante e clara (densidade 1.001). Toda a família levanta durante a noite para urinar. Um primo mais velho teve febre prolongada e convulsões frequentes que provocaram atraso de desenvolvimento intelectual.

Diagnóstico – *diabetes insipidus* nefrogênico.

SEÇÃO IV

Os Distúrbios de Comportamento e de Aprendizado

coordenadora **Cecília Gross**
consultores em saúde mental **Eric Schussel. Verônica Cavalcanti Schussel. Paulo Cesar Koch Nogueira** (enurese)

Existe elevada frequência de distúrbios de conduta em pré-escolares e escolares e a maioria deles decorre não de psicopatologia real, mas sim de uma "falta de ajustamento" entre as necessidades de uma criança em particular e o modo de resposta de seus pais. São particularmente vulneráveis as crianças cujos pais têm ansiedade permanente e infundada sobre a saúde do seu filho.

Daí a importância de técnicas de intervenção rápida, tais como a modificação de conduta (Pediatria Comportamental), o que não significa que, nos casos graves com distúrbios graves da dinâmica familiar e depressão evidente, a criança e sua família deixem de ser encaminhadas ao psiquiatra infantil. Saliente-se que, mesmo nesses casos, a orientação comportamental, a cargo do pediatra, continua sendo uma parte importante do tratamento.

HOMENAGEM

Prof. Pedro de Alcantara (FMUSP) pioneiro do enfoque na saúde (higiene) mental da criança.
Dra. Dulce Machado. Dra. Anélia do Bem Barroca. Dr. Osvaldo Dante Milton Di Loreto

Primeira Parte

PROBLEMAS DO COMPORTAMENTO

O **pediatra** deve transmitir aos pais **interesse** não só na parte física, mas também em prevenir e discutir os **problemas de comportamento** de seus clientes.

Modos de abordar o assunto:

1. Dizer que a Pediatria moderna se preocupa não somente com o bem-estar físico da criança, mas também com seu crescimento e desenvolvimento e como a criança se comporta e se relaciona com a família e seus amigos.
2. "Em minha experiência, os pais das crianças da idade do Joãozinho frequentemente se preocupam a respeito de **disciplina**. Eu gostaria de saber se vocês têm alguma dúvida ou preocupação acerca do comportamento dele."

Informar previamente aos pais as **características típicas de cada grupo etário** e que possam causar estranheza, ressaltando que o desenvolvimento se processa em ziguezague, com alternância de períodos de equilíbrio (em que a criança se mostra tranquila e segura) com períodos de desequilíbrio (criança irrequieta, perturbada).

Queixa de comportamento/pediatra

1. **Anamnese ampliada**
   - Inclui condições da família, relacionamento familiar, temperamento.
   - *Família* – condições: equilíbrio, expectativas, conflitos, angústia gerada pela doença
   - (é proporcional?), medos, necessidades.
   - *Temperamento* – humor, personalidade, relacionamentos, distúrbios.
   - Desenvolvimento neuropsicomotor.
   - Linguagem – comunicação, gagueira.
   - Atividades lúdicas (brincar) e sociais.
   - Frequência à escolinha.
   - Disciplina: métodos, coerência, permissividade, punição, interferência de outras pessoas.
2. **Identificação do problema**
   Focalizar o problema/queixa.
3. **Quantificação do problema**
   Anotar (marcar) quantas vezes o comportamento é repetido em determinado espaço de tempo.
   Serve como ponto de partida, mas já é terapêutico (conscientização).

Problemas de comportamento das crianças (6 a 11 anos)

Para ser preenchido pela mãe

Nome da criança ____________________

Idade ____________ Sexo ____________

Anote:

A) Nunca (não se aplica a meu filho)

B) Às vezes (se aplica às vezes)

C) Frequentemente (aplica-se com certeza)

1. Agitado, não para quieto, sempre correndo, incapaz de ficar sentado quieto e de se concentrar ( )
2. Prefere ficar sozinho a maior parte do tempo, solitário ( )
3. Em festinhas é inibido, recusa participar ( )
4. Exageradamente preocupado ( )
5. Irritável, zangado, raivoso, birrento, perde facilmente o controle ( )
6. É muito arreliento, brigão, provoca as outras crianças ( )
7. Destrói suas próprias coisas e a dos outros ( )
8. Arrisca-se sem necessidade e frequentemente acaba se machucando ( )
9. Tem medo de enfrentar situações novas ( )
10. É triste, enfossado, sente-se infeliz ( )
11. Tem tiques no rosto ou no corpo ( )
12. Chupa dedo ou rói unha ( )
13. Vive se queixando de dores ( )
14. Exageradamente desobediente ( )
15. Mente exageradamente ( )
16. Pouco interesse em amigos, não é muito apreciado por outras crianças ( )
17. Obsessivo: quer tudo em ordem e muito limpo ( )
18. Vive sonhando acordado, distraído ( )
19. É muito infantil para sua idade ( )
20. Gagueja muito ou outra dificuldade de fala ( )
21. Furta coisas ( )
22. Tem problemas de sono ( )
23. Tem problemas sérios de alimentação ( )
24. Cabula as aulas, falta muito à escola ( )
25. Tem pouco interesse na escola, já repetiu o ano escolar ( )
26. Tem problemas com professores ( )
27. Algum outro problema de comportamento? ( )

4. Estímulo discriminativo – **pista**
   Verificar quais são as circunstâncias que favorecem esse comportamento e procurar afastá-las ou controlá-las.
5. Estabelecer **metas realistas**
   Abolição ou apenas redução do comportamento? Modificá-lo?
6. Programar **etapas** progressivas, monitorá-las.
7. Determinar o **reforço positivo**
   Condizente com a idade da criança e com a etapa vencida.
   Com a melhora, programar reforços de "consolidação".

Januz Korczak que dirigia um orfanato pobre (1940) atendia reservadamente um menino violento e propunha uma "aposta" (meta): "você vai se esforçar para socar não mais que um menino por dia e não com muita força".
E estabelecia uma recompensa.

Sinais de alarme para problemas socioemocionais (do inglês, *red flags*)

6 meses – falta de sorriso social/expressões de alegria.

9 meses – falta de reciprocidade, exemplo: expressões faciais, vocalização.

1 ano – não responde ao nome quando chamada, falta de balbucio, falta de gestos recíprocos – procurar, acenar.

18 meses – falta de jogos "faz de conta" simples, falta de linguagem falada/combinação de gestos.

24 meses – falta de frases com 2 palavras.

Qualquer idade – perda de habilidades previamente adquiridas.

1. O Bebê que Chora Muito

As CÓLICAS (típicas) dos 3 meses

Caso – lactente de 45 dias, saudável, leite materno exclusivo; desde 21 dias de vida: 5 a 6 vezes por semana tem cólicas:

- das 19-23h: choro forte, se espreme, nada consegue acalmá-lo, quer mamar "a toda hora".
  Depois das 23h dorme durante 4-5 horas.

Raciocínio 1 – é **cólica**, se:

- choro inexplicado, súbito, breves pausas;
- faz careta de dor, estica-encolhe; inconsolável;
- a barriga fica dura; fica vermelho;
- eliminação de gases causa alívio temporário.

Raciocínio 2 – é cólica **no** lactente – ocorre no bebê.

Raciocínio 3 – é **cólica dos 3 meses**, segue a **regra dos 3** de Wessel:

- início: 3 semanas de vida;
- duração: ≥ 3 horas (horário fixo 19-23h);
- pelo menos 3 vezes por semana;
- vai piorando – pico com 6 (= 3 × 2) semanas;
- duração mínima de 3 semanas;
- vai até os 3 meses (depois vai desaparecendo).

Orientação aos pais

1. Explicar aos pais, tranquilizar. Manter a calma.
2. Ambiente tranquilo; música suave.
3. Massagem abdominal:
   - Fazer movimento de rotação na barriga (no sentido horário).
   - Fletir repetidamente (ajuda a eliminar os gases) as pernas do bebê até os joelhos comprimirem a barriguinha.
   - Compressas mornas na barriga do bebê.
   - Leve o bebê ao colo, na posição de bruços, apoiando a barriga dele com a sua mão.
   - Coloque o bebê deitado de bruços sobre sua barriga ou peito.
   - Um banho morno pode ser útil.

2. Choro Persistente do Bebê O "bebê chorão"

Identificar as cólicas **atípicas** que merecem investigação

1. Recém-nascido de menos de 15 dias de vida, chorão, quer mamar o tempo todo ou luta contra o peito; não recuperou o peso de nascimento, ganha menos de 18g por dia.

Não é cólica; é **fome** até prova em contrário.
Mamada ao peito ineficiente – ingestão insuficiente de leite por pega incorreta da mama.

Conduta: correção da técnica da mamada; no início complementar as mamadas com leite ordenhado do que sobrou no peito e ministrado com copinho.
Controle ponderal a intervalos de poucos dias.

2. **Bebê chorão – mamadas nervosas**
O bebê larga repetidamente o peito ou bico, joga-se para trás arqueando a coluna, chora, pode regurgitar um pouco de leite. Nas mamadas noturnas ou quando levemente adormecido, mama bem.
Curva ponderal dentro dos limites normais.
Está ligado à ansiedade perinatal da família e depressão pós-parto da mãe.
Orientação: manter ambiente calmo sem ruídos e sem luz forte. Acalmar o bebê antes de colocá-lo para ma-

mar. Enfaixar firmemente o bebê pode ser útil. Chupeta ortodôntica nos momentos críticos pode ser tentada.

Conduta (dar à mãe por escrito):

Conduta sequencial

1. Pegar o bebê imediatamente no colo.
2. Verificar se o bebê não está excessivamente agasalhado ou com frio.
3. Trocar a fralda se estiver suja.
4. É fome? Se tiver decorrido mais de 2 horas depois da última mamadeira ou 1 hora após a última mamada no peito, oferecer nova mamada. Deixar arrotar.
5. Ajudar o bebê a encontrar seu polegar e chupar o dedo (não, isso não vicia o bebê a chupar o dedo). Se o bebê já tiver mais de 2 semanas (e com a amamentação ao seio bem estabelecida), pode-se dar uma chupeta ortodôntica (retirar logo depois que ele acalmar).
6. Ligar uma música suave.
7. Sentar em uma cadeira de balanço com o bebê no colo ou embalá-lo suavemente.
8. Durante o período das cólicas (19-23h), se for leite de peito dar de mamar com intervalos curtos (1 hora ou menos); extrair previamente um pouco de leite de cada seio e deixar o bebê esgotar o 1º seio antes de passar para o 2º (assim, ele receberá uma quantidade menor de lactose e tomará um leite mais gordo). Não, o bebê não vai se acostumar a ficar só no peito; passado o horário da cólica, ele faz um intervalo noturno mais longo.
9. Se continuar a chorar, andar com o bebê bem aconchegado no colo durante 20 minutos.
10. Colocá-lo de bruços, no colo dos pais, durante 5 minutos.
11. Colocá-lo no berço, mantendo a mão da mãe apoiada no corpo do bebê por 5 minutos. Pode-se colocar uma fralda quente ou uma bolsa de água quente na barriga do bebê.
12. Em seguida, deixá-lo em um ambiente tranquilo e deixar chorar. Se o bebê permanecer chorando por mais de 20 minutos, repetir a sequência desde o início.

Uso do probiótico *Lactobacillus reuteri* tem sido recomendado.

Colóquio – tem havido exagero no diagnóstico de refluxo e abuso de drogas antirrefluxo, que não são indicadas nem inócuas.

3. **Bebê chorão regurgitador e ganho ponderal não satisfatório**

Considerar **refluxo gastroesofágico doença** (DRGE).

Convém solicitar sangue oculto e dosagem de alfa-1-antitripsina nas fezes.

Publicações recentes associam essa DRGE com **alergia à proteína do leite de vaca**.

- Se for leite materno – suspender totalmente o leite de vaca, derivados e alimentos industrializados que contêm leite, da dieta da mãe.
- Se for leite de vaca ou fórmula infantil – substituir por fórmula extensamente hidrolisada (Alfaré, Nutramigen, Pregomin, Althéra, Aptamil pepti).
- Observação atenta: anotar o comportamento do bebê durante 1 a 2 semanas.
  - Se houver melhora evidente, manter por 2 meses. Depois fazer o teste de reintrodução.
  - Se não houver melhora após 2 semanas, voltar ao aleitamento habitual e prescrever ranitidina ou omeprazol (dose máxima) e observar durante 2 semanas.
  - Se não houver melhora: suspender. Provável **hiperexcitabilidade do lactente**.
  - Se houver nítida melhora, manter durante 2 meses e depois suspender e observar.

Colóquio – atualmente é frequente o uso prolongado e indevido de medicamentos para refluxo; lembrar que esses remédios não são inócuos e que seu uso prolongado é, na grande maioria das vezes, inútil.

4. O bebê é chorão, abatido, má aceitação alimentar, curva ponderal insatisfatória, febrícula.

Estado infeccioso – **infecção urinária**. Solicitar exame de urina, sedimento, bacterioscópico e cultura.

3. A Birra
A criança birrenta

A criança de **1-3 anos** tem sérios problemas decorrentes de sua etapa de desenvolvimento:

a) problemas de aprendizado, especialmente quanto ao comportamento social;
b) quer ser independente e fazer coisas para as quais não tem a habilidade necessária; ainda não aprendeu a resolver seus problemas e ainda assim quer fazer suas próprias escolhas; a criança testa as regras e limites impostos pelos pais;
c) problemas de comunicação – a criança não conhece as palavras para expressar seus sentimentos e necessidades e não entende os pais;
d) limitação por questão de segurança.

Nessa idade, a criança não lida bem com seus desapontamentos e expressa sua frustração e raiva por meio da birra. Algumas crises são para chamar a atenção, outras são forma de protesto.

Caracterização – começa a choramingar ou chorar para chamar a atenção, faz caretas, mostra a língua, bate os pés, bate na parede e portas, quebra objetos e pode perder o fôlego.

Crises graves – agressão aos pais ou a outras pessoas; atira coisas perigosamente; crises fortes e prolongadas em lugares públicos.

Conduta – crises **moderadas** devem ser ignoradas. Nas crises **graves**, retirar a criança da cena da crise e levá-la a outro local, eventualmente um dos pais pode permanecer junto sem dar atenção direta à criança.

Os pais devem manter a calma; não gritar, não tentar acalmá-la, nunca espancá-la; não oferecer recompensas; não voltar atrás, não puni-la por isso.

Conduta nas crises moderadas

Manter a calma.

Ignorar (não dar atenção).

Criança repete aquilo que a gente chama atenção.

Não gritar, não espancar, não punir.

Conduta nas crises graves

Dizer com firmeza ("não faça isso!").

Retirar a criança da cena da crise para outro local isolado (por 1 minuto/cada ano de idade), eventualmente um dos pais pode permanecer junto sem dar atenção direta.

Encerrado o prazo, retirar a criança sem comentários.

Como prevenir as crises

Os pais não podem evitar totalmente as crises mas podem diminuí-las se tiverem expectativas razoáveis.

1. Economizar os "não pode"
   Reservar para coisas importantes relacionadas à segurança.
2. Estabelecer regras claras lógicas = coerência
3. Ser delicado mas firme.
4. Reagir sempre igual todas as vezes que a criança quebrar uma regra = consistência.
5. Não demonstrar culpa se precisar dizer "não" à criança.

Outras maneiras de ajudar a criança

- Colocar objetos frágeis ou caros longe do alcance da criança.
- Evitar visitas e passeios muito longos.
- Ajudar a criança a realizar tarefas que ela não gosta, fazendo de conta que é brincadeira.
- Permitir escolhas limitadas.
- Oferecer atividades alternativas em relação às que são proibidas.
- Manter o senso de humor.
- Não esperar que a criança seja perfeita – ela fica zangada quando os adultos esperam que ela entenda um mundo que já é confuso para todos nós.

Quando encaminhar ao psicólogo

1. Crises muito intensas, muito prolongadas ou exageradamente frequentes.
2. Crises graves: agressão aos cuidadores, destruição de objetos, autoferimentos.
3. Incapacidade de se acalmar sozinhas (precisam de intervenção externa).
4. Mau humor persistente, baixa autoestima, depressão.
5. Regressão no desenvolvimento.
6. Persiste sem melhora após os 4 anos.

Conclusão – quase todas as crianças têm birra entre 1 e 3 anos de idade. Assim, elas devem ser esperadas e consideradas **normais** nessa etapa do desenvolvimento. As crianças que têm birra não são "más" nem malcriadas. Elas precisam de ajuda e compreensão dos pais e do pediatra.

4. Ciúmes
É bom ou ruim?
É normal ou anormal?

A resposta é complexa e o que vai ser aqui apresentado é a visão do pediatra-psicanalista Winnicott:

Ciúme é normal e saudável.

Só quem não tem capacidade de amar é que não sente ciúmes. Ciúme pode ser considerado uma aquisição no desenvolvimento da criança e indica capacidade de amar. A base do ciúme é a relação com a mãe; com o tempo pode incluir o pai. Mas, no início, o ciúme está relacionado com a mãe e centrado na alimentação.

QUANDO *COMEÇA* O CIÚME NA CRIANÇA?

Pode ser detectado aos **15 meses** de idade, às vezes um pouco antes, mas não muito antes, e representa "crescimento emocional".

Ciúme tem certa ligação com inveja e possessão. Ele se desenvolve em etapas sequenciais:

1ª etapa mãe e bebê formam um todo indivisível, isto é, a mãe faz parte do bebê (faz parte do *self* do bebê).

2ª etapa o bebê já entende que a mãe chega a ele vinda de fora. Pensamento do bebê: "eu tenho a melhor mãe" ("possessão" garantida).

3ª etapa o bebê conscientiza-se de que a mãe "pode não vir"; reconhece que a mãe não pertence só a ele. Pensamento do bebê: "eu tenho a melhor mãe... e eu a quero" (defesa da possessão).

4ª etapa medo de perder a pessoa amada: ciúmes. A criança odeia qualquer coisa que solicite a atenção da mãe – inveja.

5ª etapa a criança esforça-se para recuperar a posição perdida. Isso pode levar à regressão ("quer ser nenê de novo").

Assim, a possessão vem antes e o ciúme vem depois.

QUAL É A *EVOLUÇÃO* DO CIÚME?

A criança com ciúmes está em estado de conflito agudo: experimenta concomitantemente amor e ódio, e sente-se péssima. No início, a criança até acha bonito ver o irmãozinho sendo cuidado e amamentado pela mãe.
Gradualmente, a criança percebe que é o "outro" que está lá e o amor da mãe lhe provoca raiva do bebê, da mãe, de tudo. Uma parte dessa raiva expressa-se em gritos, em chutar, bater. Na imaginação, tudo é quebrado, destruído.
O que a criança descobre depois é que o bebê, a mãe e o mundo sobrevivem. Representa um desenvolvimento da criança o reconhecer essa sobrevivência. É mais uma maneira de a criança começar a separar a fantasia da realidade. O mundo não foi destruído, mas sobrevive mesmo que a atitude da mãe não tenha mudado. Desse modo, é seguro odiar e destruir na imaginação. Em algumas semanas, o ciúme estabiliza-se em experiência de amor complicado com ideia de destruição, o que causa tristeza junto com uma certa preocupação com o bebê (o que não impede outro súbito ataque de ciúmes). Aos poucos se desenvolve senso de responsabilidade. Ciúme pode desenvolver-se para uma rivalidade sadia.

Os adultos com real temperamento ciumento são aqueles que tiveram motivo para ciúmes mas não puderam extravasar sua raiva e agressividade no momento certo e em um ambiente compreensivo e afetuoso.

PERANTE A MANIFESTAÇÃO DE CIÚMES

1. Compreender o que a criança está sentindo (empatia).
2. Verbalizar para a criança:

"Eu compreendo por que você está fazendo isso, você quer atenção e agora nós estamos cuidando de seu irmãozinho. Nós gostamos muito de você, você é o homenzinho da casa, mas você não pode fazer isso..." "Vamos ver o que podemos fazer? Enquanto a mamãe dá de mamar para o bebê, você fica aqui ao lado, e eu leio o livro para você."

5. Masturbação

Caso ilustrativo

Menina de 10 anos tem apresentado episódios de vermelhidão, seguidos de palidez, sudorese e sensação de fraqueza, abandono. Foi encaminhada para investigação de uma possível síndrome carcinoide! (Nos EUA, 1996). Diagnóstico: **masturbação.**

O que é MASTURBAÇÃO – automanipulação rítmica da área genital acompanhada por uma excitação crescente até chegar a uma espécie de orgasmo.
É uma atividade normal que faz parte da autodescoberta e da associação da estimulação dos genitais com sensações agradáveis. Uma vez descoberta, ela pode ser continuada e costuma ser mais frequente em épocas de tensão, estresse, tédio, monotonia ou para induzir ao sono.
A masturbação já foi uma preocupação enorme e considerada um problema sério.
A tendência atual é simplesmente considerá-la normal. O pediatra precisa estar preparado para responder, *com* segurança, a indagação dos pais.

Meu filho se masturba – isso é NORMAL?

Normal

- ocasional;
- discreto, privado;
- não impede outras atividades ou brincadeiras (nem substitui outras atividades);
- não ocasiona alterações físicas;
- apenas estimulação da genitália.

Necessita de investigação

- frequente, compulsiva;
- não há o cuidado de privacidade;
- produz irritação dos genitais;
- envolve penetração dos orifícios genitais;
- inclui práticas bizarras ou rituais.

Orientação aos pais nos casos de masturbação excessiva

1. Distrair com brinquedos que podem ser manuseados – giz, massa de modelar.
2. Instigação de comportamentos incompatíveis (chamar para fazer algo).

3. Reforço comportamental adequado (cartaz com estrelinhas, elogios).
4. Eventualmente *time-out*, ou seja, retirar a criança para um lugar monótono (2 a 5 minutos).

Atenção e elogios a todos os outros bons comportamentos.

6. *"Meu Filho Não Come"* Distúrbio do apetite Dificuldades alimentares

A fome é resposta natural, inata, genética para satisfazer as necessidades do organismo. Essa resposta deve ser satisfeita por ingestão adequada de alimentos controlada pela saciedade. Essa ingestão é regulada pelo apetite, que é sujeita a treinamento e distorções.

"MEU FILHO NÃO COME" – SEQUÊNCIA DE INVESTIGAÇÃO

"A quantidade de alimento que a criança deve receber **normalmente** é aquela que proporciona um **crescimento satisfatório** (satisfaz as necessidades do organismo) e **satisfaz a vontade** (prazer) de se alimentar (necessidade psíquica)". A dieta normal e a quantidade de alimentos mudam de acordo com a etapa do desenvolvimento (fases de crescimento acelerado ou lento) e, portanto, com a idade da criança. Nas fases de crescimento lento, em que a criança se apresenta "espigada" (aparentemente magrinha), como no 2º ano de vida e na fase pré-escolar, os pais se assustam, originando a ideia de que "meu filho precisa comer mais". Isso leva, inicialmente, ao alimente com agrado, depois com insistência e até à força, com consequências emocionais para a criança, mãe e família.

1ª etapa Anorexia *vs.* falsa anorexia

Baseando-se na quantidade de alimento que a criança aceita espontaneamente:

- É insuficiente para seu crescimento normal = anorexia.
- Proporciona crescimento normal, mas a criança não come o que os pais querem = **pseudoanorexia**.

2ª etapa Avaliação da criança

1. Impressão geral: observar aspecto, atividade, disposição, vivacidade.
2. Pesar e medir.
3. Conferir no gráfico de crescimento.

Se houver medidas anteriores disponíveis, verificar a curva.

3ª etapa Anamnese alimentar

História completa, detalhada e dirigida de alimentação. "Conte-me o que seu filho come em um dia normal". "Começamos pela refeição da manhã... a que horas ele acorda?" Não aceite: "ele não come", "ele não gosta", nem informações gerais ("toma mamadeira").

"O que tem nessa mamadeira?" perguntar sobre gulodices e "tranqueiras".

Perguntar: "Você insiste para que a criança aceite alimento?" "Como você faz isso?" "Você dá comida com ela dormindo?" Durante a entrevista, ir **anotando** em uma folha todos os alimentos, suas quantidades aproximadas e horário das refeições.

Durante a conversa, observar a atividade e o comportamento da criança (inclusive suas intervenções) e a atitude dos pais.

4ª etapa Fase de crescimento

Identificar (pela idade) as crianças que estão em fase de pouca necessidade de alimentos: 2º ano de vida e pré-escolares. Exame físico completo.

5ª etapa Fases críticas para recusa alimentar

1. **6 meses**: passagem do leite de peito/mamadeira para papinha
   Conduta: aumentar a fome:
   - reduzir o leite, aumentar o intervalo;
   - *insistir* para a criança *provar* e aumentar gradualmente.
2. **1 ano:** passagem para a alimentação da família
   Meta: adotar a dieta da família sem seus defeitos.
   Dificuldades naturais e suas consequências:
   - fase de redução das necessidades alimentares → redução do apetite;
   - interesse crescente no ambiente → preferência por brincar;
   - atenção limitada a tempo curto → interrompe precocemente a refeição.
3. **2 anos** – "os terríveis 2"

Egocêntrica;
independência (testa limites) × agarrada aos pais.
Dificuldades alimentares.

6ª etapa Existe causa orgânica para a anorexia?

Considere **sinal vermelho** (alarme!): diarreia crônica, vômitos frequentes, febres repetidas, desenvolvimento anormal. Investigue. Considere doença celíaca (peça antitransglutaminase), anemia (peça hemograma, ferritina), VHS (infecção/inflamação).

7ª etapa Apetite limitado sem causa orgânica

1. Criança **normal** que come pouco, o suficiente para seu bom estado nutricional e crescimento adequado.
   Risco: a ansiedade dos pais pode levar a contraproducentes métodos coercitivos.
2. Criança **vigorosa** com pouco interesse na comida.
   Criança muito esperta e ativa, mais interessada em suas atividades que na comida; satisfaz-se rapidamente e se distrai da comida.
3. Aceitação alimentar **seletiva** *(picky eater)*.
   Resiste à introdução de alimentos novos (neofobia alimentar persistente); recusa determinados alimentos por causa de sua aparência, cor, textura, sabor, cheiro.

8ª etapa Correlacionar a queixa com o problema

Nas crianças com **apetite limitado sem causa orgânica**, a análise da **queixa** (**Q**) e o resultado da investigação **diagnóstica** (**D**) permitem a identificação de 5 casos, com algumas variantes, e a adoção de **condutas** definidas.

Premissa: o comportamento dos pais pode modelar o estilo alimentar dos filhos.

1. Insistir, agradar, forçar para comer pode ter efeito imediato para aceitação maior de alimentos mas a longo prazo leva à oposição, o que reduz a aceitação.
2. "Termine o que está no prato".

Exigir que a criança coma mais do que necessita, acarreta:

- perda do autocontrole;
- distorção da percepção de fome/saciedade;

Consequências:

- não aceitar alimentos mesmo com fome;
- aceitar mais do que necessita
  – caminho para a obesidade.

9ª etapa Casos característicos

Caso 1 – lactente com dificuldade para aceitação alimentar.

Fases críticas para recusa alimentar.

Conduta útil na criança que recusa comida habitualmente:

1º) com atitude calma e otimista, tentar dar comida por 3min;
2º) descansar; retirar babador, tirar do cadeirão 3min;
3º) reiniciar (babador, cadeirão) como se nada tivesse acontecido, 4min;
4º) descansar 4min;
5º) reiniciar 4min;
6º) descansar 5min;
7º) reiniciar 5min; encerrar depois de 25min.

- No caso de recusa alimentar inicial (**neofobia alimentar**):

Não troque de imediato o alimento recusado.

Insista para que a criança prove um pouquinho (pedacinho) do alimento novo. Aumente um pouquinho a cada dia.

Geralmente são necessárias 10 a 15 exposições ao alimento novo para que a criança passe a aceitá-lo.

Vale colocar um adesivo na borda do prato para cada porção aceita.

Alternativa – ministrar, no mesmo prato, um alimento que a criança goste e um pouquinho do alimento novo; este vai ser aumentado progressivamente.

Caso 2 – "meu filho **não come nada**"

Q: **"Meu filho não come nada".**
D: Dieta **normal** para a fase de crescimento lento (necessidades limitadas).

Conduta

1. **Anotar**, em uma folha, todos os alimentos que a criança come habitualmente, quantidade aproximada e horário. Uma ideia válida é perguntar detalhadamente o que a criança comeu ontem (desde que "ontem" tenha sido um dia típico).
   Mostrar aos pais que os alimentos apontados contêm nutrientes.
2. **Anotar no gráfico** e mostrar que o crescimento da criança está dentro dos limites da normalidade e principalmente que a **curva de crescimento** é adequada para aquela criança (vale especialmente para as crianças constitucionalmente miúdas que preocupam mais).
   Comparar com o tipo constitucional dos pais.
3. Valorizar o **desenvolvimento** (normal) e o comportamento (criança ativa, esperta, inteligente).
4. Valorizar, junto aos pais, a boa saúde da criança (quase não fica doente ou só tem doenças banais).
   Tranquilizar e insistir para que sejam evitadas atitudes paternas que possam causar anorexia neuropática. Aconselhar a evitar excesso de gulodices nos intervalos das refeições. Reforço positivo (elogio) pelo bom desempenho à mesa. Entretanto, muitas vezes as coisas não são tão simples. Se considerarmos a pouca necessidade de alimentos dessa fase, o grande interesse que a criança tem pelo ambiente e sua intensa atividade e se somarmos a existência de alguns distúrbios de comportamento (o que já está ocorrendo quando os pais vêm ao médico com essa queixa), a dieta da criança, muito frequentemente, padecerá de uma ou mais das seguintes deficiências (que podem ser detectadas pela anamnese detalhada e exame físico):

Deficiência energética (calórica)

Conduta

1. Aumentar a **densidade calórica** dos alimentos que a criança aceita. Como fazer isso? Adicionar gordura (1g = 9cal; açúcar 1g = 4cal); creme de leite (no leite, iogurte, frutas), óleo/azeite (adicionar às refeições na hora de servir), manteiga.
2. Acrescentar um lanche no meio da manhã ou da tarde ou ao deitar.
   a) **Deficiência de vitamina C** – acrescentar um copo de suco de fruta ácida (laranja, maracujá, acerola, caju). "Mas meu filho não aceita de jeito nenhum". Então, 10 gotas diárias de vitamina C resolvem o caso.
   b) **Deficiência de vitamina A** – incluir alface (folhas verdes-escura), manga, mamão, goiaba, cenoura.
   c) **Deficiência de fibras vegetais** – recomendar pipoca; germe de trigo tostado no iogurte.
   d) **Deficiência de ferro** (gema não é boa fonte de Fe) – procurar aumentar o consumo de carne, feijão, frutas secas, castanha-do-pará.

A deficiência de ferro é muito comum e contribui para a redução do apetite; a hemoglobina pode estar normal (no limite inferior), mas a ferritina (que reflete os depósitos de Fe) apresenta-se diminuída.
Valorizar a anisocitose (RDW aumentado).

A administração de **Fe medicamentoso** (exemplo: Noripurum), nesses casos, costuma aumentar o apetite.

Nos casos indicados, administração de **zinco** (quelato de zinco 1mg/kg) melhora a aceitação das refeições de sal. Nos casos de deficiências múltiplas, pode estar indicado um produto que os contenha (exemplo: Teragran, Clusivol, Pediasure, Nutren).

É importante advertir a mãe de que se trata de um complemento e não de um "remédio para abrir o apetite".

__Caso 3__

Q: "Meu filho **não come nada, nada, nada, nada, nada.**

D: Anorexia seletiva – **dieta láctea quase exclusiva.**

Nesses casos, a mãe costuma omitir, na sua queixa inicial, que a criança toma quantidade excessiva de leite. O que ela intimamente deseja é que seu filho continue a receber grandes quantidades de leite e que o pediatra receite um remédio que melhore o apetite para os outros alimentos.

Na **seletividade alimentar**, a recusa pode estar associada a características sensoriais como cheiro, textura, consistência. A aversão pode ser só a alguns alimentos como frutas e verduras ou ser extensa, compreendendo grupos alimentares importantes.

Conduta – existem **2 variantes**:

a) O caso **não é muito sério** – a ingestão de leite não é tão exagerada e a criança chega a receber outros alimentos. **Discutir** com os pais: (1) deixar como está; se necessário, complemento de vitaminas e Fe; (2) fazer a correção da dieta (se os pais estão dispostos!) – ver item seguinte.

b) O caso é uma distorção **grave** (dieta láctea praticamente exclusiva) e dada em mamadeira (em pré-escolar). **Conduta**: restrição do leite; retirar as mamadeiras durante o dia (deixar as da manhã e as da noite). Administrar ferro (convém solicitar eritrograma) e eventualmente complemento vitamínico. A restrição do leite e a correção da deficiência de ferro melhoram o apetite.

Na **seletividade alimentar** importante, indica-se o uso de suplementos nutricionais.

__Caso 4__

Q: "Meu filho **só come porcaria/tranqueiras"**.

D: Alimentação **"não ortodoxa"**.

A análise do conjunto dos alimentos ingeridos em um dia revela:

1ª variante – a dieta contém todos os nutrientes e é caloricamente suficiente = dieta normal (embora "não "ortodoxa", isto é, o que a criança come a mãe não considera "alimento"). Conduta: explicar à mãe, tranquilizar.

2ª variante – a dieta é deficiente em alguns nutrientes. Conduta: semelhante à do Caso 1.

__Caso 5__

Q: "Meu filho **não come**.

D: Anorexia verdadeira.

Criança, com seu instinto da fome adormecido, perdeu a "alegria *de comer*".

1ª variante – crescimento prejudicado (deficiência de nutrientes e de energia).

2ª variante – a criança recebe grande parte de suas necessidades alimentares de maneira quase involuntária – **dormindo!** A **conduta** a seguir vale, a rigor, também para todos os casos discutidos anteriormente. O que difere é o rigor (severidade) de sua aplicação. Complementar com ferro e/ou polivitamínicos.

a) Adormecimento do instinto da fome – despertar o apetite
   → deixar passar fome.
b) Perda da alegria de comer – recuperar esse prazer
   → respeitar as preferências.

Quando se fala em deixar "passar fome", as mães reagem: "Mas eu já fiz isso, deixei ele sem comer por 6 horas!" A diferença é que foi feita em momento de raiva ou desespero, sem planejamento e por tempo insuficiente.

Conduta

1. Afastar causas orgânicas.
2. Reduzir a tensão e a ansiedade da família: explicar, tranquilizar, transmitir confiança (vale até mostrar este texto aos pais).
3. **Despertar a fome.**
   1º) Deixar passar 1 dia só com água e suco – à vontade.
   2º) Iniciar alimentação com pequenas quantidades (metade do que a criança provavelmente aceitaria). Nas primeiras vezes, se a criança pedir mais, recusar delicada e firmemente.
   3º) Colocar essa pequena quantidade em um prato normal.
   4º) Horário adequado das refeições.
   5º) Nos intervalos só água e suco, à vontade.
   6º) Aumento gradual da quantidade (repetir só com expressa solicitação da criança).
4. **Recuperar o prazer de comer**
   1º) Fazer com a mãe e a própria criança (paciência e persistência) uma lista do que "a criança gosta" (é impressionante o número de alimentos que se consegue extrair da criança "que não gosta de nada"). Com esses alimentos, geralmente pouco usuais (pode incluir chocolate, pudim, biscoito, pipoca, amendoim, pastel, leite em pó sem adição de água...), montar um cardápio para todas as refeições do dia.
   2º) Daquilo que foi colocado, a criança come se quiser e quanto quiser; não insistir (ver parágrafo 2º do item 3). Mas só pode comer no próximo horário de refeição (água e suco são permitidos).
   3º) Ambiente agradável à mesa, elogiar a criança enquanto está comendo; não fazer admoestações.
   4º) Elogiar a criança por aquilo que ela comer. Fazer "fofocas" positivas contando ao pai na presença da criança. Levar a criança para medir (sempre no mesmo lugar) e frisar que está crescendo; "comparar" com a altura do pai ou da mãe e constatar como "está progredindo". Usar um calendário para marcar os dias em que comeu satisfatoriamente e combinar um pêmio para cada 5 ou 10 marcas.

Muitas mães já me disseram que pela primeira vez na vida seus filhos pediram comida.

Gradualmente, vai-se passando para uma dieta mais equilibrada. Para casos de grave distúrbio psicológico, encaminhar ao psicólogo/psiquiatra infantil, mas nunca "em vez de" esse programa e sim "além de" esse processo orientado pelo pediatra.

Para casos mais severos de **dificuldades alimentares**, é útil o uso de suplementos alimentares (Nutren Jr, Nutren active, Nutren 1.0, Pediasure, Fortini).

7. Distúrbios do Apetite em Adolescentes

Preocupação excessiva com o peso e insatisfação com o formato do corpo.

Ligada a condições complexas começando com suscetibilidade genética e com raiz **biológica** (desequilíbrio de neurotransmissores, especialmente serotonina) sobre o qual atuam fatores psicossociais (dificuldade de relacionamento social) e culturais (o culto atual à magreza).

CONDUTA DIAGNÓSTICA

1ª etapa Conduta suspeita

Súbita adoção de dieta excessiva ou de "baixas calorias".

Mudança por porções pequenas e com longos intervalos.

Aumento da duração e intensidade dos exercícios para queimar calorias.

Pesar-se com muita frequência.

Idas frequentes ao banheiro após as refeições.

Descoberta de pílulas laxantes no quarto.

Preocupação excessiva com o peso e a forma física.

2ª etapa Quando suspeitar na ausência de história

1. Adolescente com perda de peso acentuada sem causa evidente.
2. Moça com amenorreia e perda de peso.

3ª etapa Anamnese com o adolescente

Fazer **questões diretas** ao adolescente, assegurando privacidade e que as informações sejam confidenciais:

1. O que você pensa do seu peso? Satisfeito ou insatisfeito.
2. O que você sente em relação ao seu corpo?
3. Quando você se olha no espelho, você se acha gordo, magro ou satisfatório?
4. Quantas vezes você se pesa?
5. Se você se acha gordo, quanto você gostaria de pesar?
6. O que você faz para perder peso? Às vezes você come grandes quantidades em pouco tempo?

7. Você tenta controlar seu peso provocando vômitos, tomando laxantes ou diuréticos ou fazendo muito exercício?
8. Quando foi sua 1ª menstruação?
   Quantas menstruações nos últimos 6 meses?

4ª etapa Detectar fatores desencadeantes

Fatores **predisponentes**

a) sexo feminino: obesa ou muito preocupada com a silhueta;
b) perfeccionista e ansiosa para agradar aos outros;
c) dificuldade para comunicar emoções negativas como raiva, medo, tristeza;
d) dificuldade em resolver conflitos;
e) baixa autoestima.

Fatores **precipitantes** na adolescência:

a) na fase inicial: medo da maturação sexual;
b) na fase intermediária: conflito ambivalente em relação a dependência/independência/interdependência dos pais;
c) na fase final: problema de identidade.

Fatores **perpetuadores** – fatores biológicos e psicológicos podem servir de reforço e sustentar os distúrbios de alimentação. As doenças de alimentação constituem grande desafios porque o doente é **ambivalente** – deseja mas tem medo da recuperação.

5ª etapa Classificar o transtorno alimentar

Anorexia nervosa

Ingestão calórica insuficiente para manter peso e crescimento normais

+

Falsa impressão de estar gordo (mesmo que esteja muito magro), obsessão de ser mais magro.

Bulimia

Episódios recorrentes de comer rápido, muito e compulsivamente

+

Comportamento repetitivo (compensatório): vômitos provocados, laxativos, diuréticos, jejum, exercícios em excesso.

Nem a ilusão nem a obsessão diminuem com a perda de peso.

Existem formas incompletas ou atípicas (menos graves).

ANOREXIA NERVOSA

1. Medo intenso de ganhar peso ou ficar gordo, mesmo estando abaixo do peso.

   O adolescente realmente acredita que está muito gordo quando na realidade está bastante emagrecido (delusão), por isso ele é obstinado em perder peso (obsessão) por meio de alguns meios (compulsão), tais como dieta exagerada, exercícios excessivos.

   Não é meramente o desejo de ser magro, mas um implacável esforço de se tornar cada vez mais magro.

   Nem a delusão nem a obsessão diminuem com a perda contínua de peso.
2. O adolescente pode atingir graus avançados de desnutrição, com hipotermia, hipotensão, letargia, edema, dificuldade de concentração, irritabilidade, depressão.
3. Amenorreia (primária ou secundária).
4. Na anorexia nervosa podem ocorrer episódios de bulimia (ingestão excessiva, rápida e incontrolável de alimentos) ou mais frequentemente de "pseudobulimia" (o anorético come mais do que o planejado e interpreta tais episódios como "perda de controle sobre a dieta).

BULIMIA

1. Quadro clínico em que predominam os episódios **recorrentes de bulimia** = comer grande quantidade de alimento durante um período curto (2 horas) descontrolada e compulsivamente, isto é, com a sensação de que não pode parar nem controlar "o que" nem "quanto" está comendo.

   Isso ocorre, em média, 2 vezes por semana por período superior a 3 meses.
2. O episódio de bulimia é seguido imediatamente por alguma atitude compensatória (para evitar o ganho de peso) não apropriada, que é o **vômito provocado** (em 85% dos casos) ou **laxativo** (menos de 15%) ou ainda exercícios excessivos e jejum.
3. Tendência a apresentar distúrbios da personalidade (impulsividade) e de outras áreas: uso de álcool, drogas, promiscuidade sexual, mentiras, roubo, automutilação.
4. Alguns adolescentes com bulimia são emagrecidos, mas alguns chegam a ter sobrepeso (o que nunca acontece na anorexia nervosa).
5. Algumas manifestações concomitantes:
   a) pela bulimia – culpa, depressão, ansiedade, letargia;
   b) pelos vômitos – aumento das glândulas salivares, erosão do esmalte dentário;
   c) pelos laxantes – desidratação.

O PROCESSO DE DECISÃO TERAPÊUTICA

1. **Estágio precoce e/ou leve**

Peso normal, menstruação presente mas com atitudes que lembram a anorexia nervosa (acham-se gordos(as) sem justificativa, adotam medidas potencialmente perigosas para controle de peso ou para emagrecimento).

a) Conversa sobre saúde.
b) Manter um peso alvo (que pode estar no p25 em relação à idade-altura, por exemplo).
c) Estabelecer uma dieta saudável e que não engorda (ver **Dieta prudente**).
d) Orientar exercícios razoáveis e de acordo com as preferências e disponibilidade do paciente.
e) Recomendar um diário escrito sobre a alimentação.
f) Reavaliação em 1 ou 2 meses.

2. **Estágio moderado ou estabelecido**

Peso menor que 85% do peso médio (p50) para a idade-altura e recusa em ganhar peso; imagem corporal distorcida (acha-se gordo mesmo com o emagrecimento); manifestações decorrentes da perda excessiva de peso e negação do problema; medidas não saudáveis de perda de peso.

a) Não contestar as percepções do paciente – sentir-se gordo não pode ser contestado porque os sentimentos são subjetivos. Isso, no entanto, deve ser contrabalançado com a realidade de estar muito magro, como manifestado pelos sintomas e sinais de perda excessiva de peso. Estar muito magro não pode ser contestado em razão dos dados objetivos. Desse modo, o médico mostra estar consciente e ter empatia do dilema que o paciente enfrenta.
b) Não se apressar em rotular a doença.
c) O pediatra deve **associar-se** com o paciente e **negociar** um plano conjunto para ajudá-lo a atingir e manter a saúde:
   - a responsabilidade da alimentação passa a ser do próprio adolescente;
   - a monitoração é do pediatra (e inicialmente semanal);
   - aos pais cabe providenciar os alimentos e planejar refeições, mas não assumir a responsabilidade de que o paciente coma (não é dever dos pais forçar o adolescente a comer, mas apenas dar o apoio de pais).

Itens práticos

- aumentar a oferta calórica distribuindo-a em 3 refeições diárias; não pular a refeição da manhã;
- reduzir o dispêndio de energia: reduzir ou suspender temporariamente as atividades esportivas e ginástica.

d) Terapia comportamental e reforços positivos ao atingir metas relacionadas com o ganho de peso: privilégios, reassumir alguma atividade física e interações sociais.
e) Encaminhar a um psiquiatra especializado em distúrbios desse tipo e/ou terapeuta familiar, dando sempre a conotação de que eles podem ser úteis como consultantes ou auxiliares, mas que o pediatra continua o responsável. Marcar um retorno pouco depois do início do tratamento com o especialista. Evitar que a família abandone o tratamento psiquiátrico demasiadamente cedo. Dar ênfase que o trabalho está sendo feito em equipe, a qual pode incluir ainda psicólogo e nutricionista sob a coordenação do pediatra.

3. **Indicação para hospitalização**

A hospitalização deve ser encarada como um componente necessário sob condições específicas, uma intensificação do tratamento que é melhor evitar por meio de um manejo ambulatorial efetivo mas não algo que deve ser temido nem ser visto como uma punição ao paciente.

Indicações

a) Desnutrição grave e desidratação/hipotensão. O peso não deve ser utilizado como parâmetro único de desnutrição.
b) Recusa alimentar aguda.
c) Bulimia incontrolável seguida pela provocação de vômitos.
d) Emergências psiquiátricas agudas: psicose aguda, ideias de suicídio, depressão profunda.
e) Desequilíbrio familiar grave.
f) Fracasso do tratamento ambulatorial.

4. **Equipe multidisciplinar** coordenada pelo pediatra: Psicólogo, psiquiatra, nutricionista, endocrinologista, assistente social.

Terapia cognitivo-comportamental, psicanálise, terapia familiar.

5. **Medicamentos**

- De sustentação: suplementos nutricionais, polivitamínicos, incluindo vitamina D (800U), cálcio (1.250mg), zinco (14mg).
- Na bulimia: hidratação com adição de K; inibidor de bomba de prótons.
- Psicofarmacologia.
- Na anorexia não há nenhum medicamento aprovado. Alguma referência favorável é a olanzapina (Zyprexa – comprimidos revestidos 2,5-5-10mg).
- Na bulimia – fluoxetina (Prozac comprimidos 200mg) 60mg/dia.
- Nas manifestações psicóticas: neurolépticos.

8. Distúrbios do Sono
"Doutor, Meu filho não dorme"

CONHECIMENTO BÁSICO

Desenvolvimento **normal do sono** na criança.

RN – SONO DESORGANIZADO (50% REM)
Dorme 16-17h em 24h.
Acorda 3-4 vezes/noite.

3 meses – INÍCIO DE ORGANIZAÇÃO
Dorme 15h em 24h, sendo 10h durante a noite.
Alguns dormem 6h seguidas.
Orientação: evitar intervalos entre as mamadas muito longos durante o dia e sonecas prolongadas.

6 meses – SONO MAIS ORGANIZADO
75% dorme à noite toda, acorda mas pega no sono novamente.
Orientação: se o bebê acordar durante a noite, espere 5 minutos para ver se ele pega no sono sozinho.

6-9 meses – DESPERTAR NOTURNO
Bebês voltam a acordar durante a noite.
Orientação: igual à anterior; se for atender o bebê, faça-o com o mínimo de estimulação.

9-12 meses – ANSIEDADE DE SEPARAÇÃO
Consciência da existência dos pais mesmo quando fora da vista. Dificuldade para adormecer e não quer ficar sozinho.
Demanda de atenção quando acorda durante a noite.
Orientação: luz fraca no quarto, porta aberta, um brinquedo predileto (objeto de transição), o atendimento durante a noite deve ser breve e "pouco social".

1-3 anos – ANSIEDADE DE SEPARAÇÃO
Desejo de independência.
Dificuldade para adormecer e acorda durante a noite (20-30%).
Esforça-se para não dormir.
Objeto de transição, chupar o dedo para dormir.
Pesadelos.
Lactentes em leite de peito acordam mais.
Atenção para essa fase (normal) em que o sono noturno "piora" (volta a acordar).
Orientação: rotina agradável antes de ir para a cama, ler ou contar história na cama; regra: "uma vez na cama, permaneça na cama".

CONDUTA DIAGNÓSTICA

1ª) Anamnese

1. Padrão do sono da criança – como faz para adormecer a criança, hora em que é colocada na cama, hora em que adormece, onde adormece.
2. A criança acordou durante a noite – quantas vezes, horário, saiu da cama, como se comportou.
3. O que os pais fizeram nessa ocasião – detectar comportamentos dos pais que podem reforçar padrões indesejáveis.
4. Problemas de relacionamento familiar – discórdia conjugal (inclusive relacionado ao problema); depressão na mãe.
5. Quais as expectativas dos pais? Que comportamentos os pais gostariam de modificar?
6. É útil que os pais façam um diário descrevendo os 3 primeiros itens, durante 1 semana.

2ª) Identifique o problema

LACTENTE que não dorme

Problema 1 – Ansiedade de separação
Lactente saudável de **9-12 meses** (pode ir até os **3 anos**) com mudança no hábito:
passa a acordar de noite, com medo e se agarra nos pais.
Fase **normal** do desenvolvimento:
ansiedade de separação.
Premissa: ele precisa se sentir seguro.
Conduta: rotina (ritual calmo).

- pais esperam 3min antes de entrar no quarto;
- conversar, tocar, mas não tirar do berço;
- sair – aguardar um tempo progressivamente maior;
- se não funcionar – um dos pais dorme no quarto da criança durante algumas noites;
- não levar para a cama dos pais.

Problema 2 – Erro de rotina
Acorda chorando > 3h após adormecer ou no meio da noite.
Erro de ritual para adormecer: adormecido no colo, com mamadeira, chupeta ou mamando no peito e colocado dormindo no berço.
Correção: colocar o bebê no berço com sono mas ainda acordado.

Problema 3 – Fome
Acorda chorando > 3h após adormecer.
Última mamada muito cedo e/ou insuficiente em calorias.

Correção:

- última mamada mais tarde;
- reforçar última mamadeira;
- adiar progressivamente (15min) a mamada da madrugada/enfraquecer essa mamadeira (tirar 1 medida/noite).

Problema 4 – Desvio de ritmo circadiano

Dificuldade para adormecer: bebê não está com sono por causa de sonecas muito longas durante o dia (> 4h); última soneca muito tarde (depois das 16h).

Correção

- encurtar as sonecas (< 3h);
- fim da última soneca até no máximo às 15h.

Problema 5 – Acorda muito cedo

Bebê acorda muito cedo, disposto.

Motivo: vai dormir muito cedo.

Conduta: dormir mais tarde, reduzir as sonecas durante o dia.

Orientação básica aos pais do bebê

Aos **pais** cabe a responsabilidade do aprendizado para dormir.

Condição básica: tranquilidade.

Ensino: conduta repetitiva (a repetição proporciona segurança).

Condicionamento com utilização de elementos externos: obscuridade, silêncio, berço, brinquedo predileto.

Método

1º) hora de dormir (com sono);
2º) ritual (relaxamento);
3º) levar para cama **acordado**;
4º) objeto de transição;
5º) desligamento gradual;
6º) se acordar, ignorar por tempo curto, aumentar gradualmente;
7º) reforço positivo;
8º) modelagem (acertar o horário de dormir).

O que **não** se deve fazer: embalar, adormecer na cama dos pais ou no sofá, passear de carro, dormir mamando.

Detalhes úteis

- O bebê passa a dormir no seu quarto próprio.
- Determinar a hora de dormir (20:30h-21:00h).
- Banho (é bom dar próximo da hora de dormir).
- Alimentar o bebê de preferência fora do quarto.
- Passar um período curto (5-10 minutos) com o bebê fora do quarto (ou pelo menos fora do berço), andando, cantando, acariciando.
- Colocá-lo na cama, já com sono mas acordado, junto com um boneco ou brinquedo. Chupeta não indicado.
- Falar umas palavras carinhosas (sempre as mesmas) de boa-noite.
- Sair do quarto com o bebê ainda acordado.
- Se o bebê acordar, não corra a ele aos primeiros queixumes.
  Dê-lhe a oportunidade para que possa adormecer sozinho.
- Se o choro persistir durante 3 a 5 minutos, voltar ao quarto e repetir.
  A cada noite prolongar o período de espera em mais 3 a 5 minutos em relação à anterior.

O que NÃO se deve fazer para o bebê dormir:

- embalar, adormecer no colo;
- passear no carrinho, carro;
- adormecer no sofá/cama dos pais;
- adormecer no peito/mamadeira;
- segurar as mãos;
- ao acordar à noite:
  não tirar da cama;
  não dar água nem chupeta;
  não levar para a cama dos pais.

APRENDIZADO do sono em ETAPAS definidas sequenciadas e ordenadas

1ª etapa Hora de dormir

No início: a hora que a criança está com **sono** (mesmo que não seja a hora adequada).

Investigar porque esse horário não é adequado.

Controlar fatores que estão levando ao horário inadequado.

2ª etapa Sugestão

Ritual breve agradável, relaxante (20 minutos).

3ª etapa Ir acordado para cama

Etapa *fundamental* no aprendizado:
"é hora de ir para cama".

Nunca adormecer no sofá, colo, cama dos pais.

4ª etapa Objeto de transição

Que a criança leva para a cama: representação simbólica da mãe.

5ª etapa Relaxamento

Atividade de curta duração com a criança já deitada (historinha – 15min).

6ª etapa Desligamento gradual

Sentar perto da cama – afastar – sair.

Se medo intenso: pai ou mãe dormem no quarto da criança (4 noites) (não levar a criança ao quarto dos pais).

7ª etapa Criança que acorda à noite

Ignorar por tempo curto.

Entrar no quarto/consolar.
Não pegar, não dar chupeta; sair;
espera progressivamente maior.
Se a criança vai ao quarto dos pais:
faça-a voltar imediatamente.
Se medo intenso (ver 6ª etapa).

8ª etapa Reforço positivo
Recompensa pela manhã.

9ª etapa Modelagem
Antecipar progressivamente a hora de dormir.

Importante – entregue aos pais a orientação impressa
Meu filho não dorme
Advirta sobre as dificuldades iniciais
Solicite um relatório telefônico para após 1 semana

PRÉ-ESCOLAR (PE) que não dorme

Identifique problema/solução.

Problema 1 – Erro no ritual de dormir
PE colocado na cama já dormindo no colo,
com chupeta ou mamadeira ou com TV ligada.
Correção: colocar na cama com sono
mas ainda acordado.

Problema 2 – Ritmo circadiano
PE não está com sono por causa de
- sonecas longas diurnas (> 3h);
- última acordada depois das 16h.

Correção:
- antecipar e reduzir as sonecas;
- colocar na cama quando já está com sono, mesmo que seja tarde;
- depois antecipar o horário de dormir, 15min/noite.

Problema 3 – Falta de limites
- Falta de rotina de dormir.
- Pais sempre atendem "só mais um pedido" da criança.

Correção:
- estabelecimento de rotina, conte 1 história na cama;
- fazer voltar para cama, sem comentários, tantas vezes quanto necessário;
- combinar que se permanecer na cama terá direito a 2 histórias.

Problema 4 – Medos na hora de dormir
- Medos imaginários próprios da idade (encenar *spray* "antimonstro").
- Vídeos violentos/terror, medos fingidos.

Correção:
- estabelecimento de limites, rotina suave;
- um dos pais senta perto da cama até a criança acalmar (sem dar atenção), a cada noite; afastar a cadeira um pouco mais para a porta.

OUTROS DISTÚRBIOS DO SONO

SONILÓQUIO (= fala durante o sono)
Fala ou murmura palavras ou frases; amnésia ao despertar. Geralmente é esporádico e de curta duração; eventualmente, de duração prolongada, ocorrendo durante meses.
Início – geralmente em pré-escolares;
diminui espontaneamente depois dos 10 anos.
Não tem significado patológico.
Conduta – explicar e tranquilizar os pais.

PESADELO

PESADELO = **sonho com conteúdo assustador**
Reflete o estresse diário.
Ocorre na 2ª metade do sono;
primeiras horas do amanhecer.
Frequente entre 3 e 6 anos; épocas de tensão/ansiedade.
Acorda amedrontada.
Dificuldade para conciliar o sono.
Lembra de detalhes do sonho.

Conduta
Acalmar a criança.
Nos casos repetitivos – ao deitar; introduzir pensamentos agradáveis, contar histórias em que a criança supera uma situação difícil.
Se frequentes, repetitivos – avaliação psicológica.

TERROR NOTURNO

Ocorre no primeiro terço da noite,
entre 60 e 90 minutos após adormecer.
Predomina em meninos pré-escolares
(18 meses a 6 anos).
Início abrupto: a criança que estava dormindo grita, senta na cama fitando o vazio, olhos esbugalhados, fácies de pavor e movimentos incoordenados.
Acompanha pulso rápido, respiração acelerada, rubor, sudorese, pupila dilatada, elimina gases.
A criança fica indiferente à presença dos pais e não responde às tentativas dos pais para consolá-la ou para acordá-la, nem se lembra do ocorrido (amnésia).

Conduta
1. Explicar e tranquilizar os pais.
2. Nos casos repetitivos, acordar a criança 30 minutos antes do horário previsto.

SONAMBULISMO

Movimentos corporais – sentar no leito, levantar, deambular, outros atos motores complexos; coordenação inicialmente pobre, pode tornar-se progressivamente mais completa; expressão facial estática, olhar fixo; é difícil despertar o indivíduo. Ocorre no primeiro terço da noite, dura menos de 1 minuto até mais de ½ hora; término espontâneo, continuando a dormir na própria cama ou em outro local ou por um despertar seguido de vários minutos de desorientação.
Ocorre na idade escolar.

Conduta – prevenção de acidentes.

RANGER DE DENTES (bruxismo)

Ranger de dentes repetitivo e rítmico. Relacionado com tensão emocional, ansiedade. Ocorre nas idades pré-escolar, escolar e adolescência.

Conduta nos casos graves – proteção dentária durante o sono.

BALANÇO RÍTMICO DA CABEÇA ("cabeceio")

Ocorre logo antes ou durante o sono.

Início – 1 mês a 2 anos (fim do 1º ano de vida), desaparece aos 2-3 anos. Parece relacionado a um atraso de maturação neurológica, podendo ser potencializado por problemas psicológicos (privação afetiva).

Conduta

1. Casos esporádicos, em lactentes normais – explicar e tranquilizar os pais.
2. Casos persistentes com distúrbios de comportamento durante o dia – avaliação psiquiátrica.

	Terror noturno	Pesadelo
Idade de início	> 18 meses	36-72 meses
Duração (idade)	Pré-escolar	3-6 anos
Estágio do sono	Não REM	REM
Período do sono	1º terço da noite	2ª metade da noite
Início	Súbito	Acorda amedrontado
Lucidez	Não responde a tentativas de acalmar	Sim, pode relatar
Duração	1 a 10 minutos	Variável
Término	Súbito	Dificuldade para adormecer
Amnésia na manhã seguinte	Sim	Não

9. Recusa em Ir à Escola

- Não quer ir à escola porque não gosta.
- Queixas médicas sem base aparente impedem a frequência à escola.

APRESENTAÇÕES

• Preocupação excessiva quando se separa dos pais

Início no jardim da infância ou após evento estressante.

- temperamento sensível, tímido;
- pai(s) superprotetor(es);
- bom aluno/não causa problemas na classe;
- sintomas disfuncionais/sem causa orgânica: cefaleias repetidas/dor abdominal recorrente.

Anamnese dirigida (fobia escolar)

- Quantas vezes faltou por esses sintomas?
- Quando os sintomas pioram? (segunda-feira de manhã, domingo à noite, após feriado?)
- O que você acha que causa esses sintomas?
- Houve mudanças/problemas familiares?
- Criança muito agarrada aos pais? aceita dormir em casa de amigos?
- O que pode acontecer de pior se a criança for mandada à escola com esses sintomas?

Exame físico meticuloso ressaltando os achados normais.

Diagnóstico: recusa à escola relacionada à ANSIEDADE.

• Criança não sente vontade de voltar à escola e tem certo apoio dos pais

Após doença/evento em que se beneficiou/muita atenção estar livre de deveres escolares/permitido assistir à TV.

- não são bons alunos (ao contrário da fobia escolar);
- fabrica ou exagera sintomas para não ir à escola.

Diagnóstico: recusa à escola por ganhos secundários.

Não vai à escola mas também não fica em casa (cabula).
Início agudo/pode ter evento precipitante.

- mudança de escola/perda de colega apegado;
- dificuldades na família;
- problemas no caminho da escola;
- problemas na atividade escolar/na estrutura da escola.

Diagnóstico: CABULAR aula (distúrbio de conduta)

10. Meu Filho Faz Trejeitos = TIQUES

Movimentos involuntários, rápidos e repetitivos, estereotipados que seguem uma necessidade irresistível. Podem ser motores ou vocalizações.

Ver a seção Problemas neurológicos e neuromusculares.

Gagueira (disfluência) – ver seção Distúrbios do aprendizado.

Pseudoconvulsões (parece convulsão mas não é).

Perda de fôlego = após brevíssimo choro, para de respirar e desmaia.

Síncome vasovagal = Lipotimia = em situação de ansiedade aguda fica pálido, sua e perde a consciência por tempo curto.

Ver seção Problemas neurológicos e neuromusculares.

11. Problemas de Eliminação de Fezes e Urina

Enurese = micções involuntárias (sem controle) em uma idade em que o controle da bexiga já deveria estar estabelecido.

Pode ser:

Diurna = micções involuntárias durante o dia, depois dos 2 anos e meio.

Noturna = a criança molha a cama depois dos 5 anos (meninas) ou depois dos 6 anos (meninos).

A enurese **primária** representa um atraso de desenvolvimento nessa área.

Enurese **secundária** (após o controle já estar firmemente adquirido) pode ser problema psicológico ou orgânico.

Ver seção Problemas urinários

Encoprese = eliminação das fezes, extemporânea e em local inadequado, inclusive na roupa de baixo, em criança com idade mental acima dos 4 anos e sem constipação crônica.

Está ligada a problemas psíquicos.

Ver seção Problemas digestivos.

Segunda Parte

TRANSTORNOS PSIQUIÁTRICOS

Conjunto característico de manifestações – emoções, comportamentos, pensamento e humor – que acarretam mal-estar subjetivo ou comportamento mal adaptativo.

Ocorre em 3-5% das crianças
e em 10-15% dos adolescentes.

Origem: neurobiológica, genética, psicológica (experiência de vida) e ambiental.

A referência formal para transtornos psiquiátricos é o Manual diagnóstico e estatístico de transtornos mentais, 4ª edição, revisto, DSM-IV-TR.

Observação – a 5ª edição deve sair em 2013.

Existe uma versão para crianças e adolescentes (DMS-PC) que valoriza o fator ambiental e que a criança exibe um *continuum* (sem linha de corte nítido) entre a anormalidade e os transtornos.

Muitos transtornos psiquiátricos são acompanhados de outros transtornos secundários (**comorbidades**) que podem ter ligação direta, indireta ou nenhuma com o principal.

Isto dificulta a farmacologia (medicação)
e exige psiquiatra com experiência em jovens.

Uma analogia para o pediatra entender: muitas crianças com dor abdominal recorrente (sem causa orgânica) têm também ("comorbidades"): cefaleias de repetição (sem causa orgânica) e/ou dores recidivantes nas pernas (sem causa orgânica).

1. Medo e Fobia

Medo = resposta fisiológica e emocional considerada normal diante de perigo. É útil para diminuir a exposição a riscos desnecessários e, portanto, para a sobrevivência do ser humano. Faz parte do desenvolvimento e vai mudando com a idade.

Tem traço genético reforçado pela atitude familiar.

Medos comuns na infância

Pré-escolares: separação, escuro, monstros, bruxas, fantasmas, animais, tempestades.

Escolares: ferimentos e morte, desastres naturais, desempenho escolar.

Adolescentes: falar em público, desempenho escolar e social, doença.

Fobia = medo irracional, obsessivo, persistente, relacionado a objeto, atividade ou situação específica.

A presença ou até a antecipação do estimulo fóbico provoca reação imediata de ansiedade, como sudorese, taquicardia, respiração difícil ou dispneia suspirosa.

Embora a própria criança possa considerar o medo exagerado e desproporcional, ele é fonte de aflição, de sofrimento psicológico.

A fobia está associada a uma conduta sistemática de evitação e isso interfere na rotina normal e no desempenho social.

Interpretação psicanalítica – transferência de ansiedade causada por conflito inconsciente para um objeto que passa a ser temido.

Interpretação comportamental: é o aprendizado de uma resposta irracional a uma situação na verdade benigna.

• **Fobias específicas** – medo de objetos ou situações, como altura, escuro, fantasma, sangue, abelha, gato, que são fora de proporção com o perigo real e não esperada para o atual estágio do desenvolvimento e que se manifesta por uma resposta de ansiedade exagerada (pânico). A solução frequentemente adotada pela criança é evitar a situação fóbica.

• **Fobia escolar** – enquadra-se na atitude genérica de "recusa de ir à escola". Não confundir com "cabular" aula. Na maioria das vezes, trata-se de uma **ansiedade de separação** dos pais e não de uma verdadeira fobia à escola. Pode ser uma fobia social (dificuldade de relacionamento ou de apresentação em público)
ou medo de ser agredido no recreio.

• **Ansiedade de separação** – desde mal-estar vago, choro, agarra-se ao cuidador, até crise de pânico quando ocorre separação dos pais ou de pessoas com as quais a criança se sente segura.

Essas crianças, com frequência, têm dificuldade em aceitar a saída dos pais para ocasiões de lazer
e em adormecer sozinhas.

• **Fobia social** – ocorre na adolescência e está ligada ao receio de ser envergonhado ou humilhado pela apreciação dos outros. Interfere com o desempenho acarretando constrangimento na roda de amigos, na escola, em restaurantes, no uso de banheiro público. Quando

moderado, esse medo pode ser normal na adolescência, mas se exagerado pode levar ao isolamento social. Mais frequente no sexo masculino.
Pode acompanhar-se de outras fobias e pânico.

• **Mutismo seletivo** – a criança extremamente tímida, incapaz de falar em situações sociais em que a conversação é esperada, mas fala normalmente em situações comuns com pessoas conhecidas.
Não tem doença psiquiátrica.

• **Estresse pós-traumático** (TEPT)
Após um evento traumático grave, a criança revive de modo angustiante em pesadelos, recordações, acarretando estado de hipervigilância e de esquiva para situações comuns, mas que revertem ao acontecido.

Doença do pânico – na adolescência; pouco frequente. Mais comum em moças que foram crianças tímidas, tiveram ansiedade de separação e são deprimidas.
Os ataques são inesperados, geralmente de curta duração (até 15 minutos), mas podem persistir por horas e manifestam-se por respiração curta, palpitação, dor no peito, tontura, tremor, sudorese, náuseas, medo de ficar louco ou de morrer.
Evolução variável com ataques esporádicos ou diários, entremeados por grande ansiedade.
Duração de semanas a anos.
Com a evolução, agrega-se a agorafobia = medo de estar em lugares ou situações em que o escape pode ser difícil ou que não haja ajuda disponível em caso de ataque de pânico. Como consequência, a pessoa restringe viagem ou necessita de companhia para sair de casa.
Na criança: fobia escolar, medo de *playgrounds* cheios de crianças, medo de viajar sozinha.

Alguns Aspectos no Manejo da Criança Medrosa

Orientação aos pais – os adultos e os irmãos mais velhos não devem falar nos assuntos que amedrontam a criança, na sua presença. Os pais devem assegurar que foram tomadas providências de proteção específica.

Se a criança tem medo de ir ao banheiro

1º passo Acompanhá-la ao banheiro e elogiá-la por não ter medo de ficar no banheiro com a mamãe.

2º passo A mãe fica fora do banheiro com a porta aberta. Elogios por ficar sozinha.

3º passo Com a porta aberta, a mãe avisa que vai buscar um presentinho (pirulito) na cozinha como prêmio porque ela já consegue ficar sozinha no banheiro. Elogios.

4º passo Ficar com a porta fechada: primeiro com a mãe do lado de fora e conversando; depois, sem a mãe. Prêmio e muitos elogios pelo sucesso.

Se tem medo de sentar no vaso sanitário (privada)

1º passo Conseguir que a criança se sente no vaso completamente vestida e por apenas alguns segundos. Reforço (elogios, bombons).

2º passo Aumentar progressivamente o tempo em que ela permanece sentada. Ler uma revistinha para a criança enquanto ela permanece sentada sem chorar. Elogios, pirulito.

3º passo A criança deverá ficar sentada com a cabeça abaixada e ouvir a história sem chorar.
Reforço positivo.

4º passo Estimulá-la a fazer força para evacuar (ver **Treinamento de evacuação das fezes**).
Reforço positivo.

FOBIAS SIMPLES
Associação de: terapia cognitivo-comportamental (técnica de relaxamento e de dessensibilização sistemática inicialmente imaginária e depois na situação real), terapia familiar e de grupo.

2. Ansiedade

É o distúrbio mais frequente na infância e na adolescência.

- Estado emocional desagradável.
- Acompanhado de mal-estar interno = sintomas físicos como respiração ofegante ou suspirosa e outros: palpitações, palidez, enrubescimento, sudorese, cefaleia, tontura, desmaio, dor abdominal, diarreia.
- Induzida (resposta antecipada) por eventos que a pessoa sente como perigosa.
- *Desproporcional* – exagerada para a realidade da situação.
- Causa sofrimento e prejuízo na escola, lar, ambiente social.
- Decorre da combinação: predisposição genética e fatores ambientais.

A ansiedade (medos) faz parte do desenvolvimento e vai evoluindo, sofrendo mudanças durante toda a vida. É útil para a segurança e como impulso para atingir estágios superiores.
A ansiedade **apropriada** ou **adaptativa** (estresse) é esperada após mudanças significativas (exemplo: iniciar ou trocar escola) ou eventos adversos.
Com ajuda e apoio emocional é superada em curto prazo.

O **distúrbio** ocorre quando é exagerada, persistente e prejudicial de acordo com o estágio de desenvolvimento.

Inclui, de forma exagerada, os medos e as fobias já mencionados.

Na infância os transtornos de ansiedade mais comuns são o de separação e fobias específicas, e na adolescência, fobia social.

Ansiedade generalizada – preocupação exagerada, irrealista e sofrida centrada nos eventos do dia a dia: escola, amigos, saúde, finanças, futuro. A criança é irritável e tem dores musculares, fraqueza, sono ruim e dificuldade de concentração, o que prejudica e até pode levar a evitar as atividades habituais.

3. Depressão "Meu filho está triste e desanimado demais"

Conhecimento básico – O que é depressão?

Basicamente é humor deprimido associado a queixas emocionais, distúrbios neurovegetativos e distúrbios de pensamento.

Está associado com fatores biológicos e psicossociais.

Acomete grande número de jovens; a grande maioria começa na adolescência.

O maior risco é de suicídio.

Outros: prejuízo de escolaridade, relacionamento e emprego, risco de doenças físicas, drogas, gravidez indesejada.

A depressão da infância persiste ou recorre no adulto.

CONDUTA DIAGNÓSTICA

1ª etapa Quando suspeitar

Humor, conduta ou aparência depressiva.

"A vida é chata!", "eu não tenho amigos", "eu preferia estar morto".

2ª etapa Valorize fatores favorecedores

História familiar de transtornos de humor ou de suicídio.

Problemas familiares e conjugais: crise financeira, separação, conflitos domésticos, "pai ausente", "mãe superexecutiva", filho indesejado.

Perdas, abandonos, ausência de amigos.

Inadaptação à escola.

História pessoal pregressa de abuso físico/emocional, uso de substâncias psicoativas ou doença crônica.

3ª etapa Diagnóstico de depressão

Mudança persistente do humor habitual: humor depressivo, aparência deprimida, tristeza, irritabilidade.

Mudanças de apetite, concentração e atividade.

Ideação suicida, sentimento de desesperança.

4ª etapa Critérios diagnósticos - DMSIV

Anamnese dirigida – primeiro com a criança sozinha, depois com os pais.

- Informação básica

Humor deprimido (tristonha, chorosa); em criança menor pode ser **irritabilidade** ou perda de interesse e de prazer em quase todas as atividades (sentimento de vazio, apatia).

- E 5 ou mais dos seguintes:
  1. Perda ou ganho de peso mesmo sem dieta.
  2. Insônia ou sono exagerado.
  3. Agitação ou atraso psicomotor.
  4. Fadiga matutina/falta de energia.
  5. Sensação de inutilidade ou culpa excessiva.
  6. Indecisão, dificuldade de pensar e de se concentrar.
  7. Pensamentos recorrentes sobre morte ou suicídio.

Esses sintomas representam uma mudança no humor habitual da criança, prejudicam sua vida e lhe causam sofrimento e ainda são persistentes (mais de 2 semanas).

5ª etapa Quantificação da gravidade

Faça uma estimativa levando em conta o número de sintomas, sua intensidade, duração e o quanto a qualidade de vida está sendo prejudicada.

A maioria dos casos em pediatria é de gravidade **leve**.

6ª etapa O que pode confundir no diagnóstico de depressão

1. O que é transtorno de ajustamento?

Parece depressão mas tem um desencadeante (estresse psíquico) e não dura mais que 6 meses.

2. Como saber se a depressão não é um episódio de transtorno bipolar (TBP) (maníaco-depressivo)?

O TBP apresenta-se em seu primeiro episódio com depressão. O uso de antidepressivo pode desencadear o episódio maníaco.

Indagar sobre história familiar de TBP e sobre a presença de sintomas psicóticos no atual surto de depressão.

Como MANEJAR o jovem com depressão

I – O que os pacientes/família devem saber

1. Esclarecer os sintomas e seu impacto funcional.
2. Depressão é crônica e recorrente, mas é tratável.
3. Modalidades terapêuticas: monitoração, psicoterapia, medicação, grupos de ajuda.

Risco da medicação e risco de não tratar.

Após rever as opções disponíveis na prática para seu paciente, peça para que ele identifique o tratamento que prefere.

II – Identifique o paciente com predisposição ao **suicídio**

1º) "Às vezes, quando o adolescente se sente triste ou se sente mal consigo, ele desejaria nunca ter nascido". Esse pensamento costuma passar por sua cabeça?

Se a resposta for positiva, progrida.

2º) Dadas as dificuldades que eles têm experimentado, chegam a pensar que estariam melhor mortos. Você também pensa assim?

Se a resposta for positiva:

"Você já tentou se matar antes?

Você tem planos de fazer isso no futuro?

("observar se tem ferimentos/cicatrizes).

Como manejar a depressão LEVE

1. Contato médico frequente.
2. Estimular prática regular de exercícios e de atividades de lazer.
3. Recomendar grupos de suporte.
4. Prover pacientes e família com material educacional.

Como manejar depressão MODERADA

Tratamento conjunto com psiquiatra infantil/equipe multidisciplinar.

Psicoterapia × antidepressivo

Terapia cognitivo-comportamental com terapeuta que tem experiência com adolescente.

Antidepressivo – só a fluoxetina é aprovada para a população pediátrica.

Advertência: os antidepressivos são úteis para a maioria, mas prejudiciais para poucos.

Monitorar paciente, observação atenta (efeitos indesejáveis, ideias de suicídio), retornos e contatos telefônicos frequentes, especialmente no início do tratamento.

Idealmente, associar psicoterapia com antidepressivos.

Apêndice

Fluoxetina (Prozac), comprimidos de 20mg; 20mg/5mL.

Início: 10mg pela manhã; aumentar progressivamente até a dose média efetiva: 20mg pela manhã.

4. Transtorno Bipolar Juvenil

Doença maníaco-depressiva

O que é – *alternância* de períodos de humor exageradamente elevado, expansivo ou irritável com alto grau de energia e de atividade (mania) com períodos de humor deprimido (depressão).

Predisposição genética, eventos traumáticos físicos, sexuais e emocionais em famílias disfuncionais.

Caracterização da MANIA

Ocorre na idade escolar e no meio da adolescência.

1. Distúrbio do humor (euforia), incluindo humor irritável, tempestade afetiva e birra prolongada e agressiva; duração superior a 1 semana.
2. Esse humor é acompanhado de 3 (se for só humor irritável, são necessários 4) dos seguintes sintomas: a) autoestima inflada, grandiosidade; b) necessidade de sono diminuída: c) fala persistente; d) fuga de ideias; e) distração fácil; f) atividade aumentada ou agitação psicomotora; g) envolvimento excessivo em atividades prazerosas, com grande potencial de consequências dolorosas.

Os sintomas devem causar prejuízo funcional e não ter causa definida.

Não espere quadro clínico típico na infância que depende do estágio de desenvolvimento e da concomitância de hiperatividade e outros distúrbios psiquiátricos.

Suspeita (considere o diagnóstico) quando:

Irritabilidade e agressividade com história familiar de doença bipolar.

Sintomas precoces: distúrbios de humores.

Em 75% dos casos o 1º episódio é de depressão.

Distúrbios de humor, dificuldade no controle de emoções, problemas de ajustamento e conduta desregulada, distúrbio de sono progredindo para episódios mistos de humor seguido de franca bipolaridade no fim da adolescência.

A duração dos episódios pode ser muito curta (1-2 dias), com episódios mistos ou com rápida oscilação das fases de humor, começando com irritabilidade e agressões, ou ser crônica, como: comportamento disruptivo, hipervigília, pensamentos acelerados, exaltação e grandiosidade.

Não confunda mania com:

1. **Déficit de atenção/hiperatividade** – começa no 2º ano de vida, a duração é mais prolongada, baixa autoestima; as crianças têm menos sono habitualmente e não apresentam modificação súbita do padrão de sono, como na crise maníaca; não têm sintomas psicóticos na adolescência. Ver adiante.
2. **Distúrbio de conduta** – atitudes mais lesivas, mais reclamador; não mostra culpa nem remorso, mas tem receio de ser punido; não tem surtos de fala nem fuga de ideias.
   O maníaco é mais impulsivo.
3. **Esquizofrenia** – início insidioso, história familiar; conduta bizarra sem sintomas de hiperatividade.

Tratamento

Sempre com um psiquiatra pediátrico.

1. Psicofarmacologia.
   Mania aguda: risperidona, olanzapina, aripiprazol e quetiapina em crianças de mais de 10 anos de idade.
   A partir dos 12 anos: lítio; na presença de sintomas psicológicos, acrescentar o neuroléptico carbamazepina.
2. Psicoeducação para a criança e sua família.
3. Considerar hospitalização se a segurança estiver em risco.

5. Transtorno de Conduta (TC)

Manifestações **agressivas** fazem parte do ser humano e da criança em particular. Durante sua socialização, a criança gradualmente deixa de lado sua reação agressiva substituindo-a por outros recursos aceitos pelo código de conduta de sua comunidade.

Defeito na socialização pode levar a **transtornos de conduta** em que as agressões constituem a forma predominante do jovem em interagir com o mundo.

TC = comportamento repetitivo e persistente de violação das normas sociais/direitos dos outros, incluindo: agressão a pessoas e animais, destruição de patrimônio, furto, violação de regras (fugas de casa, cabular aulas).

A TC pode ser precedida ou acompanhada de **transtorno opositivo - desafiador** (TOD) = comportamento persistente e repetitivo: negativista, hostil e desafiador associado a manifestações como raiva, rancor, irritabilidade, provocação, insubmissão, responsabilizar os outros por seus atos.

Conduta terapêutica

1. Encaminhamento ao psiquiatra de jovens/equipe multidisciplinar.
   Tratamento da família: capacitá-la para agir adequadamente nas situações do dia a dia;
   tratamento psiquiátrico, se necessário.
2. Psicoterapia multissistêmica.
3. Uso criterioso de medicamentos.

Manejo terapêutico

A neurobiologia da **ansiedade** é ligada à desregulação no sistema de resposta cerebral ao medo.

O plano terapêutico compreende:

1º) Medidas caseiras

1. **Cognitivo**: explicar os sintomas de ansiedade e como é contraproducente tentar evitar todas as situações estressantes.
   Ajudar o jovem a ter pensamentos realísticos e positivos: "só em pensar em ir à escola, eu sinto dor de barriga, mas isso é pela ansiedade. Ao chegar lá eu me sinto melhor e gosto de ver meus amigos".
2. Técnicas de relaxamento: respirar fundo, relaxamento muscular, imagens agradáveis.
3. Retorno gradual às atividades (ir à escola), apoio do *staff* escolar, incluindo um lugar calmo para onde a criança pode ir se ficar ansiosa, reforço positivo aos sucessos; não pode ficar vendo TV nem jogando videogame nas horas em que deveria estar na escola.

2º) Psicoterapia cognitivo-comportamental com especialista.

3º) Só se isso não for suficiente ou em casos graves: antidepressivos - inibidores seletivos da recaptação da serotonina (ISRS).

- Fluoxetina - Prozac, cápsulas de 20mg; 5mL = 20mg
  Iniciar com 10mg pela manhã; se necessário aumentar para 20mg; doses maiores com o psiquiatra.
- Sertralina - Zoloft, comprimidos revestidos de 50mg.
  Iniciar com 25mg, aumentar até 50mg pela manhã; doses maiores com o psiquiatra.

6. Transtornos Psicóticos: Esquizofrenia

Psicose = perda de contato com a realidade/interpretação distorcida dos fatos.

A esquizofrenia é de origem genética; rara; ocorre depois da puberdade.

Delírio = distorção da realidade: de perseguição, telepatia, grandiosidade.

Alucinação = principalmente auditiva: ouve vozes que ofendem ou dão ordens.

Desorganização = discursos divagatórios, desorganizados, ilógicos.

Comportamento inadequado ou bizarro.

Emocionalmente indiferentes, isolamento social.

Cautela: confusão entre realidade e fantasia no pré-escolar (fantasias).

Nas *fantasias*, o conteúdo está em sintonia com os desejos da criança: o "amigo imaginário", ser uma princesa, voar e aparecem nos momentos lúdicos, brincando sozinha.

Nas alucinações ou delírios o conteúdo é perturbador e aparece em qualquer momento, escapando das intenções da criança.

Um quadro inicial psicótico pode evoluir para esquizofrenia ou para transtorno bipolar.

Conduta terapêutica

Encaminhar ao psiquiatra pediátrico.

Psicoterapia, psicoeducação, treinamento cognitivo.

Antipsicóticos (neurolépticos)
- o mais usado é a risperidona.

Terceira Parte

DISTÚRBIOS DO APRENDIZADO

1. Distúrbios da Fala e da Linguagem

1ª etapa Os sinais de alerta

Aos 16 meses a criança deve falar 1 palavra e compreender ordens simples; aos 24 meses, frases de 2 palavras; aos 36 meses, sentenças.

Não interprete como patológicas algumas etapas **normais** do desenvolvimento da fala:

1. A criança normal de 2 anos pode omitir os sons do final das palavras.
2. A criança normal de 3 anos pode omitir os sons do meio das palavras.
3. A criança normal de 4 e 5 anos pode encontrar dificuldades com os sons complexos,
   mas sua fala já deve ser inteligível para os estranhos.
4. Gagueira é fisiológica entre 2 e 4 anos.
5. Vocalização canônica = sílabas bem formadas, maduras: dá, ná, bi, iá iá. Ocorre entre 5 e 8 meses. Se não ocorrer até 11 meses: suspeita de surdez; avaliação audiológica imediata.

2ª etapa Conduta diante dos distúrbios da linguagem

1. Pesquisar **distúrbios orofaciais** óbvios – a) palatosquise: além de correção cirúrgica precoce, é necessária a terapia de palavra; b) más oclusões evidentes; c) a verdadeira língua presa, na qual o freio dobra a ponta da língua fortemente para a base da boca, é rara (na grande maioria trata-se de "pseudolíngua presa" que não é responsável pelos vícios de fonação).
2. Pesquisar, em primeiro lugar, **perda de audição** – ver capítulo Desenvolvimento, para os testes adequados. Observar se a criança, embora não falando, mostra intenção de se comunicar, inclusive usando os recursos visuais. Em crianças com resfriados ou otites de repetição ou que roncam alto à noite, pesquisar hipertrofia de adenoides e otite média serosa crônica.
3. Distúrbios **neurológicos** – valorizar a concomitância de baba persistente, dificuldade de mastigar e deglutir, formas aberrantes de respiração.
4. Valorizar o **bilinguismo**
   a) crianças normais podem apresentar um ligeiro atraso do desenvolvimento da linguagem, mas se beneficiarão, no futuro, do aprendizado de 2 línguas;
   b) crianças já com alguma dificuldade de linguagem podem piorar muito. Nesse caso, recomendar que se mantenha apenas a língua local, deixando o aprendizado da segunda língua (a língua materna dos pais) para quando a primeira estiver bem estabelecida.
5. Encaminhar para fonoaudiólogo os casos de distúrbios de linguagem.

2. Distúrbios da Comunicação

1ª etapa A criança de alto risco para SURDEZ

1. História **familiar** de surdez.
2. Infecção perinatal: sífilis, toxoplasmose, rubéola, herpes, **citomegalovírus**.
3. Malformações envolvendo cabeça e pescoço.
4. Peso de nascimento inferior a 1.500g.
5. Hiperbilirrubinemia em níveis que excedem a indicação para exsanguineotransfusão.
6. Medicação ototóxica (aminoglicosídeo, diuréticos) por mais de 5 dias.
7. Meningite bacteriana, especialmente por *H. influenzae*.
8. Asfixia perinatal grave.
   Ventilação mecânica por mais de 10 dias.
9. Atraso acentuado da fala.

2ª etapa Abordagem nas consultas de rotina

Lactente: ver Seção I.

Pré-escolar:

1. Não responde quando se fala em tom normal de conversa, vira em direção errada quando você o chama. Responde sempre com "o quê?" e você frequentemente precisa repetir o que disse.
2. Tem problemas de manter atenção quando assistindo à TV e/ou fica muito perto da televisão e prefere aumentar o volume.
3. Parece não ouvir ou ignora você e as crianças ao redor.

4. Fala exageradamente.
5. Tem fala anormal e é difícil entendê-lo.

3ª etapa Manifestações mais comuns desses distúrbios

Criança de 0-6 meses

1. Falta de reação a sons fortes.
2. Pobreza de balbucio.

Causas: deficiência auditiva e distúrbios da motricidade articulatória.

Criança de 6-12 meses

1. Falta de reação aos sons.
2. Cessação do balbucio aos 9 meses.
   Causa: deficiência auditiva.
3. Não aparecimento do balbucio.

Causa: distúrbio da motricidade articulatória.

Criança de 12-18 meses

1. Reação apenas a sons fortes: deficiência auditiva.
2. Falta de interesse por sons: perdas auditivas parciais ou disfunção cerebral.
3. Ausência de compreensão verbal com audição normal: distúrbio emocional, deficiência mental ou distúrbio específico da linguagem.
4. Ausência da fala como dado isolado não é ainda patológico.

Criança de 18-30 meses

1. Deficiente na compreensão e na expressão verbal com o uso compensado de gestos: deficiência auditiva.
2. Deficiente compreensão verbal apesar de interesse na comunicação e boa resposta a sons não verbais: distúrbio específico da linguagem.
3. Ausência de comunicação, falta de ligação afetiva com pessoas familiares, comportamento bizarro (balanceio): distúrbio emocional (ou cerebral).

Criança de 2½ a 4 anos

1. Gesticulação e possível "leitura labial" aprendida espontaneamente: deficiência auditiva.
2. Audição e compreensão normais com vocabulário muito pobre: distúrbio específico da linguagem.
3. Repetição (moderada) de palavras ou sílabas iniciais: normal.
4. Ecolalia acentuada e persistente: início de gagueira.

Criança de mais de 4 anos

1. Falha na pronúncia do "r" e de encontros consonantais (pr, pl) não tem significado patológico no início desse período.
2. Valorizar fala pouco inteligível.

4ª etapa Quando encaminhar ao especialista

Importante – um atendimento precoce pode melhorar muito o prognóstico.

12 meses: não balbucio diferenciado nem imitação vocal.

18 meses: não uso de palavras isoladas.

24 meses: vocabulário de palavras isoladas < **10** palavras.

30 meses: menos de 100 palavras, não evidência de combinação de 2 palavras, fala ininteligível.

36 meses: menos de 200 palavras, não uso de sentenças telegráficas, clareza < 50%.

48 meses: menos de 600 palavras, não uso de sentenças simples, clareza < 80%.

5ª etapa Quadro clínico da patologia de comunicação

Ver descrição no quadro IV-1.

6ª etapa Algumas considerações etiológicas

ATRASO NA FALA

1. Deficiência mental (com atraso cognitivo não verbal).
2. Maturação atrasada (familiar, genética).
3. Defeito auditivo (com evidências de surdez).
4. Ambiente inadequado (criança institucionalizada, nível socioeconômico baixo, rejeição pelos pais).
5. Gemelaridade.
6. Distúrbio de lateralidade.
7. Psicose (autismo) com distúrbio da relação social.
8. Paralisia cerebral (com distúrbios motores).

Importante – não atribua atraso ou distúrbio da fala à "língua presa" nem à "preguiça" da criança.

GAGUEIRA (Disfluência)

Gagueira é um fenômeno comum e transitório que ocorre quando seu vocabulário está se expandindo rapidamente – as estruturas orais são incapazes de articular as palavras para acompanhar o rápido fluxo dos pensamentos.

- Quando acontece? entre 2 e 4 anos.
- Em quantas crianças dessa idade? 75%.
- Qual a duração? 2-3 meses.
- Quais os conselhos à família?

Fazer com que a maioria das conversas seja mantida com apenas um adulto, de modo que a criança não precise competir com irmãos mais velhos.
A conversa deve ser *light* e não sob pressão.

1. Adote um modelo lento de conversa; a criança tende a imitá-lo.
2. Fale com sentenças curtas e claras.

Quadro IV-1 – PATOLOGIA DA COMUNICAÇÃO (M. Spinelli).

Dados positivos da história clínica	Dados do exame	Diagnósticos sintomáticos	Diagnóstico topológico e/ou etiológico e/ou sindrômico
Fatores ambientais adversos: falta de estimulação, relações parentais gravemente conflituais, superproteção exagerada, atitudes muito críticas ou repressivas em relação à fala da criança	1. Desinteresse por comunicação. 2. Articulação e entoação semelhantes às de crianças menores (fala de bebê). 3. Repetições de sílabas, bloqueios: dificuldades para emitir o som, aumento de tensão muscular nos órgãos da fala. Relacionamentos social e afetivo que chamam a atenção, como inafetividade ou dependência exagerada da mãe ou do pai. Movimentos bizarros. Boa habilidade motora	Atraso de fala Distúrbio de ritmo da fala (disfluência)	Origem ambiental-emocional
Fatores lesionais na gestação, parto ou pós-parto, principalmente agressivos para o cérebro, como toxoplasmose, rubéola, sífilis, substâncias teratogênicas, traumatismos, doença hemolítica. Fatores genéticos: frequentes casos de membros na família com problemas de fala e linguagem, com distúrbios psicomotores. Antecedentes de doenças metabólicas. Balbucio escasso ou estranho desde o início, ou então normal	Atraso no desenvolvimento da compreensão, articulação, vocabulário. Ecolalia presente acima de 30 meses. Dificuldade para evocação de nomes. Fala telegráfica após os 3 anos ou frases de apenas 2 palavras após os 2 anos e meio; atraso motor, dificuldades motoras bucofaciais prolongando o babar e acarretando má deglutição, padrões alterados de mastigação e de postura de língua. Dificuldades ou franco atraso no domínio dos movimentos de tronco e membros. Articulação lenta, arrastada, com movimentos de língua, lábios e mandíbula mal coordenados	Atraso de fala e linguagem Disartria	Lesão cerebral Distúrbio específico de linguagem
Fatores lesionais na gestação, parto e pós-parto que afetam especialmente o ouvido, como rubéola, toxoplasmose, sífilis, substâncias teratogênicas, doença hemolítica, meningite. Otite serosa crônica. Fatores hereditários: surdez na família. Balbucio inicialmente normal diminuindo ou cessando após os 6 meses	Falhas nas respostas a sons, consistentes, não modificadas pela maturação. Falta ou precariedade de compreensão da fala; uso de gestos e da visão de forma compensatória. Boa evolução motora, boas condições de tono, postura e boa motricidade. Reações emocionais secundárias à dificuldade de comunicação. Boa apreensão de regras sociais não verbais. Interesse por comunicação	Atraso de fala e linguagem, má audição	Deficiência auditiva periférica

3. Mantenha contato olho a olho e evite parecer apressado quando a criança está falando.
4. Permita que a criança fale no seu ritmo próprio. Não a corrija. Não diga coisas do tipo: "tenha calma"; "fale devagar"; "pense antes de falar".
5. Não interrompa a criança.
6. Não peça para que ela comece de novo, repita ou pratique sons ou palavras.
7. Proceda com naturalidade sem dar atenção à disfluência e nunca a chame ou rotule de gaga.
   - Qual a possibilidade de evoluir para gagueira patológica? 1 a 2%.

Quais são os **sinais de alerta**?

1. A criança está ciente do problema e mostra ansiedade e sinais de tensão durante a fala (caretas, bater o pé). A criança percebe que o ouvinte julga sua fala como anormal e começa a incorporar esses sentimentos negativos em sua autoimagem.
2. A disfluência ocorre em mais de 10% das frases.
3. A repetição de palavras inteiras é benigna (eu quero pão...pão); múltiplas repetições de partes da palavra = sílabas (Ba...ba..ba...ba...bala) são preocupantes.
4. Prolongamentos de sons: baaa...baaa...bala.
5. Bloqueio de sons.
6. Gagueira acompanhada de atraso da linguagem ou problemas de articulação das palavras.
7. Gagueira persiste depois dos 5 anos.
8. Antecedentes familiares positivos para gagueira: predisposição hereditária tipo poligênica influenciada por fatores ambientais.

Crianças com gagueira e presença de sinais de alerta devem ser encaminhadas à fonoaudiologia.

Com tratamento adequado, 75% das crianças estarão curadas aos 12 anos.

ATRASO NA LEITURA

1. Baixo nível de inteligência.
2. Insegurança.
3. Ambiente não estimulante.
4. Maturação atrasada (genética).
5. Ensino inadequado.
6. Dificuldade espacial, visual ou auditiva.

DISLEXIA

Defeito do processo fonológico de codificar e decodificar as palavras. Ocorre falha no reconhecimento e processamento dos fonemas. Frequentemente é familiar.

Pré-escolares – atraso na aquisição da linguagem, dificuldade para aprender os nomes das letras e cores, troca na sequência das sílabas ("aminais" em vez de "animais"); crises de birra agressivas.

Diagnóstico de certeza no fim do 2º grau, quando a criança passa de "aprender a ler" para "ler para aprender". Dificuldade na soletração e linguagem escrita.

3. Distúrbios do Aprendizado "Meu filho não vai bem na escola"

Entenda o conceito – é um distúrbio do desenvolvimento que acarreta prejuízo significativo do aprendizado, apesar de QI (inteligência geral) normal.

Operacionalmente – considerar o diagnóstico quando existe uma discrepância de 1½ a 2 anos entre o QI e o rendimento escolar.

Lembrete: nos primeiros anos escolares, esse critério não é válido e o diagnóstico é provisório e baseado em testes de percepção e observação dos pais e dos professores.

Classifique o distúrbio em 1 das 2 **categorias** apresentadas na figura IV-1, lembrando que, frequentemente, existe associação variável de ambos os tipos de problema.

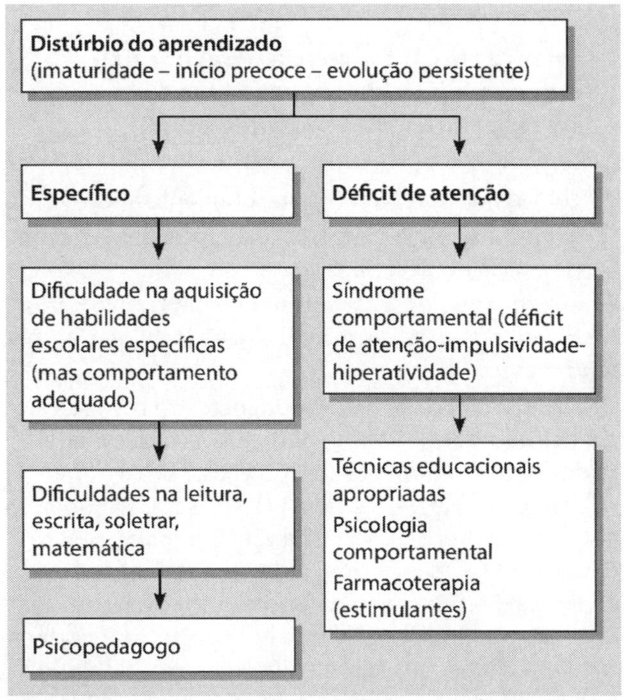

Figura IV-1 – Distúrbio do aprendizado.

DISTÚRBIO ESPECÍFICO DO APRENDIZADO

Como firmar o diagnóstico

1. História obtida dos pais e da escola. Valorizar sinais de imaturidade, tais como atraso no desenvolvimento da fala e nas habilidades motoras, e antecedentes familiares de problemas semelhantes.
2. Importante: os sintomas devem ser precoces (presentes desde a tenra infância) e persistentes por longo período. Ressalva: os problemas de aprendizagem são notados apenas no início da vida escolar.
   Observação: em casos de início recente, considerar a possibilidade de problemas físicos ou emocionais.
3. Sinal de alerta: dificuldade na identificação e no reconhecimento de letras e palavras.
4. Teste de inteligência.
5. Teste da compreensão da leitura.
6. Teste de habilidade matemática.
7. Testes de percepção (interpretar em conjunto com os outros dados).

Conduta – psicopedagoga
(ver capítulo Problemas da escolaridade).

Ver também o capítulo Déficit de atenção/hiperatividade.

RECUSA EM IR À ESCOLA

Ver a seção **Problemas de Comportamento**.

DIFICULDADE DE APRENDIZADO E ESCOLARIDADE

Uma questão que é cada vez mais levada ao pediatra. Este capítulo tem o objetivo de torná-lo mais preparado para orientar os pais.

Distinguir entre as 2 possibilidades:

I – Criança com inteligência geral normal mas com dificuldade para aprender o correspondente ao seu intelectual

Criança com QI (inteligência geral) normal mas tem dificuldade de aprender o correspondente a seu QI.

Colóquio – investigar se a queixa é espontânea da família, da escola ou de ambos.

É frequente que a escola encaminhe para que o pediatra identifique uma causa médica que justifique o mau rendimento.

Queixa comum da família é inadaptação à escola: a criança não quer ir à escola, não quer estudar, dificuldade de relacionamento com colegas e professores, não se comporta de acordo na classe, seu desempenho escolar é inferior à expectativa. Ouvir os pais e ouvir diretamente a criança cotejando com as informações da escola (professora, orientadora). Verificar se nas suas atividades cotidianas a criança é capaz de fazer coisas similares àquela que mostra dificuldade na escola.

"Meu filho não vai bem na escola"

O pediatra é o primeiro médico a ser consultado e a tomar conhecimento das dificuldades da criança nesse setor. Por isso ele deve ter uma ideia embasada desse problema, fazer a triagem inicial e o encaminhamento correto.

O papel do pediatra – Roteiro

Pesquisar inicialmente algumas **causas** que podem contribuir para os problemas de aprendizado:

1. Hereditariedade.
2. Fatores teratogênicos (síndrome alcoólica fetal).
3. Sequelas de prematuridade.
4. Deficiência mental leve (pode ser detectada apenas no início do 1º grau) sem causa aparente ou por defeitos cromossômicos e que podem ser denunciados por anomalias dismórficas (exemplo: síndrome do X frágil).
5. Distúrbios crônicos do sistema nervoso central (paralisia cerebral, epilepsia).
6. Uso prolongado de medicamentos (anticonvulsivantes, anti-histamínicos).
7. Deficiência auditiva e visual.

A criança

1. Aquisição de linguagem e habilidade de comunicação: atrasada, defeituosa?
2. Quando começou o problema. Era normal e decaiu?
3. Fatores e circunstâncias relacionadas.
4. A dificuldade é geral ou específica.
5. Escolaridade/rendimento anterior ao problema: dificuldades, comunicação, adaptação, interesse em aprender.
6. Relacionamento com colegas/professores.
7. Absenteísmo (faltas) excessivo.
8. Atividades habituais (fora da escola): interesse, capacidade, persistência, interação no cotidiano.

Verificar:

a) Habilidade motora, linguagem, raciocínio, memória.
b) Esquema corporal/lateralidade.
c) Percepção visual (enxergar, não só ver) e auditiva (escutar, não só ouvir).
d) Capacidade de atenção ou déficit de atenção em criança hipercinética.
   - Memória: contar o que fez no dia anterior, nome de times de futebol e jogadores, capítulos de novela e desenhos na TV, sabe fazer um conjunto de compras.
   - Visual (enxergar, não só ver): descrever programas de TV, propagandas.
   - Auditiva (escutar, não só ouvir): reconhecer e cantar uma música; liga TV muito alto?
   - Aritmética: como lida com dinheiro e troco; conceito de igual, diferente, maior, menor.
   - Coordenação motora: andar de bicicleta, jogar videogame.
   - Linguagem inteligível, atender ao telefone e às ordens verbais.
   - Leitura, pequenos ditados, interpretação.

O meio familiar

Tensão; expectativas; problemas psicossociais.

A escola

Tipo; currículo, método pedagógico, motivo da escolha.

Identificação do(s) problema(s) relevante(s)

1. Problemas da fala (fluência, articulação, qualidade da voz).
2. **Dislexia** (dificuldade de compreensão da leitura); frequentemente familiar e que só pode ser diagnosticada com certeza no fim do 2º grau escolar.
3. Distúrbio adquirido (lesão do sistema nervoso central) da **memória**; dificuldade de reiniciar tarefas após sua interrupção.
4. Dificuldade de aprendizado **não verbal**, como percepção tátil e visual, solução de problemas, formação de conceitos, generalização (fixação em detalhes irrelevantes com prejuízo do todo).
5. **Comprometimento cognitivo/afetivo/social**: dificuldades patológicas ou não – "não aprender", "não saber", "não poder mostrar seu saber".
   a) Influência desfavorável do meio: sociedade-família-escola.

b) Inadaptação à proposta educacional/currículo escolar.

c) Psicogênese do aprendizado/processos inconscientes da relação afetividade-cognição;
(1) relação professor-aluno – "o não aprender" desencadeia sentimentos de hostilidade nos pais e professores; estes são captados pela criança exercendo influência negativa no aprendizado;
(2) relação aluno-aprendizagem - vai desde a completa indiferença, passa pela fase em que responde sem refletir, a que busca simplesmente contentar o pai ou professor, até aquela que o aluno consegue construir seu próprio conhecimento (cria, recria, integra, redescobre o mundo).

6. **Deficiência visual**
Avaliação visual – triagem pelo teste de Snellen.
Embora a deficiência visual seja um fator expressivo, pequenas deficiências visuais não são a causa de dificuldades escolares.

7. **Deficiência auditiva**
Avaliação auditiva – teste de audição.
Não atribuir a causa das dificuldades a déficits auditivos discretos.
Por outro lado, nos casos de severa dificuldade de aprendizado com dificuldade para assimilar explicação oral, considerar distúrbio de percepção auditiva central - solicitar teste especializado.

Orientação de acordo com o(s) problema(s) identificado(s)

1. Ajuda extra: recuperação, professor particular.
2. Mudança de escola.
3. Ajuda psicoterápica e apoio familiar.
4. Psicomotricidade.
5. Psicopedagoga (nos problemas psicopatológicos do aprendizado).

II - Criança com funcionamento intelectual muito abaixo da média acarretando deficiência da capacidade de aprender e dificuldade na adaptação social

(comunicação, comportamento, instrução, trabalho)

O nome **deficiência mental** (DM), considerado pejorativo, foi mudado para **deficiência intelectual** (DI). Casos graves aparecem na literatura psiquiátrica como **transtorno de aprendizado** (TA).

Resulta da associação, em graus variáveis, de componentes biológicos, psicológicos e sociais.

Ocorre um déficit mensurável da cognição (= ato de conhecer) associado à deficiência nas habilidades motoras, sensoriais e da percepção para assimilar e integrar suas experiências.

• teste de medição da inteligência = QI **e** • diminuição da habilidade adaptativa e de funcionamento da criança em seu próprio ambiente no cotidiano
Assim avaliada também por pais, professores/pedagogos. Convém aguardar até o fim do 2º ano letivo para firmar o diagnóstico. Levar em conta o temperamento da criança.

CONDUTA DIAGNÓSTICA – Transtorno de aprendizado (TA)

1º passo Preliminares

Considerar a avaliação de pais, professores/pedagogos.
Levar em conta o temperamento da criança.
Convém aguardar até o fim do 2º ano letivo para firmar o diagnóstico.

2º passo Sinal de alerta: atraso da linguagem

Nesse caso, providenciar:

1. Audiometria – excluir deficiência auditiva.
2. Exame psicométrico, incluindo determinação da cognição não verbal:
   a) Se a cognição não verbal é normal: distúrbio de comunicação.
   b) Se a cognição não verbal está atrasada: deficiência intelectual.

Dificuldade de aprendizado com QI normal não é deficiência intelectual

Observação: atraso da fala é uma característica frequente na deficiência intelectual,
mas pode ocorrer em outras situações:

1. Deficiência intelectual - ocorre também atraso na aquisição de outras habilidades.
2. Paralisia cerebral – ocorrem outras manifestações neurológicas; atrasos assimétricos são sugestivos.
3. Surdez – outras habilidades motoras e adaptativas são normais.
4. Cegueira – prejuízo das habilidades motoras: exame oftalmológico.

Deficiência intelectual *vs.* autismo –
diferenciação pode ser difícil nos 3 primeiros anos.

Análise do desenvolvimento motor

1. Crianças com TA podem ter desenvolvimento motor normal.
2. Desenvolvimento motor atrasado não significa obrigatoriamente TA, mas, quando persiste (tal como hipotonia leve), é um alerta para analisar mais atentamente o desenvolvimento verbal e o cognitivo não verbal.

Aos **12 meses** de idade é possível fazer-se o diagnóstico de TA (exceto os casos leves), quando a criança, nessa idade, apresenta habilidades cognitivas de um bebê de menos de 6 meses.

3º passo Psicometria = avaliação quantitativa

TA – QI abaixo de 70.

TA grave – QI abaixo de 50 acompanhado de outros problemas sérios neurológicos ou psiquiátricos.

4º passo Considerações etiológicas

De acordo com as possibilidades, é interessante pesquisar a causa e os fatores que tiveram ação relevante em cada caso de DM (embora frequentemente não se chegue a nenhuma conclusão, pois 30-50% são idiopáticos).

1. Causas genéticas: síndrome de Down, síndrome do X frágil, erros inatos do metabolismo como a fenilcetonúria.
2. Causas ambientais:
   a) No período fetal – infecções **(rubéola,** toxoplasmose, sífilis, **citomegalovirose,** aids), tóxicos, drogas, **álcool**.
   b) No período perinatal – lesão do SNC por infecções, traumatismo de parto, anoxia, convulsões, complicações da prematuridade.
3. Malformações cerebrais, microcefalia, hidrocefalia.
4. Doenças degenerativas do SNC (neurolipidoses e leucodistrofias) em que há um intervalo livre (de evolução normal) de alguns meses, para depois aparecer uma involução progressiva no campo psiconeuromotor.

5º passo Triagem etiológica (multidisciplinar)

Antecedentes familiares, consanguinidade;
gestação: infecções, drogas, álcool.

1. Crianças que nascem normais, mas após a introdução da dieta láctea surgem sinais (após dias, semanas ou meses) sugestivos: odores peculiares (urina, pele, respiração), vômitos neonatais com alimentação difícil, convulsões neonatais, icterícia, hipotonia, acidose metabólica, opistótono: sugerem **aminoacidopatias**.
2. Hepatomegalia com convulsões, hipoglicemia e acidose – **doença do armazenamento do glicogênio**.
3. Hepatoesplenomegalia – **mucopolissacaridoses** (com dismorfias faciais ou esqueléticas) e **neurolipidoses.**
4. Deficiência intelectual (psicomotor, no lactente) familiar e/ou associado com 3 anomalias *minor* (pavilhão auricular, face, palato, membros ou genitália) – **causa genética** (estudo cromossômico).
   Atenção para a síndrome do X frágil.
5. Estado infeccioso com hepatoesplenomegalia no RN – infecções perinatais.
6. História de anoxia ou traumatismo de parto.
7. Desnutrição grave + privação psicossocial.

6º passo Suspeita conforme a idade de início

Triagem das doenças progressivas (deterioração mental) conforme a **idade de início**
(procure a doença pelo nome)
(D = doença).

1. Ao nascer – gangliosidose generalizada I, D. Alexander (leucodistrofia), glicogenose de von Gierke.
2. Entre 1 e 3 semanas de vida – leucinose (D. xarope de bordo), galactosemia.
3. Entre 1 e 3 meses – glicogenose II (D. Pompe).
4. Entre 3 e 6 meses – D. Gaucher, Tay-Sachs, Krabbe, Niemann-Pick, fenilcetonúria, D. Canavan, déficit de múltiplos aminoácidos.
5. Entre 3 e 12 meses – D. Lesch-Nyhan, Pelizaeus-Merzbacher.
6. Entre 6 meses e 2 anos – gangliosidose tipo II.
7. Entre 6 meses e 4 anos – homocistinúria.
8. Entre 1 e 3 anos – gargulismo (síndrome de Hurler), leucodistrofia metacromática, distrofia neuroaxonal, encefalomielopatia necrosante de Leigh.
9. Entre 1 e 6 anos – D. Niemann-Pick tipo C.
10. Entre 2 e 5 anos – idiopatia amaurótica infantil tardia.
11. Entre 2 e 6 anos – síndrome de Hunter (mucopolissacaridose).
12. Entre 4 e 8 anos – idiopatia amaurótica juvenil, síndrome de Sanfilippo (mucopolissacaridose).
13. Entre 5 e 10 anos – D. Schilder, coreia de Huntington.
14. Entre 8 e 15 anos – epilepsia mioclônica.
15. Entre 10 e 12 anos – D. Niemann-Pick tipo D.
16. Entre 5 e 20 anos – leucodistrofia metacromática juvenil, D. Haller-Vorsen-Spatz, Wilson (degeneração hepatolenticular).

7º passo Recursos subsidiários

Selecioná-los de acordo com os dados obtidos previamente:

1. Reações sorológicas para rubéola, toxoplasmose, citomegalovirose, sífilis, herpes simples e listeriose.
2. Radiografia de crânio; fundo de olho.
3. Exame de urina, incluindo pH.
4. Interconsultas – avaliação neurológica, oftalmológica, otológica, cardiológica, psicológica, psiquiátrica.
5. Estudo **cromossômico** – obrigatório nos casos de TA com malformações; recomendado em todas deteriorações mentais (DM) sem causa identificável.
6. Testes de triagem para **erros inatos do metabolismo**:
   a) Nos pacientes de risco (DM na família): amniocentese, teste ampliado do pezinho do RN.

b) Com manifestações suspeitas: letargia, vômitos frequentes, crescimento deficiente, cheiros peculiares, fácies grosseiro, hepatoesplenomegalia, desenvolvimento inadequado, movimentos anormais (coreoatetose, distonia, ataxia), convulsões, surdez, anormalidade da retina, lesões cutâneas adquiridas.

Solicitar: aminoácidos plasmáticos em jejum, lactato sanguíneo, amônia, ácidos graxos de cadeia muito longa; oligossacarídeos e mucopolissacarídeos na urina.

7. Pesquisa da **síndrome do X frágil** – obrigatória se existirem manifestações sugestivas; recomendada em todos os casos de DM sem causa identificável.
8. Estudo **citogenético** – indicação: microcefalia, anomalias somáticas múltiplas ainda que discretas, história familiar de DM, história familiar de perda fetal, anomalias pigmentares da pele, QI < 50, casos que permanecem sem explicação (síndrome do X frágil).
9. Ressonância magnética – indicação: paralisia cerebral ou assimetria motora, cabeça de tamanho ou forma anormal, parada ou regressão do desenvolvimento, anomalias somáticas múltiplas, achados neurocutâneos, convulsões, QI < 50. **Nota**: ressonância, nesses casos, é superior à tomografia. A tomografia é útil nas craniossinostoses, para pesquisa de calcificações cerebrais (infecções congênitas, esclerose tuberosa).
10. Exames moleculares, em casos selecionados.
11. Acompanhamento de evolução com retornos periódicos para avaliações sequenciais – em casos não diagnosticados.

8º passo Destaques

Síndrome de Down

1. A maioria tem DM moderada, mas existem variações.
2. Testes efetuados nos primeiros anos tendem a superestimar o prognóstico da capacidade cognitiva.
3. No adulto jovem: depressão, hipotireoidismo, perda de visão e audição – podem agravar a DM.
4. A partir dos 30 anos: doença de Alzheimer – perda progressiva de memória e conhecimentos, deterioração das habilidades motoras e adaptativas.

Síndrome do X frágil

É a causa hereditária mais comum de DM. Em **meninos** – face alongada, orelhas grandes e proeminentes, palato em ogiva; hiperextensibilidade articular (dedos em relação ao metacarpo); hiperatividade, autismo (estereotipias), transtorno da linguagem, contato visual pobre, autoagressões e decorrentes calosidades no dorso das mãos, macrorquia (nos púberes).

Atenção: existem casos com estigmas físicos discretos e graus variáveis de TA.

Em **meninas** portadoras – alguns sintomas neuropsiquiátricos; um terço tem TA leve.

Síndrome de Rett

Encefalopatia progressiva limitada ao sexo feminino.

a) Desaceleração do crescimento da cabeça entre 5 meses e 4 anos (microcefalia progressiva).

Associação Brasileira de Síndrome de Rett (Abre-te)
Tel.: (11) 5083-0292
E-mail: abrete@abrete.com.br

CONDUTA NO TRANSTORNO DE APRENDIZADO

A criança precisa ser atendida e controlada por uma equipe multidisciplinar, dedicada ao problema da TA e constituída por pessoal especializado, desde o pediatra até a assistente social, passando pelo neuropediatra, psiquiatra infantil, psicóloga, fonoaudióloga e geneticista e laboratório clínico especializado em testes para TA. Essa equipe elaborará um programa individualizado para o paciente e controlará sua evolução e seus progressos, bem como necessidade de se efetuar alterações no programa inicial.

Orientação laboratorial nos TA

Ver descrição no quadro IV-2.

4. Transtorno de Déficit de Atenção/Hiperatividade (TDAH) "Meu filho não para quieto e/ou não presta atenção"

Colóquio 1 – *entrando no clima*

Atenção reduzida, agir impulsivamente e agitação motora são manifestações comportamentais normais em algumas fases precoces do desenvolvimento da criança. Mas em número significativo de crianças essas manifestações são exageradas, persistentes e incompatíveis com seu estágio de desenvolvimento e acarretam prejuízos funcionais (escolaridade, relações sociais).

Como não existe uma linha de corte nítida no *continuum* desses sintomas na população, pode surgir a dúvida: a criança que "não fica quieta e arrelia os colegas" ou a que não consegue prestar atenção na classe e "vive no mundo da lua" é apenas decorrência de sua personalidade imatura ou tem um transtorno neurobiológico que merece tratamento?

O **psiquiatra infantil** é essencial nos casos graves ou atípicos, na não resposta aos tratamentos mais simples,

Quadro IV-2 – ORIENTAÇÃO LABORATORIAL NA DEFICIÊNCIA INTELECTUAL (DI).

Problemas associados à DI	Exames subsidiários indicados
Malformações múltiplas	Cromatina sexual, cariograma, ressonância
Defeitos da morfogênese cerebral (hidrocefalia, microcefalia etc.)	Tomografia computadorizada, ressonância
Normal ao nascimento, seguido de deterioração progressiva da função cerebral	Testes de triagem para erros inatos do metabolismo, ressonância
Episódios de perda de consciência, acidose recorrente, hipoglicemia inexplicada, inanição	Testes de triagem para erros inatos do metabolismo
Microcefalia, coriorretinite, hepatoesplenomegalia, petéquias no RN, icterícia neonatal ou surdez	Provas sorológicas para toxoplasmose, rubéola, sífilis e citomegalovírus; radiografia de crânio; tomografia
Imaturidade óssea, atraso de crescimento, atividade física diminuída, mixedema	TSH, T_4; idade óssea, anti-HIV
Craniossinostose	Radiografia de crânio, tomografia
Sinais de hipertensão intracraniana	Radiografia de crânio; fundo de olho; ressonância
Sinais cutâneos de facomatose	Radiografia de crânio, ressonância
Anormalidades esqueléticas	Radiografia do esqueleto
Convulsões ou equivalentes convulsivos	EEG, ressonância
História sugestiva de crises hipoglicêmicas	Glicemia em jejum
Hepatoesplenomegalia	Hemograma, mielograma, fundo de olho, anti-HIV
Rosto alongado com hipoplasia mandibular, orelhas grandes	Pesquisa cromossômica do X frágil

quadros complicados com comorbidades e famílias disfuncionais.

Isso não tira a importância do pediatra que pode ser o fiel da balança e por isso este capítulo pode lhe ser de grande valia.

Colóquio 2 – o pediatra precisa sinalizar que tem interesse em outras questões que não unicamente as queixas comuns sobre doença.

Em criança **escolar** perguntar sempre:

1. Como vai seu filho na escola? Ele está feliz lá?
2. Algum problema de **aprendizado**?
3. Dificuldade de completar as tarefas na escola ou lição de casa?
4. Algum problema de comportamento na escola, lar ou com amigo?

Conhecimentos básicos

O que é TDAH (em inglês, ADHD)

Transtorno neurocomportamental crônico multifatorial.

No DSM IV é definido como transtorno de saúde mental.

Frequente na idade escolar e em menino.

Caracterização: padrão persistente e grave de desatenção e/ou hiperatividade e impulsividade que é nitidamente inadequado para a idade e estágio de desenvolvimento da criança.

Porque vale a pena diagnosticar:

Melhorar a qualidade de vida presente da criança e de sua família nos domínios social, emocional e acadêmico.

CONDUTA DIAGNÓSTICA

1ª etapa Sinais de alerta em crianças de 6-12 anos

Baixo rendimento escolar **e** "não consegue ficar quieto"/"não para no lugar" "incomoda os colegas"/"atrapalha a classe" **ou** "anda no mundo da lua"/"sonha acordado" **ou** desastrado/confuso/desajeitado ou **atua sem pensar/impulsivo**
Sinal amarelo (atenção!) – preocupação dos pais/professores. Aprendizado deficiente por falta de atenção. Conduta estranha.

2ª etapa Fazer avaliação inicial

Esclarecer e aprofundar criticamente as queixas.

Questão básica – essas características não seriam variações normais de temperamento (crianças por natureza muito ativas ou distraídas) na atual fase de seu desenvolvimento?

Elas vão-se alterando conforme a etapa de desenvolvimento.

Não se deixe levar pelas aparências.

Parece TDAH, mas não é, **variantes normais** de comportamento impulsivo ou de distração:

No **Pré-escolar**

- Corre em círculos sem parar, dá trombadas em objetos e pessoas, vive fazendo perguntas.
- Só consegue prestar atenção por curto período na leitura de livro ou para colorir.

No **Escolar**

- Fica praticando jogos ativos por tempo muito longo; quando excitado faz coisas impulsivamente.
- Pode não persistir em tarefas que não gosta ou que requerem concentração.

Leve em conta as seguintes considerações para **excluir** TDHA:

1. Criança normal mas muito ativa, às vezes algo infantilizada, e a família não tem paciência/disponibilidade, não sabe colocar limites (ver item correspondente) e tem expectativas irrealistas. Reconhecer as habilidades da criança nas atividades diárias.
   Verificar se o comportamento inadequado não é relacionado com a criança estar "fora do lugar adequado" ou "fora das tarefas que lhe são solicitadas".
2. A escola está fora da realidade da criança e/ou a professora não tem capacidade/habilidade para tratar com crianças um pouco fora da média.
   Ouvir interesses, expectativas, opiniões da criança sobre processo de escolarização.
   Considerar mudança de classe ou de escola.
3. Ela parece que não presta atenção às aulas mas vai bem nas provas ou termina logo a tarefa (acertou tudo) e depois fica azucrinando os colegas.
4. A criança é um "diabinho' em casa e um "anjinho" na escola.
   Dessa análise, verificar se a criança e a família necessitam de apoio e orientação psicológica, se a criança precisa de mais atenção da família e orientar maneiras de aumentar sua autoestima.

3ª etapa Aprofundar análise do caso

1. História, exame físico geral, neurológico sumário.
2. Informações da família: idade de início, duração dos sintomas, se eles ocorrem em múltiplos ambientes (exemplo: em casa e na escola), grau de prejuízo funcional (escolaridade, sociabilidade).
3. Informações do professor: comportamento na classe, problemas de aprendizado, verificar boletim e lição feita na escola.

4ª etapa Encaminhamento do diagnóstico pelo pediatra

Lembrete: o diagnóstico depende da **história clínica** e deve abranger pelo menos o comportamento em casa e na escola.

1º) Suspeita levantada pela exagerada atividade ou excessiva distração.

2º) Excluir a possibilidade de que isso seja apenas uma fase normal do desenvolvimento ou que a família não coloque limites (falta de disciplina).

3º) O comportamento (queixa) ocorre em pelo menos dois ambientes (exemplo: casa e escola) e já dura 6 meses ou mais.

4º) Constate que o comportamento está prejudicando o rendimento escolar e/ou relações entre colegas e amigos.

5º) O diagnóstico exige pelo menos duas consultas.

6º) Se todos os anteriores se revelarem significativos, objetive o diagnóstico fazendo que pais e professores preencham a lista de critérios diagnósticos específicos (o ponto de corte é de 6 sintomas presentes).

7º) Procure enquadrar o caso em uma das apresentações.

8º) Não baseie o diagnóstico apenas em impressões ou descrições gerais. É obrigatório que pais e professores respondam as questões específicas.

9º) Verifique se existem **condições mórbidas concomitantes** que podem complicar o caso.

Observações

A conduta de TDAH durante a consulta é um reforço para o diagnóstico, mas comportamento "normal" não afasta o diagnóstico.

1. Peça aos pais para completar o Questionário específico.
2. Professores, treinadores, peça que preencham o Questionário.
3. Lembre que as descrições de comportamento podem ser consistentes mas não obrigatoriamente diagnósticas de TDHA. Verifique se existe consistência de relato nos diferentes ambientes.
   a) comportamento sugestivo em casa mas não na escola pode implicar relações problemáticas (interação difícil criança-pais) no lar e não TDAH;
   b) comportamento problemático só na escola sugere distúrbio de aprendizado;
   c) alguns pais tendem a subestimar os sintomas de uma verdadeira TDAH.
4. Os pais precisam estar de acordo. Discuta com eles, dê-lhes material para ler e no caso de dúvida combine nova consulta após 1 mês de observação mais atenta.

5. Explique com uma metáfora: "Seu filho é um carro que está sempre com o motor acelerado e o breque não funciona bem".
   TDAH é causada por uma alteração no cérebro, não é porque ele é uma "criança má ou mal-educada" nem porque é preguiçosa.
   É uma doença crônica que não vai curar sozinha. Precisamos ajudá-lo com consulta a um especialista e auxílio de uma equipe educacional.
6. De acordo com a evolução e suas observações, a conduta poderá ser alterada a qualquer momento.

Nota – no **adolescente**, TDAH apresenta-se como dificuldade de atenção e de organização,
além de uma sensação de inquietude.

Recursos diagnósticos **não** úteis: EEG, laboratoriais, neuroimagem, testes psicológicos.

5ª etapa Confirmação do diagnóstico de TDAH

Peça a mãe para preencher o questionário do DMS IV
Procure **classificar** o TDAH dessa criança de acordo com as **manifestações clínicas** predominantes.

I – predominantemente tipo **déficit de atenção** TDAH/I (I = inatenção) – 40-50% geralmente meninas com baixo rendimento escolar e que preenchem pelo menos 6 requisistos para desatenção.

II – Predominantemente **hiperativo impulsivo** TDAH/HI – geralmente menino que preenche pelo menos 6 dos comportamentos hiperativos impulsivos.

III – tipo **combinado** TDAH-C, que preenche pelo menos 6 critérios de cada lista.

Critérios diagnósticos

1. Sinais de **desatenção**

Devem estar presentes por mais de 6 meses.

Incompatíveis com o nível de desenvolvimento da criança.

Suficientemente intensos para causar má adaptação.

O diagnóstico exige **6** destes 9 comportamentos:

a) não presta atenção a detalhes/erros de distração;
b) dificuldade para sustentar atenção em tarefas, brincadeiras;
c) não parece ouvir quando se lhe fala;
d) não segue as instruções e não consegue completar as tarefas;
e) dificuldade para organizar atividades;
f) evita ou não gosta de tarefas que exigem esforço mental (lição);
g) perde coisas necessárias para as tarefas;
h) distrai-se pelos estímulos externos;
i) esquece-se das atividades diárias.

2. Sinais de **hiperatividade – impulsividade:**

Mais de 6 meses; incompatíveis com o nível de desenvolvimento; intensos/má adaptação, pelo menos **6** destes 9 comportamentos:

Hiperatividade

a) irrequieto com mãos e pés, contorce-se no assento;
b) levanta-se na classe excessivamente;
c) corre, escala, trepa excessivamente;
d) dificuldade para brincadeira ou atividades calmas;
e) parece ser movido por um motor;
f) fala excessivamente

Impulsividade

a) responde abruptamente antes de a pergunta ter sido completada;
b) dificuldade para esperar a vez;
c) interrompe ou intromete-se nas atividades dos outros.

6ª etapa As comorbidades

= são distúrbios psiquiátricos concomitantes
TDO = transtorno desafiador e de oposição;
TA = transtorno de aprendizagem.

Os mais frequentes são: conduta rebelde (35%), desafiante, ansiedade (25%), depressão (18%) e distúrbio de aprendizado (10-20%).

Cada subtipo tem comorbidades específicas mais frequentes (Fig. IV-2).

O que convém ao pediatra saber sobre o TRATAMENTO do TDHA

TDAH é uma doença crônica
que exige acompanhamento a longo prazo.

O pediatra geral não deve fazer o tratamento sozinho.

Integração com psiquiatra, psicólogo, neurologista, psicopedagogo, pediatra especialista em desenvolvimento, conforme a evolução do caso e numa aliança terapêutica com a criança.

Comunicação com pais, professores, orientadores, treinadores.

As decisões são reversíveis e podem ser mudadas.

O papel do pediatra

1. Fornecer informações à família e responder dúvidas.
2. Ajudar a família a estabelecer as metas (maximizar a função).
3. Coordenar especialistas e Serviços.
4. Ligar a família com outras famílias com problemas semelhantes e associações.

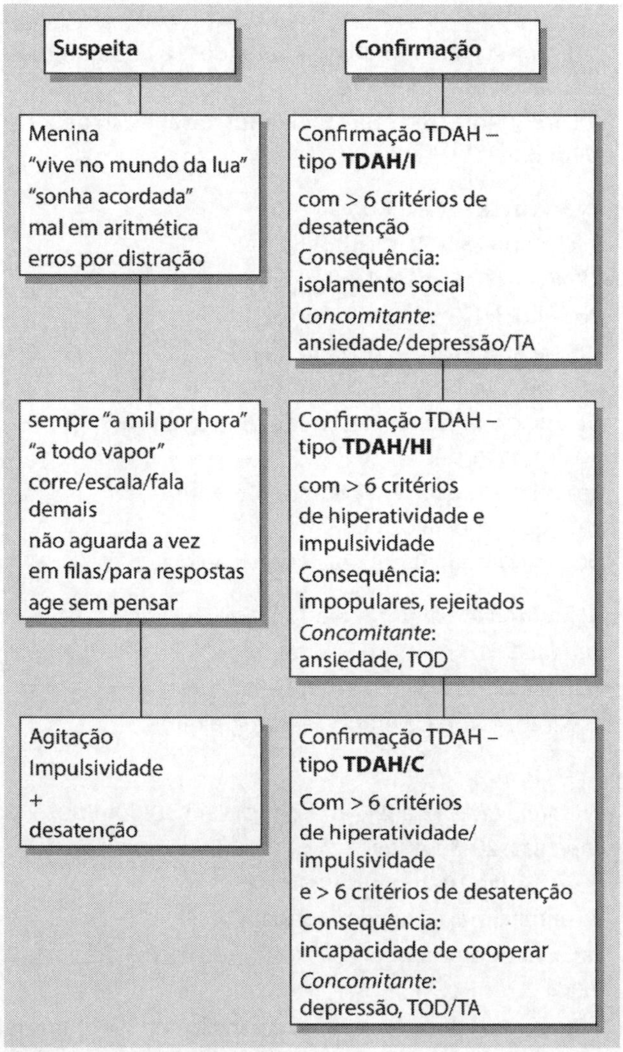

Figura IV-2 – TDAH.

Metas: selecionadas, realistas, atingíveis e mensuráveis.

- melhora do relacionamento/diminuição do comportamento "disruptivo";
- melhora do rendimento escolar;
- melhora da autoestima;
- aperfeiçoamento da segurança.

Como é o tratamento

Multimodal (abordagem múltipla), individualizado, revisto continuamente. **Salientar**:

1. A doença é biológica e não é culpa de ninguém – não é falha dos pais, não é decorrência de problemas perinatais, não é falta de motivação nem de inteligência.
2. A doença é crônica e os sintomas mudam com a idade e com o amadurecimento.
3. A doença é tratável e a criança deve ter participação ativa nesse tratamento.
4. Comunicar o diagnóstico à escola, realçando as implicações educacionais e lembrando: a) o comportamento provocativo não é proposital, mas decorre da doença; b) a necessidade de um trabalho conjunto; c) um controle a longo prazo.
5. Esclarecer que o tratamento compreende intervenções **educacionais**, **comportamentais** e, às vezes, **farmacológicas**, mas que uma **estratégia educacional ótima** é fundamental, indispensável e insubstituível.

Manejo educacional

Utilizar técnicas educacionais com repetição, treinamento individualizado e reforço. Aproveitar os pontos positivos para contornar as dificuldades e adaptar as metas educacionais às possibilidades da criança:

1. Escolha de escola e de classe apropriadas.
2. Modificações da classe, suprimindo os estímulos que provocam distração (localização especial dentro da classe).
3. Ajuda didática, psicopedagogo, professor apropriado, aulas de reforço e especialmente professor particular especializado em áreas acadêmicas específicas.
4. Estabelecimento de rotinas adequadas, organização de tempo e de material; análise crítica e possível modificação ou remanejamento de atividades não acadêmicas como música, balé e esportes.
5. Permitir, de acordo com as circunstâncias, o uso de calculadoras e mais tempo para as atividades de classe e provas.
6. Estabelecer o momento e fazer recomendações específicas sobre alterações do currículo normal.

Lembrar o momento crítico – passagem do 4º ano para o 5º ano – em que já pode haver redução da hiperatividade, mas ainda há persistência do déficit de atenção que pode agravar-se com a mudança do professor único para professores diferentes para cada matéria.

Terapia comportamental

Orientação de psicólogo experiente

1. Modificação comportamental:
   a) rotina estruturada no ambiente;
   b) programas comportamentais para a sala de aula (meta: que permaneça sentada, execute a tarefa).
2. **Aconselhamento/treinamento dos pais**: aprender a colocação de limites, como dar reforço apropriado, consistência nas punições.
3. **Psicoterapia da criança**: autocontrole, resolução de problemas:
   a) abordagem cognitiva: (1) treinamento de autoinstrução; (2) treinamento na resolução de problemas sociais;
   b) abordagem comportamental: (1) automonitoramento; (2) autoavaliação e autorreforço;
   c) reforço das relações verbais-não verbais socialmente aceitas.

4. Estimular a prática de **esportes** preferidos pela criança.

Terapia cognitivo-comportamental:
psicólogo especialista.

Tratamento medicamentoso

Pode ser suficiente mesmo sem terapia.

Drogas de 1ª linha – **estimulantes**

Principal: **metilfenidato**.

1. São eficazes? (70-80%)
   Efeitos positivos em sociabilidade, comportamento na classe, na atenção, na hiperatividade e na impulsividade.
2. Chegam a normalizar o comportamento da criança?
   Apenas 38% em seguimento de 1 ano.
3. Onde falha mais: efeito sobre inteligência e aquisição de conhecimentos.
4. Necessitam de **monitoração** sorológica, hematológica ou eletrocardiográfica? Não.
5. Quais são os **estimulantes** disponíveis?
   a) metilfenidato de ação curta, média ou longa.
   b) dextroanfetamina de ação curta, média ou longa.
6. Existe diferença de **eficácia**?
   Não há diferença significativa, mas uma criança individualmente pode responder a um estimulante e não a outro.
7. A dose ideal é a que proporciona ótimos efeitos com efeitos colaterais mínimos.
   Se o problema maior for na escola,
   suspender em fins de semana/feriados.
8. Quais são os **efeitos colaterais**?
   Costumam ser leves, de curta duração e ocorrem no começo do tratamento: redução do apetite, dor de estômago, cefaleia, dificuldade de conciliar o sono, nervosismo, isolamento social.

   Observações

   A medicação estimulante pode causar anorexia intensa.
   Reforçar a alimentação antes de dar o medicamento e no fim da tarde e à noite.
   A medicação estimulante pode ser reduzida ou até suspensa nos fins de semana, feriados e férias.
   Mas convém observar a reação e adequar.
9. Consultas de seguimento/reavaliação após 1 mês e a cada 3-4 meses.
10. Em caso de eventual piora durante o tratamento, investigar fatores estressantes/problemas familiares.
11. A pergunta que não quer calar:
    TDAH cura com o tempo?
    30-70% continuam com sintomas na fase adulta.
    Sintomas de hiperatividade tendem a diminuir mas a desatenção persiste.
    É frequente personalidade antissocial e uso de drogas.

- **Ação curta** – 3 a 4 horas
  Início: após 30-60 minutos.
  Ritalina comprimido 10mg; baixo custo:
  dose **inicial**: 2,5mg (ou 5mg);
  1 dose 30min antes do café da manhã
  e 1 dose 30min antes do almoço;
  algumas crianças precisam de uma **3ª dose** no fim da tarde.
  Reavalição – **aumentar** gradualmente
  até boa resposta clínica.
  Dose **máxima** 20mg 2 ou 3 vezes ao dia.

- **Ação intermediária** – 8 a 12 horas
  Ritalina SR
  Se necessário 20mg de manhã e à tarde.
  Máximo: 40mg de manhã e 20mg à tarde.

- **Ação longa**
  - *Ritalina LA* – 12 a 24 horas; início em 30-60min:
  cápsulas: 20-30-40mg;
  dose inicial: 10-20mg de manhã;
  dose máxima: 40mg de manhã;
  cápsula pode ser aberta e misturada com geleia de maçã.
  - *Concerta* – dura 12 a 18 horas: início em 30-120min.
  comprimido 18mg e 36mg;
  dose inicial – 18mg; máxima – 72mg;
  início em 30-120min.
  - *Lisdexanfetamina* = Venvanse:
  cápsula – o conteúdo pode ser dissolvido em água;
  criança > 20kg: cápsula 30mg; dose pode ser elevada para 50-70mg;
  início de ação em 1 hora; duração 13 horas.

Droga de 2ª linha – não estimulante:
Atomexetina

(inibidor de recaptação da noradrenalina):
Medicamento: *Strattera* comprimidos 10, 18, 25, 40mg;
não controlado; receita com cópia carbonada.
Início: 0,5mg/kg/dia, 2 semanas.
Aumentar gradualmente até 1,2mg/kg/dia.
Dose única pela manhã.
Controle dos sintomas só após 6 semanas.
– Se houver depressão associada: **imipramina**
2mg/kg/dia em 2 vezes (Tofranil drágeas 10 e 25mg).

SEÇÃO V

Anormalidades da Diferenciação Sexual

coordenador **Bernardo Liberman**

colaboradores **Durval Damiani** (puberdade precoce). **Carlos Alberto Longui** (intersexo). **Osmar Monte** (atraso sexual). **Nuvarte Setian** (crescimento). **Dorina Epps**

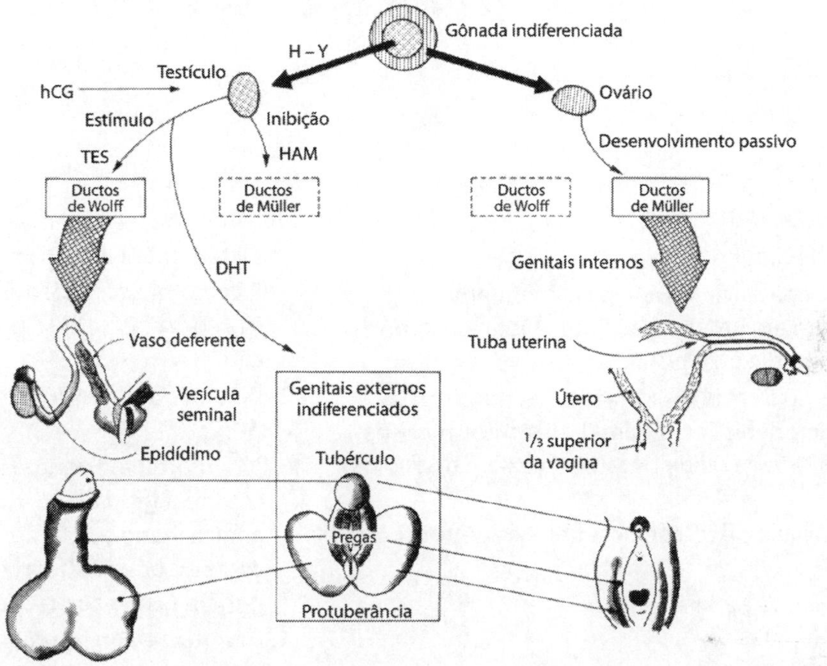

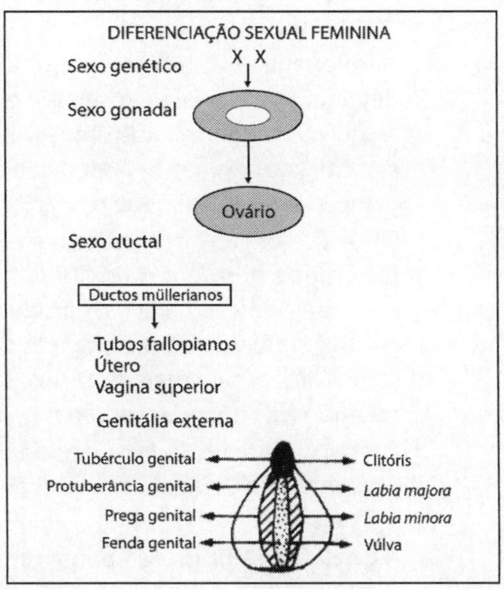

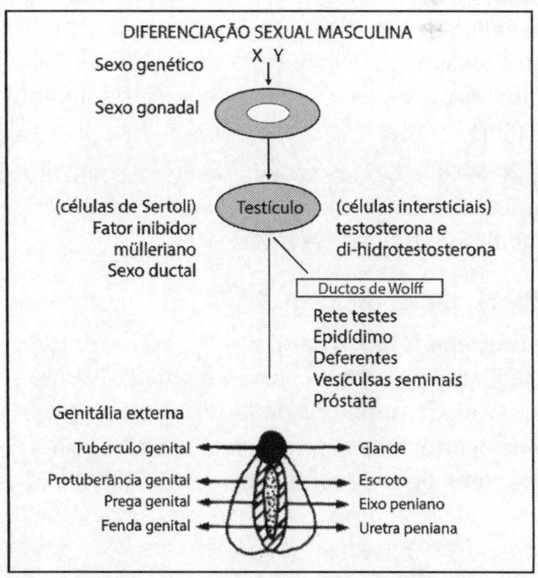

Livros Recomendados Endocrinologia Pediátrica: Aspectos Físicos e Metabólicos do Recém-Nascido ao Adolescente – Setian (Sarvier); Endocrinologia para o Pediatra – Monte, Longui, Calliari (Atheneu); Endocrinologia para Pediatras, ICr do HC – Damiani (Manole)

Primeira Parte

ESTADOS INTERSEXUAIS/AMBIGUIDADE SEXUAL

ANOMALIAS DO DESENVOLVIMENTO SEXUAL (ADS)

"Nenhum vento sopra a favor de quem não sabe para onde quer ir."
(Sêneca)

(Ver também as figuras V-1 a V-4)

Critérios de ADS (*Consenso de Chicago*)

- Ambiguidade genital óbvia.
- Genitália de aparência feminina com aumento do clitóris (> 1cm em RN a termo), fusão labial posterior ou massa inguinal ou labial.
- Genitália de aparência masculina com criptorquidia bilateral, micropênis (< 2cm em RN a termo), hipospadia perineal isolada ou hipospadia leve com testículos não descidos.
- História familiar de ADS com insensibilidade androgênica completa.
- Discordância entre aparência genital e cariótipo pré-natal.

Algumas ADS não apresentam ambiguidade sexual: insensibilidade androgênica completa = genitália externa totalmente feminina; síndrome da persistência dos ductos de Müller = genitália externa totalmente masculina.

Conceito – qualquer desequilíbrio entre a constituição genética, o desenvolvimento gonadal e a diferenciação dos genitais internos e externos.

1ª etapa Os sinais de ALERTA

1. **Linfedema fetal ou neonatal** (inchação ou tumefação, particularmente das extremidades) sugere síndrome de Turner (com cariótipo X).
   Pode ocorrer também com cariótipo XX ou XY (síndrome de Noonan) associado com cardiopatia congênita (estenose aórtica e estenose pulmonar, respectivamente).
2. **Testículos não palpáveis bilateralmente** – frequentemente consequente à criptorquia ou anorquia.
   Se associado à virilização precoce sugere hiperplasia suprarrenal congênita (HSCR) = hiperplasia adrenal congênita (HAC), em criança com cariótipo XX, completamente virilizada pelos andrógenos adrenais.
   A causa mais frequente é a deficiência da enzima 21-hidroxilase, que é perdedora de sal em 75% dos casos.
3. **Criptorquia + hipospadia ou criptorquia + micropênis**
   A criptorquia, quando associada à hipospadia de qualquer grau ou ao micropênis, sugere ação androgênica inadequada, a qual pode ser devida à deficiência de gonadotrofinas ou à insuficiência testicular primária em fase precoce da vida intrauterina.
4. **Amenorreia primária e/ou hérnia inguinal**
   "Mocinha" amenorreica com hérnia inguinal é altamente suspeita.
   Herniorrafia em "meninas" pode, eventualmente, detectar a presença de testículos e a ausência de resquícios müllerianos (trompas, útero e porção proximal da vagina). Essa situação pode ser devida à completa insensibilidade periférica aos andrógenos.
   Os testículos são intra-abdominais e produzem testosterona e hormônio inibidor dos restos de Müller.
   Na puberdade, os testículos produzem testosterona e esta é convertida em estradiol que permite o desenvolvimento de mamas. O sexo feminino deve ser mantido e as gônadas retiradas precocemente.
5. **Ambiguidade sexual** – quando a aparência dos genitais externos, ao nascimento, não permite atribuir o sexo social.
   A **genitália ambígua** é apenas uma das formas de estado intersexual, mas a mais característica.
   A inspeção pode ser enganadora.
   Nunca se deixe influenciar pelo aspecto do genital externo. Jamais diga: "o genital é mais parecido com ..."

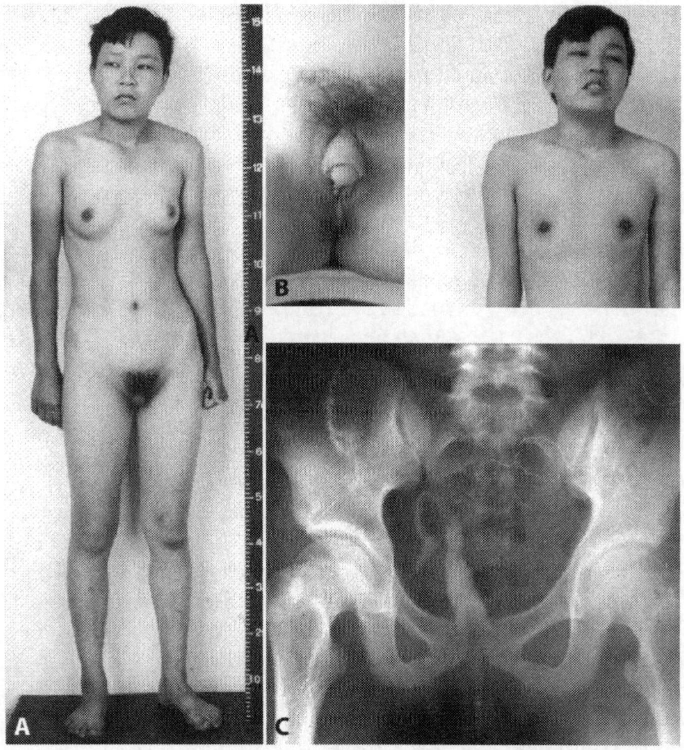

Figura V-1 – Hermafroditismo verdadeiro. Caso – T.M., 16 anos de idade. Malformação congênita dos genitais externos. Educado e registrado como menino. Há algum tempo começou a notar desenvolvimento das glândulas mamárias e sangramentos genitais periódicos (1 vez por mês). Ao exame físico, observa-se a presença de um fenótipo ambíguo. Mamas com desenvolvimento acentuado, de tipo feminino. A genitália externa consiste em um falo de 4cm de comprimento, bolsas labioescrotais parcialmente fundidas, com rafe mediana na metade ventral (**B**). Na parte superior apresentam-se bífidas, observando-se entre elas o meato uretral encimando outro orifício. Na região inguinal direita palpa-se uma massa fusiforme. Exames complementares: cariograma, mosaicismo 46,XX/46,XY. Biópsia da gônada inguinal direita: o exame histológico revelou a presença de ovotéstis. O contraste injetado no orifício inferior mostrou a presença de um hemiútero e de uma trompa esquerda (**C**). Exame psicológico: psiquismo masculino. Orientação: à laparotomia exploradora verificou-se a presença de um ovário anexo à trompa esquerda. Todos os genitais internos e o ovotéstis foram ressecados. Colocada prótese testicular de acrílico no escroto. Mastectomia bilateral. Tratamento a longo prazo com Primotest depot.

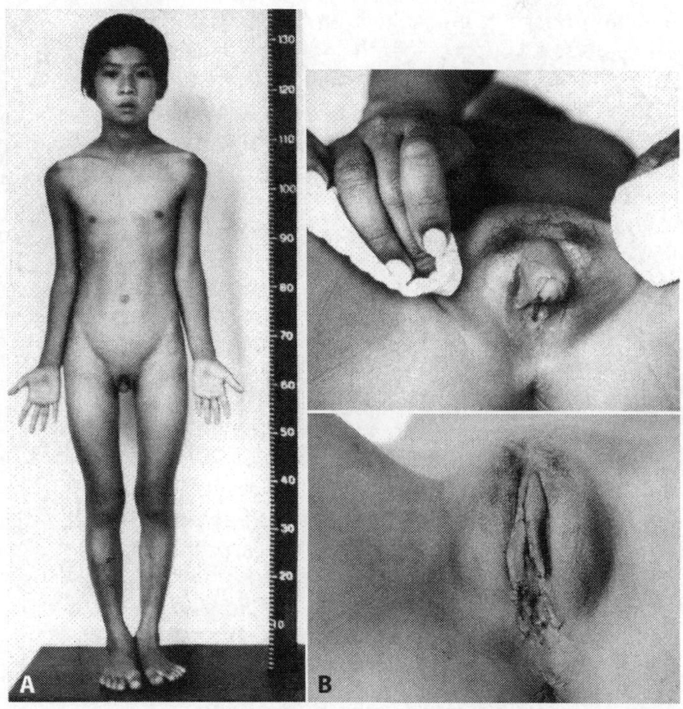

Figura V-2 – Pseudo-hermafroditismo feminino (síndrome adrenogenital). Caso – M.K., 7 anos de idade, veio ao ambulatório por apresentar aumento do falo e aparecimento de pelos na região púbica (**A** e **B**). Educada no sexo feminino. Ausência de história de surtos de desidratação no passado. Não há consanguinidade entre os pais. Não há caso semelhante na família. Exame físico: altura de 129cm. Peso de 24kg. Idade estatural de 9 anos. Exames da genitália: clitóris peniforme de 3cm de comprimento. Pelos pubianos presentes, em quantidade moderada. Grandes e pequenos lábios sem anormalidades. No introito vulvar nota-se a abertura de um único orifício (seio urogenital). Não se palpam gônadas nos grandes lábios nem nas regiões inguinais. Toque retal: útero palpável, de pequeno volume. Anexos livres. Exames complementares: cromatina de Barr no esfregaço bucal, contagem de *drumsticks* no sangue: 10/250 neutrófilos. Idade óssea: 12 anos. 17-Cetosteroides: 15,5mg/24h. Pregnanetriol na urina 12,2mg/24h. 17-Hidroxicorticosteroides: 1,87mg/24h. Na no sangue: 141mEq/L. K no sangue: 4,2mEq/L. Reação de Patterson na urina: negativa. Exame psicológico: psiquismo feminino. Orientação terapêutica: tratamento com hidrocortisona e cirurgia plástica genital.

Figura V-3 – Pseudo-hermafroditismo masculino incompleto familiar tipo 1 com puberdade feminina – insensibilidade androgênica parcial (IPA). Caso – C.F.K., registrada como menina, 2 meses de idade. A genitália ambígua é constituída por dobras de aspecto labial, clitóris hipertrófico, encimando meato uretral que está separado do introito vaginal com hímen (**A** e **B**). Palpam-se duas gônadas embutidas nas eminências labiais. A biópsia das gônadas mostrou túbulos seminíferos heterogêneos, sendo alguns de pequeno calibre e formados por células hipercoradas (pré-adenomas) (**D**). A mãe teve menarca aos 18 anos e não apresenta pilosidade axilar. A tia materna (**C** e **E**) apresenta fenótipo feminino. Tem amenorreia primária e sua genitália externa revela a presença de um falo, introito vulvar com uretra e hímen separados. Testículos palpáveis nas regiões inguinais. A biópsia dos testículos dessa paciente adulta mostrou os adenomas tubulares característicos da síndrome de feminilização testicular. A vagina da paciente era em fundo cego. A laparotomia exploradora mostrou inexistência de órgãos genitais internos. Psiquismo da paciente adulta predominantemente feminino, com certo grau de agressividade e neurose. A paciente casou-se e manteve vida sexual normal. Após a orquiectomia, realizada na idade adulta, teve intensas ondas de calor.

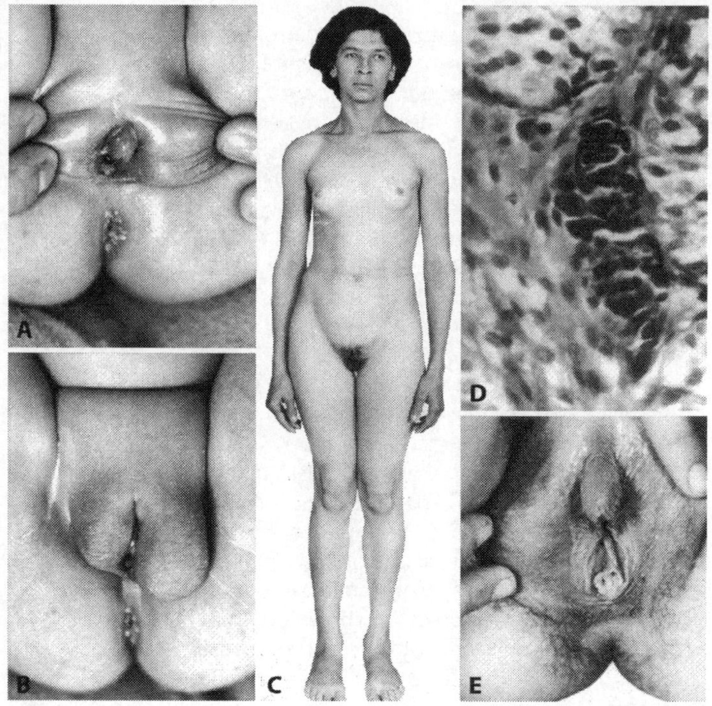

Figura V-4 – Pseudo-hermafroditismo masculino tipo 2 (com virilização na puberdade). Caso – 4 anos de idade. Altura 98cm, peso 16kg. Criado no sexo feminino. Nasceu com genitália ambígua. Os pais são primos. Não há outro caso semelhante na família. Ao exame físico, observa-se um falo sem uretra na glande, com 1,5cm de comprimento. O meato uretral abre-se abaixo do falo. Ventralmente ao meato uretral abre-se uma pequena vagina, rudimentar. Não foi observado hímen (**A**). Lateralmente, observam-se duas eminências, de aspecto de grandes lábios. Palpam-se duas pequenas gônadas (testículos) nas regiões inguinais. Cromatina oral negativa; cariograma 46,XY. Biópsia das gônadas: testículos infantis sem anormalidades (**B**). Laparotomia exploradora: ausência de genitais internos. Teste clínico da testosterona: após 5 dias de propionato de testosterona (25mg/dia), aumento de peso (4,8g/dia). Após duas semanas de testosterona observou-se sensível aumento do falo, pigmentação e enrugamento das eminências laterais, que assumiram aspecto francamente escrotal (**C**). Exame psicológico da criança: psiquismo feminino. Orientação: ablação das gônadas, amputação do falo e plástica dos pequenos lábios. Biópsia do testículo × 160. As espermatogônias, com seu núcleo grande e citoplasma abundante, são visíveis em vários túbulos (**D**).

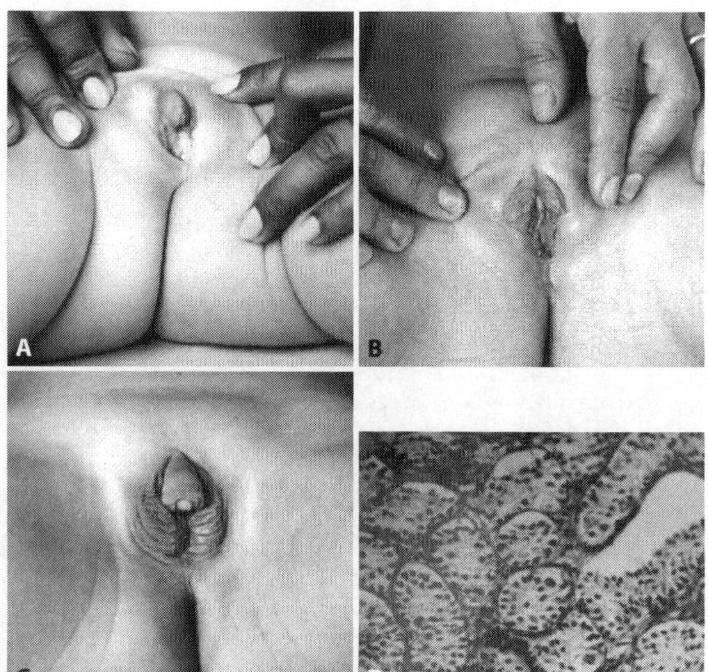

2ª etapa Procurando a etiologia

Avaliação criteriosa dos resultados de 4 parâmetros:

1. Avaliação **genética**
   a) Teste de triagem: pesquisa da cromatina de Barr (indica cromossomo X); falso-negativos são frequentes no período neonatal.
   b) **Cariótipo (exame básico)**.
2. Função **gonadal**
   Dosagem sanguínea dos precursores: progesterona 17-OHP, DHEA, A4, testosterona (T), DHT.
   Nos lactentes até 6 meses e nas crianças já púberes, o exame pode ser feito direto. Fora desse período é necessário fazer estímulo prévio com gonadotrofina coriônica (hCG) 100U/kg/dose, máximo de 2.000U/dose durante 5 dias, por via IM.
3. Avaliação dos **genitais internos**
   a) **Ultrassonografia**: não é muito sensível para detecção de gônada intra-abdominal. Permite reconhecimento de persistência de derivados müllerianos.
   b) **Uretrogenitograma**: bom método para a caracterização da persistência do seio urogenital e das dimensões da porção distal da vagina. Exame feito com contraste iodado; o cateter não deve ser introduzido além de 1 a 1,5cm.
4. Avaliação dos **genitais externos**
   a) Examinar o tubérculo genital: se tem aparência clitoridiana ou peniana, reflete tanto a intensidade do estímulo como a sensibilidade à ação androgênica. Esse aspecto, associado à resposta genital à administração de hCG ou de testosterona, é um importante critério clínico de reconhecimento da sensibilidade periférica à testosterona ou ao DHT, muito útil quando o sexo social que se pretende assumir é o masculino.
   b) Observar o grau de fusão das pregas labioescrotais e a topografia do meato urogenital; são variáveis que devem ser consideradas na programação do tratamento cirúrgico dos genitais.

3ª etapa Atribuição final do sexo social

Sempre que possível, os objetivos a serem atingidos são:

1. Preservação da produção dos esteroides gonadais, da atividade sexual e da libido.
2. Manutenção da fertilidade.
3. Prevenção dos distúrbios psicológicos inerentes ao tratamento tardio.

GENITÁLIA AMBÍGUA – submasculinização de indivíduos geneticamente masculinos (M) ou virilização de indivíduos geneticamente femininos (F).

ROTEIRO BÁSICO PARA O PEDIATRA

1. No **sexo M** (cariótipo **XY**): pseudo-hermafroditismo (PH) M
   Deficiência da síntese de andrógenos ou resistência dos tecidos-alvo (genitália) aos andrógenos.
2. No **sexo F** (cariótipo **XX**): pseudo-hermafroditismo (PH) F
   Mais comum: hiperplasia adrenal congênita (HSRC) por deficiência de 21-hidroxilase.
3. **Hermafroditismo verdadeiro (HV)**
   Coexistência de gônadas masculinas e femininas. Geralmente 46,XX.
4. **Disgenesia gonadal incompleta**
   Determinação parcial do testículo em presença de um cromossomo Y.

CHAVE DO DIAGNÓSTICO

▶ **Palpação de gônadas** no escroto ou no canal inguinal:
   a) **ausentes**: PHF (XX com virilização);
   b) **presentes** (sempre testículo): PHM (XY com virilização incompleta).

▶ **Toque retal para determinar presença de útero.**

<u>**Caso 1**</u>

Genitália ambígua
• Clitoromegalia leve (> 1cm)
• Fusão labioescrotal
Virilização **de RN 46,XX**
= Pseudo-hermafroditismo **F = ADS 46,XX**

1º) Excluir: a) ingestão de andrógenos pela mãe;
   b) tumor ovariano na mãe.

2º) Dosar **17-hidroxiprogesterona** (17-OHP).
   Se for anormalmente alto (na criança pré-púbere convém estímulo prévio por ACTH) – hiperplasia suprarrenal (adrenal) congênita (90% dos casos).
   Nesse caso, dosar Na e K.
   - Na baixo e K alto (desidratação hiponatrêmica com hipercalemia) = deficiência de 21-hidroxilase (95% dos casos de HSRC).
   - Se Na e K baixos, solicitar ultrassonografia e tomografia (tumor adrenal/ovário).

<u>**Caso 2**</u>

Genitália ambígua
• Desde hipospadia até genitália de aparência F
Virilização **incompleta de RN XY**
= Pseudo-hermafroditismo **M = ADS 46,XY**

1º) Dosar T e DTH.

2º) Estimulação pela gonadotrofina coriônica (hCG) 1.000U/dose, durante 5 dias, por via IM.

3º) Dosar T e DHT, 24 horas, após a 5ª dose:

- Resposta 1: teste **positivo** = houve aumento (maior que 100ng/dL) de T.

  Significa: biossíntese adequada de T pelo testículo.

  Verificar DHT:

  a) DHT continua baixo = defeito do metabolismo de T por **déficit de 5-alfa-redutase.**

  b) Se a relação T/DHT é normal (< 0,5) = insensibilidade de genitália aos andrógenos.

- Resposta 2: teste **negativo** = não há aumento de T.

  Significa: defeito na síntese de andrógenos.

  1º) com perda de sal (hipo-Na, hiper-K, acidose) = defeito proximal;

  2º) com alcalose, hipo-K e hipertensão = deficiência de 17-hidroxilase;

  3º) sem dados clínicos sugestivos, solicitar: pregnenolona, progesterona, 17-OHP, DHEA, androstenediona, cortisol, DHT.

  Se os resultados forem limítrofes, repeti-los após teste com ACTH (0,036mg/kg até o máximo de 0,25mg) ministrado 60 minutos antes da coleta por via IV. Se todos esses exames forem normais = defeito testicular na síntese de testosterona.

<u>**Caso 3**</u>

Se **testículos ausentes**: • laparotomia exploradora

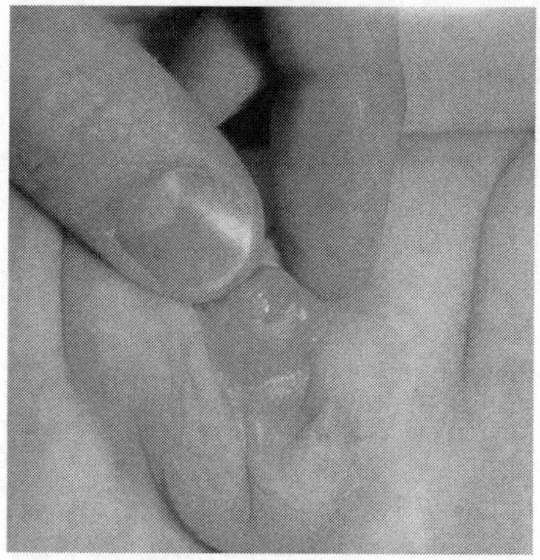

Figura V-5 – Hiperplasia suprarrenal congênita.

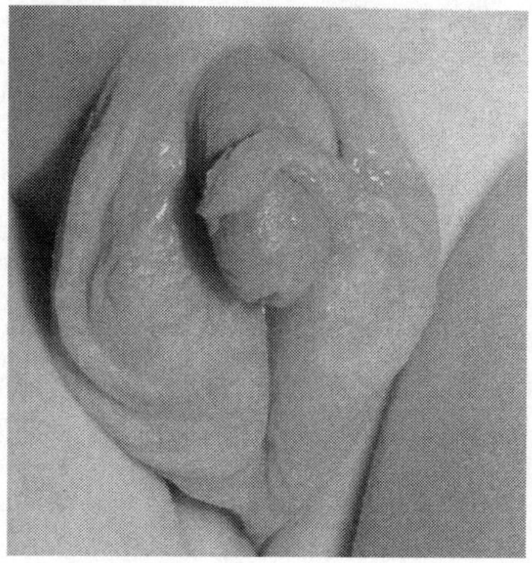

Figura V-6 – Hermafroditismo.

1. Genitália Ambígua Orientação

Genitália ambígua = presença concomitante de estruturas genitais características de ambos os sexos no mesmo indivíduo (ver Figs. V-1, V-2, V-8, V-10 e V-15).

CONDUTA DIAGNÓSTICA

(Figs. V-5 e V-6)

1ª etapa Quando considerar genitália ambígua

1. Numa **genitália** de aspecto **masculino:**
   a) testículos não palpáveis;
   b) pênis esticado menor que 2,5cm (no RN a termo e até 1 ano de idade) e hipospadia;
   c) pesquisa de tecido testicular:
      - dosagem de testosterona,
      - em pré-púberes – resposta positiva da testosterona após estímulo com hormônio gonadotrófico coriônico (hCG).
2. Em **genitália** de aspecto **feminino**:
   a) vulva com orifício único;
   b) hipertrofia de clitóris;
   c) fusão labial posterior e uma massa palpável em bolsa labioescrotal ou inguinal;
   d) pesquisa de tecido ovariano:
      - dosagem de estradiol,
      - dosagem de inibina após estímulo gonadotrófico.

Conceitos básicos (Quadro V-1)

1. Considerar emergência médica.
2. Não deixar se influenciar pelo aspecto dos genitais externos. Jamais diga: "o genital é mais parecido com ..."

3. Não deixar registrar a criança enquanto não houver definição de seu sexo social.
4. Evitar referir-se como "ele" ou "ela" (diga "seu bebê"); não dizer termos do tipo "erro da natureza", " anormal".
5. Não registrar a criança até o estabelecimento do sexo de criação.

Quadro V-1 – PUBERDADE NA GENITÁLIA AMBÍGUA.

Hermafroditismo verdadeiro	Virilização com ginecomastia em 50% dos casos: menstruação ("hematúria periódica")
Disgenesia gonadal pura XY, forma incompleta	Virilização
Deficiência de 17-α-hidroxilase	M: eunucoide com ginecomastia F: normal ao nascimento; puberdade atrasada com amenorreia
Deficiência de 17-β-redutase	Virilização com ginecomastia
Deficiência de 5-β-redutase	Meninos com micropênis; virilização sem ginecomastia
Feminilização testicular Forma completa	Desenvolvimento feminino, pelos sexuais escassos, amenorreia primária
Forma incompleta	Virilização incompleta, ginecomastia, pelos sexuais presentes

2ª etapa Caracterização clínica

1. **História**: antecedentes familiares, consanguinidade, uso de hormônios na gestação.
2. Medida do pênis esticado no RN normal a termo: mínimo de 2cm.
3. Palpação da região inguinal e pregas labiais: procura de uma massa gonadal.

Importante – geralmente não é possível distinguir entre pseudo-hermafroditismo masculino e feminino pela aparência da genitália externa.
Os seguintes dados clínicos podem servir de guia:

1. Gônadas palpáveis na região labioescrotal ou inguinal são quase sempre **testículos**.
2. Colo uterino palpável no toque retal exclui quase todas as formas de pseudo-hermafroditismo masculino. Sugere: **pseudo-hermafroditismo feminino, hermafroditismo verdadeiro** ou **disgenesia gonadal**.
3. Genitália ambígua e 2 gônadas palpáveis: **pseudo-hermafroditismo masculino**.
4. Assimetria acentuada da genitália externa, sendo palpável apenas uma das gônadas: suspeitar de **hermafroditismo verdadeiro**.
5. Crianças que apresentam falo, com fusão parcial ou total das pregas labioescrotais, sem gônadas palpáveis, devem ser consideradas, até prova em contrário, casos de síndrome adrenogenital (**hiperplasia da adrenal**), mas pode também ser **disgenesia gonadal mista**.

Cautela – esses dados servem de orientação, existindo exceções.

3ª etapa Investigação diagnóstica básica

1. **Anamnese**
   a) Consanguinidade, história familiar de ambiguidade genital.
   b) Uso de medicação virilizante ou feminilizante durante o primeiro trimestre de gravidez.
   c) Virilização materna durante a gestação.
   d) Desidratação perinatal e/ou hipoglicemia – hiperplasia suprarrenal.
2. Exame físico/palpação das gônadas.
3. Avaliação *hormonal de tecido gonadal*.
   a) Considerando que a hiperplasia suprarrenal congênita (HSRC) é a principal suspeita em casos de virilização sem testículos palpáveis, solicitar 17-cetoesteroides (17-KS) urinários (aumentados) e eletrólitos para a detecção precoce da forma perdedora de sal (Na diminuído e K aumentado); solicitar 17-OHP sérico: aumentado na forma mais comum de HSRC.
   b) Pesquisa de tecido testicular:
      - dosagem de testosterona;
      - em pré-púberes: resposta positiva da testosterona após estímulo com hormônio gonadotrófico coriônico (hCG).
   c) Pesquisa de tecido ovariano:
      - dosagem de estradiol;
      - dosagem de inibina A após estímulo gonadotrófico.
4. Nos casos em que uma ou ambas as gônadas são palpáveis ou se for excluída HSRC, solicitar:
   - ultrassonografia pélvica: evidência de útero e/ou cavidade vaginal; presença de gônadas em situação intra-abdominal, mas podem ocorrer falso-negativos;
   - genitografia com introdução de contraste pelo orifício urogenital.
5. Exploração cirúrgica e biópsia gonadal.

Nas etapas seguintes, contar com a participação do endocrinologista pediátrico e/ou grupo especializado em Intersexo.

4ª etapa Roteiro conforme a palpação das GÔNADAS (Roteiros I, II e III)

Roteiro I – GENITÁLIA AMBÍGUA com cariótipo XX (= geneticamente F).

Investigar na **mãe**	*Verificar no* **RN**
• Ingestão de andrógenos • Sinais de virilização • Antecedentes familiares	Outras anomalias morfológicas (anorretais e coluna)

I – RN sem outras malformações

↓

Palpar **GÔNADAS**

1. **Gônadas PALPÁVEIS**
   - Hermafroditismo verdadeiro
   Laparotomia + biópsia

2. **Gônadas NÃO PALPÁVEIS**
   dosar esteroides adrenais:

elevados	**normais**
HSRC	• Pseudo-hermafroditismo F não adrenal • Hermafroditismo verdadeiro: laparotomia + biópsia

II – RN com outras malformações
- Pseudo-hermafroditismo não adrenal

Roteiro II – GENITÁLIA AMBÍGUA com cariótipo XY (= geneticamente M).

Palpar **gônadas**

I – Gônadas NÃO PALPÁVEIS
Dosar **esteroides séricos**
Se aumentados: defeito de síntese de testosterona

II – Gônadas PALPÁVEIS
Fazer estímulo com hCG: (1.000U/dia, IM, 5 dias):

1. **Responde** (T aumenta 150mcg/dL)
   (a produção de T é normal)
   - Pseudo-hermafroditismo M
     Se T/DHT maior que 35: deficiência de 5_α-redutase
   - Hermafroditismo verdadeiro
     (ultrassonografia pélvica; laparotomia)
2. **Não responde** (não há elevação de T)
   Pseudo-hermafroditismo M
   - Defeito na síntese de T
   - Defeito anatômico do testículo
   - Insensibilidade parcial aos andrógenos (parentes da mãe com o mesmo problema)
   - Idiopático

III – Apenas 1 GÔNADA É PALPÁVEL
Ultrassonografia pélvica
Laparotomia + biópsia da gônada

T = testosterona.

Roteiro III – GENITÁLIA AMBÍGUA/ TESTÍCULOS NÃO PALPÁVEIS.

Dosar **substância inibidora mülleriana***

Interpretação

I – Normal (37,5mg/mL)
= Testículos existem, morfologicamente normais
Deve ser: defeito na síntese/ação dos andrógenos

II – Níveis baixos (11,5mg/mL)
= Disgenesia testicular:
- dismorfogênese gonadal
- disgenesia gonadal mista
- hermafroditismo verdadeiro
- regressão testicular

III – Indetectável = testículos ausentes
- pseudo-hermafroditismo F
- hiperplasia suprarrenal congênita (HSRC)
- disgenesia gonadal pura
- fatores maternos
- idiopático

• Exame laboratorial de introdução recente.

1ª Eventualidade GÔNADAS NÃO PALPÁVEIS (ausentes)

1ª Interpretação: RN geneticamente feminino – cariótipo 46,XX.

Anomalia: **virilização** do RN feminino (clitóris > 1cm; fusão labioescrotal).

Classificação: PSEUDO-HERMAFRODITISMO F

▶ *Cautela inicial* – excluir fatores virilizantes na mãe:
a) ingestão de andrógenos;
b) tumor ovariano ou adrenal.

▶ Se forem *excluídos* esses fatores virilizantes – probabilidade de 90% de ser HSRC.

1º) Solicitar dosagem de 17-cetoesteroides (17-KS) na urina aumentados.

2º) Dentro das HSRC, 95% de risco de ser **deficiência de 21-hidroxilase**. Comprovação: dosagem sérica de 17-hidroxiprogesterona (17-OHP) muito aumentada.

3º) Como 80% é de "forma perdedora de sal", solicitar dosagem sérica de Na (diminuído = hiponatremia), K (aumentado) e bicarbonato (aumentado = alcalose).

4º) Se HSRC for excluída porque 17-OHP são normais e/ ou Na está aumentado, passar para a 2ª possibilidade:

Cogitar de? HSRC por **deficiência de 11-hidroxilase**, que é geralmente acompanhada de hipertensão (de instalação tardia).
Comprovação: 17-OH urinário aumentado.

2ª interpretação: se todos os exames anteriores forem normais, solicitar ultrassonografia e tomografia abdominal, seguidas de laparoscopia e biópsia.

Possibilidades: a) hermafroditismo verdadeiro (HV: 60% são 46,XX); b) disgenesia gonadal mista (DGM).

2ª Eventualidade **GÔNADAS PALPÁVEIS (testículos)**

1ª POSSIBILIDADE (caso muito mais frequente) – RN geneticamente M; o cariótipo é **46,XY**.

Anomalia: virilização incompleta de RN masculino (desde hipospadia, micropênis, até genitália de aparência **F**).

1. *Classificação*: PSEUDO-HERMAFRODITISMO M.
2. *A dúvida*: O que está causando essa anomalia? Pode ser:
   a) defeito anatômico no testículo (total ou parcial);
   b) o testículo não tem problema anatômico, mas um defeito funcional que impede a síntese de testosterona (T);
   c) a testosterona é sintetizada, mas existe um defeito no seu metabolismo (deficiência de 5-alfa-redutase) que não permite sua conversão em di-hidrotestosterona (DHT), a qual é responsável pela diferenciação da genitália em direção ao aspecto masculino;
   d) a produção e a metabolização dos andrógenos são normais, mas falta responsividade dos tecidos-alvo.
3. Como fazer o **diagnóstico diferencial**? Pela produção de T e DHT em resposta à **gonadotrofina humana** ministrada.
4. Como fazer na **prática**? Ministrar gonadotrofina coriônica (hCG) 1.000U/dia, IM, 5 dias. Comparar o valor basal com o valor após estímulo, tanto da T como da DHT.

Raciocínio

1. Se houve **aumento de T**, o testículo é capaz de produzir T (= biossíntese adequada de T); portanto, o testículo é anatômico e funcionalmente normal.
2. Se **não houve aumento de T**: a) defeito anatômico do testículo; *ou* b) defeito funcional na síntese de andrógenos.
3. Houve **aumento de T** mas **DHT** manteve-se **baixa** (T/DHT muito alta, acima de 35). O testículo produz T, mas existe um defeito no metabolismo da T que não permite sua conversão à DHT; isso ocorre por **deficiência de 5-alfa-redutase**.
   Sem DHT não ocorre virilização da genitália, que então sugere mais sexo **F**. É **rara**. Verificar parentes da mãe com o mesmo problema.
4. Houve **aumento de T e de DHT** (relação T/DHT permanece normal).
   Se DHT é normal e se não ocorre virilização normal é porque existe uma **insensibilidade parcial da genitália aos andrógenos** (IPA).
5. **Se não ocorreu aumento de T (não há resposta à gonadotrofina), deve haver**:
   a) um defeito anatômico do testículo (anorquia, disgenesia testicular, hipoplasia de células de Leydig);
   b) distúrbio funcional na produção de andrógenos (defeito na síntese de T), por deficiência enzimática (pode haver defeito em 5 enzimas, das quais 3 são comuns à via de síntese do cortisol):

1º passo Identificar a presença de "perda de sal" (perda de peso, desidratação grave hiponatrêmica com hipercalemia e acidose metabólica, ocorrendo nas 2 primeiras semanas de vida) – sugere defeito proximal:

1. **deficiência do complexo colesterol desmolase** (ou 20,22-desmolase), que é raro; *ou*
2. **deficiência de 3-beta-hidroxiesteroide desidrogenase** (3-β-HSD).

2º passo Se houver alcalose hipocalêmica e hipertensão – deficiência de 17-hidroxilase.

3º passo Se não há esses dados clínicos sugestivos, o diagnóstico pode ser feito pela dosagem dos esteroides precursores e/ou seus metabólitos urinários (pregnenolona, progesterona, 17-OHP, DHEA, androstenediona, cortisol, DHT) antes e depois da administração de gonadotrofinas.

Se os resultados são limítrofes, convém teste de estimulação com ACTH, IM (dosar após 60min).

4º passo Se a função adrenal é normal e não há resposta da testosterona nem dos esteroides precursores, deduz-se que há uma anormalidade anatômica (disgenesia gonadal) responsável pela deficiência de produção de andrógenos.

Conduta – a natureza exata da anormalidade que inclui hermafroditismo verdadeiro deve ser confirmada pela exploração pélvica e biópsia gonadal.

Ausência total de tecido gonadal em criança XY com genitália ambígua, sem os estigmas somáticos próprios da disgenesia gonadal e hormônio luteinizante (**LH**) elevado, sugere **agenesia gonadal XY** (síndrome da regressão testicular embriônica).

5º passo Se os passos anteriores forem afastados, considerar insensibilidade parcial aos andrógenos (IPA), isto é, a genitália não responde à ação dos hormônios.

6º passo Se todos os passos anteriores forem afastados – formas idiopáticas.

2ª POSSIBILIDADE - Cariótipo 46,XX

Pode ser **hermafroditismo verdadeiro** (HV).

Solicitar laparoscopia com biópsia gonadal.

3ª POSSIBILIDADE - Mosaicismo

Indicadas laparoscopia com biópsia:

a) 45,X/46,XY - disgenesia gonadal mista.
b) 46,XX/46,XY - hermafroditismo verdadeiro.

3ª Eventualidade SÓ 1 GÔNADA PALPÁVEL

Solicitar laparotomia + biópsia gonadal.

Possibilidades: hermafroditismo verdadeiro (HV), pseudo-hermafroditismo M (PHM), disgenesia gonadal mista (DGM).

5ª etapa Outras PISTAS diagnósticas

1. Presença de estigmas somáticos característicos da síndrome de Turner (baixa estatura, pescoço alado, tórax largo e mamilos afastados, linfedema de mãos e pés) com falo aumentado - **sugere disgenesia gonadal mista** (X/XY).
2. Meninas com hérnia inguinal contendo uma gônada que se verifica ser testículo e com história familiar (outra criança previamente afetada; mãe com escassez de pelos axilares e menarca tardia) - **sugere insensibilidade parcial aos andrógenos.**
3. Achado cirúrgico de presença de útero e trompa no interior de hérnias inguinais em meninos normais - **persistência das estruturas müllerianas.**

6ª etapa Roteiro conforme o CARIÓTIPO

Triagem (resultado rápido, pode ser solicitado no 4º dia, não totalmente confiável): cromatina sexual no esfregaço bucal.

Ideal - **cariótipo** (ver Roteiros I e II e Quadro V-2).

Cariótipo 46,XX

Raciocínio - RN geneticamente F; deve estar havendo uma virilização (clitóris > 1cm; fusão labioescrotal).

Pode ser: 1º) PHF: (a) adrenal, (b) não adrenal; 2º) HV.

46,XX e gônada não palpável

Raciocínio - pode ser: 1º) pseudo-hermafroditismo feminino (PHF) adrenal ou não adrenal;
2º) hermafroditismo verdadeiro (HV).

1º) Verificar se existe causa evidente que explique a anomalia do desenvolvimento sexual (PHF não adrenal de causa específica):
   1. Ingestão materna de andrógenos.
   2. Virilização materna por tumor virilizante.
   3. Ultrassonografia: agenesia renal?; malformações anorretais ou da coluna terminal.

   Observação: os esteroides sexuais na criança estão normais.

2º) Se não há causa específica, diagnóstico mais provável: **HSRC**. Triagem - 17-KS urinários aumentados; dificuldade técnica: coleta de urina de 24 horas.
   Comprovação - dosagem sérica de Na e K (perdedora de sal) e 17-OHP aumentado.
   Se for normal dosar cortisol: alto = resistência ao glicocorticoide.

3º) Se nada foi encontrado de anormal: laparotomia e biópsia gonadal - HV.
   Opção preferencial de sexo de criação (em todos esses casos): F.

Cariótipo 46,XY

Raciocínio - RN geneticamente M; deve estar havendo uma virilização incompleta.

Causa mais provável: PHM; outras possibilidades: HV ou DGM.

Solicitar LH e FSH séricos - estão elevados no PHM:

a) LH elevado - sugere defeito na biossíntese ou na ação da testosterona (T);
b) FSH elevado - ocorre na falha de desenvolvimento dos túbulos seminíferos.

Diagnóstico - para testar a integridade da via sintética da T, verificar a resposta à estimulação pela gonadotrofina coriônica (avaliar T e DHT):

- Se houve aumento de T = testículo normal anatômica e funcionalmente.
- Se não há resposta = defeito anatômico do testículo ou distúrbio funcional na produção de andrógenos (anorquia, agenesia de Leydig, disgenesia testicular).
- Se houve aumento de T mas DHT permanece baixo = defeito no metabolismo da T por deficiência enzimática (alfa-redutase); opção de criação: F.
- Se houve aumento de T e DHT = insensibilidade da genitália aos andrógenos; opção de criação, dependendo da anatomia da genitália: F.

Mosaicos

a) 45,X/46,XY
   Laparoscopia + biópsia: DGM. Opção de criação, dependendo da anatomia da genitália externa: sexo F.

b) 46,XX/46,XY
   Laparoscopia + biópsia: HV. Opção de criação: sexo F.

MANEJO DA GENITÁLIA AMBÍGUA

Objetivos

- Escolha do sexo de criação e sua eventual mudança.
- Correção cirúrgica plástica da genitália com a eventual ablação das gônadas.
- Tratamento hormonal substitutivo.
- Psicoterapia.

ESCOLHA DO SEXO DE CRIAÇÃO

É a mais importante e frequentemente a mais difícil das decisões por suas implicações psicossociais. No momento do nascimento, a primeira ou a segunda pergunta feita pelos pais é: "o que é?", e existe uma tremenda pressão para que se responda "menino" ou "menina".

Como responder: "o desenvolvimento sexual ainda não está completo e o sexo não pode ser determinado ainda, necessitando de alguns estudos adicionais, os quais serão feitos o mais depressa possível".

Uma decisão correta depende da precisão do diagnóstico e da potencialidade funcional da genitália externa: a escolha deve ser governada pela possibilidade de se conseguir uma configuração genital externa não ambígua e sexualmente útil.

Lembrete: a dificuldade maior é sempre para reverter a genitália ao aspecto masculino; assim, o sexo cromossômico e gonadal, o desenvolvimento fenotípico esperado na puberdade e a potencial fertilidade têm papel secundário no contexto de um pseudo-hermafroditismo verdadeiro, em que o falo raramente pode ser convertido em um pênis funcionante mesmo após múltiplas cirurgias.

Pseudo-hermafroditas femininos devem ser criados como **meninas**, independentemente do grau de virilização da genitália. Criança com **micropênis** – fazer o teste da estimulação androgênica: enantato de testosterona 25-50mg por mês, por via IM; resposta positiva com aumento do falo, enrugamento e pigmentação das pregas labioescrotais: criar como **menino**.

A mudança do sexo social após os 2 anos de idade só pode ser realizada com garantias de aconselhamento psicológico e supervisão, a longo prazo, para o paciente e para a constelação familiar (incluindo amizade, ambiente de escola e trabalho), por uma equipe especializada em Psicologia Comportamental.

CORREÇÃO CIRÚRGICA PLÁSTICA DA GENITÁLIA COM A EVENTUAL ABLAÇÃO DAS GÔNADAS

▶ **Para as crianças de sexo de criação feminino**

1. Ressecção do clitóris deve ser precoce (antes dos 12 meses de idade, preferivelmente entre 3 e 6 meses de idade, se possível durante a primeira internação).
2. Vaginoplastia na adolescência (antecipar se há interferência com a micção).
3. Nos casos de pseudo-hermafroditismo masculino e hermafroditismo verdadeiro, necessidade de exploração pélvica, biópsia gonadal e/ou gonadectomia: tecido testicular, testículos disgenéticos, ovotéstis devem ser removidos (incidência significativa de tumores gonadais em pacientes com um cromossomo Y).

▶ **Para as crianças de sexo de criação masculino**

1. Época de correção fálica ditada por considerações cirúrgicas e urológicas, geralmente quando a criança atinge 1 ano de idade. Exploração pélvica e biópsia gonadal devem fazer parte do procedimento cirúrgico inicial: a) tecido ovariano e estruturas müllerianas devem ser removidos; b) testículo normal deve ser trazido ao escroto; c) tecido testicular anormal em posição anômala deve ser removido.
2. Correção da hipospadia iniciada em torno dos 4 anos de idade.

▶ Crianças com genitália externa feminina normal, testículo e cariótipo XY **(feminilização testicular completa)** – gonadectomia de preferência no período pré-escolar; vaginoplastia na adolescência, se necessário.

PROGNÓSTICO

Qual o futuro de meu filho com genitália ambígua?

Depende de: reconhecimento precoce, determinação apropriada do sexo, manejo adequado do distúrbio bioquímico.

Quando a determinação apropriada do sexo é feita nos primeiros meses de vida e a orientação é correta, o prognóstico pode ser excelente.

Se houver necessidade da troca do sexo até a idade de 2 anos e se houver boa cooperação da família e um bom acompanhamento médico-psicológico, podem-se obter resultados bastante satisfatórios.

No pseudo-hermafroditismo masculino e no hermafroditismo masculino, a regra é a infertilidade; a fertilidade pode ser normal no pseudo-hermafroditismo feminino, uma vez corrigidas as anomalias genitais externas.

Nas meninas com hiperplasia adrenal congênita virilizante, o tratamento precoce pode levar a um crescimento satisfatório (altura final pouco inferior à média), puberdade normal e fertilidade. A dificuldade é conseguir que o adolescente persista com a medicação.

Na variedade perdedora de sal, o prognóstico é bom, desde que a anormalidade seja reconhecida precocemente, as crises de perda de sal sejam bem manejadas e o paciente prossiga com o tratamento com mineralocorticoide a longo prazo.

Em casos raros, ao atingir a puberdade, eclode uma libido oposta ao sexo de criação, provocando desajuste social. Nesses casos, a administração de hormônios masculinos, após os 18 anos, em adolescentes criados como meninas com falo rudimentar ou amputado, é inútil e até prejudicial, pois estimula a libido sem que haja desenvolvimento satisfatório do órgão masculino.

Quadro V-2 – VARIEDADES DE HIPERPLASIA SUPRARRENAL CONGÊNITA (autossômicas recessivas) = HSRC.

	21-hidroxilase (21-OH) P-450c21		**11-hidroxilase (11-OH) P-450c11**		**3-beta-hidroxiesteroide-desidrogenase (3-β-HSD)**		**17-hidroxilase P-450c17**		**20,22-desmolase**	
Defeito enzimático	É a mais frequente (95%) a) Forma virilizante simples (NPS) b) Forma perdedora de sal (PS)		5% dos casos Indistinguíveis de 21-OH, mas desenvolvem hipertensão após anos (DOC)		Inabilidade de secretar glico e mineralocorticoides e esteroides sexuais (exceto DHEA)		Inabilidade de secretar glicocorticoides e esteroides sexuais: infantilismo sexual, hipertensão mineralocorticoide		Não há transformação de colesterol em pregnenolona. Rara, grave	
Cariograma	XX (F)	XY(M)	XX	XY	XX	XY	XX	XY	XX	XY
Genitália externa	Ambígua	Masculina	Ambígua	Masculina	Clitoromegalia	Ambígua	Feminina	Ambígua	Ambígua	Feminina
Virilização pós-natal	Pseudo-hermafro-ditismo com virilização importante	Precocidade sexual com testículos pequenos	Pseudo-hermafro-ditismo com virilização progressiva	Precocidade sexual com testículos pequenos	Pseudo-hermafro-ditismo com diferenciação masculina incompleta	Virilização mínima	Virilização ausente + infantilismo sexual	Diferenciação sexual feminina + infantilismo sexual	Ginecomastia	
Crise de perda de sal (forma PS)	75% – desidratação hiponatrêmica com acidose e K alto		–		+ (morbidade elevada)				+	
Hipertensão	a) Não PS: ausente b) PS: hipotensão (desidratação)		+		–		+		–	
Urinário										
17-KS	Muito elevado		Muito elevado		Aumentado		Diminuído		Muito diminuído	
17-OH	Diminuído		Muito elevado (11-disoxicortisol)		Diminuído		Diminuído		Muito diminuído	
Pregnanetrioil	Muito elevado		Pouco diminuído		Normal ou diminuído		Diminuído (diol elevado)		Muito diminuído	
Hormônios séricos										
17-OH--progesterona (17-OHP)	Muito elevado (após estímulo com ACTH)		Elevado		Diminuído		Diminuído		Diminuído	
11-DOC (compostos)	Normal ou diminuído		Muito elevado		Diminuído		Diminuído		Diminuído	
Δ-cortisol	Normal ou diminuído		Diminuído		Diminuído		Diminuído		Diminuído	
Progesterona	Elevada		Elevada		Diminuída		Elevada		Diminuída	
Testosterona	Elevada		Elevada		Diminuída				Diminuída	
Aldosterona	Não PS: normal ou elevada; PS: diminuída		Diminuída (DOC elevado)		Diminuída		Diminuída		Diminuída	
Renina	Não PS: normal; PS: elevada		Diminuída		Elevada				Aumentada	
DHEA	Normal ou elevada		Normal ou elevada		Muito elevada		Diminuída		Diminuída	
Forma tardia não clássica	Na puberdade: pubarca e adrenarca precoces, hirsutismo, acne, aceleração do crescimento e da IO		Hipertensão, hirsutismo e acne (F)		Hirsutismo, acne, aumento do clitóris, irregularidade menstrual					

Complementação diagnóstica: **ultrassonografia**, urogenitograma; eventualmente ressonância magnética.
Diagnóstico pré-natal em irmão de um afetado, amniocentese entre a 15ª e 18ª semanas. Possível *screening* no RN: teste do pezinho, dosagem de 17-OHP.

APÊNDICE

Propionato de testosterona: Testoviron 25 e 50mg (ampolas).

2. Hiperplasia da Suprarrenal Congênita (HSRC)

Também é usada a sigla HCSR = hiperplasia congênita da suprarrenal.

Entenda o que está acontecendo na HSRC

a) Erro inato do metabolismo dos esteroides adrenais (SR).

b) Genética; autossômica recessiva:

1º) deficiência de uma das enzimas necessárias para a produção do cortisol;

2º) causa nível persistentemente baixo de cortisol sanguíneo;

3º) o que acarreta aumento permanente da secreção de ACTH;

4º) consequência 1: hiperplasia da suprarrenal;

5º) consequência 2: superprodução (acúmulo) de esteroides adrenais que não necessitam da enzima que está deficiente;

6º) consequência 3: diminuição dos esteroides pós-bloqueio enzimático;

7º) pode haver concomitantemente anormalidade na produção de hormônios gonadais que dependem da mesma enzima em falta.

E o que pode acontecer? (ver Fig. V-15)

▶ **No RN**

Sexo F: virilização do feto (por excesso de andrógenos adrenais).

Sexo M: masculinização insuficiente (por deficiência de testosterona) devido a defeito testicular concomitante.

Pigmentação aumentada da pele nas pregas cutâneas e genitália pelo aumento de ACTH (alerta para insuficiência adrenal).

▶ **Na fase pós-natal**

Persistência de secretação aumentada de estrógenos: puberdade precoce (ambos os sexos).

Deficiência de esteroides sexuais: desenvolvimento puberal incompleto (ambos os sexos); ginecomastia (sexo M).

Variedades de HSRC

Existem 4 deficiências enzimáticas que causam HSRC.

As mais importantes são:

1. **Deficiência de 21-OH** (nomenclatura atual: P-450c21)
   É a causa **mais comum** de HSRC (mais de 90%).
   É a causa mais comum de genitália ambígua com cariótipo XX.
   Existem **2 formas clássicas:** (1) forma virilizante simples (FVS) não perdedora de sal (NPS); (2) forma perdedora de sal (FPS) por deficiência de aldosterona (75% dos casos). **Forma não clássica** (FNC) – são formas tardias causadas por defeito enzimático parcial: o quadro clínico é mais leve e aparece na puberdade (anomalias pubertárias: pubarca precoce, irregularidade menstrual, hirsutismo, acne, infertilidade).
2. **Deficiência de 11-β-hidroxilase** (= 11-OH) = P-450c11
   É o 2º tipo em frequência (5%).
   Pseudo-hermafroditismo F; virilização pós-natal, hipertensão.

As outras são raras.

1ª etapa Quando suspeitar de HSRC

1. RN com genitália ambígua.
2. RN com genitália masculina e criptorquidia bilateral.
3. RN com desidratação grave (hiponatrêmica com acidose e K alto).
4. Desidratações repetidas que levam à desnutrição.
5. Virilização precoce ou pubarca precoce.
6. Crianças hipertensas.

2ª etapa Identificar as variedades de HSRC

Ver quadro V-2.

3ª etapa Considerar deficiência de 21-OH

1. Genitália ambígua ou genitália aparentemente M em um feto com órgãos genitais internos F e cariótipo 46,XX (pseudo-hermafroditismo F).
2. Evolução por virilização pós-natal em ambos os sexos.
3. Idade óssea avançada.

I – FORMAS CLÁSSICAS

Diagnóstico laboratorial

1. Aumento acentuado de 17-OHP e pregnanetriol (basal e pós-estimulação por ACTH).
2. Aumento acentuado de androstenediona e testosterona.
3. Supressão desses esteroides após tratamento com corticoide.

Apresentação clínica

1. **Forma perdedora de sal** (PS) – 75% dos casos
   Diminuição do cortisol e dos mineralocorticoides (aldosterona).
   Genitália ambígua ou masculina com desidratação aguda que se manifesta, logo após a 1ª semana de vida, por vômitos, grave o suficiente para levar ao choque. Na baixo (hiponatremia), bicarbonato baixo (acidose) e K alto (hipercalemia). Pode evoluir com surtos de desidratação e desnutrição grave.
   Renina aumentada.
2. **Forma não perdedora de sal (NPS)**
   a) Menina (XX) com genitália ambígua.
   b) Aparência masculina da genitália em que não se palpam os testículos (cariótipo 46,XX).
   c) Menino com genitália normal mas virilização excessiva precoce.

Diagnóstico – aumento da renina;
relação renina/aldosterona é elevada.

II – FORMAS NÃO CLÁSSICAS (NC)

Formas tardias causadas por defeitos enzimáticos parciais – o quadro clínico é mais leve e aparece na puberdade:

a) pubarca precoce;
b) puberdade desordenada, aumento progressivo do clitóris; testículos pequenos.
c) amenorreia/irregularidade menstrual;
d) hirsutismo;
e) acne;
f) infertilidade.

Dosar 17-OHP: está aumentado após estímulo com ACTH.

4ª etapa Determinar a variedade da HSRC

Observar e guiar-se pelo quadro V-2.

Deficiência de 21-hidroxilase – formas: FPS, FVS, FNC*.
17-OHP e delta-4A aumentados*.

Deficiência de 11-hidroxilase – formas: FVS (com hipertensão) e FNC*.
Composto 5 a 11-DOC elevados* e hipocalemia.

Deficiência de 17-hidroxilase (rara).
Amenorreia primária, ausência de desenvolvimento puberal e hipertensão, com gônada presente. Pregnenolona, progesterona, 11-DOC e corticosterona elevados.

Deficiência de 3-beta-hidroxiesteroide desidrogenase (3-β-HSD, rara), formas FC e FNC*.
Ambiguidade genital e insuficiência suprarrenal aguda grave já a partir da 2ª semana de vida. Hiponatremia e hipercalcemia, renina aumentada; aumento de pregnenolona, 17-OH e DHEA.

Crise de perda de sal

I – Solicitar dosagem sérica de Na, K, bicarbonato, glicose.

1º) Soro fisiológico 20mL/kg, IV rápido. Repetir, se necessário, até correção da volemia/choque.
2º) Hidrocortisona (succinato: Flebocortid) 10mg/kg, IV, 8/8h, durante 48h.
3º) DOCA 2mg, IM, ou fluorocortisona (Florinefe: 1 comprimido = 0,1 mg) – dar 0,2mg/dia, VO, dividido em 2 vezes.
4º) Acetato de hidrocortisona (manipulado) 37,5 a 60mg/m²/dia, IM. Via oral ²/₃ da dose total pela manhã e ¹/₃ à noite.
5º) Continuar reidratação por via IV para desidratação hiponatrêmica usando solução de glicose a 10%, não acrescentando K.

II – Solicitar: cortisol, 17-OH, progesterona, renina, aldosterona.

Tratamento de manutenção da HSRC clássica com perda de sal

1. Nos lactentes, ministrar 1 a 2g de sal de cozinha, fracionado nas mamadeiras.
2. Tratamento contínuo com mineralocorticoides (para retenção de sal) e glicocorticoides.

▶ Mineralocorticoide

Fluorocortisona (Florinefe): 0,05-0,1mg/dia.
Alternativa: desoxicorticosterona de longa duração (Primocort depot) – 50mg/m² a cada 15-21 dias, por via IM.
Controle de peso, PA; dosagem de Na e K:

a) hipertensão e edema: sugerem excesso de sal ou de mineralocorticoide;
b) poliúria e avidez por sal: sugerem deficiência de sal.

▶ Glicocorticoides

Hidrocortisona (acetato) – manipulação: 20-25mg/m²/dia, por via oral, ou 15-20mg a cada 3 dias, por via IM, em lactentes até 2 anos.
Após a puberdade, pode-se usar prednisona oral – 5mg/m²/dia, fracionado em 2 tomadas.

Acompanhamento – controles mensais, de início, de 3 em 3 meses durante o período de lactente e depois a cada 6 meses de crescimento, virilização, Cushing,

* Nas formas FNC as alterações laboratoriais só são identificadas na dosagem 60 minutos após ACTH sintético por via intravenosa.

idade óssea (a cada 6 meses de início, depois anualmente), andrógenos (17-KS e pregnanetriol urinários, androstenediona sérica).

1. Ideal: crescimento pondoestatural normal e ausência de virilização exagerada.
2. Tratamento insuficiente: aceleração do crescimento estatural e da idade óssea, virilização, excesso de andrógenos.
3. Tratamento excessivo prolongado: desaceleração do crescimento, aparência cushingoide, andrógenos em nível diminuído.
4. Tratamento do estresse (doença febril, acidente, cirurgia):
   a) Aumentar a dose do glicocorticoide em 2 ou 3 vezes durante a fase aguda: (1) se for acetato de cortisona, passar a aplicações diárias; (2) pré-operatório: acetato de cortisona, IM, 2 dias seguidos; (3) casos muito graves: hidrocortisona, IM, 40-60mg/m^2/dia em 3 aplicações.
   b) Mineralocorticoides: (1) se está tomando hidrocortisona – DOCA: 2-3mg/dia, IM; (2) se está recebendo droga de ação prolongada – não necessita de dose extra.

Casos sem perda de solução salina – não há necessidade de mineralocorticoide, mas a adição de Florinefe, 0,05-1mg/dia, facilita o controle no adolescente.

Tratamento cirúrgico – clitorectomia e alargamento da abertura urogenital podem ser necessários e é preferível no 1º ano de vida; reconstrução da vagina na adolescência.

Relacionamento médico-paciente – explicar repetidamente a necessidade dos mineralo e glicocorticoides e do acompanhamento.

As crianças devem levar um cartão com as instruções para urgência.

A família deve ter uma ampola de hidrocortisona em casa à mão.

DECISÃO DO SEXO DE CRIAÇÃO

Conceitos atuais

É uma tarefa difícil e a tendência atual é uma atitude de maior cautela, fugindo de uma abordagem dogmática e levando em conta critérios importantes, tais como fertilidade potencial futura, capacidade para uma função sexual normal, função endócrina e tendência para malignização da gônada.

1. Lactentes F virilizados devido à HSRC devem ser criados como meninas, a não ser que a virilização seja extrema.
2. A conduta estabelecida de criar RN 46,XY com micropênis como meninas está sendo revista.

Recomenda-se agir cautelosamente em relação à recomendação de um sexo de criação que seja contrário ao sexo cromossômico. Por outro lado, considerar que a ação precoce de andrógenos sobre o cérebro fetal exerce importante influência na determinação da identidade sexual masculina mesmo com genótipo feminino.

Segunda Parte

PROBLEMAS NOS PRÉ-PÚBERES E NO INÍCIO DA PUBERDADE

1. Micropênis no Bebê

1ª etapa Como medir

1. Comprimir firmemente a gordura pré-puberal.
2. Pinçar a glande entre o polegar e o indicador.
3. Esticar o pênis.
4. Medir com régua desde a base do pênis até a ponta da glande (não incluir o excesso de pele do prepúcio).

2ª etapa Como avaliar

No 1º semestre de vida – investigar se o comprimento é menor que 2cm (média normal: 3,9cm).

3ª etapa Causas

1. Mais frequente: deficiência de gonadotrofina (LH) por defeito hipofisário ou hipotalâmico = hipogonadismo hipogonadotrófico.
2. Deficiência dos testículos acarretando falta de testosterona (T) = hipogonadismo primário ou hipergonadotrófico (LH e FSH aumentados).
3. Insensibilidade parcial aos andrógenos.
4. Fazendo parte de síndromes dismórficas.
5. Em adolescentes com LH, FSH e T baixos: atraso puberal × disfunção hipotalâmica – aplicar testosterona de depósito 80mg/dose, por via IM, mensal, durante 4 meses. Nos casos de atraso puberal, desencadeia a puberdade.

4ª etapa Teste para casos duvidosos

Testosterona de depósito – 25mg/dose, por via IM, mensal, durante 3 meses.Observação

Observação – se o pênis mede menos de 1,8cm e não cresce com a aplicação de testosterona e o bebê tem menos de 18 meses, considerar a opção pelo sexo feminino após investigação por uma equipe multiprofissional de especialistas (Fig. V-7).

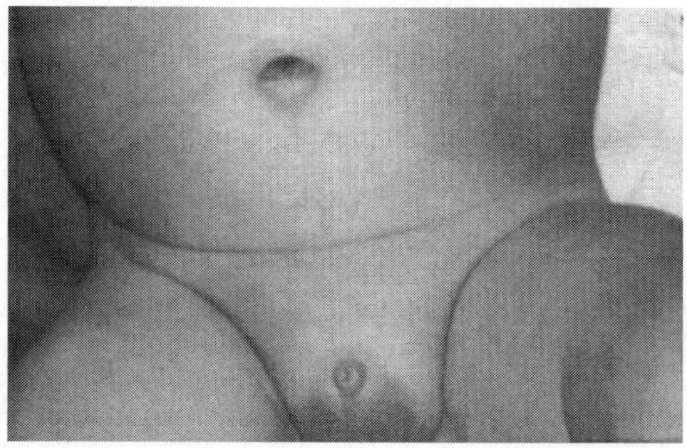

Figura V-7 – Micropênis.

2. Problemas do Desenvolvimento dos Pelos Sexuais

ADRENARCA PREMATURA

Aparecimento precoce (antes dos 6 anos) de pelos pubianos **(pubarca prematura)** geralmente acompanhados de pelos axilares, em ambos os sexos (mais frequente no feminino), por ativação precoce da secreção de andrógenos pela suprarrenal (Fig. V-8).

Crescimento linear e idade óssea ligeiramente acelerados. Não há sinais de virilização nem de puberdade. A quantidade de pelos sexuais aumenta muito lentamente, paralelamente à aceleração do crescimento e da idade óssea.

Conduta – seguimento cuidadoso com controle de sinais de puberdade (virilização), crescimento e idade óssea. Não há necessidade de exames hormonais. Mas, em caso de dúvida com hiperplasia congênita da suprarrenal de início tardio, dosar 17_{α}-hidroxiprogesterona (precursora do pregnanetriol urinário) – na pubarca precoce, está em níveis pré-puberais (até 42); na HSRC está aumentada.

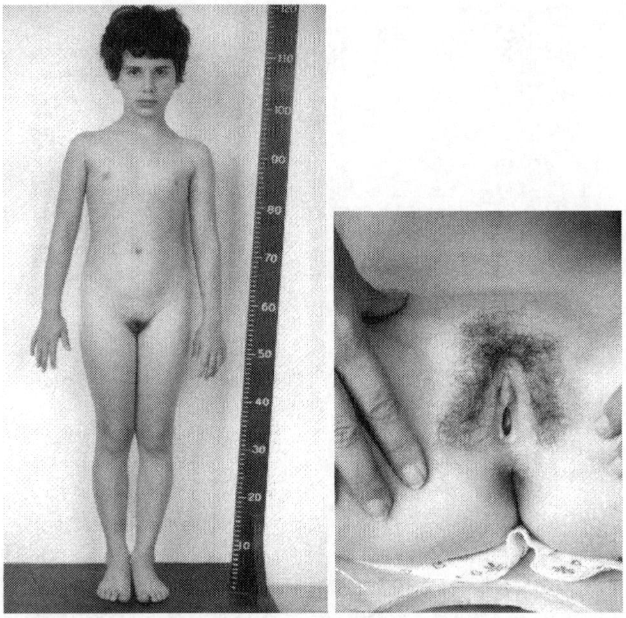

Figura V-8 – Adrenarca precoce (S.V., 6 anos).

3. Problemas do Desenvolvimento Mamário

ANOMALIAS DO DESENVOLVIMENTO DAS MAMAS

Amastia = ausência completa de uma ou ambas as mamas.

Hipotrofia = hipomastia (mamas exageradamente pequenas).

Hipertrofia virginal = crescimento súbito e exagerado na puberdade. Conduta nos casos graves: mamoplastia redutora após os 16 anos de idade.

Assimetria = a) discreta: conduta – só observação; b) casos graves: conduta – cirurgia plástica reparadora.

Polimastia = mamas acessórias, mais frequentes na região axilar. Conduta – cirúrgica.

Politelia = aréolas e papilas rudimentares, mais frequentes na face anterior do tórax, logo abaixo do lugar normal. Conduta – exérese cirúrgica.

NÓDULO PUBERAL

Com a eclosão da puberdade, aparecem níveis crescentes de estrógenos levando à maturação das mamas.

1º) Proliferação do sistema ductal – aparecimento do nódulo puberal (telarca): condensação discoide, bem delimitada, firme, móvel, localizada na região subareolar, levemente dolorosa à palpação (pode ser indolor). A mama adquire seu aspecto **pré-puberal**.

O **nódulo puberal** ocorre ao redor dos 8-10 anos (pode surgir já aos 5 anos), causa desconforto de intensidade variável e é geralmente **unilateral**.

Importante – a presença do nódulo puberal, unilateral e acompanhado de certo desconforto é motivo frequente de preocupação e consulta médica.

Conduta – explicar e tranquilizar os pais e a criança. Informar que modificação idêntica deverá ocorrer no lado oposto, 3 a 6 meses após, e que o tempo para a igualação de ambas as mamas é de 1 a 2 anos. No momento da menarca, ambas as mamas são iguais.

2º) Depósito de tecido gorduroso – **mama puberal**.

MASTODINIA PRÉ-MENSTRUAL

As mamas tornam-se túrgidas e dolorosas nos dias que precedem à menstruação.

Conduta – a) dieta pobre em sódio, uso de diurético, no período pré-menstrual; analgésicos; b) só nos casos muito graves: medroxiprogesterona e promazina (Farlutal SP): 1 drágea por dia, na semana que antecede a menstruação.

TELARCA PREMATURA

O que é – desenvolvimento das mamas em meninas com menos de 8 anos de idade sem nenhum outro sinal de puberdade. Parece ser uma sensibilidade aumentada ao estrógeno circulante ou consequente à secreção episódica de gonadotrofinas (Fig. V-9).

1. Pode aparecer em qualquer idade (mais frequente: 1-4 anos).

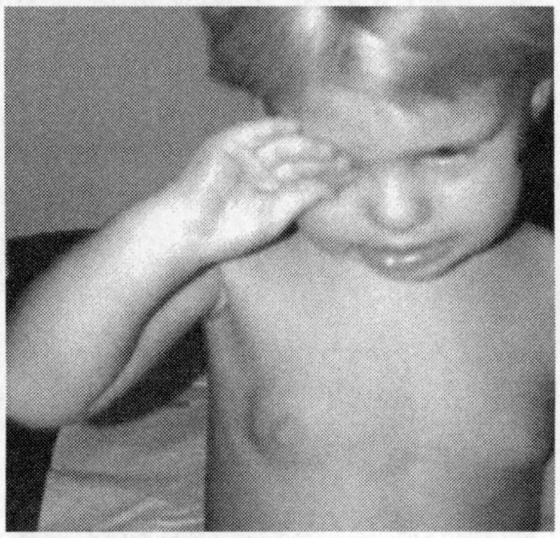

Figura V-9 – Telarca prematura (criança de 1 ano e 9 meses).

2. Geralmente bilateral, mas pode ser unilateral (assimétrica).
3. Mantém o mesmo tamanho durante muito tempo.
4. Idade óssea normal.
5. Excluir uso inadvertido de estrógenos (via oral ou creme).
6. Em meninas obesas pode ser só acúmulo de gordura (pseudotelarca); notar que o tecido mamário é macio e granuloso.

Conduta

1. Não há necessidade de estudo hormonal.
2. Acompanhamento: a cada 3-6 meses, pesquisar sinais de puberdade. Desaparecimento espontâneo em 6 meses-6 anos.
3. Controle de crescimento e idade óssea a cada 6 meses.

GINECOMASTIA

O que é – aumento do volume das glândulas mamárias no sexo **masculino** causado por aumento do parênquima glandular e do estroma.

1ª etapa Não confunda com

1. Pseudoginecomastia: aumento do tecido adiposo da glândula mamária do obeso.
2. Linfomas; neurofibromatose.
3. **Telarca prematura**: desenvolvimento mamário começando em meninas com menos de 8 anos e sem outros sinais de puberdade.
4. **Hipertrofia mamária do RN**: desaparece em poucos dias ou semanas, mas pode persistir no 2º ano de vida.

2ª etapa Ginecomastia

▶ Período pré-puberal

1. Rara.
2. Maioria: idiopática ou administração de estrógenos (medicamentos ou cosméticos).
3. Muito rara: tumor adrenal secretor de estrógeno; aceleração do crescimento e da idade óssea.

▶ Período puberal

1. Possivelmente por um desequilíbrio na relação estradiol/testosterona.
2. **Ginecomastia puberal benigna** (Fig. V-10). Ocorre em praticamente todos os adolescentes: ingurgitamento discreto (2-4cm) das glândulas mamárias no período intermediário da puberdade (estágios III e IV: entre 10,6 e 16,6 anos; pico aos 14 anos); sensibilidade dolorosa local; duração: 6-24 meses.

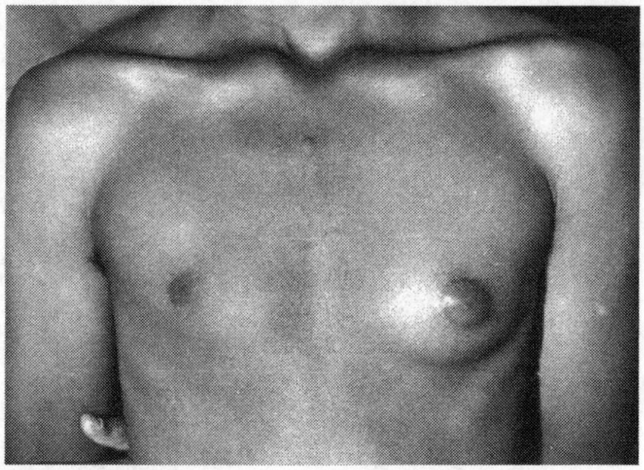

Figura V-10 – Paciente do sexo masculino com ginecomastia puberal à E.

3. Em alguns casos o tecido mamário ultrapassa o ingurgitamento habitual; pode ser uni ou bilateral e persistir por anos. Não confundir com adiposidade mamária nos adolescentes obesos: a palpação delimita a glândula mamária, mas o tecido adiposo é difuso.

3ª etapa Investigação/Exames subsidiários

Ginecomastia acentuada (> 4cm), crescimento rápido, não regride em 2 anos, fora da puberdade; anormalidades.

LH, FSH, testosterona (T), estradiol (E_2), beta-hCG, DHEAS, TSH e T_4 livre, transaminases.

1. LH/FSH aumentado e T diminuído: **hipogonadismo primário.**
   Pedir cariograma: síndrome de Klinefelter.
2. LH/FSH normal/diminuída e T aumentado: **hipogonadismo secundário.**
3. LH/FSH e T aumentados: **hipotireoidismo** (T_4 aumentado e TSH diminuído) ou **insensibilidade androgênica parcial.**
4. LH/FSH diminuídos, E_2 aumentado e DHEAS normal (com testículos pequenos sem pubarca): **tumor secretor de estrógeno, excesso de aromatase** (solicitar RM do cérebro).
5. LH/FSH e hCG normais; aumento de E_2 e DHEAS: **tumor ou hiperplasia da adrenal**; pedir tomografia do abdome.
6. hCG aumentado com T e E_2 aumentados ou normais: **tumor secretor de hCG.** Solicitar US de testículo, se normal: tomografia do abdome e radiografia de tórax.

Exames subsidiários

1. Dosagens hormonais: LH, FSH, testoterona, estradiol, prolactina, hCG (aumentado em tumores produtores de gonadotrofinas: solicitar US de testículo).

2. Cariótipo: se suspeita de síndrome de Klinefelter (gonadotrofinas aumentadas).
3. Mamografia.
4. Biópsia de testículo.
5. Radiografia de crânio e/ou tomografia.

4ª etapa Diagnóstico diferencial

Ver quadro V-3.

Conduta terapêutica na ginecomastia puberal benigna

1. A ginecomastia que aparece na adolescência, quando **discreta**, não necessita de tratamento e deve ser considerada manifestação normal, transitória, da puberdade masculina. Explicar e dar apoio psicológico.
2. Paciente com ginecomastia acentuada e persistente por mais de 18 meses, pelo desconforto físico e emocional que acarreta, deve ser submetida à **mastectomia** completa. Nenhuma droga ou hormônio são úteis e podem até ser danosos. Nunca indicá-los. Na síndrome de Klinefelter, nos pseudo-hermafroditas masculinos e nos hermafroditas verdadeiros com identificação psicossexual masculina, o tratamento da ginecomastia é cirúrgico (Fig. V-11).

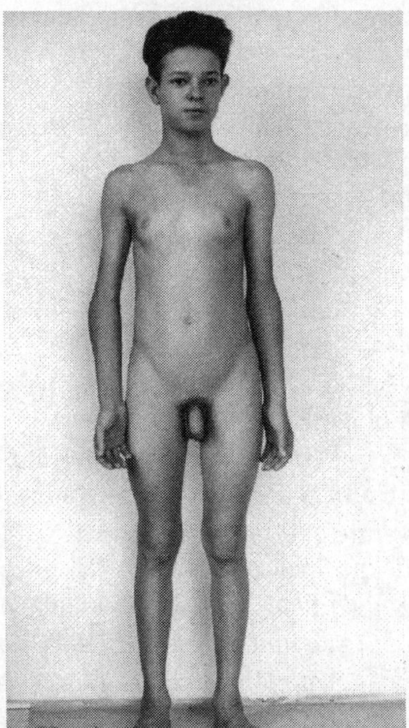

Figura V-11 – Síndrome de Klinefelter, paciente de 16 anos. Ginecomastia bilateral, testículos pequenos endurecidos, cariótipo 47,XXY,
cromatina sexual: 20% de células cromatinopositivas.

Quadro V-3 – GINECOMASTIAS: DIAGNÓSTICO DIFERENCIAL.

Testículos normais; 46,XY; transitória	**Puberal benigna**
Administração de anabolizantes, gonadotrofinas, estrógenos, fenotiazina, corticosteroides, espironolactona, reserpina, cimetidina, metildopa, omeprazol, cetoconazol, metotrexato, captopril Uso de marijuana ou heroína	**Iatrogênica**
Testículos pequenos e duros, eunucoide	**Síndrome de Klinefelter** (47,XXY)
Sinais de hipotireoidismo, galactorreia	**Hipotireoidismo**
Diferença evidente de tamanho dos testículos	**Tumor feminilizante de testículos** (raro)
Síndrome de Cushing	**Tumor feminilizante de adrenal** (raro)
Sinais neurológicos	**Tumor hipofisário produtor de LH**
Sinais neurológicos e galactorreia	**Tumor produtor de prolactina**
Genitália ambígua: a) Assimétrica com uma gônada palpável; "meninos" que na puberdade desenvolvem caracteres sexuais secundários femininos	**Hermafroditismo verdadeiro** (46,XX)
b) Com duas gônadas palpáveis	**Pseudo--hermafroditismo masculino**
c) Masculinização	**Hiperplasia adrenogenital** **Defeito de receptor a andrógenos**
Recuperação de desnutrição e doenças crônicas consuntivas	**Síndrome de recuperação nutricional**

PUBERDADE ADIANTADA/ATRASADA

Para atuar no diagnóstico e tratamento da "puberdade que não vai bem" o pediatra precisa reavivar seus conhecimentos nessa área.

1. A **puberdade** é caracterizada pelo aparecimento dos caracteres sexuais próprios do gênero (M, F) que segue uma ordem fixa:
   F – 1º) **botão mamário**; 2º) pelos pubianos; 3º) estirão; 4º) pelos axilares; 5º) menarca.
   M – 1º) **aumento dos testículos**; 2º) pelos pubianos; 3º) estirão; 4º) pelos axilares; 5º) barba.
2. Esses caracteres sexuais são determinados pelos hormônios secretados pelas **gônadas** respectivas:
   M – testículo: testosterona;
   F – ovários: estrógenos (estradiol).
3. As gônadas são "despertadas" para a produção aumentada de seus hormônios pela ação de **gonadotrofinas** (hormônios gonadotróficos) secretadas pela hipófise:
   Hormônio folículo-estimulante (FSH) e luteinizante (LH).
4. Por sua vez, as gonadotrofinas dependem do hormônio estimulador da secreção de gonadotrofinas = GnRH, secretado pelo hipotálamo.
   Antes da puberdade, todos esses hormônios são secretados em quantidades pequenas = níveis *pré-puberais*.
   O início da puberdade é marcado pelo *aumento* da secreção desses hormônios.
5. Existe um *equilíbrio* regulador no eixo hipotálamo-hipófise-gônadas.
   Assim, se aumenta muito a produção de hormônios sexuais pelas gônadas, automaticamente ocorre inibição (redução) da produção de hormônios gonadotróficos.
   Se há diminuição na produção de hormônios sexuais, acontece aumento das gonadotrofinas.
6. Embora a evolução dos caracteres sexuais siga uma ordem fixa, existe uma variação individual ampla em relação à idade.
   Por isso, consideram-se normais até 2,5 desvios-padrão acima ou abaixo da média para o início da puberdade.

Na prática, há necessidade de traçar uma linha de corte para o que seria a idade mínima ou máxima para o início da puberdade:
F – desenvolvimento mamário: 10 anos; variação normal 8 a 13 anos.
M – aumento dos testículos: 11 anos; variação normal 9 a 14 anos.

I – Puberdade que começa muito cedo = Puberdade precoce (PP)

F – botão mamário antes dos 8 anos.
M – aumento dos testículos antes dos 9 anos.

Portanto, os hormônios sexuais (gônadas) começaram a agir prematuramente.

O que é preciso saber de início:

1. PP é consequente à ativação prematura do eixo hipotalâmico-hipofisário?
   Neste caso, **LH aumentado**.
   Esta PP precoce é conhecida como **PP dependente de gonadotrofinas** (PPGD) ou **central** (= verdadeira) = PP**C**.
2. PP é consequente à produção exagerada de hormônios sexuais pelas próprias gônadas ou de um algum outro órgão fora do eixo hipotalâmico-hipofisário, isto é, está na periferia desse eixo.

Neste caso, o eixo é inibido em sua produção e a LH está diminuída.

Essa PP precoce é conhecida como PP **independente de gonadotrofinas** (PPIG) ou PP **periférica** (PP**P**).

A distinção entre os 2 tipos depende de uma anamnese dirigida que inclui história familiar, antecedentes pessoais, exame físico e exames laboratoriais básicos:

- Aumento de testosterona/estradiol e de idade óssea.
- Dosagem de LH em uma amostra (basal); se for baixo, confirmar pelo estímulo com GnRH.

▶ **Se LH baixo, mesmo após estímulo** = PP**P**. Solicitar:

- Testosterona ou estradiol, androstenediona.
- DHEA, DHEAS, 17-OH progesterona, hCG. Ultrassonografia dos testículos.

▶ **Se LH alto** (basal ou após estímulo) = PP**C**. Solicitar:

- Ressonância magnética do crânio.
- TSH, T_4 livre, GH e IGF1.

II – Puberdade ainda não começou na idade máxima esperada = Puberdade atrasada = Atraso puberal = Infantilismo sexual

F – ausência de botão mamário aos 13 anos, ou de menarca aos 16 anos.

M – ausência de aumento de volume testicular aos 14 anos.

O que investigar de início:

1. A causa é **constitucional**, geralmente familiar. Acompanha-se de baixa estatura; a idade óssea está atrasada, mas é proporcional à idade-altura.
2. O defeito é **central** (no eixo hipotálamo-hipófise) por causas congênitas, neoplasias ou distúrbios funcionais. Pode ocorrer concomitantemente deficiência de crescimento, hipotireoidismo, hipoglicemia. Portanto, as gônadas não funcionam = **hipogonadismo** porque não recebem estímulo das gonadotrofinas (falta LH e FSH) = **hipogonadotrófico**.
3. O defeito está nas **gônadas** (testículo, ovário). A insuficiência primária das gônadas = **hipogonadismo** acarreta diminuição da produção de esteroides sexuais. Em consequência não há retrorregulação negativa e os níveis dos hormônios gonadotróficos (LH e FSH) elevam-se = **hipergonadotrófico**.

A maioria desses casos está associada a **anormalidades cromossômicas**.

Solicitar cariótipo.

Nos demais casos, solicitar: hemograma, TSH e T_4 livre, transaminases, creatinina, além de FSH, LH basal e após estímulo com GnRH; estradiol (meninas), testosterona (meninos), prolactina.

Como exames complementares, se o diagnóstico ainda não foi confirmado: androstenediona, DHEA, DHEAS, ressonância magnética do crânio.

1. Puberdade Adiantada

PUBERDADE PRECOCE (PP) NO SEXO FEMININO (F) (ver figura V-12)

A mãe de uma menina de 5½ anos está preocupada porque sua filha teve **aumento** da **mama** e **aparecimento de pelos pubianos há 3 meses.**
Estatura no p97,5 e peso no p90.

Passo inicial – **Considerações diagnósticas**

A menina está entrando na **puberdade**
e essa é **precoce**.

Justificativa do diagnóstico: **aparecimento de caracteres sexuais secundários antes dos 8 e especialmente antes dos 6 anos e 8 meses nas meninas.**

Trata-se de uma PP **isossexual** = segue o padrão feminino normal.

Questão a considerar: a menina é **gordinha**,
será que a mama aumentada não é só gordura?

É importante palpar (não só visualizar):

- **Glandular** = tecido firme ou nodular na região da aréola, sensível à palpação.
- **Gordura** = tecido mole, homogêneo, não sensível à palpação.
  Se a menina já menstrua, observar:
- Sangramento cíclico – sugere PP central (verdadeira).
- Sangramento irregular – cisto ovariano?
  Solicitar US abdominal.
  Alerta: puberdade precoce de aparecimento brusco e evolução rápida dos estágios de desenvolvimento sexual – pode ser tumor cerebral, gonadal, ectópico, produtor de gonadotrofinas.

Não confundir Puberdade precoce com:

1. **Telarca prematura** – desenvolvimento mamário isolado sem outros sinais de puberdade com idade óssea normal.
2. **Adrenarca prematura** – desenvolvimento isolado de pelos pubianos (pubarca) e axilares. Solicitar: DHEA e androstenediona – elevados.

1ª etapa Quadro clínico de Puberdade Precoce (PP)

1. Primeiro sinal: desenvolvimento mamário.
2. Crescimento da genitália externa e interna.
3. Aparecimento de pelos pubianos e axilares (em raras ocasiões, o crescimento é mínimo).
4. Menarca (antes dos 9 anos) pode ser o 1º sinal.
5. Ciclos menstruais geralmente anovulatórios, mas podem ser ovulatórios.
6. Aceleração do crescimento.
7. Aceleração da idade óssea, pelo menos 1 ano (pode ser normal nos primeiros 6 meses do processo).
8. Temperatura basal bifásica.
9. Colpocitologia: atividade estrogênica no esfregaço vaginal.
10. Urocitograma: predominam células corneificadas acidófilas.
11. Pode haver aumento da libido, mas geralmente não há mudança significativa do comportamento sexual.

2ª etapa O 1º exame a ser solicitado: **idade óssea** (IO)

O que esperar da IO (radiografia de punho E)?

Na PP está *adiantada* (> 1 ano), mas logo no início dos casos leves pode estar normal.

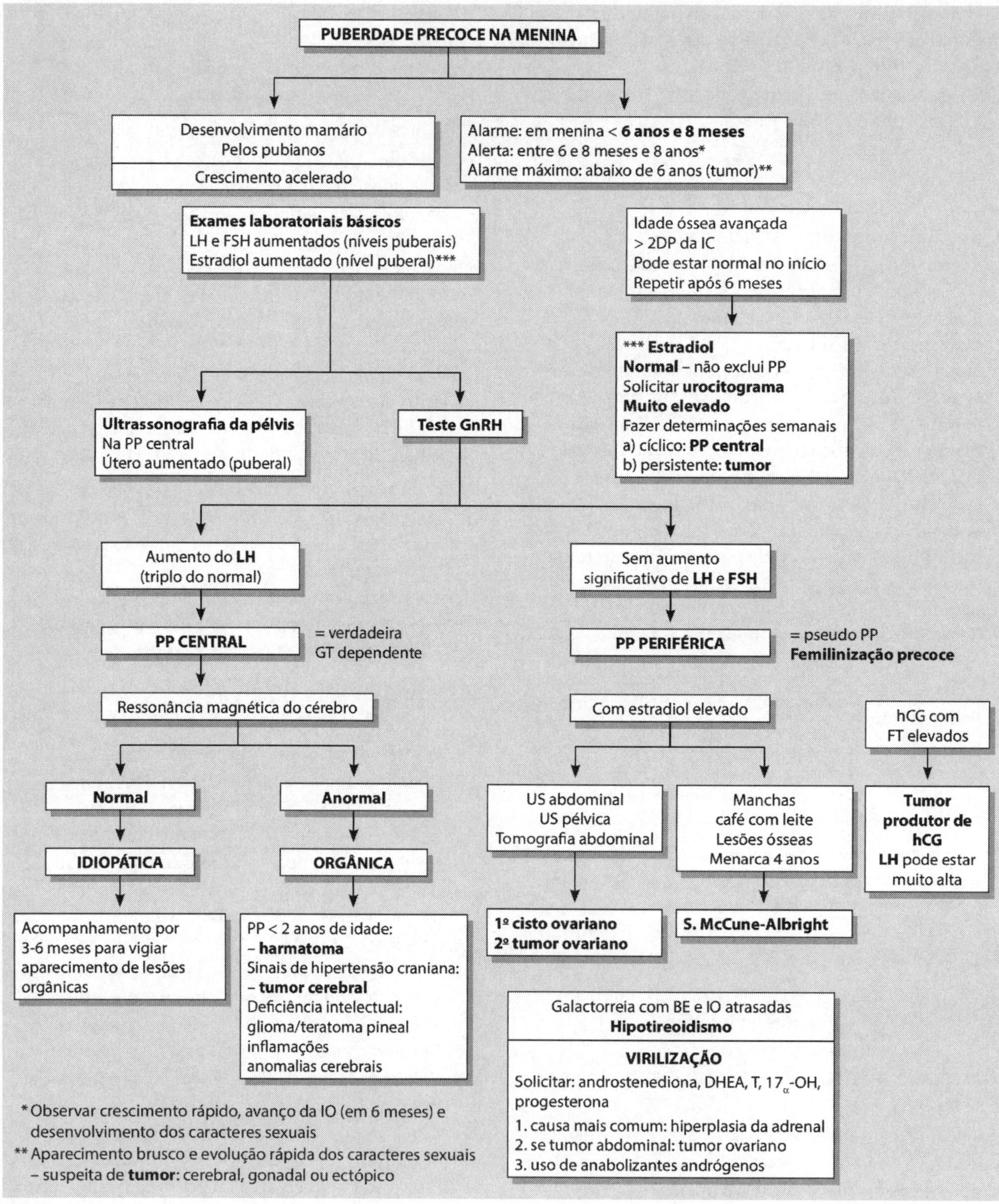

Figura V-12 – Puberdade precoce na menina.

Observe nos próximos 3-6 meses – progressão rápida de características sexuais do crescimento e da idade óssea (controle da IO a cada 4 meses).

Surpreendentemente a IO pode estar atrasada – pensar em hipotireoidismo (com galactorreia).

3ª etapa Exames básicos: **estradiol, prolactina, LH e FSH**

Na puberdade precoce verdadeira = CENTRAL: PP**C** (Fig. V-13)

> Crescimento acelerado/caracteres sexuais
> - Estrógenos/estradiol aumentados* = **hiper***gonadismo.*
> - Gonadotrofinas/LH aumentados** = **hiper***gonadotrófico*
>
>   = Puberdade precoce **central** (sempre isossexual)
>
>   **= Puberdade precoce dependente de gonadotrofinas** PPDG.

*Estradiol baixo isolado não exclui Puberdade precoce.
**Secretado pelas gônadas sob estímulo das gonadotrofinas.

4ª etapa **Contraprova** nos casos suspeitos mas **LH baixo**

1. Dosagem do LH pelo método imunofluorométrico (IFMA).
   Se for < 0,6U/L continua a dúvida.

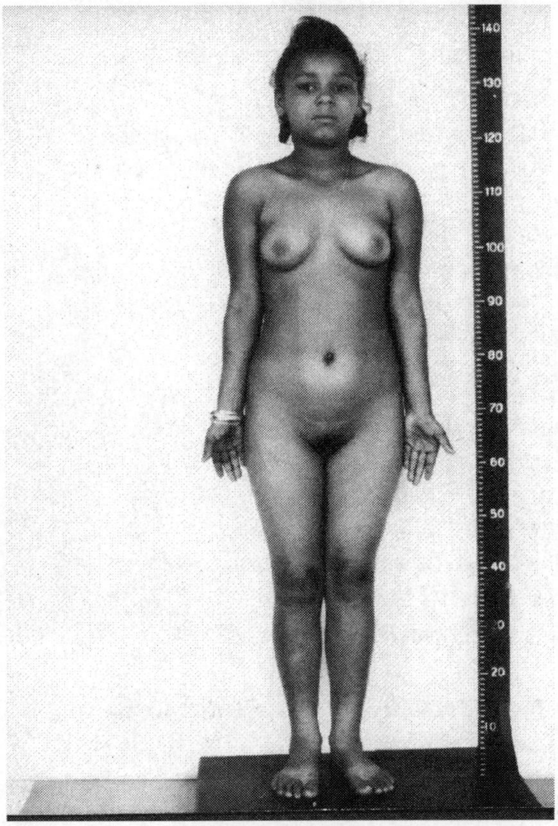

Figura V-13 – Puberdade precoce verdadeira (L.C.M., 7 anos).

2. Dosagem de LH pós-estimulação com GnRH.
   Se > 7U/L = PP.
   Alternativa – aplicação de leuprolide;
   se 2h após: LH > 10 (IFMA) = PP.
3. Urocitograma – presença de células acidófilas corneificadas: indica atividade estrogênica.
4. Ultrassonografia pélvica – aumento do colo uterino, útero e ovários com múltiplos cistos pequenos.

Observação – se a menina tem mais de 6 anos de idade, alguns sinais de puberdade mas exames básicos normais: reavaliar após 3-6 meses, valorizando o desenvolvimento puberal:

1º) Não houve avanço dos estágios puberais e os exames permanecem normais:
- Só mamas aumentadas – telarca prematura.
- Só pelos pubianos – pubarca prematura.
  Solicitar DHEA e androstenediona (elevados).

2º) Houve avanço dos estágios puberais, mas exames permanecem normais.
Solicitar FH pós-estimulação. Se houver aumento, sugere Puberdade precoce **idiopática**.

5ª etapa **Quadro clínico da PP central (isossexual)**

= **Puberdade precoce dependente de gonadotrofinas** PPDG

Diagnóstico diferencial na puberdade central

▶ IDIOPÁTICO (80-90% dos casos)

Início geralmente entre 6 e 8 anos:

a) Puberdade precoce, velocidade de crescimento acelerada, idade óssea avançada, ciclos menstruais regulares.
b) Restante do exame normal, sem alterações neurológicas nem tumor abdominal palpável.
c) Às vezes história familiar.
d) LH e FSH aumentados ou teste do GnRH positivo.
e) Estradiol aumentado ou urocistograma estrogênico.
f) Indispensável o **acompanhamento por 3 a 6 meses** para surpreender lesões orgânicas.

▶ ORGÂNICO

1º) **Com alterações neurológicas associadas**

Solicitar: radiografia de crânio, tomografia e ressonância magnética.

Tumores cerebrais (cefaleia, vômitos, distúrbios motores, hemianopsia, papiledema):

a) sinais de puberdade aparecem nos 2 primeiros anos de vida – **hamartoma hipotalâmico;**
b) sinais de puberdade aparecem depois dos 6 anos – **corioepitelioma, pinealoma.**

2º) Com deficiência intelectual, sem manifestações neurológicas – **glioma** ou **teratoma da pineal** (radiografia de crânio: calcificações da pineal).

3º) Outros: meningoencefalites, anomalias cerebrais.

6ª etapa **É Puberdade Precoce Periférica**: PPP

LH baixo e estradiol persistentemente elevado

> FEMINILIZAÇÃO PRECOCE (antes dos 8 anos).
> LH* e FSH baixos.
> Com estradiol elevado**.

* Confirmado pelo teste de estimulação.
** Nesse caso, secretado pelo ovário sem estímulo das gonadotrofinas.

= **Puberdade precoce independente de gonadotrofinas** = PPID isossexual.

7ª etapa **Diagnóstico diferencial na Feminilização precoce**

Estrógeno exógeno ou tumor ovariano ou tumor adrenal (raro).

a) Desenvolvimento sexual; pelos axilares e pubianos raramente aparecem.
b) Estradiol aumentado, gonadotrofinas (LH e FSH) diminuídas.

1º) Uso prolongado de **estrógenos** (ingestão ou cosmético).

2º) **Tumor ovariano** – a maioria é benigna (**cisto folicular ovariano**); alguns são malignos (tumores da granulosa).
Sinais de alarme – tumor abdominal palpável (manobra combinada de toque retal e palpação abdominal, sob anestesia se necessário); dor abdominal; corrimento branco ou marrom ou sanguinolento. Solicitar:
   a) ultrassonografia abdominal;
   b) exploração pélvica;
   c) tomografia;
   d) radiografia do tórax e cintilografia óssea, para pesquisa de metástases;
   e) dosagem de gonadotrofina coriônica humana e de alfafetoproteína.

3º) Excluídos os itens anteriores, pensar em **tumor adrenal secretor de estrógeno** (muito raro):
   a) idade óssea (acelerada) e dosagem de 17-KS urinários (aumentados);
   b) se (a) for positivo: urografia excretora.

8ª etapa **VIRILIZAÇÃO das meninas**

Puberdade precoce **heterossexual** por secreção excessiva de andrógenos

1. Causa principal: **hiperplasia congênita da adrenal**.
2. Hirsutismo e menstruações irregulares – sugere **Hiperplasia congênita da adrenal** forma *tardia*. Solicitar 17-OHP – aumentado.
   Se for normal pode ser falso-negativo – solicitar teste de estimulação pelo ACTH.
3. Se for negativo e com LH muito alto – tumor produtor de hCG. Dosar hCG e alfafetoproteína.
4. PP com secreção láctea e paradoxalmente baixa estatura e idade óssea atrasada: hipotireoidismo. Solicitar TSH e T_4.

CONDUTA TERAPÊUTICA

Orientação e acompanhamento por **endocrinologista pediátrico**.

I – Puberdade precoce dependente de gonadotrofinas (não tumoral).

Objetivos:

1. Regressão ou estabilização dos caracteres sexuais secundários.
2. Desaceleração da idade óssea para melhorar a estatura final.
3. Prevenir e evitar problemas psicossociais relacionados.

1º caso – **Variação** do desenvolvimento pubertário **normal**.

Explicar, tranquilizar, orientar, acompanhar.

2º caso – Puberdade precoce **central** (PPC).

> Detectar e tratar lesões expansivas.
> Tratamento clínico de escolha – análogos do GnRH de ação prolongada: acetato de leuprolide, por via SC ou IM, 3,75mg a cada 28 dias*
> ou goserelina a cada 3 meses**
> ou implantes subdérmicos da histrelina.

* Lupron depot, Lorelin depot.
** Zoladex.

> Controle com dosagem de LH, FSH e estradiol a cada 3 meses, teste de estimulação com GnRH a cada 6 meses; idade óssea anual.
> Suspender o leuprolide com idade óssea de 12 a 12,5 anos.
> Em casos de baixa velocidade de crescimento, associar hormônio de crescimento 0,15U/kg/dia*.

* Ganotropin, Norditropin, Saizen.

II – Puberdade precoce independente de gonadotrofinas (PPIG)

Ocorre secreção autônoma (sem ser por ativação do eixo gonadotrófico hipotálamo-hipófise) de origem gonadal, adrenal ou exógena.

1. Tratamento cirúrgico de neoplasias.

2. Medicamentos que bloqueiam a síntese ou ação

Acetato de medroxiprogesterona, tamoxifeno, espironolactona, cetoconazol.

Acompanhamento.

Informações sobre os medicamentos:

1. **Acetato de medroxiprogesterona (AMP)**
   - Depo-Provera: 1 frasco = 50mg.

     Dose: 100-150mg, IM, semanal ou a cada 2 semanas. O que esperar: entre o 2º e 3º meses de tratamento, redução do desenvolvimento genital, de mamas e menstruação. Não reduz os pelos pubianos. Não diminui o crescimento acelerado. Pode causar hipertensão, acne e face pletórica. Após a suspensão do medicamento, a puberdade reinicia normalmente (mamas voltam a crescer 1 a 3 anos depois; menstruação após 2 anos).

     Uma alternativa, sem vantagens definidas, é o **acetato de ciproterona**.

     Androcur C 50mg; 75-100mg/m^2 em 2 vezes.
2. **Tamoxifeno**

   Novaldex, Tamoxin, Festone 10 e 20.
3. **Análogos do GnRH (= LHRH)**
   - Triptorelina: *Decapeptyl*

     Dose: 1 frasco 3mg, IM, de 30/30 dias.

     Leuprolide: Lectrum 7,5mg mensal; Lupron 11, 25, de 3/3 meses.

     Quando indicar: PPC comprovada pelo teste do GnRH e:

     a) evolução rapidamente progressiva (estrógenos persistentemente em níveis puberais);

     b) idade óssea bem avançada (mais de 20% acima da idade-altura, com previsão de altura de adulto abaixo do P5);

     c) considerações psicossociais (individualizar).

     Indicado em PPC por distúrbio neurológico (associar hormônio de crescimento), mas, se o problema neurológico causar deficiência intelectual, preferir medroxiprogesterona, que controla o problema menstrual por 5% do custo do Decapeptyl.

     O que esperar: regressão dos caracteres sexuais (não há regressão total das mamas) e das menstruações, melhora da altura final.

     Resultado em 6 meses.

     Não é indicado na PPP e na síndrome de McCune-Albright (salvo casos que desenvolvem PPC secundariamente ao tratamento com medroxiprogesterona).

     Progresso; implante subdérmico de histrelina.
4. **Cetoconazol**

   Antifúngico que inibe a produção de esteroides sexuais.
   - Cetonax ou Nizoral: comprimidos de 200mg.

     Dose: 8-10mg/kg/dia ou 200-600mg/dia, dividida em 2 tomadas.

     Efeitos colaterais: gastrintestinal, hepatotoxicidade.

     Indicação: PPP como a síndrome de McCune-Albright.
5. **Testolactona**

   Inibidor da enzima que converte andrógenos em estrógenos.
   - Teslac: comprimidos de 50mg

     10mg/kg/dia em 4 tomadas;

     aumentar mensalmente, até 40mg/kg/dia.

     Indicações: testotoxicose e síndrome de McCune-Albright. Na testoxicose, convém associar com espironolactona (Aldactone) 4mg/kg/dia.

Acompanhamento – pelo endocrinologista pediátrico

Anual – exame neurológico, oftalmológico, radiografia de crânio e punhos (IO).

Tratamento até a idade de puberdade normal/maturidade óssea.

Apoio psicossocial, psicoterapia, se necessário.

PUBERDADE PRECOCE (PP) NO SEXO MASCULINO (M)

A puberdade que começa cedo demais

Testículos > 4mL ou pênis > 2,5cm Pelos pubianos, crescimento acelerado Início antes dos 8 anos

Suspeitar também quando caracteres sexuais secundários aparecem bruscamente, embora em idade normal, e apresentam evolução muito rápida dos estágios de desenvolvimento. Pode ser tumor produtor de gonadotrofina.

Questão básica na Puberdade Precoce (PP)

Questão básica na puberdade precoce.

De **onde** vêm esses esteroides sexuais?

Possibilidade 1:

Ativação (prematura) do **eixo HPG** levando à secreção de LH e FSH.

Essa PP é chamada **central** (PP**C = vem do SNC)**.

Possibilidade 2:

A fonte dos esteroides sexuais é de algum outro lugar fora do eixo HPG.

Nesse caso, a fonte pode ser:

a) das próprias gônadas (testículos/ovários);

b) das adrenais (suprarrenais);

c) de tumores ectópicos.

Esta PP é chamada periférica (PP**P**).
Alerta: alta frequência de tumores.

Qual é o **1º exame** a ser solicitado na suspeita clínica de **PP**?
Radiografia de punho E,
para determinação da **idade óssea**.

Interpretação:
IO sempre avançada na PP**C.**
IO pode estar normal no início da PP**P**.

Qual é o dado laboratorial que expressa PP**C**?
É o aumento das gonadotrofinas, particularmente **LH**.

> Caso 1 – menino de 6 anos de idade começou a crescer muito, atualmente E no p97,5.
> Pênis aumentado (> 2,5cm). Pelos pubianos.

1ª etapa Raciocínio diagnóstico

Aparecimento de caracteres sexuais secundários (aumento do pênis e pelos pubianos) indica que a **puberdade** já começou.
Com isso ocorreu antes dos 8 anos no menino = puberdade **precoce** (PP).
Testículos aumentados com pelos pubianos, sempre puberdade precoce.
Mas nas PP periférica pode não haver aumento dos testículos.

2ª etapa Confirmar a PP – solicitar idade óssea (IO)

IO aumentada em mais de 1 ano em relação à cronológica.
Mas, no início da PP periférica, pode estar normal. Reavaliar após 6 meses.

3ª etapa Examinar os testículos

Neste caso, ambos os testículos (simetria) pareciam **aumentados**.
Mas a medição trouxe uma dúvida: os testículos estavam no limite superior da normalidade (3mL).
Isso sugeria PP **central**.

4ª etapa Objetivar a PP central: dosar LH

O LH deu no limite superior da normalidade: 0,6 UI/L.
Isso não exclui PP porque a secreção de LH é intermitente e poderia não estar aumentado no momento do exame (isso é comum).
Exige uma *contraprova*:

5ª etapa Solicitar dosagem de LH pós-estimulação com GnRH

GnRH é o hormônio secretado pelo hipotálamo e que estimula a hipófise a produzir gonadotrofinas (FSH, LH). Aplicar por via SC ou IV. Alternativa: aplicar leuprolide; se 2h depois, LH > 10 = PP.
A nova dosagem de LH deu aumentada (> 8).
Equivale ao aumento bilateral dos testículos.
Confirma PP central.
Lembrete: 60% tem causa orgânica – tumores.

6ª etapa Solicitar radiografia de crânio-sela túrcica e ressonância magnética

Se ambos normais, considerar: PP central **idiopática** familiar.
Solicitar: TSH, T_4 livre, IGF1.
Orientação – se LH baixo mesmo após estímulo, não é PP central, deve ser PP **periférica**.
Solicitar: testosterona, estradiol, androstenediona.

- Se ambos os testículos pequenos – hiperplasia ou tumor adrenal.
  Solicitar: DHEA, androstenediona e 17-hidroxiprogesterona e hCG.
- Se aumento unilateral do testículo com testosterona aumentada – tumor.
  Solicitar ultrassonografia do testículo aumentado.

> Caso 2 – igual ao caso 1.
> IO deu normal. Observar crescimento. Repetir IO em 6 meses.
> **Ao exame**: 1 dos testículos bem aumentado, outro normal.

No caso presente, os hormônios sexuais devem estar sendo produzidos localmente no testículo afetado.
Conclusão – puberdade precoce **periférica** (PPP).
Também chamado **pseudopuberdade = virilização precoce**.

1º passo exames confirmatórios: LH, FSH baixos, T elevada.
Urgente – **ultrassonografia** do testículo aumentado.
Objetivo – procura de tumor.
Se for negativo, pesquisar adrenal: DHEA, androstenediona.

> Caso 3 – igual ao caso 1.
> IO adiantada. Ambos os testículos pequenos = pré-puberais.

1º passo Confirmar se os testículos são realmente pré-puberais
Dosar LH pós-estimulação com GnRH.
Se o teste for positivo, considerar os **testículos aumentados** = PP central.

2º passo Se teste negativo, considerar PP periférica
Solicitar os exames do caso 2.

Testosterona, estradiol, androstenediona.
DHEA, DHEAS, 17-OH progesterona, hCG.

Cautela: solicitar LH e teste de estimulação com GnRH. Ambos foram negativos. Confirma PP **periférica**.
Fazer investigação de acordo com os dados clínicos.

Solicitar:
Testosterona, estradiol e androstenediona.
DHEH, DHEAS, 17-hidroxiprogesterona e hCG.

PUBERDADE PRECOCE (PP) EM MENINOS

Estágio de Tanner > 2 em meninos antes dos 8-9 anos	Crescimento do pênis > 2,5cm Pelos pubianos Aceleração do crescimento

Testículo aumentado e pelos pubianos antes dos 8 anos é sempre puberdade precoce. Mas nas PP periféricas o testículo pode não estar aumentado.

Idade óssea (IO) avançada Mas pode estar normal na puberdade precoce periférica*	**Exames laboratoriais básicos** LH, FSH e testosterona (T) aumentados (nível puberal)

* Reavaliar após 6 meses.

Observação: aparecimento precoce de pelos pubianos e axilares com IO normal e sem outros sinais de puberdade não é puberdade precoce e sim **adrenarca prematura**.

PRECOCIDADE SEXUAL EM MENINOS

Testículo aumentado e pelos pubianos antes dos 8 anos de idade

1. CENTRAL = GnRH dependente = verdadeira = completa:
   - T, LH e FSH aumentados;
   - 1º lesão do SNC (60%);
   - 2º idiopática.
2. PERIFÉRICA = gonadotrofina independente = incompleta = pseudopuberdade precoce = **virilização precoce**
   - T elevada; LH e FSH baixos
     1º) hiperplasia adrenal congênita;
     2º) tumores adrenais.
     Raros: tumores testiculares, testotoxicose.

Puberdade central é a mais frequente (60% é tumoral).
2 testículos aumentados = central.
Só 1 testículo aumentado = tumor.
2 testículos normais = adrenal.

CONDUTA TERAPÊUTICA

Orientação e acompanhamento por endocrinologista pediátrico.
Seguir a mesma orientação da Puberdade Precoce no Sexo Feminino.

Acrescente:
Puberdade precoce masculina familiar:
Cetoconazol ou espironolactona + testolactona.

TAMANHO DOS TESTÍCULOS

Não aumentados: < 4mL
Nos casos de dúvida (3mL):
teste com GnRH:
a) aumento de LH (> 8) PPC
= considerar testículos aumentados
b) não há aumento de LH PPP túrcica
considerar testículos não aumentados
1º) Solicitar dosagem de 17-OH-P*
Se bem aumentado, em criança de 5 anos, virilizada = hiperplasia adrenal congênita
2º) Se 17-OH-P normal, solicitar: hCG e α-FP
Se aumentados:
tumor gonadal/extragonadal de hCG
3º) Se 17-OH-P, hCG e α-FP normais:
investigar uso de esteroides andrógenos
4º) Se manchas café com leite e deformidades ósseas:
Síndrome de McCune-Albright
5º) Se IO atrasada e baixa estatura:
Hipotireoidismo **(solicitar TSH e T_4)**

* Se o resultado for duvidoso:
solicitar teste de estimulação com ACTH

Assimétricos
Aumento unilateral
ADRENARCA PREMATURA
início: 4-8 anos
pelos pubianos/axilares
altura normal
testículo normal (pré-púbere)
IO levemente avançada mas = IA
LH/FSH baixos (pré-púberes)

Simétrico
Aumento bilateral
PP **central**
Radiografia de sela

Ressonância magnética
→ **Normal**: PPC **idiopática**
→ **Anormal**: tumor do SNC

Solicitar
US testicular:
tumor do testículo (raro)
Se negativo, solicitar:
DHEA, androstenediona

2. Puberdade Atrasada

Puberdade **atrasada** (PA) ou **tardia** = **infantilismo sexual**.

Portanto, os hormônios sexuais (gônadas) não estão agindo na idade em que deveriam ou estão começando muito tarde. Na prática:

F – ausência de botão mamário aos 13 anos.

M – testículo e pênis não começaram a aumentar aos 14 anos.

Portanto, os hormônios sexuais deixaram de ser produzidos pelas gônadas na faixa etária correta.

Exames básicos:

Testosterona ou estradiol baixo = **hipogonadismo.**

Idade óssea atrasada.

Refinamento do diagnóstico:

1. O problema está nas gônadas que secretam poucos hormônios sexuais = **hipogonadismo**.
2. O eixo hipotálamo-hipófise deixa de ser inibido, se libera e produz muitos hormônios gonadotróficos: os LH e FSH altos = **hipergonadotrófico**.

Observação: se FSH duvidoso – fazer com dosagem de LH pós-estimulação com GnRH.

Para ajudar a distinção investigue história familiar, antecedentes pessoais e faça avaliação laboratorial básica: Hemograma, transaminases, creatinina, TSH e T_4.

Diagnóstico diferencial de puberdade atrasada

Afastar malformações da genitália	46,XX Malformação congênita
Tendência familiar Ausência de outras anomalias FSH, LH e gonadotrofinas: níveis pré-púberes Esfregaço vaginal: não estrogênico	46,XX Idiopático ou hereditário
Estatura normal Gonadotrofinas elevadas Atividade estrogênica ausente	46,XX Disgenesia gonadal pura Síndrome de ovários resistentes
Com estatura baixa Anomalias congênitas	45,X ou mosaico Síndrome de Turner mosaico Síndrome de Turner atípica
Com genitália ambígua	46,XX Síndrome adrenogenital X/XY Disgenesia gonadal mista
Com sinais neurológicos (cefaleia, vômitos, distúrbios visuais, sela alargada, calcificação suprasselar)	46, XX Tumores do SNC

Quadro V-5 – PUBERDADE ATRASADA (esquematicamente).

Gonadotrofinas Esteroides sexuais	Diminuídas Diminuídos	Aumentadas Diminuídos
Diagnóstico	Defeito hipotalâmico ou hipofisário	Falência gonadal primária
Implicações	Diagnóstico diferencial com atraso constitucional Pesquisar lesão intracerebral	Solicitar cariótipo

PUBERDADE ATRASADA NO SEXO FEMININO

"As colegas de minha filha já estão ficando mocinhas mas a minha de 13 anos ainda tem o corpo de menina".

CONDUTA DIAGNÓSTICA

1ª etapa Existe atraso puberal/infantilismo sexual?

Ausência de botão mamário = telarca depois dos 13 anos.
Ausência de pelos pubianos = pubarca depois dos 14 anos.
Ausência de menstruação = menarca depois dos 16 anos.
Intervalo maior de 5 anos entre aparecimento do botão mamário e menarca.

Caso especial – menina com caracteres sexuais normais mas menarca atrasada.

Os exames básicos estradiol, LH e FSH normais. Solicitar exame ginecológico e ultrassonografia pélvica – investigar hímen imperfurado e agenesia vaginal.

Raciocínio nos outros casos: as gônadas não estão produzindo hormônios sexuais = **hipogonadismo**.

2ª etapa Comprovação do hipogonadismo

1. Idade óssea – atrasada.
2. Dosagem de estradiol – baixo (nível pré-puberal).

Observação: se for > 20pg/mL, já marca o início da puberdade; aguardar para breve o desenvolvimento mamário.

3ª etapa Hipogonadismo – onde está o defeito?

1. A criança é **normal** mas tem **atraso** puberal constitucional, geralmente familiar.
2. O desenvolvimento sexual foi afetado por condições da criança – anorexia nervosa, exercícios extenuantes.

3. O desenvolvimento sexual foi prejudicado por doenças crônicas graves.
4. O defeito está na gônada (ovário) – falência primária.
5. O ovário está capacitado a funcionar mas não recebe o devido estímulo dos hormônios gonadotróficos (LH, FSH).

Constatação inicial:

Se a puberdade não está presente, as gônadas não estão produzindo seus hormônios específicos, as gonadotrofinas (LH e FSH).

Está ocorrendo um **hipogonadismo**.

- testículos – testosterona;
- ovários – estrógenos (estradiol);

Questão básica

O defeito está nas próprias gônadas ou elas não estão estimuladas pelas gonadotrofinas que deveriam ser secretadas pelo eixo hipotálamo – hipófise?

1ª eventualidade a causa é **central**, isto é, o eixo hipotálamo-hipófise não está funcionando, é incapaz de produzir gonadotrofinas.

Consequência – falta de gonadotrofinas: **LH e FSH baixos** = *hipogonadotrófico*.

Portanto – atraso de puberdade **central**: **hipogonadismo hipogonadotrófico**.

4ª etapa Desvendando o mistério pela clínica

Anamnese

Família – consanguinidade, casos semelhantes na família, idade da menarca na mãe.

Problemas na gestação e parto, desenvolvimento neuropsicomotor, dificuldade escolar.

Esportes físicos extenuantes (*ballet*, ginástica olímpica).

Radioterapia.

Desnutrição consequente – a) anorexia nervosa; b) diarreia crônica por doença celíaca ou doença inflamatória intestinal; fezes oleosas e infecções pulmonares repetidas (fibrose cística).

Doenças sistêmicas crônicas – cardíaca, respiratória, renal.

Diminuição do olfato – síndrome de Kallmann.

Baixa estatura e várias anormalidades somáticas. Síndrome de Turner.

Hipertensão intracraniana – cefaleia crônica com vômitos, alterações visuais.

Exame físico

Estatura inferior à das meninas da mesma idade.

Velocidade de crescimento. Índice de massa corporal (IMC).

Examinar as mamas com a menina deitada.

Nota: presença de pelos pubianos isoladamente (adrenal) não afasta puberdade atrasada.

Observe traços dismórficos, anormalidades somáticas, *nevus*.

Genitália – lábios vaginais, clitóris, pelos; óstio vaginal: hímen imperfurado, atresia vaginal.

5ª etapa Dosagem de LH e FSH

colocar caixa texto

1ª eventualidade LH e FSH baixos = **hipo***gonadotrófico*

Significado: a hipófise não está produzindo gonadotrofinas a contento para a faixa etária.

Não é obrigatoriamente patológica.

Possibilidade 1 – atraso puberal constitucional

Crianças magras, baixas, que crescem nos percentis inferiores durante toda a infância. Idade óssea atrasada compatível com a idade-altura.

História de atraso de crescimento e de puberdade em um dos genitores.

Antes de firmar esse diagnóstico, excluir anorexia nervosa e atividade física competitiva exagerada.

Resposta púbere do LH após estímulo com GnRH ou análogo.

Estradiol > 20pq/mL.

Fazer acompanhamento – se o desenvolvimento sexual não começa até os 17 anos, deve ser deficiência de gonadotrofinas.

Possibilidade 2 – Quadro hipogonadotrófico permanente

1. Pesquisar causas congênitas, especialmente síndrome de Kallmann (com hipo ou anosmia) e Turner com numerosas anomalias somáticas.
2. Se obesidade – síndromes de Prader-Willi e Laurence-Moon-Biedl.
3. Galactorreia – hiperprolactinemia.
4. Sinais neurológicos – radiografia de crânio com alteração da sela túrcica: tomografia craniana. O tumor mais frequente é o craniofarigioma, que pode ser acompanhado de *diabetes insipidus*.
5. Anormalidades do cromossomo X – baixa estatura, desenvolvimento mínimo dos genitais e mamas; numerosos nevos pigmentados pequenos a partir dos 4-5 anos. Solicitar cariótipo.

2ª eventualidade LH e FSH elevados = **hiper***gonadotrófico*

Interpretação – insuficiência ovariana primária.

Síndromes genéticas – Turner, Noonan, cariótipo.

Pós-quimioterapia e radioterapia.

Disgenesias gonadais XX ou XY esporádicas ou familiares.

DESTAQUES

Principais entidades com **deficiência de gonadotrofina**

▶ SÍNDROME DE TURNER

1. **Caracterização** – cariótipo 45,X, baixa estatura, infantilismo sexual e várias anormalidades somáticas. Disgenesia gonadal: gônadas "em fita" que não produzem estrógenos.
2. É a forma mais comum de hipogonadismo no sexo feminino.
3. Baixa estatura – presente em 50% dos RN com menos de 47cm, associada com peso baixo em relação à idade gestacional; estatura nitidamente abaixo do normal já aos 4-5 anos; não há estirão da puberdade; estatura de adulto: 1,45m.
4. Nevos pigmentados pequenos e numerosos – frequentemente encontrados após os 4-5 anos de idade, e em quase todos os casos, depois dos 10 anos.
5. Anormalidades somáticas (Figs. V-14 a V-19):
   a) face: boca de peixe, orelhas proeminentes, micrognatismo, palato em ogiva; ptose palpebral, epicanto;
   b) pescoço: curto, implantação baixa dos cabelos na nuca, pescoço alado;
   c) tórax em escudo; mamilos afastados, para fora da linha hemiclavicular;
   d) cúbito valgo, encurtamento do 4º metacarpiano, unhas hipoplásticas nos 4º e 5º dedos;
   e) anomalias do coração esquerdo; coartação da aorta, anomalias renais (Figs. V-14 a V-18).

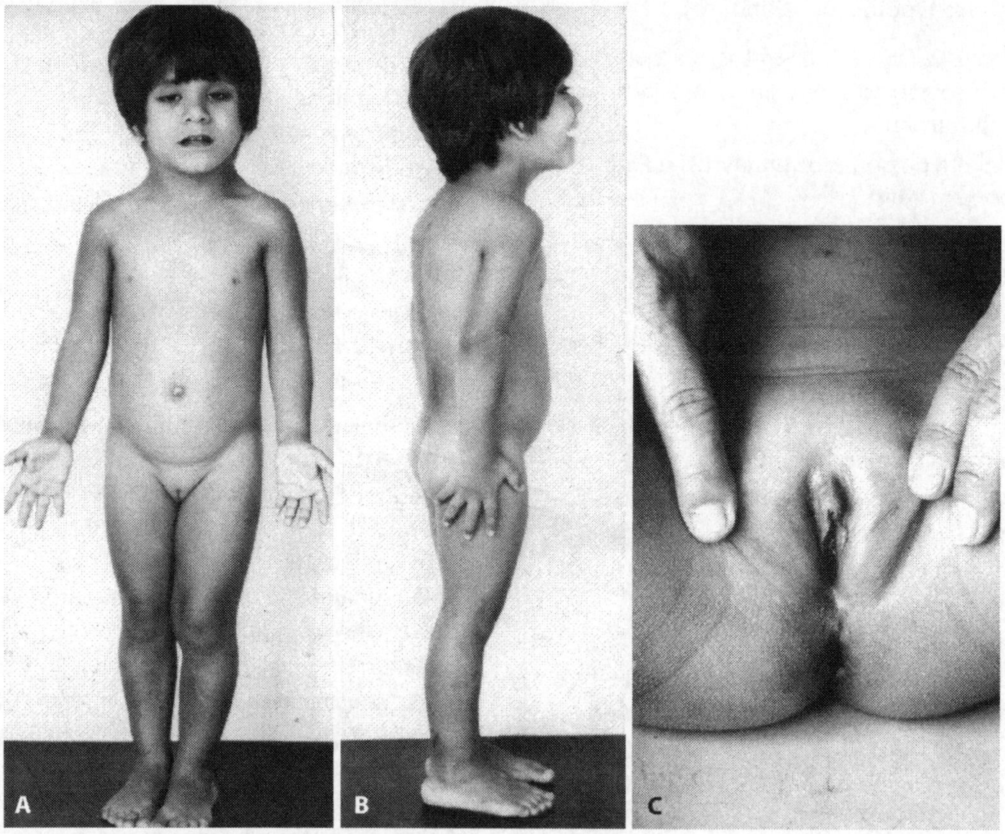

Figura V-14 – Hipertrofia do clitóris (síndrome de Turner).

Caso – J.L.C.S., 6 anos de idade. Atraso de crescimento. Nasceu com 2.300g, a termo. Não há caso semelhante na família. A mãe nega ingestão de medicamentos durante a gestação. Antecedentes familiares: pais sadios. Exame físico: a criança tem 90cm de altura (idade estatural de 3 anos). Fácies: epicanto bilateral, ptose palpebral. Pescoço curto: pescoço tipo "pescoço de esfinge", com esboço de prega lateral (*webbed neck*) (**A**). Cabelo: implantação baixa na nuca, em tridente (**B**). Pavilhões auriculares: implantação baixa. Tórax: mamilos afastados da linha hemiclavicular. Membros superiores: cúbito valgo. Genitais externos: aspecto feminino, infantil (nota-se discretíssimo aumento do clitóris) (**C**). Exames complementares: cromatina de Barr no esfregaço bucal: negativa. Sexo genético no sangue 0/500 leucócitos. Impressão palmar: ângulo atd e TRC aumentados. Cariograma: 45,X. Laparotomia exploradora: útero e trompas infantis. Gônadas rudimentares, "em fita" (*streak gonads*). Diagnóstico: síndrome de Turner típica com hipertrofia do clitóris. Conduta: ver capítulo sobre puberdade atrasada. Diagnóstico diferencial a ser feito nesses casos: disgenesia gonadal mista (o falo geralmente é maior).

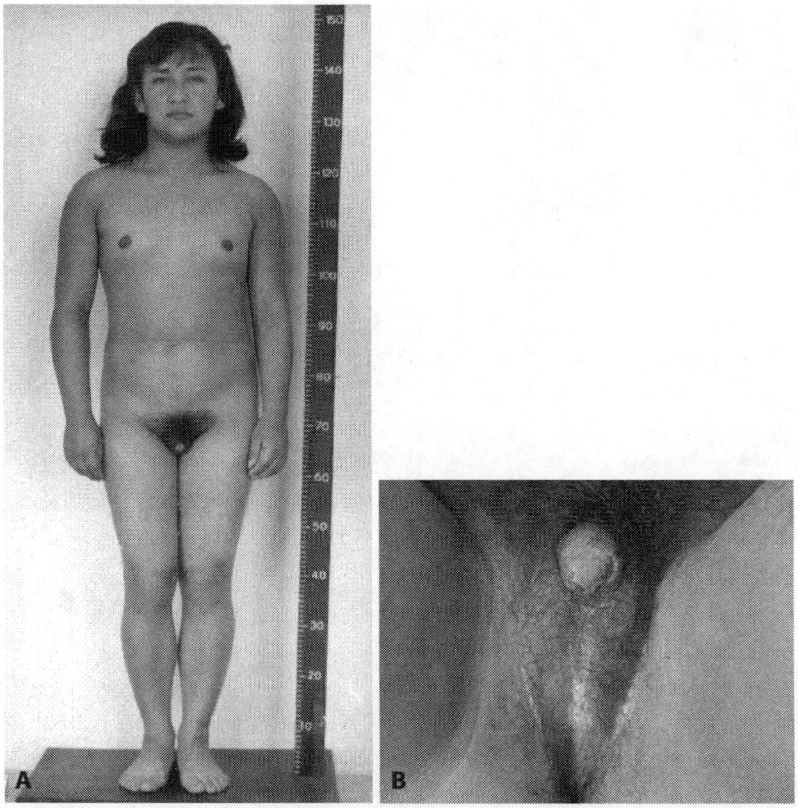

Figura V-15 – Síndrome adrenogenital: **A**) corpo inteiro; **B**) genitália externa.

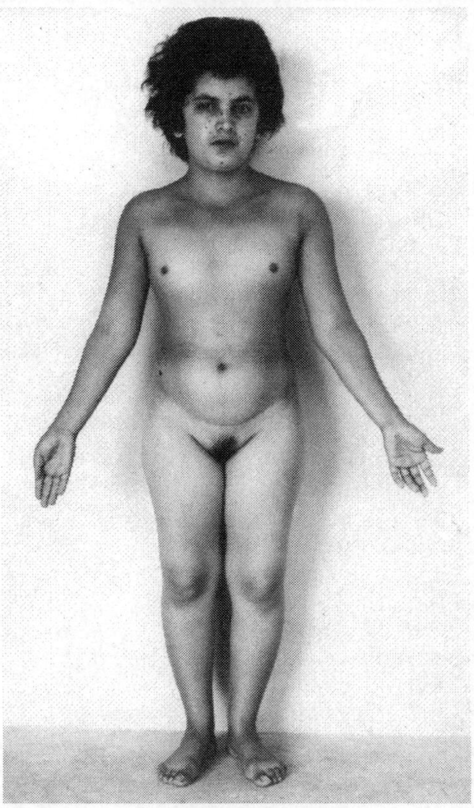

Figura V-16 – Síndrome de Turner. Paciente de 16 anos com atraso estatural, falta de desenvolvimento mamário, amenorreia primária, nevo, cúbito valgo, mamilos afastados da linha hemiclavicular.

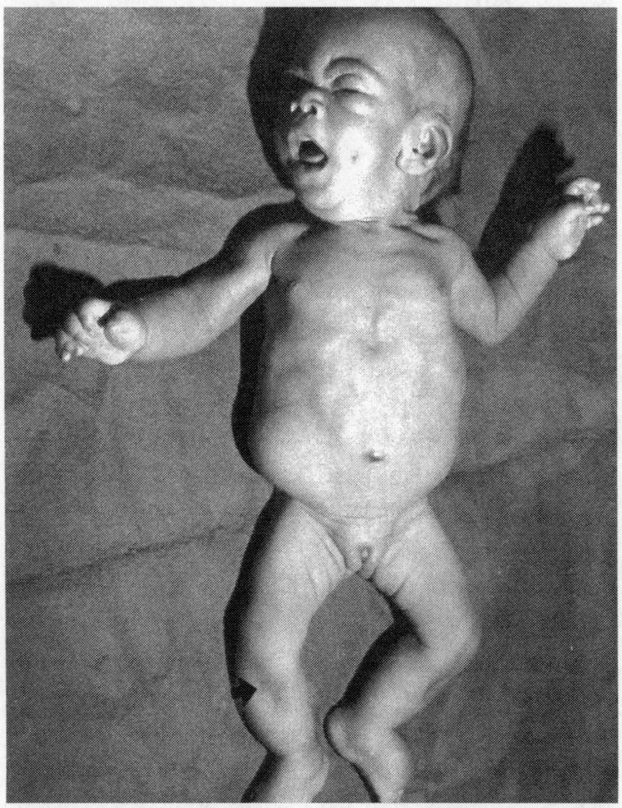

Figura V-17 – RN, síndrome de Turner (linfedema dos membros inferiores, edema generalizado.

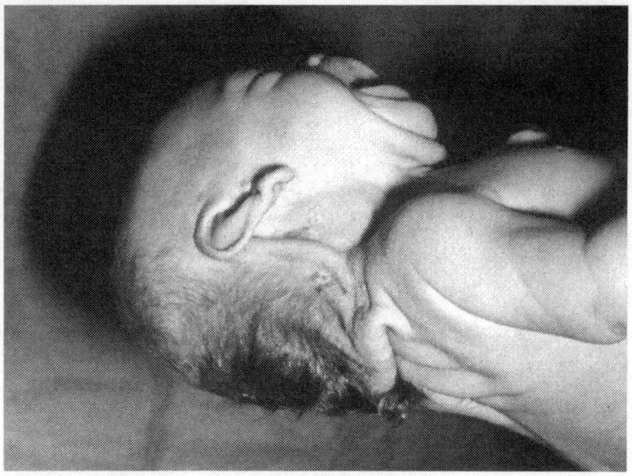

Figura V-18 – Síndrome de Turner no RN.

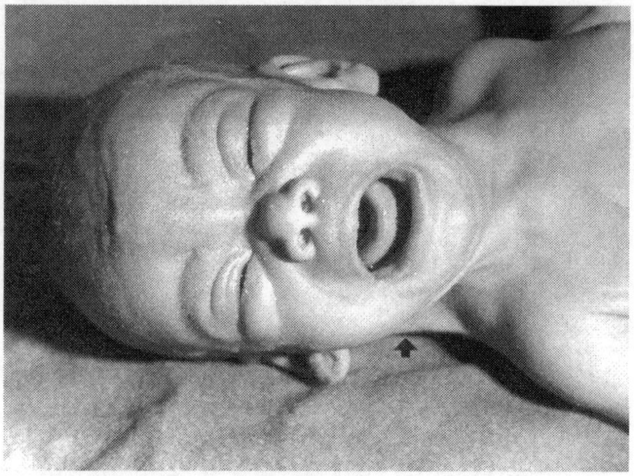

Figura V-19 – Síndrome de Turner no RN (pescoço alado).

6. RN – linfedema das extremidades, desaparece com 1-2 anos de idade.
7. Ao tempo da puberdade esperada não ocorrem manifestações estrogênicas – não há desenvolvimento de mamas e da genitália; há desenvolvimento de pelos axilares e pubianos, mas abaixo do normal.
8. Frequência aumentada de tireoidite autoimune e *diabetes mellitus*; a incidência aumenta com a idade.
9. LH e FSH já podem estar aumentados entre 0 e 4 anos, normalizam na idade escolar e aumentam muito aos 10 anos.
10. Cariótipo tipo X/XX, X/XXX indicam mosaicismo; nesses casos, o conjunto de malformações congênitas é menos expressivo. No tipo 45,X/46,XY pode ocorrer ambiguidade sexual.

▶ **SÍNDROME DE KALLMANN**

Atraso de puberdade + hábito eunucoide + ginecomastia + olfato diminuído; história familiar de anormalidades sexuais, infertilidade e hiposmia; não há lesões neurológicas. É uma deficiência funcional do hipotálamo (Fig. V-20). Podem ocorrer: agenesia renal, anomalias da linha média da face, ataxia.

▶ **SÍNDROME DE KLINEFELTER**

Estatura elevada, hábito eunucoide, **ginecomastia**, testículos atróficos (pequenos < 2cm, duros, não dolorosos à pressão), pênis normal e pelos pubianos presentes. Cariograma 47,XXY (ver Fig. V-10).

PUBERDADE ATRASADA NO SEXO MASCULINO

"No vestiário, meu filho vê que seus colegas já aumentaram o tamanho dos testículos e do pênis e os dele continua igual aos de uma criança".

CONDUTA DIAGNÓSTICA

1ª etapa Existe atraso puberal?

Persistência do volume testicular em 3mL até os 13, 6 anos.
Ausência de pubarca aos 14 anos.
Intervalo maior que 5 anos entre o aumento inicial dos testículos e o completo desenvolvimento genital.

2ª etapa Anamnese

Siga a anamnese na Puberdade atrasada no sexo feminino.

Acrescente: olfato e visão para cores.
Criptorquidia bilateral.

3ª etapa Exame físico

Crescimento – peso e estatura; caracterização do hábito eunucoide (envergadura, relação segmento superior/inferior), ginecomastia; **genitália**: pênis (comprimento, circunferência, localização do meato uretral), testículos (tamanho e consistência), bolsa escrotal (rugosidade e pigmentação); sinais de **doença crônica** (bronquite, cardiopatia). Campimetria e fundo de olho.

4ª etapa Dosagem hormonal

Gonadotrofinas – LH e FSH.
Hormônio sexual – testosterona, deidroepiandrosterona.

5ª etapa Raciocínio inicial

1º) Menino impúbere, depois dos 14 anos = **infantilismo sexual**.
2º) Nível baixo de esteroides sexuais = **hipogonadismo**.
3º) Gonadotrofinas baixas = **hipogonadotrófico**. O mais provável é que seja **familiar** ou **constitu-**

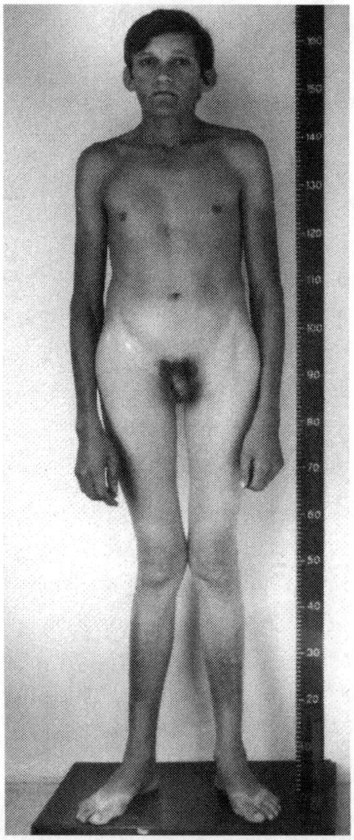

Figura V-20 – Síndrome de Kallmann, puberdade atrasada – 22 anos; ausência de barba e bigode, proporções eunucoides, fácies típico de hipogonadismo (enrugamento precoce, ausência de recuo da implantação de cabelo nas têmporas).

cional, mas não se pode excluir **deficiência de gonadotrofinas** = hipogonadismo **hipogonadotrófico** secundário à anormalidade da hipófise ou do hipotálamo.

4º) Se gonadotrofinas elevadas = hipogonadismo **hipergonadotrófico** ou primário (por anomalia testicular).

Testículos **não palpáveis** nem na bolsa, nem no conduto inguinal: suspeitar de **anorquia congênita**. Ministrar gonadotrofina coriônica humana (hCG) 5.000U/dia, 5 dias: os níveis séricos de testosterona aumentam significativamente no criptorquidismo e não se alteram na anorquia bilateral.

5º) Se velocidade de crescimento abaixo do normal – dosar IGF1, IGFBP3, T_4, TSH.

Puberdade atrasada constitucional

1. Responsável pela **grande maioria** das puberdades atrasadas no sexo masculino.
2. Estatura baixa, mas ritmo de crescimento normal (4-5cm/ano).
3. Proporções corporais normais (pode haver um discreto eunucoidismo).
4. História familiar positiva para atraso puberal.
5. O quadro clínico é indistinguível do hipogonadismo hipogonadotrófico (LH, FSH e esteroides gonadais estão baixos em ambas as situações). O tempo é o melhor meio de fazer o diagnóstico diferencial: quando o desenvolvimento sexual está **ausente** aos **18 anos**, o diagnóstico é quase sempre de **deficiência de gonadotrofina**.

Dosar testosterona – se for acima de 20pg/mL, isso antecipa o início da puberdade (aguardar manifestações clínicas). O teste de estímulo com LHRH: aumento significativo de LH indica que o atraso é constitucional; mas, se a resposta não é satisfatória, o teste deve ser considerado inconclusivo.

Deficiência congênita de LHRH (GnRH) e/ou gonadotrofinas – no RN masculino: micropênis, hipoplasia, criptorquidismo; a associação de hipoglicemia sugere deficiência de ACTH ou de hormônio de crescimento.

Hábito eunucoide – estatura normal ou elevada, envergadura maior do que a altura e membros inferiores longos (segmento inferior maior do que o superior) com testículos e pênis com aspecto infantil. Indica **deficiência isolada de gonadotrofinas**, que pode ser familiar ou esporádica. Nos casos de deficiência **parcial**, a maturação sexual é mínima e progride muito lentamente ou se interrompe.

Nota: nos casos de tumor do SNC ou quando ocorre deficiência do hormônio de crescimento, o atraso puberal está associado com baixa estatura.

> Menino saudável baixo.
> Testículo < 4mL ou < 2,5cm de comprimento.
> Pênis esticado = 6 a 7cm.
> IO = IA, que é atrasada > 2 anos em relação à IC.
> História familiar.

CONDUTA TERAPÊUTICA NA PUBERDADE ATRASADA POR DEFICIÊNCIA HORMONAL

Objetivo – indução e manutenção dos caracteres sexuais secundários, incluindo menstruações cíclicas.

Recurso – administração de esteroides gonadais.

Quando?

Na idade em que os colegas do doente estão começando a mostrar sinais de maturação sexual (7ª série escolar nas meninas e 8ª nos meninos).

Como?

▶ **Meninas – estrógenos**

1. Produtos – estrógenos conjugados: Premarin – 1 drágea = 1,25 ou 0,625 ou 0,3mg.

2. Dose – iniciar com 0,3mg (drágea verde) por dia. Os efeitos sobre as mamas e genitália aparecem após 1-2 meses. Após 6-12 meses aumentar a dose para 0,625mg (drágea vermelha) e após mais 6-12 meses, para 1,25mg (drágea amarela).
3. Após o 1º episódio de sangramento vaginal que usualmente ocorre 8-18 meses após o início da terapêutica, instituir tratamento cíclico: 1º) estrógeno 1,25mg/dia durante 3 semanas; 2º) a seguir: progesterona (acetato de medroxiprogesterona = Farlutal: 1 comprimido = 5mg ou pregnenolona = Progestoral ou Provera 10mg/comprimido) – 1 comprimido por dia durante 5 a 7 dias; 3º) reiniciar os estrógenos após 7 dias (independentemente de o sangramento vaginal ter ou não cessado).

▶ **Meninos – testosterona**

1. Produto de preferência – ésteres de longa ação: Durateston (1 ampola = 2mL = 250mg); Primotest depot (1 ampola = 50mg).
2. Dose – 50mg, por via IM, a cada 4 semanas, durante 4 meses; quando os caracteres sexuais já apareceram, aumentar para 100-200mg mensais; após mais 1 ano: 250mg a cada 3 semanas.
3. Para aumentar o volume testicular – gonadotrofina humana: 2.000U, por via IM, semanal, durante 6 meses.

PUBERDADE ATRASADA CONSTITUCIONAL

▶ **Meninas** – frequentemente basta orientação e aconselhamento com a advertência de que o tratamento hormonal não é isento de riscos.

Nos casos de evidentes distúrbios psicossociais (geralmente após os 15 anos de idade), prescrever estrógeno – a) estrógeno conjugado: Premarin 0,3mg (ou 0,625mg) ao dia; ou b) etinilestradiol 5mcg (ou 10mcg) por dia.

Duração: 3 meses; repetir mais 3 meses, se necessário.

Fazer seguimento clínico, acompanhando velocidade de crescimento e desenvolvimento pubertário.

Se necessário, efetuar novo ciclo de 3 a 6 meses.

▶ **Meninos** – orientação e apoio psicológicos podem ser suficientes. Se necessário, tratar (meninos de pelo menos 14 anos e IO acima de 11 anos); advertir para não esperar "milagres".

1º) Ésteres de testosterona: 50-100mg mensalmente por 4 meses.
2º) Observar por 6 meses.
3º) Se não houver desenvolvimento sexual, repetir o tratamento inicial.
4º) Se depois disso não ocorrer desenvolvimento espontâneo, provavelmente se trata de caso de deficiência de gonadotrofinas.

Lembrete

Puberdade atrasada em menino de resto normal provavelmente é constitucional, mas se for em menina solicitar cariótipo e pesquisar lesão neurológica central.

SEÇÃO VI

Os Problemas Neurológicos e Neuromusculares

coordenador **Sérgio Rosemberg**

colaboradores **Aron J. Diament. Carmelita Correia de Campos. Fernanda Nório Arita. Nasjla Saba da Silva** (oncologia). **Maria Lucia Leal dos Santos**

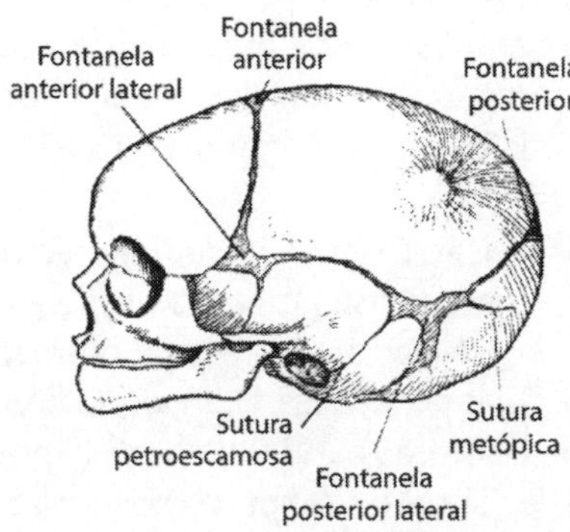

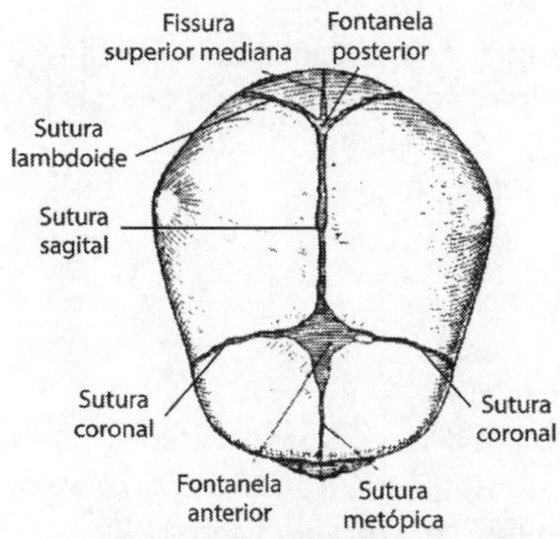

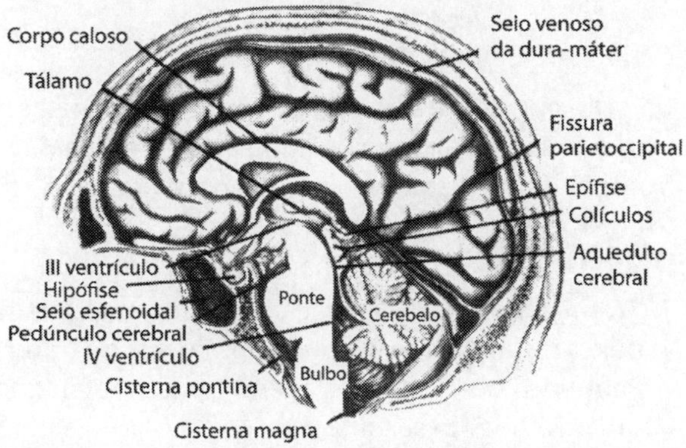

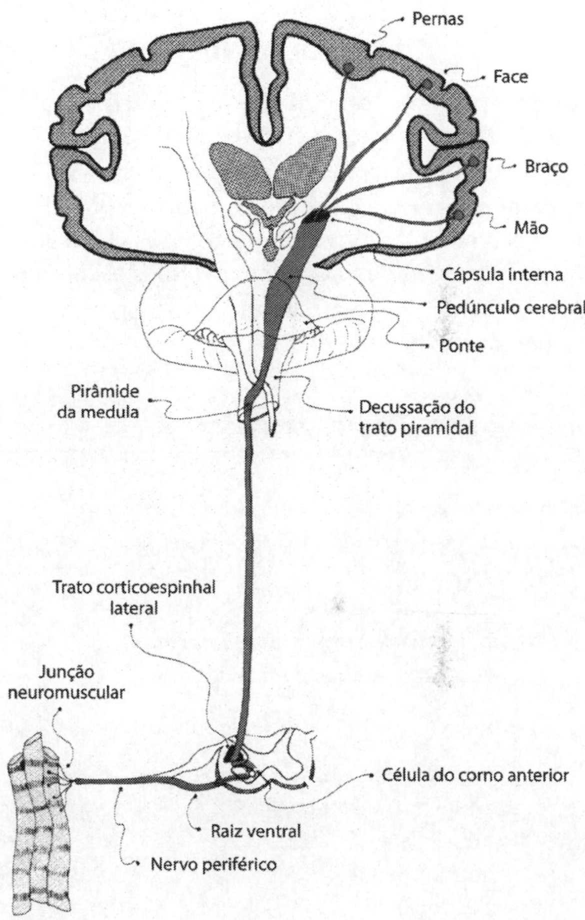

HOMENAGEM

Prof. Sérgio Rosemberg, que, com sua larga experiência, deu o tom didático e prático a esta difícil Seção

Livros Recomendados Neuropediatria – Rosemberg (Sarvier); Neurologia, ICr do HC – Reed, Marques-Dias (Manole)

Primeira Parte

A CABEÇA

1. A Criança com Cabeça Grande: Macrocrania e Hidrocefalia

MACROCRANIA

O que é – perímetro cefálico que se situa acima do limite de 2 desvios-padrão em relação à média considerada para a idade, sexo e raça.

Importância – exige a atenção do pediatra, pois constitui uma síndrome comum a diversas etiologias, algumas das quais de tratamento cirúrgico específico.

Causas – as mais importantes encontram-se enumeradas no quadro VI-1.

Quadro VI-1 – CAUSAS DE MACROCRANIA.

1. Hidrocefalia
2. Coleção subdural
3. Hidranencefalia – porencefalia insuflante, cistos
4. Megaloencefalia
   a) Síndromes neurocutâneas
      Neurofibromatose de von Recklinghausen
      Esclerose tuberosa de Bourneville
   b) Doenças degenerativas
      Tay-Sachs, Sandhoff
      Degeneração esponjosa do neuroeixo (Canavan-van Bogaert-Bertrand)
      Leucodistrofia de Alexander
   c) Gigantismo cerebral
   d) Constitucional
5. Displasias esqueléticas

ORIENTAÇÃO DIAGNÓSTICA

1. **A avaliação seriada do perímetro cefálico é elemento fundamental, permitindo a separação de 2 grupos de macrocranias:**
   a) Aqueles cujo perímetro cefálico *sempre esteve acima da normalidade* e cresce de modo homogêneo, paralelamente à curva normal. Nesse grupo, colocam-se os casos de macrocrania constitucional (desenvolvimento normal) e gigantismo cerebral.
   b) Aqueles cujo perímetro cefálico *cresceu de modo excessivo* em determinada fase do desenvolvimento, demonstrado pelo cruzamento das curvas de percentis (mudança de faixa), mesmo que ainda dentro de limites normais. Esse grupo é mais inquietante e **exige investigação neurológica** mais aprofundada, pois inclui as doenças com potencial evolutivo como a hidrocefalia e a coleção subdural.
2. **A transiluminação** é de utilidade nas macrocranias do lactente – uma transiluminação positiva total é indicativa ou de hidranencefalia ou hidrocefalia extrema. Quando localizada unilateral, sugere porencefalia e coleção subdural. Quando positiva na fossa posterior, sugere cisto aracnóideo ou cisto de Dandy-Walker.
3. **A tomografia cerebral computadorizada** é o exame de escolha a ser feito nos casos em que se exige uma investigação mais aprofundada.
   Não abusar na indicação.

ETIOLOGIA

HIDROCEFALIA

Caracteriza-se por dilatação das cavidades ventriculares cerebrais, consequente a aumento do volume e da pressão do líquido cefalorraquidiano (LCR) (ver **Hidrocefalia**).

COLEÇÃO SUBDURAL

Coleção anormal de líquido no espaço subdural (entre a dura-máter e a aracnoide), geralmente em região frontoparietal. Frequente no 1º ano de vida, pode ser traumática ou pós-infecciosa.
Diagnóstico clínico confirmado pela tomografia.

1. **Traumática** – não há relação direta com a intensidade do traumatismo ou com a existência de fraturas. Pequenos traumatismos aparentemente sem consequência podem ser suficientes.
2. **Meningites purulentas** – em nosso meio, é a causa mais frequente de coleção em crianças com idade inferior a 2 anos, sendo mais comum naquelas provocadas por *Haemophilus* e pneumococos. Deve ser suspeitada em meningites que evoluam desfavoravelmente, ou seja, com crises convulsivas, sinais

focais, febre prolongada, liquor persistentemente alterado, além de sinais de hipertensão intracraniana. Nem sempre se reconhece uma meningite nos antecedentes, mas é frequente o encontro de coleção subdural em crianças com história de múltiplas internações por processos infecciosos diversos e atraso no desenvolvimento psicomotor.

CISTOS ARACNOIDES

Bolsas de liquor formadas no interior do espaço aracnoide decorrentes de alterações congênitas que provocam: a) macrocrania (neste caso é assimétrica) quando são muito volumosas; ou b) hidrocefalia, por bloqueio da circulação liquórica. Transiluminação positiva.

MEGALOENCEFALIA

Devido ao aumento do volume do parênquima cerebral por alterações nos seus elementos celulares ou intersticiais. Pode estar associada a:

1. **Síndromes neurocutâneas**, como a neurofibromatose de von Recklinghausen e a esclerose tuberosa.
2. **Síndrome de Sotos** (gigantismo cerebral): patogênese mal conhecida; crescimento cerebral e pondoestatural excessivo. Geralmente há atraso mental moderado, idade óssea aumentada e fácies peculiar.
3. **Síndrome do X frágil**: rosto alongado, orelhas grandes, atraso de linguagem.
4. **Doenças degenerativas do sistema nervoso central**, como a de Tay-Sachs, sobretudo nas fases finais, e as leucodistrofias raras, como as de Alexander e Canavan-van Bogaert-Bertrand. Nesses casos, é acompanhada de quadro neurológico complexo, em que há regressão psicomotora.
5. **Constitucional** (idiopática): perímetro cefálico já aumentado no RN; neurologicamente normal, frequentemente familiar (importante medir perímetro cefálico de pais e irmãos).

DISPLASIAS ESQUELÉTICAS

Distúrbios do metabolismo ósseo levando a modificações na caixa craniana, sem alterações no seu conteúdo, como ocorre no raquitismo, na osteogênese imperfeita, na hiperfosfatemia.

HIDROCEFALIA

O que é – aumento das cavidades ventriculares, consequente ao aumento do volume do líquido cefalorraquidiano (LCR), que geralmente está ou esteve sobre pressão aumentada. Não é uma doença, e sim uma condição patológica com múltiplas causas.

MECANISMOS CAUSADORES E RESPECTIVAS CAUSAS

▶ NÃO OBSTRUTIVOS (5% dos casos):

1. Produção excessiva de liquor – por papiloma do plexo coroide (raro).
2. Absorção deficiente de liquor – por trombose dos seios venosos, consequente a:
   a) desidratação grave ou lactente marasmático;
   b) otite: mastoidite (muito rara).

▶ OBSTRUTIVOS (95% dos casos):

1. **Comunicantes** – a obstrução ocorre a jusante dos orifícios de saída do IV ventrículo, nos espaços subaracnóideos. Assim, a comunicação entre o interior dos ventrículos e o espaço subaracnóideo é livre (daí o termo "comunicante").
   Causas: aderências (fibrose) inflamatórias no espaço subaracnóideo, em consequência de: (1) meningites, ou (2) hemorragias meníngeas. São as causas mais frequentes de hidrocefalia comunicante adquirida.
2. **Não comunicante** – o bloqueio situa-se no interior do sistema ventricular, a montante dos orifícios de saída, de modo a impedir a livre comunicação entre os ventrículos e o espaço subaracnóideo.

- **Neoplasias** da fossa posterior (ependimomas, meduloblastomas, astrocitomas) que comprimem o IV ventrículo e as da base do crânio que comprimem o III ventrículo. São as causas adquiridas mais frequentes da hidrocefalia não comunicante.
- **Malformações cerebrais**
  a) Estenose do aqueduto de Sylvius (estenoses, septos, canalículos em fundo cego).
  b) Síndrome de Arnold-Chiari: deslocamento da parte baixa do tronco cerebral e cerebelo para dentro do canal raquidiano cervical. Dos 4 tipos, o mais comum é o II: meningomielocele + hidrocefalia progressiva.
  c) Cisto de Dandy-Walker: malformação da fossa posterior – dilatação cística do IV ventrículo, agenesia do verme cerebelar e imperfuração dos forames de Luschka e Magendie. Suspeita: (1) radiografia simples do crânio: elevação da impressão dos seios venosos transversos, (2) transiluminação positiva da fossa posterior.
- Processos obstrutivos **circulatórios**, com formação de:
  a) **Hidranencefalia**: os hemisférios cerebrais estão reduzidos a bolsas líquidas em consequência de extensa destruição cerebral.
  Diagnosticada por transiluminação.
  b) **Porencefalia**: lesões destrutivas isquêmicas focais com a formação secundária de um divertículo dos ventrículos laterais até a superfície cerebral,

formando-se um poro cerebral. Às vezes, aumenta progressivamente de tamanho (insuflante).

- **Infecções pré-natais**: toxoplasmose e citomegalovírus.
- **Malformações vasculares** (raras): aneurisma de veia de Galeno.

CONDUTA DIAGNÓSTICA

Faça a investigação com a participação de um neuropediatra.

1ª etapa Quando suspeitar de hidrocefalia

Macrocrania e/ou sinais de hipertensão intracraniana. **Ressalva: macrocrania** não é obrigatoriamente igual à hidrocefalia, pois pode ser: a) constitucional (desenvolvimento neurológico normal); b) processos expansivos intracranianos (coleções subdurais pós-traumáticas ou pós-infecciosas); c) deficiência de vitamina A; d) encefalopatias tóxicas, metabólicas e infecciosas.

2ª etapa Quadro clínico

▶ Em lactentes

1. Crescimento excessivo do perímetro cefálico.
2. Sinais decorrentes do aumento da pressão intracraniana: fontanela tensa, disjunção de suturas, couro cabeludo adelgaçado com drenagem venosa rica, sinal do sol poente, sinal do pote rachado.

▶ Em crianças maiores

1. Sintomas clássicos da hipertensão intracraniana (HIC): vômitos, cefaleia, edema de papila, paresia do VI par craniano.
2. Sinais de liberação piramidal nos membros inferiores podem estar presentes precocemente (por compressão das fibras corticoespinhais pelos ventrículos dilatados).

3ª etapa Procure a etiologia

▶ Em lactentes – predominam as hidrocefalias congênitas.

1. Ocorrência de traumatismo, infecções, vacinações e exposição a radiações durante o 1º trimestre de gestação e infecções virais e toxoplasmose nas fases finais da gravidez.
2. Doenças hereditárias.
3. Infecções e hemorragias.

▶ Em crianças – tumores, infecções e hemorragias.

Hidrocefalia compensada no pré-escolar/escolar – criança com cabeça grande e assintomática ou dificuldades escolares indefinidas.

Tomografia: dilatação importante dos ventrículos.

Conduta: acompanhamento atento a intervalos de 3-4 meses.

4ª etapa Exames elucidativos

Exames fundamentais

1. Ultrassonografia em lactentes.
2. Tomografia: avaliação do grau e extensão da dilatação:
   a) **comunicantes**: aumento acentuado do ventrículo lateral e do III ventrículo e aumento menos evidente do IV ventrículo;
   b) não comunicante: IV ventrículo normal ou comprido (com exceção da síndrome de Dandy-Walker).
3. A **transiluminação** é negativa. Se positiva, sugere hidranencefalia ou coleção subdural.

Exames eventualmente úteis

1. **Radiografia de crânio**: a) desproporção craniofacial; b) sinais radiológicos de HIC (erosão da sela túrcica, disjunção de suturas, sinal da prata batida); c) calcificações sugestivas de toxoplasmose, tumores, citomegalovírus; d) aumento da fossa posterior (cistos).
2. Exame de fundo de olho pode auxiliar no diagnóstico: estase ou atrofia de papila, coriorretinites.
3. **Exame do LCR** pode contribuir revelando um processo inflamatório crônico ou alterações compatíveis com lesões tumorais.

TRATAMENTO

Neurocirúrgico – visa, fundamentalmente, aliviar a hipertensão liquórica por meio de uma derivação ventriculoperitoneal. Seguimento pelo perímetro cefálico controlado pela ultrassonografia (se fontanela aberta) ou tomografia.

2. A Criança com Cabeça Pequena ou Deformada

MICROCEFALIA

O que é – defeito do desenvolvimento cerebral resultando em um perímetro cefálico 3DP ou mais *abaixo* do normal. A microcrania é sempre uma microcefalia, a qual é sempre patológica.

1ª etapa Quando suspeitar

RN a termo e lactente até 6 meses em que o perímetro cefálico é menor que o perímetro torácico (exceção: crianças muito obesas) e nos quais o crânio não apresenta elevação palpável na região das suturas sagital e coronal (fato que ocorre nas cranioestenoses).

2ª etapa Diagnóstico etiológico

1. **Hereditária**: a) projeção acentuada da fronte para trás e orelhas desproporcionalmente grandes; b) consanguinidade dos pais; c) desenvolvimento motor pode ser bom, mas o atraso mental é profundo e progressivo.
2. Mãe alcoólatra ou exposição às radiações ionizantes nos primeiros 2 trimestres da gestação.
3. Anoxia intrauterina ou neonatal.
4. Associação de outras anomalias: síndromes (Down, Seckel, Cornelia de Lange, Rubinstein-Taybi, Smith--Lemli-Opitz).
5. Teste do cloreto férrico: galactosemia.
6. Radiografia de crânio: calcificações difusas na toxoplasmose e periventriculares no citomegalovírus.
7. Reações sorológicas para toxoplasmose, sífilis, citomegalovírus, rubéola.
8. Desnutrição grave e prolongada do lactente.

3ª etapa Elucidação diagnóstica

Tomografia ou **ressonância**.

CRANIOSSINOSTOSE (CRANIOESTENOSE)

O que é – denominação dada à **soldadura precoce** de uma ou mais suturas cranianas. A fusão precoce de uma sutura provoca deformidade craniana pelo crescimento compensador que ocorre nas regiões onde existia uma sutura aberta.

A craniossinostose **congênita** inicia-se na vida embrionária e é de causa desconhecida. Nas formas **pós-natais**: raquitismo vitamina D-resistente ou por deficiência de vitamina D, hipofosfatasia, hipercalcemia idiopática, hiperdosagem do hormônio tireóideo no tratamento do hipotireoidismo, mucopolissacaridose, talassemia. Nas formas associadas a outras malformações congênitas, constituindo várias síndromes, a craniossinostose pode ser hereditária. Na hidrocefalia tratada com derivação ventriculoauricular, pode ocorrer craniossinostose.

A sinostose de uma única sutura é mais frequente que de múltiplas suturas; a mais comum é a da sagital, particularmente em meninos.

Consequências – o cérebro aumenta nos 6 primeiros meses 85% em relação ao seu peso por ocasião do nascimento e 135% no fim do primeiro ano. Aos 3 anos atinge 80,6% de seu peso definitivo. A soldadura precoce das suturas, impedindo esse crescimento rápido, pode provocar compressão cerebral, cegueira e deformidade craniana. Convulsões podem ocorrer. Assim, a importância do diagnóstico e do tratamento precoces das craniossinostoses é óbvia.

CONDUTA DIAGNÓSTICA

1ª etapa Quando suspeitar de craniossinostose

Em toda criança que apresenta **crânio malformado**, assimétrico. O diagnóstico é essencialmente **clínico** (Fig. VI.1).

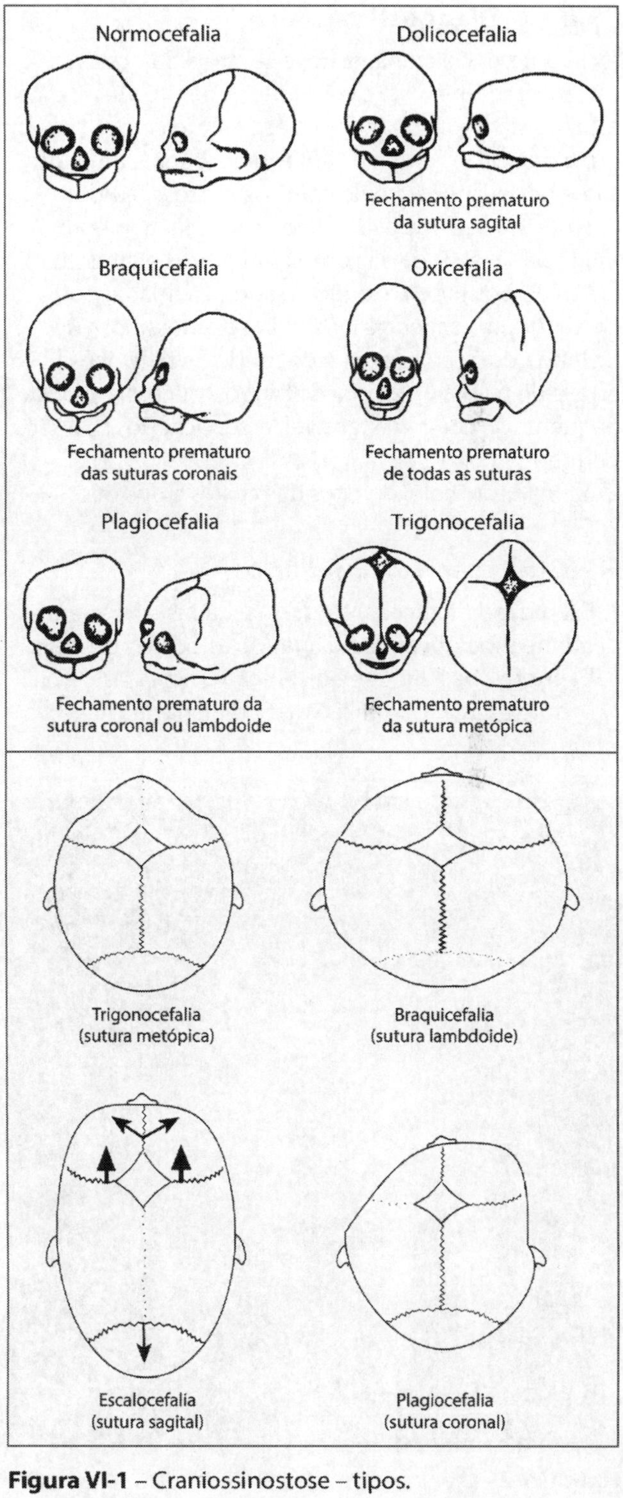

Figura VI-1 – Craniossinostose – tipos.

2ª etapa Diagnóstico precoce

O diagnóstico pode ser feito ou suspeitado já ao nascer: o crânio do recém-nascido mostra obliteração de áreas normalmente abertas, como as fontanelas, e ao longo das suturas já se pode sentir uma elevação. Nessa idade, as deformidades cranianas provocadas por edema de couro cabeludo, moldagem ou cefalematoma são diagnosticadas com facilidade.

3ª etapa Diagnóstico clínico

A circunferência craniana deve ser medida. Todavia, esta nem sempre está diminuída, podendo até mesmo estar aumentada, quando o crescimento compensador é grande. A fontanela anterior fechada é um dado a favor do diagnóstico de craniossinostose, embora não decisivo, já que a idade normal de fechamento é muito variável. Todavia, junto com outros elementos, é um dado positivo. Ao longo da sutura soldada, pode--se sentir uma saliência (crista). Na craniossinostose de longa duração, o exame de fundo de olho acusa estase de papila ou atrofia do nervo óptico. Na *criança* pequena, de crânio distensível, esses achados não são frequentes.

Examinar: torcicolo, defeitos das costas e dos pés.

4ª etapa Exames subsidiários

1. Exame radiológico: a) suturas fechadas e frequentemente uma ponte óssea ligando as bordas do osso; b) impressões digitais e disjunção de suturas – indícios de hipertensão intracraniana (Fig. VI-2).

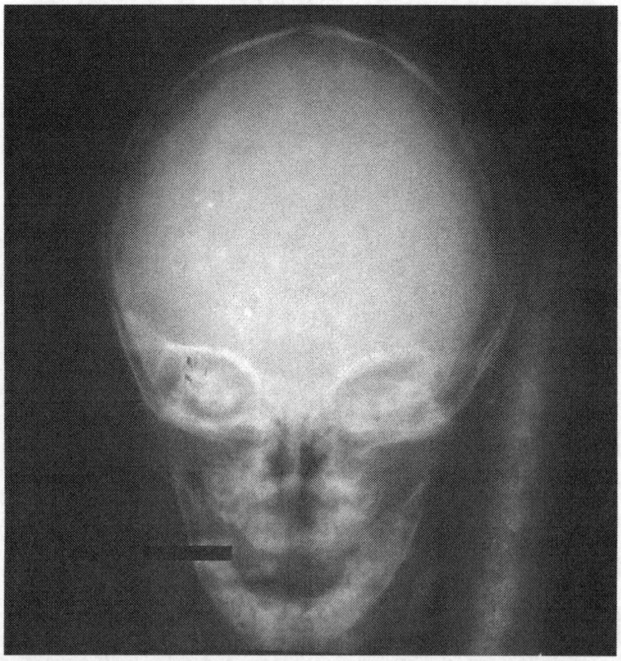

Figura VI-2 – Craniossinostose.

As suturas podem estar aparentemente normais (sinostose só das cartilagens), mas com formato aberrante do crânio.

2. Cintilografia (mapeamento) é útil para o diagnóstico precoce (inicialmente um acúmulo do radionuclídeo localizado em uma porção de sutura envolvida e depois evolui para a formação de parte óssea).
3. Exames mais sensíveis: tomografia com reconstituição tridimensional ou ressonância.

5ª etapa Diagnóstico da forma clínica

De acordo com a sutura acometida, o crânio adquire forma peculiar, em consequência do crescimento compensador que ocorre (ver Fig. VI-1).

Tendo em mente a disposição das suturas e sabendo-se que o crescimento se faz perpendicularmente à linha destas, pela conformação do crânio podemos deduzir qual a sutura afetada:

1. **Sutura sagital**: crânio estreito e longo.
2. **Suturas coronárias ou lambdoides**: crânio diminuído no sentido anteroposterior e crescimento compensador para cima.
3. **Combinação de mais de uma sutura**: diversas formas.
4. **Apenas um dos ramos da sutura coronal**: crânio assimétrico.
5. **Sutura metópica**: crânio em triângulo.
6. **Todas as suturas fechadas**: microcefalia.

Sinostoses associadas a outras malformações, principalmente sindactilias – várias síndromes:

1. **Síndrome de Crouzon = disostose craniofacial** (Fig. VI-3).
2. **Síndrome de Apert = acrocefalossindactilia** (Fig. VI-4).
3. **Síndrome de Conradi = condrodistrofia com calcificações.**

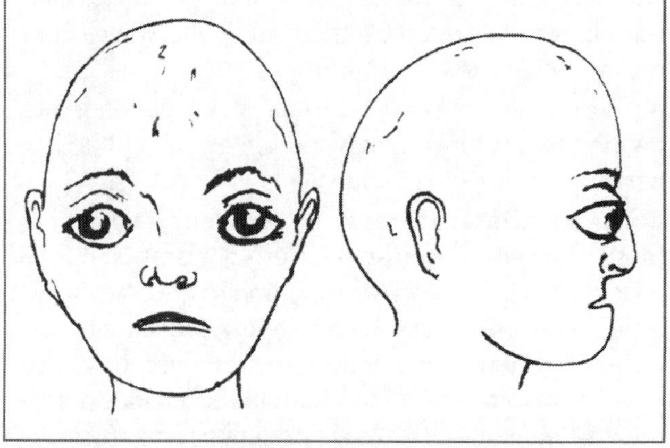

Figura VI-3 – Síndrome de Crouzon (oxicefalia, hipertelorismo, nariz "bico de papagaio", hipoplasia maxilar).

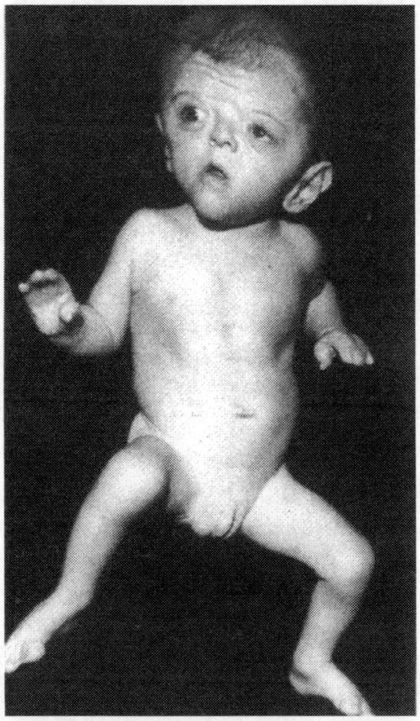

Figura VI-4 – Síndrome de Apert.

As várias denominações dadas às craniossinostoses provocam confusão. Assim, justifica-se registrar a **sinonímia** das várias formas:

Dolicocefalia (dolico = longo) – crânio alongado como "um ovo de cabeça para baixo" ou **escafocefalia** (escafos = barco) – barco com a quilha voltada para cima. É a sinostose da sutura **sagital** (palpa-se a quilha sobre a sutura). É a mais frequente; bem tolerada, sem repercussões clínicas.

Braquicefalia (*braquis* = curto) – crânio curto no sentido anteroposterior, largo no laterolateral e alto em torre (= turricefalia). Testa achatada: exoftalmia. É a sinostose das suturas **coronais**. Expressão clínica precoce: hipertensão intracraniana e obstrução das vias aéreas superiores. Quando além das coronais há soldadura precoce da sagital e/ou lambdoide = **oxicefalia** (forma cônica, em morro Pão de Açúcar).

Plagiocefalia (plágios = oblíqua) – crânio assimétrico ("escoliose facial") achatado de um lado e bombeado para o lado oposto; desvio do nariz para o lado contrário. Soldadura **unilateral** de uma das suturas **coronais**.

Trigonocefalia – crânio triangular com uma crista frontal (quilha de navio); graus variáveis de hipotelorismo. Soldadura precoce da sutura **metópica**.
Expressão clínica discreta.

Plagiocefalia deformacional – o pediatra olha para baixo englobando o topo da cabeça, vê-se um paralelograma: achatamento unilateral da área occipital com uma bossa occipital do outro lado. Do lado achatado, veem-se uma bossa frontal e uma parietal, proeminência do osso malar e deslocamento anterior da orelha. Se o bebê não nasceu assim, a causa é a atual recomendação de ele dormir de costas. Prevenção e tratamento inicial: alterar a posição direita/esquerda do occipital, deixar o bebê de bruços quando acordado e sob vigilância.

1. Na **microcefalia**, o aspecto é bastante característico: fronte achatada, orelhas de implantação baixa; a deficiência mental é precoce e acentuada.
2. **Sinostose total**: fundo de olho revela papiledema e atrofia óptica; impressões digitais à radiografia.

Os ossos na microcefalia podem estar espessados.

DECISÃO TERAPÊUTICA

Deve ser em conjunto com pediatra, neuropediatra, neurocirurgião e a família previamente esclarecida.

O tratamento **cirúrgico** visa corrigir ou prevenir hipertensão intracraniana e compressão de nervos, que poderão provocar debilidade mental ou cegueira, além de deformidades estéticas.

A indicação cirúrgica não é automática.

Quando a sinostose é da coronária ou há sinostoses múltiplas, os danos para o cérebro ou para a visão poderão ser grandes e a correção cirúrgica é mandatória (trigonocefalia, turricefalia).

O risco cirúrgico, principalmente na criança pequena, é mínimo. Portanto, logo que seja feito o diagnóstico, deverá ser considerada uma cirurgia a partir dos 3 meses ou até mesmo logo após o nascimento.

Porém, quando somente a sutura sagital está acometida, raramente ocorre compressão ou hipertensão intracraniana, de modo que o tratamento nesses casos teria finalidade apenas cosmética.

Considerar o acompanhamento clínico com particular atenção para a visão.

O fechamento precoce isolado de uma fontanela não é, por si, indicação cirúrgica; acompanhar desenvolvimento e perímetro cefálico.

ENCEFALOCELE

Herniamento do cérebro e meninges por meio de um defeito no crânio: 1º) occipital; 2º) parietais, frontais e nasofaringe. Encefaloceles pequenas podem permitir vida normal; no outro extremo, ocorrem graus variáveis de debilidade mental.

FACE ASSIMÉTRICA

Causa – paralisia do nervo facial.

Caracterização – boca torta, incapacidade de fechar um dos olhos, incapacidade de enrugar a testa.

Causas congênitas

a) Bilateral com comprometimento de outros pares de nervos e malformações.
b) Traumática – transitória.
c) Parcial – unilateral, interessa aos músculos abaixadores do canto do lábio inferior (por agenesia do músculo detrusor do lábio inferior): choro assimétrico.

Causa adquirida – *a frigore* = paralisia de Bell. Início súbito; sinal de Bell = visualização do globo ocular quando a criança tenta fechar a pálpebra.

Conduta (paralisia de Bell)

1. Massagem da face durante 5-10 minutos, 3-4 vezes ao dia.
2. Colírio durante o dia e tapar os olhos durante a noite.
3. Corticoide (prednisona) durante 7-14 dias.
4. Se não ocorrer melhora em 2 semanas – encaminhar para especialista: estudo de excitabilidade elétrica e eletromiografia. Fisioterapia.

3. A Criança com Cefaleia Crônica

Mecanismos que desencadeiam a dor: vasodilatação, inflamação, deslocamento e tração das estruturas sensíveis e contração muscular.

Investigação pelo pediatra com a participação do neuropediatra quando há evidências de neuropatias.

1ª etapa É cefaleia crônica

Na prática, se a cefaleia é importante e durando já várias semanas.

2ª etapa Interrogatório dirigido

1. Há quanto tempo você tem dor de cabeça? Com que idade começou?
2. Como começou?
3. Qual é a frequência da dor?
4. A dor tem horário especial?
5. A dor acontece em alguma situação especial?
6. Há algum aviso que a dor vai começar?
7. Como a dor começa?
8. Onde dói?
9. Como é a dor? (lateja, facada, aperta, contínua).
10. A dor vem acompanhada de outros sintomas? (vômitos, luz incomoda, alterações visuais, vertigens...)
11. Você tem sempre o mesmo tipo de dor ou mais de um tipo?
12. Você precisa interromper suas atividades por causa da dor?
13. Quanto tempo a dor costuma durar?
14. Com que a dor melhora?
15. Alguma coisa faz a dor piorar?
16. O que você acha que provoca sua dor de cabeça?
17. Você tem outros sintomas entre as crises de dor de cabeça?
18. Ao longo desse tempo, as dores parecem estar melhorando, piorando ou continuam iguais?
19. Você está usando algum remédio? Qual é o efeito?
20. Outras pessoas da família queixam-se de dor de cabeça?

Caracterização **emocional**: temperamento (ansiedade), dinâmica familiar, relacionamento com familiares, amigos e colegas, situação escolar, outras dores disfuncionais (dor abdominal recorrente, dor de crescimento), ansiedade familiar gerada pelo sintoma dor.

3ª etapa Exame físico

Impressão geral: pressão arterial (PA), exame *neurológico*, teste de acuidade visual, pele, perímetro cefálico, sopro craniano.

Motilidade do pescoço (rotação, flexão, extensão): articulação temporomandibular – palpar a articulação temporomandibular enquanto a criança abre e fecha a boca (observar estalido e ressalto).

4ª etapa Caracterizar o padrão da cefaleia

1. **Aguda** – episódio agudo isolado, difuso ou localizado.
   Infecções virais, meningites virais ou bacterianas.
   Hiperaguda explosiva em adolescente: aneurisma?
2. **Recorrente** – crises agudas com intervalos livres.
   Enxaqueca; tipo tensão.
3. **Crônica não progressiva**
   Intensidade da dor é quase a mesma em todas as crises.
   Pode ser quase diária entremeada com crises tipo enxaqueca.
4. **Crônica progressiva**
   Frequência e intensidade vão aumentando progressivamente.
   Pode fazer a criança acordar à noite e vomitar.
   Tumor, pseudotumor, abscesso cerebral, coleção subdural.
   Solicitar ressonância magnética.

5ª etapa Investigar sinais de alarme

a) Na **história**
   - idade < 3 anos;
   - início explosivo;

- cefaleia logo ao amanhecer
ou acorda a criança à noite;
- vômitos matutinos ou noturnos;
- cefaleia que piora quando faz força como para evacuar;
- cefaleia vai piorando progressivamente com o tempo;
- queda do rendimento escolar;
- mudança de personalidade;
- estado mental prejudicado;
- epilepsia/convulsões.

b) No **exame físico**
- sinais meníngeos;
- hipertensão;
- macrocrania;
- sinais neurocutâneos;
- assimetria motora;
- ataxia (perda do equilíbrio);
- distúrbio de marcha;
- movimentos anormais dos olhos;
- reflexos tendíneos profundos anormais;
- papiledema.

6ª etapa Considerações importantes

1. Cefaleia como sintoma **isolado** em criança saudável nunca é evidência de processo expansivo (tumoral). No entanto, convém seguimento atento nos primeiros 4 meses após o início da dor.
2. ***Alerta****: cefaleia difusa mais proeminente nas regiões frontal e occipital, acompanhada de vômito matutino e que piora com a tosse, espirro e ao se espremer para evacuar.*
Alarme: quando a dor vai piorando
e a criança torna-se irritada e letárgica.
3. Cefaleia isolada nunca é manifestação de vício de refração ocular
(a não ser raros casos de vícios graves).
4. Cefaleia isolada não é sinusite.
"Sinusite no adulto doi, na criança causa tosse".
5. Cefaleia recorrente não é queixa habitual na hipertensão arterial, mas convém medir a PA.
6. Enxaqueca e cefaleia de tensão somadas compreendem mais de 90% das cefaleias crônicas da infância.
7. Valorizar antecedentes familiares positivos para enxaqueca.
8. Valorizar a melhora com o sono e os intervalos assintomáticos (enxaqueca).
9. Cefaleia de tensão: predominantemente vespertina, sensação de pressão por uma faixa circular em torno da cabeça, em escolar ansioso.
10. Enxaqueca e cefaleia de tensão podem coexistir na mesma criança.
11. Excesso de analgésicos pode transformar enxaqueca em cefaleia crônica.
12. Cefaleia crônica recorrente não progressiva que impede a criança de pular ou correr durante a crise é enxaqueca.

7ª etapa Indicação para EEG/neuroimagem

Nota: na enxaqueca, o EEG é inútil; tomografia e ressonância não são indicados de rotina.

1. Início súbito de cefaleia grave.
2. Cefaleia + sinais neurológicos anormais.
3. Mudança no tipo habitual de cefaleia.
4. Cefaleia e convulsão no mesmo episódio.
5. Manifestações focais com lateralidade fixa durante a aura ou sinais focais da aura que persistem ou recorrem na fase de cefaleia.
6. Enxaqueca em salvas (episódios repetitivos e diários durante 1 ou 2 semanas).
7. Cefaleia com mudança de comportamento, fracasso escolar ou redução da velocidade de crescimento.

8ª etapa CEFALEIA – Principais entidades

CEFALEIA NA HIPERTENSÃO INTRACRANIANA

1. A cefaleia faz parte da tríade clássica da HIC e deve ser suspeitada quando surge em criança sem história prévia, que passa a se queixar de dor de cabeça, que se agrava com o passar dos dias. Idade inferior a 5 anos é outro sinal de alerta. É cefaleia crônica, progressiva. Causa mais comum: neoplasia.
2. É uma cefaleia muitas vezes difícil de definir ("em peso" ou "constritiva"), podendo ser difusa ou localizada (frontal ou occipital).
3. É mais intensa pela manhã, sendo frequentemente associada a vômitos em jato, não precedidos por náuseas, que aliviam a dor. Piora com o esforço físico e na posição deitada, o que pode dificultar o sono da criança.
4. Acompanha-se de alterações do estado mental: a criança torna-se irritada, apática, deprimida ou sonolenta, podendo haver um decréscimo no seu desempenho escolar.
5. Outros sinais que podem estar associados à cefaleia: estrabismo convergente, posição anormal da cabeça, diplopia, diminuição da acuidade visual (decorrente de edema de papila). *Solicitar*: fundo de olho, ressonância magnética ou tomografia com a participação do neuropediatra.

CEFALEIA DE TENSÃO (DISFUNCIONAL)

É a cefaleia mais frequente em escolares e adolescentes, mais comum no sexo feminino. Também chamada de "cefaleia por contração muscular" (dos músculos do pescoço e couro cabeludo).

1. Cefaleia crônica ou recidivante não progressiva.
2. Frequência: muito frequente, quase diária, por semanas ou meses a fio; "direto".
3. Intensidade: não chega a interromper as atividades habituais; "Dói só um pouquinho"; "Estava doendo mas já passou".
4. Localização: indefinida; difusa, frontal ou occipital.
5. Tipo: indefinido, "em peso" ou "aperto" ("pressão de uma faixa circular em torno da cabeça"). Não é acompanhada de vômitos nem de fotofobia nem fonofobia. Não piora com o exercício.
6. Início e fim não são bem marcados.
7. Quando: variável; na escola ou no retorno para casa; períodos de atenção prolongada. Não acorda a criança durante o sono; raramente é matutina.
8. Pode estar associada a problemas emocionais, mas na maioria das vezes eles não são evidentes.
9. Pode haver história de outras dores de causa não orgânica (dores de crescimento, dor abdominal recorrente).

A cefaleia do tipo tensão pode ser: a) episódica – as crises duram de 30 minutos a 7 dias, ocorrem em menos de 15 dias por mês e menos de 180 dias por ano; b) 15 ou mais dias por mês durante 6 ou mais meses.

Conduta – explicar e tranquilizar; relaxamento: deitar em lugar tranquilo; exercícios respiratórios de controle da ansiedade (ver capítulo Dispneia suspirosa); auto-hipnose. Algumas crises podem necessitar de analgésicos potentes. Eventualmente, psicoterapia.
O manejo do caso deve ser feito pelo pediatra.

ENXAQUECA (MIGRÂNEA)

O que é – doença genética de transmissão autossômica dominante de penetrância variável; é considerada uma instabilidade vascular paroxística com 2 fases:
1ª) vasoconstrição arterial intracraniana (pródromos);
2ª) vasodilatação arterial, principalmente dos vasos extracranianos (cefaleia).

Ocorre aumento da serotonina sérica e de um peptídeo vasodilatador (substância P).

Na idade pré-puberal predomina no sexo masculino (2:1) e, na fase puberal, no sexo feminino.

CONDUTA DIAGNÓSTICA

1ª etapa Será enxaqueca? sim, se:

- história **familiar** de enxaqueca, especialmente materna (75%);
- a partir dos 7 anos (meninos) e 10 anos (meninas). Pode ocorrer desde os 2 anos;
- **crises paroxísticas de cefaleia** separadas por **intervalos totalmente livres** em crianças que de resto são sadias.

	ENXAQUECA	CEFALEIA DE TENSÃO
Característica	a família enxaquecosa	criança ansiosa
idade	adolescente – M 7 e F 9 anos	adolescente
	pré-escolar 4-5 anos	escolar
frequência	em crises (ataques)	em crises (ataques)
	intervalos livres	intervalos livres
	até 8 vezes por mês	até 8 vezes por mês
intensidade	moderada/intensa	leve/moderada
localização	unilateral*	generalizada, indefinida
tipo	latejante*	em aperto, peso
agravamento	por atividade física	não
na crise	vômitos/dor abdominal	ocasionalmente: dor abdominal/pernas
na crise	foto e fonofobia	não
duração	1-72h**	início e fim não demarcado
quando	crianças à tarde;	retorno da escola
	adolescentes pela manhã	

* e ** ver adiante.

2ª etapa Diagnóstico oficial de enxaqueca

Pelo menos 5 crises preenchendo os seguintes critérios:

a) Crise de cefaleia durando 1-48 horas
Em criança é frequente duração menor de 2 horas**.

b) A cefaleia preenche pelo menos 2 dos seguintes:
1. Localização unilateral temporal
Em crianças pode ser bilateral frontotemporal ou difusa*.
2. Caráter pulsátil (latejamento)
Eventualmente em crianças a dor pode ser atípica*.
3. Intensidade moderada ou forte
A criança é capaz de realizar tarefas corriqueiras.
4. Piora pelas atividades físicas comuns, tipo subir escadas.

Frequentemente a criança dorme e ao acordar a crise já passou.

c) Durante a crise, pelo menos um dos seguintes:
   1. Náuseas e/ou vômitos.
   2. Fotofobia = luz incomoda.
      Prefere ficar de olhos fechados/no escuro e/ou fonofobia = não suporta barulho ("reclama do volume da TV").

Comentários – para o diagnóstico de enxaqueca não é necessário o quadro típico.

Nem sempre a cefaleia é pulsátil – pode ser em aperto, bitemporal ou generalizada, com náuseas, e a criança procura evitar atividades rotineiras. O importante é o caráter **paroxístico** da cefaleia em família enxaquecosa.

3ª etapa Classificação clínica da enxaqueca

1. Enxaqueca comum **sem** AURA
   Pródromos: mudança de humor e de comportamento.
   5 ataques com as características descritas na 2ª etapa com cefaleia frontal, bitemporal ou difusa.
2. Enxaqueca **com** AURA (40%)
   Ocorre no adolescente.
   - surge até 60 minutos antes da cefaleia, mas ela pode começar durante a aura;
   - início gradual em 5-20 minutos;
   - dura 4 minutos (sempre menos de 60);
   - a mais frequente é a aura visual: pontos luminosos (escotomas), flashes de luz, manchas cor amarelada, visão borrada, escurecimento da vista.
3. **Variantes** da Enxaqueca
   a) Enxaqueca tipo **basilar** (3-19%)
      Início aos 7 anos.
      Sintomas com duração de 1 minuto – 1 hora (pode ser mais).
      - vertigem, tontura, zumbidos;
      - ataxia (pode causar queda brusca);
      - visão dupla, perda da visão ou distorção das imagens = síndrome de Alice no País das Maravilhas;
      - estado confusional.

   b) Enxaqueca **hemiplégica**
      30 a 60 minutos antes da cefaleia desenvolve-se gradualmente (em mais de 5 minutos) hemiplegia associada a vários sintomas: vertigem, zumbido, pupilas dilatadas, diplopia, visão borrada, escotomas. A fraqueza muscular dura horas (às vezes, dias).
4. Síndromes **periódicas** na infância, relacionadas com enxaqueca
   a) vômitos cíclicos;
   b) enxaqueca abdominal;
   c) vertigem paroxística;
   Ver os capítulos respectivos.

O MANEJO DA ENXAQUECA

Preliminar – escutar, examinar bem, explicar, tranquilizar, reduzir a ansiedade.

Só isso pode ser responsável por 50% de melhora.

1. Passo inicial – estabelecer o padrão individual.
   - Diário de enxaqueca – correlacionar com atividades, situações, alimentação.
   - Qual a frequência? Qual a duração?
   - Em que circunstâncias ocorre?
   - Quanto de remédio é necessário?
   - Qual é o impacto na vida diária?
2. **Atitude do pediatra**
   - Considerar os fatores associados mais importantes: fadiga, ansiedade e estresse. A criança com enxaqueca não é mais estressada que a normal, mas é mais sensível ao estresse e à ansiedade.
   - Identificar e afastar os fatores presumivelmente implicados:
     a) aliviar a tensão escolar: exigências irrealistas sobre o desempenho escolar, escola não adaptada ao temperamento da criança;
     b) fadiga, horas de sono insuficientes, exagero de exercícios físicos, períodos prolongados de jejum, excesso de exposição ao sol, ruído pesado, consumo de drogas, incluindo álcool e anticoncepcionais.
3. Enxaqueca e **dieta**
   Considerar os principais desencadeantes de crises:
   ⅓ das enxaquecas refere associação com alimentos: queijos, chocolate e frutas ácidas, cafeína;
   outros: carnes processadas, iogurte, batata frita, glutamato de sódio, aspartame, bebidas alcoólicas.
   Atenção: uma restrição arbitrária de alimentos não é recomendada.
   Melhor é fazer um *diário* de cefaleia e procurar correlacionar a crise com algum dos alimentos suspeitos.
4. O tratamento da CRISE
   Repouso em quarto obscurecido, silencioso.
   Se repouso/soneca não foram suficientes: **analgésicos.**
   O analgésico deve estar **disponível** onde as crises habitualmente ocorrem.
   Ministrar no **início** da crise, em 20-30 minutos.
   Dose apropriada, corrigir com a experiência.
   Não usar exageradamente – máximo 2 vezes por semana.

Tratamento **contínuo** com intenção **profilática**

Objetivo: melhorar a qualidade de vida e evitar a repercussão das crises nas atividades habituais da criança.

Meta: redução significativa do número e intensidade das crises.

Critério: 2 ou mais crises graves ao mês, rebeldes à medicação, incapacitantes para frequência regular à escola e à rotina de vida.

Condição: discussão ampla com os pais e a própria criança.

Resultados esperados: variáveis e não garantidos (2/3 dos casos).

O que indicar:

Existem vários medicamentos propostos, mas de eficácia duvidosa.

Preferir – **flunarazina** (bloqueador do canal de cálcio).

Dose – bem menor do que as usadas pelos adultos, 2,5-3mg ao deitar.

Se causar sonolência, diminuir transitoriamente a dose.

Se ineficaz, aumentar gradualmente.

Medicamentos

Flunarin 20 gotas = 5mg.

Sibelium e Vertix – comprimidos de 10mg.

Após 8 semanas

- Melhora estável – passar para 5 vezes por semana; depois reduzir a dose gradualmente.
- Se não melhorar – considerar alternativas.

Quais são as alternativas?

- Se for **obesa** – nadolol (betabloqueador)
  Cogard 20mg – 1 comprimido por dia.
  Não usar em asmático.
- Se **asma** – anti-inflamatório hormonal: Naprosyn 250 – 5mg/kg (aumentar se necessário).
- Se depressão, enurese noturna ou hiperatividade: imipramina – Tofranyl 10 e 25mg: pré-escolar 10mg; escolar 25mg; aumentar se necessário.
- Pizotifeno
  Sandomigram – drágea de 0,5mg.
  Dar à noite. Pode ser aumentada para 2 drágeas.
- Topamax, Topiramato, em adolescentes – comprimidos de 25 e 50mg.
- Iniciar com 12,5mg, 1 vez ao dia, e aumentar gradualmente, até 25mg 2 vezes ao dia.

Tratamento na crise

Paracetamol 15mg/kg/dose – exemplo Tylenol: solução 1,5 gota/kg; xarope criança 0,5mL/kg; comprimidos de 500 ou 750mg

ou ibuprofeno – exemplo Alivium:

solução 100 – 1 gota/kg: comprimido de 400mg.

Conforme a evolução, podem-se associar os dois (paracetamol + ibuprofeno).

A associação com cafeína potencializa o efeito do paracetamol.

Tylenol DC, Excedrin.

Em caso de náuseas, associar domperidona.

- **Criança maior com aura precedendo a crise** – alternativa:
  Ergotamina + cafeína: Ormigrein (comprimido), Cafergot (drágea).
  Dar de imediato; repetir após 30 minutos, se necessário.
  É útil associar paracetamol.
- Enxaquecas **fortes**, não responsivas, em adolescentes
  Sumatriptano: Sumax, Imigran comprimidos de 25mg ou *spray* intranasal 10-20mg.
  Efeitos colaterais: calor, "aperto" no peito ou queixo; queimação facial, entorpecimento.
  Uso nasal: gosto ruim na boca.
  Se vômitos acentuados: ondansetrona 4-8mg por via IM ou IV.
- Enxaquecas graves atendidas em pronto-socorro:
  Dipirona e dexametasona por via IV e, se vômitos, ondansetrona 4-8mg por via IV.

Tratamento alternativo proposto

Tratamento de introdução recente – criança deitada de costas com a cabeça hiperestendida 45° e rodada 30° para o lado da cefaleia: instilar 0,5mL de solução de lidocaína tópica a 4% em 30s, na narina. Se a cefaleia é bilateral, repetir na outra narina. Repetir, se não melhorar, em 2-3min. A melhora, se ocorrer, leva 5min. Tentar em pelo menos 2 crises seguidas.

CEFALEIA FREQUENTE – DESTAQUES

1. Verifique **sinais de alarme**: < 5 anos, cefaleia que acorda a criança logo ao amanhecer e com vômitos, cefaleia que vai piorando com o passar do tempo e prejudica o rendimento escolar e com mudança de temperamento, convulsões.
2. Nesse caso, peça ressonância magnética do cérebro e encaminhe ao neurologista.
3. Se a criança apresenta cefaleia frequente há mais de 6 meses e continua bem, não é tumor. Tranquilize.
4. Nesses casos, não solicite radiografia de seios da face nem mande ao oculista, nem peça EEG.
5. Classifique essa cefaleia crônica **não progressiva** em:
   a) de **tensão** – dor moderada, generalizada, em aperto, na volta da escola, melhora nos fins de semana;
   b) **enxaqueca** (migrânea) – em surtos, moderada a intensa, pulsátil com vômitos e/ou fotofobia, duração 1-72h.

Caso 1 – menino de 6 anos de idade, queixa vaga de dor de cabeça na fronte, principalmente ao amanhecer, melhorando no decorrer do dia. Com o tempo foi piorando e agora é incomodativa, quase o tempo todo e piora com esforço para defecação. Vomita pela manhã. Tornou-se apático, sonolento e irritável. A marcha agora é cambaleante.

Linha de raciocínio

1. Trata-se de uma das cefaleias habituais (frequentes) da infância? 2. Existem sinais de **hipertensão intracraniana?** 3. Quais? 4. Conduta:

*Resposta***:** 1. Não. 2. Sim, piora progressiva, piora pelo esforço, vômito matutino, mudança do temperamento. 3. Sim; ataxia; fossa posterior. 4. Neurologista.

Caso 2 – menina de 13 anos de idade, há 1 ano apresenta 2 ou 3 vezes ao mês ataques de dor de cabeça moderada, na fronte, às vezes em aperto, outras latejantes, sente náuseas e às vezes vomita, melhora quando fica no escuro e dorme. Perguntada, refere que frequentemente antes da crise vê pontos luminosos e luz amarelada, o que dura 3 minutos. Passa perfeitamente bem nos intervalos.

Raciocínio

1. A cefaleia é crônica? 2. É progressiva? 3. É em surtos? 4. Tem aura? 5. Qual a pergunta em relação à família?

Resposta: 1. Sim. 2. Não. 3. Sim. 4. Sim.
5. Existe enxaqueca na família?

Caso 3 – menino de 7 anos de idade vive queixando-se de dor de cabeça, às vezes vai para a enfermaria da escola no fim da tarde ou tem cefaleia ao voltar da escola, à tarde.
Perguntado, diz que "dói um pouquinho" e se está com dor agora, responde "estava mas já passou". Onde dói? Passa a mão pela cabeça. Como é a dor?
Não sabe caracterizar. A luz não incomoda e não precisa dormir para melhorar.
Que pergunta fazer sobre a personalidade da criança? È ansioso.
*Diagnóstico***:** cefaleia de tensão.

4. Tumores do Sistema Nervoso Central

CONGÊNITOS (raros) – dermoides, epidermoides, teratomas, tumores pequenos, firmes, elásticos sob a pele e que frequentemente se comunicam com a superfície.

Localização – região supraorbitária e temporal anterior; às vezes, vértex.

Radiografia – área clara de destruição óssea, bem circunscrita por uma linha de densidade óssea aumentada.

Conduta – remoção cirúrgica.

NEOPLASIAS PRIMÁRIAS (raras)

1. Osteomas (benignos): massa dura não pulsátil no crânio, a qual pode crescer bastante.
   Radiografia: área de densidade aumentada.
2. Sarcomas (malignos): massa firme, sensível, que cresce rapidamente e pode ser pulsátil.
   Radiografia: áreas irregulares de densidade óssea diminuída ou destruída.

OUTROS – granuloma eosinófilo e displasia fibrosa.

Casos ilustrativos

1. Criança de 11 meses de idade, 4kg. Mãe refere que desde os 3 meses de idade ela não come direito, agora iniciou movimentos oculares desordenados. É muito irritada, alerta, estado geral regular, desnutrida III, emaciada, nistagmo presente, perímetro cefálico aumentado para a idade.
   Diagnóstico: **astrocitoma pilocítico de região diencefálica.**
2. Criança de 7 anos de idade deu entrada no PS com vômitos e cefaleia. Mãe refere que há 4 meses o filho vem apresentando cefaleia e há 1 mês esta vem seguida de vômitos, principalmente pela manhã. Bom estado geral, corado, irritado, eupneico, dificuldade de deambulação (ataxia leve), fundo de olho: edema de papila; tomografia: massa em fossa posterior.
   Diagnóstico: **meduloblastoma.**

TUMORES CEREBRAIS

Os tumores mais comuns do cérebro são os de **células gliais** – astrocitomas (processo de baixo grau), os astrocitomas anaplásticos (de alto grau), glioblastoma multiforme (de alto grau), ependimoma (de baixo grau), ependimoma anaplástico (de alto grau).
O segundo grupo mais frequente são tumores **neuroectodérmicos primitivos** – a) do cerebelo: meduloblastoma; b) da área pineal: pinealoblastoma.
Craniofaringioma – muito frequente,
origem em restos da bolsa de Rathke, não maligno.

Entenda a terminologia

a) Lesão de **alto grau** = canceroso = maligno = processo agressivo, proliferativo.
b) Lesão de **baixo grau** = benigno = menos agressivo, células mais diferenciadas.

Mas mesmo tumores "benignos" podem ser potencialmente letais por interferirem com a função cerebral.

CONDUTA DIAGNÓSTICA NOS TUMORES INTRACRANIANOS

1ª etapa Conheça os dados básicos

1. É a 2ª neoplasia mais frequente em crianças menores de 15 anos.

2. Pico de incidência: 5 a 9 anos;
   15% ocorre nos 2 primeiros anos.
3. A grande maioria (75%) é de origem glial.
4. O tipo histológico mais frequente é o meduloblastoma.
5. Seguem-se: astrocitoma, ependimoma e glioblastoma.
6. Localização: 70% no compartimento infratentorial (fossa posterior).
7. Mas nos tumores congênitos e nos diagnosticados no 1º ano de vida, o predomínio é do compartimento supratentorial; os tumores são volumosos, determinando hidrocefalia e hipertensão intracraniana, sem sinais localizatórios.
8. A tríade clássica de **hipertensão intracraniana** (cefaleia, vômitos e papiledema) nem sempre está presente. Valorizar **hiperirritabilidade** e **perda das aquisições motoras** nos lactentes, e **mudanças de comportamento** nas crianças.
9. Na suspeita de tumor cerebral, o neuropediatra deve participar da investigação que inclui tomografia ou ressonância magnética.

2ª etapa Quando suspeitar

As manifestações clínicas dependem do tipo, da localização e da velocidade de crescimento do tumor e da idade da criança e resultam de 2 tipos de fenômenos: (1) sintomas e sinais de **hipertensão intracraniana** e (2) **sinais neurológicos focais** (Quadro VI-2).

Quadro VI-2 – TUMORES INTRACRANIANOS.

Hipertensão intracraniana (HIC)
1. Cefaleia/vômitos persistentes de início recente
2. Mudança de comportamento, alteração da consciência
3. Alterações visuais (papiledema)
4. Redução da acuidade visual e do campo visual
5. Movimentos anormais dos olhos
Por comprometimento das estruturas nervosas
1. Distúrbio do equilíbrio/marcha cambaleante
2. Anormalidades motoras focais/hemiparesia
3. Comprometimento de nervos cranianos: disfagia, disatria, disfonia, surdez
4. Convulsões
5. Distúrbio endócrinos/*diabetes insipidus*

O sinal quase universal e precoce é a **alteração da personalidade**, particularmente irritabilidade, apatia, sonolência, hiperatividade, perda de memória, dificuldades escolares.

O lactente pode apresentar **perda das habilidades motoras** já adquiridas (regressão motora).

Alerta!

- Convulsão inicial sem relação com quadro febril.
- Episódios de olhar fixo, parada das atividades normais ou movimentos automáticos repetitivos motores.
- Fraqueza progressiva ou incoordenação, pescoço inclinado ou estrabismo.
- Vômitos persistentes e progressivos sem causa definida.
- Puberdade precoce ou outros sinais de alteração hormonal como atraso do crescimento.
- Visão dupla ou borrada ou fraqueza do músculo extraocular.
- Sede com aumento de diurese.
- Cefaleia progressiva com ou sem vômitos, particularmente se o paciente acorda à noite por esse motivo.
- Mudança de personalidade, particularmente irritabilidade, apatia e sonolência.

Observação: como as crianças não se queixam sobre as disfunções neurológicas, os sinais e sintomas de tumores cerebrais podem ser diferentes do quadro clínico apresentado pelos tumores cerebrais no adulto:

a) Na criança com idade inferior a 1 ano, cujas suturas ainda não estão fechadas, o **aumento do perímetro cefálico** pode ser o único sinal de que o tumor esteja bloqueando o sistema ventricular e causando obstrução do fluxo liquórico.
b) Criança com tumor na **região diencefálica** pode apresentar deficiência de crescimento, desnutrição, aparência alerta, eufórica, irritabilidade, porque o tumor interfere com o centro do controle do metabolismo e apetite (Fig. VI-5).
c) Movimentos bizarros dos olhos, incluindo nistagmo, atrofia de nervo óptico, hipertensão, podem ser causados por tumores que crescem nessa região ou que crescem na **fossa posterior**.
d) Os tumores originais do canal raquidiano (10% na infância) podem apresentar-se com fraqueza muscular, formigamento de membros, dor nas costas, disfunção vesical e de evacuações.
e) Em crianças menores de 4 anos: anormalidades visuais e motoras, paralisias dos nervos cranianos, vômitos;
   depois: mudanças de comportamento.

Reconheça a hipertensão intracraniana (HIC)

As neoplasias provocam aumento de pressão intracraniana por meio do edema cerebral (tumores dos hemisférios cerebrais) ou pelo bloqueio da circulação

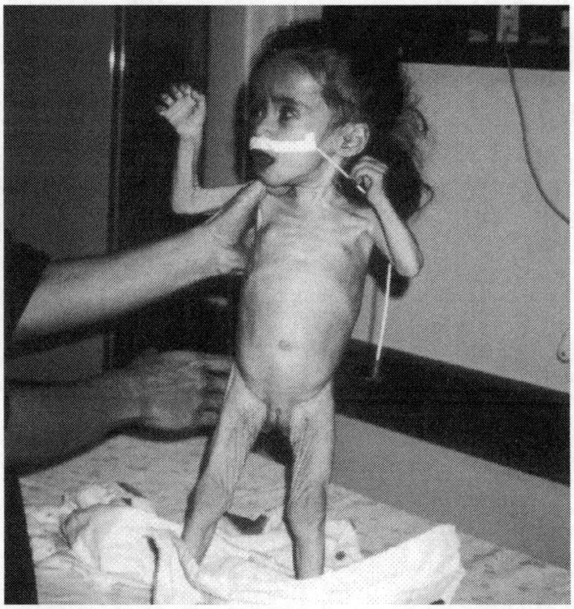

Figura VI-5 – Criança com síndrome diencefálica. Astrocitoma pilocítico.

do LCR (tumores da fossa posterior), ou pelo próprio aumento da massa tumoral, podendo esses 3 mecanismos estarem associados.

Cortejo sintomático

Cefaleia – o sintoma mais constante de HIC. Valorize cefaleia persistente que começou há menos de 4 meses ou criança com cefaleia crônica que mudou sua apresentação.

Alarme – cefaleia persistente de início recente.

Obrigatória tomografia/ressonância magnética, se:

- a criança é menor de 4 anos;
- a cefaleia acorda a criança durante o sono;
- a cefaleia ocorre ao andar.

Vômitos – o segundo sintoma mais comum de HIC. Classicamente, são descritos como súbitos, "em jato"'. Entretanto, os vômitos mais comuns não são desse tipo, mas sim aqueles precedidos de náuseas. Ocorrem predominantemente no período da manhã. Pode ser a única manifestação da hipertensão intracraniana.

Papiledema – geralmente presente na HIC, é um sinal específico e sela o diagnóstico.

Ressalva: pode estar ausente nos 2 primeiros anos de vida (quando a HIC pode ser compensada pelo aumento do volume da cavidade do crânio).

Paralisia do VI par – diplopia e estrabismo convergente; pode ser uni ou bilateral.

Nistagmo – a) horizontal e que se acentua quando o paciente olha para o lado da lesão – tumor cerebelar unilateral; b) em todas as direções – vérmis cerebelar posterior; c) horizontal, vertical e rotatório – tronco cerebral.

Posições anômalas da cabeça – frequentes nos tumores da fossa posterior; caracterizam-se por uma inclinação lateral e anteflexão de cabeça; essa posição é praticamente permanente, e sua redução tende a produzir dor.

Aumento do perímetro cefálico – ocorre nos 2 primeiros anos de vida e pode funcionar como mecanismo compensatório de HIC. Por volta do 3º ano, a HIC pode levar a uma disjunção de suturas e a uma certa macrocrania, dando origem ao sinal do "**pote rachado**". Esse sinal é mais frequente nas hidrocefalias e coleções subdurais.

Distúrbios do comportamento (diversas combinações de irritabilidade, inatenção, apatia, sonolência, queda do rendimento escolar, agressividade) podem, eventualmente, iniciar o quadro.

Sinais decorrentes de herniações – na criança maior, o aumento da pressão no interior da caixa craniana pode fazer com que certas estruturas do encéfalo, como o úncus hipocampal e as amígdalas cerebelares, tendam a escapar pelas aberturas naturais (forame de Pachioni da tenda do cerebelo e buraco occipital, respectivamente). Em consequência, haverá compressão do mesencéfalo pelo úncus e do bulbo pelas amígdalas cerebelares.

Manifestação clínica – distúrbios das funções vitais (respiração, pressão, frequência cardíaca), podendo, subitamente, ocasionar parada cardiorrespiratória.

Atenção: a descompressão brusca de um sistema sob tensão pode ocasionar herniações agudas. Por esse motivo, as **punções liquóricas em indivíduos com HIC estão proscritas**.

3ª etapa Diagnóstico

1. Anamnese.
2. Exame físico (incluindo exame neurológico rigoroso).
3. Tomografia (TC) e/ou ressonância magnética (RM) do crânio.
4. Liquor poderá não ser envolvido como diagnóstico primário, salvo se outras doenças, como meningite, são suspeitas.
5. RM de canal raquidiano (quando suspeita de tumor nessa localização).

4ª etapa Os tumores conforme sua localização

TUMORES DO TRONCO CEREBRAL

Ocorre dos 3 aos 10 anos; pico entre 5 e 7 anos.

Alteração da marcha + comprometimentos dos pares cranianos, particularmente o VII e o VI; inicialmente diplopia e paresia facial, depois disartria, disfagia, disfonia.

Distúrbios do comportamento podem estar presentes sem sinais de hipertensão intracraniana.

Evolução progressiva e inexorável, sobrevida máxima de 5 anos.

TUMORES DA FOSSA POSTERIOR (infratentoriais)

Compreendem os tumores do cerebelo, do IV ventrículo e do tronco cerebral. São os mais frequentes: ²/₃ das neoplasias intracranianas da infância. Os tumores do cerebelo e do IV ventrículo dão sintomatologia idêntica. Ataxia e nistagmo são usuais.

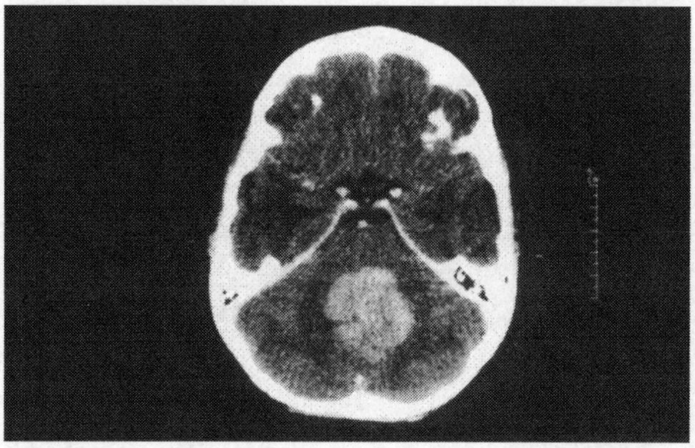

Figura VI-6 – Tumor da fossa posterior: meduloblastoma.

TUMORES DO CEREBELO E DO IV VENTRÍCULO

Dados clínicos

1. A **HIC** é precoce e importante, desenvolvendo-se em toda sua plenitude. O início é insidioso e a evolução rapidamente progressiva.
   Pode haver predomínio de vômitos.
2. Posteriormente, juntam-se sinais neurológicos, com predomínio nítido dos **cerebelares**.
   a) Marcha ebriosa ou cambaleante, ataxia do tronco – nos processos **vermianos**.
   b) Tremor intencional; disdiadococinesia (perda da faculdade de realizar movimentos contínuos, opostos, rápidos e complexos, partindo de movimentos elementares seriados); a dismetria (incapacidade de avaliar com exatidão a força e a extensão dos movimentos – exame: pedir para suspender um objeto, colocar o dedo na ponta do nariz); hipotonia – todos presentes homolateralmente nos processos **hemisféricos**.
3. Sinais piramidais e comprometimento dos nervos cranianos são tardios.
4. Os tumores mais frequentes:
   Meduloblastomas – localização na linha média-vérmis cerebelar, altamente maligno, crescimento rápido. Frequência geral: 20%; predomina no sexo masculino, pico aos 3-4 anos.
   Evolução rápida, mau prognóstico.

   Astrocitomas – localização no vérmis ou hemisférios cerebelares (2:1); benigno, crescimento lento. Frequência geral: 16%, idade: 5-9 anos. Evolução lenta com períodos de remissão, bom prognóstico.

   Ependimomas – originam-se do epêndima do assoalho ou da porção dorsal do IV ventrículo, tendendo a preenchê-lo completamente. São histologicamente benignos mas biologicamente malignos, recidivando com frequência após a cirurgia.

TUMORES SUPRATENTORIAIS

São os hemisféricos, os dos gânglios da base e tálamo, os ventriculares, os hipotalâmicos, os das vias ópticas e os das regiões selar e pineal.

Tumores hemisféricos e dos gânglios basais ou talâmicos

Histologia – os mais frequentes são os astrocitomas, ependimomas e glioblastomas.

Coletivamente, são tumores de **mau prognóstico**, sobretudo os dos gânglios basais e talâmicos, inabordáveis cirurgicamente.

Quadro clínico (3 ordens de fenômenos que podem aparecer isolada ou associadamente):

a) Síndrome de HIC, especialmente cefaleia.
b) Distúrbios motores focais, especialmente hemiparesias.
c) Crises convulsivas focais ou generalizadas.

A HIC é branda e de progressão lenta.

Hemiparesias evolutivas.

As convulsões são frequentes, podem iniciar o quadro e permanecer como único sintoma por meses ou anos. Crises focais que interessam sempre o mesmo dimídio são frequentes e de difícil controle, constituem sinal de alarme.

Tumores dos ventrículos laterais (ependimomas e papilomas do plexo coroide)

Quadro clínico

a) Síndrome de HIC isolada, sem fenômenos motores ou convulsões de monta.
b) Frequentemente obstruem as vias liquóricas causando hidrocefalia; os papilomas do plexo coroide podem causar hidrocefalia por meio de um mecanismo de produção acelerada de LCR.

De maneira geral, esses tumores são biologicamente menos pejorativos que os hemisféricos.

Tumores hipotalâmicos (assoalho do III ventrículo) da região selar e das vias ópticas
Histologia – a enorme maioria são **astrocitomas** "benignos" de evolução extremamente lenta, de modo que ao serem diagnosticados já atingiram volumes grandes.

Quadro clínico – HIC + distúrbios endócrinos e/ou visuais:

a) Síndrome da HIC.
b) Distúrbios endócrinos:
   "Síndrome diencefálica" (por comprometimento dos núcleos hipotalâmicos e do eixo hipotálamo-hipofisário) = anorexia, emaciação com perda de tecido subcutâneo e alterações psíquicas (geralmente hiperatividade).
   Síndrome de Fröhlich = obesidade e hipogonadismo.
   Pan-hipopituitarismo.
   Diabetes insipidus.
c) Distúrbios visuais: queda da acuidade visual, hemianopsia temporal, exoftalmo, estrabismo, nistagmo pendular.

Prognóstico geral – embora benignos, a abordagem cirúrgica (sobretudo das vias ópticas) é frequentemente difícil, o que torna esses tumores bastante temíveis.

Tumores da região selar

A grande maioria é constituída por **craniofaringeoma**.
Origem presumível: restos da bolsa de Rathke.
É o mais frequente dos tumores supratentoriais e o mais frequente tumor não glial.

Quadro clínico: HIC + síndrome endócrina + distúrbios visuais.

a) Podem permanecer assintomáticos durante muitos anos, geralmente descobertos nas duas primeiras décadas (pico na adolescência).
b) Síndrome de HIC.
c) Síndrome endócrina: geralmente atraso pondoestatural e de maturação sexual.
d) Distúrbios visuais: diminuição da acuidade visual, defeitos campimétricos.

Tumores da região pineal

HIC precoce + paralisia da elevação do olhar (sinal de Parinaud) + (às vezes) retropulsão.

5ª etapa Diagnóstico paraclínico

Radiografia simples do crânio – sinais radiológicos de HIC (disjunção de suturas, sinal de prata batida, erosão das clinoides posteriores, alargamento da sela) e eventualmente calcificações, sobretudo notáveis nos craniofaringeomas e nos raros oligodendrogliomas.

Tomografia axial computadorizada.

Ressonância magnética – grande valor para avaliação da fossa posterior.

Na suspeita de tumor das células germinativas solicitar marcadores: alfafetoproteína, hCG.

TRATAMENTO

Cirurgia – a enorme maioria dos tumores do **SNC** é passível de cirurgia, sendo inextirpáveis apenas os gliomas do tronco cerebral e os tumores hemisféricos profundos. O objetivo da cirurgia deve ser o de retirar o maior volume possível da massa tumoral, a fim de aliviar a **HIC**, fornecer material suficiente ao exame histológico e reduzir a quantidade de tecido neoplásico, o que, teoricamente, facilitaria a ação de outros agentes terapêuticos.

Radioterapia – é sistematicamente realizada na maioria de todas as modalidades de tumores, sempre que a ressecção não tenha sido possível. Mostrou-se particularmente importante, modificando o prognóstico, nos meduloblastomas, astrocitomas, ependimomas e craniofaringeomas.

Quimioterapia – apesar das inúmeras tentativas, a quimioterapia está ainda longe de mostrar benefícios efetivos nos tumores do SNC.
Seria benéfica no meduloblastoma de alto risco.
Pode ser utilizada em presença de massa tumoral residual pós-operatória e precedendo a radioterapia, especialmente em crianças menores de 3 anos.

CONDUTA TERAPÊUTICA NOS TUMORES CEREBRAIS

TRATAMENTO SINTOMÁTICO/PALIATIVO

- Tumores com quadro convulsivo (na maioria localizados nos hemisférios): anticonvulsivantes.
- Edema cerebral à TC (aumento da pressão intracraniana): esteroides podem ser administrados.

Manobras cirúrgicas podem ser utilizadas (derivação, endoscopia com liberação do fluxo liquórico, cirurgia com remoção do tumor).

TRATAMENTO ESPECÍFICO

Cirurgia – remoção completa do tumor sempre que for possível. O tumor é removido usando uma variedade de aparelhos, incluindo aspirador ultrassônico e a laser. Mortalidade cirúrgica é atualmente menor que 1%. As complicações pós-operatórias são relacionadas com a localização do tumor e a coexistência de outros problemas como hidrocefalia e disfunção endócrina.

Quimioterapia – atualmente, a quimioterapia tem conseguido um aumento da sobrevida e da qualidade de vida das crianças com tumores do SNC. Com o uso da quimioterapia, também está sendo possível diminuir e até abolir a radioterapia de alguns tumores, diminuindo assim a morbidade e as sequelas.

Meduloblastoma/PNET (20%) (ver Fig. VI-6) – é um dos tumores mais quimiossensíveis do SNC da criança.

Gliomas de vias ópticas (diencefálico) – na maioria, astrocitomas pilocíticos que estão em região cuja abordagem cirúrgica é de difícil acesso e pode causar sequelas do ponto de vista visual e hormonal. A cirurgia geralmente é parcial ou somente para biópsia. O tratamento quimioterápico, nesses tumores, tem sido usado com considerável sucesso (com diminuição do tumor ou estabilização), retardando ou eliminando a necessidade de radioterapia.

Gliomas de baixo grau – nos astrocitomas de baixo grau em localização hemisférica, fossa posterior, medular, a cirurgia é o tratamento de escolha (ressecção completa).

Gliomas de alto grau – o tratamento cirúrgico é seguido de radioterapia e quimioterapia.

Ependimomas supratentorial e medular – o tratamento de escolha é a cirurgia. Naqueles de localização em fossa posterior, a cirurgia é seguida de radioterapia e, dependendo da idade, quimioterapia (em menores de 3 anos).

TUMORES CRANIANOS

PSEUDOTUMOR CEREBRAL

O que é – (a) sintomatologia de hipertensão intracraniana com (b) sistema ventricular normal.

Conduta diagnóstica

1. Identificação de um fator **predisponente**: a) hipo ou hipervitaminose A, uso de ácido nalidíxico, tetraciclina, chumbo, inseticidas; b) mastoidite, poliomielite, síndrome de Landry-Guillain-Barré, traumatismo craniano, doenças desmielinizantes; c) mucoviscidose, pneumopatias crônicas; d) hipocalcemia, distúrbios menstruais, doença de Addison; e) corticoterapia prolongada na fase de retirada; f) crescimento cerebral rápido após fase de parada.
2. Liquor normal.
3. Tomografia computadorizada normal (procedimento de escolha).

Conduta

1. Furosemida e/ou corticoide.
2. Em caso de vômitos rebeldes e cefaleia intratável: remoção de LCR até baixar a pressão liquórica em 50%.
3. Tratar os fatores causais.

TUMORES DO SISTEMA NERVOSO CENTRAL

Casos ilustrativos

Caso 1 – criança de 11 meses, 4kg. Desde os 3 meses de idade não come direito, iniciou com movimentos oculares desordenados. É muito irritada, alerta, desnutrida; nistagmo, perímetro cefálico aumentado para idade.

Diagnóstico – astrocitoma pilocítico de região diencefálica.

Caso 2 – criança de 7 anos, há 4 meses vem apresentado cefaleia e há 1 mês vem seguida de vômitos, principalmente pela manhã. Bom estado geral, irritada, eupneica, dificuldade de deambulação (ataxia leve). Fundo de olho: edema de pupila; tomografia: massa em fossa posterior.

Diagnóstico – meduloblastoma.

Segunda Parte

A MEDULA ESPINHAL

(Ver também capítulo **Dor nas Costas e na Coluna**)

ANAMNESE: a) dor na coluna; b) dor que irradia para os membros inferiores; c) parestesias (comprometimento das raízes posteriores); funcionamento dos esfíncteres.

Dificuldade para andar ou **recusa de andar** são características de doença da medula espinhal.

Observar a marcha, inspecionar a coluna para escoliose, examinar a pele para estigmas (mancha café com leite, sardas axilares, hemangiomas); se hemangioma sobre a coluna, auscultar para malformações arteriais; percutir a coluna para desencadear dor sugestiva de abscesso ou doença radicular.

PADRÕES DE ENVOLVIMENTO DA MEDULA ESPINHAL (síndromes)

Brown-Séquard = hemissecção da medula: perda da sensibilidade dolorosa contralateral; fraqueza homolateral.

Siringomielia = degeneração cística da medula: perda sensorial dissociada; fraqueza dos braços com atrofia.

Mielopatia transversa = perda completa e indolor das funções sensorial e motora abaixo de um nível bem definido; após algumas semanas, há recuperação variável e a arreflexia evolui para hiper-reflexia.

Doença do sistema motor = degeneração das células do corno anterior: arreflexia sem perda da sensibilidade, fasciculações da língua, indolor.

1. Disrafismo Espinhal Meningomielocele = Espinha Bífida

Disrafias – alterações embrionárias que comprometem o fechamento do tubo neural.

Mielomeningocele – herniações do conteúdo do canal raquidiano decorrente do defeito de fechamento da porção posterior do tubo neural. Em 80% ocorrem na região lombar, sendo o restante, por ordem de frequência, cervical, sacral e torácica.

Forma não cística – não há protrusão herniária das meninges; depressão ou covinha na pele que pode ser a saída de um trajeto fistuloso ou fibroso que se estende às meninges e representa um *sinus* dérmico; pode haver drenagem contínua ou intermitente de secreção esbranquiçada, que pode levar a uma dilatação cística. São evidências (estigmas) de disrafismo: nevo tipo vinho do Porto, tufos de cabelos, lipomas.

Espinha bífida oculta – distúrbio da porção caudal do tubo neural ocasionando anomalias do cone medular e do *filum* terminal, bem como dos segmentos vertebrais lombares baixos e sacrococcígeos. Pode-se associar a pés tortos congênitos, assimetria dos membros inferiores e incontinência urinária. Diagnóstico por ressonância magnética.

Forma cística – herniação das meninges através de um defeito do arco neural em que o saco herniário contém líquido cerebroespinhal (**meningocele**) e frequentemente também tecido nervoso (**meningomielocele**). Um grande nevo vascular, lipoma ou crescimento anormal de cabelos podem ser os dados superficiais associados.

Meningocele – apenas as meninges estão herniadas, permanecendo íntegra a medula espinhal. As **mielomeningoceles** são responsáveis por quadros neurológicos geralmente graves com paraplegia flácida sensitivo-motora + distúrbios esfincterianos.

Estrabismo; distúrbios de aprendizado; convulsões.

Pés tortos congênitos são frequentes.

Hidrocefalia em 90% das lombares e 60% das localizadas em outras áreas e pode ser inaparente nas primeiras semanas de vida. Solicitar ultrassonografia ou tomografia em todos os casos. A maioria dos pacientes é confinada à cadeira de rodas, embora alguns possam andar com cursores ou muletas.

ORIENTAÇÃO

Mielomeningocele afeta a medula espinhal e o cérebro.

Prioridade: avaliação da pressão craniana aumentada (avaliar o *shunt* ventricular).

Equipe multidisciplinar: pediatra, neurologista, neurocirurgião, cirurgião plástico, ortopedista, urologista, enfermeira, fisioterapeuta, terapeuta ocupacional, assistente social.

Acesso aos recursos da comunidade. Estimulação precoce. Apoio e assistência social à família.

Reavaliação periódica:

Controle do crescimento, nutrição (evitar obesidade), perímetro cefálico (aumento de tamanho dos ventrículos). Suplemento de vitamina D.

Controle da função esfincteriana: micção e evacuação intestinal. Atenção às infecções urinárias.

Controle da visão e dentição.

Monitoração da dor. Avaliação psicoeducacional.

Facilitação para aquisição de muletas, cadeira de rodas.

Nota: deterioração da função dos membros inferiores, do controle da bexiga e da evacuação intestinal indica piora da hidrocefalia.

Na adolescência, facilitar a passagem para serviços adultos.

A intervenção cirúrgica depende dos defeitos apresentados e da qualidade de vida esperada.

2. Tumores Intraespinhais

São raros.

Podem ser intramedulares, intra e extradurais.

Segmentos mais comprometidos: 6º-7º cervicais, 3º-4º lombares.

Desenvolvimento **insidioso** dos sintomas:

1. Distúrbios da marcha – claudicação.
2. Dificuldade para correr ou trepar.
3. Dor abdominal, nas costas ou nas coxas.
4. Distúrbios de postura (escoliose) progressivos.
5. Fraqueza, paralisia com espasticidade ou espasmo (tardio).
6. Distúrbios de sensibilidade.
7. Dor de distribuição radicular ou difusa, surda, intensa, às vezes imobilizando a criança, que assume posições antálgicas bizarras.
8. Incontinência urinária (tardia).

Recursos diagnósticos:

1. Radiografia da coluna.
2. Liquor (proteína elevada).
3. Mielografia.
4. Tomografia computadorizada.
5. Ressonância magnética.

Terceira Parte

A CRIANÇA COM MOVIMENTOS ANORMAIS

1. Discinesias = Movimentos Involuntários Anormais

Tique = abalos breves na face e ombros; estereotipados.

Coreia (= semelhante à dança) = movimentos suaves dos membros que deslizam de junta a junta.
Os extremos opostos do espectro da coreia são:

1. **Atetose** = movimento lento, vermicular, do tipo escrita.
2. **Balismo** = movimento amplo em arremesso violento.

Tremor = movimento rítmico ou oscilatório da cabeça ou extremidades. Pode ocorrer durante o repouso ou ação. Quando associado com ação, o tremor aparece durante o movimento ou durante uma postura sustentada (postural). O tremor **fisiológico** é do tipo postural; o **essencial** é postural, mas pode haver também tremor em repouso.

Distonia = distúrbio de postura com torções e contorções. Pode ser **focal** (fechamento vigoroso dos olhos, torcicolo espasmódico, dificuldade de fechar ou abrir os olhos) ou multifocal (na face, pescoço, cabeça, braços ou pernas).

Mioclono = abalos breves, movimentos muito rápidos, do tipo choque.

Discinesias resultam de defeitos da neurotransmissão central:

a) **primários (genéticos): ocorrem em crianças de resto normais;**
b) **secundários (múltiplas causas): associados a anormalidades neurológicas ou de desenvolvimento.**

Tomografia ou ressonância magnética cerebral podem ser indicadas; outros exames de acordo com a suspeita.

Questões básicas

- Movimento suspeito é mesmo anormal?
- Existe história familiar?
- Os movimentos são excessivos ou diminuídos em número?
  é paroxístico = início e término súbito
  ou constante = repetido continuamente
  ou contínuo = repetido sem paradas
- O movimento mudou durante a evolução?
- O distúrbio é modulado por estímulo do ambiente ou pelo estado emocional?
- O movimento pode ser temporariamente suprimido pela vontade?
- O movimento é anunciado (precedido) por uma sensação de urgência em efetuá-lo?
- Melhora durante o sono?
- Existem evidências de doença sistêmica ou déficit neurológico focal?

Principais discinesias – tiques e estereotopias são as mais frequentes, mas as outras não são raras. O pediatra deve ter uma participação ativa, mas com intervenção do neuropediatra.

▶ 1. TIQUES

O que é – movimentos involuntários, irresistíveis, súbitos, rápidos, repetidos e sem finalidade.
Ocorrem muitas vezes ao dia, quase todos os dias.
Aumentam com a tensão, diminuem com tarefas que exigem concentração e desaparecem durante o sono.
Podem ser controlados, mas apenas de maneira parcial e por tempo curto. A gravidade e a apresentação sofrem variação no decorrer do tempo.
Com o tempo, a criança pode aprender a mascará-los, convertendo-os em movimentos pseudomédicos ou como decorrentes de doenças tipo rinite ou sinusite.

- Classificação 1: motores x vocais.
- Classificação 2: simples x complexos.
- Classificação 3: transitórios = autolimitados (benignos) que são mais comuns × crônicos.

A) Tiques **motores** – envolvem em ordem de frequência: 1º) músculos da face; 2º) pescoço; 3º) ombros.

Motores simples: piscar (o mais comum), franzir nariz, lamber lábios, caretas; a volta rápida da cabeça, encolher de ombros.

Motores complexos: trancos, pulos, chutes, sacudir cabeça, flexão de tronco, coçar, tamborilar os dedos; gestos obscenos = copropraxia, imitação repetitiva de um movimento = ecopraxia.

B) Tiques **vocais** – ocorrem apenas tiques complexos.
Pigarrear e fungar (os dois mais comuns), cuspir, latir,

murmurar, tossir, gritar; proferir palavras obscenas = coprolalia; repetir palavras de outrem = ecolalia; repetir sílabas, palavras ou frases da própria pessoa = palilalia.

QUESTÃO BÁSICA – TIQUES SIMPLES *vs.* TIQUES COMPLEXOS

TIQUES SIMPLES

1. Tique motor único; eventualmente um tique pode ser substituído por outro.
2. Não existe tique vocal.
3. Idade de início: 7 anos (raro antes dos 4 anos e muito raro após o início da adolescência), mais frequentes em meninos.
4. São discretos e desaparecem em 3 meses (máximo 12).
5. Causa: ansiedade? (A teoria psicogênica tem sofrido abalos recentemente.)
6. Prognóstico: excelente – cura espontânea em 6 meses.

TIQUES COMPLEXOS

1. Mais de um tique motor ao mesmo tempo.
2. Tiques vocais.
3. Tiques associados a maneirismos estereotipados e compulsivos (tocar objetos, cheirar ou morder, movimentos estereotipados complexos).
4. Tendência para cronicidade; eventualmente persistem por toda a vida.
5. Na sua manifestação mais grave, os tiques complexos constituem a **síndrome de Tourette**.

Síndrome de Tourette

Suscetibilidade genética + fatores ambientais (baixo peso ao nascer, dificuldades obstétricas, mecanismo autoimune associado à infecção estreptocócica) levando à disfunção de neurotransmissores (dopamina). Predomínio no sexo masculino.

1. Início: em torno dos 6 anos (3 a 15: um pico aos 6-7 e outro aos 11-13 anos); a seguir: melhora substancial.
2. Tiques motores múltiplos e exuberantes e vocalizações. As vocalizações aparecem depois (geralmente após 2 anos) dos tiques motores.
3. Tiques em surtos várias vezes ao dia, todos os dias.
4. Repertório cambiante no decorrer do tempo.
5. Evolução crônica (mais de 1 ano).
6. Gravidade aumenta e diminui espontaneamente no decorrer do tempo (*washing and waning*).
7. Os tiques pioram em períodos de estresse e desaparecem no sono.
8. Em 50-70% coexiste deficiência de atenção com ou sem hiperatividade; pode preceder o aparecimento dos tiques.
9. Em 30% coexiste distúrbio obsessivo-compulsivo (início da adolescência). Movimentos complexos, estranhos, repetitivos ou rituais (ato compulsivo de cheirar ou mastigar roupas ou objetos, tocar em indivíduos ou objetos, arrumação compulsiva, interrupção das atividades com dança, saltos, rodopios).
10. Em 30% coexiste ansiedade e fobias.
11. Em 30% coexiste dificuldades do aprendizado.
12. Outras manifestações: coprolalia (abuso de palavras obscenas), ecolalia (repetição de uma ordem ou pergunta, em afirmativo, sem compreensão do significado), palilalia (repetição de palavras ou frases curtas), ecopraxia (repetição automática de movimentos observados em outra pessoa).
13. Outros problemas associados: distúrbios do humor, depressão, tiques complexos que causam autoferimento, enurese noturna, problemas disciplinares, ataques de violência, dificuldade de linguagem, exibicionismo.

CONDUTA TERAPÊUTICA

Casos benignos – TIQUES SIMPLES.

Psicologia comportamental

(ver capítulo correspondente).
Quantificação dos tiques,
reforço positivo a cada melhora alcançada.

Casos **ACENTUADOS**

1. Psicologia comportamental.
2. Clonazepam (Rivotril). Iniciar com 0,1 gota/kg/dia, aumentar gradualmente até 0,3 gota/kg/dia; após 1-3 semanas a dose pode ser aumentada, se necessário, até 0,5-1 gota/kg/ dia (máximo de 30 gotas/dia). *Adolescentes:* iniciar com $^{1}/_{2}$ comprimido de 2mg, passar para $^{3}/_{4}$ e após 1 a 3 semanas: 1 a $1^{1}/_{2}$ comprimido por dia.

Síndromes de Tourette

Casos graves com prejuízo psicossocial.
Encaminhar ao psiquiatra/neurologista.

1. Orientação da família.
2. Orientar o professor e solicitar sua colaboração (esclarecer os colegas, sentar em lugar adequado, provas em salas privadas, licença para sair periodicamente para externar os tiques).
3. Enfatizar as habilidades da criança; prática de esporte.
4. Psicólogo e terapia ocupacional.
5. Treinamento para substituir comportamentos inadequados por alternativas aceitáveis.

6. Participação de grupos/associações da doença.
7. Farmacoterapia – considerar que a eficácia sobre os tiques é só de 40-60%.

Manejar inicialmente a dificuldade de atenção: psicoestimulante: **metilfenidato** (Ritalina)
– ver capítulo correspondente.

Se os tiques são intensos ou pioram com o metilfenidato: alfa-2-adrenérgico – clonidina (Atensina comprimido de 0,15 e 0,20mg).

Começar com 1/8 ou 1/4 de comprimido de 0,20mg ao deitar; a cada 3 ou 4 dias aumentar 1/8 ou 1/4 até 1 comprimido de 0,15-0,30mg por dia, em 2-3 tomadas. Início de efeito após 6 semanas, manter um teste de 3 meses; a retirada deve ser gradual.
Casos rebeldes – neurolépticos: pimozida (Orap: comprimido de 1 e 4mg).

Dose inicial: 1/2 comprimido de 1mg; aumentar 0,5-1mg por semana, até 2 a 4mg/dia, em 2-3 tomadas. Convém associar um antiparkinsoniano – biperideno (Akineton: comprimido de 2mg): 1/4 de comprimido à noite; aumentar a dose (1/2 ou 1 1/2 comprimido) se surgirem sintomas parkinsonianos.

Alternativa: neurolépticos atípicos – risperidona (Risperdal: comprimido de 2mg).
Iniciar com 1/4 de comprimido, aumentar 1/4 de comprimido por semana até 1/2 comprimido 2 vezes ao dia, se necessário.
Ziprasidona (Geodon – cápsulas de 40mg) é mais bem tolerada.

▶ 2. ESTEREOTIPIAS

Atividade motora organizada e que segue um padrão geralmente rítmico e repetitivo mas é involuntário e sem propósito.
Hábitos de padrão rítmico se não forem associados a distúrbios neurológicos são benignos.
Geralmente começam no lactente. Em geral são associados com excitação, estresse ou fadiga e cessam quando a criança está distraída. Duração variável.
Exemplos: acenar com a mão, lamber, gingar.
Estereotipias fisiológicas e transitórias do lactente, especialmente na transição da vigília para o sono: balanceamento rítmico da cabeça na posição horizontal, bater a cabeça contra a grade do berço.
Esteriotipias podem estar associadas a deficiência intelectual, autismo, síndrome de Rett.

Não confundir estereotipia com tiques complexos.

A estereotipia é única estável na evolução; não causa desconforto para a criança, embora seja estressante para os pais. Os tiques complexos são associação de tiques, mudam no decorrer do tempo e são precedidos por uma sensação de necessidade impulsiva.

▶ 3. DISTONIAS

Movimento involuntário anormal tipo contrações musculares sustentadas levando a distúrbio de postura.

Atetose é a execução de movimentos lentos de torcedura, vermiformes, das extremidades.

Expressões do mesmo distúrbio de movimento:
- Distonia = distúrbio de postura.
- Atetose = distúrbio de movimento das extremidades.

Distonia **focal** = só uma parte do corpo é afetada.
Exemplos: torcicolo; câimbra do escritor.
A distonia é desencadeada ou exacerbada pela tentativa de movimentos voluntários e pode ocorrer somente com alguns movimentos e paradoxalmente não com outros que usam os mesmos músculos. Por exemplo, andar para a frente pode desencadear distonia grave das extremidades inferiores, mas andar para trás, correr ou nadar pode ser normal, desaparece durante o sono.

Síndromes rigidoacinéticas: rigidez generalizada, movimentação pobre e lenta, fácies inexpressivo.
Existem várias distonias **primárias** de origem genética (ver o livro Neuropediatria – Sarvier – Sérgio Rosemberg).
Doença de Wilson = degeneração hepatolenticular (ver capítulo correspondente).

Síndrome de Sandifer = extensão do pescoço e rotação lateral da cabeça causando posturas bizarras e que ocorrem durante a refeição. Ligada à hérnia hiatal e refluxo gastroesofágico.

▶ 4. COREIA

Movimentos involuntários frequentes, bruscos, breves, imprevisíveis, arrítmicos. Predominam nas raízes dos membros, face e pescoço.

Podem ser desde pequenos movimentos contínuos até dramáticos arremessos dos membros (tipo ponta-pé).

- **Coreia *vs.* mioclono**
  coreia – movimentos mais caóticos e menos breves;
  mioclono – mais tipo "choques"
- **Coreia *vs.* distonia**
  coreia – movimentos mais breves;
  distonia – contrações sustentadas.
- **Balismo** = movimentos coreicos de grande amplitude.
- **Coreiforme** – contrações mínimas ou tipo tocar piano são normais em lactentes.
- Coreia (reumática) de Sydenham faz parte da Febre reumática em escolares; ASLO aumentada (em 25% é normal).

▶ 5. TREMOR

Movimento involuntário, anormal: oscilações rítmicas em torno de um ponto fixo.

- Tremor em **repouso** – envolve parte do corpo que está inativa.

  A causa mais comum é o uso de drogas neurolépticas.
- Tremor **intencional** ocorre em uma parte do corpo que está se movendo voluntariamente com um propósito. Está associado com outros sinais de disfunção cerebral.
- Tremor de **ação** – ocorre durante a manutenção de uma atitude ou durante um movimento voluntário.

São os mais importantes na criança e incluem os fisiológicos e os familiares.

Verificar uso de medicamentos (antiasmáticos beta 2, valproato).

Considerar hipertireoidismo (dosar T_3).

Tremor do recém-nascido – tremulação por ocasião da manipulação; cede quando a criança se acalma.

▶ 6. MIOCLONO

Movimentos involuntários abruptos, breves, como se fossem provocados por uma descarga elétrica aplicada no nervo periférico que inerva o músculo.

Mioclonus *vs.* tremor

O movimento no tremor oscila com a mesma amplitude em volta de um ponto.

O mioclono tem caráter "denteado":

- Mioclono **fisiológico** – soluços, espasmos no início do sono, noturno.
- Mioclono **essencial** – sem causa definida.
- Mioclono **epiléptico** – o mais importante diante de um caso de mioclono é determinar se ele é epiléptico. EEG é muito útil.
- Mioclono ligado à **doença degenerativa**.

A não ser casos característicos, como os que ocorrem em lactentes normais de 5-9 meses e EEG normal, os demais precisam de encaminhamento ao neuropediatra.

▶ 7. DISTÚRBIOS EXTRAPIRAMIDAIS

Caracterização

1. **Discinesias** (síndrome coreica com movimentos bruscos, involuntários, levando a distúrbios da marcha, alimentação, escrita, fala).
2. **Atetose** (movimentos involuntários lentos, contorcionais e frequentes da cabeça, mãos e pés, provocando distúrbios da fala e deglutição).
3. **Balismo** (movimentos involuntários, desordenados, violentos, de grande amplitude dos membros, geralmente unilaterais).
4. **Distonia** (postura anormal resultante de tono anormal dos músculos, principalmente do tronco, pescoço e músculos proximais dos membros).
5. **Tremores**.
6. **Rigidez** (aumento do tono muscular com contração quase constante dos flexores e extensores).
7. Síndrome **parkinsoniana**: postura anormal + tremor de repouso + rigidez.

CONGÊNITOS

Coreoatetose e rigidez: a) familiar;
b) paralisia cerebral.

Genética – doença de Wilson: distonia, rigidez generalizada, tremor em bater de asas.

ADQUIRIDOS

Induzidos por drogas:

a) ingestão de fenotiazina, metoclopramida, neurolépticos, butirofenona, carbamazepina;
b) coreia, distonia, discinesia, síndrome tétano-símile, meningismo, abalos mioclônicos, postura bizarra, crises oculógiras, convulsões;
c) distúrbios autonômicos: taquicardia, hipotensão, salivação, visão embaçada, paralisia da bexiga.

Coreia pós-reumática (ver capítulo correspondente).

Tiques (ver capítulo correspondente).

PROGRESSIVOS

Coreia de Huntington:

a) rara na 1ª década de vida;
b) demência precoce e rapidamente progressiva;
c) ataxia e tremores;
d) convulsões surgem na evolução;
e) fatal em poucos anos, até 15 anos depois do início.

Distonia *musculorum deformans*

a) distonia que começa com hipertonia das panturrilhas ou punho ou pescoço e propaga-se através dos membros ao tronco;
b) transmissão: (1) autossômica recessiva, com predomínio em judeus, início entre 4 e 16 anos e evolução rápida; (2) dominante, sem preferência étnica, início variável e evolução lenta;
c) excluir encefalopatia tóxica, doença de Wilson e outros distúrbios extrapiramidais.

▶ 8. MOVIMENTOS INDUZIDOS POR DROGAS

Por drogas neurolépticas

- Antagonistas de receptores da dopamina: haloperidol, pimozina, metoclopramida (Plasil), risperidona.
- Menos frequentes com risperidona e ziprasidona.

1. **Reação distônica aguda** pode ser após uma única dose – desvio dos olhos, torcicolo, torção do eixo do corpo.

   Duração de algumas horas. Reverte com aplicação de dimenidrato (Dramin) 1mg/kg, pode-se repetir após 6 horas.

2. **Reação aguda grave** = síndrome neuroléptica maligna (NMS) – hipertermia, hipertonia, postura distônica, tremor e instabilidade autonômica.
   Unidade de terapia intensiva: controle da febre, correção metabólica; para diminuir a excessiva contração muscular: dantroleno (Dantrolen IV).
3. **Discenesia tardia** – rara em crianças; movimentos hipercinéticos (discinesias) em tratamentos prolongados.

2. Convulsão Crise Epiléptica (Comicial)

O que é convulsão = evento *paroxístico* (= casual e recorrente) – descarga anormal excessiva e síncrona de neurônios. Pode ser difusa (de todo o cérebro) ou localizada (em alguma área do cérebro). Acarreta disfunção transitória das atividades cerebrais que se expressa por manifestações motoras, sensoriais e/ou comportamentais.

Epilepsia = **recorrência** habitual (cronicidade) de convulsões espontâneas (não provocadas).

Retenha os conceitos básicos

Pediatra pode avançar no esclarecimento dos casos e até tratar a maioria. Encaminhe casos mais complexos para o **neuropediatra**.

Conceito: **convulsão** é um episódio isolado.

Epilepsia é a repetição das convulsões.

- Epilepsia, sem causa evidente, em criança normal = **idiopática**.
- Epilepsia em criança com sinais de função cerebral anormal = **criptogenética**.
- Epilepsia em criança com lesões identificáveis no cérebro = **sintomática**.

1. Episódio de contrações musculares, repetidas ou sustentadas = **CONVULSÃO**.
2. Quando a convulsão resulta de descarga paroxística dos neurônios = **crise epiléptica** (*seisure*).
3. A **crise epiléptica** pode manifestar-se de *outras* maneiras, além da convulsão.
4. Crises epilépticas recorrentes sem causa desencadeante aparente = **EPILEPSIA**.
5. Epilepsia geralmente, mas *não obrigatoriamente*, é acompanhada de *alterações* do **EEG**.
6. **Alterações do EEG** sem sintomatologia **não** é epilepsia.
7. Portanto, **diagnóstico** de epilepsia é **clínico**; EEG pode ajudar.
8. Se a crise epiléptica apresenta fenômenos *subjetivos antes* da perda da consciência, isso é **aura**. Posteriormente, a pessoa se lembra.
9. A convulsão **generalizada** é *sempre* com **perda da consciência**.
10. A convulsão **focal** (só uma parte do corpo) é chamada de convulsão (epilepsia) **parcial**.
11. Convulsão parcial pode ser sem perda da consciência = **simples**.
12. Se convulsão **parcial** *com* **perda de consciência** = **complexa**.
13. Convulsão com contrações abruptas, assimétricas, irregulares = **clônica**.
14. Convulsão com contração muscular sustentada = **tônica**.
15. Contrações repetidas, breves de músculos, tipo choques (desencadeadas por descarga cortical) = **mioclônica**.
16. Escolar com numerosas *perdas de consciência* abruptas, duração curtíssima, em seguida volta ao normal e não se lembra = **ausências**.
17. Flacidez súbita, sem movimentação muscular = **atônica**.
18. Reconheça a **síndrome de West** = lactente, com muitas contrações tipo "espasmo" ("susto"), especialmente ao acordar/adormecer.
19. Reconheça a **síndrome de Lennox-Gastaut** = pré-escolar com *vários* tipos de convulsão generalizada e que evolui para deterioração intelectual.
20. Menino escolar vai frequentemente ao quarto dos pais com dificuldade para engolir e de falar, embora lúcido; sacudidelas no rosto = **epilepsia rolândica benigna**.
21. **Estado epiléptico** – crises contínuas ou que repetem a curto intervalo e sem recuperação do estado de consciência por mais de 10 minutos.

Caso 1 – criança de 2 anos de idade, saudável (exceto otite de repetição), desenvolvimento normal, apresenta febre. Com 8 horas de febre (38,8ºC): convulsão tônico-clônica nitidamente predominando à E, duração 15 minutos, cedendo após diazepam por via IV. Recuperação plena.

Sem evidências de infecção do SNC.
Aparentemente viral.

***Respostas comentadas*/raciocínio sequencial**

a) Convulsão = episódio de contrações musculares excessivas e repetidas ou sustentadas.
b) Parcial (nome atual) = focal (nome antigo). Compromete parte(s) do corpo.
c) É uma convulsão na vigência de febre (*pode ser muita coisa!*).
d) Benigna – não tem lesão do SNC (meningite, encefalite), ocorre nas primeiras 24 horas de febre, duração curta, recuperação rápida e completa.

e) Complexa.

Simples = tônico-clônica generalizada, curta duração (< 15min), recuperação rápida e completa, não recorre no mesmo episódio febril.

Complexa = prolongada > 15min ou focal ocorre mais de 1 vez em 24 horas.

f) Alerta: ter ocorrido pela 1ª vez em criança de 2 anos. Geralmente a 1ª convulsão febril ocorre em torno de 1 ano de idade.

g) Epilepsia implica a repetição (recorrência) das convulsões.

Caso 2 – um mês depois volta ao PS: estava com febre há 3 dias quando voltou a ter convulsão semelhante à anterior mas com mastigação dos lábios, cianose e letargia. Após a cessação da convulsão com diazepam por via IV, a criança foi hospitalizada.

As convulsões reapareceram, mas os movimentos convulsivos eram assimétricos com desvio da cabeça e olhos para a direita, automatismo oral, olhos fixos, letargia e cianose; após convulsão tem afasia.

a) Convulsão parcial = focal.

b) Convulsão na vigência de febre.

c) Não é febril benigna: ocorreu > 24h do início da febre; repetiu; não houve recuperação rápida nem integral.

d) Solicitar de imediato: hemograma, VHS, PCR.

e) Solicitar ECG e tomografia.

Diagnóstico: epilepsia parcial (focal) complexa.

Caso 3 – menino 12 meses, saudável, sensível, começando a andar; tropeça na beira do tapete e cai. Começa a chorar, fica duro, vira os olhos, fica roxo e tem alguns movimentos tônico-clônicos.

Depois disso teve várias crises semelhantes, sem movimentos convulsivos, sempre precedidos por pequenos tombos sem gravidade nem doloridos.

Diagnóstico: perda de fôlego (precedida de choro e cianose).

1ª etapa Raciocínio sequencial

1º passo É mesmo **convulsão**? (crise comicial)

Não confundir convulsão com perda de fôlego, síncope vasovagal, síncope febril, vertigem, bacteriemia.
Se a "convulsão" começa com choro porque a criança é contrariada, não é convulsão (perda de fôlego).

2º passo Como se **manifesta** a crise comicial?

a) Distúrbios motores: movimentos tônicos, clônicos, mioclônicos.

b) Distúrbios da consciência.

c) Alterações do comportamento: agressividade, delírio.

d) Alterações da sensibilidade: parestesias.

e) Distúrbios vegetativos: palidez, alterações do ritmo cardíaco.

3º passo A crise é **provocada** (ocasional) ou **não provocada** (não ocasional)?

a) Ocasional = provocada por afecções peculiares (hipoglicemia, hipocalcemia, febre, traumatismo cranioencefálico, meningite).

b) Não provocada = sem causa detectável.

4º passo **É epilepsia**? **Não** é epilepsia se:

a) as crises são provocadas; b) se o indivíduo teve 1 só ou uma série de crises em um determinado intervalo de tempo e que não mais se repetiu; c) se teve crises só na vigência de uma doença (meningite, distúrbio metabólico) e que desapareceu após sua eliminação; d) se a "convulsão" se segue a um choro emocional.

É **epilepsia** se o quadro for constituído por crises **espontâneas e recorrentes**.

5º passo Faça a **classificação do tipo** (tem importância terapêutica e prognóstica) e conheça a **terminologia** moderna (entre parênteses está a antiga, clássica)

EPILEPSIA = crises espontâneas e recorrentes:

I – PARCIAIS (= locais ou focais)

a) **Simples** = sem alterações da consciência:
   1. com sintomas motores;
   2. com sintomas autonômicos;
   3. com sintomas somatossensoriais;
   4. com sintomas psíquicos.

b) **Complexas = com alteração ou perda da consciência:**
   1. início simples evoluindo para uma convulsão complexa;
   2. com perda da consciência desde o início.

c) Com **generalização secundária.**

II – GENERALIZADAS (com **perda da consciência** desde o início por descarga anormal difusa em ambos os hemisférios)

a) **Não convulsiva**
   • ausências: a) típicas ("pequeno mal"); b) atípicas.

b) **Convulsivas**
   1. tônicas;
   2. clônicas;
   3. tônico-clônicas ("grande mal");
   4. mioclônicas;
   5. atônicas (acinéticas).

III – NÃO CLASSIFICADAS

6º passo **Qual é a etiologia?**

Com ou sem lesão cerebral prévia.

Secundária ou **sintomática** = determinada por "foco" ou "cicatriz" cerebral que é sequela (cicatriz) de uma lesão cerebral anterior. Geralmente o EEG mostra um foco irritativo (epiléptico).

Primária ou **essencial** ou **idiopática** – exame neurológico normal; causa indefinida; geralmente são idade-dependentes e com predisposição familiar.

2ª etapa O processo diagnóstico

1º passo Anamnese

Determinar o tipo de crise, possíveis condições etiológicas, distinguir de entidades que se confundem com convulsões (como perda de fôlego: iniciada com choro; bacteriemia: tremores precedendo a febre); deterioração intelectual, distúrbios de comportamento.

2º passo Exame físico geral

Observar manchas café com leite (neurofibromatose); manchas acrômicas, adenomas sebáceos (esclerose múltipla), angioma plano facial (doença de Sturge-Weber).

3º passo Exame neurológico

Detectar deficiências neurológicas focais.

4º passo Exames laboratoriais

Na 1ª crise: glicemia (Dextrostix); eventualmente calcemia; excepcionalmente: Mg, Na, fosfato sérico.

5º passo Eletroencefalograma (EEG)

(ver página de abertura desta Seção)

Deve ser solicitado em todas as crianças que tiveram uma convulsão (com hiperventilação, fotoestimulação e sono). Significado de alguns termos:

1. Lentificação (ondas lentas) focal = distúrbio agudo focal: exige investigação (pode ser encefalite, tumor, isquemia ou outro problema local).
2. Espículas focais = lesão antiga, de longa duração.
3. Lentificação generalizada = encefalite aguda ou lesão antiga.
4. Padrão espícula = onda pode ser útil para orientar o diagnóstico de ausência (antigo "pequeno mal").
5. EEG normal não exclui convulsão.

Quando? Se possível, imediatamente após a convulsão para confirmar se é mesmo convulsão expressa por fenômenos pós-ictais como lentificação; repetir o EEG após alguns dias para estabelecer se essa lentificação é um distúrbio fisiológico temporário ou uma anomalia anatômica.

6º passo Outros exames

Radiografia de crânio de rotina? Não. Só se relacionado com traumatismo cranioencefálico ou hipertensão intracraniana.

Liquor de rotina? Não. Só se estado infeccioso ou alterações de comportamento nos pródromos da crise ou região endêmica de cisticercose.

Tomografia de rotina? Não. Indicado em: (1) deficiência neurológica focal; (2) convulsões focais; (3) EEG: foco de ondas lentas; (4) piora ou modificação do padrão das convulsões; (5) casos suspeitos de citomegalovírus (calcificação periventricular) ou esclerose tuberosa ou cisticercose (calcificações).

Ressonância magnética quando? (1) convulsões parciais complexas; (2) deficiência neurológica focal; (3) convulsões complexas que estão aumentando de frequência ou gravidade; (4) considerar na 1ª convulsão de adolescente.

3ª etapa A descrição dos principais tipos

CRISES GENERALIZADAS

▶ Tônico-clônicas ("grande mal")

Início com perda súbita da consciência e queda ao solo.

1ª Fase **(tônica)** – enrijecimento da musculatura: membros inferiores em hiperextensão e membros superiores em hiperextensão e rotação interna; geralmente há trismo dos masseteres, o que pode provocar mordedura de língua; a respiração é difícil e pode haver cianose peribucal.
Dura cerca de 10-30 segundos.

2ª Fase **(clônica)** – paulatinamente a musculatura relaxa e abruptamente aparecem contrações musculares generalizadas, rítmicas e de média amplitude, que afetam os membros superiores, inferiores e face; pode haver emissão de urina e, mais raramente, de fezes.
Essa fase é mais longa, 2 a 3 minutos; os movimentos gradualmente diminuem de intensidade até desaparecerem.

Os **fenômenos pós-críticos** são variáveis – às vezes, a crise é seguida de um sono profundo mais ou menos duradouro; em outras, o indivíduo pode estar perfeitamente bem ou apresentar sonolência, cefaleia, confusão mental, de duração variável, 2-30 minutos.
Amnésia total do período crítico.

Nota: em crianças, uma das duas fases pode ser extremamente curta, a ponto de não se exteriorizar clinicamente – a crise clínica será unicamente tônica ou clônica.

Na criança, a ocorrência de hemiconvulsão não implica obrigatoriamente sinal de localização.

São as crises mais frequentes (70%) que ocorrem nas crianças.

- A epilepsia do tipo "grande mal" **primária** é a mais comum das epilepsias primárias:

1. Predisposição familiar.
2. Inicia-se na infância
   ou mais comumente na adolescência.
3. Ocorre em crianças neurologicamente normais.
4. As crises são mais frequentes pela manhã.
5. EEG intercrítico: (1) normal ou (2) paroxismos de pontas ou polipontas-ondas generalizadas.
6. Prognóstico bom;
   as crises desaparecem após alguns anos.

- Epilepsia do tipo "grande mal" **secundária** a uma lesão cerebral.

▶ **Ausências típicas ("pequeno mal")**

Caracterização – perda súbita de consciência, não acompanhada de queda ao solo ou de fenômenos motores importantes. A criança "desliga", suspende sua atividade, olhar vago ou os olhos permanecem fixos em um ponto distante. Pode haver piscamento de olhos e discretos movimentos clônicos da cabeça e das mãos. A crise é rápida. Raramente ultrapassa 20 segundos. Cessada a crise, a criança retorna à sua atividade anterior e não se dá conta de que teve uma crise. As crises tendem a recorrer **várias vezes ao dia** e são muito **sensíveis** à **hiperpneia**.

1. Predisposição familiar.
2. Idade de início: 3 a 8 anos, pico entre 5 e 7 (frequentemente a professora é que nota), meninas: 60-70%.
3. Normalidade neurológica.
4. Tendência a **recorrer várias vezes ao dia**.
5. Pode ser desencadeada por uma **hiperventilação** forçada de 1 a 5 minutos.
6. EEG patognomônico: surtos bilaterais e difusos de pontas-ondas ritmados a 3Hz. Fora da crise: normal.
7. Prognóstico bom: desaparecem após 6 anos.

▶ **Ausência juvenil –** início na puberdade; ambos os sexos, crises em número menor. Concomitância com crises tônico-clônicas e mioclonias.

▶ **Ausência atípica** – qualquer idade, início gradual da crise, dura minutos, confusão e cefaleia pós-crise, coexistência de convulsões tônico-clônicas e movimentos mioclônicos da face e corpo.

EEG: descargas espícula-onda a 2-2,5Hz.

▶ **Mioclônicas**

Contrações musculares súbitas, curtas e repetitivas do corpo todo ou de algumas partes. Podem ocorrer isoladamente ou com outros tipos de epilepsia, inclusive tônico-clônica.

- Neonatal – início no 1º mês de vida; só durante sono calmo; desaparece aos 6 meeses sem tratamento.
- Benignas: entre 1 e 12 meses de vida; na criança acordada; desaparece com 1 ano.
- Essencial: familiar, ocorre em repouso mas piora com a ação.
- Casos não característicos: no período de relaxamento que precede o sono. Solicitar EEG.

CRISES PARCIAIS (focais)

Constituem as epilepsias sintomáticas, secundárias a um foco cerebral.

Podem ter generalização secundária.

▶ **SIMPLES** – sem perda da consciência

Crises curtas (10-20 segundos); a criança permanece **consciente** e é capaz de verbalizar durante a crise.
É a forma mais comum de epilepsia da infância.

1. Foco **frontal**:
   a) desvio tônico de olhos e cabeça para um dos lados;
   b) pode ser acompanhada de rodopio do corpo todo;
   c) movimentos clônicos propagam-se progressivamente de um determinado ponto para os segmentos adjacentes = crises bravais-jacksonianas.
2. Foco **parietal**: alterações da sensibilidade (adormecimento, formigamento).
3. Foco **occipital**: sensações luminosas, desvio contralateral do olho.

▶ **COMPLEXAS = temporais = psicomotoras**

Aura – que assinala o início da crise – é comum (30%): desconforto epigástrico, medo, sensação desagradável. Crianças maiores podem verbalizar sobre ela.

Automatismos = comportamento complexo estereotipado, repetitivo: estalar os lábios, mastigar, coçar, puxar a roupa, abotoar, desabotoar, esfregar objetos, deambular. Inicialmente a criança perde a consciência (olhar vago) e depois aparecem os automatismos. Podem associar-se a fenômenos vegetativos: rubor, palidez, sudorese, taquicardia.

Duração 1 a 3 minutos, seguida de amnésia completa.

Podem ocorrer distúrbios **psíquicos** e **alucinações** visuais, auditivas, olfativas e gustativas.

EEG anormal – ondas *sharp* ou descargas de espículas no lobo temporal ou frontal ou espículas multifocais.

Cisticercose pode apresentar-se como crises epilépticas do tipo parcial simples ou complexa sem ou com generalização secundária em crianças de área endêmica (Sul do Brasil).

4ª etapa As síndromes epilépticas

Verificar se o caso se enquadra em uma das seguintes síndromes epilépticas bem definidas
(ver EEG na página de abertura desta Seção).

SÍNDROME DE WEST (ESPASMOS INFANTIS)

- **Síndrome de West** = tríade: **espasmos infantis + deterioração neurológica** (motora e mental) + alterações do EEG do tipo **hipsarritmia**.
  Em 85% dos casos é **secundária** a uma encefalopatia (lesão cerebral orgânica) preexistente; nos demais é **primária** (criptogenética) sem encefalopatia prévia.
- **Espasmos infantis** – em flexão, extensão ou mistos.
  Idade de início = 4 a 8 meses (limites: 2 a 15 meses).
  Os espasmos em flexão consistem em contrações bruscas da cabeça e tronco e membros para a frente.
  Os espasmos em extensão são mais raros e consistem em contrações abruptas com extensão da cabeça e tronco e adução ou abdução dos braços, pernas ou ambos. Espasmos mistos incluem flexão da cabeça, tronco e braços com extensão ou flexão das pernas e extensão dos braços com graus variáveis de flexão da cabeça e pescoço.
  Fenômenos vegetativos (palidez, sudorese, ruborização, salivação) podem ocorrer.
  O quadro lembra um reflexo de Moro e pode ser descrito como o ato de "abraçar a si mesmo" ou de "prece maometana". Pode ser seguido de choro e os pais referem como "susto" ou "crise de cólicas".
  Característica: ocorre em salvas de 3 a 10 movimentos que se sucedem em alguns segundos; as salvas repetem-se várias vezes ao dia, mais frequentemente logo após acordar.
- **Regressão psicomotora** – se a criança já era portadora de encefalopatia, esta se agrava. Nos outros casos, os lactentes deixam de sorrir, ficam tristes, não reagem aos estímulos, perdem o tono muscular.
- **Hipsarritmia** – atividade de base intensamente desorganizada, traçado caótico de alta voltagem de elementos irritativos: ondas lentas e irregulares, salvas de polipontas e polipontas-ondas, períodos de supressão elétrica. A hipsarritmia é observada em 50% dos casos, mas EEG totalmente normal afasta a síndrome de West.

LENNOX-GASTAUT

Talvez a forma mais grave de epilepsia generalizada na criança. Tríade: **crises mistas** com componentes atônicos, mioclônicos, ausência atípica, tônicos + **deficiência intelectual** + EEG anormal com descargas difusas de complexos espícula-onda lenta.

Ocorre em **pré-escolares**; início 3 a 5 anos (limites 2-10 anos), com encefalopatia (atraso psicomotor) prévia; pode ser precedida por epilepsia do tipo "grande mal" ou síndrome de West. Crianças com quadro similar em que logo aparecem mioclonias generalizadas e depois deterioração mental: **lipofuscinoses ceroides**, forma infantil tardia.

LANDAU-KLEFFNER (afasia epiléptica)

- **Perda progressiva da linguagem** associada a **crises epilépticas** (predomina a do tipo "grande mal", mas podem ser parciais simples ou complexas) em crianças previamente normais.
  Associam-se distúrbios de comportamento (hiperatividade, agressividade).
  Início – dos 3 aos 5 anos (2 a 10).
- **EEG** – sempre alterado durante o sono: descargas bitemporais, multifocais ou generalizadas – pontas e ondas de grande amplitude.

EPILEPSIA ROLÂNDICA = epilepsia benigna da infância com pontas centrotemporais (rolândicas)

Forma mais comum de epilepsia parcial da criança; mais de 25% das epilepsias de **escolares**.

Início – 5-9 anos (4 a 11).

A maioria das crises ocorre **durante o sono** – a criança desperta por contrações tônico-clônicas da hemiface com desvio da rima bucal, adormecimento da hemilíngua e bochechas, os movimentos clônicos podem propagar-se para o membro superior correspondente. A criança permanece **consciente** mas **impossibilitada de falar** (afasia) por alguns minutos.

EEG característico – surtos de pontas confinadas na área temporal (rolândica).

Forma benigna, boa resposta à carbamazepina, desaparece na adolescência (14 anos).

EPILEPSIA MIOCLÔNICA JUVENIL (síndrome de Janz)

Abalos mioclônicos que se localizam sobretudo nos membros superiores (os pacientes deixam cair ou arremessam os objetos), repetidos por alguns minutos, logo após o despertar e com a consciência intacta. Podem ser seguidos por crises do tipo "grande mal". Início – adolescência: 12-16 anos; fator hereditário; crianças neurologicamente normais.

EEG – surtos bilaterais, difusos, irregulares de polipontas-ondas desencadeados pela fotoestimulação. Prognóstico bom.

- Epilepsia mioclônica progressiva com deterioração mental que começa na adolescência: **doença de Lafora** (distúrbio do metabolismo dos polissacarídeos).
- **Lipofuscinose ceroide**
  (ver **Lennox-Gastaut**, descrito anteriormente).

CONVULSÃO FEBRIL BENIGNA

Convulsão associada à febre = convulsão desencadeada por febre ou que ocorre no contexto de um processo febril.

Convulsão febril benigna = convulsão desencadeada por febre em uma criança suscetível e não causada por infecção intracraniana nem por intoxicação nem anomalia intracraniana.

1º passo **Como reconhecer uma convulsão febril benigna**

1. Idade: entre 6 meses e 5 anos; 90% das crianças a apresentam entre **9 e 18 meses.**
2. **Desenvolvimento neurológico normal.**
3. Febre de duração menor que 24h (geralmente viral).
4. Aumento súbito da febre (38,5ºC ou mais).
5. Apresentação: a) convulsões "simples" (típicas); a maioria: crise generalizada, duração curta (5 minutos); c) convulsões "complexas" (atípicas): crises focais e/ou duração prolongada (mais de 15 minutos).
6. Recuperação total após curto período de sonolência.

Não confundir com:

a) Síncopes febris – a criança fica durinha e depois largada, na vigência da febre.
b) Delírio febril.
c) Tremores de frio acompanhados de palidez e cianose perioral enquanto a febre está subindo muito e rapidamente: bacteriemia.

2º passo Solicitar **liquor**?

O caso é característico e a criança é reexaminada, passados alguns minutos, por pediatra experiente – não necessário.

Convulsão que ocorre depois de 24 horas de febre ou lactente com menos de 9 e principalmente 6 meses ou estado toxêmico que persiste após baixar a febre – obrigatório.

3º passo **EEG, tomografia, ressonância?**

Nos casos característicos não há indicação para nenhum desses exames.

O processo decisório

O pediatra deve levar em conta e transmitir aos pais:

A convulsão febril benigna é dramática mas não perigosa.

- Não produz distúrbios mentais.
- Não aumenta o risco de epilepsia.
- Em mais de 70% é a única da vida e em 90% não tem mais de 2 na vida.

Qual é a probabilidade de recorrência?

Em média 25 a 30%:

- Se a criança tem fatores de risco (1ª convulsão antes de 1 ano de idade e antecedentes familiares positivos) – probabilidade de recorrência de 50%.
- Se não tem esses fatores de risco – probabilidade de recorrência de 10%.
- Se não ocorrer uma 2ª convulsão febril em 1 ano, a probabilidade de ocorrer depois é muito pequena.
- Se ocorrer uma 2ª convulsão febril, a probabilidade de uma nova ocorrência passa a 40%.

Tratamento profilático – não indicado.

Controlar a febre com antitérmico, especialmente nas primeiras 24 horas.

CONDUTA TERAPÊUTICA NAS CONVULSÕES/EPILEPSIA

Relação pediatra-família/paciente

Educação: esclarecimento à família, apoio emocional; se necessário recursos pedagógicos e psicoterápicos, restrições à criança apoiadas no bom senso.

Justificar com firmeza (inclusive mostrando este livro) os casos de convulsões que não precisam, *a priori*, ser tratados.

Discutir os objetivos da terapia medicamentosa, suas limitações (não cura), o tempo provável de tratamento, os efeitos colaterais.

O **pediatra** pode fazer a investigação e o tratamento da maioria dos casos simples; encaminhar ao **neuropediatra** os casos mais complexos, mas continuar a dar apoio e orientação à família.

O processo decisório após a 1ª convulsão NÃO FEBRIL

O dilema – **tratar ou não tratar.**

Pensamento básico – um número apreciável de crianças só tem uma crise convulsiva na vida, outras têm raras e com intervalos muito longos, outras têm um fator desencadeante, o qual pode ser controlado, e finalmente algumas têm crises com consequências mínimas.

Fator básico a ser considerado – desenvolvimento neurológico – **exame neurológico normal** é fator de bom prognóstico.

1. Convulsão generalizada tônico-clônica, exame neurológico normal. Prognóstico bom; risco de recorrência de 30%. Observar; não tratar. Em caso de uma 2ª convulsão, considerar o intervalo entre elas e pesar as consequências potenciais de nova convulsão.
2. Convulsão parcial simples com exame neurológico normal – idem item 1.
3. Convulsões fotossensíveis puras – não tratar, se for possível evitar o estímulo desencadeante.
4. Crises rolândicas sempre noturnas e de curta duração – não vale a pena tratar.
5. Convém tratar – a) criança com idade inferior a 4 anos; b) 1ª crise prolongada (20 minutos) ou estado de mal; c) sequela neurológica pós-convulsão imediata (paralisia de Todd).
6. Convulsões com perda da consciência do tipo ausência ou convulsões parciais complexas – tratar.
7. Convulsão focal em criança com exame neurológico anormal – recorrência em 96% dos casos – tratar.

Portanto, **1ª convulsão não é igual a tratamento anticonvulsivante**; o próprio pediatra pode ponderar.

Tratamento antiepiléptico

1º passo **Conheça as normas gerais**

O tratamento antiepiléptico é um compromisso razoável entre os benefícios (controle das crises) e a toxicidade (efeitos adversos). A família deve estar ciente inclusive das eventuais mudanças de dose e medicamentos. Estabelecer os limites aceitáveis de efeitos adversos, o que geralmente exclui distúrbios importantes do comportamento e queda do rendimento escolar. Convém sugerir, no início do tratamento, um diário com anotação de crises/efeitos colaterais.

Os casos mais simples e que reagem bem ao tratamento podem ser seguidos pelo pediatra; nos demais, solicitar a participação do neuropediatra.

1. Monoterapia – iniciar **sempre** com uma **única** droga.
2. Dose inicial no limite mínimo do indicado.
3. Conforme o efeito, aumentar gradualmente a dose.
4. Para se avaliar a eficácia da droga é preciso que se chegue ao seu limite máximo de tolerância (presença de sinais discretos de intoxicação).
5. É preciso dar tempo para que a droga mostre sua eficácia terapêutica; na prática, isso significa 10 a 15 dias.
6. Se os resultados forem insatisfatórios, tentar uma segunda droga; se falhar, considerar uma terceira droga ou associação de duas drogas.
7. Nos casos difíceis, é útil a determinação do nível sérico do anticonvulsivante, mas a interpretação deve ser feita no contexto clínico, incluindo a possibilidade de o remédio não estar sendo adequadamente ministrado.
8. Orientar um modo prático de ministrar o medicamento, respeitada a farmacocinética da droga.
9. **Suspensão** (término) do tratamento – ditada por critérios clínicos; a persistência de anormalidades eletroencefalográficas não obriga a manutenção do tratamento.
   Deve-se **tratar o paciente não o EEG**. De modo geral, pode-se cessar o tratamento **2 anos** após o controle das crises. A suspensão das drogas deve ser sempre gradual em 2 a 3 meses (em casos favoráveis, a tendência é reduzir esse prazo para 6 semanas). Se a criança estiver recebendo mais de um anticonvulsivante, transformar primeiro em monoterapia. A suspensão abrupta dos anticonvulsivantes pode desencadear o estado de mal. Observar com atenção os primeiros 6 meses após a retirada dos medicamentos – é o período de maior risco para recaídas.
10. Vigiar os **efeitos tóxicos**.
    Siga orientação dos quadros seguintes.

2º passo **Drogas de escolha para começar o tratamento (Quadro VI-3)**

Quadro VI-3 – DROGAS DE ESCOLHA PARA COMEÇAR O TRATAMENTO.

Crises	1ª escolha	Útil
Tônico-clônicas	**AVP** FB em lactentes	TPM
Parciais simples	CBZ ou OCX	
Parciais complexas	CZP	
Ausências simples	AVP ou ESM	
Ausências atípicas	LMT associado ao AVP	
Mioclônica juvenil	AVP	
Espasmos infantis	ACTH ou VGB	
Síndrome de Lennox-Gastaut	AVP	

AVP = ácido valproico; CBZ = carbazepina; ESM = etossuximida; FB = fenobarbital; LMT = lamotrigina; OXC = oxicarbazepina; TPM = topiramato; VGB = vigabatrina.

3º passo **Principais antiepilépticos e suas indicações (Quadro VI-4)**

Quadro VI-4 – PRINCIPAIS ANTIEPILÉPTICOS E SUAS INDICAÇÕES.

Droga	Principais indicações
Fenobarbital	Crises neonatais/adolescentes Crises tônico-clônicas
Hidantoína	Mal epiléptico Crises parciais e tônico-clônicas
Carbamazepina	Crises parciais Crises tônico-clônicas
Oxcarbazepina	Crises parciais e tônico-clônicas
Ácido valproico	Crises parciais, ausências, mioclônicas e tônico-clônicas
Topiramato	Crises parciais, generalizadas sintomáticas
Lamotrigina	Epilepsias generalizadas de difícil controle Síndrome de Lennox-Gastaut
Etossuximida	Ausências simples Se convulsões tônico-clônicas: associar com droga adequada

4º passo **Drogas, produtos, dose, modo de usar (Quadro VI-5)**

5º passo **Conheça e alerte sobre os efeitos colaterais (Quadro VI-6)**

Quadro VI-5 – DROGAS, PRODUTOS, DOSE, MODO DE USAR.

Droga	Nome comercial	Apresentação	Dosagem diária	Observações
Fenobarbital (FB)	Gardenal	c 50-100mg 1 gt. = 1mg	Pré-escolar: 4-5mg/kg Escolar: 2-3mg/kg Adolescente: 100-125mg/dia	Inicialmente em 2 tomadas; depois 1 única tomada/dia Nível terapêutico: 15-20mcg/mL
Difenil-hidantoína (fenitoína) (DFH)	Hidantal ou Epelin	c 100mg cps. 100mg X[e] 100mg	Até 3 anos: 8-10mg/kg > 3 anos: 4-7mg/kg Adolescente: 300mg/dia	Em 1 ou 2 tomadas/dia Em 3 tomadas/dia Nível terapêutico: 10-20mcg/mL
Carbamazepiria (CBZ)	Tegretol	c 200mg X[e] 100mg	200-800mg/dia (10-30mg/kg/dia)	Iniciar com 10mg/kg/dia, aumentar 5mg/kg a cada semana até 20-30mg/kg/dia em 2 tomadas
Oxicarbamazepina (OXCBZ)	Trileptal	Cx 300mg X[e] 300mg	10-30mg/kg/dia	Em 2-3 tomadas/dia Iniciar com 10mg/kg/dia; aumentos semanais até 30mg/kg/dia
Ácido valproico (AVP)	Depakene Valproato Valpakine	cps 250, X[e] 250 X[e] 250 dr 200-500 gts 200mg/mL	10-60mg/kg/dia	Em 2-3 tomadas/dia
Topiramato (TPM)	Topamax Topiramato	c 25, 50, 100mg	2-10mg/kg/dia	Em 2 tomadas/dia Aumentar muito lentamente de 1 a 9mg/kg/dia
Etossuximida (AV)	Zarontin	X[e] 250mg cps 250mg	15-40mg/kg/dia	Iniciar com 15mg/kg/dia, em 2 tomadas; aumento semanal Nunca suspender bruscamente
Lamotrigina (LMT)	Lamictal Lamotrigina	c 25, 50, 100mg	droga única: iniciar com 1mg/kg/dia; 1 vez ao dia associada ao AVP; associada com CBZ: 0,6-1,2mg/kg – 1 vez ao dia dose de manutenção (em todos) 1-5mg/kg/dia em 2 tomadas	

c = comprimidos; gt = gota de solução; X[e] = 5mL de xarope; cps = cápsulas; dr = drágea; Cx = caixa.

Quadro VI-6 – ANTIEPLÉPTICOS – EFEITOS COLATERAIS.

Droga	Alerta
Fenobarbital	Irritabilidade, sonolência, prejuízo intelectual, síndrome de Stevens-Johnson
Hidantoína	Hipertrofia gengival, hirsutismo, ataxia, linfoadenopatia, febre, *rash* (5-10%)
Carbamazepina	*Rash* (5%), ataxia, tontura, leucopenia, aumento de transaminases
Oxicarbazepina	Tontura, sonolência, cefaleia, muito mais bem tolerada que a CMZ
Acido valproico	Ganho de peso, tremor, sedação, plaquetopenia, hepatotoxicidade, pancreatite
Topiramato	Sonolência, distúrbio de linguagem, anorexia, emagrecimento, parestesias, cálculo renal
Lamotrigina	Cefaleia, ataxia, diplopia, náuseas, *rash*, síndrome de Stevens-Johnson, psicose
Etossuximida	Sedação, náuseas, soluços, distúrbio de humor

Algumas observações pertinentes

1. **Fenobarbital** e **fenitoína** são drogas clássicas. Mas hoje não são mais consideradas de 1ª escolha, a não ser pelo baixo custo. É ainda útil nas crises tônico-clônicas do lactente. Fenobarbital é a droga que provoca mais distúrbios de comportamento (ácido valproico, nesse sentido, é o melhor). O fenobarbital tem sido relacionado à temível síndrome de Stevens-Johnson; isso também pode acontecer com a carbamazepina e a lamotrigina. Atenção ao aparecimento de *rash* (erupção cutânea). A retirada do fenobarbital deve ser gradual e muito lenta.
2. **Fenitoína** – a tendência é limitar seu uso devido à necessidade de várias doses diárias e aos efeitos cosméticos desfavoráveis: hipertrofia de gengivas, crescimento de pelos, fácies grosseiro.
3. Primidona não traz vantagens sobre o fenobarbital.
4. **Carbamazepina** é atualmente uma das drogas preferidas.

Mas pode desencadear mioclonia e ausência em pacientes predispostos pelo seu tipo de EEG. A **oxicarbamazepina** a substitui com vantagem em relação à melhor tolerância. Indicada em crises parciais e tônico-clônicas.

5. A **vigabatrina** tem restrições severas.
6. A **lamotrigina** é útil; indispensável iniciar com doses muito baixas e aumentá-las bem lentamente para prevenir o *rash*.
7. **Topiramato** está em alta, especialmente em doses baixas.

Colóquio: o pediatra está apto a diagnosticar os casos típicos e comprová-los com EEG típicos e, se as circunstâncias exigirem, fazer o tratamento com drogas de 1ª linha. A intervenção do neuropediatra é sempre desejável e indispensável nos casos atípicos, graves ou que não respondem ao tratamento inicial. Em todos os casos, o acompanhamento também pelo pediatra é essencial.

Tratamento dos espasmos infantis (síndrome de West)

1º) **Iniciar** o tratamento com **vigabatrina**; passar para ACTH se não ocorrer melhora em 2 semanas.

2º) ACTH - 20U/dia por via IM.

- Duração: 2 semanas. Controle sem;anal de PA e eletrólitos.
- Resposta ao tratamento: tudo ou nada (não há resultado "regular").
- Se resposta satisfatória (clínica e EEG) em 60-70% dos casos; reduzir gradualmente e suspender.
- Se não houver melhora: ACTH 30U/kg/dia durante 4 semanas; retirada gradual.
- Se houver melhora mas ocorrer recaída (1/3 dos casos): repetir o tratamento.

A evolução neurológica é boa na forma idiopática (primária) e ruim nas secundárias.

PARECE convulsão mas NÃO é

PERDA DE FÔLEGO

Idade: 6 meses a 2 (4) anos

1º) a criança é contrariada, leva um susto ou um tombo;

2º) choro curto (ou só menção de choro);

3º) inspiração profunda;

4º) para de respirar;

5º) perde os sentidos;

6º) palidez ou cianose;

7º) vira os olhos; joga a cabeça para trás;

8º) pode ficar rígida com alguns movimentos clônicos ou "molinha".

A crise **começa sempre com o choro** (embora esse possa ser curtíssimo).

LIPOTIMIA = SÍNCOPE VASOVAGAL

Escolar menina

1º) dor, tensão emocional, coleta de sangue;

2º) reação de hipersensibilidade vagal: sudorese, vista embaçada;

3º) mal-estar, tontura, palidez, desmaio;

A lipotimia ocorre de dia/posição ereta.

VERTIGEM paroxística benigna

Início no 2º ano de vida; episódios recorrentes.

Início súbito - vertigem = "as coisas em volta rodam".

Criança fica apavorada, agarra-se aos pais.

Criança alerta, não há perda de consciência.

Duração - até 15 minutos.

Recidiva até os 5 anos; normal nos intervalos.

Pseudoconvulsão (psicogênica)

Em quem? crianças com: a) dificuldade escolar; b) discórdia familiar; c) conflitos com amigos; d) deficiência intelectual, QI baixo.

Em que idade? predomina em menores de 5 anos ou adolescentes.

Em que circunstâncias? durante o dia, na presença de audiência.

Início: gradual (não súbito); pode ser dramático, bizarro.

Tipo: convulsões não estereotipadas, vão mudando de apresentação; olhos bem fechados (na convulsão podem estar abertos).

Não morde a língua; não se machuca na queda.

Consciência preservada na crise e responde a um ruído súbito, baixo.

Duração prolongada da crise.

Recuperação pós-crise rapidíssima.

EEG normal. Não responde à medicação antiepiléptica.

Ansiedade e depressão são frequentes.

Encaminhamento a psiquiatra infantil.

Quarta Parte

OS PROBLEMAS NEUROLÓGICOS COM ESTADO INFECCIOSO (Meningoencefalites)

CONHEÇA AS DEFINIÇÕES E ENTENDA O PROCESSO

MENINGITE = inflamação das meninges (membranas que envolvem o cérebro e a medula espinhal) que se expressa por um número anormalmente elevado de leucócitos no fluido cerebroespinhal (= liquor = LCR).

Meningite BACTERIANA = meningite com evidências de bactérias no LCR.

Meningite ASSÉPTICA = meningite com ausência de bactérias detectáveis no LCR. Inclui numerosas etiologias infecciosas e não infecciosas.

A mais importante na prática é a **meningite** por ENTEROVÍRUS: início agudo, sinais de meningite, leucócitos aumentados no LCR, cultura negativa do LCR, evolução curta e benigna, ocorre geralmente no verão e outono. Lembrar que casos graves de meningite asséptica podem ser causados por **tuberculose**.

ENCEFALITE = inflamação do córtex cerebral: provoca alteração da consciência – desde confusão até coma, associados com cefaleia e fotofobia.

MENINGOENCEFALITE = inflamação do cérebro e das meninges.

Meningite bacteriana: 1º) invasão bacteriana do SNC; 2º) multiplicação rápida no espaço subaracnóideo; 3º) a membrana celular tem um constituinte que funciona como endotoxina; 4º) esta promove a liberação de fatores inflamatórios (citocinas); 5º) inflamação; 6º) aumento da pressão intracraniana; 7º) diminuição do fluxo do sangue cerebral (hipoxigenação cerebral); 8º) lesão cerebral; 9º) possibilidade de sequela mesmo com a cura do processo bacteriano (principalmente surdez).

1. Meningite Purulenta

Inflamação das leptomeninges que pode estender-se ao parênquima cerebral.

Casos ilustrativos

Caso 1 – lactente de 10 meses, eutrófico, apareceu com febre; ao exame, discreta congestão da orofaringe. Algumas horas depois, o estado geral abateu e surgiram poucas manchas hemorrágicas no corpo. Sinais de meningismo ausentes. Providenciado liquor: discretíssimo aumento de células. A criança piorou rapidamente, as sufusões hemorrágicas aumentaram e o doente entrou em choque irreversível. **Diagnóstico – meningoccemia.**

Caso 2 – menino de 5 anos com febre, cefaleia, vômitos, discreta obnubilação. Rigidez de nuca. Liquor: 500 células, sendo 90% de neutrófilos, proteínas: 80mg/dL, glicose: 25mg/dL e cloretos: 650mg/dL. Cultura: meningococo. **Diagnóstico – meningite meningocócica.** Tratado com penicilina, evoluiu bem. No fim da primeira semana de tratamento, surgiu artrite que regrediu espontaneamente.

Caso 3 – lactente de 6 meses, eutrófico, com febre há 3 dias; há 1 dia, choro agudo e frequente, irritabilidade, inapetência, alguns vômitos. Há 2 horas teve convulsão tônico-clônica generalizada. Ao exame: fontanela abaulada e tensa. Liquor de **meningite** purulenta; cultura: *H. influenzae.*

1ª etapa Quando suspeitar

1. RN com estado toxêmico ou febre sem causa aparente.
2. Lactente letárgico com irritabilidade ao manuseio.
3. Febre (sem causa evidente) e estado toxêmico (principalmente entre 1 e 3 meses).
4. Convulsão no curso de um processo febril – lactente menor de 6 meses, convulsão em febre com mais de 24h, repetição da convulsão no mesmo episódio febril.
5. Febre e/ou estado toxêmico com lesões purpúricas, predominando nas nádegas e membros inferiores (meningocócica).
6. Choque endotóxico, especialmente com púrpura – meningococcemia.

2ª etapa Quadro clínico

▶ Quadro clínico típico

Tríade clássica – febre (elevada, persistente), cefaleia (intensa, por vezes rebelde aos analgésicos habituais) e vômitos (do tipo cerebral, em jato).

Comprometimento sistêmico – fotofobia, mal-estar, queda da acuidade visual, depressão do sensório, convulsões, irritabilidade, delírio, sonolência, torpor e coma.

Sinais meníngeos – rigidez de nuca, sinais de Kernig, Brudzinski e Lasègue.

▶ No RN e lactente até 2 meses

Quadro de afecção sistêmica grave

1. Febre sem causa aparente ou hipotermia.
2. RN com estado toxêmico.
3. Letargia, irritabilidade, choro fraco ou estridente.
4. Convulsões.

Importante: letargia ou irritabilidade (podem alternar-se) com febre ou hipotermia.

Não espere pelo abaulamento da fontanela para fazer o diagnóstico.

▶ No lactente

Febre com letargia ou irritabilidade, vômitos, choro agudo e violento.

Convulsão.

Fontanela abaulada.

▶ Na criança

Febre com letargia, confusão.

Cefaleia e vômitos.

Convulsão no decorrer do processo febril.

Febre e/ou estado toxêmico com lesões purpúricas predominando nas nádegas e membros inferiores (meningocócicas).

Choque com púrpura – meningococcemia.

Observação: febre + petéquias acima da linha mamilar e estado não toxêmico: viral, se abaixo dos mamilos: perigo! (meningococcemia).

▶ Sinais de irritação meníngea

Rigidez de nuca = pescoço resistente à flexão passiva.

Sinal de Kernig = paciente sentado, tentativa de estender os joelhos encontra resistência.

Sinal de Brudzinski = paciente deitado de costas, flexão passiva da cabeça resulta em flexão espontânea de perna e coxa.

Importante: ausência de sinais meníngeos não exclui meningite, especialmente em lactentes até 18 meses.

3ª etapa Comprovação diagnóstica – LCR

A punção liquórica é **obrigatória** em *todos* os casos **suspeitos** de meningite.

Não postergá-la.

Liquor – turvo ou purulento – aumento do número de células com predomínio de neutrófilos, glicose diminuída (abaixo de 40mg/dL), cloretos diminuídos (abaixo de 700mg/dL), proteínas aumentadas (acima de 40mg/dL).

Observação:

1. Liquor com mais de 7 células = meningite.
2. Liquor normal não exclui meningococcemia.

Considerar a possibilidade em casos de febre com estado toxêmico e alteração da consciência.

3. Não deve ser bacteriana, se: < 1.000 células, proteínas < 80, bacterioscópico negativo, leucograma inexpressivo.
4. Em alguns casos suspeitos de meningite viral (febre, cefaleia, vômitos sem estado toxêmico) pode haver predomínio de neutrófilos; repetir o liquor após 8 horas (viragem para linfócitos).

MANEJO TERAPÊUTICO

Cabe ao **pediatra** o tratamento da grande maioria dos casos; o neurologista deve ser solicitado para participar dos casos em que aparecem manifestações neurológicas (complicações), e o infectologista, nos imunossuprimidos.

Feito o diagnóstico presuntivo de meningite e uma vez colhido o liquor, iniciar:

1º passo Hidratação por via IV com soro fisiológico.

2º passo Dexametasona: 0,15mg/kg/vez repetida de 6 em 6 horas por 4 dias.

3º passo 30 minutos depois da 1ª dose de dexametasona, iniciar **antibioticoterapia**.

Escolha do antibiótico inicial:

RN até 1 mês – associação de ampicilina com cefotaxima ou gentamicina
1-2 meses – associação de ceftriaxona com ampicilina
> 2 meses – ceftriaxona

Observação: em razão do surgimento de pneumococos resistentes à penicilina, se o caso for muito suspeito dessa etiologia pelo bacterioscópico: diplococos gram-positivos ou por testes de antígenos ou criança vacinada contra *Haemophilus* e fora de surto por meningococos – **iniciar com ceftriaxona + vancomicina** até que o antibiograma seja conhecido.

Dose dos antibióticos (para 24 horas) por via IV:

Penicilina cristalina:

RN até 7 dias: 150.000U/kg (fracionado a cada 8h).

Crianças: 300.000-400.OOOU/kg (fracionado 4/4 ou 6/6h). Dose máxima: 24 milhões de unidades.

Ampicilina:

RN (1ª semana): 150mg/kg/dia (fracionado a cada 8h).

RN (2ª e 4ª semanas): 200mg/kg/dia (fracionado de 6/6h).

Crianças: 200-400mg/kg/dia (fracionado a cada 6h).

Dose máxima: 12g.

Cefotaxima: 200mg/kg/dia, dividido de 6/6h.

Gentamicina: 7,5mg/kg/dia, fracionado de 8/8h, correr em 30min (RN até 7 dias: 2,5mg/kg/dose de 12/12h).

Amicacina: 22,5mg/kg/dia, fracionado de 8/8h, correr em 30min.

Ceftriaxona: 1ª dose – 100mg/kg, repetir a mesma dose após 12h e após 24h e, a seguir, de 24/24h.

Vancomicina: 60mg/kg/dia (fracionado de 6/6h; diluído e lento).

4º passo **Seleção do agente de acordo com o resultado bacterioscópico**

Meningococos: diplococos gram-negativos:

Penicilina cristalina, por 5-7 dias.

Em caso de anafilaxia por penicilina: cloranfenicol.

Haemophilus influenzae: bacilos ou cocobacilos gram-negativos pequenos, pleomórficos:

a) preferir ampicilina, se for sensível a esse antibiótico;
b) sensibilidade não determinada: ceftriaxona.

Duração: 7-10 dias.

Pneumococos = cocos gram-positivos: iniciar com ceftriaxona + vancomicina.

a) se for sensível à penicilina – usar esse antibiótico (suspender vancomicina);
b) se for resistente à penicilina e sensível à ceftriaxona – usar ceftriaxona;
c) se for resistente à penicilina e à ceftriaxona – ministrar vancomicina + ceftriaxona (existe efeito sinérgico nessa associação), **iniciar com essa associação** até a definição;
d) se não ocorrer melhora clínica e/ou bacteriológica (liquor de controle) em 48 horas com a associação acima, acrescentar rifampicina 20mg/kg/dia, fracionado de 12/12h.

Duração: 14 dias.

Estreptococos do grupo B:

Penicilina (ou ampicilina) + gentamicina.

Dose/kg/dia (6/6h) – RN até 7 dias: penicilina 300.000U; ampicilina 200mg; mais de 7 dias: penicilina 450.000U, ampicilina 300mg.

Duração: 10-14 dias.

Listeria: ampicilina + aminoglicosídeo; 14 dias.

Enterobactérias (*Salmonella*): em lactentes desnutridos, com diarreia protraída, hospitalizados: ceftriaxona (ou ceftazidima) + amicacina durante 21 dias.

Pseudomonas: ceftazidima ou meropenem associado com aminoglicosídeo, por 21 dias.

Staphylococcus aureus: oxacilina; se resistentes: vancomicina + rifampicina por 21 dias.

Staphylococcus epidermidis: vancomicina durante 21 dias.

Agente não determinado: manter os antibióticos iniciais e vigiar a evolução – se favorável, suspender após 5-7 dias; se não favorável – substituí-los.

5º passo **Suporte nutricional**

1. Alimentação suspensa enquanto não houver condições para deglutição.
2. Se persistir a impossibilidade de ingestão: nutrição parenteral e depois por sonda nasogástrica.
3. Alimentação adequada, fracionada e de boa densidade calórica, assim que possível.

6º passo Vigiar e reconhecer as **complicações precoces**.

Ocorrem nas primeiras 24-48 horas e podem ser causa imediata de morte ou de complicações futuras.

Choque endotóxico

(síndrome de Waterhouse-Friderichsen)

Pulso fraco, má perfusão (enchimento lento do leito capilar ungueal).

Conduta: correção da hipovolemia (soro fisiológico e plasma) e corticoide (dexametasona 3-5mg/kg, repetida após 1/2h, se necessário).

CIVD

Sangramento, púrpura com plaquetopenia e aumento de tempo de protrombina (TP) (ver capítulo correspondente).

Edema cerebral (intoxicação hídrica)

Sinais de alarme: (1) deterioração da consciência e diminuição da resposta aos estímulos dolorosos; (2) alteração do ritmo respiratório (irregular, Cheyne-Stokes); (3) alteração do reflexo pupilar (lento, pupilas fixas e dilatadas); (4) postura anormal, até opistótono; (5) aparecimento de convulsões.

Conduta: (1) restrição de líquidos; (2) hiperventilação; (3) manitol (0,5g/kg) por via IV em 30 minutos; repetir periodicamente, se necessário; (4) dexametasona: 1mg/kg por via IV; depois: 0,4mg/kg de 6/6h, durante 5 dias; (5) elevar a cabeça 30º.

Convulsões

Convulsão nos 3 primeiros dias de evolução decorre de simples foco de irritação (inflamação) e não necessita de investigação. Convulsões tardias ou persistentes – edema cerebral, hiponatremia, empiema subdural. Corrigir os fatores encontrados.

Anticonvulsivantes – diazepínico por via IV, hidantoína (ver capítulo Convulsões).

7º passo Acompanhamento clinicoterapêutico

1. Evolução para melhora franca e progressiva – tratamento antibiótico de acordo com a programação inicial, mas não rígido; liquor de controle de alta não é necessário.
2. Em caso de evolução favorável, mas ainda um pouco duvidosa – punção lombar para exame liquórico: deve haver redução substancial do número de leucócitos, os neutrófilos devem ser, no máximo, 30% do total de leucócitos, a glicose deve estar acima de 20mg/dL. Se esses limites forem superados, é prudente prolongar o tratamento por mais 1 semana.
3. Meningite pneumocócica – repetir o liquor após 48 horas de tratamento.
4. Piora clínica, febre persistente ou recorrente – repetir liquor.
5. **Febre persistente** (mais de 8 dias) ou recorrente em criança que está melhorando do processo meningítico. Considerar:
   a) Flebite.
   b) Complicações supurativas (artrite séptica, otite, pericardite).
   c) Infecção urinária.
   d) Febre por antibiótico, especialmente ampicilina.

   Se excluídas todas as condições anteriores:
   e) Com sinais neurológicos concomitantes – coleção subdural, trombose do seio venoso, abscesso cerebral (ver itens correspondentes).
   f) Nas meningites por *H. influenzae* não são raras as febres persistentes por 5 e eventualmente 9 dias, com evolução clínica satisfatória. Excluídas as outras causas, a conduta é expectante, completando-se o tratamento antibiótico.
6. **Coleção subdural/empiema subdural**

   Lactente com meningite por pneumococos ou hemófilo.
   a) Persistência da febre apesar de antibioticoterapia adequada.
   b) Má evolução clínica; vômitos, irritabilidade, letargia.
   c) Sinais de hipertensão intracraniana.
   d) Convulsões focais ou persistentes.
   e) Deficiências neurológicas focais (paralisias).
   f) Aumento rápido do perímetro craniano.
   g) Persistência ou reaparecimento do abaulamento de fontanela.
   h) **Transiluminação** do crânio é exame útil – área de iluminação excessiva em um ou ambos os lados.
   i) Solicitar **ultrassonografia** e **tomografia**.

   O processo de decisão terapêutica

   1º) Se coleção pequena e ocorrer melhora clínica, não aspirar.

   2º) Se coleção grande, hipertensão intracraniana, piora clínica, densidade da coleção sugere **empiema**: prolongar e adequar tratamento antibiótico; se não melhorar repetir tomografia, se persiste **empiema**: drenagem cirúrgica.

   3º) (Raro) Se há grande quantidade de fluido e este continua a se acumular e com sinais de hipertensão intracraniana: punções evacuadoras diárias (até 15mL de cada lado por vez) até melhora dos sintomas (até 2 semanas). Controle evolutivo com mapeamento cerebral. Se não melhorar: drenagem cirúrgica + *shunt*.

   Importante: **não** há indicação para punções de rotina nem de esvaziar coleções pequenas e assintomáticas.
7. **Abscesso cerebral** – sinais de hipertensão intracraniana, reaparecimento da febre com obnubilação ou sonolência. Sinais focais, hemiparesia. Tomografia.
8. **Artropatia** – aparece no fim da 1ª semana, 5% das meningites meningocócicas: dor articular, edema e derrame articular em uma ou múltiplas articulações acompanhados de reaparecimento ou recrudescência da febre. É uma artrite transitória que não deixa sequelas (não confundir com artrite piogênica).

   Tratamento: analgésicos anti-inflamatórios.
9. **Comprometimento dos nervos cranianos** – paralisia ocular, queda de visão, paralisia facial, surdez.

8º passo Repetir o liquor após 48 horas em:

1. Todos os RN com meningite.
2. Falta de melhora clínica em 24-48 horas após o início da antibioticoterapia.
3. Febre prolongada ou reaparecimento da febre.
4. Meningite por pneumococos resistentes ou enterococos.
5. Imunossuprimido.

9º passo Indicar tomografia, se:

1. RN (exceto meningite por *Listeria*).
2. Febre prolongada com liquor anormal.
3. Estado mental prejudicado (obnubilação) após 48 horas de tratamento.
4. Convulsão após 72 horas de tratamento, recorrentes ou focais.
5. Sinais neurológicos focais.

6. Sinais de hipertensão intracraniana, inclusive fontanela persistentemente abaulada.
7. Recaídas.

CONDUTA EM RELAÇÃO AOS CONTATANTES

Meningite (ou doença invasiva) por **meningococos**
Recomendada **quimioprofilaxia** para:

a) contatantes do lar, especialmente crianças pequenas;
b) contatantes de berçarinho ou creche (contato nos últimos 7 dias);
c) exposição direta às secreções (pelo beijo, uso de escova de dentes); sentado no avião na mesma fileira, a da frente e a de trás;
d) dormir ou comer frequentemente no mesmo cômodo.

O quê? Rifampicina: 10mg/kg/vez de 12 em 12h (longe das refeições) por 2 dias (total de 4 doses) ou dose única de ceftriaxona 125mg; adultos: 250mg por via IM.

Meningite (ou doença invasiva) por ***Haemophilus***
Recomendada **quimioprofilaxia** para:

a) contatantes do lar com menos de 48 meses e imunização incompleta contra *Haemophilus*: iniciar imediatamente (mas pode ser até depois de 7 dias da hospitalização);
b) contatantes de berçário ou creche: quimioprofilaxia para as crianças menores de 2 anos incompletamente vacinadas. Se ocorrer um 2º caso em 60 dias, administrar em todas as crianças.

O quê? Rifampicina: 20mg/kg, 1 dose diária, em jejum, 4 dias seguidos.

Produto: Rifaldin cápsulas de 300mg;
suspensão de 100mg/5mL.

Completar a vacinação das crianças até 4 anos de idade.

2. Abscesso Cerebral

1ª etapa Manifestações básicas

Sequência: *1ª fase*: mal-estar, febre, cefaleia moderada; ocasionalmente convulsões; *2ª fase*: latência (bem-estar); *3ª fase*: piora da cefaleia e vômitos; *fase terminal*: deficiências neurológicas focais (depende da localização).

Convulsões focais ou generalizadas, em qualquer fase.

1. Sinais de hipertensão intracraniana – *lactentes*: vômitos, irritabilidade, fontanela abaulada; *crianças*: sonolência, confusão e vômitos.
2. Sinais focais – *frontal*: apatia, mudanças de personalidade, hemiparesia; *temporal*: hemiparesia predominando na face; *cerebelar*: nistagmo, ataxia, hipotonia.

2ª etapa Quando suspeitar

1. Hipertensão intracraniana na presença de um foco infeccioso adjacente (otite, sinusite, mastoidite); fratura craniana composta ou a distância (pneumonia, endocardite).
2. Meningite asséptica com sinais neurológicos de hipertensão craniana ou focal.
3. Febre + hemiparesia e cardiopatia congênita em criança de 4-7 anos.
4. Hemiparesia + meningite purulenta.
5. Abscessos **crônicos** em escolares: quadro insidioso com cefaleia crônica, vômitos esporádicos, irritabilidade ou sonolência, às vezes convulsões e edema de papila. Diagnóstico: tomografia ou ressonância magnética.

3ª etapa Comprovação

1. Dados sugestivos de liquor: aumento de proteínas, leucócitos > 200, glicose baixa, bacteriológico negativo.
2. Cultura do material purulento obtido por drenagem cirúrgica.
3. Tomografia e ressonância magnética.
4. Cintilografia pode diferenciar abscesso de tumor.

TRATAMENTO

Equipe multidisciplinar, incluindo neurocirurgião.

1. Pós-sinusite/otite – aeróbios e anaeróbios: ceftriaxona + metronidazol.
2. Pós-traumatismo craniano – estafilococos: oxacilina; se contaminado com terra: oxacilina + ceftriaxona.
3. Desconhecido: oxacilina + ceftriaxona + metronidazol.
4. Pós-otite/mastoidite crônica: penicilina + ceftazidima + metronidazol.
5. Em imunodeprimidos considerar fungos.

Duração do tratamento – 6 a 8 semanas por via IV, mas alterar de acordo com a evolução.

3. Meningites Virais

São meningites (ou meningoencefalites) linfocitárias de **liquor claro**. A maioria é por **enterovírus** (ECHO, Coxsackie). Frequentes, benignas, autolimitadas. Quadro agudo com estado infeccioso leve.

- Febre, cefaleia e vômitos.
- Sinais meníngeos discretos.
- Criança lúcida ou distúrbio de consciência leve (sonolência).
- Verão; pode haver exantema discreto.

- **Liquor**: **claro**, aumento moderado de células (50-500), predomínio de linfomonócitos, glicose normal, proteína normal ou levemente aumentada; bacterioscópico negativo. *Importante:* no início pode haver predomínio de neutrófilos, mas a repetição do liquor 8-12 horas depois mostra a viragem para linfócitos (não atribuir ao antibiótico eventualmente aplicado).
- Leucograma inexpressivo e VHS < 30 junto com o quadro clínico benigno autorizam a espera sem antibiótico.

O processo da decisão terapêutica

1. Não é obrigatória a hospitalização. Em muitos casos, uma única aplicação de dimenidrato por via IV (Dramin B_6 LD) associado à Novalgina por via IV e algumas horas de observação são suficientes.
2. Se houver maior preocupação, hospitalizar: a) deitar o paciente com a cabeça um pouco elevada; b) evitar super-hidratação; c) antitérmico/analgésico; d) observação sem antibiótico.

4. Meningoencefalites Virais

O que é – doença infecciosa viral inflamatória não supurativa do cérebro (**encefalite**), meninges (**meningite**) e medula espinhal (**mielite**), as quais podem apresentar-se isoladamente ou estar associadas a uma **encefalomeningomielite**.

Classificação etiopatogênica

1. **Encefalites agudas primitivas** – nas quais há um parasitismo direto do sistema nervoso central; o vírus multiplica-se no interior dos neurônios, provocando um processo inflamatório difuso do cérebro, podendo ser evidenciadas inclusões virais intraneuronais. Poliomielite, raiva, arbovírus (Coxsackie, ECHO), herpes tipo 1.
2. **Encefalites perivenosas ou pós-infecciosas** – nas quais o vírus não está presente no interior do sistema nervoso central. Há um processo de desmielinização ao redor de pequenos vasos cerebrais, consequente a um mecanismo imunoalérgico, geralmente após uma doença viral eruptiva (sarampo, rubéola, varicela). Geralmente quadros mais benignos.

CONDUTA DIAGNÓSTICA

1ª etapa Quando suspeitar – encefalopatia aguda

Quadro infeccioso agudo com febre e cefaleia com alterações importantes da consciência e manifestações neurológicas focais.

2ª etapa Quadro clínico

A instalação dos sinais e sintomas é súbita, rapidamente progressiva e geralmente ocorre dentro de um contexto febril.

Sinais e sintomas mais frequentes:

1. **Distúrbios da consciência** – sempre presentes, em graus variáveis. Geralmente, iniciam-se por um estado confusional, alucinações ou agitação psicomotora, evoluindo progressivamente para coma. Eventualmente, o coma pode instalar-se subitamente, inaugurando o quadro.
2. **Convulsões** – frequentes porém não obrigatórias; geralmente crises generalizadas; gravidade variável: desde episódios isolados de curta duração até estado de mal.
3. **Sinais neurológicos anormais** – geralmente presentes; habitualmente bilaterais e difusos, mas podem predominar em um dimídio ou em um segmento. Compreendem sinais piramidais, movimentos anormais coreoatetósicos, mioclônicos, ataxia, eventualmente sinais neurológicos focais (hemiplegias ou afasias).
4. **Sinais e sintomas gerais** – febre geralmente presente em grau e duração variáveis; cefaleia, náuseas, vômitos e dor abdominal, principalmente nas fases iniciais.
5. Sinais de **irritação meníngea**.
6. **Comprometimento medular** (mielite) – paraplegia flácida, distúrbio da sensibilidade, abolição de reflexos, distúrbios esfincterianos: retenção urinária. Pode ocorrer nas doenças eruptivas da infância.

Evolução – sempre prolongada;
sequelas: problemas de comportamento.

3ª etapa Exames subsidiários

Liquor (exame essencial para o diagnóstico) – pleocitose com padrão linfomonocitário, proteínas discretamente aumentadas com glicose e cloretos normais. Nos casos duvidosos, complementar com eletroforese das proteínas do liquor que podem mostrar um aumento oligoclonal das gamaglobulinas como única anormalidade.
Bacterioscópico e cultura negativos.

Ressalva: (1) o liquor pode estar normal nas fases iniciais (não exclui o diagnóstico); (2) algumas meningites por enterovírus podem apresentar aumento das células à custa de neutrófilos no 1º exame de liquor, mas ocorre rápida "viragem" (em 6-24 horas) para predomínio de linfomonócitos (os quais não podem ser atribuídos aos antibióticos pelo tempo insuficiente de ação); (3) meningoencefalite com predomínio de linfócitos mas com glicose baixa no liquor – obrigatório suspeitar de tuberculose.

Hemograma – sugestivo de infecção viral (não supurativo) e VHS inexpressiva (inferior a 30mm).

Eletroencefalograma – sofrimento cerebral difuso (sugestivo, mas inespecífico).

4ª etapa Aprofundamento etiológico

Meningite asséptica *vs.* encefalite aguda – na encefalite ocorre distúrbio importante e prolongado da consciência, por mais de 12 horas.

Encefalite aguda *vs.* encefalopatia aguda não infecciosa (tóxica: Pb, Co, álcool, plantas; metabólica: diabetes, hipoglicemia; vascular: hipertensão; síndrome de Reye = degeneração gordurosa do fígado; causas desconhecidas).
Na encefalite ocorre pleocitose liquórica.

DIAGNÓSTICO ETIOLÓGICO PRESUNTIVO (CORRELAÇÃO CLINICOEPIDEMIOLÓGICA)

Poliomielite – forma clínica de meningite asséptica ou encefalítica; imunização ausente ou incompleta com vacina.

Enterovírus (ECHO e Coxsackie) – doenças febris de verão com vômitos e diarreias. Bom estado geral, comprometimento da consciência leve (torpor) ou mais acentuado ou mais profundo (confusão mental), mas transitório. Liquor claro com predomínio de linfócitos.

Arbovírus – vetor: mosquito, embora mais frequente na zona rural, podem ocorrer epidemias em zonas suburbanas e urbanas.

Caxumba – geralmente meningite asséptica com cefaleia e vômitos, inflamação das parótidas atual ou recente, hemograma não supurativo, VHS < 30 e amilasemia elevada; liquor característico com glicose ligeiramente diminuída e proteína aumentada.

Sarampo – a vacinação fez quase desaparecer esse problema.

Varicela – distúrbios do equilíbrio (quadro atáxico por cerebelite); déficits focais motores agudos.

Raiva – encefalomielite (alterações da consciência e do comportamento, convulsões, aero e hidrofobia) fatal. Antecedente de mordedura, liquor pouco alterado; córnea-teste (pesquisa de anticorpos fluorescentes no esfregaço da córnea do doente).

Mononucleose – meningoencefalite com alteração da consciência, convulsões, transtorno de linguagem. Alta porcentagem de linfócitos atípicos ao hemograma; provas sorológicas.

Coriomeningite linfocitária benigna – mais frequente no inverno e transmitida por roedores; glicorraquia normal ou diminuída (confusão com tuberculose).

Herpes – em adolescentes, pode apresentar-se como uma síndrome tumoral: manifestações neurológicas focais (convulsões localizadas, hemiplegias), alteração de nervos cranianos, comportamento bizarro. Herpes 2 – meningite asséptica benigna ou encefalite grave, em crianças. Herpes B – encefalomielite.

Na **encefalite** herpética HSV1 – EEG: pontas periódicas temporais; após alguns dias de evolução, tomografia ou ressonância: lesões necróticas e hemorrágicas do lobo temporal, uni ou bilateralmente.

Encefalopatia progressiva – início aos 6 meses de idade com regressão do desenvolvimento, sinais de liberação do piramidal, parada do crescimento cefálico.

CONDUTA TERAPÊUTICA

1. O tratamento é basicamente o de suporte.
2. Doentes com quadros benignos necessitam apenas de analgésicos. Casos graves requerem hospitalização e até cuidados intensivos (UTI).
3. Hidratação e reposição de eletrólitos cuidadosas. Na suspeita de secreção inadequada de hormônio antidiurético, restringir líquidos.
4. Cuidados com a pele, evitando-se escaras em pacientes torporosos e comatosos.
5. Antitérmicos para controlar a febre, avaliação da função vesical, contenção no leito, evitando-se traumatismos devido à agitação, por meio de colchões.
6. Diazepínicos podem ser úteis para sedação.
7. Hidantoinatos, barbitúricos e diazepam são os mais utilizados no controle das convulsões.
8. Entubação, traqueostomia e uso de ventiladores mecânicos podem ser necessários.
9. Em pacientes com papiledema ou hipertensão intracraniana acentuada, o uso de soluções hipertônicas, tais como manitol, glicerol ou ainda corticoides, pode ser necessário.
10. Casos fortemente suspeitos de encefalite por herpes-vírus – aciclovir 10mg/kg/dose, 8 em 8 horas, durante 14-21 dias, por via IV.

PROGNÓSTICO

Devido ao grande polimorfismo clínico, o prognóstico poderá ser bom, sem sequelas, como nas meningites assépticas, ou deixar graves sequelas como paralisias, deficiência intelectual, crises convulsivas, disfasias, disfunções motoras ou psíquicas.

5. Meningoencefalite Tuberculosa

Casos ilustrativos

<u>**Caso 1**</u> – nissei de 1 ano e meio com febre há 10 dias. Exame de urina foi sugestivo de infecção urinária, tendo-se iniciado o tratamento. Reação de Mantoux solicitada na mesma época foi positiva, 12mm. Subitamente, a criança teve uma convulsão tônico-clônica prolongada e entrou em coma. Liquor com aumento de células à custa de linfócitos, aumento das proteínas e diminuição da glicose. Radiografia de tórax: aparentemente normal.

O que é MENINGOENCEFALITE TUBERCULOSA – meningoencefalite causada pelo *Mycoplasma tuberculosis* (bacilo de Kock) que é levado ao sistema nervoso central por via hematogênica e provoca a formação, nas meninges, de um pequeno tuberculoma que posteriormente se rompe.

1ª etapa Quando suspeitar

Crianças que convivam com tuberculosos ou tenham tido viragem recente do Mantoux e que apresentem queda do estado geral e alterações no comportamento e/ou **quadro neurológico atípico e bizarro**, de instalação **subaguda**.

2ª etapa Quadro clínico

Início – Período prodrômico prolongado (2-4 semanas) com sintomatologia inespecífica:

1. Febre baixa, mal-estar, fraqueza, anorexia.
2. Alterações do humor (apatia, irritabilidade).
3. Distúrbios de comportamento (indiferença aos brinquedos).
4. Emagrecimento e prejuízo do estado geral.

Variantes

1. Início agudo com febre e sinais de comprometimento meníngeo indiferenciáveis das meningites bacterianas, especialmente no 1º ano de vida.
2. Início agudo com distúrbios rapidamente progressivos da vigília, coma precoce (que pode ser consequente a uma hidrocefalia aguda).
3. (Mais raro) Início com sinais neurológicos aparentemente isolados (paralisia oculomotora, hemiplegia aguda, paraplegia, cegueira).

3ª etapa Comprovação laboratorial

Liquor:

1. É elemento fundamental para o diagnóstico.
2. No início da sintomatologia: liquor transparente, glicose normal, pode haver predomínio de neutrófilos, especialmente em lactentes (repetir o exame após 1 semana).
3. No fim da 1ª semana: opalescente, pleocitose moderada (50 a 500 células/mm³) com predomínio linfocitário, aumento progressivo das proteínas e redução progressiva da glicose, cloretos baixos; formação de um delicado retículo fibrinoso (este pode surgir, 24 a 48 horas depois, no liquor deixado em repouso). Exame bacterioscópico: pode revelar bacilos ácido--álcool resistentes (pesquisar no retículo de fibrina), mas é negativo na grande maioria dos casos; a cultura específica também tem baixo rendimento; a inoculação em cobaia é processo mais sensível mas muito demorado, o que impede sua utilização clínica.

Radiografia de tórax: a) muito importante para o diagnóstico presuntivo; b) alterada (complexo primário, disseminação miliar) em 80% dos casos; c) radiografia normal não afasta o diagnóstico.

Reação tuberculínica (PPD): se positiva (viragem recente), é muito importante para o diagnóstico, mas teste negativo não afasta.

Teste do BCG: em crianças não vacinadas previamente, a aplicação do BCG ID pode ser útil para o diagnóstico – é sugestivo o aparecimento de pápula de 5mm ou mais, no local de injeção, nas primeiras 24-48 horas.

Pesquisa de BK no suco gástrico: eventualmente positivo.

CONDUTA TERAPÊUTICA

1. Necessidade de tratamento **precoce**, começando até mesmo com diagnóstico ainda presuntivo (não esperar a confirmação) como única chance de melhorar o prognóstico.
2. Cuidados gerais de acordo com a fase do processo; fisioterapia.
3. **Quimioterapia específica antituberculose** (ver **Tuberculose**) – 2 primeiros meses: HRZS; 4 meses de HR; na 1ª semana: dexametasona por via IV ou IM; depois: prednisona durante 3-4 semanas.

6. Raiva

O que é – doença infecciosa aguda do sistema nervoso central (encefalomielite) causada por um RNA-vírus neurotrópico, do grupo *Rhabdovirus* e eventualmente transmitida ao homem por seu principal vetor – o cão.

COLÓQUIO

1. **Quem transmite a raiva para o homem**?
   Os **cães** são os maiores responsáveis; secundariamente, os gatos e outros mamíferos. Nas zonas rurais e silvestres, é importante a participação do morcego.

2. **Como ocorre a transmissão ao homem**?
   Habitualmente há penetração dos vírus presentes na saliva de animais infectados por meio de soluções de continuidade da pele produzidas por mordeduras ou através de mucosas, mesmo íntegras.
3. **Qual o período de transmissão**?
   Os cães eliminam vírus na saliva a partir de 3 a 5 dias antes de se iniciarem os sintomas da doença; acredita-se que o morcego possa excretar o vírus na saliva durante um período prolongado (até 1 ano) antes de adoecer e morrer.
4. **Há transmissão inter-humana**?
   A transmissão por meio da saliva de pessoas doentes é teoricamente possível, mas nunca foi verificada.
5. **Os roedores transmitem a raiva**?
   Não tem havido casos em nosso meio.
6. **Existe perigo na ingestão de leite de animais raivosos ou no fato de as crianças comerem restos de alimentos ou tomarem água em vasilhas utilizadas por cães raivosos**?
   Não oferece nenhum perigo.

CONDUTA DIAGNÓSTICA

1ª etapa Diagnóstico clínico

Diante de quadro clínico sugestivo, é fundamental a história de acidente com um animal suspeito.
Período de incubação dura em média de 2 a 3 meses.
Hidrofobia + aerofobia = patognomônico de raiva.

2ª etapa Quadro clínico

1. Pródromos – febre, cefaleia, mal-estar, náuseas, alterações da sensibilidade no local da mordedura. Duração de 2 a 5 dias.
2. **Fase de agitação** – insônia, agitação psicomotora intensa, disfagia. Ao exame físico: hiper-reflexia, dilatação de pupilas, sudorese, taquicardia.
   Períodos de lucidez alternando com delírio.
   Pesquisar os principais sinais da doença:
   - **Hidrofobia** = contrações espasmódicas dos músculos da deglutição e dos acessórios da respiração provocadas pela tentativa de ingestão ou simples visão de líquidos, podendo ocorrer cianose e apneia.
   - **Aerofobia** = contrações semelhantes mas provocadas por movimentação brusca do ar (pesquisa-se agitando algum objeto ou soprando próximo ao rosto do paciente).
3. **Fase paralítica** – paralisia progressiva, diminuição gradativa do estado de consciência, colapso vascular periférico e óbito. Em alguns casos de raiva, principalmente quando transmitida por morcegos, ocorre somente quadro paralítico com manifestações de paralisia ascendente do tipo Landry.
   O curso da doença até o óbito dura usualmente no **máximo 5 a 6 dias.**

3ª etapa Como se manifesta a raiva no CÃO?

Período de incubação (PI) – 15 a 90 ou mais dias; menor nos cães jovens.

Início – inapetente, agitado, intranquilo, morde tudo que aparece em sua frente, foge de casa e retorna, perversão do paladar (come tudo o que encontra). **Nem sempre baba e toma bem a água**. A agitação ocorre em crises. Modificação do timbre da **voz** que assume caráter bitonal característico.

Evolução para morte em 4-5 dias.

4ª etapa Como se manifesta a raiva no GATO?

1. PI mais curto do que no cão.
2. Forma clínica predominante – furiosa ou agitada.

Quinta Parte

A CRIANÇA COM FRAQUEZA MUSCULAR (Síndrome da Criança Hipotônica)

Hipotonia = dificuldade de manter controle postural e de movimentos contra a gravidade.

Fraqueza = a força máxima que a criança pode gerar está abaixo do normal.

O **bebê hipotônico** (*floppy infant*) tem hipotonia, atraso de desenvolvimento motor e controle dos movimentos deficiente.

SUMÁRIO INICIAL

Responda a estas questões:

1. Quando os sintomas apareceram?
2. A doença é estática ou progressiva?
3. A doença é muscular ou existem evidências de comprometimento cerebral?

Hipotonia desde o nascimento ou que aparece nas primeiras semanas de vida

SÍNDROME DO RN HIPOTÔNICO

Postura bizarra ou não usual.

Diminuição da resistência à movimentação passiva das articulações. Aumento da amplitude dos movimentos.

RN – redução da movimentação ativa.

1º) Hipotonia de origem central (afecção do SNC) = hipotonia no contexto de encefalopatia com múltiplas manifestações.
vs **neuromuscular** = hipotonia, fraqueza e hiporreflexia.

2º) Principais afecções neuromusculares.
NEUROGÊNICAS – doença de WERDNIG-HOFFMANN.
MIOGÊNICAS

1. **Distrofia muscular congênita.**
2. **Distrofia miotônica.**
3. Miopatias estruturais.
4. Miastenia neonatal.
5. Glicogenoses (tipo II = Pompe).
6. **Hipotonia congênita benigna.**

3º) Doenças complexas acompanhadas de hipotonia

1. Com convulsões: aminoacidopatias.
2. Com hepatoesplenomegalia, icterícia e catarata: galactosemia.
3. Com fácies mongoloide: síndrome de Down.
4. Com letargia, língua grande e protrusa: hipotireoidismo.
5. Com sucção fraca (necessita de gavagem): síndrome de Prader-Willi.
6. Com acidose tubular, catarata e glaucoma: síndrome de Lowe.

Hipotonia que aparece durante o desenvolvimento de uma criança normal
(FRAQUEZA MUSCULAR NA CRIANÇA)

FRAQUEZA MUSCULAR **AGUDA** (de instalação brusca)

1. Paralisia flácida assimétrica em vacinação Sabin – **poliomielite vacinal**.
2. Paralisia flácida simétrica dos membros inferiores. LCR: dissociação albuminocitológica – **polirradiculoneurite**.
3. Paralisia dos membros inferiores, deficiência sensitiva e distúrbios esfincterianos. Com dor bucal intensa e espinha rigidamente estendida – **mielite** (mielopatia) **transversa; abscesso epidural espinhal**.
4. Mau estado geral, fraqueza generalizada, dor muscular, lesões dermatológicas – **(dermato)miosite aguda** (rara).
5. Lactente < 6 meses, constipação seguida de fraqueza muscular descendente e progressiva; melhora após 1-4 semanas – **botulismo infantil**.
6. Hemiplegia de aparecimento rápido em criança menor de 3 anos (precedida de IVAS, traumatismo cranioencefálico, lápis enfiado no fundo da garganta).
   Hemiplegia aguda (vasculite cerebral → trombose da carótida interna ou da cerebral média).

FRAQUEZA MUSCULAR **PERIÓDICA**
(geralmente desencadeada por exercícios fortes)

1. **Paralisia familiar** (hipocalêmica, hipercalêmica, normocalêmica).
2. Com emissão de **urina escura**: glicogenoses tipo V (deficiência de fosfofrutocinase e mioglobinúria paroxística idiopática).

FRAQUEZA MUSCULAR DE EVOLUÇÃO **CRÔNICA**

1. Se o início ocorre antes dos 2 meses com fraqueza (proximal) dos membros inferiores e expressão facial preservada: amiotrofia espinhal progressiva infantil (forma grave) = doença de Werdnig-Hoffmann (óbito antes dos 2 anos de idade).
2. Início entre 8 e 12 meses, chega a sentar mas não a andar = amiotrofia espinhal progressiva infantil (forma **intermediária**). Sobrevida superior a 4 anos.
3. Início entre 2 e 3 anos, "levantar miopático" e "andar de pato": **distrofia muscular progressiva** (DMP) tipo Duchenne. Fazer o diagnóstico diferencial com amiotrofia espinhal progressiva infantil (forma leve) = doença de Wohlfart-Kugelberg-Welander (W-K-W) e com neuropatias periféricas crônicas hereditárias que comprometem a musculatura **distal** dos membros inferiores (fraqueza e atrofia), ao contrário das anteriores, que atingem a musculatura proximal (cintura pélvica).
4. Escolar ou adolescente com fraqueza muscular **proximal** – a) pense em **polimiosite** (fraqueza simétrica das cinturas escapular e pélvica, rapidamente progressiva) ou **dermatomiosite** (idem + edema e eritema facial); b) faça diagnóstico diferencial com DMP **forma benigna** (Becker) só em meninos ou **forma infantil** (qualquer sexo); c) se a fraqueza muscular com atrofia é **distal** com deformidades dos pés – **neuropatia periférica crônica hereditária**; d) considere **glicogênese** tipo II (Pompe).
5. Fraqueza muscular que piora no fim do dia e ptose palpebral **= miastenia grave**.
6. Dificuldade na marcha com paraparesia **espástica = paralisia espasmódica familiar** (Strumpell).
7. Dificuldade para correr ou trepar (fraqueza flácida ou espástica de uma ou mais extremidades) + dor persistente difusa no dorso e membros + (posteriormente) distúrbio esfincteriano = **tumor intrarraquidiano**.
8. Adolescente com debilidade espástica assimétrica associada a ataxia cerebelar, diplopia e perda de visão; evolução recidivante com períodos de remissão completa = **esclerose múltipla**.

Deficiência motora focal por distúrbios VASCULARES do cérebro

1. Trombose venosa cerebral dos seios durais.
2. Trombose arterial.
3. Embolia cerebral.
4. Hemorragia intracraniana.

1. Criança Hipotônica (Fraqueza Muscular)

1º) Consequente ao comprometimento do SNC = causa central (é a mais frequente)

Criança com vários sintomas e sinais ligados ao SNC – torpor, dificuldade de sucção, falta de resposta a estímulos, convulsões, distúrbios metabólicos, além de fraqueza (é mais um sintoma, não a manifestação essencial) que predomina na região axial enquanto os membros se movimentam.

Evolui para atraso global do desenvolvimento com prejuízo intelectual.

A hipotonia pode evoluir para espasticidade.

2º) Doenças **neuromusculares** (hereditárias)

Hipotonia generalizada desde o nascimento.

Evolui para atraso do desenvolvimento motor.

- **Amiotrofia espinhal infantil** (a mais frequente)
  Tipo I = doença de Werdnig-Hoffmann
  Início precoce, gravíssima.
  Tipo II = intermediária
  Normal no 1º semestre, início da fraqueza no 2º semestre, evolução mais lenta mas grave.
  Tipo III = "benigna"
  Início aos 18 meses; comprometimento moderado ou progressão rápida para invalidez na adolescência.
  Existe teste molecular para o diagnóstico, inclusive pré-natal.
  Na criança maior, doença semelhante é a distrofia muscular de Duchenne, de herança ligada ao sexo.
- **Distrofia muscular congênita** (DMC)
  Fraqueza muscular desde o nascimento ou no 1º ano de vida.
  Existem formas com comprometimento muscular exclusivo e outras com comprometimento cerebral e ocular.
  Biópsia muscular: padrão distrófico.
- **Exames** úteis nas doenças neuromusculares:
  Eletromiografia, biópsia muscular, dosagem de creatinofosfoquinase (CK). Diagnóstico molecular na amiotrofia espinhal infantil e distrofias musculares congênitas.

CRIANÇA COM FRAQUEZA MUSCULAR (HIPOTONIA)

1ª etapa Recorde os dados básicos

O desempenho da **atividade muscular voluntária** depende de um **sistema** neuromuscular íntegro em que há integração de duas unidades.

Unidade neuromotora (UNM) **superior = piramidal**
Descendente **cérebro-medula** – 1º) cérebro (córtex e suas conexões: gânglios da base, cerebelo); 2º) desce pela medula; 3º) cruza a medula (decussação); 4º) corno anterior da medula.

Unidade neuromotora (UNM) **inferior = periférica**

Do corno anterior da medula até o músculo esquelético: 1ª) raiz espinhal motora da medula; 2ª) plexos braquial ou lombossacral; 3ª) nervos periféricos; 4ª) junção neuromuscular; 5ª) músculos esqueléticos.

2ª etapa Disfunção do sistema neuromotor

Expressa-se basicamente por **fraqueza muscular *global* com estado de consciência normal.**

Exceção: lesão do **cerebelo** expressa-se por **ataxia**.

3ª etapa Como reconhecer

A manifestação da **fraqueza muscular** depende da **idade** e do nível de **desenvolvimento** da criança:

Lactente no 1º semestre – diminuição da atividade e dos movimentos espontâneos; não mais consegue sustentar a cabeça; perda da estabilidade do tronco.

Lactente no 2º semestre – atraso na aquisição ou perda da capacidade de sentar, rolar, levantar.

Crianças no 2º ano de vida – andar desajeitado, quedas frequentes, corrida lenta e claudicante, subir escada rastejando.

4ª etapa Disfunção da UNM: superior *vs.* inferior

Fraqueza por disfunção da UNM **superior** (lesão **piramidal**):

a) hipertonia = tono muito aumentado (**espástico**);
b) hiper-reflexia = reflexos tendíneos muito aumentados (clono);
c) sinal de Babinski: positivo;
d) marcha espástica ("em tesoura").

Passe, em seguida, para a **5ª etapa**.

Fraqueza por disfunção da UNM **inferior**:

a) hipotonia = tono muito diminuído (**flácido**);
b) arreflexia = reflexos tendíneos ausentes;
c) atrofia muscular;
d) Babinski negativo;
e) fasciculações – nas lesões do corno anterior.

Passe em seguida para a **6ª etapa**.

5ª etapa Lesão da UNM superior – localização

Córtex cerebral – fraqueza hemiplégica + deficiência sensorial nos membros afetados.

A hemiplegia ocorre no lado oposto ao da lesão cortical. Se a lesão é parassagital bilateral: fraqueza bilateral dos membros inferiores.

Medula espinhal – fraqueza **bilateral** (mas assimétrica):

a) **Cervical**:
- fraqueza de ambos os membros;
- nível de perda da sensibilidade estende-se aos membros inferiores.

b) **Toracolombar**:
- fraqueza de ambos os membros;
- nível de perda da sensibilidade estende-se aos membros superiores.

c) **Lesão unilateral**: síndrome de Brown-Sequard = dissociação motora sensorial:
- do mesmo lado (e abaixo) da lesão: fraqueza + perda de sensação vibratória e de posição;
- do lado oposto (e abaixo) ao da lesão: perda da sensação de dor e de temperatura.

d) Porção **caudal** = cone medular + cauda equina:
- cone medular – início brusco de fraqueza moderada bilateral, simétrica e precocemente: retenção urinária e incontinência fecal e perda sensorial sacral baixa e perianal;
- **cauda equina** – fraqueza acentuada, assimétrica, início gradual e deficiências sensoriais assimétricas e dor radicular.

Observação: a interrupção aguda, brusca, da unidade neuromotora inferior (trato piramidal) pode ser seguida de um período de **choque espinhal** com paralisia flácida e arreflexia, que pode simular a síndrome do neurônio inferior. Valorizar níveis sensoriais ou anormalidades do tronco.

Andar, tipo marcha com os joelhos altos: paralisia da dorsoflexão do tornozelo.

Andar gingado com lordose toracolombar: fraqueza muscular proximal do membro inferior.

6ª etapa Lesão da UNM inferior – localização

Corno anterior da medula – não há deficiências sensitivas, mas sim perda precoce dos reflexos.

Nervos periféricos (desnervação) – atrofia muscular; fibrilações e fasciculações da superfície ventral da língua; perda da sensibilidade distal.

Junção neuromuscular – predominam paralisias dos nervos cranianos (não há fraqueza muscular sem envolvimento dos nervos cranianos). Reflexos tendíneos conservados; não há déficits sensoriais.

Muscular – fraqueza dos membros é predominantemente proximal e acompanhada de hiporreflexia. Sensibilidade normal.

7ª etapa À procura da etiologia

1º passo Idade de apresentação

a) **Neonatal**: miastenia neonatal (autolimitada até os 6 meses); hidrocéfalo e anomalias congênitas; doença de Werdnig-Hoffmann (WH).

b) **1º semestre**: botulismo; paralisia periódica hipercalêmica (PPH), poliomielite.

c) **2º semestre**: hidrocéfalo e anomalias, WH, botulismo, PPH, poliomielite.

d) **1 ano**: hidrocéfalo e anomalias, PPH, poliomielite, distrofia muscular (DM) de Duchenne.

e) **1 ano e meio**: hidrocéfalo e anomalias, síndrome de Kugelberg-Welander (KW), PPH, polirradiculoneurite (PRN), poliomielite, DM de Duchenne, dermatomiosite.

f) **2 anos**: hidrocéfalo e anomalias, KW, miastenia grave, PRN, poliomielite, DM de Duchenne, DM de Becker, DM, doença de Charcot-Marie-Tooth (CMT), PPH.

g) **3 anos**: paralisia periódica hipocalêmica (PPH; todos os itens anteriores ao item f).

h) **5 anos**: hidrocéfalo e anomalias, KW, miastenia, PPH, PRN, poliomielite, DM de Duchenne, DM de Becker, DM, CMT.

i) **10 anos em diante**: hidrocéfalo e anomalias, KW, miastenia, PPH, PRN, poliomielite, DM de Becker, DM, CMT.

2º passo Deterioração aguda *vs.* evolução lenta

Instalação aguda (súbita)

a) Vascular/hemorrágicas: malformação arteriovenosa, hematoma epidural.

b) Infecciosas: poliomielite, miosite viral.

c) Desmielinizantes: PRN, mielite transversa.

d) Toxicometabólicas: botulismo, envenenamento por organofosfato, picada de carrapato.

Fraqueza lentamente progressiva

1. Heredodegenerativas: WH, DM de Duchenne, de Becker, fascioescapuloumeral, neuropatia neurossensorial de CMT.
2. Neoplásticas: *1º grau* – meduloblastoma, glioma da medula espinhal, meningioma parassagital; *2º grau* – sarcoma, linfoma, neuroblastoma.
3. Congênitas: hidrocéfalo, Chiari, impressão basilar/platibasia, disrafismos.

3º passo Eventos precedentes ou coincidentes

Febre, *rash*, perda de peso, medicamentos, vacina, picada de carrapato, tóxicos.

4º passo Antecedentes familiares

– consanguinidade, doenças neuromusculares.

5º passo Dados de exame físico

Pele: *rash* na face, manchas café com leite; dorso: escoliose, tufos de pelo, sino dermoide; artrite ou contratura das juntas; pés tortos; hepatoesplenomegalia, alterações cardiopulmonares.

8ª etapa Investigação laboratorial

Se há evidências de lesão da UNM **superior**:
a) ressonância magnética; b) liquor; c) enzimas lisossômicas específicas.

Se há evidências de lesão da UNM **inferior**: a) dosagem sérica de creatinocinase (CK) – aumentada nas miopatias; b) eletromiografia e condução nervosa distinguem miopatia × neuropatia (desnervação); c) estimulação repetitiva do nervo identifica os distúrbios da junção neuromuscular (miastenia × botulismo); d) biópsia muscular (doenças miopáticas × neurogênicas).

9ª etapa Principais causas

Lesão da UNM superior
– interrompe a via descendente cérebro-medula.

Malformações congênitas

Hidrocéfalo – quadriparesia ou paraparesia espástica lentamente progressiva em crianças maiores com ataxia e deficiência oculomotora.

Impressão basilar e platibasia (alterações da base do crânio e coluna cervical posterior)
– manifestações cerebelares + espinhais.

Disrafismo – podem tornar-se sintomáticas na 1ª, 2ª ou 3ª décadas da vida – distúrbios da marcha ou da coordenação.

Klippel-Feil – anomalias da espinha cervical e siringomielia – disfunção piramidal.

Chiari tipo I – quadriparesia espástica, ataxia do tronco, nistagmo, disfunção dos nervos cranianos inferiores.

Lesão de **massa** – fraqueza contralateral dos membros:

a) Tumor, abscesso, malformação vascular.

b) Coleções:
   (1) Empiema subdural acompanhado de febre ou convulsões.
   (2) Hematoma subdural.
   (3) Hematoma epidural pós-traumatismo: fraqueza unilateral progressiva dos membros – urgência!

Compressão ou infiltração da medula espinhal – urgência! Compressão por abscessos ou hematomas no espaço peridural: parestesia progressiva.

Mielite transversa aguda – desmielinização intramedular – dor nas costas e fraqueza de progressão rápida acompanhada de um nível exato de perda da sensibilidade e retenção urinária.

Esclerose múltipla – aparece depois dos 10 anos; deficiência neurológica multifocal iniciada com distúrbio da marcha e evolução com remissões e recaídas.

Doenças neurológicas heredodegenerativas – algumas podem afetar concomitantemente as unidades superior (vias nervosas centrais) e inferior (nervos periféricos).

Lesão de UNM inferior

Corno anterior da medula

a) Atrofia muscular espinhal progressiva – (1) precoce: Werdnig-Hoffmann; (2) tardia: Kugelberg-Welander.
b) Poliomielite (paralisia infantil).
c) Toxina diftérica – chumbo, arsênico.
d) Hereditárias – a mais frequente é a de Charcot-Marie-Tooth que surge no escolar ou no adolescente: fraqueza muscular simétrica distal (marcha com os joelhos altos).

Junção neuromuscular – (1) miastenia do lactente; (2) miastenia grave; (3) paralisia do carrapato; (4) inseticidas organofosforados; (5) curare.

Músculo

a) Distrofia muscular progressiva: (1) Duchenne – atrofia pseudo-hipertrófica, aparece aos 3-4 anos; (2) Becker – aparece na 2ª década, evolução lenta; (3) distrofia da cintura pélvica ou da escapuloumeral: distribuição característica da paralisia; (4) miopatia congênita: hipotonia.
b) Paralisia periódica (episódios súbitos, frequentes e intensos, que ocorrem no período de descanso pós-exercício) por distúrbio do metabolismo do K (hiper ou hipocalemia).
c) Miopatias miocondriais (raras) por defeitos metabólicos da fosforilação oxidativa ou da cadeia citocromo.
d) Colagenose – dermatomiosite (com *rash* violáceo na face).
e) Miosite infecciosa – bactérias, vírus, fungos, parasitas.

10ª etapa Localização da doença na UNM

Solicitar CK sérico, eletromiograma, estudo da condução do nervo, biópsia do músculo, neuropediatra.

Distúrbios do neurônio motor (central)

Fraqueza muscular, atrofia muscular, fasciculações, sem distúrbios sensoriais.

1. **Atrofias espinhais musculares hereditárias** – fraqueza muscular, hipotonia, atrofia, arreflexia (com aumento do tecido adiposo) e fasciculações da língua. Formas graves (Werdnig-Hoffmann), menos graves e moderadas (Kugelberg-Welander).
2. **Paralisia infantil.**

Neuropatias

Fraqueza + distúrbios da sensibilidade (sensoriais).

a) Mais frequentes – hereditárias – **Charcot-Marie-Tooth**: fraqueza muscular com pouca queixa de sensibilidade (fraqueza distal dos membros, atrofia muscular e deformidade dos pés).
b) **Inflamatórias** – polineuropatias desmielinizantes, multifocais (eletrodiagnóstico). Clínica: fraqueza simétrica, parestesia, insensibilidade, arreflexia. Polineuropatia inflamatória desmielizante: aguda = **síndrome de Guillain-Barré**, crônica (continua a progredir depois de 8 semanas; responde à prednisona).
c) Outras: metabólicas e degenerativas.

Distúrbio da função neuromuscular

- Lactentes com fraqueza generalizada e hipotonia.
- Crianças com fraqueza proximal, ocular ou bulbar.

1. **Distúrbios miastênicos:**
   - **Miastenia transitória neonatal** – fraqueza, choro fraco e dificuldade de alimentar. Início antes dos 3 dias, recuperação entre 2 e 3 semanas.
   - Miastenia autoimune **(miastemia grave juvenil)** – fatigabilidade muscular, ptose, diplopia, fraqueza dos membros.
2. **Botulismo do lactente** – fraqueza, choro fraco, dificuldade de alimentar, ptose palpebral. Tem sido relacionado ao mel.

Distúrbios do músculo (miopatias)

Fraqueza indolor, reflexos tendíneos presentes, CK aumentado.

1. **Distrofias musculares** (hereditárias, progressivas, devastadoras) – congênita ou do pré-escolar.
2. **Distrofia miotônica** (não há relaxamento depois da contração); associada com distúrbios endócrinos.
3. **Miopatias metabólicas** (frequentemente com câimbras causadas pelo exercício).

11ª etapa

Agora, ver capítulo Criança Hipotônica e siga o caso com um **neuropediatra**.

2. O Recém-Nascido Hipotônico

Hipotonia = deficiência na habilidade de sustentar o controle postural e de efetuar movimentos contra a gravidade.

O pediatra deve iniciar a investigação com a participação do **neuropediatra**.

1ª etapa Quando suspeitar

1. Postura bizarra ou não habitual. O bebê jaz deitado com os membros abduzidos e estendidos.
2. Diminuição da resistência à movimentação passiva das articulações.
3. Aumento de amplitude dos movimentos.
4. RN – redução da movimentação ativa.
5. Observar a postura: a) lactente em decúbito dorsal, puxá-lo pelos braços para fazê-lo sentar – a cabeça cai livremente; b) fazer a suspensão ventral horizontal apoiando a mão do examinador sob o tórax: o bebê adota a posição de U invertido, sem esboçar reação (ver figura VI-5).

2ª etapa Hipotonia central *vs.* periférica

Lembretes

RN hipotônico com Apgar baixo – considerar sepse.

RN saudável que desenvolve hipotonia após 12-24h – erro inato do metabolismo.

1. Afecções do **sistema nervoso central** (60-80%).
   Alerta: alteração do nível de consciência.
   a) Por lesão cerebral (hipóxia) acarretando quadro evolutivo que leva da hipotonia à hipertonia e hiper-reflexia.
   b) Por lesão genética ou metabólica – é estática, não piora com o tempo mas pode tornar-se mais evidente com a idade; não evolui para hipertonia nem hiper-reflexia.
2. Afecções neuromusculares – sistema nervoso periférico e/ou músculos.
   Alerta – criança alerta com fraqueza muscular profunda e arreflexia. Dificuldade respiratória e alimentar, movimento ocular prejudicado.
   Na atrofia muscular espinhal: fasciculação da língua.
   Na distrofia muscular: parto difícil com atonia uterina; no aperto de mão, a mãe tem dificuldade em relaxar sua mão.

HIPOTONIA DE ORIGEM CENTRAL *vs.* POR DOENÇAS NEUROMUSCULARES

HIPOTONIA DE ORIGEM CENTRAL (60-80%)

1. Problemas significativos na gestação, parto, período neonatal.
2. Dismorfias faciais e malformações somáticas e oculares.
3. Macro e microcefalia.
4. A hipotonia acompanha-se de vários sinais de comprometimento do SNC, inclusive da consciência (letargia, não acompanha com o olhar, extremidades espásticas).
5. Atraso do desenvolvimento psicomotor.

Quadro VI-7 – HIPOTONIA NEONATAL.

Afecções mais comuns do **SNC** responsáveis pela hipotonia neonatal
Observação – considerar erros inatos do metabolismo (ver capítulo correspondente) e genéticos (cariótipo, genética molecular). 1. Lesões hipóxico-isquêmicas 2. Hemorragia cerebral 3. Kernicterus 4. Meningite neonatal 5. Síndrome de Down, Lowe, Prader-Willi, cérebro-hepatorrenal 6. **Paralisia cerebral** – formas atônica, atetósica, atáxica
Afecções **neuromusculares** mais comuns responsáveis pela hipotonia neonatal 1. Afecções neurogênicas • Doença de Werdnig-Hoffmann 2. Afecções musculares • Distrofia muscular congênita (CK = creatinocinase – elevada). • Distrofia miotônica (doença de Steinert) • Miopatias estruturais: tipo *central core*, tipo *nemaline*, miotobular, mitocondrial *tipo multicore* etc. • Glicogenose 3. Afecção da placa mioneural • Miastenia grave • Glicogenose 4. Hipotonia congênita benigna

6. Convulsões e sinais de liberação piramidal.
7. A hipotonia não se acompanha de paralisias.
8. **Múltiplas causas**: asfixia, acidose, hemorragia intracraniana, defeitos metabólicos ou cromossômicos, infecções.

HIPOTONIA POR DOENÇAS NEUROMUSCULARES

1. História familiar. Consanguinidade.
2. Movimentos fetais diminuídos.
3. **Rigidez irredutível de articulações (artrogripose)**.
4. Hipotonia sempre acompanhada de paralisias. Fraqueza muscular.
5. Exame neurológico normal (exceto reflexos diminuídos ou abolidos); **aspecto alerta**.
6. **Causas: neurogênicas e miogênicas.**

3ª etapa Aprofundamento diagnóstico

Observação: nas afecções relacionadas com o sistema nervoso central em que a hipotonia é apenas um entre os múltiplos sintomas do comprometimento central, já que uma lesão do sistema nervoso central, de qualquer origem, pode revelar-se, pelo menos nas fases iniciais, por hipotonia.

Diagnóstico diferencial entre as hipotonias de origem NEUROMUSCULAR

Importante para o prognóstico e aconselhamento genético. Diante de um recém-nascido ou lactente hipotônico, a primeira questão que se deve colocar é: trata-se de um processo **neurogênico** (isto é, afecção do sistema nervoso periférico) ou **miogênico**? Embora os dados da anamnese, o exame físico e até mesmo o exame neurológico sejam comuns aos 2 grupos, alguns achados do exame neurológico podem fazer pender o diagnóstico para um ou outro (Quadro VI-8).

Quadro VI-8 – DIFERENCIAÇÃO DAS HIPOTONIAS NEUROMUSCULARES.

1. Fraqueza proximal dos membros (inferiores) 2. Não comprometimento da musculatura facial 3. Fibrilação da língua 4. Tremor fino das mãos Sugere: ATROFIA MUSCULAR ESPINHAL DOENÇA DE WERDNIG-HOFFMANN (ver Fig. VI-7) (graus variáveis de intensidade) Solicitar: eletromiografia (EMG) e biópsia muscular
1. Comprometimento da face. 2. Comprometimento da musculatura ocular extrínseca. Sugere: MIOPATIAS Diagnóstico de certeza: EMG e biópsia muscular

1. Eletromiografia (EMG) – o padrão do traçado deve permitir a diferenciação entre afecção nervosa e muscular, mas para isso é preciso a colaboração do paciente, o que é impossível na faixa etária da qual tratamos, tornando esse exame inconclusivo no recém-nascido e no lactente.
2. Biópsia muscular é o exame mais importante e preciso. Permite o diagnóstico diferencial entre processo neurogênico ou miogênico e ainda possibilita o diagnóstico diferencial entre as diversas miopatias entre si.
   Nota: a dosagem de enzimas séricas, como as transaminases, a aldolase e a creatininofosfocinase (CPK), é **inútil** no diagnóstico diferencial. Elas jamais estarão elevadas nas miopatias congênitas.
3. Teste molecular para diagnóstico, inclusive pré-natal.

4ª etapa Hipotonia por afecções NEUROMUSCULARES

Grupo neurogênico

Desse grupo destaca-se, pela sua importância e frequência, a **DOENÇA DE WERDNIG-HOFFMANN** OU **AMIOTROFIA ESPINHAL INFANTIL** (as neuropatias periféricas neonatais são extremamente raras) (Fig. VI-7).

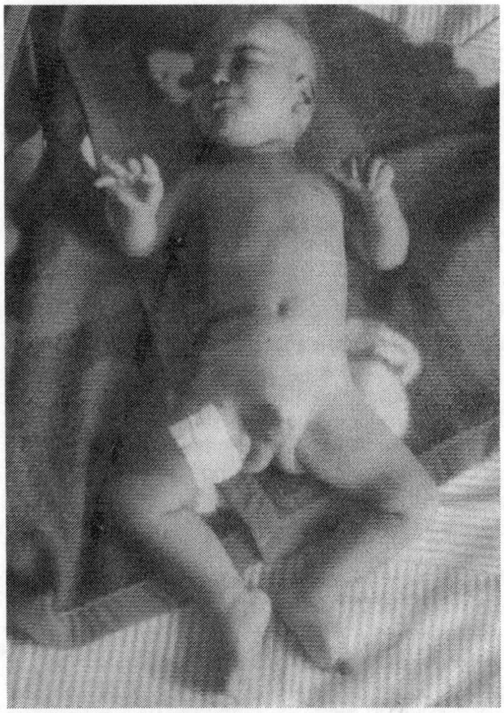

Figura VI-7 – Doença de Werdnig-Hoffmann ou amiotrofia espinhal infantil.

O que é – (1) doença de caráter familiar de causa ignorada e que se transmite conforme o modo autossômico recessivo; (2) nessa doença existe uma degeneração dos neurônios dos cornos anteriores da medula e de seus homólogos, os núcleos motores de alguns nervos cranianos.

Forma grave (tipo I) = Werdnig-Hoffmann

1. Presente ao nascimento ou nas primeiras semanas de vida.
2. A criança permanece inerte, em decúbito dorsal, com os membros inferiores fletidos e abduzidos, na posição de rã (Fig. VI-7). Quando se puxa a criança pelos braços, a cabeça pende totalmente para trás.
3. Em alguns casos, no início, os membros superiores conseguem executar alguns movimentos acentuados.
4. Fasciculações linguais finas.
5. Tremor fino das mãos.
6. Fácies expressivo.
7. Sucção débil e deglutição difícil.
8. Respiração diafragmática com acentuada tiragem esternal e intercostal; tórax em forma de sino.
   Evolução fatal dentro dos 3 primeiros anos. EMG: processo neurogênico do tipo ponta anterior.
   Biópsia: atrofia das fibras musculares do tipo neurogênico.

Formas menos graves (tipo II)

Início após 3 meses, no decorrer do 1º ou 2º ano.

Paralisia menos acentuada.

Evolução lenta – não conseguem sentar sem apoio, nem andar.

Sobrevida até os 2 anos. Nos casos leves, tipo III (Kugelberg-Welander), o início é depois dos 18 meses e sobrevivem na fase adulta.

Conduta – não há tratamento específico.

Aconselhamento genético imperativo.

GRUPO MIOGÊNICO

DISTROFIA MUSCULAR CONGÊNITA

O que é – doença rara; autossômica recessiva e fraqueza muscular importante presentes ao nascer (Fig. VI-8).

1. Hipotonia neonatal importante geralmente associada à artrogripose.
2. Músculos faciais afetados, dificuldade respiratória, de sucção e deglutição.

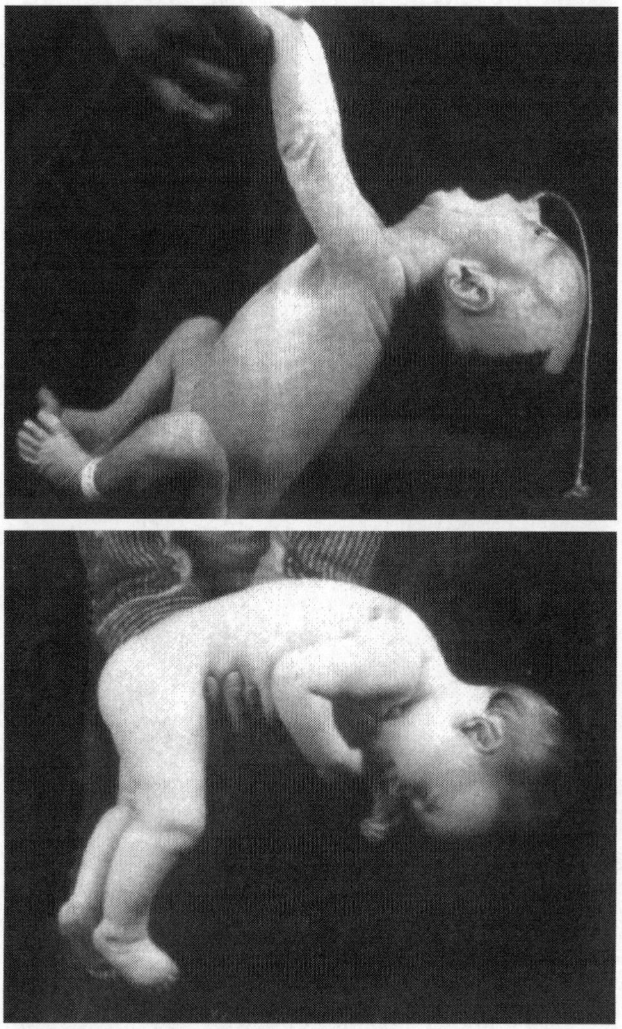

Figura VI-8 – Distrofia muscular congênita.

3. Biópsia muscular – padrão morfológico de distrofia muscular. Contrariamente às distrofias musculares da 1ª infância, da adolescência e do adulto, a doença não é progressiva, mas sim estacionária, ou até mesmo permitindo uma evolução para melhora clínica.

DISTROFIA MIOTÔNICA (DOENÇA DE STEINERT CONGÊNITA)

O que é – um tipo especial da distrofia muscular progressiva do adulto, com componente miotônico e alterações visuais e endócrinas. Transmite-se de acordo com o modo autossômico dominante. Na forma congênita, são sempre as mães que são afetadas.

Quadro clínico e evolução

1. A hipotonia neonatal é intensa e generalizada.
2. Comprometimento facial evidente com mímica pobre; deglutição e sucção nulas (necessita de alimentação por sonda).
3. O componente miotônico clínico é ausente.
4. Fácies característico, imóvel, com fossas temporais profundas e lábios superiores que assumem a forma em "chapéu de Napoleão".
5. Há melhora progressiva do quadro, mas as diversas etapas do desenvolvimento motor são atrasadas e geralmente há deficiência intelectual associada.
6. Os fenômenos miotônicos, oculares e endócrinos aparecem mais tarde.

Diagnóstico

EMG: descargas miotônicas mesmo na ausência de miotonia clínica, mas pode não ser detectável no lactente. Às vezes, o diagnóstico é feito na mãe.

Biópsia muscular: padrão morfológico característico.

MIOPATIAS ESTRUTURAIS

Série de entidades distintas, de transmissão variável, que se caracteriza **clinicamente** por hipotonia neonatal mais ou menos grave e melhora progressiva do quadro; **anatomicamente** por alterações estruturais das fibras musculares. É o tipo de alteração morfológica ultraestrutural que define as diferentes entidades: miopatia tipo central *core*, miopatia tipo *nemaline*; miopatia miotubular; miopatia mitocondrial; miopatia tipo *multicore*.

Diagnóstico definitivo por **biópsia muscular**. Importante: as técnicas rotineiramente utilizadas podem não revelar as alterações estruturais, que só serão evidenciadas por meio de técnicas histoenzimológicas e de microscopia eletrônica.

MIASTENIA NEONATAL

(Apesar de não ser um processo miogênico no sentido estrito, é importante no diagnóstico diferencial.)

O que é – alteração bioquímica na placa mioneural, que faz com que os estímulos nervosos não alcancem adequadamente os músculos.

Há duas **formas clínicas**:

1. Síndrome miastênica **transitória do recém-nascido** – acomete filhos de mães miastênicas, evoluindo para normalização em algumas semanas. É devido à passagem transplacentária do fator miastênico-materno.
2. A doença miastênica do recém-nascido, forma **congênita**, que ocorre em filhos de mães não miastênicas.

Quadro clínico – idêntico nas 2 formas clínicas: hipotonia geralmente grave comprometendo todos os segmentos. É um quadro que se pode superpor a um Werdnig-Hoffmann ou a uma miopatia. Entretanto, a hipotonia do pescoço é extremamente acentuada. Pode haver ainda comprometimento facial importante e ptose palpebral, sinal extremamente sugestivo de miastenia. O distúrbio da deglutição e da sucção, bem como a fraqueza respiratória, são sinais constantes. De modo geral, o quadro clínico de miastenia é mais dramático do que o das outras miopatias congênitas. Na ausência de mãe miastênica, o diagnóstico é difícil, podendo o quadro levar à confusão com sofrimento cerebral neonatal.

Desde que se suspeite de miastenia, é preciso fazer a prova da Prostigmine ou do Tensilon.

Prostigmine – 0,1mg por via IM. A resposta clínica aparece 5 a 15 minutos após a injeção (ampolas de 1mL = 0,5mg).

Tensilon – 1mg por via IV. A resposta é imediata. *Nota*: no Brasil, o Tensilon não é comercializado.

Conduta terapêutica

Importante – a miastenia neonatal não tratada pode ser fatal.

Prostigmine – 2mg/kg/24h fracionado em 6 a 8 doses (1 comprimido = 15mg).

Mestinon – 8mg/kg/24h fracionado em 4 a 6 doses (1 comprimido = 60mg).

Devido ao perigo de insuficiência respiratória, os recém-nascidos miastênicos devem ser tratados em UTI até que se consiga um controle clínico satisfatório.

GLICOGENOSES – DOENÇA DE POMPE (GLICOGENOSE TIPO II)

O que é – doença autossômica recessiva devido à deficiência da enzima lisossômica maltase ácida. Em consequência, o glicogênio não é catabolizado até suas cadeias terminais e deposita-se nos tecidos, músculos esqueléticos e cardíacos.

Quadro clínico e evolução – hipotonia é intensa e associa-se à macroglossia, à hepatomegalia e aos sinais de comprometimento miocárdico.

A doença é grave, com sobrevida curta.

Diagnóstico – biópsia muscular: fibras musculares vacuolizadas com depósito de glicogênio.
Dosagem enzimática no músculo e nos leucócitos.

HIPOTONIA CONGÊNITA BENIGNA

Este é um diagnóstico muito comum feito pelos pediatras nos casos de crianças com inteligência normal e hipotônicas que apresentam um certo atraso motor, mas que, com o passar dos meses, alcançam um desenvolvimento normal e tornam-se normotônicas (evolução em "câmera lenta"). Tal quadro na realidade existe, mas excepcionalmente essas crianças apresentam hipotonia importante ao nascimento. Suas bases são desconhecidas e alguns autores preferem falar em "atraso do aparecimento do tono"; geralmente se trata de crianças obesas.

O quadro pode estar associado à hipermobilidade das articulações. Em outros casos, as crianças nunca deixam de apresentar discreta hipotonia ou fraqueza muscular; assim, uma forma branda de miopatia congênita não pode ser descartada e, nesses casos, o termo "hipotonia benigna" é mistificador.

RN HIPOTÔNICO – casos comentados

__Caso 1__ – mãe com 35 anos, 2º filho (o 1º tem 10 anos): toxemia gravídica. O feto sempre apresentou movimentos muito ativos, até que a mãe subitamente notou desaparecimento desses movimentos. Cesárea em más condições. Líquido meconial. Prematuridade (36 semanas). Demorou para chorar. RN com evidentes distúrbios de consciência. Hipotonia generalizada predominando nos membros superiores.

Diagnóstico – hipotonia de origem central; dados sugestivos para o diagnóstico: problemas perinatais (sofrimento fetal, cesárea, prematuridade).

__Caso 2__ – criança de 1 ano internada por broncopneumonia. Apresenta hipotonia generalizada, segura mal a cabeça, não senta; a hipotonia é mais acentuada ao nível da raiz dos membros inferiores, que se apresentam paralisados, com reflexos profundos quase abolidos. Criança perfeitamente consciente, já fala algumas palavras, reconhece os pais. Não tem paralisia da musculatura facial ou ocular. A mãe notou a fraqueza muscular desde os 4 meses de idade. A gravidez foi normal, a criança se movimentava e o parto não teve problemas. É o 1º filho, nega doenças semelhantes na família.

Raciocínio – hipotonia de origem neuromuscular: hipotonia progressiva grave com paralisia e desenvolvimento intelectual normal. A ausência de comprometimento da musculatura facial sugere processo neurogênico e não miopático. A afecção neurogênica mais frequentemente responsável pela hipotonia neonatal é a **doença de Werdnig-Hoffmann** (**atrofia muscular espinhal**). Biópsia do músculo quadríceps: padrão neurogênico.

Caso 3 – criança de 3 meses. Gravidez normal. Ao nascimento observaram-se artrogripose grave, hipotonia pronunciada e paresia, levando à dificuldade para sucção, deglutição e respiração. Diplegia facial e pé torto. A mãe apresenta sinais moderados de distrofia miotônica: fácies imóvel com lábios franzidos. O avô materno apresentava alguns sinais que levaram ao diagnóstico de distrofia miotônica de início tardio. Duas irmãs de 15 e 11 anos, respectivamente, apresentam estigmas congênitos (tendência a ficar de boca aberta, babando, e o lábio superior caracteristicamente curto em tenda); inteligência limítrofe.

Raciocínio – (1) hipotonia neonatal intensa e generalizada com problemas de sucção, deglutição e respiração; (2) artrogripose, pé torto ou diplegia facial; (3) deficiência intelectual; (4) um dos pais (geralmente a mãe) é afetado; (5) EMG: padrão miopático.

Diagnóstico – distrofia miotônica congênita.

3. Fraqueza Muscular que Aparece no Desenvolvimento de Uma Criança Normal

A CRIANÇA COM FRAQUEZA MUSCULAR

Afecções neurológicas que têm em comum a **fraqueza muscular** como sintoma dominante, podendo ou não ser acompanhadas de **paralisias**. Sua patogenia é variada, seu quadro clínico pode ser extremamente proteiforme, e a evolução, aguda ou crônica.

FRAQUEZA MUSCULAR DE EVOLUÇÃO AGUDA

Cabe ao pediatra o diagnóstico clínico contando com o neuropediatra nos casos mais difíceis.

POLIRRADICULONEURITE (síndrome de Guillain-Barré)

O que é – polineuropatia periférica: distúrbio da função dos nervos periféricos (e eventualmente dos cranianos), tanto motora (fraqueza, paralisia flácida) como sensorial (distúrbio da sensibilidade), generalizada, simétrica, predomínio distal.

Entenda a patogenia – doença autoimune: o indivíduo produz autoanticorpos contra sua própria mielina do sistema nervoso periférico. *Consequência*: áreas multifocais de inflamação e desmielinização segmentar de raízes e nervos, responsável pelos distúrbios funcionais.

1ª etapa Quando suspeitar

Fraqueza muscular (paralisia flácida) simétrica, progressiva, predominando nos membros inferiores, de instalação aguda. Distúrbio da marcha com dor, fraqueza e arreflexia.

2ª etapa Quadro clínico

1. Na grande maioria dos casos, o início da doença é precedido alguns dias por uma infecção viral, geralmente pouco importante (gastroenterocolite ou infecção das vias aéreas superiores).
2. Os primeiros sinais e sintomas que chamam a atenção são as dores ou câimbras nos membros inferiores acompanhadas ou não por sensações parestésicas do tipo formigamento ou peso nas pernas. Dor e parestesia podem ocorrer nos membros, em volta da boca e nas costas.
3. Algumas horas após o início do quadro, aparece a fraqueza muscular, sinal capital para o diagnóstico. A criança começa a apresentar dificuldades na marcha, que se torna penosa com impossibilidade de subir ou descer escadas. O quadro evolui mais ou menos rapidamente para a paresia ou paralisia franca dos membros inferiores, comprometendo também, posteriormente, os membros superiores. Intensidade das paralisias variável, mas geralmente bastante importante, tendendo a ser distal e a predominar nos membros inferiores. Comprometimento dos músculos sempre simétrico. Evolução em 1 ou 2 (máximo) semanas, atingindo-se aí um platô. Nessa primeira fase podem aparecer: (1) paralisias dos nervos cranianos, em particular do XI, X, IX (distúrbios de deglutição) e VII; paralisias oculares são raras; (2) comprometimento dos centros respiratórios com perigo de parada respiratória (Quadro VI-9).
4. Após as primeiras horas ou dias, os reflexos abolem-se e o exame neurológico, além dessa paralisia, costuma mostrar sinais de irritação meníngea, em particular Kernig e Lasègue. Na criança são excepcionais distúrbios de sensibilidade superficial ou profunda, mas pode haver adormecimento dos pés e mãos.
5. Podem estar associados ao quadro neurológico sinais de disfunção do sistema nervoso autônomo que se traduzem por variações de tensão arterial (ou geralmente hipertensão arterial fixa), taquicardia, sudorese abundante ou alterações acrodiniformes.
6. O quadro atinge o máximo em 1 semana, depois permanece inalterado por um período mais ou menos longo; após 2-4 semanas, pouco a pouco, a força muscular vai reaparecendo. A evolução sempre se faz para a melhora e, na criança, a regra é a cura completa em 1-2 meses.

Quadro VI-9 – DIFERENCIAÇÃO ENTRE POLIOMIELITE E POLIRRADICULONEURITE.

Dados clínicos	Poliomielite	Polorradiculoneurite
Vacina Sabin	Não (eventualmente na 1ª ou 2ª dose)	Sim ou não
Infecção viral prévia	Sim	Sim
Irritação meníngea	Sim	Sim
Distúrbio da sensibilidade	Não	Excepcional na criança
Paralisia tipo	Flácida	Flácida
Distribuição	Assimétrica	Simétrica
Predomínio	Tibial A, quadríceps, deltoide	Membros inferiores, distal
Comprometimento respiratório	Possível	Possível
Liquor 1ª semana	Neutrófilos e proteínas aumentados	Normal ou proteínas aumentadas
Depois	Linfócitos e proteínas aumentados	Proteína aumentada. N² de células normal

7. Sequela: abolição dos reflexos profundos.
8. Formas atípicas: só fraqueza das cinturas; ataxia em eventual oftalmoplegia bilateral.

3ª etapa Liquor

Liquor – dissociação albuminocitológica: é o achado clássico e que corrobora o diagnóstico clínico – número de células normal (ou até 10 linfócitos/mm^3) e aumento substancial da proteína (até 80-200mg/dL). Tal dissociação pode estar ausente no início; liquor normal nas 2 primeiras semanas não afasta o diagnóstico.

O diagnóstico é colocado **em dúvida** se: fraqueza assimétrica persistente, disfunção da bexiga ou do intestino já no início ou persistente, nível bem marcado de perda sensorial e paraparesia, mais de 50 linfócitos/mL no liquor.

Tratamento da polirradiculoneurite – CONDUTA

1. Observação atenta dos casos novos pelo risco de evoluir rapidamente para insuficiência respiratória. Monitorar pulso, PA, FR e T a cada 6 horas.
2. Hidratação e nutrição adequadas.
3. Necessidade de assistência ventilatória – *sinais de alerta*: disfagia, fraqueza dos ombros; *sinais de alarme*: fadiga, dificuldade respiratória, deterioração da gasometria.
4. Instabilidade cardiovascular por envolvimento autonômico: entubação em UTI.
5. Prevenção de escara de decúbito.
6. Prevenção de contraturas.
7. Fisioterapia respiratória e motora.
8. **Imunoglobulina** por via IV: a) altera favoravelmente a evolução; b) casos que progridem lentamente: desnecessária; c) indicada: incapacidade de andar, evolução rapidamente progressiva, dificuldade respiratória; d) dose: 2g/kg; pode ser dividida em 2 ou 4 dias; por via IV lenta em 10 horas.

MIOSITE AGUDA (VIRAL)

Início gripal, dores fortes nas panturrilhas, dificuldade para andar. Cura espontânea, rápida; melhora com anti-inflamatório não hormonal.

POLIMIOSITE AGUDA

O que é – doença sistêmica, de origem desconhecida, de provável natureza autoimune. Pouco frequente na criança.

Quando se manifesta de modo **agudo**, geralmente é associada a lesões dermatológicas características (alterações eritematosas das pálpebras superiores, região periorbicular, face, superfícies exteriores das articulações), o que configura o quadro de **dermatomiosite**.

Início súbito, febril; a criança queixa-se de dores musculares generalizadas e fraqueza intensa.

O quadro é geralmente **dramático**, apresentando-se a criança em **mau estado geral**.

Exame – dores importantes à palpação das massas musculares e fraqueza generalizada que predomina nas cinturas e que afeta particularmente os músculos flexores do pescoço. Os músculos da deglutição não raramente se acham comprometidos.

Evolução variável – a) casos que evoluem para certa remissão dos sintomas; b) persistência de dores e fraqueza com aparecimento de contraturas e atrofias musculares irreversíveis.

Exames laboratoriais

1. Velocidade de sedimentação elevada.
2. Creatinofosfocinase elevada, mas nunca em taxas tão altas como nas distrofias musculares.

3. Eletromiograma: padrão miopático.
4. Biópsia muscular: extensas lesões vasculares (hialinização e necrose fibrinoide das paredes), infiltrados inflamatórios nodulares ou difusos, bem como necrose e regeneração das fibras musculares.

Tratamento – inicialmente à base de corticosteroides (prednisona). Na falta de resposta: imunossupressores ou antimaláricos. Ver Seção Reumatismo.

PARALISIAS PERIÓDICAS

O que é – doenças raras, hereditárias dominantes. A alteração funcional das fibras musculares deve-se a fatores metabólicos complexos ligados sobretudo ao metabolismo do potássio.

Quando suspeitar – história de surtos súbitos de paralisia completa, levando à incapacidade motora absoluta.

AFECÇÕES NEUROLÓGICAS CUJO SINTOMA PRINCIPAL É A FRAQUEZA MUSCULAR DE EVOLUÇÃO CRÔNICA – a investigação diagnóstica deve ser conduzida pelo neuropediatra (Quadro VI-10).

DISTROFIAS MUSCULARES PROGRESSIVAS

São doenças hereditárias devido à **degeneração** primária das fibras musculares esqueléticas **(miopatias).** Interessa particularmente a **distrofia muscular progressiva** do **tipo Duchenne** por sua frequência e sua incidência específica em crianças.

Transmissão recessiva **ligada aos sexo**; comprometimento exclusivo do sexo **masculino**.

Defeito cromossômico localizado na região Xp21; defeito genético: falta de distrofina nos músculos.

Quadro clínico

1. Desenvolvimento normal até que a criança começa a andar. A doença inicia-se precocemente, por volta dos 2 anos de idade, por distúrbios da marcha. Muitas vezes, as mães referem que, na realidade, desde os primeiros passos a marcha se mostrava anormal, com quedas excessivas.
2. Progressivamente a criança apresenta dificuldade para correr e sobretudo impossibilidade para subir ou descer escadas, ou ainda se colocar em pé, quando sentada. Com essas queixas, as mães procuram o pediatra, o que geralmente ocorre no 3º ano de vida. Nesse momento, o exame clínico revela fraqueza muscular importante que interessa quase exclusivamente as cinturas. Nessa fase, um sinal importante da doença já pode estar visível: a **hipertrofia dos músculos da panturrilha**. Devido à fraqueza dos músculos da cintura pélvica e paravertebrais, a criança apresenta um andar característico, com báscula alternada da bacia: a **marcha anserina** (de pato).

Quadro VI-10 – PARALISIAS PERIÓDICAS.

	Hipocalêmica	Hipercalêmica	Normocalêmica
Transmissão	Dominante (pior nos homens)	Dominante (pior nos homens)	Dominante (avidez por sal)
Início	Fim da 1ª década, adolescente	1ª década (crises no escolar)	1ª década
Precipitantes da crise (a qualquer hora)	Repouso após exercício forte e refeição farta, rica em carboidratos	Repouso após exercício forte e refeição farta em carboidratos	Repouso pós-exercícios, dieta rica em K (sucos)
Duração das crises	Algumas horas a 1 dia	30 minutos a 2 horas	Vários dias
Músculos atingidos (noturnos ou matinais)	Proximais dos membros respiratórios	No lactente: miotonia das pálpebras (olhar esbugalhado); escolar: pernas	
K sérico na crise	Diminuído (2-3mEq/L)	Aumentado	Normal
Evolução	a) Tendência a espaçar as crises b) Pode evoluir para a forma crônica	a) Desaparecimento das crises b) Fraqueza discreta persistente	Bom prognóstico
Tratamento da crise	KCl: 2-3g, VO; repetir se necessário Casos graves: KCl a 19,1% em soro fisiológico (2mL da solução/100mL de SF) por via IV bem lento, com controle do ECG e diurese	Água bem açucarada Gluconato de cálcio por via IV	
Tratamento profilático das crises frequentes	a) Dieta pobre em bicarbonato e Na b) KCl – 2 a 3g à noite c) Se ineficaz: acetazolamida 5-30mg/kg/dia, VO (Diamox)	Clorotiazida 10mg/kg/dia em 2 tomadas (ou 50mg/dia) ou acetazolamida Acetazolamida 2 a 3mg/kg, 2 a 3 vezes ao dia	Aumento da ingestão de sal Clorotiazida – idem

Há **hiperlordose lombar** (Fig. VI-9). Contratura do tendão de Aquiles.

3. Quando a criança se levanta após estar sentada no solo, ela se ergue com dificuldade, "trepando sobre si mesma", apoiando-se nos joelhos e nas coxas (**levantar miopático**, manobra de Gowers) (Fig. VI-10).
4. A doença **evolui**, inexoravelmente, com acentuação de fraqueza muscular. Por volta dos 10 anos, a marcha torna-se impossível. Há aparecimento de retração e a morte sobrevém na adolescência, geralmente devido a infecções secundárias (Fig. VI-11).
5. Inteligência subnormal em 50% dos casos.

Exames laboratoriais

1. Caracteristicamente, aumento considerável da creatinofosfocinase (CK).
2. Eletromiograma: padrão miopático.
3. Biópsia muscular: padrão miopático.

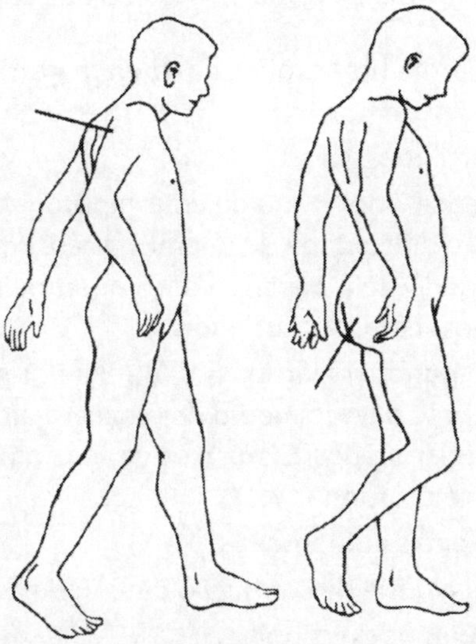

Figura VI-9 – Postura e marcha na distrofia muscular progressiva. **A**) Ombro para trás. **B**) Báscula da bacia.

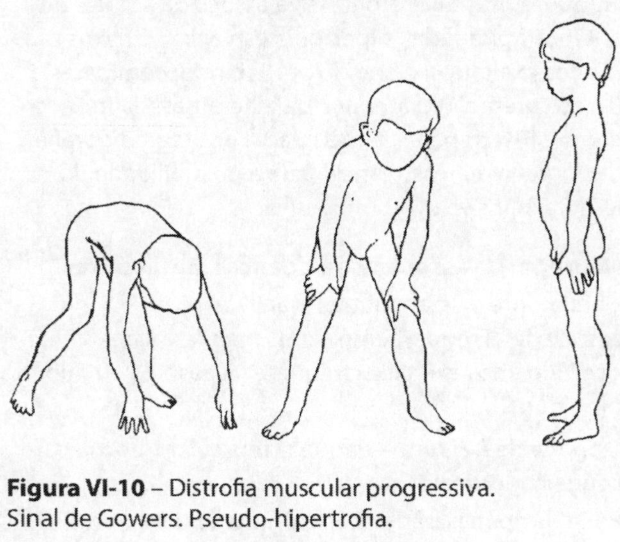

Figura VI-10 – Distrofia muscular progressiva. Sinal de Gowers. Pseudo-hipertrofia.

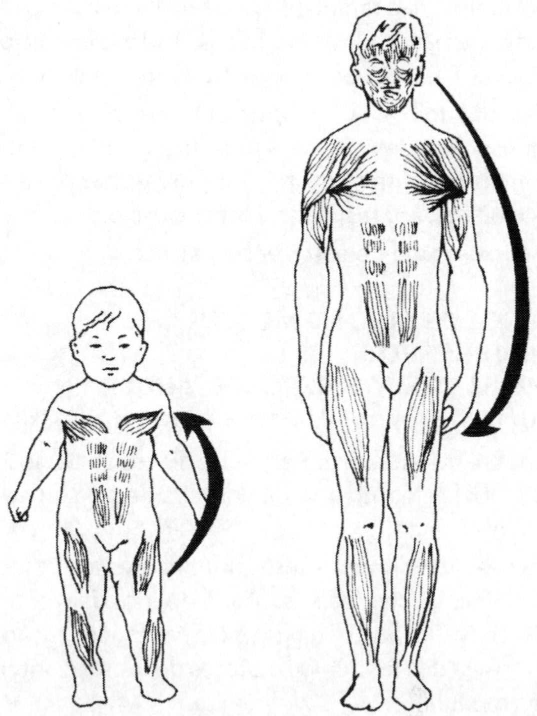

Figura VI-12 – Distrofia muscular progressiva. **A**) Progressão da distrofia muscular. **B**) Tipo facioescapular umeral da distrofia muscular: progressão da fraqueza muscular.

Tratamento – nenhum dos tratamentos propostos modifica a evolução da doença. Fisioterapia bem conduzida pode retardar o aparecimento de retrações e prolongar um pouco o período da marcha autônoma.

Importante – o pediatra deve orientar a família para **aconselhamento genético**.

Outras distrofias musculares progressivas

a) Tipo Becker (início mais tardio e progressão mais lenta).
b) Com comprometimento das cinturas escapular e pélvica, sendo uma delas predominante.
c) Adolescente com fraqueza da cintura escapular e face hipomímica.
d) Fraqueza dos membros com contratura precoce de cotovelos e tornozelos. Estabiliza-se aos 20 anos.
e) Distrofias **miotônicas** – paralisias pós-contração voluntária ou reflexa dos músculos (pode interferir na manipulação de objetos ou na marcha); fraqueza de músculos da face.

POLIMIOSITE CRÔNICA

Doença rara em crianças de diagnóstico nem sempre fácil. O quadro clínico é semelhante ao da distrofia de Duchenne, porém não há hipertrofia das panturrilhas, o comprometimento de musculatura cervical é importante e não raramente pode haver distúrbio das funções bulbares baixas (deglutição). Idade de início variável; a evolução pode ser extremamente protraída.

Na maioria dos casos, a biópsia muscular pode selar o diagnóstico se demonstrar a presença de infiltrados inflamatórios. Entretanto, não raramente, nas polimiosites crônicas, seu resultado é inconclusivo.

A **corticoterapia** pode trazer benefícios.

DOENÇA DE ATROFIA MUSCULAR ESPINHAL TIPO 3 WOHLFART-KUGELBERG-WELANDER (Amiotrofia espinhal infantil pseudomiopática)

Doença relativamente infrequente que se inicia no 2º ou 3º ano de vida, no final da primeira década ou na pré-adolescência.

Transmissão variável – casos dominantes e recessivos autossômicos. É entidade similar à doença de Werdnig-Hoffman (variedade benigna), pois há **degeneração** progressiva dos neurônios motores dos cornos anteriores da medula.

Clínica – comprometimento predominante da cintura pélvica com marcha de pato.

Evolução lentamente progressiva, mais agressiva nos casos de início mais precoce e pouco importante nos de início tardio.

Exames laboratoriais

1. As enzimas séricas são geralmente normais, mas em alguns casos a creatinofosfocinase pode estar moderadamente elevada.
2. Exame eletromiográfico: padrão neurogênico, com velocidade de condução normal.
3. Biópsia muscular: padrão neurogênico.

NEUROPATIAS PERIFÉRICAS CRÔNICAS SENSITIVO-MOTORAS

Doenças hereditárias degenerativas que comprometem os nervos periféricos (axônio + bainha de mielina).

Neuropatias hereditárias sensitivo-motoras

Tipo I = forma hipertrófica da **doença de Charcot-Marie-Tooth**

Maioria – autossômico dominante.

Início – idade escolar ou adolescência.

Primeiros sintomas – dificuldade de marcha (por fraqueza da musculatura distal dos membros inferiores). A criança anda na ponta dos pés com eles virados para dentro. Evolução progressiva levando à atrofia muscular distal (membros inferiores com aspecto de garrafa de gargalo para baixo); pés cavos. Reflexos aquíleos abolidos.

Bem mais tardiamente – atrofia dos músculos das mãos com atrofia das eminências tenares e hipotenares. Apesar das grandes atrofias e deformidades, a capacidade funcional acha-se surpreendentemente pouco alterada; invalidez pode ocorrer muito tardiamente.

Distúrbio discreto da sensibilidade.

Exames complementares

1. LCR: hiperproteinorraquia em 50% dos casos.
2. EMG: padrão neurogênico com acentuada queda da velocidade de condução e potenciais evocados sensitivos extremamente alterados.
3. Biópsia do nervo periférico: tipo desmielinização – remielinização segmentar (imagens em bulbo de cebola).

Tipo II – forma neuronal da **doença de Charcot-Marie-Tooth**

Quadro clínico semelhante ao do tipo I. Velocidade de condução normal; biópsia sem bulbo de cebola.

Tipo III – forma hipertrófica da **doença de Dejérine-Sottas**

Autossômica recessiva.

Início precoce – no 1º ano de vida: hipotonia seguida por atraso e dificuldade de deambulação. Progressão rápida impedindo a marcha; comprometimento mais precoce dos membros superiores.

Pernas em garrafa invertida (por atrofia dos músculos das pernas até o terço médio das coxas). Palpam-se nervos hipertrofiados. Distúrbios da sensibilidade superficial e profunda.

LCR – proteínas aumentadas.

EMG – velocidade de condução diminuída.

Biópsia – bulbos de cebola.

Alterações do sistema piramidal

Fraqueza muscular progressiva associada a sinais de liberação piramidal (hipertonia espástica, reflexos profundos exaltados, clono do pé, Babinski: hemiparesia (lesão cerebral unilateral), dupla hemiparesia (tronco cerebral), tetraparesia (medular). Solicitar radiografia, tomografia ou ressonância para a possibilidade de lesão expansiva ou compressiva.

Neuropatias associadas a doenças metabólicas

Geralmente existem outras manifestações associadas. Frequentemente, as manifestações ocorrem após exercício: fraqueza, espasmos ou mioglobinúria.

Doença de Refsum – fraqueza muscular e ataxia com cegueira noturna.

Polineuropatias periféricas crônicas **tóxicas** (raras).

MIASTENIA GRAVE

(forma juvenil)

Doença autoimune - disfunção dos receptores de acetilcolina na junção pós-sináptica resultando em uma transmissão neuromuscular prejudicada (**alteração da placa mioneural**).

Rara em crianças, muito mais frequente no sexo feminino.

Manifestação característica - **fraqueza muscular desencadeada por exercício**.

Início - forma **ocular: ptose palpebral** e alterações de motilidade ocular extrínseca bilateral assimétrica. Melhor pela manhã, acentua-se no decorrer do dia. Diplopia.

Após período variável - comprometimento dos músculos faciais (face sem expressão), dificuldade de articulação da palavra (disartria), dificuldade de mastigação e deglutição, boca permanece aberta, regurgitação de líquidos pelo nariz. Comprometimento dos músculos dos membros (fadiga que piora à tarde e após exercícios e ainda por infecção ou estresse emocional); dos músculos respiratórios; generalização (50% dos casos).

Formas **transitórias** em **RN** de mães que têm a doença.

Diagnóstico - clínico + teste com anticolinesterásico:

a) Edrofônio (Tensilon) - efeito imediato. *Lactentes*: 0,1mL por via SC; *crianças*:
0,1mL por via IV, repetido se necessário; melhora espetacular em poucos segundos; *ou*

b) Prostigmine 0,04mg/kg por via IM (efeito após 10-11 minutos); melhora de curta duração.

Diagnóstico confirmado por detecção de anticorpos ligantes do receptor de acetilcolina (positivo em 81% das formas generalizadas e 71% das oculares).

Evolução das doenças oculares - alta frequência de remissão completa, mas também pode ser grave e não responsiva ao tratamento.

Tratamento

a) Piridostigmina (Mestinon, comprimido de 60mg) - 1/2 a 3/4 comprimido a cada 4h durante o dia e a cada 6h durante a noite; *ou*

b) Neostigmina (Prostigmine, comprimido de 15mg) - 1/2 a 1 comprimido a cada 3 ou 4h.

- Se a criança não consegue deglutir, ministrar por via parenteral. Resposta variável, satisfatória em 50% dos casos.
- Se o tratamento é ineficaz após 10-12 meses ou os sintomas são incapacitantes, indicar corticoterapia - prednisona 2mg/kg/dia, dose única pela manhã; após 7-10 dias passar para dias alternados; após estabilização (6-12 meses), reduzir gradualmente a dose até uma dose mínima de manutenção.

Timectomia

Indicada precocemente nas crianças em idade peripubertária com doença moderada ou grave com anticorpos positivos e nas doenças refratárias ao tratamento.

A timectomia deve ser precedida e seguida por prednisona em dose baixa.

Em crises agudas - imunoglobulina por via IV (1g/kg/dia, 2 dias) ou plasmeférese.

Em casos que exigem dose alta de corticoide, introduzir azatioprina 1mg/kg/dia,
se necessário aumentar lentamente até 2,5mg/kg/dia.

PARALISIA ESPASMÓDICA FAMILIAR (Strumpell)

Doença hereditária, transmissão autossômica recessiva (raramente dominante), cujo substrato é a degeneração progressiva dos tratos corticoespinhais (feixes piramidais) na medula.

Início - dos 2 aos 15 anos.

Clínica - fraqueza progressiva dos membros inferiores e dificuldade de marcha.

Exame neurológico - paraparesia espástica com nítidos sinais de liberação piramidal (hiper-reflexia profunda, hipertonia, clono dos pés e rótulas, sinal de Babinski). O quadro é em tudo semelhante ao da síndrome de Little; apenas a evolução progressiva permite o diagnóstico diferencial. Todos os **exames laboratoriais** (LCR, radiografia da coluna) revelam-se normais.

Evolução muito lenta, podendo também comprometer, nas fases finais, os membros superiores.

Não há **tratamento** específico.

APÊNDICE I

Caso clínico - criança apresenta "andar de pato" e "trepa sobre si mesma" ao se levantar do chão.

Sugere - **distrofia muscular progressiva** (Duchenne).

Mas existe um diagnóstico diferencial - variante benigna da **atrofia muscular espinhal benigna** ou **amiotrofia espinhal infantil pseudomiopática**.

Importância do diagnóstico diferencial dessas entidades - diferença de tipo de transmissão hereditária (aconselhamento genético) e evolução:

1. Distrofia de Duchenne - herança ligada ao sexo (cromossomo X), evolução progressivamente pior.
2. Atrofia muscular espinhal - caráter autossômico geralmente recessivo: evolução relativamente benigna, permanece relativamente estacionária e, inclusive, pode haver certa melhoria no decorrer dos anos.

Dados para o diagnóstico diferencial

Sugerem **atrofia muscular espinhal benigna** (doença de Wohlfart-Kugelberg-Welander):

a) Fasciculação dos músculos esqueléticos e particularmente da língua.
b) Tremor acentuado e irregular das mãos (acentua-se com a fadiga e a ansiedade) entre 1½ e 8½ anos de idade.
c) Tendência para andar com os pés planos e com as pontas para fora.

Distrofia muscular de Duchenne – tendem a andar sobre a ponta dos pés, com posição equina espontânea dos pés (pés equinovaros). *Nota*: nos doentes que deixam de andar, desenvolvem-se pés em equinovaro, qualquer que seja a doença inicial.

APÊNDICE II

Prostigmine: comprimidos de 15mg e ampolas de 0,5mg. Mestinon: comprimidos de 60mg e ampolas de 1mL = 1mg.

3. Deficiência Motora Focal por Distúrbios Vasculares do Cérebro

1º) Deficiência motora focal (Quadro VI-11).
2º) Podem estar associados: alterações da consciência, humor e comportamento, convulsões.
3º) Quadro clínico correlacionado com as causas precipitantes (Quadro VI-11).
4º) Exames laboratoriais (orientados pelo quadro clínico): coagulograma, anticorpos antinucleares, células LE, função renal, LCR: precocemente se existe febre e/ou sinais meníngeos; após a tomografia, nos outros casos.
5º) Tomografia computadorizada e ressonância.
6º) Arteriografia.

Quadro VI-11 – CAUSAS DE DEFICIÊNCIA MOTORA FOCAL.

Clínica	Deficiência motora focal	Sugere
Início não muito súbito 1. Desidratação grave 2. Marasmo 3. Cardiopatia congênita 4. Infecções da face (nariz) 5. Discrasia sanguínea 6. Intoxicação por chumbo 7. Traumatismo 8. Tumor metastático	Deficiência focais (perna, braço) Convulsões Alteração da consciência Hipertensão intracraniana	Trombose venosa cerebral e dos seios durais
Início súbito mas pode haver pródromos 1. Cardiopatia congênita cianótica 2. Colagenoses 3. Infecções agudas 4. Sífilis 5. Traumatismo 6. Hemocistinúria 7. Progéria	Deficiências focais Convulsões focais Distúrbios intelectuais e de comportamento Às vezes, melhora rápida Hemiplegia aguda	Trombose arterial
Início súbito, sem pródromos 1. Cardiopatia congênita (*shunt* D-E) 2. Endocardite bacteriana 3. Fratura óssea 4. Cirurgia do pescoço ou cardíaca 5. Tumor 6. Pneumonia ou abscesso pulmonar	Deficiências focais (múltiplas) Convulsões (focais) Perda transitória da consciência Às vezes, melhora rápida	Embolia cerebral
Início súbito: cefaleia intensa, vômitos, perda de consciência 1. Traumatismo craniano 2. Malformação vascular (fístulas, aneurismas) 3. Doenças hemorrágicas 4. Encefalopatia hipertensiva 5. Encefalopatia tóxica infecciosa	Deficiências focais Convulsões Sinais meníngeos Perda de consciência (pode retornar logo)	Hemorragia intracraniana

Sexta Parte

A CRIANÇA COM DISTÚRBIOS DA MARCHA E DO EQUILÍBRIO

1. Ataxia Cerebelar

O que é – distúrbio da motricidade com incoordenação do movimento (cinética) ou do equilíbrio (estática).

A ataxia **cerebelar** pode ser:

a) **Axial** (lesão do verme cerebelar) – distúrbio do **equilíbrio**: (1) do tronco – oscilação e falta de equilíbrio nas posições sentada e em pé; (2) marcha ebriosa.

b) Apendicular (lesão dos hemisférios cerebelares) – distúrbios dos **movimentos voluntários**: (1) tremor intencional (que aparece apenas na execução dos movimentos, evidenciado na manobra indicador-nariz); (2) dismetria – o alvo não é atingido corretamente; (3) impossibilidade de feitura correta de movimentos alternados.

c) Sinais associados – nistagmo horizontal ou rotatório, tremor cefálico, movimentos mioclônicos, alterações da fala.

Classificação quanto ao **início** e à **evolução** – agudas, crônicas não progressivas, crônicas progressivas e intermitentes.

ATAXIA CEREBELAR AGUDA

1ª etapa Quando suspeitar

Distúrbios da marcha (ebriosa) de instalação súbita em crianças sadias de 2-6 anos.

2ª etapa Quadro clínico

1. Manifesta-se de modo súbito, às vezes brutal – uma criança em perfeita saúde que começa a apresentar desequilíbrio e **dificuldade da marcha**, evoluindo em pouco tempo para marcha francamente ebriosa. Diante disso, sobretudo em crianças pequenas, recusa de marcha.
2. Na posição **sentada**, a ataxia do tronco reflete-se por oscilações mais ou menos amplas do tronco, sendo a criança obrigada a se apoiar com as mãos na cadeira, no plano do leito.
3. A essa ataxia axial pode-se associar uma **ataxia apendicular** – **tremor intencional** às manobras índex-nariz ou quando a criança tenta apanhar objetos.
4. Na enorme maioria das vezes, esse quadro cerebelar global permanece puro, mas, em alguns casos, outros sinais podem acompanhar o quadro, como, principalmente, nistagmo horizontal ou horizontor-rotatório, tremor cefálico ou pequenos movimentos mioclônicos das extremidades. A fala pode estar comprometida (explosiva, escandida e mal articulada).
5. A intensidade do quadro é variável – às vezes, o processo resume-se a uma discreta ou moderada marcha ebriosa; outras vezes, a ataxia é tal que impede qualquer atividade motora da criança.

3ª etapa Identifique a causa

▶ Processos inflamatórios

As inflamações do cerebelo talvez se constituam na causa mais comum.

1. A ataxia é precedida ou associa-se a um quadro infeccioso, geralmente fugaz, com febrícula, frequentemente rotulado como "gripe". Agentes (por invasão direta) – poliovírus I, influenza A e B, ECHO, Coxsackie, mononucleose.
2. Ataxia cerebelar aguda que ocorre nas fases finais ou alguns dias após a ocorrência de doenças exantemáticas como o sarampo, a rubéola e, principalmente, a **varicela**. Aqui, a disfunção cerebelar não é devido à invasão direta do vírus, mas trata-se de uma reação autoimune que provoca microfocos de desmielinização paravenosa (forma clínica particular da encefalomielite pós-infecciosa).

Prognóstico – qualquer que seja a origem desse processo inflamatório, o prognóstico é geralmente excelente: cura completa após alguns dias, semanas ou raramente em 1 a 2 meses.

▶ Intoxicações

Das que podem provocar ataxia aguda, as mais comuns em nosso meio são: hidantoinatos, primidona, fenitoína, fenobarbital, carbamazepina, benzodiazepínicos; cipro-heptadina (Periatin) e álcool. A anamnese cuidadosa é essencial para o diagnóstico.

▶ Tumores da fossa posterior

Diante de uma criança atáxica, ter sempre em mente a possibilidade de processos expansivos de fossa posterior. Estes, embora rarissimamente se iniciem de forma aguda, podem manifestar-se abruptamente por um quadro cerebelar agudo. Nesses casos, não é excepcional que a anamnese revele um traumatismo craniano, geralmente pouco grave, alguns dias antes do início dos sintomas. A queixa de cefaleia e/ou vômitos, mesmo fugazes, nas semanas ou meses que antecedem ao quadro, devem fazer suspeitar da possibilidade de um processo expansivo.

▶ Encefalopatia mioclônica da infância (KINSBOURNE)

Início brusco antes dos 3 anos de idade – associa um quadro de ataxia cerebelar aguda a mioclonias e a movimentos oculares anormais do tipo "dança dos olhos" (opsoclonias); irritabilidade permanente. Evolução subaguda ou crônica, com períodos de recidiva e melhora. Geralmente se instala um certo rebaixamento mental. Muitas vezes, essa doença se acompanha de neuroblastoma.

▶ Doenças metabólicas

Excepcionalmente, a ataxia cerebelar aguda pode ser manifestação de certas aminoacidopatias, como a doença de Hartnup e a forma crônica da leucinose. Nesses casos, ela é geralmente intermitente, sendo desencadeada por fatores exógenos como infecções.

▶ Polirradiculoneurite

Algumas vezes, pode manifestar-se por um quadro atáxico agudo. O exame neurológico bem feito nunca deixa, entretanto, de evidenciar uma certa fraqueza muscular, predominando nas cinturas e na abolição de reflexos. Esse quadro pode não evoluir ou progredir para a forma paralítica clássica.

▶ Síndrome de Fischer

A ataxia aguda associa-se a uma paralisia de musculatura ocular extrínseca e à abolição dos reflexos profundos. É uma forma particular de polirradiculoneurite. Evolução geralmente para a cura em alguns dias ou semanas.

4ª etapa Sequência diagnóstica

1. Anamnese: a) episódios semelhantes aos anteriores?; b) sintomatologia associada a febre, vômitos, cefaleia, letargia, cabeça inclinada; c) catapora; d) ingestão de drogas, remédios, álcool; e) mioclonia, "dança dos olhos".
2. Exame físico geral.
3. Exame neurológico rigoroso.
4. Dextrostix (hipoglicemia?).

   Os dados obtidos são essenciais para orientar o diagnóstico e para evitar, se for o caso, a indicação de exames complementares onerosos e não isentos de risco. Se afastada a possibilidade de intoxicação, continuar o estudo (itens 5 a 10).
5. Radiografia de crânio: frente e perfil (sinais de hipertensão intracraniana).
6. Fundo de olho (edema de papila).
7. Se os exames anteriores forem normais: exame do liquor com manometria:
   a) Normal: cerebelites virais ou pós-infecciosas.
   b) Pleocitose linfomononuclear e/ou hiperproteinorraquia: cerebelites virais ou pós-infecciosas.
   c) Dissociação franca albuminocitológica: polirradiculoneurite; síndrome de Fischer.
   d) Elevação da gamaglobulina (eletroforese): infecções virais.
8. Titulagem de anticorpos antipólio, enterovírus e vírus de doenças exantemáticas.
9. Reação de Sabin-Feldman para toxoplasmose (especialmente nos casos com adenopatia e esplenomegalia).
10. Solicitar **neuropediatra** para investigação de neoplasia (neuroblastoma, tumor do tronco cerebral) e problemas vasculares (tomografia, ressonância).

ATAXIAS CRÔNICAS NÃO PROGRESSIVAS

São casos que se mantêm por longo tempo sem agravamento. Raras. Solicitar neuropediatra.

Síndrome do desequilíbrio – quando se tenta colocá-las em pé, segurando-as pelas axilas, as crianças encolhem as pernas e "sentam-se no ar"; sentam-se sem apoio aos 3 anos, ficam em pé aos 4 e andam aos 6-8 anos. Antes disso, engatinham bem.

ATAXIAS CRÔNICAS PROGRESSIVAS

A ataxia vai-se agravando com o tempo.

1. **Tumores da fossa posterior.**
2. **Doença de Friedreich** = degeneração hereditária espinocerebelar.

Início após os 3 anos. Ataxia axial e apendicular, Babinski, voz escandida, cifoescoliose progressiva, pés cavos, miocardiopatia hipertrófica.
Evolução lenta mas progressiva.

Conduta terapêutica

1. **Intoxicações crônicas** – retirada do agente causal nos casos de drogas anticonvulsivantes; a retirada deve ser gradual nos casos de epilepsia declarada.

2. **Cerebelites** – conduta expectante. Alguns preconizam, nos casos das doenças pós-infecciosas, a administração de corticosteroides, mas sua eficácia é duvidosa.
3. Na doença de Kinsbourne, ministrar ACTH em doses elevadas (20 a 40U) em injeções intramusculares diárias, durante 4 semanas. Pesquisar a existência de um neuroblastoma oculto (radiografia de tórax e abdome, dosagem de catecolaminas e mielogramas). Se todos esses exames forem negativos, devem ser repetidos 2 meses após o início dos sintomas.

2. Vertigem

O que é – defeito do equilíbrio do corpo com a sensação de movimentos rotatórios. Pode-se acompanhar de náuseas, vômitos, palidez, ataxia, distúrbios neurovegetativos.

1ª etapa Central (SNC) *vs.* Periférica (ouvido médio)

Origem **periférica** – ouvido médio: **vestibular:**

a) início súbito, sem perda da consciência;
b) duração curta;
c) intermitente (recorrente), sendo normal nos intervalos.

Origem **central** – acometimento do **SNC**:

a) início gradual; pode haver perda de consciência;
b) persistente (mais de 24 horas);
c) sem remissão;
d) associada a comprometimento dos nervos cranianos, deficiências motoras ou da coordenação.

2ª etapa Diferenciar quadros semelhantes

1. **Vertigem paroxística benigna**
   a) Aparece no 2º ano de vida.
   b) Início súbito, sem fator desencadeante.
   c) A criança fica insegura, apavorada, agarra-se aos pais, mantém-se alerta.
   d) Criança maior descreve sensação de rotação.
   e) Duração: alguns minutos.
   f) Recidivante até os 5 anos; normal nos intervalos.
   g) Equivalente enxaquecoso?
2. **Torcicolo paroxístico benigno da infância**
   a) Início: 1º ano de vida. Cabeça entortada para um dos lados (por horas).
   b) Vômitos repetidos, irritabilidade e rotação da cabeça para um lado (o lado varia em cada episódio); às vezes, ocorre rotação concomitante do tronco para o mesmo lado.
   c) Não ocorre perda de consciência.
   d) Duração: algumas horas até 2-3 dias.
   e) Recidivante; normal nos intervalos.
   f) Remissão espontânea aos 2 anos; mais tarde – enxaqueca.
3. **Labirintite pós-infecciosa**
   a) Deficiência auditiva.
   b) Distúrbio neurovegetativo: náuseas, vômitos, sudorese, palidez.
   c) Posição de conforto: deitada com o ouvido comprometido voltado para cima.
   d) Remissão espontânea em alguns dias; pode recidivar em casos de otites de repetição.
4. **Com perda da consciência**: enxaqueca e epilepsia, em crianças com história sugestiva dessas doenças; comoção labirintítica pós-traumatismo craniano.

3ª etapa Vertigem persistente

1. Com sinais neurológicos: comprometimento de nervos cranianos, deficiências motoras e/ou da coordenação – lesão da fossa posterior.
   Indicada ressonância magnética.
2. Evolução crônica com deficiência intelectual: doenças degenerativas.
3. Sem sinais neurológicos: ansiedade, pânico, depressão, doenças sistêmicas.

Conduta terapêutica

1. Dimenidrato (Dramin), cinarizina (Stugeron) e flunarizina (Vertizine) podem ser úteis.
2. Casos crônicos/recorrentes: clonazepam ou carbamazepina.
3. Se o caso não se enquadra nas entidades clássicas benignas, **encaminhar para o neuropediatra**.

Sétima Parte

DISTÚRBIOS NEUROVEGETATIVOS (Sistema Nervoso Autônomo)

Estimulação dos nervos **parassimpáticos** + liberação de **acetilcolina** – salivação, constrição das pupilas, broncoespasmo, secreção de ácido clorídrico gástrico, estímulo da peristalse e micção.

Estimulação do sistema nervoso **simpático** – liberação de noradrenalina: dilatação pupilar, vasoconstrição, taquicardia, sudorese, piloereção.

Causas

1. Tumores – neuroblastoma, ganglioneuroma, feocromocitoma, tumores hipotalâmicos (síndrome diencefálica da 1ª infância).
2. Intoxicações: atropina, botulismo.
3. Lesões dos nervos autônomos: síndrome de Horner, síndrome de Adie.
4. Polineurite pós-infecciosa (síndrome de Guillain-Barré).
5. Úlcera de Cushing-Rokitansky, úlcera de Curling.

Destaque

DISAUTONOMIA FAMILIAR (síndrome de Riley-Day)

1. Genética, mais frequente em judeus.
2. Manifestações clínicas evidentes na 1ª infância – distúrbios da deglutição; salivação excessiva, sudorese, diminuição das lágrimas, secreção brônquica excessiva com infecções pulmonares recidivantes; hipertensão lábil e hipotensão ortostática, regulação defeituosa da temperatura: febre ou hipotermias periódicas, diminuição da sensação de dor.
3. Teste da histamina negativo; teste do colírio de Mecholyl a 2% positivo: constrição da pupila em 10 minutos; HVA (ácido homovanílico) aumentado e VMA (ácido vanilmandélico) diminuído na urina de 24 horas.

SEÇÃO VII

Os Problemas dos Olhos e da Visão
Problemas Oftalmológicos

coordenador **Isaac Neustein**

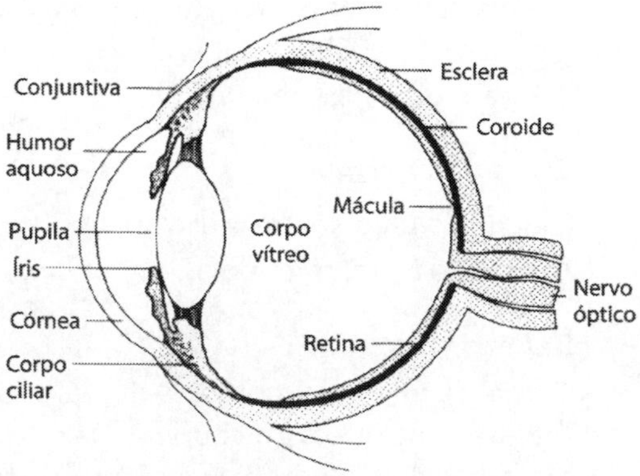

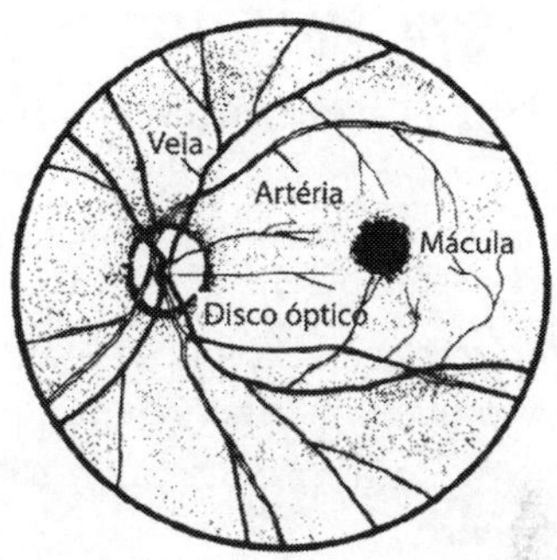

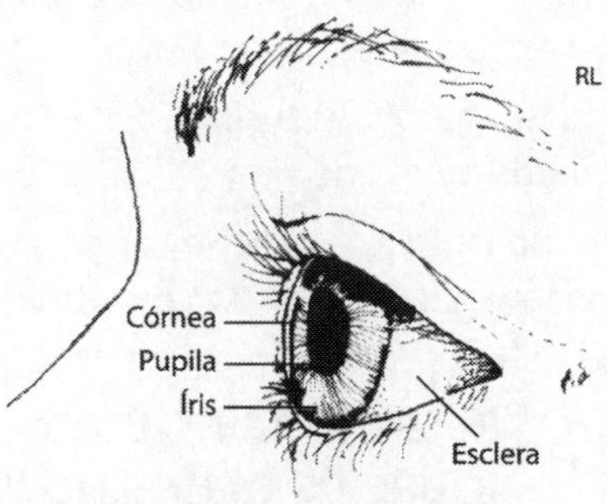

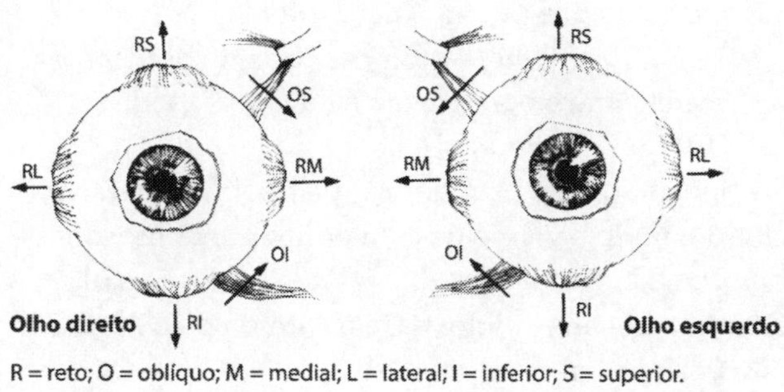

R = reto; O = oblíquo; M = medial; L = lateral; I = inferior; S = superior.

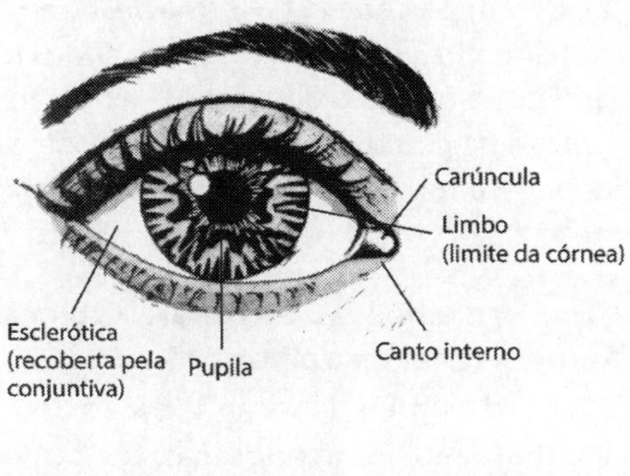

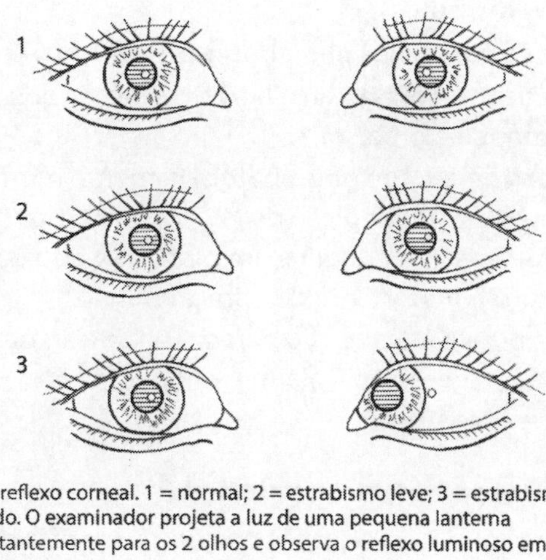

Teste do reflexo corneal. 1 = normal; 2 = estrabismo leve; 3 = estrabismo acentuado. O examinador projeta a luz de uma pequena lanterna concomitantemente para os 2 olhos e observa o reflexo luminoso em ambas as pupilas.

HOMENAGEM

Dr. Isaac Neustein que, desde o início deste livro, mostrou-se um colaborador dedicado e montou o esquema didático desta Seção, facilitando, em muito, a consulta e o aproveitamento do pediatra geral

Cabe ao pediatra tratar os problemas clínicos comuns e detectar aqueles que deverão ser encaminhados ao oftalmologista.

Nossa **homenagem** ao experiente oftalmologista **Dr. Isaac Neustein** que, desde o início deste livro, mostrou-se um colaborador dedicado e montou o esquema didático desta Seção, facilitando, em muito, a consulta e o aproveitamento do pediatra geral.

O termo "oculista" é usado coloquialmente no lugar de "oftalmologista".

OS PROBLEMAS NOS OLHOS

1. Bebê que lacrimeja: **obstrução congênita das vias lacrimais**.
2. Se o olho aparece vermelho, a principal hipótese é **conjuntivite**.
3. Se esse olho tem secreção purulenta e amanhece grudado = conjuntivite **bacteriana**.
4. Se secreção mucosa abundante e fotofobia = conjuntivite **viral**.
5. Mas se a pálpebra superior está vermelha e inchada = celulite **pré-septal** = periorbitária.
6. Se a "conjuntivite" é acompanhada de dor/fotofobia/lacrimejamento e não evolui bem, pode ser **Uveíte** – oftalmologista.
7. Inflamação na margem das pálpebras = **Blefarite**.
8. Um nódulo vermelho com ponto purulento, dolorido na borda da pálpebra = **Hordéolo = Terçol**.
9. Uma bolinha indolor na face interna da pálpebra = **Calásio**.
10. Olho torto (especialmente para dentro) = **Estrabismo**.
    - se for fugaz, nos primeiros meses de vida – normal.
    - se acompanhado de olho vermelho – pode ser retinoblastoma.
11. **Ambliopia** = um olho anatomicamente normal sofre grave diminuição da visão, por desuso ("olho preguiçoso). A origem é um olho desviado ou com distúrbio importante de refração.
12. Se a pupila é branca ou parece um reflexo de olho de gato no escuro – alarme: pode ser **Retinoblastoma**.

Primeiras semanas de vida

1. O bebê que lacrimeja: **obstrução congênita das vias lacrimais**.
2. Lacrimejamento com fotofobia, córnea turva e olho grande: **Glaucoma congênito**.
3. Pupila branca: **catarata congênita**.
4. Pupila branca + olhos vermelhos/estrabismo = **Retinoblastoma**.

1º ano de vida

1. Desvio fugaz dos olhos (dos 2 aos 6 meses): **estrabismo transitório**.
2. Desvio do olho para dentro: **estrabismo convergente (esotropia)**.
3. Desvio para fora, "fecha um olho quando exposto ao sol" = **exotropia**.
4. Lacrimejamento + fotofobia (com estrabismo) = **glaucoma**.
5. Parece estrabismo mas não é (entre 6 meses e 3 anos):
    - epicanto = dobra da pele em meia lua no canto interno do olho;
    - base do nariz larga.

Entre 1 e 4 anos

Olho torto para dentro = **estrabismo** – esotropia. Associado à hipermetropia.

Reflexo vermelho

Como – com o oftalmoscópio direto, o foco de luz é projetado na direção da pupila e pelo orifício do oftalmoscópio é possível observar se ocorre retorno da luz projetada, a qual tem aspecto avermelhado.

Sofisticação – na suspeita de doença ocular séria, convém fazer após dilatação da pupila.

Quem – o neonatologista ainda no berçário; o pediatra nos primeiros meses de vida.

Ausência do reflexo – indica doença séria: catarata, retinoblastoma, descolamento da retina.

RESPOSTAS A DÚVIDAS SOBRE OS OLHOS DO RN

"Meu filho enxerga?"

O RN tem percepção de forma desde o momento do nascimento. Ele olha ao redor, fixando objetos, durante um curto intervalo de tempo, e a fixação seguinte é percebida como um **novo** evento, pois a capacidade de reter informação é restrita e a percepção ainda é desconexa.

"Qual a melhor distância para a colocação de brinquedos sobre o berço?"

No fim do 1º mês a fixação já é mais demorada, o bebê mantém os olhos abertos mais tempo. Os objetos são mais nítidos a uma distância aproximada de 20cm, bastante contrastados com o fundo.

"Como posso saber se ele está enxergando?"

A atenção visual está associada com a supressão de algumas atividades motoras: a criança mantém-se quieta e alerta, ainda que por instantes, sua fenda palpebral abre-se mais, sua respiração torna-se regular: o RN está contatuando visualmente com o mundo. Seu padrão preferido é o rosto humano.

"O RN distingue cor?"

A acuidade do RN mede em torno de 5 a 10% da de um adulto, enquanto a de um prematuro mede de 2,5 a 5% da de um adulto. Sua percepção de cor começa a se desenvolver a partir do 2º mês de vida, preferindo fixar-se mais tempo no comprimento de onda do azul e verde, menos do amarelo.

"Ele me reconhece?"

O padrão preferido de um RN desde o nascimento é o rosto humano, inicialmente desenhado de modo rudimentar. Com 3 meses é atraído por fotografias e pinturas dos caracteres faciais. Nessa idade algum grau de familiaridade é reconhecido. A memória desenvolvendo-se, a criança passa a preferir (em torno do 5º mês) padrões novos aos já conhecidos.

"Quando a cor dos olhos se torna definitiva?"

Em torno dos 6 meses; até essa idade pode haver um certo escurecimento da cor.

"O estrabismo pode curar-se sozinho?"

Só o estrabismo fisiológico (estrabismo discreto e que surge de vez em quando e por poucos momentos). É corrigido até os 6 meses de idade; para todas as outras formas de estrabismo, a resposta é **nunca**.

PISTAS CLÍNICAS

1. Se os olhos estão **claros** (não vermelhos nem inflamados) **não existe nenhuma doença ocular que provoque dor de cabeça.**
   Uveíte e glaucoma podem ocasionar dor no olho, na órbita ou na face, mas nessas circunstâncias os olhos não parecem normais.
2. Se a criança assume a mesma **postura anormal** quando está vendo TV, por exemplo, pode haver uma causa ocular.
3. **Inclinação da cabeça** é um sinal típico de fraqueza congênita do IV par craniano.
4. **Esfregar** ambos os olhos pode ser um sinal de visão embaçada por um erro de refração e indica necessidade de óculos.
5. **Estrabismo fixo** deve ser encaminhado imediatamente ao oculista, não esperar os 6 meses.
6. Se o **estrabismo** se acompanha de **fotofobia** e **lacrimejamento**, encaminhar imediatamente ao oftalmologista (pode ser doença intraocular).
7. Se o lactente tem **lacrimejamento** (parece ser obstrução congênita do canal lacrimal) mas este **piora ao sol** (fotofobia: "o bebê que não gosta de passear em lugar ensolarado"), encaminhar imediatamente ao oftalmologista.
8. **"As letras do livro ficam embaçadas com a leitura"**:
   a) pode ser consequente à leitura prolongada e fixa (mais de 15 minutos): melhora encurtando a distância;
   b) pode ser por insuficiência de acomodação (hipermetropia): melhora afastando o livro da face;
   c) pode ser a qualquer momento depois do início da leitura: a visão fica muito embaçada impedindo a leitura – é o relaxamento da acomodação causada por distração – melhora temporariamente após uma ou duas piscadas.
9. **Eu vejo duplo"**:
   a) diplopia fisiológica: a criança não vê duplo objeto em que está fixando sua atenção, mas sim os objetos que se situam mais perto ou mais longe do observado;
   b) excluir a possibilidade de tumor cerebral (pode ser a manifestação inicial).
10. "As coisas parecem ser menores (ou maiores) do que são" – pode ser normal: o tamanho da imagem flutua com a acomodação; raramente: doença de retina, lesão do SNC, distúrbios psicológicos, ou pode ocorrer no contexto de mononucleose.
11. Fechar ou cobrir um olho para enxergar melhor indica **diplopia** ou dupla visão. Pode ser normal quando a criança sai para fora em um dia muito ensolarado, mas em outras situações pode estar associado com estrabismo.

Queixas que merecem atenção do oftalmologista

1. Olhos vermelhos.
2. Margens palpebrais vermelhas ou crostas nos cílios.
3. Estrabismo.
4. Leucocoria.
5. Esfregar os olhos com frequência.
6. Piscar muito.
7. Inclinar o pescoço para fixar o olhar.
8. Aproximar-se demais para assistir à TV.
9. Desinteresse por atividades que requerem atenção:
   – Excluir problema visual no rendimento escolar baixo (mas procurar outra causa se a visão estiver normal).
   – Cefaleia persistente (em criança saudável) geralmente **não** é problema ocular.
   Visita de rotina ao oftalmologista – aos 3 anos.

1. Quanto Uma Criança Enxerga: O Desenvolvimento Visual

Caso ilustrativo – criança de 5 meses, que não segue com os olhos, tem suspeita de cegueira pelo pediatra. Traumatismo de parto e hipotonia na história pregressa. O comportamento visual no exame do oculista é igual ao de um recém-nascido (RN), com reflexos pupilares um pouco lentos e atenção visual muito fugaz. O fundo de olho é normal.
O nistagmo optocinético está presente, semelhante ao de um RN, e o potencial evocado mostra respostas cerebrais positivas, eliminando o diagnóstico de amaurose central. Nesse paciente, o **seguimento** é a conduta mais importante; geralmente, 1 ou 2 meses depois, a criança tem uma "virada" visual, apresentando-se com comportamento visual compatível com a idade. O **diagnóstico** retrospectivo é de **atraso do desenvolvimento visual.**

1ª etapa A inspeção pelo pediatra

O recém-nascido aparentemente não "olha", ou seja, não tem fixação, e não segue, não tem "seguimento visual". Porém a fixação e o seguimento podem ser obtidos por um examinador atento e colocado defronte de um RN acordado, a poucos centímetros, fazendo movimentos lentos de lateralidade. A fixação que persiste por alguns segundos é bem evidente aos 2 **meses** de idade.

2ª etapa Desenvolvimento visual – Parâmetros

1. Resposta de fechamento palpebral à luz forte: ao nascimento.
2. Resposta de defesa à ameaça visual: aproximadamente aos 4 meses.
3. Reação pupilar à luz: lenta ao nascimento, desenvolvida entre 1 e 3 meses.
4. Acompanhamento dos olhos: a partir do 3º mês.

3ª etapa Como quantificar a acuidade visual

O desenvolvimento visual é um dos parâmetros importantes do desenvolvimento neurológico do RN. Quantificar a acuidade visual é obter um índice de saúde neuronal. Há 3 **métodos** de medida objetiva dessa acuidade:

1. O **nistagmo optocinético** (NOC) é um tremor fisiológico desencadeado em qualquer criança normal, quando são movimentadas faixas de larguras progressivamente crescentes, defronte de seus olhos (faixas que correspondem ao ângulo visual: a distância mínima entre 2 pontos que é discernida pelo olho). É método simples e de uso eventual em consultório de oftalmologia.
2. O **teste de visão preferencial**, que utiliza a tendência da criança de "escolher" padrões diferentes que são apresentados simultaneamente. Ainda em uso de laboratório, mais do que em consultório.
3. O **potencial evocado visual** (PEV), em que se usa um estímulo elétrico captado por elétrodos colocados nas regiões visuais do cérebro.

Esses métodos estão sendo utilizados no diagnóstico diferencial de amaurose, para diferenciar doenças visuais de neuropatias ou até mesmo de psicopatias infantis.

2. A Criança com Óculos: Erros de Refração

ACUIDADE VISUAL – a medida da "capacidade de enxergar" (acuidade visual) é um procedimento simples que deve ser incluído de rotina no exame pediátrico de crianças acima de 3 anos. A causa mais frequente de baixa acuidade visual são os **erros de refração**.

Métodos de medida – o mais simples é o uso de uma tabela com tipos padronizados em tamanhos, colocada a uma distância-padrão. A iluminação ambiental precisa ser uniforme e com intensidade razoável. Usuais são as **tabelas de Snellen** com tipos em "E" (Fig. VII-1) ou as com objetos desenhados. Se a criança não informa, utiliza-se a **retinoscopia**, procedimento rotineiro pelo oculista, que obtém os "graus" de refração usando um feixe de luz incidindo em fenda sobre o olho da criança.

TIPOS DE ERROS DE REFRAÇÃO

MIOPIA – a criança não vê ao longe nitidamente. Crianças menores, muitas vezes, apresentam mau aproveitamento escolar, desatenção e sintomas de alteração de conduta na escola: trazem objetos muito próximos ao fixar a atenção (apesar de ser normal as crianças gostarem de desenhar ou ver televisão a curta distância). A miopia aumenta de grau até o fim da segunda década. Em mais ou menos 1% dos casos há degeneração da retina, que leva a uma baixa visão (mesmo com a melhor correção óptica) e até a descolamento de retina. O quadro de fundo de olho é típico nesses casos.

Tratamento – o uso dos óculos não impede a evolução da doença. Vitaminas não têm nenhuma influência. Admite-se que o uso de lentes de contato convencionais possa diminuir o ritmo de crescimento da graduação.
Correção com lentes "esféricas e negativas".

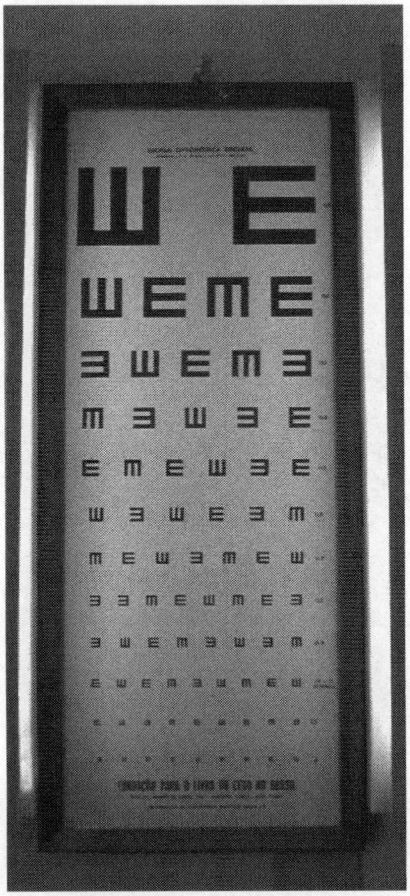

Figura VII-1 – Quadro de optótipos para medida de acuidade visual em pré-escolares acima de 4 anos. A criança deve ser treinada previamente para identificação do sentido do "E".

HIPERMETROPIA – a criança enxerga bem para longe e perto, mas a focalização dos objetos requer esforço da musculatura intraocular, o que, por vezes, acarreta sintomatologia: cefaleia frontal, ardor nos olhos, falta de atenção. Não é defeito progressivo e raramente requer correção em crianças, exceto em alguns casos (como, por exemplo, associação com estrabismo). **Correção** com lentes "esféricas e positivas".

ASTIGMATISMO – a superfície corneana é onde os raios de luz sofrem seu maior desvio. Nesse defeito, a superfície apresenta curvaturas diferentes em cada eixo, de tal modo que a imagem sobre a retina não se torna nítida. Traz, como sintomas, desconforto visual e borramento da visão. Não é progressivo. **Correção** feita com lentes "cilíndricas".

IDADE PARA A PRIMEIRA VISITA AO OCULISTA

Aos **3 anos**, porque: (1) se constatada ambliopia nessa idade, o tratamento tem boa probabilidade de sucesso (probabilidade que diminui muito após os 5 anos); (2) a criança começa a se informar adequadamente; (3) início da vida escolar e, portanto, ampliação do campo de necessidade da visão e da atenção. A necessidade do exame ocular aumenta em: (1) pais ou famílias que usam óculos com graus fortes ou médios; (2) famílias de estrábicos; (3) prematuridade (aumenta a incidência de erros de refração); (4) erros inatos do metabolismo; (5) doença cromossômica; (6) doença neurológica; (7) comportamento visual anômalo.

"Dilatar a pupila" – o uso de drogas para paralisar a ação dos músculos intraoculares e, portanto, a acomodação é indicado quando se deseja uma refração acurada. Como efeito secundário, a pupila se dilata. A atropina é a mais potente e mais usada em crianças. Prescrevem-se colírios ou pomada. O pediatra deve estar alerta para seus efeitos colaterais indesejáveis (particularmente em crianças pequenas): febrícula, lassidão, vermelhão no rosto e no corpo. A reação tem efeito transitório, durando poucas horas.

3. A Criança que Não Enxerga: Deficiência Visual

AMBLIOPIA – diminuição da acuidade visual, quase sempre unilateral, que ocorre em crianças visualmente imaturas como consequência da falta de formação de uma imagem nítida caindo sobre a retina. Isso significa que a criança "não aprendeu a ver" na fase propícia de desenvolvimento. "Aprender a ver" significa:

a) conseguir manter os olhos em uma posição (fixação);
b) juntar os olhos (convergência);
c) binocularidade.

A ambliopia pode ser decorrente de um defeito congênito ou adquirido muito precocemente (até 5 anos de idade):

- um olho desviado (estrabismo);
- defeito refrativo acentuado bilateral ou assimétrico;
- opacidade dentro do eixo visual (catarata, opacidade de córnea).

É geralmente assintomática.

A ambliopia é tanto mais grave quanto mais precocemente se instala.

Diagnóstico – confirmado por exame oftalmológico: redução da acuidade visual sem lesão orgânica que o justifique.

Tratamento – a ambliopia é tanto mais responsiva ao tratamento quanto mais tarde ela se instalar e quanto mais cedo for iniciado o tratamento.

1º) Remoção das eventuais opacidades.
2º) Correção de todos os erros refrativos, com óculos adequados.
3º) Estimular o uso do olho amblíope pela **oclusão** do olho bom.

AMAUROSE = perda total ou quase total da visão: cegueira.

1. Presente desde o nascimento – malformações, infecção intrauterina, anoxia e traumatismo perinatal, genética.
2. Em criança previamente normal - doença ocular evidente ou doença sistêmica:
   a) *de instalação rápida: hipertensão intracraniana, infecção, traumatismo, enxaqueca, vasculite, toxinas, neurite óptica;*
   b) *de instalação lenta e progressiva: tumor, doença neurodegenerativa.*

Diagnóstico – inclui avaliação neurológica, fundo de olho, neurorradiologia; eventualmente estudos metabólicos e genéticos.

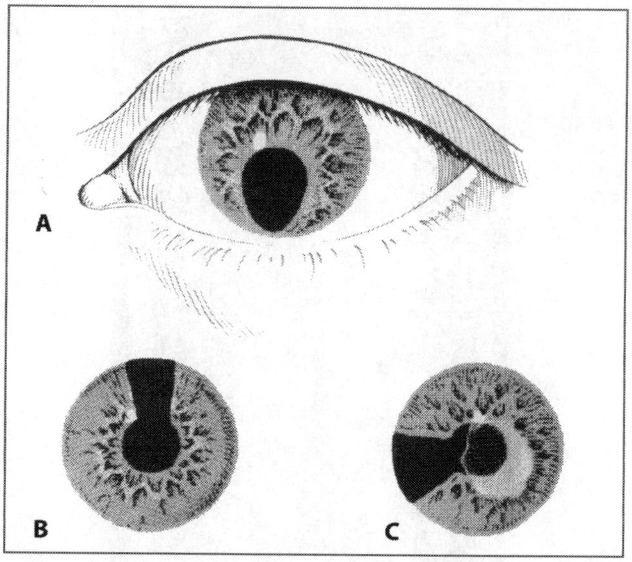

Figura VII-2 – Coloboma da íris: **A**) congênito; **B**) devido à operação clássica de glaucoma; **C**) iridectomia indicada pela presença de cicatriz central da córnea.

4. Anormalidades da Pupila e da Íris

ANIRIDIA – na realidade, refere-se a uma hipoplasia (e não ausência completa) do tecido da íris.

a) Dois terços dos casos hereditários dominantes com alto grau de penetrância; um terço esporádico.
b) Bilateral (98%).
c) Não é um defeito isolado: hipoplasia da mácula e do nervo óptico (tremor ocular).
d) Deformidades concomitantes do cristalino e da córnea.
e) Glaucoma na 1ª década de vida (75%).
f) Tumor de Wilms desenvolve-se em 20% dos casos esporádicos, até os 3 anos de idade (ultrassonografia renal a cada 3-6 meses).

COLOBOMA DA ÍRIS = defeito do desenvolvimento da íris com perda da **forma redonda**: **corte**, **entalhe** ou **chanfradura** na porção inferior da margem da pupila. Transmissão autossômica dominante ou esporádica (Fig. VII-2).

Frequentemente associada a **coloboma da coroide** ou **retina** (uni ou bilateral).

Pode envolver nervo óptico e mácula (perda da visão) ou cório-retina (redução do campo visual).

Pode-se associar com microftalmia.

5. Doenças das Pálpebras

BLEFARITE – afecção crônica das *margens* das pálpebras.

Pode ser classificada em **anterior** ligada à infecção estafilocócica crônica e **posterior** = seborreica.

1. Mais comum na infância: **blefarite anterior.**
   Vermelhidão nas margens das pálpebras; "caspa" ou "casquinhas" nos cílios.
   Ao acordar, pálpebras coladas, os cílios caem desnudando algumas regiões das pálpebras.
   Tratamento – prolongado.
   a) Retirada das crostas com compressas quentes e cotonete com xampu infantil neutro, de manhã e durante o banho.
   b) Apenas em fases de reagudização pode ser indicada pomada oftálmica de antibiótico antiestafilocócico, 1-3 vezes ao dia, 10 dias.
2. Blefarite **posterior** – disfunção das glândulas de Meibomios.
   Envolve a conjuntiva palpebral (face interna úmida da pálpebra).
   Margens das pálpebras (cílios) vermelhas com escamas oleosas.
   Olho vermelho, coceira, fotofobia.
   Pálpebras inchadas.
   Pode ser assintomática, mas pode predispor à formação de calázios.

Tratamento igual ao anterior.

Em fases de reagudização grave, pode ser necessário o uso de antibiótico por via oral – azitromicina para crianças ou doxiciclina para adolescentes e/ou pomada oftálmica de antibiótico + corticoide, até remissão dos sintomas.

HORDÉOLO (terçol) – abscesso das glândulas que rodeiam o folículo piloso. Manifesta-se como processo inflamatório, acompanhado de dor localizada em um ponto da margem palpebral.

No centro da tumescência, aparece um ponto amarelo. "Pérola amarela crescendo na borda da pálpebra" (Fig. VII-3).

Tratamento – compressas de água quente, 10 minutos, 4 vezes ao dia. Associar colírio de antibiótico se houver conjuntivite. Não incisar – pode provocar a disseminação do agente (estafilococo) pelo tecido palpebral.

CALÁZIO – granuloma das glândulas profundas palpebrais (de Meibomio), por obstrução de seus ductos: cisto com material gorduroso (Fig. VII-4). Aparece como uma elevação visível na face interna da pálpebra, arredondada, bem delimitada ("bolinha" indolor). Regressão espontânea em 6 ou mais meses.

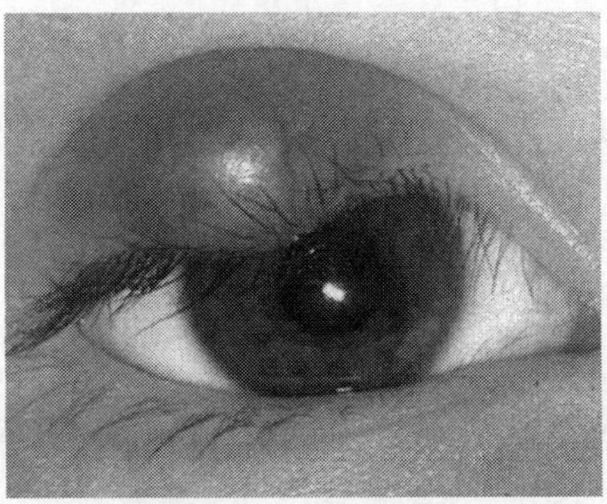

Figura VII-3 – Hordéolo.

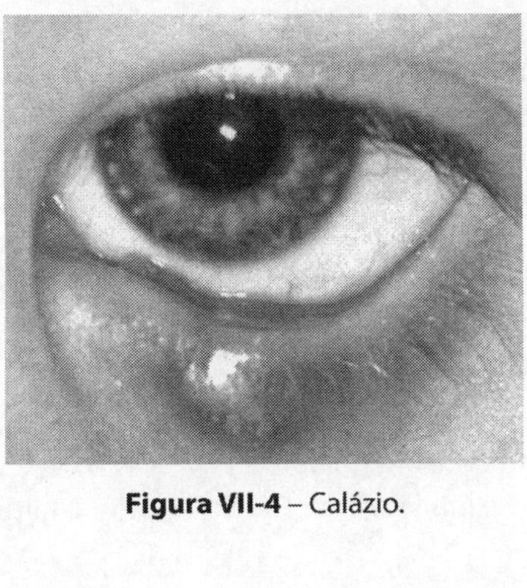

Figura VII-4 – Calázio.

Tratamento – compressas de água quente associadas com pomada de antibiótico se houver infecção associada. Drenagem e limpeza cirúrgica necessárias naqueles de maior tamanho ou crônicos.

BLEFAROPTOSE (= queda da pálpebra superior) – incapacidade congênita de elevar a pálpebra superior, por um desenvolvimento anormal do músculo levantador da pálpebra, geralmente unilateral; autossômica dominante com penetrância incompleta.

Correção cirúrgica precoce.

Não confundir com **miastenia grave** bilateral, a criança está bem ao acordar e piora progressivamente no decorrer do dia (rara na infância).

EPICANTO – dobra da pele em semilua decrescente que recobre o ângulo interno do olho, tipicamente unilateral. Pode ocasionar a falsa impressão de estrabismo convergente.

COLOBOMA – fenda em "V" na pálpebra (rara): a) superior: na junção do terço médio com o terço interno; b) inferior: terço médio com o externo.

Frequentemente associado com síndrome de Goldenhar.

6. Doenças das Vias Lacrimais

LACRIMEJAMENTO

Queixa típica – criança de 4 meses de idade vem apresentando há 1 mês "ramela", meio aquosa, meio amarelada, de um olho só (ou de ambos), em pequena ou média intensidade, constantemente. Tratou com colírio de cloranfenicol sem nenhuma melhora.

História pregressa – a criança "sempre teve olhos um pouco lacrimosos", piorando de um mês para cá.

Exame pediátrico e achado clínico – inspeção da conjuntiva: congestão de 1 a 3 cruzes. Pálpebra inferior, quadrante nasal, próximo ao osso nasal: normal ou vermelhidão, calor, inchaço. Digitopressão sobre essa região: saída de material mucopurulento (fazer limpeza prévia com algodão).

Rápida história anatomofuncional – as vias de drenagem da lágrima derivam da fissura nasóptica, formando um sistema de comunicação do saco conjuntival com as fossas nasais. Funciona por capilaridade, força gravitacional e gradiente de pressão dentro das vias.
A canalização desse sistema é completada, em geral, à época do nascimento.
Há certo grau de estenose em 1 a cada 20 nascimentos.
Epífora = lacrimejamento sem estar chorando.

DIAGNÓSTICO

1. **Obstrução das vias lacrimais**: lacrimejamento unilateral sem fotofobia, no 1º ano de vida, escorrendo pelo canto interno do olho.
2. **Dacriocistite crônica**: lacrimejamento, associado a refluxo de material mucoso ou purulento, pelo ponto lacrimal (à digitopressão do saco lacrimal no canto interno das pálpebras).
3. **Dacriocistite aguda**: itens 1 e 2, e sinais de inflamação aguda.

Diagnóstico diferencial – conjuntivite *vs*. glaucoma.

Glaucoma congênito = olho grande, lacrimejamento só na claridade, fotofobia.

Lacrimejamento + fotofobia = oftalmologista urgente.

Conjuntivite aguda = geralmente bilateral, não há refluxo.

CONDUTA TERAPÊUTICA

1. **Obstrução das vias lacrimais** – pressão digital firme sobre a região do saco lacrimal (manobra ensinada pelo pediatra à mãe), 3 vezes ao dia. Reexaminar a cada 15 dias. Geralmente melhora, com reativação em processos gripais (edema no forame nasal). Então, associar medicação e manobras para desobstrução nasal.
   Na grande maioria das vezes, cura espontânea em 6 a 12 meses. Caso contrário, encaminhar ao oculista para sondagem.
2. **Dacriocistite crônica** – digitopressão, seguida de lavagem com água fervida ou soro fisiológico.
3. **Dacriocistite aguda** – conduta como as dos itens 1 e 2, mais antibiótico sistêmico (amoxicilina-clavulanato).

7. Doenças das Órbitas

O **septo orbital** é uma membrana fina que nasce no periósteo da borda da órbita e separa o tecido mole da pálpebra das estruturas mais profundas da órbita.

Celulite pré-septal = **periorbital** = infecção/inflamação restrita dos tecido moles *anteriores* (na frente) ao septo orbital – pálpebras e tecidos anexos.

Celulite orbital – infecção/inflamação que se estende ao tecido *posterior* ao septo e à órbita.

CELULITE PERIORBITAL

Infecção da pálpebra e do tecido mole periorbital (anterior ao septo orbital).

1º passo Como se apresenta

Geralmente em criança acima dos 2 anos de idade; unilateral.

Pálpebra superior vermelha com inchaço que pode estender-se até a sobrancelha, com calor e dolorimento. Não há envolvimento do olho.

Não confundir com simples inchaço da pálpebra causada por picada de mosquito.

2º passo Pesquisar a fonte da infecção

A mais comum: resfriado que se agrava com rinossinusite (com edema palpebral matutino).

Inoculação direta na pálpebra: picada de insetos, trauma, qualquer infecção local ou laceração da pele infectada.

3º passo Os agentes etiológicos

Pneumococos, *Haemophilus influenzae*, estafilococos.

4º passo O tratamento

1. Criança afebril, bom estado geral e disposição (não toxêmica).
   Antibiótico oral: amoxicilina-clavulanato, 7 a 10 dias.
   Descongestionante nasal – oximetazol (Afrin pediátrico).
2. Em casos mais graves ou com bacteriemia, iniciar com ceftriaxona por via IM, 50mg/kg/dia.

CELULITE ORBITAL

Infecção dos tecidos moles atrás do septo orbital.

1º passo Como se apresenta

Criança em torno dos 7 anos.

Vermelhidão e edema só da pálpebra.

Proptose = olhos projetados para a frente.

Movimentação dos olhos reduzida (**oftalmoplegia**) e dolorida.

Redução da acuidade visual, diplopia.

2º passo Fontes da infecção

Sinusite purulenta (etmoidal) ou abscesso dentário.

Traumatismo penetrante.

Disseminação hematogênica de uma infecção.

Nos casos graves – tomografia.

3º passo Agentes etiológicos

Estafilococos, inclusive resistentes a oxacilina e pneumococos.

4º passo O tratamento

Hospitalização. Colaboração do intensivista, oftalmologista e otorrinolaringologista.

Antibiótico por via IV – ceftriaxona + clindamicina.

Após nítida melhora clínica, passar para a via oral, até completar 10-14 dias.

Considerar intervenção cirúrgica nos casos que estão evoluindo mal.

Ressonância magnética para detectar infecção intracraniana.

8. O Olho Vermelho

Refere-se à irritação da **conjuntiva** que parece "injetada" de sangue.

Resumo da anatomia da região – a conjuntiva é uma formação sacular limitada posteriormente pela córnea e anteriormente pela margem palpebral. Recobre a esclera, branca, como uma membrana transparente, vascularizada (de estrutura mucosa), "conjuntiva bulbar"; segue recobrindo a porção interna das pálpebras, tendo aí um aspecto mais avermelhado – "conjuntiva palpebral". A transição da esclera, opaca e branca, para a córnea transparente é dita limbo.

ROTEIRO DO EXAME OCULAR PELO PEDIATRA

Com um exame simples, de preferência com o auxílio de um foco de luz, obtém-se um grande número de informações necessárias para o diagnóstico.

Siga a sequência:

1º) **Inspeção da conjuntiva bulbar e córnea**, abrindo bem os olhos da criança para melhor exposição. Atenção para: a) espasmos da musculatura palpebral impedindo a abertura das pálpebras; b) reação intensa à luz; c) opacidades na córnea em pontos, manchas, ou difusamente; d) presença de um halo arroxeado no limbo ("congestão ciliar"), todos indicativos de doença corneana ou da íris e, portanto, graves. Excluídas afecções corneanas ou intraoculares, passar para o 2º item.

2º) **Inspeção da conjuntiva palpebral inferior**, abaixando a pele da pálpebra inferior; procurar por tipo de secreção – *aquosa ou mucosa*: indicativa de vírus, entre outras causas; *mucopurulenta*: bactéria.

3º) **Inspeção da conjuntiva palpebral superior** (após eversão, conforme procedimento da Fig. VII-5): observar se há lesões salientes, vegetantes, indicativas de: a) afecção alérgica (queixa de coceira intensa, além de outras manifestações de atopia); *ou* b) tracoma (paciente de baixo nível socioeconômico, vindo de zonas rurais).

DIAGNÓSTICO DIFERENCIAL (sequência)

Atenção: algumas doenças oculares, cujo sinal comum é a vermelhidão, podem levar à cegueira.

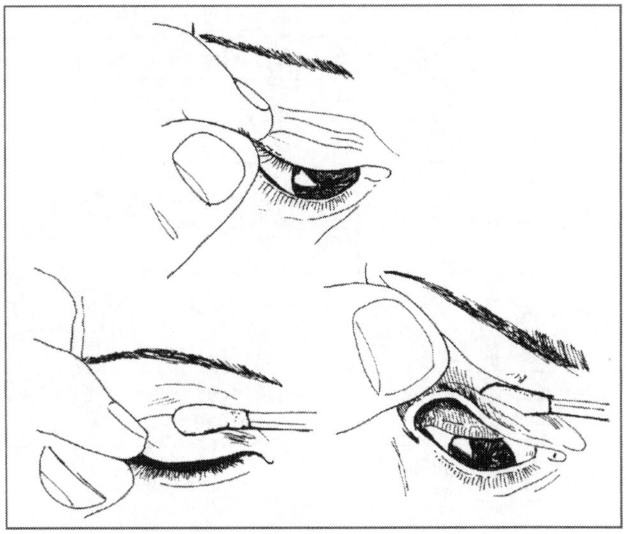

Figura VII-5 – Eversão palpebral.

1. **Dados de anamnese** – tipo de início, fotofobia, dor, diminuição da acuidade visual, manifestações reumáticas.
2. **Secreção** – tipo: sugere etiologia.
3. **Dor e fotofobia** (pergunta-se: "A claridade incomoda muito?") são indicativas de doença grave, afetando a córnea (ceratite) ou o interior do olho (uveíte).
4. **Uni ou bilateralidade** – unilateralidade frequentemente na virótica e também em ceratites e uveítes; bilateralidade na conjuntivite bacteriana e às vezes na alérgica.
5. **Visão** – queda da visão, confirmada por um exame rudimentar de medida da acuidade, comparando um olho com o outro (principalmente em afecções unioculares), indica provável doença intraocular (uveíte ou outras).
6. **Pupila** – não comprometida nas conjuntivites. Alterações de diâmetro ou forma indicam doença grave (miose mais congestão unilateral sugerem uveíte anterior).
7. **Distribuição da congestão** – difusa e intensa na conjuntivite bacteriana; menos intensa e com aspecto variável na alérgica; em halo arroxeado próximo ao limbo, na uveíte anterior.
8. **Resposta terapêutica** – frequentemente o paciente está usando alguma medicação tópica ao vir para a primeira visita ao pediatra, ou, então, não há resposta ao medicamento utilizado; nesses casos, enfocar mais acuradamente.

A causa mais comum é **conjuntivite**.

Mas nem todo olho vermelho é conjuntivite.

Pode ser por causa infecciosa, inflamatória, alérgica, autoimune ou irritação por lentes de contato.

Quadro VII-1 – DIAGNÓSTICO DIFERENCIAL DAS CONJUNTIVITES DO RECÉM-NASCIDO.

	Gonocócica	Bacteriana	De inclusão (clamídia)	Química
Incidência	baixa	baixa	rara	alta
Incubação (em dias)	1-7	1-5	5-14	horas
Gravidade	++++	não	não	não
Pálpebras	edema ++++	edema	edema	edema
Secreção purulenta	Intensa	média	média	média
Complicações	sim (ver texto)	ceratite	não	não
Contaminação	canal do parto	berçário	canal do parto	iatrogênica
Exame complementar	Gram: diplococos gram-negativos intracelulares; cultura	cultura	Giemsa: inclusões citoplasmáticas ou imunofluorescência	

++++ = muito acentuado.

Atenção – algumas doenças oculares, cujo sinal comum é vermelhidão, podem levar à cegueira.

1º passo Anamnese

Tipo de início e duração dos sintomas.

Mudanças na visão, sensação de corpo estranho na vista.

Secreção nos olhos, trauma, lente de contato.

Dor: corpo estranho, abrasão de córnea, trauma, herpes, lente de contato.

Dor e fotofobia ("a claridade incomoda muito?")

Pode ser doença grave afetando a córnea (ceratite) ou interior do olho (uveíte).

Olho vermelho e inchado – considerar celulite pré-septal.

2º passo Exame físico

Preferível com foco de luz.

1. Primeiras informações:
   - Unilateral (frequentemente viral) ou bilateral desde o início (conjuntivite bacteriana).
   - Olho inteiro está vermelho (congestão difusa e intensa na conjuntivite bacteriana, menos intensa e variável na alergia) ou só uma porção dele (halo arroxeado próximo ao limbo, na uveíte anterior).
   - Movimentos oculares restringidos.
   - Pálpebras normais ou inflamadas.
   - A córnea é clara?
   - Pupilas são iguais e reagem à luz?

   Observação: nas conjuntivites, as pupilas são normais. Alterações do diâmetro ou da forma indicam doença grave. Miose mais congestão unilateral sugerem uveíte anterior.

   - Houve queda da visão? Nas afecções unilaterais, comparar um olho com o outro. Indica doença intraocular: uveíte anterior.
2. **Manobras**
   (ver Roteiro do Exame Ocular pelo Pediatra)

3º passo *Alarme*! Imediatamente ao oftalmologista:

Dor forte, visão borrada, opacificação da córnea, proptose (olho projetado para a frente), pupila não reage à luz, movimentos oculares reduzidos.

Encaminhar também se não melhora com 3 dias de tratamento ou se a evolução é para piora.

4º passo Identificar doença causadora do olho vermelho

A mais comum: **CONJUNTIVITE**

Inflamação da conjuntiva → hiperemia da conjuntiva.

Pode ser causada por infecção, alérgeno, irritante.

Questão básica:

Qual a mais comum? **viral**

I – É provavelmente **BACTERIANA**, se:

Olhos vermelhos, secreção espessa verde-amarelada (mucopurulenta), acorda com as pálpebras grudadas.

Qual é a bactéria?

- Mais frequente: pneumococos.
- Em lactentes com rinossinusite purulenta: *H. influenzae*. Prescrever amoxicilina-clavulanato.
- Casos graves com secreção espessa secando nas pálpebras com formação de crostas, às vezes ulcerações nas pálpebras: estafilococos.

Conduta terapêutica

Limpeza frequente com soro fisiológico ou água fervida.

Colírio ou pomada oftálmica antibiótica, sem corticoide.

Que antibiótico/produto?

c = colírio; p = pomada

Para casos **leves**, preferir aminoglicosídeo:

- gentamicina – sulfato de gentamicina c, p.
- tobramicina – Tobramicina a 0,3% c; Tobrex c, p.

Para casos **graves** ou que não melhoram com o anterior ou ligados à lente de contato, quinolonas.

- oflaxacino – Ofloxino c;
- ciprofloxacino – Ciloxan c, p; Bianotil c, p;
- movifloxacino – Vigamox, c.

Modo de usar:

- colírio – 2 gotas a cada 2 horas durante 2 dias; a seguir 4 vezes ao dia, 5 dias;
- pomada – 3 vezes ao dia durante 2 dias; a seguir 2 vezes ao dia, 5 dias.
  - Convém usar o colírio durante o dia e a pomada ao deitar.
  - Em lactentes, preferir pomada oftálmica 4 vezes ao dia.

II – É provavelmente **VIRAL**, se:

1. Formas **leves** (a maioria)

   São conjuntivites foliculares (superfície conjuntival "em sagu") agudas, às vezes epidêmicas.

   - olhos vermelhos;
   - corrimento aquoso unilateral.

   Conduta – compressas frias; lágrimas artificiais geladas, várias vezes ao dia.
   Colírio de antibiótico – só se evolução para piora com secreção purulenta.
   Colírio de corticoide – só se houver reação inflamatória intensa; só prescrever após 48 horas de evolução (para não estimular a replicação do vírus) e por tempo curto.

2. Conjuntivite por **adenovírus = Febre faringoconjuntival**

   Começa com um olho vermelho, sensação de corpo estranho.
   Lacrimejamento/secreção mucosa abundante (não purulenta).
   Pálpebras inchadas.
   Mucosa das pálpebras com petéquias e montículos translúcidos ("em sagu").
   Piora nos primeiros 4-7 dias e pode passar para o outro olho com quadro menos intenso.
   Cura em 2 (1 a 6) semanas.
   Concomitante – quadro gripal com gânglio pré-auricular ou quadro diarreico.
   Muito contagioso.

   Tratamento das conjuntivites **virais**

   Se houver formação de membrana, esta deve ser removida pelo oftalmologista.

3. **Conjuntivite hemorrágica aguda** (enterovírus 70)

   Epidêmica, altamente contagiosa.
   Início súbito, com congestão ocular, dor nos olhos e hemorragias subconjuntivais, lacrimejamento, fotofobia, edema palpebral.
   Melhora em 3-4 dias.
   Pode evoluir para secreção purulenta.
   Podem aparecer sintomas neurológicos após 2-3 semanas.

   Conduta – compressas geladas; colírio de vasoconstritores.

4. **Conjuntivite por herpes-vírus** (HSV2)

   Unilateral. Conjuntivite branda com vesículas nas pálpebras. Gânglio pré-auricular.
   O risco é lesar a córnea.
   Antiviral aciclovir tópico e sistêmico.

5. **Tracoma** (*Chlamydia trachomatis*)) – a eversão da pálpebra é fundamental para o diagnóstico, evidenciando na conjuntiva palpebral superior lesões hipertróficas bastante visíveis a olho nu. Atinge também a córnea provocando, então, fotofobia.
   Tem recrudescido em áreas muito pobres do Brasil.

   Tratamento – eritromicina, VO, durante 3 semanas, e pomada de tetraciclina, 2 vezes ao dia, 6 a 8 semanas. Recaídas frequentes.

CONJUNTIVITE ALÉRGICA

Criança alérgica com lacrimejamento (secreção aquosa, eventualmente mucosa) e coceira, em ambos os olhos, com leve edema palpebral, que ocorre poucos minutos depois da exposição ao alérgeno específico.

Conduta imediata

- Lágrimas artificiais.
- Antialérgicos tópicos: olapatadina (Patanol C) – 1 gota 2 a 4 vezes ao dia.
- Casos mais graves: colírio de corticoide por tempo curto e não muito repetido.
- Se necessário, anti-histamínico por via oral.

Para casos de **repetição frequente** ou coçadores crônicos: tratamento prolongado com cromoglicato (1 gota por vez).
Cromolerg ou Rilan a 2%, 4 vezes ao dia, ou a 4%, 2 vezes ao dia, ou cetozifeno = Zaditen – 1 gota 2 vezes ao dia.

Não confunda **Conjuntivite** com **Uveíte**

Alerta! Início súbito de vermelhidão, lacrimejamento com dor e fotofobia; pupila pequena e irregular.
Não melhora com o tratamento habitual.

UVEÍTE

Úvea = trato uveal

Úvea *anterior* = íris e corpo ciliar
Úvea *posterior* = coroide e retina
Inflamação da úvea = **uveíte**
Uveíte *anterior* = irite + ciclite = **iridoclite**
Uveíte *posterior* = coroidite + retinite = **coriorretinite** = **retinocoroidite**

Uveíte anterior = IRIDOCICLITE

1. Suspeitar de iridociclite de início agudo nas conjuntivites que apresentam as seguintes características: a) congestão lacrimal e lacrimejamento; b) dor e fotofobia; c) miose (pupilas contraídas); d) halo arroxeado próximo ao limbo; e) processo frequentemente unilateral; f) falta de resposta à terapêutica habitual; g) recorrência do processo.
2. Complicações – sinéquia posterior (adesão da íris ao cristalino), glaucoma secundário.
3. Casos de início insidioso – assintomático durante algum tempo; o primeiro sintoma é a redução da acuidade visual. Congestão ocular discreta e ausência de dor. Evolução prolongada levando a complicações como catarata, glaucoma e opacificação corneana.
4. Etiologia importante – **artrite reumatoide juvenil** (ARJ) com início insidioso; pode ser o primeiro sinal da ARJ, mas geralmente acompanha a doença ativa. Em presença de ARJ está indicado exame oftalmológico (lâmpada de fenda) periódico. Outros exames de rotina: reação Mantoux, reação de sorologia para sífilis, radiografia de tórax.
5. **Conduta terapêutica** – anti-inflamatório; etiológico, se possível.
6. **Prognóstico para a visão** – reservado.

Uveíte posterior = CORIORRETINITE

1. Na infância é mais frequente do que a uveíte anterior.
2. É uni ou bilateral, sempre grave; frequentemente atinge a área macular.
3. Diagnóstico difícil porque não há manifestações oculares externas.
4. Queixa inicial pode ser estrabismo convergente; eventualmente nistagmo.
5. **Diagnóstico** – aspecto do fundo de olho (áreas brancas simples ou múltiplas, exsudação no humor vítreo adjacente); reações sorológicas para determinação da etiologia.
6. **Etiologia** mais frequente – **toxoplasmose congênita.** Circunstâncias do diagnóstico: a) estrabismo no lactente; b) visão deficiente no escolar; c) diminuição abrupta da visão em um ou ambos os olhos na criança ou no adolescente (em consequência de recaída de infecção congênita).
7. Outras causas – sífilis congênita, tuberculose, sarcoidose de Boeck, doenças exantemáticas (sarampo), doença de inclusão citomegálica, *larva migrans* visceral (toxocaríase), complicação de traumatismo perfurante do olho.
   Em 50% dos casos, a causa é desconhecida.

9. Anormalidades da Córnea

MEGALOCÓRNEA – aumento não progressivo da córnea e do segmento anterior na ausência de hipertensão ocular. Familiar e normal.

Diferenciar de glaucoma: aumento progressivo do tamanho da córnea com fotofobia e lacrimejamento.

CERATOCONE – afinamento progressivo e abaulamento da córnea central que adquire a forma de cone.

A maioria dos casos é bilateral mas assimétrica.

Aparece e progride na adolescência. Estabiliza no fim da 2ª década ou evolui até necessidade de transplante de córnea. Pode requerer o uso de lentes de contato duras e até transplante de córnea.

CERATITE – inflamação do estroma corneano. Pode ser por olhos secos, lentes de contato, conjuntivite viral, química.

Dor, fotofobia, lacrimejamento, olhos injetados em torno da córnea em halo vermelho, sensibilidade à luz.

ÚLCERAS CORNEANAS – dor ocular, fotofobia, lacrimejamento, hiperemia, visão enevoada, blefaroespasmo. Principal causa: lesão traumática secundariamente infectada. Perfuração pode levar à cegueira.

Lente de contato em uso abusivo, inclusive durante a noite, e submetida à higiene inadequada é um fator de risco. Agentes etiológicos: estafilococos, pseudomonas e fungos (traumatismo com plantas, uso tópico prolongado com antibióticos + corticoides).

Tratamento intenso local (colírios fortificados) e, se necessário, sistêmico. Eventualmente, hospitalização.

10. A Pupila Branca: Doença Intraocular Grave

Em um simples exame de inspeção, o pediatra pode constatar uma **pupila de cor branca (leucocoria)**. As principais doenças causadoras da pupila branca estão relacionadas no quadro VII-2.

Quadro VII-2 – PRINCIPAIS DOENÇAS CAUSADORAS DA PUPILA BRANCA.

Localização anatômica	**CATARATA CONGÊNITA** opacidade do cristalino	**RETINOBLASTOMA** tumor da retina: atinge o vítreo	**FIBROPLASIA RETROLENTAL** proliferação fibrovascular da retina: atinge o vítreo
Idade de aparecimento	Ao nascimento	6 meses até 5 anos	6 semanas-2 meses
Incidência	1:4.000 nascimentos	1:20.000 nascimentos	
Etiologia	a) Familiar b) Metabólica c) Infecciosa	Familiar	Oxigenoterapia
Etiopatogenia	Alteração metabólica intracristaliniana	Tumor de células indiferenciadas neuronais da retina	(ver item correspondente)
Lateralidade	Uni ou bi	Uni: 70%; bi: 30%	Bi
Alterações oculares associadas	a) Nistagmo: 50% b) Estrabismo: 50% c) Microftalmia: 15% d) Malformação: 10% e) Coriorretinite: 10%	Estrabismo	Nistagmo
Diagnóstico	Leucocoria = pupila branca Desvio ocular/nistagno/ fotofobia Dificuldade de fixação visual Atraso do desenvolvimento	"Reflexo de olho de gato" (ver item correspondente)	Prematuridade Oxigenoterapia Bilateralidade Leucocoria
Exames auxiliares	–	Radiografia da órbita Calcificações; urina: AVM e AHV aumentados	–
Determinação genética	Autossômica dominante	Autossômica dominante a) Bi: 50% dos filhos afetados b) Uni: 8% dos filhos afetados	–
Tratamento	Cirurgia precoce, correção óptica	a) Cirurgia (enucleação) b) Quimioterapia e irradiação	–
Sequela	Baixa de visão	a) Cegueira b) Alto risco de morte	a) Cegueira (25%) b) Baixa de visão
Prevenção	Aconselhamento genético	Aconselhamento genético	a) Monitoração das incubadoras b) Exame ocular no berçário

AHV = ácido homovanílico; AVM = ácido vanilmandélico.

CATARATA

O que é – opacificação parcial do cristalino (que é uma lente biconvexa que fica atrás da íris).

Catarata CONGÊNITA

Pode ser detectada pelo teste do "reflexo vermelho" no olho do recém-nascido.

Catarata *parcial* é compatível com visão normal ou subnormal; *unilateral total* induz à ambliopia nesse olho; *bilateral* acarreta nistagmo constante.

Suspeitar se: leuconia (pupila branca), nistagmo, desvio ocular e fotofobia; dificuldade de fixação visual, atraso no desenvolvimento neuropsicomotor.

Catarata INFANTIL ou do DESENVOLVIMENTO

Precoce – início entre 3 e 12 meses.

Tardia – início após os 12 meses.

Catarata ADQUIRIDA – por traumatismo contuso ou perfurante, infecção, inflamação, uso prolongado de corticoide tópico.

Suspeitar em crianças acima de 2½ anos de idade. Leucoria, nistagno e desvio ocular, dificuldade de fixação dos objetos, atraso escolar.

Associações etiológicas

1. Hereditária, mais frequentemente autossômica dominante com penetrância variável.

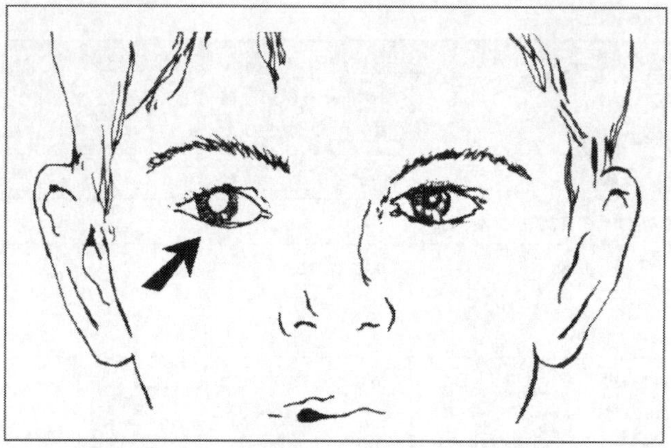

Figura VII-6 – Catarata unilateral esquerda.

2. Prematuridade.
3. Rubéola congênita: responsável por 20% dos casos; outras infecções intrauterinas menos comuns, porém possíveis.
4. Erros inatos do metabolismo: galactosemia (aspecto típico de "gota de óleo" no 1º ano de vida), distúrbios do metabolismo dos carboidratos, aminoácidos, cálcio e cobre.
5. Doenças genéticas: síndrome de Down, ocorre no fim da 1ª década (outras alterações oculares dessa síndrome: altas miopia e hipermetropia, estrabismo, glaucoma congênito, fenda palpebral "mongoloide", epicanto); trissomia do 13-15; síndrome de Turner.
6. Doenças genéticas multissistêmicas: síndrome de Lowe (oculocerebrorrenal); incontinência pigmentar (deficiênciai intelectual, anomalias dentárias e lesões cutâneas); síndrome de Marfan; lesões cerebrais com microcefalia e outras.
7. Idiopáticas (elevada frequência).

Conduta – cirurgia *precoce* nas cataratas congênitas (antes dos 3 meses); *imediata* nas bilaterais; *acompanhamento oftalmológico* nas demais.

RETINOBLASTOMA

Caso ilustrativo – menino de 1½ ano de idade. A mãe notou, há 2 meses, um reflexo brilhante, amarelado, no olho direito da criança, e diz ser semelhante a "olho de gato". Diz que esse reflexo aparecia e desaparecia conforme a incidência da luz. Antecedentes: estrabismo desde o nascimento. Exame físico: bom estado geral, eutrófico. Apresentando reflexo esbranquiçado no olho direito, que aparece conforme a incidência da luz. Sem nenhuma outra alteração digna de nota.

Diagnóstico – retinoblastoma (Figs. VII-7 a VII-9).

O que é – tumor maligno, o mais frequente do globo ocular na infância (1.15.000 nascimentos). Origina-se de restos embrionários e tem crescimento rápido; via de disseminação: nervo óptico ou hematogênica.

a) Um terço dos casos – **familiares** (hereditários: braço longo do cromossomo 13): bilaterais e multifocais.
b) Dois terços dos casos – **não familiares:** unilaterais e unifocais.

CONDUTA DIAGNÓSTICA

1ª etapa Quando suspeitar

Estrabismo e **"olho de gato"** em lactente (ver Figs. VII-7 e VII-8).

O diagnóstico é frequentemente atrasado (12 meses nos bilaterais e 18 meses nos unilaterais).

Detecção precoce pelo teste ocular do reflexo vermelho no berçário.

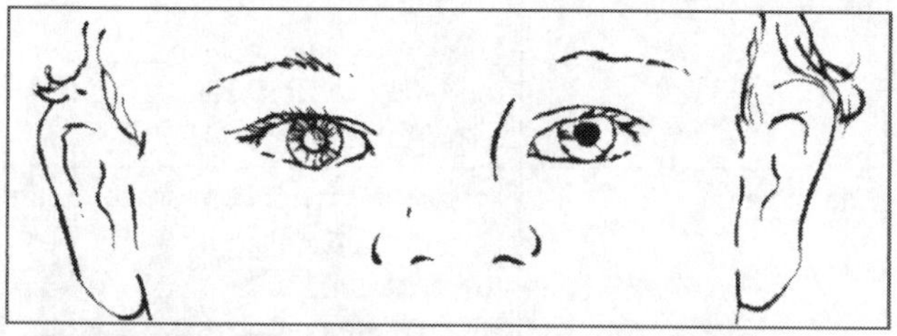

Figura VII-7 – Retinoblastoma.

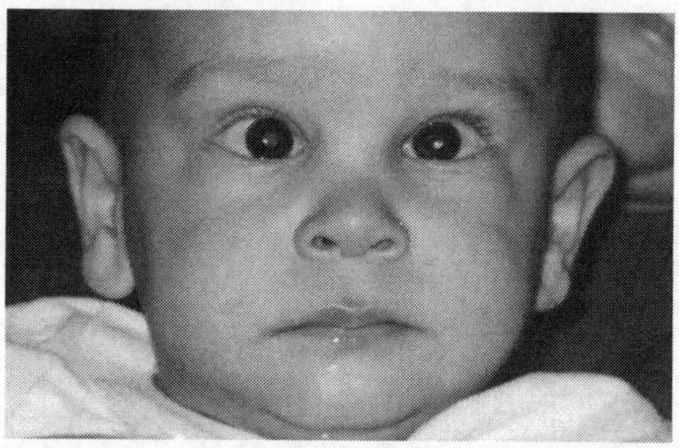

Figura VII-8 – Retinoblastoma em um de dois irmãos gêmeos.

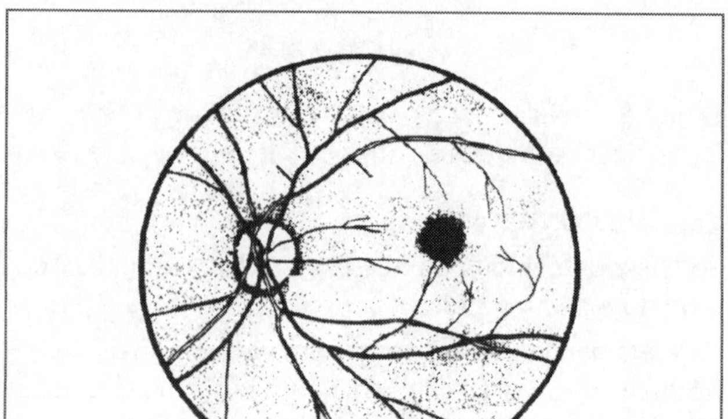

Figura VII-9 – Fundo de olho – retinoblastoma.

2ª etapa **Características clínicas**

"Reflexo de olho amaurótico do gato"

Informação dada pela mãe de que a criança apresenta um aspecto estranho no olhar, assemelhando, às vezes, com o reflexo dos faróis de um carro sobre os olhos de um gato ou, então, os olhos de um gato vistos na escuridão. Esse aspecto é provocado pela luz incidente sobre a massa tumoral do retinoblastoma avançando para dentro do olho. Indica estado adiantado da doença dentro do olho.

"A menina dos olhos ficou branca" (leucoria).

Ausência de reflexo vermelho em foto com *flash* comum.

Estrabismo geralmente convergente.

3ª etapa **Comprovação por oftalmologista experiente**

1. Exame oftalmológico – fundoscopia.
2. Ultrassonografia (ecografia) – tamanho das lesões e calcificação dentro do tumor (sinal de retinoblastoma).
3. Ressonância magnética – envolvimento extraocular e invasão do nervo óptico.
4. Tomografia – evitar, pois aumenta o risco de segunda neoplasia = sarcoma osteogênico.
5. Exame oftalmológico atento em todas as crianças consanguíneas atuais e futuras.

Tratamento – multiprofissional; quimioterapia é a 1ª escolha.

11. O Olho Grande: Glaucoma Congênito

O que é – alteração estrutural na drenagem do humor aquoso que **eleva a pressão intraocular** com aumento do tamanho do globo ocular, edema de córnea e lesão do nervo óptico (Figs. VII-10 e VII-11).

De acordo com a idade de início

Infantil ou **congênito** – começa no RN ou nos primeiros meses (até 3 anos).

Juvenil – começa após os 3 anos, geralmente no início da puberdade.

Congênito – associação com outras anormalidades?

Primário – comprometimento exclusivo da drenagem do humor aquoso.

Associado com outras malformações oculares (exemplo, aniridia = falta de íris; catarata) e mais raramente com alterações sistêmicas (estenose do piloro, surdez, deficiência intelectual, anomalias cardíacas) ou síndromes (Marfan, Sturge-Weber, oculocerebrorrenal de Lowe).

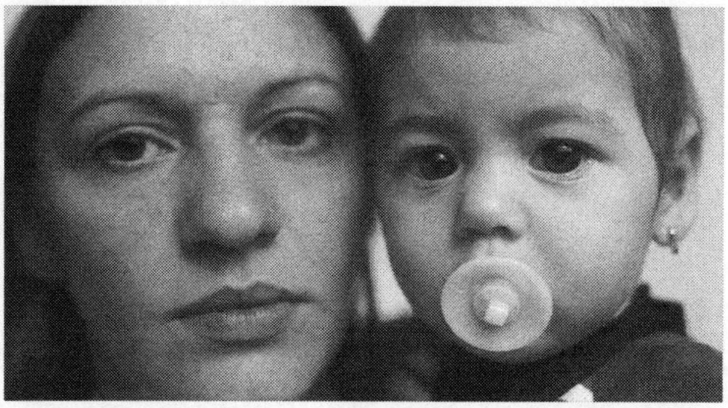

Figura VII-10 – Glaucoma congênito (compare com a mãe normal).

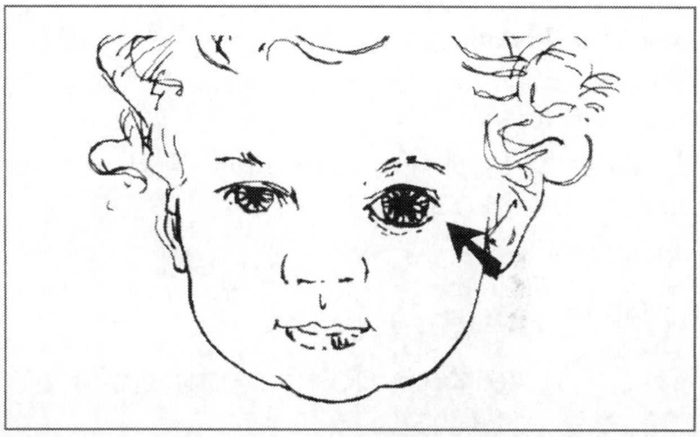

Figura VII-11 – Glaucoma congênito. Notar o olho grande (córnea aumentada) à E.

Glaucoma congênito primário

a) Glaucoma do desenvolvimento (por alterações congênitas das estruturas oculares).
b) Herança autossômica recessiva, penetrância incompleta; casos esporádicos.
c) Bilateral (70%).
d) Início: pré-natal ou logo após o nascimento até os 2 anos.
e) **Sinais de alarme:**
   - **Fotofobia** grave, **lacrimejamento excessivo** e **blefaroespasmo** (contrações espasmódicas das pálpebras). Dor e irritabilidade, choro quando exposta à luz solar, melhora rapidamente quando retirada da luz ("não gosta de passear ao sol").
   - **Fotofobia em lactente – exame oftalmológico imediato**. Duvidar do diagnóstico de obstrução do canal lacrimal se o lacrimejamento for acompanhado de fotofobia.
f) **Evolução** rápida em casos não tratados (em consequência do aumento de pressão).

- **Aumento do tamanho dos olhos**: observar a convexidade corneana de perfil (olhos grandes podem ser inicialmente motivo de admiração) até assumir proporções deformantes: **buftalmia** ("olho de boi").
- Opacificação e edema de córnea: turva e azulada.
- Lesão progressiva no nervo óptico levando à cegueira.

Tratamento cirúrgico – o mais precoce possível; acompanhamento permanente pelo oftalmologista.

Glaucomas secundários

Traumatismo, hemorragia intraocular, inflamação ocular, tumor.

Glaucoma juvenil

Geralmente após os 10 anos, raro; descoberto em exames de rotina.

Tratamento – hipotensor clínico inicialmente, mas em geral necessidade de cirurgia.

12. O Olho Torto: Distúrbios do Alinhamento e da Movimentação

__Caso 1__ – criança de 2½ anos tem "virado os olhos" para dentro de 2 meses para cá, inconstantemente.

__Caso 2__ – repentinamente, após uma febre, os olhos entortaram definitivamente. Dois familiares são estrábicos.

Diagnóstico – estrabismo não paralítico.

ESTRABISMO

O que é – desalinhamento dos olhos (olhos tortos: cruzados). Os olhos estão desalinhados e apontam em direções diferentes.

Entenda os termos (Fig. VII-12)

Ortoforia = alinhamento ocular perfeito.

Fusão = habilidade do cérebro em usar ambos os olhos ao mesmo tempo: percepção de profundidade.

Estrabismo = desalinhamento dos olhos (olhos tortos: cruzados). Os olhos estão desalinhados e apontam em direções diferentes.

Foria = desvio ocular latente (tendência dos olhos de sair do alinhamento), mas controlado pela fusão.

Tropia = desvio manifesto, constante.

Esotropia (ou **endotropia)** = desvio para dentro = estrabismo **convergente**. São 75% dos estrabismos da infância; 20% surge no 1º ano e os outros por volta dos 3 anos.

Exotropia = desvio para fora = estrabismo **divergente**.

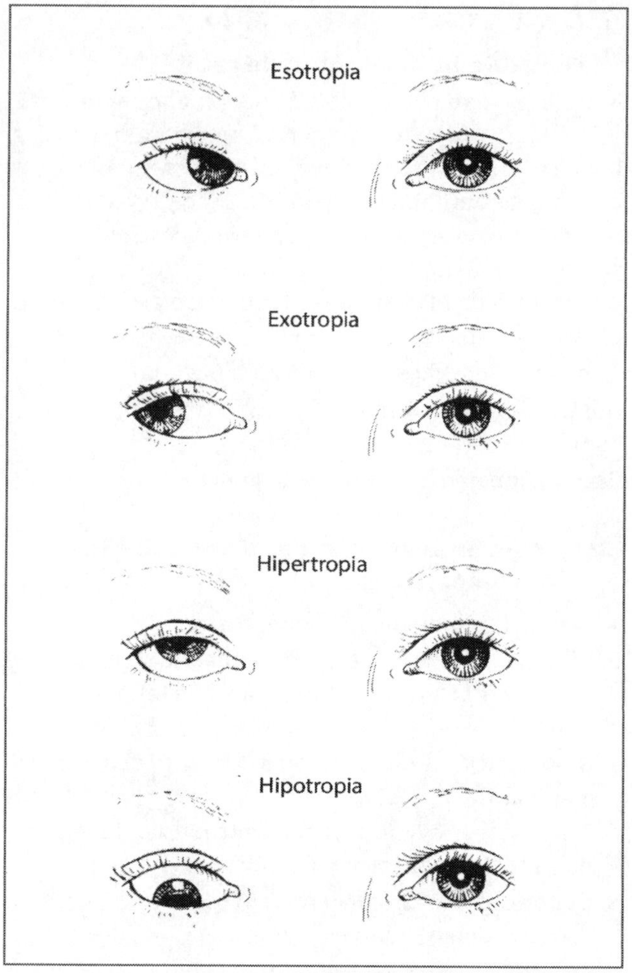

Figura VII-12 – Tipos de estrabismo. Observar o reflexo luminoso deslocado no olho desalinhado.

Metade dos casos surge no 1º ano e outros nos anos seguintes. Em 80% é intermitente.

Referem que fecham um olho, quando saem ao sol.

Os estrabismos **verticais** podem ser: **hipotropia** (= desvio para baixo) e **hipertropia** (= desvio para cima); são geralmente associados aos horizontais.

No **estrabismo**, o cérebro ignora (= supressão) as imagens vindas do olho desalinhado e, se isso for persistente, acarreta **ambliopia** (perda da visão desse olho) e falta de fusão (perda da visão de profundidade).

O tipo convergente é mais frequente que o divergente (3:1).

Complicações

1. **Ambliopia** = perda de visão do olho desviado, por desuso.
2. O problema **cosmético** acarreta **problemas de comportamento** e **relacionamento** (introversão, agressividade).

1ª etapa Tipos de estrabismo

Fisiológico – por coordenação ocular motora incompleta é frequente; convergente, alternado em ambos os olhos, transitório, vai dos 2 até os 5 meses;
a frequência do desvio vai diminuindo, até desaparecer aos 6 meses. O desvio ocular é fugaz.

Estrabismo constante nunca é fisiológico.

Congênito (convergente) – aparece desde o nascimento ou nos primeiros meses; o estrabismo é acentuado e pode afetar um único olho (o qual sofrerá ambliopia) ou alternante (uma vez cada olho) ou cruzado (ambos desviados simultaneamente para dentro).

Alguns desvios podem desaparecer conforme a posição da cabeça; a criança tende então a adotar posições viciosas da cabeça (torcicolo) com a inclinação da cabeça para um dos lados.

Adquirido

- **Acomodativo** – início entre os 2 e 4 anos; pode ser:
  a) agudo (olho entorta para dentro, de repente) e permanente;
  b) intermitente;
  c) frequentemente no início é intermitente e depois evolui para desvio constante – geralmente associado ao vício de refração dito hipermetropia. O desvio corrige-se com o uso de óculos, mas o atraso do tratamento pode acarretar ambliopia (Fig. VII-13).
- **Não acomodativo** – quando não se corrige com o uso de óculos.

Pseudoestrabismo – essa aparência pode ser causada por:

a) **base nasal achatada e larga**;
b) **epicanto** = dobra palpebral da pele, em forma de meia-lua disposta verticalmente no canto interno da fenda palpebral, o que oculta parte da esclera branca perto do nariz; quando a criança olha para o lado, o olho quase desaparece de vista;
c) distância interpupilar estreitada: a queixa ocorre entre os 6 meses e os 3 anos; a "cura" do falso estrabismo se dá até o 6º ano.

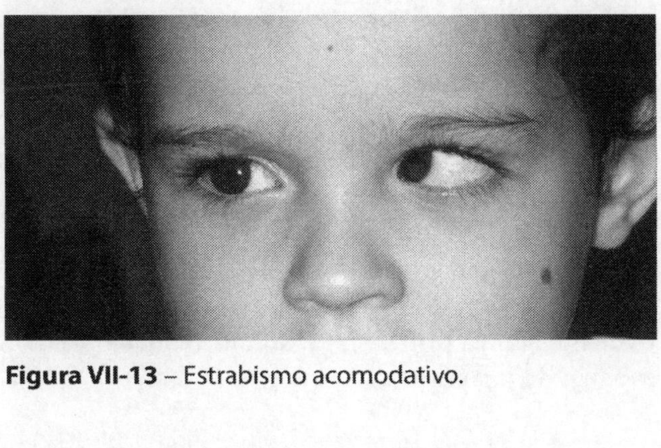

Figura VII-13 – Estrabismo acomodativo.

2ª etapa Anamnese/exame inicial

1. Gestação, prematuridade, baixo peso ao nascer, sofrimento fetal, parto complicado, intercorrências neonatais, doenças metabólicas e genéticas.
2. Traumatismos oculares, de face ou crânio, infecções oculares.
3. Antecedentes familiares: "Há pessoas que se tratam ou se trataram de estrabismo na família?"
4. "O estrabismo é recente ou sempre foi mais ou menos assim?"
5. Pedir fotos e comparar com o estado atual dos olhos da criança.
6. Observar a base do nariz (larga?), epicanto (dobra no canto interno do olho).
7. Chamar a atenção da criança para que fixe a luz ou em um objeto e movimentá-lo para cima, para baixo e para os lados, observando o movimento dos olhos.

3ª etapa Reflexo luminoso corneano

Para casos de dúvida diagnóstica, é o teste mais rápido e fácil, inclusive em crianças não cooperativas.

Enquanto a criança olha para a luz de uma pequena lanterna, o examinador projeta a luz concomitantemente para ambos os olhos e observa os reflexos luminosos nas pupilas – normalmente eles estão centralizados e simétricos. Se um deles estiver desalinhado e outro não, existe estrabismo. (Ver ilustração na folha de abertura desta Seção.)

4ª etapa *Cover test*

Útil acima dos 3 anos. Exige experiência do examinador.

Método simplificado: ocluir (com um cartão, ou com o polegar ou com dois dedos unidos) o olho que parece alinhado, enquanto a criança olha um objeto distante, e observar se o outro olho faz movimento para fixar a luz (isso confirma o desvio).

ESTRABISMO PARALÍTICO
(por paralisia do músculo ocular)

Conceito e correlação anatômica – os músculos responsáveis pelos movimentos oculares recebem inervação de pares cranianos, conforme mostra o quadro VII-3.

História – intenso desvio de um dos olhos, repentino, associado com visão dupla ("diplopia"); às vezes com vômitos, febre, sinais de irritabilidade meníngea; ou confusão mental, irritabilidade.

Diagnóstico – **estrabismo paralítico** (Fig. VII-14).

Incidência – a mais frequente na infância é a paralisia do VI par.

Quadro VII-3 – PARALISIA OCULAR.

Nervo	Músculo correspondente	Clínica da paralisia
III par	Reto medial Reto superior Reto inferior Oblíquo inferior Levantador de pálpebra	a) Ptose, inabilidade para girar o olho para cima, para baixo e para dentro b) Pupila dilatada e paralítica c) Borramento da visão para perto
IV par	Oblíquo superior	a) Frequentemente associação com a do III par b) Olho virado para dentro não se move para baixo
VI par	Reto lateral	Piora com a movimentação lateral

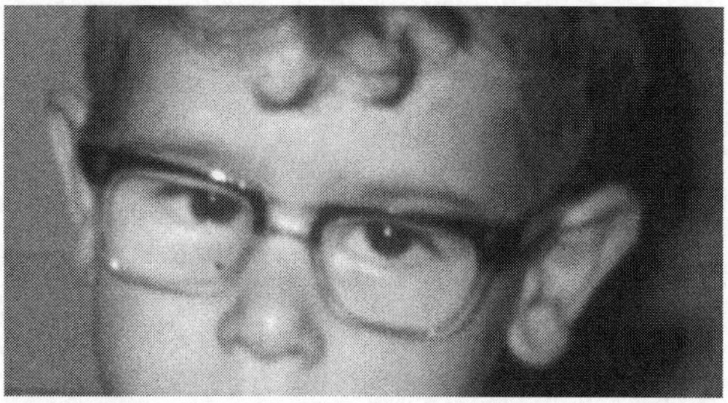

Figura VII-14 – "Estrabismo paralítico congênito": criança adquire uma posição da cabeça para compensar o desvio e anular a visão dupla.

Causas (VI par) – não tem valor localizatório de lesão, já que, dado seu longo trajeto na base do crânio, o VI par é precocemente atingido.
A lesão é bilateral em 25% dos casos.

As causas distribuem-se em:

1. Neoplasias (40% dos casos), tanto as primárias (ex.: gliomas) como as metastáticas (ex.: da nasofaringe, rabdossarcomas e neuroblastomas).
2. Traumatismo (20%), usualmente contusões intensas.
3. Infecções (20%), como meningoencefalite, osteítes, cerebelite.
4. Outras causas (20%), como vasculares e não detectadas.

Observação: as lesões do III par podem ter valor localizatório da lesão central.

Tipos

• **Congênito** – a criança não tem diplopia, pois desenvolve posição inclinada (dita "compensatória") da cabeça para evitar a visão dupla. Nesse caso, fazer **diagnóstico diferencial** com torcicolo congênito.

Causas: malformações periféricas na terminação nervosa ou no músculo extraocular. A forma mais frequente é a síndrome de Duane, um tipo de alteração muscular em que há retração dos olhos em algumas posições do olhar.

• **Adquirido** – a criança maior refere diplopia, que melhora totalmente quando se oclui um dos olhos (com um esparadrapo, por exemplo).

CONDUTA DIAGNÓSTICA

Fazer o **teste do reflexo corneano** (descrito anteriormente), mas nas diversas posições do olhar: contenha a cabeça com uma das mãos e faça a criança seguir o foco de luz, por exemplo, para a direita, para a esquerda, para cima e para baixo. Pode ser feito cada vez em um olho, para facilitar o exame, ocluindo-se o outro. Por exemplo, se o VI par está paralítico, o olho afetado não excursiona para fora, pois ele inerva o músculo reto lateral, responsável pelo movimento do olho para fora (dito "abdução").

CONDUTA TERAPÊUTICA

Estrabismo não paralítico – quanto mais precoce o início do tratamento, melhor resultado (evita hiperfunções secundárias dos músculos oculares). Em geral:

1. Óculos ("correção óptica total"): para romper a relação anômala entre a acomodação (focalização) e a convergência dos olhos. Utilizados em todos os tipos não paralíticos, exceto no congênito.
2. Oclusão de um olho, para evitar o desuso e, portanto, a ambliopia.
3. Cirurgia: para corrigir o desvio não corrigível pelos óculos.
4. Ortóptica: exercícios auxiliares para desenvolver e manter o alinhamento ocular.

Estrabismo paralítico (ver Fig. VII-14) – encaminhar inicialmente ao neuropediatra.

Atenção: **todo estrabismo deve ser encaminhado ao oculista. Nunca considerar fisiológico um estrabismo fixo do lactente.**

TORCICOLO DE CAUSA OCULAR

Como se apresenta

Rotação da cabeça em relação ao tronco:

- queixo para frente ou afundado;
- cabeça girada para um dos lado;
- cabeça inclinada sobre um dos ombros.

Com que objetivo

a) Melhorar a acuidade visual.

b) Manter algum grau de visão binocular.

Quando suspeitar que a causa é ortopédica/ neurológica

O torcicolo é fixo com restrição permanente da movimentação da cabeça:

- contratura do músculo esternocleidomastóideo;
- defeitos da coluna cervical;
- distúrbios neurológicos.

NISTAGMO

Oscilação rítmica de um ou ambos os olhos.

Pode ser causado por um dos 3 mecanismos básicos que regulam a movimentação dos olhos: fixação, olhar conjugado ou mecanismo vestibular.

Nistagmo pendular congênito (de fixação) – associado com defeitos oculares ou visuais. É característico de lesões maculares bilaterais congênitas (toxoplasmose), com mau prognóstico visual, e cataratas congênitas bilaterais. Pode ser genético sem anormalidade ocular, reconhecido nos primeiros meses; pode estar associado a movimentos rítmicos da cabeça.

Nistagmos adquiridos – exigem avaliação imediata.

13. Traumatismo Ocular

Enquadrar, inicialmente, em 1 dos 3 grupos, de acordo com o especialista que vai fazer o atendimento:

PEQUENOS TRAUMATISMOS

São os que podem ser atendidos pelo pediatra ou pelo plantonista de pronto-socorro.

A natureza e a intensidade das lesões devem ser minuciosamente investigadas, indicando a diretriz do exame.

O exame – instilar algumas gotas de proximatacaína a 0,5% (Anestalcon ou Visonest), anestésico tópico que provoca pouco ardor ao contato com os olhos. Se não houver, usar qualquer anestésico ocular, ou mesmo lidocaína a 1% ou xilocaína a 1%. Não insistir em abrir os olhos antes da ação do anestésico, pois o traumatismo provoca espasmo da musculatura palpebral ("blefarospasmo"), dificultando o exame.

Equimose palpebral – no **olho preto**, solicitar radiografia quando houver suspeita de comprometimento das partes ósseas. Inquirir pela acuidade visual (tapar um olho e em seguida o outro, perguntando por diferença de visão entre o afetado e o contralateral): baixa de visão indica lesão intraocular ou corneana extensa. Observar se há sangue na câmara anterior ou se o diâmetro pupilar está muito diferente do olho sadio. **Baixa de visão, sangue na câmara anterior, miose ou midríase requerem exame por oculista**.

Hemorragia subconjuntival – usualmente benigna. Regressão espontânea em alguns dias. Se houver repetição, pensar em doença hematológica. Hemorragia no fundo de saco conjuntival inferior, alguns dias após traumatismo craniano, sugere fratura de fossa craniana anterior.

Ferimento corneano – perfuração: aparece um ponto branco na córnea, no local de penetração de corpo estranho ou o olho "murcha". Mais comum é a queixa de dor, fotofobia, lacrimejamento. Observar com um foco de luz se há presença de sombra de lesão corneana sobre a íris.

Conduta – ocluir o olho com pomada de atropina ocular (Atrolok), que diminui a dor, e pomada oftálmica de antibiótico (ex.: Tobrex). Associar analgésico injetável ou por via oral, pois a dor persiste até a cicatrização da ferida, o que em geral ocorre em 24 horas. Reexaminar no dia seguinte. Manter com colírio de antibiótico por mais alguns dias (ex:. Tobrex, cujo veículo é pomada para crianças pequenas, e cloranfenicol, veículo aquoso, para crianças maiores).

Corpo estranho conjuntival – em geral fica aderido à conjuntiva palpebral superior. Everter a pálpebra. Retirar com cotonete. Curativo oclusivo com pomada de antibiótico (ex.: Garamicina oftálmica).

Reexaminar em 24 horas.

QUEIMADURAS

Geralmente requerem o auxílio do oculista, mas o atendimento imediato deve ser do plantonista.

São geralmente causadas por solventes orgânicos de uso caseiro, como detergentes, sabões, álcoois.

Conduta independente da causa – lavar copiosamente após anestesia tópica. Depois examinar: procurar opacidades corneanas, áreas brancas (isquemia) conjuntivais, desepitelização corneana. Se não houver

lesão, mas somente congestão: ocluir com pomada de antibiótico com corticoide (ex.: Dexafenicol), associar analgésico sistêmico e reexaminar no dia seguinte.
Se houver dúvida da intensidade da afecção ou se ela for intensa: manter em irrigação quase constante com água destilada (ou soro fisiológico) e solicitar oculista. Ele vai avaliar a profundidade da lesão e, se necessário, usar substâncias quelantes, adaptar lentes de contato esclerais e medidas para retirar a substância cáustica.

POLITRAUMATIZADOS

Das lesões corporais por acidentes automobilísticos, 10% atinge os olhos, com vários graus de intensidade, desde hematomas até lacerações e perfurações, necessitando de correção cirúrgica imediata. É interessante que o oculista participe do exame inicial do afetado com lesões de face e pele de pálpebras e participe também de cirurgia conjugada com o cirurgião plástico ou o ortopedista, conforme a necessidade.

14. Alterações Oculares na Hipovitaminose

AVITAMINOSE A

"Xeroftalmia" ou **"olho seco"**

Sinais primários

1. Xerose da conjuntiva: seca, congesta, fácil contaminação.
2. Item 1 mais mancha de Bitot: mancha espumosa na conjuntiva, bem visível à inspeção.
3. Xerose de córnea: seca, com desepitelização frequente, opacificações esbranquiçadas.
4. Item 3 mais queratomalacia: último estágio do processo, com dessecação e necrose da córnea.

Sinais secundários

1. Nictalopia: dificuldade de visão noturna ("cegueira noturna"). É o sinal mais precoce.
2. Fundo de olho: palidez de papila e mácula.

População exposta – crianças até 6 anos
Frequente no desnutrido grave.

Tratamento da criança internada

1. **De imediato** – injeção de 100.000UI (55mg) de vitamina A, de preferência do palmitato de retinila, em solução aquosa. Alternativa: solução oleosa, por via oral, mesma dose.
2. **Antes da alta** – repetir a dose em crianças com menos de 1 ano de idade,
   e dose dupla (200.000UI) para as maiores.

AVITAMINOSE B_2

Sinais – blefaroconjuntivite angular: a junção das pálpebras tem o aspecto congesto e cruento. A córnea pode ter: vascularização, queratite epitelial, úlceras e hipópio na câmara anterior (material branco asséptico). O fundo mostra neurite óptica; cegueira noturna também acompanha.

AVITAMINOSE B_1

Ambliopia nutricional – redução da visão.

Tratamento – realimentação, mais complexo B.

AVITAMINOSE C

Sinais – tendência à hemorragia, afetando pálpebras, conjuntiva, câmara anterior, íris, retina.

Tratamento – 30-80mg diários de vitamina C.

APÊNDICE

Vitamina A: Arovit
1 drágea = 50.000UI; 1mL = 150.000UI
1 ampola = 1mL = 300.000UI

15. Pérolas Oftalmológicas para o Pediatra Geral

RESPOSTAS A DÚVIDAS SOBRE OS OLHOS DO RN

"Meu filho enxerga?"

O RN tem percepção de forma desde o nascimento. Ele olha ao redor, fixando objetos, durante um curto intervalo de tempo, e a fixação seguinte é percebida como um novo evento, pois a capacidade de reter informação é restrita e a percepção ainda é desconexa.

"Qual a melhor distância para a colocação de brinquedos sobre o berço?"

No fim do 1º mês a fixação já é mais demorada, o bebê mantém os olhos abertos mais tempo. Os objetos são mais nítidos a uma distância aproximada de 20cm, bastante contrastados com o fundo.

"Como posso saber se ele está enxergando?"

A atenção visual está associada com a supressão de algumas atividades motoras: a criança mantém-se quieta e alerta, ainda que por instantes sua fenda palpebral abre-se mais, sua respiração torna-se regular: o RN está contatuando visualmente com o mundo. Seu padrão preferido é o rosto humano.

"O RN distingue cor?"

A acuidade do RN mede em torno de 5 a 10% da de um adulto, enquanto a de um prematuro de 2,5 a 5% da de um adulto. Sua percepção de cor começa a se desenvolver a partir do 2o mês de vida, preferindo fixar-se mais tempo no comprimento de onda do azul e verde, menos do amarelo.

"Ele me reconhece?"

O padrão preferido de um RN desde o nascimento é o rosto humano, inicialmente desenhado de modo rudimentar. Com 3 meses é atraído por fotografias e pinturas dos caracteres faciais. Nessa idade algum grau de familiaridade é reconhecido. A memória desenvolvendo-se, a criança passa a preferir (em torno do 5º mês) padrões novos aos já conhecidos.

"Quando a cor do olhos se torna definitiva?"

Em torno dos 6 meses; até essa idade pode haver um certo escurecimento da cor.

"O estrabismo pode curar-se sozinho?"

Só o estrabismo fisiológico (estrabismo discreto e que surge de vez em quando e por poucos momentos). É corrigido até os 6 meses de idade; para todas as outras formas de estrabismo, a resposta é nunca.

APÊNDICE – MEDICAMENTOS OFTÁLMICOS

Colírios (c) **e pomadas** (p) **antibióticos:**
Cloranfenicol: Cloranfenicol (c), Clorfenil (c, p)
Gentamicina: Garamicina (c, p), Gentamicina (c, p)
Tobramicina: Tobrex (c, p)
Ciprofloxacino: Ciloxan (c, p)
Oflaxacino: Oflox (c)
Tetraciclina: Tetraciclina (c, p)
Eritromicina a 0,5 e a 1% (c, p): manipulação

Antiviral
Aciclovir: Zovirax (p)

Corticoide
Dexametasona a 1%: Maxidex (c, p)
Dexametasona a 0,5%: Ninidex (c)

Corticoide + antibiótico
Dexametasona + cloranfenicol: Dexafenicol (c, p)
Dexametasona + neomicina + polimixina B: Maxitrol (c, p)

Lubrificante
Lacrima (c) e Lacrima plus (c)

Antialérgico tópico
Levocarbastina: Levostin (c)
Olapatadina: Patanol (c)

Anti-inflamatório tópico
Diclofenaco: Fenacon (c), Voltaren (c)

Antialérgico para tratamento prolongado
Cromoglicato: Cromolerg a 2% e 4%;
Maxicrom 2% e 4%

SEÇÃO VIII

Problemas das Vias Aéreas Superiores e do Pescoço

coordenadores **Tânia Sih. Jayme Murahovschi**

colaboradores **Aroldo Miniti. Edgar Rezende de Almeida. Francisco Viana Miguel**

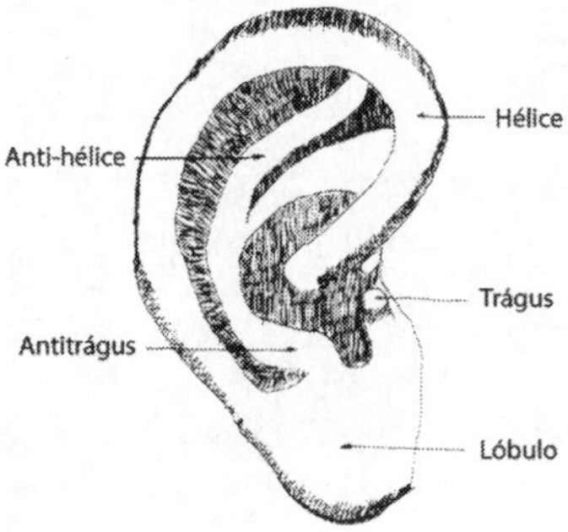

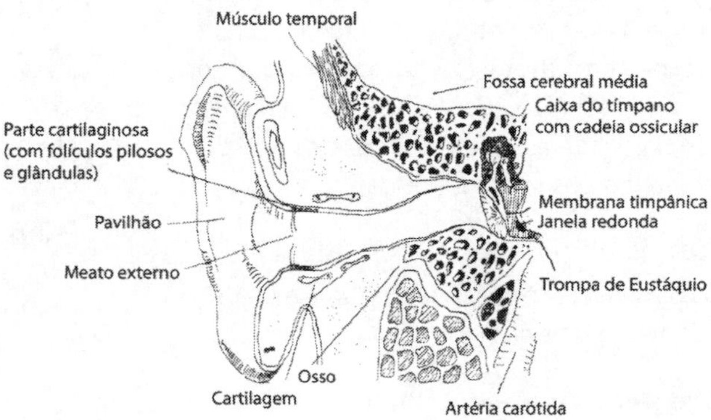

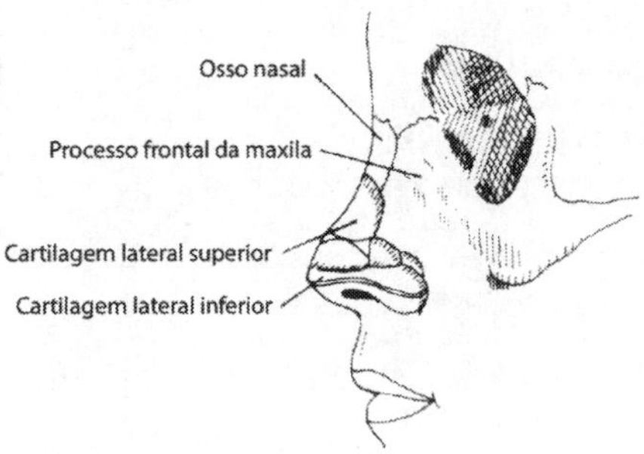

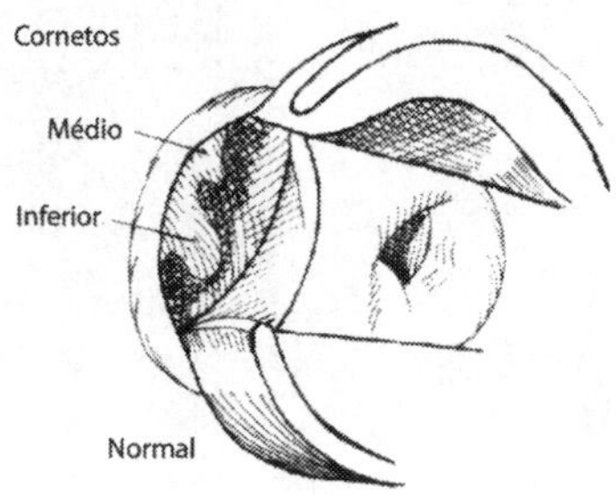

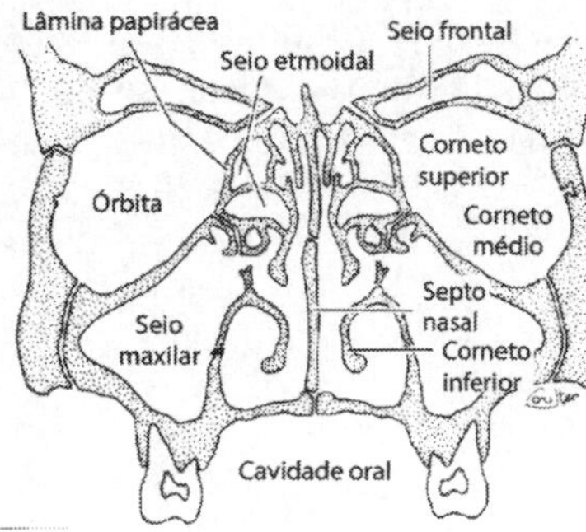

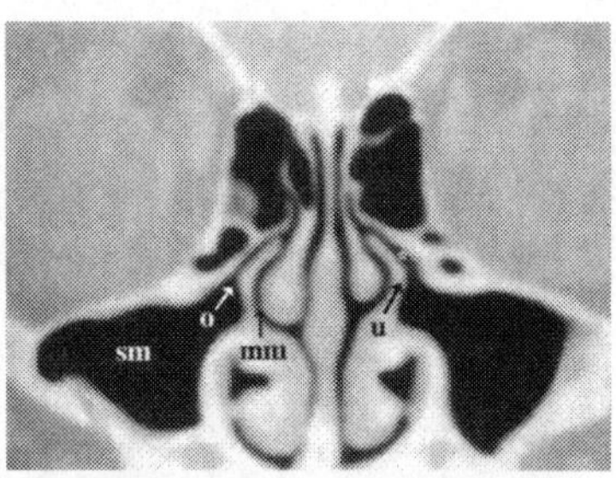

Tomografia computadorizada no plano coronal mostrando o complexo osteomeatal: cavidade paranasal maxilar (sm), óstio de drenagem da cavidade paranasal maxilar (o), infundíbulo etmoidal (*), processo unciforme (u), meato médio (mm)

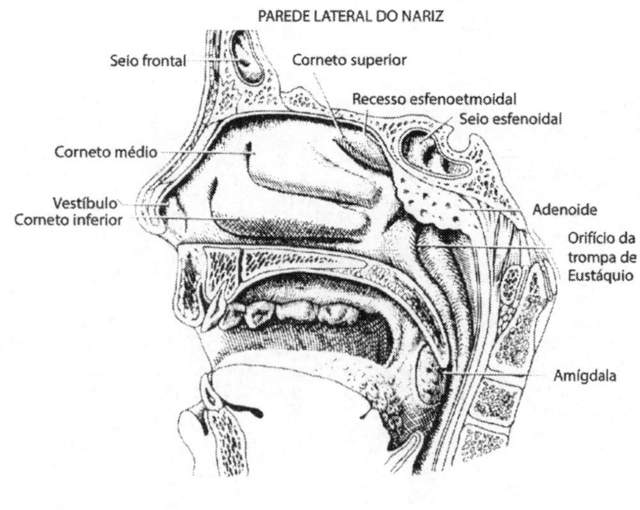

HOMENAGEM

Dr. David Beinisis. Dr. Francisco Miguel Viana

Livros Recomendados Manual de Otorrinolaringologia Pediátrica da IAPO – Sih, coordenadora; Otorrinolaringologia na Infância – Viana Miguel e Bento, ICr do HC; Oftalmologia para o Pediatra, SPSP – Zinetal (Atheneu); Oftalmologia, ICr do HC – Graziano, Polati, Crestana (Manole)

Primeira Parte

AS INFECÇÕES DAS VIAS AÉREAS SUPERIORES (IVAS)

SUMÁRIO

	Resfriado	**Faringoamigdalite***		**Laringite (crupe)**	
Agente	Rinovírus	Viral	Estreptocócica	Viral	*H. influenzae* (**epiglotite**)
Manifestação	Rinorreia	Congestão de faringe-amígdalas		Rouquidão	Atonia
Estado toxêmico	Leve	Leve	Moderado	Leve	Grave
Histopatológico	**Rinossinusite**	**Faringite**	**Amigdalite***	**Laringite**	**Epiglotite**
Conduta mais importante	Orientar sobre as complicações	Sintomática	Antibiótico	Observação	Entubação + antibiótico

* O nome anatômico da amigdalite é **tonsilite**.

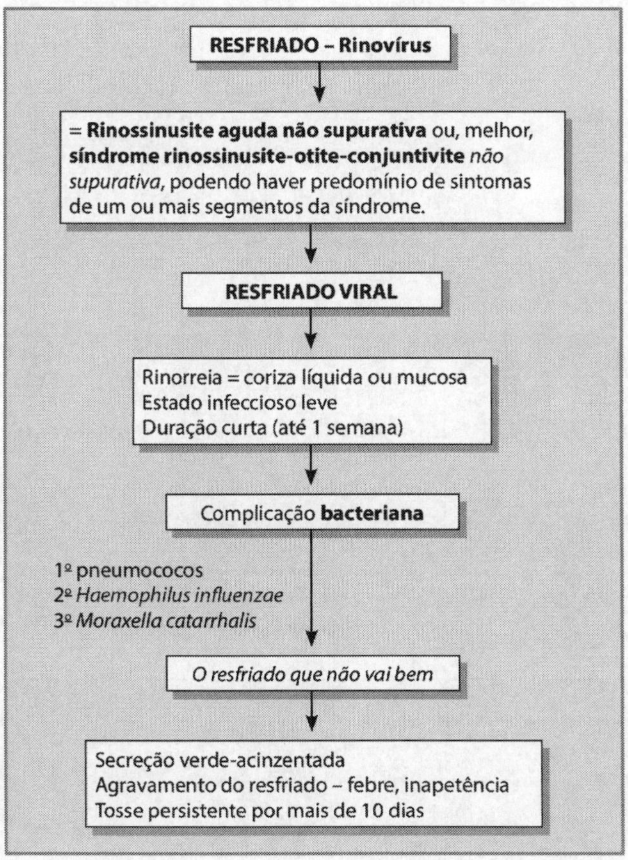

Com o aumento da importância da gripe, convém distinguir bem os dois quadros:

Cenário 1 – coriza (nariz com muito corrimento aquoso), espirros, discreto desconforto na garganta, tosse discreta, sem febre ou com febrícula (37,5ºC). A pessoa está apta para ir ao trabalho ou à escola, com o cuidado de levar mais lenços de papel.

Diagnóstico: **resfriado** (rinovírus, 101 cepas).

Se após três dias surge febre e/ou muco nasal purulento: *Sinusite aguda.*

Cenário 2 – febre (38,7ºC), mal-estar, abatimento, fraqueza, congestão nasal, tosse irritativa, dor de garganta (não é amigdalite) e dores no corpo.

A pessoa está indisposta e não tem ânimo para trabalhar ou ir à escola.

Diagnóstico: **gripe** (vírus influenza).

Se após alguns dias ocorrerem febre alta, piora do estado geral e dificuldade respiratória: *Pneumonia bacteriana.*

RESFRIADO Rinovírus	Coriza Congestão nasal	Febre ausente ou baixa	Complicação: sinusite
GRIPE Influenza	Febre alta Tosse	Abatimento Dor no corpo	Complicação: pneumonia

IVAS são a queixa mais frequente da prática pediátrica.

Meu filho está "gripado" ...ou será "resfriado"?

"Eu estou gripado".

É uma expressão cultural brasileira que na quase totalidade dos casos expressa um "resfriado".

VIAS AÉREAS SUPERIORES (VAS)

Um novo paradigma

Já é aceito o conceito de *vias respiratórias unidas*:

Começam no nariz e seios da face, descem pela laringe e traqueia até os brônquios (asma).

SINUSITE AGUDA

Na realidade é uma *síndrome*
Rinossinusite-otite média-conjuntivite supurativa,
na qual podem predominar sintomas de um ou mais desses segmentos

- 1º tipo = **"resfriado persistente"**
  (mais de 10 dias)
  a) corrimento nasal de qualquer tipo
  e/ou
  b) tosse diurna, com agravamento noturno, é o tipo mais frequente
- 2º tipo = **"resfriado grave"**
  a) febre de 39,5ºC ou mais, às vezes com calafrios
  e
  b) secreção nasal purulenta (verde-amarela)
  Pode também ocorrer edema periorbital matutino

FARINGOAMIGDALITE

- **SEM EXSUDATO** – Nodular, Vesiculoulcerosa (aftas)* → VIRAL
- **COM EXSUDATO**
  - Lactente → VIRAL
  - Pré-escolar, Escolar → ESTREPTOCÓCICA (considerar mononucleose)

LARINGITES (CRUPE)

- Rouquidão, Tosse de cachorro → LARINGITE → VIRAL
- Voz afônica, Toxemia grave, Evolução rápida → Epiglotite por *H. Influenzae* (urgentissimo)

* Gengivoestomatite herpértica e herpangina (Coxsackie).

IVAS tipo RESFRIADO		
☐ Coriza (líquida/mucosa) ☐ Espirros ☐ Pouca tosse ☐ Menos de 1 semana ☐ Febre até 38,5ºC menos de 3 dias	☐ Febre – mais de 39ºC ☐ Secreção nasal espessa verde-amarela, mais de 3 dias ☐ Abatimento ☐ Febre alta com tremores de frio: bacteriemia	☐ Secreção nasal – mais de 10 dias ☐ Tosse o dia todo e também à noite, mais de 10 dias ☐ Mau hálito ☐ Otalgia (otite)
VIRAL	**RINOSSINUSITE tipo I** **tipo Resfriado grave**	**RINOSSINUSITE tipo II** **tipo Resfriado prolongado**

CONGESTÃO DA FARINGE/AMÍGDALAS		**ROUQUIDÃO/CHIADO**
☐ Criança menor de 3 anos ☐ Sinais de resfriado ☐ Tosse ☐ Rouquidão ☐ Feridas na boca/faringe* ☐ Febre inferior a 39ºC	☐ Criança maior de 5 anos ☐ Secreção nas amígdalas ☐ Gânglios atrás da mandíbula ☐ Petéquias no céu da boca ☐ Febre superior a 38,5ºC ☐ Tremores de frio/vômitos	☐ Rouquidão ☐ Tosse de cachorro ☐ Febre inferior a 39ºC **LARINGITE VIRAL** ☐ Tosse na madrugada/manhã ☐ Tosse quando corre ☐ Chiado atual/no passado
FARINGITE VIRAL **ESTOMATITE***	**AMIGDALITE/ESTREPTOCOCCIA**	**BRONQUITE/ASMA**

Assinale o **diagnóstico** com um ✓ e siga o **tratamento padronizado** (ver folha própria).
Não prescreva antibiótico em doença presumivelmente viral.

ORIENTAÇÃO PARA PRESCRIÇÃO DE ANTIBIÓTICOS NAS IVAS BACTERIANAS

Quadro clínico	Agente	Antibiótico
Amigdalite do pré-escolar/escolar Amígdalas inflamadas, exsudato, petéquias no palato, gânglio subângulo-mandibular **Nasofaringite no lactente** Assadura nas narinas, descamação da pele nasolabíal, impetigo nasolabial	Estreptococo β-hemolítico	1. Amoxicilina (10 dias) 2. Azitromicina (5 dias)
Rinossinusite aguda Secreção mucopurulenta nasal ou retronasal, tosse diurna e noturna, >10 dias **Otite média aguda** Dor de ouvido e/ou febre + otoscopia sugestiva, pós-resfriado **Conjuntivite purulenta** (no decorrer de um resfriado)	Até 6 anos de idade: Pneumococos *H. influenzae* *Moraxella catarrhalis*	1. Amoxicilina 2. Amoxicilina-clavulanato 3. Cefuroxima
	Acima de 6 anos: Pneumococos Estreptococo β-hemolítico	1. Amoxicilina ou amoxicilina-clavulanato 3. Cefuroxima

Amoxicilina – 45mg/kg/dia, 12/12h.
Amoxil, Sinot (125, 250 ou 500mg/5mL); Hiconcil (125 e 250), Novocilin (250), Amoxil BD (200 e 400); genéricos.
Amoxicilina-clavulanato BD – 45mg/kg/dia de amoxicilina, 12/12h: Clavulin BD (200 e 400mg/5mL).
Cefuroxima 20 a 30mg/kg/dia, 12/12h: Zinnat (125 e 250mg/5mL; comprimido de 250 e 500mg), genérico.
Azitromicina – Zitromax, genérico, 12mg/kg a cada 24h, durante 5 dias.

Usar amoxicilina dose dobrada se:
- tomou esse antibiótico nos 2 últimos meses;
- creche/escolinha.

É preciso reconhecer o conceito de **vias aéreas superiores unidas** (VASU) constituídas pelo **nariz** e pelas **cavidades paranasais**.

VASU = nariz + cavidades paranasais.

As cavidades paranasais são estruturas que se comunicam com o nariz, revestidas pelo mesmo epitélio respiratório, infectadas pelos mesmos germes e reagem com o mesmo tipo de processo inflamatório.

As cavidades paranasais são: **seios da face**, principalmente maxilares e etmoidais, **saco conjuntival** e cavidade timpânica: **ouvido médio**.

VASU = nariz + seios da face + saco conjuntival + ouvido médio.

As VAS são frequentemente sede de **infecção viral**. Resulta uma **rinossinusite** que na realidade é uma **rinossinusite-conjuntivite – otite** *não supurativa* cujo nome de fantasia é **resfriado** (por rinovírus).

É comum que a infecção viral abra caminho para uma complicação bacteriana, a **sinusite aguda** ou, melhor, **rinossinusite** *supurativa*, que na realidade é uma **rinossinusite-otite média aguda-conjuntivite** *purulenta*.

Na prática clínica, tanto o processo viral como sua complicação bacteriana se expressam por sintomas que predominam em um ou mais segmentos dessa síndrome.

Outras **complicações** no decorrer do **resfriado**:

1. **Bacteriemia** = febre alta súbita com tremores, leucocitose > 15.000; neutrofilia > 10.000; VHS e PCR aumentados.
2. No decorrer de um resfriado arrastado = **Nasite** (vestibulite) **estreptocócica** com rinite prolongada e assadura das narinas.
3. Evolução para tosse produtiva; roncos, alguns estertores e sibilos, em crianças atópicas: **Traqueobronquite**.

- **Síndrome gripal** = quadro agudo com febre e tosse, acompanhado ou não de dor de garganta e sintomas nasais, em época de gripe.

1ª etapa IVAS

É **IVAS**? Sim, se:

a) presença de manifestações relacionadas com o nariz (congestão, coriza) ou faringe (congestão, exsudato) ou laringe (rouquidão, afonia) ou tosse com ausculta pulmonar normal;

b) associada com estado infeccioso leve ou moderado.

Frequência – constituem a queixa mais frequente no ambulatório/consultório (60-70%) e no pronto-socorro (30-40%).

No 2º e 3º anos de vida e logo após a entrada na creche/escolinha (ou quando o irmão mais velho está na escola), a criança tem 8-10 IVAS por ano, o que pode prejudicar seu estado nutricional.

O dilema diagnóstico/erro terapêutico – a maioria das IVAS é viral (uso abusivo de antibióticos e medicamentos "antigripais" inúteis e perigosos); reconhecimento das complicações bacterianas das IVAS e conhecimento dos agentes mais frequentes (antibióticos inadequados); identificação das amigdalites estreptocócicas (antibiótico incorreto ou por tempo insuficiente).

2ª etapa **Sinais sugestivos de IVAS virais**

Coriza serosa ou mucosa clara.

Espirros.

Congestão das conjuntivas.

Lacrimejamento.

Lesões vesiculoulcerosas.

Exsudato em pontilhado branco, em amígdalas de lactentes.

Faringites em lactentes até 2 anos são virais.

IVAS – TIPO RESFRIADO

O que é

a) Manifestação característica: **rinorreia** – coriza serosa (líquida) ou hialina (mucosa) (Fig. VIII-1).
b) Outros sintomas: espirros, obstrução nasal, tosse leve, lacrimejamento.
c) Estado infeccioso leve: abatimento discreto, redução do apetite, febre baixa.
d) Histopatológico: **rinossinusite aguda não supurativa** ou mais preciso: **rinossinusite-otite-conjuntivite não supurativa**.
e) Agente: **rinovírus** (mais de 100 cepas) e outros.

Evolução

Resfriado = infecção viral das vias aéreas superiores (VAS).

Rinossinusite (conjuntivite-otite) não supurativa, cujo quadro clínico é:

a) **leve** – sem comprometimento do estado geral;
b) autolimitado de **curta** duração (até 1 semana).

O resfriado que não vai bem: quadro **grave** ou **prolongado**.

SINUSITE AGUDA

Expressa infecção **bacteriana**: **rinossinusite-conjuntivite-otite purulenta**.

A

B

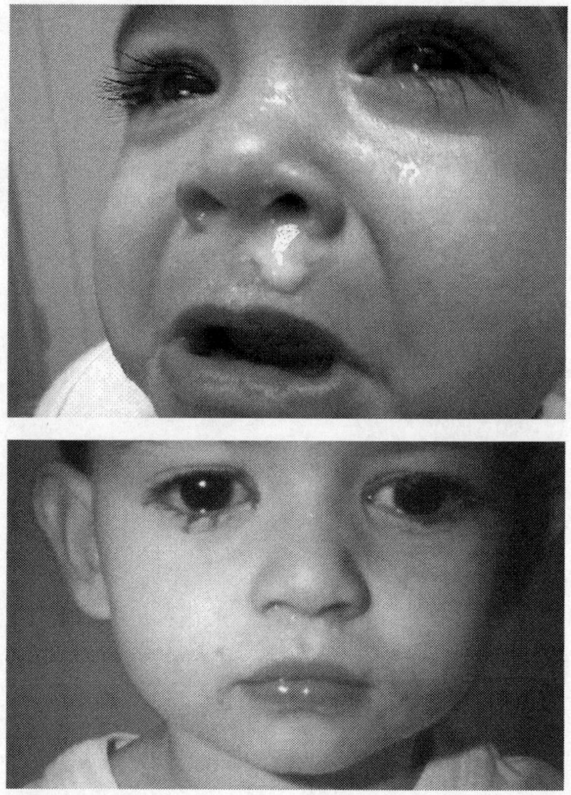

Figura VIII-1 – **A**) Rinorreia mucosa: resfriado. **B**) Resfriado com infecção estreptocócica nasal e palpebral.

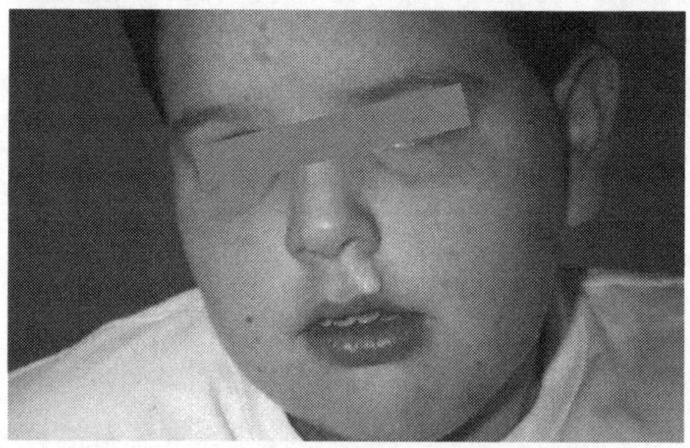

Figura VIII-2 – Rinorreia mucopurulenta.

Causada por: pneumococos (45%), *Haemophilus influenzae* (25%), *Moraxella catarrhalis* (15%) (Fig. VIII-2).

I – **Resfriado "grave"** (*o resfriado que piora*)

Após 3 dias de evolução, aumento acentuado da febre (> 39ºC) com calafrios e piora do estado geral e abatimento.

A secreção que era mucosa clara passa a ser verde-acinzentada (mucopurulenta) e pode aparecer também nos **olhos** – **conjuntivite purulenta**.

Choro intenso que melhora com analgésico pode indicar dor de ouvido-**otite média aguda**.

Conduta terapêutica

Antibiótico: amoxicilina-clavulanato, VO, 12/12h, 7 a 10 dias.

Em caso de bacteriemia, convém começar com ceftriaxona 50mg, via IM, 24/24h.

II – "**Resfriado prolongado**" (*o resfriado que não cura*)

- Resfriado que **piora** após 5 dias.
- Resfriado que **não tem tendência a melhorar após 10 dias.**

O que é que não melhora:

1. O *nariz* – persiste congestão nasal com obstrução e secreção espessa.
2. A *tosse* – tosse incomodativa o dia todo e piora após deitar (logo após ou 1-2 horas depois; não é o acesso de madrugada); exame pulmonar normal.

Outras manifestações: mau hálito, ouvido tapado ou dolorido, edema palpebral pela manhã; secreção verde nos olhos e/ou na nasofaringe.

Importante – o diagnóstico de **sinusite aguda** é *clínico*. Não há indicação para radiografia de seios da face. A radiografia bem como a tomografia podem ser indicadas em sinusites crônicas em crianças maiores de 6 anos.

Conduta terapêutica

1. Lavagem nasal com solução salina hipertônica a 3%.
2. Antitérmicos/anti-inflamatórios, se necessário.
3. Observação atenta durante 3 dias.

Se não melhorar – antibiótico.

- Azitromicina 12mg/kg/24h, 3 a 5 dias, longe das refeições
- ou claritromicina 30mg/kg/dia (12/12h) durante 7 a 10 dias
- ou Amoxicilina 45mg/kg/dia (12/12h).

Se a criança recebeu amoxicilina no último mês ou se lactente em creche: 80-90mg/kg/dia.

CONDUTA TERAPÊUTICA

■ NO **RESFRIADO**

O objetivo é diminuir o desconforto da doença e reduzir o risco de complicação.

Os "antigripais" à base de descongestionantes orais nunca devem ser usados em lactentes até 2 anos e devem ser evitados até os 6 anos.

Orientação

Dar sempre receita impressa de orientação

1. **Apoio nutricional** – considerar a diminuição do apetite.

   Oferecer o que a criança aceita melhor, fracionar em volumes menores e mais concentrados a intervalos mais curtos.

   Oferecer líquidos com frequência, especialmente sucos adoçados.

   Aproveitar o aumento do apetite que ocorre na convalescença para ministrar uma refeição a mais e aumentar sua densidade energética.
2. Preferir **medicação caseira** à base de guaco, louro, poejo e agrião; alho (expectorante), mel (emoliente), própolis, limão (mobiliza o muco), caldo de frango (aromático, descongestionante).
3. **Congestão nasal**

   Lavagem nasal com soro fisiológico – produtos em gotas ou *spray* (cloreto de sódio a 0,9%).

   Rinosoro a 0,9%, Fluimare, Maresis, Mariner.

   Em lactentes pode ser útil o uso de aspiradores nasais adequados.

   Somente em casos de obstrução nasal intensa que dificulta a amamentação ou perturba o sono: gotas vasoconstritoras nasais tipo oximetazolina (Afrin pediátrico, Rinolon pediátrico) 2 a 3 vezes ao dia, não mais de 5 dias. Para crianças menores, convém diluir ao meio com soro fisiológico.

   Como instilar

   Cabeça em nível mais baixo que o corpo (pendente da borda da cama) e virada para um lado – instilar na narina inferior, ficar nessa posição 1 minuto, virar a cabeça e instilar na outra narina. Convém instilar 1 ou 2 gotas em cada narina, esperar 5 minutos e pingar mais 1 ou 2 gotas, com a cabeça bem para trás. Em lactentes, diluir o medicamento com soro fisiológico (em partes iguais = meio a meio).

   Para crianças rebeldes que não deixam pingar no nariz, a alternativa é tocar a mucosa nasal com um cotonete embebido no medicamento.

   Importante: nunca usar gotas nasais à base de nafazolina (Hidrocin, Naricin, Naridrin, Sorine adulto) – perigo de reação grave (colapso periférico, hipotermia, arritmias cardíacas).
4. *Importante* – explicitar os **sinais de alerta** para complicação bacteriana.

   Consultar o pediatra imediatamente:
   - aparecimento de febre alta;
   - secreção nasal espessa verde-acinzentada;
   - piora do quadro após 5 dias/não melhora após 10 dias.

■ Na **SINUSITE**

1. Mesmos cuidados gerais do resfriado.
2. Lavagem nasal com solução salina a 3% (Rinosoro a 3%, Fluimare HT).

Em caso de secreção espessa e abundante, completar com instilação de acetilcisteína (Rino-Fluimucil; em crianças maiores: *spray* Fluimucil nasal).
Em crianças menores diluir ao meio.

3. Antibióticos – ver "Resfriado que não vai bem".

Um dilema pediátrico agora equacionado:

OTITE (OTITE MÉDIA AGUDA = OMA)

OMA é um dos diagnósticos mais frequentes na prática pediátrica e responsável pela prescrição de bilhões de dólares em antibióticos.

A conduta mudou de maneira expressiva.

Critérios diagnósticos

Variam de acordo com os consensos, mas abrangem: quadro infeccioso agudo, sintomas localizatórios no ouvido e alterações objetivas no exame de ouvido.

1. Início súbito.
2. Estado infeccioso agudo: febre, abatimento, redução do apetite.
3. Sintomas de localização: **dor de ouvido** (otalgia) ou **otorreia**
   (eliminação de secreção purulenta pelo ouvido).
4. Exame objetivo do ouvido (exige aparelhagem): presença de efusão (exsudato) no ouvido médio. Essa efusão expressa-se por diminuição da mobilidade (até completa imobilidade) da membrana timpânica no seu movimento normal de vai e vem e/ou abaulamento do tímpano.

As dificuldades do diagnóstico

1. **Febre** pode ser só expressão de uma infecção viral.
2. **Dor** de ouvido pode ser difícil de comprovar em criança que ainda não se expressa claramente.
   No lactente, pode manifestar-se por irritabilidade, mas esta pode ter outras causas.
   Por outro lado, a otite pode não ocasionar dor, mas um vago desconforto.

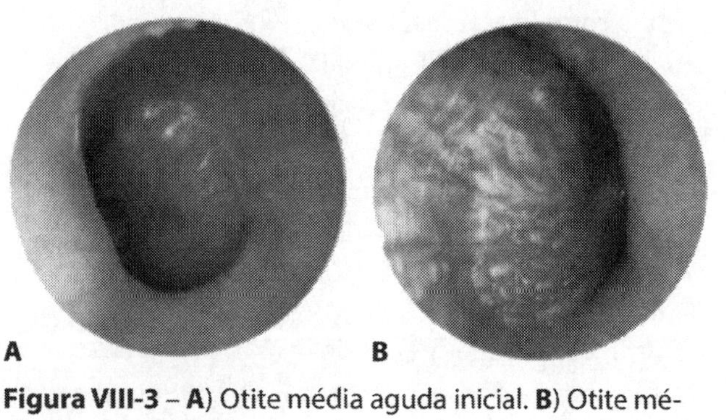

A B

Figura VIII-3 – **A**) Otite média aguda inicial. **B**) Otite média aguda avançada.

   Criança que "puxa a orelha" ou enfia o dedo no ouvido não significa dor de ouvido.
3. É preciso distinguir **otorreia** *vs*. secreção purulenta no conduto auditivo externo com dor forte à compressão do trágus = **otite externa** (pós-piscina/banho de mar).
4. Tímpano **vermelho** (hiperemia), pelo otoscópio, não faz diagnóstico de otite.
   Pode ser causado por febre, choro, IVAS viral.
5. Visualização do **tímpano abaulado** necessita de remoção de todo o cerume para possibilitar a visualização completa do tímpano e é quase impossível para o pediatra.
6. **Redução** (!) da **mobilidade timpânica** exige otoscópio pneumático que não é do uso habitual do pediatra. A alternativa é o **timpanograma**, que exige agendamento e é incompatível com doença aguda.

O diagnóstico de OMA na prática

Considerar que algum grau de otite ocorre em todas IVAS virais tipo resfriado = rinossinusite-conjuntivite-otite e certamente na complicação bacteriana do resfriado, que é a mesma síndrome, mas agora supurativa.

A OMA nesse caso é expressa pelo quadro clínico na vigência de um **resfriado que não está evoluindo bem**, *sem necessidade de otoscópio.*

Quadro agudo **com febre**, **abatimento**, **dor de ouvido**.

Quadro arrastado com secreção nasal espessa esverdeada e dor de ouvido.

Implicação: um novo paradigma no tratamento da otite

Conduta tradicional – na suspeita de OMA, prescrever antibiótico para evitar o agravamento da otite e sua temível complicação, a mastoidite.

Conduta atual – nos casos iniciais suspeitos ou comprovados de OMA, manter em **observação:** é o sistema *wait and see* = espere e observe ou *watchfull waiting* (observação atenta).

Durante um período aproximado de 3 dias, prescreva analgésicos e limpeza nasal.

Se após esse período não houver tendência à melhora clínica ou se, ao contrário, durante esse tempo houver evidente piora do estado infeccioso, inicie antibiótico.

Esse método permite evitar uso abusivo de antibiótico, que é prejudicial para a criança e estimula a resistência dos germes aos antibióticos usuais.

Por outro lado, essa conduta exige orientação pediátrica, contato pediatra-paciente e eventual retorno.

Receita padrão de resfriado, lavagem nasal com solução salina a 3% e antitérmico/analgésico: paracetamol ou dipirona ou ibuprofeno a cada 4-6 horas.

Diferem dessa condulta os casos de resfriado complicado com bacteriemia e lactentes no 1º e até 2º ano de vida com quadros clínicos graves: antibioticoterapia imediata.

Escolha do antibiótico

1. Na vigência de "**resfriado prolongado**" sem febre alta:
   Azitromicina 12mg/kg a cada 24h, durante 5 dias (longe das refeições)
   ou amoxicilina 50mg/kg/dia 2 vezes ao dia, durante 7 dias.
2. Na vigência de "resfriado grave" com aparecimento súbito de febre alta e estado toxêmico.
   Amoxicilina – 80 a 90mg/kg/dia em 2 vezes, durante 7 dias.
   - Se houver evidência de **bacteriemia** (febre acima de 39,5°C com tremores), convém iniciar com 1 dose de ceftriaxona 50mg/kg por via IM.
   - Se houver concomitância de **conjuntivite purulenta** (*H. influenzae*), preferir amoxicilina-clavulanato BD (50mg/kg/dia de amoxicilina), durante 7 dias.
   - Em casos graves ou má aceitação/tolerância a antibiótico, alternativa: ceftriaxona por via IM, 50mg/kg a cada 24 horas, durante 3 dias.

CASOS ILUSTRATIVOS – COLÓQUIO

1. Criança com resfriado há 3 dias e temperatura de 37,8°C; tosse noturna incomodativa.
   Sinusite? Não. Apenas tosse irritativa causada pela secreção nasal que, ao deitar, goteja na faringe.
   Recomendar elevação da cabeceira da cama.
2. Criança teve resfriado com febre nos 3 primeiros dias; agora, 11 dias após o início do resfriado, tem tosse acentuada de dia, que piora um pouco durante a noite e um pouco de secreção nasal espessa.
   Qual o melhor xarope?
   Nenhum. Trata-se de **sinusite** que requer antibiótico.
   Sinusite no adulto dói, na criança provoca tosse.
3. (a) Escolar com **conjuntivite purulenta** aguda, afebril. (b) Lactente com resfriado há 5 dias, aparece com secreção purulenta nos olhos.
   Qual precisa de antibiótico? O escolar pode ser tratado com colírio; o lactente está com rinossinusite--conjuntivite purulenta e necessita de antibiótico.
4. Criança com resfriado há 4 dias com 37,8°C; no 4º dia a febre eleva-se a 38,8°C e piora o apetite.
   Complicação **bacteriana**: antibiótico.
5. Lactente com resfriado há 4 dias, hoje choroso e irritado. Provável **otite**.
   Tratamento sintomático; se não melhorar em 3 dias: antibiótico.
6. Lactente com resfriado há 7 dias, 37,3°C, secreção espessa com assadura evidente em torno das narinas (a mãe diz que é de tanto limpar).
   Nasofaringite estreptocócica do lactente.
   Amoxicilina durante 10 dias ou azitromicina 5 dias.
7. Criança com resfriado há 3 dias, febre baixa intermitente (37,8°C); no 4º dia: secreção nasal levemente amarelada; subitamente a criança fica abatida, pálida, cianose de lábios e extremidades, e de repente a febre sobe para 40°C. Diagnóstico: **bacteriemia**.

Ceftriaxona por via IM. Continuar amoxicilina por VO.

IVAS – FARINGOAMIGDALITE

Amigdalite aguda = Tonsilite aguda

O que é – congestão (eritema) da faringe e amígdalas, com ou sem exsudato associado a estado infeccioso leve ou moderado.

Principal preocupação diagnóstica – identificar as amigdalites estreptocócicas
(estreptococo beta-hemolítico do grupo A).

O primeiro dado a ser considerado é a **idade**:

- entre 1½ e 3 anos: nunca estreptocócica;
- entre 3 e 5 anos: pode ser mas não é comum;
- acima dos 5 anos: frequentemente estreptocócica.

Deve ser ESTREPTOCÓCICA se:

1. Pré-escolar (acima de 5 anos) ou escolar.
2. Início súbito com febre, dor abdominal e alguns vômitos.
3. Febre alta, às vezes com calafrios.
4. Amígdalas congestas.
5. Exsudato nas amígdalas (a partir do 2º dia).

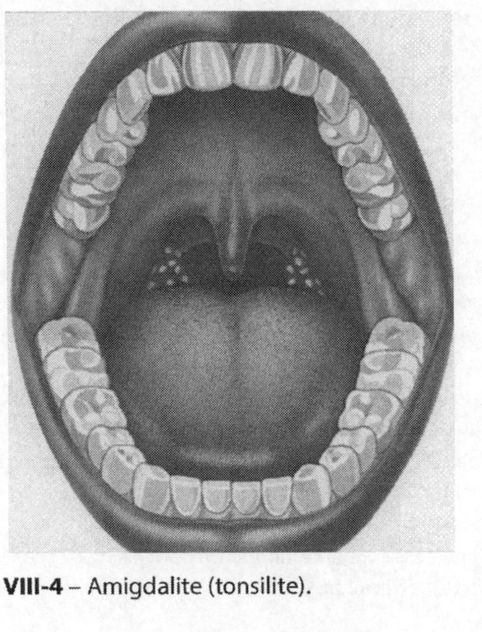

Figura VIII-4 – Amigdalite (tonsilite).

6. Gânglios retroângulo-mandibulares um pouco aumentados e doloridos à palpação. *Atenção*: gânglios cervicais posteriores aumentados indicam processo viral, inclusive mononucleose.
7. Petéquias no palato mole.
8. Com a evolução: "voz de batata quente", mau hálito.
9. Eventual erupção escarlatiniforme.
10. Leucocitose > 12.000 com neutrofilia.

Atenção: tosse, rouquidão e sinais de resfriado **excluem** amigdalite estreptocócica.

Deve ser VIRAL se:

1. Lactente até 18 meses (ou criança até 3 anos).
2. Sinais de resfriado: coriza aquosa, espirros; olhos congestos, lacrimejamento.
3. Tosse; rouquidão.
4. Exsudato (pontilhado branco) nas amígdalas em lactentes.
5. Faringite com nódulos ou aftas.
6. Gânglios cervicais posteriores (se forem associados a baço aumentado: mononucleose).

Não existem faringites bacterianas até os 18 meses (são virais).

O diagnóstico de certeza (quase) é feito pela **cultura** de material amigdaliano.

Alguns laboratórios dispõem de meios para um **exame rápido** para estreptococos (leva meia hora).

O pedido da cultura deve ser pesquisa de estreptococos beta-hemolíticos do grupo A, e peça que o resultado seja apenas positivo ou negativo.

Existem *kits* para uso em consultório (resultado leva 5 minutos).

CASOS ILUSTRATIVOS – COLÓQUIO

1. Lactente de 15 meses, 38ºC: "a amígdala está cheia de pus". Receitar antibiótico. Errado! Reveja a garganta com mais atenção: não é pus, e sim um exsudato branco pontilhado sobre as amígdalas que estão levemente congestas. *Adenovírus* (nunca estreptococos antes dos 18 meses). Agora, se houver uma secreção amarelo-esverdeada no fundo da garganta em lactente com resfriado prolongado, trata-se de rinossinusite bacteriana.
2. Pré-escolar com febre, tosse acentuada, coriza e garganta vermelha – não é estreptocócica.
3. Criança de 2½ anos com febre e exsudato amigdaliano. Observa-se uma afta no fundo da garganta – atenção: pode ser início de estomatite (herpética). Desconfie se a criança está babando muito e com dificuldade para deglutir alimentos. Reveja no dia seguinte – aparecimento de outras aftas e gengivas inflamadas. Não receite antibióticos.
4. Criança estava bem quando foi para a escola, mas a mãe é chamada para buscá-la porque apareceu febre, vomitou 1 vez e se queixa de dor de barriga. A mãe leva a criança direto ao consultório, que, ao exame, apresenta amígdalas congestas. Convém reexaminar amígdalas e abdome no dia seguinte – se aumentar a congestão das amígdalas e aparecer exsudato: estreptocócica.
5. Criança com amigdalite sem exsudato. Pergunte se a febre vem acompanhada de calafrios.
   Se positivo: estreptocócica.
6. Escolar com febre há 5 dias, exsudato amigdaliano, petéquias no palato, numerosos gânglios cervicais posteriores. Sugerem mononucleose. Se houver edema palpebral e baço palpável, a suspeita aumenta. Solicite leucograma.
7. Simples congestão da faringe e dor de garganta ocorrem em muitas IVAS virais.

AMIGDALITE ESTREPTOCÓCICA – ANTIBIÓTICO

Preceito básico – o estreptococo é sensível à penicilina; para sua erradicação é obrigatório manter a penicilina durante 10 dias. Tratamentos mais curtos podem levar à cura clínica aparente e ocasionar febre reumática.

A DECISÃO TERAPÊUTICA – OPÇÕES

Antibióticos de 1ª linha

1º) **Penicilina benzatina** – até 25kg: 600.000U; acima de 25kg: 1.200.000U (Benzetacil 600.000 ou 1.200.000U). Associar penicilina procaína na mesma injeção aumenta a eficácia e reduz a dor.

2º) **Amoxicilina** – 40mg/kg/dia, fracionado em 2 tomadas de 12/12h, durante **10 dias**.

Antibióticos de 2ª linha

1º) **Cefalosporina de 1ª geração** – cefadroxila: 25-30mg/kg/dia em dose única diária, a cada 24 horas, durante **10 dias**. Nas primeiras 48 horas, pode-se dividir a dose diária em 2 tomadas, de 12/12h.

2º) **Azitromicina** – 12mg/kg/dia, dose única diária, longe das refeições, durante **5 dias**.

Existem estreptococos resistentes à eritromicina/azitromicina. Ver Antibióticos nas IVAS.

ABSCESSO PERIAMIGDALIANO

Complicação rara da amigdalite.
Ocorre em escolares e adolescentes; geralmente unilateral.

Apresentação

a) Dor de garganta unilateral intensa; disfagia; a movimentação lateral da cabeça provoca dor (torcicolo).
b) "Voz de batata quente", mau hálito, baba, trismo; febre (pode ser baixa).

c) Faringe: eritema e edema do palato mole e do pilar anterior da amígdala, que também está aumentada. Abaulamento da parede posterior da faringe.
d) Adenopatia cervical.
e) Leucocitose moderada.

Conduta – incisão e drenagem; antibioticoterapia por via IV.

Diagnóstico diferencial com **celulite periamigdaliana** – bilateral em escolares.

Tomografia é útil para a diferenciação.

Na dúvida, iniciar com antibiótico por via IV (penicilina cristalina *ou* cefalosporina ou clindamicina). Se não melhorar ou for visualizado pus: incisão + drenagem.

IVAS – LARINGITE (CRUPE)

LARINGITE VIRAL

a) Idade: 6 meses a 3 anos.
b) Início com resfriado.
c) Aparecimento de rouquidão.
d) Estado infeccioso leve, febre baixa.
e) Respiração normal; casos excepcionalmente graves podem evoluir progressivamente para insuficiência respiratória.
f) Leucograma inexpressivo (solicitar só em caso de dúvida).
g) **Laringite espasmódica – crise que ocorre subitamente durante a noite, recidivante**.
h) Não confundir com **epiglotite** – início súbito, afonia, febre alta, piora rápida para insuficiência respiratória alta, em pré-escolar.

CONDUTA

1. No **domicílio**: inalação de vapor d'água, no banheiro, com chuveiro quente ligado por 10 a 15 minutos.
2. No **pronto-socorro**, casos mais intensos:
   1º) Dexametasona 0,15mg/kg, por VO (= 1,5mL/kg de Decadron elixir) ou IM; dose única.
   2º) Inalação com soro fisiológico (3mL) + adrenalina 2½ ampolas. Nos casos moderados, pode-se substituir adrenalina por um vasoconstritor nasal (Aturgyl ou Afrin pediátrico), 20 gotas.
   Repetir após 30 minutos.
3. Hospitalizar os casos que persistem com **dificuldade respiratória**: **a)** tenda úmida de oxigênio; **b)** hidratação por via **IV** ou oral; **c)** ambiente calmo; **d)** sinais de bronquite: inalação com broncodilatadores; corticoide; **e)** vigilância.
   Indicação para **entubação** (ou traqueotomia) por acompanhamento atento – agravamento de obstrução, piora progressiva da dispneia, fadiga, prostração, inquietação acentuada.

EPIGLOTITE POR *H. INFLUENZAE*

Celulite supraglótica com edema da epiglote.

Agente: *Haemophilus influenzae* capsulado tipo b.

Pouco frequente, mas gravíssimo
(urgência urgentíssima).

a) Faixa etária: pré-escolar (2-6 anos).
b) Início **súbito**, sem pródromos, com dificuldade para engolir; logo depois, febre alta e estado toxêmico acentuado.
c) **Evolução muito rápida para piora evidente em 4-12 horas**:
   1. disfagia: dor de garganta, dificuldade para deglutir, salivação excessiva;
   2. recusa alimentar;
   3. voz abafada, afônica (não rouca);
   4. expressão ansiosa;
   5. criança prefere ficar sentada, reclinada para frente (recusa-se a deitar);
   6. boca aberta, língua para fora, babando;
   7. dispneia que começa de repente e vai agravando-se rapidamente;
   8. choque.

CONDUTA

1º) **Atendimento imediato** (não deixe esperar).
2º) **Entubação imediata é obrigatória** (não deixar em observação).
3º) O exame – faringe muito congesta e edemaciada, com acúmulo de secreção, epiglote com coloração vermelha viva, tumefeita. Não forçar a língua para baixá-la – essa manobra pode levar a criança à morte. Só efetuá-la, se necessário, durante a entubação.
4º) Radiografia de perfil do pescoço – alargamento da epiglote (semelhante a um polegar). Esse exame não é obrigatório e só deve ser efetuado após a entubação.
5º) Se a entubação não for possível, indicar **traqueotomia**.
6º) Ceftriaxona 50mg/kg/dia a cada 24h, IM ou IV.
7º) Internar na **UTI**.
8º) A entubação dura em média 2½ dias.

Leucograma – leucocitose, neutrofilia, desvio à esquerda, granulações tóxicas; VHS aumentada.

TRAQUEÍTE PURULENTA

a) Início com IVAS.
b) Evolução para febre alta persistente, tosse, rouquidão (estridor), dispneia.
c) Estado toxêmico.
d) Leucocitose acentuada.
e) Laringoscopia: edema subglótico e pus na traqueia.
f) Agentes: 1º) estafilococos; 2º) *H. influenzae*.

g) Antibióticos: oxacilina (vancomicina, se for intra--hospitalar) **e** cloranfenicol, **IV**, *ou* ceftriaxona.

AS INFECÇÕES DAS VIAS AÉREAS (IVAS) DE REPETIÇÃO

Ideia inicial – as IVAS de repetição não constituem uma entidade clínica única e geralmente **não** estão relacionadas com imunodeficiência definida.

Lembrete – considerar o número enorme de vírus capazes de provocar IVAS e a relativa falta de proteção da criança; assim, em certas fases da vida, a criança apresenta habitualmente mais de 8 IVAS por ano (2º e 3º anos, entrada na escola).

Os casos em que as **IVAS são muito frequentes**, a ponto de preocupar os pais e o médico, podem ser enquadrados em 3 grupos:

1. **A criança é normal**, mas está em fase vulnerável de desenvolvimento:
   a) Segundo ano de vida (a criança sai de sua "redoma" de proteção para enfrentar o mundo).
   b) Entrada na escola (contato íntimo, em ambiente fechado, com crianças e todos os vírus prevalentes na comunidade).
      - *Situação equivalente*: quando o irmão mais velho entra na escola e traz para casa os vírus com que entrou em contato.
      - *Situação atual*: a entrada cada vez mais cedo na escola e inclusive em creches ou berçários para bebês, antecipando o contágio para a tenra idade.
2. **A criança é normal, mas as condições ambientais não são favoráveis**:
   a) Condições climáticas (frio, umidade, variações bruscas de temperatura) e poluição ambiental.
   b) Moradia: casa (especialmente quarto de dormir) mal ensolarada, mal ventilada, úmida, com mofo; poluição doméstica: fumaça de cigarro dos pais (especialmente da mãe).
3. **A criança apresenta deficiências detectáveis**:
   a) Deficiências nutricionais: anemia ferropriva, raquitismo frusto.
   b) Alergia respiratória.
   c) Imunodeficiência de IgA.

Importante – na prática, duas ou todas essas circunstâncias estão presentes concomitantemente.
Exemplo: criança alérgica que mora em quarto úmido e entrou precocemente na escola.

"RESFRIADOS" DE REPETIÇÃO

Compreende, na verdade, duas entidades que podem facilmente se confundir: resfriados **virais** frequentes e rinite **alérgica**.

Resfriados virais frequentes – ocorrem em crianças em fase vulnerável de seu desenvolvimento em ambiente desfavorável (ver itens anteriores 1 e 2).

Rinite alérgica – suspeitar quando a criança apresenta espirros em salva, especialmente pela manhã, coceira nasal, "resfriados" que aparecem subitamente e desaparecem em menos de 24 horas; apresenta também surtos de chiado no peito, antecedentes familiares alérgicos, especialmente para rinite e asma; mucosa nasal branco-azulada; hipertrofia dos cornetos nasais e secreção nasal mucosa (ver Rinite alérgica).

Tanto o resfriado viral quanto a rinite alérgica podem evoluir para rinossinusite purulenta: secreção nasal verde-amarela espessa, mau hálito, tosse diurna e noturna persistente.

Conduta

1. Melhora das condições ambientais – mudança para um quarto mais ensolarado, ventilado, livre de poeira; ar livre, banho de sol; evitar fumaça de cigarro. Creche com até 5 crianças.
2. Correção das deficiências nutricionais – reduzir doces; aumentar legumes, verduras, frutas cítricas, óleo e carnes. Se necessário, ministrar ferro, vitaminas C, A e D.
3. Nos casos graves – considerar a retirada temporária da escolinha.

SINUSITE DE REPETIÇÃO

Fatores predisponentes – lactentes, creche, irmão em idade escolar, pais fumantes, quarto mal ensolarado, alergia.

Conduta

1. Afastar os fatores de risco, se possível.
2. Tratamento rigoroso das reagudizações (ver Sinusite).
3. Vacina contra gripe (anual), além da tríplice e pneumocócica.
4. Suplemento de vitamina D – 800U/dia.

AS OTITES DE REPETIÇÃO

Algumas crianças têm OMA supurativa em quase todos os resfriados.

Conceito operacional – três ou mais OMA purulentas em um período de 6 meses.

a) Reconhecer e afastar os fatores predisponentes:
   1. Proibido fumar dentro de casa, no carro ou próximo à criança.
   2. Considerar o afastamento temporário de creche ou berçário.
   3. Não dar mamadeira com a criança deitada.
   4. Alergia respiratória (controle ambiental, afastar alérgenos).

5. Se quarto úmido ou pouco ensolarado, considerar a possibilidade de mudar de quarto.
6. Se associado à natação: evitar mergulhos; proteger os ouvidos com protetor de silicone.
7. Vacina anual contra gripe e vacina conjugada contra pneumococos.
8. Suplemento de vitamina D – 800U/dia.

b) Só em casos rebeldes/refratários:
Considerar a miringotomia com inserção de tubos de ventilação.

Complicação da OMA – PETROSITE

Tríade – OMA + paralisia do músculo ocular reto externo (diplopia) + dor na órbita homolateral ou área retro-orbital com cefaleia: síndrome de Gradenigo. Indicada tomografia.

AS AMIGDALITES DE REPETIÇÃO

1. Certificar-se do diagnóstico:
   a) processos **virais** (com sinais de resfriado) e dor de garganta. Ver "Resfriados de repetição";
   b) amigdalite **estreptocócica** – comprovação pela pesquisa de estreptococos nas amígdalas: teste rápido na vigência de infecção aguda.
   Tratamento de erradicação – cefadroxila ou clindamicina durante 10 dias;
   c) inflamações das amígdalas repetidas a intervalos iguais e acompanhadas de febre, aftas na boca e gânglios cervicais; testes repetidos negativos para estreptococos. Ver **Febre periódica**.
2. Com amígdalas hipertrofiadas e **ronqueira** noturna.
   Amoxicilina-clavulanato BD durante 14 dias.
   Associar prednisona por via oral nos primeiros 7 dias.
   A partir do 8º dia: mometazona (Nasonex) – 2 jatos em cada narina à noite durante 3 meses e antileucotrieno (Singulair) à noite por 3 meses.
   Reavaliar – considerar necessidade de amigdaloadenoidectomia.
3. Se persistirem as **amigdalites** – considerar a amigdalectomia na ocorrência de 5 a 7 infecções em 1 ano ou 5 infecções ao ano em 2 anos consecutivos ou inflamações febris repetidas das amígdalas.

Segunda Parte

OS PROBLEMAS DOS OUVIDOS

(Ver também IVAS – Otite Média Aguda)

Escuta*, O Eterno é nosso Deus e Deus é Um.*
Nesta oração básica do monoteísmo,
escutar é mais que ouvir, é compreender e introjetar.

1. Otite Externa

O que é – inflamação da pele que atapeta os condutos auditivos externos.

OTITE EXTERNA ECZEMATOSA

O que é – reação eczematosa da pele do pavilhão auricular e do conduto auditivo externo. Frequente nos primeiros meses de vida, ocorre em crianças com dermatite seborreica sobre a qual age um fator irritante (umidade, cotonete, alérgenos contatantes, entrada de vômitos ou leite no conduto).

Dado chamativo – tentativa de coçagem do ouvido, movimentação da cabeça.

Dados clínicos

1. Eczema seborreico ou reação eczematosa em outras áreas do corpo.
2. A criança gosta quando mexem em seu ouvido (ao contrário, quando há dor, a criança chora quando tocado) e quando é feita a limpeza com algodão montado no estilete ("sinal do prurido").
3. Exame local – descamação da pele do conduto, após limpeza: pele hiperemiada, às vezes brilhante e fina.

TRATAMENTO

1. Nos casos graves – encaminhar ao otorrinolaringologista para limpeza do conduto auditivo.
2. A seguir (ou desde o início, nos casos leves) – corticoide em creme ou gotas, no conduto.
3. Evitar que entre água e sabão no ouvido. Dar a mamadeira à criança na posição sentada (nunca na posição deitada).
4. Evitar o uso de "cotonetes".
5. Tratamento da dermatite seborreica generalizada.

OTITE EXTERNA (INFLAMATÓRIA)

DIFUSA (Fig. VIII-5)

Processo infeccioso generalizado do revestimento do conduto auditivo externo.

1. Fatores predisponentes – natação, uso de "cotonete", dermatite de contato.
2. Geralmente antecedente de prurido no conduto auditivo.
3. Dor de ouvido intensa, piora com mastigação, manipulação da orelha e compressão do trágus.
4. Conduto auditivo dolorido e edemaciado, impedindo a visualização de todo o conduto e também a otoscopia.
5. Otorreia esverdeada (*Pseudomonas*).
6. Pode ocorrer edema periauricular (que não oblitera a prega pós-auricular) com linfadenite.

Observação: a **mastoidite** começa com a OMA, oblitera a prega retroauricular e a dor é sobre a mastoide, não se exacerbando pela manipulação da orelha.

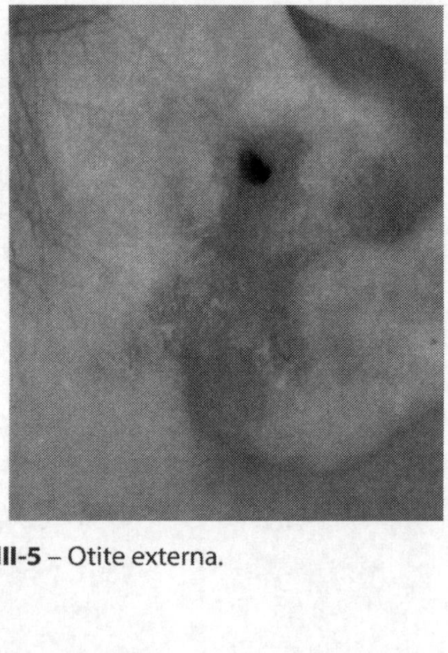

Figura VIII-5 – Otite externa.

FURÚNCULO – inflamação localizada (nódulo) no 1/3 externo do conduto auditivo.

CELULITE AGUDA – pele vermelha, quente, endurecida, sem bordas definidas, sem exsudato no conduto.

CONDUTA – **Tratamento local**

1ª) Irrigação do conduto auditivo usando solução de Burow (ou solução morna de vinagre branco diluída ao meio).

2ª) Gotas auriculares de antibiótico – neomicina + polimixina + corticoide (Otosporin, Otosynalar), ciprofloxacino (Ciloxan otológico).

- Se houver **edema** acentuado de conduto, introduzir até o 1/3 externo do canal uma mecha de algodão embebida no medicamento, mantê-lo umedecido por 24-48 horas.
- Se houver febre, linfadenite ou **celulite** – antibiótico (eritromicina, cefalosporina de 1ª geração).

Não dispensa tratamento local.

Antitérmico-analgésico conforme necessário.

Furúnculo – pomada antibiótica (Nebacetin, Verutex, Bactroban);
quando o furúnculo amadurecer: furar com agulha.

Profilaxia nas crianças predispostas – instilar 2 ou 3 gotas de uma solução 1:1 de vinagre branco/álcool etílico a 70% antes e depois de nadar.

2. Otite Média Secretora

Otite serosa crônica = otite média com derrame (efusão).

O que é – inflamação do ouvido médio sem sintomatologia de otite média aguda e com presença de coleção líquida ou mucosa (efusão) **persistente** (mais de 8 semanas) ou **crônica** (mais de 3 meses) (Fig. VIII-6).

Pode causar prejuízo da audição.

1ª etapa Quando suspeitar

1. Presença de condições **predisponentes**:
   a) otite em idade inferior a 2 anos;
   b) inverno;
   c) fumantes em casa;
   d) creche;
   e) mamadeira;
   f) mais de 3 episódios de otite aguda.
2. Ter em mente que pode ser **assintomática**.

O nome anatômico do ouvido atualmente é orelha.

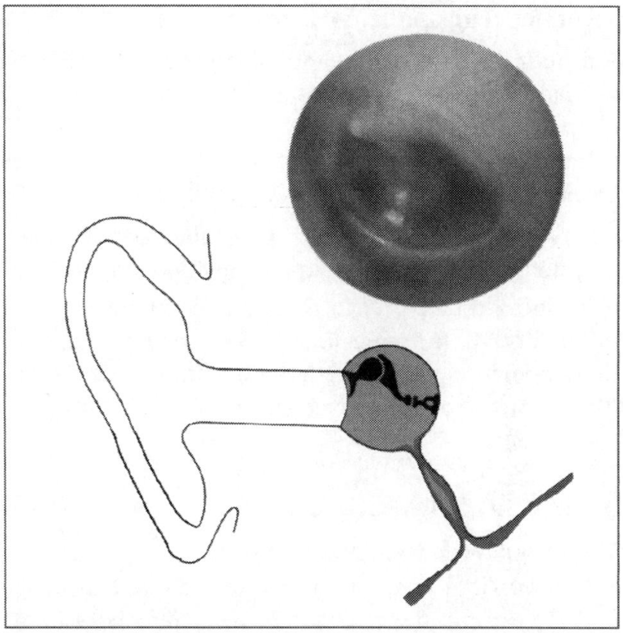

Figura VIII-6 – Otite média com efusão (otite secretora). Ouvido médio cheio de fluido prejudica a audição.

2ª etapa Manifestações sugestivas

1. Sensação de ouvido entupido.
2. Redução moderada da acuidade auditiva.

Solicitar **audiometria** – disacusia de transmissão: limiar auditivo de mais de 15dB (25-40) em todas as frequências (Fig. VIII-7).

3ª etapa Otoscopia (por profissional experiente)

Sinais suspeitos: membrana timpânica espessada (de coloração rósea ou acinzentada), retraída total ou parcialmente com aumento da vascularização em disposição radial.

Sinais de certeza: nível líquido ou bolhas atrás da membrana timpânica.

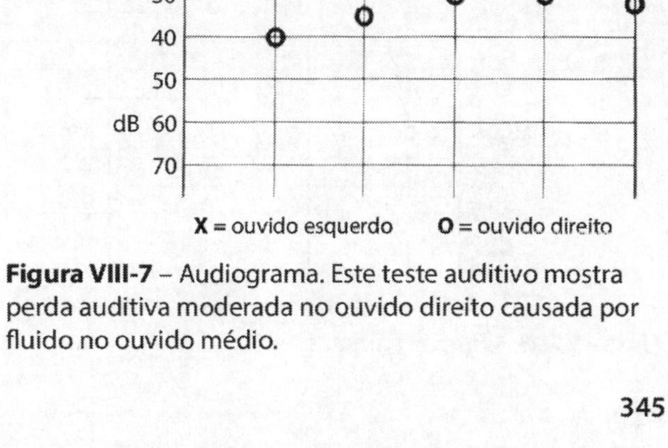

Figura VIII-7 – Audiograma. Este teste auditivo mostra perda auditiva moderada no ouvido direito causada por fluido no ouvido médio.

4ª etapa **Timpanometria** (comprovação)

A **timpanometria** avalia a mobilidade do conjunto tímpano-ossicular em resposta à variação de pressão no meato auditivo externo. É expressa pelo **timpanograma**, um *gráfico* que revela o grau de mobilidade do tímpano **(complacência** do ouvido médio).

Interpretação: diminuição da mobilidade do tímpano é evidência de coleção líquida no ouvido médio.

Saiba interpretar o gráfico: o normal tem um pico nítido (tipo A); se houver líquido no ouvido médio, o tímpano não se move e a curva é achatada totalmente (tipo B) ou um pequeno pico entre 200 e 400 (tipo C2) (Fig. VIII-8).

A DECISÃO TERAPÊUTICA

1ª) Considerar os seguintes pontos:

1. Casos unilaterais e/ou com redução discreta da audição e duração menor que 3 meses não necessitam de tratamento.
2. O tratamento está indicado se houver **perda importante da audição**, a qual prejudica a aquisição da linguagem e o aprendizado.
3. O que não funciona – associação descongestionante + anti-histamínico.
4. Os **tubinhos de ventilação** promovem melhora imediata da audição, mas não são isentos de complicações – timpanoesclerose, retração e atrofia, além de infecção bacteriana e da possibilidade de extrusão precoce do tubinho.

2ª) Conscientizar de que não há tratamento ideal e que todas as medidas são controversas.

3ª) A conduta deve ser individualizada conforme a disposição da família e a disponibilidade de recursos.

4ª) A análise criteriosa da literatura sugere a seguinte **linha de conduta**:

1. Eliminar ou controlar os fatores de risco (ver 1ª etapa); quarto ensolarado e livre de poeira; evitar mergulho.

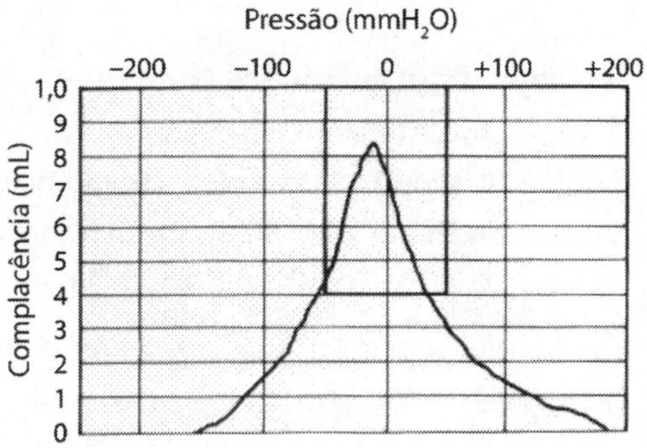

Tipo A
Ouvido normal
Uma pressão é lentamente aplicada no tímpano e, então, lentamente aliviada. Este tímpano move-se uniformemente com as mudanças na pressão.
A pressão normal no ouvido médio está entre – 100 e +100mmH$_2$O.

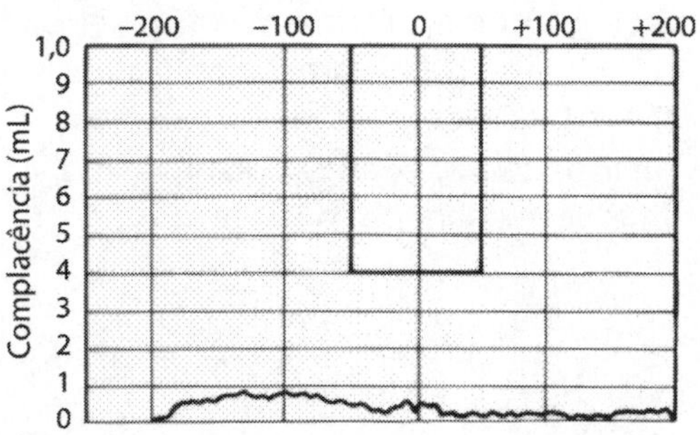

Tipo B
Otite média com efusão
Há pouco movimento do tímpano porque o ouvido médio está cheio de fluido.
O tímpano não se move quando se lhe aplica pressão.

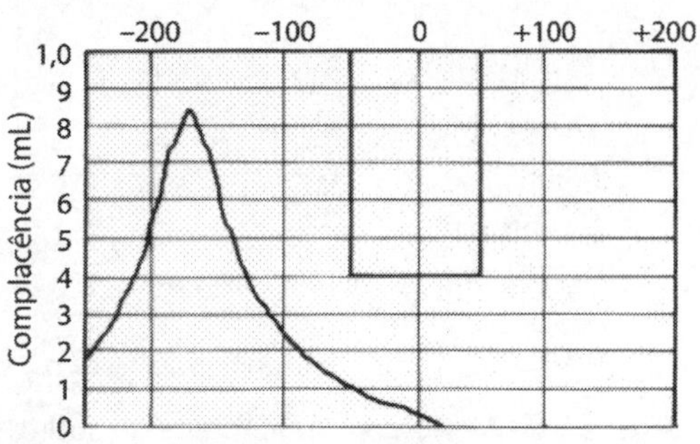

Tipo C
Disfunção da trompa de Eustáquio
O ouvido médio está cheio de ar, mas a trompa de Eustáquio está bloqueada. O oxigênio e o nitrogênio são reabsorvidos criando uma pressão negativa ou vácuo.
A pressão no ouvido médio é menor que 150mmH$_2$O.

Figura VIII-8 – Timpanogramas.

2. Corticoide típico nasal (Nasonex) em crianças com rinite, no período da manhã, durante 3 meses.
3. Se possível, insuflação de ar na caixa do tímpano, por meio da tuba auditiva, algumas vezes ao dia:
   a) crianças de 3-6 anos: encher um balão enquanto as narinas são firmemente apertadas;
   b) crianças de mais de 6 anos: manobra de Valsalva com as narinas pinçadas (fazer força enchendo as bochechas com os lábios apertados);
   c) mascar goma (sem açúcar, com xilitol).
4. Só em casos rebeldes/refratários; já pensando em cirurgia:

   Desinfecção e tratamento anti-inflamatório do ouvido médio.

   1ª semana de tratamento – antibiótico resistente à betalactamase: amoxicilina-clavulanato ou cefalosporina de 2ª geração (cefuroxima).

   Ver Antibióticos nas IVAS.

   Associar corticoide – prednisona (Meticorten) ou prednisolona solução: 1mg/kg/dia em dose única pela manhã ou dividido em 2 doses (pela manhã e no jantar).

   Eventualmente completar 1 mês de antibiótico com sulfametoxazol-trimetoprima.
5. A seguir, pelos próximos 3 a 6 meses, em cada resfriado ministrar imediatamente sulfametoxazol-trimetoprima durante 5 dias; 1 dose única de prednisona ou prednisolona no 1º dia (1mg/kg).
6. Se não houver melhora (efusão persistente com diminuição da acuidade auditiva), está indicada a introdução de **tubinho de ventilação**. Considerar a eventualidade de fazer a introdução unilateral.
7. Em casos crônicos, recorrentes (necessidade de recolocações repetidas dos tubinhos) e/ou obstrução nasal por aumento da adenoide indica-se a **adenoidectomia**. Não há indicação para amigdalectomia.

3. Perfuração Crônica dos Tímpanos

Quando suspeitar

1. Otorreia intermitente ou persistente (mais de 1 mês), sem dor.
2. Membrana timpânica perfurada.
3. Surdez de condução: perda auditiva de 20-40dB.

CONDUTA

1. Gotas auriculares (devem ser ativas contra *Pseudomonas)* com gentamicina, polimixina, neomicina, ofloxacino (Otosporin; Gentamicina; Ciloxan otológico) durante 2 semanas, precedido de aspiração do corrimento.
2. Antibiótico sistêmico só indicado em casos de reagudização com estado infeccioso. Prescrever antibiótico antibetalactamase e modificar de acordo com o antibiograma (amoxicilina-clavulanato, cefuroxima).
3. Prevenção de recorrências:
   a) Proteger o ouvido com tampão de algodão embebido em vaselina líquida, durante o banho.
   b) Natação: proteger os ouvidos com protetores de silicone e touca de banho.
      Proibido mergulhar e nadar sob a água.
   c) Remover tubinho de ventilação.
4. Detectar a complicação mais comum – colesteatoma: otorreia com cheiro pútrido e visualização de uma massa branca, oleosa, na perfuração.

   Indicação cirúrgica.
5. Na ausência de complicações, a timpanoplastia (se indicada) deve ser postergada até os 9-12 anos de idade.

4. Deformidades das Orelhas

Microtia = ausência da maior parte da orelha.
Anotia = ausência completa da orelha.
Conduta: tratamento iniciado na idade pré-escolar.

Apêndices pré-auriculares = saliências cutâneas situadas na frente do pavilhão auricular.
Conduta: exérese cirúrgica.

Fístulas pré-auriculares = trajetos fistulosos curtos (ou cistos) localizados na porção anterior da hélice ou na frente do pavilhão auricular; frequentemente eliminação de secreção mucosa ou purulenta. Pode ocorrer infecção local. *Conduta*: exérese cirúrgica após tratamento do processo infeccioso, se presente.

Orelha em abano = orelha muito saliente, posicionada quase perpendicularmente ao crânio.
Conduta: correção plástica, por motivos estéticos, na idade pré-escolar.

OS PROBLEMAS DO NARIZ

(Ver também IVAS – Rinossinusite e Sinusite)

1. Atresias de Coanas

O que é – obstrução (completa ou parcial) da via aérea nasal decorrente de uma anormalidade de canalização (envolvendo osso, cartilagem e partes moles) durante o desenvolvimento das passagens nasais. Predomina:

a) sexo feminino (2:1);

b) unilateral (direito) (2:1);

c) osteocartilaginosa (9:1) sobre a membrana;

d) esporádica (pode ser familiar – unilateral).

Bilateral – obstrução nasal completa no RN: distúrbio respiratório grave
(imediato, cíclico, melhora com o choro).
Conduta: 1. via aérea artificial;
2. alimentação por sonda.

Unilateral ou incompleta – secreção mucoide crônica da narina afetada: começa no 2º-3º ano de vida; provoca escoriações na narina e lábio superior; causa perda unilateral do olfato e redução do paladar. Em caso de resfriado, pode haver obstrução de outra narina provocando distúrbio respiratório agudo.

Atresia de coanas pode associar-se a outras malformações congênitas, constituindo a síndrome CHARGE. CHARGE = coloboma, defeitos cardíacos (*heart*), deficiência intelectual e atraso do crescimento; anomalia genital, defeitos da orelha (*ear*) e surdez. São necessários para o diagnóstico da síndrome: o atraso de crescimento + 3 anomalias.

Diagnóstico

1º) Não se consegue passar um cateter 6F pela narina.

2º) Instilar contraste radiográfico na narina com a criança em decúbito dorsal – fluoroscopia.

3º) Tomografia.

2. Epistaxe

O que é – hemorragia nasal.

As epistaxes são raras no lactente,
mais frequentes na criança maior.

Causas frequentes

1. Constituição alérgica frequente nas crianças com alergia nas vias aéreas superiores (rinite alérgica).
2. Traumatismo no nariz, maxilar superior e região frontal.
3. Doenças infectocontagiosas (por congestão nasal e fragilidade capilar)
   – escarlatina, sarampo, coqueluche, estado gripal.

Causas mais raras

1. Febre reumática.
2. Discrasias sanguíneas – hemofilia, púrpuras trombocitopênicas, púrpuras não trombocitopênicas (disfunção capilar), leucemias. Valorizar antecedentes familiares de hemofilia, sangramentos em outros locais, esplenomegalia.
3. Veias no septo nasal – teleangiectasias.
4. Neoplasias – angiofibroma juvenil, pólipos.
5. Hipertensão.
6. Doenças renais e hepáticas, em fase terminal.
7. Ingestão de aspirina.

Casos particulares

1. Corrimento sanguineopurulento unilateral – sugere corpo estranho.
2. Corrimento serossanguíneo – sugere sífilis ou difteria.

CONDUTA TERAPÊUTICA

Independentemente da causa da epistaxe, o tratamento adequado deve ser instituído sem demora:

1º) Deixar a criança recostada, com a cabeça ligeiramente inclinada para a frente, de boca aberta, para facilitar o escoamento de eventual sangue pela rinofaringe e também auxiliar a respiração. Nunca deitar o paciente.

2º) Retirar os coágulos do nariz.

3º) Compressão digital da asa do nariz, por 5 minutos (marcado no relógio), de encontro ao septo.

4º) Se a hemorragia continuar, introduzir no terço anterior da narina uma bola de algodão molhada em remédio comum de gotas nasais vasoconstritoras. Manter pressão firme durante 5 minutos.

5º) Técnica do tamponamento anterior – inicialmente pedir para o paciente assoar o nariz fortemente para eliminar os coágulos que porventura estejam obstruindo a fossa nasal; após anestesia por embebição com solução de neotutocaína, introduzir na fossa nasal, com o auxílio de pinça em baioneta, mecha de gaze debruada de 2cm de largura por 8cm de comprimento. A gaze poderá ser embebida em solução hemostática. Após colocar a extremidade da mecha entre o corneto médio e o septo nasal, continuar introduzindo-a, metodicamente, de trás para diante, até a narina, em toda a altura da fossa nasal, como pregas de uma sanfona.

6º) Se falhar, instituir o tamponamento posterior, que é da alçada do especialista.

3. Rinite Alérgica

O que é – doença **inflamatória** da mucosa nasal de natureza alérgica (Quadro VIII-1).

Reação de **hipersensibilidade** tipo I – reação antígeno-anticorpo **(IgE específica)** nos mastócitos da mucosa nasal e consequente desgranulação dos mastócitos com liberação de mediadores:

Quadro VIII-1 – RINITE ALÉRGICA.

CRISE (inflamação nasal **aguda**)
Fase imediata (1ª hora) Congestão nasal imediata (pela histamina), coriza, espirros, prurido: • Anti-histamínico por via oral de ação rápida *ou* anti-histamínico nasal **Fase intermediária** (1-5 horas) • Anti-histamínico + descongestionante **Fase tardia** (mais de 5 horas) Congestão (inflamatória) nasal: coriza mucosa e obstrução nasal • Anti-histamínico + descongestionante e 1 dose de prednisona, 1mg/kg
PERENE (inflamação nasal **persistente**)
1. Higiene ambiental (evitar alérgenos) 2. Tratamento profilático/precoce nas crises **Casos moderados** 1. Iniciar com corticoide tópico nasal 2. Após melhora: cromoglicato nasal **Casos graves** 1. Corticoide tópico nasal durante 1-2 meses 2. Passar para cromoglicato nasal 3. Considerar imunoterapia (pó) Se **conjuntivite alérgica** concomitante e que não é controlada pelo corticoide nasal: cromoglicato ocular

1º) **histamina** (e outros) causa vasodilatação e irritação neural, levando à congestão nasal *imediata*;

2º) fatores quimiotáticos que atraem **eosinófilos**, os quais liberam mediadores da inflamação: congestão nasal *tardia* (após 5-6h).

Rinite alérgica **perene** – ocorre liberação **contínua** (permanente) de mediadores inflamatórios nasais pelos eosinófilos.

CONDUTA DIAGNÓSTICA

1ª etapa É rinite?

1. Congestão nasal (nariz tapado) bilateral ou unilateral alternada.
2. Rinorreia – corrimento nasal = coriza.
3. Espirros frequentes, geralmente em salva.
4. Outros eventuais – respiração ruidosa, ronqueira, voz nasal, pigarro, diminuição do olfato, ouvido tapado.

2ª etapa É rinite crônica?

Mais de 2 meses de duração, perene ou intermitente (sazonal).

No Brasil, a forma perene é muito mais frequente.

3ª etapa É rinite alérgica?

Doença inflamatória da mucosa nasal causada por reação de hipersensibilidade a alérgenos específicos.

Sintomatologia essencial – prurido nasal, coriza, espirros e obstrução nasal em criança atópica.

4ª etapa *Meu filho vive resfriado*

1. Antecedentes familiares positivos para alergia respiratória.
2. História sazonal ou perene:
   a) rinorreia aquosa (seromucosa);
   b) espirros paroxísticos, em salva;
   c) **coceira nasal**;
   d) obstrução nasal crônica ou recorrente que aparece ou piora com a exposição a alérgenos ambientais, mudanças bruscas de temperatura, ar condicionado; fungação;
   e) "resfriados de repetição" sem estado infeccioso.
3. É frequentemente acompanhada de:
   a) coceira nos olhos, palato e garganta;
   b) olheiras (círculos escuros em torno dos olhos);
   c) respiração bucal;
   d) tosse frequente; tosse de exercício (30-40% dos casos);
   e) chiado intermitente;
   f) mucosa nasal pálida, edemaciada e banhada em secreção clara.

5ª etapa Idade e sexo

Idade – início em torno dos **2 anos**. Crianças pequenas habitualmente têm espirros paroxísticos.

No **lactente**, suspeitar quando há obstrução nasal causando dificuldade para a amamentação.

Sexo – até os 10 anos, os meninos são acometidos 2 vezes mais do que as meninas; a partir dessa idade, predomina no sexo feminino.

6ª etapa Fatores desencadeantes

1. **Alérgenos inalantes** – intradomiciliares: pó domiciliar, cuja principal fração antigênica são os ácaros, *Dermatophagoides pteronyssimus, D. farinae* (Derf), *Blomia tropicalis* (Blot); fungos, epitélios de cães e especialmente de gatos (Feld 1), baratas.
2. **Fatores físicos e meteorológicos** – alterações bruscas de temperatura. Resfriamentos, mudanças de estação, ar condicionado.
3. **Irritantes** – cheiros fortes, poluentes, vapores, fumos, inseticida (piretro), fixador de perfume, lã.
4. **Infecção viral** (resfriado).
5. **Alimentos** – causa ocasional de rinite em crianças pequenas; os principais são: leite de vaca, trigo e ovos.
6. **Drogas** – raro;
aspirina em adolescentes com polipose nasal.

7ª etapa Apresentação clínica

Distinguem-se 2 formas:

Forma 1 – espirradores/secretantes

- Predomínio de **espirros** e **coriza**.
- Espirros em salva.
- Rinorreia aquosa.
- Prurido nasal.
- Obstrução nasal variável.
- Pior de dia, melhora à noite.
- Associado à conjuntivite.
- Podem-se distinguir os **espirradores** (*sneezers*) dos **secretantes** (*runners* = nariz sempre escorrendo).

Forma 2 – predomínio de **obstrução nasal** (*ouvidos obstruídos*).

- Obstrução nasal intensa.
- Rinorreia espessa.
- Sem espirros nem prurido
- Constante, mas piora à noite.

Nota: rinite alérgica *crônica* + **atraso de fala** – convém fazer audiometria.

8ª etapa Tipo de evolução

1. **Intermitente** = sintomas episódicos, intervalos livres.
2. **Persistente** = perene: sintomas quase contínuos (mais de 4 dias por semana).
3. **Misto** = perene com exacerbações geralmente sazonais (outono, inverno).

De acordo com a **gravidade**:

Moderada – impacto inexpressivo nas atividades habituais e no sono.

Grave – quando prejudica a qualidade de vida.

9ª etapa Consequências da rinite alérgica crônica

Decorrentes da obstrução nasal – voz anasalada; roncos durante o sono; incapacidade de assoar o nariz; palato ogival, má oclusão dentária.

Decorrentes do aumento das secreções – drenagem anterior: criança "fungadora"; drenagem posterior: criança "tussidora" (tosse produtiva, principalmente durante a noite).

Decorrentes do prurido nasal – "cumprimento do alérgico" (ato de franzir constantemente o nariz); sulco horizontal no terço inferior do nariz; escoriações nas narinas e até epistaxes.

Oculares – prurido, lacrimejamento, congestão, edema palpebral e "olheiras".

Condições associadas sem relação com a rinite – polipose; desvio de septo (na maioria das vezes irrelevante).

Fator agravante – hipertrofia das adenoides (solicitar radiografia em crianças que roncam muito à noite).

10ª etapa Não confundir com:

- **Rinite vasomotora** é rara na infância.
- **Rinite eosinofílica não alérgica**, que ocorre no adulto, tem sido também descrita na infância, embora raramente. O quadro clínico é o da rinite alérgica, mas os sintomas são desencadeados por irritantes (como fumaça ou odores) e mudanças climáticas; os testes cutâneos são negativos, não existem asma concomitante nem antecedentes familiares alérgicos.
- Rinite purulenta e sanguinolenta, unilateral, rebelde ao tratamento, em criança pequena – suspeitar de **corpo estranho**.

11ª etapa Exames subsidiários

Não são obrigatórios de rotina.
Úteis nos casos de dúvida.

1. **Eosinofilia** ao hemograma. **IgE** aumentada = criança alérgica.
2. **Citologia nasal** (exame de secreção nasal) – mais de 10% de eosinófilos em exames repetidos ou eosinófilos aglomerados. Ausência de eosinófilos não exclui

o diagnóstico, principalmente em período assintomático. Quantidades moderadas de eosinófilos e predomínio de neutrófilos indicam infecção bacteriana secundária.

3. **Testes intradérmicos** – para poeira domiciliar (ácaros), fungos (se houver bolor em casa), pelos de animais (se houver contato com cães e gatos na própria casa ou de familiares). Salvo forte suspeita de alergia a determinado alimento, não devem ser feitos testes para alimentos.
   1º) Punctura (*prick* teste).
   2º) Se negativa e caso muito suspeito: teste intradérmico.
   Suspender previamente anti-histamínico durante 1 semana (corticoide não precisa ser suspenso).
4. IgE específica no sangue (RAST). Não acarreta risco de anafilaxia; não é necessário suspender anti-histamínico.
5. Casos **crônicos – radiografia de seios paranasais** (sinusite concomitante).
6. Rinite alérgica + atraso de fala – convém audiometria.
7. **Testes de provocação** – apenas para casos selecionados ou pesquisa.

Nota: para colher secreção nasal, fazer a criança assoar fortemente o nariz em um pedaço de papel não poroso; se a criança não souber assoar, esfregar esse papel dentro do nariz.

CONDUTA TERAPÊUTICA

Pontos a considerar:

1. A doença **não tem cura** (embora possa melhorar espontaneamente com o tempo).
2. O objetivo é **controlar** a doença proporcionando a melhor qualidade de vida possível ao alérgico.
3. Usar o **mínimo** de medicamentos.
4. Evitar, tanto quanto possível, efeitos colaterais desagradáveis.
5. Levar em conta o custo dos medicamentos e a relação custo/benefício.
6. Promover educação em saúde.

Conduta na CRISE

1ª eventualidade **Profilaxia** de uma crise anunciada

Se a criança vai ser inevitavelmente exposta a um alérgeno conhecido, ministrar previamente (1 hora antes):

- anti-histamínico por via oral de 1ª ou, preferível, 2ª geração;
- alternativa: anti-histamínico nasal ou Nasalize (celulose em pó) intranasal.

2ª eventualidade Na fase **imediata** (1ª hora) da crise

Congestão nasal inicial (pela histamina) – coriza, espirros, prurido. Iniciar tratamento imediato (o paciente deve ser orientado para ter sempre disponível):

- anti-histamínico por via oral de 1ª ou, preferível, 2ª geração;
- alternativa: anti-histamínico nasal.

3ª eventualidade Na fase **intermediária** (1-5h) da crise

Anti-histamínico por via oral de 2ª geração avançada e/ou anti-histamínico associado com descongestionante oral.

4ª eventualidade Na fase **tardia** (mais de 5h) da crise

Congestão inflamatória nasal – rinorreia mucosa, obstrução nasal.

- Opção 1: anti-histamínico de 2ª geração avançada e gotas nasais descongestionantes.
- Opção 2: anti-histamínicos associados a descongestionante oral.

Casos mais graves ou que não costumam responder bem – associar 1 dose de prednisona por via oral, 1mg/kg.

Observação – nas **crises** os medicamentos são utilizados até que os sintomas cessem (até 5-7 dias).

Medidas gerais na rinite alérgica

1. **Higiene ambiental** – aproveitar o quarto mais ensolarado; providências em relação a carpetes, poeira no quarto, pelos de cães e gatos, baratas (ver capítulo Asma).
2. Evitar os fatores desencadeantes.
3. Instruções precisas para o tratamento profilático das crises anunciadas e para o tratamento precoce das crises.
4. Atividade física sistemática.
   A natação pode ser irritante para a mucosa nasal; testar o uso de cromoglicato nasal e/ou corticoide nasal antes de nadar.
5. Lavagem nasal com soro fisiológico, 4 vezes ao dia.
6. Dormir com a cabeça elevada.
7. Vacina anual contra gripe.

RINITE ALÉRGICA: Medicamentos

Doença inflamatória da mucosa nasal causada por uma reação de hipersensibilidade mediada por IgE.

ANTI-HISTAMÍNICOS (AH)

AH de 1ª geração = clássicos (Quadro VIII-2)

Início de ação rápida, duração curta, causam sonolência, custo menor.

Quadro VIII-2 – ANTI-HISTAMÍNICOS CLÁSSICOS.

Droga AH	Produto	Dose por vez	Repetir a cada
Clemastina	Agasten	0,2mL/kg adolescente: 1 comprimido	8h
Clorfeniramina	Polaramine	0,1mL/kg adolescente: 1 comprimido	6-8h

AH de 2ª geração (não clássicos) (Quadro VIII-3)

Duração prolongada, menos efeitos colaterais, mais caros.

Os AH clássicos são úteis no início da crise; considerar seu efeito sedativo, o qual pode ser útil ou inconveniente, conforme as circunstâncias.

A fexofenadina e a desloratadina podem ser usadas na crise, inclusive na fase tardia (por seu efeito antiedema, que alivia a obstrução nasal).

A loratadina necessita ser associada a um descongestionante sistêmico (Claritin-D) para ter efeito na obstrução nasal. Por sua duração mais prolongada, a loratadina é útil no tratamento de manutenção.

Anti-histamínico tópico nasal

Azelastina (Rino-Lastin, *spray* nasal)

Posicionar o bico do frasco nebulizador, voltado para cima, na entrada da narina e dirigido obliquamente para a mucosa nasal lateral (não para o septo); cabeça ereta, levemente inclinada para a frente. Se o paciente sentir gosto amargo forte, significa que engoliu o remédio (a aplicação não foi correta).

Efeito: rápido.

Se houver predomínio de obstrução nasal, não indicar o produto.

Não indicar em crianças menores de 6 anos.

Levocabastina (Livostin, *spray* nasal)

Mesmo modo de usar (azelastina).

Existe em colírio (1 gota, 2 vezes ao dia) para conjuntivite alérgica concomitante.

Associação anti-histamínico + descongestionante

Atenção aos efeitos colaterais: irritabilidade, insônia, alucinações.

- Não prescrever em menores de 2 anos.
  Descongex-plus: 2 gotas/kg/dia, fracionado em 3 vezes ao dia.
- Maiores de 2 anos (12kg):
  Naldecon xarope (2 a 3 vezes ao dia) para 12kg: 3mL; aumentar 0,5mL a cada 2kg (até 7,5mL para 30kg).
- De 6 a 12 anos:
  Claritin-D: 2,5mL 2 vezes ao dia;
  mais de 12 anos (30kg): 5mL.
- Acima de 12 anos:
  Claritin-D, Allegra-D, Zyrtec-D
  (1 cápsula ou comprimido de 12/12h).

Corticoide tópico nasal (*spray* nasal)

Evitar o uso por tempo mais prolongado que 1½ mês.

- A partir dos 3 anos:
  Mometasona: Nasonex – 1 *spray* em cada narina pela manhã.
- A partir dos 4 anos:
  Triancinolona: Nasacort – 1 *spray* em cada narina pela manhã.
  Fluticasona: Flixonase – 1 *spray* em cada narina pela manhã.
- A partir dos 6 anos, também podem ser usadas:
  Budesonida: Budecort aqua – 2 aplicações em cada narina pela manhã.
  Beclometasona: Beclosol nasal ou Clenil nasal aquoso – 1 aplicação 2 vezes ao dia.
- Acima de 12 anos: os mesmos medicamentos, dobrando-se a dose.

Cromoglicato nasal

Intal nasal ou Rilan nasal a 2%:
2 aplicações em cada narina 3 vezes ao dia.

Quadro VIII-3 – ANTI-HISTAMÍNICOS DE 2ª GERAÇÃO.

Droga AH	Produto	Dose por vez	Repetir a cada	Características
Fexofenadina	Allegra infantil comprimido revest 120 comprimido revest 180	1 comprimido	12h	Ação rápida
Loratadina	Claritin	2-6 anos: 5mL 6-10 anos: 7,5mL > 30kg: 10mL ou comprimido	24h	
Cetirizina	Zyrtec Zetir Cetrizin	2-6 anos: 2,5mL ou 5 gotas 6-12 anos: 5mL ou 10 gotas adolescentes: 1 comprimido	12h	Ação rápida Ativo *vs.* obstrução Sedante

Intal nasal ou Rilan nasal a 4%: 1 aplicação em cada narina 2 vezes ao dia.

Cromoglicato ocular

Cromolerg a 2% (2 gotas 3 vezes ao dia) ou a 4% (1 gota 2 vezes ao dia).

APÊNDICE

Saiba escolher e usar os medicamentos de escolha.

I - Anti-histamínicos orais

Os de 2ª geração são preferíveis porque não são sedantes, têm ações mais longas e atuam também sobre a obstrução nasal.

- Loratadina-G, Claritin, Loralerg, Loramil – 1 vez/dia.
  2 a 6 anos: 5mL; 6 a 12 anos: 7,5mL; > 30kg: 10mL ou 1 comprimido.
- Cetirizina-G, Zyrtec, Zetir, Zetalerg
  6 meses a 2 anos: 2,5mL 1 vez/dia; 2 a 6 anos: 2,5mL 2 vezes/dia; 7-12 anos: 7,5mL 2 vezes/dia; adolescente: 1 comprimido 24/24h.

De 2ª geração avançados

- Desloratadina – Desalex
  (início de ação em 30min, duração 24h)
  6 meses = 2 anos: 2mL; 2-6 anos: 2,5mL; 7-12 anos: 5mL; adolescente: 10mL ou 1 comprimido 1 vez ao dia (24/24h).
- Fexofenadina – Allegra
  6-12 anos: Allegra infantil (30mg) 1 vez/dia; adolescente: cápsula 60mg (ou 90) 1 a 2 vezes ao dia.
- Ebastina – Ebastel
  2-6 anos: 2,5mL; 6-12 anos: 5mL; 1 vez/dia.
- Levocetirizina – Zyxem
  > 6 anos – 1 comprimido revestido, 1 vez/dia.

II - Anti-histamínico tópico nasal

Azelastina: Rino-Lastin, G*; levocabestina: Livostin
> 6 anos: 1 jato em cada narina 12/12h.
Ver bula: técnica de aplicação.
Ação rápida: em 15-30min; não alivia a obstrução nasal.

III - Descongestionante (agonista alfa-adrenérgico)

Descongestionantes **tópicos** são mais eficientes que por via oral.
Ação rápida, mas têm efeito rebote.
Não usar por mais de 5 dias – causa rinite medicamentosa.
Fazer previamente limpeza nasal com soro fisiológico.
Não deve ser usado em lactentes < 1 ano.

Eventualmente em caso de forte obstrução nasal que causa dificuldade respiratória em bebê, pode-se usar a fórmula infantil diluída ao ½ ou ¼ com soro fisiológico.

Produtos – oximetazolina: Afrin pediátrico, Aturgyl pediátrico; fenoxazolina: Rinolon pediátrico.
Usar só quando necessário; 2 gotas em cada narina até 2-3 vezes ao dia.

Descongestionantes orais

Início de ação após 30 minutos; não têm efeito rebote.
Efeitos colaterais frequentes: nervosismo, tremores, insônia, alucinações.
Não devem ser usados até os 2 anos de idade.
Decongex plus: 2 gotas/kg/dia fracionado em 3 vezes.
Dos 6 aos 12 anos: 2,5mL 2 vezes ao dia:
Dimetapp, Actifedrin, Decongex plus, Claritin-D.
Acima dos 12 anos:
Claritin-D, Allegra-D, Zyrtec-D
– 1 comprimido ou cápsula de 12/12h.

Tratamento profilático medicamentoso

Indicado na rinite persistente grave (ou intermitente grave com intervalos curtos) ou que não é controlada com as medidas gerais apenas.

1. Tratar precocemente as reagudizações, como indicado nas crises.
   Se as reagudizações são clinicamente graves, adicionar corticoide por via oral desde o início.
2. **Tratamento prolongado**
   A **1ª escolha** é corticosteroide tópico nasal.
   Alerta: só é permitido após os 2 anos de idade.
   Observação: aguarde 7 a 10 dias para ação plena.

Nesse período, se necessário, adicionar anti-histamínicos de 2ª geração avançada ou corticoide por via oral.
Se o corticoide nasal não for suficiente: adicionar anti-histamínico adequado.
Após controle estável do caso (1-2 meses) e especialmente em época favorável do ano, pode-se substituir por cromona nasal ou antileucotrieno oral ou anti-histamínico por via oral adequado ou celulose em pó tópico intranasal (Nasaleze) 3 vezes ao dia.
Se continuar bem, tentar suspender a medicação e caprichar nas medidas gerais.
Ressalva – no lactente com menos de 2 anos de idade, a rinite alérgica expressa-se principalmente por obstrução nasal. A causa mais frequente é alergia por leite de vaca. Nesse caso, suspender leite de vaca e derivados da dieta da mãe que amamenta ou substituir a fórmula infantil por fórmula com proteína extensamente hidrolisada ou eventualmente pela de aminoácidos.
Observar por 2 a 4 semanas.
Se houver melhora nítida, continuar.

---

*G = genérico.

Manter lavagem nasal frequente com soro fisiológico.

Se tudo isso não for suficiente, acrescentar cromona nasal (não corticoide nasal).

Se houver recrudescimento frequente na vigência de resfriados (virais) repetidos, adicionar antileucotrieno por via oral.

CORTICOIDE TÓPICO NASAL (*spray* nasal)

Opções:

- A partir dos 2 anos – mometasona: Nasonex.
- A partir dos 4 anos – fluticasona: Flixonase.
  Para ambos: 1 jato em cada narina pela manhã e à noite; após melhora (1-2 semanas) 1 jato em cada narina de manhã (adolescentes: 2 jatos).
- A partir dos 6 anos – budesonida: Budecort aqua 32mcg, 64; Noex 32, 50, 64.
  Iniciar com o 32 – 2 jatos em cada narina 2 vezes ao dia; após melhora (1 a 2 semanas): 1 jato em cada narina 2 vezes ao dia; após melhora estável: 1 jato em cada narina de manhã.
- A partir dos 6 anos – beclometasona: Clenil nasal aquoso.
  1 jato em cada narina 2 vezes ao dia, de manhã e à noite: se insuficiente, aumentar temporariamente para 2 jatos em cada narina 2 vezes ao dia.
  A partir dos 2 anos: 1-2 jatos em cada narina 2 vezes ao dia.

Em todos os casos, após 2 meses de tratamento e melhora estável, época do ano favorável, tentar passar para cromoglicato.

CROMONA: cromoglicato nasal

Intal nasal ou Rilan nasal a 2% –
2 aplicações em cada narina 3 vezes ao dia.

Intal nasal ou Rilan nasal a 4% –
1 aplicação em cada narina 2 vezes ao dia.

Quarta Parte

OS PROBLEMAS DA BOCA E DAS GLÂNDULAS SALIVARES

1. A Mandíbula

■ **HIPOPLASIA – Sequência de Pierre Robin**

Caracterização – micrognatia + pseudomacroglossia (a língua parece grande porque a cavidade bucal está diminuída), glossoptose (a língua cai para trás obstruindo a faringe), palato muito arqueado ou fendido. Dificuldade respiratória e de deglutição.

Momentos de risco – durante a alimentação (engasgo, asfixia, aspiração)
e durante o sono (insuficiência respiratória).

Conduta

1. Hospitalizar se: comprometimento respiratório importante, dificuldade acentuada para alimentação.
2. Colocar a criança em decúbito ventral total ou parcial e Trendelenburg.
3. Alimentação cuidadosa com a criança sentada.

Prótese de plástico no palato pode permitir o aleitamento materno. Se muito necessário, gavagem: sonda nasofaríngea através de uma narina (trocar a cada 15 dias).

4. Se a obstrução respiratória ameaça a vida – glossopexia = sutura da superfície ventral da língua no lábio inferior (manter até os 6-8 meses).

Prognóstico – geralmente há um bom desenvolvimento da mandíbula que pode atingir o normal aos 4-6 anos de idade.

■ **TUMEFAÇÃO** dura da mandíbula com febre baixa e irritabilidade em lactente, solicitar radiografia – hiperostose cortical infantil (doença de Caffey).

2. Fissuras Congênitas Labiopalatinas

Conhecimentos básicos

As fissuras labiopalatinas são as deformidades congênitas faciais mais comuns em todas as raças e grupos étnicos. Tratamento complexo, com dificuldades de diversas naturezas. A deformidade, quando atinge o **lábio**, compromete, fundamentalmente, a parte **estética**, e, quando atinge o **palato**, as alterações são de ordem **funcional**. Nas formas mais graves, que atingem todo o lábio e o palato, o comprometimento esteticofuncional é muito grande, principalmente na forma bilateral. O grande progresso alcançado no seu tratamento decorreu da compreensão de fenômenos fisiopatológicos e anatomopatológicos e, principalmente, devido à formação de **Centros de fissurados**, constituídos de diversos especialistas para a melhor solução dos diferentes problemas.

Classificação – baseada em dados embriológicos, tomando-se como referência o forame palatino anterior (Spina).

1. Fissuras pré-forame incisivo, exclusivamente labiais (lábio leporino), que podem ou não comprometer também a arcada alveolar, sem, contudo, ultrapassar o forame palatino anterior. Podem ser unilaterais, à esquerda ou à direita, ou ainda bilaterais.
2. Fissuras pós-forame incisivo que atingem o palato mole, em diversos graus, e às vezes o palato duro, sem, contudo, ultrapassar o forame palatino anterior.
3. Fissuras transforame incisivo, em que a solução de continuidade atinge o lábio, arcada alveolar, palato anterior e palato posterior. Podem ser: unilateral esquerdo ou direito, ou ainda bilateral.

Conduta

Encaminhar a Serviço com equipe multidisciplinar especializada.

3. Afecções da Mucosa Bucal

1ª etapa Faça a primeira triagem analisando o quadro VIII-4

2ª etapa Observações úteis para o diagnóstico

As entidades do quadro VIII-4 numeradas de **1** a **6** caracterizam-se por **aftas** (úlceras), a de número 6 acompanha-se de **membranas necróticas**.

As aftas "**alérgicas**" (úlceras aftosas) ocorrem em criança normal, afebril, sem estado infeccioso, e são recidivantes.

Quadro VIII-4 – ESTOMATITES: processo inflamatório da cavidade oral e orofaringe.

1. Início da fase pré-escolar (2-3 anos) Febre: dor na boca "Aftas" na faringe, boca e língua; gengivite	GENGIVOESTOMATITE AGUDA (herpes simples) muito frequente
2. Pré-escolar com febre não elevada Aftas nos pilares anteriores das amígdalas e palato mole	HERPANGINA (vírus Coxsackie A)
3. Pré-escolar com febre Úlceras na boca e língua e vesículas nas palmas das mãos e plantas dos pés	Síndrome BOCA-MÃO-PÉ (vírus Coxsackie A10, A16, A5)
4. Aftas dolorosas, em pequeno número, recidivantes, crianças maiores sem estado infeccioso (afebril), constituição alérgica	ÚLCERAS AFTOSAS OU ESTOMATITE AFTOSA RECORRENTE (mecanismo imunológico) – **aftas alérgicas**
5. Pequenas úlceras e pseudomembrana necrótica acinzentada localizada em gengiva inflamada, dolorida Febre, mal-estar, odor fétido Pré-escolares e escolares com desnutrição grave ou doenças debilitantes e má higiene oral (raro)	GENGIVITE ULCERONECRÓTICA OU ANGINA DE PLAUT-VINCENT (associação fusoespirilar)
6. Placas semelhantes a coágulos de leite, aderentes nas gengivas, bochechas, palato; sem febre; RN e lactentes (muito frequentes)	ESTOMATITE CREMOSA ou SAPINHO (*Candida albicans)*

Ver figuras correspondentes.

A gengivoestomatite herpética, a herpangina e a síndrome boca-mão-pé são quadros agudos, febris, de instalação súbita em crianças previamente sadias e bem nutridas.

Pré-escolar com amigdalites febris, gânglios aumentados repetidos a intervalos quase constantes e com aftas – **Febre periódica**.

3ª etapa Destaques

■ ESTOMATITE AFTOSA RECORRENTE (aftas alérgicas) – ver quadro VIII-4 item 4

1. Aplicar água oxigenada e deixar borbulhar por 3 minutos.
2. Corticoide tópico (Omcilon orabase), 4 vezes ao dia.
3. Se necessário, anestésico local (xilocaína viscosa a 2%), antes das refeições, e analgésicos por via oral.
4. Evitar alimentos ácidos ou picantes.
5. Observar possíveis alimentos causadores (chocolate, amendoim, nozes, tomates, frutas ácidas, traumatismos locais).

■ ESTOMATITE CREMOSA = SAPINHO

Incidência – atinge principalmente recém-nascidos e lactentes. Pode ser adquirida por ocasião do parto, a partir de vulvovaginites maternas (Fig. VIII-9).

Fatores predisponentes – prematuridade, desnutrição, antibioticoterapia prolongada, doenças sistêmicas, baixa resistência tecidual.

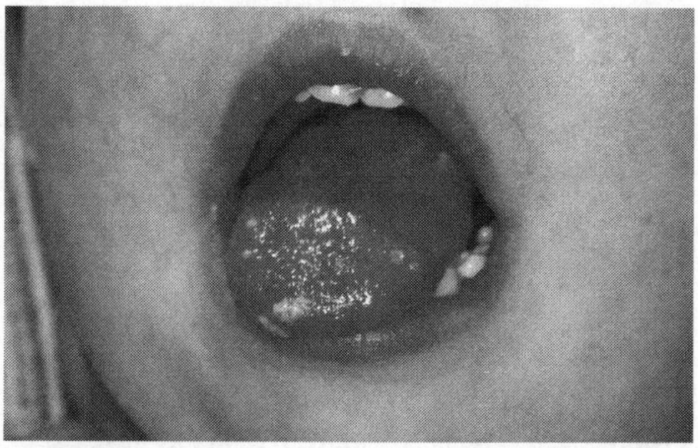

Figura VIII-9 – Sapinho.

Etiologia – *Candida albicans.*

Manifestações mucosas – placas arredondadas, coalescentes ou não, branco-leitosas *semelhantes a grumos de leite*, localizadas especialmente nas bochechas, língua e face interna dos lábios. As placas podem ser retiradas com alguma dificuldade e mostram fundo eritematoso com pontos hemorrágicos.

Pode haver atrofia das papilas linguais e comprometimento das comissuras labiais (**queilite aguda**).

Manifestações cutâneas – pode haver eritema, erosões e crostas periorais e, devido ao hábito de levar o dedo à boca, as crianças podem apresentar paroníquia.

Manifestações gerais – em lactentes bem nutridos é praticamente assintomática, mas pode prejudicar a amamentação. Em crianças debilitadas, a infecção pode estender-se ao esôfago e até ao estômago, tornando-se gravíssima.

Evolução – início súbito. No RN normal pode ser autolimitada. Os outros casos, quando não tratados, podem ser perpetuados indefinidamente, com recrudescências ou recidivas geralmente no verão. As formas mais graves podem ser fatais, a despeito do tratamento.

Tratamento

1. Nistatina (Micostatin ou Nistatina solução: 1mL = 100.000U).
   a) Remover as lesões maiores, esfregando-as levemente com um cotonete embebido em solução de Nistatina.
   b) Em seguida, instilar lentamente na boca 1 ou 2mL de Nistatina; 4 vezes ao dia, durante 10 dias.
   c) Ferver bicos e chupetas diariamente com água bicarbonatada.
2. Miconazol (Daktarin gel oral) – aplicar **4** vezes ao dia por 7 dias. Só em crianças idade superior a 6 meses.

■ GENGIVOESTOMATITE AGUDA = ESTOMATITE HERPÉTICA (GEA)

Incidência – predomina aos 2 ou 3 anos de idade.

Etiologia – herpes-vírus simples.

Período de incubação – 2 a 12 dias.

Manifestações clínicas – ocorre em crianças previamente sadias. Começa com febre alta, irritabilidade, dor na boca, congestão das bochechas e da orofaringe; as amígdalas podem apresentar exsudato (confusão inicial com amigdalite); após 2 a 3 dias de febre surgem na língua, véu palatino, pilares e amígdalas pequenas vesículas que logo se ulceram. As gengivas apresentam-se intumescidas, vermelhas e sangram com facilidade, a língua é saburrosa; há sialorreia intensa com mau hálito e adenopatia submaxilar pronunciada. Geralmente, a febre cede em 3 ou 4 dias e as lesões melhoram em 4 a 7 dias, ocorrendo a cura completa em 10 a 14 dias.

Suspeita no pré-escolar com febre e quando a mãe diz que está com "dor de garganta"; a criança quer comer mas não consegue e **baba** muito.

Não confundir com aftas alérgicas (recorrentes, sem febre, constituição atópica), traumáticas, estomatite cremosa ("sapinho"), estomatite catarral ou úlcera necrótica do desnutrido grave e que vive em más condições de higiene; fase inicial do período prodrômico do sarampo e amigdalite estreptocócica.

Lembre-se de que a gengivoestomatite aguda ocorre em crianças bem nutridas, provoca febre alta, não dá sinais gripais (tosse, espirros) e acomete as gengivas.

Gengivoestomatite aguda *vs.* herpangina

Herpangina – lesões papulares, vesiculares e ulcerativas na porção posterior da boca e na faringe, mas sem gengivite.

Síndrome **boca-mão-pé** (Coxsackie A16) (Fig. VIII-10). Após as lesões da boca, aparecem máculas eritematosas que evoluem para vesículas pequenas, grossas, assintomáticas ou levemente pruriginosas, localizadas nas palmas das mãos, plantas dos pés, dedos e espaços interdigitais, nádegas.

Tratamento

1. Tratando-se de doença **sem tratamento específico** e que causa grande apreensão no ambiente familiar, a principal tarefa do pediatra consiste em tranquilizar os pais, exortando-os a ter calma e paciência, explicando-lhes a natureza benigna da doença, a cura completa, sem sequelas, num prazo limitado, e a imunidade definitiva que acarreta. Convém rever o caso 3 a 5 dias depois, para animar os pais para os últimos dias da doença.

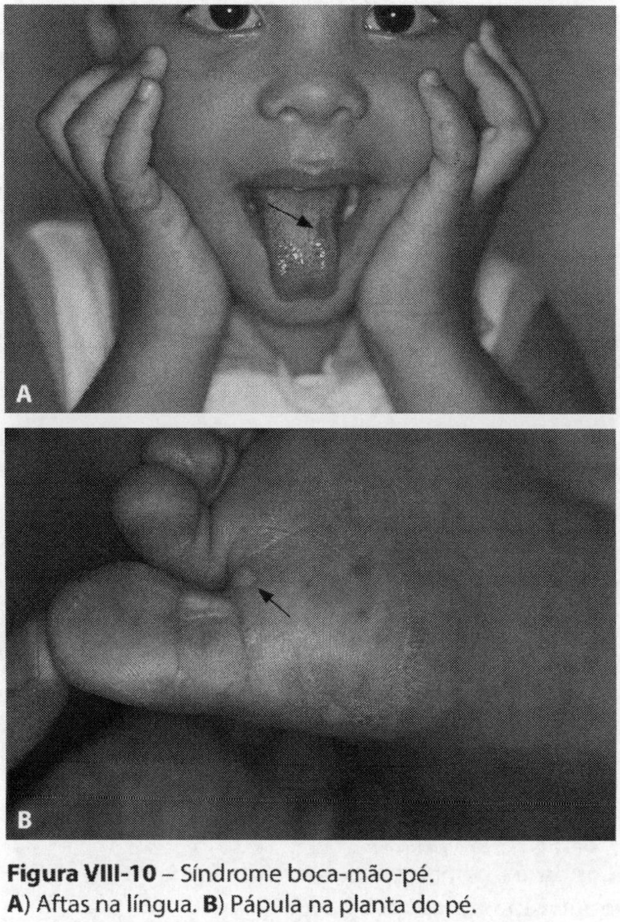

Figura VIII-10 – Síndrome boca-mão-pé.
A) Aftas na língua. **B**) Pápula na planta do pé.

2. **Dieta** líquida ou pastosa, fracionada, fácil de deglutir, não irritante (leite, mingaus, gemadas, gelatina, sucos não ácidos, além de água, chá e refrigerantes), dada, de preferência, poucos minutos após a aplicação do anestésico local.
3. Ministrar antitérmicos – analgésicos de horário (exemplo: anti-inflamatórios de 6/6h e dipirona nos intervalos).
4. Tratamento local deve ser evitado por ser traumatizante. *Spray* de anti-inflamatório (Flogoral) ou anestésico pode ser útil antes das refeições.
5. **Não** há indicação para o uso de antibiótico; não há indicação para a nistatina nem para o bicarbonato. Os corticoides são contraindicados na fase aguda inicial da doença; não há indicação para o complexo B.
6. Nos casos muito graves, com grande comprometimento do estado nutricional, pode ser necessária a internação, para **hidratação** parenteral, **transfusões** de sangue ou plasma e alimentação administrada por **gavagem**, mas isso é excepcional.

4. Afecções dos Lábios

■ QUEILITE ANGULAR = FISSURA ANGULAR = PERLÉCHE

Fissura e maceração com crostas serosas ou seropurulentas nas comissuras labiais.

Causa – área macerada por saliva e infecção secundária por estreptococos e *Candida*.

Não confundir com queilose causada por deficiência de complexo B em crianças desnutridas.

Tratamento – tocar com tintura de iodo e/ou cremes com corticoide + antibiótico + nistatina (Omcilon-A "M" creme) 2 vezes ao dia, durante 1 semana.

■ QUEILITE GLANDULAR

Pequenos nódulos dolorosos, avermelhados, com orifícios que drenam material mucoso ou mucopurulento, localizado no lábio inferior, que fica bastante edemaciado. Evolução crônica com surtos de reagudização.

Causa – hipertrofia e infecção secundária de glândulas sebáceas heterotópicas.

Tratamento – creme de antibiótico + nistatina.

■ EDEMA ANGIONEURÓTICO

Inchaço nos lábios e língua sem prurido.

Em crianças alérgicas, é causado por alimentos, picada de inseto, medicamentos.

Conduta – compressa de salmoura fria e anti-histamínicos por via oral.

5. Afecções da Língua

■ GLOSSITE RÔMBICA MEDIANA

Placa losangular avermelhada e lobulada, localizada no dorso da língua, sobre a linha mediana, à altura do tubérculo ímpar. Assintomática, não tem necessidade de tratamento.

■ LÍNGUA GEOGRÁFICA

Afecção constitucional benigna caracterizada por placas avermelhadas de bordas nítidas, elevadas e esbranquiçadas. Apresenta crescimento centrífugo e por coalescência adquire um aspecto circinado, semelhante ao das cartas geográficas. Ocorre em crianças atópicas e sujeitas a bronquites asmatiformes. Rara após os 6 anos. A língua geográfica, em si, não causa desconforto nem precisa de tratamento.

■ LÍNGUA ESCROTAL (ou FISSURADA)

Caracterizada por irregularidades da superfície da língua, que apresenta sulcos mais ou menos profundos. Quando muito acentuada adquire aspecto cerebriforme. Pode haver depósito de alimentos e germes, principalmente a *Candida albicans,* com consequente inflamação. Geralmente faz parte da síndrome de Melkersson-Rosenthal, associada à queilite granulomatosa e à paralisia facial; ocorre também na síndrome de Down.

■ LÍNGUA NEGRA PILOSA

Placa de coloração escura com hipertrofia das papilas filiformes localizadas adiante do "V" das papilas circunvaladas. A **pseudolíngua pilosa** não apresenta hipertrofia e a coloração é mais clara. Ocorre mais frequentemente na vigência de antibioticoterapia. Pode-se usar o ácido salicílico a 1% em aplicações tópicas, embora a afecção regrida espontaneamente em tempo variável.

■ MACROGLOSSIA

1. No lactente normal pode ocorrer protrusão da língua que simula macroglossia, mas representa apenas uma desproporção com a cavidade bucal que se corrige com o crescimento. *Nota:* o diagnóstico só cabe se o lactente é, de resto, perfeitamente normal.
2. Macroglossia com protrusão da língua em lactente letárgico: sugere **hipotireoidismo**.
3. Macroglossia congênita (rara): linfangioma, hemangioma, síndrome de Beckwith, glicogenoses.
4. Na síndrome de Down a língua é normal, mas a cavidade bucal é pequena.

■ LÍNGUA PRESA (freio curto)

Eventualmente prejudica a amamentação. Se a língua não ultrapassa os dentes, parece estar indicada a secção do freio.

6. Afecções das Glândulas Salivares (Parótidas)

■ PAROTIDITE SUPURATIVA

Inflamação piogênica (*S. aureus*) unilateral da parótida; febre é rara: RN ou crianças debilitadas.

Conduta – oxacilina inicialmente por via IV; se ocorrer flutuação, fazer aspiração com uma agulha calibre 18; repetir 3-4 vezes.

■ PAROTIDITE RECORRENTE IDIOPÁTICA

1. Inchação da parótida, pouco dolorosa, afebril, geralmente unilateral, que dura 1-2 semanas e cede espontaneamente.
2. É recorrente.
3. Após o 2º surto, é prudente solicitar sialografia para excluir cálculo do ducto de Stenon.
4. Cura na puberdade.
5. Corticoide por via oral durante 4 dias parece ser útil, se iniciado precocemente no surto.

■ DOENÇA DE MIKULICZ

Aumento bilateral e indolor das parótidas com secura da boca + aumento das glândulas lacrimais com ausência de lágrimas.

■ RÂNULA

Cisto de retenção de uma glândula salivar sublingual. Tumoração mole com muco no assoalho da boca de um dos lados do freio lingual.

Conduta – excisão do cisto e exteriorização do ducto interrompido.

■ PAROTIDITE EPIDÊMICA = CAXUMBA

1. O diagnóstico é fácil nos casos típicos (mas não confunda com adenite cervical). Nos casos duvidosos, utilize hemograma e amilasemia.
2. Nem toda parotidite é caxumba (mas a grande maioria é),
   nem toda caxumba está relacionada com parotidite.
3. A caxumba não repete
   (pesquise outras causas que confundem).
4. Evolução benigna.
5. Não é necessário repouso, nem dieta especial (repouso é indicado ao adolescente).
6. A meningite asséptica é frequente e de evolução benigna (não confunda com a encefalite pós-caxumba: muito rara e grave).
7. A orquite do adolescente nunca conduz à impotência e raramente leva à esterilidade.
8. Amilasemia elevada não é sinônimo de pancreatite, a qual é rara.

CASOS ILUSTRATIVOS

<u>Caso 1</u> – criança de 5 anos apresentou febre discreta e tumefação bilateral das parótidas; 4 dias depois, quando o edema das parótidas já estava bem reduzido, surgiram febre alta, cefaleia, vômitos, rigidez de nuca moderada, Kernig e Brudzinski discretos; estado geral permaneceu bom. Liquor: aumento de células à custa de linfócitos, restante normal.

<u>Caso 2</u> – menino de 6 anos teve tumefação das parótidas e febre há uma semana; há 1 dia: febre, cefaleia, vômitos. Sinais meningíticos interrogados. Amilasemia aumentada.
Liquor: idêntico ao do caso 1.

<u>Caso 3</u> – menina de 4 anos apresentou febre, cefaleia, vômitos, rigidez de nuca, Kernig e Brudzinski esboçados.
Amilasemia aumentada.
O irmão mais velho teve caxumba há 2 semanas.

Diagnóstico – meningite provocada por caxumba (no caso 3, sem sinais clínicos de caxumba).

O que é PAROTIDITE EPIDÊMICA – doença infecciosa aguda transmissível comum, de origem viral, que se caracteriza por envolvimento do tecido glandular e nervoso:

a) edema mole e doloroso da glândula parótida e/ou outras glândulas salivares; e
b) predileção por afetar testículos, ovários, pâncreas e sistema nervoso central.

Agente – *Paramyxovirus parotiditis.*

Epidemiologia

a) Fonte de infecção: saliva de pessoas infectadas mesmo que assintomáticas.
b) Transmissão: por contato direto ou por gotículas de saliva contaminadas.
c) Surtos a cada 3-5 anos, na primavera ou inverno.

CONDUTA DIAGNÓSTICA NA PAROTIDITE

1ª etapa Alerta

Dado clínico chamativo –
tumefação na região parotídea.

2ª etapa Quadro clínico

Período de incubação – 14 a 21 dias, em média 18.

Período de comunicabilidade – vai de 24 horas antes até 7 dias depois do aumento da glândula.

Idade – predomina dos 5 aos 10 anos.

MANIFESTAÇÕES CLÍNICAS

1. Têm infecção **inaparente** 30-40% das crianças.
2. Os restantes têm uma doença de gravidade variável, caracterizada por:
   a) parotidite uni ou bilateral (manifestação básica);

b) inflamação das glândulas submaxilares e sublinguais;
c) meningite asséptica;
d) orquite;
e) pouco frequente: pancreatite;
f) raros: tireoidite e outros.
As manifestações de (b) a (f) podem preceder, acompanhar ou suceder a parotidite ou, eventualmente, manifestar-se sem ela.

A **tumefação das parótidas**, acompanhada ou não de febre, pode ser o primeiro sinal da doença ou precedida de um curto **período prodrômico** constituído de febre, cefaleia, mal-estar, anorexia e dor de ouvido que se acentua com a mastigação.

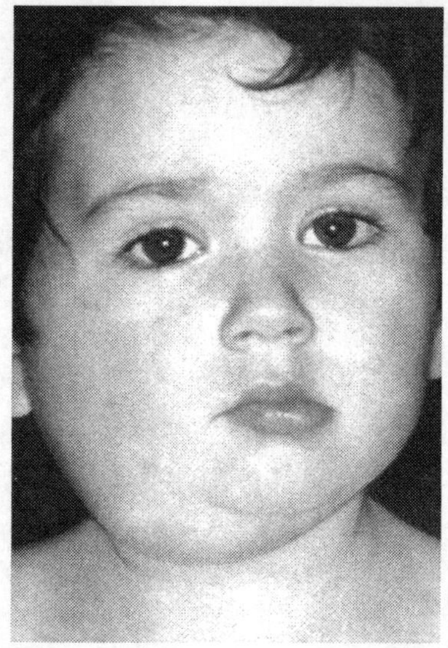

Figura VIII-11 – Parotidite.

INFLAMAÇÃO DAS GLÂNDULAS SALIVARES

PARÓTIDAS

Em 25% dos casos é unilateral.

Em geral, inicia-se com tumefação unilateral e ao cabo de aproximadamente 3 dias o outro lado é comprometido.

Em muitos casos, o comprometimento é simultâneo.

A **febre** tem duração variável, de 1 a 6 dias; nos casos em que o acometimento das duas parótidas não é simultâneo, a febre inicial pode ceder e reaparecer quando a segunda glândula começa a inchar.

A parotidite pode manifestar-se apenas por tumefação das parótidas e dor, sem nenhuma manifestação sistêmica, inclusive febre.

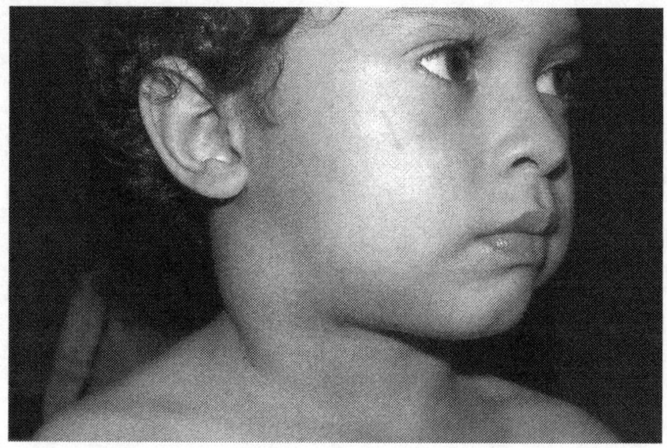

Figura VIII-12 – Caxumba.

Como diagnosticar a parotidite (parotidite *vs.* adenopatia)

Normalmente a parótida não é palpável.

Quando inflamada, ela se manifesta por (Figs. VII1-11 e VIII-12):

a) Tumefação que apaga a depressão que existe entre o ramo da mandíbula e o músculo esternocleidomastóideo.
b) O edema da parótida é mole, quase sempre doloroso à palpação, sem sinais inflamatórios, igualmente distribuído acima e abaixo do ângulo da mandíbula. Os limites são mal definidos, não se conseguindo delimitar seu contorno nem palpar seu polo superior. A dor exacerba pela mastigação. Compressão do trágus dolorosa. A ingestão de líquidos ácidos (suco de limão) desencadeia dor.
c) A tumefação **levanta o lobo da orelha**, deslocando-o **para fora e para cima**.
d) Obliteração do ângulo da mandíbula (não se consegue palpar o ângulo da mandíbula).
e) A tumefação da parótida continua com edema (linfedema) da face, de limites imprecisos. Em casos graves, pode haver também edema da região pré-esternal do tórax.
f) Os orifícios de desembocadura dos ductos de Stenon (facilmente visíveis quando se afasta, com um abaixador de língua, a bochecha da arcada dentária) estão frequentemente edemaciados e hiperemiados.
g) A tumefação pode persistir por 6-10 dias; frequentemente, a glândula volta ao normal entre 3 e 7 dias.

A **confusão** maior é feita com gânglio linfático retromandibular aumentado (**adenopatia**). Nesse caso, o centro da tumefação está localizado abaixo da mandíbula, a consistência é mais dura, os limites são bem definidos, consegue-se palpar o polo superior da tumefação; frequentemente coexistem vários gânglios cervicais palpáveis.

Nota: a **inchação da parótida** é mais **visualizada** do que palpada.

SUBMAXILARES

Palpa-se a glândula submaxilar abaixo do maxilar, à frente do seu ângulo, debaixo da porção anterior do músculo masseter. A inflamação dessa glândula sem parotidite concomitante é praticamente indistinguível de uma adenite.

SUBLINGUAIS

São as menos frequentemente comprometidas. Geralmente bilaterais.

OUTRAS MANIFESTAÇÕES

MENINGITE ASSÉPTICA (muito frequente) (Fig. VIII-13). Costuma aparecer entre o 3º e o 10º dia de doença, mas pode preceder a tumefação glandular ou mesmo ocorrer isoladamente, sem parotidite.

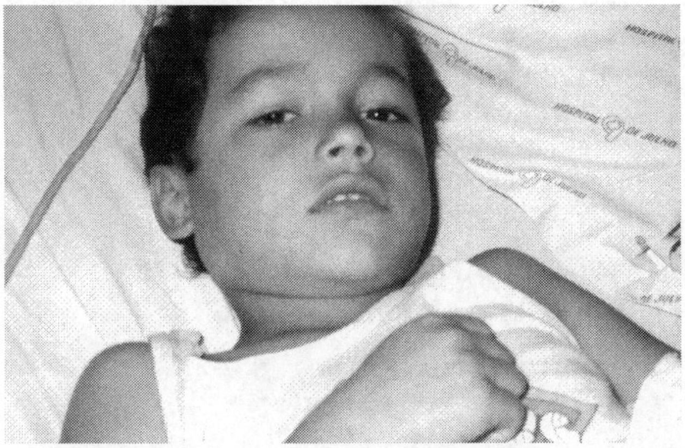

Figura VIII-13 – Meningencefalite provocada por caxumba.

Liquor – límpido, aumento de célula (50-1.000/mm^3), com predomínio de linfócitos; discreto aumento de proteínas; glicose normal.

a) 10-50% dos casos de caxumba apresentam alterações liquóricas, a grande maioria sem sintomas.
b) Mais frequente – quadro clínico incompleto: sintomas presentes (febre, cefaleia, vômitos); sinais meníngeos ausentes; alterações liquóricas presentes.
c) Quadro completo – febre, cefaleia, vômitos; rigidez de nuca, Kernig, Brudzinski; alterações liquóricas; convulsões (18% dos casos).

Estado geral pouco comprometido. Evolução benigna, cura em 3-10 dias, geralmente sem sequelas.

EPIDÍDIMO-ORQUITE (muito rara antes da puberdade)

Início brusco, no 5º-15º dia de doença, com reaparecimento da febre e dor no hipogástrio. Os testículos (98% dos casos: unilaterais) ficam dolorosos e aumentam de volume (até 4 vezes seu tamanho normal). Duração média: 4 dias. Nos casos de evolução desfavorável, pode ocorrer a atrofia do testículo. Ao contrário do que geralmente se pensa, a impotência nunca ocorre e a esterilidade é muito rara.

PANCREATITE (rara, mas grave)

Início brusco, com febre, calafrios, dor no epigástrio, fraqueza acentuada, náuseas e vômitos. Duração: 3-7 dias. O restabelecimento costuma ser completo.
Nota: amilasemia aumentada não é sinônimo de pancreatite.

OUTRAS MANIFESTAÇÕES (raras): ooforite, tireoidite, nefrite, artrite.

COMPLICAÇÕES

Surdez (lesão do nervo auditivo) – geralmente unilateral, quase sempre reversível. Rara (4% dos casos).

Encefalite pós-infecciosa – grave: distúrbio grave e persistente de consciência; linfocitose liquórica. Muito rara.

Miocardite – dispneia, taqui ou bradicardia e alterações ao ECG, durante as primeiras semanas de doença; geralmente restabelecimento completo.

3ª etapa Diagnóstico laboratorial na prática

Hemograma – pode ser normal; leucopenia no início, depois leucocitose e linfocitose.
É útil para distinguir de parotidite purulenta ou linfadenite aguda (leucocitose, neutrofilia, desvio à esquerda).

Amilasemia (normal: 70-200U Somogyi) aumentada em 70% dos casos (não significa pancreatite). A elevação da amilase é proporcional ao aumento do volume da glândula, atinge valores máximos no fim da primeira semana e normaliza na 2ª ou 3ª semana.

4ª etapa Questões de interesse prático

1. A caxumba repete?
   Não, a imunidade é definitiva.
2. E quando a caxumba é apenas unilateral?
   Também provoca imunidade definitiva.
3. Como explicar o fato de que pessoas que nunca tiveram caxumba são imunes?
   Esses indivíduos tiveram a forma assintomática da doença, a qual ocorre em $^1/_3$ dos casos.
4. Como explicar aparentes repetições da caxumba?
   a) Confusão com adenopatia cervical anterior e pré-auricular (é a causa mais frequente de confusão).
   b) Parotidite por outros vírus (o mais frequente é o parainfluenza 3, a seguir: Coxsackie).
   c) Parotidite aguda purulenta (*Staphylococcus aureus*): sinais inflamatórios locais (rubor, calor), saída de pus pelos ductos, hemograma de processo infeccioso supurativo.

d) Hipersensibilidade, especialmente a drogas (iodo).
e) Cálculos da parótida provocando obstrução do ducto de Stenon: tumefação intermitente da parótida.
f) Parotidite recidivante (indolor, afebril, unilateral).
g) Síndrome de Mikulicz (rara): tumefação da parótida e glândula lacrimal, bilateral, secura da boca e ausência de lágrimas.
h) Tumores, hemangioma e outras causas raras.

5. **Surtos** de caxumba têm sido observados em **adolescentes** e **adultos jovens não revacinados** com a vacina SRC (MMR).

CONDUTA TERAPÊUTICA NA PAROTIDITE

1. **Repouso** – desnecessário na criança, a não ser que o próprio doente prefira ficar em repouso na fase mais aguda. Mesmo no adolescente, o repouso pode ser relativo.
2. **Dieta** – habitual, respeitando a diminuição do apetite. Nas fases muito agudas, evitar alimentos duros que necessitem de mastigação; em adolescentes, evitar alimentos muito ácidos que provocam dor, por estimularem a secreção das glândulas.
3. **Antitérmicos e analgésicos** – de acordo com a necessidade.
4. **Pomadas locais** – ineficazes.
5. **Conduta na meningite asséptica**
   a) Casos leves podem ser tratados em domicílio. Iniciar com uma injeção por via intravenosa de 10mL de glicose hipertônica + 1 ampola de difenidrato (Dramin) e 1 ampola de pirazolônico (Novalgina, Magnopyrol). A seguir, repouso em ambiente tranquilo; antitérmicos orais.
   b) Nos casos mais graves, com vômitos incoercíveis: hospitalizar para hidratação por via IV. Corticoides não são indicados de rotina.
6. **Conduta na orquite**
   a) Repouso; antitérmicos e analgésicos.
   b) Uso de suspensórios para suspender os testículos.
   c) Bolsa de gelo **debaixo** (não sobre) dos testículos.
   d) Uso de corticoides nos casos mais graves: eficácia muito duvidosa.
   e) Infiltração do cordão espermático com lidocaína ou xilocaína a 1%.
   f) **Contraindicados**: incisão cirúrgica da albugínea, hormônios.
7. **Conduta na pancreatite** – repouso, analgésico, antitérmicos, hidratação por via IV, sonda gástrica aberta com aspiração.

CONDUTA NOS CONTATANTES NÃO VACINADOS

Vacinação nas primeiras 24 horas do contágio; depois desse período, só observação.

Quinta Parte

OS PROBLEMAS DA GARGANTA

(Ver também IVAS – Amigdalite – Amigdalites de Repetição)

Observação: a nova nomenclatura anatômica determina os termos **tonsilas** e **tonsilites**.

PRINCIPAIS PROBLEMAS DA GARGANTA: AFECÇÕES DA FARINGE, AMÍGDALAS E LARINGE

FARINGOAMIGDALITES	
a) Lactentes até 2 anos b) Exsudato amigdaliano em lactentes c) Nódulos ou aftas	VIRAIS (ver capítulo IVAS)
AMIGDALITE com EXSUDATO	
a) Em lactentes	VIRAL (ver IVAS)
b) Pré-escolar e escolar com adenite retroângulo-mandibular	ESTREPTOCÓCICA (ver IVAS)
c) Com gânglios cervicais muito acentuados e linfocitose com linfócitos atípicos numerosos (> 15%)	MONONUCLEOSE
d) Início insidioso, membrana que ultrapassa as amígdalas, adenomegalia cervical e submandibular	DIFTERIA
"CRUPE" rouquidão, afonia, " tosse de cachorro"	ESTRIDOR LARÍNGEO CONGÊNITO LARINGITES e LARINGOTRAQUEOBRONQUITES DIFTERIA (ver capítulos correspondentes)

Ver também O Problema da Adenoamigdalectomia.

1. As Faringoamigdalites e as Laringites

AMIGDALITE ESTREPTOCÓCICA

1. Pedir que a criança abra a boca um pouquinho (não exigir que abra bem a boca, nem que coloque a língua para fora).
2. Colocar dois abaixadores de língua (superpostos) gentilmente sobre os dois terços anteriores da língua, na frente das papilas circunvaladas, para evitar engasgo, náuseas e deslocamento mediano das amígdalas.
3. A pressão do abaixador de língua é exercida de maneira suave e progressiva.
4. Preferir abaixadores de madeira; os de plástico transparente vergam muito, os coloridos são muito espessos e dificultam a visão.

A FAVOR de amigdalite estreptocócica (Fig. VIII-14):

1. Início agudo com febre, cefaleia, dor abdominal, vômitos.
2. Congestão e exsudato amigdaliano (2° dia).

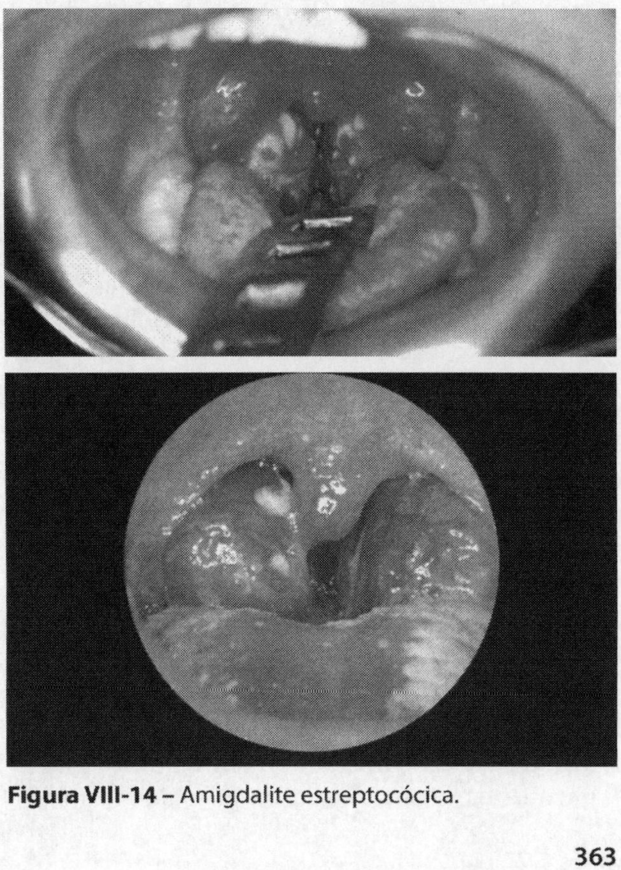

Figura VIII-14 – Amigdalite estreptocócica.

3. Adenite retroângulo-mandibular.
4. Petéquias no palato.
5. Exantema escarlatiniforme.
6. Rinite prolongada com assadura nasal (em lactente).
7. **Pré-escolar/escolar**.

CONTRA amigdalite estreptocócica:

1. **Menor de 2 anos**.
2. Coriza aquosa.
3. Tosse, rouquidão.
4. Amigdalite nodular.
5. Exsudato amigdaliano em lactentes.
6. Gânglios cervicais.
7. Não melhora com penicilina.

2. As Amigdalites de Repetição: O Problema da Adenoamigdalectomia

AMIGDALITES DE REPETIÇÃO

Importante – não aceitar *a priori* a queixa de amigdalites de repetição ("Doutor, meu filho vive com a garganta inflamada"):

1º) Caracterizar bem, por meio de uma história bem detalhada, as amigdalites reais. No rótulo de inflamação da garganta é frequente se misturarem resfriados, bronquites, alergias respiratórias, febres de causa não determinada (incluindo complexo primário tuberculoso e principalmente infecções urinárias).

2º) Separar as faringites virais muito frequentes nos 3 primeiros anos de vida das amigdalites estreptocócicas do pré-escolar e do escolar.

3º) Mesmo após essa triagem, não aceitar, sem crítica, que as amigdalites são em número exageradamente elevado. Programar um acompanhamento prospectivo e que, em muitos casos, vai demonstrar que essa repetição está dentro dos limites habituais da idade.

4º) Considerar que um dos motivos de repetição de amigdalites estreptocócicas é o tratamento inadequado ("Doutor, meu filho tem tantas inflamações de garganta que eu já nem levo ao médico, dou um produto de eritromicina ou sulfametoxazol-trimetoprima durante 4 dias ou amoxicilina por 7 dias e a febre passa, só que volta 20 ou 30 dias depois").

CONDUTA NAS IVAS DE REPETIÇÃO

1. Melhora das condições ambientais: mudança para um quarto mais ensolarado, melhorar a ventilação, evitar fumaça de cigarro, recomendar vida ao ar livre e banho de sol, evitar creches com muitas crianças.
2. Correção das deficiências nutricionais.

O PROBLEMA DA ADENOIDECTOMIA E/OU AMIGDALECTOMIA

INDICAÇÕES DA ADENOIDECTOMIA

A **adenoidectomia** está indicada quando existem problemas auditivos importantes na presença de aumento exagerado das adenoides:

1º) Sinais clínicos de vegetações adenoides.

2º) Hipertrofia das adenoides (radiografia):

a) OMA ou otorreia de repetição.
b) Redução da acuidade auditiva.
c) Otite média serosa.

Dados que sugerem **hipertrofia** das adenoides:

1º) **Sinais** de presença de vegetações adenoides (hipertrofia e infecções repetidas das adenoides) – **respiração bucal**, a criança tende a ficar de boca aberta durante o dia e também dormir de boca aberta, **ronca** forte durante a noite, baba no travesseiro (especialmente quando a baba é amarelada ou sanguinolenta), voz anasalada (de batata quente), mau hálito crônico; secreção mucopurulenta na faringe.

2º) **Comprovação** do aumento das adenoides – **radiografia de perfil da região cervical** (redução muito acentuada da coluna aérea como consequência da hipertrofia das adenoides).

INDICAÇÃO PARA ADENOIDECTOMIA

(na presença de hipertrofia das adenoides)

1. Otite média (ou otorreia) de repetição que não cede ao tratamento habitual.
2. Diminuição da acuidade auditiva (comprovada por audiometria).
3. Otite média serosa (ver capítulo correspondente).

Importante – nesses casos, trata-se de adenoidectomia **isolada** sem amigdalectomia.
Pode-se associar miringotomia.

INDICAÇÕES PARA AMIGDALECTOMIA

1. "Doutor, meu filho está no 1º ano primário e o médico escolar recomendou insistentemente que eu mandasse operar as amígdalas porque elas são muito grandes. Acontece que o menino quase nunca tem inflamação da garganta" (com certa frequência essa recomendação é feita após exame geral das crianças, executado semestral ou anualmente, na ausência da mãe).

R. Evidentemente não há indicação para amigdalectomia. Amígdalas grandes (desde que não provoquem obstrução respiratória) são normais na idade escolar.

2. "Doutor, meu filho vive com a garganta inflamada e por isso está sempre tomando antibióticos, não é melhor operar?"

   R. Hoje excepcionalmente existe indicação para amigdalectomia por amigdalites frequentes (ver Amigdalites de repetição). Se, com todos os cuidados, ainda ocorrerem mais de **5 amigdalites** estreptocócicas comprovadas (febre, amígdalas aumentadas, congestas com exsudato, gânglios retromandibulares sensíveis) **por 2 anos seguidos**, está indicada a amigdalectomia.

3. **Nunca** indicar amigdalectomia para tratamento de dores vagas, inapetência, magreza, bronquite, resfriados de repetição. A amigdalectomia frequentemente desencadeia o aparecimento de asma em crianças predispostas. Se for de todo considerada indispensável a amigdalectomia em asmático ou em alérgico das vias aéreas, a operação só deve ser realizada após se ter conseguido um razoável controle da condição alérgica. GNDA e febre reumática, em si, não constituem indicação para amigdalectomia.

4. Nunca indicar amigdalectomia para "aproveitar" a oportunidade da adenoidectomia. Esta última tem indicações precisas (ver item correspondente), embora possa haver indicação para amigdaloadenoidectomia (ver adiante).

5. Então existe alguma indicação precisa atual para **amigdaloadenoidectomia**?

   Sim, trata-se da **síndrome da apneia obstrutiva do sono** que leva à **hipoxemia**.

SÍNDROME DA APNEIA OBSTRUTIVA DO SONO

= ❶ + ❷ + ❸

❶ Sintomas de obstrução das vias aéreas superiores

1. Criança **ronca** forte durante o sono noturno.
2. Pode haver períodos de silêncio (mais de 10 segundos) com persistência do esforço respiratório seguido por uma expiração explosiva alta e sonora que se acompanha de um curto despertar.
3. Criança dorme de boca aberta; respiração bucal.

❷ Evidências de hipertrofia acentuada de amígdalas e adenoides

1. Aumento volumoso das amígdalas (elas encostam na linha média).
2. Aumento acentuado das adenoides (radiografia cervical de perfil).

❸ Consequências da hipoxemia

1. Dormir em posição bizarra (ajoelhado ou apoiado nos cotovelos).
2. Sono agitado com frequente despertar.
3. Sonolência excessiva durante o dia.
4. Hiperatividade, distúrbios de comportamento.
5. Queda do rendimento escolar.
6. Instalação súbita de enurese noturna.
7. Raro: sinais de *cor pulmonale*.

Observações

1. Examinar a criança, sempre que possível, dormindo ou pelo menos deitada de costas.
2. É uma boa ideia obter uma gravação da criança dormindo.
3. A **amigdaloadenoidectomia**:
   a) está **indicada** (por provocar hipoxemia consequente à obstrução das vias respiratórias altas) quando existem dados clínicos e comprovação radiológica, isto é, ❶ + ❷ do ITEM anterior, de obstrução respiratória por hipertrofia acentuada de amígdalas e adenoides;
   b) essa indicação é **reforçada** quando já existem alterações decorrentes dessa hipoxemia (ver ❸);
   c) a cirurgia torna-se obrigatória quando a obstrução é grave, caracterizada por 30 ou mais períodos apneicos de mais de 10 segundos durante 7 horas de sono; convém comprovação pela polissonografia;
   d) cirurgia é **urgente** quando surgem sinais de insuficiência cardíaca (cardiomegalia, hipertrofia do ventrículo direito) ou hipertensão sistêmica.

❹ Na prática, a **amigdaloadenoidectomia** está indicada quando a criança ronca forte e continuamente, respiração bucal obrigatória, sono excessivo durante o dia na presença de amígdalas e adenoides exageradamente aumentadas. Nos casos moderados, pode-se tentar, antes, administração de amoxicilina-clavulanato durante 30 dias seguidos.

ABSCESSO RETROFARÍNGEO

Pré-escolar, febre, dor de garganta.

Não consegue estender o pescoço para olhar para cima.

O que é – infecção bacteriana grave de espaços profundos do pescoço.

Por que grave?

Por causa de sua localização anatômica, com risco de obstrução das vias aéreas superiores.

Qual **origem**?

Pode ser traumática.

Mas o mais importante clinicamente é a **não traumática**, consequente à infecção das **vias aéreas superiores**: nasofaringe e seios paranasais ou ouvido médio.

O que acontece?

O foco infeccioso expande-se aos linfonodos localizados no espaço entre a parede posterior da faringe e a fáscia pré-vertebral.

Quem é o **responsável**?

Associação entre estreptococos beta-hemolítico do grupo A e estafilococos; ou anaeróbio.

Manifestações clínicas

Febre, dor de garganta, dificuldade para deglutir, salivação, ronqueira.

Como diagnosticar?

Pré-escolar com resfriado que vai piorando (em dias).
O pescoço fica duro e dolorido (torcicolo), baba e estridor; gânglios cervicais aumentados.
Leucocitose acentuada com VHS bem aumentada.

Diagnóstico

Radiografia lateral do pescoço,
com pescoço em extensão e em inspiração profunda:
Tecidos retrofaríngeos anormalmente aumentados.
Na dúvida **de celulite**: tomografia.

Conduta

1. Abscesso pequeno, sem comprometimento das vias aéreas superiores – antibiótico: penicilina cristalina + clindamicina por via IV durante 5 dias.
   Continuar com antibiótico por via oral.
2. Casos mais graves ou refratários – cirurgia.
   Na **celulite** – antibiótico.

MASTOIDITE

Inflamação da mastoide de intensidade variável.
Mais frequente em lactentes até 2 anos de idade.
Pneumococos, estafilococos, eventualmente pseudomonas, anaeróbios.
Febre com calafrios, estado toxêmico (abatimento).
Otalgia e otorreia.
Proptose auricular = orelha empurrada para a frente por processo inflamatório (inchaço) situado atrás dela, sobre a mastoide.
Considerar tomografia.

Tratamento – antibiótico por via IV: clindamicina; eventualmente adicionar antibiótico antipseudomonas.
Acompanhamento com otorrinolaringologista.

Sexta Parte

O PESCOÇO

1. Anomalias Cervicais de Interesse Cirúrgico

A figura VIII-15 esquematiza as principais afecções do pescoço.

TORCICOLO CONGÊNITO (TC)

"Hematoma" do músculo esternocleidomastóideo

O que é – caracteriza-se por báscula da cabeça, consequente à infiltração fibrosa do músculo esternocleidomastóideo, que pode ser generalizada (fibrose) ou localizada ("hematoma").

Etiologia – atribuía-se o TC a traumatismo de parto; hoje, admite-se causa pré-natal para a fibrose. Assim, os frequentes problemas observados durante o trabalho de parto dessas crianças seriam em consequência (decorrentes) da lesão, e não seu fenômeno causador.

Incidência – 0,4% de todos os nascidos vivos; bilateral em 8% dos TC.

Reconhecimento

1. **"Hematoma" do esternocleidomastóideo** (2/3 dos casos) – tumor duro, indolor, sem sinais inflamatórios, com 1 a 2cm no seu maior eixo, palpado na região lateral do pescoço, palpado na intimidade do músculo esternocleidomastóideo e notado em torno da 2ª semana de vida.
2. **Torcicolo congênito** propriamente dito – fibrose de todo o músculo denotada pelo músculo encurtado e de borda cortante observada por volta de 2 a 3 semanas de vida; a cabeça fica inclinada sobre o ombro do mesmo lado e o rosto rodado para o lado oposto (Fig. VIII-16).

Diagnóstico diferencial – não confundir com:

1. Hemivértebra cervical (não há fibrose muscular e a radiografia é característica).
2. Síndrome de Sandifer (associada a refluxo gastroesofágico; também não há lesão muscular).

Evolução

1. **"Hematoma"** – habitualmente diminui progressivamente, até o desaparecimento espontâneo, que pode ser ajudado pela movimentação passiva da cabeça para o lado afetado.

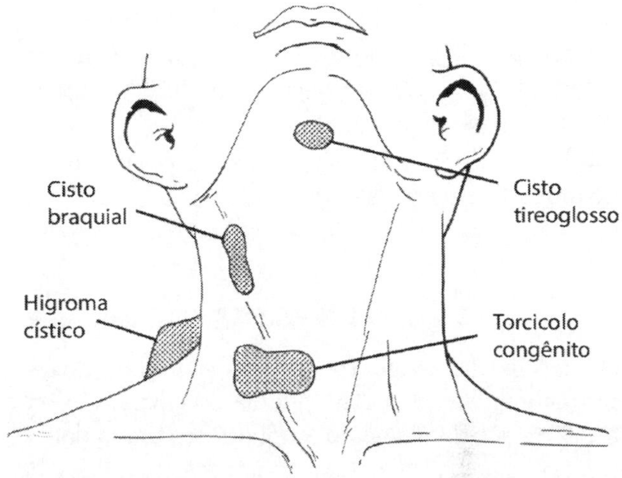

Figura VIII-15 – Localização das anomalias mais comuns do pescoço na infância.

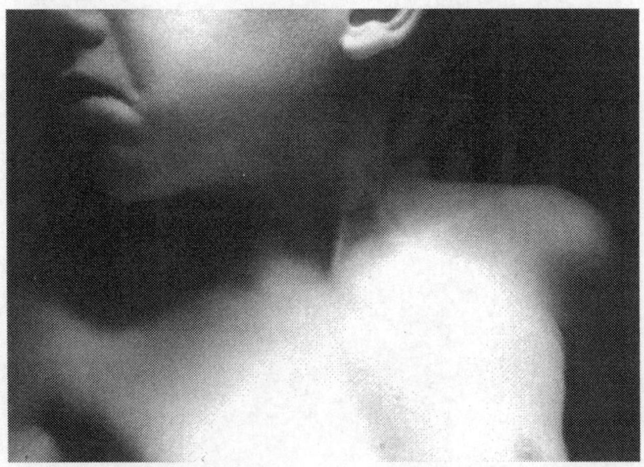

Figura VIII-16 – Torcicolo congênito.

2. **Torcicolo** – achatamento da região occipital contralateral e da fronte homolateral (plagiocefalia); no 6º-8º mês instala-se hipoplasia da região malar que determina assimetria facial; em crianças maiores: elevação do ombro homolateral como mecanismo compensatório destinado a deixar os olhos nivelados; deformidade da coluna vertebral.

Tratamento do torcicolo – basicamente conservador:

a) calor local;
b) massagem;

c) exercícios passivos: frequentes movimentos de rotação para ambos os lados, flexão, extensão e inclinação do pescoço. Sugerem-se séries de 10 movimentos 3 vezes ao dia, por aproximadamente 3 meses. Convém deixar o bebê numa posição em que ele seja obrigado a virar o pescoço para o lado oposto, sob estímulo de vozes e objetos colocados do outro lado do berço.

Ocorre resolução espontânea em 80% dos casos.

Indicação **cirúrgica** – aparecimento ou progressão da assimetria facial; persistência da lesão muscular após os 12 meses de vida.

Conduta – secção das inserções esternal e clavicular do músculo esternocleidomastóideo e da fáscia cervical.

CISTOS E FÍSTULAS BRANQUIAIS

O que são – anomalias congênitas decorrentes de fusão incompleta dos arcos branquiais. As mais frequentes (90%) são derivadas do segundo arco branquial.

Reconhecimento – é patologia da **região cervical lateral.**

Fístula – pequeno orifício fistuloso (ou, mais raramente, cisto) localizado na projeção da borda anterior do músculo esternocleidomastóideo, no terço médio ou inferior do pescoço **(2º arco** branquial). Por esse orifício se dá a eliminação contínua ou intermitente de material seromucoso (ou purulento, se houver infecção local); a obtenção desse material pode ser facilitada pela expressão do trajeto acima do orifício fistuloso (Fig. VIII-17).

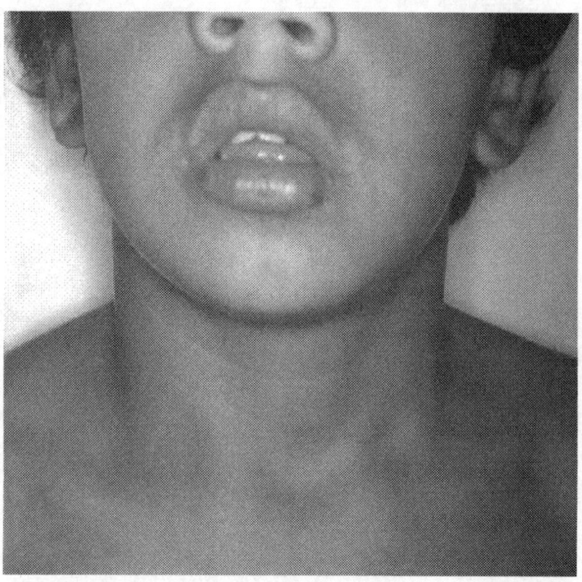

Figura VIII-17 – Fístula branquial (lado inferior direito, com secreção).

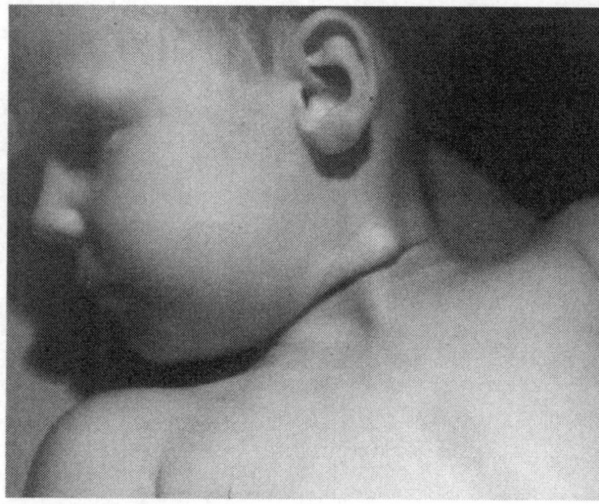

Figura VIII-18 – Cisto branquial.

Os **cistos** aparecem, em crianças maiores, como uma tumoração cística indolor, diâmetro de 1 a 10cm, na borda do músculo esternocleidomastóideo.

Os infrequentes cistos do **1º arco** branquial situam-se na região pré-auricular ou abaixo do lóbulo da orelha e drenam no conduto auditivo externo (Fig. VIII-18).

Ultrassonografia é útil nos casos de dúvida entre cistos e massas.

Conduta – cirúrgica, assim que for feito o diagnóstico (dada a possibilidade de infecção, o que dificulta a ulterior exérese): ressecção completa do cisto e/ou fístula. Caso o cisto esteja infectado, deve-se tratá-lo clinicamente, evitando, se possível, a drenagem cirúrgica, já que esse procedimento pode dificultar a futura ressecção completa.

Cautela – o trajeto fistuloso das anomalias do **1º arco** costuma ter íntima relação com o nervo facial.

CISTO DO TIREOGLOSSO

(Figs. VIII-19 e VIII-20)

O que é – anomalia congênita dependente da não reabsorção do ducto tireoglosso, a qual ocorre durante a 1ª semana de vida, após a descida da tireoide, desde o forame cego na base da língua, até sua posição final pré-laríngea.

Incidência – a) mais frequente do que os cistos branquiais; b) é observado principalmente nos pré-escolares (1 a 5 anos), mas pode manifestar-se em qualquer idade e até no adulto.

Reconhecimento – cisto indolor, liso, redondo, com cerca de 2cm de diâmetro, localizado na **linha média**

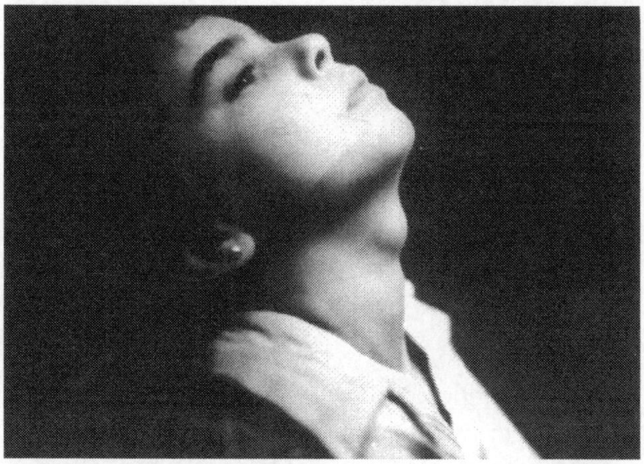

Figura VIII-19 – Cisto tireoglosso.

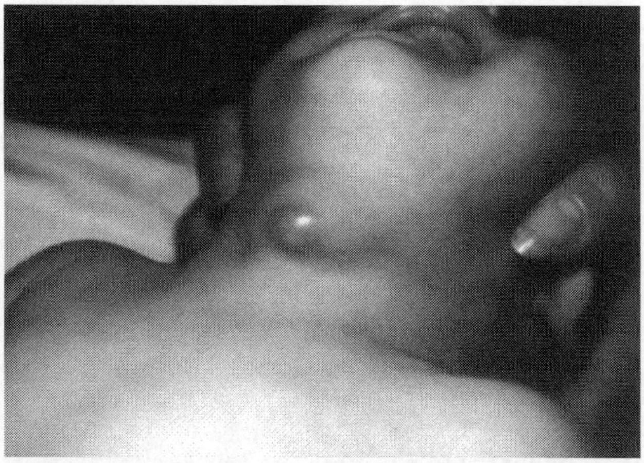

Figura VIII-20 – Cisto tireoglosso infectado em vias de fistulização.

da região cervical, imediatamente abaixo do osso hioide; é **móvel** com a deglutição e eleva-se quando a criança faz a profusão da língua.

Distinguir de cistos epidermoides (sebáceos) e de tireoide ectópica (2%).

Nos casos em que não se consegue excluir a possibilidade de que o nódulo seja tecido tireóideo e único, solicitar ultrassonografia e mapeamento da tireoide.

Em 1/4 dos casos apresenta-se com trajeto fistuloso, fruto de drenagem de cisto infectado – **fístula do tireoglosso**.

Conduta – cirúrgica, já por ocasião do diagnóstico, para evitar a ocorrência de infecção.

A cirurgia consta da remoção do cisto e do seu trajeto fistuloso (incluindo a porção central do osso hioide) até a base da língua.

Caso o cisto esteja infectado, fazer o tratamento clínico prévio, evitando-se a drenagem cirúrgica.

HIGROMA CÍSTICO

(Fig. VIII-21)

O que é – malformação de origem **linfática**, consequente ao não estabelecimento de comunicação entre um grupo de vasos linfáticos e seu sistema de drenagem; tais vasos, assim "sequestrados", desenvolvem-se autonomamente, envolvendo estruturas vizinhas e comportando-se como verdadeiro tumor maligno; 60% estão presentes ao nascimento e quase todos são diagnosticados até os 2 anos de idade.

Reconhecimento – tumor de consistência **cística**, depressível, multilobulado, constituído de numerosos cistos contendo líquido claro amarelado e a pele suprajacente adquire coloração amarelada.

A maioria (75%) está localizada na **face lateral do pescoço** (triângulo posterior do pescoço); 20% é axilar. Os higromas cervicais podem invadir o assoalho bucal e o mediastino. Por ocasião de infecções das vias aéreas superiores ou pela ocorrência de hemorragias dentro do tumor, os higromas podem sofrer súbito aumento de volume, podendo ocasionar insuficiência respiratória aguda.

Comprovação diagnóstica por ultrassonografia.

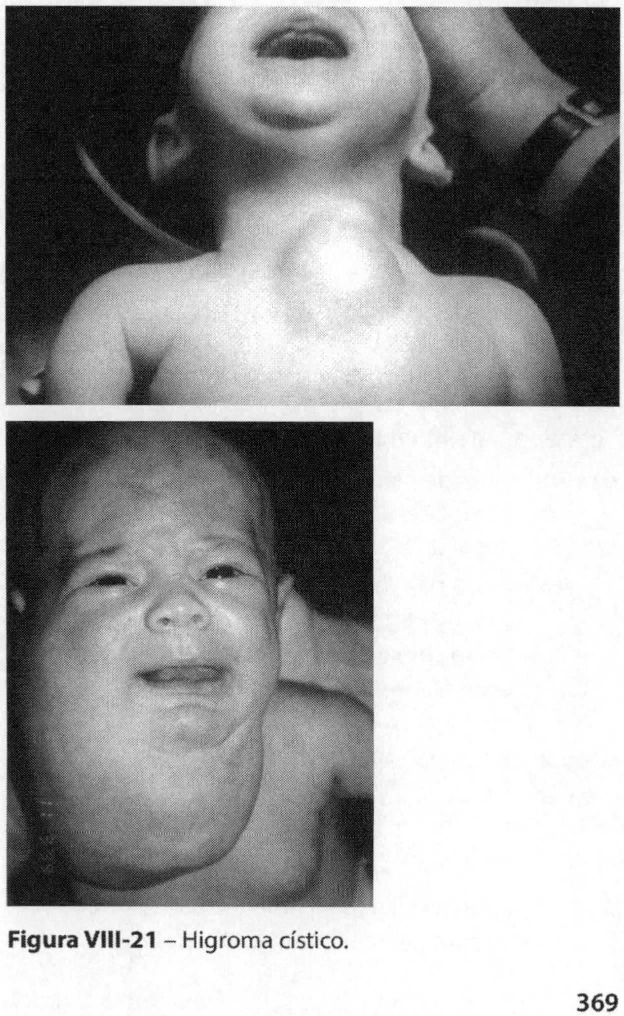

Figura VIII-21 – Higroma cístico.

Conduta – cirúrgica, por ocasião do diagnóstico. Avaliar previamente a extensão da lesão com radiografia de tórax e tomografia cervical. Cistos uniloculares (raros) e massas residuais podem ser tratados com injeção de substâncias esclerosantes ou interferon sistêmico, de eficácia não estabelecida.

2. Bócio

O que é – **aumento da tireoide** (tireomegalia) por estimulação (do TSH), inflamação (bacteriana, viral, autoimune), infiltração (neoplásica ou não), cistos.

Não há correlação com a função tireóidea: indivíduos com bócio podem ser eutireóideos, hipotireóideos ou hipertireóideos. A incidência é maior no sexo feminino e aumenta com a idade. O bócio pode ser:

Congênito – síntese defeituosa do hormônio tireóideo (por deficiência de iodo ou erro inato na síntese do hormônio tireóideo) ou bócio transplacentário (iodetos, drogas antitireóideas, doença de Graves neonatal).

Adquirido – tireoidite (aguda, subaguda, crônica), idiopático, doença de Graves, neoplasia (adenoma, carcinoma).

CONDUTA DIAGNÓSTICA

1ª etapa Medição

Como medir a tireoide – medir o comprimento de cada lobo lateral e a largura do istmo, bem como a largura de toda a glândula. É útil desenhar a tireoide mostrando essas medidas. Determinar a circunferência do pescoço no ponto médio do bócio é útil para estimar a profundidade da glândula. Normal: tireoide do tamanho da falange distal do dedo polegar do paciente.

2ª etapa Avaliação quantitativa do bócio (OMS)

Grau 1 – Tireoide palpável; considerar bócio se os lobos laterais são maiores que a falange terminal do polegar do paciente.

1a – Bócio palpável mas não visível mesmo com o pescoço estendido.

1b – Bócio palpável mas não visível com o pescoço na posição normal, mas visível com o pescoço estendido.

Grau 2 – Bócio palpável e visível.

Grau 3 – Bócio muito grande.

3ª etapa Inflamação *vs.* neoplasia

Verificar se existem sinais inflamatórios locais (tireoidite aguda ou subaguda) ou nódulos (neoplasia).

4ª etapa Verificar o estado funcional da tireoide

Tireotoxicose

1. No RN: olhar esbugalhado, edema periorbital, irritabilidade, hiperatividade, taquicardia e perda de peso.
2. Juvenil: olhos proeminentes, aumento do apetite e nervosismo. Indicam **hipertireoidismo**.

Hipotireoidismo

1. Lactente: hipotermia, inapetência, constipação, letargia, ganho ponderal insuficiente.
2. Adquirido: intolerância ao frio, redução da atividade, deficiência mental, redução do crescimento.

Eutireoidismo sem alterações imputáveis à tireoide.

5ª etapa Bócio congênito *vs.* adquirido

Bócio já presente ao nascimento ou que se desenvolve nos primeiros meses de vida – sugere processo **congênito** (raramente pode manifestar-se em crianças maiores).

6ª etapa Bócio CONGÊNITO

1. Aumento moderado da tireoide (raramente maciço).
2. O paciente pode ser:
   a) eutireóideo;
   b) hipotireóideo;
   c) hipertireóideo (ver 4ª etapa).
3. Subsídios para a **etiologia** (anamnese):
   a) história familiar, consanguinidade: erros inatos do metabolismo;
   b) ingestão de iodo ou de droga antitireóidea pela gestante: transplacentário;
   c) zona endêmica: deficiência de iodo **(bócio endêmico)**. T_4 baixo em relação a T_3; pode haver TSH alto com T_4 normal;
   d) tireotoxicose materna: **tireotoxicose neonatal**.
4. Estudo laboratorial:
   a) na suspeita de hipotireoidismo, solicitar T_4 e TSH;
   b) na suspeita de hipertireoidismo, solicitar T_3 e T_4.

7ª etapa Bócio ADQUIRIDO

É muito mais frequente do que o congênito.

Caracterização **etiológica**:

1. Inflamação aguda da tireoide com envolvimento localizado ou formação de abscesso – **tireoidite piogênica** (aguda).
2. Aumento difuso e doloroso da tireoide acompanhado de febre, com VHS aumentada e que se segue a uma doença viral – **tireoidite subaguda** (mialgia, dor irradiando para o queixo são frequentes; a função tireóidea é pouco alterada).

3. Aumento assintomático e não doloroso da tireoide – sugere **tireoidite linfocítica crônica** (Hashimoto), doença **autoimune**:
   a) predomina em adolescentes ou pré-adolescentes do sexo feminino. Frequente em portadores de diabetes tipo 1;
   b) o aumento é difuso, consistência firme, superfície irregular ou granulosa; tamanho variável, o aumento pode ser assimétrico;
   c) história familiar de doença da tireoide (50%);
   d) solicitar T_4 e TSH; na suspeita de hipertireoidismo: T_3 e T_4;
   e) anticorpos antitireoide presentes: antitireoglobulina (50-60%), antiperoxidase microssômica (85-90%); se ambos forem determinados, a positividade sobe para 90-95%;
   f) mapeamento: captação irregular do iodo radiativo.
4. Aumento adquirido da tireoide em adolescente ou pré-adolescente com função normal da tireoide e que não é devido a processo inflamatório nem a neoplasia – **bócio eutireóideo idiopático**:
   a) corresponde a 1/3 das crianças e adolescentes com bócio adquirido;
   b) descoberta incidental;
   c) aumento moderado (até o grau 2); simétrico, consistência normal;
   d) T_3, T_4, TSH e mapeamento normais, anticorpos antitireoide negativos.

8ª etapa TIREOTOXICOSE JUVENIL

Doença de Graves = Bócio tóxico

Hipertireoidismo em criança e especialmente em adolescente do sexo feminino e geralmente de elevada estatura. Antecedentes familiares para doenças autoimunes.

1. Tireotoxicose – olhos proeminentes e esbugalhados; nervosismo, aumento do apetite e perda de peso, sudorese, taquicardia e hipertensão sistólica, além do bócio.
2. T_3 e T_4 elevados.

9ª etapa NÓDULOS TIREÓIDEOS

Aumento localizado da tireoide que se apresenta como um **nódulo** solitário. Questão básica: **é ou não um tumor maligno**?

1. Dados clínicos que sugerem nódulo **maligno**:
   a) consistência dura, especialmente se acompanhada de adenopatia cervical;
   b) tireoide não palpável além do nódulo;
   c) antecedentes de irradiação da cabeça, pescoço ou tórax;
   d) rouquidão, disfagia, dispneia, paralisia das cordas vocais, síndrome de Horne;
   e) história familiar de feocromocitoma, neurofibromatose, neuromas mucosos, hábito corporal de síndrome de Marfan.

   Dados que sugerem **não** ser maligno: nódulos múltiplos, nódulo macio, bem circunscrito (cisto), nódulo agudamente doloroso.
2. Avaliar a função tireóidea: T_3, T_4 e TSH.
3. Pesquisa de anticorpos antitireoide (tireoidite crônica linfocítica).
4. Calcitonina sérica seriada (detecta carcinoma medular da tireoide).
5. Radiografia do pescoço – calcificações em pontilhado (benigno: calcificação em anel).
6. Radiografia de tórax – detecção de metástases.
7. **Mapeamento**:
   a) nódulos "frios" não captantes podem ser malignos;
   b) nódulos "quentes" (hipercaptantes) quase sempre benignos:
      - determinar se são autônomos ou TSH dependentes – administrar tri-iodotironina (Cynomel) 25pg, 3 vezes ao dia, durante 7 dias: se não houver alteração, o nódulo é autônomo;
      - nódulo autônomo *vs.* hemitireoide – administrar TSH 5-10U, 2 vezes ao dia, durante 3 dias: estimula a glândula normal a captar radioisótopo (sem efeito na hemitireoide).

Ultrassonografia: lesões císticas (benignas) *vs.* sólidas (benignas ou malignas).

Sólidos: aspiração com agulha fina.

CONDUTA NO BÓCIO

CONDUTA TERAPÊUTICA NO BÓCIO CONGÊNITO

Por erro inato do metabolismo

Tiroxina (ver Hipotireoidismo) por toda a vida.

Por ingestão materna de iodeto ou droga antitireóidea

Tiroxina por 9-12 meses (a condição é autolimitada; o objetivo do tratamento é evitar um hipotireoidismo ainda que transitório); controlar eventual reaparecimento do bócio e de hipotireoidismo.

Doença de Graves neonatal

Doença autolimitada; a necessidade de tratamento depende do grau de hiperatividade tireóidea.

1. Propiltiouracil (PTU) = 5-10mg/kg/dia, dividido em 3 vezes ao dia.
2. Lugol ou solução saturada de iodeto de potássio: 1 gota, 3 vezes ao dia.

3. Necessário acrescentar propranolol, 2mg/kg/dia dividido em 2 ou 3 vezes ao dia.
4. Corticoides para casos muito graves.
5. Digitalização se necessário (suspender propranolol).
Duração: PTU e iodeto podem ser suspensos após 2-3 meses.

CONDUTA TERAPÊUTICA NO BÓCIO ADQUIRIDO

Agudo

Antibioticoterapia para gram-positivo (estrepto, estafilo, pneumococos), eventualmente anaeróbios (cultura + antibiograma); drenagem do abscesso.

Subagudo

Anti-inflamatórios,
eventualmente corticoide por período curto.

Crônico

1. **Com hipotireoidismo**
   Tiroxina enquanto TSH estiver elevado (mesmo com paciente assintomático e T_4 normal), eventualmente por toda a vida.
2. **Com eutireoidismo**
   a) Seguimento a cada 6 meses com determinação do TSH: sua elevação precede a instalação de hipotireoidismo (que pode surgir nos primeiros 5 anos) e indica pronta instituição do tratamento com tiroxina.
   b) Em casos de bócio muito grande (problema estético): tiroxina durante 2 anos e depois seguimento clinicolaboratorial.

CONDUTA NO BÓCIO IDIOPÁTICO

Seguimento do paciente sem tratamento.

Em casos de bócios enormes (problema estético): tiroxina durante 2 anos e depois observação.

CONDUTA TERAPÊUTICA NA DOENÇA DE GRAVES (TIREOTOXICOSE JUVENIL)

É sintomática e controversa.

Propiltiouracil (PTU)

1. Dose inicial – 6-8mg/kg/dia, fracionado em 3 vezes ao dia.
2. Início de ação – 6-8 semanas.
3. Se não houver melhora em 3 meses – aumentar a dose em 50%.
4. Controle pela sintomatologia e dosagem de T_3, T_4 e TSH.
5. Duração do tratamento – até 24 meses após normalização clinicolaboratorial.
6. Se surgirem evidências de hipotireoidismo – acrescentar tiroxina.
7. Remissão permanente – 40-60%; recaídas nos primeiros 6 meses após a suspensão do tratamento; se continuar eutireóideo após 1 ano de suspensão do tratamento: 90% de chance de cura.
8. Efeitos colaterais do PTU – a) reação alérgica (10%): anti-histamínicos; b) reações graves (5%): leucopenia, lúpus, púrpura, febre medicamentosa, hepatite, síndrome de Stevens-Johnson.
   Controle rotineiro pelo leucograma.

Alternativa para o PTU – metimazol (Topazole); dose 10 vezes menor.

Se sintomas **leves** – apenas observação e monitoração da função tireóidea.

Indicação **cirúrgica** (tireoidectomia subtotal)

1. Resistência ao tratamento após 6 meses de tratamento.
2. Recaídas na vigência do tratamento.
3. Reações sérias à droga.

Indicação para **iodo radiativo** – excepcional na infância: recaída após cirurgia.

CONDUTA NO BÓCIO DIFUSO

(*apud* Durval Damiani)

1. TSH e T_4 livre normais – **eutireoidismo**:
   a) Com anticorpos antitireoide presentes: **tireoidite**. Reavaliar após 6 meses e depois anualmente.
   b) Com anticorpos antitireoide negativos: **tireomegalia idiopática**.
   Pesquisar uso de substâncias bociogênicas.
   Reavaliar a cada 6 meses com TSH e anticorpos antitireoide.
2. TSH elevado e T_4 livre diminuído – **hipotireoidismo** e anticorpos antitireoide presentes: **tireoidite.**

Tratamento com tiroxina (monitorar TSH).

3. TSH diminuído, T_3 e T_4 livres aumentados – **hipertireoidismo**
   a) Se anticorpos contra o receptor de TSH (TRAb): **doença de Graves**.
   b) Se TRAb negativo: **doença de Graves**, fase tóxica de tireoidite autoimune ou de tireoidite subaguda; resistência hipofisária ao hormônio tireóideo.

CONDUTA NO BÓCIO NODULAR

(*apud* Durval Damiani)

1. TSH e T_4 livre normais – **eutireoidismo**:
   a) Com anticorpos antitireoide presentes: **tireoidite**. Observar e reavaliar após 6 meses.
   b) Com anticorpos antitireoide negativos. Solicitar mapeamento de tireoide.
   Se nódulo não captante, solicitar ultrassonografia:
   - cisto – extrair;
   - sólido-biópsia por agulha fina, marcadores tumorais e extrair.

2. TSH aumentado, T_4 livre normal ou baixo – **hipotireoidismo**. Com anticorpos antitireoide presentes: **tireoidite**. Tratar com tiroxina e monitorar o tamanho do nódulo.
3. TSH baixo com T_3 e T_4 normais ou elevados – **hipertireoidismo**; anticorpos antitireoide negativos. Solicitar mapeamento da tireoide. Se nódulo captante: a) > 2,5cm, T_3 elevado: extrair; b) < 2,5cm, T_3 normal: reavaliar após 6 meses.

Lesões inflamatórias – LINFOADENITES CERVICAIS

Praticamente todas as crianças normais apresentam gânglios cervicais palpáveis não patológicos.

Por outro lado, eles podem representar uma lesão infecciosa/inflamatória.

Linfadenite = lesão infecciosa/inflamatória dos gânglios.

Localizações mais frequentes: submandibular e cervical profunda.

Agentes: vírus, bactérias, fungos; podem ser não infecciosos.

Vírus – rinovírus, adenovírus, enterovírus, herpes.

Epstein-Barr – a adenopatia cervical posterior é mais pronunciada e acompanhada de amigdalite exsudativa e esplenomegalia.

Bactérias – estafilococos e estreptococos.
Febre, gânglios com inflamação aguda e doloridos.

Linfadenite unilateral subaguda indolor – a massa ganglionar aumenta, estica a pele suprajacente, a seguir: flutuação e drenagem espontânea.

Doença da arranhadura do gato – gânglio solitário, mais de 4cm de diâmetro, dolorido localizado na região axilar ou cervical. A pele suprajacente não é quente nem vermelha; pode ocorrer febre.
Antecedente em criança que gosta de segurar o gatinho junto ao corpo.

Micobactéria tuberculosa – nódulos crônicos em criança com menos de 5 anos e que vai aumentando lentamente até supurar.

Toxoplasmose – casos parecidos, mas não ocorre supuração.

Infecção cervical profunda – abscesso retrofaríngeo
Criança menor de 5 anos com febre, dificuldade respiratória, tipo estridor, dor de garganta e no pescoço, tumoração no pescoço (16%); hiperextensão, rigidez do pescoço (imita meningite).
Radiografia de perfil da região cervical.

SEÇÃO IX

Os Problemas Cardiológicos e a Hipertensão

coordenadora **Rachel Snitcowsky**

colaboradores **Angélica Binotto** (Incor) (atualização). **Antonio Foronda** (Incor) (revisão Cardiopatias Congênitas)

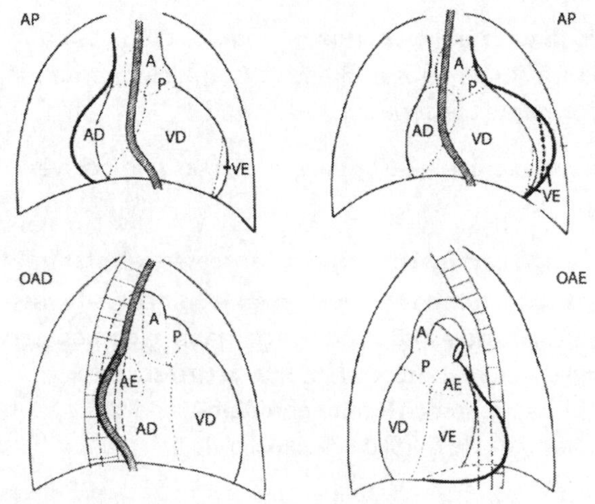

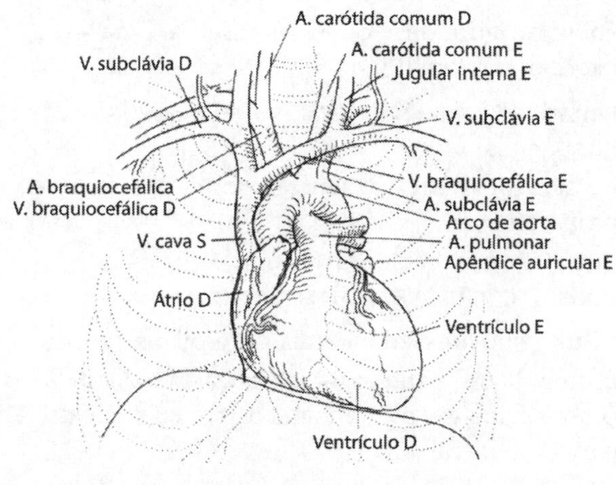

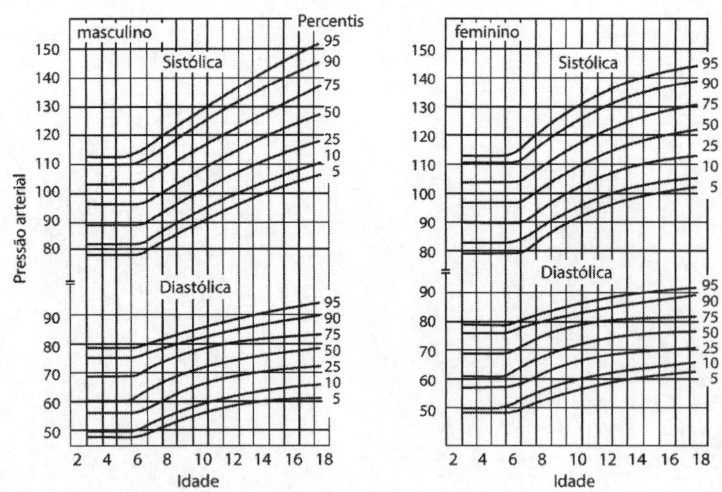

Curvas (percentis) de pressão arterial na infância

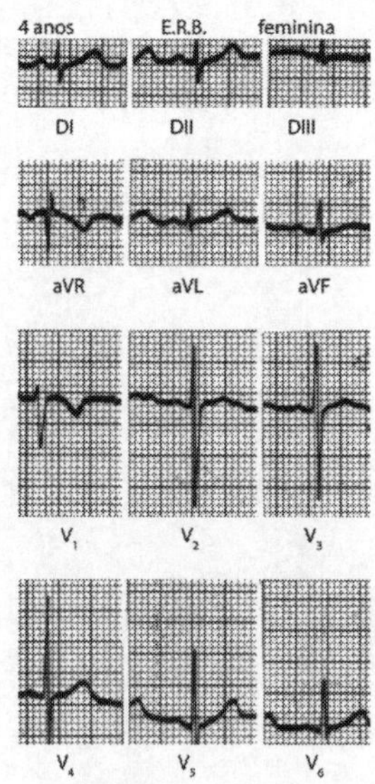

Eletrocardiograma normal em menina de 4 anos

HOMENAGEM

Dra. Rachel Snitcowsky, exemplo de médica, de cardiologista e principalmente de gente, que coordenou esta Seção e deu o feitio didático do difícil capítulo de cardiopatias congênitas, além das noções básicas em Cardiologia

Livro Recomendado Cardiologia Pediátrica – Lopes, ICr do HC (Manole)

1. Noções Básicas

Como o neonatologista e o pediatra são os profissionais que recebem os pacientes em primeira mão, sua responsabilidade é muito grande, tornando imprescindíveis os **conhecimentos básicos de Cardiologia Pediátrica** para uma boa orientação da criança.

O **diagnóstico cardiológico** baseia-se fundamentalmente em: anamnese, exame físico, estudo radiológico, eletrocardiográfico, ecocardiográfico e hemodinâmico.

1ª etapa Anamnese cardiológica

Definir a **queixa principal**:

▶ Cianose

Quando foi notada a cianose pela primeira vez?

Houve piora progressiva da cianose?

A cianose só aparece relacionada a esforços ou é constante?

Há crises hipoxêmicas ou suas equivalentes?

A criança adota a posição de cócoras?

Além da cianose, há sinais de diminuição da capacidade física?

O aparecimento precoce da cianose caracteriza malformações graves que levam a êxito letal muito precocemente, caso o diagnóstico exato e a terapêutica precisa não sejam instituídos de imediato (exemplo: transposição das grandes artérias e atresia pulmonar).

▶ Taquipneia e dispneia

Quando foi percebida a taquipneia?

Havia infecção pulmonar concomitante?

Apresenta dificuldade em sugar?

Interrompe as mamadas frequentemente?

Queixa-se de cansaço fácil?

Não consegue acompanhar os colegas nas brincadeiras?

A taquipneia e a dispneia são os sinais precoces de insuficiência cardíaca e marcam o início do tratamento clínico. A insuficiência cardíaca manifesta-se nas cardiopatias congênitas com hiperfluxo pulmonar e nas miocardiopatias. Quanto mais precoce o aparecimento dos sinais de insuficiência cardíaca, mais grave o quadro que a originou.

Outras perguntas **importantes**:

Apresenta sudorese intensa?

Dificuldade em ganhar peso?

Infecções pulmonares de repetição?

▶ Encontro ocasional de anormalidades à ausculta cardíaca

Em exames de rotina são comumente encontrados sopros cardíacos ou bulhas anormais na ausência de sintomatologia. Essa ausculta pode corresponder a cardiopatias sem grandes repercussões hemodinâmicas ou a sopros não relacionados a anomalias estruturais do coração e vasos da base.

2ª etapa Exame físico

▶ Aspecto físico (observar)

1. Presença de cianose e baqueteamento dos dedos (Fig. IX-1).
2. Desenvolvimento pondoestatural.
3. Presença de fácies característico (mongólico, hipertelorismo).
4. Presença de taquipneia e dispneia.

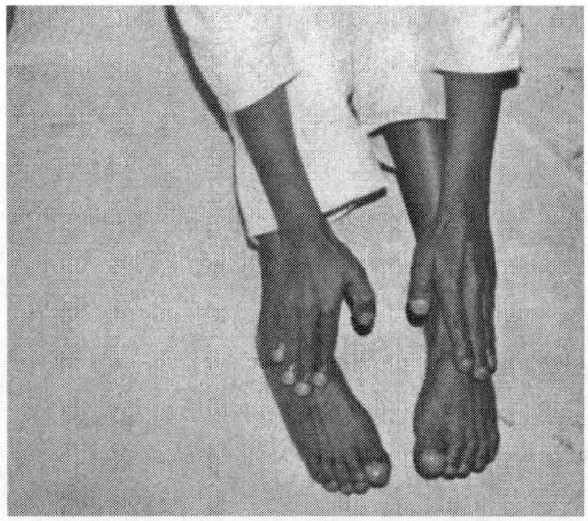

Figura IX-1 – Baqueteamento dos dedos. O hipocratismo digital é observado em crianças portadoras de cardiopatia congênita cianótica.

▶ Exame do pulso arterial

1. Observação de batimentos arteriais no pescoço e fúrcula esternal.
2. Palpação dos pulsos arteriais nas quatro extremidades.
3. Ao palpar, comparar pulsos dos membros superiores com os de membros inferiores. **A palpação de pulsos mais amplos nos membros superiores que nos inferiores indica a presença de coartação de aorta.**
4. Amplitude dos pulsos – pulso amplo sugere a presença de doenças como: insuficiência aórtica, persistência do canal arterial. Pulso fino de difícil palpação sugere insuficiência cardíaca.

▶ Exame do pulso venoso

1. Observar a presença de turgência na veia jugular em decúbito dorsal, em 45 graus. Turgência venosa é encontrada na pericardite com tamponamento ou na insuficiência cardíaca congestiva.

2. Observar as ondas do pulso venoso. A presença de onda "a" exuberante indica cardiopatia com pressão aumentada no átrio direito, como atresia tricúspide, estenose pulmonar grave.

▶ **Inspeção do precórdio (observar)**

1. Malformações da caixa torácica, como diminuição do diâmetro anteroposterior do tórax, tórax em tonel (hiperfluxo pulmonar).
2. Abaulamento precordial.
3. Localização da ponta do coração (se à direita ou à esquerda).
4. Batimentos precordiais devido ao aumento do ventrículo direito.

▶ **Palpação do precórdio**

1. Localizar o *ictus* cardíaco e definir suas características.
2. Palpar impulsões sistólicas definindo suas características e localização.
3. Palpar bulhas cardíacas, avaliando a intensidade e a localização.
4. Palpar frêmitos, definindo-os como sistólico, diastólico ou contínuo, dando o grau de intensidade e a localização.

▶ **Ausculta cardíaca**

É erro comum começar o exame cardiovascular pela ausculta cardíaca; a ausculta cardíaca é uma arte e portanto deverá ser realizada com cuidado e atenção.

A ausculta cardíaca deve começar pela escolha de um bom estetoscópio. É iniciada com a criança o mais tranquila possível, em ambiente livre de ruídos externos.

Adotar a seguinte rotina:

1. Identificação da 1ª e 2ª bulhas cardíacas.
2. Observar a intensidade e a localização das bulhas.
3. Analisar o desdobramento da 2ª bulha e a intensidade de seus dois elementos.
4. Identificar a presença ou não da 3ª e 4ª bulhas, ou de qualquer outro ruído acessório como estalido de abertura e bulhas de ejeção.
   A identificação precisa das bulhas é importante para definir sístole e diástole.
5. Definir o sopro como sistólico, diastólico ou contínuo.
6. Dizer da duração do sopro, isto é, se ocupa toda a sístole ou diástole, ou se se localiza na proto, meso ou telessístole ou diástole.
7. Dar a intensidade do sopro em cruzes:
   + dificilmente audível ou mesmo questionável *ou* audível, nítida mas fracamente
   ++ facilmente audível
   +++ sopro intenso acompanhado de frêmito
   ++++ sopro intenso sendo ouvido logo que o estetoscópio encosta na parede torácica; é o sopro de maior intensidade, que é ouvido mesmo se o estetoscópio estiver elevado na parede torácica.
8. Localizar o foco de maior ausculta e propagação do sopro (Fig. IX-2).
9. Definir a qualidade do sopro (rude, suave, aspirativo).

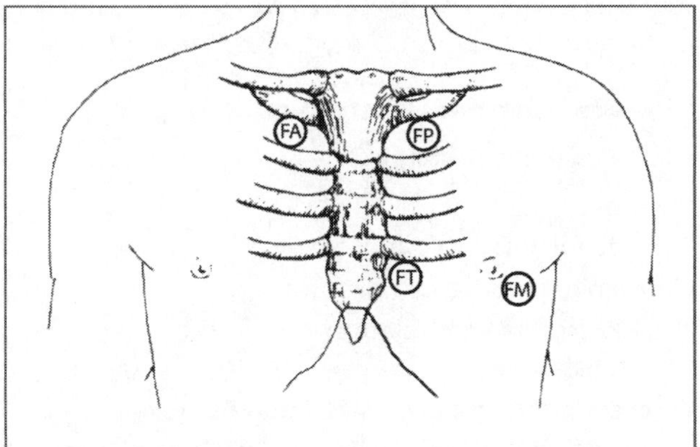

FA = foco aórtico – 2º espaço intercostal na borda esternal direita
FP = foco pulmonar – 2º espaço intercostal na borda esternal esquerda
FT = foco tricúspide – 5º espaço intercostal na borda esternal esquerda
FM = foco mitral – 5º espaço intercostal na linha hemiclavicular E

Figura IX-2 – Focos de ausculta cardíaca.

3ª etapa Estudo radiológico

Solicitar radiografias em posição anteroposterior e perfil esquerdo (Fig. IX-3).

Deve ser seguida esta rotina de interpretação:

1. Parênquima pulmonar (pneumopatias).
2. Vascularização pulmonar – aumentada (hiperfluxo), diminuída (hipofluxo), ou normal.
3. Tamanho de área cardíaca – normal, aumento discreto, moderado ou acentuado (+ a ++++).
4. Definição das cavhidades aumentadas (Quadro IX-1).

4ª etapa Eletrocardiograma (ECG)

O ECG é o exame mais frequentemente usado na rotina cardiológica. Consiste no registro das forças elétricas originadas no coração.

O estímulo elétrico do coração origina-se no nó sinusal localizado no átrio direito; daí ele se espalha para os dois átrios. Quando os átrios estão despolarizados, o estímulo sofre um pequeno retardo no nó atrioventricular e depois vai atingir o sistema His-Purkinje, despolarizando os ventrículos. Seguindo-se a despolarização, vem a repolarização ventricular (Fig. IX-4).

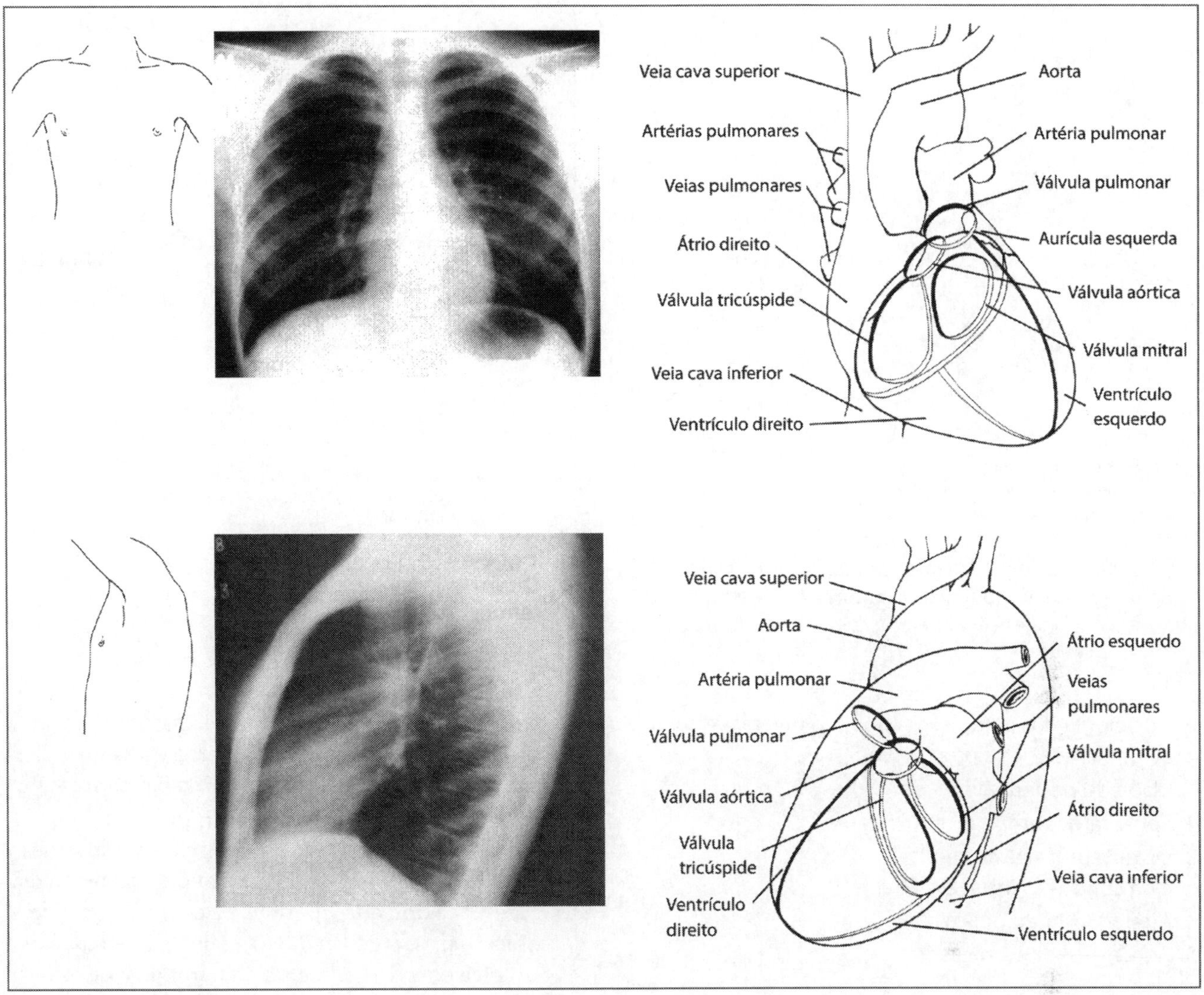

Figura IX-3 – Esquema das posições radiológicas e sua relação com as cavidades cardíacas.

Quadro IX-1 – DIAGNÓSTICO RADIOLÓGICO.

Cavidade aumentada	Anteroposterior	Perfil	Cardiopatia
Átrio direito (AD)	Aumento da convexidade inferior direita da imagem cardíaca	Terço médio do espaço retroesternal ocupado pelo aumento do AD	Doença de Ebstein
Ventrículo direito (VD)	Ponta do coração deslocada para cima	Terço inferior do espaço retroesternal ocupado pelo aumento do VD	Tetralogia de Fallot
Artéria pulmonar (AP)	Arco médio esquerdo abaulado	–	Estenose valvar pulmonar
Átrio esquerdo (AE)	Ângulo brônquico aberto e imagem de duplo contorno	Elevação do brônquio E, rechaço do esôfago	Estenose mitral
Ventrículo esquerdo (VE)	Aumento da convexidade inferior E, ponta do coração desviada para baixo	VE avança sobre a coluna	Persistência do canal arterial
Aorta	Dilatação da aorta ascendente e croça da aorta	–	Coartação da aorta

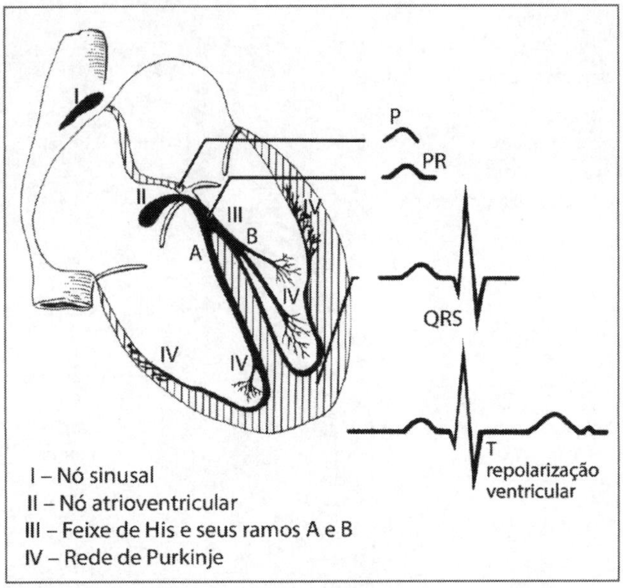

Figura IX-4 – Sistema de condução do coração. O estímulo origina-se no nó sinusal e, através do sistema de condução, atinge as células cardíacas contraindo-as.

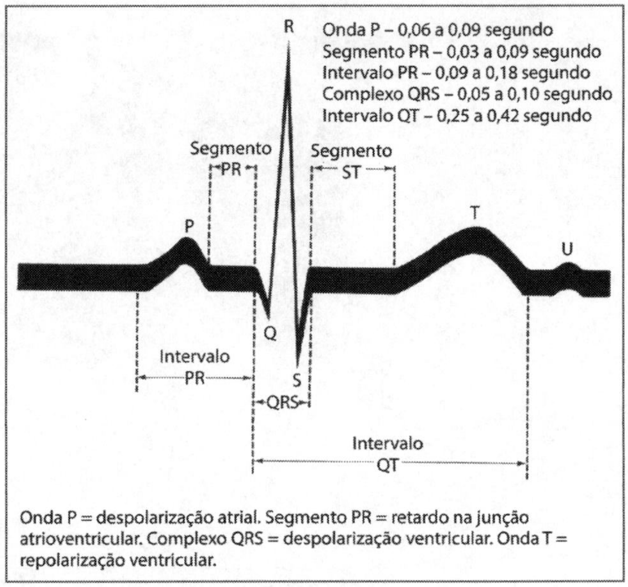

Figura IX-5 – Ondas e segmentos do ECG e sua duração normal.

A morfologia dos complexos varia nas diversas derivações e é influenciada por:

1. Idade do paciente.
2. Sobrecargas atriais e ventriculares.
3. Distúrbios do ritmo cardíaco e da condução intraventricular.
4. Alterações metabólicas.
5. Agressões miocárdicas.

ANÁLISE DO ECG

1. Determinar o ritmo cardíaco.
2. Medir a duração dos intervalos e complexos (Fig. IX-5).
3. Determinar o eixo elétrico de P, QRS, T.
4. Medir a amplitude dos complexos.

▶ Ritmo

1. O ritmo normal é o sinusal regular.
2. Arritmia sinusal (arritmia respiratória) também é normal.
3. A frequência cardíaca é elevada no RN e diminui com o passar dos meses.
4. A presença de extrassístoles isoladas raramente corresponde a estados patológicos.

▶ Peculiaridades do ECG da criança

1. O ECG do RN apresenta nítida sobrecarga ventricular direita que diminui progressivamente. Isso é devido à preponderância das cavidades direitas na circulação fetal. Com a adaptação do sistema circulatório, o ECG traduzirá a diminuição das forças de direita e a preponderância das forças de esquerda. Essas transformações são percebidas até a adolescência, e para uma perfeita avaliação da sobrecarga ventricular direita é necessário o uso de tabelas de dados normais.
2. Nos adultos, a onda de repolarização (onda T) é sempre positiva em V_1 e V_2. No RN ela é positiva nas primeiras 48 horas de vida, para depois se negativar. A presença de onda T positiva na criança é sinal de sobrecarga ventricular direita (a onda T permanece negativa desde as primeiras 48 horas de vida até os 20-25 anos).

▶ Sobrecargas cavitárias

1. **Sobrecargas atriais** – o estímulo elétrico do coração origina-se no átrio direito. Quando este se hipertrofia demora mais tempo para despolarizar e a onda P se torna alta e apiculada.

   Ondas P com voltagem maior que 2mm são indicativas de sobrecarga atrial direita.

   Depois de despolarizar o átrio direito, o estímulo passa para o átrio esquerdo. Quando o átrio esquerdo está hipertrofiado, o estímulo leva mais tempo e a onda P é alargada. **Ondas P alargadas e bimodais traduzem hipertrofia atrial esquerda** (Fig. IX-6).
2. **Hipertrofias ventriculares** – quando um dos ventrículos se hipertrofia, o eixo elétrico do complexo QRS tende a se dirigir para o ventrículo hipertrofiado, desde que não haja distúrbio de condução dos ramos do feixe de His.

   A hipertrofia ventricular direita é bem traduzida pelo ECG. O quadro IX-1 facilita o diagnóstico radiológico.

Onda P	Características	Exemplos
Normal	Duração = 0,06 a 0,09s Amplitude = igual ou menor que 2mm Morfologia = côncava Segmento PR = 0,03 a 0,09s	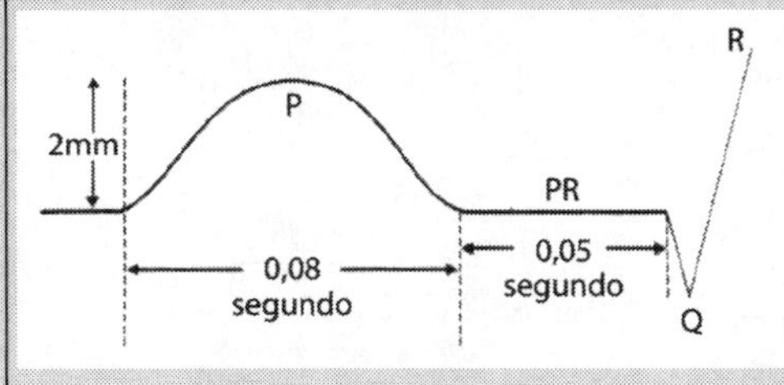
Sobrecarga atrial direita	Duração = normal Amplitude = aumentada > 2mm Morfologia = pontiaguda Segmento PR = aumentado	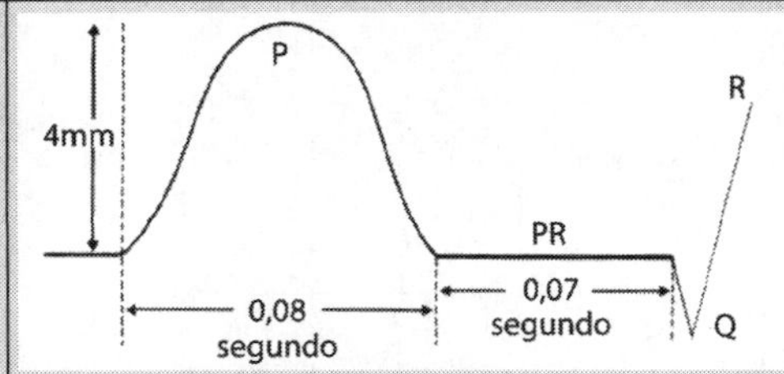
Sobrecarga atrial esquerda	Duração = aumentada > 0,09s Amplitude = normal Morfologia = alargada e bífida Segmento PR = diminuído	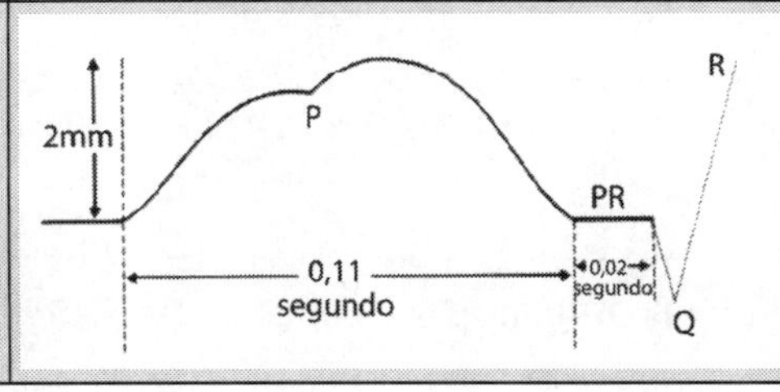

Figura IX-6 – Sobrecargas atriais.

A hipertrofia ventricular esquerda é bem traduzida pelo aumento de voltagem dos complexos QRS. Nas derivações periféricas, o eixo elétrico está desviado para a esquerda e a voltagem está aumentada em DII, DIII e aVF. Nas precordiais direitas as ondas S (negativas) são profundas e as ondas R (positivas) em precordiais esquerdas são amplas. Na hipertrofia ventricular esquerda grave, a onda T é negativa em precordiais esquerdas.

▶ Bloqueios de ramo

O sistema de condução do estímulo faz-se para os ventrículos através do sistema His-Purkinje. O feixe de His compõe-se de um feixe comum, que se divide em ramos direito e esquerdo e termina por se ramificar na rede de Purkinje. Em qualquer ponto desse trajeto o estímulo elétrico poderá ser bloqueado. Tal bloqueio se traduz pelo aumento de duração do complexo QRS.

▶ Alterações metabólicas

As alterações eletrolíticas, a ingestão de algumas drogas como a digital, distúrbios glandulares como o hipotireoidismo alteram o eletrocardiograma, principalmente no que diz respeito à repolarização (segmento ST e onda T) (Fig. IX-7).

▶ Alterações miocárdicas

As alterações miocárdicas traduzem-se pela baixa voltagem dos complexos QRS e alteração das ondas T que aparecem invertidas e de baixa voltagem.

5ª etapa Ecocardiograma

Método baseado nas propriedades do ultrassom e hoje componente fundamental no diagnóstico das cardiopatias congênitas e adquiridas, permitindo análise de vários dados:

1. Movimento das valvas cardíacas, indicando a presença de insuficiência e/ou estenose.
2. Hipertrofia da parede ventricular secundária à sobrecarga ou primária por doença miocárdica.
3. Movimentação anormal do septo (como na comunicação interatrial).
4. Integridade septal: descontinuidade septal, como nas comunicações interventriculares.
5. Hipertrofias septais: como na estenose subaórtica hipertrófica.
6. Contração ventricular: avaliação da funcionalidade miocárdica.
7. Identificação dos vasos da base: existência de um só vaso, como no tronco arterial, ou vasos de calibres diferentes, como na tetralogia de Fallot com estenose pulmonar importante.
8. Medida dos diâmetros valvares, pressões e gradientes transvalvares.

6ª etapa Estudo hemodinâmico

Entre todos os métodos complementares mencionados é este o que fornece dados mais precisos e definitivos.

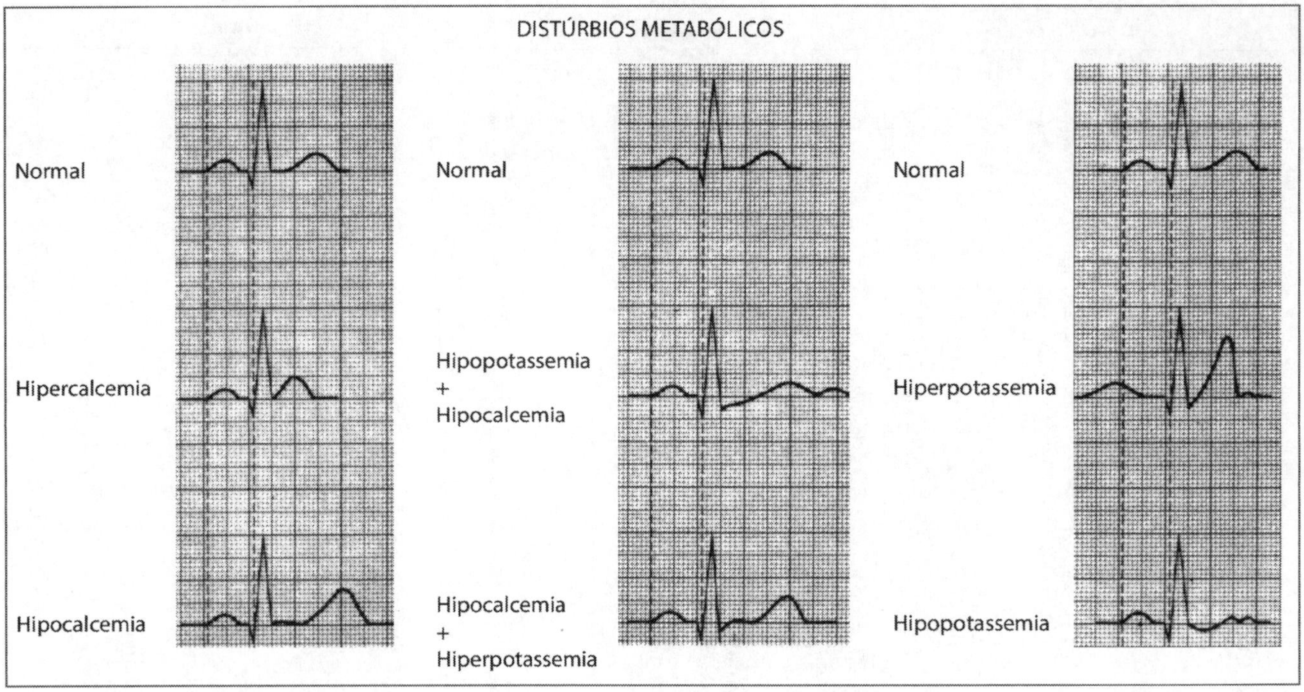

Figura IX-7 – Principais alterações eletrocardiográficas observadas nos distúrbios eletrolíticos.

Indicação

1. Crises hipoxêmicas ou estados hipóxicos.
2. Insuficiência cardíaca rebelde ao tratamento.
3. Cardiopatias complexas que apresentam dúvida diagnóstica.
4. No pré-operatório das cardiopatias congênitas.
5. Tratamento paliativo e definitivo (cateterismo intervencionista): valvuloplastias, fechamento do canal arterial, fechamento de comunicação interatrial, dilatação da aorta (na ICC da coartação da aorta), abertura do septo interatrial.

O **estudo hemodinâmico** consiste na introdução de um cateter radiopaco de polietileno por veia e/ou artéria até o coração. O cateter em seu trajeto permite registrar as pressões de vasos e cavidades cardíacas, assim como retirar amostras de sangue utilizadas na dosagem de oxigênio. Através do cateter é possível injetar substâncias radiopacas nos vasos e cavidades, mostrando detalhes anatômicos e trajeto da circulação.

Ao registrar-se a **pressão**, identificamos os locais submetidos a regimes pressóricos anormais e os gradientes de pressão através de regiões estenóticas. Por exemplo, na coartação da aorta a pressão de aorta ascendente é elevada, e na descendente, baixa ou normal; na estenose pulmonar valvar a pressão no ventrículo direito eleva-se proporcionalmente ao grau de estenose, sendo a pressão no tronco da pulmonar baixa ou normal.

A **oximetria** consiste na **dosagem do teor de oxigênio** no sangue, o que permite a identificação de fluxos anormais da esquerda para a direita, como nas comunicações interventriculares sem hiper-resistência pulmonar, e da direita para a esquerda, como na tetralogia de Fallot.

Com os dados obtidos na oximetria e no registro de pressões, é possível calcular o débito cardíaco, as resistências vasculares e os fluxos intra e extracardíacos, dando ideia precisa das alterações fisiopatológicas consequentes à anomalia congênita.

O estudo anatômico, e também funcional, é realizado com a **cineangiocardiografia**, que permite visibilizar: os vasos da base e sua posição, se normal ou em transposição; os septos atrial e ventricular, se íntegros ou não, e sua relação com outras estruturas; contratilidade miocárdica; valvas atrésicas ou mal posicionadas; atresia tricúspide e anomalia de Ebstein.

Importante – com a experiência adquirida, o estudo hemodinâmico não apresenta riscos e deve ser indicado em qualquer idade, desde que necessário.

Cuidados maiores devem ser tomados em recém-nascidos por apresentarem quadros cardíacos mais graves, pela imaturidade do sistema termorregulador e pela possibilidade de distúrbios mais sérios devido a perdas sanguíneas e distúrbios hidroeletrolíticos.

2. Criança com Sopro

Ao verificar num exame de rotina a presença de **sopro cardíaco**, o pediatra deve:

1. Identificar a fase do ciclo cardíaco em que ocorre o sopro.
2. Localizar o espaço intercostal em que ele é máximo e verificar os pontos de propagação, inclusive vasos do pescoço, axilas e dorso.
3. Quantificar o sopro de acordo com a classificação de Levine (ver capítulo 1, desta Seção, item Ausculta cardíaca).
4. Procurar qualificar o sopro: suave, rude, em crescendo, de alta ou de baixa frequência.
5. Verificar a variação do sopro com a mudança de posição do paciente.
6. Repetir a ausculta em outra ocasião, sempre que, no 1º exame, o paciente estiver chorando ou com febre.

Uma vez bem caracterizado o sopro cardíaco, o pediatra deve ter em vista o seguinte:

1. Nem todo sopro cardíaco é orgânico.
2. Os sopros funcionais nem sempre estão relacionados com anemia. Em grande número de casos são de causa indeterminada.
3. Os sopros funcionais são mais comuns depois do 1º ano de vida. Portanto, sopros ouvidos dentro do 1º ano exigem maior rigor antes de serem classificados como funcionais.
4. Os sopros orgânicos em geral não se alteram com a posição do paciente nem com o dia do exame.
5. Os sopros orgânicos podem ser pouco intensos, mas em geral são de baixa frequência e mais longos que os funcionais.
6. Os sopros orgânicos em geral têm propagação mais ampla que os funcionais.

SOPROS FUNCIONAIS OU INOCENTES

Sopros funcionais, inocentes ou de causa indeterminada são aqueles que ocorrem na ausência de anormalidades orgânicas do coração (Fig. IX-8). Eles podem ser sistólicos ou contínuos; os sopros diastólicos são quase sempre orgânicos (Quadro IX-2).

Características que permitem identificar um sopro inocente

Os sopros inocentes sistólicos são mesossistólicos, começando depois da 1ª bulha e terminando bem antes da 2ª:

1. Do tipo vibratório.
2. Localizados no foco pulmonar.
3. Localizados na fossa supraclavicular.
4. Localizados no foco aórtico.

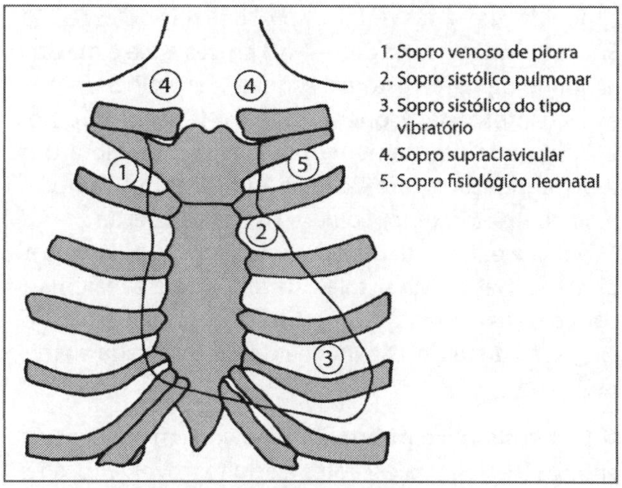

Figura IX-8 – Sopros funcionais: localização.

Quadro IX-2 – SOPRO CARDÍACO.

	Sopro funcional (**inocente**; normal)	Sopro patológico
1	No ápice do coração e ao longo da parte inferior da borda E do esterno	Na parte superior da borda E do esterno
2	Mesossistólico (no meio da sístole)	Pansistólico (durante a sístole inteira)
3	Intensidade moderada (até 3 em 6)	Intenso (mais de 3 em 6)
4	Musical ou levemente rude	Rude (não musical)
5	Tom baixo a médio da sístole	Clique no início ou no meio

O processo de decisão

1. Sopro **patológico**: encaminhar ao cardiologista pediátrico (não convém solicitar exames antes)
2. Sopro com características **funcionais**
   a) Solicitar radiografia ou ecocardiograma? Não.
   b) Avisar a família:
   Considerar a relação com a família.
   Atitude correta é dizer que a criança apresenta um sopro normal para esta etapa do desenvolvimento; se algum médico escolar ou em consulta ao PS (a febre exacerba o sopro) fizer referência ao caso, a família já está prevenida.
   c) Sempre anotar na ficha do paciente

Crianças seguidas pelo mesmo pediatra desde RN e que só vêm a apresentar sopro aos 3-4 anos: alta probabilidade de ser funcional. Sopro funcional **persistente**: convém fazer exame cardiológico completo para atestar a inocuidade do sopro auscultado.

▶ **Sopro sistólico do tipo vibratório** costuma ser comparado ao som provocado pela vibração de uma corda tensa. Pode ser ouvido em lactentes, mas em geral aparece entre 3 e 7 anos, e sua incidência diminui à medida que o paciente se aproxima da adolescência. Sua intensidade varia entre 1 e 3 cruzes e ele é máximo ao longo da borda esternal esquerda entre o 3º e 4º espaço intercostal esquerdo (EIE). Pode ser ouvido no 2º EIE menos intensamente. Sua qualidade é vibratória, tem frequência média e é mais audível com a campânula do estetoscópio. Começa pouco depois da 1ª bulha e é de curta duração, isto é, em geral ocupa a primeira metade da sístole. Sua amplitude é máxima com o paciente deitado. Intensifica-se com o exercício, excitação ou febre. Diminui na posição sentada e em pé.

▶ **Sopro sistólico pulmonar** é ouvido em crianças após os 3 anos, adolescentes e adultos jovens. Localiza-se no 2º EIE, podendo transmitir-se para cima e para a direita. Apresenta configuração em crescendo-decrescendo, sua duração é breve e a intensidade máxima está na 1ª metade da sístole. Ao contrário do sopro vibratório, é menos uniforme em sua frequência e esta é mais alta; pode ser ouvido com o diafragma ou com moderada pressão da campânula. A intensidade varia entre apenas audível e 3 cruzes. O sopro é mais audível em decúbito, acentua-se pelo exercício, excitação ou febre.
Aumenta durante apneia expiratória.

▶ **Sopros inocentes supraclaviculares** são ouvidos em indivíduos de constituição delicada, sobretudo naqueles que têm diminuição do diâmetro anteroposterior do tórax.
Os **sopros inocentes supraclaviculares** são ouvidos em muitas crianças escolares normais e adolescentes. Tais sopros são máximos acima das clavículas e, em geral, mais intensos à direita. Podem ser muito evidentes na região supraesternal. Devem ser auscultados com o paciente sentado e olhando para a frente. A intensidade do sopro acima e abaixo da clavícula deve ser comparada, utilizando-se a campânula do estetoscópio. Quando o sopro é intenso, ele pode irradiar-se para a região infraclavicular, mas com intensidade menor. Tem configuração em crescendo-decrescendo, início abrupto, duração breve e é máximo na primeira metade da sístole. Pode atingir grau 4 no pescoço e, portanto, apresentar frêmito.
A ausculta deve ser feita com o paciente sentado, com os ombros relaxados e os braços ao longo do tórax. Provocando-se a hiperextensão dos ombros, com os braços levados para trás do tórax, o sopro diminui gradualmente se o movimento é lento, e subitamente quando é rápido.
Sopros inocentes contínuos – o sopro venoso de piorra.

▶ **Sopro de piorra** é o mais comum dos sopros inocentes, sendo praticamente universal em crianças normais e muito frequente em adultos. A intensidade é máxima na fossa supraclavicular junto ao músculo esternocleidomastóideo. É frequentemente bilateral, embora em geral predomine à direita. Pode irradiar-se para a região infraclavicular, podendo confundir-se com o sopro provocado pela persistência do canal arterial. A compressão digital da jugular abole o sopro de piorra.
Ele é mais bem ouvido com o paciente sentado, com a cabeça hiperestendida, e **desaparece no decúbito dorsal** (isso o diferencia do sopro de persistência do canal arterial e da fístula arteriovenosa).

3. A Criança com Cianose

CARDIOPATIAS CIANÓTICAS NO PRIMEIRO MÊS DE VIDA

Caso ilustrativo – RN, 9 dias. Parto normal a termo. Gestação sem intercorrências: nega ingestão de medicamentos, irradiações ou infecções. Peso ao nascer: 3.500g. Nos primeiros dias de vida, aparecimento de cianose que não melhorava com oxigênio. No final da primeira semana, surgiram taquipneia e dificuldade em sugar o peito, com agravamento progressivo da cianose. Ao exame: bom estado geral, eutrófico, cianose (2 cruzes) de lábios e leito ungueal. Taquipneia: 80; tiragem: IC baixa. Pulsos femorais palpáveis, 160 batimentos por minuto. Região precordial sem abaulamentos ou depressões. Bulhas palpáveis, sem frêmitos. Ritmo cardíaco regular, FC 160, bulhas normofonéticas, sem sopros. Pulmões limpos. Fígado a 3cm. Sem edemas.

CONDUTA DIAGNÓSTICA

Quando o RN apresenta **cianose** precocemente, a presença de **cardiopatia congênita grave** deve ser sempre pesquisada; o diagnóstico de certeza e a terapêutica devem ser realizados antes que transtornos metabólicos graves aconteçam. No entanto, nem sempre cianose é indicativa de cardiopatia e o **diagnóstico diferencial** inclui
(ver também Seção II: RN com cianose):

1. **Instabilidade vasomotora**: a imaturidade do sistema nervoso central do RN explica a cianose por vasoconstrição periférica nas pequenas mudanças de temperatura ambiente.
2. **Obstrução de vias aéreas superiores**: atresia de coanas, adenoides hipertrofiadas, obstrução de laringe, laringomalacia e anéis vasculares.
3. **Afecções pulmonares**: pneumonias, membrana hialina, atelectasia pulmonar, enfisema lobar congênito, hérnias diafragmáticas, fístulas traqueobrônquicas, agenesia pulmonar.

4. **Doença do sistema nervoso central**: causada principalmente por tocotraumatismos.
5. **Transtornos metabólicos**.
6. **Hemopatias**: as metemoglobinemias e outras hemoglobinopatias são causa de cianose no RN.

Afastadas as causas não cardíacas de cianose, deve-se traçar uma linha de raciocínio, visando às **cardiopatias mais frequentes no primeiro mês de vida**:

1. Transposição dos grandes vasos da base (a mais frequente das cardiopatias cianóticas nas primeiras semanas de vida).
2. Síndrome de hipoplasia do coração esquerdo.
3. Drenagem anômala total de veias pulmonares, forma obstrutiva.
4. Atresia pulmonar.
5. Tronco arterial comum.
6. Atresia tricúspide.
7. Cardiopatias complexas.

1ª etapa Evolução clínica

1. Cianose persistente e progressiva, que se agrava aos esforços como choro, alimentação, defecação.
2. Taquipneia: FR maior que 60 e que não melhora com a oxigenoterapia.
3. Dificuldade em ganhar peso.

2ª etapa Exame físico (coração)

1. Na ausculta apurada, a **ausência de sopros não exclui a presença de cardiopatia nesse grupo etário**. Geralmente, as cardiopatias mais graves não se acompanham de sopros, como é o caso da síndrome de hipoplasia do coração esquerdo e da TGVB (transposição dos grandes vasos da base).
2. Sopros sistólicos são evidenciados quando há estenose pulmonar ou pequena CIV. A presença de sopro contínuo revela a permeabilidade do canal arterial.
3. As bulhas cardíacas são normofonéticas, na maioria das vezes com a 2ª bulha única ou com desdobramento curto.

3ª etapa Radiografia de tórax

A interpretação do exame radiológico deve ser orientada na avaliação de dois aspectos:

1. **Circulação pulmonar**
   a) Diminuída (hilos pouco marcados e trama vascular não visibilizada até a periferia): sugere diagnóstico de estenose ou atresia pulmonar.
   b) Aumentada: sugere, em primeiro lugar, a TGVB.
2. **Área cardíaca** – o aumento do coração à radiografia nem sempre é facilmente avaliado no recém-nascido, pois a relação cardiotorácica pode estar aumentada na ausência de doença cardíaca. Assim, só a análise seriada de radiografias poderá dizer se há aumento progressivo da área cardíaca. Na TGVB, a comparação das radiografias torácicas, em curto intervalo de tempo, mostrará grande aumento da área cardíaca, indicando a presença de insuficiência cardíaca.

É importante lembrar que, em RN, há sempre alargamento da porção superior do mediastino devido à presença do timo. Em algumas cardiopatias graves com grande repercussão hemodinâmica, o timo geralmente se acha ausente, e consequentemente o pedículo se apresenta estreitado.

4ª etapa Eletrocardiograma

Sua interpretação também apresenta dificuldade no RN, pois o padrão de hipertrofia ventricular direita permanece por um certo período sem que seja necessariamente patológico. No entanto, o desvio do eixo elétrico para a esquerda e a predominância do ventrículo esquerdo indicam a presença de cardiopatia do tipo atresia tricúspide ou ventrículo único, excluindo assim outras cardiopatias.

5ª etapa Gasometria

As cardiopatias cianóticas que se manifestam nas primeiras semanas de vida são consideradas graves pela complexidade dos distúrbios circulatórios, levando a quadros de acidose progressiva. Daí a importância do estudo gasométrico na rotina diagnóstica, pois a pronta correção de acidose metabólica antes que atinja uma fase irreversível é fundamental para a vida dessas crianças.

6ª etapa Ecocardiograma

Na ecocardiografia bidimensional identificam-se:

1. Presença de vaso único saindo do coração dando origem às artérias pulmonares (tronco arterial comum), ou presença de dois vasos, sendo um de calibre aumentado e outro fino, em relação usual, como acontece na tetralogia de Fallot, ou ainda a aorta se posicionando anteriormente à artéria pulmonar, como na TGVB.
2. Presença de valvas atrioventriculares únicas ou atrésicas.
3. Cavidades cardíacas únicas (ventrículo único) ou hipoplásticas (atresia tricúspide).
4. Defeitos septais: CIA e CIV.
5. Presença de conexões anômalas, drenagem anômala de veias pulmonares.

7ª etapa Cateterismo

O **estudo hemodinâmico** no RN deve ser precedido pelo ecocardiograma, que pode orientar as injeções de contraste, permitindo melhor definição de anomalias com menor quantidade de contraste. O cateterismo tem o objetivo de avaliar o tipo de anomalia e suas repercussões hemodinâmicas, o que orienta o tratamento, permitindo, ainda, durante o procedimento, o uso de balões com finalidade terapêutica.

CONDUTA TERAPÊUTICA

O recém-nascido com suspeita de cardiopatia congênita cianótica deve ser considerado de **alto risco**, pois a mortalidade nesse grupo etário é de cerca de 30 a 40%. O prognóstico dessas crianças depende da rapidez do diagnóstico e do tratamento instituído. Assim, cabe ao neonatologista estar alerta quanto à presença de cianose e aos primeiros sinais de insuficiência cardíaca em RN, sendo de sua responsabilidade providenciar os primeiros cuidados a essas crianças.

Medidas gerais

Manter o RN em incubadora aquecida, oxigenoterapia, alimentação por gavagem, se necessário, prevenção e tratamento de infecções intercorrentes.

Tratamento da insuficiência cardíaca com digitálicos e diuréticos. Atualmente, na insuficiência cardíaca congestiva (ICC), vêm-se usando drogas que diminuem a resistência vascular periférica, como captopril, nitroprussiato ou drogas do tipo isoproterenol.

Correção dos **distúrbios metabólicos** – chamamos mais uma vez a atenção para a devida correção da acidose metabólica, tomando-se como base os índices gasométricos.

Tratamento específico

As primeiras medidas terapêuticas já podem ser tomadas durante o estudo hemodinâmico. Assim, quando o diagnóstico é de transposição dos grandes vasos, drenagem anômala total de veias pulmonares ou atresia tricúspide, está indicada a **atriosseptostomia** por cateter-balão, que tem por finalidade ampliar a comunicação interatrial e permitir maior mistura sanguínea, o que melhora o débito efetivo e consequentemente proporciona melhores condições de vida e de desenvolvimento. A estenose pulmonar grave pode ser aliviada pelo uso de balão.

Tratamento cirúrgico

O diagnóstico anatômico fornecido pelo cateterismo cardíaco permite uma terapêutica cirúrgica que pode ser paliativa ou corretiva.

1. **Cirurgia paliativa** – quando o paciente não tem condições de suportar a cirurgia corretiva de início, a opção recai em uma intervenção cirúrgica de menor porte, que tem por finalidade:
   a) Nas cardiopatias de **hiperfluxo** – proteger a circulação pulmonar, o que se consegue pela bandagem da artéria pulmonar, que produz uma estenose desse vaso e consequente redução do fluxo pulmonar exagerado.
   A criança ganha, assim, condições mais favoráveis para seu desenvolvimento até a época adequada para a cirurgia corretiva.
   b) Nas cardiopatias com **hipofluxo** pulmonar acentuado, as **anastomoses aortopulmonares** são efetuadas (cirurgias de Blalock-Taussig modificado), com a finalidade de aumentar o débito pulmonar, melhorando os quadros hipoxêmicos.
   c) Nos casos em que a pressão do átrio direito é maior que a do átrio esquerdo, efetua-se a **atriosseptectomia** (cirurgia de Blalock-Hanlon), que aumenta a mistura sanguínea no átrio e diminui a pressão no átrio direito.
2. **Cirurgia corretiva** – atualmente é a de escolha, pois com a correção total dos defeitos há possibilidade de uma vida normal. Técnicas cada vez mais aperfeiçoadas, como a da hipotermia profunda, parada cardiocirculatória total e cardioplegia, vêm permitindo sua indicação em crianças de tenra idade.
   Algum progresso foi conseguido em certas cardiopatias cuja mortalidade no 1º mês de vida era, até recentemente, de 100%. Assim, na atresia pulmonar com septo interventricular íntegro, o uso de prostaglandina E permite manter o canal arterial pérvio, o que garante a oxigenação até que a criança esteja em condições estáveis para a cirurgia.

CARDIOPATIAS CONGÊNITAS CIANÓTICAS

Pode ser por desvio do sangue da direita para a esquerda (TF, AP, AT) ou por insaturação do fluxo sanguíneo sistêmico (TAC, TGA, drenagem anômala total de veias pulmonares).

<u>**Caso ilustrativo**</u> – criança de 8 meses deu entrada em pronto-socorro intensamente cianótica, em convulsão. A história revela: gestação normal, sem intercorrências. Parto a termo, normal. Chorou logo ao nascer e evoluiu sem anormalidades até o 3º mês de vida, quando foi notada discreta cianose labial por ocasião de choro, banho e mamadas. Com o passar dos dias, a cianose foi aumentando e a dispneia de esforço foi aparecendo. Por volta dos 6 meses, durante o ato de defecar, percebeu-se a primeira crise de hipoxemia.

Daí por diante, pequenas perdas de consciência seguidas de choro intenso ou de qualquer outra atividade maior foram notadas. Há 1 dia, apresentando diarreia e vômitos.

A cianose acentuou-se progressivamente até ocorrer crise convulsiva, quando foi levada ao pronto-socorro. Ao exame físico imediato, apresentava-se taquipneica, cianótica +++, inconsciente, reflexos diminuídos, pulsos periféricos palpáveis com 80 batimentos por minuto. Região precordial sem abaulamentos, impulsões ou frêmitos. Bulhas palpáveis. RCR de dois tempos, FC 80, 2ª bulha única e hiperfonética ++. Sopro sistólico +, na borda esternal esquerda, 3º e 4º EIE, sem irradiação. Medicada convenientemente, a cianose regrediu, havendo melhora do nível de consciência. À ausculta cardíaca: RCR com 120 batimentos por minuto, frêmito sistólico junto ao esterno, sopro sistólico bem mais audível com propagação para a área tricúspide, audível também no dorso.

Diagnóstico inicial – cardiopatia congênita cianótica. (Figs. IX-9 e IX-10).

CONDUTA DIAGNÓSTICA NA TETRALOGIA DE FALLOT

1ª etapa Quadro clínico básico

1. Ausência de cianose ao nascer.
2. Cianose de aparecimento tardio, relacionada inicialmente aos grandes esforços.
3. Acentuação progressiva da cianose.
4. **Crises de hipóxia** relacionadas aos esforços. Aumento súbito da cianose, taquidispneia, agitação, perda da consciência.

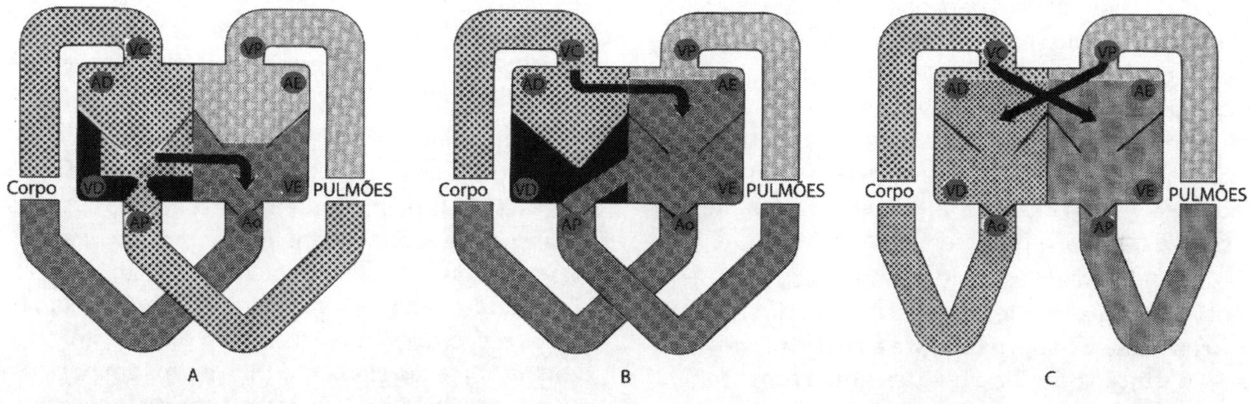

Figura IX-9 – Esquema das cardiopatias congênitas cianóticas: **A**) Tetralogia de Fallot (TF). **B**) Atresia tricúspide (AT). **C**) Transposição dos grandes vasos da base (TGVB).

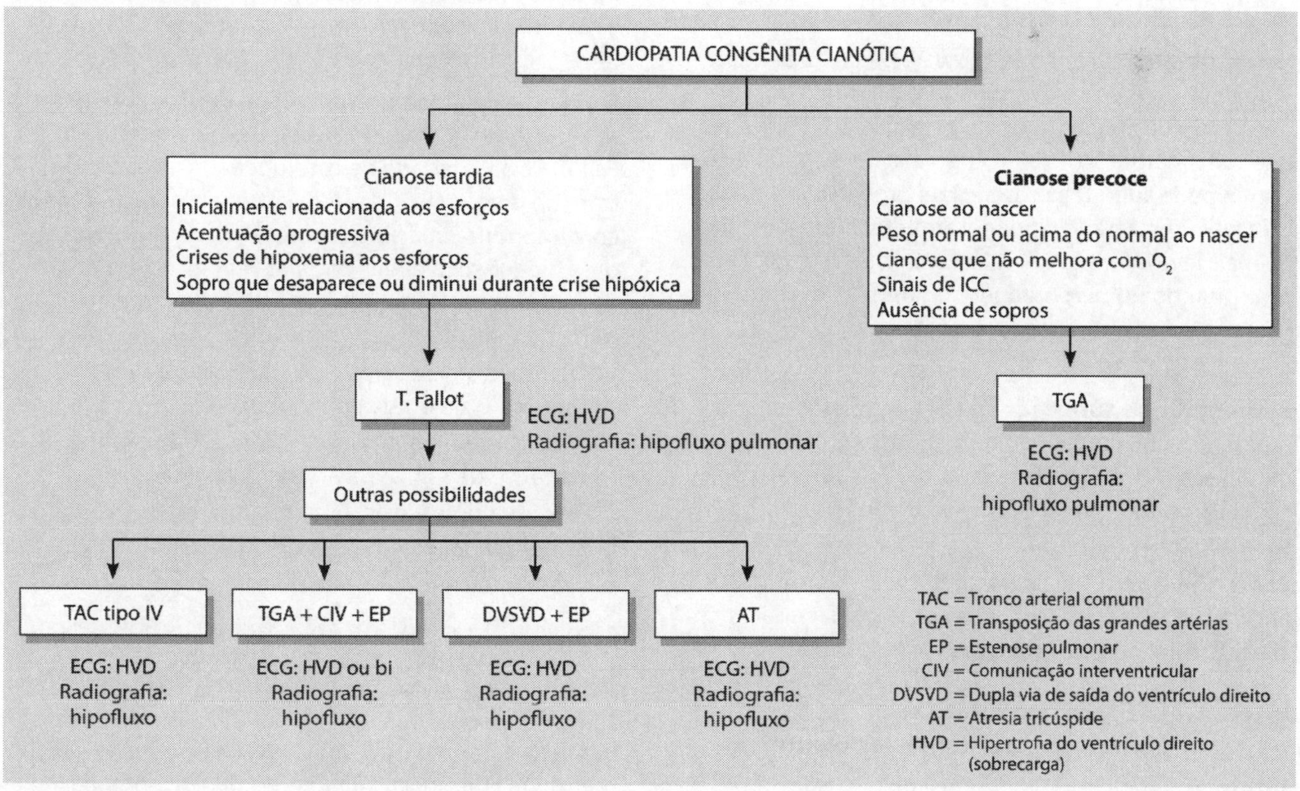

Figura IX-10 – Cardiopatia congênita cianótica.

Mais frequente nos lactentes. Desencadeantes: febre, exercícios, anemia, infecções respiratórias.

5. Sopro que desaparece ou diminui durante as crises hipóxicas, intensificando-se quando as crises são contornadas.

2ª etapa Diagnóstico

O primeiro diagnóstico a ser pensado ante uma criança cianótica com quadro clínico e evolução semelhantes aos citados é o de **tetralogia de Fallot** (TF).

A TF é uma cardiopatia cianótica caracterizada anatomicamente pela presença de comunicação interventricular e estenose pulmonar infundibulovalvar.

A gravidade dessa doença depende do grau de estenose da via de saída do ventrículo direito que, diminuindo criticamente o fluxo pulmonar, provoca grande desvio do sangue da direita para a esquerda através da comunicação interventricular, aparecendo então a **cianose**. O início tardio da cianose explica-se pela maior necessidade de consumo de oxigênio pela criança durante o período de crescimento e desenvolvimento rápidos.

Ao exame físico, além da cianose, outro dado que orienta para o diagnóstico é a **ausência ou diminuição acentuada do sopro durante a crise de hipóxia.** A constrição do infundíbulo, estrutura contrátil muscular, situada na via de saída do ventrículo direito, impede a passagem do fluxo sanguíneo, explicando o desaparecimento do sopro.

3ª etapa Exames complementares

Hematológico – a anemia agrava e precipita as crises hipoxêmicas. A correção cuidadosa por meio de transfusão de concentrado de glóbulos está indicada quando o hematócrito estiver abaixo de 45%. O leucograma pode sugerir a presença de processo infeccioso. Este deve ser tratado cuidadosamente, pois a presença da mais leve infecção aumenta o consumo de oxigênio, precipitando ou perpetuando as crises hipoxêmicas.

ECG na TF – sinais de sobrecarga atrial e ventricular direitas (Fig. IX-11).

Radiografia de tórax na TF – circulação pulmonar diminuída, coração de tamanho normal com arco médio escavado e ponta levantada. Esse formato do coração é classicamente comparado ao formato de tamanco holandês.

Ecocardiograma – aspecto anatômico das estenoses, anel valvar, tronco pulmonar e artérias pulmonares; aspecto funcional das câmaras ventriculares.

4ª etapa Diagnóstico diferencial com outras cardiopatias cianóticas

Atresia tricúspide (AT) – o ECG é típico: sobrecarga atrial direita (ondas P altas e apiculadas) associada à

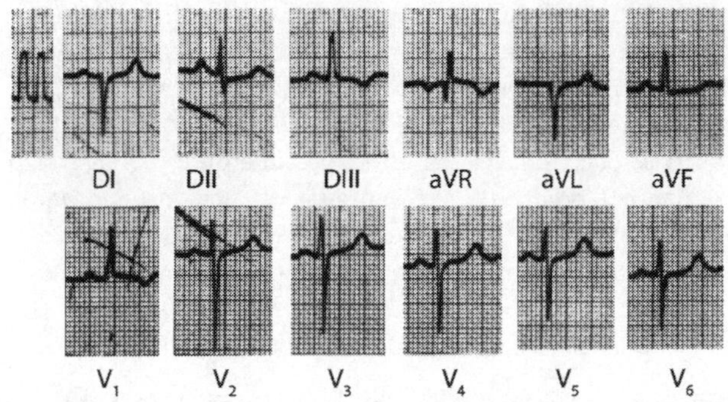

Figura IX-11 – Eletrocardiograma da tetralogia de Fallot. Observar a hipertrofia do ventrículo direito.

sobrecarga de ventrículo esquerdo (desvio do eixo elétrico para a esquerda e ausência de potenciais de ventrículo direito) (Fig. IX-12).

Tronco arterial comum (TAC) – consiste na saída de um único vaso da base do coração de onde se originam as artérias pulmonares e coronárias. Na ausculta, a presença de sopro contínuo no hemitórax direito (expressão de circulação colateral por desenvolvimento de artérias brônquicas), ausência de sopros significativos precordiais, intenso estalido protossistólico e 2ª bulha única são elementos que permitem pensar no diagnóstico de TAC, já que radiografia de tórax e ECG podem ser semelhantes aos da TF.

Transposição dos grandes vasos da base com comunicação interventricular e estenose pulmonar – o quadro clínico assemelha-se muito ao da TF, no entanto a cianose é percebida mais precocemente.

Dupla via de saída de ventrículo direito com estenose pulmonar – em tudo se assemelha à tetralogia de Fallot. Pela variedade de cardiopatias graves que entram no diagnóstico diferencial da tetralogia de Fallot, como conduta inicial realiza-se o **ecocardiograma**, para diagnóstico e referencial da evolução. Na época da indicação cirúrgica, efetua-se o estudo hemodinâmico, com as seguintes finalidades:

1. Analisar a via de saída do ventrículo direito – infundíbulo e valva pulmonar.
2. Árvore arterial pulmonar – pesquisa de hipoplasia e estenose de ramos da artéria pulmonar.
3. Grau de dextroposição da aorta.
4. Tamanho das cavidades ventriculares.
5. Estudar origem e trajeto das artérias coronárias.

CONDUTA TERAPÊUTICA NA TETRALOGIA DE FALLOT

Indicada a correção cirúrgica total dos defeitos – fechamento da comunicação interventricular e ampliação da via de saída do ventrículo direito. A indicação da

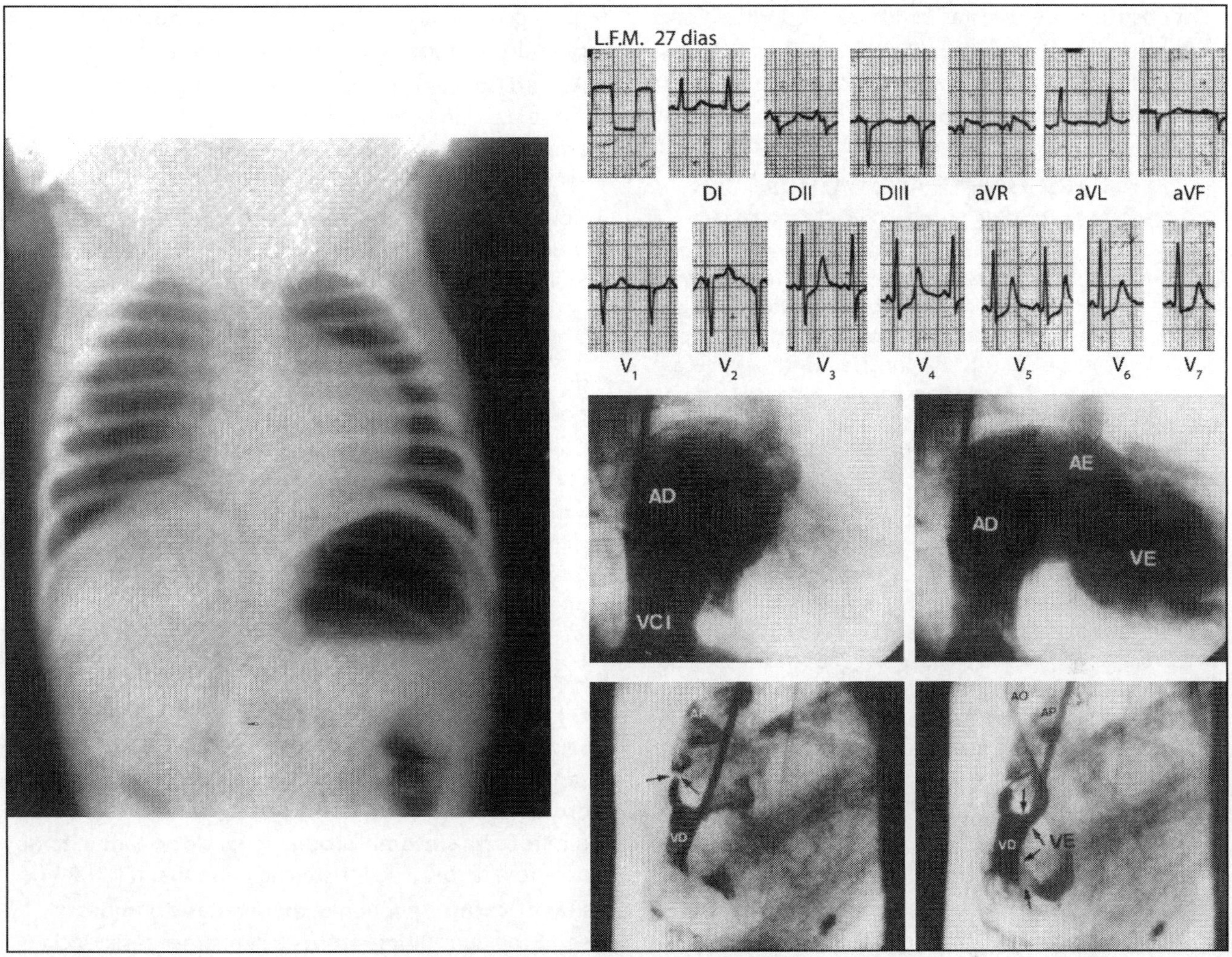

Figura IX-12 – Radiografia, ECG e angiocardiografia da atresia tricúspide.

cirurgia paliativa é feita em crianças muito pequenas ou naquelas em que a anatomia não é favorável por apresentar ramos de artéria pulmonar hipoplásticos ou então hipoplasia de ventrículo esquerdo.

A cirurgia é indicada a partir do 6º mês de vida.

CONDUTA NA CRISE HIPOXÊMICA

A **crise hipoxêmica**, tradução da redução crítica de fluxo pulmonar, é situação de emergência e, assim, deve ser corrigida de imediato, seguindo-se este **roteiro de conduta**:

1. Colocar a criança em posição fetal – joelhos fletidos sobre o abdome.
2. Oxigenoterapia por meio de cateter nasal ou máscara.
3. Aplicação de morfina por via IV ou subcutânea na dose de 0,2mg/kg. Na prática, dissolver 1mL de morfina em 9mL de água destilada e injetar 1mL para cada 5kg.
4. Correção da acidose metabólica.
5. Correção de fatores precipitantes como: anemia, infecções.
6. Providenciar a realização de exames mais específicos para a confirmação do diagnóstico e estabelecimento da conduta pertinente.

> As siglas que constituem os nomes das cardiopatias podem ser conferidas nos capítulos: Cardiopatias congênitas cianóticas (Figs. IX-9 e IX-10) e Cardiopatias congênitas acianóticas (ver Fig. IX-13).

4. Cardiopatias Congênitas Acianóticas

- Por desvio de sangue da esquerda para a direita (CIA, CIV, DSAV, PCA).

- Por obstrução de câmaras cardíacas esquerdas (CoAo, EAo).
- Por obstrução de câmaras cardíacas direitas (EP).
- Por anomalia da artéria coronária.

CARDIOPATIA ACIANÓTICA COM FLUXO PULMONAR AUMENTADO

Caso ilustrativo – lactente de 5 meses, nascido de parto normal a termo, tendo desenvolvimento satisfatório até o 2º mês de vida, quando foram notadas paradas repetidas durante as mamadas e sudorese acentuada principalmente na cabeça. No decorrer do 3º mês já não havia ganho ponderal bom e a mãe alertou acerca de batimentos visíveis e intensos no precórdio. Dias depois, deu entrada no hospital com quadro de broncopneumonia, episódio este que se repetiu por mais duas vezes até o atual atendimento.

Ao exame, criança em regular estado geral, hipodesenvolvida, pálida, taquipneica, acianótica, com sudorese. FR 68. Pulso fino e igualmente palpável nas 4 extremidades. FC 160. Impulsões precordiais intensas, visíveis e palpáveis na BEE. Bulhas bem palpáveis na base e BEE. *Ictus* difuso tipo musculovalvar. À ausculta: B1 hiperfonética na ponta, B2 hiperfonética na base com desdobramento curto e variável no foco pulmonar. Sopro holossistólico tipo regurgitação, suave, mais bem ouvido no 4º e 5º EIE, junto a BEE, B3 ouvida no foco mitral. Ausculta pulmonar: roncos e sibilos disseminados. Abdome: fígado a 2cm do rebordo costal.

BEE = borda esternal esquerda.

RACIOCÍNIO DIAGNÓSTICO

Diagnóstico clínico

O quadro clínico de diminuição progressiva da capacidade de sugar, sudorese profusa, dificuldade em ganhar peso e fenômenos bronquíticos de repetição sugerem a hipótese de cardiopatia congênita acianótica com fluxo pulmonar aumentado.

Explicação – o aparecimento, por volta do 1º e 2º mês de vida, dos sintomas de congestão pulmonar está intimamente relacionado com a regressão do padrão fetal das arteríolas pulmonares. Como é bem sabido, a pressão na artéria pulmonar do recém-nascido é elevada e abaixa rapidamente nas primeiras horas de vida para depois o fazer mais lentamente. Isso explica a época do aparecimento e a progressão dos sintomas nos cardiopatas com fluxo arteriovenoso, pois, havendo comunicação entre o lado arterial e o venoso, essa queda de resistência vascular pulmonar propicia a passagem do sangue arterial (maior pressão) para o lado venoso (menor pressão).

Ao exame físico, os dados mais importantes são a **hiperpulsatilidade precordial** e a taquipneia.

Ressalva: esse quadro exuberante só é encontrado em portadores de defeitos amplos, pois a mesma cardiopatia poderá passar despercebida por muito tempo, quando sua repercussão hemodinâmica for pequena.

As cardiopatias que mais frequentemente apresentam o quadro acima são: comunicação interventricular ampla, persistência do canal arterial, defeito do septo atrioventricular (Fig. IX-13).

Comentário – poderá causar estranheza que a comunicação interatrial tipo *ostium secundum* não seja incluída no diagnóstico diferencial das cardiopatias congênitas acianóticas.

Explicação – a comunicação interatrial é feita em cavidade de baixa pressão, e por maior que seja o tamanho do defeito, na fase inicial da vida, o aumento do fluxo pulmonar será pequeno. Assim sendo, a sintomatologia só aparece na 2ª ou 3ª décadas de vida, embora a ausculta característica (sopro sistólico suave no foco pulmonar, B2 fixamente desdobrada e alterações eletrocardiográficas de bloqueio de ramo direito) possa ser encontrada precocemente.

COMUNICAÇÃO INTERVENTRICULAR (CIV)

O que é CIV – falha embriológica do fechamento do septo interventricular, permitindo a passagem de sangue da câmara de mais alta pressão (ventrículo esquerdo) para outra de mais baixa pressão (ventrículo direito). Sua **sintomatologia** depende do tamanho do defeito e do grau de resistência pulmonar (Fig. IX-14).

Classificação – pequenas, moderadas e grandes, sendo as duas últimas com ou sem hiper-resistência pulmonar.

EIE = espaço intercostal esquerdo
EID = espaço intercostal direito
B1 = 1ª bulha
B2 = 2ª bulha
B3 = 3ª bulha
P2 = bulha no foco pulmonar

1. **CIV grande sem hiper-resistência pulmonar** – sintomatologia precoce de ICC. Precórdio hiperpulsátil, ausência de frêmito. Sopro sistólico suave, holossistólico máximo no 4º e 5º EIE, BEE, P2 normofonética, presença de 3ª bulha. ECG de hipertrofia biventricular. **Radiografia** – área cardíaca aumentada com hiperfluxo pulmonar acentuado.
2. **CIV moderada sem hiper-resistência pulmonar** – assintomática ou discreta manifestação de congestão pulmonar. Precórdio hiperpulsátil discretamente, frêmito sistólico discreto na BEE, 4º e 5º EIE. Sopro holossistólico rude, que em alguns doentes pode ter características de sopro tipo regurgitação e, em outros, de tipo ejetivo. P2 normofonética; B3, se presente, é muito discreta. **ECG** de hipertrofia de

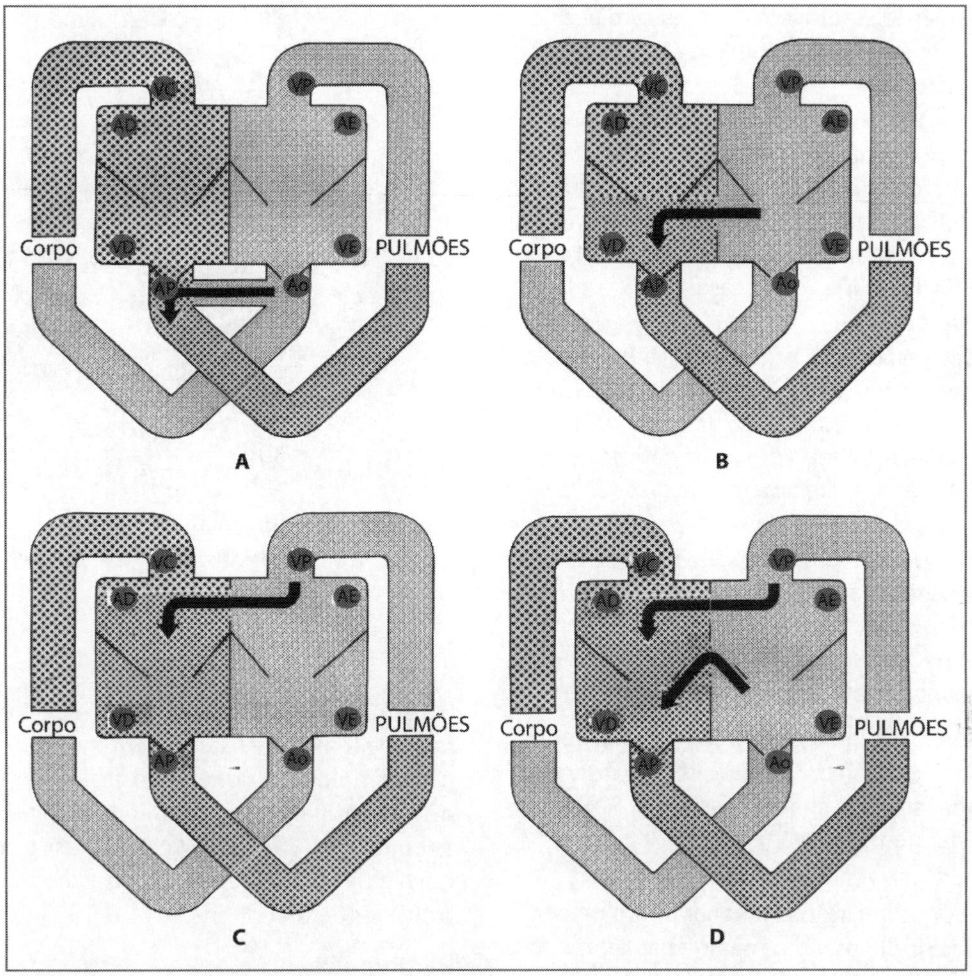

Figura IX-13 – Esquema das cardiopatias congênitas acianóticas.
A) Comunicação interatrial (CIA). **B**) Comunicação interventricular (CIV).
C) Defeito do septo atrioventricular (DSAV).
D) Persistência do canal arterial (PCA).

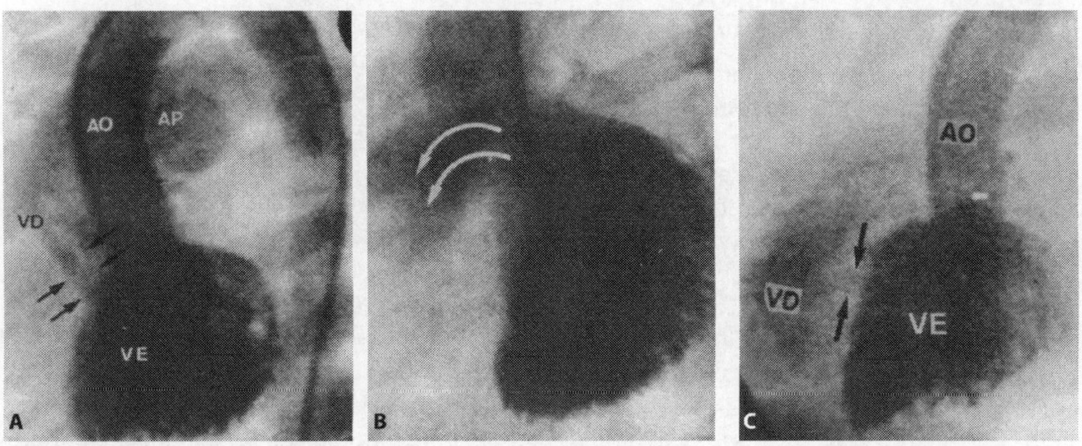

Figura IX-14 – Tipos de comunicação interventricular. **A**) Defeito do septo membranoso pequeno. **B**) Idem – moderado. **C**) Defeito do septo muscular.

ventrículo esquerdo. **Radiografia** – área cardíaca moderadamente aumentada com circulação arterial pulmonar aumentada.

3. **CIV pequena** – assintomática. Ausência de impulsões sistólicas precordiais, frêmito sistólico intenso na BEE, máximo no 4º e 5º EIE. Sopro sistólico rude, tipo ejetivo, ouvido em todo o precórdio, máximo no 4º e 5º EIE, BEE, P2 normofonética. Ausência de B3. **ECG** normal. **Radiografia** – área cardíaca e circulação pulmonar normais.
4. **CIV com hiper-resistência pulmonar** (HRP) – é a evolução natural das CIV moderadas e grandes que ocorrem em 3 fases: 1ª) congestão venoarterial pulmonar e ICC; 2ª) fase de melhora sintomática; 3ª) após alguns anos: aparecimento de dispneia e cianose progressivas.
   É muito raro o aparecimento de hiper-resistência pulmonar irreversível antes dos 6 anos de idade. Essa complicação é o aspecto mais pernicioso da doença. Observa-se hiperfonese da 1ª bulha no foco mitral; no foco pulmonar, 2ª bulha única ou desdobrada.

Exame físico – ventrículo direito palpável, assim como a 2ª bulha no foco pulmonar. Frêmito sistólico discreto ou ausente. Sopro sistólico suave ou ausente. P2 única, hiperfonética, clangorosa. Ausência de B3.

ECG – com hipertrofia ventricular direita acentuada.

Radiografia – com circulação pulmonar pobre na periferia e acentuada nos hilos. Arco médio abaulado. Área cardíaca não aumentada.

Ecodopplercardiograma – localização da CIV, hiperfluxo pulmonar, valores de pressão.

PERSISTÊNCIA DO CANAL ARTERIAL (PCA)

O que é PCA – o canal arterial, estrutura anatômica fundamental na circulação fetal, fecha-se espontaneamente nas primeiras horas de vida (podendo permanecer permeável até o final da 12ª semana). Quando tal não acontece, surge sintomatologia semelhante às da comunicação interventricular (Fig. IX-15).

Exame físico – pulsos amplos nas 4 extremidades, pressão arterial divergente. Este é um dado de grande importância no **diagnóstico diferencial** das CIV e PCA. Na CIV, os pulsos são finos, difíceis de serem palpados, enquanto na PCA os pulsos periféricos são facilmente palpáveis. Na região infraclavicular esquerda, ouve-se um sopro contínuo, que encobre a 2ª bulha. Quando esse típico sopro se torna mais curto, deixando ouvir uma segunda bulha hiperfonética, é sinal de aumento da pressão arterial pulmonar. A indicação cirúrgica deverá ser feita antes dessa fase. Caso não se providencie o fechamento cirúrgico do canal, o paciente evoluirá para um quadro cianótico, devido à hiper-resistência pulmonar resultante do hiperfluxo.

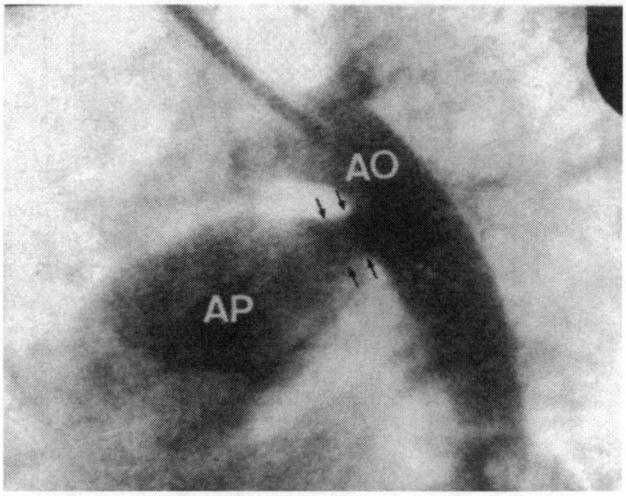

Figura IX-15 – Aortografia mostrando a persistência do canal arterial.

No **ECG** predomina o quadro de hipertrofia ventricular e atrial esquerdas. No entanto, em presença de canal amplo e/ou com hipertensão pulmonar, sinais de hipertrofia ventricular direita ou biventricular são encontrados. Já na fase de hiper-resistência pulmonar haverá um padrão eletrocardiográfico de grave hipertrofia ventricular direita.

Radiografia

1. Hiperfluxo pulmonar em grau proporcional ao tamanho do defeito.
2. O tamanho da área cardíaca varia de acordo com o fluxo que passa pelo canal.
3. A observação da aorta servirá de orientação no diagnóstico diferencial das comunicações interventriculares e persistência do canal arterial; enquanto na CIV a aorta é pequena, na PCA a aorta ascendente é dilatada.

Confirmação diagnóstica pelo **ecodopplercardiograma**.

DEFEITO DO SEPTO ATRIOVENTRICULAR (DSAV)

O que é DSAV – é consequência de formação defeituosa do coxim endocárdico, podendo apresentar-se de formas as mais variadas, tais como apenas comunicação interatrial baixa, comunicação interatrial associada à fenda na válvula mitral, as duas anomalias anteriores associadas à comunicação interventricular e várias outras formas. Na sua forma completa, isto é, comunicação interventricular mais comunicação interatrial mais fenda mitral e tricúspide, frequentemente, associa-se à trissomia do 21 da síndrome de Down.

Clínica – ECG – Radiologia

O **quadro clínico**, assim como a **evolução**, é semelhante ao das outras cardiopatias com amplo fluxo pulmonar:

1. Padrão **ECG** típico dessa cardiopatia – eixo elétrico desviado para a esquerda e padrão de sobrecarga direita, caracterizando o bloqueio divisional anteroposterior (BDAP) (Fig. IX-16).
2. **Radiografia** – aumento global da área cardíaca e hiperfluxo pulmonar.
3. Ecocardiograma – confirma o diagnóstico.

A figura IX-17 resume a linha de raciocínio clínico.

Estudo hemodinâmico – estabelecido o quadro clínico de cardiopatia congênita com hiperfluxo pulmonar, são necessários definir o tamanho, a localização das lesões, o grau de resistência pulmonar, importante para a orientação terapêutica.

O **estudo hemodinâmico** está indicado nas crianças com insuficiência cardíaca refratária ao tratamento clínico, independentemente da idade, e naquelas cuja evolução indica ser oportuna a correção cirúrgica.

Principais dados hemodinâmicos

■ CIV

1. **CIV grande** – a pressão do ventrículo direito é igual à do ventrículo esquerdo, devido à grande comunicação entre essas duas cavidades. A pressão na artéria pulmonar será igual à da aorta e do ventrículo esquerdo.

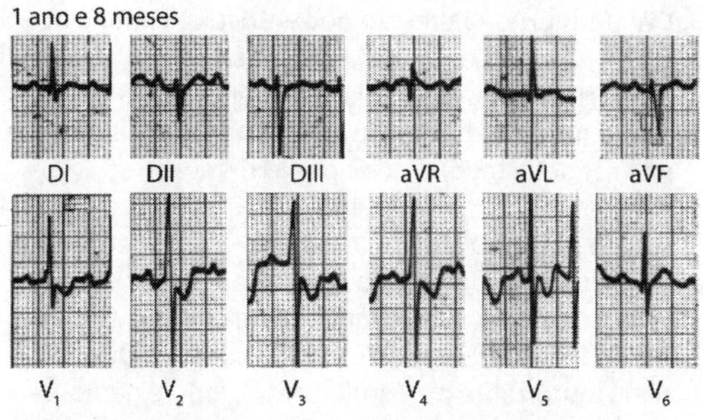

Figura IX-16 – Eletrocardiograma de defeito do septo atrioventricular. Observar o desvio do eixo elétrico para a esquerda e a hipertrofia do ventrículo direito.

A dosagem do teor de oxigênio nas várias cavidades mostrará saturação normal no átrio direito e brusco aumento da saturação do oxigênio no ventrículo direito, caracterizando a passagem de sangue arterial para o lado venoso do coração. O cálculo da resistência vascular pulmonar mostrará a existência ou não de hiper-resistência.

2. **CIV moderada** – a pressão do ventrículo direito está entre 50 e 70% da pressão do ventrículo esquerdo, a pressão da artéria pulmonar é semelhante à do ventrículo direito. A oximetria mostrará a quantidade de sangue que passa do ventrículo esquerdo para o direito. Na CIV moderada, é menos frequente a existência de hiper-resistência pulmonar.

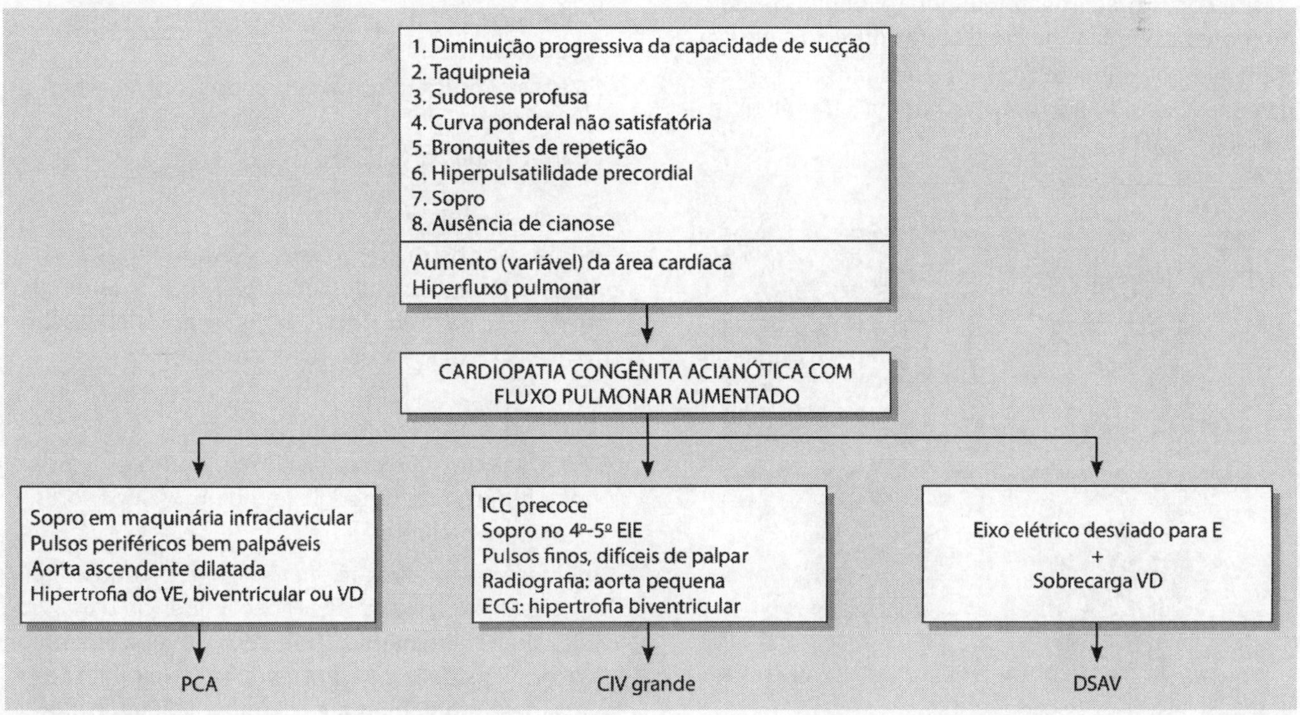

Figura IX-17 – Cardiopatia congênita acianótica com fluxo pulmonar aumentado.

3. **CIV pequena** – a pressão no ventrículo direito é normal, isto é, cerca de 20-30% da sistêmica. A pressão de artéria pulmonar é igual à do ventrículo direito e, na oximetria, o fluxo de esquerda para direita poderá não ser detectado, sendo apenas demonstrado pela injeção de contraste no ventrículo esquerdo em posição de oblíqua anterior esquerda e semissentada. A cineangiocardiografia mostrará, então, a localização do defeito e a quantidade de contraste que passa de um lado para o outro do coração. Outro dado importante do estudo contrastado é demonstrar a existência de defeitos associados à CIV, como persistência do canal arterial, insuficiência aórtica, coartação da aorta etc.

■ **PCA** – a pressão do ventrículo direito relaciona-se ao grau de hiper-resistência pulmonar (HRP), podendo apresentar-se com níveis normais ou muito elevados. Neste último caso, a pressão da artéria pulmonar pode ultrapassar a da aorta e provocar inversão do fluxo com aparecimento de cianose. Oximetria: saturação em cavidades direitas, passando a ser notada maior oxigenação na artéria pulmonar. Na HRP, detecta-se insaturação arterial a partir da aorta descendente. A injeção de contraste na aorta descendente pouco abaixo da emergência da artéria subclávia, em posição oblíqua anterior esquerda, mostra o comprimento, a largura e a quantidade de fluxo que passa pelo canal.

■ **DSAV** – o **ecocardiograma** é o exame por excelência para o diagnóstico e orientação terapêutica. Complementar com o estudo hemodinâmico para afastar comprometimento pulmonar por hipertensão pulmonar e possível indicação para correção cirúrgica. À cineangiocardiografia é típica a imagem em pescoço de ganso devido à implantação anômala da válvula mitral (Fig. IX-18).

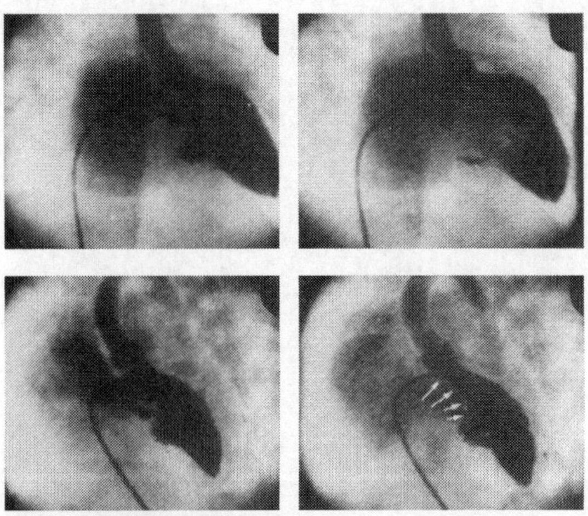

Figura IX-18 – DSAV. Angiocardiografia: as setas indicam a imagem em pescoço de ganso.

CONDUTA TERAPÊUTICA

Tratar insuficiência cardíaca se presente. Em caso de má resposta terapêutica, indicar o estudo hemodinâmico.

Cirurgia precoce para evitar o estabelecimento de hiper-resistência pulmonar:

1. **CIV grande** – se houver insuficiência cardíaca refratária ao tratamento, hipodesenvolvimento físico, infecções pulmonares de repetição: cirurgia em qualquer idade, mas sempre antes do 4º ano de vida.
2. **CIV moderada** – indicação cirúrgica eletiva antes da idade escolar.
3. **PCA** – indicação cirúrgica no diagnóstico. Justificativa: predispõe à endocardite e à hiper-resistência pulmonar; por outro lado, o risco operatório é baixo.
4. **DSAV** – mesma indicação da CIV grande.

Observação: a CIV pequena tem boa evolução clínica, com possibilidade de fechamento espontâneo, devendo ser acompanhada cuidadosamente.

CARDIOPATIA ACIANÓTICA COM OBSTRUÇÃO

As cardiopatias congênitas acianóticas com obstrução da via de saída do ventrículo direito ou esquerdo, sem defeitos do septo ventricular ou atrial, geralmente são suspeitadas na presença de **sopro em crianças assintomáticas com bom desenvolvimento físico**.

Classificação

- Estenose pulmonar (EP): a) supravalvar; b) valvar; c) subvalvar.
- Estenose aórtica (EAo): a) supravalvar; b) valvar; c) subvalvar.
- Coartação da aorta (CoAo).

Quando suspeitar

Embora nas obstruções **graves** (exemplo: atresia pulmonar) a sintomatologia se apresente nos primeiros dias de vida, na **maioria** das vezes o paciente é **assintomático** e o diagnóstico suspeitado por:

1. Sopro cardíaco (sistólico) auscultado em exames de rotina (estenoses valvares).
2. Ausência de pulsos palpáveis nos membros inferiores e hipertensão arterial em membros superiores: coartação da aorta.

Observação: a localização anatômica da estenose (valvar, subvalvar ou supravalvar) não influencia o quadro clínico ou hemodinâmico, que depende unicamente do grau de estenose. Alguns detalhes auscultatórios e os exames complementares permitem diferenciar os vários tipos anatômicos e o grau de estenose.

ESTENOSE PULMONAR (EP)

Clínica – depende do grau de obstrução – quando a disfunção ventricular D é importante: taquipneia, fadiga, lipotimia.

■ **SUPRAVALVAR** – estenose situada acima do plano valvar pulmonar em forma de anel fibroso ou como múltiplas estenoses localizadas nos ramos da artéria pulmonar.

1. Na estenose supravalvar, a 1ª bulha é normal. Sopro sistólico, B2 desdobrada com o elemento pulmonar normal ou de intensidade aumentada.
2. As estenoses múltiplas de artéria pulmonar acompanham as sequelas da infecção materna pela rubéola e a síndrome de hipercalcemia. Ausculta: primeira bulha normal ou aumentada. Não há estalido protossistólico. Sopro sistólico ou contínuo ouvido em todo o tórax: 2º e 3º EIE próximo ao esterno, axila e dorso. Segunda bulha desdobrada curta com P2 normal ou hiperfonética.

■ **VALVAR** – estenose devido à fusão das cúspides pulmonares ou hipoplasia do anel valvar pulmonar. Ausculta: 1ª bulha normal ou aumentada e seguida de um estalido protossistólico, dando a impressão de que a 1ª bulha está desdobrada. O estalido protossistólico varia de intensidade com as fases respiratórias, aumentando na inspiração e diminuindo na expiração. Sopro sistólico intenso, tipo ejetivo, máximo no 2º EIE, com propagação para a fúrcula e porção lateral esquerda do pescoço. B2 desdobrada com o segundo elemento diminuído.

Critérios para avaliar a gravidade da estenose valvar pulmonar

1. Quanto mais grave, mais próximo da 1ª bulha estará o estalido protossistólico.
2. Quanto mais amplo o desdobramento, mais grave a estenose pulmonar. No entanto, nos casos extremos esse desdobramento é encoberto pelo sopro.
3. Quanto mais intenso e mais longo o sopro, mais grave a estenose. Nos pacientes com estenose valvar pulmonar grave e insuficiência cardíaca, o sopro pode desaparecer.
4. O **ecocardiograma** permite a medida do gradiente pressórico entre ventrículo direito e artéria pulmonar, avaliação da sobrecarga do ventrículo direito e análise de morfologia e tamanho da valva e do anel valvar pulmonar.

■ **SUBVALVAR** – localizada abaixo do plano valvar e consequente a um anel musculofibroso ou à hipertrofia dos músculos do infundíbulo (condição rara como defeito isolado). Não existe estalido protossistólico. Sopro sistólico rude, ejetivo, localizado no 3º e 4º EIE, propagando-se pouco para a fúrcula e o pescoço. As características da 2ª bulha e sua interpretação são semelhantes às da estenose valvar.

Eletrocardiograma – reflete a sobrecarga de cavidades direitas, sendo esta talvez a única doença cardíaca em que existe estreita relação entre a alteração hemodinâmica e o aspecto eletrocardiográfico (Quadro IX-3).

Estudo radiológico – o aspecto radiológico depende do tipo anatômico da EP.

1. **Aspecto da vascularização arterial pulmonar** – sempre normal; apenas nas estenoses mais graves e em presença de insuficiência cardíaca há diminuição do fluxo pulmonar. Em raros casos de estenoses múltiplas de ramos da pulmonar, pequenas dilatações dos ramos pulmonares podem ser visibilizadas.
Na estenose valvar pulmonar, o tronco e o ramo esquerdo da artéria pulmonar estão dilatados, enquanto na estenose múltipla isolada de ramos de artéria pulmonar e estenose subvalvar isso não acontece.
2. **Aspecto do contorno cardíaco** – a área cardíaca tem tamanho normal nas estenoses discretas e moderadas, apresentando-se aumentada à custa do ventrículo direito nas estenoses pulmonares graves

Quadro IX-3 – ELETROCARDIOGRAMA NA ESTENOSE PULMONAR.

EP	Ritmo	Onda P	Eixo elétrico de QRS	Complexos QRS em V_1	Onda T em V_1	Exemplos em V_1
Discreta	Sinusal	Normal	Normal	Normal ou R = S	Negativa ou bifásica	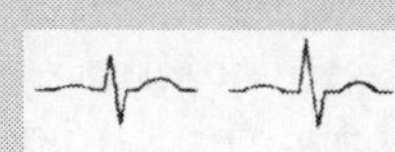
Moderada	Sinusal	Normal ou discretamente apiculada	Ao redor de 120°	rsR' ou Rs	Bifásica ou positiva	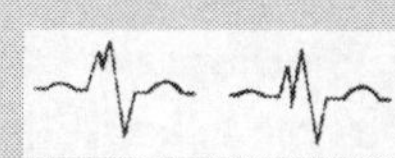
Grave	Sinusal	Apiculada e amplitude > 2,5mm	Além de 120°	qRs ou R pura	Negativa	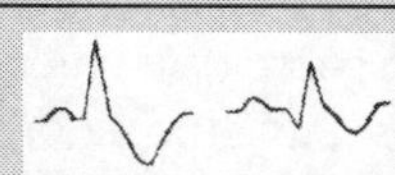

ou em presença de insuficiência cardíaca associada. O arco médio está abaulado na estenose valvar e côncavo nas estenoses infundibulares.

Diagnóstico clínico e indicação cirúrgica – a presença do sopro cardíaco em área pulmonar e as características de 2ª bulha já descritas indicam a presença de EP. Geralmente, o paciente é assintomático até a instalação de insuficiência cardíaca; portanto, o diagnóstico da gravidade deverá ser estabelecido pelos exames complementares. Pelas características do ECG, ecocardiograma e radiografia, a EP pode ser classificada em discreta, moderada e grave.

1. **EP discreta** – corresponde a pressões no ventrículo direito de menos de 60mmHg; gradiente de pressão pelo ecocardiograma de até 30mmHg. Não há indicação de cirurgia ou de qualquer outro tratamento clínico, sendo a evolução benigna e, portanto, os pacientes deverão levar vida completamente normal.
2. **EP moderada** – corresponde a pressões entre 60 e 100mmHg no ventrículo direito; gradiente de pressão pelo ecocardiograma de até 50-60mmHg. O estudo hemodinâmico está indicado para a avaliação precisa do gradiente e localização da estenose, sendo a indicação cirúrgica discutível.
3. **EP grave** – pressão sistólica no ventrículo direito acima de 100mmHg; gradiente de pressão pelo ecocardiograma acima de 60mmHg. O estudo hemodinâmico e a terapêutica cirúrgica estão indicados.

Ecocardiograma – para análise dos detalhes anatômicos e do tipo de obstrução.

Observação: atualmente, a valvoplastia pulmonar pelo balão está indicada no tratamento das estenoses valvares pulmonares, havendo uma única contraindicação: paciente com anel pulmonar hipoplástico.

ESTENOSE AÓRTICA (EAo)

Quando suspeitar – as EAo moderadas são assintomáticas. Nas EAo graves, podem ocorrer: fadiga, dispneia, dor precordial do tipo anginoso, tontura, perda de consciência (síncope) e até mesmo morte súbita. Tais fenômenos são geralmente associados a esforços físicos maiores. Os exames complementares ECG e radiografia não guardam relação com a gravidade da lesão miocárdica e grau da EAo, sendo, pois, necessário o estudo ecocardiográfico e hemodinâmico para sua precisa avaliação.

Ecocardiograma – útil no diagnóstico, evolução e determinação da gravidade, principalmente na subaórtica hipertrófica; fornece dados quanto à espessura do septo e da parede livre do ventrículo esquerdo e o gradiente de pressão entre a câmara ventricular esquerda e a aorta.

1. EAo **supravalvar** – estreitamento da aorta ascendente acima do plano valvar, em forma de anel ou segmento hipoplástico, acompanha a síndrome de hipercalcemia, caracterizada por deficiência intelectual, fácies típico com hipertelorismo, nariz achatado com a ponta arrebitada, lábios grossos, mandíbula pequena, dentes malformados e estenoses múltiplas de ramos da artéria pulmonar.
   Os pulsos radiais têm características diferentes nos membros superiores, sendo mais intensamente palpados à direita que à esquerda.
   Sopro sistólico presente na região infraclavicular direita, 1º EICD, e transmitido para a região direita do pescoço. A 2ª bulha apresenta componente aórtico de intensidade aumentada.
2. EAo **valvar** – estreitamento por fusão das cúspides aórticas ou por hipoplasia do anel aórtico. As cúspides aórticas podem ser em número de duas ou três; ⅓ a ½ dos pacientes com estenose aórtica valvar é portador de aorta bicúspide; predomina no sexo masculino na relação de 4 a 5:1.
   O **sopro** sistólico pode ser auscultado ao nascer. No entanto, em grande número de pacientes, surge tardiamente na idade escolar ou até mesmo em idade adulta, sugerindo o caráter progressivo da lesão. Frêmito sistólico no 2º EICD, com propagação para a fúrcula e ambas as carótidas. *Ictus* visível e propulsivo (tradução da sobrecarga ventricular esquerda). Ausculta – 1ª bulha normal, seguida de uma bulha de ejeção (estalido protossistólico) mais audível na ponta do que na BEE, não se modificando nas fases respiratórias. Sopro sistólico de intensidade variável com o grau de estenose valvar do tipo ejetivo, máximo no 2º EICD, com propagação para a fúrcula e ambas as regiões laterais do pescoço.
3. EAo **subvalvar** – estreitamento localizado abaixo do anel valvar. Pode ser:
   Fixa – por anel fibromuscular subaórtico.
   Variável – estenose subaórtica hipertrófica.
   A estenose subaórtica hipertrófica, entidade atualmente bem conhecida, caracterizada por hipertrofia assimétrica do septo interventricular, provocando estenose e, em alguns pacientes, insuficiência mitral por disfunção do músculo papilar. Tem caráter familiar e o aconselhamento genético deverá ser realizado. O diagnóstico e a evolução têm no ecocardiograma o mais demonstrativo método. Tais pacientes se queixam frequentemente de dor precordial, palpitação, tonturas e perda de sentidos, tendo seus sintomas aliviados pelo uso de betabloqueadores.
   a) **Estenose subaórtica por anel fibroso** caracteriza-se por 1ª bulha normal, não há estalido protossistólico, sopro sistólico tipo ejeção locali-

zado no 3º e 4º EICE com pouca irradiação para a fúrcula e pescoço, e com irradiação para a ponta do coração.

b) Na **estenose subaórtica hipertrófica** as bulhas guardam as mesmas características, mas o sopro pode variar de intensidade de momento a momento. Pode-se auscultar, em alguns pacientes, o sopro de insuficiência mitral que por vezes se associa a esse tipo de cardiopatia.

Observação: a localização no precórdio e a propagação do sopro são dados que auxiliam na determinação do tipo da estenose: sopro na BEE e pouca propagação para os vasos do pescoço, confundindo-se com o sopro da comunicação interventricular, sugere EAo subvalvar; sopro de localização alta – região infraclavicular direita (1º EICD) com propagação maior para o lado direito do pescoço sugere EAo supravalvar. A 2ª bulha deverá ser analisada quanto à intensidade do componente aórtico e presença, tipo e grau do seu desdobramento: a) o grau de desdobramento não tem relação linear com o grau de estenose, mas auxilia na sua avaliação: nas EAo **discretas**, o desdobramento é normal; nas graves, é paradoxal; nas **moderadas**, a 2ª bulha tem desdobramento normal ou é única; b) a intensidade do componente aórtico da 2ª bulha apresenta-se normal ou diminuída nas estenoses valvares e subvalvares e hiperfonética nas supravalvares.

ECG

1. Não permite distinguir os tipos de EAo.
2. Não há relação entre o ECG e a gravidade da estenose: ECG praticamente normais podem corresponder a graves estenoses, enquanto ECG com sinais de hipertrofia ventricular esquerda importante podem corresponder à estenose discreta.

Os critérios de **hipertrofia esquerda** são: eixo elétrico normal ou com discreto desvio para a esquerda, ondas S profundas em precordiais direitas e ondas R amplas em precordiais esquerdas. São sinais de gravidade: as modificações do segmento ST e a inversão da onda T em precordiais esquerdas.

Já nas **estenoses subaórticas hipertróficas**, o ECG apresenta alguns aspectos sugestivos como: incidência maior de síndromes de Wolff-Parkinson-White (segmento PR curto, presença de onda delta, alargamento do QRS com aspecto de bloqueio de ramo); ondas Q profundas e alargadas como as encontradas na fibrose miocárdica.

Radiografia – observar a hipertrofia ventricular esquerda, o aspecto da aorta ascendente e a existência de hipertrofia atrial esquerda. Para tanto, as melhores projeções são a anteroposterior e a oblíqua anterior esquerda.

A área cardíaca é de tamanho normal, pois a hipertrofia é concêntrica. Ocorre aumento da área quando se instala a insuficiência cardíaca, ou está associada à insuficiência aórtica.

O átrio esquerdo está aumentado, especialmente nas estenoses subaórticas hipertróficas e nas graves estenoses valvares.

A aorta ascendente é pequena na estenose supravalvar e nas subaórticas. Na estenose aórtica valvar, há dilatação pós-estenótica, que é proporcional ao grau de estenose e idade do paciente.

Conduta clínica e indicação cirúrgica

EAo valvar – tem caráter evolutivo, sua história natural inclui morte súbita (1% dos pacientes).

Como os exames complementares (ECG e radiografia) não conseguem elucidar a gravidade da lesão em todos os pacientes com forte suspeita de estenose valvar aórtica, recomenda-se o estudo ecocardiográfico e, se necessário, o hemodinâmico, para avaliação do gradiente entre ventrículo esquerdo e aorta – gradiente igual ou acima de 50mmHg constitui indicação cirúrgica, embora possa haver mais tarde reestenose ou insuficiência da valva operada. Nesse caso, nova cirurgia será indicada para a troca da valva lesada por uma artificial.

A endocardite infecciosa é complicação frequente e sua prevenção (com penicilina) deverá ser, sistematicamente, realizada quando houver manipulação de focos dentários, geniturinários etc.

Esses pacientes apresentam capacidade física normal e não devem ser impedidos ou restringidos em suas atividades, desaconselhando-se apenas a prática de esportes competitivos.

Estenose supravalvar – apresenta resultados pós-operatórios precários, pois geralmente faz parte de uma síndrome e por isso a indicação cirúrgica é discutível.

Estenose subaórtica por anel fibroso – os mesmos critérios da valvar são válidos.

Estenose subaórtica hipertrófica discreta a moderada – bons resultados têm sido obtidos com o uso prolongado dos betabloqueadores (exemplo: propranolol). No entanto, quando a resposta não é satisfatória, a cirurgia está indicada.

COARTAÇÃO DA AORTA (CoAo)

O que é – estreitamento localizado na aorta descendente geralmente abaixo da emergência da artéria subclávia esquerda, podendo, no entanto, situar-se em outros locais, como na aorta abdominal. A estenose pode variar desde graus discretos até completa interrupção da aorta. Como compensação para a diminuição do fluxo para a porção distal da coartação, as artérias intercostais, as artérias mamárias internas e as paravertebrais dilatam-se, formando um sistema de circulação colateral. A CoAo isolada predomina no sexo masculino (2:1) e encontra-se frequentemente associada à síndrome de Turner (Fig. IX-19).

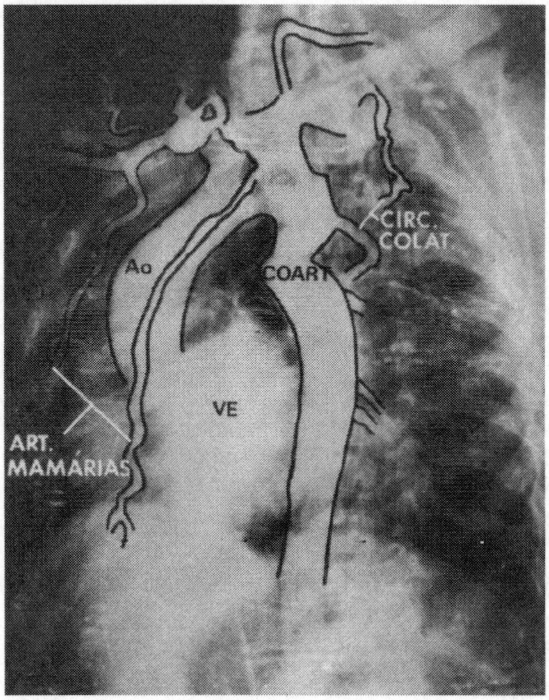

Figura IX-19 – Angiocardiografia da coartação da aorta. Observar a circulação colateral.

A CoAo pode estar associada a outros defeitos congênitos como aorta bicúspide, fibroelastose endocárdica e canal arterial e/ou comunicação interventricular. A coexistência de canal arterial e/ou comunicação interventricular constitui a **síndrome de CoAo** com quadros de insuficiência cardíaca irredutível nos primeiros meses de vida. **O diagnóstico poderá ser facilmente feito se todos os pediatras incluírem em sua rotina de exame físico a palpação comparativa do pulso do membro superior com o pulso do membro inferior: normalmente o pulso arterial radial é menos intenso que o pulso femoral. Pulso femoral não palpável por si só faz o diagnóstico de CoAo.** Confirmando a impressão palpatória, a pressão arterial é elevada no braço e baixa ou inexistente nos membros inferiores. É fundamental, pois, que o pediatra verifique a pressão arterial em membros superiores e inferiores de todas as crianças em seu primeiro exame.

Quadro clínico – os pacientes são assintomáticos nos primeiros anos de vida, sinais de hipertensão arterial e insuficiência cardíaca podem aparecer após a segunda década.

Hipertensão arterial leva a queixas de escotomas luminosos e cefaleia. A perfusão diminuída de membros inferiores leva à queixa de fadiga, dores nas panturrilhas e claudicação, principalmente relacionada aos esforços. O aspecto físico pode ser normal. No entanto, alguns doentes apresentam desenvolvimento anormal da cintura escapular e tórax, com cintura e quadril finos, configurando um aspecto atlético em indivíduo de estatura baixa com membros inferiores curtos.

Exame do precórdio

1. Normal nos casos de CoAo **discreta**.
2. CoAo **grave** – *ictus* propulsivo, como expressão de ventrículo esquerdo. Não há frêmitos precordiais, embora possa ser palpado frêmito sistólico no nível da fúrcula esternal. No dorso, as artérias intercostais podem ser visibilizadas quando se coloca o paciente em posição sentada e inclinado para a frente. Nesse mesmo local poderá ser ouvido sopro sistólico ou contínuo devido à grande circulação colateral.
   O local para melhor pesquisar a existência da circulação colateral é entre as omoplatas e da 3ª à 9ª costela.

Ausculta – a 1ª bulha é normal, geralmente seguida de um estalido protossistólico que não se modifica com a respiração e é mais bem ouvido no 2º EID e ponta. Sopro sistólico devido à coartação pode estar presente e, nesse caso, ele guarda certa relação com o grau de coartação. Nas coartações discretas, o sopro é suave; é tanto mais longo quanto mais grave o estreitamento, podendo avançar pela diástole, e, quando o lúmen tem menos de 2,5mm de diâmetro, o sopro ocupa todo o ciclo cardíaco. A 2ª bulha é normalmente desdobrada com o elemento aórtico intenso. Em alguns pacientes com coartação grave, o desdobramento pode não existir ou ser paradoxal.

ECG – padrão normal nos graus discretos e moderados de CoAo. Nos mais graves, sinais de sobrecarga esquerda semelhantes ao encontrados nas estenoses aórticas.

Estudo radiológico – área cardíaca normal ou sinais de hipertrofia ventricular esquerda proporcionais ao grau da lesão.

Sinais quase patognomônicos da CoAo:

1. Corrosão costal: as porções inferiores das costelas, principalmente da 3ª à 9ª, apresentam irregularidades em sua borda, devido à dilatação das artérias intercostais. Essas corrosões não são vistas em crianças de tenra idade, sendo mais visíveis a partir dos 6-7 anos.
2. Sinal do 3 invertido: a aorta apresenta, abaixo e acima da coartação, áreas dilatadas que podem ser visibilizadas à radiografia simples em projeção anteroposterior ou ao esofagograma.

Ecocardiograma – informações sobre a valva aórtica e morfologia das câmaras cardíacas esquerdas.

Conduta clínica e indicação cirúrgica

Por serem pacientes assintomáticos, nenhuma restrição à atividade física deverá ser imposta.

Indicação cirúrgica entre os 8 e 14 anos, ou antes dessa idade se houver sintomatologia ligada à lesão. Essa indicação baseia-se em:

1. Quando a presença de coartação impede o desenvolvimento normal da criança.
2. Quadros de hipertensão arterial grave.
3. Aceleração dos processos arterioscleróticos coronarianos e aórtico.
4. Insuficiência cardíaca.
5. Ruptura de vasos cerebrais ou hemorragias meníngeas.
6. Endocardite infecciosa.

A tendência é correção cirúrgica precoce para corrigir a ICC nos recém-nascidos e evitar hipertensão arterial nas crianças.

Estudo prévio pela ressonância magnética.

5. Endocardite Infecciosa

Casos ilustrativos

Caso 1 – criança de 10 meses deu entrada no hospital com quadro infeccioso grave. Imediatamente foi passado um intracath para melhor controle da medicação antibiótica e manutenção de equilíbrio metabólico. Por duas semanas foi mantido o cateter venoso e, após melhora clínica do quadro que motivou a internação, passou a manifestar picos febris, sem foco aparente, e queda progressiva do estado geral. Os exames laboratoriais mostraram quadro infeccioso com leucocitose e desvio importante para a esquerda, VHS elevada, mucoproteína 10mg/dL. Sugerida a realização do ecocardiograma, que evidenciou vegetações na valva tricúspide.

Diagnóstico – endocardite infecciosa iatrogênica em coração normal.

Suspeite de EI em febre prolongada de causa obscura.

Caso 2 – menino de 10 anos apresentando prostração progressiva e picos febris há alguns dias. Queixa-se de dores musculares, calafrios, sudorese intensa, principalmente à noite. Nega sintomas urinários, gastrintestinais e pulmonares. História anterior de surto de doença reumática, ficando uma sequela cardíaca de valvulopatia mitroaórtica. Há cerca de uma semana extraiu dente com foco infeccioso. Não vinha seguindo esquema profilático para a doença reumática. Exame físico – prostrado, pálido, anictérico e acianótico; petéquias esparsas; febril, eupneico. Pulmões limpos. Região precordial com impulsões visíveis. Choque da ponta propulsivo tomando duas polpas digitais, para fora da linha hemiclavicular esquerda, no 6º EIE. Frêmito sistólico-diastólico na área mitral. Ritmo cardíaco regular: 140, 1ª bulha hiperfonética; 2ª bulha normal; 3ª bulha audível na ponta. Sopro diastólico em decrescendo no 3º EIE. Sopro holossistólico +++ em área mitral e ruflar diastólico com acentuação pré-sistólica. Abdome flácido, doloroso à palpação; fígado a 4cm da borda costal direita. Baço a 2cm da borda costal esquerda, duro, doloroso.

Diagnóstico – endocardite infecciosa (em cardiopatia pós-reumática).

Suspeite de EI em febre prolongada + sopro cardíaco.

O que é ENDOCARDITE INFECCIOSA (EI) – infecção do endocárdio; sua lesão característica é uma vegetação infectada que acomete mais frequentemente as valvas cardíacas. A endocardite implica: a) bacteriemia prévia; b) condições atuais para implantação do germe no coração; e c) baixa resistência do organismo.

Pode fazer parte de um quadro septicêmico, mas na maioria dos casos acomete crianças maiores de 6 anos de idade, portadoras de cardiopatia reumática ou de cardiopatia congênita. Dos defeitos congênitos, a CIV (quanto menor o defeito mais frequente a endocardite), a PCA, a estenose aórtica, a tetralogia de Fallot e as anastomoses cirúrgicas são as mais associadas à infecção.

ENDOCARDITE INFECCIOSA (BACTERIANA)

Infecção do endotélio das valvas, das paredes, dos grandes vasos ou do material das próteses cardíacas.

Interação de 2 fatores:

1. Endotélio danificado: por traumatismo (cateter intracardíaco, cirurgia) ou por turbulência do fluxo sanguíneo (estenose ou insuficiência valvar); forma-se um trombo que serve de ninho para as bactérias.
2. Bacteriemia proveniente de orofaringe, aparelho digestório ou urinário; processo invasivo (cateterização venosa ou arterial).
3. Proliferação dos germes nos trombos com formação de vegetações.

Consequência – destruição local; **complicações** – fenômenos embólicos (êmbolos sépticos), autoimunes (vasculites, glomerulonefrites).

CONDUTA DIAGNÓSTICA

1ª etapa Fatores de risco (agente)

1. Cardiopatias congênitas – acianóticas: CIV, PCA, AVC; cianóticas: TF.
2. Doença reumática – 1º) válvula mitral; 2º) aórtica.

3. Cateter venoso (estafilococos, *Pseudomonas*, *Serratia*, fungos); cateter umbilical.
4. Usuário de drogas intravenosas (estafilococos).
5. Nutrição parenteral total (*Candida*).
6. Manipulações dentárias, especialmente em cardiopatias cianóticas (*Streptococcus viridans*).
7. Intervenções intestinais e geniturinárias (enterococos).
8. Próteses cardíacas – 2 primeiros meses após a cirurgia: 1º estafilococos; depois gram-negativos e fungos; *Streptococcus viridans* e *Staphylococcus epidermidis*.
9. Hemodiálise.
10. Válvulas de derivação ventriculoperitoneal na hidrocefalia.
11. Imunossuprimidos (inclusive HIV) e drogas imunossupressoras (fungos) adicionam um fator de agravamento nas EI.
12. Grandes vegetações no ecocardiograma ou embolizações para as artérias maiores: fungos (*Candida*).

2ª etapa Quando suspeitar (alerta)

Presença de **fator de risco** associado com **estado infeccioso**: febre (não obrigatória), abatimento, anorexia, astenia, cefaleia, dores no corpo (artralgias e mialgias), palidez, perda de peso.
Febre prolongada de causa obscura, ou febre prolongada com sopro cardíaco.

3ª etapa Manifestações clínicas

1. Infecção **aguda**, agressiva (por *Staphylococcus aureus*) – quadro de sepse (com febre alta, tremores e prostração) progressivo e rápido, podendo levar à insuficiência cardíaca (esta pode ser a primeira manifestação da EI) com palpitações, dispneia e dor no hipocôndrio direito.
2. Início **insidioso** (imita gripe) com mal-estar e anorexia.
   Febre é muito frequente (mas não obrigatória), pode prolongar-se durante semanas sem causa evidente, podendo acompanhar-se de emagrecimento. A febre pode ser baixa com elevação vespertina; contínua ou com períodos de remissão.
3. Geralmente o início está entre esses 2 extremos (agudo ou insidioso).
   EI subaguda por estreptococos.
4. Esplenomegalia (50-60%).
5. Petéquias (30%) – áreas de flexão dos membros, mucosa oral e das pálpebras.
6. Os chamados "sinais clássicos" são pouco frequentes e tardios:
   a) nódulos de Osler: nódulos dolorosos do tamanho de ervilha, localizados nas polpas digitais dos pés e mãos;
   b) lesão de Janeway: máculas indolores nas palmas das mãos e plantas dos pés;
   c) estrias hemorrágicas sob as unhas.
7. Aparecimento de um novo sopro cardíaco ou modificação significativa de um sopro preexistente (menos de 20% dos casos).
8. Êmbolos neurológicos (tardios; estafilococos) – meningismo, alterações do sensório, manifestações neurológicas focais; hipertensão craniana, convulsões.

4ª etapa Exames complementares

Exames sugestivos mas não decisivos:

1. Hemograma – leucocitose (pode ser normal na EI subaguda) com neutrofilia.
2. Anemia (EI subaguda).
3. VHS muito elevada (90%) e proteína C-reativa aumentada.
4. Hipergamaglobulinemia (EI subaguda).
5. Hematúria.
6. ECG inexpressivo.

5ª etapa Exames decisivos

1. **Hemoculturas** (no mínimo 2, preferível 3) após assepsia cuidadosa do sítio de coleta; não precisa ser na fase febril. Notificar o laboratório que é para EI (usar meios de cultura enriquecidos, tempo mais prolongado de observação).
   O germe geralmente é isolado nas 2 primeiras culturas; hemocultura negativa não afasta.
2. **Ecocardiograma** – transtorácico (critério maior): identifica as vegetações; abscessos e novas insuficiências valvares; exame negativo não exclui EI (especialmente no início da doença).

CONDUTA TERAPÊUTICA

1. Medidas de suporte, corrigir a instabilidade cardiovascular.
2. **Antibioticoterapia** – nos casos altamente suspeitos e graves, iniciar logo após a coleta das hemoculturas.
   a) EI em valva original: penicilina + aminoglicosídeo.
   b) EI em prótese valvar: oxacilina (ou vancomicina) + aminoglicosídeo; pode-se associar rifampicina.
   c) Usuários de drogas por via IV: vancomicina + aminoglicosídeo.
   Sempre que possível, monitorar concentração inibitória mínima (MIC), concentração bactericida mínima (MBC) e concentração sérica da vancomicina e dos aminoglicosídeos (Quadro IX-4).

Quadro IX-4 – ENDOCARDITE INFECCIOSA – TRATAMENTO.

Agente	Antibiótico	Via	Dose diária por kg de peso	Fracionamento da dose (h)	Duração (semanas)	Máximo por 24h
Streptococcus viridans (EI subaguda) 32-43%	Penicilina + Gentamicina	IV IV	300.000U 6mg	4/4 ou 6/6 8/8	4-6 2	20 milhões 240mg
Staphylococcus aureus 27-33%	Oxacilina + Gentamicina	IV IV	300mg 5mg	4/4 ou 6/6 8/8	4-6 2	12g 240mg
Staphylococcus epidermidis 2-12%	Vancomicina + opcional Rifampicina	IV VO	40-60mg 10-20mg	8/8 12/12	4-6 6-8	2g 600mg
Enterococos ou cultura negativa sem toxemia 4-7%	Ampicilina + Gentamicina	IV IV	300mg 7,5mg	6/6 8/8	6-8 4-6	12g 240mg
Desconhecido e caso grave, pós-cirúrgico ou intra-hospitalar	Vancomicina + Gentamicina + opcional: Ampicilina	IV IV IV	40-60mg 6mg 300mg	8/8 8/8 6/6	6-8 2-4 6-8	2g 240mg 12g

Bactérias do grupo HACEK – ceftriaxona ou ampicilina – sulbactam.

PROFILAXIA DA ENDOCARDITE BACTERIANA

Indicada em **procedimentos dentários** que envolvam tecido gengival, região periodontal ou perfuração de mucosa oral ou amigdalectomia em **pacientes de alto risco**: valva cardíaca proteica, antecedente de endocardite infecciosa, cardiopatia congênita cianótica não corrigida; cardiopatia congênita corrigida com material proteico nos 6 primeiros meses ou corrigidos mas com defeito residual.

Ministrar 30 a 60 minutos antes do procedimento; dose única:

Amoxicilina 50mg/kg (até 2g).

Alternativas: amoxicilina por via IM; em caso de alergia: azitromicina 15mg/kg.

6. Miocardite

O que é – inflamação do miocárdio, a musculatura da parede do coração, com necrose das células musculares. Pode ser causada por agentes infecciosos (vírus, bactérias, fungos, protozoários, espiroquetas, riquétsias, metazoários), colagenoses (reumatismo), toxinas (cocaína) ou por hipersensibilidade a drogas.
Em Pediatria, a causa mais frequente é a **viral** (1º Coxsackie; 2º adenovírus).

A infecção viral é o gatilho inicial, mas a resposta imune subsequente é o fator mais importante da lesão celular.

CONDUTA DIAGNÓSTICA

1ª etapa Quando suspeitar

Doença rara

1. Insuficiência cardíaca: cansaço, taquipneia, taquicardia, que aparece 2-3 semanas após infecção viral.
2. Arritmias e cardiomegalia.
3. Cardiomegalia em criança que apresenta sinais de insuficiência cardíaca pós-infecção respiratória.

2ª etapa Formas de apresentação

1. **Aguda** – insuficiência cardíaca ou arritmia cardíaca de início agudo, afebril e antecedente "gripal".
2. **Fulminante** – início súbito de febre e de insuficiência cardíaca congestiva grave ou choque cardiogênico seguindo uma "doença gripal".
3. **Miocardite crônica** comprovada por infiltrado inflamatório sem necrose, à biopsia. Na **miocardite crônica persistente** as cavidades cardíacas tornam-se dilatadas e aparece fibrose.

Procurar classificá-las em vírus positivo e vírus negativo.

3ª etapa Manifestações clínicas

1. **Recém-nascidos e lactentes** nos primeiros meses – evolução fulminante: febre e insuficiência cardíaca grave e morte em 1 semana. Frequentemente se acompanha de meningite viral, hepatite viral e exantema. Febre, dispneia, taquicardia, pulso fraco, acidose, choque.
2. **Pré-escolares** – evolução aguda com insuficiência cardíaca; acompanha-se de pericardite. Taquicardia,

dispneia, palidez, sudorese, pulso fraco, bulhas abafadas, galope, atrito pericárdico; arritmias; estertores finos nas bases pulmonares.

Em **escolares** podem ocorrer também hepatomegalia, estase jugular, edema dos membros inferiores.

3. **Crianças e adolescentes** – a) insuficiência cardíaca aguda ou b) insuficiência cardíaca congestiva de instalação lenta ou súbita de arritmia ventricular. Essas são manifestações de miocardiopatia dilatada (a fase aguda da miocardite pode ter passada despercebida).

4ª etapa Hematológico

Pode haver aumento da VHS, proteína C-reativa e das enzimas musculares (CK, AST, DHL).
Troponina elevada > 0,052.

5ª etapa Radiografia de tórax

Cardiomegalia (pode ser discreta no início);
edema pulmonar.

6ª etapa ECG

Taquicardia sinusal, arritmias, complexos QRS de baixa voltagem, aumento do espaço PR, infradesnivelamento do segmento ST, achatamento ou inversão da onda T.
Arritmias: extrassístoles ou fibrilação atrial.

Casos crônicos – acrescenta sobrecarga ventricular.

7ª etapa Ecocardiografia

Expressa a disfunção ventricular (dilatação das câmaras ventriculares); frequentemente insuficiência da valva mitral e derrame pericárdico.
Afasta outras causas de lesão cardíaca.

8ª etapa Mapeamento cardíaco

Cintilografia para detectar necrose miocárdica ou processo inflamatório crônico (de acordo com o estágio evolutivo).

9ª etapa Ressonância magnética de realce tardio

Com o contraste DTPA, a qual aumenta a sensibilidade para inflamação.

10ª etapa Biópsia endomiocárdica (por cateterização cardíaca)

Infiltrado inflamatório do miocárdio associado à necrose ou degeneração de miócitos não decorrente de isquemia.

É o "padrão-ouro" no diagnóstico de miocardite.

Na miocardiopatia dilatada pode-se detectar miocardite em atividade ou revelar outras causas de miocardiopatia.

A técnica de PCR permite determinar a etiologia viral.

CONDUTA TERAPÊUTICA

1. Repouso no leito.
2. Restrição hídrica.
3. Dieta hipossódica, hipercalórica e hiperproteica.
4. Correção de anemia.
5. Oxigenoterapia, se necessário.
6. Tratamento da insuficiência cardíaca congestiva (inclusive suporte cardíaco mecânico em UTI) e das arritmias graves (ver capítulos respectivos);
   a digoxina deve ser usada em doses baixas.
   Selecionar os medicamento úteis: digoxina em dose baixa, dopamina, dobutamina, enalapril, losartana, diuréticos, betabloqueadores, enalapril, anticoagulantes.

7. A Criança em Insuficiência Cardíaca

O que é – insuficiência cardíaca congestiva (ICC) é a manifestação clínica e hemodinâmica de falência do músculo cardíaco na sua função de bomba. É a incapacidade do coração em manter um débito cardíaco adequado às necessidades metabólicas do organismo. Pode ser causada por uma queda do desempenho miocárdico, uma sobrecarga hemodinâmica excessiva ou ambas.

Principais mecanismos

Sobrecarga de volume ou pré-carga – caracterizada pela elevação do fluxo sanguíneo para as cavidades cardíacas, com consequente aumento do coração. Exemplos: as cardiopatias com fluxo de esquerda para direita (comunicação interventricular), insuficiência das valvas atrioventriculares (insuficiência mitral), fístulas arteriovenosas sistêmicas (persistência do canal arterial), síndromes hipercinéticas (anemia, hipertireoidismo), síndrome de transfusão placentária, além de problemas iatrogênicos (hipertransfusão sanguínea e hiper-hidratação).

Sobrecarga de pressão ou pós-carga – consequente à obstrução na via de saída dos ventrículos, como ocorre nas estenoses das grandes artérias, coartação de aorta, estenose de ramos da artéria pulmonar, hipertensão arterial sistêmica.

Obstáculo ao retorno venoso pulmonar – pericardite constritiva, estenose valvar atrioventricular (estenose mitral ou tricúspide), retorno venoso anômalo, síndrome de hipoplasia de ventrículo esquerdo e *cor triatriatrium.*

Comprometimento da função miocárdica – observado nas doenças inflamatórias do miocárdio, alterações metabólicas, hipoxemias, alterações hormonais, anemias extremas, desequilíbrio acidobásico, miocardiopatias e anomalias de artérias coronárias.

Alterações do ritmo cardíaco – caracterizadas pelas traquiarritmias e bradiarritmias acentuadas.

Ação adrenérgica – irritabilidade, nervosismo, agitação, taquicardia, palidez, sudorese, baixo ganho de peso.

Insuficiência cardíaca *vs.* época de vida

Cerca de 90% dos pacientes que apresentam sintomas e sinais de falência miocárdica durante a infância têm **menos de um ano de vida**. Isso se deve, na maioria dos casos, à presença de **lesão cardíaca congênita**. Quanto mais grave for o defeito cardíaco, mais precoce será a ocorrência dos sintomas. Os restantes 10% relacionam-se principalmente às miocardiopatias de etiologia infecciosa e metabólica.

Classificação da ICC

De acordo com o **débito cardíaco**:

1. **baixo** débito – disfunção do miocárdio acarretando prejuízo da perfusão tecidual;
2. **alto** débito – o músculo cardíaco que é normal sofre uma sobrecarga volumétrica (fluxo sanguíneo exagerado dirigido para as câmaras do coração) e consequente dilatação das câmaras;
   a fração de ejeção é elevada.

Sistólica *vs.* diastólica:

1. **sistólica** – por redução da contratilidade cardíaca;
2. **diastólica** – por restrição ao enchimento ventricular (redução da complacência).

CONDUTA DIAGNÓSTICA

1ª etapa Quando suspeitar

Recém-nascidos – irritabilidade, recusa alimentar, hipoatividade, cansaço aos esforços, sudorese, ganho ponderal insuficiente ou ganho de peso abrupto.

Lactentes – letargia, hipoatividade, sudorese, desconforto respiratório, tosse, bronquite, inapetência, vômitos, ganho ponderal insuficiente ou ganho de peso abrupto.

O que observar – palidez, cianose, taquicardia, taquipneia, hepatomegalia, sopros cardíacos, cardiomegalia. A taquipneia e a sudorese podem ser observadas às mamadas; em casos graves, mesmo em repouso.

Crianças – cansaço desproporcional aos esforços, inapetência, ganho ponderal insuficiente ou ganho de peso abrupto.

A dispneia pode ser observada nos exercícios; nos casos graves, mesmo em repouso.

O que observar – além dos anteriores: estertores nas bases pulmonares, edema em membros inferiores.

SINAIS DE CONGESTÃO PULMONAR

1. **Taquipneia** – é o sinal mais precoce da ICC esquerda e expressa congestão pulmonar.
   a) RN: FR > 60; b) lactente: FR > 40; crianças: FR > 30.
   Referida pelos pais de **lactentes** como: **dificuldade em sugar**, **interrupções frequentes das mamadas**, **respiração rápida** após as mamadas e choro. Em **crianças** – dispneia após correr ou subir escada. Nos casos graves pode acompanhar-se de **gemência**.
2. **Tosse** – persistente, incomodativa (por congestão da mucosa brônquica), bronquite de repetição.
3. **Estertores** finos – na congestão pulmonar acentuada.
4. **Cianose** – no edema pulmonar grave.

SINAIS DE CONGESTÃO VENOSA SISTÊMICA

1. **Hepatomegalia** – é o sinal mais frequente em crianças pequenas (nas quais a estase jugular e o edema periférico são raramente observados).
   Critério: fígado palpável a mais de 3cm do rebordo costal direito, geralmente amolecido e doloroso.
   Excluir as hepatomegalias de causa não cardíaca e as pseudo-hepatomegalias da hiperinsuflação pulmonar.
2. **Estase jugular** – pode ser observada em crianças maiores.
3. **Edema periférico** (membros) – raro na criança, mau prognóstico.
   Observar aumento rápido e inexplicado de peso.
   a) lactentes: edema facial;
   b) crianças: edema de pés e tornozelos no final da tarde;
   c) acamados: edema sacral.

Observação: **taquipneia** – o sinal de alarme (sinal mais precoce de ICC esquerda); **taquicardia** – sinal precoce; **cardiomegalia** – o sinal mais fidedigno; **hepatomegalia** – sinal mais frequente de ICC (congestão venosa) em lactentes; **galope** – sinal de falência cardíaca em lactentes.

2ª etapa A tríade clássica

Cardiomegalia–ritmo de galope–hepatomegalia.

3ª etapa ICC no RN e lactente

Taquipneia (fadiga ao mamar, após o choro, recusa alimentar); taquicardia, hepatomegalia, cardiomegalia (radiografia); deficiência de crescimento e do desenvolvimento.

4ª etapa **Sintomatologia inicial em crianças**

Palidez, vômitos, taquicardia e dor abdominal associada à hepatomegalia.

5ª etapa **Quadro clínico expressivo de ICC**

Dispneia, taquicardia (galope), cardiomegalia, hepatomegalia.

6ª etapa **Exames laboratoriais de rotina**

Objetivo – detecção de fatores precipitantes e agravantes da falência do miocárdio.

Hemograma – a falência do miocárdio leva, por si só, a um estado de hemodiluição. No entanto, hematócrito e hemoglobina muito abaixo do valor normal caracterizam a presença de anemia, que é fator agravante do quadro de insuficiência cardíaca e dificulta a resposta ao tratamento. Leucocitose moderada pode estar presente, mas leucocitoses intensas com neutrofilia e desvio à esquerda sugerem infecção associada.

Exame de urina – hematúria, leucocitúria e cilindrúria podem estar presentes na insuficiência cardíaca, pela estase venosa renal. O diagnóstico diferencial é feito com infecções do trato urinário pela urocultura.

Gasometria – avalia distúrbios metabólitos relacionados à insuficiência cardíaca e sua gravidade, podendo ainda fornecer dados úteis para o diagnóstico diferencial entre pneumopatias e cardiopatias. Nas cardiopatias, surge **acidose metabólica**, originada pelo baixo débito e consequente hipóxia tecidual, com acúmulo de ácido láctico e outros metabólitos. Essa situação leva à estimulação dos centros respiratórios, provocando hiperventilação com queda de CO_2. Lembrar que, ao contrário, o nível de CO_2 nas pneumopatias está quase sempre elevado.

Glicemia – deve ser dosada rotineiramente, pois, com a diminuição do débito cardíaco, há maior consumo do glicogênio hepático e, consequentemente, diminuição da glicose sanguínea, podendo levar a quadros graves de hipoglicemia.

7ª etapa **Estudo radiológico**

O aumento da área cardíaca completa o diagnóstico clínico e serve de base à evolução do caso. É importante a análise dos campos pleuropulmonares, para observar doença do parênquima e aumento da trama vascular (congestão) pulmonar. A morfologia cardíaca também contribui, em alguns casos, para o diagnóstico da cardiopatia congênita.

8ª etapa **Estudo eletrocardiográfico**

Não há quadro eletrocardiográfico típico de insuficiência cardíaca. Sua importância consiste em demonstrar distúrbios de ritmo, sobrecargas cavitárias, comprometimento miocárdico e distúrbios metabólicos que podem ser a origem da falência do músculo cardíaco. Importante quantificar o volume diastólico do ventrículo esquerdo.

9ª etapa **Estudo ecocardiográfico**

Demonstra a cardiopatia de base (malformações estruturais) e o comprometimento da contração (disfunção) miocárdica, sobrecarga de cavidades. Importante não só no diagnóstico, mas também na evolução clínica e prognóstico.

Ênfase no ecocardiograma bidemensional com dopplerfluxometria colorida.

10ª etapa **Estudo hemodinâmico**

Quando há persistência do quadro de ICC, apesar de tratamento clínico intensivo, e então se passa a pensar em indicação cirúrgica, o estudo hemodinâmico torna-se mandatório, pois ele define as alterações anatômicas, as dimensões dos defeitos e as repercussões em outros órgãos, como, por exemplo, o grau de hiper-resistência pulmonar.

11ª etapa **Principais causas de ICC na criança**

Até 2 anos de idade: 1º) cardiopatias congênitas; 2º) miocardites.

Acima de 2 anos: GNDA, doença reumática.

12ª etapa **Cardiopatias congênitas que levam mais frequentemente à insuficiência cardíaca e qual sua relação com a idade**

Ver descrição no quadro IX-5.

Comentário – a maior incidência de insuficiência cardíaca na infância ocorre no primeiro ano de vida e deve-se à presença de cardiopatias congênitas. O tempo de aparecimento dos sintomas e sinais de insuficiência cardíaca orienta sobre qual a provável cardiopatia.

CONDUTA TERAPÊUTICA

Objetivo – melhorar o desempenho cardíaco, aumentar a perfusão periférica e reduzir a congestão venosa pulmonar e sistêmica.

Consta de:

1. Medidas básicas – têm por objetivo aumentar o suprimento do oxigênio para os tecidos, reduzir o consumo tecidual de oxigênio e corrigir as anormalidades metabólicas.
2. Drogas para aumentar a contratilidade do miocárdio (os clássicos digitálicos e atualmente as catecolaminas).

Quadro IX-5 – ÉPOCA DE INÍCIO DA ICC NAS CARDIOPATIAS CONGÊNITAS.

1ª SEMANA	Síndrome de hipoplasia de ventrículo esquerdo Fístulas arteriovenosas múltiplas Drenagem anômala total de veias pulmonares (forma obstrutiva) Transposição das grandes artérias
1 a 4 SEMANAS	Síndrome de coartação de aorta Transposição das grandes artérias Atresia pulmonar Tronco arterial comum Ventrículo único
1 a 3 MESES	Comunicação interventricular Persistência do canal arterial Defeito do septo atrioventricular Drenagem anômala total de veias pulmonares (forma não obstrutiva) Dupla via de saída do ventrículo direito (sem estenose pulmonar) Transposição das grandes artérias (alguns casos)
3 a 6 MESES	Fibroelastose endocárdica Comunicação interventricular Anomalia da artéria coronária
6 a 12 MESES	Atrioventricular comum Fibroelastose endocárdica Comunicação interventricular
1 a 4 ANOS	Miocardites bacterianas e virais
DEPOIS DOS 5 ANOS	Pancardite reumática Glomerulonefrites

3. Medidas para melhorar o desempenho cardíaco, alterando as condições de carga do coração (restrição de líquidos e de sódio, uso de diuréticos e emprego criterioso das novas drogas vasodilatadoras).

1ª providência Medidas básicas

Repouso – é medida fundamental. Recomenda-se manter a criança em posição semissentada (diminui a congestão venosa pulmonar). Para conseguir esse objetivo, distrair a criança com brinquedos ou TV no quarto; eventualmente, sedação.

Na criança compensada, recomendar atividade física recreativa ou esportiva moderada, de acordo com o caso individual.

Oxigenoterapia – crianças pequenas serão colocadas em incubadoras que fornecem ambiente rico em oxigênio e temperatura controlada (em torno do 32°C). Desse modo, as necessidades metabólicas estarão reduzidas ao mínimo. Em crianças maiores: por máscara, tenda e cateter nasal.

Dieta com restrição hídrica

a) Hipercalórica – aumentar a densidade calórica dos alimentos com adição de farinha e óleos; fracionar e reduzir o intervalo; suplementos dietéticos de alto teor energético.
b) Baixa em sódio – preferir leites com menos sódio (fórmulas infantis em vez de leite integral), alimentos sem adição de sal; complementar com diurético.

Controle eletrolítico – monitorar o teor sérico de NA e K (lembrar da ingestão reduzida de Na e da espoliação de ambos pelos diuréticos).

Correção da anemia – transfusão de concentrado de hemácias, se hemoglobina abaixo de 7g/dL (10g/dL nos cianóticos). Dose: 5mL/kg, por via IV.

Pronto reconhecimento e tratamento precoce das **infecções**, especialmente pulmonares.

2ª providência Drogas inotrópicas

Estimulam a contratilidade do miocárdio (= ação inotrópica) melhorando o débito cardíaco: digitálicos.

O digitálico de escolha em Pediatria é a **digoxina**, pelo início de ação razoavelmente rápido (dispensa dose de ataque) e eliminação mais ou menos rápida (o que torna a intoxicação digitálica mais facilmente controlável).

Alternativas para casos graves: noradrenalina, dopamina, dobutamina.

1º passo Determinação da dose total de digitalização (DTD)

1. Prematuros: 0,02mg/kg, VO.
2. Recém-nascidos: 0,03mg/kg, VO.
3. Lactentes até 2 anos: 0,04mg/kg, VO.
4. Crianças 2-5 anos: 0,03mg/kg, VO.
5. Maiores de 5 anos: 0,025mg/kg, VO.
6. Adolescentes: 0,5-1mg.
7. Via IV: 75 a 80% da DTD calculada para VO.

Lembrete: 0,01mg = 10mcg.

2º passo Como digitalizar

1. **Casos agudos e graves de ICC** – digitalização calculada para via IV (ou IM), fracionando a DTD em 3 doses: aplicar 50% de DTD imediatamente e o restante dividido em 2 doses, com intervalo de 8 horas. Após 12 horas da última dose, iniciar manutenção por via oral.
   Medicamento – Digoxina ou Lanoxin: 1 ampola = 2L = 0,5mg. É preferível adicionar 8mL de soro fisiológico; assim, 1mL passará a ter 0,05mg (ou acrescentar 10mL: 1mL = 0,04mg).
2. **Casos moderadamente graves** – fazer a DTD calculada para via oral, da mesma maneira, isto é, $\frac{1}{2}$-$\frac{1}{4}$-$\frac{1}{4}$ com intervalos de 8 a 12 horas.

Iniciar manutenção 12 horas após a última dose.

3. **Casos leves moderados – tratamento a longo prazo**. Iniciar já com a dose de **manutenção** fracionada em 2 tomadas com intervalo de 12 horas. É o que se faz na **maioria** dos casos.

Cálculo da dose de manutenção = $^1/_3$ a $^1/_4$ da DTD calculada para via oral.

Dose: 0,005-0,010mg/kg/dia (até 0,2-0,1mg por dia), dividido em 12/12h.

Medicamento – Digoxina elixir pediátrico, 1mL = 0,05mg; conta-gotas de 1mL graduado a cada 0,2mL.

Regra prática – a dose, por cada vez, é a marca do conta-gotas que corresponde ao número do peso. Exemplo: 8kg = 0,8mL a cada 12 horas; 5kg = 0,5mL a cada 12 horas.

Atenção: existe Digoxina **solução** 1mL = 0,50mg (ver que é 10 vezes mais concentrada que o elixir) e comprimidos de 0,25mg.

Alternativa para crianças de mais de 10kg – Digitoxina

DTD dose = 0,02-0,04mg/kg; manutenção: $^1/_{10}$ da DTD, VO, a cada 24 horas.

Medicamentos – Digitalina Nativelli: 50 gotas = 1mg (1 gota = 0,02mg); Digitalina Merck: 30 gotas = 1mg; Digitoxina: comprimidos de 0,1 e 0,2mg.

Controle de digitalização

Quando se faz dose de ataque, o paciente deve ser observado continuamente com controle de frequência e ritmo cardíacos, ECG se possível. Em casos de dúvida (miocardite, hipertensão pulmonar, prematuros) é prudente administrar doses um pouco menores.

Vigiar a presença de sinais de **intoxicação digitálica** – bradicardia (abaixo de 90-100 em lactentes e 60-70 nas crianças maiores); arritmias (ritmo juncional, bloqueio atrioventricular, contrações ventriculares prematuras), nesses casos solicitar imediatamente ECG e suspender temporariamente o digitálico.

3ª providência Diuréticos

São os agentes de escolha quando a ICC é consequente à sobrecarga de fluidos (pré-carga) e excelentes coadjuvantes nos demais casos, reduzindo a congestão pulmonar pela diminuição do volume do sangue circulante.

Orientação

1. Casos graves, **de urgência** – furosemida por via IV. Dose: 1-2mg/kg/dose; repetir se necessário, 6/6 horas. Medicamento: Lasix – 1 ampola = 2mL = 20mg.
2. **Manutenção**
   - Furosemida por via oral: 1 a 4mg/kg/dia, fracionada em 1, 2 ou 3 tomadas ao dia. Medicamento: Lasix – comprimidos de 40mg. Cuidado: uso prolongado pode levar à depleção de potássio. Como evitar esse risco:
     a) uso em dias alternados;
     b) complementação de K;
     c) adicionar um poupador de potássio: espironolactona – 2 a 3mg/kg/dia, em 2 a 3 tomadas ao dia (Aldactone, comprimidos de 25mg).
   - Alternativas práticas:
     a) associação espironolactona + hidroclorotiazida = Aldazina – comprimidos de 50mg de cada; prescrever baseado em 2-3mg/kg/dia da espironolactona, 1 vez ao dia;
     b) associação hidroclorotiazida + amilorida = Moduretic (comprimidos de 25 ou 50mg da hidroclorotiazida) – dose baseada na hidrocloratiazida 2,5 a 5mg/kg/dia, em 1 ou 2 vezes ao dia.

4ª providência Vasodilatadores iECA (reduzem a pós-carga)

1. Ação – melhoram o desempenho cardíaco (embora não ajam diretamente no miocárdio) por mecanismo mecânico: redução da sobrecarga ventricular por diminuição da resistência vascular periférica.
2. Indicação – (1) quando não há resposta satisfatória ao tratamento digitálico + diurético; (2) desde o início: miocardiopatia, hipertensão; insuficiência grave mitral ou aórtica; (3) pós-operatório.
3. Geralmente usados **associados com digoxina e diurético**:
   a) De urgência – nitroprussiato (Nipride) por via IV. **Ver o livro *Pediatria*: *Urgências + Emergências***, Jayme Murahovschi, Sarvier
   b) Mais usado – captopril: *lactentes* 0,2-2 (até 4) mg/kg/dia; *crianças* 0,2-2mg/kg/dia; fracionar em 2 ou 3 tomadas (Capoten – comprimidos de 12,5 e 25mg); alternativa de ação mais prolongada – enalapril (Renitec – comprimidos de 5, 10 e 20mg) 0,08 a 0,5mg/kg/dia em 1 ou 2 tomadas.

5ª providência ICC grave

Tratamento em UTI, com monitoração (**Ver o livro *Pediatria: Urgências e Emergências***):

1. Repouso absoluto; sedação.
2. Ventilação mecânica, se necessário.
3. Dieta complementada por sonda nasogástrica, gota a gota, com bomba de infusão.
4. Digitálico de ação rápida – digoxina por via IV ou lanatosídeo (Cedilanide).
5. Diurético por via IV – furosemida 1-2mg/kg a cada 6, 8 ou 12 horas.

6. Drogas vasodilatadoras – nitroprussiato em infusão contínua por via IV.
7. No choque cardiogênico – aminas vasoativas: dopamina e/ou dobutamina.

6ª providência **Remoção da causa**

Considerar fechamento do canal arterial em RN, cirurgia paliativa ou definitiva das cardiopatias congênitas, transplante cardíaco.

Outras drogas inotrópicas – aminas vasoativas para casos graves.

Além da digitalina, ver Quadro IX-6.

Quadro IX-6 – DROGAS INOTRÓPICAS.

Droga	Via	Dose (mcg/kg/min)
Noradrenalina	IV	0,05-0,5
Adrenalina	IV	0,05-1,0
Dopamina	IV	2-10 (máx. 50)
Dobutamina	IV	2-20 (máx. 40)

Produtos comerciais
Dopamina = Revivan – ampolas de 10mL = 50mg; diluir 1 ampola em 250-500mL de soro.
Dobutamina = Dobutrex – frasco de 250mg; reconstituir em 10 ou 20mL de diluente no momento da administração; diluir em soro.
Noradrenalina = Levofed; dissolver 1mL em 250mL de diluente.

8. Hipertensão Arterial

Pressão arterial (PA) = débito cardíaco *vs*. resistência periférica pulmonar.

Quando um deles aumenta, a PA se eleva, causando **hipertensão arterial** (HA).

HA = PA acima dos níveis considerados seguros.

HA é doença crônica degenerativa que acarreta alto risco cardiovascular.

HA **primária ou essencial** = HA sem causa identificável.

HA **secundária** = HA que resulta de outro processo patológico.

Na **criança** é mais frequente a HA **secundária** e a maioria tem causa renal ou renovascular.

No **adolescente** predomina a HA **primária**.

Colóquio

1. O pediatra moderno precisa se **preocupar** com a HA na infância?
   Sim. Existe relação entre HA na infância com doença arterial coronariana e hipertensão ventricular esquerda no adulto jovem.
2. Mas HA tem **importância** estatística na infância?
   Sim. Atualmente é um diagnóstico frequente e afeta até 5% dos adolescentes e em especial os com sobrepeso (11%).
3. E como se detectam esses casos na **prática** pediátrica?
   Pela **medida rotineira** da PA nas consultas de rotina.
   Dar maior atenção nas famílias com história de hipertensão e obesidade.
   Recomenda-se iniciar aos 3 anos.

CONDUTA DIAGNÓSTICA

1ª etapa Controle da pressão arterial (PA)

1. Quando **começar** a medir a PA?
   Recomenda-se aos 3 anos de idade; repetir anualmente.
   Obrigatória, em qualquer idade, na presença de cefaleia, convulsão, deficiência de crescimento.
   Medições mais frequentes em famílias de hipertensos, obesos e dislipidêmicos.
2. **Como** medir?
   - **Manguito adequado** (Figs. IX-20 e IX-21)
     a) A câmara interna do manguito com largura aproximadamente de 40% da circunferência do braço medido no ponto médio entre olécrano e acrômio.
     b) O manguito deve cobrir 80-100% da circunferência do braço.
     c) O manguito deve ser largo o suficiente para cobrir 75% do braço, deixando lugar suficiente, tanto na fossa antecubital, para colocar confortavelmente o diafragma do estetoscópio sobre a artéria braquial, como na margem superior do manguito, para evitar obstrução da axila.

   Entre 2 manguitos próximos mas não ideais, preferir o mais largo (manguito estreito pode criar falsa hipertensão).

   Em **crianças** (circunferência máxima do braço = 22cm) use manguito para crianças 18cm × 6cm.

   Em **adolescentes** (circunferência máxima do braço = 26cm) use manguito para adultos pequenos 24cm × 10cm.

   Regra

   a) Se o manguito for maior que o ideal, usando manguito de adulto médio em criança escolar, a PA obtida será erroneamente baixa (acrescentar 20 na sistólica e 10 na diastólica). Ex: (80 × 40 passa a 100 × 50).
   b) Usando um manguito médio para adulto em adolescente musculoso ou obeso, o manguito usado será pequeno para a circunferência do braço e a PA obtida será maior que o real (falsa hipertensão). Na prática, subtrair 40 na pressão sistólica obtida e 30 na diastólica, se perímetro braquial ± 34cm (140 × 90 passa a 100 × 60).

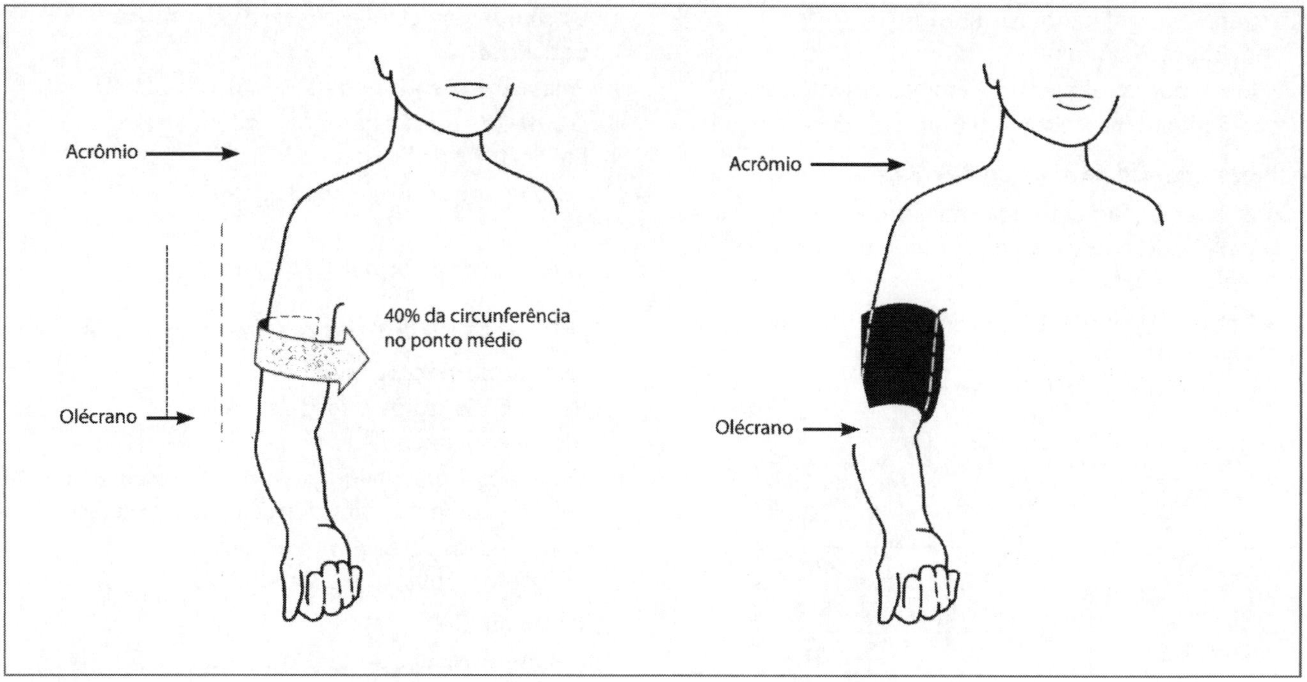

Figura IX-20 – Manguito adequado para a tomada da pressão arterial.

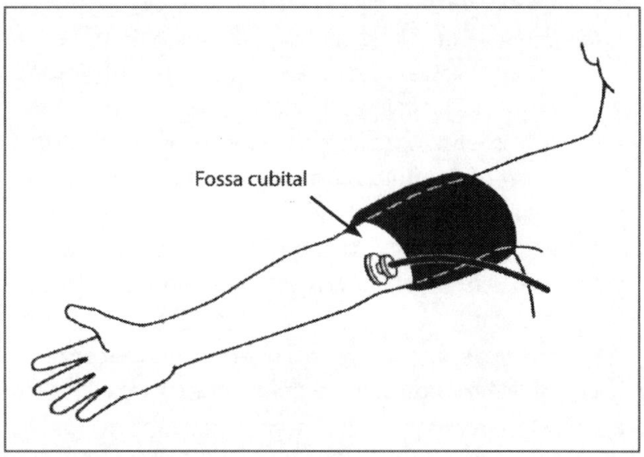

Figura IX-21 – Onde medir a pressão arterial.

2ª etapa Como medir a PA

1º) O braço do paciente deve estar na altura do coração (sentado com o braço apoiado, ou deitado).

2º) Palpar o pulso radial e inflar o manguito até seu desaparecimento e um pouco mais; desinflar rapidamente.

3º) Inflar rapidamente até ultrapassar em 20-30mmHg o nível estimado.

4º) Desinflar lentamente até o aparecimento do primeiro som – anotar PA **sistólica**.

5º) Desinflar rapidamente até desaparecimento dos sons – anotar aí a PA **diastólica**.
Se os batimentos persistirem até nível zero, anotar PA diastólica no momento do abafamento dos tons.

6º) Esperar 1 ou 2 minutos e repetir.

7º) Se a PA estiver próxima do nível elevado, repetir.

Se você não conseguir auscultar os tons, palpe o pulso radial e aumente 5 ou 10mm (exemplo: se der 90 considere 95 ou 100) só para PA sistólica.

3ª etapa Interpretar o resultado obtido

Premissa 1 – crianças muito altas têm normalmente PA um pouco mais alta (3 a 4mm na sistólica e 2 na diastólica); crianças muito baixas têm PA um pouco mais baixa (menos 2 na sistólica e menos 1 na diastólica).

Premissa 2 – na prática, você precisa conhecer qual é o p90 e o p95 para a idade (ou, melhor, a idade-estatura).

1º) Medir a criança – avaliar a estatura.

2º) Verificar o percentil da estatura na respectiva curva de crescimento.

3º) Medir a PA em 3 ocasiões diferentes.

4º) Verificar na tabela de PA em que percentil (50, 90, 95, 99) está a PA atual da criança na sua idade e no seu percentil de altura.
Se PA estiver entre p90 e 95: alerta!

5º) Avaliar PA (sistólica e diastólica)
HA = hipertensão arterial

Se PA em p < 90 = **Normal**
Se PA em p > 90 mas < p95 = **Pré-hipertensão**
Se PA entre p95 e p99 acrescido de 5mm = **HA estágio 1**
Se PA > p99 acrescido de 5mm = **HA estágio 2**

Em adolescente, PA > 12 × 8 já é anormal.

Exemplo: menino de 5 anos, altura 1,13; PA = 109 × 70

1º) Nas curvas de crescimento, a altura do menino corresponde ao p75 para a idade de 5 anos.

2º) Procure na tabela de PA o p75 para 5 anos, sexo masculino e ver os 2 valores: p90 e p95 para PA.

3º) Na **tabela** de PA (p75 para altura em menino de 5 anos), o p90 para PA = 107 × 68. Portanto, esse menino estaria com a PA acima do normal.

4º) Para esse menino, p95 para PA = 111 × 72. Portanto, o menino está abaixo dos valores máximos e por isso é normal.

Conclusão: orientação e **vigilância** com repetição frequente da medição da PA.

Tabela IX-1 – PRESSÃO ARTERIAL LIMITE.

	Meninos				Meninas			
	PA sistólica		PA diastólica		PA sistólica		PA diastólica	
Idade	p90	p95	p90	p95	p90	p95	p90	p95
3	103	107	61	65	103	107	62	66
5	106	110	67	71	106	110	67	71
7	109	113	72	76	109	113	70	74
9	113	117	74	79	113	117	73	77
11	117	121	76	80	117	121	75	79
13	122	126	77	82	121	125	78	82
15	127	131	79	83	124	128	79	83
17	133	136	83	87	125	129	80	84

Caso – menino de 11 anos, bastante alto, 3 medições com 2 semanas de intervalo entre cada uma, em situações diferentes: PA = 130 × 88.

PA sistólica no p95 seria 121, somando mais 3 por causa da altura = 124.

Está acima do p95 (que seria 121), portanto já é hipertensão.

4ª etapa Excluir HA aguda

Identificar fatores associados com HA aguda.

1. Distúrbios renais (glomerulonefrite, traumatismo renal) – exame de urina.
2. Uso de anticoncepcionais, corticoide, descongestionantes de uso oral ou nasal, supressores de apetite, cocaína.

5ª etapa HA crônica: essencial *vs.* secundária

A grande questão no diagnóstico de HA crônica é saber se ela é **primária** (sem causa identificável) ou **secundária** a outra doença.

Pistas

1. Tal como no adulto, a forma de hipertensão mais frequente é a **primária**.
2. Adolescentes com sobrepeso, PA pouco acima do p95 e história familiar de hipertensão – geralmente é **essencial**.
3. A hipertensão **essencial** é geralmente **assintomática**.
4. A hipertensão **secundária** é mais frequente em lactentes e pré-escolares.
5. Crianças e adolescentes com PA substancialmente acima do p95 provavelmente têm hipertensão **secundária** cuja causa mais comum é a **doença renal**: anormalidades estruturais do rim, estenose da artéria renal, doença renal crônica, traumatismo renal, tumor de Wilms.
6. **A maioria dos casos de hipertensão secundária é de causa renal ou renovascular.**
7. A hipertensão **secundária** pode ser:
   a) assintomática;
   b) com manifestações decorrentes da doença de base (como crescimento insuficiente);
   c) com sinais decorrentes da hipertensão acentuada: cefaleia, tontura, epistaxe, alterações visuais e convulsões.
8. Não deixar de medir a PA de crianças pequenas com insuficiência cardíaca ou convulsões inexplicadas.
9. A **faixa etária** é um guia importante para a causa da hipertensão (Quadro IX-7).
10. **Anamnese** e **exame físico** detalhados podem apontar a causa (ver as etapas a seguir).

6ª etapa Anamnese

1. Hipertensão essencial na família (predisposição genética).
2. Cateterização da artéria umbilical no período neonatal – trombose da artéria renal, problemas **renais**.
3. Distúrbios urinários (disúria, urgência para urinar, escape de urina) – doença **renal**.
4. Artrite, edema facial – colagenoses (**reumatismo**).
5. Perda de peso apesar de bom apetite, sudorese e ruborização, febre, palpitações, distúrbios visuais, dor abdominal ou torácica – **feocromocitoma**.
6. Fraqueza muscular, câimbras, constipação – **hipopotassemia e hiperaldosteronismo**.
7. Idade da menarca, desenvolvimento sexual – útil para detectar distúrbios da **adrenal**.

Quadro IX-7 – CAUSAS MAIS FREQUENTES DE HA DE ACORDO COM A FAIXA ETÁRIA.

Recém-nascidos e lactentes
Trombose de artéria renal (pós-cateterização)
Estenose da artéria renal
Coartação da aorta
Doenças renais congênitas (displasia, rins policísticos)
Menos frequentes: displasia pulmonar
De 2-6 anos
Doença renal (estrutural, inflamatória, tumor)
Coartação da aorta
Estenose da artéria renal, feocromocitoma
De 6-10 anos
Doenças renais
Estenose da artéria renal
Hipertensão primária
Adolescente
Hipertensão essencial
Doenças renais
Menos comuns: feocromocitoma, corticoide, anticoncepcional
Manifestações da HA em lactentes
Verificar a PA em lactentes que apresentam: sopro abdominal, tumoração abdominal, artéria femoral não palpável, hiperplasia da suprarrenal, neurofibromatose (manchas café com leite), deficiência inexplicada de crescimento, tumor orbital, suspeita de doença renal (hematúria, proteinúria), síndrome de Turner, insuficiência cardíaca sem causa aparente, convulsões

8. Uso crônico de drogas vasoconstritoras, anticoncepcionais – hipertensão induzida por **drogas**.
9. **Obesidade** – especialmente se associada à apneia obstrutiva do sono.

7ª etapa Exame físico

1. Mucosas pálidas, edema facial ou pré-tibial – doença **renal**.
2. Manchas café com leite – **neurofibromatose**.
3. Face de lua cheia, obesidade do tronco, estrias, hirsutismo – síndrome de **Cushing**.
4. Pescoço alado, linha do cabelo baixa, mamilos muito espaçados, atraso do desenvolvimento sexual – síndrome de **Turner**.
5. Fácies de delfim, crescimento e desenvolvimento insuficientes – síndrome de **Williams**.
6. Aumento da tireoide – **hiper** ou **hipotireoidismo**.
7. Emagrecimento com apetite aumentado, exoftalmo com nervosismo, taquicardia, sudorese, tremores – **hipertireoidismo**.
8. Virilização, pseudo-hermafroditismo masculino, hipogonadismo, crescimento rápido – **deficiência** (adrenal) **de 11 ou 17-hidroxilase**.
9. Massa abdominal assintomática – tumor de **Wilms**, **rins policísticos**.
10. Ausência de pulso femoral – **coartação da aorta**.
11. Sopro sobre os grandes vasos – **arterite**.
12. Sopro epigástrico – doença **renovascular** ou **arterite**.

8ª etapa Exames laboratoriais de rotina

Suspeita de hipertensão **essencial**: adolescente com hipertensão moderada, assintomática, história familiar de hipertensão e/ou fatores de risco: obesidade, tabagismo, anticoncepcional.

Exame indispensável: **urina tipo I**
(para excluir doença renal).

Convém solicitar:

1. Exame de urina tipo I.
2. Urocultura – em todas as meninas e nos meninos com suspeita de doença renal.
3. Sangue – ureia, creatinina e ácido úrico; colesterol e triglicérides, glicose.
4. ECG periódico.

Não é necessário ultrassonografia renal
nem ecocardiograma.

9ª etapa Suspeita de HA secundária

Criança menor, hipertensão acentuada, acompanhada de sintomas. História familiar de doença renal.
Crescimento prejudicado.
Tumoração nos flancos. Sopro abdominal.

1. Geral – hemograma.
2. Repercussão cardiovascular – ECG e ecocardiograma.
3. Pesquisa de **doença parenquimatosa dos rins**:
   a) sangue: ureia, creatinina, ácido úrico;
   b) urina: urina tipo I + cultura;
   c) ultrassonografia renal
   (diminuição dos rins, anomalias).
   Se exames anteriores alterados:
   d) cintilografia renal com DTPA
   (variações na perfusão); com DMSA (cicatrizes).
4. Pesquisa de hipertensão **renovascular**.
   Causada por estenose de artéria renal
   que aumenta a secreção de renina.
   Como os exames de sangue e urina que indicam doença parenquimatosa estão normais, fazer o diagnóstico diferencial com hipertensão essencial grave (ambos podem coexistir).
   a) Exame de sangue: renina plasmática
   preferentemente pós-captopril (aumentada).
   b) Teste do captopril:
      1º) paciente em dieta habitual e sem uso de diuréticos e hipotensores por 1 semana;

2º) paciente em repouso;
medir a PA de 10 em 10 minutos, por 1 hora,

3º) ministrar captopril (Capoten: comprimidos de 25 e 50mg) 0,2mg/kg, VO;

4º) medir novamente PA de 10 em 10 minutos por 1 hora.

Interpretação – o teste é **positivo** quando a diferença das médias das PA diastólicas pré e pós-administração de captopril resultar igual ou maior que 15mm.

Se renina aumentada ou teste do captopril positivo – ultrassonografia Doppler da aorta e das artérias renais e renograma com avaliação do fluxo plasmático.

5. Pesquisa de **hiperaldosteronismo primário**
Câimbras, fraqueza muscular, polidipsia, poliúria, constipação.
   a) níveis de K sérico diminuídos, na ausência de diurético;
   b) continuar (após correção do K sérico) com dosagem sérica de aldosterona (aumentada) e renina (diminuída);
   c) nesse caso, tomografia de abdome (suprarrenais).
6. **Feocromocitoma**
Taquicardia, cefaleia, sudorese, palidez e vômitos: perda de peso.
   a) dosagem de ácido vanilmandélico (VMA) urinário;
   b) se positivo: tomografia abdominal (suprarrenais).

CONDUTA TERAPÊUTICA

HIPERTENSÃO ESSENCIAL

Por que tratar?

Estudos a longo prazo com adultos hipertensos demonstram que o controle da PA (manutenção da PA em níveis normais) é benéfico em relação à progressão da doença renal, para prevenção de acidentes vasculares cerebrais e da insuficiência cardíaca. Existem indícios que os mesmos benefícios podem ser estendidos às crianças tratadas.

Qual a meta a alcançar?

Em adolescentes, é desejável reduzir a PA para 120-130/80mmHg (ou abaixo do p90 para idade, sexo e altura).

Quais as objeções ao tratamento farmacológico da hipertensão?

Trata-se de terapia a longo prazo em indivíduos em desenvolvimento com drogas dotadas de sérios efeitos colaterais e cujas consequências, nessas circunstâncias, ainda não são perfeitamente conhecidas.

Por outro lado, é comprovada a eficácia de algumas **modificações no estilo de vida.**

Qual a implicação prática?

Preferir o tratamento não farmacológico (medidas gerais de vida).

Drogas anti-hipertensivas só devem ser usadas em casos criteriosamente selecionados (em torno de 1%) e não dispensam as medidas gerais.

Providências gerais básicas (estilo de vida)

Indicadas também em indivíduos normotensos com antecedentes familiares de hipertensão.

1. Manter o peso ideal – evitar ou controlar obesidade (ver capítulo Obesidade).
2. Dieta – evitar açúcar e doces, substituir gordura animal por óleos vegetais e azeite, preferir carne branca em vez da vermelha, **reduzir o consumo de sal**, consumir fibras vegetais (cereais integrais, leguminosas, hortaliças, legumes, frutas).
3. **Atividade física regular**:
   a) exercícios sistemáticos do tipo aeróbico – 30 a 45 minutos por dia, 4 a 5 vezes por semana (a frequência cardíaca deve elevar-se a 160): caminhadas vigorosas, corrida de 4,5 a 5km, nadar 1,5 a 3km, andar de bicicleta 16 a 20km; mínimo: subir 8 andares pela escada;
   b) musculação – moderada e progressiva: exercícios de intensidade baixa, bastante repetidos, 3 séries de 20 a 25 repetições.
4. Proibido fumar.
5. Evitar – pílulas anticoncepcionais, corticoides, anfetaminas, vasoconstritores nasais.
6. Vida saudável, sem tensão excessiva; técnicas de relaxamento, meditação e ioga são úteis.

Tratamento medicamentoso

Quando?

1. Hipertensão diastólica que não é controlada com as medidas gerais.
2. Evidências de lesão dos órgãos-alvo (sistema cardiovascular e sistema nervoso central).

Metas

1. Manter a pressão diastólica abaixo do p90 para idade, sexo e altura.
2. Usar a quantidade mínima do medicamento eficaz com o menor número possível de tomadas diárias (preferentemente 1 única dose diária).
3. Mínimos efeitos colaterais.
4. Alto grau de aderência ao tratamento, incluindo considerações socioeconômicas (custo).

Tática

1. **Monoterapia** inicial.
2. Iniciar com a **menor** dose preconizada.
3. Observar por um período mínimo de **4 semanas**:

a) se o efeito for apenas **parcial** e sem efeitos colaterais expressivos – aumentar para a dose máxima preconizada;

b) se efeito **nulo** – substituir por droga de outro grupo;

c) se necessário **associar** diurético com anti-hipertensivo (iECA).
O **diurético** em doses baixas é sempre a droga de escolha para entrar na associação.
Pode ser preferível empregar **associações** anti-hipertensivas em doses baixas do que altas de monoterapia que provocam efeitos colaterais sérios;

d) uma vez **estabilizada** a PA em níveis adequados, tentar diminuir lenta e progressivamente o número de drogas e suas respectivas doses, insistindo nas medidas gerais.

Medicamentos disponíveis
Existem outros além dos citados,
mas esta lista é suficiente:

I – **Diuréticos**
Aumentam o fluxo urinário.
Inibem a reabsorção dos eletrólitos.
Podem ser usados como monoterapia inicial nos casos leves.
Frequentemente são usados em associação com outros anti-hipertensivos (iECA) quando sua ação é insuficiente.
Recomenda-se dar à noite, para prevenir hipertensão noturna.

1. 1ª linha – hidroclorotiazida:
dose: 1mg/kg ou 125mg a cada 24h;
máximo: 3mg/kg/dia até 50mg/dia;
medicamento: Clorana comprimido de 50mg.
Alguns preferem clortalidona
(Higroton comprimido de 12,5mg).
Iniciar com 1 comprimido;
aumentar até 2 se necessário.
2. Poupadores de potássio
Vantagem de evitar espoliação de K mas com risco de hipercaliemia quando associados com iECA.
a) Espironolactona (Aldactone 25, 50mg):
dose: 1mg/kg a cada 24h;
máximo: 3,3mg/kg/dia até 100mg/dia.
b) Triantereno:
dose: 1-2mg/kg/dia, dividido em 2 vezes;
máximo: 3mg/kg/dia até 300mg/dia;
medicamento útil em hipertensão com renina baixa.
c) Associação poupadora de K: hidroclorotiazida 250 + amilorida 2,5 (Moduretic), 1 a 2 comprimidos a cada 24h.
3. Furosemida (Lasix comprimido de 40mg)
Indicado em nefropatias:
dose: 0,5mg/kg cada 24h;
máximo: 2mg/kg/dia.

Observação: no uso de diuréticos, monitorar eletrólitos (ionograma) no início do tratamento e depois periodicamente.

II – **Inibidores da enzima conversora de angiotensina** (iECA)
São considerados hipertensivos de 1ª linha.
Inibem produção da angiotensina II.

1. Captopril
(Capoten comprimidos de 15, 25 e 50mg):
dose: 0,3-0,5mg/kg/dose, 3 vezes/dia;
máximo: 4mg/kg/dia, em 3 vezes.
2. Enalapril (Renitec comprimidos de 5, 10, 20mg):
dose: 0,1mg/kg a cada 24h até 5mg/dia;
máximo: 0,6mg/kg/dia até 40mg.
3. Lisinopril (comprimidos de 5, 10, 20mg):
> 6 anos: início 0,1mg/kg/dia até 5mg/dia.
Controle periódico: K e creatinina.
É teratogênico.
Se o efeito não for suficiente, adicionar tiazídico.
Co-Retinec: enalapril + hidroclorotiazida
(10/25 e 20/12,5), dar ½ a 1 comprimido por dia.

III – **Bloqueadores do receptor da angiotensina (bRA)**
Inibem a ação da angiotensina II.
Irbesartan (Aprovel 100 e 300mg):
6-12 anos: 75-150mg 1 vez ao dia;
> 13 anos: 150-300mg/dia.
Losartan (Coazar 12,5 e 100)
A partir dos 6 anos:
0,7mg/kg 1 vez ao dia ;
máximo: 1,4mg/kg/dia até 100mg/dia.
Controle periódico: creatinina e K.

IV – **Bloqueadores do canal do cálcio (bCC)**
Agem como vasodilatadores.
Úteis para adicionar aos iECA quando estes são insuficientes.

1. Anlodipina (Norvasc 5 e 10mg)
Mais de 6 anos: 2,5mg/dia, até 5 ou 10mg/dia.
2. Nifedipina de liberação prolongada
Adalat retard 20 e 30mg.
Iniciar com comprimido 20mg/24h; aumentar se necessário.

V - **Betabloqueadores**

Diminuem a frequência cardíaca e a demanda miocárdica de oxigênio.

Atenolol (Atenolol; G - 25, 50, 100mg).

Pouco usados e só em adolescentes.

Podem potenciar asma, prejudicam os exercícios.

Pioram temperamento depressivo.

Úteis em enxaqueca.

Casos característicos na prática

<u>Caso 1</u> - adolescente, 14 anos de idade, gordinho, sedentário, PA = 135 × 85.

Pai toma remédios para pressão e colesterol.

Anamnese e exame físico inexpressivos.

1º) Investigação - exame de urina, creatinina, ácido úrico, colesterol, triglicérides, glicose; ECG.

2º) Orientação - corrigir alimentação (dieta de redução gradual do peso), atividade física regular, reavaliar após 3 meses.

3º) Se não houver melhora, instituir medicamento. Escolha: a) diurético (hidroclorotiazida ou clortalidona) tomando à noite ou b) inibidor da ECA (enalapril).

Comece pela dose mínima. Controle após 3 meses:

Evolução 1 - houve adoção a um estilo de vida saudável e normalização da PA.

Manter mais 3 meses.

Se PA normal estável - suspender medicamento.

Manter controle a cada 3 meses.

Evolução 2 - PA normalizou mas persiste o sobrepeso.

Manter medicamento em dose mínima.

Evolução 3 - hipertensão arterial persistente.

Introduzir enalapril, dose inicial.

Se já está tomando, aumentar a dose.

Controle de PA a cada 2-3 semanas.

Aumento gradual da dose de enalapril.

Se não normalizar com a dose máxima, usar associação enalapril + hidroclorotiazida.

<u>Caso 2</u> - menina de 5 anos. PA 122 × 78, um pouco gordinha, sedentária, mãe toma remédio para pressão. Exame inexpressivo.

Investigação imediata: urina, creatinina, ácido úrico, renina, ultrassonografia renal.

Iniciar regime do controle de peso e exercício e medicamento iCEA (enalapril).

Reavaliar.

9. Disritmias (Arritmias) Cardíacas

Entenda a condução elétrica específica do coração

1. O estímulo elétrico inicia-se no nó sinusal (onda P).
2. O impulso é propagado ao nó atrioventricular através do miocárdio do átrio (intervalo PR).
3. Daí o estímulo é conduzido ao feixe de His, à rede de Purkinje e ao miocárdio ventricular (complexo QRS). Disso resulta o **ritmo sinusal** normal, necessário para o bom funcionamento cardíaco.

Se o ritmo não é sinusal está ocorrendo uma arritmia.

O que é disritmia (arritmia) cardíaca

Distúrbio do ritmo cardíaco resultante de alteração (anormalidade) na origem ou na condução do estímulo elétrico.

Classificação das arritmias

a) Taquiarritmias supraventiculares (ponto de origem acima da bifurcação do feixe de His): taquicardia sinusal, taquicardia atrial, *flutter* atrial, fibrilação atrial, taquicardias supraventriculares.
b) Taquiarritmias ventriculares (origem abaixo do feixe de His):
taquicardia ventricular e fibrilação ventricular.
c) Bradiarritmias: bradicardia sinusal, bloqueios atrioventriculares.

Significado clínico do intervalo QT prolongado

Reflete uma fase de repolarização prolongada que torna o coração vulnerável a arritmias cardíacas, particularmente taquicardia ventricular, podendo chegar à fibrilação e à parada cardíaca.

Como a duração do intervalo QT varia com a frequência cardíaca, usa-se o intervalo QT corrigido (QTc) = intervalo QT dividido pela raiz quadrada do intervalo R-R; QTc não deve exceder 0,45. QT prolongado pode ser congênito (e até causa de morte súbita) ou causado por desidratação, cisaprida, antidepressivos tricíclicos, antialérgico astemizol.

Sintomas: palpitações, síncope e convulsões.

Encaminhar ao cardiologista pediátrico.

Quando suspeitar

Alterações do ritmo e/ou FC em exames de rotina.

Situações de urgência: baixo débito sistêmico, insuficiência cardíaca, síncopes.

Lactentes - irritabilidade, sonolência, choro anormal, cansaço ao mamar, sudorese.

Crianças - palpitação, taquicardia, dor torácica, cansaço e falta de ar, pré-síncope e síncope.

DISTÚRBIOS NA ORIGEM DO ESTÍMULO ELÉTRICO

ARRITMIA SINUSAL

1. Períodos de aumento e diminuição da FC, geralmente relacionados à respiração (arritmia respiratória), normalmente encontrados desde o lactente até a adolescência, aumenta na febre.

2. **ECG** – irregularidades na distância entre os complexos QRS, que são sempre precedidos por onda P e espaço PR normais.

TAQUICARDIA SINUSAL

1. Aumento da FC acima dos limites normais para a idade: em < 1 ano > 220; em > 1 ano > 180.
2. Aparece em: a) esforço físico, medo, emoções, dor, choro, ingestão de drogas simpatomiméticas; b) febre, insuficiência cardíaca, anemia, hipertireoidismo, sepse.
3. **ECG** – frequência alta, ritmo sinusal, QRS ≤ 0,085.

Conduta – é geralmente transitória; remover a causa. Na insuficiência cardíaca: digitálicos.

BRADICARDIA SINUSAL

1. Diminuição da FC abaixo de 100 no lactente, 80 no pré-escolar e 60 nos demais grupos etários. Aumenta com o exercício.
2. É fisiológica durante o sono e transitória nas crises de perda de fôlego nos lactentes.
3. Ocorre em: hipóxia cerebral, hipotireoidismo, hipotermia, hipertensão intracraniana, uso de drogas (betabloqueadores, digitálicos, anestésicos).
4. **ECG** – ritmo sinusal com frequência baixa.

Tratamento – correção da causa.

MARCA-PASSO MUTÁVEL ATRIAL

1. Variação da arritmia sinusal em que o estímulo se origina em outro ponto do átrio.
2. Ocorre em crianças normais, cardite reumática, na intoxicação digitálica.
3. **ECG** – ondas P de morfologia variável, pequenas variações do espaço PR.

FLUTTER ATRIAL

1. Batimentos atriais rápidos (acima de 320/min) e graus variáveis de bloqueio AV.
2. Pode ocorrer em RN e lactentes normais, com caráter transitório.
3. Em cardiopatias com grande aumento atrial, pós-correção cirúrgica de cardiopatia congênita.
4. **ECG** – as ondas P pontiagudas como dentes de um serrote (observadas em DII, DIII, aVF) sofrem um bloqueio AV de 2:1, 3:1 ou 4:1.

Conduta – quando não reverte espontaneamente:

a) de escolha: cardioversão – 1 carga baixa 0,5-1J/kg;
b) betabloqueadores (Propranolol, Atenolol) ou bloqueador dos canais de cálcio (Nifedipina, Anlodipina); 2ª escolha: digitalização.
   Manutenção com amiodarona;
c) casos refratários: amiodarona – dose de ataque 10mg/kg/dia; reduzir semanalmente até 2,5mg/kg/dia, 5 vezes por semana;
d) casos crônicos, após os 8 anos de idade – considerar ablação com radiofrequência.

FIBRILAÇÃO ATRIAL

1. Batimentos desordenados dos átrios (frequência de 400 a 700), que são em parte bloqueados no nível do nó AV e os ventrículos respondem irregularmente; indica lesão miocárdica grave.
2. Ocorre nas cardiopatias reumáticas, tireotoxicose, comunicação interatrial, doença de Ebstein, atresia tricúspide em adolescentes.
3. **ECG** – impulsos atriais representados por ondas P de pequena voltagem, mais arredondadas e que se sucedem irregularmente (ondas f): QRS normais ou aberrantes com intervalos RR irregulares.

Conduta

a) Tratamento rápido: cardioversão elétrica sincronizada (1 carga de 1-1,5J/kg).
b) Procainamida (não utilizar em hipotensos e em casos com resposta ventricular baixa).
c) Casos com resposta ventricular alta: digitalização (contraindicada na síndrome de Wolff-Parkinson-White).
d) Quinidina: após digitalização.

EXTRASSÍSTOLES

1. Batimentos precoces originados em qualquer local do coração. Podem ocorrer: a) isoladamente; b) 1 impulso normal seguido de 1 extrassístole = bigeminismo; c) 1 impulso normal seguido de 2 extrassístoles = trigeminismo; d) 4 ou mais extrassístoles seguidas = salva de extrassístoles.
2. Em crianças é relativamente comum o aparecimento de extrassístoles isoladas, sem significado patológico; adolescentes sob tensão emocional.
3. Hipoxemia, desequilíbrio eletrolítico (Ca e K), intoxicação por drogas simpatomiméticas, anestésicos, miocardites.
4. **ECG** – registra a extrassístole e mostra sua localização (Holter pode ser necessário):
   a) **Supraventricular**: QRS normal, P-R curto; pausa compensadora curta. Quando originada nos átrios, a onda P tem morfologia diferente da habitual e pode preceder ou vir após QRS.
   Tratamento – geralmente desnecessário.
   b) **Ventricular**: QRS bizarros, assemelhando-se aos encontrados nos bloqueios de ramo. A pausa compensadora é 1 onda, isto é, o comprimento de 2 ciclos, incluindo a extrassístole, é exatamente igual ao de 2 ciclos normais.

Tratamento – só indicado em casos graves: remover a causa; escolha: propranolol; em pós-operatório ou miocardite: quinidina ou procainamida.

TAQUICARDIA PAROXÍSTICA

Frequência elevada, originada em focos, que pode surgir e desaparecer subitamente. Pode ser:

▶ **Supraventricular** (por reentrada nodal AV)

É a mais frequente das taquicardias paroxísticas (Fig. IX-22).

Crianças – início e cessação súbita com FC de 180 até 240, ocorre em repouso. Geralmente é bem tolerada e a criança apenas se queixa do ritmo muito rápido do coração que "liga e desliga" subitamente.

ECG – semelhante ao da taquicardia sinusal.

Conduta na crise

a) Estimulação vagal: 1. *no lactente* – bolsa de gelo cobrindo a face por 10 segundos; 2. *na criança* – submergir o rosto em água gelada; 3. *crianças de mais idade* – manobra de Valsalva, prender a respiração, beber água gelada.

b) Se essas manobras falham: uso de medicamentos
   1. adenosina por via IV rápida – 1ª vez 0,1mg/kg; 2ª vez 0,2mg/kg;
   2. procainamida 3-6mg/kg em 5min, por via IV;
   3. verapamil – 0,2mg/kg, por via IV, nunca aplicar em crianças menores de 1 ano nem em pacientes com insuficiência cardíaca.

c) Situações de urgência, com insuficiência cardíaca: cardioversão sincronizada – 0,5-1J/kg na 1ª vez; 2J/kg na 2ª vez.

▶ **Ventricular** – a mais grave das disritmias, pois associa-se com modificações hemodinâmicas graves e pode evoluir para fibrilação ventricular e óbito. É rara na criança e pode surgir inesperadamente em corações normais ou associada com o uso de descongestionantes anestésicos, distúrbios eletrolíticos, complicação no pós-operatório da cirurgia cardíaca. **ECG** – distingue-se da supraventricular por ter frequência mais baixa (mais de 120 até 240) e complexos QRS largos ou aberrantes > 0,08s (Fig. IX-23); ondas P não identificadas; ondas T em oposição ao QRS.

Torsada de pointes = taquicardia ventricular polimórfica com intervalo QT prolongado com rotação do eixo QRS em 180° de modo progressivo e repetitivo.

Conduta – tratamento **imediato**.

Em pacientes hemodinamicamente estáveis: lidocaína por via IV 1mg/kg em bolo, pode repetir 2 vezes, a cada 5 minutos. Alternativas: amiodarona 5mg/kg em 20-60min ou procainamida 10-20mg/kg em 30-60min.

Se não houver resolução ou logo no início – cardioversão 1ª vez: 0,5 a 1J/kg; 2ª vez: 2 (até 3J/kg).

DISTÚRBIOS NA CONDUÇÃO DO ESTÍMULO

SÍNDROME DE WOLFF-PARKINSON-WHITE

(síndrome de WPW ou pré-excitação)

O estímulo elétrico originado no nó sinusal vai diretamente aos ventrículos sem passar pelo nó AV. O espaço PR está diminuído; QRS é alargado com espessamentos na porção inicial do complexo.

Pode apresentar-se isolada ou associada a cardiopatias congênitas.

Predispõe a crises frequentes de taquicardia paroxística.

Conduta – amiodarona; casos rebeldes: estudo eletrofisiológico (eletrograma de feixe de His) para identificação e posterior ablação do feixe anômalo.

BLOQUEIO SINUSAL

Supressão temporária do impulso elétrico no nó sinusal. Quando prolongado leva a lipotimias e perda de consciência.

Pode estar relacionado com estados hipoxêmicos, aumento do tono vagal ou ingestão de drogas.

ECG – ausência de onda P e QRS.

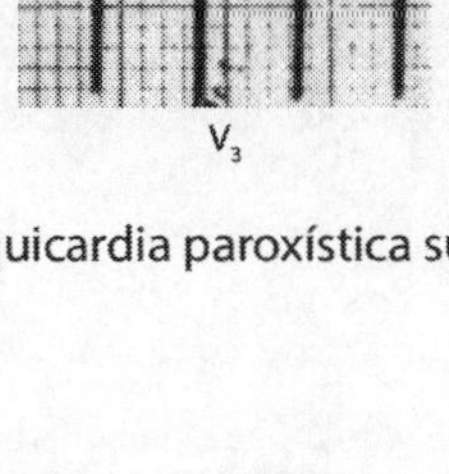

Figura IX-22 – Taquicardia paroxística supraventricular.

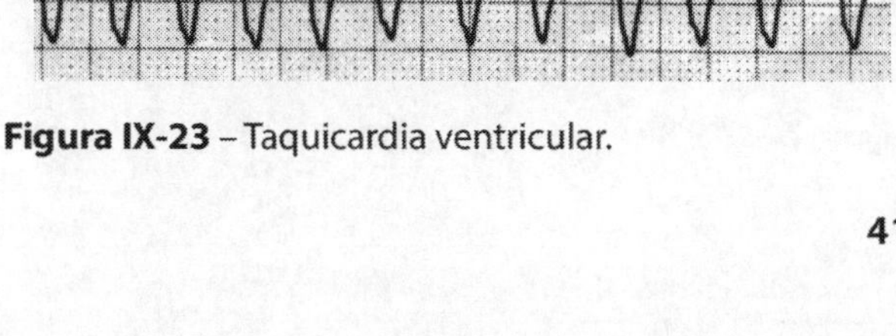

Figura IX-23 – Taquicardia ventricular.

BLOQUEIO ATRIOVENTRICULAR

Dificuldade do impulso sinusal (formado normalmente) para atingir os ventrículos, devido a um atraso na condução ou interrupção da transmissão do impulso elétrico do átrio para o ventrículo.

Bloqueio AV de 1º grau – o estímulo elétrico sofre apenas um atraso no nó sinusal. Pode ser congênito ou associado ao uso de digital, miocardite, febre reumática ou cardiopatias congênitas.

ECG – aumento do espaço PR além de 0,20s.

Tratamento da causa.

Bloqueio AV de 2º grau – falha ocasional de passagem de um estímulo atrial para os ventrículos. Presença de ondas P bloqueadas sem seu complexo QRS. Pode ser: **tipo I** ou Wenckebach – quando o espaço PR vai progressivamente aumentando até que um impulso atrial seja bloqueado, e **tipo II**, em que os espaços PR são normais e uma sístole atrial é bloqueada (ondas P bloqueadas em sequência).

Tratamento da causa – cardiopatia congênita, miocardite, intoxicação digitálica.

Bloqueio atrioventricular total (Fig. IX-24)

1. Os átrios e os ventrículos batem independentemente; a FC varia de 40 a 80. Pode ser congênito (transposição corrigida dos grandes vasos) ou adquirido. Quando adquirido pode ser transitório ou permanente, seguindo-se a miocardite, doença de Chagas, intoxicação medicamentosa e complicação da cirurgia cardíaca.
2. Geralmente assintomático; às vezes fadiga e dispneia aos esforços; em cerca de 20% dos casos: tontura, escotomas e perda de sentidos, caracterizando a **síndrome de Stokes-Adams**.
3. Hipodesenvolvimento pondoestatural, cianose ocasional, FC baixa, pulsos amplos, pressão arterial divergente. No pulso jugular: onda "a" gigante. Valorizar a inspeção do pescoço e a FC.
4. 1ª bulha muito intensa – bulha "em canhão"; presença de 4ª bulha; sopro sistólico na borda esternal esquerda baixa, rude.
5. **ECG** – frequência atrial regular de 75 a 150; frequência ventricular de 40 a 80.
   Ondas P soltas sem relação aos complexos QRS.
6. Maioria das crianças tem vida normal; mortalidade alta quando associada a cardiopatias congênitas.

A **terapêutica** deve ser instituída nos pacientes **sintomáticos**.

O implante do **marca-passo** é o tratamento de escolha, quando: a) crises de Stokes-Adams; b) FC não aumenta com o esforço nem com o isuprel; c) cardiomegalia importante; d) insuficiência cardíaca; e) extrassístoles ventriculares e taquicardia ventricular; f) alargamento do complexo QRS, com FC abaixo de 40; g) bloqueio AV pós-cirúrgico.

DROGAS ANTIARRÍTMICAS

Quinidina – 15-60mg/kg/dia; fracionar a cada 6 ou 8h, por VO. Produtos: Quinicardine e Quinidina CEME, comprimidos de 200mg.
Efeitos colaterais: digestivos e nervosos.

Procainamida – via IV: 3-6mg/kg em 5 minutos; continuar com 20-50mcg/kg/min. Controle ECG e PA. VO: 15-50mg/kg/dia, fracionar a cada 4-6h. Preparados: Procamide, Procainamida CEME – comprimidos de 300mg; ampolas de 5mL = 500mg.

Lidocaína – 1mg/kg por via IV; pode ser repetida após 5 minutos (até 5 vezes); a seguir: 10-50mcg/kg/min. Controle ECG. Preparados: Xilocaína a 0,5-1-2%. Lidocaína CEME 20mg/mL.

Propranolol – 0,1-0,2mg/kg/dose (até 1mg) em 10 minutos, VO: 1-4mg/kg/dia, fracionada em 3 doses ao dia. Produtos: Inderal, Propranolol CEME: comprimidos de 10 e 40mg; ampolas de 1mg.

Difenil-hidantoína – 3-6mg/kg, por via IV, em 3 a 5 minutos com controle ECG; repetir após 10 minutos, se necessário. VO: 3-8mg/kg/dia, fracionado em 2 doses ao dia. Preparados: Epelin líquido 100mg/4mL; Hidantal comprimidos de 100mg; ampolas de 5mL = 250mg; Fenitoína CEME, comprimidos de 100mg; solução a 2,5%; ampolas de 2mL = 100mg.

Verapamil – 0,15mg/kg, por via IV, pode ser repetida após 20 minutos (máximo 5mg); VO: 10-20mg/kg/dia até 180mg/dia. Efeitos colaterais: bradicardia, hipotensão. Preparados: Dilacoron drágeas de 80 e 120mg; ampolas de 2mL = 5mg; Vasicor drágeas de 40mg; ampolas de 2mL = 5mg.
Manutenção: 2-7mg/kg/dia, fracionada de 8-8 horas.

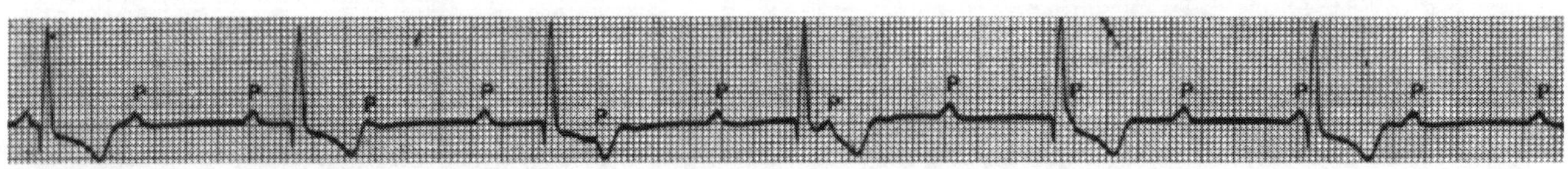

Figura IX-24 – Bloqueio atrioventricular total.

Amiodarona – 10mg/kg/dia, durante 10 dias; manutenção 5mg/kg/dose, 1 vez ao dia, 5 dias por semana. Produtos: Ancoron 30 gotas = 200mg, comprimidos de 200mg, ampola de 3mL = 150mg;
Atlansil (comprimidos e ampolas).

Atropina – por via IV: 0,02mg/kg;
VO: 0,015-0,020mg/kg/dose 6/6h.

Adenosina – 50mcg/kg, por via IV rápida; se não fizer efeito, aumentar progressivamente para 50, 100, 150, 200, 250 e 300mcg/kg/dose; adolescentes 6-12mg.

CARDIOVERSÃO – desfibrilador: choque de 2W-s/kg; se for ineficiente, dobrar a dose.

SEÇÃO X

Os Distúrbios Respiratórios

Tosse, Rouquidão, Chiado e Dispneia

coordenador **Bernardo Kiertzman** (*in memorian*)

colaboradores **Henrique Lederman** (radiologia). **Clemax Couto Sant'Anna** (tuberculose). **Theotonio Miranda Ribeiro. Tatiana Rozov. Neiva Damasceno** (referência especial, fibrose cística).

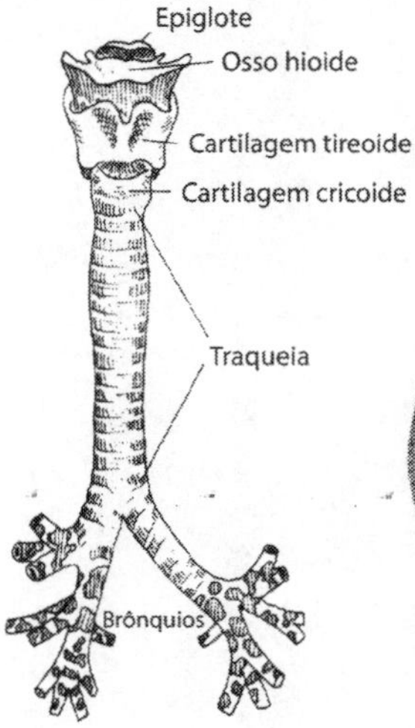

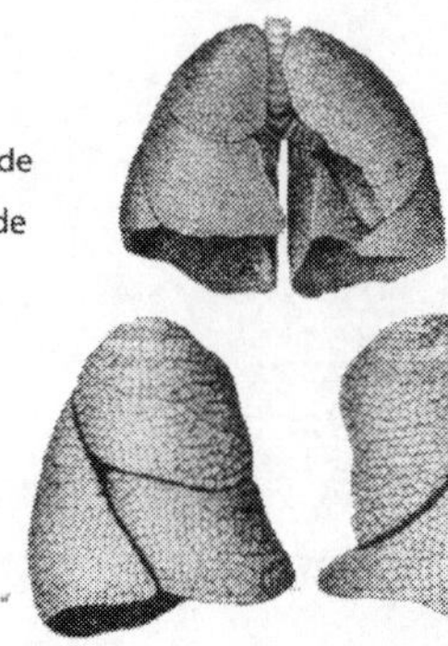

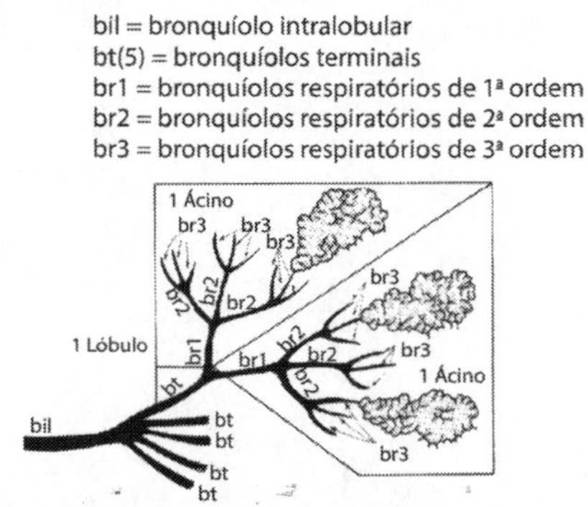

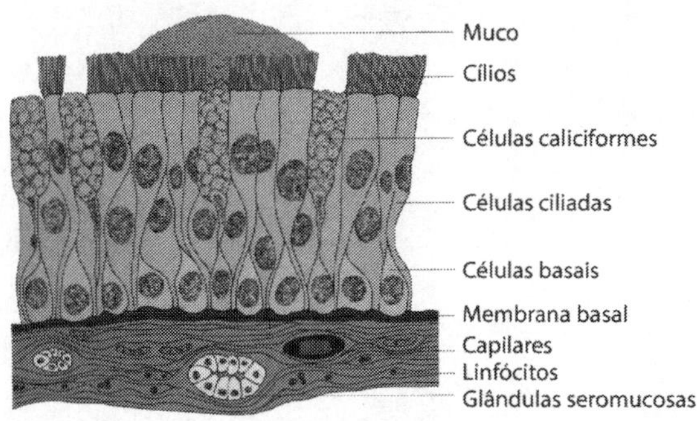

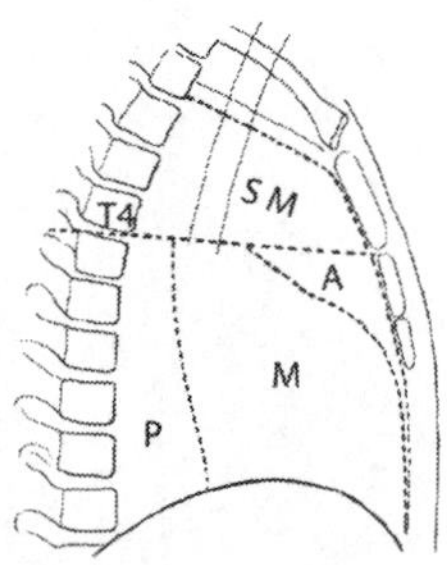

MEDIASTINO = porção do corpo que fica entre os dois pulmões, abrangendo todas as estruturas da cavidade torácica, com exceção de pulmão e pleuras. Limites — anterior: externo; posterior: coluna vertebral; superior: fosseta supra-esternal, inferior: diafragma.

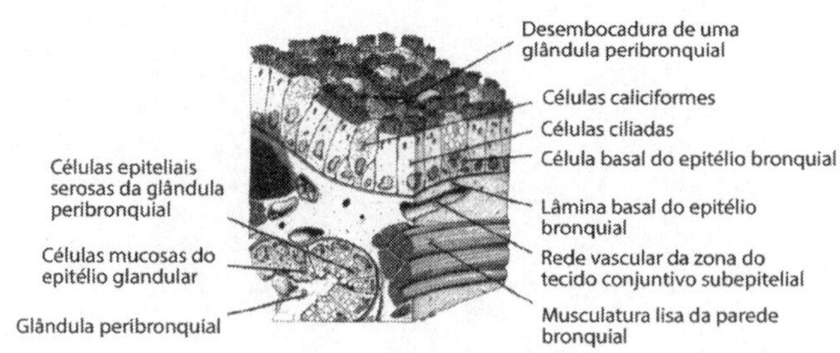

HOMENAGEM

Ao inesquecível pneumologista **Dr. Mozart Tavares de Lima**

Livro Recomendado Doenças Respiratórias na Infância, ICr do HC – Rodrigues, Adde, Ferreira da Silva (Manole)

Primeira Parte

ESTRIDOR LARÍNGEO (ROUQUIDÃO)

Estridor = som agudo e áspero que expressa obstrução da parte alta da árvore respiratória.

COMO LOCALIZAR O SÍTIO RESPONSÁVEL PELO ESTRIDOR

Estridor inspiratório grave; choro abafado			→	Causa supraglótica
Estridor grave, inspiratório ou expiratório			→	Obstrução glótica
Estridor inspiratório	+	Choro anormal	→	Lesão do nervo recorrente laríngeo ou cisto laríngeo
Estridor	+	Rouquidão ou afonia	→	Glote
Estridor intenso	+	Dispneia e voz normal	→	Subglótico ou traqueal
Estridor	+	Tosse em latido ou estridente	→	Obstrução traqueal
Estridor	+	Hipertensão do pescoço	→	Obstrução traqueal extrínseca
Estridor	+	Dificuldade na alimentação	→	Lesão extrínseca da traqueia que comprime o esôfago

1. Estridor Laríngeo Congênito

LARINGOMALACIA – estridor de origem supraglótica (colapso inspiratório da cartilagem laríngea), constitui o estridor mais frequente em lactentes. Começa logo depois do nascimento, tende a piorar entre 3 e 6 meses, mantém-se inalterado entre 6 e 12 meses (salvo por ocasião dos resfriados, quando se agrava) e melhora depois do 1º aniversário, terminando por desaparecer entre 18 e 24 meses. A voz e o choro são normais, mas o estridor piora com o choro e melhora na posição de bruços com o pescoço hiperestendido.
Dificuldades alimentares – fungação frequente.
Comprovação – laringoscopia direta.

Paralisia bilateral das cordas vocais – estridor intenso ins e expiratório, mais audível sobre a laringe; choro normal; cianose, apneia.

Paralisia unilateral das cordas vocais – estridor e rouquidão ou afonia (disfonia).

Membrana laríngea – distúrbio respiratório que se inicia ao nascimento e persiste além do 1º ano; choro rouco ou afônico.

Cistos congênitos – disfagia, crises de cianose, tiragem, choro fraco ou afônico.

Estenose congênita subglótica – início com algumas semanas de vida; estridor intermitente mais ruídos sobre a traqueia.
É uma das causas mais frequentes.

Compressão da traqueia por vasos anômalos – estridor, dispneia, tiragem e cianose, especialmente durante choro ou refeição.

Estridor laríngeo progressivo – papilomas laríngeos ou hemangiomas subglóticos:

- **Papilomas** – estridor, rouquidão, disfonia em torno dos 6 meses de idade, com distúrbio respiratório.
- **Hemangiomas subglóticos** – manifestam-se na primeira infecção das vias respiratórias superiores, aumentam até 6-8 meses e depois começam a involuir lentamente.

Corpo estranho ou traumatismo laríngeo – estridor e dificuldade respiratória em criança sem antecedente de infecção do trato respiratório e com história de episódio asfíxico que iniciou o processo.

Fístula traqueoesofágica – episódios de asfixia com cianose pouco depois do nascimento, mas choro normal.

Sequencia de Pierre Robin – hipoplasia mandibular + glossoptose + fenda palatina parcial. Manifesta-se desde o nascimento por respiração áspera com estridor inspiratório, tiragem supraesternal e dispneia.

2. Estridor (Crupe) Crônico
Sequência diagnóstica

1. Laringoscopia direta.
2. Radiografia de perfil da região cervical (para visualizar a via aérea). **Objetivo**: a) **pesquisar lesões**

glóticas (laringoscopia): membranas laríngeas, pólipos, papilomas, paralisia de cordas vocais, traumatismo de parto; b) **lesões subglóticas**: hemangioma, estenose congênita subglótica, neurofibroma subglótico; c) **causas traqueais**, estenose, cistos.

3. Radiografia de tórax (tumor de mediastino).

3. Estridor Agudo
A síndrome do Crupe

= estridor inspiratório – "tosse de cachorro"

É a causa infecciosa do estridor, resultante de edema inflamatório subglótico.

1. **Aspiração de corpo estranho**
   Predomina entre 1e 3 anos de idade.
2. **Inflamatório infeccioso** (subglótico)
   Laringite espasmódica.
   Laringite viral/estridor + tosse de cachorro.
   Laringotraqueobronquite viral.
   Traqueíte bacteriana.
   Epiglotite por *H. influenzae* (atualmente rara).
   Crupe diftérico (atualmente raro).

LARINGITES E LARINGOTRAQUEOBRONQUITES AGUDAS

Habitualmente causadas pelo **vírus** parainfluenza.

CONDUTA DIAGNÓSTICA

1ª etapa Sintomatologia chamativa de laringite

Rouquidão (choro rouco); voz normal, estridente, bitonal ou afônica; tosse rouca ("de cachorro"). Estridor inspiratório.

Ocorre entre 6 meses e 3 anos (2º ano de vida), no inverno (fim do outono, início da primavera).

Outros sintomas e sinais que se podem juntar ao quadro clínico nos casos graves: tiragem alta, retração intercostal; com o agravamento do quadro obstrutivo respiratório, a criança passa do desassossego à agitação e desta para a indiferença, torpor, exaustão e morte. Não há dificuldade de deglutição.

2ª etapa Diagnóstico de localização anatômica

Além dos sintomas e dos sinais de laringite, a ausculta pulmonar revela:

Laringite – ausculta pulmonar normal.

Laringotraqueíte – roncos e estertores grossos.

Laringotraqueobronquite – estertores subcrepitantes de médias e finas bolhas;
geralmente a toxemia é mais acentuada.

3ª etapa Diagnóstico etiológico

1º) Embora hoje rara, considerar **DIFTERIA**: ocorre em pré-escolares de 2 a 7 anos. Valorizar dados epidemiológicos e estado de imunização (vacinação correta não afasta totalmente a possibilidade). Precedida por sintomas de IVAS durante 3-4 dias; progressão lenta da rouquidão e da dispneia em 2-3 dias. Placa esbranquiçada na orofaringe (pode faltar quando a localização é primária na laringe). Febre moderada, aumento dos gânglios cervicais, toxemia.
Conduta – exame bacteriológico (urgente) da secreção faríngea ou de material da laringe.
Tratamento – soro antidiftérico e penicilina.

2º) Não desprezar a possibilidade de **CORPO ESTRANHO.**
<u>**Caso 1**</u> – criança de 1 ano e meio; há 15 dias está com rouquidão e tosse rouca; foi tratada como bronquite, sem melhora. Durante o exame, a criança chorou com voz rouca, característica de laringite. Ausculta pulmonar: poucos roncos e estertores subcrepitantes.
A criança nunca teve bronquite.
Interrogatório mais minucioso revela que a doença começou pouco depois que a criança teve uma crise de asfixia, ao engasgar quando comia peixe. Encaminhada ao endoscopista, que extraiu uma espinha de peixe da laringe.

3º) Fazer a distinção entre os casos de etiologia **VIRAL** (grande maioria) e os provocados pelo *H. influenzae* (**epiglotite aguda**).

4ª etapa Diagnóstico diferencial

O diagnóstico diferencial de laringites está esquematizado no quadro X-1.

■ **LARINGITE ESPASMÓDICA**

Parece ser uma reação alérgica à infecção viral.

1. Constituição – crianças de natureza alérgica (geralmente temperamento emotivo) de 1-3 anos de idade.
2. Surge repentinamente à noite em pré-escolar que passou bem o dia ou tinha apenas resfriado discreto. A criança acorda rouca com "**tosse de cachorro**", aflita, com dificuldade para respirar. A duração da crise é curta (minutos ou horas, após o que a criança volta a dormir tranquilamente).
   Ausência de febre ou toxemia.
3. Remissão durante o dia. Pode reaparecer, em grau bem menos acentuado,
   nas 2 ou 3 noites subsequentes.

Quadro X-1 – LARINGITES – DIAGNÓSTICO DIFERENCIAL.

Laringites	**Difteria**	**Viral** (laringotra-queobronquite)	**Epiglotite** (*H. influenzae*)	**Espasmódica**	**Corpo estranho** (CE)
Grupo etário	2-7 anos	6 meses-3 anos	2-7 anos/maiores	1-4 anos	1-4 anos
Localização patológica predominante	Glótica	Subglótica	Supraglótica	–	–
Início	Gradual	Gradual	Súbito	Súbito à noite	Súbito
Evolução	Em 2-3 dias: progressivo 1. Infecção do trato respiratório superior 2. Rouquidão 3. Dispneia	Em 1-2 dias 1. Resfriado (ou sarampo) 2. Rouquidão--dispneia (geralmente leve)	Rápido (em horas) Dor de garganta--disfagia estridor inspiratório--dispneia; salivação excessiva	Sem pródromos ou resfriado discreto, benigna	1. Criança brincando com CE 2. Crise de asfixia 3. Intervalo livre 4. Ruído estranho na respiração
Voz	Rouca	Rouca	Abafada (não rouca)	Rouca	Rouca
Febre	Moderada	Discreta	Alta (39,5°C ou mais)	Ausente	Ausente
Toxemia	Presente Aumenta gradualmente	Discreta ou ausente	Intensa Choque, sepse	Ausente	Ausente
Faringe	Placas brancas acinzentadas, aderentes Não há congestão da mucosa: não há disfagia	Normal Faringite leve	Congestão + edema Salivação excessiva Disfagia grave	Normal	Normal
Adenopatia cervical	Presente (gânglios doloridos)	Rara	Presente	Ausente	Ausente
Leucocitose	Moderada (± 15.000)	Discreta (< 15.000)	Acentuada (> 15.000)	Ausente	Ausente
Neutrofilia	Moderada (75%)	Discreta (60%)	Acentuada (90%)	Ausente	Ausente
Outros dados	Imunização insuficiente Dados epidemiológicos (contágio)	É a mais frequente	Radiografia de perfil do pescoço: aumento da epiglote	Constituição alérgica, fator emocional; repete até os 4 anos	Radiografia: 1. Objeto opaco 2. Sinais indiretos
Antibióticos	Penicilina cristalina 150.000U/kg/dia, IV, *ou* procaína 12/12h, IM, *ou* eritromicina 40mg/kg/dia	Nenhum Casos graves ou evolução para piora: ampicilina (50mg/kg/dia)	Ceftriaxona ou Cloranfenicol 100mg/kg/dia, IV	Nenhum	Nenhum
Outras medidas terapêuticas	Soro antidiftérico (60.000-100.000U, IM ou IV, após teste) Isolamento	Corticoide: dexametasona 0,6mg/kg, IM, 1 vez	Entubação de urgência (cuidado: não forçar muito para baixar a língua)	Xarope de ipeca (dose emetizante) Vapor; corticoide por via IM	Extração endoscópica

Traqueíte purulenta – Início com IVAS
Evolui para tosse, rouquidão, dispneia, febre alta: edema subglótico e pus na traqueia
1º estafilococos; 2º *H. influenzae*: oxacilina + cloranfenicol. Entubação.

4. Tendência a reaparecer (com a idade os acessos vão tornando-se mais fracos), até desaparecer aos 4-6 anos.
5. Laringites **recorrentes** ocorrem em crianças alérgicas, têm início precoce, preferência pelo sexo masculino, antecedentes familiares de atopia e tendência a desenvolver **asma**.
6. Nos casos de laringites repetidas e graves, pesquisar refluxo gastroesofágico – solicitar laringoscopia: laringite posterior (inflamação das cartilagens aritenoides).

Conduta – Crises leves em família já habituada

Inalação de vapor d'água no banheiro, ou vaporizador; tranquilizar; observar.

Crises mais intensas

Inalação com adrenalina: 2,5mL; na sua ausência, gotas nasais vasoconstritoras (Aturgyl, Afrin): 20 gotas em 3mL de soro fisiológico. Dexametasona: 0,15mg/kg por via IM (a mesma dose do produto injetável pode ser ministrada por boca, misturada em geleia de sabor agradável). Recomendação antiga de provocar o vômito com xarope de ipeca, 5 a 10mL, ainda pode ser útil.

■ LARINGITE OU LARINGOTRAQUEOBRONQUITE VIRAL

Vírus parainfluenza tipos 1, 2, 3; eventualmente influenza.

1. É a mais frequente das laringites, predomínio de **laringotraqueíte**.
2. Grupo etário: 1 a 6 anos; pico: 18 meses; predomínio sexo masculino.
3. Época: outono, transição ao inverno.
4. Início com IVAS – coriza, tosse leve, febre baixa.
5. Evolução em 12-48 horas para rouquidão, estridor, tosse de cachorro.
   Febre baixa, estado infeccioso leve.
   Pode começar com laringite aguda (rouquidão, tosse de cachorro) e continua com rouquidão, tosse produtiva e febre baixa.
6. Hemograma inexpressivo; VHS abaixo de 30; PCR levemente aumentada.
7. Evolução: flutuante com piora à noite; melhora após 4 dias; tosse produtiva pode persistir.
8. Atenção para os poucos casos de evolução desfavorável – valorizar alteração do estado de consciência: agitação, letargia, dificuldade respiratória. Hospitalizar.

CONDUTA TERAPÊUTICA NA LARINGITE/ LARINGOTRAQUEOBRONQUITE

Casos leves – alerta, não toxemiado, sem dispneia.

Dexametasona 0,15mg/kg por via IM.

Manter dexametasona ou prednisona por VO ou budesonida inalatória.

Líquidos por via oral.

Observar possível piora à noite.

Casos agudos moderadamente graves

1. Dexametasona 0,3mg/kg por via IM.
2. Inalação com adrenalina 1:1.000: 3-5mL.
3. Observar 2 horas.

Repetir inalação se necessário.

Continuar com corticoide por via oral ou budesonida inalatória.

Casos graves

Caracterização: (a) estridor grave e/ou sinais de obstrução alta; (b) retração (tiragem) alta; (c) murmúrio vesicular muito diminuído; (d) palidez ou cianose; (e) letargia ou depressão.

1. Dexametasona 0,6mg/kg por via IV ou IM.
2. Inalação com alfa-adrenérgico: adrenalina 1:1.000 = 5mg = 5mL = 5 ampolas, não diluído, em nebulização, em 5 a 10 minutos. A duração do efeito é de 2 horas, podendo haver rebote. Repetir a dose se necessário. A criança deve ficar em observação no pronto-socorro durante 4 horas.
   Se melhorar, agir como nos casos anteriores.
3. Se não melhorar: internar em UTI.
4. Oxigenoterapia. Vigilância. Oxímetro de pulso.
5. Indicação de **entubação**: agravamento da obstrução, piora progressiva de dispneia, fadiga, prostração, diminuição da resposta à adrenalina. Cânula orotraqueal curta e 0,5-1mm menos calibrosa do que a indicada para a idade da criança. Tenda úmida de oxigênio. Aspiração cuidadosa e não traumática.

Observação: em caso de extrema urgência, introdução percutânea, na traqueia, de agulha calibre 15.

Extubação após melhora clínica e tosse ou vocalização.

■ EPIGLOTITE AGUDA (supraglotite)

1. Grupo etário: 2-6 anos; atualmente 7 anos e adolescentes.
2. Início **súbito**, quase sem pródromos e **evolução muito rápida** (em 6 horas ou menos): dor de garganta (disfagia) – salivação excessiva (baba) – estridor inspiratório – dispneia que começa subitamente e se agrava com rapidez. Voz abafada, não rouca. Ansiedade.
3. A criança prefere a posição sentada reclinada para a frente (recusa-se a deitar), queixo para a frente, boca aberta com a língua para fora.
4. Febre muito elevada, **toxemia**. Agitação e prostração são sinais de extrema gravidade: choque, parada respiratória.
5. Ao exame: faringe muito congesta e edemacia-

da, com acúmulo de secreção que o doente não consegue deglutir; a epiglote apresenta-se de cor vermelha viva, tumefeita e rígida. No entanto, não se recomenda forçar a língua para baixá-la (o que permitiria a visualização da epiglote), pois essa manobra pode levar o paciente à morte.

6. No lugar dessa manobra perigosa pedir radiografia de perfil do pescoço: imagem característica de epiglote aumentada (pelo edema).
7. Leucocitose e neutrofilia acentuada, neutrófilos com alterações sugestivas de infecção bacteriana.

Epidemiologia: com a vacinação houve queda *do H. influenzae* (2-5 anos); a idade média subiu para 7 anos e atinge adolescentes – imunodeficientes por aids e câncer; estreptococos, estafilococos, vírus, *Candida*.

Tratamento – encaminhar imediatamente à UTI; já com ventilação por máscara. Iniciar soro fisiológico por via IV.

1. **Entubação endotraqueal imediata** (nunca esperar "para ver se piora"). Se não for possível a entubação: traqueostomia de urgência. Caso não se consiga realizá-la: cricotireoidotomia com agulha grossa.
2. Antibiótico: ceftriaxona 50mg/kg/dia.

Se cultura positiva para estafilococos: cefalotina por via IV.

■ TRAQUEÍTE BACTERIANA

Antes considerada rara; hoje é importante causa de obstrução grave das vias aéreas superiores.

Começa com IVAS em crianças até 6 anos, predomínio sexo masculino.

Evolui para rouquidão, tosse de cachorro, febre alta, estado toxêmico e dificuldade respiratória.

Laringoscopia – edema subglótico e presença de pus mal cheiroso, bloqueando a luz da traqueia.

Colher material para cultura – estafilococos; eventualmente pneumococos e *H. influenzae*.

Tratamento – hospitalização.

Entubação.

Antibiótico por via IV – cefuroxina ou ceftriaxona + oxacilina ou oxacilina + cloranfenicol.

■ ABSCESSO RETROFARÍNGEO

1. Crianças de 6-12 meses ou menores de 6 anos.
2. **Suspeita**: parece epiglotite mas de evolução insidiosa: febre, irritabilidade, dor e dificuldade à deglutição, salivação exagerada (baba) sem desconforto respiratório evidente.

Evolui para rigidez do pescoço, torcicolo, impossibilidade de ingestão, estridor e sinais de obstrução das vias aéreas superiores.

Recursos diagnósticos – radiografia do pescoço em hipertensão; tomografia: localização e extensão; ultrassonografia cervical com Doppler: adenite *vs.* abscesso.

Tratamento – hospitalização

Entubação se necessário.

Antibioticoterapia por via IV: clindamicina + ceftriaxona.

Se não houver melhora em 24-48 horas, considerar intervenção cirúrgica.

Segunda Parte

A CRIANÇA COM TOSSE

CRIANÇA COM TOSSE NO AMBULATÓRIO

I – **Pergunte**:

1. Há quanto tempo? (Valorize mais de 10 dias)
2. Predomina:
   a) logo que acorda
   b) o dia todo
   c) logo ao deitar
   d) no meio da madrugada
   e) quando corre ou se agita
3. Antecedentes de chiado? (Sim)
4. Coriza:
   a) líquida
   b) muco claro
   c) muco purulento (grosso, verde-amarelo)
5. Febre:
   Há quantos dias? (Valorizar mais de 3)
   Apareceu já na evolução da tosse?
   (Mais de 3 dias após o início)

II – **Raciocine**:

1. Na vigência de um resfriado:
   Tosse logo que deita
   = **CORRIMENTO RETRONASAL**
   Elevar a cabeceira da cama
   Gotas nasais, ao deitar, xarope caseiro
2. Tosse no meio da madrugada e ao acordar:
   Tosse ao esforço físico
   Antecedente de chiado
   = **equivalente asmático**
   Receitar broncodilatador/corticoide
3. Tosse mais de 10 dias sem melhora:
   Tosse o dia todo (e também noturna)
   Coriza prolongada (mais de 10 dias)
   = **RINOSSINUSITE tipo resfriado prolongado.**
   Receitar antibiótico
4. Após 3 dias de resfriado:
   Febre 38,5°C ou mais
   Secreção mucopurulenta
   = **RINOSSINUSITE tipo resfriado grave**
   Receitar antibiótico
   (com boa concentração sanguínea)
5. Início com gripe em escolar:
   Febre persiste mais de 5 dias
   Tosse intensa, incomodativa
   Semiologia pulmonar inexpressiva
   = **PNEUMONIA ATÍPICA POR MICOPLASMA**
   Receitar antibiótico macrolídeo

Tosse é o segundo sintoma mais frequente na criança (só perde para a febre).

Frequentemente, seu tratamento tem muita arte e pouca ciência.

É preciso identificar e tratar/afastar sua causa, fatores desencadeantes e fatores agravantes.

Relembrando os dados básicos

Tosse é uma resposta reflexa da estimulação dos receptores da tosse inervados pelo nervo vago e localizados nas vias respiratórias – laringe, traqueia e grandes brônquios – mas também em outros locais – seio paranasal, faringe, diafragma, pleura, pericárdio, conduto auditivo externo e estômago.

Seu objetivo principal é o *clearance* do excesso de muco das vias respiratórias, expelindo-o, sob alta pressão, para diante em direção à saída.

INVESTIGAÇÃO DA TOSSE
Passo a Passo

1º passo **Faixa etária**

Neonatal, lactente, pré-escolar, escolar/adolescente.

2º passo **Família/ambiente**

Condições socioecômicas.

Atopia familiar (rinite alérgica, asma, dermatite atópica).

3º passo **Duração da tosse**

Até 3 semanas: **aguda.**

3-8 semanas: **subaguda.**

Mais de 8 semanas: **crônica**

- persistente (contínua);
- intermitente:

fases de tosse que se repetem sempre com as mesmas características com períodos curtos assintomáticos.

4º passo **Tipo da tosse**

Seca – irritativa.

Produtiva – solta, descontínua, com produção de catarro nos brônquios.

Estridente – em latido, estridor.

Paroxística – em acessos, podendo terminar com estridor inspiratório.

Staccato – sons curtos e separados.

5º passo **O que observar no exame físico**

- Comprometimento do estado geral.
- Olheiras (alergia).
- Mucosa nasal pálida (alergia).
- Secreção amarela na faringe posterior (visualizada quando se força a língua com o abaixador) – sugere rinossinusite (causa tosse ao deitar).
- Sibilos – sugerem asma (estimular expiração forçada).
- Estertores subcrepitantes disseminados, roncos e sibilos – sugerem bronquite-asma, fibrose cística.
- Alterações importantes na ausculta cardíaca – sugerem cardiopatia.
- Dedos em baqueta de tambor – sugerem bronquiectasia, fibrose cística, cardiopatia.

Truques úteis

1. Estimular a criança (a partir dos 4 anos de idade) a tossir; analisar o tipo de tosse e fazer ausculta concomitante.
2. Estimular a criança a inspirar fundo e fazer expiração forçada – provoca tosse, facilita a ausculta de sibilos.
3. Fazer compressão da traqueia logo acima da fúrcula esternal – provoca tosse; na coqueluche desencadeia acesso típico.
4. Criança que fica tossindo (seca) várias vezes por minuto (exame negativo) e mãe informa que a tosse cede logo ao deitar ou quando se distrai – hábito (tique).
5. Se a tosse é produtiva e a criança coopera, pedir para ela escarrar ou, então, colher muco da faringe com a ponta da espátula, enquanto a língua é mantida para fora Observar o muco:
   - Muco amarelado – pode ser asma (eosinófilos).
   - Muco purulento verde acinzentado – infecção bacteriana.
   - Muco purulento abundante sem mau cheiro – pode ser fibrose cística.
   - Muco mal cheiroso – sugere infecção anaeróbia.
   - Catarro com sangue – sugere pneumonia, tuberculose, câncer.

6º passo **A suspeita inicial do diagnóstico**

Raciocínio (sequencial)

1º) considerar as doenças (causas) comuns;

2º) considerar as apresentações clínicas pouco comuns de doenças comuns;

3º) se excluídas as anteriores, considerar as doenças raras.

Causas mais comuns

1. Rinossinusite aguda e recorrente (gotejamento de muco retronasal).
2. Asma (hiper-reatividade brônquica).

Causas menos comuns

Refluxo gastroesofágico.

Coqueluche.

Bronquiectasias.

Tuberculose.

Psicogênica (hábito/tique).

Malformações das vias respiratórias (nos primeiros meses de vida).

7º passo **Fazendo o DIAGNÓSTICO do caso**

Classifique-o em um destes grupos

A tosse que você está tratando é:

- *Queixa* de **urgência**
  casos agudos/subagudos
- *Preocupação* pela **duração**: longa
  tosse crônica
  - persistente (contínua)
  - intermitente
- Sintoma único/preponderante
- No contexto de um caso complexo

Feita a **classificação** do caso, procure encaixá-lo em uma das **situações** clínicas a seguir.

1. Tosse como a queixa de URGÊNCIA

Casos agudos/subagudos

Ambulatório, consultório, pronto atendimento, telefone.

1º) Perguntar:

Idade – neonatal, lactente, pré-escolar, escolar, adolescente.

Condições socioeconômicas e ambientais.

Atopia familiar – rinite alérgica, asma, dermatite atópica.

Tosse

Duração – quantos dias? *alerta*: mais de 7.

Quando ocorre/predomina?

- de manhã, logo que acorda, o dia todo, após o deitar
- de dia e piora após deitar
- no meio da madrugada
- quando corre ou se agita.

Acompanhada de **corrimento nasal**

- duração – *alerta*: mais de 7 dias
- líquida ou muco claro, grosso, amarelo-esverdeado > 2 dias.

Acompanhada de **febre**?

- duração – *alerta*: > 3 dias
- *alerta* > 39,5°C, com tremores de frio
- *alerta*: surgiu após mais de 3 dias do início da febre.

Acompanhada de **chiado**?

Alarme: **gemência**.

2º) Enquadrar a tosse em uma destas **SITUAÇÕES**

1. Situação *corriqueira*
   na vigência de um **resfriado**
   tosse esporádica, aumenta logo após o deitar
   = corrimento retronasal.
   Oriente quanto ao resfriado.
2. Resfriado **mais de 10 dias** sem melhora
   tosse o dia todo e piora ao deitar, junto com coriza prolongada (mais de 10 dias)
   = rinossinusite aguda (tipo resfriado prolongado).
   Observação: diagnóstico clínico;
   não solicite radiografia.
   Prescrever: antibiótico + lavagem nasal.
3. Criança **asmática** que pegou um **resfriado**
   tosse seca, irritativa, contínua, não melhora com xarope
   = início (pródromo) de **crise asmática**.
   Prescrever broncodilatador, eventualmente corticoide.
4. Criança **toxemiada** (gemente)
   febre alta; tosse/dispneia variável = **Pneumonia**.
   Solicitar: radiografia de tórax, hemograma, VHS, proteína C-reativa
   Prescrever antibiótico.
5. Após forte **engasgo/asfixia**
   tosse seca, rouca ou chiado
   (sem antecedentes significativos)
   = aspiração de corpo estranho.
   Solicitar radiografia de tórax.
6. Escolar com **gripe** *sem coriza*
   - febre persiste mais de 5 dias
   - tosse evolui para *staccato*
   - curta, repetitiva, contínua, irritativa.

   Semiologia pulmonar negativa
   = **pneumonia atípica primária** (**micoplasma**).
   Solicitar hemograma (inexpressivo).
   VHS (aumentada)
   Radiografia de tórax – "pulmão sujo"
   - aumento da trama pulmonar
   - imagem em vidro fosco
   - condensação de limites imprecisos.

   Sorologia para micoplasma.
   Prescrever: macrolídeo: claritromicina ou azitromicina.
   Febre cede em 2 dias, tosse persiste 2 semanas.

2. Tosse como PREOCUPAÇÃO por sua duração PROLONGADA

Tosse crônica, persistente **ou** recidivante.
Sintoma **predominante**/único ou
no contexto de um **quadro complexo**.

TOSSE CRÔNICA NO LACTENTE

1. **Recém-nascido**
   Pesquisar fístula traqueoesofágica.
   Considerar toxoplasmose, rubéola, CMV, herpes.
2. Situação **corriqueira** no **lactente**
   Entrada na creche/escolinha ou irmão maior na escola – tosse prolongada por resfriados frequentes.
3. Lactente (1º trimestre), saudável afebril, sem toxemia; taquipneia tosse **persistente**, seca, **estridente**, lembra coqueluche
   Semiologia pulmonar inexpressiva.
   Radiografia: hiperinsuflação + processo intersticial
   = **Pneumonia intersticial por micoplasma**.
   Tratamento: eritromicina.

4. Bebê **regurgitador**
   Regurgitação volumosa, desconfortável, afastada das mamadas, "pigarro".
   Tosse em decúbito dorsal; chiado
   = **Refluxo gastroesofágico**.
   Teste terapêutico. Eventualmente: pHmetria.
5. Antecedente de **engasgo/asfixia**
   (pode passar despercebido) em lactente de 9 meses até os 36 meses
   = **aspiração de corpo estranho**.
   Solicitar radiografia de tórax.
6. **Acessos** de tosse terminados com **apneia**
   Familiar jovem com tosse prolongada.
   = **Coqueluche**
   Solicitar hemograma – linfocitose.
7. Tosse crônica desde as primeiras semanas de vida.
   No início é seca, estridente depois com chiado.
   Radiografia com atelectasias variáveis.
   Pneumonias de repetição
   = **Fibrose cística**.
   Suspeitar em "bebê chiador" com pneumonias e crescimento deficiente.
   Fezes oleosas.
8. Lactente com **déficit neurológico**
   Aspirativa/refluxo gastroesofágico.
9. Ver **Toxocaríase** (criança 1-3 anos) em tosse persistente no contexto de um quadro complexo.

TOSSE PROLONGADA NO PRÉ-ESCOLAR

1. Quando iniciou (faixa etária)?
2. Qual é o horário predominante?
   Ao despertar, dia todo, logo após deitar, durante a madrugada, após exercícios, durante a refeição/mamada.
3. O que desencadeia ou piora?
   Atividade física, risada, choro, exposição ao frio, mudança de temperatura, exposição à fumaça de cigarro, ambiente empoeirado ou com mofo.
4. O que melhora?
   Broncodilatadores, corticoide, antibiótico.
5. Qual o tipo – seca, produtiva, em acessos?
6. A tosse é acompanhada de rinite alérgica, chiado, secreção nasal purulenta, chiado, otites de repetição?
7. Existem outras manifestações clínicas fora do aparelho respiratório?
   Emagrecimento, déficit de crescimento, dedos baqueteados, diarreia gordurosa, regurgitação, azia, disfagia.

TOSSE CRÔNICA RECIDIVANTE

1. Tosse como **equivalente asmático**
   Atopia pessoal e familiar, tosse aos exercícios de madrugada e após exposição a irritantes, história de "bronquites" ou "pneumonias" recorrentes.
2. **Fumante** passivo (até ativo).
3. IVAS **(rinossinusite)** de repetição ou sazonal.

TOSSE CRÔNICA PERSISTENTE

Refluxo gastroesofágico
Lactente regurgitador, tussidor/chiador.
Criança com azia, disfagia.

Fibrose cística (mucoviscidose)
Lactente chiador com pneumonias de repetição.
Criança com expectoração purulenta (acompanham emagrecimento, fezes oleosas).

Bronquiectasias
Tosse matutina com expectoração purulenta.

Tuberculose
Febre prolongada, tosse produtiva, emagrecimento.
Bronquite prolongada com queda do estado geral.
Solicitar radiografia de pulmão e PPD.

Doença cardíaca
Dispneia aos exercícios, ortopneia.
Sopro, alterações do ritmo.
Solicitar radiografia de tórax.

Doenças malignas
"Bronquite" com perda de peso e queda do estado geral; prolongada.

Imunodeficiência
Infecções recorrentes em vários sistemas.
Fatores de risco para HIV.

Psicogênica/hábito/tique
Tosse seca, seguida, incomodativa enquanto a criança está sob atenção; desaparece assim que pega no sono. Segue-se a uma IVAS e a criança não tem distúrbios emocionais evidentes.

TOSSE CRÔNICA NO ESCOLAR

Evolução > 8 semanas.

Criança com Tosse Recidivante:

1. **Equivalente asmático**
   Atopia pessoal e familiar, tosse aos exercícios, de madrugada e ao acordar exacerbada pelo exercício, pó, gato, IVAS virais. Após tosse forçada podem-se

auscultar sibilos. "Pneumonias" não graves, repetidas. Convém IgE, RAST, teste terapêutico com broncodilatador + corticoide.

2. **Exposição a irritantes**
   Tabagismo passivo (ou ativo).
   Cheiros fortes, poluição.
3. Tosse que prolonga; IVAS de repetição ou sazonais (fim do outono, inverno, início da primavera).

TOSSE PERSISTENTE COMO SINTOMA ÚNICO OU PREDOMINANTE

1. **Sinusite crônica**
   Tosse diurna, piora ao deitar; congestão nasal persistente, secreção na orofaringe visualizada com a manobra do abaixador de língua.
   Mau hálito.
   Indicadas: radiografia e tomografia dos seios da face.
   Indicado antibiótico.
2. **Asma** que se torna refratária ao tratamento com tosse persistente diurna e noturna.
   Sugere:
   Sinusite crônica agregada.
   Radiografia e tomografia dos seios da face.
   Indicados: antibiótico + corticoide.
3. **Asma** que se torna refratária ao tratamento com tosse persistente noturna.
   Sugere: **Refluxo gastroesofágico** agregado.
   Teste terapêutico: domperidona + omeprazol.
   Eventualmente pHmetria esofágica.
4. **Coqueluche em adolescente**
   Tosse encatarrada noturna que evolui para tosse em acessos, nas quais o jovem quase perde o fôlego e pode eliminar uma gosma.
   Hemograma: leucocitose com linfocitose.
5. **Bronquiectasia**
   Tosse crônica com exacerbação noturna e expectoração purulenta pela manhã.
   Penumonias repetidas na mesma localização.
   Radiografia de tórax.
6. **Hábito = tosse psicogênica = tique**

Criança sem problemas emocionais significativos.

Tosse áspera, estridente, em latido, perturba a classe, tosse várias vezes em 1 minuto.

Aparece quando se dá atenção
e desaparece quando distraída ou pega no sono.
Começa logo após uma IVAS e persiste como hábito.
Duração de semanas, sem queda do estado geral.

Atenção: a mãe refere como tosse encatarrada ou "peito cheio" a tosse proveniente de vias aéreas superiores – nesses casos, a mãe sente com sua mão o "catarro no peito", quando na verdade o tórax funciona apenas como uma caixa de ressonância.

Modo de colher escarro – colocar rapidamente uma espátula em *swab* no fundo da garganta, enquanto a criança tosse com a língua para fora.

Inalação com solução de cloreto de sódio a 3%.

Drenagem postural – para criança encatarrada (Fig. X-1).

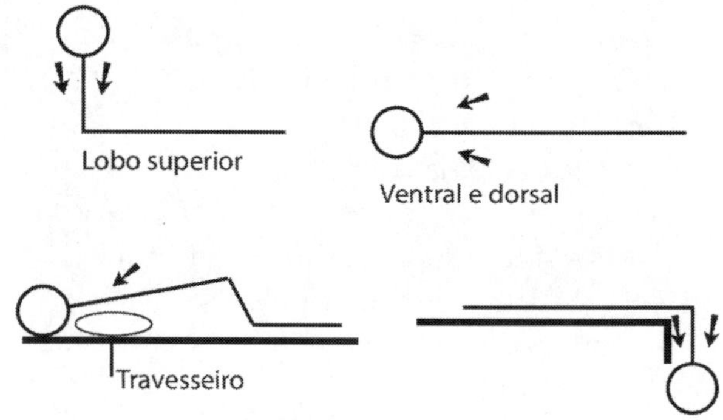

Figura X-1 – Drenagem postural na prática.

Tosse – Qual sua suspeita? *A vida como ela é!*

<u>Caso 1</u> – após um resfriado, criança passou a ter crise de tosse de madrugada (já tem 10 dias).

<u>Caso 2</u> – após um resfriado, a criança passou a ter tosse o dia inteiro, piorando ao deitar (já tem 10 dias), mau hálito.

<u>Caso 3</u> – após um resfriado, a criança passou a ter tosse intensa logo após o deitar, mau hálito.

<u>Caso 4</u> – lactente 2½ meses, leite de peito, novembro, tosse em acessos frequentes que parecem coqueluche. Nenhum adulto jovem está com tosse prolongada.
Taquipneia moderada; não tem estado toxêmico, afebril.

<u>Caso 5</u> – lactente de 2½ meses, leite de peito, junho, tosse e chiado, dipneia, sem toxemia, 38,5°C há 2 dias.

<u>Caso 6</u> – lactente de 2½ meses, mamadeira, julho, tosse moderada, dispneia moderada, gemente, 39,6°C.

<u>Caso 7</u> – pré-escolar com febre, tosse, dispneia leve, abatido, às vezes geme, temperatura no 4º dia, 39,7°C.

<u>Caso 8</u> – escolar, gripe sem coriza, tosse inicialmente discreta foi se agravando e agora é persistente, incomodativa, estado geral levemente comprometido, febre no 7º dia;
desde o 4º dia está tomando Amoxicilina.

<u>Caso 9</u> – lactente de 9 meses que começou com tosse já na 2ª semana de vida, no início seca e estridente, depois com chiado; tem apetite mas o crescimento ponderal é muito abaixo do normal.

<u>Caso 10</u> – escolar teve rinossinusite aguda com tosse, melhorou, mas a tosse persiste há 3 semanas; é seca, estridente, perturba a classe, tendo que sair.

Caso 11 - criança de 2 anos tem tosse seca, evoluiu para bronquite com 3 semanas de duração, período no qual teve febre persistente. Fígado palpável a 3 dedos; palidez acentuada, geofagia.

Caso 12 - pré-escolar, febril, abatido, dor de garganta e chama atenção o fato de não conseguir estender o pescoço para cima.

Respostas

1. Equivalente asmático em atópico. Broncodilatador (e corticoide) à noite.
2. Rinossinusite.
3. Rinoadenoidite.
4. Pneumonia intersticial/clamídia. Radiografia.
5. Bronquiolite.
6. Broncopneumonia.
7. Pneumonia segmentar.
8. Pneumonia atípica (intersticial) por micoplasma. Radiografia. Hemograma inexpressivo/VHS elevada.
9. Fibrose cística. Teste do suor.
10. Tosse psicogênica (hábito, tique).
11. Toxocaríase. Hipereosinofilia.
12. Abscesso retrofaríngeo.

A (confusa) questão dos XAROPES

Xarope – muita arte, pouca ciência.

1. Explicar às mães que a tosse é o "cão de guarda" dos pulmões.
2. O que se trata é a causa da tosse e que provavelmente a tosse em si permanecerá alguns dias.
3. Apesar de tudo isso, a tosse é incomodativa e preocupante para a família, fonte de numerosos telefonemas ao pediatra.
4. Xarope tem algo de arte mas muito pouco de ciência.
5. Na tosse durante ou na semana seguinte do **resfriado** (tosse diurna, piora ao deitar), medicação caseira é indicada.
   O mel tem mostrado alguma eficácia em pesquisas clínicas.
   Adicionar algumas gotas de limão ou própolis parece aumentar essa eficácia.
   O mel não deve ser prescrito para lactentes até 1 ano de idade.
   Nem todas as crianças aceitam o mel.
   O mel pode ser incluído em chás ou no leite.
   Na criança que tosse muito *após deitar*, convém elevar a cabeceira da cama. Fazer lavagem nasal antes de deitar.
   Se a tosse for incomodativa, um anti-histamínico de ação sedativa pode ser ministrado por poucos dias. Aternativa: béquico.
6. Se a tosse pós-resfriado ocorre durante a *madrugada*, isso aponta para uma causa **brônquica**.
   Verificar se a criança é *atópica* (crises de chiado, tosse de exercício).
   Nesse caso, prescrever um broncodilatador (aerossol, inalação, xarope) e, se não for suficiente, uma dose de corticoide à noite (oral ou inalado).
7. Se após 10 dias a tosse permanece persistente, intensa, sem melhora, ocorre durante o dia e piora após deitar – verificar secreção nasal. Tratar sinusite com lavagem nasal e antibiótico.
8. Em tosse encatarrada que ocorre durante o dia e o tratamento com medidas caseiras não é apreciado pela família, xaropes, o mais possível naturais, podem ser indicados por alguns dias.
   Em todos os casos, oferecer líquidos e sucos com frequência.

Xaropes "naturais"

Produto à base de mel + própolis: Pneumonex.

Xarope à base de guaco.

Sedativo da tosse

Cloperastina – anti-histamínico H1 periférico, não narcótico; pode causar secura da boca.

2mg/kg/dia: 1 dose pela manhã, 1 à tarde e 2 à noite (pode ser dada só a dose noturna).

Seki – xarope (10mg/5mL) e gotas (1 gota = 1mg) lactentes entre 1 e 2 anos: 2,5mL de manhã e à tarde, 5mL à noite; 5 gotas de manhã e à tarde, 10 gotas à noite.

Crianças: 1mL/kg/dia = 0,25mg/kg de manhã e à tarde; 1mL/kg à noite, 1 gota/kg de manhã e à tarde; 2 gotas/kg à noite.

Dropropizina – Vibral (a cada 6h)

xarope (copo 10mL)

< 3 anos: 2,5-5mL; > 3 anos: 7,5-10mL.

Gotas: < 3 anos: 4-8; > 3 anos: 10-15, adolescentes: 30.

Alguma ação mucolítica*

Hedera helix – Abrilar (agite antes de usar)

Lactentes e pré-escolares: 2,5mL; escolares, adolescentes 7,5mL: 3 vezes ao dia.

Ambroxol – Mucosolvan, Mucolin

Até 2 anos: 2,5mL 2 vezes; pré-escolares: 2,5mL 3 vezes; escolares 5mL 3 vezes.

Bromexina – genérico, Bisolvon, Teomuc – infantil até 2 anos: 1mL 3 vezes; pré-escolares 2,5mL 3 vezes; escolares 5mL 3 vezes.

Mucolítico com ação broncodilatadora: acebrofilina*

Brondilat infantil xarope 0,2mL/kg/vez, 2 vezes ao dia.

---

*Os **mucolíticos** foram proibidos em crianças menores de 2 anos.

Anti-histamínico sedativo
(especialmente na tosse noturna, após deitar).
Hidroxizina – 2mg/kg/dia, dividido em 3-4 doses (dose noturna maior).
Hixizine xarope 10mg/5mL. À noite: 0,3mL/kg (de dia 0,2mL/kg/vez).

MEDICAÇÃO CASEIRA OU XAROPE DE MEL, GUACO E PRÓPOLIS

¾ copo de açúcar, 1 dente de alho picado, 1 pauzinho de canela.

Acrescentar: 1 copo de água, folhas de louro ou guaco; ferver 5 minutos.

Acrescentar: 3 colheres das de sopa de mel com própolis e suco de ½ limão pequeno.

Importante – mel só pode ser usado em crianças depois de 1 ano de idade.

Simplificação – dispensar canela, louro, guaco, mel e própolis.

3. Tosse Espasmódica Coqueluche (*Pertussis*)

Casos ilustrativos

Caso 1 – lactente de 14 meses internado em UTI por crises de apneia. Afebril, estado geral regular. Leucograma: 110.000 leucócitos com linfocitose acentuada; foi pensado leucemia. Um dia a irmã foi visitá-la e notou-se que ela tinha tosse em acessos; a compressão da traqueia desencadeou um acesso típico de coqueluche, que era também a doença do bebê.

Caso 2 – lactente de 4 meses, começou com resfriado, ficou encatarrado durante 1 semana, depois tosse em acessos noturnos e finalmente crises de apneia. Na internação – leucócitos: 6.800; 1 semana depois: 123.000 leucócitos com intenso predomínio de linfócitos. A mãe estava com tosse há 1 mês, e nas 2 últimas semanas em acessos.

O que é COQUELUCHE – doença infecciosa peculiar com inflamação da mucosa da árvore respiratória (congestão, edema, muco espesso, infiltração de neutrófilos e linfócitos, necrose do epitélio; áreas de atelectasia e de enfisema) causada pela bactéria *Bordetella pertussis* por meio de seus **fatores de virulência** em 2 etapas sequenciais:

1ª) **adesão** da bactéria ao epitélio ciliado respiratório;
2ª) eliminação de **toxinas** que lesam o epitélio.

A **transmissão** é pelo contato direto com gotículas do trato respiratório de pessoas infectadas (frequentemente adultos com doença atípica).

A coqueluche é **transmissível** desde 7 dias depois da exposição até 3 semanas após o aparecimento dos acessos. O paciente só é transmissor até 5 dias de uso de eritromicina.

CONDUTA DIAGNÓSTICA

Definição de caso

Suspeito: todo indivíduo, independente da idade e estado vacinal, com tosse seca há 14 dias ou mais, com:

- tosse paroxística = súbita, com tossidas rápidas, curtas e incontroláveis, guincho respiratório, vômitos pós-tosse;
- ou que teve contato com caso de coqueluche diagnosticado clinicamente.
- O caso suspeito torna-se **confirmado**, se:
- isolamento de *B. pertussis*;
- leucocitose > 20.000 com linfocitose > 10.000;
- se o contato foi com um tussidor confirmado laboratorialmente no seu período de transmissibilidade.

Atualmente o mais frequente é um lactente cujos familiares estão com tosse prolongada.

1ª etapa Quando suspeitar

1. Tosse com duração de mais de 21 dias apresentando acessos.
2. Tosse com mais de 7 dias (e principalmente com mais de 14) e contato com caso conhecido de coqueluche.
3. Lactentes de até 3 meses com crises de apneia ou cianose.
4. Adulto (não asmático e sem outra causa evidente) com tosse persistente, do tipo bronquite, que dura semanas.

A suspeita é muito reforçada se a compressão da traqueia logo acima da fúrcula esternal desencadear acesso de tosse.

2ª etapa Formas frustas ou atípicas

Ainda são úteis os dados realçados por Gomes de Mattos (1937):

1. A tosse é referida como mais frequente e intensa durante a noite.
2. O coqueluchento não tosse nos intervalos dos acessos.
3. O coqueluchento inicia sua tosse obstinada desde o primeiro momento do período catarral.
4. A coqueluche evolui com a intensidade que começou (embora mude o caráter da tosse ao passar para o período quintoso).
5. A coqueluche é menos sensível às mudanças de temperatura que os outros catarros das vias aéreas superiores.
6. A coqueluche é pouco sensível à terapêutica calmante da tosse.
7. A coqueluche não complicada é apirética.
8. A coqueluche reage imperiosamente aos estímulos tussígenos mecânicos (manobra da compressão da traqueia na fúrcula esternal).

9. O exame físico do aparelho respiratório não corresponde ao caráter imperioso e renitente da tosse.
10. A coqueluche é a única tosse da infância que obriga à emissão de catarro.
11. A coqueluche é uma tosse por excelência emetizante.
12. A coqueluche tem pequena repercussão sobre o estado geral (salvo nas formas graves ou muito emetizantes).

3ª etapa Valorizar dados epidemiológicos

1. Faixa etária – 60% antes dos 5 anos, ocorre em lactentes, inclusive abaixo dos 3 meses (formas graves); formas leves e atípicas em adolescentes e adultos.
2. Contágio – surtos endêmicos.
3. Vacinação – protege contra as formas graves, mas não evita formas leves de diagnóstico difícil.
4. Familiares contatantes com "tosse comprida" (tosse irritativa, duração inexplicavelmente longa).

4ª etapa Quadro clínico

PERÍODO DE INCUBAÇÃO – 7 a 10 dias.

Observação: se a criança continua assintomática 2 semanas após o contato com um doente, já se pode considerar livre da coqueluche.

FASE INICIAL OU CATARRAL

Duração – 1 a 2 semanas (altamente contagiosa).

Caracterização clínica – manifestações catarrais leves, coriza, tosse irritante e persistente, de preferência noturna, lacrimejamento, febrícula e discretas alterações gerais. Assemelha-se a um resfriado comum, às vezes manifestando-se somente por tosse seca.

Quando suspeitar de coqueluche nessa fase:

1. Existência de contágio conhecido.
2. Quando em uma criança resfriada, após período de 5 a 7 dias, a tosse piora e passa a ocorrer em acessos, predominantemente à noite.
3. O **hemograma** só é característico no final dessa fase: leucocitose acentuada com linfocitose nítida.

Importante – o diagnóstico precoce possibilita o tratamento antecipado, que influi favoravelmente na evolução e no prognóstico da coqueluche.

FASE PAROXÍSTICA

Duração – geralmente 4 a 6 semanas, com limites de 1 a 10 semanas.

Caracterização clínica – acessos de tosse ou "quintas" com "guinchos" característicos, seguindo-se de expectoração de muco claro, espesso e viscoso.

As crises de tosse podem ocorrer várias vezes ao dia e, quando intensas e repetidas, resultam em sudorese abundante, exaustão, congestão das conjuntivas, turgescência dos vasos do pescoço, incontinência dos esfíncteres, convulsões, perda de consciência, asfixia (no lactente) e sensação de sufocação (crianças maiores).

Caracterização do "guincho" – após inspiração profunda, sucedem-se rapidamente numerosos golpes de tosse, determinados por movimentos expiratórios sucessivos, sem inspirações intermediárias; a criança entra em apneia de duração variável ("perda de fôlego"), com o tórax fixo em expiração, para depois sobrevir uma inspiração forçada, ruidosa e estridente, que constitui o clássico "guincho", resultante de uma inspiração profunda com a glote semifechada.

Evolução – durante as 2 primeiras semanas, as crises intensificam-se em número e gravidade, para depois diminuírem gradativamente.

Fatores desencadeantes dos acessos – choro, medo, raiva, esforços físicos, espirros, alteração brusca da temperatura, alimentação forçada, inalação de substâncias irritantes etc.

Acessos atípicos – nem toda coqueluche produz paroxismos típicos. Existem ataques leves ou abortivos, comuns nas crianças parcialmente imunizadas, nas menores de 6 meses (inclusive nas formas graves), nas formas graves da doença e nos pacientes adultos que podem ser a fonte do contágio.

Como desencadear o acesso durante a consulta – geralmente o acesso é espontâneo, porém pode ser provocado por compressão firme da língua com a espátula, leve compressão traqueal na fúrcula esternal.

Hemograma – nessa fase é característico (ver **5ª etapa**).

Diagnóstico de certeza – isolamento laboratorial da *B. pertussis*.

FASE DE CONVALESCENÇA

Duração – habitualmente 3 semanas.

Caracterização clínica e evolução – desaparecem os "guinchos", as crises tornam-se mais fracas e espaçadas; a tosse, no entanto, pode prolongar-se por mais de 1 a 3 semanas.

Recrudescência – é frequente ocorrer recrudescência da tosse, desencadeada por infecções respiratórias, sem, entretanto, representar verdadeira recidiva da coqueluche.

Complicações

1. **De causa mecânica** (frequentes) – epistaxe, hemorragia das conjuntivas, ulcerações do freio lingual.
2. **Otite média aguda** – frequente, especialmente em lactentes.
3. **Complicações respiratórias**:
   a) **Pneumonia intersticial** que se instala no meio ou no fim da fase paroxística; no lactente de pouca idade é a causa mais comum de óbito por coqueluche.

b) **Pneumonia bacteriana.**

c) **Atelectasia**: frequente; o diagnóstico é radiológico.

d) Sequelas pulmonares: a existência é discutível.

4. **Complicações nervosas**:

a) Convulsões (1o por hipóxia; eventualmente, hiponatremia).

b) "Encefalopatia da coqueluche" – caracterização clínica: febre elevada, convulsões, alterações sensoriais, sinais meníngeos e alterações liquóricas (por hipóxia, hemorragia, toxinas).

5. Como **moléstia anergizante** – ativação de tuberculose latente, aparecimento de meningite tuberculosa.
6. Desnutrição grave.
7. Outras complicações – hérnia, prolapso retal, hemorragia cutânea.

5ª etapa Hemograma na coqueluche

Na **fase catarral** – incaracterístico, isto é, compatível com processo infeccioso agudo.

Na **fase paroxística** – característico: leucocitose intensa (20.000 a 50.000/mm^3); com linfocitose absoluta e relativa (pelo menos 60%), sem linfócitos atípicos.

Nas **complicações** – podem ocorrer hiperleucocitose (reação leucemoide) e neutrofilia, indicando complicações bacterianas.

6ª etapa Radiografia de tórax

Não é característica de coqueluche:

a) "normal", hiperinsuflação, aumento da trama broncopulmonar, padrão intersticial, infiltrado peri-hilar;

b) o clássico "coração felpudo" surge apenas em alguns momentos da fase paroxística em doença grave;

c) atelectasia.

Excluir outras doenças – tuberculose, mucoviscidose.

7ª etapa Não confunda coqueluche com

Além dos processos agudos que se podem confundir com a coqueluche em sua fase catarral, as principais entidades que devem ser lembradas são:

1. Mucoviscidose – alterações radiológicas (zonas atelectásicas) persistentes, esteatorreia, prova do suor.
2. Corpo estranho (antecedentes, radiografia, endoscopia).
3. Compressão extrínseca, especialmente por adenomegalia traqueobrônquica de causa tuberculosa (radiografia, reação de Mantoux).

CONDUTA TERAPÊUTICA

Quando usar e qual o valor dos **antibióticos** na coqueluche?

1. Na fase catarral (o diagnóstico geralmente só é possível pelo conhecimento do contágio com coqueluchento): o antibiótico reduz a gravidade da doença.
2. Na fase catarral e até 3 semanas do início da fase paroxística: o antibiótico diminui o período de transmissibilidade. O doente deixa de ser transmissor após receber o antibiótico durante 1 semana.
3. Na fase paroxística, o antibiótico não altera a evolução da doença; assim, após 3 semanas de paroxismos (quando o doente deixa de ser transmissor), o antibiótico não é mais indicado.
4. Antibiótico de escolha: macrolídeo. Estolato de eritromicina *ou* claritromicina (7 dias) *ou* azitromicina (5 dias).
5. Complicação bacteriana (febre, secreção purulenta): ampicilina/amoxicilina, amoxiclavulanato, cefalosporina de 2ª ou 3ª geração.

A) Fase catarral e 1ª semana da fase paroxística

É esta a única fase da doença em que o tratamento é capaz de reduzir a intensidade, a duração da doença e a incidência de complicações.

Daí o interesse do diagnóstico precoce.

1. Antibiótico macrolídeo: estolato de eritromicina *ou* claritromicina (7 dias) *ou* azitromicina (5 dias).
2. Globulina hiperimune pode ser útil.
3. Isolamento – evitar frequência à creche, escola e contato com crianças pequenas (até terminar o antibiótico).

B) Fase paroxística sem complicações

1. Ambiente ventilado, evitar fumaça de cigarro, ministrar as refeições de preferência após os paroxismos; repeti-las se forem vomitadas.
2. Corticoide pode ser útil em casos mais graves.
3. Salbutamol (Aerolin) – pode proporcionar discreta redução da tosse paroxística.
4. Xaropes e sedativos da tosse são inúteis.

C) Fase paroxística, formas graves
Especialmente em lactentes

1. O fato de a criança parecer bem entre as crises é enganador.
2. Assista pessoalmente a uma crise paroxística para decidir sobre internação.

A crise típica sem risco de morte dura menos de 45 segundos; a criança fica vermelha mas não roxa, "guincho" no final do paroxismo, eliminação de uma gosma; a criança fica exausta mas não irresponsiva.

Hospitalização – para atendimento imediato das crises e determinação da gravidade nos casos de dúvida. Lactente de até 3 meses deve ser hospitalizado; de 3 a 6 meses depende da gravidade; crianças maiores, em caso de complicação.

Hidratação por VO ou IV, administração cuidadosa dos alimentos, drenagem postural.

Nos **acessos** (sequência: passar para o item seguinte se o anterior não foi suficiente): 1º) drenagem postural e tapotagem; 2º) aspiração delicada e breve; 3º) oxigênio por máscara. Entubação é raramente necessária, mas pode ser salva-vidas.

Nos intervalos dos paroxismos não há necessidade de oxigênio contínuo. Nunca fazer aspiração profilática. Nas formas hipertóxicas com comprometimento do SNC: corticoide durante 1 semana.

Vigiar complicações: otite, atelectasia, broncopneumonia. Se o caso não for grave, a alta pode ser dada com 72h, após treinamento da família.

Conduta em relação aos contatantes (crianças)

1. **Contatantes com vacinação básica completa**:
    - Crianças menores de 7 anos: 1 dose de reforço da vacina tríplice + eritromicina durante 10 dias.
    - Crianças maiores de 7 anos: eritromicina durante 7 dias.
2. **Contatantes não previamente imunizados**:
   Administrar eritromicina durante 7-10 dias.
   Iniciar ou completar vacinação (só para crianças menores de 7 anos).

4. Tosse Persistente ou Crônica

1ª etapa Anamnese na tosse persistente

1. Quando iniciou?
2. A tosse é seca ou produtiva; em acessos?
3. Qual o horário? (Manhã; ao despertar, dia todo, noite, logo após deitar, durante o sono, após exercícios, durante a alimentação.)
4. O que desencadeia ou piora a tosse? (Atividade física, risada, choro, exposições ao frio, mudanças de temperatura, exposição à fumaça de cigarro, durante e após brincadeiras com cachorro ou gato, ambientes fechados com poeira ou umidade.)
5. O que melhora a tosse? (Broncodilatadores, anti-histamínicos, descongestionante nasal.)
6. A tosse é acompanhada de chiado, febre, secreção nasal purulenta, rinite alérgica?
7. O tussidor tem sinusites/otites de repetição?
8. O tussidor é emagrecido, tem crescimento deficiente, dedos baqueteados, diarreia gordurosa?

2ª etapa Tríade etiopatogênica (80% dos casos)

1. Hiper-reatividade brônquica – asma.
2. Gotejamento retronasal – sinusite.
3. Refluxo gastroesofágico.

3ª etapa Os casos frequentes

Equivalente asmático

- Tosse crônica, persistente ou recorrente; durante a madrugada e logo pela manhã.
- Exacerbada por exercício, poeira, poluentes, IVAS virais.
- História de rinite ou eczema; atopia familiar.
- Ausculta eventual de sibilos após tosse forçada.
- "Pneumonias" repetidas não muito graves.
- Teste terapêutico com broncodilatadores e corticoide.

Sinusite

- Tosse persistente diurna e noturna.
- Secreção nasal persistente.
- Secreção na orofaringe visualizada com abaixador de língua.
- Mau hálito.
- Asma que se torna rebelde ao tratamento.
- Radiografia de seios da face.

Refluxo gastroesofágico

- Bebê tussidor ou chiador; crise de tosse após deitar.
- Engasgos frequentes.
- Regurgitação acentuada.
- Asma que se torna intratável com piora noturna.

4ª etapa Os outros casos

Tabagismo – "pais fumantes, crianças tussidoras". Pode ser causa primária ou agravante dos demais.

- Infecção por **clamídia** em lactentes (imita coqueluche):
- Inicia com 3 semanas de vida; tosse irritativa, taquipneia, sem febre.
- Antecedentes de corrimento vaginal na mãe e conjuntivite no RN.
- Radiografia de tórax: pneumonite intersticial.

Coqueluche

- Tosse em acessos com perda de fôlego e eliminação de gosma.
- Lactentes com crises de apneia.
- Contato com tussidor.
- Leucocitose com linfocitose.

Corpo estranho

- "Laringite" ou "bronquite" de início agudo e duração prolongada, sem antecedentes alérgicos.
- Iniciou com "engasgo" ou "asfixia" ou comendo amendoim.
- Radiografia de tórax, endoscopia.

Bronquiectasia

- Tosse crônica com exacerbação noturna.
- Expectoração purulenta pela manhã.
- Pneumonias repetidas na mesma localização.
- Radiografia de tórax.

Mucoviscidose (fibrose cística)

- "Bebê chiador" grave com pneumonias/atelectasias de repetição.
- Fezes gordurosas.
- Bom apetite e crescimento deficiente.
- Dosagem de cloro no suor.

Tuberculose

- Tosse ou bronquite persistente com febrícula, abatimento.
- Suspeita de contágio; radiografia de tórax, PPD.

Malformações digestivas e cardíacas

- Fístula traqueoesofágica, compressão vascular do esôfago.
- Cardiopatia congênita com hiperfluxo: bronquite de repetição com taquipneia, sudorese, sopro, crescimento deficiente.

Toxocaríase

- Tosse seca persistente sem semiologia ou com chiado.
- Hepatomegalia; hipereosinofilia sanguínea.

Pneumonia intersticial por *Mycoplasma*

- Febre persistente com tosse persistente em escolar.
- Leucograma inexpressivo e VHS aumentada.
- Radiografia de tórax: padrão intersticial, eventualmente com áreas de opacificação.

Discinesia ciliar primária

- Tosse crônica produtiva.
- Sinusopatia crônica, otite recorrente.
- *Situs inversus* (50%).
- Radiografia de tórax: espessamento brônquico, hiperinsuflação, bronquiectasias segmentares.
- Tomografia: bronquiectasias, atelectasias segmentares.
- Teste da sacarina: colocada no terço anterior do corneto nasal inferior; o tempo para sentir o gosto na orofaringe é maior que 30min.

Tique (hábito) – a criança tosse várias vezes por minuto, mas a tosse desaparece quando está distraída e no sono; afebril, bom estado geral.

5. Fibrose Cística (Mucoviscidose)

Casos ilustrativos – *A vida como ela é!*

Caso 1 – menino nasceu com 2.800g; 48cm. Leite de peito exclusivo. A partir dos 2 meses: crescimento deficiente, vomitador; aos 6 meses: 3.500g; 54cm. Internado por anemia acentuada e desnutrição com edema dos membros inferiores. Tosse irritativa em acessos coqueluchoides. Criança tratada em UTI onde foi descartada suspeita de mucoviscidose porque o Na no suor deu no limite superior do normal e a gordura ausente nas fezes. Aqui ocorreram 2 falhas: o teste de suor foi feito em um laboratório de pouca experiência (a repetição deu níveis altos de Cl) e a dosagem de gordura nas fezes foi feita na vigência de uma dieta pobre em gordura; após 5 dias de dieta rica em gordura, o esteatócrito foi elevado.

Diagnóstico – mucoviscidose: síndrome anemia-desnutrição-hipoalbuminemia.

Caso 2 – menino alimentado com leite em pó desde que nasceu: fezes verdes, algo volumosas, mau cheiro acentuado. Aos 6 meses: várias crises de bronquite. Barriga grande, estufada. Transpira muito. Crescimento insatisfatório, apesar do bom apetite. Aos 2 anos e 3 meses: 10.400g. Teve febre prolongada e pneumonia, tendo sido hospitalizado; o peso caiu para 8.900g. Tórax deformado. Cloro no suor: 120mEq/L. Começou a usar enzima pancreática e fazer inalações e fisioterapia. Evolução regular. Aos 10 anos e meio: P = 19kg. Frequentemente escarra secreção amarela. Dedos em baqueta de tambor. **Fibrose cística.**

Caso 3 – menino de 5 anos e meio, hipodesenvolvido (P = 17kg; E = 101cm). Tosse persistente, quase constante, principalmente noturna. Foi amigdalectomizado, sem melhora. Ao exame: sibilos inconstantes. Às vezes apresenta um "óleo" nas fezes. Pai tinha bronquite crônica progressiva e faleceu aos 32 anos de uma crise respiratória fulminante. Irmão com bronquite crônica – tosse desde o nascimento, com períodos de piora; faleceu com 1 ano e 9 meses de broncopneumonia. **Prova de suor**: iontoforese – cloro 79mEq/L (repetido). Pesquisa de gordura nas fezes: ++++ (Fig. X-2).

Observação: notar o **polimorfismo** dos casos apresentados.

O que é FIBROSE CÍSTICA (FC)

Doença **genética** autossômica recessiva.

- gene FC = CFTR no braço longo do cromossomo 7;
- o produto do gene FC é a proteína CFTR = FC reguladora de condutância transmembrana de **cloro** (Cl);

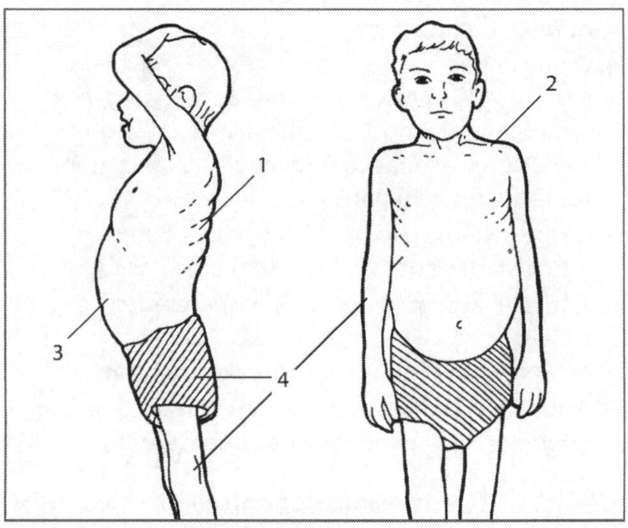

Figura X-2 – Fibrose cística – aparência: 1. costelas salientes; 2. ombros retos; 3. abdome protuberante; 4. emagrecimento.

- mais de 1.000 mutações; mais frequente: Δ F508 (70%);
- a proteína CFTR anômala acarreta disfunção do canal de Cl: não há transporte de Cl para o lúmen glandular, o que impede a reidratação do fluido luminal. Consequência: secreções viscosas (muco espesso);
- atinge glândulas exócrinas de múltiplos órgãos.

Doença **crônica, progressiva,** de expressão clínica variada.

Tríade característica da FC

doença pulmonar crônica insuficiência pancreática exócrina expressão clínica variada

A maioria das manifestações da FC está relacionada a secreções anormais que resultam em obstrução em órgãos das glândulas sudoríparas exócrinas.

CONDUTA DIAGNÓSTICA

1ª etapa **Quando suspeitar de fibrose cística (FC)**

Em todos os casos de sintomas crônicos ou recorrentes envolvendo a árvore respiratória (tosse crônica) e em qualquer criança com sintomas sugestivos de insuficiência pancreática ou má absorção (Fig. X-2) (diarreia crônica + desnutrição).

A grande maioria tem comprometimento pulmonar e digestivo concomitante, mas pode haver doença respiratória sem envolvimento digestivo e, por outro lado, as manifestações gastrintestinais podem predominar por meses ou anos antes de aparecerem os sinais de doença pulmonar crônica.

1. **Tosse crônica** – bebê chiador com sibilância e secreção contínuas com períodos frequentes de agravamento necessitando de hospitalização por broncopneumonias. Radiografia – hiperinsuflação e sinais de bronquite; atelectasias.
2. Evacuações volumosas, oleosas fétidas (**esteatorreia**).
3. **Toda criança com curva ponderal insuficiente sem causa aparente.**

Início

1. Precoce (primeiras semanas de vida) com evolução grave ou com boa resposta ao tratamento.
2. Tardio, primeiros sintomas aos 2 anos ou mais tarde.

Bom estado nutricional não afasta o diagnóstico.

Investigar os casos diagnosticados como doença celíaca, mas que não respondem ao tratamento dietético ou desenvolvem doença pulmonar crônica.

Alerta: irmãos ou primos com fibrose cística.

2ª etapa Indicação para a **prova do suor**

Pode ser realizada a partir do 2º mês de vida em laboratório de confiança. Iontoforese – positiva se Cl > 60mEq/L (em adolescentes > 80). Obrigatória a **repetição** do exame.

1. **Crescimento deficiente** (especialmente se associado a sintomas respiratórios) **apesar de um apetite voraz.**
2. Diarreia crônica, esteatorreia ou evacuações volumosas, oleosas, 3 a 4 vezes por dia.
3. Na suspeita de doença celíaca.
4. Prolapso retal recorrente.
5. Hipoproteinemia idiopática (edema no lactente).
6. Cirrose biliar focal.
7. Episódios recorrentes de dor abdominal e impactação fecal; abdome protuberante.
8. Irmãos de doentes de FC.
9. Filhos de mãe com FC.
10. Pacientes com "choque de calor" (desidratação hiponatrêmica em dias quentes).
11. "Crianças com sabor salgado" e cristais de sal na fronte.
12. Tosse crônica, às vezes coqueluchoide; pneumonia recorrente, episódios recorrentes de bronquite asmática e bronquiolite, pólipo nasal ou evidências radiológicas de doença obstrutiva pulmonar crônica. "Asma" crônica com baqueteamento dos dedos. Pansinusite.
13. Pólipos nasais. Pansinusite.
14. Pancreatite.
15. RN com íleo meconial ou obstrução intestinal.
16. Colestase neonatal prolongada ou cirrose com hipertensão portal.

3ª etapa **Diagnóstico de FC – critérios**

1. Doença (sino) pulmonar crônica *e/ou*
2. Insuficiência exócrina pancreática (esteatorreia) *e/ou*
3. História familiar de FC *e/ou*
4. Teste duplamente positivo de triagem neonatal associado à elevação anormal da concentração do cloro no suor (2 vezes) ou (em casos especiais) identificação de 2 mutações de FC.

Alto índice de suspeita – nunca excluir o diagnóstico porque "a criança está muito bem para ter FC".

Alerta: grande **variação de gravidade** da doença.

Diagnóstico feito em **adolescentes/adultos jovens**:

- Azoospermia obstrutiva = espermatozoides ausentes no sêmen com espermatogênese normal à biópsia testicular (*alerta*: ausência inexplicada de espermatozoides no sêmen).

- Cloro aumentado no suor (*alerta*: Na e K *borderline*).
- Doença pulmonar obstrutiva crônica (DPOC) com infecção por *Pseudomonas aeruginosa* (*alerta*: DPOC inexplicada antes dos 20 anos).

4ª etapa Manifestações clínicas ao diagnóstico

0-2 anos – íleo meconial (10-15%); esteatorreia (85%), prolapso retal (20%); colestase, bronquite, hipoproteinemia/anemia; crescimento insuficiente, prostração ao calor.

2-12 anos – má absorção (85%); pneumonia/bronquite recorrente (60%), pólipos nasais (20%); invaginação intestinal (1-5%).

Mais de 12 anos – doença pulmonar crônica (70%); azoospermia (98%); baqueteamento de dedos, diabetes, obstrução intestinal crônica, pancreatite recorrente, cirrose biliar focal, hipertensão portal, cálculos na vesícula.

MANIFESTAÇÕES RESPIRATÓRIAS

Quadro clínico de gravidade variável dependendo do acúmulo do muco viscoso, do *clearance* mucociliar diminuído e da infecção repetida das secreções retidas, tudo isso levando à perda progressiva da função ciliar. Os pulmões são normais ao nascimento.

Já no 1º ano de vida ocorre colonização bacteriana e consequente endobronquite, que é inicialmente intermitente e limitada ao epitélio, progressivamente se torna persistente e mais profunda e depois crônica. Nos lactentes predomina ***Staphylococcus aureus***; no 2º ano de vida aparece o ***H. influenzae***. Mais tarde (em torno do 6º ano) ocorre a característica colonização e infecção por cepas mucoides de ***Pseudomonas aeruginosa*** cujas toxinas e fatores de virulência são responsáveis por deterioração da função pulmonar.
Recentemente, têm ganhado importância outras espécies de *Pseudomonas*, como a *B. cepacia*.

Infecções virais agudas por VSR e *Influenzae* A podem desencadear piora da função pulmonar.

Depois, o processo obstrutivo brônquico inicial **complica-se com infecções secundárias**, levando à seguinte progressão: 1º) Obstrução brônquica – infecção secundária (por *Staphylococcus aureus, Pseudomonas*): bronquites agudas e broncopneumonias. 2º) Repetição das bronquites e broncopneumonias – bronquite crônica. 3º) Progressão da bronquite crônica – bronquiectasias, insuficiência respiratória crônica e *cor pulmonale*. 4º) Outras complicações – pneumotórax e hemoptises, derrame pleural, abscessos, enfisema.

Modalidades mais frequentes

1. A **tosse** pode começar com 2-3 semanas ou alguns meses. No início aparece na vigência de infecções virais; é seca e irritativa; depois se torna **crônica**, seca, curta, perturba o sono e a alimentação, às vezes espasmódica, simulando coqueluche.
2. Início com **bronquiolite** que evolui para "bebê chiador" com sibilância e secreção contínuas e períodos frequentes de agravamento (dispneia, broncopneumonia), exigindo hospitalização.
3. Atelectasias inexplicadas.
4. Infecções pulmonares recorrentes.
5. Radiografia de tórax: estabelecimento gradual mas progressivo de enfisema (inicialmente hiperaeração com áreas esparsas de atelectasia).
6. **Pansinusite crônica** (90%).
7. Polipose nasal (20%).

Modalidades mais graves

1. Aumento de tosse sucedida por expectoração de muco espesso ou mucopurulenta abundante.
2. Bronquite purulenta crônica frequentemente reagudizada.
3. Diminuição de tolerância aos esforços, taquipneia.
4. Tórax em barril.
5. Radiografia de tórax: enfisema com algumas áreas de atelectasia, mais frequente à direita; abscessos e cistos; pneumotórax espontâneo e fibrose pulmonar.

Evolução – modalidades

1. Os RN com íleo meconial frequentemente apresentam manifestações pulmonares e podem morrer por infecção pulmonar nos primeiros 3-4 meses de vida. Entretanto, algumas crianças podem escapar ao comprometimento pulmonar na infância e atingir a idade adulta com distúrbios pulmonares quase imperceptíveis.
2. Lactentes que apresentam sintomas respiratórios mínimos nas primeiras semanas ou meses de vida podem desenvolver subitamente uma pneumonite fulminante.
3. O aparecimento de manifestações pulmonares no lactente não implica necessariamente rápida progressão da doença.

Sintomatologia – tosse produtiva, paroxística, crônica, taquidispneia, fraqueza muscular, cianose, baqueteamento de dedos.

COMPLICAÇÕES GASTRINTESTINAIS COMUNS
(mais de 10% dos pacientes)

1. **RN – íleo meconial** (15%)
   Quadro clínico de obstrução intestinal: vômitos biliosos, distensão abdominal, ausência de eliminação de mecônio.
   Época de aparecimento: nas primeiras 48 horas de vida.

Diagnóstico diferencial: atresia, volvo, anomalias (indistinguíveis). Valorizar antecedentes familiares.

Complicações: perfuração intestinal, volvo, atresia secundária (podem ocorrer *in utero*).

Radiografia: mecônio com bolhas de gás no interior (sinal de Neuhanser) e ausência de ar no microcólon; raramente: níveis líquidos no intestino delgado (radiografia em posição ortostática). Diagnóstico pré-natal (intraútero) pela ultrassonografia.

Atenção: íleo meconial não é patognomônico de FC; a FC não é a causa mais comum de íleo meconial.

Prognóstico dos sobreviventes: mau; tardiamente eles manifestam cirrose, diabetes e *cor pulmonale* com mais frequência do que os demais.

2. **Insuficiência pancreática** – em 80-90% dos pacientes: fezes volumosas de consistência amolecida e gordurosa; abdome distendido, flatulência. Dosar gordura fecal. ***Advertência***: mais de 10% dos doentes de FC não apresentam insuficiência pancreática nem outras complicações digestivas e o crescimento é normal.
3. **Impactação intestinal** – equivalente ao íleo meconial fora do período de RN (escolares). Tendência a reter resíduos alimentares no íleo, ceco e cólon: forma-se uma massa dura, palpável, na fossa ilíaca direita e que pode levar à obstrução intestinal.
4. **Prolapso retal** (20-25%) – relacionado com diarreia crônica, tosse persistente e desnutrição. Dos 9 meses a 2 anos (50% dos casos antes de 1 ano).
5. **Associação com doença de Crohn**
   Geralmente é recorrente
   (raramente é um episódio isolado).
   Pode ser desencadeado por um acesso intenso de tosse, mas geralmente a diarreia com fezes volumosas e frequentes é o principal fator.
   Em 5% dos casos é o primeiro sinal de FC.
   Tratamento: dieta hipogordurosa e ministrar pancreatina em cada refeição.
5. **Deficiência de crescimento e desnutrição**
   Geralmente associadas com insuficiência pancreática e pneumopatia. A dieta deve ser normal, generosa em calorias. Se possível, adicionar aminoácidos (no lugar de proteínas completas) e triglicérides de cadeia média.
6. **Intolerância à glicose** (40%).

MENOS COMUNS (2 a 10% dos pacientes)

1. Forma **edematosa** do lactente – hipoproteinemia + anemia.
2. Cirrose e hipertensão portal (varizes esofágicas e melena).
   Cirrose ocorre em 4-6% dos pacientes com FC.
   Ocasionalmente pode ser a primeira manifestação de FC.
   Necropsias: cirrose biliar focal em 25% dos casos de FC.
   Todos os pacientes com cirrose apresentam insuficiência pancreática.
   Evolução: aumento gradual do tamanho do fígado, borda firme. Em casos avançados: superfície nodular à palpação; o tamanho aumenta muito.
   Icterícia é rara.
   Alterações laboratoriais precoces: aumento da fosfatase alcalina e gama-GT. Posteriormente, queda da albumina (abaixo de 1g%) e aumento da gamaglobulina. Tempo de protrombina é útil para avaliação da função hepática.
3. **Diabetes** – ocorre em casos graves; pico aos 16-20 anos, evolução insidiosa, cetoacidose é rara.
4. **Deficiência de lactase** – parece estar relacionada com fator étnico.
5. **Aspergilose broncopulmonar alérgica** – asma, infiltrados pulmonares, IgE elevada, teste cutâneo positivo, responde à corticoterapia prolongada.

RARAS (menos de 2%) –
formas monossintomáticas

1. **Colestase** neonatal prolongada – imita hepatite neonatal ou atresia de vias biliares.
2. Baixa estatura.
3. Invaginação – ocorre em 1% dos casos, predomina o tipo ileocecal; idade média: 9 anos.
4. Pancreatite – recorrente ou crônica.
5. Calcificação do pâncreas.
6. Úlcera duodenal.
7. Colelitíase e colecistite.
8. Pneumatose intestinal.
9. Azoospermia obstrutiva – infertilidade.

5ª etapa Outros exames subsidiários

I – Para o diagnóstico de **insuficiência pancreática** caracterizar a **esteatorreia**:

1. a) dosagem de gordura nas fezes, esteatócrito, Sudan III; b) determinação da elastase 1 fecal (exame mais avançado) normal > 200mcg/g de fezes.
2. Exames de imagem: US, TC e RM evidenciam substituição do pâncreas por tecido gorduroso – seu valor é medíocre.

II – Para diagnosticar **doença pulmonar**

1. **Radiografia de tórax**
   Manifestações iniciais – áreas irregulares de hiperinsuflação e espessamento peribrônquico. Depois: infiltrado difuso, áreas segmentares de atelectasia, condensações alveolares nodulares.
   Manifestações avançadas – bronquiectasias, atelectasia difusa ou localizada, cistos, sinais de enfisema.

Os gânglios peri-hilares são alargados. Os lobos superiores são mais frequentemente envolvidos que os inferiores, e o lado D mais que o E.

2. **Tomografia** – bronquiectasias, atelectasias.
3. **Provas de função pulmonar**

   Gasometria – evolui para hipoxemia.

   Espirometria – sinais de doença pulmonar obstrutiva, tais como aumento do volume residual e diminuição da capacidade vital.

   Esses testes também são empregados para avaliar a eficácia da fisioterapia pulmonar.

III – **Estudo genético**

Análise das mutações da FC (teste de DNA) – usada para confirmação diagnóstica em paciente com manifestações clínicas compatíveis com FC mas com teste de suor inconclusivo. Deve ser feita em laboratório credenciado. Já foram detectadas mais de 700 mutações.

1. Identificação de 2 mutações conhecidas de FC – confirma FC.
2. Identificação de 1 única mutação – duvidosa; valorizar dados clínicos e laboratoriais.
3. Não detecção de mutações – não afasta o diagnóstico de FC.
4. O diagnóstico, na prática, é confirmado pelo **teste de suor** positivo.
5. A análise genética em pacientes com FC permite obter informações prognósticas.

Teste de triagem neonatal – a dosagem quantitativa da tripsina imunorreativa (TIR) pode ser acrescentada ao teste do pezinho.

1. Muito sensível.
2. Resultados falso-positivos; se o 1º teste for positivo, repetir após 15 ou 30 dias.
3. Permite diagnóstico mais precoce mas não melhora o prognóstico.
4. Teste dispendioso.

CONDUTA TERAPÊUTICA

Relacionamento médico-paciente

Explicar em termos acessíveis aos familiares e aos pacientes (à medida que a idade permita) como se manifesta a doença e o quanto eles são responsáveis pela eficácia do tratamento, que deve ser precoce, persistente, contínuo até o fim da vida. Os familiares precisam ser constantemente estimulados e orientados.

Encaminhar a centros de tratamento especializados em FC

O médico deve conhecer bem seu paciente, pois cada um apresenta a "sua" fibrose cística com peculiaridades próprias e o tratamento precisa ser adaptado às necessidades individuais.

Objetivo – aumentar a sobrevida com boa qualidade de vida.

Metas

1. Promover boa nutrição e crescimento adequado.
2. Prevenir ou retardar o desenvolvimento da doença pulmonar.
3. Reconhecer e tratar as complicações da doença.

Orientar dieta adequada, estimular atividade física, terapêutica contínua da doença respiratória e tratamento de suas complicações; fornecer suporte psicossocial.

TRATAMENTO DIETÉTICO E DA INSUFICIÊNCIA DIGESTIVA

Gasto calórico é muito elevado na FC: aumento do trabalho da respiração; aumento do catabolismo pela infecção.

Problemas: anorexia (estado infeccioso), má digestão pela insuficiência pancreática exócrina (diminuição da lipase, do bicarbonato e dos sais biliares), má absorção (barreira pelo muco), má utilização pela célula (sacrificada pela anoxia crônica).

Meta: a criança deve receber 40% de calorias a mais que o normal e o dobro de proteínas.

Dieta: hipercalórica, hiperproteica e normal em gorduras.

1. Dieta semelhante à normal, distribuída em 3 refeições grandes e 3 lanches.
2. Suplementos calóricos durante as exacerbações pulmonares.
3. Se necessário, suplementação enteral por sonda nasogástrica, particularmente durante a noite; alternativa: gastrostomia.
4. Suplemento de **vitaminas lipossolúveis**, o dobro do habitual: vitamina A 4.000U + vitamina D 800U; vitamina E aquosa 200U/dia; vitamina K 2,5mg por semana em lactentes nos primeiros meses, 5mg, 2 vezes por semana na antibioticoterapia prolongada e na cirrose.
5. **Sal** à vontade da criança; acrescentar 1g/dia nos lactentes, 2 a 3g nos pré-escolares e 4g nos escolares, em crianças muito ativas em época do calor.
6. Em crianças desnutridas, ministrar **zinco**: 15mg de Zn elementar ao dia (45mg de acetato ou 75mg de sulfato de zinco).

Terapia da insuficiência pancreática

Suplementação enzimática = reposição por via oral de preparados enzimáticos pancreáticos.

1. Preparados de alta potência enzimática = microesferas encapsuladas para evitar a destruição pelo ácido gástrico e para liberar as enzimas no intestino.
2. Quanto? 10.000U de lipase/kg de peso do paciente/dia, dividido em 500-2.000U/kg/refeição.

- Dose inicial em lactentes: 250U/kg nos lanches e 500U/kg nas refeições.
- Dose inicial em crianças até 4 anos: 500U/kg/refeição.
- As doses devem ser ajustadas (a cada 2-3 dias) até que as fezes se tornem consistentes e devem ser flexíveis: aumentar nas refeições gordurosas.
- Se doses de 1.000 a 2.000U/kg/refeição não forem suficientes, considerar administração concomitante de inibidores da secreção ácida (omeprazol, ranitidina).

3. Quando?
   Imediatamente antes ou dividido antes e durante as refeições.
4. Como? Em cápsulas expressas pelo teor de lipase. As cápsulas podem ser abertas, a dose avaliada e as microesferas misturadas com pequena quantidade de alimento pastoso.
5. O quê? Produtos:
   Pancrease 1 cápsula = 4.000U; Ultrase 4.500U; Ultrase MT 12, 18 e 20 com 12.000U, 18.000U e 20.000U, respectivamente, Creon 10.000 e 25.000U, Cotazym 10.000U.
6. Vigiar irritação digestiva causada por excesso de enzima pancreática.
7. Monitorar os resultados pela curva de crescimento (P/E).

TRATAMENTO DA DOENÇA PULMONAR

1. **Fisioterapia respiratória** – drenagem postural, percussão, vibração mecânica, tosse assistida. Iniciar já no diagnóstico e manter por toda a vida (ver técnica no livro *Pediatria: Urgências + Emergências*, J. Murahovschi, Sarvier).
   Técnicas alternativas, como o *flutter*, em crianças de mais idade.
2. Terapêutica **inalatória** – precedendo a sessão de fisioterapia respiratória.
   - Broncodilatadores (beta-adrenérgico): benéficos em alguns pacientes mas causando deterioração paradoxal da função pulmonar em outros. Selecionar por meio de prova de função pulmonar após a inalação do broncodilatador.
   - Mucolítico: acetilcisteína (Fluimucil); eficácia clínica não comprovada.
   - Melhora do *clearance* mucociliar: DNase recombinante humana (Dornase alfa: Pulmozyme) – 1 ampola = 2,5mL, diário em inalador de jato de ar com bocal.
3. **Anti-inflamatórios não hormonais** – têm-se mostrado úteis em casos leves em crianças maiores de 5 anos.
4. **Antibioticoterapia**
   - **Princípios** (OMS, 1994): (a) basear na cultura; (b) preferir antibióticos bactericidas com baixo índice de resistência ou associação de antibióticos; (c) altas doses, durante 14 dias; (d) considerar a farmacocinética alterada (excreção renal aumentada) e os efeitos colaterais acumulativos; (e) inalação de antibióticos pode potencializar ou substituir a via sistêmica; (f) evitar quimioprofilaxia.
   - Tratamento **intensivo das exacerbações** (suspeitar se: piora do humor, menor tolerância aos exercícios, anorexia, secreção abundante e mais purulenta, ausculta piorada).
     Exacerbações **leves** – aumento da tosse e congestão pulmonar pós-IVAS virais, geralmente por estafilococos em adolescentes: cefalexina = Keflex, cefadroxila = Cefamox, Clindamicina = Dalacin-C; *H. influenzae* em pré-escolares: amoxicilina-clavulanato, macrolídeos.
     Exacerbações **moderadas** – aumento da tosse e escarro por 2 semanas; cultura; se *Pseudomonas*: ciprofloxacino (25-50mg/kg/dia) associado com aminoglicosídeo em aerossol: tobramicina *ou* gentamicina *ou* amicacina 150-300mg por inalação, 2 a 3 vezes ao dia.
     Exacerbações **graves** – piora clínica evidente, hemoptise: cultura, antibióticos por via IV – ceftazidima (Fortaz: 150-300mg/kg/dia) *ou* aztreonam (Azactam), 150-250mg/kg/dia ou tienamicina (Tienam), 75-100mg/kg/dia + tobramicina (Tobramina) por via IV 15(30)mg/kg/dia. Estafilococos resistentes: vancomicina, linezolida.
     Importante: em todas as exacerbações procurar garantir um aporte nutricional adequado.
   - Tratamento supressivo da infecção crônica por *Pseudomonas aeruginosa*, continuamente ou em meses alternados.
   - Protocolo para adiar a infecção crônica por *Pseudomonas aeruginosa* (Pa) (cultura positiva nas vias aéreas durante 6 meses e anticorpos precipitantes contra Pa): **1ª etapa** – isolamento inicial de Pa: ciprofloxacino oral + inalação diária com tobramicina (preferível Colistin), 3 semanas. **2ª etapa** – Pa isolada mais que 1 vez: aumentar inalação para 3 vezes ao dia; pode ser repetida até 3 vezes em 6 meses, se as culturas mensais forem positivas.
     3ª etapa – Pa isolada pela 3ª vez em 6 meses: ciprofloxacino oral + 3 inalações diárias por 3 meses.
     Alternativa: azitromicina, 250mg se < 40kg e 500mg se > 40kg, 3 vezes por semana, a longo prazo.
   - Hemoptise: em exacerbações agudas em doenças avançadas.

5. **Outras complicações pulmonares** – aspergilose broncopulmonar alérgica manifesta-se como asma, infiltrados pulmonares, IgE elevada, teste cutâneo positivo para *Aspergillus*. Responde à corticoterapia. Em casos avançados, adultos: hemoptise e pneumotórax (ambos em exacerbações agudas); *cor pulmonale*: doenças avançadas mas com doença pulmonar lentamente progressiva, em adultos.
6. **Oxigênio** em concentração moderada, continuado, em pacientes hipoxêmicos.
7. Inalação com cloreto de sódio hipertônico (7%) parece ser eficiente.
8. **Transplante pulmonar** – uma opção para doentes em estágio final.
9. **Terapia gênica** – embora uma esperança, ainda está longe da realidade.

CONTROLE AMBULATORIAL

Periodicamente de acordo com a evolução.

Convém seguimento com pediatra, nutricionista, fisioterapeuta, assistente social, psicólogo.

Consultas de seguimento a cada 3 meses.

Verificar o estado nutricional, condições digestivas e respiratórias, dificuldades relacionadas com o tratamento.

Oximetria, espirometria (2 vezes ao ano), repetição dos exames básicos de acordo com os dados obtidos na consulta.

Importante: o Ministério da Saúde tem arcado com o custo dos medicamentos essenciais para o tratamento da FC.

PROGNÓSTICO

Óbito por desnutrição no lactente.

Tratamento adequado – sobrevida de 40 anos se: diagnóstico precoce, suporte nutricional, terapia antibiótica adequada, suporte psicossocial-educacional, centros de referência para diagnóstico e tratamento de FC.

ACONSELHAMENTO GENÉTICO

Risco de herança – cada irmão de um paciente com FC tem 25% de risco de nascer afetado e 50% de probabilidade de ser portador do gene. Os pais precisam ser conscientizados do alto risco de repetição da doença em futuros filhos.

Referências para diagnóstico e aconselhamento genético
Genomic – Engenharia Molecular Rua Itapeva 500 conj. 5AB – SP – Tels.: (11) 3288-1715 / 3288-1188
Instituto de Biociências USP Rua do Matão – Travessa 14, nº 321 – Cidade Universitária Tel.: (11) 3091-7648
Genetika – Centro de Aconselhamento e Laboratório de Genética R Salfanha Marinho, 1782 – Curitiba, PR – Tel.: (41) 3306-6838
Onde buscar ajuda • Centro de Referência para o Diagnóstico e Tratamento da FC do HC da UFMG (Belo Horizonte). • Centro de Tratamento da FC do Departamento de Pediatria da Santa Casa de São Paulo. • Associação Paulista de Assistência à Mucoviscidose (APAM). Tel.: (11) 3262-5472

CONSIDERAÇÕES DIAGNÓSTICAS

"Doutor, meu filho não para de tossir há 2 dias, às vezes a tosse provoca vômitos e está com febre; não será tosse comprida?"

R. Absolutamente **não**. A coqueluche não é tosse contínua, ela dá em acessos e existe um período de acalmia completa entre os acessos; no início, na fase catarral, a coqueluche é predominantemente noturna; qualquer tosse reflexa pode provocar vômitos eventuais; a coqueluche não complicada é afebril (ver capítulo Coqueluche).

Tosse noturna, intensa, coqueluchoide, às vezes acompanhada de vômitos. Essa tosse pode ocorrer também ou exclusivamente de manhã, logo ao levantar, levando ao vômito da 1ª mamadeira. Produzida, quase sempre, pela secreção pós-nasal, que pelo decúbito dorsal se acumula na faringe. Ao exame: secreção nasal anterior. O exame de garganta, especialmente quando se provoca o reflexo da náusea pelo abaixamento da língua, pode visualizar a secreção na orofaringe.

1. Casos agudos – **resfriado comum**; ou subagudos – **rinossinusite aguda**.
2. Casos crônicos com corrimento nasal profuso, anterior e posterior; às vezes, edema palpebral, no lado interno da pálpebra ou na base do nariz – **sinusite crônica**. Comprovação: radiografia.
   Suspeitar sempre de sinusite em tosses persistentes (mais de 10 dias) diurno-noturnas.
3. Casos crônicos – boca aberta durante o dia, voz anasalada, mau hálito, ronco à noite, baba no travesseiro; amígdalas muito grandes – **vegetações adenoides**. Comprovação: radiografia de perfil da região cervical.
4. Criança alérgica com tosse crônica, seca, piora à noite e ao amanhecer e aos exercícios – pode ser **asma**.

Nos casos dos itens 1, 2 e 3, fazer exame cuidadoso do tórax, insistindo na respiração profunda (ou aproveitando o choro) para surpreender sinais de bronquite concomitante.

Equivalente asmático

1. Tosse crônica que piora durante a noite e ao amanhecer, desencadeada ou exacerbada por exercícios, corrida, risada, exposição ao frio e palpação da traqueia, *ou*
2. Surtos frequentes, recorrentes da laringite aguda ("crupe") em criança com antecedentes familiares positivos para asma.

Não melhora com xaropes nem com sedativos da tosse; melhora com broncodilatadores. Eosinofilia moderada. Teste cutâneo positivo para poeira.

Não esquecer a possibilidade de **corpo estranho** (CE) – início súbito, com crise de sufocação (pode passar despercebido); após um período silencioso podem surgir febre, tosse e sinais de infecção no pulmão afetado:

a) quando o CE se localiza na **laringe** pode provocar tosse e sinais de laringite (rouquidão), além da respiração sibilante e da expectoração com estrias de sangue;
b) CE parado na **bifurcação da traqueia** ou em **brônquio principal**: paroxismos de tosse, sibilos. Frequentemente o CE se manifesta só por **sibilos**, sem tosse. Atelectasia de todo um pulmão ou do lobo inferior D levanta a suspeita do CE;
c) CE no **esôfago**: tosse seca, repetida.

Tosse persistente coqueluchoide iniciada com 3 semanas de vida, suspeitar de **pneumonite intersticial** por clamídia (radiografia de tórax).

Tosse em crises com engasgo que podem levar à **asfixia no ato da amamentação – imaturidade da deglutição** (incoordenação motora da faringe) ou **fístula traqueoesofágica**.

Tosse persistente em lactente regurgitador ou vomitador ou com presença constante de leite na boca e no nariz – refluxo gastroesofágico (cintilografia).

Tosse seca persistente em escolar ou adolescente pode indicar **pneumonia intersticial** (viral ou *Mycoplasma*); insistir na respiração profunda para surpreender sinais de bronquite.

Tosse crônica de causa obscura é indicação obrigatória para a reação de Mantoux e radiografia de tórax, para excluir **tuberculose**.

Tosse intensa, rebelde, coqueluchoide no lactente e atelectasia no 1º ano de vida obrigam a pensar em **mucoviscidose** (prova do suor); idem tosse crônica na criança maior.

Tosse prolongada com hipereosinofilia sanguínea e radiografia de tórax com infiltrados pulmonares (imita pneumonia ou atelectasia) **migratórios e transitórios, uni ou bilaterais, geralmente na periferia dos pulmões – síndrome de Loeffler** (infiltrados pulmonares com eosinofilia):

1. Por medicamentos: aspirina, penicilina, sulfa, imipramina, clorpromazina, nitrofurantoína.
2. Parasitas cujo ciclo inclui passagem pelo pulmão: *Ascaris, Ancilostoma, Strongyloides, Toxocara.*

Tosse produtiva recorrente, mais acentuada durante o dia + rinite crônica (congestão nasal, secreção nasal constante) **+ sinusite** (opacificação dos seios maxilares e etmoidais) **+ otite serosa ou secreção purulenta crônica – síndrome da imotilidade ciliar**.

Cardiopatia congênita acianótica com sopro e hiperfluxo pulmonar.

Tosse seca, impetuosa, que provoca ou exacerba dor torácica – *pleuris* seco.

Atenção: a mãe refere como tosse encatarrada ou "peito cheio" a tosse proveniente de vias aéreas superiores: nesses casos, a mãe sente com sua mão o "catarro no peito", quando na verdade o tórax funciona apenas como uma caixa de ressonância.

Modo de colher escarro – colocar rapidamente uma espátula em *swab* no fundo da garganta, enquanto a criança tosse com a língua para fora.

Terceira Parte

A CRIANÇA COM CHIADO

1. O Bebê com Chiado Agudo

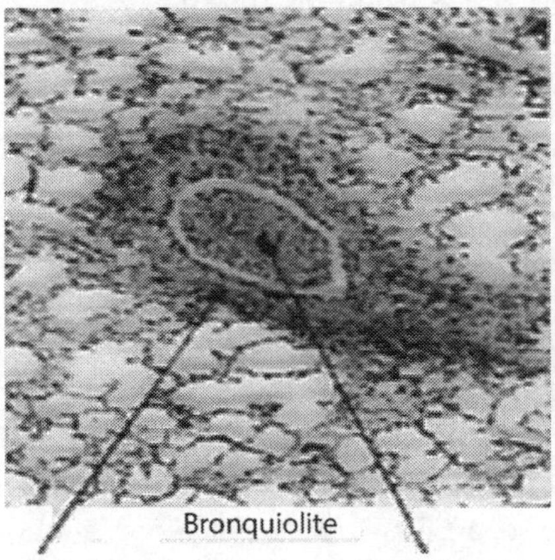

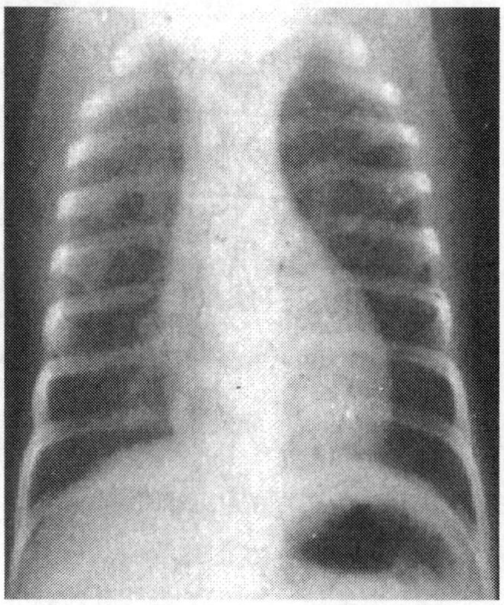

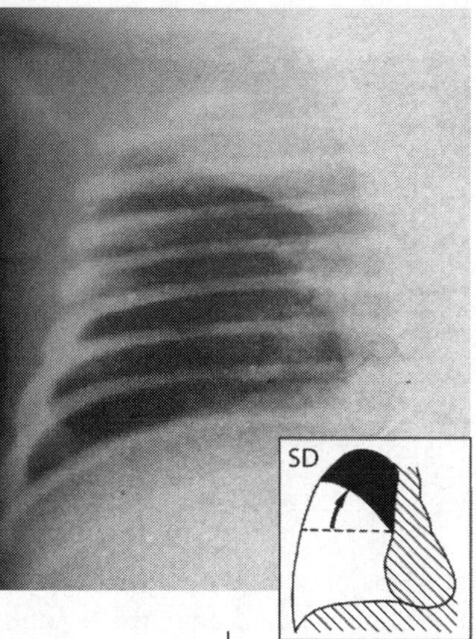

Histopatológico
Inflamação aguda não piogênica
Com redução do calibre
Universal (todos os bronquíolos)
Semiologia
Dispneia expiratória/chiado
Sem estado toxêmico

Radiografia
Hipertransparência (preto)
Costelas horizontalizadas
Rebaixamento das cúpulas diafragmáticas e do fígado

Complicação
Atelectasia do lobo superior D
(é frequente)
(a cesura está repuxada para cima, com cavidade para baixo)
Não confundir com pneumonia
Pneumonia lobar não dá nesta idade

BRONQUIOLITE

Caso ilustrativo

Lactente de 4 meses de idade; há 3 dias com resfriado comum. Subitamente apareceu dispneia intensa, tosse seca espasmódica. T = 37,8ºC. **Semiologia pulmonar**: hipersonoridade generalizada; expiração prolongada, respiração rude. Fígado: 3,5cm do rebordo costal na linha hemiclavicular, borda fina.

FC = 132. Mucosas secas. Oligúria. Dificuldade para tomar líquidos por via oral. Sem toxemia evidente. AF sem história alérgica expressiva. Leucograma sem alterações nítidas.

Radiografia: enfisema generalizado.

Diagnóstico – bronquiolite aguda, desidratação hipertônica.

1. O **termo bronquiolite** não expressa uma doença, nem um sintoma – é uma expressão histopatológica que só pode ser documentada por um corte examinado ao microscópio e significa **inflamação dos bronquíolos**.
2. A doença conhecida como **Bronquiolite aguda** (a doença recebe o nome de sua base histopatológica, tal como ocorre na otite e mastoidite e ao contrário do Resfriado que é um nome de fantasia) refere-se a uma doença com as seguintes características:

a) A bronquite é universal = *todos* os bronquíolos estão afetados.
b) A inflamação é *não* supurativa.
c) Causada por um vírus específico: *vírus sincicial respiratório* = VSR.
d) Numa fase vulnerável da vida: lactentes com 2 a 6 meses de vida, média de 4 meses.
e) Numa época do ano adequada à epidemiologia dos VSR: outono, começo do inverno.
f) O calibre dos bronquíolos é reduzido pelo processo inflamatório, não por broncoespasmo – daí a inutilidade de broncodilatadores em inalação.
g) Há mais de meio século que se tenta ministrar corticoides para aliviar o processo inflamatório – o fracasso foi total.
h) Bronquiolite aguda só dá uma vez na vida.
i) Bronquiolite aguda é doença autolimitada e se cura em 2 semanas.
j) Entretanto, um número considerável de casos evolui para a repetição de crises semelhantes. Essas crises são causadas também por vírus mas não mais o VSR e sim os rinovírus.
Essa repetição constitui a entidade **Bebê chiador = Lactente sibilante.**
Bebê chiador não é sinônimo de Asma.
k) Nessas repetições parece haver um certo grau de broncoespasmo; daí algum valor de corticoides e broncodilatadores.
l) Bronquiolite aguda que ocorre pela 1ª vez após 1 ano de idade provavelmente já é indicativo de Asma, especialmente em famílias atópicas.

O que é BRONQUIOLITE?

O agente – vírus sincicial respiratório = VSR.

Entenda a sequência:

1º) Inflamação universal dos bronquíolos (processo inflamatório não piogênico, com lesão do epitélio e rolha de catarro dentro da luz).
2º) Obstrução parcial das vias respiratórias.
3º) Hiperinsuflação pulmonar (enfisema obstrutivo).
4º) Áreas de microatelectasias.

BRONQUIOLITE AGUDA – Sumário

Lactente bem nutrido (2-6 meses).
Início com "resfriado comum", seguido de chiado.
Dispneia sem toxemia/chiado leve.
Hiperinsuflação pulmonar/áreas de microatelectasia.
Agente: vírus sincicial respiratório (outono-inverno-primavera).
Tratamento: oxigênio e hidratação.
Em ambulatório: hidratação por via oral e inalações de cloreto de sódio a 3%.

CONDUTA DIAGNÓSTICA

1ª etapa Quando suspeitar

Lactente saudável no 1º ano de vida; principalmente 2º semestre de vida.
Resfriado que após 2-3 dias piora com tosse, dificuldade respiratória, chiado, sem estado toxêmico.

2ª etapa Quadro clínico

1. Idade – lactente (geralmente em bom estado nutricional) até 1 ano de idade, predominando dos **2 aos 6 meses** (3-4).
2. Época – outono-inverno nas regiões subtropicais, chuvosa na tropical, início em fevereiro no N e NE.
3. Início – começa com um "resfriado comum" que evolui com tosse seca, às vezes espasmódica, coqueluchoide, em acessos frequentes que perturbam o sono e a alimentação da criança.
4. Aparecimento da bronquiolite – após 2 a 5 dias, surge bruscamente desconforto respiratório (taquidispneia com chiado). Febre ausente ou baixa. Toxemia discreta ou nula.
5. **Sinais clínicos decorrentes da obstrução dos bronquíolos e consequente hiperinsuflação** – dispneia expiratória com tiragem generalizada; tórax insuflado; percussão; hipersonoridade bilateral, com desaparecimento da macicez hepática; ausculta: diminuição do murmúrio vesicular, respiração rude e expiração prolongada. **Chama atenção a desproporção entre a intensidade da dispneia e a ausculta pulmonar praticamente normal.** Alguns sibilos podem estar presentes. Na evolução surgem estertores subcrepitantes. **Pseudo-hepatomegalia** (por rebaixamento do fígado).
6. Melhora em 1 semana e cura em 2 semanas.
7. Casos **graves** em prematuros, cardiopatas, pneumopatas e baixa idade (menos de 6 semanas), imunodeficientes.

3ª etapa Radiografia de tórax

Frente e perfil (tradução do enfisema generalizado) (Fig. X-3): hipertransparência do parênquima; "pseudosseptação" da trama ao nível da junção do 1/3 médio para o 1/3 externo dos campos pulmonares; periferia extremamente pobre em vasculatura; horizontalização dos arcos costais; alargamento dos espaços intercostais, silhueta cardíaca alongada; rebaixamento e retificação das cúpulas diafragmáticas ("imagem em tenda"). **Radioscopia**: pequena amplitude das excursões diafragmáticas.

Focos alveolares disseminados = microatelectasias; distingue-se da broncopneumonia porque nesta a toxemia é grave (gemência).

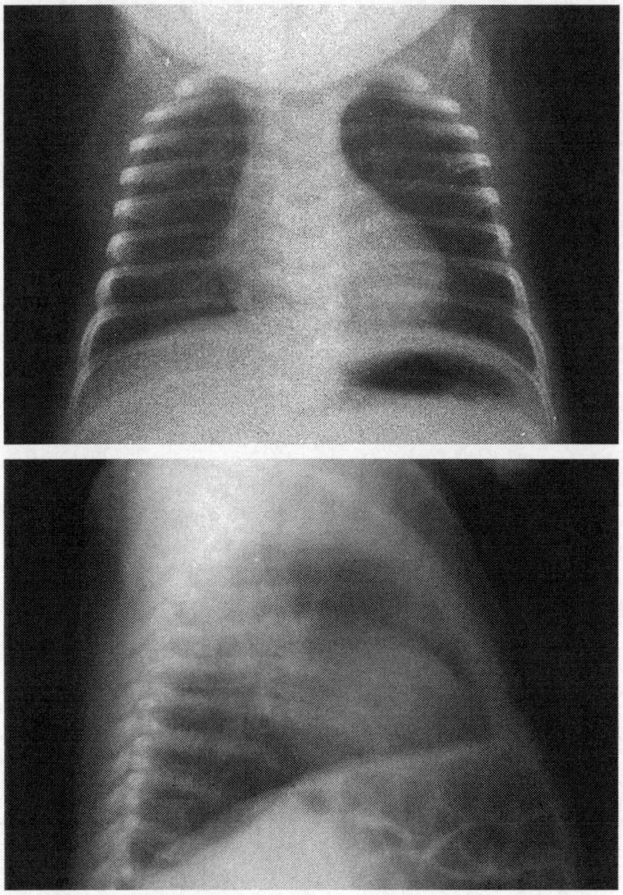

Figura X-3 – Bronquiolite. **A**) Frente. **B**) Perfil.

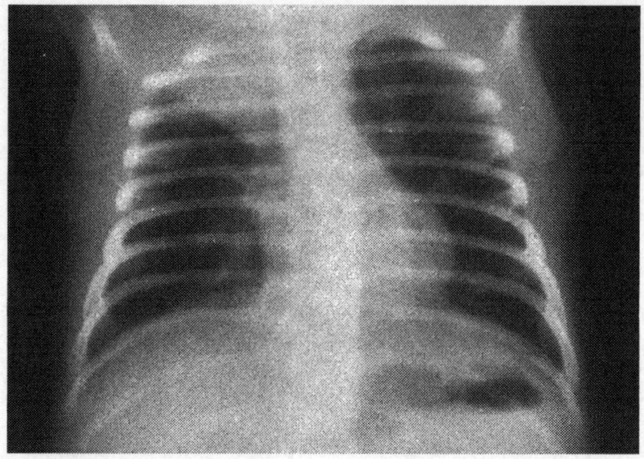

Figura X-4 – Bronquiolite com atelectasia do lobo superior direito.

Condensação no ápice direito: atelectasia (assintomática) (Fig. X-4).

Radiografia pode ser dispensada nos casos típicos e moderados.

4ª etapa Outros exames (só para casos graves)

Hemograma sem alterações evidentes; gasometria: hipoxemia (↑pO_2), hipercapnia (↓pCO_2), acidose respiratória, pode-se juntar acidose metabólica.
Oxímetro de pulso: saturação de O_2 baixa.

5ª etapa Não confunda bronquiolite com

Broncopneumonia – lactente até 3 meses ou desnutrido: febre alta, toxemia acentuada, dispneia mas não tão intensa como na bronquiolite. Estertores subcrepitantes consonantes. Hemograma: leucocitose, neutrofilia, granulações tóxicas, VHS > 30.

Coqueluche – tosse coqueluchoide, crises de asfixia ou perda de fôlego; leucocitose com linfocitose acentuada.

Insuficiência cardíaca congestiva – antecedente de dispneia de esforço, crescimento deficiente, sopro.

Acidose metabólica – "fome de ar", pulmões normais; gasometria característica.

"**Bebê chiador**" – repetição de "bronquiolites" no 2º semestre de vida, 2º e 3º anos.

CONDUTA TERAPÊUTICA

Casos moderados ambulatoriais

Não necessitam de exames laboratoriais nem de radiografia de tórax.

1. Manter alimentação a melhor possível, conforme aceitação.
2. Oferecer líquidos, os de melhor aceitação.
3. Lavagem nasal com soro fisiológico.
4. Vasoconstritores tópicos nasais (exemplo: oximetazolina pediátrica diluída ao ½) 2 vezes ao dia.
5. Inalação com solução de cloreto de sódio a 3% (ou 5%) – 2,5mL 3 vezes ao dia.
6. Tapotagem moderada após a inalação.
7. Reavaliação/contato com o pediatra.

Quando recomendar hospitalização (hipoxemia)

1. Lactente < 2 meses.
2. Dispneia importante.
3. FR em repouso > 60/min.
4. Saturação de O_2 a 90% ou menos (oxímetro de pulso).

Prescrição

1. Dieta líquida ou pastosa, administração cuidadosa (se a criança tiver dificuldade em deglutir, não insistir).
2. Oxigenoterapia – manter SaO_2 entre 92 e 94%.
3. Hidratação por via oral; IV, se houver desconforto respiratório intenso;
   cuidado para não super-hidratar.
4. Antibióticos – não indicados nos casos sem complicações.

5. Corticoides – eventualmente em casos com insuficiência respiratória.
6. Broncodilatadores – não indicados.
7. Gotas vasoconstritoras nasais em concentração para bebê.
8. Fisioterapia (tapotagem); nunca fazer aspiração.
9. Ribavarina – de alto custo e de eficácia duvidosa; considerar em imunodeficientes insuficiência respiratória grave.

Acompanhe a evolução e esteja atento às complicações

1. Fase crítica – primeiras 48-72 horas após a admissão.
2. Melhora clínica em 3-4 dias.
3. Normalização radiológica em 9 dias.
4. FR normal em 15 dias.
5. **Infecção bacteriana**
   a) Sinais que sugerem **infecção bacteriana**:
   - Aumento súbito de febre (em criança já hidratada).
   - Aparecimento de toxemia (gemência).
   - Hemograma: aparecimento de leucocitose, neutrofilia, alterações morfológicas dos neutrófilos, VHS > 30.

   b) **Localização** da infecção:
   - Sem alterações semiológicas dos pulmões sugere **otite média aguda** (com rinossinusite).
   - Evolução para broncopneumonia quase nunca ocorre.

   c) Escolha do **antibiótico**: ceftriaxona por via IM ou amoxicilina por via oral.
6. **Insuficiência respiratória aguda** (3% dos casos)
   a) **Caracterização** do quadro: (1) tiragem inspiratória grave; (2) sons respiratórios inaudíveis; (3) cianose em ambiente de 40% de O_2; (4) ausência de resposta aos estímulos dolorosos; (5) paO_2 > 70; (6) FR > 60.
   b) Transferir para **UTI**: entubação e ventilação artificial.
7. **Pneumotórax e pneumomediastino**
   a) Agravamento súbito da dispneia; comprovação pela radiologia.
   b) **Conduta**: nos casos hipertensivos, punção e, se necessário, drenagem.
8. **Atelectasia no ápice direito**
   a) Geralmente achado radiológico; não confundir com pneumonia.
   b) **Conduta**: drenagem postural e tapotagem.

Seguimento da bronquiolite aguda viral

1. Prognóstico bom – mortalidade < 1%; autolimitada: cura em até 2 semanas.
2. 20% das crianças – sintomatologia recorrente de chiado (hiper-responsividade brônquica, especialmente a infecções por rinovírus) = **sibilância recorrente pós-bronquiolite aguda** = **"bebê chiador"**, que perdura por até 2-3 anos.
3. Casos graves podem evoluir para **bronquiolite obliterante**.

BRONQUIOLITE OBLITERANTE PÓS-INFECCIOSA

Doença inflamatória grave dos bronquíolos causando obstrução crônica (permanente) das vias aéreas após bronquiolite grave.
O agente etiológico da bronquiolite viral aguda que dá origem à bronquiolite obliterante é, principalmente, o **adenovírus**.

1ª etapa Quando suspeitar

Após uma bronquiolite aguda muito grave que exige hospitalização, ocorre **persistência** dos sintomas: tosse, sibilância, taquipneia e baixa saturação de oxigênio; sibilos, estertores. A evolução pode ser *recorrente* em episódios graves que exigem hospitalizações ou *permanente* sem remissões.

2ª etapa Exames subsidiários básicos

1. Radiografia simples de tórax – espessamento brônquico, hiperinsuflação pulmonar, atelectasias, bronquiectasias.
2. Testes de função pulmonar (após 5 anos).
3. Tomografia de alta resolução – áreas em mosaico por diferenças de perfusão; bronquiectasias. É o melhor exame.
4. Biópsia a céu aberto (se a dúvida persistir).

3ª etapa Exames para excluir outras possibilidades

1. Teste do suor – fibrose cística.
2. PPD – tuberculose.
3. Dosagem de imunoglobulinas – imunodeficiência.
4. Dosagem de alfa-1-antitripsina – deficiência de A1AT.

BRONQUITE (TRAQUEOBRONQUITE)

O que é – processo inflamatório transitório da traqueia e brônquios, manifestado primariamente e, às vezes, exclusivamente, por tosse.

BRONQUITE AGUDA

1. Início com resfriado (IVAS viral).
2. Após 3-4 dias aparece tosse não produtiva.

3. Evolui após alguns dias para a produção de catarro (que pode aparecer no vômito).
4. Ausculta – basicamente **roncos**, alguns estertores subcrepitantes, sibilos em quantidade variável.
5. Cura espontânea em 7-10 dias.
6. Se persistir após esse período, provável infecção secundária (bronquite purulenta) ou pneumonia ou atelectasia.

Tratamento

Na primeira semana (desde que não haja febre persistente nem escarro muito purulento) – líquidos com frequência; chá com mel, limão e alho
(ver capítulo Tosse).

Após 1 semana – antibiótico (sulfametoxazol-trimetoprima *ou* amoxicilina) e broncodilatadores (especialmente se houver sibilos); corticoides nos casos mais graves.

BRONQUITE RECIDIVANTE OU CRÔNICA

Ver capítulos O Bebê Chiador e Tosse Persistente ou Crônica.

2. O Bebê Chiador (lactente sibilante)

Caso – criança atualmente com 1 ano e meio, teve bronquiolite com 2 meses no outono; desde então cada vez que fica resfriada, o peito chia, tem tosse e um pouco de falta de ar.

Diagnóstico – Bebê chiador = lactente sibilante.

Informação: 20% dos bebês que têm Bronquiolite viral aguda pelo VSR no 1º semestre de vida evoluem para chiado recorrente no 2º semestre, 2º e 3º anos de vida, quando infectados pelos rinovírus. Bebê chiador não é sinônimo de Asma. Na maioria, o problema é autolimitado: as crises desaparecem entre 3 e 6 anos, mas alguns evoluem para Asma, que é doença crônica incurável.

Questão – todo bebê chiador é igual com o mesmo prognóstico?

Não, o prognóstico depende dos fatores que estão implicados em cada caso: atopia familiar, sexo, mãe fumante, baixo peso ao nascer.

A *dúvida* – o processo é transitório ou permanente?

A *meta* – determinar, no caso presente, se a evolução é por tempo determinado ou indefinido.

1ª etapa É um bebê chiador/lactente sibilante?

Criança menor de 3 anos que após ter tido Bronquiolite entre 2 e 6 meses de idade passou a ter episódios repetidos de sibilância.

2ª etapa Caracterização/classificação do caso

Tentar incluir o caso em um destes grupos:

1. Bebê chiador **não atópico** (transitório)
   Os episódios de sibilância são geralmente desencadeados por infecção aguda viral das vias aéreas superiores tipo Resfriado (rinovírus).
   Famílias não atópicas, criança não alérgica; eosinófilos e IgE normais.
   a) 2/3 dos bebês chiadores – **sibilância viral**
   Crises não graves nitidamente desencadeadas pelos refriados (rinovírus). Cura espontânea até os 3-5 anos.
   b) Por função pulmonar anormal (diminuída).
   Sibilância precoce transitória.
   Criança nasceu com peso baixo, de mãe fumante; crises frequentemente graves nos primeiros meses de vida.
   Prognóstico – desaparecimento das crises aos 3 anos.
2. Bebê chiador atópico (permanente)
   São os casos que evoluem para asma
   (Asma da 1ª infância)
   a) Os episódios de chiado são frequentes.
   b) Família atópica – 1 dos pais tem asma.
   c) O lactente é alérgico: dermatite atópica ou alergia por leite de vaca.
   d) Eosinofilia > 4%.
   e) IgE aumentada (neste caso o prognóstico é pior).

Prognóstico – evolução para Asma = crises permanentes de sibilância.

As crises, inicialmente desencadeadas por IVAS virais, passam a ser também por alérgenos inalantes.

Alerta! Não confundir Bebê chiador com:

Bebê chiador **grave** com chiado contínuo, pneumonias e atelectasias de repetição e prejuízo nutricional. Considerar:

1. Bronquiolite obliterante pós-bronquiolite aguda. Radiografia de tórax.
2. Doença do refluxo gastroesofágico. Endoscopia EED.
3. Fibrose cística. Dosagem de cloro no suor.
4. Imunodeficiência. Ver capítulo correspondente.

CONDUTA TERAPÊUTICA

A conduta é controversa, sem bases sólidas.

Aproveitar a experiência com a evolução/resposta de cada crise.

Inalação é mais bem aceita, sem perda de eficiência com o bebê usando chupeta.

Nas **crises** desencadeadas por resfriado:

Logo no início da tosse – 2 a 3 vezes ao dia.

- Inalação com associação de salbutamol (Aerolin) ou fenoterol (Berotec)

  1 gota/3kg + ipratrópio – até 6 meses: 5 gotas; 6 a 24 meses: 10 gotas; a seguir: 20 gotas.

  Fazer inalação com a criança calma ou adormecida; máscara bem adaptada na face.

- *Alternativa*: *spray* de broncodilatadores associados fenoterol + ipratrópio

  (Duovent) com espaçador valvulado e máscara infantil – 1 jato 3 vezes ao dia.

- *Se as crises são graves*:

  Corticosteroide – prednisona 1,5mg/kg, dose única, logo no início da crise.

  Continuar com *spray* de broncodilatador + corticoide inalatório (Aerocort-S): 1 a 2 jatos 3 vezes ao dia.

Nos intervalos (uso contínuo) – *quando* e *como*

- Nas crianças sujeitas a resfriado e consequente sibilância bastante frequentes:

  Antileucotrieno (Singulair baby) durante a mudança para estação fria.

- Nos casos de: chiadores atópicos com crises graves e intervalos curtos ou contínuos:

  Corticoide inalatório em aerossol dosimetrado pressurizado com espaçadores valvulados e máscaras infantis, em dose baixa, durante 3 meses, especialmente em épocas do ano mais perigosas.

  Usar as doses baixas.

  Beclometasona (Clenil 50), budesonida (Busonid 50), fluticasona (Flixotide 50) – 1 jato 2 vezes ao dia.

Alternativa: usar só no início dos resfriados/chiado (uso imediato) em dose dupla; isto é, 2 jatos de cada vez por prazo curto (1 semana).

Recomendação em todos os casos

1. Não fumar dentro de casa e no ambiente da criança.
2. Vacina anual contra gripe, a partir dos 6 meses de idade.
3. Suplemento de vitamina D – 800U por dia.

3. O Chiado em Crises Recorrentes: Asma

O que é – doença **crônica** das vias aéreas (brônquios):

a) doença **inflamatória** crônica;

b) a inflamação acarreta **hiper-responsividade** das vias aéreas = **resposta exagerada** de broncoconstrição em resposta a estímulos agressivos;

Doença **inflamatória** crônica +
hiper-responsividade brônquica

1º) GENÉTICA (atopia) = predisposição **hereditária** +
2º) Fatores INDUTORES **ambientais**
alérgenos, infecções virais, poluição
mediadores inflamatórios
(histamina, leucotrienos, prostaglandina)

↓

INFLAMAÇÃO DOS BRÔNQUIOS
com participação de mastócitos e eosinófilos

↓

BRONQUITE CRÔNICA **EOSINOFÍLICA** DESCAMATIVA

↓

3º) HIPER-REATIVIDADE (**hiper-responsividade**) BRÔNQUICA
aumento da reatividade brônquica a estímulos agressores, os quais são tolerados por indivíduos normais
4º) Pela ação de fatores DESENCADEANTES
alérgenos inalantes e poluentes ambientais, ar frio, infecções virais, exercício
1º) broncoespasmo   2º) secreção de muco e edema

↓

CRISES ASMÁTICAS
obstrução do fluxo aerobrônquico
predominantemente à noite e pela manhã, ao acordar,
de **chiado**, tosse, dispneia expiratória
reversíveis (total ou parcialmente) espontaneamente ou pelo uso de broncodilatadores e/ou anti-inflamatórios

Figura X-5 – Asma
(*80% dos casos começam antes dos 4 anos*).

c) limitação (**obstrução**) ao fluxo aéreo devido a broncoconstrição + edema + tampões de muco; com o tempo acrescenta-se o remodelamento (distorção da estrutura) dos brônquios. A obstrução é **reversível** (total ou parcialmente) espontaneamente ou por tratamento;

d) episódios **recorrentes** de sibilância, dispneia, aperto no peito e tosse, particularmente à noite e pela manhã, ao despertar;

e) atopia = predisposição **hereditária**.

Sob ação de um agente **precipitante**, a exacerbação aguda (**crise**) da asma pode evoluir em 2 etapas:

1ª) Reação asmática **imediata** (RAI): desgranulação dos mastócitos via IgE; liberação de histamina, prostaglandina PGD_2 e leucotrienos.

2ª) Reação asmática **tardia** (RAT): resposta inflamatória orquestrada pelos linfócitos T e infiltração celular – eosinófilos, monócitos, basófilos e plaquetas; liberação de mediadores inflamatórios (Quadro X-2).

Quadro X-2 – REAÇÃO ASMÁTICA.

Obstrução brônquica	Imediata	Tardia
	Broncoespasmo	**Edema inflamatório**
Início	Em minutos	Em 2-4 horas
Progressão	Rápida	Lenta
Pico em	10-15 minutos	5 a 12 horas
Intensidade	+ ou ++	+++ ou ++++
Associada a	–	Tosse noturna Exercícios
Responde a	Broncodilatadores	Corticoides
Prevenida por	Cromoglicato	Cromoglicato/ corticoides

CONDUTA DIAGNÓSTICA

1ª etapa Quando suspeitar

Típico – chiado recorrente e reversível aos broncodilatadores (3 ou mais episódios) sem outra causa de obstrução brônquica.

Advertência – nem tudo que chia é asma, mas nem toda asma chia e a asma não chia o tempo todo.

Suspeito – **tosse persistente** que não melhora com xarope, é capaz de acordar a criança de madrugada ou logo de manhã, ao despertar, ou desencadeada por exercício ou risada ou após exposição à poeira de casa, fumaça de cigarro, perfume ou após resfriado.

2ª etapa Caracterização das crises asmáticas

Criança – acesso súbito de tosse, dispneia expiratória com chiado (sibilos); hiperinsuflação; dor abdominal é queixa comum.

Lactentes – início com resfriado que gradualmente evolui para tosse persistente, taquipneia, estertores subcrepitantes e expiração prolongada; sibilos: pouco frequentes ou mesmo ausentes. Um terço dos bebês chiadores evolui para asma (depois dos 3 anos).

3ª etapa Crises atípicas

1. Peito "apertado" ou "congestão" do tórax com os resfriados.
2. Tosse persistente que piora à noite e ao amanhecer (resistente aos xaropes).
3. "Tosse de exercício" (provocada por corrida, risada) ou desencadeada por exposição ao frio.
4. Chiado crônico/tosse crônica.
5. Crises de evolução lenta e progressiva a partir de um resfriado (tosse persistente e estertores úmidos).

4ª etapa Alguns tipos de asma – caracterização

Síndrome eczema-prurigo-asma – antecedentes familiares alérgicos nítidos. Lactente com eczema e sinais de rinite alérgica. Resfriados de repetição e prolongados, com respiração do tipo asmático (expiração prolongada, sibilos). Aos 2 anos os sintomas respiratórios tornam-se mais proeminentes. Aos 3-5 anos surgem as crises típicas de asma. Geralmente ocorrem à noite, precedidas de sinais de resfriado.

O eczema, que nessa altura é uma neurodermatite (eczema crônico, predominando nas flexuras), melhora com o aparecimento da asma. Em outras crianças, o eczema melhora temporariamente, enquanto dura a crise de asma. Entre as crises, o riso e o exercício físico podem provocar o chiado. Suscetibilidade também a outros irritantes não específicos. Labilidade vasomotora (exemplo: dermografismo). Eosinofilia sanguínea. Alérgenos: alimentares e ambientais. Testes cutâneos positivos.

Rinite alérgica-asma – a asma pode ocorrer ao mesmo tempo que a rinite alérgica ou aparecer alguns anos depois da rinite. Alérgenos ambientais. Testes cutâneos positivos. Importância da infecção como desencadeante. A rinite pode persistir após a cura da asma.

Asma induzida por exercícios

a) Ocorre no começo do exercício físico e contínuo (corrida).
b) Manifesta-se por crise asmática ou apenas tosse ou falta de ar desproporcional ao exercício.
c) Melhora espontânea após 1 hora de repouso.
d) Pode reaparecer (fase tardia) 4 a 10 horas depois.
e) Prevenida pelo cromoglicato ou broncodilatador (aerossol) e, até melhor, por ambos, e não por corticoide inalatório.

5ª etapa Outras considerações diagnósticas

"**Bebê chiador**" – após bronquiolite (aos 2-6 meses), o lactente passa a ter crises de "chiado" que podem estar ligadas à imaturidade brônquica (genética ou gestante fumante). Suspeitar de asma se a família é atópica ou a criança tem eczema. O diagnóstico é confirmado pela persistência das crises após os 3 anos ($^1/_3$ dos bebês chiadores).

Pneumonias de repetição em crianças asmáticas – o diagnóstico frequentemente se refere a episódios febris, sem toxemia acentuada, estertores subcrepitantes, radiografia com infiltrados pulmonares (broncopneumonia?). Na realidade, são crises asmáticas desencadeadas por infecções **virais**. Os infiltrados radiológicos são por microatelectasias (rolhas de muco); leucograma e VHS inexpressivos.

Pneumonias **bacterianas** de repetição podem ser causadas por refluxo gastroesofágico.

Fibrose cística (bronquite crônica) – crescimento prejudicado, baqueteamento dos dedos, escarro purulento, pneumonias bacterianas.

Tosse psicogênica – persistente, desaparece no sono, semiologia normal.

Asma que se torna **intratável** com predomínio de **tosse noturna** – investigar refluxo gastroesofágico. Pesquisar sinusite crônica.

6ª etapa Reconhecer desencadeantes/agravantes

1. Alérgenos inaláveis (poeira domiciliar): (a) ácaros: *Dermatophagoides pteronyssinus, D. farinacea, Blomia tropicalis*; (b) fungos; (c) de animais: gato, cachorro, baratas, pássaros.
2. Infecção viral das vias aéreas superiores; sinusite.
3. Mudanças climáticas (queda brusca da temperatura); ar frio.
4. Poluentes ambientais: fumaça de cigarro, odores; material particulado.
5. Exercício físico.
6. Problemas emocionais.

Algumas observações

1. Alergia por **poeira domiciliar** – piora no dormitório, piora à noite; asma precedida por rinite. Confirmação por prova cutânea.
2. Alergia por **fungos** – sintomatologia perene que se intensifica logo após a chuva; predomina em zonas úmidas (litoral); produz mais asma que rinite.
   Mais frequente – espirros em salva, coriza nasal serosa, tosse seca noturna, sono interrompido por tosse ou chiado, lacrimejamento e prurido nos olhos, coceira na garganta. Na asma infecciosa, a tosse é mais úmida e persistente, começando de dia e intensificando-se à noite.
3. Sinais psíquicos – nervosismo, irritabilidade, fadiga, anorexia, terror noturno.
4. Sinais digestivos – cólicas, eructação, indigestão, flatulência.
   Esses sintomas sugerem alergia alimentar.

7ª etapa Reconhecer os sinais prodrômicos

São os sinais que prenunciam que vai ocorrer uma crise.

Existe variação individual.

1. Espirros em salva.
2. Coceira na garganta.
3. Tosse de madrugada, interrompe o sono.
4. Tosse repetitiva seca ou úmida, não melhora com xarope.
5. Tosse com chiado.
6. Outros – individualizar.

8ª etapa Exames subsidiários

a) Exames que indicam **estado alérgico**
   1. **Eosinofilia** > 4% ou > 500/mm³.
   2. **IgE** sérica aumentada para a idade.
   3. **Teste cutâneo** para inalantes (pó, fungos).
   4. **IgE específica** para inalantes (pó, fungos).
   5. Na presença de rinite alérgica: **eosinofilia nasal** (10% ou mais dos leucócitos).

   Durante infecção bacteriana – predomínio de neutrófilos.

b) **Radiografia de tórax** – *precisa*?
   Convém fazer uma vez, no começo, para afastar doenças pulmonares, anomalias congênitas, corpo estranho.
   Não necessária nas crises, mesmo que iniciadas com febre.

c) **Radiografia de seios da face** – *precisa*?
   Indicada nas asmas persistentes rebeldes e com tosse noturna (pouco depois de deitar) acentuada e constante – sinusite maxilar.

d) **Casos especiais**
   1. Chiado persistente com pneumonias de repetição, diarreia crônica, desnutrição, baqueteamento dos dedos – fibrose cística. **Prova do suor.**
   2. Infecções repetidas, diarreia crônica, déficit de crescimento – **imunodeficiência.**
      Ver capítulo correspondente.
   3. Regurgitação e vômitos acentuados, disfagia, "engasgos" durante a alimentação, episódios de apneia: doença aspirativa – doença de refluxo gastroesofágico (DRGE), distúrbios de deglutição, fístula traqueoesofágica. Videodeglutograma.
      DRGE pode ser um fator complicador: asma de difícil controle com tosse predominantemente noturna. Cintilografia, determinação prolongada do pH esofágico.

9ª etapa Medida da função pulmonar

PFE = fluxo expiratório máximo obtido durante uma expiração forçada. Reflete a gravidade da obstrução brônquica.

O *peak flow meter* é um aparelho prático para monitorar a variabilidade da função pulmonar no asmático (Fig. X-6).

Está **indicado** em: 1. asma perene grave com função pulmonar instável; 2. asma moderada de difícil controle; 3. fases de mudança no controle da doença; 4. épocas ou condições de risco para o desencadeamento de crises.

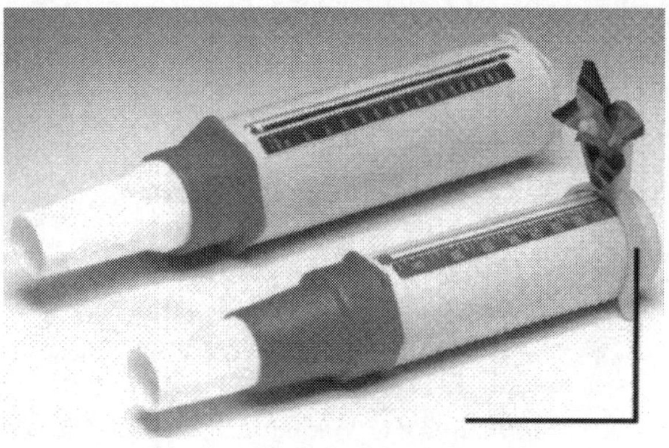

Figura X-6 – Medidor de fluxo expiratório (*peak flow meter*).

Não está indicado na asma leve/intermitente.

Não pode ser usado em crianças pequenas (só acima de 6 anos).

Risco: obsessão pelo PFE; criança pode manipular os resultados.

Importante: a monitoração do PFE é uma medida auxiliar e não substitui o critério clínico.

Está **indicado** em: 1. asma perene grave com função pulmonar instável; 2. asma moderada de difícil controle; 3. fases de mudança no controle da doença;
4. épocas ou condições de risco para o desencadeamento de crises.

Não está indicado na asma leve/intermitente.

Não pode ser usado em crianças pequenas (só acima de 6 anos).

Risco: obsessão pelo PFE; criança pode manipular os resultados.

Importante: a monitoração do PFE é uma medida auxiliar e não substitui o critério clínico.

Técnica

1ª) Criança em pé segurando o *peak flow meter* em posição horizontal.
2ª) Verificar se o marcador está no ponto zero.
3ª) Inspiração profunda com a boca aberta.
4ª) Boca em torno do bocal, fechando bem os lábios.
5ª) Soprar bem rápido e com toda a força.
6ª) Ler o número marcado na escala.
7ª) Repetir mais 2 vezes.
8ª) **Anotar o maior valor obtido** – serve de base nas exacerbações.

Convém fazer o teste pela manhã e à noite, antes de deitar.

Conferir o valor previsto para crianças normais.

Em casos mais graves: espirometria e testes de provocação – especialistas.

10ª etapa Classificar o tipo de asma (Quadro X-3)

Caracterizar a *evolução* – continuada ou em crises espaçadas.

Determinar a *gravidade* – repercussão na vida diária.

Meta – plano terapêutico individualizado (Quadro X-4).

▶ *Pergunta básica* – **"entre as crises a criança passa bem?"**

Resposta 1 – **Sim** = Asma **intermitente** (70% dos casos)

Crises esporádicas com intervalos livres espaçados.

Resposta 2 – **Não** = Asma **persistente**

Sintomas quase sempre presentes: tosse, chiado, respiração difícil.

Família atópica (1 dos pais tem asma), criança com dermatite atópica, alergia a pó e eventualmente leite de vaca, ovo, amendoim; eosinofilia > 4%.

▶ *2ª pergunta* para o caso de Asma **intermitente**

As crises são facilmente tratáveis em domicílio (leves) ou exigem ida ao pronto-socorro (**graves**) ou ocorrem em épocas específicas do ano (**sazonais**).

▶ *2ª pergunta* para o caso de Asma **persistente**

A asma prejudica as atividades diárias habituais (escola, esportes, brincadeiras) e o sono?
As crises de piora são frequentes? graves?

ASMA INTERMITENTE (em crises) *Nível 1*

"Entre as crises a criança parece que não tem nada" ou só sintomas de rinite.

Procedimento geral

1. Identificar e procurar afastar eventos desencadeantes.
   Estação do ano viral (passagem para o frio), exercícios físicos vigorosos.
   Exposição a alérgenos inalantes específicos, abertura do ano escolar.
2. Iniciar a medicação antiasmática já nos pródromos.
   Não tratar com "remédios para resfriado/gripe". Se a experiência mostrar que isso não é suficiente para evitar a eclosão das crises, acrescente corticoide por via oral – prednisona 1,5mg/kg 1 só vez no início do resfriado; se for necessário manter por 3 a 5 dias – 1,5mg/kg/vez em 2 tomadas.
3. Dar medicação antiasmática preventiva antes de exercícios que causam chiado.

CONDUTA NAS CRISES ASMÁTICAS

Fazer uma avaliação concisa mas abrangente:

Antecedentes – evolução habitual das crises, aceitação dos procedimentos e sua eficácia.

QUADRO X-3 – ASMA: CLASSIFICAÇÃO CONFORME A GRAVIDADE DE EVOLUÇÃO (II CONSENSO BRASILEIRO DE ASMA).

Sintomas	Intermitente	Persistente leve	Persistente moderada	Persistente grave
Falta de ar, aperto no peito, chiado e tosse	< 1 vez/semana	≥ 1 vez/semana e < 1 vez/dia não diários	Diários, mas não contínuos	Diários, contínuos
Atividades	Em geral normais Falta ocasional ao trabalho ou escola	Limitação para grandes esforços Faltas ocasionais ao trabalho ou escola	Prejudicadas Algumas faltas ao trabalho ou escola Sintomas com exercício moderado (subir escadas)	Limitação diária Falta frequente ao trabalho e à escola Sintomas com exercícios leves (andar no plano)
Crises*	Ocasionais (leves)	Infrequentes Algumas requerendo curso de corticoide	Frequentes Algumas com ida à emergência, uso de corticoides sistêmicos	Frequentes – graves Necessidade de corticoide sistêmico, internação ou com risco de morte
Sintomas noturnos**	Raros ≤ 2 vezes/mês	Ocasionais > 2 vezes/mês e ≤ 1 vez/semana	Comuns > 1 vez/semana	Quase diários > 2 vezes/semana
Broncodilatador para alívio	< 1 vez/semana raro	≤ 2 vezes/semana eventual	> 2 vezes/semana e < 2 vezes/dia frequente	≥ 2 vezes/dia diário
PFE ou VEF1 nas consultas	Pré-bd > 80% previsto	Pré-bd < 80% ou previsto	Pré-bd entre 60 e 80% previsto	Pré-bd < 60% previsto

*Pacientes com crises infrequentes mas que coloquem a vida em risco devem ser classificados como portadores de asma grave.
**Despertar noturno regular com chiado ou tosse é um sintoma grave.
bd = broncodilatador.
Intermitentes e persistentes leves: 60% dos casos; 30% moderados; 5% graves.

Quadro X-4 – PLANO TERAPÊUTICO NA ASMA.

I – **INTERMITENTE** (70%) Crises esporádicas intervalos livres	IB – Com crises **leves** tratáveis em domicilio	Bd B2 curta
	IB – Com crises **graves**	Bd B2 curta + ipratrópio + Corticoide por via oral ou IM
II – **PERSISTENTE** Sintomas sempre presentes com períodos de exacerbação (em família e criança atópicas) Considerar prejuízo nas atividades habituais	II A – **leves** limitação só para grandes esforços crises infrequentes	Medidas gerais CI dose baixa (1 mês) após controle/época favorável: anti -LT ou cromoglicato
	II B – **moderadas** prejuízo nas atividades habituais e sono crises frequentes	< 5 anos: CI baixa + anti LT > 5 anos: CI baixa + Bd longa após controle: CI baixa ou anti-LT
	II C – **grave** Incapacitante Crises graves	CI média + Bd longa ou CI alta + Bd longa Associar teofilina de longa ou corticoide por via oral Anti-IgE

Bd B2 = broncodilatador beta-2 agonista: salbutamol, fenoterol.
Bd longa = beta-2 agonista de longa duração: salmetenol.
Não deve ser usado isoladamente; só com CI.
CI = corticoide inalado; dose baixa, média ou alta.
Anti-LT = antileucotrieno (montelucast); alternativa: teofilina de ação prolongada.
A partir dos 5 anos: anti-LC pode ser substituído por teofilina.

Crise atual – duração (considerar prolongada se > 12 horas), tratamento já efetuado, sua tolerância e resposta; intensidade da dispneia e aspecto geral.

Procurar iniciar a medicação o mais precoce possível ("não esperar para ver").

▶ **Procedimento** nas crises **moderadas**
(no domicílio ou serviço de emergência)

Spray de salbutamol com espaçador e máscara.

Para crianças maiores e adolescentes inalar direto do bocal sem espaçador.

Dose: 2 jatos (adolescente 4 jatos) de cada vez; repetir após 20 e 40 minutos.

Alternativa – inalação com inalador ultrassônico no domicílio ou com oxigênio no PS (fluxo de 6L/min): 3 inalações com intervalos de 20 minutos (reavaliar).

Soro fisiológico – 3mL. Salbutamol (Aerolin) – 1 gota/2kg (máximo 20 gotas) ou fenoterol (Berotec) – 1 gota/3kg (máximo 10 gotas).

Alternativa (2-10 anos): Aerolin nebules – 1 flaconete (≤ 2,5mL).

Reavaliar antes de cada inalação.

Se houver melhora: manter as inalações a cada 6 horas, aproximadamente por 5 dias.

▶ **Procedimento nos casos mais graves** ou atendidos com atraso ou que não costumam evoluir bem; além do esquema acima:

1º) Uma dose de prednisona 1,5 a 2mg/kg por VO.
Dar já antes da 1ª inalação ou, se a resposta não for satisfatória, após a 2ª inalação.
Alternativa: dexametasona 0,3mg/kg por via IM.

2º) Acrescentar, na inalação, ipratrópio – até 2 anos: 10 gotas; acima dos 2 anos: 20 gotas, adolescentes: 40 gotas.

3º) Continuar com inalações e corticoide por via oral – prednisona ou prednisolona 1mg/kg/dia, fracionada em 2 vezes ao dia, durante 5 dias.

▶ **Procedimento nas crises graves no serviço de Emergência**

1º) Terbutalina por via subcutânea – pré-escolar 0,3mL, escolar 0,4mL, adolescentes 0,5mL.

2º) Metilprednisolona 1 a 2mg/kg por via IM ou IV.

3º) Inalação com salbutamol ou fenoterol + ipratrópio (ver acima)
3 inalações com intervalos de 20 minutos; O_2 – fluxo mínimo de 6L/min.

4º) Reavaliar, se necessário manter as inalações a cada 2 horas.

5º) Após melhora estável: alta para domicílio – manter as inalações e o corticoide durante 5 dias.
Se não houver melhora, hospitalizar em UTI.

ASMA PERSISTENTE

Sintomas de asma (tosse, chiado, respiração difícil) sempre presentes (perene), mesmo na ausência de resfriado, podendo ter exacerbações principalmente sazonais (transição para época fria).

Ocorre mais em famílias atópicas (um dos pais com asma) e criança com dermatite atópica, alergia ao pó e eventualmente ao leite de vaca, ovo, amendoim; eosinofilia > 4%.

Procedimento inicial

Classifique a asma intermitente pela **gravidade**.

Na prática diária use a anamnese para fazer uma apreciação global.

Os sintomas prejudicam as atividades habituais da criança e seu sono? em que nível?

Resposta 1 – Quase não prejudicam (vida normal) = **leve.**

Resposta 2 – Prejudicam um pouco = **moderada.**

Resposta 3 – **Sim**: sono, escolaridade e atividades esportivas muito prejudicadas (incapacitante) = **grave.**

Obter informações sobre **exacerbações** agudas – frequência e gravidade.

Lembrete – nenhum medicamento disponível altera o progresso da doença, o objetivo é a melhor qualidade de vida possível.

ASMA PERSISTENTE LEVE – *Nível 2*

Permite vida normal quase sem restrições, a não ser para os grandes esforços; exacerbações são infrequentes.

Sintomas 1 vez por semana, despertares noturnos pelos acessos de tosse de madrugada 1 a 2 vezes por mês, exacerbações podem afetar a atividade e o sono e necessitar de broncodilatadores, fluxo expiratório 80% do normal previsto para a idade. GINA, 2006.

Manejo terapêutico

Se só com os cuidados gerais não se conseguiu controle satisfatório.

- Corticoide inalatório em dose baixa durante 1 mês. Alternativa para crianças menores de 5 anos: cromoglicato.
- Após *controle* e em época do ano favorável passar para antileucotrieno ou cromoglicato; alternativa: teofilina (em crianças acima de 5 anos).

ASMA PERSISTENTE MODERADA – *Nível 3*

Falta à escola/trabalho, atividades físicas prejudicadas com tosse e dispneia aos exercícios, a tosse de madrugada é frequente; exacerbações ocorrem e afetam as atividades e o sono.

Sintomas todos os dias, despertares noturnos semanais, exacerbações que afetam as atividades e o sono, necessidade diária de broncodilatadores, fluxo expiratório 60-80% do previsto. GINA 2006

Manejo terapêutico

Menores de 5 anos: corticoide inalado em dose baixa ou antileucotrieno.

Maiores de 6 anos: corticoide inalado em dose média ou corticoide inalado em dose baixa mais beta-2 agonista de longa duração.

Alternativa para o beta-2 agonista de longa ação é a teofilina de ação prolongada.

Nunca usar beta-2 agonista de longa ação isoladamente, só associado com corticoide.

Se o tratamento não for eficaz passar para o *Nível 4*.

1ª opção – corticoide inalado de dose média + broncodilatador de longa duração.

Alternativas: associar o corticoide inalado de dose média com antileucotrieno ou com teofilina.

Asma Persistente GRAVE (5% dos casos) – *Nível 4*

Asma *incapacitante* até para atividades habituais e exacerbações frequentes e graves.

Sintomas diários ou contínuos causando limitação da atividade física, obrigando ao uso de broncodilatadores. Despertares noturnos quase todas as noites, crises frequentes e graves, fluxo expiratório ≤ 60%. GINA, 2006

1ª opção: corticoide inalado de dose média + broncodilatador de longa duração.

1. Se não conseguir o controle: passar o corticoide inalado para alta dose com broncodilatador de longa duração e associar antileucotrieno.
2. Corticoide por via oral pode ser associado na 1ª semana de tratamento.
3. Para casos refratários, manter o corticoide por via oral em doses baixas, preferível em dias alternados.
4. Casos incapacitantes ou que não são controlados com corticoide inalado + broncodilatador de ação prolongada – considerar prescrição de anticorpos monoclonais anti-IgE (omalizumabe) com especialista.

A **sinusite crônica** pode ser um fator de perpetuação e agravamento da asma.

Nas asmas perenes moderadas e graves, em uma das exacerbações, convém fazer tratamento clínico da sinusite:

Amoxicilina-clavulanato tipo BD (40mg/kg/dia de amoxicilina) fracionado em 2 vezes (12/12h) durante o dia, 14 dias, + corticoide nasal (mometasona, fluticasona) 2 vezes ao dia, 14 dias, + corticoide por via oral durante 10 dias. Após o tratamento, continuar a lavagem nasal com solução de soro fisiológico.

Alternativa: claritromicina, 3 semanas.

Acompanhamento/controle na Asma Persistente

- Reavaliar em todas as consultas e a cada 3 meses
- Avaliar o **nível de controle** – verificar: a) sintomas diurnos; b) tosse de madrugada e despertares noturnos; c) exacerbações (crises); d) necessidade do uso de broncodilatadores;
  e) função pulmonar – fluxo expiratório.
- Meta – sintomas asmáticos ausentes ou mínimos, fluxo expiratório normal: a) se controle estável e época do ano favorável: retornar a um nível inferior;
  b) se controle não satisfatório: passar temporariamente para orientação do nível superior seguinte.

Como otimizar os recursos disponíveis

I – **Medidas que devem ser adotadas em TODOS OS CASOS**

1. **Relacionamento médico-paciente-família** – educação em saúde.

a) Diálogo e comunicação aberta: compreensão dos mecanismos da doença (inflamação, broncoespasmo) e objetivos do tratamento (controlar a inflamação e broncodilatadores de alívio).
   Fazer plano de tratamento.
b) Importância do controle ambiental: estímulo e prática, em um contexto realista.
c) Estimular a criança a ter uma vida normal, sem superproteção.
d) Demonstração do uso de nebulímetros e espaçadores, verificação prática e reavaliação periódica.
e) Instruções precisas: conduta nos pródromos, nas crises instaladas e nas crises de evolução grave.
f) Considerar o alto custo da medicação. É uma leviandade prescrever medicamentos que a família não pode adquirir. Por outro lado, explorar a disponibilidade da família, escolher a melhor opção, incluindo genéricos e os distribuídos em centros de saúde.
g) Em cada consulta (e mesmo em contatos telefônicos) verificar a adesão ao programa estabelecido, as dúvidas e dificuldades, corrigir erros e dar reforço aos progressos realizados. Orientar as emergências.

2. **CONTROLE (higiene) DO AMBIENTE**

Objetivo – controlar os aeroalérgenos, particularmente os **ácaros** (*Dermatophagoides pteronyssinus*, *Blomia tropicalis*) que concentram os alérgenos em suas fezes.

A **poeira domiciliar** (que contém os ácaros e outros alérgenos) é o irritante universal na asma.

As medidas de controle devem ser feitas com **todo o rigor** no **quarto de dormir**, mas não descuidar de outros aposentos que a criança fica mais tempo (como o quarto de TV).

Esclarecer que não basta um quarto limpo, é necessário um quarto **sem poeira**. Os ácaros concentram-se no leito de dormir (colchões e travesseiros), carpetes, bichos de pelúcia e cortinas. A medida isolada mais efetiva é o revestimento de colchões, travesseiros e almofadas com capas impermeáveis, lembrando que os ácaros podem acumular-se sobre as capas.

Orientar e motivar as famílias, fornecer instruções **personalizadas** e **por escrito**, reavaliar periodicamente.

▶ **Dormitório**

a) Aproveitar para a criança o quarto mais seco e quente.
b) Retirar carpetes (ou recobri-los com vinil), móveis estofados, tapetes, bichos de pelúcia e todos os objetos que acumulam poeira (ou, pelo menos, embrulhar em plástico e manter em um armário fechado).
c) Encapar colchões e travesseiros com capas impermeáveis (antialérgicas), inclusive os travesseiros de espuma. Retirar e lavar a cada 2 semanas.
d) Lavar semanalmente a roupa de cama, inclusive cobertores e acolchoados, em água quente (acima de 55°C).
e) Cortinas laváveis ou persianas.
f) Limpeza diária das superfícies e das gavetas com pano úmido com Lysoform bruto (1 colher da de sopa para 1 litro de água). Convém usar *spray* de ácido tânico a 3% de 2 em 2 meses.
g) Não entrar no quarto com sapato.
h) Antes de deitar, escovar os cabelos da criança, de frente para trás.

▶ **Demais locais da residência**

a) Eliminar carpetes e cortinas pesadas. Revestir estofados com vinil ou couro ou capa impermeável.
b) Em lugares úmidos ou mofados: diminuir a umidade, manter acesas lâmpadas antimofo, passar **ácido fênico a 5%** (pano úmido e *spray*).
   Casas de praia devem ser abertas, ventiladas, limpas e ensolaradas antes da chegada da criança.
c) Medidas para controle de **baratas** – **dedetização**.
d) Evitar todos os cheiros fortes.
e) **Gatos** devem ser totalmente evitados.
f) **Cães** devem ser lavados com frequência (*sprays* tópicos são de eficácia duvidosa) e preferivelmente mantidos fora da casa.
g) É absolutamente **proibido fumar** perto da criança ou no ambiente em que ela se encontra.

3. **Atividades e exercícios**

a) Atividade ao ar livre durante pelo menos 3 horas diárias.
b) Evitar exposição ao sereno e à chuva.
c) Tomar banho morno diário, terminando com um jato de água fria; enxugar imediatamente.
d) Recomendável: **natação** (enxugar e agasalhar quando sentir frio e logo depois de sair da piscina).
   Alerta: pode piorar a rinossinusite.
e) Outros esportes: marcha, corrida, bicicleta – fazer "aquecimento" prévio; respirar pelo nariz; se o exercício ainda assim provocar tosse ou falta de ar, usar uma máscara (como máscara de cirurgião) sobre o nariz e a boca. Se for ineficiente, administrar, 1 hora antes, aminofilina por via oral ou fazer, ½ hora antes, 2 inalações de Aerolin ou Berotec spray ou 1 inalação de Intal.
f) Ginástica respiratória: **soprar** (bexiga, língua de sogra, bolinha de pingue-pongue etc.) durante 10 a 15 minutos, pela manhã e à noite.

4. **Casa e clima**

Observar se a criança passa melhor na praia ou na montanha e fazer a recomendação respectiva; se for indiferente, recomendar (se possível) temporadas alternadas.

II – **Anti-inflamatórios**

1. **Corticoide inalado** (CI)

Eficiente e com menos efeitos colaterais que o corticoide por via oral.

Preferir doses baixas, eventualmente médias.

Ver Asma persistente.

Menores de 4 anos:

Aerossol dosimetrado (AD) com espaçador valvulado e máscara facial infantil.

Entre 4 e 5 anos:

AD com espaçador valvulado e bocal.

Após os 6 anos:

AD com espaçador e bocal ou inalador de pó seco.

TÉCNICA INALATÓRIA

Orientar e reavaliar continuamente.

IDM = nebulizador dosimetrado (nebulímetro) = AD.

IPS = inalador de pó seco.

▶ **IDM** (Fig. X-7)

1º) Agitar a bombinha e retirar a tampa (o aerossol na posição vertical e para cima).

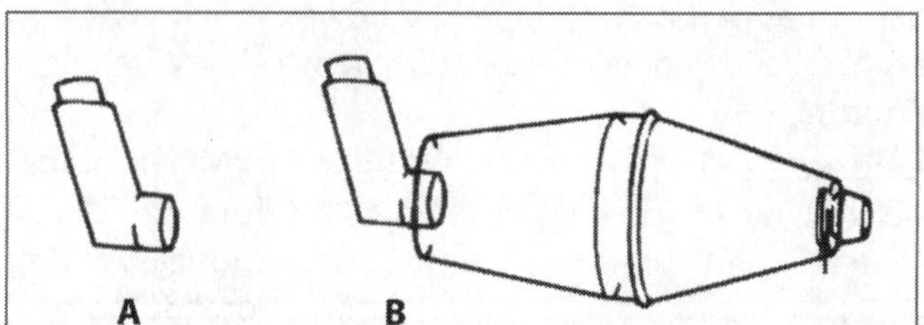

Figura X-7 – **A**) IDM (inalador dosimetrado pressurizado) = "bombinha". **B**) IDM + espaçador.

2º) Criança inicialmente em posição ereta flete o tronco fazendo a expiração.

3º) Colocar o IDM na boca: fechar a boca em torno do bocal.
Adolescente: colocar o bocal a 4cm da boca totalmente aberta.

4º) Iniciar a extensão do tronco com uma inspiração lenta e profunda.

5º) Disparar o aerossol a meio desse caminho de extensão.

6º) Ao chegar à posição ereta, prender a respiração por 10 segundos.

7º) Expiração lenta.

8º) **Aguardar 1 minuto antes de ministrar outra dose; nesse período agitar vigorosamente a bombinha.**

9º) Reiniciar os passos do 2º ao 7º.

10º) Enxaguar a boca.
Lavar periodicamente a parte plástica com sabão e enxaguar.

IDM + espaçador (Fig. X-8)

Criança sentada ou no colo com a cabeça levantada (sem chupeta).

1º) Adaptar a máscara sobre o nariz e a boca, de modo que não vaze ar.

2º) Acionar a bombinha que deve estar em posição vertical e para cima, encaixada no espaçador.

3º) Inspirar lenta e profundamente; segurar a respiração durante 10 segundos, no final.
Alternativa para crianças que não cooperam: aguardar o tempo necessário para que a criança realize 4 a 6 (até 10) movimentos respiratórios.
Para a criança que chora, aproveitar o choro e disparar o IDM imediatamente antes de uma inspiração profunda.

4º) Se for indicada outra dose, aguardar 1 minuto, agitando a bombinha antes de usá-la novamente.

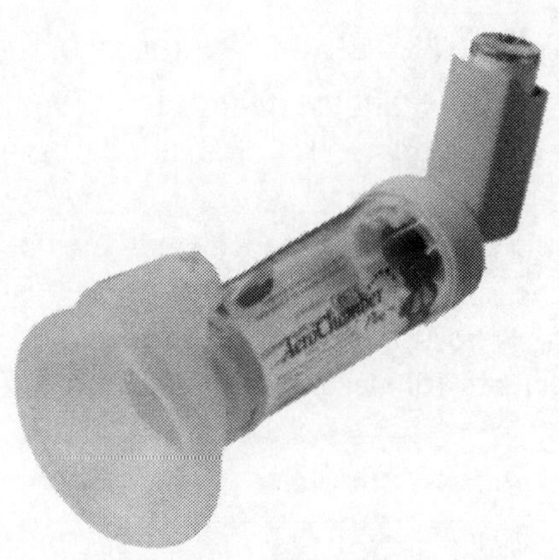

Figura X-8 – IDM + espaçador.

Observação: preferir **bocal** à máscara, tanto nos nebulizadores como nos espaçadores, sempre que a idade e a habilidade da criança o permitir. Retirar a chupeta antes de fazer a inalação.

▶ **IPS** (Figs. X-9 e X-10)

1º) Remover a tampa.

2º) Carregar a dose de acordo com as instruções de cada aparelho.

3º) Expiração forçada (não expirar no aparelho).

4º) Colocar o bocal entre os dentes e apertar os lábios em torno do bocal.

5º) Inspiração rápida e forte (puxar o ar com força através do bocal).

6º) Segurar a respiração durante 10 segundos.

7º) Retirar o inalador da boca e soltar o ar (não expirar no aparelho).

8º) Enxaguar a boca.

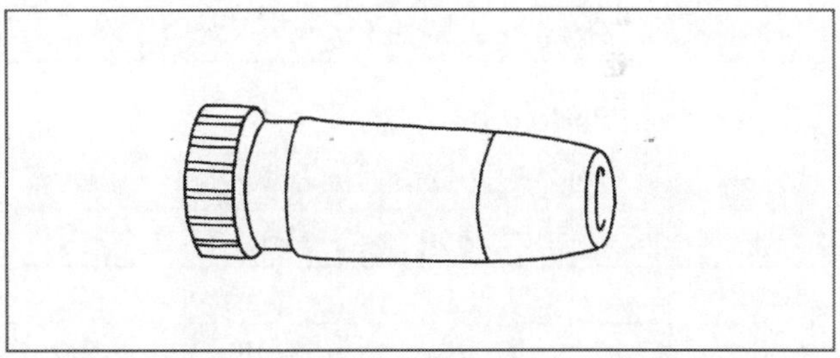

Figura X-9 – IPS (inalador de pó seco).

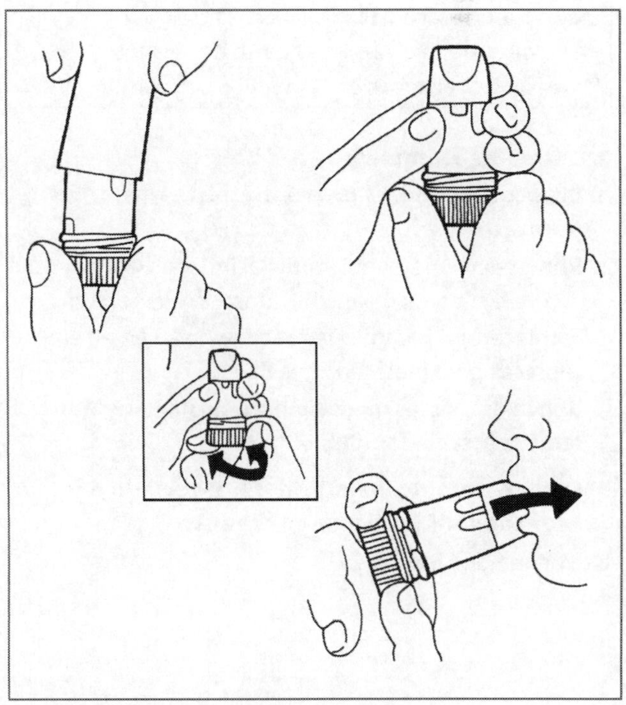

Figura X-10 – Inalador de pó seco (IPS).

Asma persistente leve – CI em dose baixa

Droga	Medica-mento	Apresen-tação	Dose inicial	Sjuste
Beclome-tasona	Clenil HFA 50 Beclosol 50	Spray	2 jatos x 2	2 jatos x 3 4 jatos x 2
Budesonida	Busonid 50	Spray	2 jatos x 2	4 jatos x 2
Fluticasona	Flixotide 50 Flixotide 50	Spray Diskus	1 jato x 2 1 dose x 1	2 jatos x 2 2 doses x 1
Ciclesonida	Alvesco	Spray	1 jato x 1	2 jatos x 1

Asma persistente moderada ou grave – CI em dose média

Droga	Medica-mento	Apresen _tação	Dose inicial	ajuste
Beclome-tasona	Clenil HFA 250	Spray	1 jato x 2	2 jatos x 2
Budesonida	Busonid 250	Turbohaler	1 jato x 2	2 jatos x 2
Fluticasona	Flixotide 250* Flixotide 250	Spray Diskus	1 jato x 2 1 dose x 2	1 jato x 3
Ciclesonida	Alvesco 80	Spray	1 jato x 1	

Corticoide inalado (CI)

Droga – CI	Dose baixa	Dose média	Dose alta
Beclometasona	200-400	400-800	> 800
Budesonida	100-200	200-400	> 400
Fluticasona	100-200	250-500	> 500
Ciclesonida	80	80	160

Spray – deve ser usado com espaçador, até os 8 anos; até os 5 anos – acoplar máscara facial.
Pó seco (turbohaler, diskus) a partir dos 5 anos
Ensinar e reavaliar periodicamente o uso correto.

2. Outros medicamentos

a) Broncodilatadores beta-2 agonistas de longa duração

1. Salmeterol = Serevent spray (acima dos 4 anos) ou diskus (acima dos 6 anos), 1 dose 2 vezes ao dia.
2. Formoterol = Foradil, Fluir (acima dos 6 anos) em cápsulas para inalação.
   Nunca usar esses medicamentos isoladamente; sempre associados a CI.

b) **Corticosteroide inalatório (CI) associado a broncodilatador de longa duração**

Uso acima dos 5 anos.

1. Fluticasona + salmeterol: Seretide spray – 1 jato 2 vezes ao dia – contém Salmeterol (25mcg) com Fluticasona 50, 125 ou 250mcg.
   Nas asmas persistentes moderadas, use o de 50; ajuste para o de 125 conforme o resultado e nas exacerbações agudas.
   Adolescente pode começar o de 125.
2. Budesonida + formoterol (pó em cápsulas).
   - Symbicort 6 (formotenol)/100 (budenosida) – turbuhaler – 1 cápsula 2 vezes ao dia; nas exacerbações podem-se usar 2 cápsulas 2 vezes.
     Existe também em 6/200.
   - Forasek 12/200 (ou 400) – em 2 cápsulas separadas
     1º inalar a cápsula de formotenol: 1 minuto depois inalar a de budesonida; 2 vezes ao dia.
     Seguir as instruções de uso da bula.
     Se evolução favorável, reduzir para 1 vez ao dia.
3. Mometasona + formoterol: Zenhale spray 5/50 ou 5/100 – 2 jatos 2 vezes ao dia.

c) **Cromoglicato** – Intal

d) **Antileucotrienos**

Montelucaste = Singulair:

lactentes > 6 meses: Singulair baby – 1 saché 4mg;

2-5 anos: comprimido mastigável 4mg;

6-14 anos: comprimido mastigável 5mg;

adolescentes: comprimidos 10mg.

Dar à noite.

e) **Corticosteroides sistêmicos** (via oral)

- Prednisona – Meticorten ou G 5 e 20mg.
- Prednisona líquida – Predsim, Prelone 5mL = 15mg: 1 a 2mg/kg/dia, fracionado em 2 vezes ao dia.

Para tratamentos prolongados (asma persistente grave), dar doses menores, pela manhã, em dias alternados.

f) **Teofilina** retard (liberação programada)

Uso após os 5 anos, exige capacidade para deglutir as cápsulas.

Talofilina e Teolong – cápsulas de 100, 200, 300mg.

Iniciar com a dose menor (100mg) 1 vez ao dia, 3 dias.

Observar efeitos colaterais (irritabilidade, cefaleia, insônia; ver bula).

Conforme o efeito, passar para 2 vezes ao dia.

Casos de asma noturna, dar a dose à noite. Para dar uma ideia da dose: iniciar com 10mg/kg/dia (máximo 300mg/dia) até 16mg/kg/dia (máximo 600mg/dia).

Quarta Parte

A CRIANÇA COM SINTOMAS RESPIRATÓRIOS

TOSSE, DISPNEIA E ESTADO INFECCIOSO

BRONCOPNEUMOPATIAS AGUDAS NO LACTENTE (tosse e dispneia + estado infeccioso) Sumário

GRUPO A | **CASOS PRIMÁRIOS OU TÍPICOS** | (por "**germes respiratórios**")

início com resfriado ou bronquite em crianças imunologicamente normais

Dados clínicos	**VIRAL**	**BACTERIANA**
Básicos		
Toxemia	Ausente ou discreta	Acentuada (gemência)
Distribuição	Sempre difusa	Difusa: BRONCOPNEUMONIA (BP) ou Localizada: PNEUMONIA (P)
Acessórios		
Derrame pleural	Ausente	Frequentemente presente
Febre	Até 39°C	> 39°C
Chiado	Sim	Não
Rouquidão	Sim	Não
Hiperinsuflação isolada	Sim	Não
Infiltrado intersticial	Sim	Não
Opacidade peri-hilar	Sim	Não
Opacidade alveolar	Não (ver Complicações)	Sim: a) em focos (BP); b) segmentar (P)
Leucócitos	Até 15.000	> 15.000
Neutrófilos	Linfocitose	Neutrofilia (> 10.500)
Bastonetes	Até 500	Desvio à E (> 500)
VHS	Até 30	> 30
Proteína C-reativa	Normal	Aumentada

Com **chiado** e hiperinsuflação	1. **Bronquiolite** 2. **Bronquite asmatiforme**	**Todos**: O_2 + hidratação **Asma**: broncodilatadores corticoide **Clamídia**: eritromicina
Com **tosse persistente** e **padrão intersticial**	**Pneumonia intersticial** (considerar **clamídia**, se idade de 2-10 semanas)	

COMPLICAÇÕES NA EVOLUÇÃO
1. Focos difusos, sem toxemia: **microatelectasias**
2. Opacidade (ápice D) sem toxemia: **atelectasia***
3. Febre (39,5°C) + toxemia: **broncopneumonia**
4. Febre + secreção purulenta alta: sinusite-otite-traqueobronquite
5. Dispneia + timpanismo e sons pulmonares: **pneumotórax**

Fatores **predisponentes**

- baixa idade (lactentes) e sexo masculino
- baixa renda familiar; aglomeração
- baixa instrução da mãe
- prematuridade e baixo peso ao nascer
- desmame precoce
- desnutrição; deficiência de vitamina A
- quarto mal ensolarado; aglomeração
- poluição, cigarro, variações climáticas

Com **focos difusos**: **Broncopneumonia** (BP)	
1º) Pneumococos 2º) *H. influenzae* 3º) Estafilococos 4º) Enterobactérias	1º) Ampicilina ou ceftriaxona 2º) Oxacilina *ou* cefalosporina + cloranfenicol *ou* ceftriaxona

Condensação: **Pneumonia** (P)		
Segmentar/lobar	1º) Pneumococos 2º) *H. influenzae*	1º) Penicilina (P) 2º) Ampicilina *ou* ceftriaxona
Bolhosa	1º) Estafilococos 2º) *H. influenzae*	Oxacilina + amicacina
Lobar + cavitação; intra-hospitalar	*Klebsiella*	Cefoxitina + amicacina

COMPLICAÇÕES NA EVOLUÇÃO		
1. **Empiema** com P lobar (gram-negativo)	1º) *H. influenzae*	Ceftriaxona
extenso, pneumatoceles	1º) Estafilococos	Oxacilina
2. **Piopneumotórax**	Estafilococos	Oxacilina
3. **Abscesso**	1º) Estafilococos 2º) Pneumococos 3º) *H. influenzae*	Oxacilina + ceftriaxona

GRUPO B	CASOS ESPECIAIS	(por "**germes oportunistas**")
condições particulares da criança ou condições peculiares		
1. **Desnutrição grave + diarreia protraída**	Enterobactérias	Cefoxitina (ou ceftriaxona) + amicacina
2. **Criança imobilizada** (aspirativa)	Química com ou sem anaeróbios	Cuidados gerais com ou sem penicilina e cloranfenicol
3. **Dispneia gravíssima** Lactente de 1-3 meses, de baixo peso	*Pneumocystis*	Sulfametoxazol-trimetoprima, IV, e ventilação artificial
4. **Imunossuprimido**	*Pseudomonas*	Carbenicilina + amicacina
5. **Pneumonia arrastada, contágio, PPD +**	Tuberculose	Esquema tríplice

1. Broncopneumopatias Agudas

Responsáveis por 11% das mortes em crianças até 1 ano e 13% entre 7 e 5 anos.

CONHECIMENTOS BÁSICOS DE SEMIOLOGIA PULMONAR (CLÍNICA E RADIOLÓGICA) E SUA INTERPRETAÇÃO

IMPORTÂNCIA FUNDAMENTAL DA INSPEÇÃO

Impressão geral – toxemia *vs.* dispneia.

Toxemia – comprometimento do estado geral (independente da dispneia): abatimento, expressão ansiosa ou de sofrimento, alteração da coloração da pele (pálida, cianosada, marmórea), redução da atividade (letargia), febre elevada (acima de 39°C) ou hipotermia (abaixo de 36°C); **dá a impressão de estar em perigo de morte**; **gemência** (Fig. X-11).

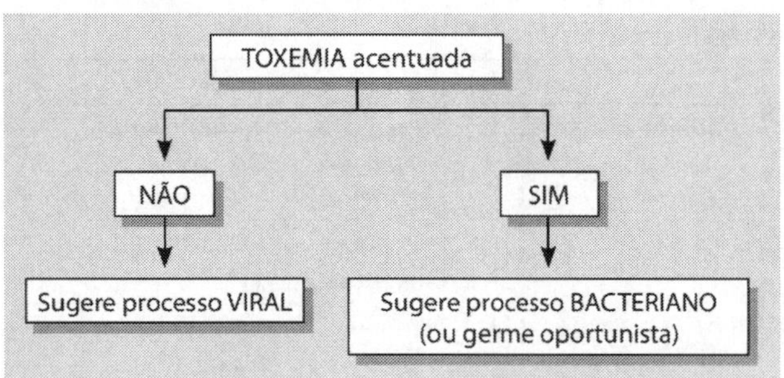

Figura X-11 – Orientação diagnóstica pela toxemia.

Dispneia – aumento da frequência respiratória, tiragem alta e/ou baixa, **batimento de asas do nariz**. Observar se a dispneia é **inspiratória** ou **expiratória** (chiado, expiração prolongada).

DISTRIBUIÇÃO DO PROCESSO

Semiologia + radiografia: **difuso** (hiperinsuflação, intersticial) ***vs.*** **localizado** (condensação).

▶ **Difuso** (Fig. X-12)

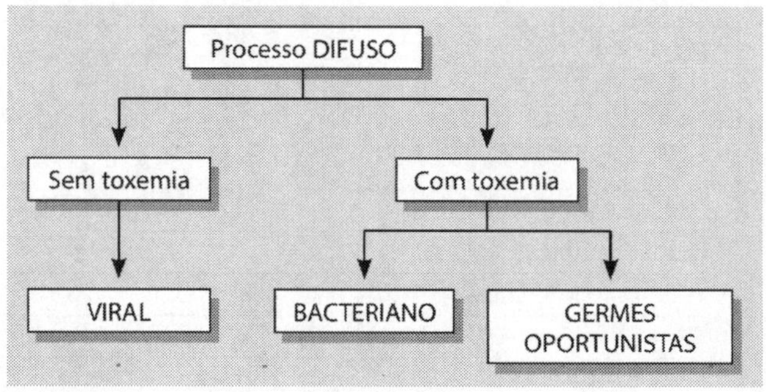

Figura X-12 – Orientação etiológica nos processos pulmonares difusos.

1. Hiperinsuflação pulmonar (Fig. X-13)
   (Enfisema obstrutivo decorrente de bronquiolite)
   a) Dispneia.
   b) **Hipersonoridade.**
   c) Murmúrio vesicular diminuído.
   d) Expiração prolongada.
   e) Sibilos (chiado) de intensidade variável.
   f) Estertores subcrepitantes de timbre metálico.
   g) Pseudo-hepatomegalia (abaixamento do fígado).
   h) Radiografia: hipertransparência; quando intensa, observa-se horizontalização das costelas, com aumento do espaço intercostal e retificação das cúpulas diafragmáticas.
2. **Processo intersticial** (Fig. X-14)
   a) Tosse intensa, persistente, não produtiva.
   b) Dispneia pode ser grave (cianose).
   c) Semiologia pulmonar pobre.
   d) Radiografia: **padrão intersticial**: (1) geralmente difuso e bilateral; (2) reticulado intersticial; (3) pequenos nódulos; (4) aspecto de vidro fosco; (4) quase "normal"; (5) frequentemente associado com hiperinsuflação.

▶ **Localizado** (condensação) (Fig. X-15)

1. **Segmentar** (no lactente): (a) respiração soprosa; (b) **broncofonia**; (c) estertores crepitantes.

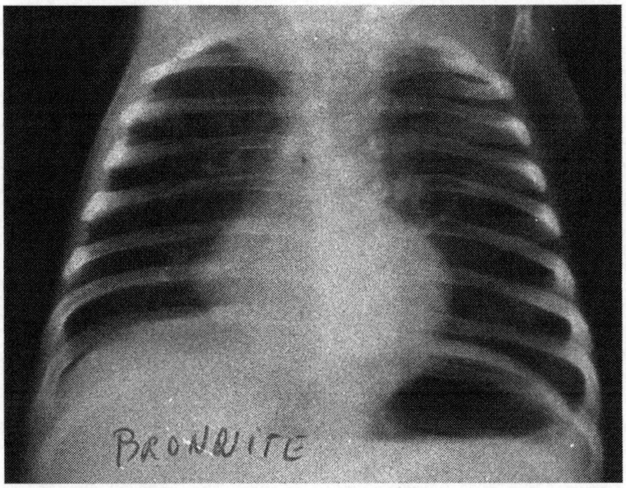

Figura X-13 – Hiperinsuflação pulmonar.

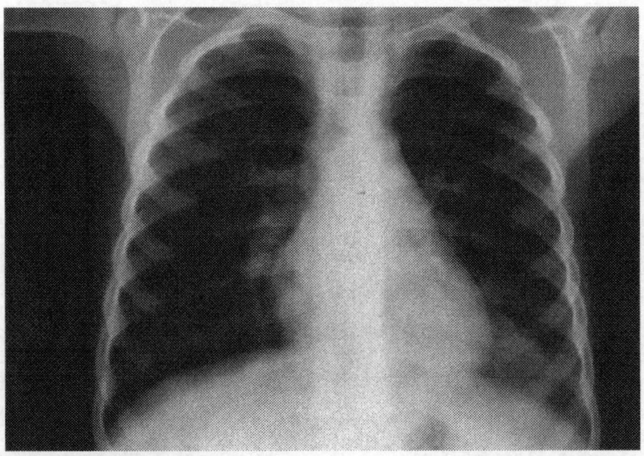

Figura X-14 – Pneumonia intersticial por clamídia com opacidade na base.

2. **Lobar** (no escolar): (a) frêmito toracovocal aumentado; (b) submacicez; (c) diminuição do murmúrio vesicular; (d) broncofonia; (e) respiração soprosa, sopro tubário; (f) estertores crepitantes; (g) **radiografia**: área de densidade aumentada (branca à radiografia) com alguns riscos pretos no seu interior: aerobroncograma (presença de ar nos bronquíolos). Pode haver um pequeno derrame pleural associado.

PNEUMONIA vs. ATELECTASIA

Na **atelectasia** há redução de volume: linha-limite repuxada para dentro da condensação, redução do espaço intercostal, e mediastino repuxado para o lado da condensação. Desaparecimento rápido (48 horas) com medidas de drenagem pulmonar e/ou retirada do corpo estranho, prazo muito curto para ser atribuído à ação dos antibióticos (Fig. X-16).

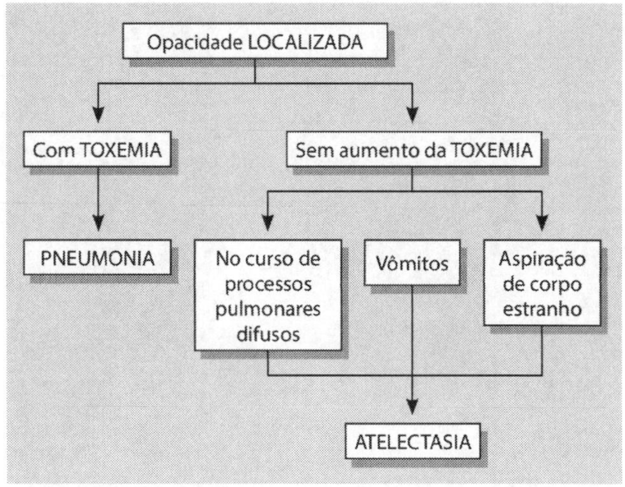

Figura X-15 – Orientação diagnóstica nas condensações pulmonares.

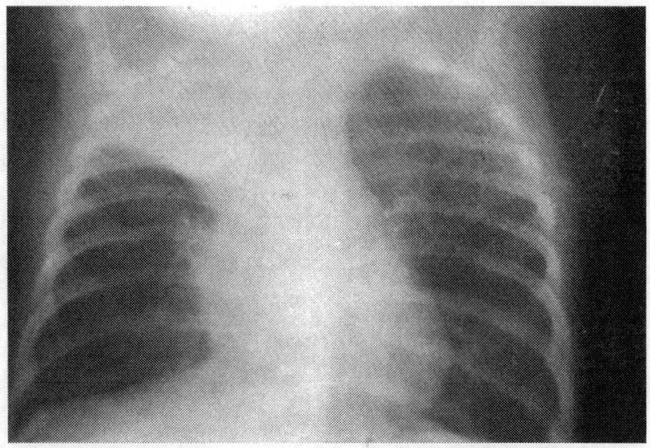

Figura X-16 – Atelectasia (compare com a figura X-27: pneumonia lobar).

EXISTE COMPROMETIMENTO PLEURAL SIGNIFICATIVO
(empiema, piopneumotórax)?

Quando suspeitar

1. Pneumonia com evolução arrastada, com febre e toxemia persistentes.
2. Agravamento súbito, com dispneia e reaparecimento da febre, no curso de uma pneumonia.

Exame físico

1. Submacicez (derrame) ou timpanismo (pneumotórax).
2. Diminuição acentuada (ou ausência) do murmúrio vesicular.
3. Sopro pleurítico no empiema extenso.
4. Sopro anfórico e estertores de timbre metálico no pneumotórax hipertensivo.

Radiografia

1. **Derrame** – opacidade pulmonar (Fig. X-17).

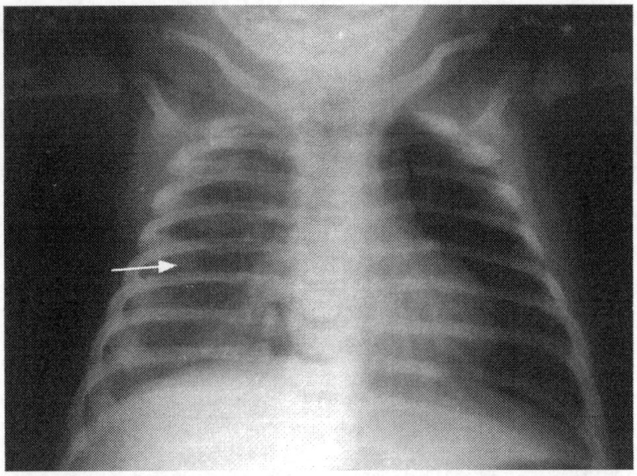

Figura X-17 – Derrame pleural direito. Velamento difuso do hemitórax D, com imagem em faixa junto aos arcos costais.

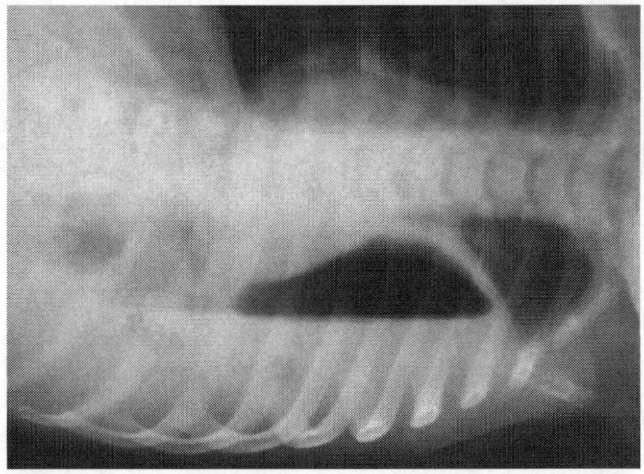

Figura X-19 – Piopneumotórax: decúbito lateral direito.

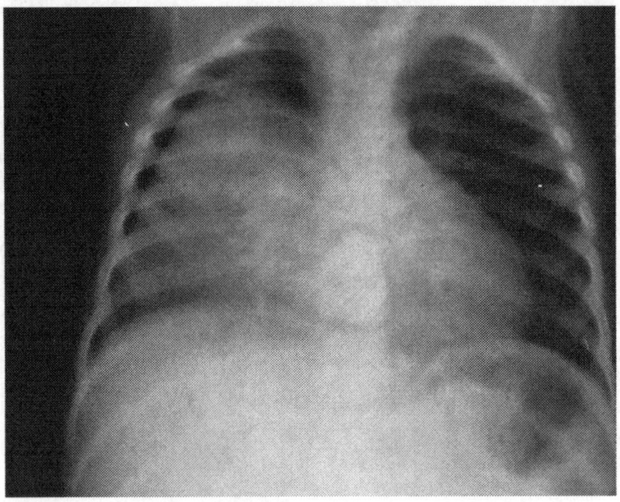

Figura X-18 – Pneumotórax (pós-punção).

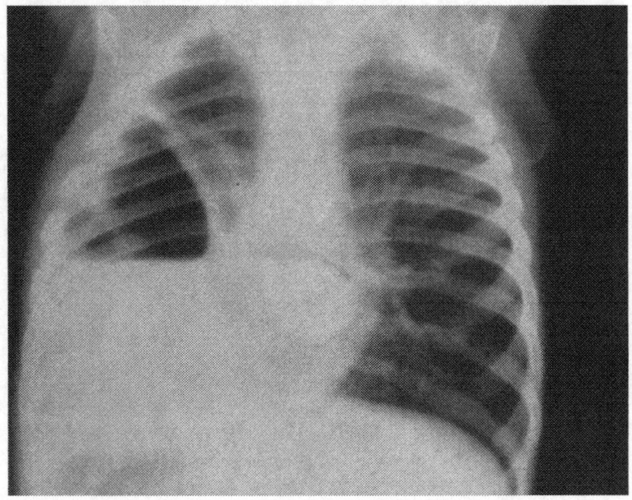

Figura X-20 – Piopneumotórax direito.

2. **Pneumotórax** – presença de ar extrapulmonar ocupando a cavidade pleural, dando uma imagem de hipertransparência (preta) sem nenhuma marca vascular pulmonar. Visualizam-se os limites da pleura visceral. Parênquima pulmonar colabado (em forma de panqueca). Em casos de dúvida: radiografia em decúbito lateral com raio horizontal, colocando-se o lado do pneumotórax para cima (Fig. X-18).
3. **Pneumotórax hipertensivo** – grande bolha de hipertransparência (bolha de ar sem nenhuma trama vascular visível) com desvio do mediastino (traqueia e coração) para o lado oposto (Fig. X-19).
4. **Piopneumotórax** – presença de nível líquido (Fig. X-20). Interpretação do **hemitórax opaco** (branco à radiografia, consolidado): (a) desvio do mediastino para o **mesmo** lado, raciocínio – houve perda de volume pulmonar; diagnóstico – **atelectasia** (Fig. X-21); (b) com desvio do mediastino para

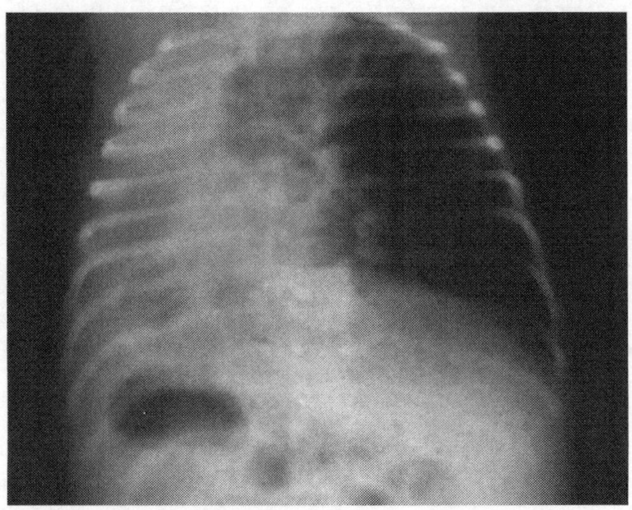

Figura X-21 – Atelectasia do pulmão esquerdo, devido à rolha de catarro.
O coração está desviado para o lado da opacidade.

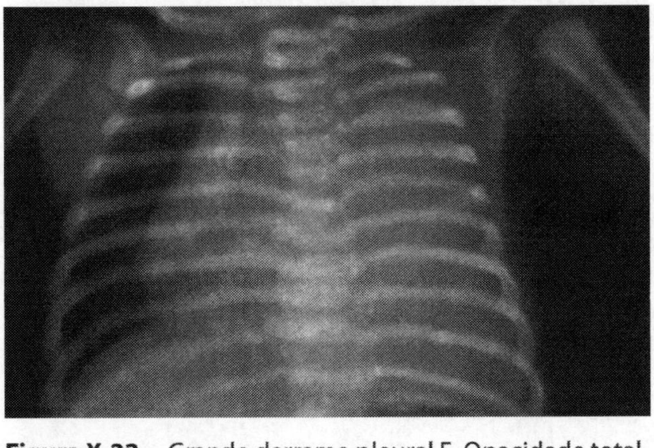

Figura X-22 – Grande derrame pleural E. Opacidade total do hemitórax com acentuado desvio contralateral do mediastino.

o lado **oposto**; raciocínio – presença de um processo que ocupa espaço; diagnóstico – **derrame** (Fig. X-22).

Ultrassonografia – útil nos casos de dúvida diagnóstica e septações.

Em caso de derrame – **punção pleural** (no VI espaço intercostal, linha axilar média, agulha calibrosa). *Solicitar*: bacterioscópico (Gram), cultura e antibiograma, pH, DHL, glicose.

Orientação – presença de **derrame pleural significativo** sugere processo bacteriano (Quadro X-5). Ver figuras X-17 e X-22.

Quadro X-5 – ANTIBIOTICOTERAPIA NOS EMPIEMAS (14-21 dias).

Lactentes até 6 meses	Estafilococos *Haemophilus*	Oxacilina + ceftriaxona
Lactentes de 6 a 24 meses	*Haemophilus* Pneumococos	Ceftriaxona
Pré-escolares e escolares	Pneumococos	Penicilina cristalina

RECONHEÇA AS SÍNDROMES CARACTERÍSTICAS (Quadro X-6)

RACIOCÍNIO DIAGNÓSTICO E IMPLICAÇÃO TERAPÊUTICA

1ª etapa Caracterização das broncopneumopatias

1. **Sinais gerais de infecção – febre, abatimento, anorexia.**
2. **Sinais respiratórios – tosse e taquidispneia.**

2ª etapa Análise do caso

1. Anamnese – (a) condições ambientais e socioeconômicas; (b) estação do ano; (c) casos semelhantes na comunidade; (d) grupo etário e alimentação; (e) contágio com tuberculose e BCG ID; (f) antecedentes próximos: IVAS, bronquite, sarampo, coqueluche; (g) condições especiais: conjuntivite do RN, diarreia protraída, hospitalização atual ou recente, utilização de antibióticos de largo espectro, imobilização no leito, criança vomitadora ou engasgadora.

Quadro X-6 – SÍNDROMES RESPIRATÓRIAS NO LACTENTE JOVEM.

Reconheça as síndromes características		
O bebê **chiador** (lactente sibilante)	BRONQUIOLITE BRONQUITE ASMÁTICA	Radiografia: hiperinsuflação
O bebê **gemente**	BRONCOPNEUMONIA	
Gemência + dispneia no 1º ano de vida	BRONCOPNEUMONIA por germes respiratórios	Radiografia: focos alveolares + hiperinsuflação
Gemência em desnutridos graves	BRONCOPNEUMONIA por enterobactérias	Radiografia: focos alveolares
Síndromes de condensação (broncofonia)	PNEUMONIA (pré-escolares, escolares)	Radiografia: condensação
O bebê **tussidor** (tosse não produtiva, persistente)	PNEUMONIA INTERSTICIAL a) Viral b) Clamídia (só lactente de 2 a 12 semanas de vida) c) 2º semestre-2º ano: pode ser equivalente asmático	Radiografia: padrão intersticial
O bebê com **insuficiência respiratória aguda**	PNEUMONIA por *PNEUMOCYSTIS*	Radiografia: padrão intersticial **grave** (apneia) (só no 1º trimestre de vida)
O bebê que **aspira** (vômitos, imobilização, venóclise)	PNEUMONIA ASPIRATIVA	Radiografia: padrão intersticial + atelectasia

2. Exame físico geral – (a) estado nutricional; (b) impressão geral; (c) dispneia.
3. Exame do tórax – síndromes semiológicas respiratórias.
4. Laboratório – (a) mínimo: leucograma + VHS; (b) útil: proteína C-reativa (PCR); (c) se possível: hemocultura contraimunoeletroforese; (d) se disponível: bacterioscópico e cultura de líquido pleural.
5. Radiografia de tórax – frente e perfil; na suspeita de corpo estranho: na inspiração e na expiração.

3ª etapa A grande triagem

Processo respiratório "primário" (infecção respiratória aguda em criança previamente normal) *vs.* caso "especial" (complicação ou intercorrência respiratória em criança previamente alterada ou em circunstâncias peculiares).

GRUPO A – broncopneumopatia **primária**: (1) início com acometimento das vias respiratórias (resfriado, bronquite); (2) evolução aguda; (3) criança normal do ponto de vista imunitário (exclui prematuros, RN na primeira semana de vida, desnutridos graves, imunodeficiências) (Fig. X-23).

Etiologia – vírus e bactérias do "grupo respiratório": pneumococos, *H. influenzae;* estafilococos e *Klebsiella pneumoniae.*

GRUPO B – broncopneumopatias "**especiais**" pelas condições da criança ou pelas circunstâncias particulares: (1) desnutrido grave com diarreia protraída; etiologia – **enterobactérias**; (2) lactente no primeiro trimestre de vida, baixo peso, pneumonia intersticial grave com dispneia intensíssima; etiologia – **oportunistas**, *Pneumocystis carinii,* clamídia, citomegalovírus; (3) lactente no primeiro trimestre de vida com quadro subagudo afebril benigno e tosse coqueluchoide; padrão intersticial; etiologia – **clamídia**; (4) lactente hospitalizado, com restrição no leito em decorrência de venóclise – **pneumonia aspirativa** (química) que pode complicar-se por infecção por anaeróbios (eventualmente enterobactérias, estafilococos); (5) pneumonia lobar prolongada e dados epidemiológicos sugestivos – **tuberculose**; (6) após episódio de asfixia aguda – **corpo estranho**.

4ª etapa CASOS PRIMÁRIOS OU TÍPICOS

Por "germes respiratórios", infecção respiratória aguda em crianças imunologicamente normais, início com resfriado ou bronquite.

Etiologia – vírus ou bactérias do grupo respiratório.

Questão básica: **vírus ou bactéria**?

5ª etapa Broncopneumopatias virais

Processo difuso, sem toxemia importante, sem derrame pleural.

- Com chiado e hiperinsuflação (hiperaeração) = bronquiolite/bronquite asmática
- Com tosse persistente e padrão intersticial = pneumonia intersticial

SÍNDROME DO BEBÊ TUSSIDOR (Pneumonia intersticial)

Tosse persistente, dispneia, semiologia pobre, radiografia: padrão intersticial.

1. Tosse persistente, coqueluchoide, com taquipneia e sem febre, evolução subaguda, que ocorre em lactentes de **3 a 6 semanas de vida** – infecção por **clamídia.** Tratamento: eritromicina durante 7 a 10 dias, por VO.
2. Pneumonia intersticial que aparece subitamente em lactente imobilizado no leito hospitalar ou em criança vomitadora ou engasgadora – pneumonia **aspirativa** (química).

Observação: na dúvida do **diagnóstico diferencial**, bronquiolite *vs.* broncopneumonia, consulte o quadro X-7.

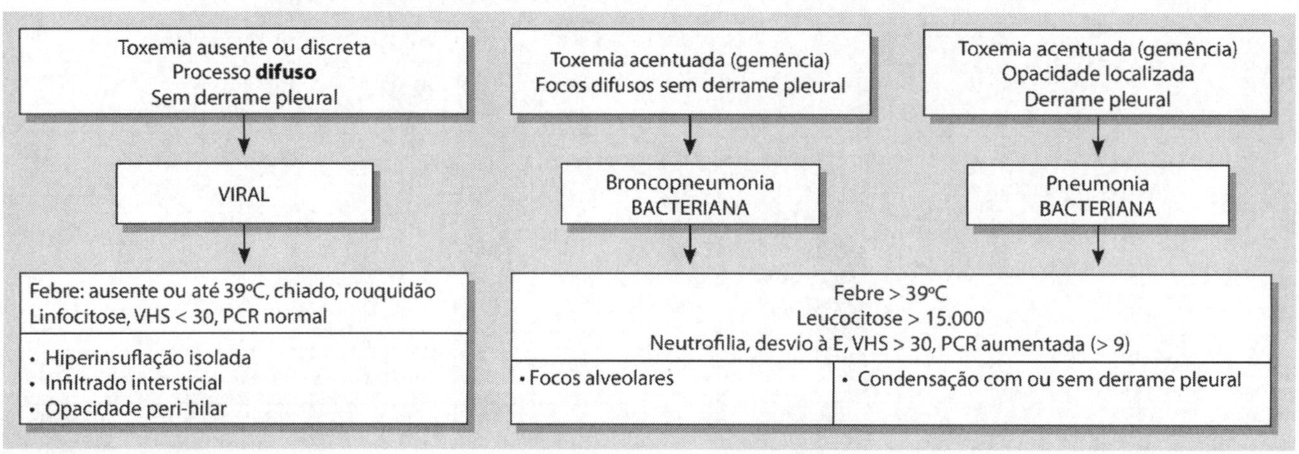

Figura X-23 – Grupo A: orientação etiológica nas infecções respiratórias primárias.

Quadro X-7 – BRONQUIOLITE *vs.* BRONCOPNEUMONIA DO LACTENTE.

	Bronquiolite (Fig. X-24) **(pelo vírus sincicial respiratório)**	**Broncopneumonia por germes respiratórios (excluída a causada por enterobactérias)** (Fig. X-25)
Estado nutricional	Bom	Regular/não amamentadas
Grupo etário	1º ano	1º ano
Pico	2º trimestre (2-6 meses)	1º trimestre
Início	Resfriado	Resfriado ou bronquite
Evolução	Piora brusca: dispneia	Piora progressiva: dispneia e gemência
Toxemia	Discreta ou ausente	Grave (gemência)
Dispneia	++++	++
Hiperinsuflação	Pura* Bilateral (homogênea)	Com focos alveolares difusos bilaterais, com predomínio em um dos lados
Semiologia	Hipersonoridade	Estertores subcrepitantes consonantes
Característica geral	Dispneia acentuada com toxemia discreta	Dispneia e toxemia graves
Tratamento	Oxigênio + hidratação	Antibióticos + cuidados de sustentação

* Pequenas áreas de condensação devem-se às microatelectasias, e não à broncopneumonia.
Bronquiolite = bronquiolite não supurativa generalizada. Broncopneumonia = bronquioalveolite supurativa.

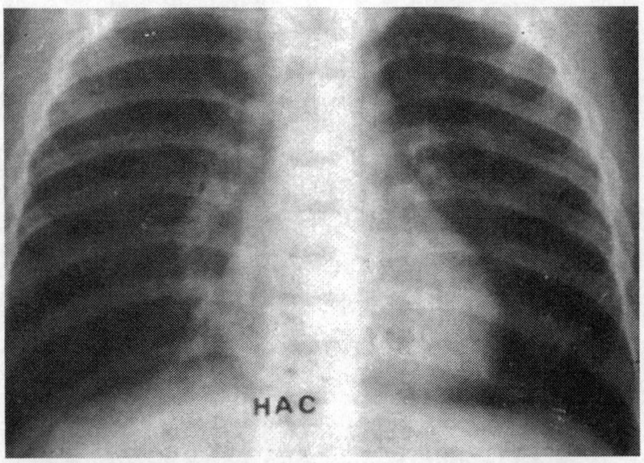

Figura X-24 – Bronquiolite (hiperinsuflação pulmonar).

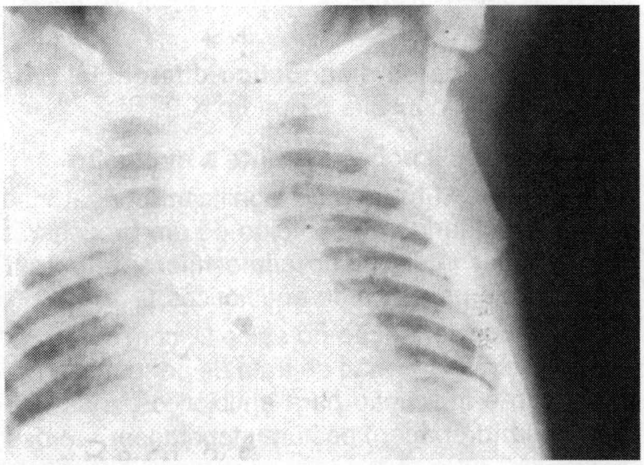

Figura X-25 – Broncopneumonia bilateral com áreas de enfisema obstrutivo.

Intercorrências e complicações durante a evolução

1. Radiografia com "**focos**" **difusos** não significa obrigatoriamente "broncopneumonia". Quando no contexto de um processo difuso sem toxemia, pode ser interpretado como **microatelectasias** e, em si, não é indicação para uso de antibióticos.
2. Aparecimento de **condensação** no ápice direito, com limite côncavo e sem aumento de toxemia: não se trata de pneumonia, mas sim de **atelectasia**. Não é indicação para antibióticos, mas sim para drenagem brônquica (drenagem postural, tapotagem, aerossóis).
3. Aparecimento de **febre** e/ou **secreção purulenta das vias altas** com toxemia moderada: considerar infecção bacteriana secundária das **vias respiratórias altas** – **rinossinusite purulenta** e/ou **otite média aguda** (frequentemente acompanhadas de conjuntivite purulenta) ou **traqueobronquite purulenta**. Indicação para antibióticos (ampicilina, sulfametoxazol-trimetoprima).
4. Aparecimento de **febre alta** (39,5°C ou mais) **após alguns dias de evolução**, acompanhada de estado toxêmico e **gemência** – **broncopneumonia bacteriana** (não é muito frequente) (ver Broncopneumonia).
5. Aparecimento súbito de dispneia com timpanismo e diminuição acentuada do murmúrio vesicular – **pneumotórax** (ver capítulo correspondente).

6ª etapa Broncopneumopatias bacterianas

(Ver **Pneumonias – Antibioticoterapia**).

Toxemia acentuada, gemência e focos alveolares difusos ou opacidade localizada (Quadro X-8).

BRONCOPNEUMONIA

1. Lactente até 3 meses (eventualmente 9) ou criança debilitada.
2. Início com resfriado ou bronquite.
3. Após alguns dias – febre alta, dispneia, **gemência**.
4. Estertores subcrepitantes de caráter metálico.
5. Radiografia – pequenos focos de condensação difusos: bilaterais, mais acentuados em um dos lados.
6. Leucocitose (> 15.000), neutrofilia, desvio à E; VHS > 30; PCR 9 ou mais.

Quadro X-8 – PNEUMONIAS BACTERIANAS NO LACTENTE CONFORME OS PRINCIPAIS AGENTES BACTERIANOS.

PNEUMONIA	Pneumocócica	Estafilocócica	*H. influenzae*	*Klebsiella*
Grupo etário predominante	2º semestre-2º ano	1º semestre	2º semestre	
Antecedentes	Resfriado	Pústulas, abscessos subcutâneos, conjuntivite purulenta, viroses, desnutrição, imunodeficiência, hospitalização	Otite média aguda Bronquite	Resfriado intra-hospitalar (UTI)
Início	Brusco	Brusco	Insidioso	Abrupto
Toxemia	Moderada a grave	Muito grave	Moderada (leucocitose acentuada)	Grave Pode ser moderada no início
Aspecto	Focos broncopneumônicos* (1º semestre) Pneumonia segmentar (2º semestre) (Figs. X-26 e X-27)	Focos broncopneumônicos*, pneumonia segmentar, multiplicidade de imagens, mudança rápida do padrão (radiografias seriadas), envolvimento extenso, pode ser bilateral Pneumatoceles; empiema precoce; piopneumotórax (patognomônico) (Figs. X-28 a X-30)	Focos alveolares* Pneumonia segmentar Empiema Pneumatoceles, eventualmente Imagens mais estáveis do que na estafilocócica (Fig. X-31)	Focos alveolares* Pneumonia lobar com abaulamento da cissura e rápida cavitação (Figs. X-32 e X-33)
Evolução após tratamento antibiótico adequado	Febre cede em 48 horas (exceto quando coexiste empiema)	Febre persistente Aparecimento de complicações Evolução longa	Febre cede em 48 horas (exceto empiema)	Evolução lenta da consolidação e das cavitações
Tratamento de escolha	Penicilina	Oxacilina + gentamicina Infecção intra-hospitalar: vancomicina	Cloranfenicol *ou* ampicilina *ou* ceftriaxona	Cefoxitina + amicacina

* As formas **broncopneumônicas** são mais frequentes nos primeiros 3-4 meses de vida.
Pneumonia **estreptocócica** (pós-sarampo ou coqueluche) pode simular as pneumonias pneumocócicas ou estafilocócicas.
Empiema interlobar pode ocorrer em pneumonia por **estreptococos**.
Pneumonia lobar (com ou sem cavitação) persistente com reação de Mantoux +: sugere **tuberculose**.
(Ver também, Broncopneumonia por **enterobactérias**.)

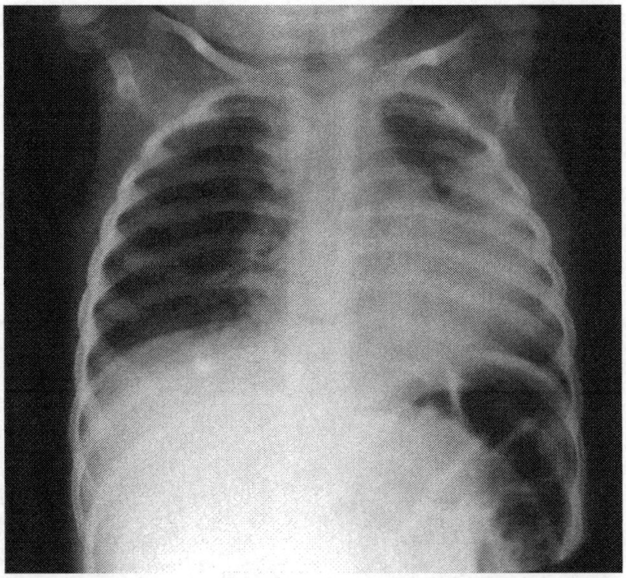

Figura X-26 – Pneumonia localizada à E.

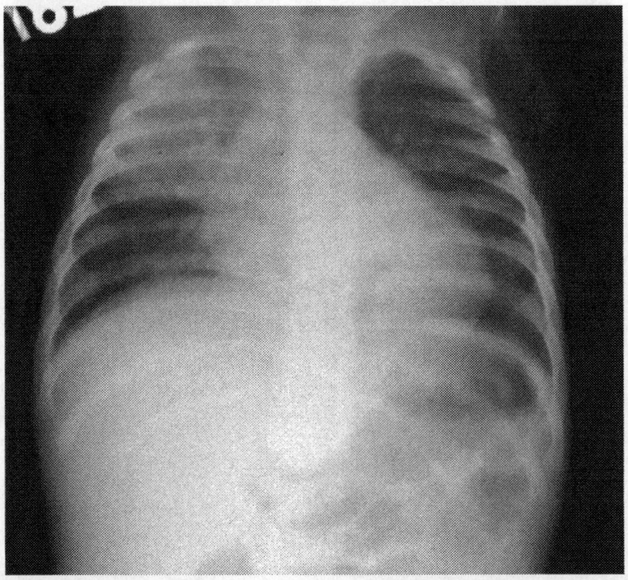

Figura X-27 – Pneumonia no lobo D.

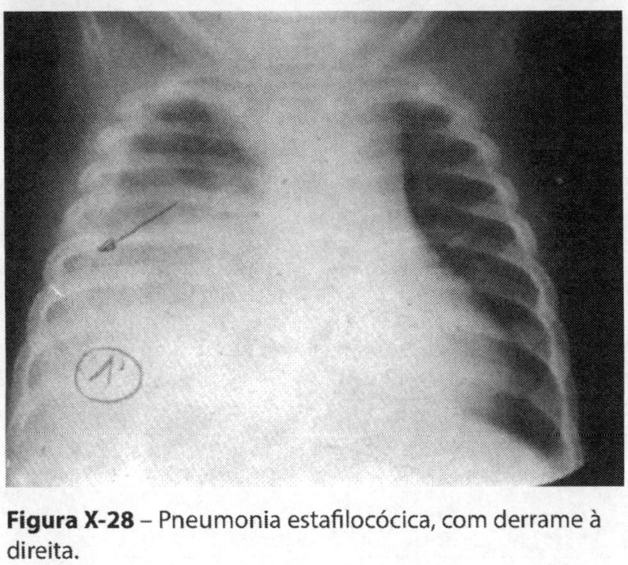

Figura X-28 – Pneumonia estafilocócica, com derrame à direita.

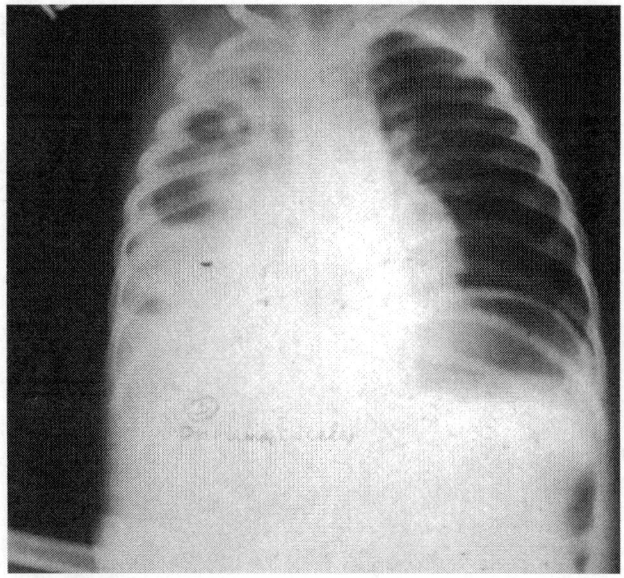

Figura X-29 – Pneumatoceles.

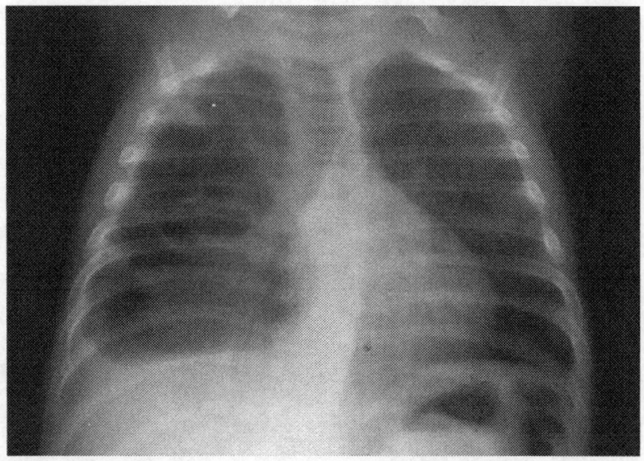

Figura X-30 – Pneumonia por estafilococos.

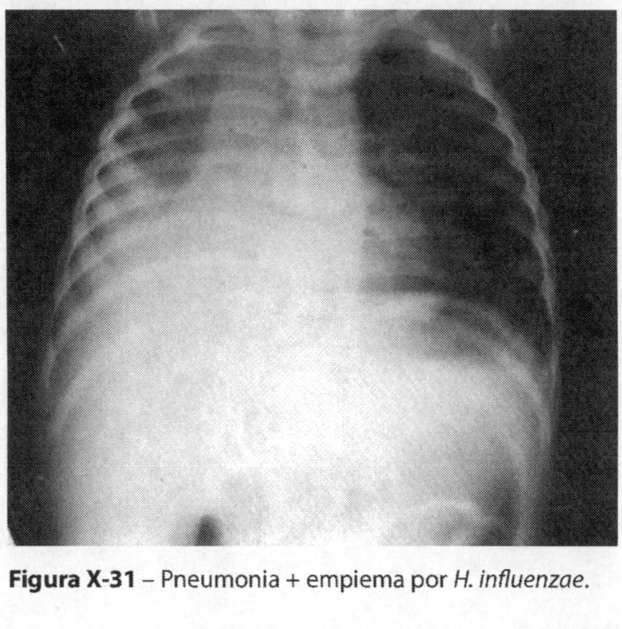

Figura X-31 – Pneumonia + empiema por *H. influenzae*.

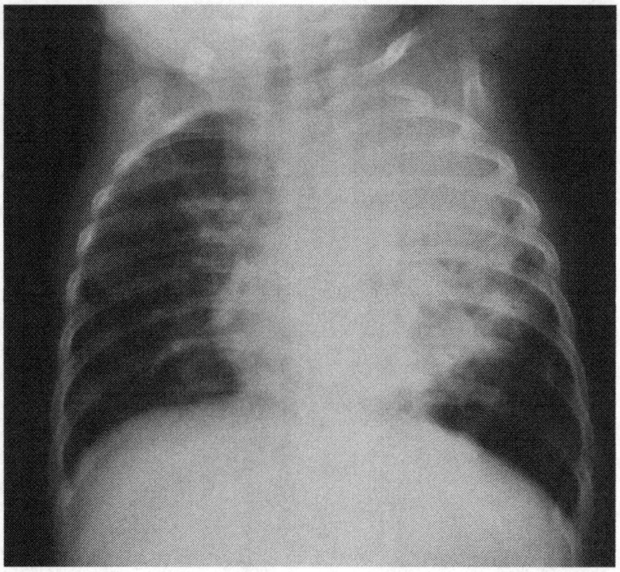

Figura X-32 – Pneumonia por *Klebsiella* (consolidação lobar).

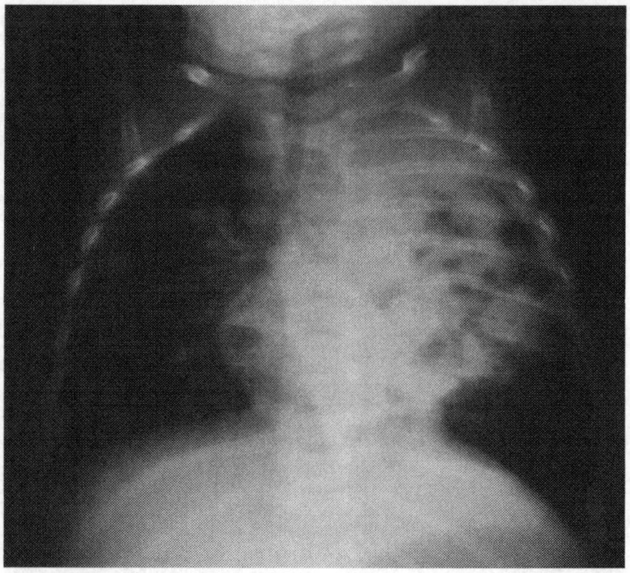

Figura X-33 – Pneumonia por *Klebsiella* (abscedação).

BRONCOPNEUMOPATIAS EM LACTENTES NO 1º TRIMESTRE DE VIDA (FIG. X-34)

BRONCOPNEUMONIA

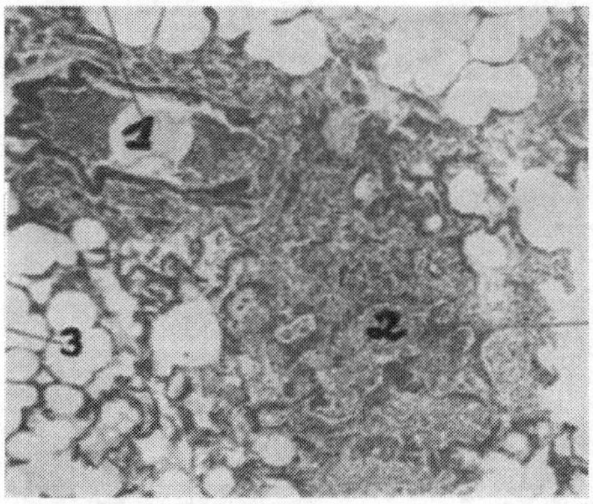

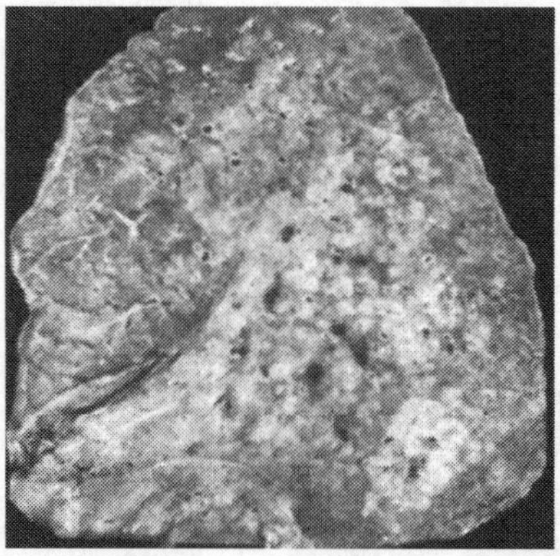

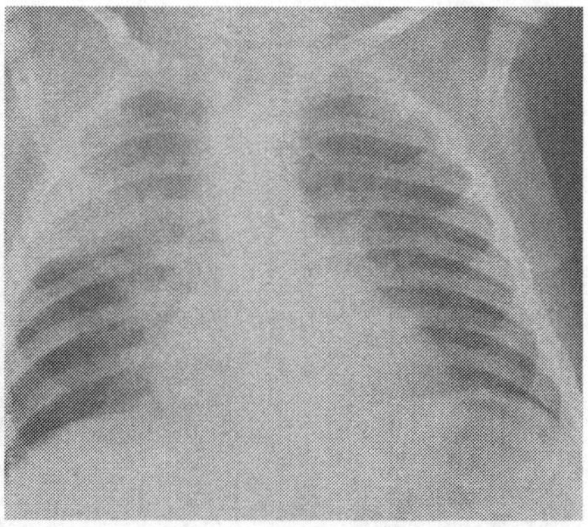

Exsudato inflamatório
agudo, piogênico
heterogêneo (fases evolutivas diferentes)
bronquíolos respiratórios
+ alvéolos (lóbulos) contíguos
Fases evolutivas diferentes
confluem em áreas diferentes
com áreas arejadas de permeio
leucocitose > 15.000
ou leucopenia < 500

Áreas (esbranquiçadas)
de exsudato confluente
entremeadas de áreas normais
Semiologia
estertores subcrepitantes (focos)
dispneia moderada
(esforço/gemido respiratório)
estado toxêmico grave

Focos de condensação alveolar
(áreas brancas)
difusos – ambos os pulmões
(predomina em um deles)
+
pequenas áreas de hiperinsuflação)
(áreas mais pretas)

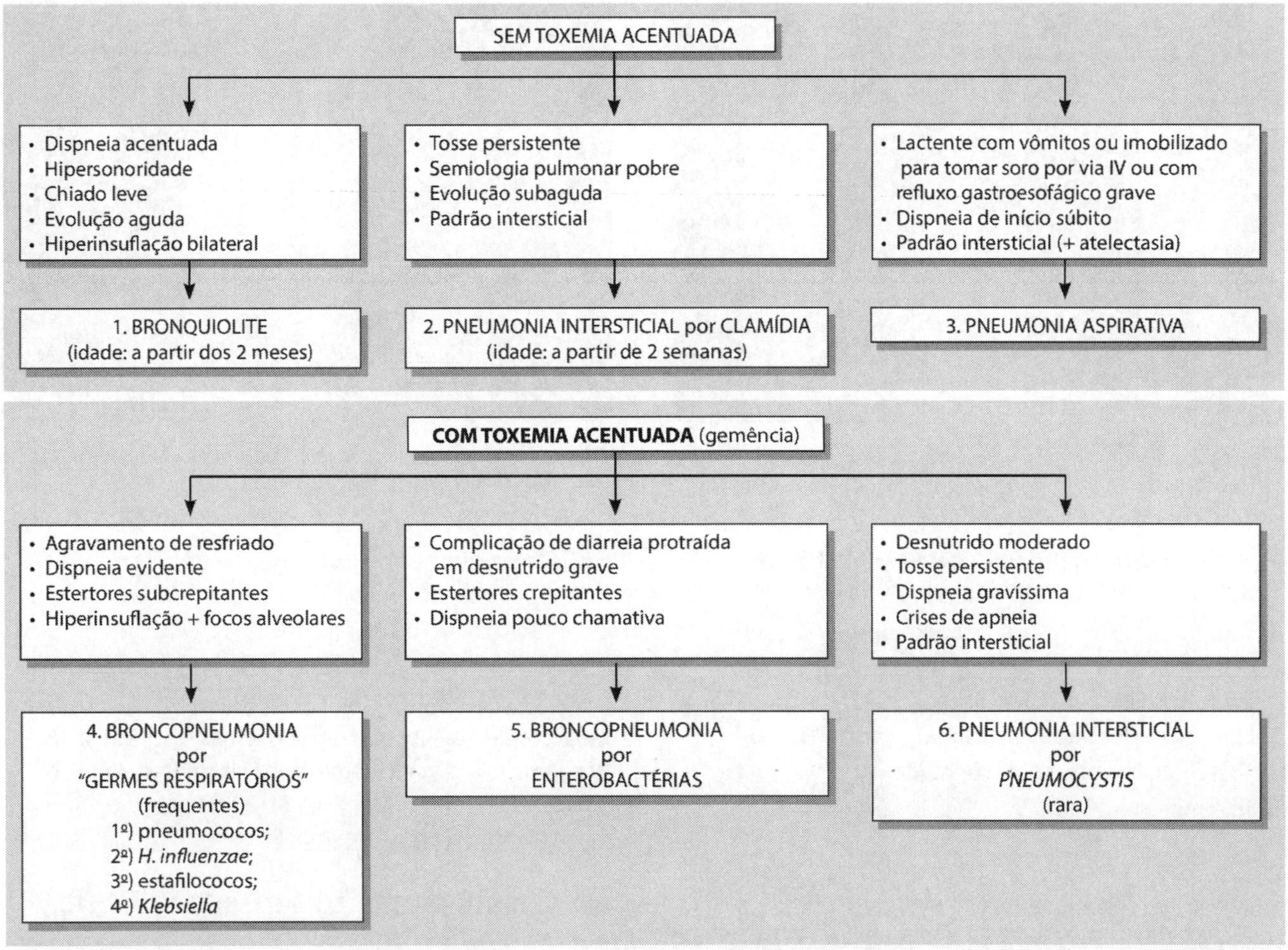

Figura X-34 – Broncopneumopatias no 1º trimestre de vida.

Broncopneumonia = bronquioloalveolite supurativa
estado toxêmico/criança com imunidade deficiente

- pela idade: 1º trimestre de vida
- por condições que provocam imunodeficiência: desnutrição, doenças/drogas

– não consegue impor limite ao processo inflamatório: dos bronquíolos estende-se aos alvéolos

– não consegue manter o processo limitado/localizado: bilateral, difuso.

No curso de resfriado: febre alta, dispneia (FR > 50), gemência.

Leucocitose (> 15.000) ou leucopenia (< 5.000), neutrofilia, desvio à esquerda, VHS e PCR aumentados.

Agentes: pneumococos, *H. influenzae*, eventualmente estafilococos.

Antibióticos: ceftriaxona 100mg/kg/dia, IV (12/12h), ou ampicilina 7,5mg/kg/dia, IV (6/6h), associada a gentamicina 7,5mg/kg/dia, IV (8/8h), ou amicacina 15mg/kg/dia, IV (12/12h).

Casos especiais

Hospedeiros imunologicamente deprimidos e/ou evolução arrastada subaguda e/ou situações específicas

■ BRONCOPNEUMONIA POR ENTEROBACTÉRIAS (Sepse)

1. Lactente (geralmente 1º trimestre) com **desnutrição grave**.
2. **Diarreia protraída**.
3. Instalação súbita de uma complicação respiratória: dispneia moderada, de instalação tardia, com toxemia gravíssima.
4. Focos de estertores crepitantes.
5. Radiografia: pneumonia intersticial + focos alveolares disseminados (Fig. X-35).

a) Fase inicial: pneumonia intersticial, micronodular, bilateral, distribuição não homogênea.

b) Algumas horas depois: focos alveolares disseminados.

Interpretação – broncopneumonia hematogênica consequente à sepse por **enterobactérias**.

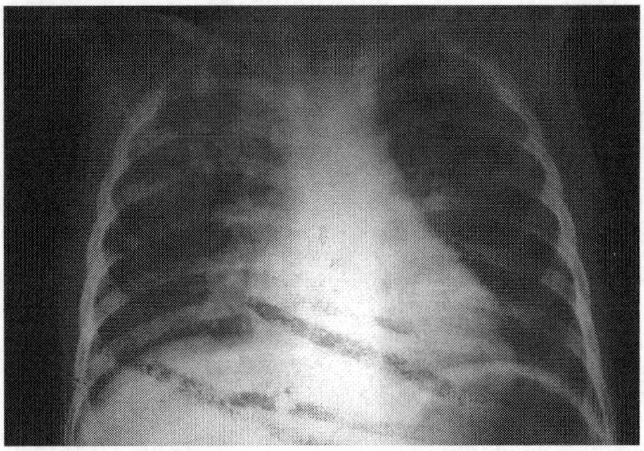

Figura X-35 – Pneumonia por *Salmonella* (sepse).

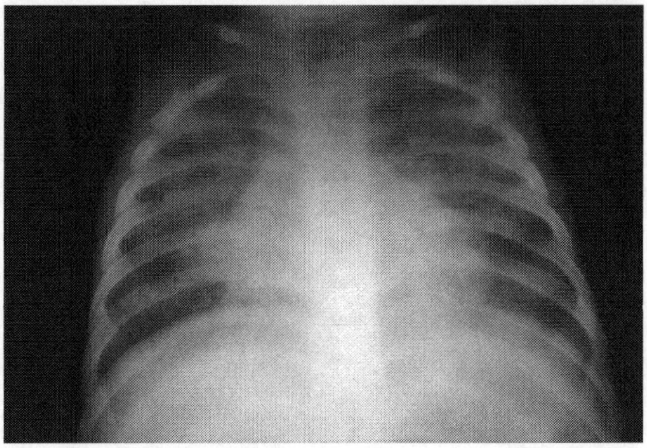

Figura X-36 – Pneumonia por *Pneumocystis carinii*.

■ INSUFICIÊNCIA RESPIRATÓRIA GRAVE POR GERMES OPORTUNISTAS (ver Quadro X-9)

1. Lactentes (1º trimestre) de baixo peso ou desnutrição moderada.
2. Início com IVAS ou bronquite.
3. Evolução subaguda (arrastada).
4. Tosse persistente, coqueluchoide.
5. Toxemia acentuada.

Quadro X-9 – DIFERENCIAÇÃO ENTRE INFECÇÃO PULMONAR POR ENTEROBACTÉRIAS E POR *PNEUMOCYSTIS*.

	Broncopneumonia por enterobactérias	**Pneumonia intersticial por *Pneumocystis***
Estado nutricional	Desnutrição grave	Desnutrição moderada ou baixo peso
Antecedente	Diarreia protraída	IVAS
Dispneia	++	++++ (crises de apneia)
Toxemia	++++	+++
Semiologia respiratória	Focos de estertores crepitantes	Pobre
Radiografia	Focos alveolares (Fig. X-35)	Infiltrado reticulonodular difuso
Evolução	Aguda	Subaguda (arrastada)
Risco de morte	Pela toxemia	Pela insuficiência respiratória
Tratamento	1º) Antibiótico para enterobactérias 2º) Sustentação	1º) Ventilação artificial 2º) Sulfametoxazol-trimetoprima, IV

6. Dispneia gravíssima, com crise de apneia (requer ventilação artificial).
7. Semiologia pulmonar pobre.
8. Radiografia: hiperinsuflação + processo intersticial e/ou nódulos grosseiros (Fig. X-36).

Interpretação – infecção por germes oportunistas: *Pneumocystis carinii*, clamídia ou citomegalovírus. Não é possível distinguir entre os 3, salvo com punção pulmonar positiva para *Pneumocystis*.

■ LACTENTE AFEBRIL COM TOSSE ESTRIDENTE, PERSISTENTE (Clamídia)

1. Lactente (1º trimestre) com bom estado nutricional.
2. Tosse persistente, coqueluchoide.
3. Sem toxemia, afebril.
4. Taquipneia.
5. Semiologia pulmonar pobre.
6. Evolução subaguda (prolongada).
7. Radiografia: hiperinsuflação + processo intersticial (Fig. X-37).

Interpretação – processo pulmonar **intersticial** arrastado, sem toxemia; antecedentes de conjuntivite do RN (pode faltar); eosinofilia: sugere infecção por **clamídia** (embora os vírus possam apresentar quadro semelhante).

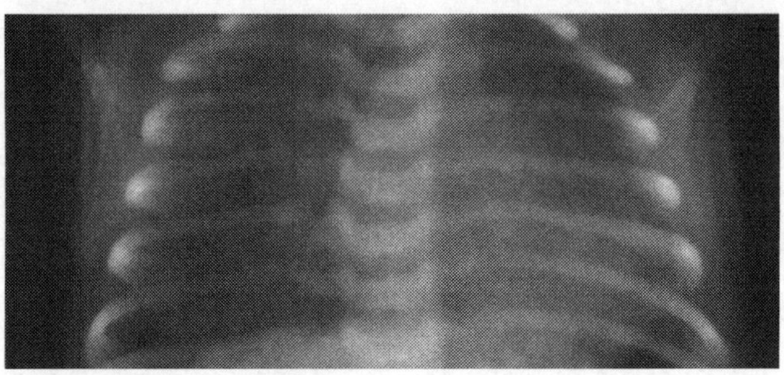

Figura X-37 – Pneumonia intersticial por clamídia.

■ PNEUMONIA ASPIRATIVA

Circunstâncias

1. Lactente hospitalizado, imobilizado para tomar soro por via IV (por diarreia ou outra causa) – aspiração de vômito.
2. Aspiração de mamadeira – incoordenação da deglutição, má técnica de administração de mamadeira.
3. Refluxo gastroesofágico – doença grave.

Quadro respiratório de instalação súbita.

Radiografia – atelectasia (lobo superior direito) + infiltrados alveolares na região peri-hilar esquerda + insuflação pulmonar (Fig. X-38).

Interpretação

Pneumonia **aspirativa** que compromete particularmente o lobo superior direito e o lobo inferior esquerdo em decorrência da posição em decúbito dorsal. Antibioticoterapia – não indicada, de início.

Antibioticoterapia

Pneumonias hospitalares prolongadas

Staphylococcus aureus, P. aeruginosa, Enterobacter, Klebsiella pneumoniae, E. coli.

Sugestão: vancomicina associada à cefalosporina de 3ª geração (ceftazidima) ou 4ª geração (cefepima).

- Vancomicina = vancomicina (frasco de 500mg) 40-60mg/kg/dia, dividido em 4 vezes, IV.
- Ceftazidima = Fortaz (frasco de 1g)
- Cefepima = Maxcef (frasco de 500mg, 1g), IV ou IM, 150mg/kg/dia, dividido em 3 vezes.

Considerar a flora predominante no serviço hospitalar específico e sua respectiva sensibilidade aos antibióticos.

■ PNEUMONIA ESTAFILOCÓCICA

Pneumonia extensa e/ou pneumatoceles com empiema e/ou piopneumotórax, particularmente em lactentes até 6 meses ou casos graves até 2 anos de idade.

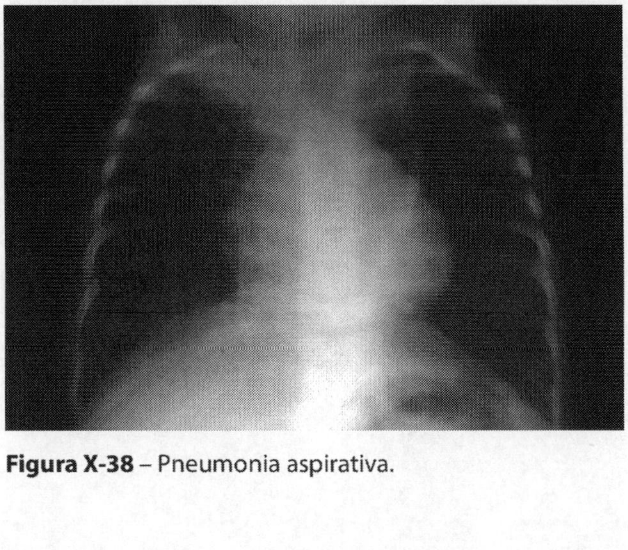

Figura X-38 – Pneumonia aspirativa.

Tratamento: oxacilina 200.000U/kg/dia, IV, fracionada de 6/6h.

É útil a associação com gentamicina ou canamicina (15mg/kg/dia, 12/12h).

Após melhora estável, completar com cefalexina 100mg/kg/dia, VO, 6/6h.

Completar 2 (ou mais) semanas.

Se estafilococos resistentes: vancomicina 40-60mg/kg/dia, fracionada de 6/6h.

■ PNEUMONIA RECORRENTE POR AIDS

Estreptococos, estafilococos, *Klebsiella, Pseudomonas.*

■ PNEUMONIA EM IMUNODEPRIMIDO

- **Infiltrado pulmonar difuso**: *Pneumocystis jiroveci* (ex-*carinii*) – sulfametoxazol-trimetoprima 100mg/kg/dia (do sulfametoxazol), IV, dividido em 4 vezes.
  Nos transplantes de medula, considerar citomegalovírus.
- **Infiltrado pulmonar localizado** associado ao uso prolongado de antibióticos e neutropenia crônica: fungos
  Anfotericina B 0,5-1,5mg/kg, IV, a cada 24h.
  Para *Candida* e criptococos – fluconazol.

■ PNEUMONIA AFEBRIL COM TOSSE PERSISTENTE

Chlamydia trachomatis, Ureaplasma urealyticum, citomegalovírus.

Claritromicina (genérico, Klaricid 125 e 250mg/5mL) 15mg/kg/dia, VO, 12/12h, 10 dias.

Diagnóstico diferencial com **coqueluche** – adultos familiares com tosse prolongada; leucocitose com lifocitose (clamídia dá leucocitose com eosinofilia).

BRONCOPNEUMOPATIAS EM LACTENTES DOS 3 MESES AOS 2 ANOS (QUADRO X-10 E FIG. X-39)

LACTENTE DE 3 A 6 MESES

BRONQUIOLITE – ver capítulo correspondente.

Não confunda pequenas áreas esparsas de condensação
= microatelectasias, com broncopneumonia.

Não confunda condensação do lobo superior direito = atelectasia, com pneumonia.

Coqueluche = acessos de tosse que terminam em apneia, familiares adultos com tosse por tempo prolongado. Leucocitose com linfocitose.

Pneumonia aspirativa (ver lactentes até 3 meses).

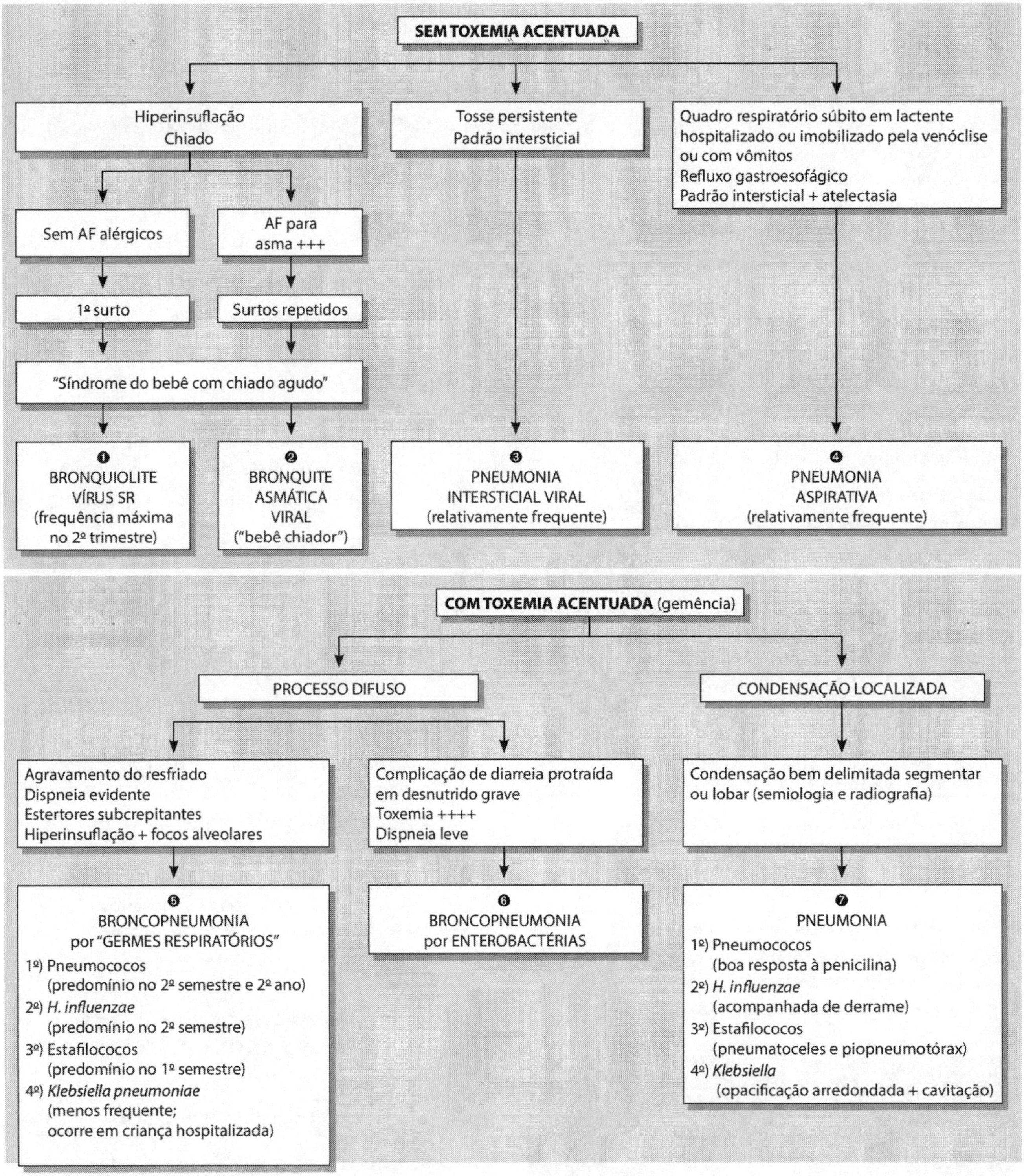

Figura X-39 – Broncopneumopatias nos lactentes de 3 a 12 meses.

Quadro X-10 – DISTRIBUIÇÃO DAS BRONCOPNEUMOPATIAS CONFORME OS GRUPOS ETÁRIOS.

	0-3 meses	**3 meses-1 ano**
Chiado	Bronquiolite	Bronquiolite (até 6 meses) Bronquite asmática (lactente chiador)
Gemente a) Qualquer lactente b) Desnutrido grave	Broncopneumonia por bactérias respiratórias por enterobactérias	Broncopneumonia por bactérias respiratórias por enterobactérias
Tussidor, afebril	Clamídia	Viral; pode ser equivalente asmático
Vomitador imobilizado	Aspirativa	Aspirativa
Insuficiência respiratória grave em lactente de baixo peso	*Pneumocystis*	-
Síndromes de condensação	(Opacidade = atelectasia)	Pneumonia (> 9 meses)

LACTENTE DE 6 a 2 ANOS

1. Crises do "**bebê chiador**" (lactente sibilante) – ver Bebê chiador.
2. **Pneumonia SEGMENTAR (= Pseudolobar)**
   Mostra que a criança já tem capacidade de limitar o processo infeccioso, mas esta capacidade ainda é limitada. Toxemia menos intensa do que na broncopneumonia e mais intensa do que na pneumonia lobar.
   Febre com calafrios; dispneia moderada, frequência respiratória > 50.
   Abatimento acentuado (toxemia).
   Batimentos de asas do nariz, gemido expiratório, tiragem subcostal.
   Síndrome de condensação, estertores crepitantes, broncofonia.
   Agentes: pneumococos, *H. influenzae*.

   Antibioticoterapia
   Amoxicilina 90mg/kg/dia, VO, 12/12h, 7 dias.
   Uma boa tática é iniciar com 1 aplicação de ceftriaxona 50mg/kg, IM.
   Casos mais graves ou com conjuntivite purulenta em lactente que não recebeu as 3 doses de vacina contra *H. influenzae* – preferir amoxicilina-clavulanato (50mg/kg/dia da amoxicilina), VO, 12/12h.
   Casos graves – hospitalização: ceftriaxona por via IV.
3. Pneumonia (na realidade, **pneumonite**) VIRAL
   PNEUMONIA VIRAL = **pneumonite intersticial**
   Lactente de 1 ano, início com "resfriado".
   Febre não elevada, estado infeccioso moderado.
   Hemograma, VHS e PCR inexpressivos.
   Radiografia: densidades reticulares dos hilos para a periferia; hilos aumentados (às vezes o laudo fala em pneumonia peri-hilar).
   Não confunda com Broncopneumonia (Fig. X-40).

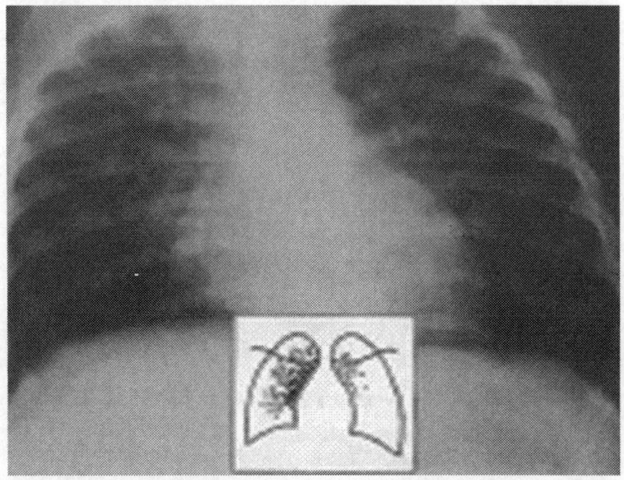

Figura X-40 – Pneumonia viral.

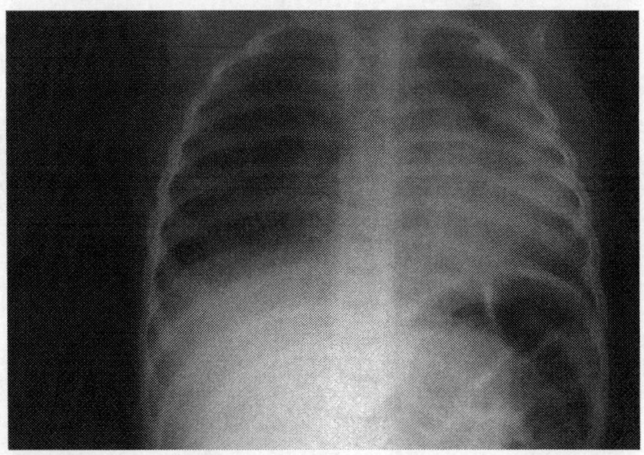

Figura X-41 – Pneumonia lobar.

PNEUMONIAS EM ESCOLARES

■ PNEUMONIA LOBAR (Fig. X-41)

<u>**Caso 1**</u> – menino, 6 anos, há 1 dia com febre alta (até 39,7°C) com tremores; hoje abatido, pálido, prostrado, respiração um pouco difícil, pouca tosse. Ausculta não parece normal mas não tem anormalidade evidente. Solicitado exame de sangue:

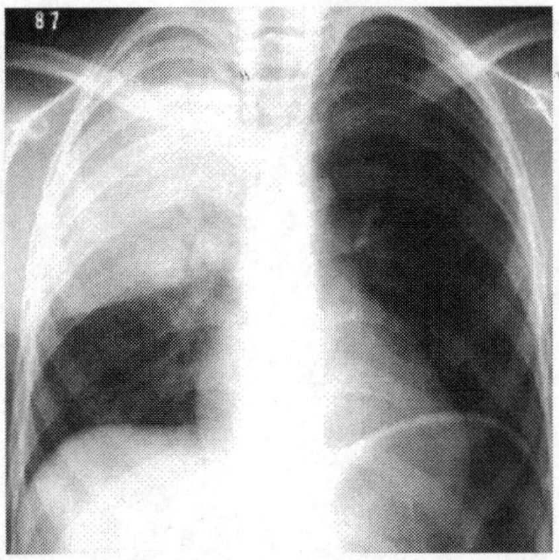

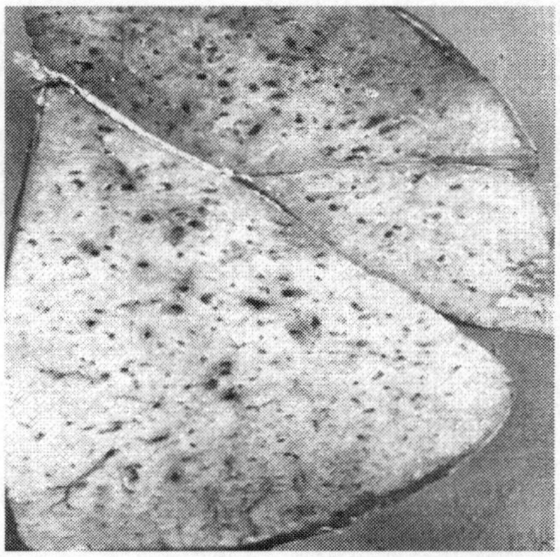

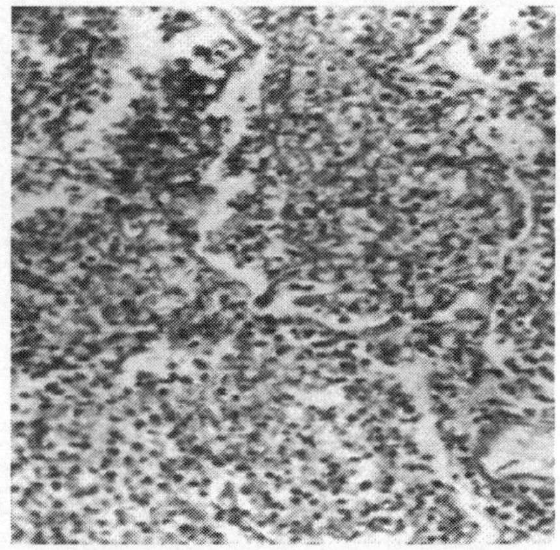

Radiografia: *opacificação* lobo superior direito	Macroscópico: *hepatização*	Histopatológico: *inflamação*
Limitada pela cesura Homogênea Broncograma aéreo Pequeno derrame pleural Leucocitose > 15.000 Neutrofilia > 10.000 VHS > 30*, proteína C-reativa* > 12 *Válido após 24-36h de febre **Estado infeccioso** *Moderadamente grave* Febre, tremores, abatimento	**Consolidação do lobo** *Semiologia* • Submacicez • Aumento do frêmito • Sopro tubário • Estertores crepitantes Dispneia moderada **Imunidade madura** Capacidade de limitar/escolar	**Exsudato inflamatório** Agudo, piogênico Preenche os **alvéolos** (substituindo o ar) Comprometimento do **lobo** uniforme (ocorre ao mesmo tempo) **Broncopneumopatia** Dificuldade respiratória/tosse

Leucocitose 22.000 com 14.000 neutrófilos; VHS 60; PCR 12.

Aí foi solicitada radiografia de tórax: área de consolidação.

Foi hospitalizado e recebeu penicilina cristalina por via IV.

No dia seguinte, semiologia de condensação.

Diagnóstico:

Pneumonia bacteriana pneumocócica	LOBAR = **alveolite supurativa**

Antibiótico

Ambulatório: amoxicilina 90mg/kg/dia, VO, fracionada de 12/12h, 7 a 10 dias.

Hospitalização: penicilina cristalina 200.000U/kg/dia, fracionada 6/6h, IV, 7 dias.

Casos graves, iniciar com ceftriaxona 75mg/kg/24h, IV.

PNEUMONIA ATÍPICA POR MICOPLASMA

■ PNEUMONIA ATÍPICA PRIMÁRIA (*Mycoplasma*)

Início com faringite – febre prolongada ou remitente, **tosse** persistente, inicialmente seca depois produtiva. Pode haver casos sem febre, mas sempre há tosse persistente, incomodativa.

Frequentemente otalgia, cefaleia, *rash* urticariforme ou maculopapular, raramente síndrome de Stevens-Johnson.

Semiologia pulmonar pobre (alguns estertores subcrepitantes; às vezes roncos e sibilos).

Evolução subaguda (lenta), tanto clínica como radiológica, ultrapassando 1 semana.

A febre não cede após 48-72h de penicilina/amoxicilina/cefalosporina.

Radiografia de tórax (após o 4º dia) – pneumonia intersticial, padrão alveolar intersticial (não homogêneo), depois opacificação não homogênea focal ou segmentar; às vezes, pequeno derrame pleural (Fig. X-42).

Leucograma inexpressivo; **VHS aumentada**; eosinofilia.

Etiologia – *Mycoplasma pneumoniae*. Solicitar sorologia.

Tratamento – eritromicina ou claritromicina por 10 dias; azitromicina, 5 dias.

Febre cede em 2 dias; tosse persiste.

BRONCOPNEUMOPATIAS AGUDAS (QUADRO X-11)

A vida como ela é

<u>**Caso 1**</u> – lactente de 3 meses, eutrófico, leite materno, 18 de setembro. Iniciou com resfriado leve que evoluiu para dispneia intensa com chiado; a criança tem dificuldade para mamar, mas às vezes sorri quando é levada ao colo da mãe, T = 37,5ºC. **Bronquiolite**.

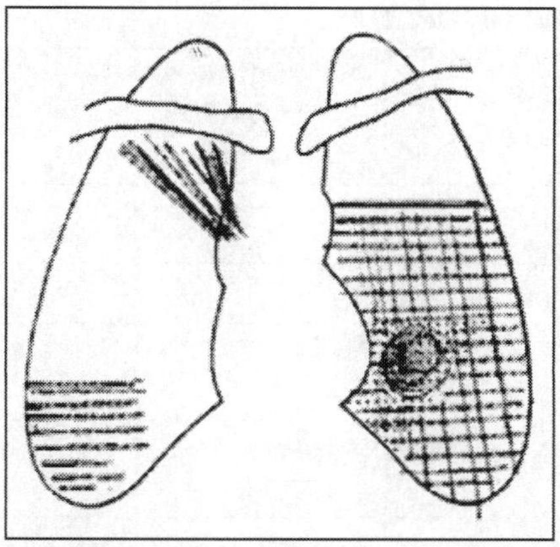

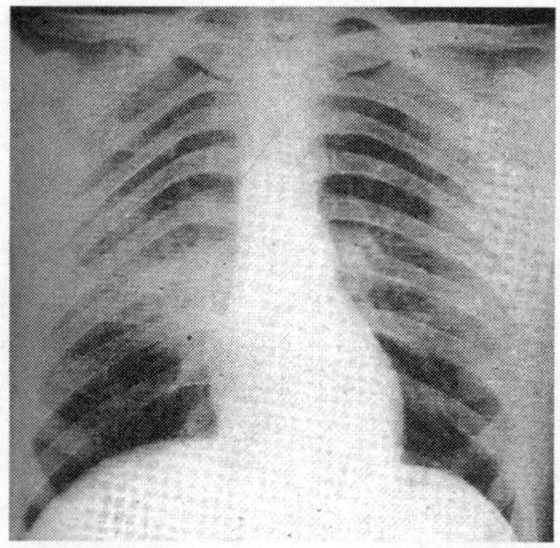

Inflamação do interstício (tecido conjuntivo que envolve brônquios e artérias)
Pneumonia atípica primária

Linhas em estrias radiadas ou entrelaçadas em teia de aranha
= aspecto de "pulmão sujo" ou em vidro fosco"
Áreas de condensação sem limites tão nítidos ("flu").

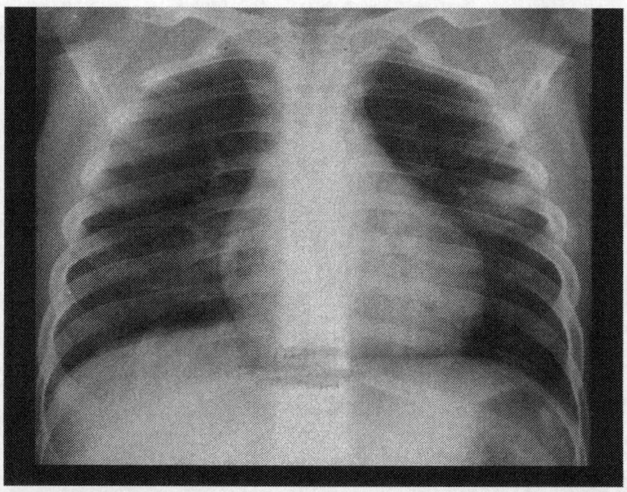

Figura X-42– Pneumonia por *Mycoplasma*.
Padrão intersticial com duas áreas de opacificação.

<u>**Caso 2**</u> – lactente de 3 meses, desmamado com 15 dias, levemente desnutrido. Início com resfriado, subitamente febre alta (39,5°C), gemência, dispneia, alguns estertores subcrepitantes difusos. **Broncopneumonia**.

<u>**Caso 3**</u> – lactente de 9 meses e meio, com início de resfriado, a febre subiu para 39°C, abatido, um pouco gemente, dispneia. Respiração soprosa no /3 inferior do pulmão direito, onde se ouvem alguns estertores crepitantes.
Pneumonia segmentar.

<u>**Caso 4**</u> – escolar começou com resfriado, a febre subiu para 39,4°C, abatido, dor abdominal (lado direito), tosse; respiração bem soprosa no 1/3 inferior do pulmão direito, onde existe submacicez e alguns estertores crepitantes.
Pneumonia lobar.

<u>**Caso 5**</u> – escolar de 9 anos com "gripe", a tosse foi piorando e agora (6º dia) está persistente, incomodativa, febre (38,5°C). Tomou Amoxil durante 3 dias e a febre persiste. Radiografia: condensação "flu", limites imprecisos no campo médio esquerdo. Leucócitos 12.000; VHS 40.
Pneumonia atípica primária por micoplasma.

Antibioticoterapia (Quadro X-12)

Antiestafilococos – ver penumonia estafilocócica.

Ceftriaxona – 100mg/kg/dia, IV (IM), a cada 12 ou 24h.

Penicilina cristalina – 200.000U/kg/dia, IV, a cada 4 (ou 6)h.

Alternativa para ceftriaxona: cloranfenicol 50mg/kg/dia, IV, a cada 6h.

Importante: em empiemas a febre pode persistir por vários dias, se ocorre melhora clínica consistente e o antibiótico é adequado (cultura), isso não é motivo para mudar o antibiótico.

Ao contrário, se a evolução clínica é desfavorável, solicitar ultrassonografia e tomografia e reavaliar os antibióticos.

Após melhora expressiva e estável, indicar antibióticos por via oral:

Oxacilina pode ser substituída por cefalexina (Keflex) 100mg/kg/dia, a cada 6h; penicilina por amoxicilina.

Punção pleural

Agulha calibrosa, no 6º espaço intercostal, linha axilar média.

1. Se derrame seroso e pH > 7,2; glicose > 60 e DHL < 1.000 = derrame benigno: antibioticoterapia e observar.

Quadro X-11 – DIFERENCIAÇÃO DAS PRINCIPAIS **BRONCOPNEUMOPATIAS.**

	BRONQUIOLITE (ver caso 1)	**BRONCOPNEUMONIA (ver caso 2)**	**PNEUMONIA SEGMENTAR (ver caso 3)**	**PNEUMONIA LOBAR (ver caso 4)**
Agente	Vírus sincicial respiratório (VSR)	1º) Pneumococos 2º) *H. influenzae* 3º) Estafilococos	1º) Pneumococos 2º) *H. influenzae*	Pneumococos
Histopatológico	Bronquiolite não supurativa	Bronquiolite supurativa	Alveolite	Alveolite
Distribuição	Universal (bilateral)	Difusa (bilateral)	Lobular	Lobar
Faixa etária	2-6 meses	3-9 (12) meses	9 meses-pré-escolar	Escolar
Estado imunitário	Bom	Deficiente, desnutrido	Satisfatório	Bom
Estado infeccioso	Leve, afebril	Grave, gemência	Moderado	Moderado
Consequência da histopatologia	Hiperinsuflação	Focos de condensação + Áreas de hiperinsuflação	Áreas de condensação	Condensação de lobo
Repercussão na dinâmica respiratória	Dispneia +++ Expiração prolongada	Expiração prolongada Dispneia +++	Dispneia ++	Dispneia +
Semiologia	Hipersonoridade, sibilos	Estertores subcrepitantes em focos	Respiração soprosa	Sopro tubário Estertores crepitantes
Radiografia	"Enfisema"	Opacidade em pequenos focos	Áreas de opacidade	Opacificação extensa
Hematológico	Inexpressivo, viral	Leucocitose > 15.000; neutrofilia, desvio à E Granulações tóxicas; VHS > 30	–	–
Antibiótico	Não	Penicilina + cloranfenicol (*ou* ceftriaxona) Estafilococos – oxacilina	Penicilina *ou* ampicilina	Penicilina/amoxicilina
Complicação*	Atelectasia do lobo superior D Microatelectasias	Pneumatoceles Piopneumotórax	Empiema	Empiema
	*Atelectasia – lobo superior D. 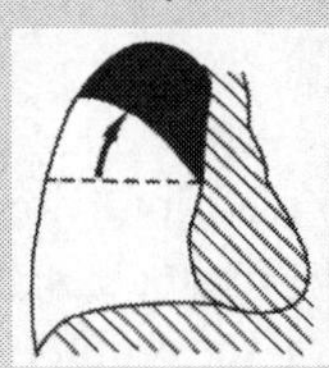	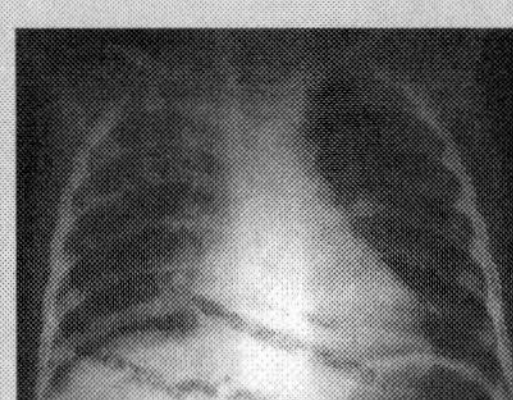	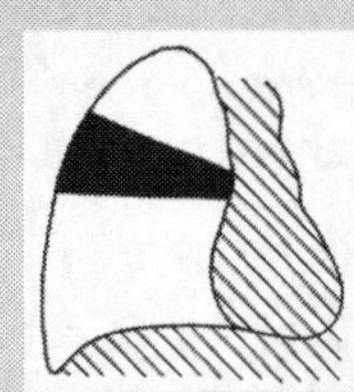	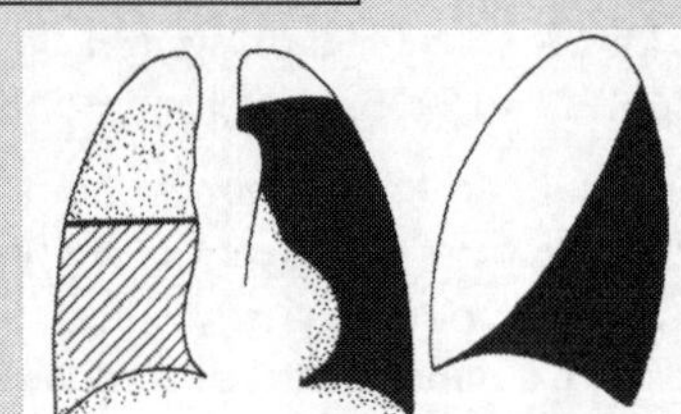

Ver também **caso 5** – Pneumonia atípica por micoplasma.

Quadro X-12 – PNEUMONIAS ADQUIRIDAS NA COMUNIDADE. NOS TEMPOS DE PNEUMOCOCOS MODERADAMENTE RESISTENTES À PENICILINA.

Crianças de creche/escolinha ou que receberam antibióticos recentemente ou casos graves	
I – PROCESSO DIFUSO BILATERAL	
1. Estado não toxêmico Sinais de infecção viral (faringite, rinorreia, diarreia) Leucócitos < 15.000; neutrófilos < 10.000 Linfocitose VHS abaixo de 30 PCR abaixo de 5	Presumivelmente viral Tratamento sintomático Acompanhamento
2. Estado infeccioso grave (toxemia) Lactentes < 6 meses ou crianças com desnutrição/baixa imunidade Leucocitose (> 15.000) ou leucopenia (< 5.000) Neutrofilia; VHS > 30; PCR mais de 9 Broncopneumonia (ver caso 2)	Pneumococos, *H. influenzae*, estafilococos Escolares: *Mycoplasma* Antibiótico básico: ceftriaxona • Para cobrir estafilococos acrescentar oxacilina *ou* cefazolina (*ou* clindamicina) • Para cobrir *Mycoplasma* (escolares) acrescentar claritromicina por via IV
3. Estado infeccioso moderado sem indicação para hospitalização a) Leucocitose > 15.000; neutrofilia, VHS e proteína C-reativa aumentadas b) > 5 anos, leucograma inexpressivo e VHS acima de 30 (*Mycoplasma*)	a) Amoxicilina 90mg/kg/dia (em 3 tomadas/dia); eventualmente: amoxicilina-clavulanato* *ou* cefuroxima b) Claritromicina *ou* azitromicina
Nota: 1. Verificar se a criança é vacinada contra *H. influenzae*. 2. Se for pneumococos sensível à penicilina – penicilina, ampicilina, amoxicilina.	
II – OPACIDADE LOCALIZADA	
1. Estado infeccioso leve Sem necessidade de hospitalização (pneumococos, *H. influenzae*), ver casos 3, 4 e 5	Amoxicilina 90mg/kg/dia em 3 dias, eventualmente: amoxicilina-clavulanato* ou cefuroxima
2. Estado infeccioso grave Pneumococos, *H. influenzae*	Ceftriaxona
3. Pneumonia com empiema ou necrosante	Ceftriaxona • Associar oxacilina *ou* cefazolina (*ou* clindamicina) • Se risco de morte: ceftriaxona + vancomicina • Pneumonia aspirativa: ceftriaxona + clindamicina • Infecção intra-UTI: vancomicina + imipenem (*ou* meropenem)

*Preferir a nova formulação BD com 600mg de amoxicilina/5mL: Clavulin ES.

2. Se líquido purulento e/ou pH < 7,1, glicose < 400 e DHL > 1.000: indicada drenagem pleural fechada contínua sob selo d´agua.
3. Derrame purulento pouco volumoso, pH entre 7,1 e 7,3; punções pleurais seriadas esvaziadoras a cada 48-72h, série de 3 e reavaliação clínica e por ultrassonografia.

2. Abscesso Pulmonar

O que é – coleção de pus situada em uma cavidade em pleno parênquima, resultante da necrose e da supuração do tecido pulmonar. Pode ser **primário**, quando surge em uma criança previamente sadia, mas na maioria das vezes é **secundário** a uma causa *pulmonar* (pneumonia, broncopneumonia, corpos estranhos, traumatismo, doença pulmonar supurativa) ou *extrapulmonar* (infecções sistêmicas, supurações a distância, imunodeficiência, condições que facilitam aspirações repetidas).

Os abscessos do pulmão são mais frequentes no lado **direito**, no lobo **inferior**, o que é explicado pela orientação que o brônquio tem em relação à traqueia.

Os abscessos **hematogênicos** são múltiplos, bilaterais, com distribuição regular, de tamanho variável com o calibre do vaso que detém o êmbolo. Os abscessos **broncogênicos**, mais importantes clinicamente, são únicos e, quando múltiplos, estão confinados a um único lobo.

Os de causa aspirativa (relacionados a distúrbio neurológico ou neuromuscular) localizam-se no lobo superior ou segmentos apicais dos lobos inferiores.

Bacteriologia – a flora do escarro não reflete o responsável pelo abscesso do pulmão. A colheita de material pela broncoscopia, nas proximidades do abscesso, ou aspiração transtorácica por agulha, permite elucidar a etiologia. Nos abscessos primários: pneumococos e estafilococos; nos secundários (aspirativos): anaeróbios; nas infecções intra-hospitalares: enterobactérias e *Pseudomonas aeruginosa*. Muitos abscessos têm etiologia polimicrobiana.

CONDUTA DIAGNÓSTICA

1ª etapa Quando suspeitar de abscesso pulmonar

Não pútridos (por aeróbios) – (1) presença de condição predisponente: pneumonia, sepse, fibrose cística; (2) febre, tosse, dispneia (a sintomatologia pode ser mascarada pela doença primária); (3) áreas de pneumonia segmentar de resolução lenta.

Pútridos (por anaeróbios) – (1) frequentemente história de aspiração de corpo estranho ou secreções (distúrbios da deglutição, convulsões, coma, recente amigdalectomia ou anestesia geral); (2) início geralmente súbito após período de latência de poucos dias; (3) cheiro pútrido das secreções (sugestivo mas não obrigatório no caso de infecção por anaeróbios).

2ª etapa Quadro clínico

O início é insidioso e a evolução é prolongada.

Febre – é elevada no início e acompanhada de calafrios. A febre está relacionada com a drenagem brônquica, sendo intermitente, elevando-se na retenção de pus ou na formação de novos focos por embolia brônquica.

Tosse – é bastante frequente, de tipo irritativo, pouco produtiva e, às vezes, emetizante; mantém relação com a posição do paciente. Procedendo a abertura do abscesso no brônquio, a tosse torna-se quintosa, acompanhada de dor costal.

Expectoração – geralmente purulenta. A expectoração do abscesso pulmonar elimina-se a qualquer hora do dia ou da noite, o que não se verifica com a expectoração da bronquiectasia, que se elimina pela manhã e à noite.

Vômica – constituída pela eliminação brusca, em um ou mais atos, de certa quantidade de pus, não precedida de expectoração brônquica. Representa o sinal de certeza do abscesso pulmonar. No entanto, só ocorre em crianças maiores e é rara. A vômica pode ser o primeiro e último sinal, porque, em alguns casos, segue-se a cura espontânea, em outros, pode ocorrer morte por asfixia.

Dispneia – ocorre só na fase aguda, relacionada com a extensão anatômica do processo ou com complicação pleural.

Sinais físicos – variáveis, de acordo com a fase evolutiva: a) de condensação parenquimatosa; b) de comprometimento pleural (atrito, derrame); c) de esvaziamento do abscesso (sopro cavitário).

3ª etapa Laboratório

Leucocitose acentuada e VHS muito acelerada.

4ª etapa Radiografia simples de tórax em PA e perfil

No início do processo, mostra uma mancha opaca, geralmente circular e única. Com a necrose e a liquefação da parte central e o consequente acúmulo de pus, aparece nível líquido no seu interior. Suas paredes são tão mais espessas quanto maior o grau de reação inflamatória pericavitária. Completar com tomografia nos eventuais casos de dúvida (Fig. X-43).

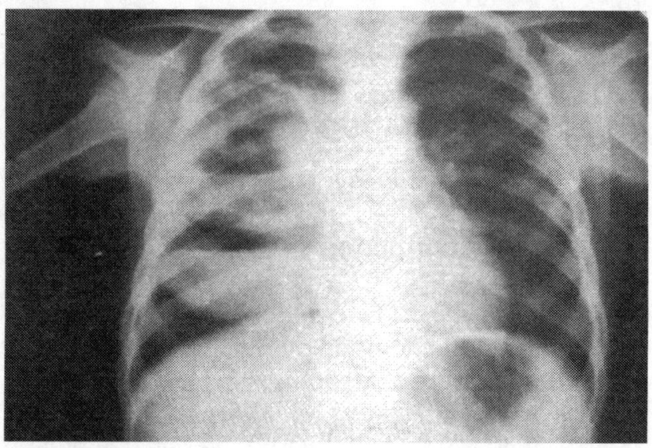

Figura X-43 – Abscessos no pulmão D (frontal).

5ª etapa Broncoscopia

Útil na suspeita de corpo estranho, para coleta de material e no diagnóstico de abscesso crônico.

Não é um método inócuo e, por isso, não deve ser usado em abscessos primários.

Observação – na dúvida entre abscesso e empiema: **ultrassonografia** e **tomografia**.

CONDUTA

O tratamento hoje é essencialmente **conservador**, baseado na **antibioticoterapia**:

1. **Pós-pneumonia** – pneumococos e estafilococos: oxacilina.
2. **Pós-sepse** a partir de um foco primário (exemplo: osteomielite) – estafilococos: oxacilina.
3. Criança de menos de 3 meses de idade, hospitalização atual ou recente ou que está recebendo antibióticos de largo espectro – bacilos entéricos: imipenem, aminoglicosídeo, cefepima.
4. **Abscesso pútrido** – anaeróbios: clindamicina, imipenem.

Via de administração: inicialmente IV, o tratamento pode ser continuado pela VO, após melhora clínica acentuada.

Duração – 2 a 6 semanas; critérios para suspensão: a) melhora clínica; e b) diminuição significativa da cavidade do abscesso à radiografia.

Medidas auxiliares

1. Melhorar as condições gerais – transfusão, nutrição.
2. Drenagem postural e tapotagem.

Seguimento

1. A **febre** cede frequentemente em 1 semana desde o início da antibioticoterapia adequada; eventualmente pode persistir por 2 ou até 3 semanas.
2. Cura **clínica** geralmente em 2 semanas.
3. Cura **radiológica** em aproximadamente 1 mês, mas pode levar vários meses (não se alarmar demais com o aspecto radiológico, se a criança estiver bem).
4. **Lobectomia** – indicação **muito rara**, exceto quando o problema básico (por exemplo corpo estranho de longa permanência ou sequestração pulmonar) tenha induzido a uma infecção crônica e à bronquiectasia.

Se a **abordagem conservadora falhar**

1º) Punção aspirativa transtorácica guiada por ultrassonografia.

2º) Menos frequente: drenagem do abscesso via broncoscópica.

3º) Lobectomia – na falha dos outros procedimentos, necrose pulmonar extensa, hemorragia pulmonar grave, infecção pulmonar crônica com bronquiectasias.

3. Tuberculose Pulmonar

SUMÁRIO – Quadro clínico

1. Assintomático
2. Anorexia, indisposição, febrícula, emagrecimento, palidez
3. Tosse paroxística, estridente, prolongada
4. Bronquite de repetição ou prolongada por mais de 1 mês
5. Eritema nodoso ou conjuntivite flictenular

Contágio e PPD + ou BCG teste + (ver texto)
Cultura de suco gástrico

Radiografia de frente e perfil (Figs. X-44 a X-48)
Posição correta (sem rotação), máxima inspiração

1. "Normal"
2. Aumento de densidade na região hilar e paratraqueal (**adenomegalia hilar**)
3. **Pneumonia lobar** + derrame pleural médio
4. Broncopneumonia
5. **Atelectasia** (síndrome do lobo médio)
6. Enfisema obstrutivo segmentar
7. **Miliar: reticulonodular disseminado**
8. Cavidade ou bolha
9. **Derrame pleural** ou pericárdico
10. Reinfecção: lobos superiores e segmentos superiores dos lobos inferiores

Esquema terapêutico

Duração total – 6 meses

1ª fase (2 meses) – RIF + INH + PZA

Se risco de morte – acrescentar estreptomicina 20mg/kg/dia, IM, e/ou etambutol 15mg/kg/dia

2ª fase (4 meses) – RIF + INH

Para tuberculose pulmonar não grave, não bacilífera, complexo primário: a 2ª fase é reduzida para 2 meses; 3ª fase: 2 meses de INH

Dose diária (pela manhã, em jejum)

RIF = rifampicina = 10-20mg/kg (máximo 600mg)

INH = hidrazida = 10-15mg/kg (máximo 400mg)

PZA = pirazinamida = 35mg/kg (máximo 2.000mg)

Se INH mais de 300mg/dia,
acrescentar 25mg de piridoxina

Alternativa – ministrar 2 vezes por semana no próprio serviço médico: INH 20-25mg/kg/vez; RIF 10-15mg/kg/vez

Indicação de corticoides (prednisona)

1. Casos com componente ganglionar importante (como no acometimento do lobo médio)
2. Grande exsudação (derrames pleurais)
3. Tuberculose miliar
4. Meningite tuberculosa
5. Pericardite

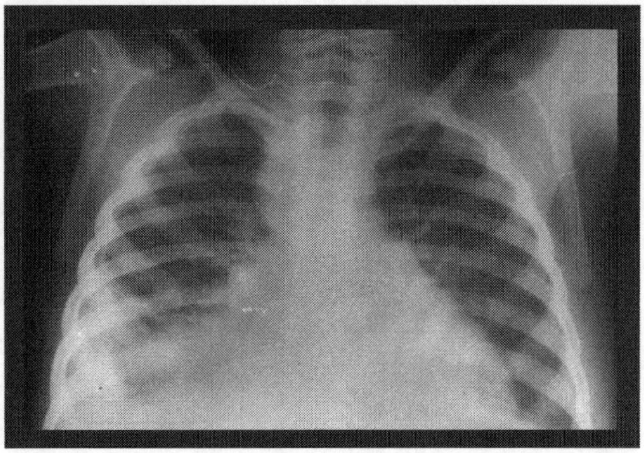

Figura X-44 – Diminuição da transparência no 1/3 inferior do HD com derrame pleural. Aumento na densidade da sombra hilar direita. Imagem de provável adenomegalia paratraqueal D.

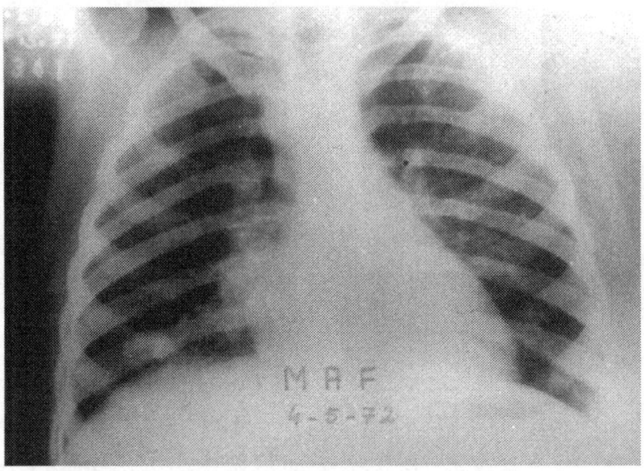

Figura X-45 – Imagens de fibrose cicatricial no 1/3 inferior do HD, hilo e região paratraqueal.

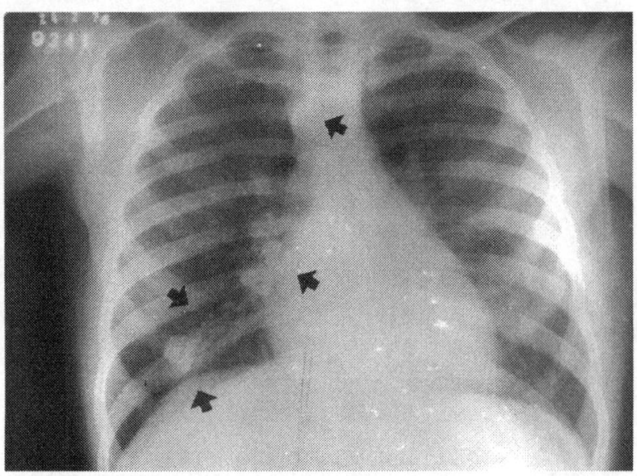

Figura X-46 – Calcificação no parênquima pulmonar (foco de inoculação e trajeto linfático), hilo e região paratraqueal D.

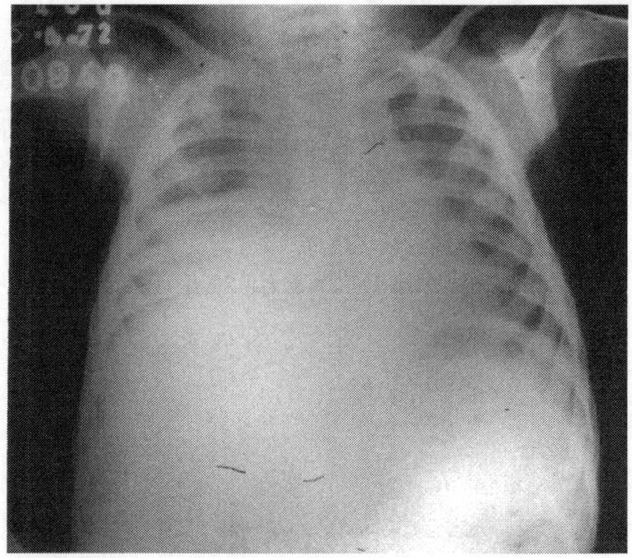

Figura X-47 – Síndrome do lobo médio em um caso de tuberculose primária progressiva.

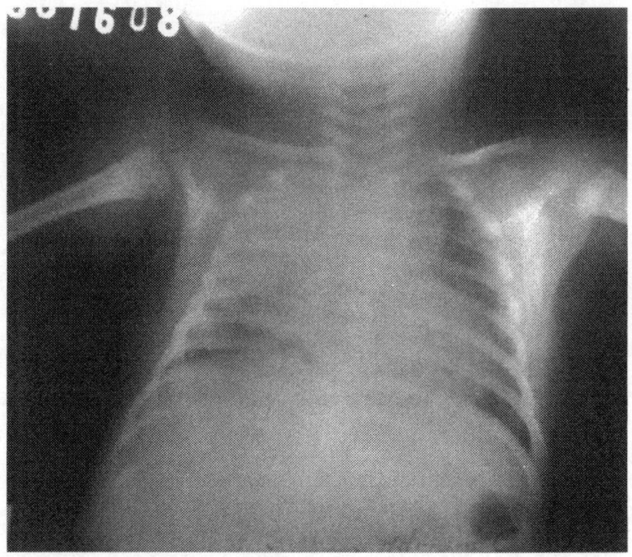

Figura X-48 – Pneumonia caseosa.

Tríade: contato com adulto tuberculoso + radiografia de tórax anormal + PPD positivo e quadro clínico suspeito.

Caso ilustrativo – criança de 5 anos comparece à consulta com queixa de febre, tosse, anorexia e dor torácica há 7 dias. Não há dados de interesse na história da gestação, parto e nascimento. Etapas de crescimento e desenvolvimento normais. Tio paterno, que frequenta a casa, tem tuberculose pulmonar. Nos antecedentes pessoais, refere asma brônquica (crises leves), coqueluche com 3 meses. Não tomou BCG. A doença atual começou realmente há 1 mês quando teve sarampo, seguido de pneumonia, tendo ficado internada durante 3 semanas. Após sair do hospital, passou 2 dias bem e, em seguida, apresentou os sintomas que motivaram a consulta. P = 18.900g, E = 1,10m. Bom estado nutritivo, regular estado geral. Febrícula. Discreta taquipneia. Submacicez, diminuição do murmúrio vesicular (MV) e estertores subcrepitantes no $^1/_3$ médio do hemitórax direito (HD). Macicez e ausência do MV no $^1/_3$ inferior do mesmo hemitórax. Restante do exame normal. A radiografia simples do tórax (Fig. X-44) revelou opacidade do 1/3 inferior do HD com presença de derrame pleural de volume médio. Imagem sugestiva de adenomegalia paratraqueal direita e aumento da densidade do hilo.

Diagnóstico – tuberculose primária evolutiva, forma pneumônica com derrame pleural.

TUBERCULOSE (tbc) – Conhecimentos básicos

1. **O que é tuberculose-INFECÇÃO?**
   É o estágio pré-clínico – a pessoa está infectada com o BK, o teste tuberculínico (PPD) é positivo, mas não existe nenhum sintoma, e a radiografia do tórax é normal.
2. **O que é tuberculose-DOENÇA?**
   É quando existem manifestações clínicas ou radiológicas de tbc pulmonar ou extrapulmonar. Entre o início da infecção e o início da doença podem decorrer algumas semanas ou muitos anos.
   Mas na criança pequena quase não há diferença entre esses dois estágios. Uma criança infectada (PPD positivo) com manifestações radiológicas ou clínicas sugestivas deve ser considerada tuberculosa.
3. Como a criança se infecta com o BK?
   Em 98% dos casos por inalação de gotículas de saliva emitidas por um adulto com tbc pulmonar.
4. Então do que depende o aparecimento da Tbc-doença?
   De 2 fatores: 1º) ambiental – exposição a uma pessoa com tbc (contágio); 2º) do hospedeiro – habilidade do sistema imunológico do indivíduo de controlar a infecção.
5. Se uma criança se infecta com o BK quando o PPD se positiva ("viragem tuberculínica")?
   Depois de 3 a 6 semanas, mas pode levar 3 meses.
6. Então, PPD (reação de Mantoux) negativo (ressalvados esses 3 meses de latência) exclui infecção tuberculosa?
   Não. Existem fatores ligados ao hospedeiro como baixa idade, desnutrição, infecções virais, especialmente sarampo, varicela e gripe que podem diminuir a reatividade à tuberculina
   (= PPD falso-negativo).
7. Mas se nenhum desses fatores estiver presente, então PPD negativo exclui infecção tuberculosa?
   Nem assim; existem fatores ligados à própria doença que podem não se expressar pela positivação do PPD.
8. E PPD positivo significa obrigatoriamente tbc?
   Não. Pode ocorrer PPD falso-positivo devido ao contágio por micobactéria não tuberculosa.
   A possibilidade mais comum é a reação pós-BCG.
9. É possível distinguir essa reação (PPD+) de uma reação por infecção verdadeira?
   Sim e não. O PPD por infecção tuberculosa é uma reação forte (mais de 10mm) e permanente.
   Falso-positivos geralmente são transitórios, isto é, duram alguns meses (mas podem durar anos) e são reações fracas (menos de 10mm de enduração), mas podem atingir 12 e raramente 15mm.
10. O BCG sempre positiva o PPD?
    Nem sempre; algumas crianças recebem o BCG e nunca positivam o PPD. O PPD positivo do BCG geralmente é menos de 10mm e desaparece após 3 a 5 anos.
11. Então não se deve fazer PPD numa criança que tomou o BCG?
    Nada disso, se o caso é suspeito de tuberculose peça PPD independente se tomou ou não BCG.
12. Qual é o critério atual na interpretação do **PPD positivo**?
    É um critério dinâmico que leva em conta uma informação essencial: se a criança pertence ou não a um grupo que tem grande probabilidade de contágio com um adulto tuberculoso.
13. Como interpretar o resultado do PPD; existe algum critério novo?
    De certo modo sim. A informação crítica é se a criança esteve exposta (contágio) a um adulto tuberculoso.
    Para maior rendimento diagnóstico é preciso "refinar" a análise, tornando-a clinicolaboratorial.
    É necessário, inicialmente, classificar a criança no seu "grupo de risco" relativo, o qual determina o PPD e o que deve ser encarado como tuberculose doença.
14. O que é **BCG-teste**?
    Quando se vacina um indivíduo infectado pelo BK, com o BCG, surge uma reação (5mm) precoce (48h). É de valor em crianças desnutridas, suspeitas de tbc mas com PPD negativo.
15. Como se faz *hoje* o **diagnóstico de tbc**?
    a) dados epidemiológicos (contágio);
    b) reação de Mantoux (PPD) ou BCG-teste;
    c) dados radiológicos;
    d) exame físico;
    e) afastamento de outras causas possíveis;
    f) teste terapêutico.

16. Quando fizer a **suspeita clínica** de tbc?

a) **Tbc pulmonar**: tosse e febre por mais de duas semanas não melhorou com antibióticos; perda de peso concomitantemente.
Radiografia: adenopatia hilar, infiltrados focais ou difusos; derrame pleural com predomínio de linfócitos, pneumotórax.
Lavado gástrico ou *swab* laríngeo profundo positivo para BAAR.

b) Meningoencefalite tbc: sinais meníngeos, distúrbio de consciência, paralisia dos nervos cranianos, hemiparesia, ataxia, papiledema.
Liquor: aumento de linfomonócitos, aumento da proteína e diminuição de glicose.

c) Adenopatia, principalmente cervical, com 1 ou mais gânglios fistulizados.

d) Tbc abdominal: ascite e/ou massas abdominais acompanhadas de perda de peso. Ultrassonografia: ascite, linfonodos aumentados e mesentério espessado.

e) Tbc óssea e articular: mais frequente na coluna; atinge bacia e joelho.

f) Reação de Mantoux (PPD): > 10mm em crianças não vacinadas e > 15mm em crianças com cicatrizes do BCG. Negativo em desnutridos graves.

g) Desnutrição que não melhora com o tratamento nutricional de 1 mês e melhora nitidamente após 2 semanas de tratamento específico para tbc.

h) Tuberculose disseminada:
1. envolvimento de múltiplos órgãos;
2. pequenas opacidades homogêneas disseminadas bilateralmente (Tbc miliar);
3. granuloma caseoso em biópsias de gânglios ou fígado;
4. BAAR em lavado gástrico com reação de Mantoux negativa.

Grupo de risco máximo	Grupo de alto risco	Grupo de baixo risco
Contato com adulto com tbc ou radiografia sugestiva de tbc ou clínica sugestiva de tbc ou HIV positivo	Lactente Populações pobres ou populações com alta prevalência de tbc	Nenhum dos fatores de risco citados; criança saudável
PPD > 5mm	> 10mm	> 15mm

Entenda a sequência evolutiva

A tuberculose primária compreende o **complexo primário** e as formas da doença que progridem a partir de seus componentes e que são genericamente denominadas de TUBERCULOSE PRIMÁRIA PROGRESSIVA.

1º passo Contaminação

Por exposição a um adulto tuberculoso – assintomático, radiografia de tórax normal e PPD negativo.

2º passo Tuberculose-infecção

Assintomático; radiografia, gânglios: PPD positivo.

3º passo Tuberculose-doença

Sintomática + alterações radiológicas.

Em uma criança contaminada, o risco de desenvolver doença é maior em: baixa idade (lactente), infecção recente, desnutridos, portadores de HIV.

1ª etapa Raciocínio clínico – Quando suspeitar

Valorizar dados epidemiológicos, clínicos e radiológicos.

1ª eventualidade – Criança com infecção respiratória (tosse persistente) que não reage aos antibióticos usuais.

1º) Pesquisar contato com tuberculoso; 2º) reavaliar PPD.

2ª eventualidade – Criança assintomática mas contato contínuo com tuberculoso.

Solicitar: radiografia de tórax e PPD.

> Sintomatologia suspeita: tosse persistente e/ou emagrecimento
> e/ou convivência com adulto tuberculoso e/ou PPD positivo e radiografia de tórax compatível.
> Teste terapêutico.

2ª etapa Condições clínicas sugestivas de tuberculose

1. Emagrecimento, especialmente com abatimento e febrícula.
2. Febre e tosse que persiste por mais de 2 semanas, sudorese noturna.
3. Febre prolongada ou intermitente.
4. Bronquite que se prolonga por mais de 1 mês ou infecção respiratória arrastada.
5. Convivência com adulto tuberculoso ou tussidor ou aidético.
6. Consolidação radiológica extensa com manifestações clínicas e semiológicas mínimas.
7. Pneumonia de evolução prolongada (> 2 semanas) que não responde aos antibióticos usuais.
8. Derrame pleural unilateral em escolar ou adolescente; início súbito com febre alta, dor torácica, dispneia, submacicez.
9. Eritema nodoso; conjuntivite flictenular.
10. Adenomegalia cuja causa não é esclarecida.

11. BCG protege contra tuberculose? Tem boa eficácia contra formas graves (meningite), mas sua ação protetora contra formas comuns é medíocre.

(Ver Tuberculose – Ministério da Saúde, FUNASA; 2002)

3ª etapa Anormalidades radiológicas

Podem ter aspectos variados, são inespecíficas e inclusive "normais".

1. Adenomegalia hilar.
2. Adenomegalia hilar + pneumonia (foco de condensação).
3. Opacidade segmentar resultante de atelectasia + consolidação (com sintomatologia clínica mínima) e infiltrado intersticial.
4. Pneumonia de evolução arrastada e possível cavitação.
5. Derrame unilateral de instalação súbita em escolar/adolescente.
6. Miliar (rara, mas altamente sugestiva): reticulonodular difusa, bilateral.
7. Tuberculose pós-primária (reinfecção): lesões com escavação nos terços superiores dos pulmões.
8. Radiologia "anormal" em criança com tuberculose – infecção: utilidade da **tomografia** (pesquisar adenomegalias no mediastino).

4ª etapa Teste tuberculínico (PPD)

Como interpretar:

a) Informação crítica: a criança convive com tuberculoso?

b) Classificar a criança no seu grupo de risco relativo (máximo, alto, baixo risco):
- Grupo de **risco máximo**: convivência com adulto tuberculoso ou aidético; radiografia sugestiva de tuberculose; clínica sugestiva de tuberculose ou criança HIV positivo.
- Grupo de **alto risco**: lactente e pré-escolar, população pobre, população com alta prevalência de tuberculose.
- Grupo de **baixo risco**: criança saudável sem nenhum dos fatores de risco citados.

Considerar **doença** se PPD > 5mm no grupo de **risco máximo**; > 10mm no grupo de alto risco; > 15mm no grupo de **baixo risco**.

Qual alternativa para o PPD? **BCG-teste**

Quando se aplica BCG em um indivíduo já infectado pelo BK, surge uma reação local (nódulo) precoce (em 48h). É de valor em casos suspeitos com PPD negativo, especialmente em desnutridos.

Como se distingue o PPD positivo da infecção tuberculosa da reação falso-positiva por bactéria não tuberculosa (BCG, micobactéria atípica): o PPD por infecção tuberculosa humana é uma reação geralmente forte e permanente; os resultados falso-positivos do BCG são geralmente fracos (menos de 10mm) e desaparecem em 3-5 anos, mas há exceções.

Lembrar que algumas crianças nunca positivam o PPD após o BCG.

Por outro lado, a doença tuberculosa pode ocorrer com PPD negativo em situações anergizantes: desnutrição, imunodeficiência, neoplasia, sarampo, HIV, tuberculose disseminada.

5ª etapa Bacteriologia para BK

Maiores de 5 anos – expectoração espontânea ou induzida por inalação com cloreto de sódio a 20%.

Menores de 5 anos – lavado gástrico aspirado por sonda nasogástrica pela manhã, antes que a criança levante, em jejum; fazer um segundo aspirado pós-introdução de 50mL de soro fisiológico.

Pesquisa de BAAR; resultado rápido.

Cultura é mais sensível, demora 40 dias.

(Métodos para diagnóstico rápido estão sendo desenvolvidos: BACTEC, ELISA, PCR.)

6ª etapa Identificar formas extrapulmonares

1. **Adenite cervical** – é a mais comum fora o pulmão. Massas volumosas, não doloridas, consistência firme, evolução lenta e tendência à fistulização (escrófulo). Biópsia: granuloma. Excluir paracoccidioidomicose.
2. **Óssea** – 1 a 3 anos após a doença primária: lesão lítica com abscesso, evolução lenta. Mais frequente – **coluna vertebral** (lombar, torácica): febre, dor local, dificuldade para andar, posteriormente, giba (cifose). Radiografia – espondilodiscite; outros – fêmur, bacia, joelho.
3. **Meningoencefalite** a liquor claro. Pode ocorrer precocemente associada à forma miliar ou isoladamente com PPD negativo. Inicia com febrícula, anorexia, irritabilidade, apatia e perda de interesse em brincar; com a evolução: exame neurológico bizarro. Liquor; aumento moderado de células, mononucleares, proteína aumentada e glicose diminuída.
4. **Outros**:
   a) **ocular**: conjuntivite flictenular; coriorretinite – evolução subaguda;
   b) **cutânea**: eritema nodoso na região tibial anterior – fugaz;
   c) abdominal: ascite + tumorações;
   d) vias urinárias: lesão destrutiva;
   e) genital: inflamação e fistulização dos testículos e epidídimo; esclerose das trompas;

f) derrame pericárdico: com fibrose e calcificação;
g) derrame pleural unilateral, súbito, líquido claro com linfocitose e proteína aumentada.

5. Forma disseminada: **miliar** – ocorre precocemente. Sintomas iniciais inespecíficos com febre, anorexia, taquipneia e baço palpável. Em 1-3 semanas: aspecto radiológico típico; rápida progressão para meningite tuberculosa (obrigatório liquor imediato).

7ª etapa Raciocínio (sequência) diagnóstico

1. Quadro clínico **suspeito** (ver **1ª etapa**): febre (pode ser baixa) por mais de 15 dias, emagrecimento, anorexia, astenia, sudorese e tosse produtiva.
2. Convivência com **adulto tuberculoso** ou aidético.
3. **Radiografia de tórax** anormal: adenomegalia hilar, pneumonia arrastada, derrame pleural unilateral em escolar, padrão miliar *e/ou*
4. **PPD** positivo: maior que 5mm em casos de alto risco; maior que 10mm em vacinados com BCG há mais de 2 anos ou maior que 15mm em qualquer caso.

Critério

Na presença dos itens 1, 2 e 3 mesmo com PPD negativo e na presença dos itens 1, 2 e 4 mesmo com radiografia de tórax "normal", considerar **tuberculose-doença** e tratar. Idem em crianças assintomáticas mas com presença dos itens 2, 3 e 4. Vacinação com BCG não exclui o diagnóstico de tuberculose.

Tratamento

<u>**Esquema I**</u> – indicado em todos os casos novos de tuberculose **pulmonar** e **extrapulmonar** (exceto meningite).

	Até 20kg (mg/kg/dia)	20-35kg (mg/dia)	35-45kg (mg/dia)	+ de 45kg (mg/dia)
H	10	200	300	400
R	10	300	450	600
PZA	35	1.000	1.500	2.000

H = hidrazida; R = rifampicina; PZA = pirazinamida.

1ª fase (eliminação maciça rápida do BK): H + R + PZA, durante **2 meses**.

2ª fase (eliminação do restante): H + R (mesmas doses), durante 4 meses.

Casos graves com risco de morte: acrescentar estreptomicina; HIV positivo: aumentar para 9 meses.

Associar prednisona 1 a 2mg/kg/dia (máximo 30mg/dia) por 2-4 meses.

Fisioterapia.

<u>**Esquema II**</u> – **Indicado na meningite tuberculosa.**

	Até 20kg (mg/kg/dia)	20-35kg (mg/dia)	35-45kg (mg/dia)	+ de 45kg (mg/dia)
S	20	500	1.000	1.000
ET	12	250	500	750
E	25	600	800	1.000
PZA	35	1.000	1.500	2.000

S = estreptomicina; E = etambutol; ET = etionamida; PZA = pirazinamida.

1ª fase 3 meses.

2ª fase (**9 meses**): ET + E (mesmas doses).

Nos casos de recaída após cura ou retorno após abandono do Esquema I:

1ª fase – 2 meses: SET e PZA igual ao Esquema III;

2ª fase – 4 meses: RHE.

Atenção aos efeitos colaterais:

a) sintomas leves: diarreia e vômitos – suspender por 2-3 dias e reiniciar;
b) icterícia com aumento das transaminases.

Suspender até melhora clínica e reintroduzir uma a uma nesta ordem PZA, H, R e observar.

4. Broncopneumopatias Crônicas e de Repetição

Padronize os conceitos

Pneumonia prolongada (de evolução persistente ou recidivante) – pneumonia cuja sintomatologia dura mais de 6 semanas, mas com recuperação total em 3 a 6 meses. A evolução pode ser persistente (contínua) ou recidivante (em surtos).

Pneumonia de repetição (recorrente) = pneumonia aguda que se repete. Investigação obrigatória após 5 episódios com normalidade clínica e radiológica nos intervalos.

Broncopneumopatia crônica (BPC) – processo com duração maior que 3 meses, com sintomas persistentes ou intermitentes, com acometimento geralmente irreversível do parênquima pulmonar (com imagens radiológicas de comprometimento alveolar e/ou intersticial) e da árvore brônquica. O terreno alérgico e as alterações da reatividade e da imunidade da criança são fatores patogenéticos implicados. Os termos **pneumopatia crônica** e **broncopatia crônica** são usados quando há comprometimento nitidamente preponderante de uma dessas estruturas com preservação quase total da outra.

Pneumonia crônica inespecífica = pneumopatia crônica consequente à evolução desfavorável de uma pneumonia aguda do lactente.

1ª etapa Quando suspeitar

1. Tosse seca ou produtiva, diária, por período superior a 3 meses.
2. Bronquite de repetição (não crise asmática) após os 2 anos de idade.
3. Mais de 3 episódios de pneumonia em 1 ano.
4. Persistência de imagens radiológicas pulmonares anormais por um período maior que 3 meses.

2ª etapa Análise do caso

1º passo O que perguntar

1. Antecedentes familiares – consanguinidade; doenças familiares, principalmente do tipo alérgico; bronquite crônica progressiva.
2. Doenças neonatais – anomalias congênitas, alimentação nos primeiros meses de vida, crescimento, desenvolvimento neuropsicomotor, imunização (BCG ID).
3. Manifestações de natureza alérgica.
4. Contágio com doenças infecciosas, principalmente tuberculose intradomiciliar.
5. Forma de início da doença respiratória, características principais, tipo de tosse, qualidade de expectoração, tipo de secreção nasal, dispneia, cianose.
6. De grande importância é pesquisar se o processo pulmonar é localizado ou difuso ou se varia de localização, no caso de ser recidivante.
   Doença contínua ou em surtos repetidos?
7. Gestante fumante; pais fumantes.

2º passo O que examinar

1. **Exame físico geral** – estado geral e nutritivo, crescimento, unhas "em vidro de relógio", baqueteamento dos dedos, cianose.
2. **Vias aéreas superiores** – obstrução, secreção nasal e orofaríngea (baixar a língua para provocar náuseas e visualizar a secreção retronasal), pólipos nasais.
   Manobra importante – provocar a tosse, mediante estimulação da úvula e adjacências: permite a visualização da secreção (tipo: mucosa ou purulenta; quantidade) consequente à endobronquite.
   Útil para indicação de antibióticos e como critério evolutivo.
3. **Tórax** – frequência respiratória, dispneia, tipo e deformidade do tórax, malformações, abaulamentos, expansibilidade.
4. **Semiologia pulmonar** – procurar sinais de condensação parenquimatosa (macicez, aumento ou diminuição do murmúrio, respiração soprosa, pterilóquia, broncofonia), de hiperinsuflação pulmonar (hipersonoridade), de bronquite (roncos, sibilos, estertores subcrepitantes).

Detalhe – repetir ausculta após respiração profunda e exercícios (pode revelar secreção brônquica não percebida durante a respiração normal).

3º passo Radiografia de tórax (frente e perfil)

Atenção:

a) "opacidade" no lobo superior direito pode ser timo;
b) "infiltrado" paracardíaco direito pode ser imagens vasculares normais.

4º passo Exames **laboratoriais** básicos (hemossedimentação, PPD)

3ª etapa Caracterização do caso

1. Localizado ou difuso.
2. Persistente ou recidivante.
3. Reagudização ocorrendo sempre no mesmo local ou comprometendo diferentes regiões.

4ª etapa Processo localizado em uma só área do parênquima pulmonar

▶ Causa mais frequente – **tuberculose**

1. Clínica: abatimento, anorexia, palidez, perda de peso, febre ou febrícula persistente.
2. Pesquisar contágio, PPD, BK no suco gástrico.

Nota: a tuberculose pode acompanhar-se de: (1) atelectasia por compressão de brônquios decorrente de adenomegalia; (2) broncopneumopatia crônica pós-tuberculose.

▶ Afastada tuberculose – **broncoscopia**

1. **Objetivo**: pesquisa de corpo estranho (CE), obstrução extrínseca dos brônquios, malformações traqueobrônquicas, tumores (raros).
2. **Importante**: se, pela história, houver indícios de aspiração de **corpo estranho**, a broncoscopia deve ser a providência.
3. Observar o aspecto do material (mucoso ou purulento).
4. Exame da secreção colhida: direto (bacteriológico, fungos, BK).

Nota: infecção bacteriana atual em atividade é altamente sugestiva quando: (1) secreção purulenta; (2) exame direto: bactérias numerosas e agrupadas; (3) cultura: crescimento abundante de germe único ou nitidamente predominante.

▶ **Considerar** ainda (radiografia, broncoscopia)

1. Aspiração neonatal com **atelectasia** persistente (lobo inferior direito).
2. **Pneumonia crônica inespecífica** (pode acompanhar-se de bronquite deformante, bronquiectasias, abscesso ou atelectasia crônica).
3. **Bronquiectasias**: tosse crônica com expectoração mucopurulenta matutina.

4. **Malformações**:
   a) Trato digestório: duplicação de esôfago, cisto gastroentérico, outras.
   b) Diafragma: hérnia, eventração, outras.
   c) Pericárdio: cistos.
   d) Pulmão: sequestração, cisto, enfisema lobar congênito.
   e) Anel vascular do arco aórtico (por compressão).
   f) Tumores.

▶ **Complementação dos exames** – broncografia, cintilografia.

5ª etapa Analisar a LOCALIZAÇÃO

▶ **Localização no(s) lobo(s) inferior(es)**

1. É a sede mais frequente de sequelas de pneumonias agudas; anomalias brônquicas; síndromes específicas.
2. Quadro clínico sintomático: tosse com expectoração; roncos e estertores na área; reagudização: pneumonia com componente bronquítico.
3. Endoscopia: endobronquite mucopurulenta.
4. Broncografia: frequentemente bronquiectasias.
5. Comprometimento simultâneo de lobo inferior E + língula: sintomas bronquíticos exuberantes.
6. Comprometimento simultâneo de lobo inferior D + lobo médio (hipoplasia, corpo estranho): sintomatologia discreta.

▶ **Localização no lobo médio ou língula (síndrome do lobo médio)**

1. É o 2º em frequência.
2. Tuberculose; asmáticos.
3. Oligossintomático; nas reagudizações: semiologia de condensação na região paraesternal direita.
4. Radiografia de perfil: faixa característica.
5. Broncoscopia: obstrução extrínseca por adenopatia (15%).

▶ **Localização no(s) lobo(s) superior(es)**

1. Pouco frequente.
2. Aspiração pregressa no período pré-natal ou na 1ª infância; sequela pós-tuberculose; mucoviscidose.
3. Sintomatologia escassa.
4. Difícil resolução em lactentes pequenos; drenagem natural em crianças grandes.

▶ **Localização bilateral**

1. Sintomatologia (bronquite, dispneia) exuberante; curso clínico tormentoso.
2. Radiografia: sinais de hiperinsuflação pulmonar (enfisema obstrutivo).
3. Aumento estável do volume residual = enfisema crônico.

6ª etapa Processo NÃO LOCALIZADO

Caracterização – (a) processo difuso ou (b) caráter recidivante, localizando-se em áreas diferentes do parênquima pulmonar em cada recidiva.

Etiologia predominante – (a) causas sistêmicas; (b) doença extrapulmonar.
A causa mais frequente é a **alérgica**.

1º passo Identificar **asma** e **sinusopatia alérgica**.

1. Antecedentes familiares evidentes de alergia respiratória.
2. Sinais sugestivos de rinite alérgica ou antecedentes de eczema.
3. Sinais sugestivos de **hiper-reatividade brônquica**: acesso de tosse ao exercício, risada ou mudanças de temperatura. Prova terapêutica: a tosse melhora com broncodilatadores (teofilina ou adrenérgicos) administrados de maneira sistemática.
4. Sinais de **sinusite crônica**: resfriados de repetição com secreção nasal e fungação, rinorreia de mais de 10 dias; tosse diurna e noturna persistente que não melhora com xarope e melhora com a mudança de posição e com antibióticos.
5. Eosinofilia sanguínea (hipereosinofilia sugere síndrome de Loeffler, toxocaríase).
6. Testes cutâneos alérgicos, particularmente com poeira domiciliar (em crianças de mais de 3 anos).
7. Radiografia dos seios da face (maxilares e etmoidais) e perfil do cavo (adenoides).
8. Dosagem de IgE.
9. Valorizar a presença de pais fumantes (irritação brônquica do fumante passivo).
10. Observar síndrome adenotonsilossinobronquite (com aumento muito volumoso das amígdalas e das adenoides).

2º passo Excluir **tuberculose**.

1. Pesquisa de foco intradomiciliar (radiografia dos pais e contatantes).
2. PPD, BK no suco gástrico ou escarro (3 amostras).

3º passo Pesquisar **raquitismo** (em crianças menores de 2 anos) e dieta **deficiente em vitamina A**.

1. Dosagem de cálcio, fósforo, fosfatase alcalina.
2. Radiografia do punho.

4º passo (dar **prioridade** a este passo, em caso de história de vômitos persistentes ou regurgitação acentuada, especialmente se acompanhada de curva ponderal não satisfatória e/ou anemia e sangue oculto nas fezes): pesquisa de **refluxo gastroesofágico**. Radiografia contrastada do esôfago, cintilografia.

Na presença de dificuldade para deglutir e engasgos no lactente e evolução para dispneia: **incoordenação motora faríngea**.

5º passo (se forem excluídas as 4 primeiras causas): pesquisa de **fibrose cística** (mucoviscidose) – dosagem de Cl no suor.

6º passo (só se forem excluídas as causas anteriores): pesquisa de **imunodeficiências** (especialmente se houver outras evidências desse tipo de processo). As primárias são raras, mas considerar as **adquiridas pós-sarampo**, a **deficiência de IgA secretora** e a **alergia ao leite de vaca.**

Investigação – eletroforese de proteínas (deficiência de alfa-1-antitripsina), imunoeletroforese quantitativa de imunoglobulinas, dosagem de IgA (saliva), complemento sérico, dosagem de linfócitos T e B; estimulação *in vitro* com fito-hemaglutinina, testes de imunidade tardia, fito-hemaglutinina intradérmica.

7º passo Considerar malformações, particularmente cardiopatia congênita com hiperfluxo (taquipneia, sudorese profusa, aumento ponderal insuficiente, "bronquites de repetição", sopro cardíaco sem cianose) e **discinesia ciliar** (tosse crônica, sinusite crônica acentuada e otite de repetição).

8º passo A **broncoaspiração** não é procedimento obrigatório. Desde que o diagnóstico não seja obtido por outros meios, esse exame pode ser útil para:

1. Aspiração de secreções excessivas em casos de insuficiência respiratória crônica.
2. Colheita de material para BK, bactérias e fungos.
3. Avaliação da extensão da endobronquite.
4. Detecção de malformações como fístula traqueoesofágica.
5. Pesquisa de células tumorais e outras.

7ª etapa Qual a gravidade do caso?

Baseie-se nos seguintes **critérios**:

1. Disseminação das lesões.
2. Frequência e caráter das reagudizações.
3. Comprometimento de outros órgãos.
4. Grande insuficiência ventilatória nos períodos de remissão.

5. Bronquiectasias

Sumário
Tosse crônica
Atelectasia persistente
Pneumonias de repetição na mesma área pulmonar
Radiografia que não mostra melhora (pós-coqueluche, sarampo, bronquiolite, pneumonia intersticial)

__Caso 1__ – criança de 7 anos, com queixa de tosse, febre e falta de ar há 3 dias. Não há dados de interesse na história da gravidez, parto e nascimento, nem nos antecedentes familiares. As etapas do crescimento e do desenvolvimento foram normais até o final do 2º ano de vida, quando ficou doente, após o que nunca mais teve boa saúde. Com 2 anos teve sarampo, seguido de pneumonia, tendo ficado internada durante 3 meses. Depois da alta tem apresentado tosse, chiado no peito e cansaço fácil com fases de melhora e agravamento, ocasiões em que vai a hospitais, faz inalações e toma remédios que trazem alívio parcial e temporário. Por 3 vezes foi internada com pneumonia, tendo em uma das internações permanecido 6 meses. Ao exame físico: deficiência ponderal e estatural (17kg e 110cm). Expressão tristonha, apática, introvertida, aceitando passivamente o exame. Halitose. Tecido celular subcutâneo escasso e musculatura hipotrófica. Dedos e artelhos em baqueta de tambor. Tórax globoso, cifose discreta, ombros caídos, abaulamento do abdome. Sinais de condensação do parênquima pulmonar no hemitórax esquerdo (submacicez, aumento da broncofonia e sopro tubário), abundantes estertores subcrepitantes nos $^2/_3$ inferiores.

__Caso 2__ – criança de 9 anos, comparece ao hospital, vinda da Bahia, para operar uma hérnia. Não apresenta outras queixas, não existem dados de interesse à anamnese. Nunca ficou doente, com exceção da coqueluche que teve aos 5 anos e que cursou por cerca de 6 meses sem tratamento médico.

Ao exame físico, apenas alguns estertores subcrepitantes de finas e médias bolhas bem localizadas no $^1/_3$ médio do hemitórax direito, mais bem audíveis na face posterior do tórax. Interrogada novamente, a responsável refere uma "tosse enjoada", às vezes. Bom estado nutricional.

O que é BRONQUIECTASIA – dilatação dos brônquios, geralmente associada à inflamação (obstrução, retenção da secreção e infecção). As bronquiectasias podem ser cilíndricas ou saculares.
Podem ser adquiridas ou congênitas.

RACIOCÍNIO CLÍNICO

1ª etapa Anamnese

Início – as bronquiectasias iniciam-se em sua maioria na 1ª infância, sendo 35% no 1º ano e 80% até o 5º ano.

Antecedentes pessoais – na maioria dos casos, é possível identificar uma doença respiratória, a partir da qual se instalaram os sintomas. As etiologias mais frequentes são: **pneumonias de qualquer etiologia, mas principalmente as causadas por vírus, bronquiolite obliterante, coqueluche, sarampo, tuberculose, asma, sinobronquites e aspiração de corpo estranho.**

Também podem ser consequentes a pneumopatias crônicas ou de repetição, como mucoviscidose, deficiências imunológicas, síndrome de ataxia-teleangiectasia, deficiência de alfa-1-antitripsina, discinesia ciliar.

Internações sucessivas e demoradas.

Início insidioso, sinusite crônica: secreção nasal espessa, bronquite crônica: tosse crônica, expectoração purulenta pela manhã; pneumonias de repetição com alterações radiológicas persistentes; piora progressiva com episódios febris repetidos, abatimento e fadiga.

2ª etapa Exame físico

São muito comuns nas doenças crônicas do aparelho respiratório: desnutrição, postura defeituosa, indiferença pelo meio, halitose, baqueteamento digital, unhas "em vidro de relógio" e riqueza de sinais ao exame físico dos pulmões: estertores localizados, murmúrio vesicular abolido. Essas características, entretanto, só aparecem em número limitado de doentes em que as lesões são muito extensas ou mais antigas.

Semiologia – normal, de bronquite, ausência de murmúrio vesicular (atelectasia).

3ª etapa Comprovação diagnóstica

Tosse crônica, expectoração purulenta pela manhã, pneumonias de repetição com alterações radiológicas persistentes; fadiga, sinobronquite.

Início insidioso, pneumopatia crônica em piora progressiva.

1. Opacidades segmentares ou lobares persistentes, correspondentes a processos parenquimatosos esclerofibrosos, supurativos crônicos ou atelectásicos (Fig. X-49). Com frequência, assumem formato triangular e situam-se nos ângulos cardiofrênicos D ou E, sendo neste último caso retrocardíacos.
2. Opacidades irregulares, não homogêneas e de aspecto algodonoso (Fig. X-50).
3. Acentuação da trama vasculobrônquica que é irregular e grosseira e hiperinsuflação dos segmentos adjacentes.

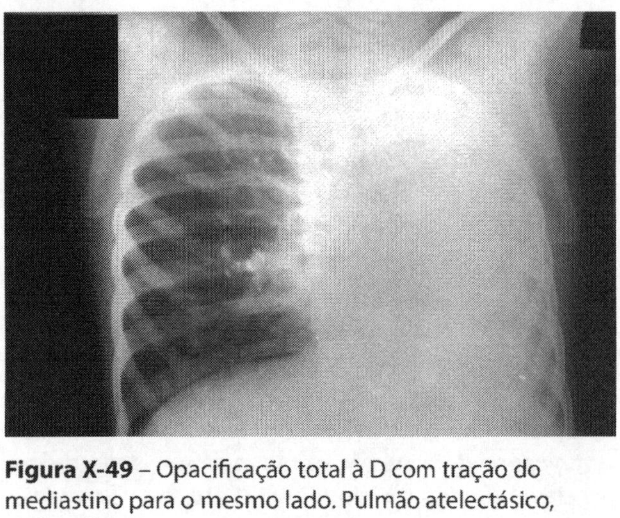

Figura X-49 – Opacificação total à D com tração do mediastino para o mesmo lado. Pulmão atelectásico, esclerofibroso, com supuração crônica.

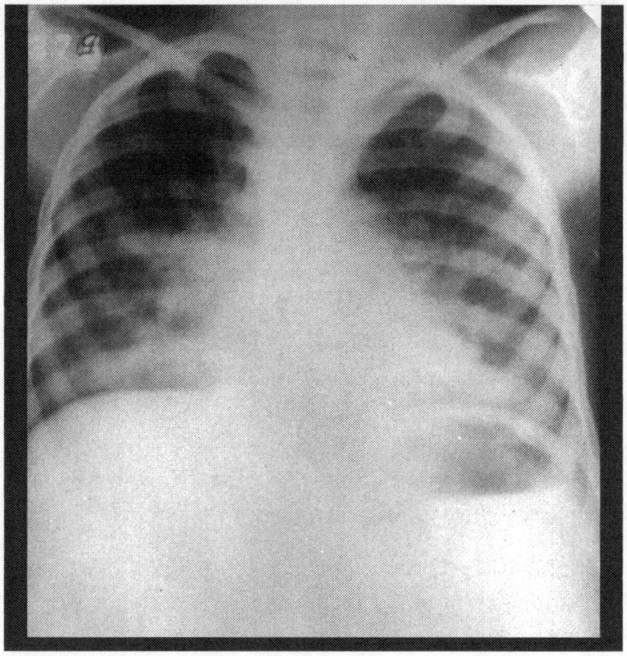

Figura X-50 – Imagens de aspecto algodonoso no 1/3 inferior de ambos os pulmões.

4. Estrias fibrosas circundando pequenas áreas de hipertransparência, aspecto comparado ao "favo de mel".
5. Linhas paralelas (paredes brônquicas espessadas) com aspecto de "guarda-chuva fechado".
6. Muito raramente na infância podem ser observadas imagens císticas ou de verdadeiras cavidades (Fig. X-51).

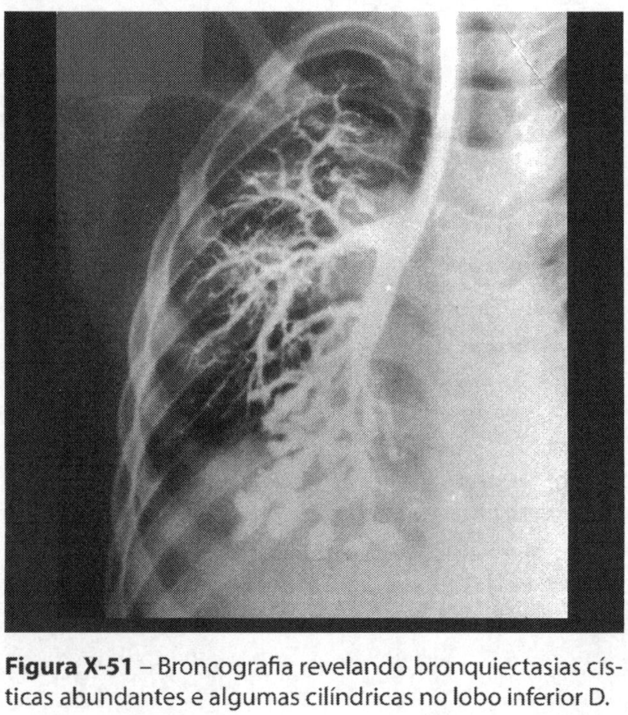

Figura X-51 – Broncografia revelando bronquiectasias císticas abundantes e algumas cilíndricas no lobo inferior D.

Tomografia de alta resolução é o melhor método.

- Sinal característico mas não patognomônico:
- Sinal do aneal em sineta (brônquios dilatados), espessamento da parede brônquica, rolhas de muco, os brônquios não se afilam em direção à periferia.
- Pode haver necessidade dessa tomografia seriada.

Cultura do **escarro**.

Processo localizado: broncoscopia e análise do escarro – cultura e bacilos álcool-ácido resistentes.

Processo difuso: imunoeletroforese, triagem de imunodeficiências, dosagem de cloro no suor, função ciliar (teste da sacarina nasal), alfa-1-antitripsina, PPD.

CONDUTA TERAPÊUTICA

Objetivo – a) tratar as reagudizações; b) diminuir a progressão da doença e o prejuízo da função pulmonar.

Meta – remoção das secreções, tratamento da infecção, manutenção do estado nutricional, remoção dos fatores ambientais agravantes, suporte psicossocial.

Medidas – antibioticoterapia, oxigenoterapia, reabilitação pulmonar, tratamento específico da doença primária.

Pode ser clínica, cirúrgica ou mista. Muitas bronquiectasias na infância são reversíveis com tratamento clínico, provavelmente por não apresentarem lesões destrutivas importantes. São também chamadas pseudobronquiectasias (como no caso 2). Outras, embora mais antigas, causam poucos prejuízos à criança, provavelmente por serem pouco extensas.

O tratamento conservador deve ser tentado durante 2 anos nas lesões localizadas. Se houver sensível melhora (como ocorreu no caso 2), ele deve continuar. Caso contrário, indicado tratamento cirúrgico, que deve ser retardado até os 8-12 anos.

TRATAMENTO CLÍNICO

1. **Higiene brônquica** por **fisioterapia respiratória**: a) drenagem postural, percussão, ginástica respiratória, tosse forçada; b) orientada por fisioterapeuta, iniciada já no hospital, continuada no ambulatório e orientada para realização em domicílio.
2. **Antibioticoterapia** nas reagudizações e, de acordo com a doença básica, prolongada e guiada pelo antibiograma da cultura do escarro, por via sistêmica e, eventualmente, por aerossol.
   Tratamento intensivo da sinusite crônica.
3. Terapêutica nutricional.
4. Exercícios aeróbicos.
5. Proibido fumo, inclusive fumante passivo.
6. Acompanhamento atento da evolução: quantidade e aspecto da secreção, estado nutricional, provas de função pulmonar.

TRATAMENTO CIRÚRGICO

Indicado nas doenças localizadas com repercussão importante:

1. Hemoptises pequenas mas repetidas ou única e volumosas.
2. Nas bronquiectasias císticas com pneumonias recorrentes e/ou prejuízo do crescimento.
3. Má qualidade de vida: hálito fétido, tosse incomodativa.
4. Doença não estável com progressão importante e não aderência ao tratamento.

As ressecções segmentares, lobares ou de todo um pulmão devem ser, tanto quanto possível, realizadas após os 10 anos.

Nas bronquiectasias consequentes a doenças sistêmicas, como a mucoviscidose e as deficiências imunológicas, a indicação cirúrgica deve ser muito balanceada e as ressecções devem ser eletivas e econômicas.

Quinta Parte

OUTROS DISTÚRBIOS RESPIRATÓRIOS (TOSSE E/OU DISPNEIA) DE CAUSA NÃO INFECCIOSA

1. Atelectasia

O que é – colapso pós-natal de um segmento, lobo ou lobos do pulmão, privando essas regiões do pulmão do intercâmbio gasoso com o ar periférico.

Causas

1. Obstrução brônquica:
   a) intraluminal: rolha de catarro, corpo estranho;
   b) na parede do brônquio: edema da mucosa, tumor, espasmo da musculatura lisa;
   c) compressão extrínseca: linfonodos aumentados, tumores.
2. Tensão superficial alveolar anormal – deficiência de surfactante, membrana hialina, pulmão de choque.
3. Pressão local direta sobre o parênquima pulmonar – tumor, hérnia diafragmática.
4. Pressão intrapleural aumentada – derrame, pneumotórax.
5. Doenças neuromusculares – paralisia do diafragma, amiotonia.

O que acontece – com a obstrução brônquica, o ar do parênquima ventilado por esse brônquio fica bloqueado e é reabsorvido pelos capilares que perfundem essa área levando a uma perda de volume pulmonar.

Localização (onde):

1. Nas pneumonias: lobo inferior E e médio D.
2. Na adenomegalia hilar, asma e fibrose cística: lobo médio D.
3. Tuberculose: lobo superior D e médio D.
4. Lactente com secreção brônquica e aspiração: lobo superior D.

CONDUTA DIAGNÓSTICA

1ª etapa Identificar as principais **causas** de atelectasia

1. Lactentes – bronquiolite/bronquite asmática, broncopneumonia, aspiração de vômitos, tuberculose, coqueluche e sarampo.
2. Pré-escolares e escolares – asma, pneumonia, tuberculose, corpo estranho.
3. Atelectasia persistente ou recorrente do lobo médio, especialmente em crianças alérgicas.
4. Compressão por derrame, pneumotórax.

2ª etapa **Sinais de obstrução brônquica**

1. Pode não haver alteração do quadro clínico correspondente à causa primária ou existir **tosse crônica**.
2. Pode haver aumento da tosse e dispneia.
3. Área localizada com diminuição do frêmito e do murmúrio vesicular, submacicez, sibilos, diminuição da expansibilidade torácica. A semiologia pode ser normal.
4. Deslocamento do mediastino e elevação do diafragma: só em atelectasias extensas.
5. Infecção bacteriana secundária: febre, tosse, abatimento.

3ª etapa **Atelectasia *vs.* pneumonia lobar e derrame**

(Compare Figs. X-4, X-16, X-21, X-22, X-27 e X-41).

Pneumonia – estado infeccioso; aumento do frêmito, submacicez, broncofonia, estertores crepitantes.

Atelectasia – diminuição do frêmito, submacicez, diminuição do murmúrio vesicular.

Derrame – submacicez, diminuição do frêmito e do murmúrio vesicular, egofonia (som anasalado).

Radiografia – ver capítulo Broncopneumopatias (Pneumonia *vs.* Atelectasia e Hemitórax Opaco).

4ª etapa **Exames subsidiários**

1. Leucocitose acentuada com neutrofilia, VHS aumentada – nas infecções (pneumonias).

2. Reação de Mantoux (PPD) para pesquisa de tuberculose.

Estudo radiológico

Radiografia de frente e perfil; na suspeita de corpo estranho: em ins e expiração.

1. Infiltrado em focos alveolares difusos (confusão com broncopneumonia); linear, lobar (confusão com pneumonia).
2. Sinais indiretos de perda de volume do pulmão: elevação do diafragma homolateral, desvio do mediastino, elevação ou rebaixamento das fissuras (côncavas para a atelectasia), áreas de hiperinsuflação compensatória.
3. Ver capítulo Broncopneumopatias.
4. Importante: nunca fazer a interpretação isolada da radiografia, mas sempre correlacionar com os dados clínicos, especialmente presença ou não de estado infeccioso.
5. Tomografia: nos casos suspeitos de compressão extrínseca.

5ª etapa Aguda *vs.* crônica e **recidivante *vs.* persistente**

Aguda – geralmente por infecção respiratória.

Crônica – tuberculose, sinobronquite, mucoviscidose.

Persistente – atelectasia radiologicamente persistente apesar de criança clinicamente bem por vários meses sugere alteração estrutural permanente das vias aéreas ou do sistema mucociliar: mucoviscidose, aspiração de corpo estranho e estenose brônquica congênita.

Recidivante – desaparece com melhora clínica mas volta repetidamente: asma (surtos asmáticos), refluxo gastroesofágico (aspirações frequentes).

TRATAMENTO

1. Drenagem postural: 15 a 20 minutos, 2 vezes ao dia.
2. Broncodilatadores (aerossol, sistêmico) e hidratação.
3. Fisioterapia respiratória (tapotagem, vibrador, tosse) (ver Seção Procedimentos, no livro *Pediatria: Urgências + Emergências*).
4. Antibióticos, se evidências de infecção.
5. **Quando indicar a broncoscopia.**
   a) De urgência: hemoptise (para identificar a origem).
   b) Precoce: história sugestiva de aspiração de corpo estranho.
   c) Precoce: atelectasia extensa com dificuldade respiratória acentuada e falha do tratamento clínico da obstrução brônquica.
   d) Na grande maioria dos casos, tentar tratamento clínico exclusivo pelo período mínimo de 3 meses.
6. Atelectasia do lobo médio, se excluída tuberculose e se houver evidências de asma: tratamento broncodilatador e corticoide inalado.
7. Lobectomia só deve ser considerada após pelo menos 2 anos de tratamento clínico intensivo e idade superior a 8 anos.

2. Enfisema

O que é – hiperaeração do pulmão: perda das propriedades elásticas do pulmão com distensão dos alvéolos das paredes alveolares, com ou sem destruição (embora a rigor o termo enfisema implique a ruptura das paredes alveolares).

Obstrutivo – brônquio parcialmente obstruído por obstáculo intraluminar ou compressão extrínseca, de modo que o ar entre na inspiração mas não saia completamente na expiração.

Compensatório – pulmão normal expande-se para preencher o espaço de um pulmão colapsado (atelectasia) ou ausente. Manifestação: **hiperinsuflação** pulmonar, generalizada ou localizada.

1. **Clínica** (depende da extensão do comprometimento pulmonar): **dispneia**, tosse, cianose. Hipersonoridade, sibilos, diminuição do murmúrio vesicular, desvio dos impulsos cardíacos.
   Nota: casos localizados podem ser quase assintomáticos.
2. **Radiografia de tórax**: hipertransparência (mais preta à radiografia), horizontalização das costelas, rebaixamento das cúpulas diafragmáticas (ver Figs. X-13 e X-56).
3. **Enfisema obstrutivo localizado**: enfisema lobar congênito (distúrbio respiratório grave desde o nascimento ou nos primeiros meses de vida). Crianças maiores: corpo estranho, tumor, anel vascular.
4. **Enfisema obstrutivo generalizado**: asma, bronquite, fibrose cística.
5. **Deficiência de alfa-1-antitripsina**: enfisema familiar em adolescente, com dispneia progressiva, na ausência de bronquite clínica, frequentemente antecedente de hepatite neonatal ou coexistência de cirrose juvenil. Radiografia: hiperinsuflação difusa, bilateral; eletroforese de proteínas: redução acentuada de alfa-1-globulina; ausência de alfa-1-antitripsina; análise genética: fenótipo Piz.

3. Enfisema Lobar Congênito

Caso ilustrativo – lactente de 3 meses, sexo masculino, branco, internado com quadro clínico que iniciou há 3 dias, bruscamente, com febre e a seguir dispneia intensa e tosse seca contínua. Nasceu de parto normal, em boas condições, nunca havia ficado doente antes. Pais e 2 irmãos sadios. Ao exame: estado geral regular, dispneia intensa, tiragem intercostal, hipersonoridade na metade superior do pulmão E, estertores subcrepitantes finos em ambas as bases, murmúrio vesicular rude na metade superior do pulmão E.

Discreta cianose periférica, sem outras alterações.

Radiografia de tórax – infiltrado broncopneumônico em ambas as bases pulmonares e uma extensa área radiotransparente, sem tecido pulmonar visível no lobo superior do pulmão E, empurrando o mediastino para a D.

Cintilografia (com I^{131}) – área hipovascularizada no lobo superior E, compatível com enfisema.

Diagnóstico – enfisema lobar congênito (ELC).

Importante – o diagnóstico precoce pode salvar a vida da criança.

O que é ENFISEMA LOBAR CONGÊNITO – pneumopatia congênita caracterizada por: distensão e insuflação de ar no lobo pulmonar afetado e consequente desvio do mediastino para o lado oposto, comprimindo o tecido pulmonar adjacente. Etiologia desconhecida na maioria dos casos; obstrução intrínseca ou extrínseca pode ser fator relevante. Relativamente rara; mais frequente no sexo masculino.

Distribuição do lobo afetado – 50% dos casos: lobo superior E; 28% dos casos: lobo superior D; 21% dos casos: lobo médio D; associações são raras, porém, quando o acometimento é bilateral, o mais frequente é o lobo superior E com lobo médio D.

Pode haver outras malformações associadas.

CONDUTA DIAGNÓSTICA

1ª etapa Quando suspeitar

As manifestações clínicas são **precoces**, aparecendo geralmente até os 4 meses de idade, com quadro de **insuficiência respiratória intensa**, às vezes com cianose periférica, resistente ao tratamento. Existem casos mais graves, em que a criança evolui rapidamente para óbito.

2ª etapa Exames subsidiários

Radiografia de tórax – área hipertransparente correspondente ao enfisema: geralmente há desvio do mediastino para o lado oposto e compressão dos tecidos adjacentes. Nos casos em que os sintomas são discretos, a radiografia pode ser elucidativa, porém, quando há descompensação, os sintomas ficam exuberantes e a imagem radiológica sofre uma mudança brusca (Figs. X-52 e X-53).

Fluoroscopia – diminuição da mobilidade no lobo afetado.

Cintilografia (com I^{131}) – técnica simples, objetiva, que mostra nitidamente a área hipovascularizada correspondente ao enfisema (Fig. X-54).

Broncoscopia em crianças maiores, pesquisa de obstrução brônquica.

3ª etapa Diagnóstico diferencial

Pode ser confundido com as seguintes doenças: pneumotórax, pneumatocele, enfisema compensatório, cisto congênito de pulmão, hérnia diafragmática.

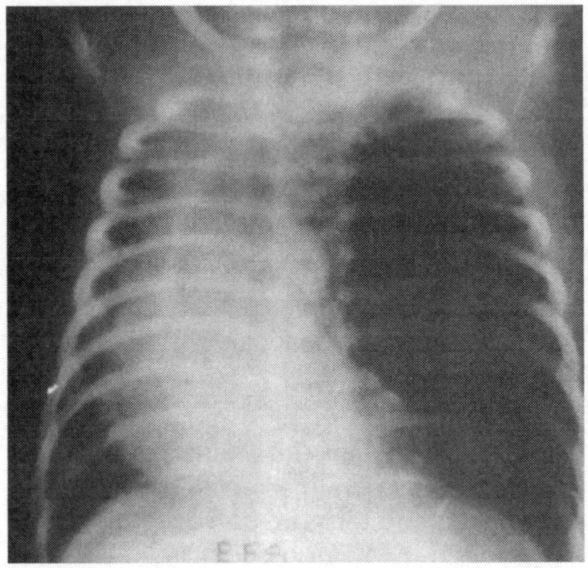

Figura X-52 – Enfisema lobar congênito (lobo superior E). Notar o desvio do mediastino para a D e hipertransparência do campo pulmonar E.

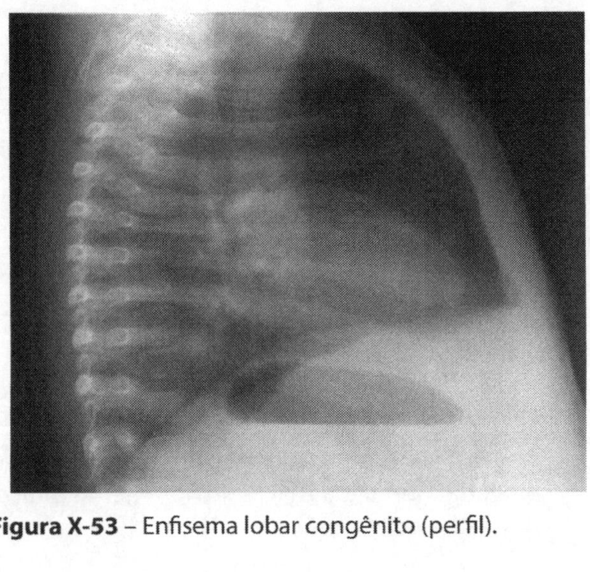

Figura X-53 – Enfisema lobar congênito (perfil).

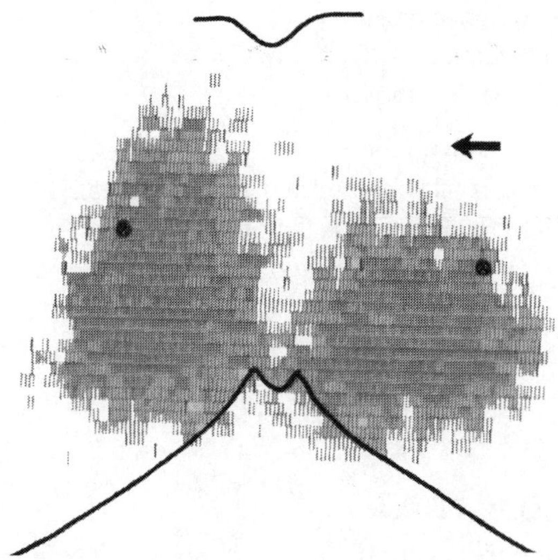

Figura X-54 – Enfisema lobar congênito: mapeamento. Observar a zona não captante (hipovascularizada na metade superior do pulmão E).

4ª etapa O pulmão opaco no ELC

Nem todos os casos de ELC apresentam a clássica hipertransparência no lobo do pulmão afetado: em alguns casos, o lobo afetado pode revelar-se **opaco** à radiografia. O pulmão opaco ocorre geralmente em recém-nascidos (acredita-se que é devido à drenagem de fluidos para o brônquio semiobstruído). Nesses casos, o diagnóstico diferencial deve ser feito com: atelectasia, agenesia pulmonar, empiema, quilotórax, hérnia diafragmática opaca, tumores, malformação adenomatosa cística congênita.

CONDUTA TERAPÊUTICA

A indicação **cirúrgica** é **formal**. A **lobectomia** deve ser feita o mais breve possível. Nos casos mais graves, a cirurgia de urgência deve ser indicada. Nos casos de acometimento bilateral, a cirurgia pode ser feita em 2 tempos ou até mesmo em 1 só tempo.

Apenas em crianças maiores com sintomas mínimos pode-se tomar conduta expectante.

Atenção: qualquer retardo na indicação cirúrgica poderá ser fatal.

4. Edema Pulmonar

Ocorre quando o acúmulo de fluido pulmonar extravascular (alveolar) excede a capacidade do sistema linfático de removê-lo; prejudica a capacidade funcional do pulmão. É um componente frequente nos diversos tipos de falência respiratória.

1ª etapa Conheça as principais causas

1. Aumento da pressão hidrostática: cardiogênico, sobrecarga hídrica.
   Ocorre edema periférico e distensão das veias jugulares.
2. Diminuição da pressão oncótica: hipoalbuminemia.
3. Lesão capilar e extravasamento: pneumonia, inalação de tóxicos, alergia.
4. Pós-alívio da obstrução de vias aéreas pela entubação traqueal.

2ª etapa Conheça o quadro clínico

Edema pulmonar leve – taquipneia, alguns estertores, sibilos, hipoxemia discreta, aumento de peso.
O diagnóstico pode ser difícil.

Casos graves – dispneia (respiração rápida e superficial), tiragem intercostal, cianose e retenção de CO_2; aumento evidente do peso.

3ª etapa Radiografia dos pulmões

Aumento da trama vascular e aspecto de vidro fosco do parênquima pulmonar. Hilos alargados e mal definidos.
Edema dos septos interlobulares que se apresentam como linhas espessas (linhas de Kerley):

a) nos campos pulmonares superiores: linhas retas dirigindo-se diagonalmente para o hilo;
b) nos campos pulmonares inferiores, região mais periférica: linhas horizontais
   (em casos crônicos, crianças maiores).

Tomografia nos casos de dúvida.

4ª etapa Gases sanguíneos

1. Fase inicial – insuficiência hipoxêmica com paO_2 baixa e $paCO_2$ normal.
2. Tardio – elevação da $paCO_2$.

CONDUTA (URGENTE)

1. Corrigir a hipoxemia – oxigênio (máscara, cateter nasal, capuz). Eventualmente PEEP ou CCAP; casos graves.
2. Compensar a insuficiência ventricular esquerda – drogas inotrópicas, vasodilatadoras, diuréticos, elevação do decúbito.
3. Tratar a doença de base.

5. Embolia Pulmonar

1. Presença de um **fator de risco** – cateter venoso central, imobilidade, fibrilação atrial, *shunt* ventri-

culoatrial, fratura, neoplasia, operação, infecção e endocardite bacteriana, desidratação com choque, esquistossomose, anemia falciforme.

2. Manifestações **clínicas** (dependem da intensidade do processo e da consequente obstrução do leito vascular pulmonar) – dispneia, dor torácica, cianose, taquicardia, estertores com ou sem atrito pleural, eventualmente hemoptise.
3. **Radiografia de pulmões** – (a) normais; (b) infiltrado periférico, pequeno derrame pleural ou elevação do diafragma.
4. Desidrogenase láctica – geralmente elevada.
5. Cintilografia pulmonar – distúrbio de perfusão (localizado).
6. Se cintilografia normal ou pO_2 arterial normal – provavelmente não é embolia pulmonar.

TRATAMENTO

1. Oxigênio.
2. Sedação.
3. Anticoagulante – heparina por via IV, gota a gota, contínuo, 15U/kg/h; ajustar a dose de acordo com o TTP (controle diário: manter em 2-3 vezes o normal) ou com TC em tubos, durante 7-10 dias ou até regressão dos sintomas; 1 a 2 dias depois do início da heparinização iniciar dicumarínicos (Marevan, Marcoumar – comprimidos de 3mg): dose inicial 0,1mg/kg; manutenção 0,05mg/kg por 6 semanas e 3 meses; controle do TP.
4. Só para casos de embolia pulmonar maciça ou choque – considerar o uso de trombolíticos (sempre dentro da 1ª semana do início dos sintomas): estreptoquinase ou uroquinase (medicação de difícil manejo, perigosa e que requer controle laboratorial rigoroso).

6. Tumores do Pulmão e Mediastino

Quando suspeitar – criança com sintomas pulmonares que não desaparecem com o tratamento habitual (antibióticos e expectorantes). Solicitar **radiografia de tórax** (frente e perfil).

Investigação em casos suspeitos

1. Radiografia de tórax, frente e perfil.
2. Hemograma.
3. Eletroforese de proteínas, transaminases.
4. PPD.
5. **Tomografia** de tórax e abdome.
6. Ácido úrico e DHL.
7. Mielograma.
8. Biópsia de gânglio (escalemo).

Exames adicionais

1. Ressonância magnética (neuroblastoma).
2. Cintilografia torácica (linfomas).
3. Catecolaminas urinárias (neuroblastoma).

TUMORES DO MEDIASTINO

(Ver conceito de mediastino e sua divisão na página de abertura desta Seção.)

1ª etapa Clínica

Podem ser assintomáticos por longo tempo (descoberta acidental em radiografia de tórax), especialmente os posteriores.

Sintomatologia depende do tamanho, da localização, da velocidade de crescimento e da **compressão** mecânica sobre os órgãos do mediastino.

1. **Sintomas respiratórios** (consequente à compressão de traqueia, brônquios e pulmões) – são os mais importantes.
   a) Tosse seca que pode ser substituída por encatarrada; estridor ou chiado.
   b) Dispneia que pode ser progressiva.
   c) Dados de exame físico: unilateral (broncoscopia para excluir corpo estranho e lesões endotraqueobrônquicas).
   d) Radiografia pode demonstrar áreas de enfisema ou atelectasia.
2. **Sintomas digestivos** (compressão do esôfago) – regurgitação, disfagia.
3. **Sintomas neurológicos** – dor moderada ou intensa; eventualmente soluços, síndrome de Horner.
4. **Sintomas vasculares** – "síndrome de cava superior" (dilatação das veias da cabeça associada com cefaleia e zumbido).
5. **Miscelânea** – febre (doença de Hodgkin, infecções secundárias da árvore respiratória); eventualmente perda de peso, anorexia, astenia.
6. **Exame físico** – frequentemente normal; podem ocorrer submacicez, roncos, sibilos e estertores, adeno-hepatoesplenomegalia.

2ª etapa Diagnóstico diferencial de acordo com a localização

Mediastino superior – (1) higroma cístico; (2) tumores vasculares; (3) tumores neurogênicos; (4) tumores tímicos; (5) teratoma; (6) hemangioma; (7) abscesso mediastinal; (8) aneurisma aórtico; (9) tireoide intratorácica; (10) lesões esofágicas.

Mediastino anterior – (1) **hipertrofia do timo**; (2) **timoma**; (3) cisto tímico; (4) **teratoma**; (5) tumores vasculares; (6) **linfoma**; (7) tireoide intratorácica; (8) cisto pleuropericárdico; (9) linfoadenopatia.

Mediastino médio – (1) **linfomas**; (2) granulogramas; (3) gânglios linfáticos hipertróficos; (4) cisto (duplicação gastrintestinal); (5) metástases; (6) cisto pericárdico; (7) aneurisma da aorta; (8) anomalias dos grandes vasos; (9) sarcoidose.

Mediastino posterior – (1) **tumores neurogênicos**: neuroblastoma, ganglioneuroma, ganglioneuroblastoma; (2) cistos (duplicações gastrintestinais); (3) meningocele torácica; (4) aneurisma aórtico.

Observação – na criança, um **timo** aumentado é a principal causa de tumoração mediastinal. Características à radiografia: alargamento assimétrico da sombra mediastinal (imagem "em vela"); anteroposterior: contorno ondulado; perfil: retroesternal; sem relação com os elementos anatômicos do pulmão e da pleura.

7. Cistos Congênitos do Pulmão

O que é – cavidade primitiva com comunicação ampla ou estreita com a árvore bronquial ou independentes de brônquios.

Localização – mais frequentes no lobo inferior e à direita, usualmente único.

Clínica

1. Assintomáticos (descoberta por radiografia de tórax feita por outros motivos).
2. Pré-escolares: infecções pulmonares de repetição, tosse crônica, fadiga.
3. Dificuldade respiratória, nos cistos hipertensivos.
4. Sintomas de obstrução respiratória dramática no lactente (cistos da carina).

Estudo radiológico – tumor arredondado ou oval, solitário, limitado por membrana fina e irregular, sem sinais de reação inflamatória circunvizinha, mas frequentemente acompanhado de pneumonia, atelectasia ou enfisema. Pode apresentar-se com parede espessada e nível líquido (Fig. X-55).

Conduta – remoção cirúrgica.

Justificativa:

1. Confirmação diagnóstica.
2. Infecção secundária.
3. Distúrbios respiratórios: seu crescimento pode comprometer estruturas vitais vizinhas.

O problema do **diagnóstico diferencial entre pneumatocele** e **cisto congênito** (achado radiológico) – uma boa atitude é manter em observação durante 6 a 12 meses.

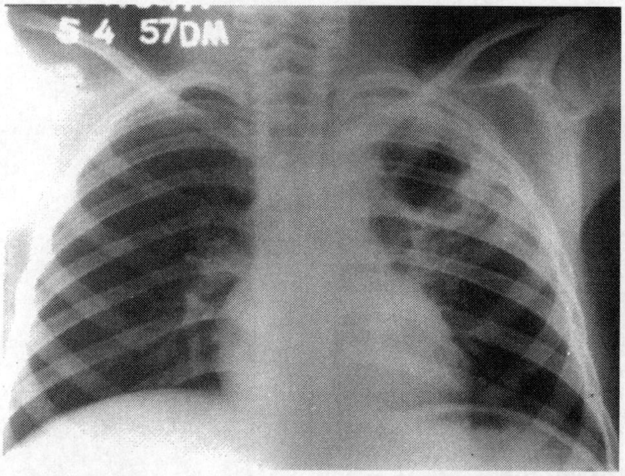

Figura X-55 – Cisto pulmonar (lobo superior E).

AS DOENÇAS DA PLEURA (PLEURIS E EMPIEMA)

CONHECIMENTOS BÁSICOS

Transudato = excesso de líquido de origem mecânica (alteração do equilíbrio das pressões hidrostáticas e oncóticas) sem inflamação pleural. Exemplo: insuficiência cardíaca congestiva.

Exsudato = líquido resultante de processo inflamatório que afeta as superfícies pleurais.

Efusões pleurais líquidas e claras podem representar exsudatos não infecciosos (embora não exclua uma infecção), os quais precisam ser distinguidos dos transudatos.

Transudato *vs.* Exsudato

Transudato

1. Proteína < 3g/100mL.
2. DHL < 200UI.
3. Proteína pleural/proteína plasmática (em g/100mL) < 0,5.
4. DHL pleural/DHL plasmático (em UI) < 0,6.

Exsudato

1. Proteína ≥ 3g/100mL.
2. DHL ≥ 2.000UI.
3. Proteína pleural/proteína plasmática (em g/100mL) ≥ 0,5.
4. DHL pleural/DHL plasmático (em UI) ≥ 0,6.
5. Solicitar bacterioscópico (Gram).

Os exsudatos pleurais infecciosos podem ser: (1) **empiema** com líquido purulento e (2) **não empiema**. Dependendo da evolução dos derrames pleurais, estes podem ser **efusões não encistadas e exsudatos encistados**.

PLEURIS SECO

É a inflamação da pleura sem provocar derrame; é causada por pneumonia viral, ocasionalmente por pneumonia pneumocócica, IVAS, tuberculose, febre reumática, LES, doenças inflamatórias da parede torácica e do abdome.

Sintoma principal – **dor torácica** que se exacerba com tosse e respiração profunda; melhora quando se deita sobre o lado afetado. A dor pode ser também referida ao abdome, ao ombro ou ao braço.

Radiologia – espessamento da pleura, especialmente nas áreas interlobares.

Tratamento da doença de base.

PLEURIS SEROFIBRINOSO

Em geral, é reação a uma doença pulmonar (especialmente pneumocócica e **tuberculose**) ou doença inflamatória no abdome; pode ser manifestação de colagenose; ocasionalmente, é reação a neoplasias intratorácicas (que frequentemente causam hemotórax).

A dor torácica diminui quando um pleuris seco evolui para serofibrinoso.

Pequenos derrames são assintomáticos; grandes derrames provocam tosse, dispneia, ortopneia.

Diminuição do frêmito toracovocal, submacicez ou macicez, diminuição do murmúrio vesicular.

Radiologia (em pé e deitado)

1. Densidade mais ou menos homogênea que apaga a imagem do pulmão subjacente.
2. Derrames **pequenos**: desaparece a imagem do seio costofrênico e sulco cardiofrênico; espessamento dos septos interlobares. Os derrames pequenos podem ser visualizados à radiologia no decúbito lateral, com a criança deitada sobre o lado afetado.
3. Derrames **grandes**: desvio do coração (mediastino) para o lado oposto; alargamento dos espaços intercostais.

Punção torácica – para distinguir entre exsudato (líquido amarelo-claro) e transudato (hidrotórax), e entre derrame serofibrinoso e empiema.

Tratamento da doença de base. Se houver derrame extenso: punção evacuadora, eventualmente repetida. Nos casos em que o derrame se refaz diversas vezes, pesquisar neoplasia, abscesso subfrênico e quilotórax.

HIDROTÓRAX

(transudato, pleuris não inflamatório)

Fluido – densidade 1.015; proteína 0,3g/100mL.

Principais causas – insuficiência cardíaca congestiva, nefrose, kwashiorkor. Em geral associado com edema e ascite.

Pode ser uni ou bilateral, sendo o lado direito o mais envolvido.

Sintomatologia depende da causa básica; exame físico é semelhante ao derrame serofibrinoso.

Tratamento da causa básica; eventualmente punção (se estiver causando dispneia).

HEMOTÓRAX (derrame sanguinolento)

Não é frequente – traumatismo, neoplasia, doença hemorrágica.

Sintomatologia – da doença primária e da perda de sangue; exame físico semelhante ao do empiema.

Tratamento – o da causa. Hemotórax maciço: esvaziamento; transfusão, se necessário; hemotórax traumático: drenar sempre.

QUILOTÓRAX (derrame gorduroso)

Drenagem do quilotórax do ducto torácico para o espaço pleural.

Raro – traumatismo do tórax, cirurgia cardíaca, linfangioma do mediastino; quilotórax congênito do RN.

Sintomatologia semelhante à do pleuris fibrinoso; desnutrição.

Toracocentese – fluido leitoso opalescente.

Tratamento – aspirações repetidas e manutenção do estado nutricional. Indicada nutrição parenteral ou dieta elementar com triglicérides de cadeia média, os quais diminuem a produção de linfa, permitindo o fechamento da fístula linfática.

EMPIEMA (derrame purulento)

O que é – acúmulo de pus na cavidade pleural decorrente do processo inflamatório das pleuras. A inflamação, sediada na vizinhança, atinge a pleura por um dos seguintes mecanismos: a) por contiguidade, através dos linfáticos; b) por contaminação direta; c) por via hematogênica, na sepse. Na criança, na maioria das vezes, é complicação do processo inflamatório do parênquima pulmonar (pneumonia bacteriana). Predomina nas crianças menores de 2 anos e no sexo masculino.

Etiologia – a) no primeiro semestre de vida, o *Staphyococcus aureus* é o agente mais comum; b) nos demais lactentes predominam o *Haemophilus influenzae* e o *Streptococcus pneumoniae*; c) em crianças maiores o agente mais comum é o *Streptococcus pneumoniae*. Com frequência, a cultura é estéril, possivelmente pelo uso prévio de antibióticos.

Conduta diagnóstica do empiema

1ª etapa Quando suspeitar

Agravamento súbito ou evolução arrastada de pneumopatia, com estado toxêmico (febre, abatimento, anorexia).

Submacicez e diminuição do murmúrio vesicular.

2ª etapa Quadro clínico

O empiema pleural é de diagnóstico relativamente fácil na criança.

1. **Antecedentes** – frequentemente infecção respiratória aguda (pneumonia) de evolução arrastada pela ação insuficiente de medicamentos antibacterianos.
2. **Febre** – sinais de alarme: persistência da febre por tempo mais longo do que o habitual na broncopneumonia, tipo supurativo, ou retorno da febre, após um intervalo apirético. Alguns casos podem evoluir com temperatura pouco elevada ou mesmo sem febre.
3. **Dispneia** – sinal importante e precoce, intensidade variável, sendo mais acentuada na concomitância de processo parenquimatoso e empiema pleural. Quando se instala piopneumotórax, a dispneia é intensa.
4. **Estado geral** – prostração, astenia e anorexia, grau variável de toxemia.
5. **Sinais físicos** – o hemitórax atingido apresenta excursões respiratórias menos amplas. Os espaços intercostais estão abaulados, no início, devido ao derrame e, em fases mais avançadas, diminuídos pela aproximação dos arcos costais decorrente da contração muscular.

A escoliose é variável e voltada para o lado sadio.

Macicez ou **submacicez** e **diminuição** ou **abolição do murmúrio vesicular** são sinais importantes.

3ª etapa Quadro radiológico

As imagens radiológicas dependem da quantidade de exsudato e da espessura ou infiltração do tecido conjuntivo subpleural:

1. Derrames **pequenos** – o líquido pleural acumula-se no seio costofrênico.
2. Com o **aumento** progressivo, o líquido coloca-se entre o pulmão e a parede lateral do tórax sob forma triangular de base diafragmática (ver Fig. X-17).
3. Sendo **grande** o volume do exsudato, a opacidade alarga-se progressivamente, atingindo todo o hemitórax; coração e mediastino são deslocados para o lado oposto; e espaços intercostais homolaterais tornam-se mais largos (ver Fig. X-22).

O **piopneumotórax** apresenta a opacidade do derrame abaixo de uma zona transparente constituída pelo pneumotórax; o limite entre as duas imagens é constituído por uma linha horizontal ou nível líquido. A situação do líquido altera-se com a posição da criança.

O piopneumotórax pode ser generalizado ou localizado, podendo este último ser simples ou múltiplo (Figs. X-19, X-20 e X-56).

No piopneumotórax **hipertensivo** (por mecanismo valvular), o mediastino está desviado exageradamente, o que se expressa por quadro clínico mais acentuado, exigindo drenagem precoce (Fig. X-57).

Ultrassonografia identifica derrames pequenos, diferencia espessamento pleural de derrame septado e define a dúvida de coleção líquida intra ou extrapulmonar.

Tomografia – nas coleções perto do mediastino.

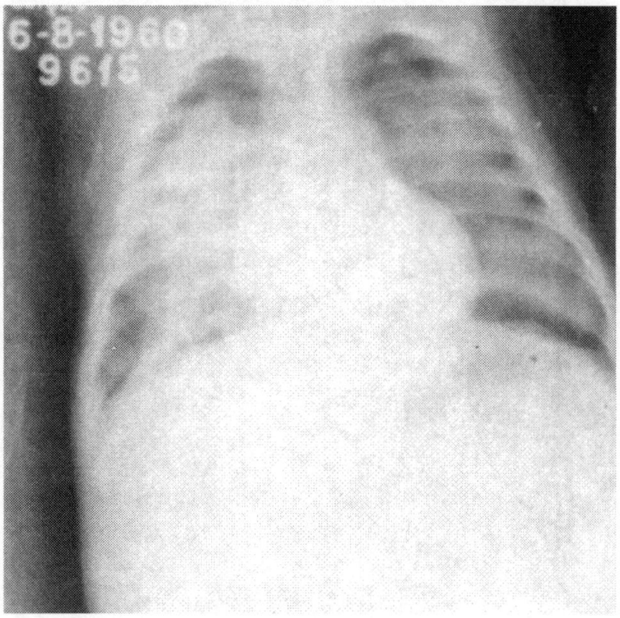

Figura X-56 – Piopneumotórax bilateral.

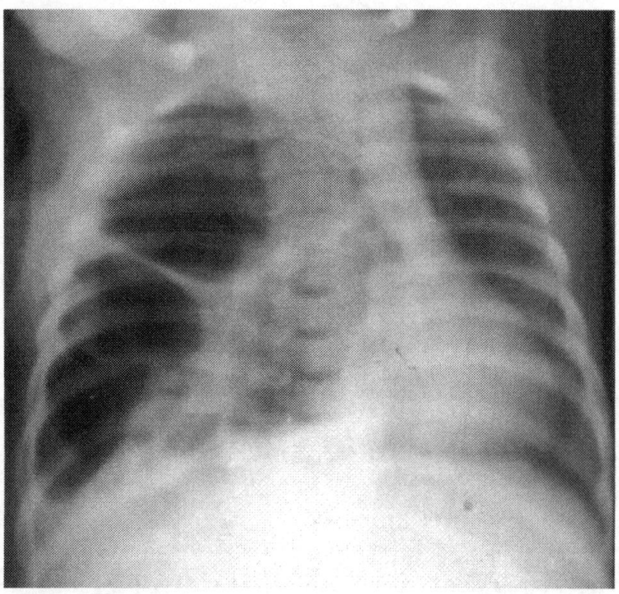

Figura X-57 – Piopneumotórax hipertensivo. Aderências pleurais à D.

4ª etapa Punção pleural

1. **Indispensável** para o diagnóstico completo, incluindo o etiológico.
2. **Técnica** – deve ser realizada com cuidado, obedecendo-se os rigores da assepsia; a criança deve ser mantida sentada com os braços para cima e bem imobilizada.

   Evitar penetração de ar e perfuração ou laceração do parênquima pulmonar; isso se consegue mantendo a seringa com o êmbolo tracionado (aspirando) e introduzindo somente até vir líquido.
3. **Local da punção**
   a) No empiema pleural, 5º ou 6º espaço intercostal, na linha axilar média, com a agulha rasando a borda superior da costela inferior, para evitar lesão de vasos ou nervos intercostais.
   b) No empiema pleural **localizado**, os exames físico e radiológico orientarão o nível e a direção de penetração da agulha; essa orientação também pode ser confirmada pela ultrassonografia.
4. **Bacterioscopia** – no lactente, bactérias gram-negativas sugerem *H. influenzae*, e gram-positivas, *Staphylococcus aureus*.
5. **Cultura e antibiograma**.

Conduta terapêutica no empiema

▶ **Princípios**

1. Evacuação precoce do exsudato pleural para restauração da função ventilatória pulmonar.
2. Controle da infecção: antibióticos apropriados.
3. A duração da terapêutica antibiótica varia com a evolução clínica, de 2 a 4 semanas, suspendendo-se o antibiótico mesmo na presença de sequelas do empiema, tais como o espessamento pleural e a cavidade residual, desde que não haja outros sinais de infecção (febre, toxemia).
4. No caso de tratamento precoce (efusão estéril), basta antibioticoterapia + punções pleurais.
5. **Indicação de drenagem cirúrgica**: a) evolução rapidamente progressiva; b) dificuldade respiratória; c) líquido francamente purulento; líquido pleural com pH < 7,1, DHL > 1.000UI/litro, glicose < 40mg/100mL; bacterioscópico e/ou cultura positiva.
6. **Drenagem cirúrgica** do tipo fechado, com dreno calibroso. No empiema agudo **não septado**, o dreno é colocado no 5º ou 6º espaço intercostal, na linha axilar média, evitando-se localizações posteriores (que em decúbito dorsal dificultam a drenagem) e as inferiores (que facilitam a obstrução do dreno pelo diafragma).

No empiema **septado**, sob orientação do exame físico e radiológico, o dreno é introduzido na cavidade pleural.

A drenagem é por sifonagem (não deixar o dreno fazer curva quase tocando o solo), e em selo d'água (o dreno não deve mergulhar na água mais que 1cm), podendo ser utilizada a aspiração em caso de pus muito espesso.

Eventualmente, após 7 a 10 dias de drenagem fechada, pode-se transformá-la em aberta, o que permite a mobilização do paciente.

▶ **Antibioticoterapia** (Quadro X-13)

▶ **Seguimento**

Após a retirada do dreno pleural, o que ocorre habitualmente após 7 a 10 dias, acompanhar por exame físico e radiológico.

Ressalte-se a grande capacidade da criança de resolver o espessamento pleural do empiema: a observação de semanas ou meses comprova a cura.

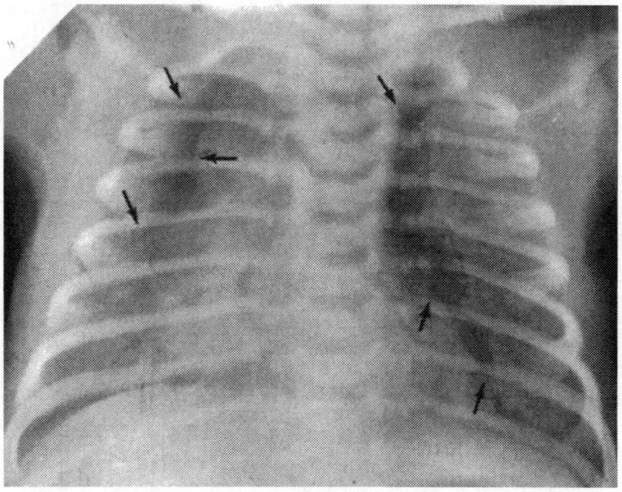

Figura X-58 – Pneumomediastino.

PNEUMOTÓRAX

Consequente à punção inadvertida do pulmão, traumatismo torácico, asma, bronquiolite, tuberculose, pneumonia estafilocócica, passagem de cateteres venosos em lactentes; pode ser espontâneo no recém-nascido.

Colapso cardiorrespiratório; dor súbita e dispneia; pode ser assintomático ou confundir-se com a doença pulmonar obstrutiva básica.

Ver capítulo Broncopneumopatias (Fig. X-18).

Tratamento do pneumotórax

Pneumotórax pequeno (menos de 20% do hemitórax) não requer tratamento. Pneumotórax hipertensivo: drenagem. Ver capítulo Derrame Pleural.

Piopneumotórax – ver Pneumopatias Estafilocócicas (Figs. X-19, X-20, X-56 e X-57).

Pneumomediastino

Exame radiológico – linha hipertransparente (preta) seguindo o contorno do mediastino. Raramente requer drenagem (Fig. X-58).

Pneumopericárdio

Exame radiológico – linha hipertransparente ao longo da borda cardíaca do diafragma. Tratamento de urgência (ver Seção Procedimentos no livro *Pediatria: Urgências + Emergências*, J. Murahovschi).

Enfisema intersticial pulmonar

Exame radiológico – coleção de pequenas hipertransparências lineares ou arredondadas que tendem a ser mais amplas na periferia pulmonar.

SEQUESTRO PULMONAR

O que é – o tecido pulmonar não está conectado a um brônquio e por isso não participa da troca gasosa.

Macicez e diminuição do murmúrio vesicular; sopro nas costas.

Investigação: radiografia de tórax e ultrassonografia.

Se necessário: tomografia/ressonância magnética.

Conduta: ressecção cirúrgica.

Quadro X-13 – ANTIBIOTICOTERAPIA NOS EMPIEMAS.

EMPIEMA	Agentes etiológicos principais	1ª escolha	Alternativas	Duração
No lactente	Gram +: estafilococos	Oxacilina	Cefalosporinas	3-4 semanas
	e Gram – : *H. influenzae*	Ceftriaxona	Ceftriaxona	2 semanas
Na criança maior	Pneumococos	Penicilina cristalina	Cefalosporinas	2 semanas
	Estafilococos	Oxacilina		2-4 semanas
Outros	*E. coli* e *Klebsiella*	Ceftriaxona	Cefazolina + Amicacina	2 semanas ou 6 a 12 semanas
Agentes	Anaeróbios	Penicilina e/ou cloranfenicol	Clindamicina	

Casos gravíssimos: ceftriaxona + vancomicina.
Pneumonia aspirativa: ceftriaxona + clindamicina.
Infecção intra-UTI: vancomicina + imipenem (*ou* meropenem).

SEÇÃO XI

Os Problemas da Parede Abdominal e do Tubo Digestório

colaboradores clínicos **Ana Cristina Miranda. Marcelo Ruiz. José Fernandes de Carvalho Filho. Eraldo S. Fiore. Flavio Steinwurz** (doença inflamatória intestinal)

colaboradores – cirurgia pediátrica **José Roberto de Souza Baratella** (coordenador, colaborador). **José Osório Lira** (parede abdominal). **Samuel Haberkorn** (megacólon). **Sérgio Schettini. Flávio Saad. João Giberto Maksoud. André Ivan Bradley dos Santos Dias** *(ascaridíase)*. **Gislane M. Carmo** *(hemorragia digestiva)*. **Roseli Pardini. Fábio Doria do Amaral. Roberto A. Mastroti.**

radiologia/imagens **Henrique Lederman. Giovani Capelano. Uenis Tannuri** (pré e pós-operatório).

MUCOSA INTESTINAL: VILOSIDADES

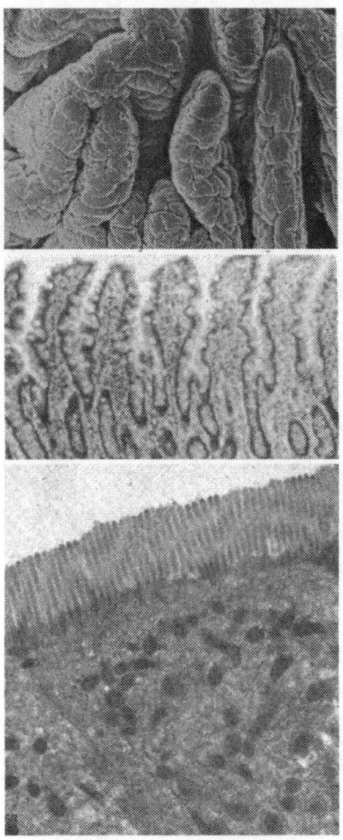

Jejuno (microscopia eletrônica)
MV = microvilosidades

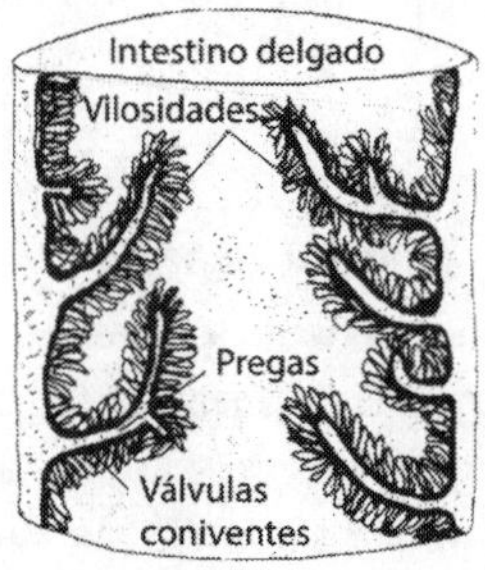

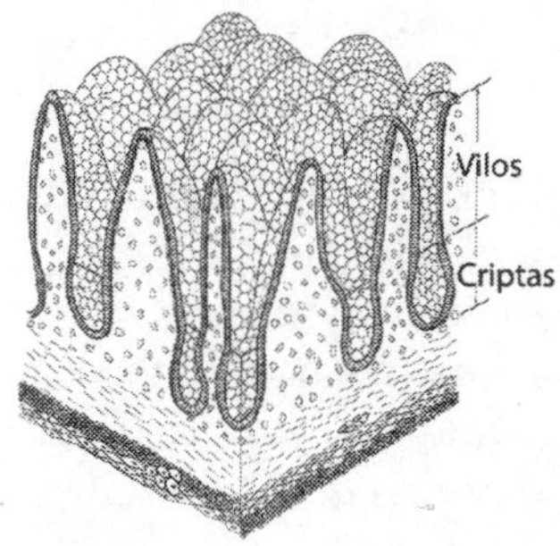

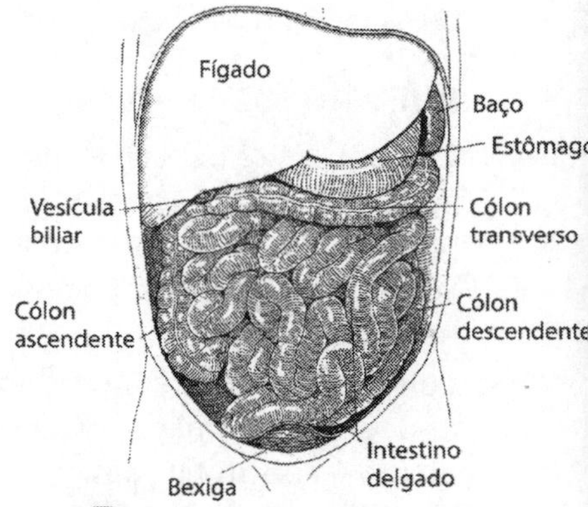

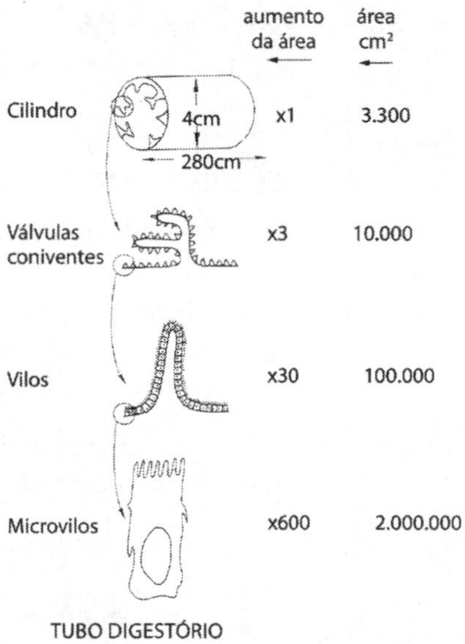

TUBO DIGESTÓRIO

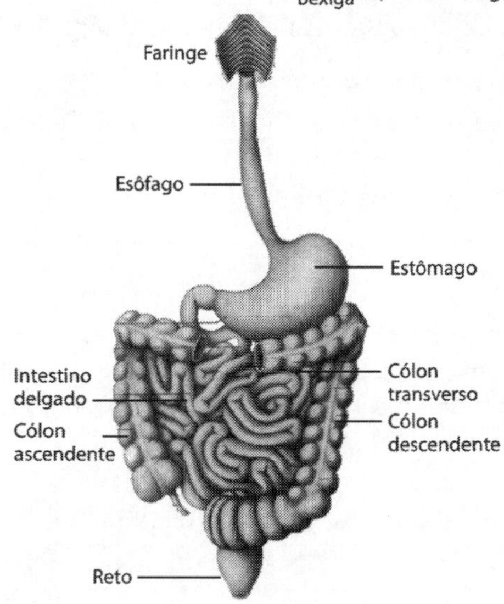

HOMENAGEM

Dra. Dorina Barbieri, pioneira da Gastroenterologia pediátrica.

RECONHECIMENTO

Dr. Plínio Campos Nogueira, participação importante na Cirurgia Pediátrica na Clínica Infantil do Ipiranga. **Dr. José Roberto de Souza Baratella**, que elaborou e deu o tom didático aos temas de Cirurgia Pediátrica. **Dr. José Pinus**, que ajudou a elevar a cirurgia pediátrica brasileira a seus mais altos patamares

Livros recomendados Gastroenterologia e Hepatologia na Prática Pediátrica, SPSP – Morais (Atheneu) ; Gastroenterologia e Nutrição em Pediatria – Carvalho, Rodrigues Silva, Ferreira (Manole); Gastroenterologia e Hepatologia Pediátrica – Hessel, Ribeiro (Sarvier); Gastroenterologia e Hepatologia – Porta (Manole); Gastroenterologia Pediátrica – Manual de Conduta, SPSP – Sdepanian (Manole)

1. Patologia Cirúrgica da Parede Abdominal

SUPRAUMBILICAL

DIÁSTASE DE RETOS

O que é – afastamento lateral dos músculos retos do abdome que condiciona um abaulamento longitudinal, aos esforços, visível na linha média, no hemiabdome superior.

Conduta – conservadora, já que com o tempo os músculos retos se aproximam e ocluem o defeito.

HÉRNIA EPIGÁSTRICA

O que é – pequena herniação de tecido gorduroso pré-peritoneal através da linha alba e que aparece em qualquer ponto, desde o umbigo até o apêndice xifoide, como um nódulo irredutível. Pode ser dolorosa.

Conduta – cirúrgica.

GRANULOMA UMBILICAL

O que é – pequena tumoração avermelhada, úmida e que pode sangrar ao toque; aparece, após a queda do coto umbilical, no fundo da cicatriz umbilical.

Conduta – cauterização com nitrato de prata (bastão gel ou solução a 2%), 3 vezes ao dia. Reavaliar após 15 dias e, se não houver melhora, atentar para o diagnóstico de *sinus* ou pólipo umbilical.

ONFALITE

O que é – infecção da região umbilical do RN que pode ser localizada (abscesso) ou difusa. Através dos vasos umbilicais pode disseminar-se e atingir a veia porta, na qual provoca trombose que levará a um futuro quadro de hipertensão portal.

Conduta – drenagem dos abscessos, antibioticoterapia.

UMBIGO CUTÂNEO

O que é – exagero (excesso) do processo normal de epitelização do cordão.

Reconhecimento – dobra de pele sem anel herniário nem abaulamento aos esforços.

Conduta – cirúrgica, apenas se necessário por motivos estéticos.

HÉRNIA UMBILICAL (Fig. XI-1)

O que é – resultado da não fusão das aponeuroses dos músculos retos abdominais. Tendência à resolução espontânea; ocorrência de estrangulamento é muito rara.

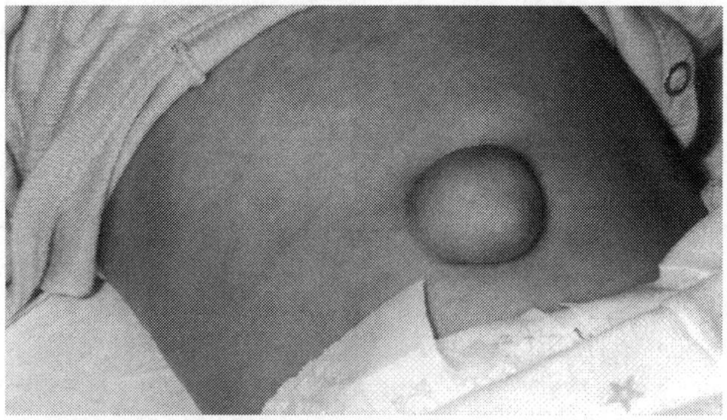

Figura XI-1 – Hérnia umbilical.

É patologia frequente do RN, predominando em meninas e na raça negra.

- abaulamento umbilical durante esforços e choro;
- palpação; o conteúdo da hérnia é de alças intestinais.

Conduta – aguardar até os 2 anos de idade, quando o anel herniário for menor que 3cm ou aderente, pois existe tendência à regressão espontânea. Quando o anel for maior que 3cm e a hérnia não esteja diminuindo, a probabilidade de fechar torna-se menor, havendo assim indicação cirúrgica.

Advertência: o uso de esparadrapo, faixas elásticas e moeda não tem indicação porque não corrige a hérnia e ainda deixa a pele macerada e com dermatite.

PATOLOGIA DERIVADA DO DUCTO ONFALOMESENTÉRICO (DOM)

Persistência total

Caracterizada pela presença de uma comunicação entre o íleo terminal e a região umbilical. Classicamente se manifesta por **eliminação de fezes** a esse nível. Alguns casos podem apresentar invaginação ileal exteriorizando-se pelo anel umbilical. Casos duvidosos podem requerer fistulografia, a qual demonstrará a presença de contraste dentro das alças intestinais, confirmando a comunicação com o íleo.

Conduta cirúrgica – exérese do ducto onfalomesentérico com ressecção em cunha de sua extremidade e ráfia com fio inabsorvível. Outra opção é ressecar o segmento e fazer anastomose terminoterminal.

Persistência parcial

1. Proximal (entérica) – divertículo de Meckel (no íleo terminal). Complicações: a) **enterorragia** (devido à ulceração péptica ileal consequente à secreção ácida da mucosa gástrica ectópica que frequentemente reveste o divertículo). Caracteriza-se por perda sanguínea moderada a intensa em pacientes sem outras manifestações clínicas. Geralmente aparece no lactente e no pré-escolar; b) **obstrução intestinal** como cabeça de invaginação ou por volvo do intestino médio, quando se fixa por meio de cordão fibroso à face interna da região umbilical; ocorre predominantemente em pré-escolares e escolares; c) **diverticulite** com ou sem perfuração, apresentando quadro de abdome agudo inflamatório com peritonite generalizada. Atinge também pré-escolares e escolares.

Nota: o divertículo de Meckel pode ser diagnosticado no pré-operatório pelo mapeamento com tecnécio-99.

Conduta cirúrgica – ressecção em cunha.

2. Intermediária – é o cisto vitelino: quando grande, entra no diagnóstico diferencial dos tumores abdominais; outras vezes pode ser sede de abscessos ou causa de obstrução intestinal.

3. Distal – a) ***sinus* umbilical**: pequeno trajeto fistuloso que secreta material mucoide, já que é revestido por mucosa entérica; b) **pólipo umbilical**: nódulo vinhoso, secretante, constituído de mucosa intestinal e resistente à cauterização com nitrato de prata (ao contrário do granuloma).

Tratamento – cirúrgico em ambos os casos.

PATOLOGIA DERIVADA DO ÚRACO (Fig. XI-2)

Diagnóstico – saída de urina pelo umbigo. Ultrassonografia de vias urinárias pode detectar malformação alta, cisto ou trajeto fistuloso.

Conduta – antes de indicar a cirurgia para fechar a persistência, é importante investigar se o paciente tem uma obstrução baixa, como, por exemplo, válvula de uretra posterior, realizando previamente uretrocistografia miccional.

Se confirmar o diagnóstico, tratar primeiro a válvula.

1. **Distal**: pequena fístula de fundo cego ao nível da cicatriz umbilical, secretante.
2. **Intermediária**: constitui cisto, por vezes de grandes dimensões, do abdome inferior, na linha média entre o umbigo e a sínfise púbica.
   Pode-se infectar (fica doloroso).
3. **Proximal**: aparece, com certa frequência, um divertículo em ampla comunicação com a bexiga, assintomático.

Conduta – com exceção desta última eventualidade que não requer tratamento, as demais necessitam de ressecção extraperitoneal do úraco, fístula ou cisto.

ONFALOCELE

Caracteriza-se pela persistência da região umbilical em seu estágio embrionário, ou seja, intestino médio fora do celoma intraembrionário (cavidade peritoneal), revestido pela membrana amniótica (celoma extraembrionário). Constitui doença de fácil diagnóstico no berçário: tumoração constituída por fina membrana transparente através da qual se veem as alças intestinais (e nas grandes onfaloceles, inclusive o fígado), apresentando no seu ápice o cordão umbilical. Essa frágil membrana rompe-se com muita facilidade, dando origem à evisceração e à peritonite quase sempre fatais (Fig. XI-3).

A onfalocele está sempre associada a vício de rotação intestinal e frequentemente a outras malformações congênitas (cardíacas, diafragmáticas etc.).

Tratamento

1. Nas **pequenas onfaloceles** (até 4cm de diâmetro) está indicada a correção cirúrgica primária com ressecção do saco amniótico e reconstrução da parede abdominal plano por plano, após redução das alças intestinais à cavidade peritoneal, sem tensão.
2. Quando o defeito da parede abdominal é **maior que 4cm**, o tratamento cirúrgico é feito com o uso de prótese de silicone em forma de silo envolvendo as alças intestinais. O tratamento conservador com solução esclerosante (Povidine tópica) está reservado

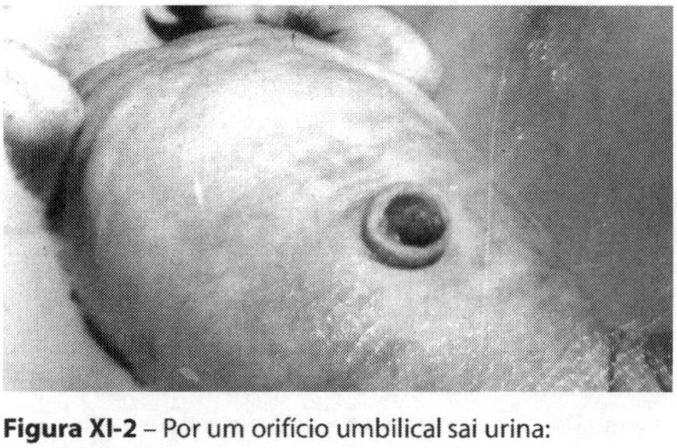

Figura XI-2 – Por um orifício umbilical sai urina: persistência de úraco.

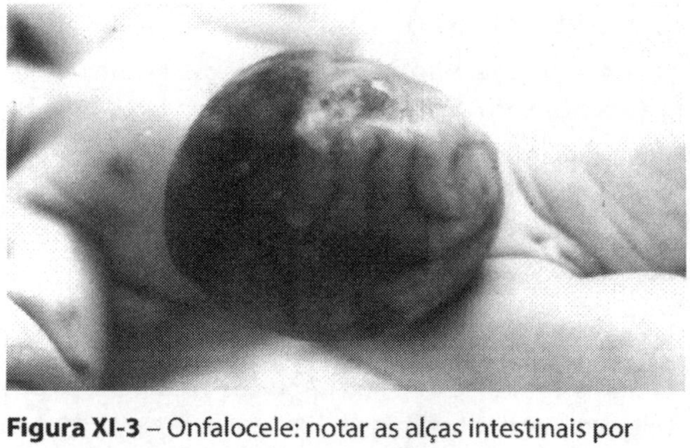

Figura XI-3 – Onfalocele: notar as alças intestinais por transparência da membrana amniótica.

para os casos de onfalocele gigante com malformações associadas que comprometem o estado geral do RN.

É importante cuidar dessas crianças com o auxílio da nutrição parenteral, retaguarda de UTI ou serviço de cirurgia neonatal.

GASTROSQUISE

Anomalia semelhante à onfalocele da qual se diferencia por: (1) não apresenta saco amniótico, o que leva a uma exposição das alças intestinais ao líquido amniótico e consequente acentuado processo inflamatório; (2) presença de cordão umbilical na borda lateral esquerda do defeito; (3) o fígado não se exterioriza; (4) não há malformações de outros órgãos (Quadro XI-1).

Conduta – após o nascimento, o RN é levado para a incubadora; passa-se sonda orogástrica de número 8-10, coloca-se o RN em decúbito lateral direito e as alças são envolvidas em um saco plástico. O procedimento cirúrgico deve ser realizado precocemente.

O RN é mantido com a sonda orogástrica e nutrição parenteral por 30 a 50 dias, até desaparecer o íleo pós-operatório.

FISSURA VESICOINTESTINAL

Anomalia de região umbilical e parede abdominal inferior caracterizada por:

1. onfalocele;
2. bexiga bipartida, no meio da qual desemboca o íleo;
3. segmento distal do intestino terminando em anomalia anorretal;
4. anomalia genital;
5. hérnia inguinal bilateral;
6. criptorquidia bilateral.

Quadro XI-1 – DIFERENCIAÇÃO ENTRE ONFALOCELE E GASTROSQUISE.

Onfalocele	Gastrosquise
É recoberta por membrana amnioperitoneal	Não recoberta por uma membrana
Alças intestinais, estômago e parte do fígado estão presentes	É raro o fígado estar presente Alças edemaciadas e espessadas pelo líquido amniótico
Cordão umbilical* no ápice da onfalocele	Cordão umbilical na borda lateral esquerda do defeito
A cavidade abdominal é pequena	Cavidade abdominal maior
Malformações associadas em 50%: cardíacas, diafragmáticas	Malformações associadas raras, com exceção das atresias intestinais

* Cordão umbilical, nova nomenclatura funículo umbilical.

Conduta – **fissura vesicointestinal** (extrofia de cloaca): exige planejamento cirúrgico complexo; a mortalidade é elevada.

2. Diagnóstico por Imagens nos Problemas Abdominais

ENDOSCOPIA DIGESTIVA ALTA

Detecção de **anormalidades** em:

1. **Esôfago**: a) esofagite (de refluxo; cáustica); b) estreitamento; c) varizes; d) hérnia de hiato.
2. **Estômago**: a) gastrite (péptica, cáustica, por drogas, eosinofílica, hipertrófica); b) varizes; c) úlcera.
3. **Duodeno**: duodenite; úlcera, membranas.
4. **Jejuno**: biópsia para diagnóstico de doença celíaca.

Indicar em: a) dor abdominal recorrente do tipo dispepsia (desconforto/dor no epigástrio); b) vômitos persistentes associados com sangramento ou perda de peso; c) sangramento digestivo alto (diagnóstico, localização, previsão de ressangramento); d) disfagia; e) ingestão de cáustico.

Indicação **terapêutica**: a) dilatação de estenose esofágica; b) esclerose de varizes esofágicas; c) coagulação de lesões sangrantes no estômago e duodeno; d) ablação de membranas duodenais; e) polipectomia; f) remoção de corpos estranhos (até a cárdia).

A endoscopia é feita sob analgesia por via IV.

RETOSSIGMOIDOSCOPIA/COLONOSCOPIA

Colopatias inflamatórias; pólipos (polipectomia).

Colonoscopia exige anestesia geral; a retossigmoidoscopia não.

Indicações: sangramento retal, diarreia crônica com dor abdominal e perda de peso.

Contraindicação: perfuração intestinal, peritonite aguda.

ESTUDO RADIOLÓGICO CONTRASTADO

Ver quadro XI-2.

RESSONÂNCIA MAGNÉTICA

1. O método mais recente; não usa radiação ionizante.
2. Eficaz para visualizar estruturas pélvicas, rins e estruturas vizinhas.

ULTRASSONOGRAFIA

Ver quadro XI-3.

1. Indolor, não invasiva, não contém radiações ionizantes, podendo ser repetida a intervalos curtos, razoavelmente econômica.

Quadro XI-2 – ESTUDO RADIOLÓGICO CONTRASTADO.

Exame	Órgãos visualizados	Condições diagnosticáveis
Esofagograma	Hipofaringe Esôfago	Deglutição anormal Fístula traqueoesofágica Varizes, anéis vasculares Hérnia hiatal, estenose
EED (esôfago--estômago--duodeno)	Hipofaringe Esôfago Estômago Duodeno	Refluxo gastroesofágico Úlcera péptica Estenose pilórica Obstrução duodenal Enterite regional Tumores extrínsecos
Trânsito intestinal	Jejuno Íleo	Enterite regional Tumores císticos, sólidos, duplicações
Enteróclise = enema do intestino delgado*	Jejuno Íleo	Enterite inflamatória Tumores císticos
Enema opaco	Íleo terminal Cólon	Invaginação Má rotação Obstrução Megacólon
Enema de duplo contraste (bário-ar)	Cólon	Colite inflamatória Pólipo Sangramento retal
Urografia excretora	Rim, vias urinárias	Alterações anatômicas
Uretrocistografia miccional	Vias urinárias	Refluxo vesicoureteral

* Enteróclise = passar um cateter no jejuno proximal e injetar bário seguido por metilcelulose, produzindo um duplo contraste; indicação: doença intestinal inflamatória ou neoplásica.

2. Extremamente útil no diagnóstico das afecções abdominais: determina dimensões das estruturas, suas relações anatômicas e características internas (cística, sólida ou complexa), mas não define sua natureza anatomopatológica.

CINTILOGRAFIA

Ver quadro XI-4.

1. Administração de radiofármacos por via IV e subsequente detecção por câmaras de cintilação acopladas em computadores.
2. Método não invasivo, rápido, execução simples, baixa dose de irradiação.
3. Permite análise morfológica e funcional (a tomografia e a ultrassonografia só fornecem informações morfológicas).

Quadro XI-3 – ULTRASSONOGRAFIA.

Sistema	Dados clínicos	Problemas diagnosticáveis
Gastrintestinal	Tumoração abdominal Icterícia Dor no hipocôndrio D Hepato-esplenomegalia (complementa a cintilografia)	Duplicações do intestino Cistos mesentéricos Cálculos vesiculares Cistos do colédoco Pancreatite Pseudocisto do pâncreas Tumorações intra-hepáticas e intraesplênicas Apendicite aguda
Geniturinário	Crescimento deficiente Uremia Aumento renal Tumoração abdominal	Hidronefrose Hidroureter Ureterocele Tumor renal Tumor intravesical Tumor anexial

TOMOGRAFIA ABDOMINAL

1. Indicação limitada: limitações técnicas, dispendiosa.
2. Indicações: estadiamento de neoplasias malignas; avaliação de traumatismos abdominais moderados e graves.
3. **Não** está indicada: em dor abdominal recorrente, colopatias inflamatórias, infecções urinárias, hematúria, tumorações abdominais.

3. A Criança que Vomita

Vômito – expulsão forçada do conteúdo do estômago pela boca. É geralmente acompanhado de náuseas (mal-estar epigástrico + manifestações neurovegetativas: palidez, sudorese, salivação). Observam-se contrações vigorosas da musculatura abdominal (Fig. XI-4).

Regurgitação – movimentação passiva, não forçada, do conteúdo gástrico até sua eliminação pela boca.

Ruminação – retorno à boca sem esforço, de maneira cíclica, por meio de uma ação voluntária e de autossatisfação, de parte do conteúdo gástrico, o qual é mastigado e novamente deglutido, enquanto uma parte escorre pela boca.

Tipos de vômitos conforme a *aparência*.

1. **Alimentar** (é o mais comum) – alimentos não digeridos ou só parcialmente digeridos.
   - Às vezes em quantidade abundante.

Quadro XI-4 – CINTILOGRAFIA ABDOMINAL.

Indicação do sistema ou órgão	Estudo	Condições diagnósticas
Tubo digestório alto	Gastroesofagografia	Refluxo gastroesofágico (vômitos + bronquites de repetição) Esvaziamento gástrico
Vias biliares	Permeabilidade	Atresia de vias biliares *vs.* hepatite neonatal Cisto do colédoco Pós-operatório de cirurgia biliar
Fígado (complementar com ultrassonografia)	Localização, tamanho e forma Lesões focais Grau de comprometimento parenquimatoso Local da biópsia Evolução	Tumorações intra-hepáticas Disfunção do hepatócito (comprometimento parenquimatoso) Cistos *vs.* hemangiomas Laceração hepática
Baço	Tumorações palpáveis no flanco e ruptura traumática do baço	Esplenomegalias (difusas) Lesões focais parenquimatosas Laceração esplênica (análise evolutiva)
Divertículo de Meckel e abdome	Sangue nas fezes, indolor	Divertículo de Meckel sangrante Sangramentos digestivos Localização de linfangiectasias
Urinário	Uretrocistografia miccional (indicada para estudos seriados, repetidos) Função renal	Refluxo vesicoureteral – Fluxo sanguíneo renal – Disfunção glomerular – Disfunção tubular – Obstrução da junção uteropélvica – Função ureteropélvica – Função renal pós-cirurgia
Testículo	Escroto agudo (nas primeiras 5 horas)	Torção testicular *vs.* epididimite Função testicular pós-orquiopexia

- Pode ocorrer imediatamente ou após poucas horas da refeição, mais frequentemente devido ao refluxo gastroesofágico.
- Se tardio, sugere obstrução mecânica ou funcional.
- Pode causar desnutrição.

2. **Ácido**
   - Pequena quantidade de material branco, mucoso, espumoso.
   - pH < 5,0.
   - Acompanhado de irritabilidade, choro.
   - Queimação epigástrica em crianças maiores.
   - Decorre de refluxo gastroesofágico.
   - Pode causar esofagite.
3. **Bilioso**
   - Fluido espesso amarelo esverdeado em lactente; sugere obstrução intestinal distal à ampola de Vater.
4. **Sanguíneo** (hematêmese)
   - Vermelho brilhante – sangramento recente do trato digestório superior.
   - Em borra de café – sangramento anterior (antigo).

VÔMITOS RECORRENTES TIPO CRÔNICO

Ver quadro XI-5.

VÔMITOS NO RECÉM-NASCIDO

A maioria dos lactentes normais "devolve" um pouco do leite após as mamadas, alguns o fazem um pouco acima da média, quer em quantidade, quer em frequência.

Questão básica diante de um lactente com vômitos: os vômitos estão dentro dos limites normais ou é necessário investigar uma doença orgânica?

Sugerem **causa orgânica**:

1. Lactente vomitador com prejuízo evidente da curva ponderal.
2. Início súbito dos vômitos em lactente normal até então.
3. Sangue nos vômitos e/ou anemia acentuada.
4. Febre, além dos vômitos.
5. Outros sintomas, além dos vômitos.

Casos clínicos no RN

1. Regurgitação e vômitos no bebê saudável, feliz, bom ganho de peso: **refluxo gastroesofágico fisiológico.**
2. Vômitos **biliosos**:
   a) Na primeira semana de vida, acompanhados de distensão abdominal: **obstrução intestinal** por anomalia congênita.
   b) Com estado toxêmico: infecção sistêmica (sepse).

Quadro XI-5 – VÔMITOS RECORRENTES TIPO CRÔNICO.

A) A criança que REGURGITA =
Refluxo gastroesofágico (RGE)

RGE fisiológico ou doença?

É **fisiológico** se **"regurgitador feliz"**:

- regurgitação ocorre logo depois das mamadas;
- não causa desconforto;
- ganho ponderal normal.

É altamente sugestivo de RGE **doença**, se:

- regurgitações muito frequentes;
- regurgitações volumosas;
- regurgitação longe das mamadas;
- regurgitação desconfortável*;
- "mamada nervosa"*: bebê larga o peito, arqueia o corpo para trás e chora (**bebê chorão***);
- mãe observa que algo sobe pela garganta até a boca e isso parece ser desconfortável e provoca pigarro ou tosse.

Ganho de peso insatisfatório:

Importante: não confunda RGE com **estenose hipertrófica do piloro**:

1º filho – sexo M

- A partir da 3ª semana de vida: vômitos talhados, não biliosos, em jato logo depois das mamadas.
- O bebê tem fome logo após o vômito.
- Perda de peso; falta de eliminação de fezes (pseudoconstipação).

B) A criança que RUMINA

1. Lactentes de 3-8 meses neurologicamente normais, carência afetiva, falta de estímulo.
2. Crianças de qualquer idade com atraso psicomotor ou institucionalizadas.

C) A criança com DISPEPSIA

1. Desconforto epigástrico tipo dismotilidade (não tipo úlcera).
2. Náuseas/vômitos.
3. Empachamento.
4. Saciedade imediata/anorexia.
5. Vômito não é sintoma constante.

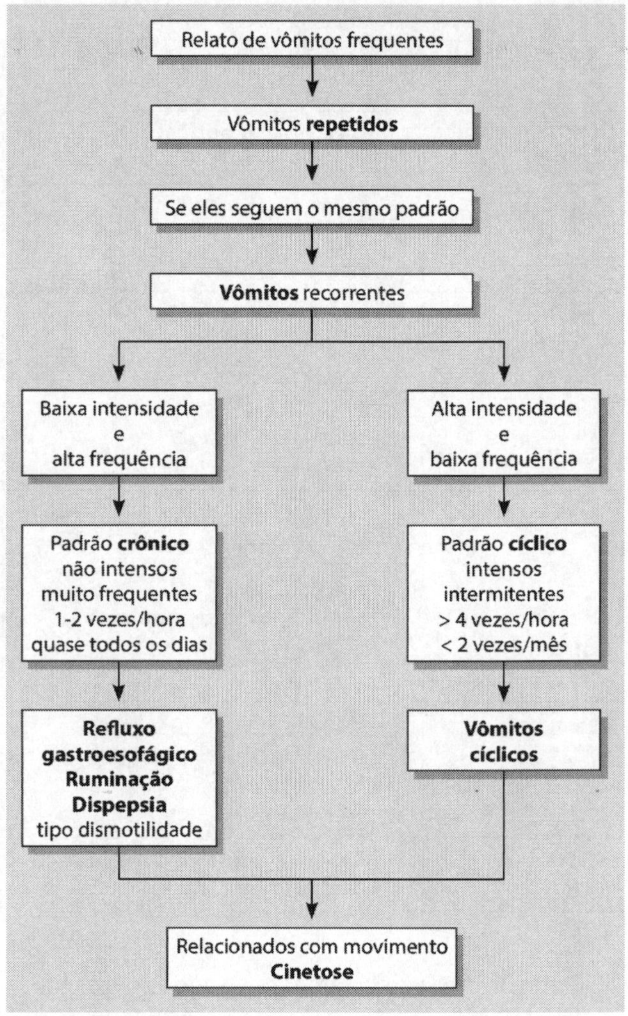

Figura XI-4 – A criança que vomita.

3. Vômitos biliosos, distensão abdominal e sangue nas fezes, particularmente em prematuros: **enterocolite necrosante**.
4. Vômitos associados a **déficit neurológico** focal ou difuso ou aumento rápido do perímetro cefálico: **distúrbios neurológicos**.
5. Vômitos associados a **manifestações neurológicas**: má aceitação alimentar, letargia, hipotonia, convulsões; distúrbios **metabólicos**: erros inatos do metabolismo, aminoacidopatias (defeitos do ciclo da ureia e alterações do metabolismo dos ácidos orgânicos).

Pistas que devem ser valorizadas: consanguinidade, múltiplos abortos espontâneos, morte inexplicada de um irmão pequeno.

Solicitar: gasometria (acidose metabólica) e dosagem de amônia sanguínea.

a) Amônia alta e gasometria normal: defeito no ciclo da ureia.
b) Amônia alta ou normal e acidose metabólica: acidemias orgânicas.
c) Amônia e gasometria normais: aminoacidopatias ou galactosemia.

Acidemias orgânicas: recusa alimentar, vômitos, acidose, desidratação.

Verificar se existe ou não cetose. Nos casos com cetose, observar se existe odor característico (doença do xarope de bordo, acidemia isovalérica).

6. Vômitos, perda de peso, icterícia, hepatomegalia; substâncias redutoras na urina: **galactosemia**.
7. Coincidindo com a introdução do açúcar, surgem vômitos, hipoglicemia (tremores, sonolência, convulsões); substâncias redutoras na urina: **intolerância à frutose**.
8. Vômitos e urina com "cheiro de rato": **fenilcetonúria**.
9. Vômitos, diarreia, desidratação e genitália ambígua: **hiperplasia da suprarrenal**.

VÔMITOS NO LACTENTE

1. Vômitos em jato, não biliosos, começando com 2-3 semanas de vida (eventualmente mais tarde), especialmente no sexo masculino e 1º filho: **estenose hipertrófica do piloro**.
2. **Refluxo gastroesofágico doença**: vômitos com perda de peso e/ou desconforto ("bebê chorão") e/ou broncoespasmo recorrente e/ou pneumonias de repetição.
3. Vômitos em criança alérgica ou família atópica, geralmente acompanhados de diarreia, perda de peso e hipoalbuminemia: **alergia por leite de vaca** ou **gastroenterite eosinofílica** perdedora de proteínas (alfa-1-antitripsina aumentada nas fezes).
4. Casos de **início agudo** em infecções agudas, hematoma subdural, intoxicação por aspirina, digoxina, ferro, teofilina.
5. **Abdome agudo**
   - **Má rotação do cólon**: pode passar despercebida nas primeiras semanas de vida, para posteriormente causar obstrução, geralmente do tipo intermitente.
   - **Invaginação intestinal**: instala-se bruscamente em lactente bem nutrido acompanhada de cólicas; mais tarde: eliminação espontânea, ou pelo toque retal, de muco sanguinolento.
   - **Megacólon congênito**: crise de megacólon tóxico.

VÔMITOS NO PRÉ-ESCOLAR E ESCOLAR

1. **Ulcera péptica**: pode manifestar-se por náuseas, vômitos matutinos e dor epigástrica.
2. **Tumor cerebral**: vômitos persistentes com manifestações neurológicas que podem ser sutis (ataxia).
3. **Vômitos cíclicos**: crises de vômitos que recorrem irregularmente em crianças de 2 a 4 anos e duram em torno de 24 horas. A maioria está relacionada com **enxaqueca** abdominal.
4. **Cinetose**: vômitos causados pelo movimento.
5. **Cetoacidose diabética**: vômitos repetidos levando à desidratação e à acidose em criança sem diarreia.
6. **Síndrome de Reye**: vômitos rebeldes com hepatomegalia, disfunção hepática sem icterícia, encefalopatia.
7. **Doenças infecciosas e intoxicações**.
8. **Abdome agudo obstrutivo**.
9. **Com sintomatologia ligada ao SNC**:
   - Traumatismo craniano: hematoma subdural.
   - Hemorragia intracraniana (início súbito com cefaleia, náuseas, vômitos, inquietude intensa ou coma).
   - Tumores cerebrais (inicialmente os vômitos ocorrem pela manhã; após uma evolução rápida ou lenta, com remissões, a criança passa a vomitar tudo que come; outros sintomas associados: cefaleia, fraqueza, distúrbios da marcha).
   - Intoxicação por chumbo: vômitos persistentes e convulsões recorrentes por edema cerebral; liquor: aumento de células e proteínas; radiografia de ossos longos: imagem característica.
   - Enxaqueca (hemicrania); tendência familiar.
10. **Psicogênicos**: excitação, medo (fobia escolar), sugestão, imitação, truque para chamar a atenção.

VÔMITOS CÍCLICOS

VÔMITOS EPISÓDICOS RECORRENTES DO ESCOLAR

Caso – menino de bom nível familiar, saudável, leite materno até os 9 meses. A partir de 1 ano passou a apresentar quadros repetidos de "gastroenterite" (vômitos frequentes com febre ou com diarreia). Com 18 meses: vômitos intensos com diarreia discreta levando ao choque (reidratação por via IV de urgência). Após 2 semanas voltou a vomitar muito, diarreia discreta, muito abatido (reidratação por via IV). A partir de 18 meses: surtos frequentes de vômitos que começam às 21 horas; 3 horas depois 1 único episódio de diarreia. Daí em diante crises cíclicas de vômitos acompanhados de palidez e mal-estar, um deles associado com sono profundo. A partir dos 7 anos não teve mais surtos de vômitos, mas teve 2 episódios de lipotimia.

São associados com: a) disfunção do sistema nervoso autônomo simpático = neuropatia autonômica; b) distúrbio metabólico = mitocondriopatia; c) enxaqueca (= enxaqueca abdominal).

Vômitos cíclicos não são uma entidade rara?
Qual o interesse do pediatra geral?
Hoje se sabe que é bem mais frequente do que se pensava; é que muitos casos passam sem diagnóstico. Em nosso meio, com a cultura do pronto-socorro, os episódios são atendidos por médicos diferentes que os rotulam de *gastroenterite aguda* e não fazem a correlação entre os episódios.

O diagnóstico passo a passo

1ª etapa

- **1ª pergunta**

A criança já teve pelo menos 3 episódios?

Resposta: sim – 100% dos casos.

Raciocínio: vômitos **repetidos**.

- **2ª pergunta**

A criança é completamente normal entre os episódios?

Resposta: sim – 100% dos casos.

Raciocínio: vômitos **recorrentes**.

- **3ª pergunta**

Os episódios são muito parecidos entre si?

Resposta: sim – 98% dos casos.

Raciocínio: vômitos **cíclicos**.

Outra maneira de **perguntar**:

Quando foi o último episódio de vômitos parecido com este?

Se a resposta for que a criança já teve vários episódios semelhantes nos últimos meses ("gastroenterites") com saúde normal nos intervalos – suspeita de **vômitos cíclicos.**

- **4ª pergunta**

Duração dos episódios?

Resposta: horas a dias.

- **5ª pergunta**

Qual a **idade** de **início**?

Resposta: antes dos 6 anos (entre 3 e 5).

- **6ª pergunta**

Antecedente familiar de enxaqueca?

Resposta: sim, em 82% dos casos.

- **7ª pergunta**

Como são os episódios

1. O episódio pode ocorrer a qualquer hora do dia, mas geralmente é o mesmo para determinado paciente: mais frequentemente de madrugada (entre 2 e 4 horas) ou após acordar (entre 6 e 7 horas).
2. **Início** dos vômitos é *abrupto*.
3. Pode haver 30 minutos de período prodrômico: anorexia, náuseas, ânsia de vômito, letargia, dor na linha média do abdome. Podem ocorrer cefaleia, fotofobia, fonofobia, diarreia.
4. No episódio, a criança aparenta estar *muito doente*, pálida, letárgica, fraca (não pode nem andar nem falar), fica na posição fetal e parece estar em choque. Os vômitos vão aumentando e no pico, que é atingido em poucas horas, vomita a cada 10 ou 15 minutos (o que não ocorre na gastroenterite); eventualmente são biliosos (75%) ou com sangue (30%).
5. Durante o episódio ocorrem manifestações:
   a) autonômicas – letargia e palidez (90%); febre e salivação (30%);
   b) gastrintestinais – dor abdominal, ânsia de vômito, anorexia (75%); diarreia (30%);
   c) neurológicos – cefaleia, fotofobia, fonofobia (30%), vertigem (20%).
6. Quanto **dura**?
   Resposta: 24-48 horas.
7. Como **termina**?
   Resposta: abruptamente.
   O tempo de recuperação (entre o último vômito até se sentir plenamente bem) é de 5 horas.
8. O padrão dos episódios é **estereotipado** (muito parecidos entre si) para cada criança em particular.
9. Quais são os eventos **precipitantes**?
   a) infecção de vias aéreas (sinusite) – 40%;
   b) estresse emocional (30%) – excitação, ansiedade, fadiga;
   c) dietético (25%) – chocolate, queijo;
   d) menstruação.
10. *Fundamental*: **nos intervalos das crises a criança é absolutamente normal.**

2ª etapa Como confirmar o **diagnóstico?**

O diagnóstico é **clínico**; não tem exame subsidiário.

3ª etapa **Então não se deve pedir nenhum exame?**

Não é bem assim.

Alguns distúrbios podem ser confundidos com vômitos cíclicos.

O mais frequente é a **má rotação intestinal com vôlvulo.**

Então, solicitar no início de uma crise forte:

Radiografia contrastada: **trânsito intestinal** (para pesquisa de má rotação intestinal) e ultrassonografia (US) abdominal, nos casos graves com dor abdominal intensa e vômitos biliosos.

4ª etapa Quais são **outras possibilidades**?

a) SNC – tumor de fossa posterior;
b) renal – hidronefrose aguda;
c) metabólica/endócrinas – mitocondropatia.

5ª etapa **Quando investigar essas possibilidades? De rotina?**

Não. Quando existirem sinais de **alarme** (*bandeirinha vermelha*):

- Cefaleia e anormalidades neurológicas graves – tomografia de crânio.

- Dor no hipocôndrio D – US das vias biliares.
- Dor no hipocôndrio E – US do pâncreas, amilase, lipase.
- Dor no flanco – US renal, exame de urina com relação Ca/Cr.
- Vômitos biliosos – US abdominal, radiografia: trânsito intestinal.
- Sangramento digestivo alto – endoscopia EED com biópsia e pesquisa de *H. pylori*.

6ª etapa

Se evolução atípica com piora progressiva e episódios prolongados exigindo hospitalizações repetidas.
Se mudança no padrão dos episódios.

Nestes casos, durante um episódio de vômitos, solicitar:

Sangue

- Hemograma, VHS.
- Eletrólitos, gasometria.
- Glicose, creatinina, cortisol.
- Transaminases (ALT), GGT, amilase, lipase.
- *Screning* metabólico: lactato, piruvato, amônia, carnitina.

Urina

- Tipo I, relação Ca/Cr.
- Aminoácidos, ácidos orgânicos.
- Porfobilinogênio.
- Eventualmente, toxicológico.

Evolução

- Duração total da doença: 2 a 13 anos.
- Em que idade termina? Aos 10 anos ou mais.
- O que acontece então?
- Surge **enxaqueca** – 30% aos 10 anos; 75% aos 18 anos.
- Antes disso pode aparecer **enxaqueca abdominal**.

Se a criança piorar ou se estiver muito abatida, levar imediatamente ao PS.

Conduta na emergência

1. Instalar venóclise imediatamente. Soro fisiológico – 20mL/kg por via IV rápido.
2. Ondansetrona 0,3mg/kg por via IV em 15 minutos.
3. A seguir: omeprazol 40mg por via IV em 1 hora. Não aplicar dimenidrato (Dramin) – é ineficaz.
4. Continuar hidratação por via IV enquanto necessário.
5. Continuar ondansetrona 6/6 por via IV, enquanto necessário.

Dar orientação impressa à família.

▶ **Deixe esta receita pronta com a família. Se você preferir faça xerox deste texto**

Nome: ______________ Peso: ________

VÔMITOS CÍCLICOS

Aos primeiros sinais de vômitos,
administre **imediatamente**:
Ondansetrona (Zofran, Cloridrato de Ondansetrona)
dar 1 comprimido de 4mg ou
de 8mg para crianças maiores de 8 anos
preferível: ondansetrona de desintegração oral (Vonau flash) – comprimido de 4 e 8mg
coloque *sobre* a ponta da língua e deixe desmanchar
Convém usar também:
Sumatriptano (Sumax)
comprimidos ou solução para uso nasal
1ª dose: 20 minutos antes da ondansetrona

- Permanecer em lugar tranquilo, escurecido
- Continuar com ondansetrona e sumatriptano a cada 6 horas

Se a criança piorar ou se estiver muito abatida, leve imediatamente ao pronto-socorro com esta receita

Ao colega do PS
Esta criança tem **vômitos cíclicos**
Peço instalar *imediatamente* hidratação por via IV (atenção – a piora costuma ser rápida!)
Soro fisiológico – 20mL/kg (= ......mL) em 1h ou menos
Ondansetrona – 0,2mL/kg (= ......mL) por via IV em 15min
A seguir: Omeprazol – 40mg por via IV em 1 hora.
Não aplicar dimenidrato (Dramin) – é ineficaz.
Continuar com hidratação parenteral enquanto necessário
Continuar ondansetrona de 6/6h por via IV enquanto necessário
Peço comunicar-se comigo o mais breve possível
Telefone para contato: ______________

VÔMITOS ASSOCIADOS AO MOVIMENTO = CINETOSE

Mamãe, pare o carro que eu estou enjoada.

Cinetose = doença do movimento.

Manifesta-se por náuseas, vômitos e outros sintomas desconfortáveis (suor frio, salivação, dor abdominal, tontura) associados ao movimento.

Não é à toa que "náusea" vem do grego *naus* (navio).
A ocorrência do vômito não alivia os outros sintomas.

Ocorre em movimentos tipo "balanço" ou em curvas.

Curiosamente, não ocorre para quem está guiando o carro, mas atinge o que está no banco do passageiro, ao lado, e piora quando está lendo.

Predomina dos 4 aos 10 anos, mas pode durar a vida toda.

O que causa a **cinetose**?

Desequilíbrio **vestibular** está na base do problema.

Dar orientação impressa à família.

ANTIEMÉTICOS – Análise crítica

São necessários?

A orientação, nas gastroenterites com vômitos ocasionais, é suspender o soro oral durante 5-10 minutos e reiniciá-lo em doses fracionadas.

Mas nas gastroenterites agudas virais, especialmente por rotavírus, os vômitos podem ser tão frequentes que às vezes obrigam a prescrição de hidratação por via IV mesmo que a criança não esteja propriamente desidratada.

Nesse caso, um antiemético pode evitar a hidratação por via IV ou pelos menos abreviá-la.

1. **Metoclopramida** (Plasil) – antiemético pouco eficaz; risco de reação de liberação extrapiramidal: cabeça jogada para trás (hipertonia dos músculos do pescoço) e olhos virados para cima; a criança permanece lúcida e fortemente angustiada.
2. **Bromoprida** (Digesan) – efeito colateral um pouco menos intenso; mesma falta de eficácia.
3. **Domperidona** (Motilium) – para melhorar a eficácia precisa ser dada em dose dupla à indicada; mas, neste caso, em lactentes até 1 ano pode apresentar o mesmo efeito colateral desagradável.
4. **Dimenidrato** (Dramin) – tem efeito regularizador sobre o labirinto e por isso é útil em casos de vertigem. Apresenta efeito *preventivo* nos vômitos da gravidez e da cinetose (doença do movimento).
   Não tem efeito sobre os vômitos já instalados. Surpreendentemente, universalizou-se um "boato" que o transformou na 1ª opção de antiemético dos pediatras e serviços de emergência. Causa sonolência. **Não** o prescreva, nem o injetável. É ineficaz e dolorido.
5. **Ondansetrona** (Zofran) – é o melhor antiemético disponível. Pode ser aplicado por via IM ou IV. Nos casos graves precisa ser ministrado por via IV.
   Nos casos leves: VO. Uma boa opção é o comprimido de *desintegração oral* rápida, que é o colocado sobre a ponta da língua (Vonau flash), 4 e 8mg.

REFLUXO GASTROESOFÁGICO – a doença

DOENÇA DO REFLUXO GASTROESOFÁGICO

Colóquio

Uma doença intrigante descoberta recentemente e, em parte, "inventada".

Começou nos adultos e depois passou a ser pesquisada na infância.

Em pediatria, o problema é que ela começou a ser divulgada antes que os conhecimentos básicos se consolidassem e alguns interesses comerciais ajudaram a propagá-la rapidamente. Além disso, esse diagnóstico servia tanto para aquietar a ansiedade dos pais diante dos casos estranhos como para o pediatra prescrever medicamentos "específicos". A coisa se espalhou de tal modo que hoje a família não traz os sintomas, mas já vem com o diagnóstico; "meu filho tem refluxo". Nos EUA é pior: eles dizem: "refluxo ácido". A situação chegou a tal ponto que Hassal (*J Pediatr*, 2012), em importante artigo, chama de "refluxomania".

O pediatra geral pode ter atuação de especialista desde que tenha uma visão abrangente e atualizada baseada em experiência clínica, análise crítica da literatura disponível e fontes confiáveis: Guidelines ESPGHAN/NASPGHAN 2009. Hassall, *J Pediatr*, 2011 e *Pediatr Rev*, junho 2012.

REFLUXO GASTROESOFÁGICO – Como se processa?

Todo refluxo é danoso para o organismo?

1º) O alimento (sólido ou líquido) é deglutido.

2º) O ato de deglutição provoca uma onda peristáltica dita primária que ocorre durante a refeição e até um pouco depois e promove relaxamento do esfíncter esofágico inferior (EEI). São os **relaxamentos transitórios apropriados do EEI**.

3º) Pelo aumento de pressão no estômago/abdome, uma parte do alimento misturado com suco gástrico pode **retornar ao esôfago = refluxo gastroesofágico** (RGE) **fisiológico**.
Eventualmente, especialmente em lactentes, o refluxo pode ultrapassar a faringe, chegar à boca, de onde é expulso sem esforço = **regurgitação**.

4º) A presença de conteúdo gástrico acima do esôfago desencadeia uma vigorosa "onda peristáltica secundária" que leva esse conteúdo de volta ao estômago, limpando prontamente o esôfago. A saliva encarrega-se de neutralizar a acidez residual.

Observação: o ácido gástrico que sobe ao esôfago já está previamente neutralizado pelo alimento com o qual está misturado.

Este é o refluxo gastroesofágico **fisiológico**.

Não causa desconforto nem prejuízo ao organismo.

Mas alguns indivíduos apresentam **dismotilidade esofágica**:

1º) Apresentam relaxamentos transitórios **inapropriados** = aberturas do EEI muito frequentes, muito demoradas e "fora de hora" (fora das refeições e durante a noite), não sendo tamponados pelo alimento.

2º) Não existe uma limpeza rápida do conteúdo irritante que voltou ao esôfago.

Consequência: o esôfago fica submetido, por tempo longo, a um pH muito ácido que causa esofagite.

É o RGE doença = **Doença do refluxo gastroesofágico** = DRGE.

Quais as consequências clínicas? DRGE

a) Esofagite com sintomas dolorosos e possíveis complicações (sangramento digestivo alto e anemia);
b) desnutrição (curva ponderal não satisfatória) decorrente das perdas de alimento e desconforto à deglutição que desanima a ingestão de alimento; c) complicações respiratórias (pela aspiração brônquica e por reflexo vagal decorrente da esofagite).

RGE = **retorno** do conteúdo gástrico para o esôfago geralmente acompanhado de regurgitação.

O **RGE** passa a ser **doença** se: a) acarreta sintomas desagradáveis; b) prejudica o estado nutricional; c) acarreta doença no próprio esôfago (esofagite) ou em outros sistemas, especialmente o respiratório (Quadro XI-6).

Quadro XI-6 – RGE FISIOLÓGICO E PATOLÓGICO.

RGE fisiológico *retornos*	**RGE patológico** *retornos*
pouco frequentes	frequentes
rápidos < 3min	prolongados
não muito ácidos	longe das refeições
próximos da refeição	durante a noite
sem desconforto	com desconforto
sem prejuízo para o organismo	prejuízo nutricional

Manifestações clínicas da Doença de refluxo gastroesofágico (DRGE)

Alerta: **Distúrbios predisponentes** – obesidade, neuropatia, história familiar de DRGE, cirurgia prévia no esôfago.

Quando suspeitar

1. Regurgitação/vômitos frequentes.
2. Emagrecimento, bebê chorão, dor em queimação, dor à deglutição (odinofagia), hematêmese, anemia; laringites espasmódicas repetidas e graves, bronquite, asma refratária, "torcicolo" voluntário.

O RGE pode ser **oculto** quando ocorrem apenas os sinais de complicação sem regurgitação evidente.

O RGE é **secundário** quando decorrente de doença subjacente: alergia à proteína do leite de vaca, asma, fibrose cística, correção cirúrgica de atresia do esôfago, gastrostomizados, neuropatias crônicas.

Caracterização clínica

▶ **Grupo I (RGE não complicado)**

- Regurgitação.
- Vômitos.

▶ **Grupo II (RGE complicado)**

Idem grupo I + esofagite:

- Odinofagia (irritabilidade, bebê chorão).
- Dor epigástrica ou retroesternal.
- Sensação de plenitude excessiva pós-prandial.
- Azia, queimação; soluços.
- Crescimento insuficiente, perda de peso.

▶ **Grupo III (doença respiratória crônica)**

- Bronquite, asma "intratável".
- Laringite recorrente grave.
- Pneumonia recorrente.
- Tosse crônica; rouquidão persistente.

▶ **Grupo IV (raras)**

- Ruminação.
- Soluços incoercíveis.
- Crises de apneia.
- Síndrome de Sandifer-Sutcliffe ("torcicolo" bizarro com hiperextensão do pescoço, inclinação da cabeça para um lado).

Complicação a longo prazo

Esôfago de Barrett – esofagite grave e crônica que leva à substituição de segmentos da mucosa esofágica por mucosa intestinal (metaplasia); é uma condição pré-cancerosa.

Importante: **regurgitação no lactente** não é obrigatoriamente RGE doença, por outro lado RGE doença pode ocorrer na ausência de regurgitação.

No **pré-escolar**, gradualmente a dor **retroesternal** ou **epigástrica** se torna mais frequente que a regurgitação como manifestação de RGE doença.

No lactente

RGE **fisiológico.**

Doença do RGE

Bebê regurgitador, chorão, curva ponderal insuficiente.

1. Regurgitações frequentes, volumosas, desconfortáveis ou doloridas, afastadas (2h) das mamadas e/ou vômitos nas mesmas condições.
2. Soluços frequentes e afastados das mamadas.
3. Arrotos frequentes e afastados das mamadas.

4. Mamada nervosa: começa, para, arqueia o corpo para trás, chora, interrompe a mamada.
5. Bebê irritado.
6. Sangramento digestivo alto; anemia.
7. Mãe percebe retorno do suco gástrico acompanhado de careta e seguido de deglutição.

Não confundir com o **RGE fisiológico**:

"Bebê regurgitador feliz".

Regurgitações pouco volumosas e soluços logo após as mamadas, sem desconforto; ganho ponderal normal.

Algumas *ciladas* no diagnóstico de DRGE no lactente.

1. Episódio de apneia 2 horas após a mamada em criança neurologicamente normal.
   Sua associação com DRGE não está comprovada.
2. Cólicas da DRGE confundidas com **cólicas dos 3 meses**. Ver capítulo correspondente.
3. Distinguir choro da DRGE com bebê chorão por hiperexcitabilidade do bebê:
   Desde os primeiros dias (a DRGE geralmente começa um pouco depois), o bebê é nervoso, chorão, irritado, parece querer mamar a toda hora, mas as mamadas são nervosas: o bebê larga continuamente o peito e se joga para trás. Apesar disso, o ganho ponderal é satisfatório. É muito mais frequente que a DRGE. Ver capítulo correspondente.
4. Distinguir o estridor de uma pretensa *laringite crônica* com o **estridor laríngeo congênito.**
5. Distinguir o "bebê chiador" não atópico de um processo respiratório aspirativo da DRGE. Este pode existir, mas não é frequente.
6. Reconhecer a **síndrome de Sandifer**: movimentos rotatórios espasmódicos da cabeça com elevação do pescoço, tipo torcicolo. É causada pela DRGE; não confundir com problemas neurológicos.

▶ **No pré-escolar**

1. Dor abdominal recorrente com vômitos esporádicos.
2. Anemia decorrente de sangramento da esofagite.
3. Síndrome de Sandifer – movimentos espasmódicos da cabeça e pescoço, tipo torcicolo.
4. Tendência a diagnóstico errôneo de DRGE:
   a) Laringites agudas – crise súbita de ronquidão, tosse de cachorro e desconforto respiratório.
      - no outono-inverno: laringites virais;
      - laringites espasmódicas de repetição em crianças atópicas;
      - laringites graves de repetição em crianças não atópicas e fora da época fria – considerar DRGE.

   b) Rouquidão crônica e tosse irritativa noturna. Buscar causas.

▶ **No escolar**

1. Disfagia, azia, dor retroesternal, come-dói; sangramento digestivo alto.
2. Erosão dentária – excluir previamente outras causas possíveis.
3. O dilema Asma *vs.* DRGE:
   1º) asma e refluxo podem coexistir;
   2º) asma pode causar refluxo;
   3º) refluxo pode causar aspiração e inflamação brônquica piorando a asma;
   4º) em casos de asma persistente que se torna refratária ao controle com tosse noturna permanente, considerar sinusite crônica.

Se acompanhada de dor/queimação torácica, considerar DRGE.

Mas necessita de diagnóstico pela pHmetria/impedância esofágica.

Discussão crítica de todos os aspectos clínicos do refluxo gastroesofágico

Na realidade, não há nenhuma certeza e as evidências são discutíveis em todos os pontos: mecanismo da doença, métodos diagnósticos e recursos terapêuticos.

1. Mecanismo da doença RGE

A base seria uma **dismotilidade** esofágica.

O esôfago tem um esfíncter – esfíncter esofágico inferior = EEI. Quando contraído ele impede o alimento ingerido de retornar ao esôfago, mas também dificultaria a passagem do alimento para o estômago.

Quando sua motilidade é normal, o alimento deglutido desencadeia um relaxamento do EEI e o alimento passa. Esse relaxamento é transitório, de curta duração – permanece durante a refeição e apenas um pouquinho mais; por isso ele é *apropriado*.

Quando existe dismotilidade esofágica, os refluxos são muito frequentes, muito longos e "fora de hora", isto é, fora das refeições e à noite, por isso são *inapropriados*, pois permitem o contato de conteúdos gástricos ácidos com o esôfago, causando *esofagite*.

Consideração crítica: é possível que o RGE e DRGE sejam uma única entidade (sem linha de corte), cuja sintomatologia depende do tipo de resposta da criança, isto é, de uma anormalidade sensorial (Sondheimer, *JPGN*, Jul 2006).

Procinéticos – não curam a doença.

Em várias pesquisas, drogas antiácidas não foram melhor que o placebo (Orenstein, *J Pediatr*, 2009).

2. Discussão sobre os métodos diagnósticos

a) **Monitoração do pH esofágico**

É a medição quantitativa da exposição do esôfago ao ácido.

Utilidade: 1) correlacionar os sintomas, especialmente os não digestivos (tosse, dor torácica) com episódios de refluxo ácido; 2) selecionar os casos de asma grave em que a DRGE é fator agravante.

Ressalvas: a) só detecta refluxos ácidos; b) variabilidade dos resultados em dias subsequentes; c) não há correlação perfeita com os sintomas; pode haver DRGE com teste normal e vice-versa.

Consideração – já foi considerado o padrão-ouro no diagnóstico da DRGE, mas seu prestígio caiu e seu valor no diagnóstico e manejo das complicações extradigestivas agora são considerados ainda não estabelecidos.

b) Monitoração do pH esofágico *combinado* com **impedância intraluminal múltipla** (MII) = pH impedância = pH-MII.

Detecta o movimento retrógrado de fluidos, sólidos e ar no esôfago.

Utilidade – detecta episódios de refluxos ácidos, fracamente ácidos e não ácidos. *Dificuldade* – não facilmente disponível e custo elevado.

É superior à monitoração isolada do pH esofágico para a correlação entre refluxo e alguns sintomas como gastrintestinais, neurológicos e respiratórios (tosse, apneia).

Consideração – seu verdadeiro valor ainda está para ser estabelecido.

Pode ser indicado em casos graves, candidatos à cirurgia do refluxo, desde que haja correlação com os sintomas.

c) **Monometria esofágica**

Objetivo: detectar distúrbios motores: 1) casos de disfagia (dificuldade de deglutição); 2) odinofagia (dor à deglutição); 3) para detectar acalasia ou outros distúrbios de esôfago que imitam DRGE.

Ressalva – não confirma o diagnóstico de DRGE nem exclui.

d) **Endoscopia com biópsia**

Possibilita o diagnóstico de complicações esofágicas do DRGE (esofagite, estenose, esôfago de Barrett) e permite o diagnóstico indireto de DRGE.

Ressalva – considerar **esofagite de refluxo**: presença de lesões erosivas visíveis à endoscopia e localizada na mucosa do esôfago distal imediatamente acima da junção esofagogástrica.

Outros tipos de lesões não devem ser considerados.

Também não valorizar a esofagite apenas histológica.

Considerações – a biópsia é útil para diagnosticar a esofagite eosinofílica e esôfago de Barrett.

e) **Radiografia contrastada pelo bário**

Não é útil para o diagnóstico de DRGE.

Pode ser útil para detectar anomalias obstrutivas causadoras de *vômitos*.

f) **Ultrassonografias esofágica e gástrica**

Não indicadas para avaliação da DRGE.

g) **Cintilografia esofágica**

Não é recomendada no diagnóstico do RGE.

Pode detectar esvaziamento gástrico, o qual pode predispor à DRGE.

Alguma utilidade para o diagnóstico de aspiração pulmonar nos pacientes com sintomas respiratórios crônicos e refratários.

Exame negativo não afasta DRGE.

h) Testes para presença de **lactose**, **pepsina**, **lípides no ouvido médio**, **seios da face e pulmões**.

Algumas pesquisas têm realçado esse fato como "prova" de DRGE.

Na realidade não existem dados comprobatórios.

A monitoração da bilirrubina no esôfago como evidência de refluxo ácido tampouco é considerada útil.

i) **Teste terapêutico empírico da supressão ácida**

Este teste pode ser empregado (durante 4 semanas) em adolescentes, embora o resultado deva ser visto com ressalva.

Não é indicado em lactentes e crianças.

3. Aspectos do tratamento

a) **Terapia posicional**

Premissa: a posição prona (de barriga para baixo) reduz o refluxo ácido.

Ressalva: existe o receio do risco de morte súbita no berço.

Prática no **lactente no 1º ano de vida**:

- Colocar o bebê deitado sobre o lado D (facilita o esvaziamento gástrico) na 1ª hora de sono.
- Em seguida, mudar para o lado E – diminui o refluxo.
- Após as refeições, durante o dia, com o bebê acordado e vigiado, pode-se deixá-lo de bruços.

Após 1 ano de idade permite-se a posição supina (de bruços).

Em crianças maiores e adolescentes

- Dormir em decúbito lateral esquerdo com a cabeceira elevada.
- Evitar café, chocolates, álcool, pimenta, fumo e álcool.
- Mascar goma sem açúcar, logo após as refeições, reduz o refluxo.

b) **Terapia farmacológica antiácida**

- Drogas que reduzem a secreção ácida

  Antagonistas de receptores da histamina 2 (H2RA).

  Droga: ranitidina; produto Label 15mL.

Dose: 5mg/kg/dose 2 vezes ao dia.
Efeito rápido.
Tendência a diminuir a resposta com o tempo (taquifilaxia).
Efeitos colaterais: irritabilidade, sonolência.

- Inibidores da bomba de prótons (IBP = PPI em inglês)
  Ação mais rápida e mais potente que a da H2RA, facilita o esvaziamento gástrico; não causa taquifilaxia. Efeito demora 4 dias.
  Efeitos colaterais: diarreia, náuseas, constipação.
  Questão – a supressão ácida pode não ajudar, mas prejudica?
  Sim; hipocloridia prolongada aumenta a frequência de pneumonia, gastroenterite e infecção por *Candida*.

c) **Procinéticos** – atuam na motilidade do tubo digestório alto.
Pareciam ser a chave do tratamento do refluxo gastroesofágico, mas acabaram decepcionando.
O mais eficiente era a cisaprida, que acabou sendo afastada pelo risco de morte súbita pelo prolongamento do intervalo QTc.
Metoclopramida é ineficiente e acarreta risco de reações extrapiramidais além de letargia.
Bromoprida também é inútil.
Domperidona parece um pouco melhor, mas no 1º ano de vida atravessa a barreira hematoliquórica, podendo provocar os mesmos efeitos da metoclopramida e eventualmente causar aumento do intervalo QTc.
Todos eles foram reprovados em estudos duplo-cegos.
Metoclopramida: Plasil; bromoprida: Digesan, domperidona: Motilium.

d) **Cirurgia antirrefluxo** (fundoplicação).
Indicação limitada: casos graves de DRGE comprovados por pHmetria + pH-MII em neuropatas, asma intratável, pneumonias aspirativas, dependentes da terapia clínica ou refratários a ela.

MEDICAMENTOS

Antagonistas dos receptores histamínicos 2 = antiácidos

Ranitidina

1 mês a 1 ano – 4 a 10mg/kg/dia ÷ a cada 8-12h.

Crianças – 4 a 10mg/kg/dia ÷ a cada 8-12h.

Adolescentes – 150mg/vez, 2 vezes ao dia.

Efeitos adversos: cefaleia, tontura, diarreia, constipação, irritabilidade.

Inibidores da bomba de prótons (IBP)

Dar pela manhã, em jejum.

Podem ser ministrados com suco, papa de frutas, iogurte.

- Omeprazol
  Produtos: Omeprazol G, Gastrium, cápsulas de 10 e 20mg.
  Losec Mups, comprimidos de 10 e 20mg.
  1 mês-1 ano: 0,7-1mg/kg/dia.
  4-5 anos: 10mg; 5-10 anos: 20mg; adolescentes: 20-40mg/dia.
- Lanzoprazol
  Produtos: Lanzoprazol G, Lanzol, Prozol, lanzoprazol, cápsulas de 15 e 30mg.
  Até 2 meses: 0,3mg/kg/dia;
  2 a 12 meses: 1-2mg/kg/dia.
  1 a 12 anos: até 30kg: 15mg; > 30kg: 30mg.
- Esomeprazol
  Produtos: Nexium, compimidos de 20-40mg.
  1 a 12 meses: 0,5-1mg/kg, até 20kg: 10mg; > 20kg: 10-20mg; adolescentes: 20-40mg.
- **Procinético** – domperidona, 3 a 4 vezes ao dia.
  Produtos – lactentes: Motilium – seringa dosadora seguindo o peso;
  crianças: 1 comprimido 10mg.

ORIENTAÇÃO PRÁTICA PARA O PEDIATRA

Caso 1 – lactente com **regurgitação frequente**.

Regurgitação frequente sem desconforto em criança saudável, com crescimento normal.

Conduta – explicar, tranquilizar.

Se trouxer desconforto acentuado para a família e se for mamadeira, substituir por fórmulas AR ou engrossar o leite (farinha de arroz, maisena).

Prognóstico – melhora aos 6, 10, 12 ou máximo 18 meses.

Caso 2 – lactente com regurgitação frequente e volumosa e longe das refeições com ganho ponderal insuficiente (sem diarreia).

1. História detalhada.
   Calcular e corrigir a ingestão alimentar.
2. Afastar doenças que podem causar *failure to thrive* (ver capítulo correspondente):
   - Infecção urinária (sedimento, bacteriocópico e cultura de urina).
   - Se predominam vômitos: obstrução do tubo digestório – ultrassonografia, trânsito digestivo contrastado pelo bário.
   - Distúrbios neurológicos e doenças metabólicas.

- Se a criança parece de resto normal, testar DRGE causada por **alergia ao leite de vaca**.
  Suspender totalmente o leite de vaca da dieta:
  - Se for leite materno: dieta materna totalmente sem leite nem derivados.
  - Se for mamadeira: fórmulas extensamente hidrolisadas (podem conter lactose) ou eventualmente de aminoácidos.

Recomendar registro diário.

Duração inicial – 2 semanas.

a) melhora nítida – completar 2 meses;

b) melhora duvidosa ou nenhuma – adicionar ou substituir por tratamento antiácido associado à domperidona. Manter 2 meses.

Após 2 meses, suspender gradualmente o tratamento, voltar ao leite habitual e observar atentamente a resposta para ver se é necessário reinstituir o tratamento.

ESTENOSE HIPERTRÓFICA CONGÊNITA DO PILORO (EHCP)

Caso ilustrativo – lactente, sexo masculino, de 6 semanas, 1º filho, que evoluía bem até o 1º mês de vida, a partir do qual começou a apresentar vômitos não biliosos, em jato, incoercíveis e a perder peso. Ao exame físico havia dúvidas quanto à palpação de pequeno tumor no hipocôndrio direito. A radiografia de estômago mostrou sinais de EHCP. Após reposição de perdas hidroeletrolíticas, foi operado com êxito.

O que é – é causa frequente de vômitos no lactente e a mais frequente de vômitos "cirúrgicos" nesse grupo etário, ocorrendo em função de obstáculo representado pelas fibras circulares hipertrofiadas da musculatura pilórica. Não é doença congênita, mas sim hereditária, poligênica.

CONDUTA DIAGNÓSTICA

1ª etapa Dado clínico chamativo – vômitos

1. Pós-alimentares – no início não ocorrem em todas as mamadas, porém, com o evoluir do quadro, aparecem sistematicamente após cada mamada.
2. Não biliosos (obstáculo acima da ampola de Vater). Geralmente constituídos por leite talhado, devido à ação do suco gástrico durante a permanência no estômago.
3. Em jato, embora no início do processo possa não apresentar essa característica.
4. Ausência de náuseas.
5. Lactente com fome após os vômitos, podendo inclusive aceitar outra mamada.

A ultrassonografia pré-natal deve ser feita nas gestantes que tenham história de poli-hidrâmnio, pois é alta a incidência de obstrução duodenal (de 30 a 59%) associada a esse fato, podendo essa anomalia ser detectada no feto, em mãos hábeis, entre o 7º e 8º mês de vida intrauterina.

2ª etapa Quadro clínico

1. Lactente, em geral do sexo masculino (3/4 dos casos), 1º filho.
2. Sintomas a partir da 3ª-6ª semana, embora possam aparecer mais precocemente.
3. Constipação explicada pela pequena quantidade de alimentos que ultrapassa o piloro.
4. Desnutrição variável, dependendo do tempo de evolução da doença.
5. Desidratação, na dependência das eventuais reposições. Pode aparecer icterícia, à custa de bilirrubina indireta, provavelmente dependente da deficiência de glicuroniltransferase.
6. Abdome: 1º) inspeção: podem-se notar ondas peristálticas da E para a D, no hemiabdome superior, principalmente após a alimentação. Pode-se notar também distensão localizada ao nível do epigástrio; 2º) palpação: com o examinador à E do paciente, palpa-se, com as pontas dos dedos da mão E, tumoração entre a borda lateral do reto e o rebordo costal, no hipocôndrio D. Essa tumoração é discretamente móvel, dura e indolor, semelhante a uma pequena azeitona. Daí o nome **oliva pilórica**. Na prática, a oliva nem sempre é palpada (Fig. XI-5).

3ª etapa Ultrassonografia

É o exame indicado nos casos de dúvida à palpação. Valorizar canal pilórico maior que 16mm; diâmetro da luz maior que 11mm; espessura da camada muscular do piloro maior que 2,5mm.

4ª etapa Radiologia (Figs. XI-6 a XI-9)

Atualmente só indicada na falta de um ultrassonografista experiente.

1. Simples de abdome: distensão gástrica.
2. Contrastada de estômago: deve ser feita com bário diluído. Confirma o achado de dilatação do estômago e mostra, fundamentalmente, um canal pilórico estreito e alongado (sinal do fio ou do cordão), afunilamento do antro gástrico ao nível do piloro (sinal do bico do seio) e abrupto espalhar do contraste quando esse adentra o duodeno (sinal do guarda-chuva).

Atenção: excluir refluxo gastroesofágico associado.

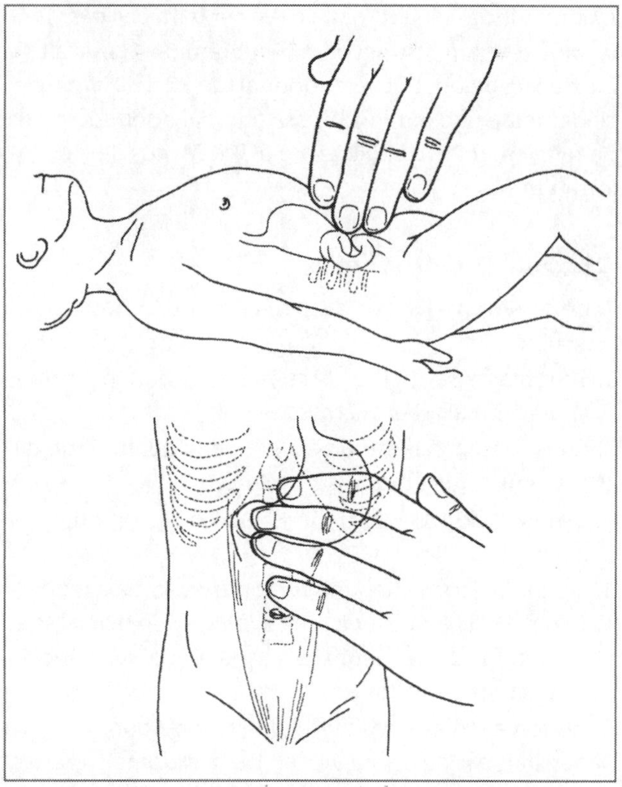

Figura XI-5 – Palpação da oliva pilórica (Swenson).

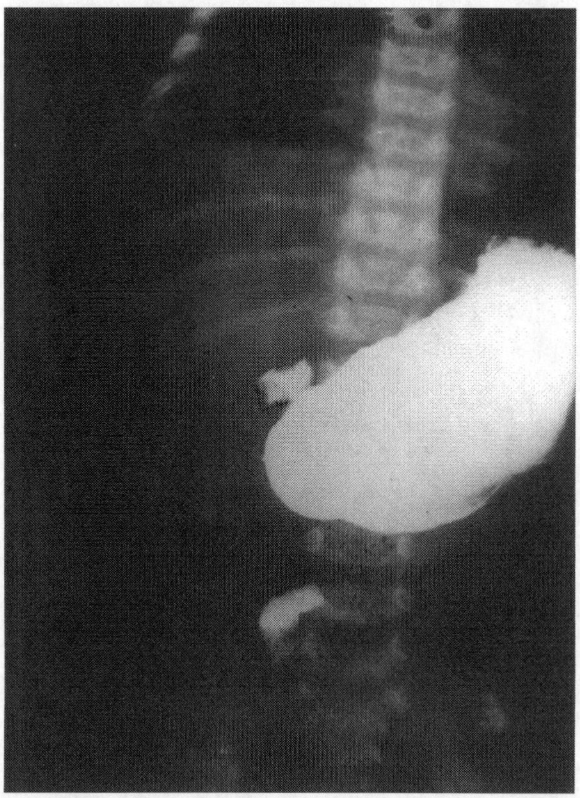

Figura XI-6 – Estenose hipertrófica congênita do piloro: sinal do guarda-chuva.

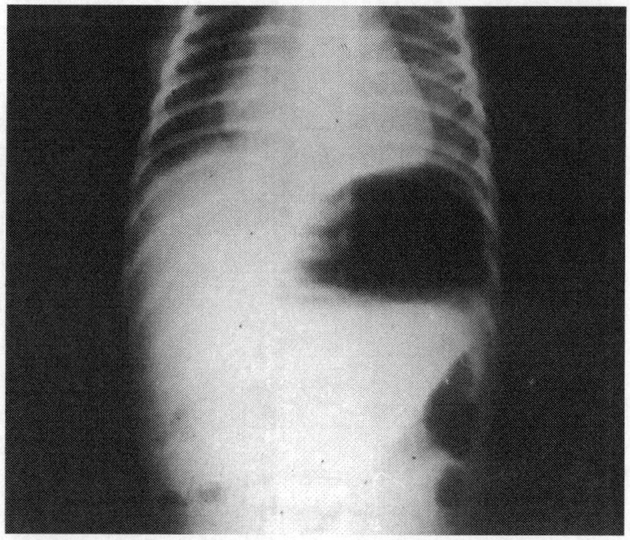

Figura XI-7 – Estenose hipertrófica do piloro. Radiografia simples mostrando a grande distensão gástrica.

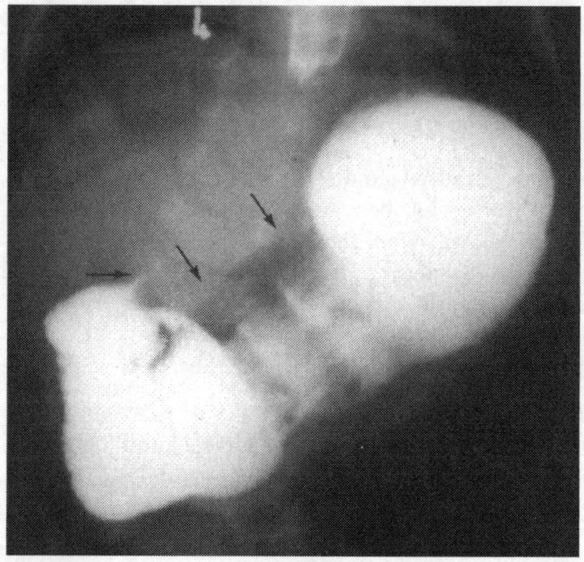

Figura XI-8 – Estenose hipertrófica congênita do piloro: ondas peristálticas intensas, sinal do fio.

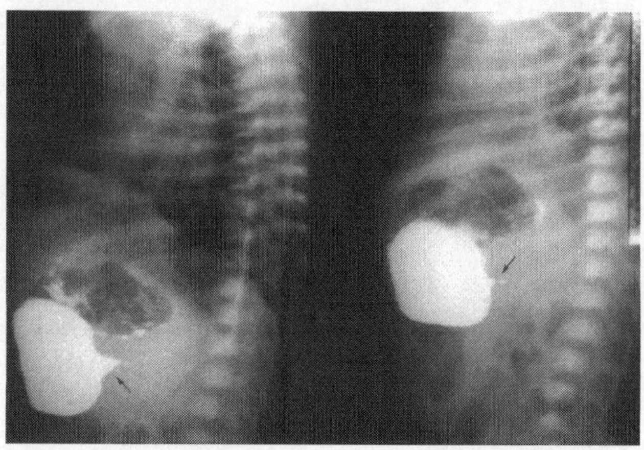

Figura XI-9 – Estenose hipertrófica congênita do piloro. Observar à esquerda o sinal do bico de seio, e à direita, o sinal do fio.

5ª etapa **Exames laboratoriais**

1. Hemograma e proteinograma.
2. Gasometria e ionograma revelam, nas fases iniciais, alcalose metabólica hipoclorêmica (pelas perdas de suco gástrico).

6ª etapa **Pense em outras causas de vômitos**

Diagnóstico diferencial – com outras causas de vômitos não biliosos no lactente: erros alimentares, duplicação gástrica e duodenal, volvo gástrico, diafragma pré-pilórico, síndrome adrenogenital.

Atualmente se pensa muito em refluxo gastroesofágico e se esquece de EHP.

CONDUTA TERAPÊUTICA

É cirúrgica, após preparo pré-operatório adequado que na maioria das vezes consiste em passagem de sonda nasogástrica e correção da desidratação, com administração de vitamina K. Em geral, o preparo pré-operatório dura não mais de 24 horas.

O ato cirúrgico consiste na piloromiotomia à Fredet-Ramstedt.

Cuidados pós-operatórios

A realimentação por via oral deve ser iniciada em 12 a 24 horas, em pequenas quantidades e aumentando -se gradativamente. Manter a hidratação parenteral no período inicial, em que alguns vômitos ocorrem habitualmente.

Evolução e prognóstico

Com a padronização da técnica cirúrgica, os resultados conseguidos tornaram-se bons e a mortalidade atual é praticamente nula.

O prognóstico, portanto, é excelente. Recorda-se, entretanto, que, como doença hereditária, o risco estimado de um pai afetado transmitir a doença é de 6% para os filhos do sexo masculino e de 2% para o sexo feminino, porcentagens que ascendem a 19% e 7%, respectivamente, quando a mãe for a portadora.

O LACTENTE COM VÔMITOS BILIOSOS (SEMIOCLUSÕES DUODENAIS)

Caso ilustrativo – lactente de 50 dias. Vômitos pós-alimentares após a 1ª semana de vida. Refere a mãe que o RN começou a apresentar vômitos que se iniciavam 20 minutos após o término das mamadas (aleitamento natural). No início, os vômitos eram "coalhados", tornando-se amarelados e esverdeados no final. Durante os vômitos, notou-se o aparecimento de "bolas" na barriga que se iniciavam na região do hipocôndrio E, passando à região epigástrica e atingindo o hipocôndrio D. Refere que as fezes sempre foram pastosas e de coloração amarelada (4 vezes ao dia). Nega febre e outras alterações. Uma semana após o aparecimento dos sintomas foi medicado com antiespasmódico e antiemético, mudando o aleitamento para Ninho a 10%; melhora do quadro durante uma semana, após a qual os sintomas reapareceram. Foi encaminhado ao serviço de cirurgia pediátrica com desnutrição acentuada, desidratação de 3º grau e anemia (peso ao nascimento = 3.250g; na internação = 2.050g). O trânsito intestinal revelou dificuldade de passagem do contraste do nível da segunda porção duodenal.

Laparotomia – **pâncreas anular**.

Classificação – as semioclusões duodenais podem ser **intrínsecas** (devido a defeitos do próprio duodeno, constituindo as estenoses) ou **extrínsecas** (constituídas, na maioria das vezes, por defeitos congênitos como os vícios de rotação do intestino, presença de bridas congênitas e pâncreas anular).

CONDUTA DIAGNÓSTICA

1ª etapa **Dado clínico e chamativo**

As semioclusões duodenais são caracterizadas por vômitos pós-alimentares, biliosos, que geralmente aparecem na 1ª semana de vida. Os vômitos são copiosos e com certa força, porém raramente em jato. Nos casos em que a semioclusão está acima do nível da ampola de Vater (2ª porção do duodeno), o vômito não está corado pela bile, o que pode ocasionar demora na suspeita do quadro.

2ª etapa **Quadro clínico**

1. Independe da etiologia básica.
2. Pode aparecer em qualquer idade, do RN à fase adulta inclusive.
3. Características clínicas principais, além do dado chamativo:
   a) Ausência de ganho de peso.
   b) Distensão epigástrica discreta.
   c) Obstipação intestinal.
   d) Movimentos peristálticos visíveis no hemiabdome superior, da E para a D.

3ª etapa **Radiologia**

O diagnóstico é **radiológico** e compreende:

1. Radiografia simples de abdome: imagens aéreas do estômago e duodeno dilatadas, em contraste com pequena quantidade de ar distalmente (Figs. XI-10 e XI-11).
2. Trânsito intestinal: faz o diagnóstico. Nos casos de vício de rotação intestinal, o duodeno está situado à D da coluna vertebral.

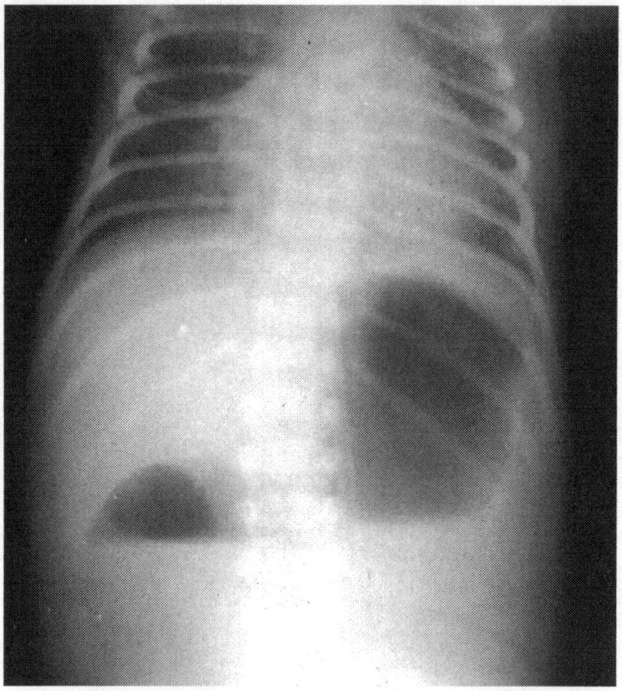

Figura XI-10 – Obstrução duodenal. Sinal da dupla bolha.

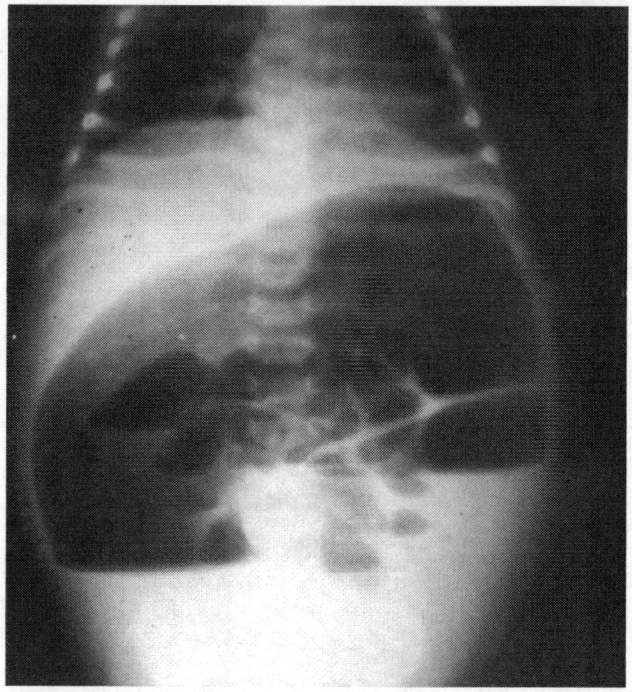

Figura XI-11 – Atresia ileal: grande distensão da alça atrésica; formação de grande número de níveis líquidos.

3. Enema opaco: é exame útil, desde que as condições clínicas do paciente permitam mais uma demora até o tratamento cirúrgico. Dá informações nos casos de vício de rotação, mostrando uma posição anômala do ceco (Fig. XI-12).

4ª etapa Diagnóstico diferencial

No recém-nascido

1. Atresia duodenal (radiografia: imagem de dupla bolha, com ausência de imagens aéreas no restante do abdome).
2. Atresias de jejuno e íleo: vômitos mais tardios e menos frequentes; distensão abdominal maior; radiografia do abdome: presença de maior número de imagens aéreas intestinais (bolhas gasosas).
3. Sepse.

No lactente e no pré-escolar – principalmente com outras causas de falta de ganho de peso (ver capítulo correspondente).

CONDUTA TERAPÊUTICA

É **cirúrgica**, após o **necessário** preparo pré-operatório.

Vícios de rotação

1. Lise de todas as bridas que comprimam ou torçam o duodeno, permitindo ampla retificação da alça

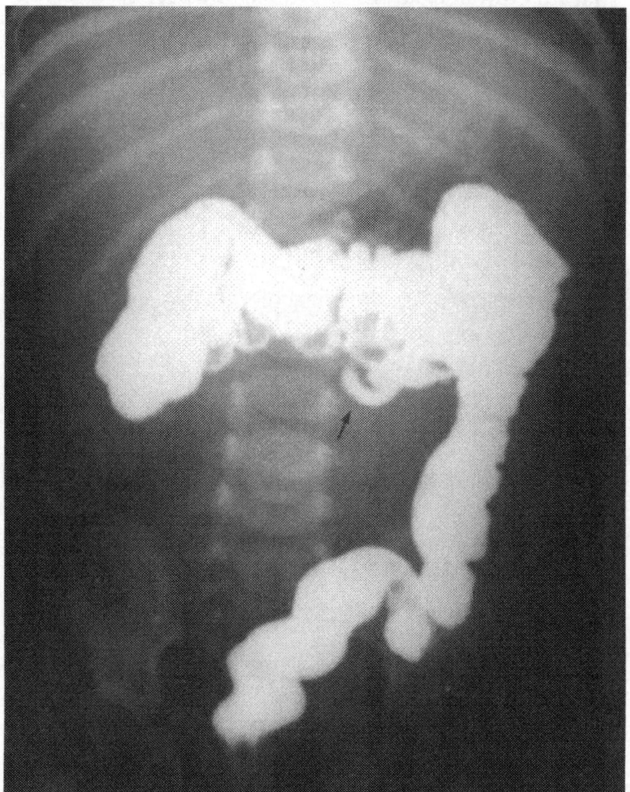

Figura XI-12 – Enema opaco é diagnóstico em casos de vício de rotação. Observar a posição do apêndice cecal.

duodenal, que ficará à D da coluna vertebral, e completa liberação do cólon, que ficará à E na cavidade peritoneal.

2. Passagem de sonda através do duodeno, até o jejuno, para excluir-se estenose de parede duodenal **que frequentemente se associa ao vício de rotação.**
3. Apendicectomia.

Estenoses

Duodenojejunoanastomose
ou ressecção da membrana.

Pâncreas anular

Duodenojejunoanastomose.

PROGNÓSTICO

1. O pâncreas anular e as estenoses podem vir associados com outras malformações (síndrome de Down, por exemplo). Além disso, as anastomoses duodenojejunais, mesmo tecnicamente bem feitas, por vezes não evoluem bem, o que contribui para ensombrear o prognóstico.
2. O vício de rotação costuma evoluir bem.

VÔMITOS NA CRIANÇA MAIOR

Os vômitos têm causa orgânica?

Início súbito, abatimento, febre, dor abdominal e outros sintomas sugerem **causa orgânica**.

Causa mais comum – **infecção.**

1. Gastroenterite aguda (a diarreia pode aparecer somente após algumas horas).
2. Amigdalite aguda (fase inicial).
3. Pielonefrite (em geral mas não obrigatoriamente acompanhada de sinais urinários).
4. **Hepatite.**

Vômitos + dor abdominal sugerem
ABDOME AGUDO.

1. De causa **inflamatória**: dor, vômitos, febre, diferença de temperatura axilorretal, defesa abdominal, descompressão brusca dolorosa – apendicite aguda, adenite mesentérica, pancreatite aguda (rara).
2. De causa **obstrutiva**: cólicas, vômitos, tumoração palpável e parada do trânsito intestinal – obstrução intestinal por áscaris; hérnia encarcerada.
3. **Perfurações** espontâneas ou traumáticas de vísceras ocas: dor, distensão abdominal, parada do trânsito intestinal, defesa, vômitos precoces e persistentes.
4. **Hemorragia interna** por ruptura de vísceras parenquimatosas, defesa, taquicardia, vômitos precoces e de curta duração.
5. Na **torção do testículo** há vômitos, febre, dor e edema da bolsa escrotal.

Com sintomatologia ligada ao SNC (ver Vômitos no lactente e no pré-escolar).

Crises recorrentes de vômitos (ver Vômitos no lactente e no pré-escolar).

4. Criança com Diarreia

<u>Caso 1</u> – lactente de 1 ano, saudável, início com febre e alguns vômitos; logo depois evacuações aquosas abundantes, recusa alimentar, levemente abatido.

Raciocínio

1º) mudança de hábito intestinal -> fezes líquidas = DIARREIA;
2º) início súbito em criança saudável = AGUDA;
3º) começa com vômitos – comprometimento do **tubo digestório**;
4º) com febre/prejuízo do apetite/abatimento = **estado** INFECCIOSO;
5º) comprometimento do estômago (vômitos) e intestino delgado (diarreia aquosa) = **Gastroenterite.**

Sequência diagnóstica

1ª) É **diarreia**; 2ª) a diarreia é **aguda**; 3ª) a diarreia aguda é **infecciosa** = **Doença diarreica aguda**;
4ª) sua apresentação é de **gastroenterite**;
5ª) etiologia presumivelmente **viral.**

a) criança 6 meses a 4 anos, inverno na Região Sul, Sudeste: rotavírus;
b) qualquer época do ano, familiares, inclusive adultos atingidos, surtos em piscinas, navios de cruzeiro: norovírus;
c) crianças até 2 anos, verão: enterovírus intestinal;
d) surtos em creches: astrovírus.

DOENÇA DIARREICA AGUDA

1ª etapa Caracterização

A criança tem **doença diarreica aguda** se apresentar os 3 itens abaixo:

1. **Mudança súbita do trânsito intestinal**
   - diminuição da consistência das fezes (fezes amolecidas por aumento do teor de água + sais);
   - aumento do número de evacuações;
   - diarreia secretora (não cede com o jejum).
2. **Estado infeccioso**
   - abatimento, mal-estar;
   - redução do apetite;
   - febre (não obrigatória).

3. **Distúrbios digestivos associados**
   - dor ou desconforto abdominal;
   - náuseas, vômitos;
   - dor à evacuação (só nas colites).

Consequências temidas

1. Risco para a vida imediato pela **desidratação**: distúrbio hidroeletrolítico.
2. A médio prazo: **desnutrição** (decorrente da inapetência e mal-estar gástrico, rejeição do alimento ingerido – vômitos), mau aproveitamento dos alimentos, catabolismo aumentado. Por sua vez, a desnutrição pode predispor à diarreia persistente.

A evolução é **autolimitada**; desde que controlada a desidratação e feito suporte nutricional adequado, a cura é espontânea, em 7-10 dias. Alguns casos evoluem para diarreia prolongada – a diarreia persistente.

Caso 2 – diarreia aguda com muco sanguinolento (disenteria) no verão

1. Fezes moles, com muco, sangue e pus (leucócitos).
2. Fezes eliminadas repetidamente, em pequenas porções e acompanhadas de dor à evacuação (tenesmo).
3. Febre alta, às vezes convulsões.
4. Leucocitose, neutrofilia e desvio à esquerda.
5. Evolução autolimitada (1 semana).

Raciocínio: **colite supurativa** causada por enterobactéria **invasora** intraepitelial – ***Shigella***.

Caso 3 – diarreia aguda em surtos após ingestão de ovo cru

1. Diarreia inicialmente secretora (aquosa, sem muco, nem sangue, nem pus).
2. Depois: a) as fezes tornam-se semilíquidas com muco e estrias de sangue, leucócitos presentes no muco e dor à evacuação;
   b) fezes francamente sanguinolentas.
3. Geralmente, febre.

1ª possibilidade: **ileocolite supurativa** por enterobactéria **invasora** transepitelial: ***Salmonella***.

Diarreia francamente sanguinolenta após 3 dias de diarreia aquosa; verão – sugere ***Campylobacter***.

2ª possibilidade: se antecedente de antibioticoterapia (amoxicilina, cefalosporinas) nos 3 últimos meses: suspeita de **colite por antibiótico**.

Caso 4 – diarreia pós-antibiótico

1. Ocorre 4-10 dias após o início da antibioticoterapia ou até 3 semanas (eventualmente até 3 meses) depois de seu término (ampicilina, clindamicina, penicilina, cefalosporinas).
2. Diarreia aquosa intensa.
3. Nos casos graves (**colite pseudomembranosa**), aparecem febre, vômitos, distensão abdominal, estado toxêmico, leucocitose acentuada, muco e sangue nas fezes.

Tratamento: vancomicina por via **oral** e/ou metronidazol.

Observação: na década de 1950-1980 predominava, nas classes menos favorecidas, a *Escherichia coli* enteropatogênica (EPEC).

2ª etapa Recursos diagnósticos

Na prática comum são rotineiramente desnecessários.

1. Em diarreia aguda infecciosa com fezes aquosas. Etiologia provavelmente viral.
   Pesquisa de rotavírus e eventualmente adenovírus tem interesse epidemiológico sem aplicação prática.
2. Em disenteria (fezes com muco e sangue) e leucocitose, neutrofilia, desvio à esquerda, VHS elevada, leucócitos frequentes nas fezes,
   a coprocultura pode comprovar *Shigella*.
3. No caso 3, coprocultura pode comprovar *Salmonella*, de interesse epidemiológico.
4. Nas enterocolites (fezes mucossanguinolentas, tenesmo) na vigência ou antecedente recente de antibióticos (amoxicilina, cefalosporinas, clindamicina) – solicitar pesquisa de toxina do ***Clostridium difficile*** nas fezes.

Como conduzir o caso de Diarreia aguda

Diarreia importante (fezes líquidas, volumosas, frequentes) com vômitos e estado infeccioso (febre, abatimento, inapetência): caracteriza a **Doença diarreica aguda**.

Qual é a preocupação inicial?

É o estado de hidratação da criança.

Diarreia aguda acarreta o risco de desidratação.

A criança está **desidratada**?

▶ **Eventualidade 1** – A criança **não está desidratada**

É o caso mais comum no consultório.

criança bem, alerta aceita líquidos mas não está sedenta a boca não está seca, está urinando o turgor da pele está normal se tiver peso anterior recente: perda de 0 a menos de 5%

- Qual o **risco** *imediato*? **Desidratação.**
- Qual o **1º objetivo**? *Evitar* desidratação.
- Qual a **meta**? Aumentar ingestão de água e sais.
- Qual a **dificuldade**? A criança ainda não está desidratada, portanto não tem muita sede e pode não aceitar a oferta aumentada de líquidos.
- Qual então a **tática**? *Oferecer* os líquidos mais bem

aceitos (água, chá, água de coco etc.), leite pode ser consumido.

- Após cada **evacuação** líquida *dar* **soro oral** industrializado (45mEq Na/L) ou caseiro.
- E se a criança estiver **vomitando** muito?
  Dar um antiemético – o melhor é **ondansetrona** sobrelingual.

  Atenção: o clássico dimenidrato é inútil (ele é um preventivo de vômitos na cinetose, não serve para *tratar* vômitos).
- Qual o **risco** a *médio prazo?* **Desnutrição.**
  Considerar a anorexia decorrente do estado infeccioso e a intolerância alimentar devido aos distúrbios digestivos.
- Qual a **tática** se a criança está sem apetite?
  Não suspender a alimentação: se for um bebê em aleitamento materno, aumentar o número de mamadas; senão, oferecer alimentos que a criança aceita melhor em menores volumes por vez e maior frequência. Preferir alimentos de fácil digestão: cozidos, amassados, leites fermentados; adicionar óleo. As sugestões são canja ou caldo grosso de feijão ou lentilha, frango, carne, arroz, batata, cenoura, mandioquinha, abobrinha, sal e óleo; ovo bem cozido, gelatina; bolacha de água e sal, banana que é rica em potássio, maçã, iogurte; pode continuar o leite e acrescentar cereal.

Explicitar os sinais de alerta

- Diarreia muito volumosa.
- Vômitos repetidos.
- Sede exagerada.
- Não aceita líquido.
- Muito abatido, letárgico.
- Não melhora em 3 dias.

Após melhora, reforçar a alimentação durante 2 semanas.

▶ **Eventualidade 2** – Criança com **desidratação moderada**

criança irritada, sedenta, boca seca, turgor da pele diminuído urina concentrada e em quantidade diminuída perda de peso entre 5% e menos de 10%

Objetivo inicial: corrigir a desidratação.

Estratégia: reidratação oral (TRO).

Soro com 45 ou preferível 75mEq de Na/L (SRO).

Quantidade: 30 a 75mL/kg em 4 horas.

Modo de ministrar: em copo ou colher em pequenas porções e em intervalos curtos.

Se estiver **vomitando**, iniciar com ondansetrona.

a) em domicílio: via sobrelingual;

b) na emergência: via IM.

Importante: dimenidrato (Dramin) é inútil nestes casos.

Se vomitar durante a administração do soro: descansar 5 a 10 minutos e retomar a oferta com velocidade menor.

Pode-se repetir a ondansetrona sobrelingual.

Alerta – sinais de piora

Diarreia aquosa grave, vômitos repetidos, sede exagerada, letargia com má aceitação do SRO.

Encaminhar ao pronto-socorro, iniciando com soro fisiológico – 20mL/kg por via IV rápido.

▶ **Eventualidade 3** – Criança com **desidratação intensa**

Criança letárgica, incapaz de beber, boca muito seca, choro sem lágrimas, fontanela deprimida, olhos fundos.

Turgor do subcutâneo diminuído – quando se faz uma prega cutânea no abdome, ela se desfaz lentamente.

Pulso fino e rápido.

Perfusão periférica diminuída: comprime-se a mão ou pé da criança por 15 segundos – eles embranquecem e depois de soltar a cor rósea demora mais de 3 segundos para voltar.

Perda de peso superior a 10%.

A maioria das desidratações são **isotônicas = isonatrêmicas**.

Quando suspeitar de desidratação hipertônica = hipernatrêmica

Sede muito intensa e mucosa oral muito seca em criança que não parece muito desidratada, mas sofreu perda expressiva de peso e está irritada ou irritabilidade e agitação alternando com letargia.

Febre, sinais meníngeos, oligúria acentuada. No início da reidratação por via IV pode ocorrer convulsão.

Na sérico > 150mEq/L.

Quando suspeitar de desidratação hipotônica = hiponatrêmica

Criança letárgica que parece estar muito desidratada com diarreia aquosa, volumosa, que já se estende por mais de 3 dias e paradoxalmente não tem sede e está urinando.

Hipotonia, pode apresentar convulsão, tendência ao choque. Na sérico < 130mEq/L.

Terapia de reidratação

Terapia de reidratação oral (TRO)

1. Na criança **com diarreia mas não desidratada**

Soro caseiro 1

caldo de carne caseiro – 1 litro
+ 3 colheres de arroz cozido
+ 1 colher das de chá rasa com sal

Soro caseiro 2

Caldo de carne industrializado
2½ tabletes em 1 litro de água
+ 3 colheres das de sopa de cereal infantil de arroz (Mucilon) ou

Soro oral industrializado com 45mEq de Na/L
Pedialyte 45, Floralyte 45.

Dar soro após cada evacuação líquida:
50mL para lactente e 100mL para crianças.

Além do soro, nos intervalos, a criança pode receber os líquidos costumeiros.

2. Na criança com **desidratação leve** ou em **risco de desidratação** por diarreia aquosa volumosa

Após cada evacuação líquida, dar soro oral com 45 ou 75 (eventualmente 90) mEq/L = SRO. Se for o soro 90 convém intercalar com líquidos menos salgados.

Importante: refrigerantes, água de coco e líquidos usados por esportistas **não são reidratantes** para esses casos de diarreia.

Dar o soro após cada evacuação líquida: 100mL para lactentes (10mL/kg) e 200mL para crianças. Nos intervalos, a criança pode receber os líquidos costumeiros.

Se a criança já estiver desidratada, iniciar com SRO 50-100mL/kg no período de 4 a 6 horas.

3. Na criança com **desidratação moderada**

Usar SRO – 75mL/kg em 4 horas.

Eventualmente utilizar sonda nasogástrica e bomba de infusão: 20-30mL/kg/h.

Aplicar ondansentrona por via IM, se a criança estiver vomitando.

Corrigida a desidratação, continuar como no caso anterior.

Se essa modalidade não for aceita,
se não houver melhora em 4 horas ou se a desidratação for mais intensa, passar para hidratação por via IV.

4. Hidratação por via IV

Obrigatória na desidratação grave, vômitos persistentes, distensão abdominal, choque.

Início

O que: soro fisiológico (ou Ringer-lactato).

Quanto: 20mL/kg.

Como: em bolo (injeção rápida) ou em 20 minutos.

Reavaliação dos sinais clínicos e da perfusão periférica.

Repetir, se necessário, até o restabelecimento das condições circulatórias e reaparecimento da diurese (2 micções claras e abundantes).

Continuação

Se a criança estiver em condições, passar para TRO com SRO.

Se persistir diarreia grave ou vômitos incoercíveis ou distúrbios gastrintestinais intensos, continuar com hidratação por via IV:

Solução glicofisiológica (ou soro fisiológico adicionado de glicose a 50% 1mL/100mL de soro fisiológico)
10 a 20mL/kg/h.

Após estabilização, continuar com **fase de manutenção**.

Dica operacional	Lactentes	Crianças
Soro glicosado a 10%	250	500
Cloreto de sódio a 20%	3,2	6,4
Cloreto de potássio a 19,1%	3	6
Velocidade: gotas/kg/min	2	1,5

Controlar a velocidade de gotejamento de acordo com a diarreia, diurese e sinais de desidratação.

Dar SRO após cada evacuação líquida – 10mL/kg.

Observação

Em **convulsão** na desidratação **hiponatrêmica**, aplicar cloreto de sódio a 3% – 15mL/kg por via IV,
3 gotas/kg/minuto.

Continuar a manutenção com soro glicofisiológico (ou soro fisiológico + glicose a 50%: 1mL/100mL de soro fisiológico) acrescentado de cloreto de potássio (1 a 1,5mL/100mL do soro).

Medicamentos na criança com diarreia/desidratação.

O uso de medicamentos deve ser reduzido ao mínimo.

1. Nas populações de baixo nível socioeconômico/desnutridas, a OMS recomenda dar **zinco** em xarope ou comprimido: 10mg/dia – lactentes até 6 meses e 20mg/dia em crianças maiores durante 10-14 dias.
2. Antiespasmódicos são inúteis e até prejudiciais; dor abdominal intensa pode ser controlada com analgésicos (paracetamol, dipirona).
3. Antiemético nos vômitos rebeldes – dimenidrato (Dramin) é inútil; ondansetrona 1,5mg/kg por via IM ou IV em 15 minutos é eficaz e pode, eventualmente, ser repetida após 6 horas.
4. Antibióticos não são indicados, salvo exceções:
   a) **Shiguelose aguda**: ácido nalidíxico – 55mg/kg/dia, fracionado de 6/6h, 5 dias; ou ceftriaxona – 50mg/kg por via IM 24/24h, 3 a 5 dias.
   b) ***Clostridium difficile*** (colite por antibiótico) – metronidazol; casos graves – vancomicina por via oral.

5. Drogas que têm alguns pareceres favoráveis, mas que ainda não se firmaram no tratamento das diarreias infantis:
   a) Probióticos – *Sacharomyces boulardii*
      Floratil Pack – 3 doses de 250mg para adulto e 200mg para crianças no 1º dia; 2 doses, 200 e 100mg, respectivamente, no 2º dia e 1 dose no 3º dia.
   b) Redutor da hipersecreção de água e eletrólitos
      Racecadotrila – 1,5mg/kg 3 vezes ao dia, durante a diarreia aquosa.
      Tiorfan – saches de 10 e 30mg
      até 10kg: 1 × 10mg a cada 8h; 10-15kg 2 × 10mg a cada 8h;
      15-25kg: 1 × 30mg a cada 8h; 25-40kg 2 × 30mg a cada 8h; > 15 anos 1 cápsula de 8/8h.
   c) Antiviral/anti-helmíntico polivalente: nitazoxamida
      criança > 1 ano: 0,375mL/kg (seringa dosadora) 2 vezes ao dia;
      adolescente: 1 comprimido de 12/12h, durante 3 dias.

A CRIANÇA COM DIARREIA PROLONGADA

"A diarreia do meu filho não passa"

A **diarreia aguda** caracteriza-se por amolecimento (por aumento do teor de água) das fezes e aumento do número de evacuações, de início súbito. Geralmente é acompanhada de estado infeccioso: febre, abatimento, redução do apetite: diarreia aguda **infecciosa**.

O risco é a desidratação, mas a evolução é para a melhora espontânea em até 7 dias e **cura completa em até 15 dias = autolimitada**.

A diarreia que não tende a se curar em até 2 semanas é uma **diarreia prolongada**.

Distinguir as 3 formas:

1ª) Diarreia que começou como infecciosa mas não melhorou após 2 semanas e o estado nutricional está sendo prejudicado = **diarreia persistente** (= diarreia aguda prolongada).

2ª) Diarreia prolongada que não teve início marcado como infecciosa, ocorre em crianças de 1-4 anos sem comprometimento no estado nutricional = **diarreia crônica benigna do lactente/pré-escolar = síndrome do cólon irritável da criança**.

3ª) Diarreia prolongada que não teve início marcado como infecciosa e que evolui com evidente prejuízo do estado nutricional = **diarreia crônica**.

DIARREIA PERSISTENTE

Caso – lactente de 3 meses, nascido a termo, com 2.700g em um bolsão de pobreza sem saneamento básico; só mamou no peito 1 semana; daí em diante leite de vaca; teve diarreia aguda com 1 mês; aos 2 meses teve nova diarreia aguda que se prolongou e parece ter piorado após 2 semanas de evolução, a criança ficou abatida e reduziu sua aceitação alimentar; o peso está no percentil 3 para sua idade.

Raciocínio diagnóstico

Colóquio: a **diarreia persistente** é uma **diarreia aguda prolongada**, isto é, começa como uma diarreia aguda infecciosa, mas, ao contrário do habitual, não é autolimitada e se estende e começa a prejudicar o estado nutricional. Ela era a principal causa da grande mortalidade infantil nas décadas de 1960-1980 em nosso país. Antes a mortalidade por diarreia era ligada à desidratação; quando aprendemos a lidar com a hidratação por via IV, a mortalidade deslocou-se para essas diarreias indevidamente prolongadas que acarretam desnutrição e prejuízo da imunidade que predispõem a graves infecções sistêmicas.

Hoje sua prevalência diminuiu em muito e resta em alguns bolsões de pobreza e em muitos países pobres.

Conceito – 1º) começa com uma diarreia aguda infecciosa; 2º) não se cura espontaneamente; 3º) persiste por mais de 14 dias sem tendência à melhora e com comprometimento nutricional; 4º) ocorre em lactentes que geralmente foram recém-nascidos de baixo peso, desmamados precocemente e com algum grau de desnutrição.

Deficiências digestivas que devem ser consideradas no tratamento.

1. Casos **moderados**: crianças com desnutrição moderada, diarreia ácida e aceitação alimentar.
   Considerar: intolerância (parcial) à lactose e sacarose; dificuldade de digerir proteínas complexas que já são de difícil digestibilidade (leite de vaca).
   Conduta inicial: dieta à base de iogurte.
   Observação: usamos durante um tempo longo, com grande sucesso, o leite albuminoso (sem lactose) de Moll. Alternativa: fórmula de carne de frango.
   Após melhora, acrescentar gradualmente papa de arroz, batata, cenoura, lentilha ou feijão sem a casca, frango, sal e óleo vegetal; gelatina, ovo cozido, banana inicialmente cozida.
2. **Casos graves** – em lactente desnutrido (marasmo) com internações anteriores e facilidade para desidratação = **diarreia protraída**.
   Considerar: insuficiência digestiva múltipla.
   Verificar necessidade de nutrição parenteral ou enteral com fórmulas extensamente hidrolisadas ou de aminoácidos, inicialmente por sonda gástrica, gota a gota.
   Observação: colestiramina por via oral pode ser útil como antidiarreico pela adsorção de sais biliares (¼ envelope 3 vezes ao dia).

DIARREIA CRÔNICA BENIGNA DO LACTENTE/PRÉ-ESCOLAR

= **Síndrome do cólon irritável** da 1ª infância e que os americanos chamam sugestivamente de diarreia do *toddler*, significa a criança no seu processo de andar sozinha: **1 a 4 anos**.

É uma **disfunção intestinal** (dismotilidade).

a) Crianças de 6 meses a 3 anos, bem nutridas, de consultório ou ambulatório de bom nível socioeconômico.
b) Evacuações diarreicas que predominam pela manhã e nunca ocorrem com a criança dormindo à noite; frequentemente evacuação logo após a refeição.
c) Evacuações moles com muco e presença de restos alimentares reconhecíveis nas fezes; nunca com sangue.
d) Dor e distensão abdominal; gases.
e) Assadura perianal leve.
f) Bom estado geral sem perda de peso.

Diagnóstico – síndrome do CÓLON IRRITÁVEL.

Não raro se segue a uma diarreia aguda por rotavírus.

O que está acontecendo – dismotilidade gastrintestinal: a) reflexo gastrocólico exaltado; b) trânsito rápido do intestino delgado que despeja nos cólons alimentos apenas parcialmente digeridos, carboidratos e principalmente lactose que não foram absorvidos e excesso de sais biliares. Os sais biliares e a lactose fermentada no intestino grosso são responsáveis pela assadura perianal.

Cilada – algumas crianças se apresentam desnutridas não pela doença, mas por uma dieta muito restritiva e hipocalórica (pobre em gordura). Nos casos suspeitos, prescrever uma dieta normal e rica em gordura, independente do aspecto das fezes e pesar novamente após 7-10 dias.

Cautela – nos casos de dúvida considerar:

a) **intolerância à lactose**: solicitar pH e substâncias redutoras nas fezes emitidas após ingestão de leite; teste terapêutico com suspensão do leite ou uso de leite sem lactose;
b) **giardíase**: protoparasitológico de fezes; teste terapêutico com metronidazol;
c) **doenças celíaca**: antitransglutaminase;
d) **colite**: pesquisa de leucócitos e sangue oculto, considerar inclusive a colite pós-antibiótico.

Conduta – a **dieta** deve ser a **normal** para a idade com algumas observações:

1. Reduzir a velocidade do esvaziamento gástrico: dieta rica em gordura (óleo, azeite, manteiga, margarina).
2. Reduzir a velocidade do trânsito intestinal e facilitar a formação do bolo fecal: aumento da fibra dietética solúvel (cereais, legumes, leguminosas, polpa das frutas). Diminuir as fibras dietéticas insolúveis: bagaço, casca de frutas e de leguminosas, talos de verdura.
3. Para melhorar a tolerância à lactose: fracionar o leite (volumes menores) e ministrá-lo com cereais e próximo das refeições; substituir parte do leite por iogurte.
4. Intolerância à frutose e ao sorbitol: diminuir frutas e sucos, evitar totalmente suco industrializado (especialmente o de maçã).
5. Nos casos mais rebeldes ou nas crises: hidróxido de alumínio (Aldrox, Kaomagma), que é quelante de sais biliares – 5mL 4 vezes ao dia, durante 5 dias. Casos mais graves, preferir colestiramina (Questran light) ¼ a ½ envelope 2 a 3 vezes ao dia.
6. Advertir que o problema pode prolongar-se mas que ele é benigno e cede em torno dos 39 meses de idade; a melhora já começa quando a criança controla seus esfíncteres e evacua no vaso sanitário.

DIARREIA CRÔNICA

Entenda o conceito: **Diarreia crônica** é de início insidioso e evolução prolongada que não é autolimitada e necessita obrigatoriamente de intervenção terapêutica baseada em diagnóstico específico:

- diarreia *prolongada* de mais de 3 semanas de evolução;
- *não* tem início marcado de diarreia aguda infecciosa;
- evolução contínua ou com surtos frequentes sem recuperação completa entre eles;
- repercussão desfavorável sobre o estado geral e nutricional;
- tem causa definida, embora nem sempre fácil de detectar.

1ª etapa Análise clínica

1. Época de aparecimento dos sintomas: idade, circunstâncias, modificações alimentares.

Pista: uma diarreia que começa logo depois da introdução de cereais e frutas não deve ser doença celíaca – esta demora meses para se manifestar, mas pode ser deficiência da sucrase-isomaltase.

2. Tipo de fezes: líquidas, ácidas, volumosas, com muco e sangue.
3. Prejuízo do estado nutricional (má absorção).

2ª etapa Complementação da anamnese

1. Outras manifestações digestivas concomitantes: vômitos, dor abdominal, dor à evacuação (puxo, tenesmo: sugerem colite), sangramentos gastrintestinais, distensão abdominal, úlceras aftosas e lesões perianais.
2. Manifestações extradigestivas: assadura perianal, febre, linfoadenopatias, hepatoesplenomegalia,

edema, ascite, artrite, tumoração abdominal, eczema, anemia, púrpura, catarata, distúrbios neurológicos, problemas broncopulmonares crônicos, dedos em baqueta de tambor, linfedema, eritema nodoso, dermatite herpetiforme.

3. Antecedentes pessoais: cólicas acentuadas do 1º trimestre de vida, cirurgias intestinais, infecções repetidas, desenvolvimento psicomotor.
4. Antecedentes familiares: diarreia crônica, cólon irritável, colite, doenças hereditárias, consanguinidade, alergia.
5. Ambientes físico (condições ambientais desfavoráveis, miséria) e psicológico (ansiedade, insegurança, estresse, distúrbios da dinâmica familiar).

3ª etapa Testes de triagem (Quadro XI-7)

4ª etapa Interpretação do tipo de fezes

Basear-se na anamnese e observação de amostra representativa de fezes. Pode ser aquosa, sanguinolenta, gordurosa.

▶ **Líquidas** = aquosas

1. Acometimento do intestino **delgado** (**enteropatia**): fezes volumosas, claras, malcheirosas, podem conter alimentos mal digeridos, não muito frequentes (1-5 vezes ao dia); dor abdominal no flanco direito e mesogástrio.
   - Se forem **ácidas**, provocando assadura perianal e desencadeadas por ingestão de leite: diarreia **fermentativa** geralmente por intolerância à **lactose**; pH fecal < 5,5 e substâncias redutoras presentes ou por **ácidos biliares.**
2. Diarreia **exsudativa** por processo inflamatório. Acometimento do intestino grosso (**colopatia**): evacuações frequentes (10 ou mais vezes) de pequeno volume; contém muco e pode conter sangue (eventualmente oculto) e pus (ou leucócitos); dor abdominal no hipogástrio e fossa ilíaca; dor à evacuação (tenesmo).
   - Se associado com uma **síndrome inflamatória** (febre, abatimento, palidez, anemia, artrite; leucocitose e hemossedimentação acelerada); colite (**colopatia inflamatória**).

Quadro XI-7 – TESTES DE TRIAGEM NAS DIARREIAS CRÔNICAS.

Teste	Método	Cuidados	Positivo	Interpretação
Visualização das fezes e peso de uma evacuação	Pelo próprio médico	Certificar-se se é amostra representativa	1. Líquida 2. Gordurosa 3. Muco 4. Restos vegetais 5. Sangue 6. Mais de 100g	1. Intestino delgado 2. Esteatorreia 3. Cólon 4. Dismotilidade 5. Colite 6. Volumosa
1. pH 2. Substâncias redutoras	1. Fitas reagentes 2. Clinitest	1. Pós-ingestão de leite 2. Pós-ingestão de sacarose e prévia hidrólise ácida das fezes	1. < 6 2. ++	Diarreia fermentativa por intolerância a: 1. lactose 2. sacarose
Gordura	1. Sudan III 2. Esteatócrito 1º) Direto 2º) Pós-hidrólise ácida das fezes	Pós-dieta com quantidade substancial de gordura	1. > 40 gotas grandes/campo (grande aumento) 2. > 25%	Esteatorreia • se 1º) + mas 2º) – má digestão • se 1º) + e 2º) + má absorção
Fibras musculares	Fibras musculares	Pós-ingestão de carne	Presentes	Insuficiência pancreática: 1. Prova do suor 2. Se normal: análise das secreções pancreáticas
1. Leucócitos 2. Sangue oculto	1. Gram ou azul de metileno ao microscópio 2. Teste guaiaco ou Hemocult	Pós-dieta apropriada para sangue oculto	1. Frequentes 2. Positivo	Colite (infecciosa, parasitária, alérgica, inflamatória)
Protoparasitológico	Microscópio Antígeno para *Giardia*	Seriado (3 amostras)	*Giardia* Ancilostoma Estrongiloides *Cryptosporidium*	Parasitose intestinal

Alfa-1-antitripsina – indica exsudação intestinal (inflamação, alergia).

- Evacuações semilíquidas com muco e restos alimentares visíveis, apenas durante o dia (nunca à noite, dormindo), sem leucócitos nem sangue: **cólon irritável**.

3. Diarreia osmótica *vs.* secretora.

▶ Diarreia **osmótica**

O que é – passagem exagerada de água e eletrólitos do plasma para a luz intestinal porque a pressão osmótica do líquido intestinal é maior que a do sangue.

O que a provoca – hiperosmolaridade do líquido intraluminal.

Porque – permanência de solutos (substâncias solúveis) na luz intestinal.

Em que situações:

a) Ingestão de substâncias solúveis mas que não são absorvidas, excesso de suco. Laxantes: leite de magnésia, lactulose, sorbitol.

b) Defeito de digestão: a causa mais comum de diarreia osmolar é a intolerância à **lactose** por deficiência de lactase (causa diarreia fermentativa).
Intolerância a monossacarídeos, nas diarreias protraídas.

c) Defeito de transporte. Intolerância congênita à sacarose: isomaltose; cloridrorreia congênita.
Teste clínico: suspensão do alimento ou droga ou jejum completo – a diarreia cede.
Prova laboratorial: medir a osmolaridade (Osm) e dosar Na e K nas fezes.
   - Osm das fezes = 2 × [Na + K] + soluto.
   - Osm normal = 2 × [Na + K] + 0, ou, no máximo, 50.

Na diarreia osmótica:

Osm das fezes = 2 × [Na + K] + 100 ou até mais.

A diarreia osmótica por intolerância à lactose ou aos monossacarídeos pode ser isolada ou estar no contexto de má absorção generalizada por lesão da mucosa intestinal. Por isso, se a diarreia não cede com sua suspensão, investigar má absorção, especialmente em crianças menores de 4 anos.

▶ Diarreia **secretora**

O que é – secreção, pelos enterócitos da cripta, de água e eletrólitos (Cl e HCO_3^-) e inibição da absorção de sódio.

O que a provoca – toxinas das enterobactérias, ácidos biliares, peptídeos intestinais vasoativos, hormônios gastrintestinais; inflamação e ulceração da mucosa (bactérias intestinais invasoras, tuberculose, linfoma, alergia, colopatias inflamatórias) em que o mecanismo secretor é a exsudação.

Na diarreia secretora:

Osm das fezes = 2 × [Na + K]; e Na > 40mEq/L.

A diarreia secretora não cede com o jejum.

▶ **Gordurosas** = esteatorreia

1. Fezes muito gordurosas, oleosas: pálidas, brilhantes, volumosas, malcheirosas, flutuam na água. Sudan III: numerosos glóbulos de gordura em todos os campos. Fibras musculares íntegras frequentes. D-xilose sanguínea normal.
Interpretação: insuficiência pancreática ou biliar.
Causa mais importante: fibrose cística (mucoviscidose). Solicitar prova do suor.
2. Fezes volumosas, brilho metálico. Poucos glóbulos de gordura em alguns campos. D-xilosemia anormal (diminuída).
Interpretação: lesão da mucosa intestinal.
Causa mais importante: doença celíaca.
Solicitar anticorpos antitransglutaminase.

A esteatorreia de causa intestinal nunca é tão grave quanto à esteatorreia por deficiência de enzimas pancreáticas ou de bile.

A esteatorreia causa diarreia osmótica (por acúmulo de ácidos graxos de cadeia longa) e secretora (secreção colônica de cloro e água).

5ª etapa Exames complementares

Selecionar conforme o quadro clínico:

1. Hemograma – anemia? neutropenia (síndrome de Shwachman-Diamond); linfopenia (linfangiectasia, linfoma); acantocitose (abetaliproteinemia).
2. Hemossedimentação (VHS), PCR – inflamação? neoplasia?
3. Proteinograma – albumina diminuída: doença grave de mucosa intestinal, enteropatia perdedora de proteínas.
4. Fosfatase alcalina – má absorção de cálcio?
5. Exame de urina e urocultura – em lactentes.
6. Ionograma (na desidratação) – acidose metabólica?
7. Imunoglobulinas – deficiência de IgA secretora; hiperglobulinemia (aids).
8. Pesquisa de HIV – aids.
9. Antitransglutaminase.

6ª etapa Exames complementares

A má absorção expressa-se pelo emagrecimento (desnutrição) e/ou pelo prejuízo do crescimento (baixa estatura não familiar).

7ª etapa Diarreia crônica conforme o grupo etário (Fig. XI-13)

▶ I – **NEONATAL** (RN e primeiras semanas de vida)

Doenças diarreicas congênitas (CDD, em inglês)

1. Distúrbio no transporte de eletrólitos e nutrientes

Na, Cl, glicose/galactose, ácidos biliares e deficiência congênita de enterocinase.

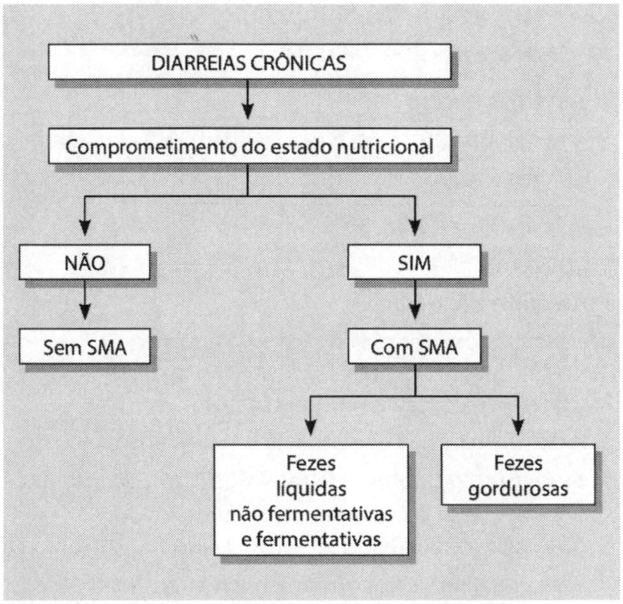

Figura XI-13 – Distribuição das diarreias crônicas. SMA = síndrome da má absorção.

Chave diagnóstica: gestação com poli-hidrâmnio.

Solicitar dosagem de eletrólitos nas fezes.

Biópsia intestinal (relação vilosidade/cripta) normal.

Diarreia clorídrica congênita (DCC) (rara, genética)

Diarreia aquosa – fezes com alto teor de cloro e pH baixo, causando desidratação e alcalose metabólica hipoclorêmica.

Diarreia sódica congênita (CSD)

Diarreia aquosa grave persistente com aumento de excesso fecal de Na e consequente hiponatremia e acidose metabólica; mortalidade elevada.

2. Enteropatias neonatais

Biópsia intestinal: achatamento dos vilos.

a) **Defeitos na estrutura e função absortiva**

(1) **Doença de inclusão de microvilos**

Diarreia aquosa protraída (intratável) que começa na 1ª semana de vida e é fatal, a menos que se mantenha nutrição parenteral/hidratação por via IV ou transplante intestinal. Os irmãos são afetados.

Biópsia – atrofia dos vilos sem infiltrado inflamatório na lâmina própria.

Microscopia eletrônica – inclusões de microvilos intracitoplasmáticos na superfície apical das células.

(2) **Enteropatia congênita em tufos**

Diarreia aquosa crônica que aparece nos primeiros meses de vida, acarreta crescimento deficiente e algumas crianças apresentam elementos dismórficos faciais.

A maioria dos doentes depende de alimentação parenteral.

Biópsia intestinal – atrofia dos vilos com número normal de linfócitos intraepiteliais (na Doença celíaca estão aumentados).

"Tufos" epiteliais focais dando o aspecto de "gota de lágrima".

b) **Enteropatia autoimune**

Início da diarreia depois das primeiras 8 semanas de vida, antes da introdução do glúten na dieta.

Aparente resposta clínica à imunossupressão.

História familiar de diarreia infantil inexplicada.

Biópsia – atrofia vilositária total, hiperplasia das criptas, infiltrado linfoplasmocitário na lâmina própria (tudo semelhante à Doença celíaca), mas poucos linfócitos intraepiteliais (diferente da Doença celíaca).

c) **Imunodesregulação, poliendocrinopatia, enteropatia, síndrome ligada ao X = IPEX síndrome**

Base genética – mutação do gene FOXP3.

Diarreia secretora com componente inflamatório – evacuações aquosas com componente inflamatório: fezes com muco e sangue e exsudação de proteínas (alfa-1-antitripsina fecal elevada).

Começa nos 3 primeiros meses de vida.

O que chama a atenção – desenvolvimento de diabetes insulinodependente, tireoidite, ictiose eczematosa, anemia hemolítica; irmãos igualmente afetados.

Diarreia Intratável no LACTENTE

Lactente (6 semanas) com diarreia prolongada e perda de peso (FTT).

1º passo **Classificar**

• Grupo I – **Diarreia OSMÓTICA**

pH baixo

Substâncias redutoras presentes nas fezes

Diarreia cessa com o jejum

Considerar:

Deficiência congênita de lactase, sucrase – isomaltase, lipase

Má absorção de glicose – galactose

• Grupo II – **DIARREIA SECRETORA** (alta mortalidade)

Fezes líquidas volumosas

Osmolaridade fecal normal

Na ou cloro fecal aumentado

Considerar:

Endoscopia com biópsia

Esofagogastroduodenoscopia

Sigmoidoscopia

▶

▼

2º passo **Biópsia intestinal**

Resultado 1 – arquitetura NORMAL dos vilos

Raciocínio: defeito de transporte:

Cloridorreia (= diarreia clorídrica) congênita

Cl fecal alta, pH fecal baixo

Natrirreia (= diarreia sódica) congênita

Na fecal alto > 70mol/L

Má absorção congênita de carboidratos

Má absorção de ácidos biliares

Deficiência de zinco

Resultado 2 – ATROFIA dos vilos

1. **Sem** células inflamatórias

Enteropatia estrutural

Doença de inclusão de microvilos

Enteropatia de tufos

2. **Com** células inflamatórias

Raciocínio: doenças mediadas por inflamação imune

Enteropatia pós-infecciosa

Enteropatia alérgica

Enteropatia autoimune (anticorpos antienterócitos)

Tipo 1 – Síndrome IPEX – sexo M, diabetes tipo 1 e eczema.

Tipo 2 – Sexo M sem manifestações extraintestinais.

Tipo 3 – Sexo M com manifestações extraintestinais.

▶ II – **No INÍCIO DO 2º ANO DE VIDA**

1. Diarreia crônica, fezes volumosas, distensão abdominal, apatia, não ganha peso.

Suspeita: **Doença celíaca.**

Solicitar: IgA, antitransglutaminase.

Dieta sem glúten.

2. Diarreia crônica com surtos de vômitos e desidratação, sangue nas fezes.

Suspeita: **Enterocolite alérgica**.

Solicitar: dosagem de IgE, IgE para leite de vaca.

Fezes: sangue oculto, alfa-1-antitripsina.

Receitar: fórmula extensamente hidrolisada (não soja).

3. Diarreia crônica, desnutrição grave com edema, déficit de crescimento.

Suspeita: **Enteropatia alérgica** (eosinofílica).

Solicitar: IgE, IgE para leite de vaca, soja, ovo, trigo; eletroforese de proteínas, fezes: sangue oculto, alfa-1-antitripsina.

Receitar: fórmula de aminoácidos.

▶ III – **No ESCOLAR**

Escolar com diarreia intermitente, moderada, dor abdominal intensa; dor e evacuação também durante a noite.

Lesões perianais/aftas de repetição.

Perda de peso/astenia. Artrite.

Doença de Crohn

Anemia, leucocitose com plaquetose, VHS elevada.

Sorologia: ASCA +, colonoscopia sugestiva.

Diarreia com sangue; urgência para evacuar; fraqueza:

Retocolite ulcerativa.

Solicitar: colonoscopia em ambos os casos.

I – Diarreia crônica sem desnutrição

Estado nutricional conservado: sem má absorção.

1. **Síndrome do cólon irritável da 1ª infância** = Diarreia crônica benigna da 1ª infância (ver capítulo correspondente), de 1-3 anos.
   Fezes semilíquidas com muco e restos alimentares vegetais; pode apresentar surtos de piora.
2. Diarreia fermentativa por **intolerância à lactose**:
   Fezes aquosas, ácidas, causando irritação da pele em volta do ânus; gases, desconforto algum tempo após ingestão de leite.
   a) em lactentes: secundária = pós-diarreia aguda infecciosa;
   b) em escolares, adolescentes: primária = hipogalactia ontogenética (hereditária).
3. Giardíase.
4. No escolar: **síndrome do intestino irritável** – dor abdominal crônica que é aliviada pela evacuação de fezes diarreicas.

Comentário – algumas crianças desse grupo podem apresentar desnutrição leve não pela doença, mas por restrições alimentares indevidas feitas pela família.

Se for suspeitado pela anamnese, fazer correção prévia da alimentação e rever/pesar após 2 semanas. Se a suspeita persistir, solicitar dosagem semiquantitativa de gordura e dosagem de alfa-1-antitripsina nas fezes.

A prova terapêutica da giardíase pode ser aceitável nos ambientes em que essa parasitose é ainda muito frequente.

II – Diarreia crônica com desnutrição

Síndrome de má absorção (SMA): estado nutricional e/ou crescimento prejudicados.

Excluir inicialmente os casos de Enteropatia ambiental em crianças que vivem nos bolsões de miséria.

1. Em fezes **LÍQUIDAS NÃO ÁCIDAS**

- **Doença celíaca**
  Tríade clássica no fim do 1º ano ou início do 2º ano de vida: diarreia crônica, emagrecimento e abdome volumoso.

Não esperar tríade completa para iniciar a investigação. Nas diarreias crônicas, nessa idade solicitar antitransglutaminase.

- **Enteropatia alérgica** (leite de vaca e soja)
  a) Vômitos, diarreia, emagrecimento.
  b) Desidratação grave com hipotensão e acidose; surtos repetidos.
  c) Edema por hipoalbuminemia.
  Suspeitar de alergia por leite de vaca em toda diarreia que começa 1 a 2 semanas após a introdução desse alimento.
  Solicitar IgE sérica (aumentada) e alfa-1-antitripsina fecal.
- **Estados de imunodeficiênica**
  a) Agamaglobulinemia ligada ao cromossomo X associada com giardíase recorrente.
  b) Giardíase associada com deficiência de IgA.
  c) Hiper-IgM + *Cryptosporidium*.
  d) HIV + *Cryptosporidium*.
  e) Imunodeficiência comum variável com infecções graves recorrentes nos primeiros meses de vida.
  f) Doença granulomatosa crônica.
- **Doença inflamatória intestinal**
  Suspeitar em crianças e adolescentes com diarreia crônica ou que acorda a criança com sensação de urgência para evacuar.
- **Tumores neuroendócrinos**
- Enterocolite em **megacólon congênito**
  Valorizar atraso na eliminação de mecônio e crescimento insatisfatório, distensão abdominal com fezes explosivas desencadeadas por toque retal, em crianças maiores.
- Doenças secretoras congênitas
  Diarreia crônica neonatal. Ver item I.

2. Com fezes **LÍQUIDAS ÁCIDAS**

Intolerância secundária à lactose consequente a: diarreia aguda prolongada (síndrome pós-enterite), desnutrição, giardíase, deficiência de IgA, alergia ao leite de vaca e soja, tumores.

Exames laboratoriais úteis: protoparasitológico seriado (3 amostras), pH e substâncias redutoras nas fezes eliminadas após ingestão de leite de vaca; dosagem de imunoglobulinas e IgA; prova terapêutica com a retirada de lactose.

3. Com fezes **SANGUINOLENTAS** (mucossanguinolentas)

- Lactente com **alergia** ao leite de vaca e/ou soja.
- **Retocolite ulcerativa.**
- Enterocolite do **Megacólon congênito**: doença aguda com diarreia explosiva, vômitos, sangramento retal e letargia em criança com história de constipação crônica.

4. Com fezes **GORDUROSAS** (oleosas)

Neste grupo, solicitar dosagem semiquantitativa de gordura nas fezes após 2 dias de dieta com alto teor de gordura.

- **Doença celíaca** – diarreia crônica, emagrecimento, abdome volumoso.
  Solicitar antitransglutaminase.
- **Fibrose cística** – lactente com bronquite crônica ou pneumonias de repetição; edema por hipoalbuminemia e anemia. Solicitar prova do suor.

8ª etapa Confirmação da doença suspeita

Feita a triagem inicial, passe aos capítulos respectivos em que a doença é apresentada com detalhes.

Dieta básica para diarreia crônica

Em todas diarreias crônicas ocorre um grau variável de insuficiência digestiva. Assim, além do tratamento específico quando indicado, instituir uma dieta hipoalergênica, hipofermentativa, de boa digestibilidade, baixa osmolaridade e não contaminada. Exemplo: arroz ou tapioca, carne (vaca, frango, rã), óleo (girassol, milho), sal, gelatina, complemento vitamínico. Conforme a melhora da diarreia, introduzir gradualmente os outros alimentos.

5. Reações Adversas a Alimentos Intolerância/Alergia

Entenda os conceitos básicos

Reação adversa a alimentos = resposta anormal e desagradável à ingestão de alimentos que são bem tolerados pela maioria da população nas mesmas condições.

Aversão a alimentos = reação a alimentos com base psicológica = recusa do alimento por razões psicológicas ou reação adversa causada por fatores emocionais associados ao alimento. Essa reação não ocorre se o indivíduo ingerir o alimento em uma forma que ele não o reconheça.

Daí a importância do teste de provocação tipo "cego" controlado com placebo.

Intolerância alimentar = sensibilidade alimentar = reação adversa a alimentos cuja patogênese não obedece a mecanismo imunológico. Pode ser:

a) Enzimático – exemplo: dor abdominal por intolerância à lactose consequente à deficiência de lactase.
b) Farmacológico – exemplo: nervosismo pela cafeína.
c) Tóxicos – o próprio alimento pode ser tóxico (mandioca-brava) ou contaminado por toxina (estafilocócica, *Clostridium perfringens*).
d) Alimentos ricos em histamina (mariscos) – reação pseudoalérgica ou anafilactoide.

Alergia alimentar = hipersensibilidade alimentar = reação adversa a alimentos (com sintomas que ocorrem no próprio tubo digestório ou em órgãos à distância), a qual deriva de uma **reação imunológica anormal** aos respectivos alimentos; pode ser mediada por anticorpos, linfócitos T ou ambos.

A reação alérgica pode ser **imediata** (anafilática) mediada por anticorpos tipo imunoglobulina da classe E (IgE) – tipo I ou **atrasada**, mediada por células ou imunocomplexos (tipos IV e III).

As reações de hipersensibilidade envolvidas podem ser:

1. Os **alimentos** são causa frequente de **reações adversas** nas crianças.
2. Das reações alérgicas por alimentos, 93% são provocadas por alimentos: **ovo, amendoim, leite de vaca, soja, nozes, frutos do mar, peixe e trigo.**
3. O melhor meio diagnóstico ("padrão-ouro") para alergia alimentar é o **teste controlado com placebo**, o ideal é que seja "**duplo-cego**" (obrigatório em pesquisa, mas na clínica um teste "**aberto**" é suficiente, principalmente em lactentes).
4. A alergia por alimento desaparece na maioria dos casos depois dos 2 anos. *Exceção*: criança que teve reação anafilática por amendoim (a alergia persiste por muitos anos).

CONDUTA DIAGNÓSTICA

1ª etapa Reações alérgicas aos alimentos

I – Tipo **imediata** = *início súbito* (após minutos), *evolução aguda*, inclui anafilaxia.
Hipersensibilidade imediata mediada por anticorpos tipo imunoglobulina da classe E = **IgE**.

II – Tipo **tardia** = *início retardado* (após dias), evolução crônica:

a) não mediada por IgE: enteropatias crônicas;
b) mista: IgE + não IgE: esofagogastroenteropatia eosinofílica.

Manifestações clínicas	Início súbito/IgE evolução aguda	Início retardado/ não IgE	Início retardado/ misto/crônico IgE + não IgE
Gastrintestinais	Vômitos, diarreia, alergia oral	Evolução **crônica** Proctite, proctocolite, enterocolite, DRGE	Esofagite eosinofílica, Gastro-enteropatias eosinofílicas
Vias respiratórias	Crises de rinite, conjuntivite	Doença pulmonar crônica (síndrome de Heiner)	Asma
Pele	Urticária aguda, angioedema		Dermatite atópica

2ª etapa Manifestações clínicas da alergia alimentar e recursos diagnósticos

I – Reações IMEDIATAS (agudas) por IgE

- Quais são os **alimentos suspeitos** (em famílias atópicas)
  1. Lactentes e pré-escolares: leite de vaca e clara de ovo; depois soja.
  2. Escolares e adolescentes: peixe, camarão, amendoim (nozes), kiwi;
     leite de vaca e ovo passam a ser raros.

  Observação: nozes e amendoim desencadeiam sintomas logo após a 1ª ingestão; leite, trigo e peixe só após múltiplas ingestões.
- Quanto é o tempo decorrido entre ingestão e reação?
  Entre 10 e 20 minutos a 1 hora;
  nunca depois de 2 horas.
- Como se manifesta?
  1. Manifestações *comuns*:
     a) cutâneas: ruborização, prurido, urticária, angioedema (lábios, pálpebras);
     b) respiratórias: coceira nasal e ocular, rinorreia e lacrimejamento; tosse, rouquidão, chiado, respiração difícil;
     c) gastrintestinais: dor abdominal, náuseas, vômitos (após 30min), diarreia (após 2 horas).
  2. **Anafilaxia**: hipotensão e choque frequentemente precedidos por sintomas cutâneos e respiratórios que aparecem alguns minutos após o contato com o alérgeno. Pode ocorrer um período de melhora após vômitos, com recorrência 1-2 horas depois (fase tardia).
  3. **Síndrome da alergia oral** (em inglês: OAS):
     a) por contato peribucal;

b) alergia imediata mediada por IgE;
c) reação imediata à ingestão de frutas e vegetais frescos (polpa) em crianças menores de 5 anos;
d) causada por uma proteína PrP;
e) prurido peribucal; edema de lábios, língua, palato; irritação na garganta;
f) curta duração; geralmente moderada, mas pode ser grave;
g) tolera alimentos cozidos e sucos industrializados.

Observação – existe **alergia primária a enzimas das frutas.**

As proteínas alergênicas (LTP) estão nas cascas.

Tolera melhor fruta sem casca, mas não tolera fruta cozida nem suco industrializado.

4. **Alergia alimentar mas induzida pelo exercício**

Mais frequente em adolescentes;
ocorre só associada ao exercício.

A reação ocorre com exercício já iniciado com o estômago cheio ou com o alimento ingerido nas 2 horas precedentes. *Dica*: comer o mesmo alimento, mas não se exercitar nas próximas 4 horas – não provoca reação alérgica.

Manifestações: urticária, angioedema, diarreia, asma, anafilaxia.

Diagnóstico da alergia alimentar imediata

1. Identificar antecedentes pessoais alérgicos e atopia familiar.
2. Hemograma: eosinofilia.
3. Dosagem de IgE: aumentada.
4. Teste cutâneo para o alimento suspeito – por puntura, leitura imediata: positivo = pápula com 3mm ou mais; < 3mm exclui alergia por IgE.
5. IgE específica para alimento: RAST, imunoCAP.
6. Teste negativo exclui alergia ao alimento.
7. Teste de provocação.

Convém começar com quantidade pequena e aumentar progressivamente a cada 20 minutos. Se antecedente de anafilaxia, recursos de emergência devem ser disponíveis.

Manter em observação durante 4 horas.
Se for tolerado na quantidade habitual, manter observação durante 24 horas.

II – Reações TARDIAS (crônicas)

a) **Não mediadas por IgE** (são por imunidade celular).

Quando suspeitar: doença gastroenterológica (vômitos/diarreia) crônica/recidivante que surge no 1º ano de vida.

1. **Proctite** = inflamação alérgica da mucosa retal.

Apresentação – lactente saudável com estria de sangue nas fezes.

Início – desde 1 semana até 1 ou 2 meses de vida.

O que causa – leite de vaca (betalactoalbumina), inclusive o ingerido pela mãe; 60% dos casos em aleitamento materno exclusivo.

Proctocolite – a inflamação estende-se ao sigmoide: evacuações mucossanguinolentas com cólicas/irritabilidade.

Interpretação – quadro benigno geralmente de resolução espontânea; piora nos processos virais.

Conduta

- No leite materno exclusivo – excluir leite de vaca e derivados da dieta da mãe.
- No aleitamento artificial – substituir por fórmula extensamente hidrolisada.

Observar melhora em 1 semana.
Suspender após 1 mês e observar.
Se o quadro se repetir com frequência, voltar à conduta atual até os 9 (ou 12 meses).

2. **Enterocolite**

Não é muito frequente.

Ocorre no 1º ano de vida, mais precocemente quando desencadeada pelo leite de vaca ou de soja, mais tardia quando esses leites são introduzidos mais tarde ou quando relacionada ao peixe, carne, clara de ovo, amendoim.

Quadros agudos recidivantes: vômitos incoercíveis e diarreia mucossanguinolenta que surge 1-3 horas após a ingestão da proteína alergênica, levando à desidratação grave com acidose e leucocitose, simulando sepse.

Quadro de evolução crônica com diarreia crônica, vômitos esporádicos, déficit de crescimento.

Diarreia crônica com muco e sangue em crianças de mais de 1 ano por alimentos sólidos alergênicos.

Conduta – fórmulas extensamente hidrolisadas.
Melhora em 1 semana; resolução do quadro aos 18 meses (50%) ou 3 anos (90%).

3. **Enteropatia induzida por proteínas alimentares**

O que é – um quadro de má absorção intestinal.

Início – insidioso; maioria já é expressa antes dos 12 meses (pelo leite de vaca) ou até os 2 anos (por outras proteínas alergênicas).

Apresentação:

a) Início insidioso, 1 mês ou mais após a introdução do alérgeno; diarreia crônica que acarreta desnutrição progressiva.
b) Esteatorreia, desnutrição com edema (hipoalbuminemia), anemia, fezes ácidas (por intolerância secundária à lactose). Presença aumentada de alfa-1-antitripsina nas fezes (por perda intestinal de proteínas). Excluir Doença celíaca (antitransglutaminase).

Conduta: fórmula de aminoácidos (tipo Neocate).

b) **Alergias MISTAS = IgE + Não IgE**

São doenças inflamatórias eosinofílicas que ocorrem em um ou mais segmentos do tubo digestório (esôfago, estômago, intestino delgado, cólons).

Suspeita: doença digestiva (sintomas relacionados ao esôfago, estômago, intestino) crônica e/ou recidivante.

Causa não perfeitamente esclarecida.

Certamente existe alergia alimentar múltipla, tanto assim que se consegue remissão em quase 100% dos casos com fórmula de aminoácidos e se mantém essa remissão em um número significativo de casos com dieta hipoalergênica. Outros fatores estão associados, como, possivelmente, aeroalérgenos em crianças maiores.

As doenças digestivas eosinofílicas (DDE) compreendem esofagite, gastrite e enterocolite *eosinofílica*.

ESOFAGITE EOSINOFÍLICA

É a mais comum das doenças digestivas eosinofílicas da infância.

O que é – doença crônica do esôfago caracterizada por infiltração eosinofílica da mucosa esofágica.

Apresenta-se como doença do refluxo gastroesofágico (DRGE) atípica e não responsiva à terapia habitual.

Ocorre frequentemente em famílias atópicas e existe ligação com os principais alérgenos alimentares e com aeroalérgenos.

A doença é permanente.

COMO SE APRESENTA

Em crianças menores de 2 anos

Sintomas de DRGE com vômitos, recusa alimentar, crescimento ponderal insatisfatório em bebê chorão.

Crianças entre 2 e 12 anos

O pico da doença é aos 10 anos, predomínio do sexo masculino.

Vômitos, azia, dor abdominal, aversão a alimentos, dificuldade para deglutir.

Os sintomas podem ser contínuos ou intermitentes.

A evolução pode ser crônica ou progressivamente pior.

Adolescentes

Disfagia: dor/dificuldade de deglutição de sólidos, exclusão de alimentos na dieta.

Crises de impactação (obstrução) alimentar no tubo digestório alto.

CONDUTA DIAGNÓSTICA

Considerar em famílias atópicas e DRGE que não melhora com terapia adequada durante 8 semanas.

Endoscopia digestiva alta (EED) com biópsias múltiplas (esôfago proximal e distal; estômago e duodeno) com **contagem de eosinófilos**.

Considerar sugestivo: mais de 15 eosinófilos/campo de grande aumento.

Na dúvida, convém repetir o exame após 8 semanas de uso de inibidores de bomba de prótons (a eosinofilia persiste).

CONDUTA TERAPÊUTICA

Por que tratar? Podem ocorrer disfunção esofágica, estenose, perfuração.

1. Casos graves e em atividade acentuada:
   Iniciar dieta só com fórmula de aminoácidos, inclusive por sonda nasogástrica se for necessária para a recuperação de desnutrição.
2. Após melhora estável, tentar dieta sem alimentos alergênicos – suprimir leite de vaca, soja, ovo, trigo, amendoim e frutos do mar, sob supervisão de nutricionista. A exclusão orientada por testes alérgicos cutâneos por punctura ou *patch* teste parece não trazer vantagem.
3. Uso de corticoides
   Na fase **aguda**, iniciar com corticoide sistêmico.
   Após melhora estável – corticoide tópico.

- Budesonida tópica viscosa
  1 ampola de budesonida líquida usada para inalação misturada com 5 envelopes de sucralose (Linea) formando uma massa para deglutir até 4 vezes ao dia.
- Fluticasona 200 – 2 a 4 jatos, 2 vezes ao dia, 1 a 3 meses.
  Administrar o jato na orofaringe, sem espaçador; para deglutir.
  Evitar a ingestão de alimentos e líquidos até 2 horas depois.
  Curr Opin Allergy Clin Immunol 2010,10:231-237.

4. Tem-se recomendado teste terapêutcio com inibidor de bomba de prótons durante 2 semanas.

GASTROENTERITE/ENTEROCOLITE EOSINOFÍLICA

1. Raras em crianças.
2. Levantar suspeita nas doenças gastroenterológicas com sintomas pertubadores e que incluem todas estas condições: a) evolução crônica; b) comprometimento do estado geral; c) em criança atópica (asma, dermatite atópica, doenças alérgicas importantes).

ALERGIA AO LEITE DE VACA (ALV)

Ver figuras XI-1 e XI-2.

Hipersensibilidade à proteína do leite de vaca (PLV)

1. Hipersensibilidade à proteína do leite de vaca (PLV) é a alergia alimentar mais frequente na infância. Pode ocorrer inclusive no aleitamento materno exclu-

sivo devido a frações alergênicas do leite de vaca consumido pela mãe. Ovo é outro alimento da dieta materna que pode causar alergia no bebê.

2. Alergia à PLV desenvolve-se apenas no 1º ano de vida e, na maioria das vezes, nos primeiros 3 meses. Mesmo quando ela aparece tardiamente (aos 10 meses), a sensibilização já ocorreu muito antes, inclusive nos primeiros dias de vida, ainda na maternidade (às vezes, os pais nem ficam sabendo!).
3. O leite de vaca contém 25 proteínas que funcionam como antígenos; os alérgenos mais importantes são **betalactoglobulina**; e depois: **alfalactoalbumina e caseína**.

   A grande maioria dos antígenos do leite de vaca é resistente à fervura.
4. As reações alérgicas podem ser:
   a) **Imediatas** associadas à **IgE** (urticária perioral ou tipo anafilático). Teste cutâneo positivo. Teste de uma gota de leite colocada na mucosa do lábio inferior (Fig. XI-14). Evolução frequente para asma (25%) e eczema (40%). Frequente associação com outras alergias alimentares como soja.
   b) **Retardada** mediada por **imunocomplexos** ou **células** (linfócito T): atrofia das vilosidades e hiperplasia das criptas; aumento da densidade dos linfócitos no epitélio e infiltração mononuclear da lâmina própria; densidade aumentada das células contendo IgA e IgM. Enteropatia crônica (diarreia crônica + desnutrição progressiva) (Fig. XI-15).

MANIFESTAÇÕES CLÍNICAS

Não são patognomônicas da alergia à PLV. Assim, podem ocorrer todas as manifestações descritas no capítulo anterior.

Os órgãos de choque são o **tubo digestório** (reações imediatas, enteropatia, colite), a pele (urticária; dermatite atópica = eczema) e o **aparelho respiratório** (reações agudas com rinorreia e chiado; asma; doença pulmonar crônica = síndrome de Heiner).

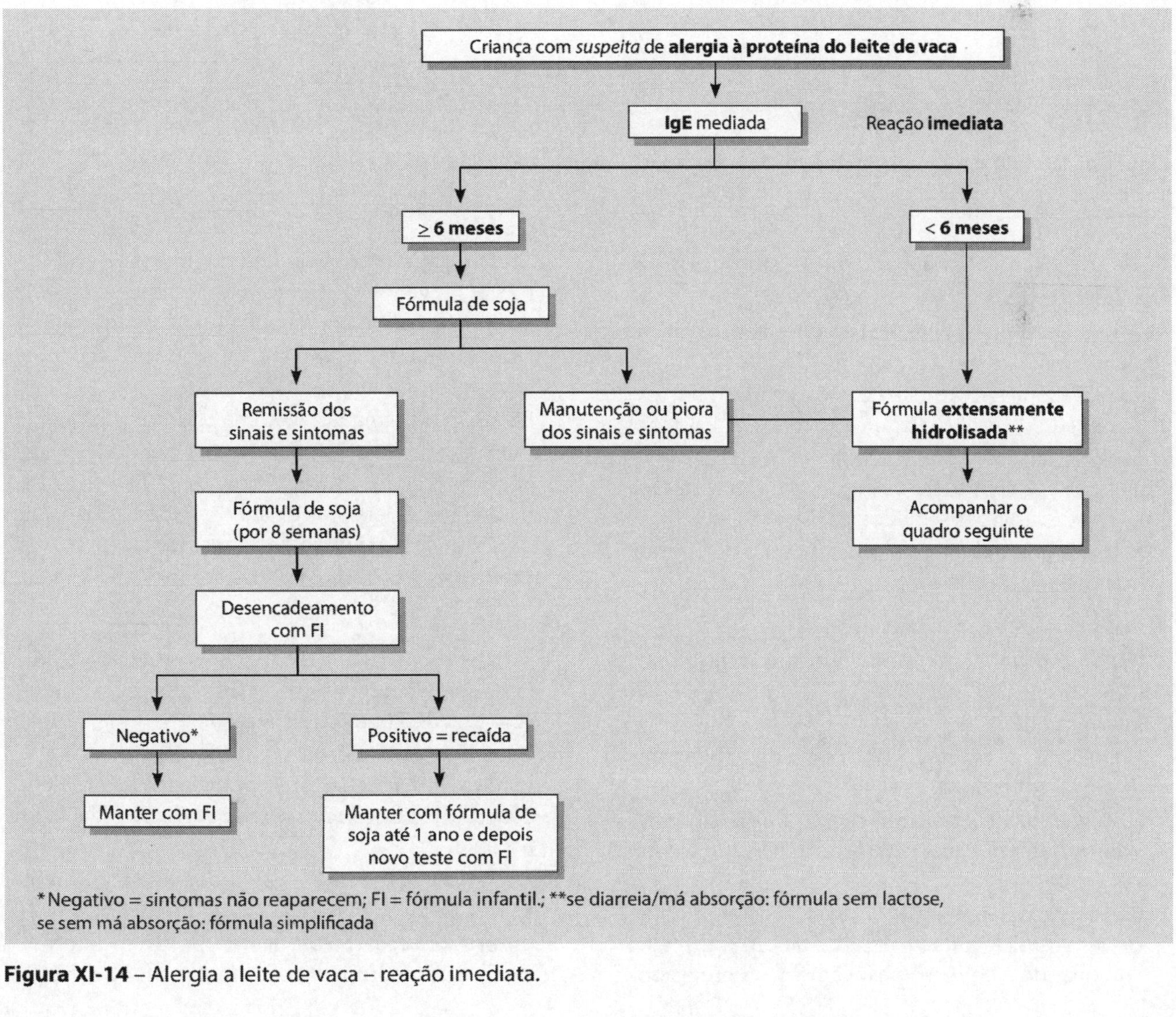

Figura XI-14 – Alergia a leite de vaca – reação imediata.

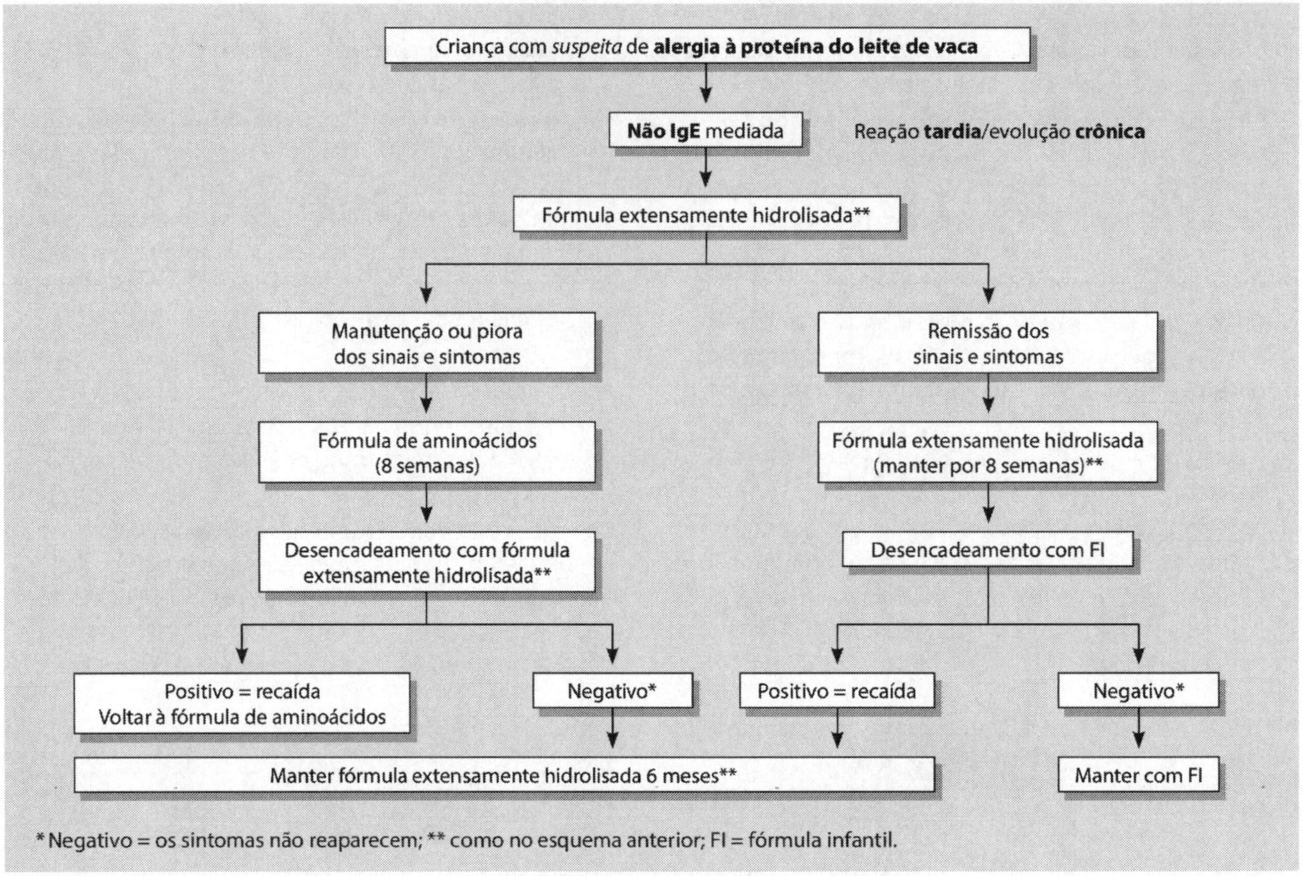

Figura XI-15 – Alergia à proteína do leite de vaca – reação tardia/evolução crônica.

▶ **Principais manifestações clínicas gastrintestinais**

- De **início imediato (até 1 hora)**
  a) Após 1 semana da introdução do leite de vaca na dieta.
  Após a ingestão de leite de vaca: aparecimento imediato de urticária/angiodema nos lábios, mãos, orelhas.
  b) Após 30 a 60 minutos da ingestão de leite de vaca: vômitos, às vezes seguidos de diarreia.
- **De início precoce – horas ou após 1 dia** de ingestão do leite de vaca: diarreia.

▶ **Nas primeiras 6 semanas de vida**

1. **"Bebê chorão"** com ganho ponderal insatisfatório.
   Choro frequente, irritabilidade, mamadas nervosas e interrompidas.
   Exames úteis nas fezes – sangue oculto e dosagem de alfa-1-antitripsina.
   Distinguir das "cólicas dos 3 meses" que ocorre em horário determinado (19-23h), e no restante é um bebê calmo.
   Considerar a "hiperexcitabilidade do lactente": crianças nervosas, agitadas, mamadas difíceis que melhoram quando o bebê mama levemente adormecido.
   Teste terapêutico – suprimir totalmente leite e todos derivados (convém suprimir também o ovo) da alimentação materna por 14 dias.
   Fazer anotação diária. Instruir a mãe a voltar a ingerir leite de vaca e verificar a diferença.
2. Recusa das mamadas, ou toma pouco e não quer mais, crescimento insuficiente.
3. Regurgitação excessiva, frequentemente com irritabilidade nas mamadas e ganho ponderal insatisfatório: **Doença do refluxo gastroesofágico.**
   Conduta – a mesma do caso anterior.

▶ **Início entre 1 e 3 meses**

1. **Proctite** – sangue nas fezes em lactente saudável.
   Pode ser **proctocolite**: fezes mucossanguinolentas com dor/desconforto ao evacuar.
2. **Gastroenterite alérgica** – surtos repetidos de vômitos intensos e diarreia profusa frequentemente com sangue e acarretando desidratação grave com acidose.

Nos intervalos persiste diarreia moderada com vômitos esporádicos; queda no ganho ponderal.

3. **Enterocolite alérgica** – diarreia persistente com muco e sangue, prejuízo do crescimento ponderal.

4. **Recusa do leite** – aceita pouco leite e quase só quando está dormindo; irritadiço; às vezes engasga e regurgita ou vomita: aí se sente um pouco melhor; chorão, cólicas, constipação. Várias mudanças de leite e bicos e tratamento antiácido ineficaz.

▶ **No final do 1º ano**

1. **Enteropatia alérgica** (eosinofílica)
   Diarreia crônica levando ao emagrecimento, aparecimento de edema inicialmente palpebral e que se estende pelo rosto e corpo. Hipoalbuminemia com exame de urina normal.
2. **Constipação alérgica** – família atópica.
   Antecedente de sangue nas fezes pouco depois da introdução do leite de vaca; após alguns meses, fezes duras eliminadas com sofrimento.
   Não melhora com dieta laxante e uso de medicamentos laxativos apropriados. Crescimento ponderal não satisfatório. Excluir doença celíaca. Melhora com a supressão do leite de vaca e substituição por soja.
3. **Síndrome de Wilson-Lahey**
   Ingestão diária de grandes quantidades de leite de vaca cru ou em pó pode causar micro-hemorragias da mucosa e consequente anemia ferropriva e geofagia, no 2º semestre e 2º ano de vida.

MANIFESTAÇÕES NÃO DIGESTIVAS

Rinite especialmente com obstrução nasal acentuada e conjuntivite.

Asma – tosse e chiado (eczema).

Otite média de repetição.

Dermatite atópica de aparecimento precoce.

Nos eczemas da criança maior pode ser um fator agravante, mas não causal.

Pode causar urticária aguda, mas não crônica.

Hemossidenose pulmonar (síndrome de Heiner).

Tosse crônica, sibilância e infiltrados pulmonares associados a rinite crônica e otite média recorrente, sintomas digestivos e atraso do crescimento.

Teste intradérmico positivo para PLV.

Conduta: suspender leite de vaca e introduzir corticoide.

ALERGIA IMEDIATA

Logo após a ingestão de leite de vaca.

Prurido na pele, nasal ou ocular.

Rinorreia, chiado.

Vômitos, diarreia.

Síndrome de alergia oral por contato com frutas, legumes ou verduras.

Choque anafilático.

Exames subsidiários úteis

1. Hemograma – anemia, eosinofilia.
2. Fezes: alfa-1-antitripsina elevada (enterocolopatia). Sangue oculto presente (colite).
3. Teste cutâneo para leite de vaca, em pré-escolares/escolares.
4. IgE total e IgE específica para leite de vaca (nas alergias mediadas por IgE).
5. Endoscopia com biópsia e contagem de eosinófilos > 20 eosinófilos por campo: esofagite eosinofílica.
6. Atrofia vilositária – enteropatia eosinofílica
7. Colonoscopia com biópsia – colite eosinofílica.

CONDUTA NO LACTENTE SUSPEITO DE PLV

Eventualidade 1 – Aleitamento materno exclusivo

Orientar a mãe para suspender todo leite de vaca e seus derivados (iogurte, queijo, doces), inclusive alimentos caseiros ou industrializados (ler o rótulo) que possam contê-lo. Receitar suplemento de cálcio.

Convém suprimir também ovo.

Recomendar fazer um diário dos sintomas do bebê.

Reavaliar após **2 semanas**:

1. Houve melhora evidente dos sintomas.
   Manter a dieta de restrição durante 8 semanas.
   Depois reintroduzir o leite de vaca na dieta da mãe e observar a sintomatologia no bebê e considerar a necessidade ou não de permanecer na dieta.
2. Não houve melhora dos sintomas.
   Conferir se a dieta foi bem conduzida.
   Neste caso, permitir dieta normal e pesquisar outras causas, inclusive hiperexcitabilidade do lactente.

Eventualidade 2 – Aleitamento com leite/fórmula infantil de leite de vaca

I – A criança tem **menos de 6 meses**

Prescrever fórmula extensamente hidrolisada:

1. Se alergia é acompanhada de diarreia – fórmula regular (sem lactose e com triglicérides de cadeia média).
2. Se não tiver diarreia – fórmula simplificada (sabor melhor, custo menor).
   Duração: 2 semanas:
   a) se houve melhora: manter por 3 meses;
   b) se não houve melhora: substituir por fórmula de aminoácidos; manter por 3 meses.
   Após esse período, fazer o teste de desencadeamento com fórmula infantil à base de leite de vaca no caso (a) e fórmula extensamente hidrolisada no caso (b).
   Se houver recaída: voltar ao leite anterior e manter durante 6 meses.

II – A criança **tem mais de 6 meses**

1. A alergia é do tipo imediato – prescrever fórmula de soja.
   Importante: é fórmula de *proteína* de soja e não de extrato de soja.
   Observar 2 semanas:
   a) melhorou: manter 3 meses e fazer teste de reintrodução do leite de vaca;
   b) não melhorou: trocar por fórmula extensamente hidrolisada e agir igual ao anterior.
2. Se a alergia é digestiva com diarreia, não prescrever soja e passar direto para fórmula extensamente hidrolisada.

Lembrete: a alergia ao leite de vaca cede com 1 ano em 70% dos casos, 2 anos 90% e 3 anos quase 100%.

▶ Alergia ao LEITE DE SOJA

Soja é uma leguminosa (contém proteína alergênica).

As manifestações alérgicas são semelhantes às do leite de vaca (LV). É frequente a alergia a ambos.

Leite de soja *não* é substituto para o LV:

a) quando existem sintomas gastrintestinais crônicos;

b) no 1º semestre de vida.

No 2º semestre de vida, pode ser testada como substituto do LV para alergias imediatas.

Alergia ao LV começa a desaparecer com 1 ano de idade; a soja pode ser tolerada aos 6 meses (testar).

▶ Alergia ao OVO

Tey – *Curr Opin Allergy Immunol* 2009;9:244

www.aaaai.org / www.food allergy.org/www.anaphylaxis.org.uk

É uma das mais frequentes, geralmente associada à alergia por outros alimentos.

Alérgenos: proteínas Gal d 1-5

I – Apresentação clínica **imediata**/IgE

- reações cutâneas 30min pós-ingestão;
- início no 2º semestre de vida;
- ocorre logo na 1ª ingestão de ovo;
- reação anafilática – rara;
- comprovação RAST ou IgE específica +;
  teste cutâneo < 2 anos: 5mm; > 2 anos: 7mm.

II – Apresentação clínica **atrasada**

- dermatite atópica – exacerbação após 24 horas (não em todos os casos de eczema);
- esofagite eosinofílica:
  – *patch* test,
  – endoscopia com biópsia: eosinófilos.

Algumas crianças toleram ovo bem cozido.

Essas crianças devem receber ovo regularmente para apressar o estabelecimento de tolerância.

Evolução natural - tolerância

- $^2/_3$ na idade escolar;
- até 86% no adolescente; até 95% aos 18 anos;
- convém teste cutâneo anual.

Vacina com ovo

- criança com reação alérgica significativa/anafilaxia; não indicada;
- casos de reação leve – considerar a aplicação, mas, no hospital, precedida de anti-histamínico.

▶ Alergia ao PEIXE

Pediatr Allergy Immunol 2008;19:573

Alérgeno: parvalbumina.

Idade de aparecimento: depende da época de introdução, geralmente associada a outras alergias alimentares.

Menos alergênico: atum.

Mais alergênicos: badejo, bacalhau.

Alergia pode ocorrer já no 1º contato.

- Maioria das reações é imediata por **IgE** (teste cutâneo e RAST positivo):
  – urticária aguda e angioedema;
  – a seguir: vômitos, alergia oral, rinite, broncoespasmo, piora da dermatite atópica.

Pode ocorrer reação alérgica ao contato e ao vapor do cozimento (mesmo em crianças que ainda não comeram peixe).

Não é obrigatória reação cruzada com crustáceos (camarão).

Alergia é persistente; aos 10 anos ainda presente em 80% dos casos; pode durar a vida toda.

- Reação **tardia** tipo síndrome **enterocolite**:
  – em torno de 1 ano de idade: vômitos profusos e diarreia com desidratação grave;
  – testes cutâneos e RAST negativos;
  – probabilidade de 25% de resolução com 4 anos.

▶ Alergia aos FRUTOS DO MAR (Seafood)

Curr Opin Allergy Clin Immunol 2009;9:270

Crustáceos: camarão, lagosta, caranguejo, siri.

Moluscos: ostras, lulas.

Alérgeno: antropomiosina.

Frequentes na idade escolar.

- crustáceos – dentro de minutos: coceira, inchaço dos lábios, boca e faringe.
- moluscos – fase tardia da reação, 8 horas pós-ingestão.

Não há reação cruzada dos alérgenos dos crustáceos e moluscos com os dos peixes.

Duração da alergia: a vida inteira.

Lembrete: peixe e frutos do mar contaminados por toxinas podem provocar (após minutos ou horas) reações parecidas com as alérgicas.

▶ Alergia ao TRIGO

Inomata - *Curr Opin Clin Immunol* 2009;9:233

Começa no pré-escolar.

A maioria sofre de dermatite atópica importante e está sensibilizada por outros alimentos (leite, ovo).

- Reação **imediata** por IgE: urticária, angioedema, broncoespasmos; náuseas e dor abdominal; anafilaxia.
- Reação **tardia** > 24h após ingestão: sintomas gastrintestinais e exacerbação da dermatite atópica.
- **Anafilaxia induzida por exercício e trigo-dependente**.

Exercício praticado algumas horas depois da ingestão do trigo desencadeia quadro anafilático.

Diagnóstico - depende do teste de provocação oral.

Evolução - alergia ao trigo desaparece aos 3-5 anos.

▶ Hipersensibilidade a ADITIVOS alimentares

Randlawa - *Curr Opin Allergy Clin Immunol* 2009;9:278

Mitos

a) frequentemente incriminados, especialmente tartrazina (corante amarelo);
b) relacionados à hiperatividade.

Realidade

a) pouco frequente;
b) evidências fracas.

Quando suspeitar

Crianças atópicas

- reação tipo alérgica: na pele, respiratórios, gastrintestinais; anafilaxia: rara;
- ocorre em uma série de alimentos não quimicamente relacionados (manteiga, cereais, goma de mascar), ou a um único alimento, assados, lanches, cerveja, mas **só industrializados e não quando preparados em casa**;
- excluir inicialmente alergia ao próprio alimento.

Comprovação: dieta livre de aditivos por algumas semanas.

Evitar maçã, banana, pão que não seja preservativo-*free*, cereais matinais, doces, queijos, chocolate, suco de frutas, uvas, alimentos instantâneos, geleia, margarina, maionese, carne embalada, molhos industrializados para salada, molhos prontos, vinho, cerveja.

▶ Alergia a FRUTAS e VEGETAIS

Fernandes-Rivas - *Pediatr Allergy Immunol* 2008;19:675

Vegetais: amendoim, nozes, avelã, pistache.

Frutas *frescas*: maçã, pera, pêssego, kiwi.

Raro em crianças < 3 anos.

Alergia a frutas em > 5 anos.

Aumenta em escolares/adultos.

1º tipo (reação cruzada com inalantes)

- sensibilização prévia a inalantes (sintomas rinoconjuntivais);
- reação cruzada de inalantes *vs*. plantas, através da profilina;
- **síndrome da alergia oral** - reação imediata à ingestão de fruta *fresca* (polpa); crianças < 5 anos; prurido; edema de lábios, língua, palato, orelhas e garganta (duração curta); tolera suco industrializado/frutas cozidas.

2º tipo (alergia primária a enzimas das frutas)

Sensibilização primária por proteínas transferidoras de lípides (LTP) que estão presentes em maior quantidade na *casca* das frutas.

- reação sistêmica: urticária (inclusive de contato), eritema e edema facial;
- não tolera fruta cozida;
- tolera melhor a fruta sem casca;
- reação pode ser desencadeada por cofatores: exercício pós-prandial e anti-inflamatórios não hormonais.

Observar

Sintomas nasais e chiado podem ser desencadeados por alergia alimentar (reação imediata/IgE), *mas* Asma e rinite isoladas raramente são expressão de alergia alimentar.

Dieta de eliminação

- carne de carneiro, coelho, pato, peru, rã
- batata, cevada, abóbora, beterraba
- abobrinha, cenoura, aipo, brócolis, couve-de-bruxelas, couve-flor, pepino, alface, erva-doce
- cará, tapioca, araruta, gelatina natural
- maçã, pera, damasco, mamão, melancia, banana, pêssego, caqui

Teste de reintrodução nos casos graves

Após melhora clínica (mínimo de 3 meses)

Avanços terapêuticos

Imunoterapia por via oral - ingestão de quantidades pequenas e progressivamente aumentadas. Leite fervido e ovo bem cozido são preferíveis.

Controle com alergista.

Nos casos graves associar anti-IgE omalizumabe.

Fórmula de erva chinesa FAHF-2 suprime anafilaxia a alimentos.

▶ INTOLERÂNCIA À LACTOSE

Resulta de *hipogalactasia* = redução da atividade da lactase presente no intestino delgado e que acarreta manifestações clínicas desagradáveis.

Sequência

1ª) Hipogalactasia = **redução** da atividade da lactase.
2ª) Má absorção da lactose.
3ª) A lactose não absorvida no jejuno alcança o cólon.
4ª) A lactose é hidrolisada pela flora intestinal, resultando em:

a) produção de ácidos graxos de cadeia curta
Observação: a absorção desses ácidos graxos resulta na supressão ou redução da diarreia osmótica e na recuperação energética;
b) liberação dos gases decorrentes da fermentação.

Consequência clínica

1. Em condições ideais, no resgate colônico (que inclusive é capaz de absorver o excesso de água) não há consequência clínica, isto é, a má absorção não é acompanhada de sintomatologia nem de prejuízo.
Portanto, hipogalactasia com má absorção mas sem intolerância.
2. Se a capacidade de resgate do cólon é ultrapassada (por exemplo, por ingestão de doses altas de lactose), surgem **os sintomas de fermentação**:
   - dor abdominal ao redor do umbigo e quadrante inferior esquerdo;
   - borborigmo = gases abdominais audíveis; flatulência;
   - amolecimento das fezes, eventualmente fezes líquidas e ácidas que podem causar assadura perianal.
   Nesse caso, temos **hipogalactasia com má absorção e INTOLERÂNCIA**.

Mesmo nesses casos, o organismo pode tolerar lactose desde que fracionada em pequenas porções durante o dia.

Colóquio

"Meu filho tem alergia à lactose"

Esta queixa é frequente, mas não existe "alergia" à lactose (a alergia é sempre contra uma proteína).

Os sintomas de *intolerância* à lactose cedem completamente com leite sem lactose, mas a verdadeira alergia exige retirada completa do leite e seus derivados.

Exames laboratoriais úteis

1. Rastreamento pelo exame de fezes líquidas, recém-emitidas e colhidas em coletor plástico; idealmente 3 amostras.
Sugestivos: pH < 5,0 e substâncias redutoras presentes.
2. Curva glicêmica após sobrecarga oral de lactose 2g/kg.
   - absorvedor pobre: aumento da glicemia varia de 20 a 34mg/dL;
   - não absorvedor: aumento da glicemia abaixo de 20mg/dL.
3. Teste do H_2 expirado
Embora considerado o teste de escolha, é mais complexo, demorado, exige equipamento sofisticado e dificuldade na padronização dos resultados normais.

Anormal: aumento da concentração de H_2 no ar expirado > 20ppm em relação ao do jejum.

I – Intolerância ontogenética à lactose (Intolerância primária)

A rigor, todos os seres humanos apresentam redução da atividade da lactase após a idade que originalmente ocorria o desmame, ou seja, a partir dos 5 anos de idade, embora em algumas crianças as manifestações ocorram já a partir dos 2-3 anos, enquanto em outras só depois dos 10 anos. É um fato genético mais marcado em algumas etnias.

Sintomatologia – a de fermentação já expressa anteriormente, lembrando que a intolerância possa ser parcial.

Comprovação diagnóstica

Se a sintomatologia não for suficiente:

1º) teste de sobrecarga de lactose;
2º) preferível mas não tão disponível: teste do H_2 expirado;
3º) dieta isenta de lactose por 1-2 semanas. Anotação diária.

Se houver melhora, instituir dieta pobre em lactose e observar.

Recomendar dieta permanente pobre ou isenta de lactose.

II – Intolerância à lactose secundária à diarreia prolongada

Pós-enterite, giardíase, doença celíaca.

Comprovação diagnóstica

pH e substâncias redutoras em fezes diarreicas.

Teste de sobrecarga à lactose.

Conduta – dieta sem lactose (mínimo 1 mês) e tratamento da doença básica.

▶ DOENÇA CELÍACA

O que é Doença celíaca (**DC**)

Clássica: enteropatia.

Atualizada: doença sistêmica (multiórgão) que *inclui* enteropatia:

- imunomediada;
- desencadeada pelo glúten (trigo, centeio e cevada);
- em indivíduos geneticamente suscetíveis.
- Haplotipos HLA-**DQ2** ou HLA-DQ8.

▶ DOENÇA CELÍACA (DC)

Doença multissistêmica	
• com **enteropatia** inflamatória crônica (permanente)	• autoanticorpo (Ac)
• genética	• auto-Ag transglutaminase tecidual
• autoimune = hipersensibilidade à gliadina (por ingestão de **glúten**)	• anti-TG, **EMA**, anti-DGP trigo, centeio, cevada
• predisposição genética	• HLA: DQ2 (90-95%) ou DQ8 (5-10%)

Tipos de Doença celíaca (DC) (Fig. XI-16)

1. **Clássica** – HLA+, Ac+, biópsia+
   - com sintomas **gastrintestinais**;
   - com sintomas **extraintestinais**.
2. **Potencial** – só HLA+ sem sintomas.
3. **Silenciosa** – sem sintomas, mas HLA+, Ac+, biópsia+.

Latente – HLA+ e Ac+, biópsia normal, mas já teve enteropatia por glúten.
HLA+ = DQ2/DQ8; Ac+ = TG e EMA positivos;
Biópsia+ = enteropatia.

1ª etapa Quando suspeitar

Grupo I – crianças e adolescentes assintomáticos mas que pertencem a grupos de **risco**: parentes de 1º grau de pacientes com DC.

Artrite crônica juvenil, síndromes de Down, Turner, Williams, deficiência de IgA, nefropatia por IgA, tireoidite autoimune, hepatite autoimune.

Grupo II – criança ou adolescente com **sintomas** sugestivos de Doença celíaca.

a) **Formas típicas: diarreia crônica** (> 6 semanas)

1. Em **lactentes e pré-escolares** – 6 meses (início do 2º ano) a 2 anos: fezes volumosas, moles, cor amarelo-clara, fétidas e anorexia, dor abdominal, estufamento abdominal, vômitos, irritabilidade, ganho ponderal insuficiente ou perda de peso.
2. Em **crianças maiores** – qualquer idade; frequente entre 5 e 7 anos: diarreia (> 2 semanas), náuseas, vômitos, dor abdominal, constipação, empachamento, perda de peso.
   Observação – **dermatite herpetiforme** é considerada a doença celíaca da pele, mas é rara em crianças: lesões papulovesiculosas, pruriginosas, simétricas nas regiões extensoras dos membros.

b) Formas **atípicas** (são hoje muito frequentes)

I – Manifestações **digestivas** crônicas (sem diarreia ou a diarreia não é predominante): constipação rebelde, dispepsia não ulcerosa.

II – Manifestações **não digestivas**

1. Anemia ferropriva em adolescente, persistente e resistente ao tratamento com ferro; anemia por deficiência de ácido fólico/vitamina B_{12}.
2. Estomatite recorrente.
3. Baixa estatura não familiar/puberdade atrasada.
4. Defeito do esmalte dentário na 2ª dentição.
5. Osteoporose; hipotonia muscular.
6. Distúrbios neurológicos: epilepsia com calcificações occipitais e ataxia; cefaleia em escolares.
7. Distúrbios comportamentais e psiquiátricos.
8. Vacina *vs.* hepatite B não positiva o anti-HBs.

Como fazer o **diagnóstico** na suspeita – formas típicas ou atípicas.

Teste sorológico: **antitransglutaminase** = anti-TG (laboratório de confiança).

Observação: nas formas atípicas solicite também antigliadina deamidatada.

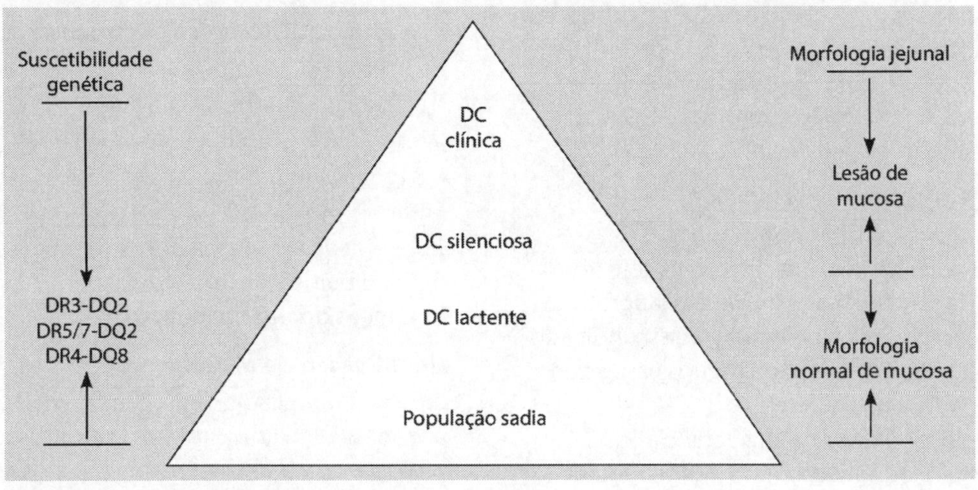

Figura XI-16 – Espectro clínico na doença celíaca.

2ª etapa Recursos diagnósticos

A tendência é firmar o diagnóstico sem usar biópsia intestinal, o que já se consegue em alguns, mas não em todos os casos.

Conhecendo os detalhes expressos a seguir, você pode agir com a segurança de um especialista.

■ 1. Anticorpos DC-específicos

> 1º) Triagem: antitransglutaminase (anti-tTG = anti-TG), convém solicitar junto dosagem de IgA.
> 2º) Confirmação: antiendomísio (anti-EM); acessório: antigliadina deamidatada (a-DGP).

Os anticorpos podem preceder as alterações histológicas em 2 anos.

Só valorizar exames obtidos em laboratórios confiáveis.

Detalhes a serem valorizados pelo pediatra

1. Anticorpos **transglutaminase** = anti-TG.
   É o 1º exame a ser pedido na suspeita de DC, porque:
   a) é muito sensível (não existe risco de escapar casos da doença);
   b) técnica mais padronizada (ELISA);
   c) custo menor;
   d) exatamente por ser muito sensível (falso-negativos raros) pode ocasionar falso-positivos. Daí a necessidade de confirmar por exame mais específico (anti-TG).

   Necessidade de refinamento do resultado da anti-TG:
   Premissa – a criança deve estar recebendo glúten regularmente.
   Indispensável o **título** do exame. Normal até 1/20, muito fraco até 1/30.
   Títulos > 1/60 devem ser investigados.
   Títulos > 1/100 (e melhor > 1/200) são sugestivos de DC.
   Cautela – solicitar dosagem de **IgA** sérica junto com a anti-TG ou nos casos suspeitos de DC, mas anti-TG negativo. Acontece que esse exame é tipo IgA. Se a criança for deficiente de IgA, seja congênita, seja causada pela DC (e isso não é raro), pode dar uma anti-TG falsamente negativa.
2. Anticorpos **endomísio** = EM (tipo IgA).
   É mais específico e útil para confirmar a TG.
   Porque não pedir de início: técnica mais sofisticada (imunofluorescência) só disponível em laboratórios de excelência, mais dispendioso e por isso indicado só quando a anti-TG já eliminou muitos casos que tinham suspeita clínica.
   Positivo: título > 1/80 indica atividade clínica em crianças que estão recebendo glúten regularmente.
   Os títulos de anti-TG e EM caem com a dieta sem glúten.
3. Anticorpos **antigliadina** = anti-GD (IgA e IgG).
   Positivo – IgG > 3 e IgA > 1.
   Utilidade – suspeitas de DC e deficientes de IgA e em crianças < 2 anos.
   É exame falho e tem sido substituído pelos anticorpos das formas deamidatada dos polipeptídeos da gliadina (a-DGP).
   Observação – não pedir anti-TG e EM na mesma amostra de sangue (pode haver contaminação).
4. Teste **genético** – determinação do HLA

As variedades HLA **DQ2** e ainda DQ8 são altamente sugestivas.

Teste positivo para essas variedades:

Nos grupos de risco, selecionar as crianças que precisam ser investigadas.

Nas crianças com formas típicas de DC e anti-TG e EM positivos, pode dispensar a biópsia.

Teste negativo para essas variedades – praticamente exclui a possibilidade de DC.

Progresso – Biocard Celiac test: *kits* para teste rápido anti-TG em sangue obtido de polpa digital (*point of care* = POC). Serve para triagem.

■ 2. Quando **solicitar**

Caso 1 – sintomatologia sugestiva de DC e anticorpos DC específicos positivos e se quiser evitar a biópsia.

Caso 2 – sintomatologia sugestiva de DC com anticorpos DC específicos em títulos baixos e alterações moderadas à biópsia.

Se ambos HLA forem negativos, o diagnóstico de DC fica praticamente afastado.

Caso 3 – criança pertencente a um dos grupos de risco.

HLA positivo seleciona as crianças que precisam de investigação.

■ 3. Análise **histológica** das biópsias do intestino delgado

A biópsia típica (atrofia vilositária) obtida por entubação peroral era o selo diagnóstico da DC.

Atualmente se sabe que os aspectos histológicos são variáveis, podem ser focais e não são patognomônicos.

Biópsia deve ser obtida por endoscopia digestiva alta e incluir o bulbo intestinal (pelo menos 1 biópsia) e a 2ª e 3ª porções do duodeno (pelo menos 4 biópsias).

Classificação de Marsh

Grau I – infiltração de linfócitos no epitélio das vilosidades (LIE = linfócitos intraepiteliais).

Valorizar > 25 linfócitos/100 células epiteliais; especificidade baixa.

Grau II – alongamento das criptas (diminuição da relação vilos/criptas).

Grau III – atrofia vilositária subtotal ou mucosa achatada.

Adendo – o **endoscopista** já pode detectar alterações sugestivas de DC: achatamento das pregas ou seu desaparecimento durante insuflação, pregas escalonadas, padrão mosaico e fissuras entre as pregas.

CONDUTA DIAGNÓSTICA

Manter elevado índice de **suspeita** (ver 1ª etapa)

1. Lactente com forma típica: diarreia crônica com desnutrição.
2. Criança com forma gastrintestinal mas atípica:
   - síndrome do cólon irritável;
   - constipação crônica com crescimento prejudicado (insuficiente).
3. Criança com formas atípicas sem problemas intestinais.
4. Crianças pertencentes a grupo de risco mesmo sem sintomas.

GRUPO I com sintomas SUSPEITOS de Doença Celíaca

1º passo Triagem

Antitransglutaminase (TG) e dosagem de IgA: até 1/20 = negativo; 1/30 a 1/100 = suspeito; > 1/100 = sugestivo de DC.

Observação – se TG negativa mas IgA ausente, diagnóstico em suspenso.

2º passo Confirmação

Solicitar se anti-TG suspeito ou sugestivo:

Antiendomísio (EM)

a) TG entre 30 e 100 e EM positivo = altamente sugestivo de DC.

b) TG > 100 e EM positivo = DC.
   Observação – EM não é exame útil se IgA ausente.

c) TG negativa com IgA normal = DC improvável, mas pode ocorrer em: lactente < 2 anos, dieta isenta de glúten, uso de drogas imunossupressoras.
   Se lactente < 2 anos, considerar alergia por leite de vaca:
   Teste terapêutico com supressão do leite de vaca e derivados durante 2-8 semanas.
   Se o teste for negativo (não houve melhora), solicitar a-DGP.

d) TG negativa mas IgA também negativa:
   Solicitar teste antigliadina: a-DGP
   (não vale a antigliadina comum).

3º passo *Veredictum (sentença para toda vida)*

Anti-TG > 100 **e** EMA positivo **e** HLA DQ2 ou DQ8 = Doença **celíaca**.

Biópsia dispensável.

Se não for possível fazer o HLA ou se anti-TG positivo mas < 100:

Biópsia intestinal – se Marshal 2 a 3 = **Doença celíaca**.

GRUPO II Criança de grupo de risco mas sem sintomas

Objetivo: detectar os casos de DC potencial.

Motivação: em alguns casos vale o tratamento dietético preventivo para evitar consequências futuras.

1º passo Será que é assintomática mesmo?

Procurar sinais sutis como anemia ferropriva que não melhora com tratamento com ferro, transaminases elevadas.

Neste caso, conduzir como no Grupo 1.

2º passo Se for assintomática, solicitar HLA

Resultado 1 – HLA negativo para DQ2 e DQ8: DC definitivamente excluída.

Resultado 2 – HLA DQ2 ou DQ8: solicitar antitransglutaminase:

a) anti-TG positiva – seguir como no Grupo 1;

b) anti-TG negativo – repetir a cada 3 anos ou até antes se aparecerem sintomas suspeitos. Existe a possibilidade de aparecer DC tardia.

Observação – se não for possível solicitar HLA, peça direto anti-TG e siga a orientação acima.

Colóquio

É necessário fazer o teste de reintrodução do glúten?

Nos casos bem caracterizados: não.

Quando diagnosticado antes dos 2 anos mas com dúvida diagnóstica e atropia parcial das vilosidades, convém fazer o teste, pois a doença pode ter sido causada por diarreia persistente, alergia alimentar, *Giardia*, imunodeficiência.

Quando introduzir o glúten? Aos 6-7 anos.

Não é necessário nova biópsia; acompanhar com os testes sorológicos específicos.

A alteração na biópsia intestinal pode ocorrer apenas 2 anos depois.

Sorologia+ e histologia+: DC
Sorologia+ e histologia– : seguimento; repetir biópsia após 2 anos
Sorologia– e histologia– : DC excluída
Sorologia– e histologia+: HLA; procurar outras causas

CONDUTA TERAPÊUTICA

criança sintomática testes sorológicos específicos para DC+ biópsia intestinal característica

Nunca fazer teste terapêutico (dieta isenta de glúten) antes de se firmar o diagnóstico de certeza com testes sorológicos confiáveis e biópsia intestinal ou HLA.

Questão inicial

Por que fazer um tratamento incômodo em casos com sintomas moderados?

1º) para melhorar a qualidade de vida atual (especialmente se os sintomas causam desconforto); 2º) para proteger de complicações tardias: déficit de crescimento, puberdade tardia, câncer (parece que houve exagero nesta ameaça), problemas cardíacos, nefropatias.

Questão básica – em que consiste o tratamento? Em dieta isenta de glúten para toda vida.

Como conseguir? Relacionamento médico-paciente Informação/explicação:

DC é uma doença *sui generis*: a criança será um indivíduo normal sem precisar de remédios e apenas se privando de alguns alimentos.

O não cumprimento da dieta acarreta recaída e problemas sérios a longo prazo.

Recomendar que as mesmas instruções sejam estendidas a familiares (avós, tias), amigos e professores.

Dar receita por escrito e indicação de livros de receitas.

No início toda a família deve abster-se dos alimentos proibidos.

Controle semanal no 1º mês, depois a cada 3-6 meses.

As dúvidas devem ser ventiladas e as recomendações reiteradas.

Dar todas as informações, repetir as explicações; sintonia com os sentimentos e dificuldades da família e do paciente, apoio de Associações de Celíacos.

Orientação dietética

Conceito fundamental – excluir glúten contido no trigo, centeio e cevada, teoricamente aveia seria permitido, mas na prática ela está quase sempre contaminada com glúten. Na preparação dos alimentos caseiros também evitar contaminação com glúten. Nos produtos industrializados observar o rótulo e verificar na embalagem se está escrito "não contém glúten".

Na prática, verificar a apresentação clínica, intensidade da enteropatia e repercussão nutricional.

1ª fase **DC com diarreia protraída e desnutrição**

- Avaliar desnutrição, desidratação, distúrbios hidroeletrolíticos e acidobásicos, déficits de vitaminas e sais minerais e aceitação/tolerância por via oral.
- Considerar a vulnerabilidade da mucosa intestinal que acarreta digestão difícil e má absorção, intolerância à lactose e sacarose, hipersensibilidade a alimentos alergênicos.

1º) Nos casos muito graves – nutrição parenteral total.

2º) Casos muito avançados – hidratação por via IV para reposição rápida de água, eletrólitos, oligoelementos e correção da acidose associada à nutrição enteral.

3º) Casos avançados ou após a resolução da situação anterior:
Fórmulas infantis extensamente hidrolisadas.
Alternativas: mamadeira de carne ou leite albuminoso de Moll.
Em seguida acrescentar caldo de frango com farinha de arroz, batata, cenoura, sal e azeite.

4º) Após melhora ou desde o início na maioria dos casos ambulatoriais:

Indicação – dieta de boa digestibilidade, sem glúten, sem lactose nem sacarose, sem alimentos alergênicos.

1. Caldo de carne com creme de arroz, farinha de mandioca e milho, fubá, amido de milho (maisena), tapioca, fécula de batata, quinoa.

Carne ou frango cozido, gelatina; óleo vegetal.

2. Leite de vaca sem lactose ou com baixo teor, preferível leite fermentado, iogurte. Adoçar com dextrinomaltose ou adoçante.
3. Duração desta fase – 1 mês (até melhora estável).

2ª fase **Após melhora** – introdução gradual:

Dieta leve sem glúten.

Leite, queijo, arroz, caldo grosso de feijão ou ervilha, lentilha, grão-de-bico, batata, cenoura e outros legumes cozidos; carne, ovo, peixe, frutas, óleo vegetal.

Nesta fase (2-4 meses) é melhor indicar aos pais oferecer só os alimentos permitidos.

3ª fase **Permanente – Lista de alimentos permitidos e proibidos**

No início convém que toda a família adira à dieta e não haja à vista da criança os alimentos proibidos. Prevenir professores quanto à possibilidade de troca de lanches com os colegas na escola e levar alimentos permitidos correspondentes nas festas infantis.

Em resumo, o paciente não deve alimentar-se com produtos que contenham trigo, centeio ou cevada; não utilizar alimentos cuja composição não seja bem conhecida. Muitos produtos industrializados contêm farinha de trigo para dar liga e consistência.

É interessante que toda a família se adapte a uma dieta muito pobre em glúten, formando um ambiente que facilite a aceitação da dieta pela criança.

Alimentos permitidos

1. Leite (em pó ou *in natura*) e derivados: queijo, iogurte.
2. Carnes frescas (não enlatadas), caldo de carne, peixes, ovos.
3. Manteiga, margarina, óleo vegetal; azeitonas.
4. Hortaliças e frutas frescas, batatas fritas.
5. Farinhas e grãos de cereais e leguminosas: milho, maisena, arroz, mandioca, tapioca, soja, feijão, ervilha, lentilha, grão-de-bico, castanha, amendoim, araruta, polvilho, fécula de batata, araruta, canjica, sagu, serraceno.
6. Açúcar, mel, melaço, Karo, frutose, adoçantes.
7. Chá, café, cacau puro, refrigerantes, refrescos de frutas.
8. Condimentos: sal, pimenta, salsinha, ervas, vinagre, limão, mostarda, temperos caseiros.
9. Sobremesa: gelatina, geleia de mocotó, sorvetes, pudins, compotas, doces caseiros, bolos, biscoitos, tortas e pastéis, tudo preparado com as farinhas permitidas; sobremesa de frutas, adoçantes. Ler sempre os rótulos dos produtos industrializados. Comunicar-se com os departamentos de atendimento ao consumidor das principais empresas produtoras de alimentos (Nestlé, Sadia, Cica etc.).

Alimentos proibidos

1. Trigo, aveia, centeio, cevada em grãos e farinha; flocos de cereais, Neston, pão e bolacha, sopas, alimentos e sobremesas feitos com as farinhas proibidas.
2. Carnes enlatadas.
3. Sopas enlatadas, em pacotes ou desidratadas ou contendo massas.
4. Embutidos: salsicha, salsichão.
5. Alimentos e sobremesas feitos com as farinhas proibidas, produtos dietéticos.
6. Temperos comerciais, maionese pronta, molho de tomate tipo *ketchup*, vinagre de vinho, pimenta branca.
7. Chocolates, cafés instantâneos, ovomaltine, pós achocolatados, misturas com malte, leites com sabor; bebidas alcoólicas.
8. Confeitos, doces artificiais.
9. Alimentos industrializados ou quaisquer outros de composição não totalmente conhecida.

Advertir que alguns alimentos industrializados, embora não pareçam, têm trigo, que é usado como espessante. Ler o rótulo com atenção.

Indicar o livro **Sem glúten** – Lorete Kotze, Revinter – livraria@revinter.com.br

Observação – iniciada dieta rigorosa sem glúten, a sorologia começa a diminuir após 3 meses e negativa após 12-24 meses.

Conduta nos casos que não respondem bem à dieta sem glúten

1. Certificar-se de que a dieta está sendo rigorosamente cumprida. O melhor é hospitalizar a criança para observação rigorosa em dieta bem padronizada.
2. Certificar-se de que o diagnóstico de doença celíaca é correto. Doenças que podem confundir: cólon irritável (bom estado geral), mucoviscidose, giardíase, intolerância ao leite de vaca, agamaglobulinemia, privação afetiva, desnutrição grave incompatível com o estado socioeconômico.
3. Verificar se não ocorreu alguma complicação.
4. Prescrever prednisona 2mg/kg/dia, redução progressiva da dose após melhora.

Evolução habitual com dieta adequada (sem glúten)

Rápida melhora do quadro clínico:

1. Melhora do humor e da vivacidade em 1 semana ou pouco mais.
2. Ganho significativo de peso e melhora do aspecto das fezes em 2-3 semanas.
3. Desaparecimento da distensão abdominal em 3 meses (Fig. XI-17).

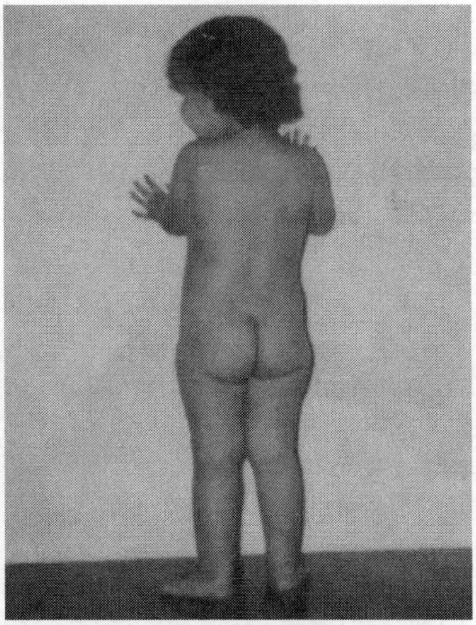

Figura XI-17 – Doença celíaca tratada.

4. Melhora histológica da mucosa após 6 meses.
5. Normalização dos níveis de antigliadina IgA e antiendomísio e antitransglutaminase em 3 meses; da IgG em 6 meses.
6. Normalização da mucosa intestinal após 1-2 anos de dieta sem glúten (variável).

I - Doença celíaca (DC) - Prática diagnóstica

Dados clínicos suspeitos de DC

Diarreia crônica + emagrecimento com abdome volumoso
Dor abdominal crônica
Constipação rebelde
Estomatite aftosa recorrente
Crescimento insuficiente sem causa evidente
Puberdade atrasada
Anemia ferropriva que não responde ao tratamento
Transaminases elevadas sem causa

Solicitar

1º) antitransglutaminase (anti-TG) e IgA (em criança que está recebendo glúten).

2º) Se título > 100: solicitar antiendomísio (EMA) (não pode ser na mesma amostra de sangue de anti-TG).

Se for positivo: dieta sem glúten.

Em caso de dúvida, em criança < 2 anos: anticorpo antipeptídeo deamidatado da gliadina (não serve o teste clássico antigliadina).

HLA no sangue: se for positivo, fecha o diagnóstico sem necessidade de biópsia intestinal.

II - Criança assintomática que pertence a grupo de risco

Diabetes tipo 1
Síndrome de Down
Tireoidite autoimune
Síndrome de Turner
Síndrome de Williams
Deficiência seletiva de IgA
Doença hepática autoimune
Familiar de 1º grau de doença celíaca

Solicitar: HLA – verificar resultado para DQ2 e DQ8:

- Se negativo, exclui DC.
- Se positivo, solicitar antitransglutaminase.
  a) Positivo: seguir o esquema anterior.
  b) Negativo: repetir se aparecem sintomas suspeitos.

Observação – já existem *kits* para diagnóstico sorológico rápido para doença celíaca.

Resultados positivos devem ser confirmados de acordo com o esquema apresentado.

- Observar a melhora sintomática com dieta sem glúten e refazer os exames sorológicos após 1 ano (os exames devem normalizar).
- **Nunca fazer "prova terapêutica"** sem glúten em casos suspeitos, sem comprovação laboratorial.

Guideline for the diagnosis and treatment of Celiac Disease.
NASPGHAN. *JPGN* 2005.

6. Constipação Intestinal Crônica

Mentalize o conceito: **constipação = insuficiência evacuatória**.

= **evacuação retal ineficiente** = incapacidade de evacuar o cólon inferior com o movimento intestinal, acarretando **retenção fecal**.

É considerada **crônica** se persiste por pelo menos 1 mês.

Problema 1 Diagnóstico de Constipação Funcional

I - Na prática

1. Evacuação difícil = eliminação das fezes é feita com grande esforço, desconforto e dor.
2. **Fezes duras** =
   a) **Cíbalos** = bolinhas duras tipo cabrito = *constipação espástica dos cólons*.
   b) **Cilindros grossos**.
   c) **Ressecadas com rachaduras** = dificuldade de expulsão das fezes.
   Pode haver laivos de sangue vivo na superfície (por fora) das fezes.
3. **Fezes volumosas** entopem "o vaso sanitário".
4. **Aumento do intervalo** entre as evacuações.
   Valorize: 2 ou menos evacuações por semana.
   Mas o intervalo não é fator relevante se os anteriores estiverem presentes.
5. **Postura retentiva**
   A criança segura a evacuação: firma-se nos dedos do pé, segura-se nas paredes ou móveis, pernas ficam estiradas/rígidas, esconde-se em um canto para evacuar.
6. **Impactação fecal = fecaloma**
   a) massa dura palpável no abdome inferior ou detectada pelo toque retal;
   b) fezes excessivas à radiografia simples de abdome sem preparo prévio.
7. Distúrbio do esvaziamento intestinal = **incontinência fecal funcional** (escape fecal) **retentiva**.
   A criança nitidamente constipada "evacua sem sentir" fezes líquidas que mancham a roupa de baixo, dando a falsa impressão de diarreia.
   Toque retal: palpa-se massa fecal dura.

II – Critérios de Roma III (2006) para diagnóstico de Constipação funcional

CONSTIPAÇÃO INTESTINAL CRÔNICA FUNCIONAL

Em lactente, pré-escolar < 4 anos	**Criança > 4 anos/adolescentes**
Duração: pelo menos **1 mês**, incluindo pelo menos 2 destes:	**Duração**: pelo menos **2 meses**, incluindo 2 ou mais destes:
• 2 ou menos evacuações/semana • retenção fecal excessiva • evacuações dolorosas/desconforto • presença de massa fecal no reto • fezes grossas que podem obstruir o vaso sanitário/bolinhas duras (cíbalos) • pode haver episódios de incontinência* • Pode haver irritabilidade e redução do apetite que melhoram após evacuação de fezes volumosas	• 2 ou menos evacuações/semana • postura retentiva • evacuações dolorosas/desconforto • massa fecal grande no reto • fezes grossas que podem obstruir o vaso sanitário • bolinhas duras = cíbalos (cabritinho) • retenção excessiva voluntária • incontinência fecal (1 ou + episódios/semana)

• *Fezes semilíquidas ou duras depois de já ter adquirido controle das evacuações.

Colóquio – embora o Consenso Roma III seja um avanço em relação aos distúrbios digestivos funcionais, ele, como ocorre com seus congêneres, é aplicado mais para serviços terciários e para pesquisas do que na prática diária. Por isso, adote a conduta expressa pelo item anterior. *Na prática*, especialmente os itens 1 a 4 e os outros quando cabíveis.

O nome Constipação ou Dor ou Diarreia *funcional* não é correto: seria um **distúrbio** *funcional* (isto é, decorrente da função e não orgânico) ou, melhor, *disfuncional* (distúrbio da função).

Problema 2 Identifique os distúrbios do esvaziamento retal

1. **Disquesia** – lactente saudável, menor de 6 (e principalmente de 3) meses, frequentemente em aleitamento materno, que apresenta dificuldade em evacuar: são 10-15 minutos de tensão, esforço e choro que antecedem a evacuação, a qual surpreendentemente é líquida/amolecida.
Melhora espontânea após os 3 meses.
Resulta da incoordenação entre a pressão abdominal no momento da evacuação e o esfíncter retal externo que não relaxa como deveria fazer neste momento.
Conduta – passar algodão embebido em óleo morno em volta do ânus ou, se necessário, introdução parcial de um supositório de glicerina infantil, manter as nádegas unidas por poucos minutos e retirar o supositório.
Lembrete – é normal o lactente fazer esforço para evacuar e ficar vermelho no momento em que está evacuando.

2. *Constipação* **(dis)funcional**
   1º) Fezes chegam à ampola retal.
   2º) Esfíncter anal (Ea) interno relaxa.
   3º) Mensagem enviada ao cérebro: eminência da evacuação.
   4º) Criança resiste (evita defecação) apertando os glúteos **e postura retentiva**.
   5º) Massa fecal volta à ampola e passa a necessidade de evacuar.
   6º) Reiterada negativa de evacuar distende o reto.
   7º) Redução do tono muscular/sensibilidade provoca retenção das fezes.
   8º) Fezes acumuladas no reto mais volumosas e duras (absorção de água).
   9º) Compactação (fecaloma).
   10º) Escorrem fezes semilíquidas entre o fecaloma e a parede intestinal:

SOILING (escape fecal) – **roupa de baixo sempre suja.**
Variante – outro mecanismo de constipação é a dismotilidade intestinal causando aumento do trânsito nos cólons.
Alerta – a constipação é frequentemente acompanhada por cistites decorrentes da compressão da bexiga.

3. **O escape fecal**

A) Fezes líquidas mancham continuamente a roupa de baixo, sem causa orgânica
= Incontinência fecal funcional *retentiva* associada à **constipação** = *SOILING*.
A *retenção* é consequência do esforço da criança para *evitar* a defecação por medo de dor provocada pela passagem das fezes.
Exsudação de secreção fecal líquida pelo sigmoide, decorrente da irritação causada pelo fecaloma; essas fezes líquidas escorrem e são eliminadas sem sentir.
Conduta – tratamento da constipação e treinamento da evacuação.

B) A criança "faz cocô nas calças" em idade em que já deve controlar a evacuação: idade mental acima de 4 anos.
É um ato completo de defecação (evacuação normal): eliminação completa em sequência fisiológica porém **extemporânea** em local e momento impróprios socialmente, geralmente na roupa de baixo, sem que a criança dê demonstração que percebeu ter evacuado.
= **Incontinência fecal funcional não retentiva** = ENCOPRESE.

Sem distúrbios neurológicos nem anormalidade do esfíncter.

Predomínio em meninos dos 4-7 anos.

É ligado a problemas psíquicos da criança e sua relação com a família.

a) Ansiedade, dependência, baixa autoestima, comportamento impulsivo-agressivo, fraca tolerância à frustração. Faz parte do espectro do Autismo.
b) Raiva reprimida, conflito entre os pais, hostilidade emocional por parte dos irmãos.

Conduta – orientação pediátrica e encaminhamento a psiquiatra/psicólogo.

Distúrbio do ato evacuatório	Distúrbio comportamental
Constipação Postura retentiva Escape fecal (fezes semilíquidas)	Criança maior de 4 anos Fezes normais eliminadas na roupa Distúrbio comportamental
Soiling = incontinência fecal retentiva Tratar constipação/reforço psicológico	**Encoprese** = incontinência fecal não retentiva Psicólogo/psiquiatra
Observação – em menos de 5% existe causa **orgânica**: distúrbios neurológicos periféricos ou anormalidades do esfíncter.	

Problema 3 Existe causa ORGÂNICA para a constipação?

Sinais de alarme: a) febre, vômitos, diarreia com sangue; b) distensão abdominal; c) emagrecimento ou baixa estatura; d) falta de curva sacral, covinha sacral coberta com tufo de pelos, agenesia sacral, nádegas achatadas; e) ânus bem anteriorizado em menina com estenose ao toque retal; massa abdominal palpável mas ampola retal apertada e vazia, jorro de fezes líquidas e de ar expelido após a retirada do dedo ao toque retal; f) reflexo cremasterino ausente, diminuição da força e/ou tono das extremidades inferiores, hiporreflexia dos tendões das extremidades inferiores; g) sangue oculto nas fezes.

▶ Constipação no LACTENTE (fezes em cíbalos, com esforço)

1. **Pseudoconstipação** – frequente no 1º trimestre de vida em amamentação materna exclusiva. No 1º mês, o bebê evacua quase todas as mamadas, a partir de 1 mês e até os 3 meses pode ficar vários dias sem evacuar (3-7 e até mais); quando finalmente evacua, as fezes são volumosas e pastosas, nunca duras.

Estimular com supositório de glicerina infantil pode ser útil, mas só se a criança (não a mãe) estiver muito incomodada.

2. **Constipação do leite artificial** – o leite de vaca *in natura* ou em pó pode provocar fezes duras eliminadas com esforço; forma mais moderada pode estar relacionada com algumas fórmulas infantis; fórmulas mais ricas em prebióticos geralmente resolvem o problema.

3. **Fissura anal**, geralmente causada por evacuação dura, pode dar origem a ciclo dor-espasmo anal – retenção fecal-endurecimento das fezes-evacuação difícil-reabertura da fístula-dor.
Tratamento da constipação e tratamento local.

4. **Estenose retal** ou meninas com **ânus** bem **anteriorizado** associado com estenose retal. Fezes em fita ("saída da pasta de dentro do tubo") eliminadas com bastante esforço e choro.

5. **Anomalias neurológicas/esfíncter**
Considerar:
a) Meningomielocele.
b) Disrafismo espinhal oculto – distúrbio da marcha e deformidade dos membros inferiores, incontinência urinária e fecal, defeitos na pele lombossacral.
c) Agenesia sacral – nádega achatada, mãe diabética; parcial (familiar): constipação grave desde o período neonatal.

6. **Encefalopatia crônica e doenças musculares**
Doenças **metabólicas** com **poliúria** e **curva ponderal deficiente** – *diabetes insipidus*, acidose renal, hipercalcemia, hiperplasia adrenocortical com perda de sal.

7. **Síndrome de pseudo-obstrução**
Propulsão intestinal ineficiente, sem causa mecânica.
a) **Primária** – familiar: manifesta-se já na amamentação por constipação, dor abdominal em cólicas, distensão abdominal, vômitos (biliosos), anorexia, desnutrição nos casos graves: surtos de obstrução intestinal.
b) **Secundária** – adquirida (distúrbios neurológicos, musculares, metabólicos, farmacológicos).

Podem começar na criança ou adolescente:
a) Dor abdominal – intensa, epigástrica ou periumbilical, melhora com os vômitos, eliminação de fezes ou gases.
b) Distensão abdominal.
c) Vômitos abundantes, biliosos ou não; disfagia (50%).
d) Constipação intercalada com diarreia.
e) Falha de crescimento.

Radiografia – distensão do intestino delgado com níveis hidroaéreos; passagem lenta do contraste.

8. Existem **medicamentos** constipantes – opiáceos, anticonvulsivantes.

▶ **Constipação no PRÉ-ESCOLAR**

1. Na grande maioria a constipação é (dis)**funcional**.
2. **Síndrome do intestino irritável** – constipação que se alterna com diarreia e dor abdominal crônica que se alivia temporariamente com a defecação; bom estado geral/nutricional.
3. **Megacólon congênito** – constipação, protrusão abdominal, inapetência, dificuldade de ganhar peso; comprovar com toque retal (ver capítulo Megacólon).

Alguns dados observados na consulta de constipação

1. Predomínio acentuado do sexo masculino.
2. A criança sente-se deprimida e não fornece, voluntariamente, nenhuma informação sobre o problema.
3. Bom estado geral e nutricional.
4. Abdome apenas discretamente distendido; palpam-se, com facilidade, massas fecais (cíbalos e fecaloma).
5. Enurese está associada em 30% dos casos; **infecções urinárias** ocorrem com certa frequência.
6. O **toque retal** é fundamental e deve ser feito pelo **pediatra** em **todos** os casos: a ampola retal é ampla, esférica e preenchida por uma massa de material fecal (fecaloma), cuja ponta pode ser visível quando se entreabre o ânus. Com esses dados, pode-se dispensar o enema opaco (Fig. XI-18).

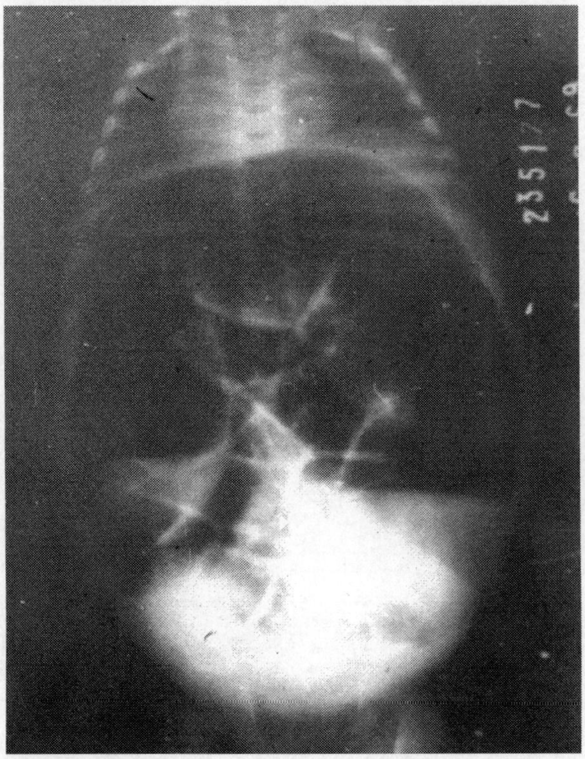

Figura XI-18 – Megacólon congênito.
Radiografia simples – distensão das alças do cólon.

7. Pesquisar – a) sinais de distúrbios neurológicos em relação aos membros inferiores e à sensibilidade perineal (nos casos sugestivos solicitar radiografia da coluna lombossacral; b) sintomatologia sugestiva de hipotireoidismo.

Exames subsidiários

Geralmente **não há necessidade** de exames complementares.

Radiografia simples de abdome pode detectar constipação oculta.

Enema opaco e manometria somente quando existem evidências de megacólon congênito.

Casos ilustrativos

Queixa 1 – lactente de 2 meses em aleitamento materno exclusivo, para evacuar faz força, espreme-se, chora 10 minutos e evacua fezes moles (às vezes, a mãe coloca supositório de glicerina e a criança evacua logo).

Seu *diagnóstico*: **Disquesia**.

Queixa 2 – lactente de 3 meses em aleitamento materno exclusivo, crescimento normal, fica 5 dias sem evacuar e depois evacua fezes moles algo volumosas, sem grande esforço. Às vezes, a mãe fica impaciente e coloca um supositório de glicerina com o qual o bebê evacua logo.

Diagnóstico: **Pseudoconstipação do leite materno.**

Queixa 3 – criança de 5 anos, muito agitada, já sabe controlar as fezes, mas frequentemente evacua fezes normais sem esforço e não parece incomodar-se mesmo que os colegas reclamem do mau cheiro.

Diagnóstico: **Encoprese** = incontinência fecal (dis)funcional não retentiva.

Queixa 4 – criança de 3 anos, fica 5 dias sem evacuar, quando quer evacuar pede a fralda e esconde-se num canto; fica com as pernas rígidas, estiradas e finalmente **evacua bolinhas duras**.

Diagnóstico: **Constipação** (dis)funcional retentiva.

Queixa 5 – lactente de 4 meses, leite de peito exclusivo, mama bem mas não está ganhando peso satisfatoriamente. Evacua a cada 7 dias, fezes duras; distensão abdominal.

Suspeita: **Megacólon congênito** (excluir também hipotireoidismo).

<u>**Caso ilustrativo**</u> – *A vida como ela é*

Menina de 5 anos, P = 17kg; E = 1,07m (crescimento normal), mãe constipada.

Há 2 anos o "intestino é preso", as fezes são em "bolinhas duras" ou "grossas e volumosas". As evacuações ocorrem 1 ou 2 vezes por semana e são sofridas. Vem piorando progressivamente, a ponto de precisar remover cirurgicamente um fecaloma. Segura para não evacuar, diz que vai doer.
A criança é irritada, sensível e insegura.

Um médico indicou psicóloga e orientou para comer mais verduras e legumes. Passou a manchar a calcinha com fezes semilíquidas. Quando repreendida piorou.
Não evacua há 10 dias.

Análise do caso

1º) Constipação – evacuação difícil de fezes duras a intervalos longos.
2º) Crônica – longa duração.
3º) Escape fecal.
4º) (Dis)funcional – criança normal, saudável, constipação + *soiling*.
5º) Massa fecal (impactação) presumível pela constipação acentuada e *soiling*. Foi comprovada pelo toque retal.
6º) Sem causa orgânica – criança saudável, normal.
7º) Possível fator constitucional, distúrbios psicológicos, alguns possivelmente precedentes, a maioria em decorrência do problema intestinal.

Conduta adotada

1º) Dia 27/01 – colocados 2 Minilax (miniclister de sorbitol) em sequência.
2º) Laxantes estimulantes – Naturetti, o pó de uma cápsula por dia (a criança não aceitou a geleia).
Alternativa – Guttalax (picossulfato), 5 até 10 gotas por dia.
3º) Laxantes de manutenção – Nujol (óleo mineral), 5mL 3 vezes ao dia.
Alternativa – laxante osmótico: lactulona (lactulose), 10mL 2 vezes ao dia.
4º) Orientado – redução do leite em parte substituído por soja, farelo de trigo cozido com o feijão, 3 ameixas-pretas no suco de laranja e mamão.
5º) Psicologia comportamental – calendário de adesivos a cada sucesso.
6º) Considerar psicóloga pelos problemas apresentados.

Dia 03/02 – melhora acentuada das evacuações, melhora do humor.

Ainda não quer evacuar no vaso. Orientamos psicologia comportamental; uso de adesivos para marcar os "sucessos". No início bastava evacuar no banheiro, depois sentada e não em pé; a seguir: só sentar no vaso; finalmente evacuar no vaso.

Dia 10/02 – melhora acentuadíssima.

Dia 17/02 – "humor melhorou demais". Reduzir Naturetti para ¾ cápsula e Nujol para 5mL 2 vezes ao dia.

Dia 27/02 – Naturetti ½ cápsula, Nujol 2,5mL 2 vezes ao dia. Já evacua no vaso.

Dia 27/03 – mãe e criança felizes. A mãe disse que agora entende o significado da palavra "enfezado" = mau humor provocado pelo acúmulo de fezes.

Dia 27/04 – hábito intestinal normal; humor excelente (não precisou de psicóloga). Suspender medicamentos; realçada a importância da alimentação.

Após 6 meses – continua muito bem; raras recaídas = deixar de evacuar durante 3 dias, a mãe reforça a alimentação e dá 5 gotas de Guttalax durante 3 dias.

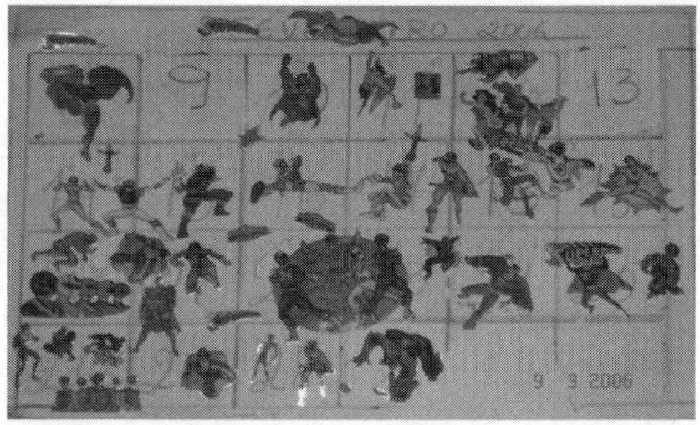

Figura XI-19 – Calendário de adesivos.

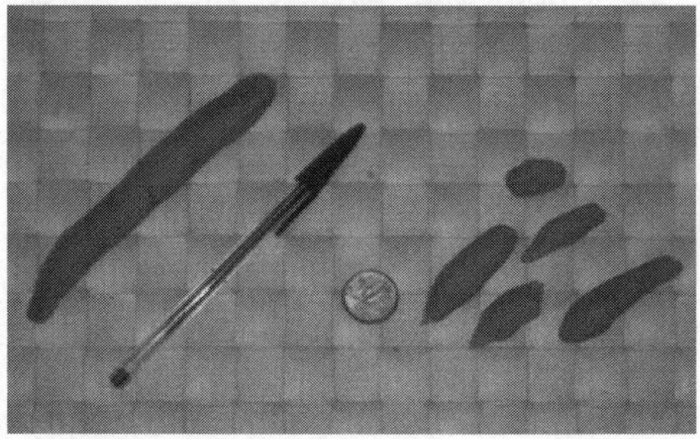

Figura XI-20 – Fezes – antes e depois.
Comparar a caneta e a moeda.

ORIENTAÇÃO TERAPÊUTICA na Constipação

1º passo Desimpactação das fezes acumuladas

Indicada na presença de fecaloma = massa dura palpável no abdome inferior esquerdo ou reto cheio de fezes detectado pelo toque retal ou fezes excessivas no cólon esquerdo identificadas na radiografia simples do abdome.

Importante – desimpactação é fundamental antes do início da terapia de manutenção, senão o tratamento todo pode fracassar.

O quê?

a) Em lactentes – supositório de glicerina.
b) Em pré-escolares – miniclister de sorbitol (Minilax).
c) Em crianças maiores – ½-1 supositório de bisacodil (Dulcolax).
d) Pré-escolar, escolares, adolescentes – enema de fosfato hipertônico.
Alternativa: supositório de bisacodil (Dulcolax).

- Adolescentes – Fleet enema adulto.

Se necessário, repetir o enema após 1 hora.

Em substituição ao enema, ou logo em seguida, miniclister de sorbitol.

e) Casos graves ou incapacidade da família em executar o procedimento, encaminhar ao ambulatório ou pronto-socorro:

Lavagem intestinal com solução salina glicerinada 10 a 20mL/kg.

Solução de glicerina a 12% – 10 a 20mL/kg; ou

Pré-escolares – 20mL de soro fisiológico + 50mL de glicerina.

Escolares – 40mL de soro fisiológico + 100mL de glicerina.

Geralmente a desimpactação precisa ser continuada por algum tempo (aproximadamente 1 mês) com **medicação estimulante do peristaltismo intestinal** para evitar o reaparecimento da impactação e facilitar a evacuação, o que é importante no processo de reeducação.

1. À base de **sena** (senosídeos) cápsula ou geleia.
   Naturetti, Agiolax, Tamarine, Laxtan
   2-6 anos; 2,5-7,5mL ou ¼-1 cápsula; 6-12 anos: 5-15mL ou ½-1½ cápsula.
   Acertar a dose de acordo com a resposta; dar à noite. Suspender gradualmente.
2. **Picossulfato** – Guttalax, iniciar com 5 gotas, reajustar até 10.
   Eficaz e econômico, usar o tempo mínimo necessário.

2º passo Orientação e explicação

Esclarecer os pais e a criança; evitar reprimendas, não transmitir sentimento de culpa aos pais. Procurar diminuir a ansiedade e a tensão. Designar um só elemento da família (o que for mais controlado e tiver maior disponibilidade) para conduzir o tratamento.

Recomendar exercícios físicos e companhia de crianças.

Acompanhar o tratamento por meio de relatórios periódicos (em consultas de retorno ou por telefone), inicialmente semanais, depois espaçados progressivamente.

3º passo Orientação dietética

1. Alimentação geral rica em fibras adequada para toda a família; evitar excesso de leite, incluir legumes, verduras (folhas), cereais integrais, leguminosas, frutas com casca e bagaço, frutas secas, sucos laxantes e óleo vegetal.
2. Reduzir o volume de leite ao máximo de 200-500mL por dia.
   A redução do leite e de produtos lácteos é essencial para o sucesso do tratamento. Substituir parcial ou até totalmente o leite (pelo menos na fase inicial) por leite de soja e iogurte com prebióticos.
3. Aumentar a ingestão de fibras insolúveis
   - Fundamental: **farelo de trigo** – pode ser cozido junto com o feijão; início com quantidade pequena e aumentar progressivamente.
     Pode ser misturado com outras farinhas.
   - Suco laxante: ½ copo de suco de laranja, 1 fatia grossa de mamão e 3 a 5 ameixas-pretas.
     Pode ser dividido em 2 porções ao dia.
   - Como aproveitar a alimentação habitual:
     (1) Grãos (cereais) integrais:
       - arroz integral;
       - trigo: pão integral, trigo para quibe, germe de trigo tostado, torrada integral;
       - centeio: pão preto;
       - aveia em flocos ou em bolacha;
       - milho cozido, pipoca.

     (2) Leguminosas (com casca) – feijão, lentilha, ervilha, soja, grão-de-bico.
     (3) Frutas – mamão baiano, abacate, uva, kiwi, maçã com casca, laranja com bagaço, maracujá com sementes.
     (4) Frutas secas – ameixa-preta, uva-passa, figo, tâmara.
     (5) Frutos e sementes oleaginosas – coco, nozes, castanha de caju, amendoim torrado com casca; azeitona; óleo e azeite.
     (6) Hortaliças – brócolis, vagem, cenoura e verduras com talo.
     (7) **Farelo de trigo tostado.**
     (8) Alimentos industrializados ricos em **fibra insolúvel** – Albran, Granola (Granovita), Mussli, Fibrax chocolate, chocolate com coco, Fibrapur (sabor neutro, chocolate ou morango); bolachas com fibras (salgadas, doces, Fibrocrac).

4º passo Se ingestão de fibras insolúveis não for suficiente, completar com **fibras medicamentosas**.

Psylium-Metamucil – ½ envelope 2 vezes ao dia, Fibracap.

Goma-ágar – Fibermais e Benefiber: 1 colher de sobremesa 2 vezes ao dia.

Farelo de trigo + celulose – Trifibra: ½ envelope 2 vezes ao dia.

Stimulance multifiber – sachê 5g.

5º passo Medicação do laxante

Necessária até a estabilização da evacuação normal pelo uso de dieta adequada.

Escolher um deles ou, se necessário, dois.

Não suspender prematuramente; a medicação pode ser mantida por 3-6 meses, ou até mais, sem efeitos indesejáveis.

A suspensão deve ser sempre gradual.

1. Laxativos **osmóticos**
   a) Lactulose (Lactulona, Farlac), 1 a 3mL/kg/dia.
   b) Hidróxido de magnésio (Leite de Magnésia), 1 a 3mL/kg/dia, iniciar com 2,5mL 2 vezes ao dia; ajustar para 5mL 2 a 3 vezes/dia.
2. **Lubrificante** intestinal – óleo mineral (Nujol), 1mL/kg/dia; se necessário aumentar até 3mL/kg/dia. Não usar em crianças menores de 1 ano nem em neuropatas.

Adendo/atualização

Atualmente se prefere o laxativo osmótico polietilenoglicol 3530 (PEG) (macrogol 3350) – 0,4g/kg/dia.

Muvinlax – contém eletrólitos; pode ser usado já na desimpactação 1,5g/kg/dia, durante 6 dias.

Sachês de 17g de pó. Sabor desagradável.

Não prescrever laxantes à base de fenolftaleína.

6º passo Reeducação do hábito alimentar

Treinamento para o ato evacuatório.

Se a criança tem muito medo de sentar no vaso sanitário, não insista. Permita, inicialmente, que ela evacue no chão, de cócoras, sobre um jornal.

Só iniciar o treinamento quando as fezes já estão amolecidas e evacuadas sem sofrimento.

a) Designar um elemento da família (que seja paciente e disponível) para conduzir o processo.
b) A criança deve ser instigada a evacuar pela manhã ou ½ hora depois do almoço ou do jantar. Não escolher um horário em que a criança está com pressa para ir à escola.
c) Posição: com os pés bem apoiados no chão ou em um banquinho, fazer exercício de pressão abdominal (fazer inspirações profundas com contração da musculatura abdominal).
d) Ambiente calmo; o acompanhante pode ler histórias ou mostrar um livro com figuras.
e) Na primeira semana (ou 2 primeiras), se a criança não conseguir evacuar em 20 minutos, o acompanhante tranquilamente diz que vai ajudá-la usando um Fleet enema (primeiros dias) ou Minilax (miniclister).
f) Colocar no banheiro um calendário ou folha de cartolina onde a criança vai anotar (estrela, adesivo) seus "sucessos". Uma recompensa de natureza não material deve ser combinada para premiar um número determinado de "sucessos". A própria criança deve comunicar ao médico (telefone ou no retorno) seus sucessos.
g) Psicoterapia caseira: sessões curtas diárias em que a criança deve brincar de "cocô" e "eliminar o cocô" usando **massinha** de modelar de cor marrom ou argila (efeito simbólico).

7º passo Acompanhamento a longo prazo

1. Constipação deve ser considerada uma **doença crônica** que merece **acompanhamento prolongado** (pelo menos 6 a 12 meses). Os casos com antecedentes familiares fortemente positivos para a constipação e que começam no 1º ano de vida são os que têm maior tendência a persistir por longo tempo.
2. Quando ocorrer **melhora sustentada** (1 mês):
   a) reduzir gradualmente os laxantes estimulantes e osmóticos; ministrar a mesma dose, mas a cada 2 dias, durante 1 mês e depois a cada 3 dias no mês seguinte;
   b) reduzir gradualmente o óleo mineral, mas ministrar diariamente por 3 meses ou até 1 ano; eventualmente até a adolescência.
3. Indicação para encaminhamento a **psicólogo**:
   a) sérios distúrbios da dinâmica familiar;
   b) mãe depressiva;
   c) fracasso do tratamento bem orientado em crianças com problemas psicológicos evidentes.

   Casos de **encoprese** verdadeira devem ser encaminhados a psiquiatra infantil/psicólogo.

   Importante: ao psicólogo/psiquiatra cabe cuidar da saúde mental da criança e da família; a direção do caso continua com o pediatra.
4. **Se após 3 meses de tratamento a situação não estiver sob controle, considerar encaminhamento ao cirurgião especialista** para identificar os casos de megacólon congênito de segmento curto e ultracurto (biópsia retal a 3cm da margem anal e manometria). A conduta nesses casos é conservadora, não estando indicada cirurgia de grande porte. Dilatação anal sob anestesia geral deve ser tentada antes de se indicar uma esfincterectomia.

   Importante – nos casos de constipação crônica grave com distensão abdominal e deficiência de crescimento, investigar, de imediato, **megacólon congênito** (doença de Hirschsprung).
5. Se houver evidências de contração paradoxal do esfíncter anal externo: treinamento por *feedback*.
6. Em nosso meio, não esquecer o **megacólon adquirido** pela **doença de Chagas** (valorizar a procedência do paciente; reação de Machado-Guerreiro positiva).

■ CONDUTA NO MEGACÓLON NEUROLÓGICO

Utilizar óleo mineral por boca e pelo reto, supositórios de bisacodil (Dulcolax) diariamente, enema a cada 1 ou 2 semanas, quando houver tendência à formação de fecaloma. Com o tempo, a criança pode aprender manobras de evacuação intestinal usando o diafragma e a prensa abdominal, pela técnica de *feedback*.

Sempre dê a orientação impressa.

MEGACÓLON CONGÊNITO (DOENÇA DE HIRSCHSPRUNG)

Megacólon = aumento do volume do cólon associado à constipação intestinal.

Doença de Hirschsprung = megacólon aganglionar = aganglionose intestinal congênita (resulta em obstrução funcional do segmento aganglionar).

O que é – ausência das células ganglionares dos plexos submucoso e mioentérico, em extensão variável a partir do canal anal, provocando a perda da coordenação peristáltica motora: o segmento agangliônico permanece persistentemente contraído, enquanto o segmento adjacente acima mantém sua função, resultando em hipertrofia de esforço seguida de dilatação. Também como consequência do segmento agangliônico, o esfíncter interno e o canal estão em um estado de constante contração, dificultando a eliminação de sólidos, líquidos e gases.

CONDUTA DIAGNÓSTICA

■ NO RECÉM-NASCIDO

O diagnóstico é de suma importância. Qualquer criança nascida sem traumatismo evidente de parto, em que se exclua problema neurológico ou anomalia perineal e que apresenta **atraso na eliminação de mecônio** (além de 36-48 horas), associado a vômitos inexplicados, distensão abdominal e recusa de ingerir líquidos, deve ser considerada portadora de megacólon congênito, até prova em contrário.

Outros casos evoluem com recusa alimentar, irritabilidade, crescimento deficiente, desnutrição, constipação e distensão abdominal, vômitos biliosos.

1. Valorizar, na anamnese, antecedentes familiares de megacólon ou mucoviscidose.
2. Exame físico cuidadoso, incluindo exame neurológico e toque retal.
3. O **toque retal** poderá resultar em eliminação de rolha de mecônio, com resolução do quadro, ou na eliminação explosiva de mecônio e gases, elementos sugestivos de aganglionose (megacólon).
4. **Radiografia simples de abdome**: poderá mostrar íleo meconial ou peritoneal, dilatação de alça ou atresia. Ausência de gás na pélvis é sugestiva (ver Fig. XI-18).
5. **Enema opaco** (Figs. XI-21 e XI-22).
   a) Não deve haver preparo intestinal prévio.
   b) Contraste: pequena quantidade, progressivamente e sob controle radioscópico.
   c) Exposições tomadas em anteroposterior, perfil e oblíquas.
   d) Imagem patognomônica: aspecto afunilado da zona de transição, além da zona dilatada.
   e) Se esse aspecto afunilado não for evidente, a decisão diagnóstica depende da biópsia (sempre que possível, biópsia de sucção), já que a manometria anorretal não é confiável no RN até o 10º dia de vida.

Por que a insistência no diagnóstico precoce do RN?

Essa insistência baseia-se na extrema gravidade da associação do megacólon congênito com a **enterocolite aguda inespecífica** – surto diarreico gravíssimo, cuja mortalidade ultrapassa 50%. O diagnóstico precoce permite efetuar, sem demora, uma **colostomia**, com o que a mortalidade por enterocolite cai dramaticamente – descomprime-se o intestino, elimina-se a toxemia da estase fecal, impede-se a perfuração por distensão e consegue-se um desenvolvimento normal da criança até a ocasião da cirurgia definitiva, ao redor de 1 ano de idade.

■ NO LACTENTE (Figs. XI-23 e XI-24)

Tríade – **crescimento insuficiente, vômitos, distensão abdominal** (às vezes após remissão temporária).

A partir do 2º mês de vida, aparecem surtos graves de **enterocolite**: febre, prostração, evacuações líquidas, explosivas; em alguns casos pode manifestar-se apenas por febre inexplicada e redução do apetite.
É importante causa de óbito.

■ NA CRIANÇA

Clínica – dificuldade em ganhar peso, inapetência, constipação, vômitos, protrusão abdominal, alargamento da base do tórax. Fracasso do tratamento clínico (3 meses). Ao contrário do megacólon funcional, aqui não ocorre *soiling*.

Nos casos raros de **segmento agangliônico curto**, os sintomas são tardios (surgem aos 2-3 anos) com constipação intestinal progressiva e aparecimento de megarreto, quadro este indistinguível do megacólon funcional, embora geralmente não ocorra *soiling*.
A comprovação exige **biópsia** seriada, em 3 níveis, das porções mais baixas do reto, para pesquisa da atividade da acetilcolinesterase (ver item 4, a seguir).

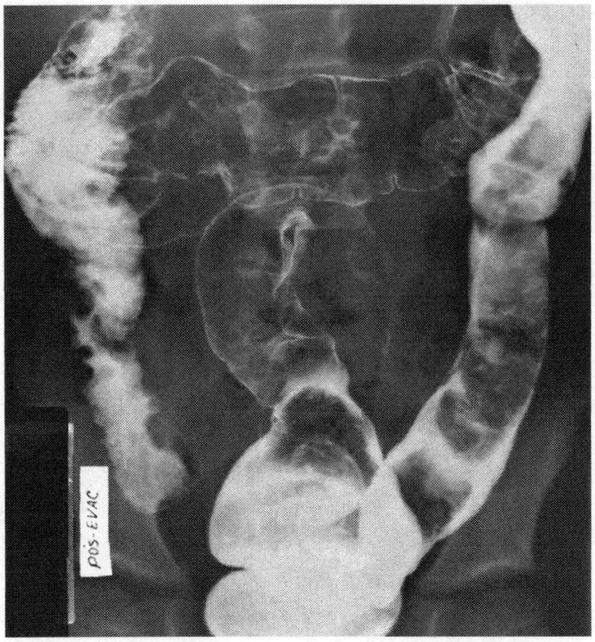

Figura XI-21 – Megacólon disfuncional: reto e sigmoide de grande calibre; alça sigmoide longa.

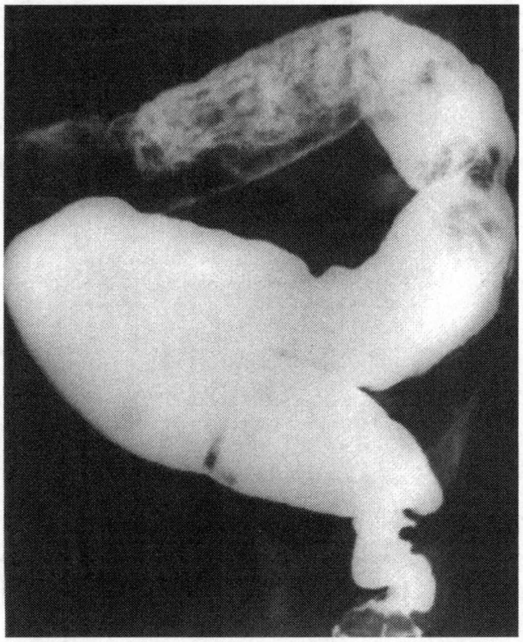

Figura XI-22 – Megacólon congênito. Enema opaco: zona grandemente dilatada, zona de transição, alça não expandida aganglionar distal.

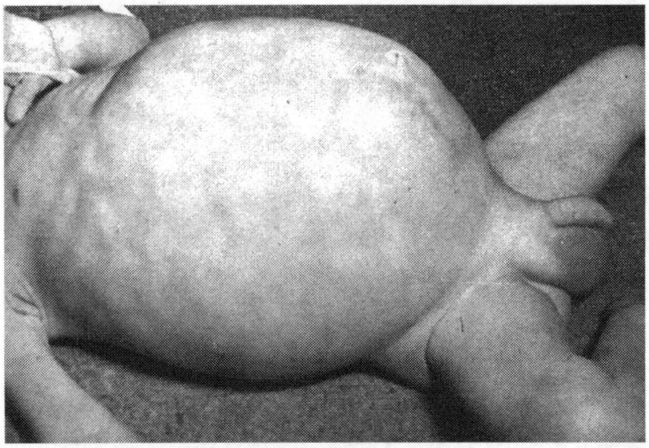

Figura XI-23 – Doença de Hirschsprung: enorme distensão abdominal.

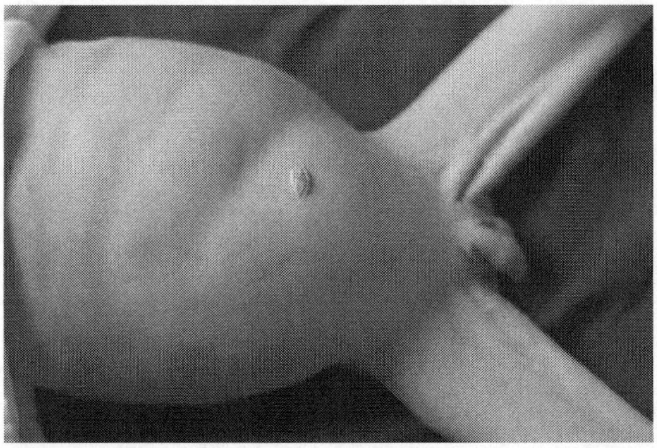

Figura XI-24 – Megacólon congênito.

1. Toque retal – o canal anal e o reto estão estreitados e vazios e, à retirada do dedo, há eliminação explosiva de gases e fezes líquidas, pálidas, malcheirosas. Na idade de 2-3 anos começam as manifestações clínicas do **segmento curto agangliônico**, com constipação intestinal acentuada, distensão abdominal, vômitos, encoprese e fecaloma perceptível ao toque retal.

2. **Enema opaco** (ver detalhes da técnica no item Recém-nascido) (ver Fig. XI-18). Sensibilidade 80-88%.

a) Evidencia o **cone de transição**, exceto nos casos de segmento ultracurto de aganglionose, em que o aspecto do reto dilatado pode confundir-se com o da constipação habitual ou psicogênica. Nesse caso, utilizar a manometria.

b) O maior diâmetro retal é menor do que o maior diâmetro das alças sigmoides.

c) Retenção de bário uniformemente distribuído pelos cólons, após 24 horas.

3. **Manometria anorretal** – é diagnóstica.

Medida das pressões e reflexos do reto e ânus, baseando-se no fato de que a distensão retal, por meio de um balão aéreo ou volume líquido, provoca relaxamento do esfíncter interno (**reflexo de inibição do esfíncter interno**).

a) Esse reflexo é obtido em indivíduos normais e mesmo em paraplégicos ou com qualquer tipo de disrafismo da coluna.
b) O reflexo está *ausente* na doença de Hirschsprung e na de Chagas, em que a ausência congênita ou a destruição das células ganglionares das placas mioentéricas interrompe a coordenação peristáltica normal.
c) Os traços da monometria anorretal são plenamente confiáveis, com uma exceção: RN com menos de 10 dias de vida. Nesse grupo, traçado indicando ausência do reflexo de inibição (sugestivo de Hirschsprung) pode ocorrer também em outras situações: traumatismo de parto, anoxia fetal, imaturidade das células dos plexos ganglionares.

Exceção – caso de megarreto não aganglionar em que não aparece o reflexo de inibição do esfíncter interno, simulando Hirschsprung.

Explicação – o reto está de tal maneira dilatado que mesmo o balão insuflado na sua máxima capacidade não consegue estimular suas paredes e desencadear o reflexo inibitório. Nesse caso, passar para a etapa seguinte: biópsia.

4. **Biópsia retal** (por **sucção**) – é quase sempre esclarecedora. É o exame diagnóstico de escolha.

a) A biópsia deve ser por **sucção** da mucosa e submucosa retal. Esse método moderno é isento de complicações; o método clássico de biópsia total da parede só se justifica na total impossibilidade de se efetuar o de sucção.
b) A técnica **histoquímica** para evidenciação da colinesterase no espécime obtido pela biópsia de sucção tornou o diagnóstico anatomopatológico por esse método absolutamente seguro.

CONDUTA TERAPÊUTICA

Cirúrgica – geralmente em 2 estágios:

1. De imediato: colostomia ou ileostomia.
2. Definitivo: ressecção ou derivação do segmento agangliônico; aproximadamente com 1 ano de idade.

Anorretomiectomia tem sido usada nos casos de segmento curto e ultracurto.

Sumário do diagnóstico – doença de Hirschsprung

Suspeitar em toda criança cuja constipação começou no período neonatal.

No RN

1. Em 40% ocorre atraso da eliminação do mecônio.
2. Obstrução intestinal com distensão abdominal e vômitos biliosos

(excluir obstrução mecânica: toque retal/radiografia).

3. Constipação com distensão abdominal.

Lactentes

1. Constipação com distensão abdominal e desnutrição (inclusive no aleitamento materno).
2. Surtos de diarreia aquosa grave, com febre, distensão abdominal e desidratação.

Crianças

1. Constipação que iniciou no lactente.
2. Ciclos de constipação e distensão abdominal aliviados por evacuações explosivas.
3. Constipação com fezes de pequeno calibre; ao toque: reto vazio.
4. Não tem *soiling* (perda fecal de fezes moles).

Diagnóstico de Megacólon congênito

Escolha de biópsia de sucção.

Útil: macrometria (criança > 1 ano).

Muito falho: enema opaco.

7. A Criança com Dor Abdominal

Alguém já disse: "desconheço qualquer outro sintoma cuja causa possa ser mais obscura do que a dor abdominal na infância".

A dor abdominal vaga e crônica é mais frequente em crianças de mais de 5 anos
e sua incidência é maior nos países industrializados.

O exame físico é usualmente negativo, e a causa permanece desconhecida em mais de 90% dos casos.

Quando extensa investigação clínica, laboratorial e por imagens conclui pela ausência de doença orgânica, a interpretação é diferente, conforme o modelo médico implicado:

a) Modelo biomédico: não há doença "real", trata-se, portanto, de "dor psicológica".
b) Modelo **biopsicossocial**: não há doença orgânica, portanto, o sintoma é disfuncional e acarreta sensação subjetiva de sofrimento e incapacidade.

ROTEIRO DIAGNÓSTICO

1ª etapa Pergunte

Idade, sexo, início, intensidade da dor e recorrência, associação da dor com outra intercorrência (traumatismo, vômitos etc.); fatores que alteram ou que melhoram a dor; localização da dor e horário; medicação em uso; perfil psicológico da família; tipo de alimentação; tuberculose na família.

2ª etapa **Examine**

Estado geral – temperatura – localização da dor, palpação abdominal muito cuidadosa, observar deformidades abdominais (distensão, movimentos peristálticos, ruídos hidroaéreos, simetria etc.), observar postura adotada no leito, examinar orifícios herniários, operações anteriores (cicatriz) – toque retal.
Examinar durante e fora da crise dolorosa.

3ª etapa **Exames a ser solicitados**

Na **dor aguda** – hemograma, VHS, urina, radiografia simples de abdome em pé, deitado e cúpulas, protoparasitológico de fezes.

Dor recorrente – hemograma, VHS; fezes: parasitológico, sangue oculto (3 amostras); urina tipo I e bacterioscópico; sobrecarga de lactose; radiografia simples de abdome (deitado). O parasitológico é indicado especialmente nos casos acompanhados de diarreia.

Eventuais: falcização, transaminase, amilases.

4ª etapa **Classifique** entre uma das **associações** (A-E)

A) DOR ABDOMINAL COM **FEBRE** COM OU SEM VÔMITOS*

Pense em:

Quadro agudo com defesa abdominal

1. Apendicite aguda e adenite mesentérica.
2. Peritonite (fácies de grande sofrimento).
3. Psoíte (posição de defesa da articulação coxofemoral, dor intensa à mobilização).

   Outros que se podem confundir com os primeiros, particularmente com apendicite:
4. Hepatite na fase pré-ictérica (leucopenia e linfocitose, aumento da transaminase, aparecimento de colúria).
5. Infecção do trato urinário (dor lombar e no abdome inferior, exame de urina).
6. Gastroenterite aguda (dor abdominal, diarreia e vômitos).
7. Febre reumática (dados laboratoriais sugestivos).
8. Pneumonia, pleuris, infecções mediastinais e asma grave (exame cuidadoso do tórax).
9. Cetoacidose diabética (antecedente de poliúria, sinais de acidose e desidratação).
10. Enterocolopatia crônica (em surtos recorrentes, emagrecimento).

B) DOR ABDOMINAL + **VÔMITOS** INTENSOS

1. Invaginação intestinal (especialmente no 2º semestre de vida).
2. Parasitoses (áscaris, tricocéfalo, estrongiloides, ancilóstomos, esquistossomo, tênia, giárdia, ameba).
3. Hérnia inguinal encarcerada.
4. Excessos alimentares.
5. Traumatismo abdominal fechado.
6. Afecções obstrutivas do trato urinário.
7. Apendicite.
8. Obstrução intestinal. Procurar cicatriz cirúrgica, pela possibilidade de brida pós-operatória.
9. Gastrite e úlcera péptica.
10. Síndrome da artéria mesentérica superior.
11. Cetose diabética.

C) DOR ABDOMINAL + **ANEMIA** E/OU **SANGRAMENTO**

1. Pólipos (sangue vivo nas fezes).
2. Anemia falciforme (criança negra).
3. Púrpura de Henoch-Schönlein (a dor abdominal pode preceder a púrpura).
4. Tumor renal (massa abdominal palpável).
5. Tumor intestinal (comprometimento do estado geral, presença ou não de massa tumoral).
6. Traumatismo abdominal.
7. Doença de Crohn (dor recorrente com emagrecimento e febre).
8. Divertículo de Meckel (pesquisa com tecnécio radiativo).
9. Alergia ao leite de vaca em lactente (com ou sem vômitos).

D) DOR ABDOMINAL COM **TUMORAÇÃO** PALPÁVEL

1. Bexiga distendida (bexigoma).
2. Obstipação intestinal crônica (fecaloma).
3. Tumores abdominais (Wilms, neuroblastoma).

E) DOR ABDOMINAL CRÔNICA

Nome atualizado da DOR ABDOMINAL **RECORRENTE**.

É um problema relativamente frequente e sempre intrigante na prática pediátrica.

Questão básica: causa orgânica ou não orgânica (= disfuncional)?

Orientação: 90% das dores abdominais crônicas, especialmente em pré-escolares (maiores de 4 anos) e escolares com estado geral e nutricional conservados e exame físico normal, são decorrentes de **distúrbios funcionais** sem causa orgânica (Quadro XI-8).

Como *entender* dor abdominal crônica que não tem uma causa orgânica?

---

*Ver livro Pediatria: Urgências + Emergências, Murahovschi (Sarvier).

Quadro XI-8 – DOR ABDOMINAL FUNCIONAL *vs.* ORGÂNICA.

Dor abdominal recorrente	Não orgânica (disfuncional)	Orgânica
Frequência	90%	10%
Idade	Escolar (pico: 7-9 anos)	Menos de 4 e mais de 13 anos
Dor abdominal	Suprapúbica, periumbilical, generalizada, variável, errática; intermitente durante anos, precipitada por estresse, exercício; duração curta	Localizada longe do umbigo, irradiação para os flancos ou ombros, pode interromper o sono, persistente
Estado geral e nutricional	Bom, aspecto saudável	Comprometido, aspecto doentio
Outros sintomas	Vômitos ou diarreia esporádica, constipação, cefaleia, tontura, fatigabilidade, palidez, "dor de crescimento"	Hemorragia digestiva, diarreia intensa, distensão abdominal, febre, anorexia, artrite, úlceras e fístulas perianais
Exames subsidiários	Normais	Fezes, sangue e/ou urina anormais
Características da criança e família	Imaturidade emocional, dificuldades familiares	Antecedentes familiares: úlcera, colopatia

DOR ABDOMINAL (DIS)FUNCIONAL CRÔNICA

1. Por que a barriga dói?

   Porque as vísceras são dotadas de uma propriedade chamada **algesia** visceral = capacidade de manifestar dor.
2. *Quais* são os estímulos dolorosos (capazes de causar dor)?

   Contração e distensão das vísceras.
3. *Como* esses *estímulos* dolorosos se transformam na *sensação* dor?

   Nas vísceras existem receptores (nociceptores) dos estímulos dolorosos que são transmitidos através da medula até o cérebro, onde eles são processados e devolvidos às vísceras (eixo intestino-cérebro), possivelmente sob forma (sensação) de dor.
4. Por que a barriga não dói *o tempo todo*?

   Porque os estímulos potencialmente dolorosos (nociceptivos) até um certo nível de intensidade (= limiar) podem ser controlados (eliminados) sem se manifestar pela sensação dolorosa.
5. Por que algumas crianças aparentemente normais e sem doença têm dor mais intensa e muito mais frequente do que seus amiguinhos?

   Porque eles sofrem de um distúrbio funcional (= *disfuncional*) sem causa orgânica que causa **hipersensibilidade visceral**.

   Isso faz com que o limiar de dor diminua, isto é, a criança sente dor para estímulos que, embora dolorosos, não são sentidos como dor pelas crianças normais. Esse fenômeno é conhecido como **alodinia**.
6. O que pode ter alterado o funcionamento dos *nociceptores*?

   Causa genética ou processo doloroso intenso/prolongado sofrido no início da vida. Com isso, os nociceptores enviam informações erradas ao cérebro.
7. O que pode ter alterado o funcionamento do cérebro para modificar a sensação dolorosa na barriga?

   O cérebro recebe informações corretas, mas as processa de modo errado. Estresse, ansiedade, excitação, memória da dor (de experiência anterior) são possíveis causas que ocasionam uma percepção anormal das sensações viscerais.
8. Portanto, não é correto dizer à família que "não tem nada de errado com a criança" ou que o problema "está na cabeça da criança" (= é puramente psicológico). A dor disfuncional é uma **disfunção neuroentérica e do sistema nervoso central** acarretando hipersensibilidade visceral e percepção anormal das sensações viscerais normais. Tudo isso decorre de uma associação entre genética, meio psicossocial e eventos adversos ocorridos cedo na vida.
9. A dor de barriga não se apresenta sempre igual e cada criança pode ter seu próprio perfil de **dor abdominal**.

   Como se explica isso? Existe um "minicérebro" visceral que dispõe de um elenco de sintomas que podem *associar-se* à dor:
   - ocorre problema no esvaziamento/distensão gástrica = **dispepsia**;
   - ocorre inibição da motilidade intestinal com distensão abdominal = **constipação**;
   - ocorre excitação da motilidade intestinal com estímulo à secreção e fezes moles = **diarreia**.
   - ocorre contrações e distensão das vísceras = **dor abdominal recorrente**.

PEDIATRA DIANTE DA CRIANÇA COM DOR ABDOMINAL CRÔNICA (DAC)

"Meu filho vive com dor de barriga"

1 Enfoque inicial de DAC.

Anamnese detalhada	Exame físico
idade idade de início duração características da dor localização duração irradiação acorda à noite? outros sintomas digestivos sintomas extradigestivos problemas emocionais emagrecimento	impressão geral curvas de crescimento exame do reto exame da coluna exame neurológico

2 A 1ª conversa

O que perguntar	O que valorizar
há quanto tempo?	> 2 meses crônica
quando começou?	escolar: não orgânica
idade/faixa etária	< 4 anos: orgânica
onde dói ?	Periumbilical = não orgânica – foto 1 (mão espalmada sobre o umbigo) epigástrica = orgânica ou não orgânica – foto 2 hipocôndrio = orgânica – foto 3 lombar = orgânica – foto 4
quando dói?	Variável = não orgânica acorda à noite – orgânica
funcionamento intestinal?	constipação moderada e diarreia esporádica = não orgânica diarreia grave = orgânica sangramento digestivo = orgânica
outros sintomas?	cefaleia repetida = não orgânica "dores de crescimento" = não orgânica
crescimento	normal – não orgânica emagrecimento – orgânica

3 DAC funcional

Dor abdominal funcional	
Sem sinais de alarme	**DAC Alarme!**
nem anatômica nem infecciosa/inflamatória nem metabólica/neoplásica	**Bandeiras vermelhas** dor abdominal repetida localizada longe do umbigo prolongada/intensa que acorda à noite fezes com sangue/oculto hematêmese diarreia grave lesões perianais disúria artrite anemia alterações leucocitárias VHS elevada > 30 alterações no exame urina

4 Exame laboratorial inicial

Exame	Valorizar
Eritrograma	anemia
Leucograma	anormal
VHS	> 30
Parasitológico de fezes	*Giardia*
urina	leucocitúria
	proteinúria

5 Exames de imagem iniciais

Radiografia simples de abdome	Ultrassonografia de abdome
pesquisa de constipação oculta	não indicada de rotina indicada se dor localizada no hipocôndrio D no hipocôndrio E nos flancos disúria exemplo, urina anormal

6 Dor abdominal crônica

1. + alterações do hábito intestinal (diarreia e/ou constipação)
   Síndrome do cólon irritável ou doença inflamatória intestinal
2. + desconforto/dor epigástrica
   dispepsia
   gastrite
3. + surtos agudos com cefaleia
   enxaqueca abdominal
   Considerar:
   doenças metabólicas
   anomalias obstrutivas
4. sem outros sintomas importantes
   dor abdominal disfuncional
   Considerar:
   giardíase
   intolerância à lactose
   anomalias obstrutivas
   doença de Crohn

O MANEJO PEDIÁTRICO

1ª questão Caracterização do problema

A **dor abdominal** pode ser considerada **crônica**?

Toda dor que excede duração de **1 a 2 meses** pode ser considerada **crônica**.

Sua **evolução** pode ser:

- **recorrente** = surtos de dor com intervalos quase assintomáticos;
- **persistente** = dor quase contínua.

2ª questão A grande preocupação

1. Existem *evidências* de que possa haver **causa orgânica**?

Considerar os **sinais de alarme** ("bandeiras vermelhas").

Na **anamnese**

Antecedentes familiares de doença inflamatória intestinal ou úlcera ou doença celíaca.

Idade < 4 ou > 13 anos.

Emagrecimento com astenia.

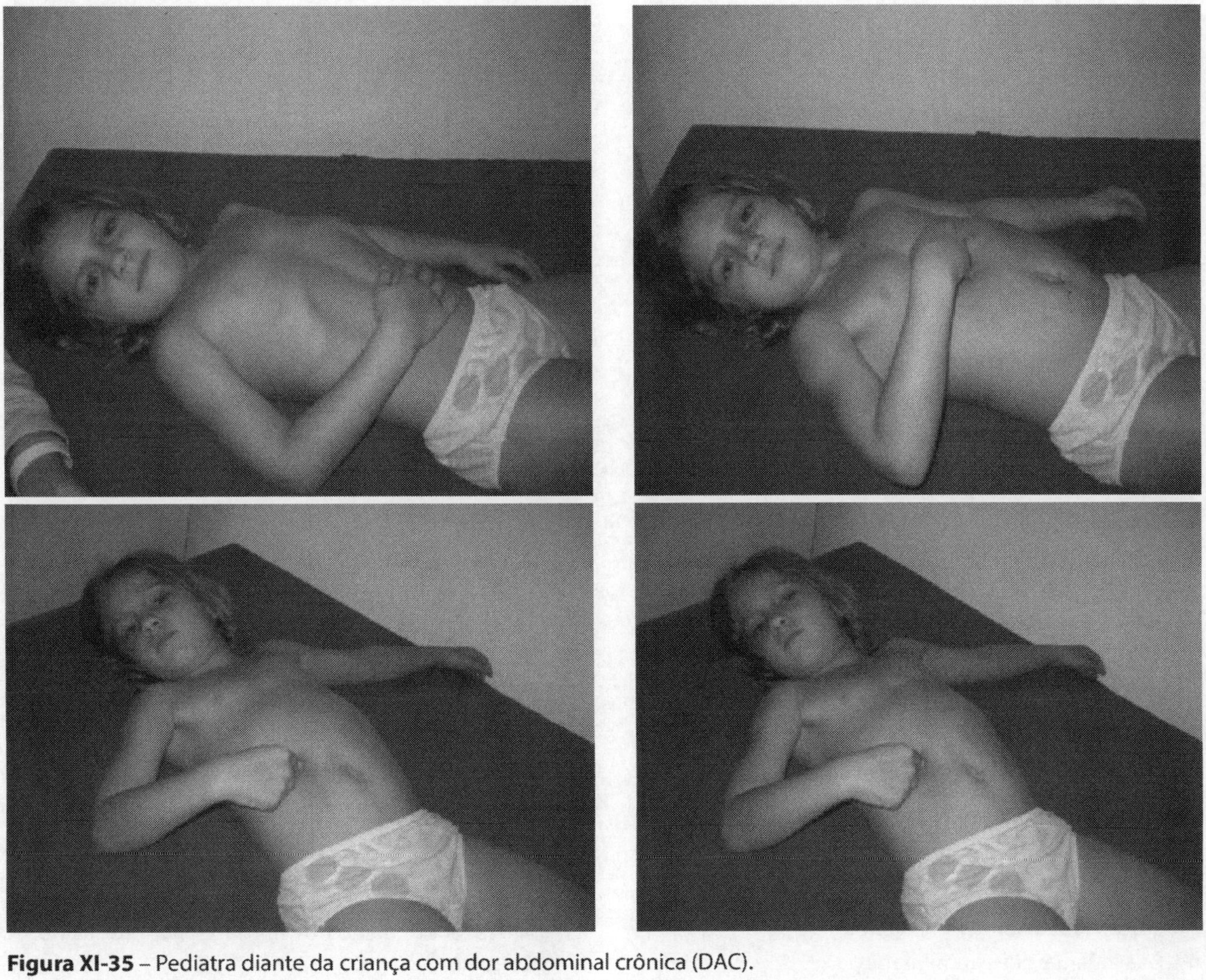

Figura XI-35 – Pediatra diante da criança com dor abdominal crônica (DAC).

Vômitos intensos/biliosos.
Diarreia crônica grave com evacuações noturnas.
Sangramento gastrintestinal.
Febre inexplicada persistente.
Dor abdominal persistente:

- localizada no quadrante superior direito;
- localizada no quadrante inferior direito;
- irradiada para dorso/ombro;
- acorda a criança à noite.

Ao exame físico

Palpação dolorosa do quadrante superior direito.
Tumoração palpável no abdome.
Hepatomegalia. Esplenomegalia.
Dor à palpação no ângulo costovertebral.
Artrite (inflamação da articulação).
Anormalidades da região perianal.
Palidez de anemia.

2. Existem *evidências* de que **não** há doença orgânica?

Idade > 4 e < 13 anos
Familiares com manifestações de ansiedade (especialmente em relação à dor), depressão e somatização.
Bom estado geral/nutricional/disposição.
Nenhum dos sinais de alarme.
Pode ter sintomas *moderados, sem causa orgânica*: cefaleia, dores nos membros, sono difícil, náuseas, flatulência, evacuações diarreicas ou constipadas, palidez sem anemia, tontura, sensação de fraqueza, manifestações de ansiedade e depressão.

3ª questão Estudo laboratorial

Devem ser solicitados exames de **rotina**?

a) para casos com sinais de alerta: *obrigatório*;
b) nos casos sem sinais de alerta, a rigor não há indicação.

Se o caso for duvidoso ou para reduzir a ansiedade da família, convém exames básicos.

1. Exame de **sangue**: hemograma e VHS.

Em afro-descendente: eletroforese de hemoglobina.
Com sinais de alerta, acrescentar: alfa-1-glicoproteína ácida e eletroforese de hemoglobina.

2. Protoprasitológico de **fezes** (dispensável em constipados), sangue oculto nas fezes (3 amostras).
3. **Exame de urina**
   Tipo I (sumário) em meninas – bacterioscópico.
4. Radiografia simples de abdome – "constipação oculta".

Os resultados podem acrescentar **sinais de alarme laboratoriais**:

Anemia importante.
Alteração leucocitária significativa.
Provas inflamatórias aumentadas.
Alterações nefríticas (hematúria, proteinúria).
Infecção urinária.
Sangue oculto nas fezes.
Giardíase (em diarreicos).
Ascaridíase não deve ser valorizada.

O momento-chave do diagnóstico

Integrar os sintomas e condições gerais da criança em um **padrão** clínico que se mantém por pelo menos **12 semanas**, as quais não precisam ser consecutivas, mas dentro dos **12 meses precedentes**, e que permitem enquadrá-los em uma das seguintes **apresentações**.

DOR ABDOMINAL CRÔNICA

Apresentação 1 – **DOR ABDOMINAL CRÔNICA/ RECORRENTE**

A dor pode ser **contínua** ("dói o tempo todo") ou em episódios **recorrentes**
com intervalos quase assintomáticos, em escolares.

Escolar, aparência saudável.
Na **crise**: indisposto, pálido, apático.
Onde? Move a mão em volta do umbigo.
Como? Não sabe descrever;
não refere fator desencadeante.
Quando? Variável: à noite, dificuldade para conciliar o sono e pode acordar já com dor, mas não acorda durante a noite por causa da dor.
Intensidade: variável.
Duração 1 a 3 horas.

A dor é **provavelmente disfuncional**, se:

Bom estado geral e nutricional.
Boa disposição fora do horário da dor.
Pode ter um pouco de cefaleia, náuseas,
palidez sem anemia.
Pode apresentar algumas manifestações de ansiedade e depressão.
Os pais apresentam ansiedade em relação ao sintoma dor; eles têm tendência à depressão (especialmente a mãe), família poliqueixosa com tendência a somatizar seus problemas emocionais.

Alerta – *mesmo* se a criança *não* apresentar sinais de alarme, considerar:

1. **Intolerância à lactose**
   Você pode solicitar curva glicêmica após sobrecarga de lactose ou teste do H_2 expirado (dificilmente disponível) ou, melhor, fazer o teste terapêutico – retirada total da lactose por 2 semanas e pedir à mãe para fazer um diário dos sintomas. Reintroduzir e observar.

Ressalva – a criança pode ter intolerância à lactose e não ser esta a causa de sua dor crônica; daí a necessidade do teste terapêutico.

2. **Giardíase**

   Pode estar relacionada à dor quando ocorrem surtos diarreicos.

   Do mesmo modo, a giardíase pode não ser a causa da dor.

Teste terapêutico, observar o efeito.

Se a criança tem **sinais de alarme**: sangue oculto nas fezes, emagrecimento, anemia: solicitar trânsito intestinal contrastado, com duas metas: má rotação intestinal, doença de Crohn.

Apresentação 2 – **DISPEPSIA**
Síndrome dispéptica

Dor e desconforto persistentes ou recorrentes centrados no **abdome superior** acima do umbigo, isto é, no epigástrio, e relacionados com o **estômago**.

Manifestações tipo dismotilidade:

Saciedade precoce, sensação de plenitude (de estar "cheio", empanturrado), empachamento, náuseas.
Distensão abdominal pós-prandial.
Próximo da adolescência podem aparecer manifestações tipo **úlcera**: dor epigástrica, azia, queimação retroesternal, dor tipo come-dói.
Essas manifestações clínicas não estão relacionadas com mudanças na forma nem com a consistência das fezes e não melhoram com a defecação.

Sinais de alarme – comprometimento do estado geral, sangue oculto nas fezes, antecedentes familiares para úlcera, sintomas de úlcera que não melhoram após breve tratamento com antiácidos.
Solicitar endoscopia digestiva alta – doenças pépticas.
Se for normal: trânsito intestinal contrastado – má rotação intestinal, doença de Crohn.

Apresentação 3 – **SÍNDROME DO INTESTINO IRRITÁVEL**
Disfunção colônica: dismotilidade intestinal

É o nome que atualiza a clássica "**síndrome do cólon irritável**".

Dor abdominal crônica (contínua ou recorrente) generalizada no abdome ou localizada no abdome inferior com **anormalidade do hábito intestinal**.

Padrão irregular de defecação com mudança na frequência e consistência das fezes.

Pista diagnóstica – a dor abdominal está associada e inicia-se com a mudança na frequência ou na consistência das fezes e melhora com a defecação, embora às vezes fique a sensação de que o intestino não foi completamente esvaziado.

A **suspeita** é *reforçada* na presença frequente de alguns destes sintomas:

Frequência anormal das evacuações
(> 3 por dia ou < 3 por semana).
Forma anormal das fezes; massa dura ou mole/aquosa.
Fezes com muco (sem sangue).
Evacuações anormais: urgência, esforço, sensação de evacuação incompleta, diarreia, constipação
(ou alternância destas 2 últimas).
Distensão abdominal, barriga estufada.

Importante: só diarreia ou constipação ainda que contínuas ou recorrentes *não* caracteriza o cólon irritável.
Sem dor ou desconforto abdominal frequente **não** pode ser cólon irritável.

Tipo I – com predomínio de **diarreia**

Solicitar exame de fezes – protopaparasitológico, pH, substâncias redutoras, leucócitos, sangue oculto, alfa-1-antitripsina fecal.
Fazer teste de prova com dieta sem lactose.
Se tiver algum sinal de alerta clínico ou laboratorial de alarme – **colonoscopia**.

Tipo II – predomínio de **constipação**

Se tiver algum sinal clínico de alarme: **colonoscopia**.
Adendo – considerar possibilidade de doença celíaca: solicitar antitransglutaminase no sangue.

Apresentação 4 – **ENXAQUECA ABDOMINAL**

Crises paraxísticas de dor intensa localizada na linha mediana do abdome acompanhada de náuseas e vômitos, duração de 2 horas ou até dias e associada com cefaleia e frequentemente tontura e/ou febre.
Outros sintomas: fotofobia e aura (precedendo a crise) com anormalidades visuais, sensoriais e motoras.
Crises isoladas de cefaleia nos intervalos, unilateral.
Antecedentes familiares de enxaqueca.

CONDUTA TERAPÊUTICA

Premissa – salvo casos excepcionais é o **pediatra geral** que está em melhores condições de manejar e acompanhar esse tipo de caso.
O gastroenterologista pediátrico é útil para elucidar casos menos claros.

Objetivo – o dever do pediatra é estar razoavelmente certo que nenhum problema orgânico deixou de ser diagnosticado e que nenhum distúrbio emocional ou disfunção familiar passou despercebido. Não prosseguir com exames infindáveis na tentativa de achar causa orgânica.

Concepção realística – o problema é crônico e deve ser antes controlado do que curado.

Meta – aumentar a autoconfiança da criança para que ela seja capaz de enfrentar o estresse emocional sem somatização ou pelo menos que a dor não chegue a prejudicar suas atividades habituais.

Controle dos fatores desencadeantes.

Relacionamento médico-paciente

a) Reunião com a família, no mínimo com os pais; se necessário, também com outras pessoas importantes da constelação familiar.

b) Estabelecer bom relacionamento com a família – atitude de simpatia e compreensão; evitar pregar sermões, censuras, broncas ou reprimendas aos pais; evitar transmitir sentimento de culpa; evitar conflitos; não tomar partido nas disputas familiares.

Oferecer **apoio psicológico** à família – relaxar a tensão emocional: perguntar explicitamente aos pais qual é seu receio maior e convencê-los de que a causa orgânica séria foi excluída (repetir as explicações tantas vezes quanto necessário).

Orientação amistosa mostrando o caminho para modificar aspectos nocivos no ambiente da criança e assim auxiliá-la a se adaptar. Procurar remover as tensões excessivas e "afrouxar as rédeas" – orientar jeitosamente a mãe que faz exigências emocionais excessivas a seu filho ou o pai que sobrecarrega a criança com suas próprias ambições. Estimular os pais ausentes a uma maior participação. Controlar os fatores precipitantes.

O que o pediatra deve salientar:

a) Considerar que a dor é real e não psicológica e que a dor disfuncional pode causar muito sofrimento e ser até incapacitante.

b) A dor está na barriga e não na "cuca", é causada por distensão ou contração das alças.

c) Analisar história, exame físico e exames laboratoriais básicos e *assegurar* que **foi afastada doença grave**.

d) Estabelecer relação de empatia (sintonia) com a criança e sua família; proporcionar apoio; acolher sem dramatizar.

e) Aliviar tensão/ansiedade; reduzir cobranças; engajar ambos os pais.

f) Retirar os ganhos secundários que porventura a criança tenha com os episódios dolorosos.

Conduta com a criança

1. A criança não deve ser tratada como "especial" ou doente.
2. Retomada das atividades escolares.
3. Atividades próprias da idade (esportes, amigos).
4. Técnicas de reforço – elaborar um diário da dor; estímulos, elogios e prêmios pelos progressos alcançados; relaxamento; neurolinguística.

Quando indicar psicoterapia – tipo cognitivo-comportamental

A grande maioria dos casos pode e deve ser manejada pelo pediatra. A psicoterapia (psiquiatria infantil ou terapia familiar) deve ser indicada nos seguintes casos:

1. Distúrbios de conduta grave (criança psicótica limítrofe).
2. Depressão crônica grave.
3. Problemas psicológicos ou conflitos graves entre os pais.
4. Fracasso do programa orientado pelo pediatra.

Indicar psicoterapia tipo **cognitivo-comportamental.** **Acupuntura** pode ser útil.

Erros médicos a serem evitados

Evite estes erros (eles podem levar tudo a perder):

Erro 1: não aceitar a dor como real (a causa pode ser psicogênica, mas a dor é real e está no abdome, não na "cuca").

Erro 2: não fazer exame físico detalhado.

Erro 3: não pedir exames subsidiários (de acordo com a gravidade do caso).

Erro 4: continuar com exames laboratoriais infindáveis.

Erro 5: usar o termo "psicológico" cedo demais ou depreciativamente. Nota: é melhor usar outros termos como tensão (ou estresse).

Erro 6: não aventar, desde o início, a possibilidade de se tratar de um processo disfuncional e deixá-la para o fim como um diagnóstico de exclusão.

Erro 7: permitir ataques de um dos pais ao outro ou tomar partido nessa disputa.

Recomendações conforme a apresentação

■ Apresentação – DOR abdominal

1. Identificar e afastar fatores desencadeantes: ansiedade, tensão, perdas familiares ou afetivas, inadaptação à escola, excesso de atividades, falta de sono, excitação na expectativa de datas festivas, infecção aguda.
2. Desviar a atenção para imagens agradáveis ou distrair com atitudes incompatíveis com a dor – exemplo: pular corda.
3. Analgésicos/antiespasmódicos – exemplo: Buscopan composto 1 gota/2kg; adolescentes: pinavério – Dicetil ou otilônio (Lonium).
4. Casos mais graves – antidepressivo tricíclico: amitriptilina (Tryptanol) ou citalopram.

■ Apresentação – DISPEPSIA

1. Fazer teste de supressão de lactose – usar leite pobre em lactose e iogurte durante 2-4 semanas.

2. Dieta prudente (fornecer receita) com fibras vegetais solúveis (legumes) e óleo vegetal.

Reduzir fibras vegetais insolúveis – cascas, talos, verduras, farelos, grãos, leguminosas.

Alimentação em horário correto; não "beliscar" comida nos intervalos.

Evitar frutose, xarope de milho, sorbitol, açúcar, sucos industrializados, particularmente o de maçã (suco de uva branca é permitido).

Evitar doces, salgadinhos, gulodices, refrigerantes, chocolate.

Observar possíveis intolerâncias, sem exagerar.

Ambiente agradável às refeições; mastigar bem os alimentos.

3. **Medicamentos**

Desconforto gástrico – domperidona (Motilium)

Ministrar antes das principais refeições – forma líquida (dose assinalada na seringa anexa) ou em comprimido. Dar continuamente, por tempo limitado (1 mês) e depois só "quando necessário".

Dor/queimação epigástrica

Antiácidos (Mylanta plus) quando necessário.

Ranitidina (Label) ou omeprazol – uso contínuo por 2 meses; depois "se necessário".

■ Apresentação – Intestino IRRITÁVEL

I – *Dor* + **diarreia**

1. Dieta conforme expresso anteriormente.
   Evitar excesso de fibras vegetais insolúveis, e de leite, sucos, frutose, xarope de milho.
2. Medicamentos sintomáticos nas fases agudas ou por tempo limitado:
   Hidróxido de alumínio 5mL 3 vezes ao dia ou colestiramina (Questran) ½ envelope 2 a 3 vezes ao dia.
3. Medicamentos nos casos graves de dor abdominal, estufamento e diarreia: imipramina (Tofranyl) ou clomipramina (Anafranyl) ou citalopram.
4. Probióticos podem ser úteis.

II – *Dor* + **constipação**

1. Aumentar fibras vegetais insolúveis, sem exagero.
2. Para tratamento inicial e nas fases mais intensas de constipação, recomendar óleo mineral (Nujol) ou laxante osmótico (lactulona, leite de magnésia).
3. Prebióticos e probióticos podem ser úteis.

■ Apresentação – Dor tipo ENXAQUECA

Analgésico (paracetamol: Tylenol; ibuprofeno: Alivium).

Antiemético – ondansetrona (Vonau 4mg sobrelingual).

Se crises intensas, frequentes: pizotifeno (Sandomigran) diário durante 2 meses.

A vida como ela é

Caso 1 – menino saudável, 6 anos de idade, há 3 meses frequente dor abdominal, dura 1 hora, periumbilical, não acorda à noite. Parece ter começado com uma gastroenterite viral. Tem faltado à escola, notas baixas, tenso. Bom estado geral/nutricional. Atividade e aparência boas. Hemograma normal, exame de fezes negativo.

Linha de raciocínio

1. É dor abdominal crônica.
2. Tipo dor recorrente.
3. Não é orgânica: não compromete o estado geral, não tem sinais de alarme.
4. Funcional: começou depois dos 4 anos, evidências de ansiedade.

Orientação – geral para dor abdominal crônica funcional.

Observar se piora após ingerir leite – intolerância à lactose.

Se o caso evoluir para piora, considerar:

Má rotação intestinal: cólicas, vômitos, distensão abdominal.

Doença de Crohn: dor que acorda a criança durante a noite, emagrecimento, febre, artrite, alterações perianais, anemia, plaquetose.

Caso 2 – menino de 8 anos de idade; há 2½ meses queixa de desconforto abdominal logo depois de comer: náuseas, estômago cheio após poucas bocadas, às vezes queimação. Ocasionalmente acorda durante a noite com dor de estômago. Está com medo de comer pelo receio de a dor piorar. Como os sintomas são piores pela manhã, às vezes perde o ônibus escolar.

Não há história familiar de úlcera.

Linha de raciocínio

1. Dor abdominal crônica.
2. Tipo **dispepsia**: o desconforto é centrado no estômago;
3. Não é orgânica: estado geral não comprometido; não tem sangramento digestivo nem sintomas digestivos graves.
4. Funcional: início depois dos 4 anos, sintomas discretos, não compromete o estado geral.

Orientação – geral para síndrome dispéptica dentro da dor crônica funcional.

Se o caso evolui para **piora** acentuada, considere a possibilidade de esofagite-gastrite-duodenite.

Se a dor relacionada com as refeições persiste ou acorda a criança à noite, peça endoscopia digestiva alta com biópsias múltiplas com pesquisa de *H. pylori* e contagem de eosinófilos.

Caso 3 – menina de 11 anos; há anos tem dor abdominal frequente mas moderada.

Há 3 meses a dor se intensificou, ocorre todos os dias, ela vai e vem, localizada nos quadrantes inferiores do abdome e é pior logo pela manhã. Dor aguda, tipo câimbra, associada com gases. Nos piores episódios tem náuseas, palidez, sudorese.

Diarreia leve, intermitente, urgência para evacuar, o que dificulta sua ida à escola.

As fezes são moles com muco.

A defecação melhora a dor, mas mesmo depois fica o desconforto de uma evacuação incompleta que "não limpou o intestino".

Exame físico e crescimento normais.

Já esteve 3 vezes no pronto-socorro, quando foram diagnosticadas "virose", infecção e emocional.

Não tem história familiar de colite inflamatória.

Os pais estão ansiosos e querem que o pediatra "descubra o que está acontecendo".

Linha de raciocínio

1) Dor abdominal crônica; 2) tipo síndrome do **intestino** (cólon) **irritável**; 3) subtipo: predomínio de **diarreia**; 3) não é orgânica: não prejudica o estado geral, não tem sangue nas fezes; 4) funcional: início depois dos 4 anos, longa duração, sem comprometimento nutricional e de crescimento; 5) conclusão: dor no baixo-ventre associada a evacuações anormais (diarreia com muco sem sangue) com melhora temporária após a evacuação = **síndrome do intestino** (cólon) **irritável** de origem funcional enquadrada na dor abdominal crônica.

Se com a evolução houver emagrecimento ou atraso puberal, investigar: 1) doença celíaca (antitransglutaminase no sangue); 2) doença inflamatória intestinal, especialmente se sangue nas fezes e/ou exames laboratoriais indicando inflamação – colonoscopia.

ÚLCERA PÉPTICA

O que é – perda circunscrita de tecido da mucosa do estômago ou duodeno, que decorre de uma atividade péptica relativamente excessiva para o grau de resistência local do tecido.

Pode ser:

Primária – ocorre em crianças previamente sadias.

Secundária – ocorre como consequência de doença de base. As úlceras primárias são mais frequentes que as secundárias (exceto nos lactentes), não são tão raras quanto se pensava e parecem estar aumentando; a prevalência da duodenal sobre a gástrica não é tão evidente como se relatava.

A úlcera gástrica predomina no pré-escolar; depois dessa fase, a duodenal é muito mais frequente.

1. Úlcera primária **duodenal**: a) solitárias; b) parede posterior do bulbo; c) o encontro de úlceras múltiplas ou sua localização na 3ª ou 4ª porções do duodeno ou jejuno proximal levanta a suspeita de síndrome de Zollinger-Ellison (rara).
2. Úlcera primária **gástrica**: a) localização antral; b) não raramente múltipla.
3. Úlceras **secundárias**: a) mais comuns no estômago; b) frequentemente múltiplas; sem diferença de sexos.

A úlcera **primária** é doença heterogênea e multifatorial com tendência familiar (fator genético) e fortes influências ambientais. Não se tem demonstrado grande influência dos hábitos alimentares. Fatores ligados à personalidade parecem ser importantes. Há importante associação da úlcera duodenal com o ***Helicobacter pylori*** em crianças de mais de 10 anos.

H. pylori causa úlcera gástrica e duodenal, gastrite crônica.

Cepas virulentas de *H. pylori* (associadas ao gene cag A) produzem citocinas e enzimas que levam à mucosa gástrica (insuficientemente defendida por uma mucina geneticamente defeituosa), influem ainda fatores constitucionais (hipercloridria), ambientais e de personalidade.

O exame deu sugestivo de *H. pylori*

Conheça o essencial
(ESPGHAN/NASPGHAN Guidelines)

1. Integrar quadro clínico com presença de *H. pylori* (não trate só o agente infeccioso).
2. Se a criança tem dor abdominal crônica tipo disfuncional (ver capítulo correspondente), não faça testes para *H. pilory*.
3. Mas se a criança tem familiares em 1º grau com câncer de estômago, vale a pena fazer os testes diagnósticos.
4. Em anemias ferroprivas refratárias ao tratamento e sem causa evidente, especialmente em ambientes de higiene deficiente, vale a pena fazer testes diagnósticos. Convém fazer concomitantemente antitransglutaminases no sangue (doença celíaca).
5. Que testes solicitar?
   a) Durante a endoscopia digestiva alta – solicitar biópsias gástricas do antro e do corpo: teste rápido de urease e histopatológico; cultura se possível. Observação: em crianças atópicas, solicitar também contagem de eosinófilos.
   b) Se o anterior não foi possível e para comprovar que o *H. pylori* foi erradicado depois do tratamento: teste de ELISA nas fezes e/ou teste respiratório para *H. pylori*.

Estes testes devem ser feitos pelo menos 2 semanas depois de suspender os inibidores de bomba de prótons (tipo omeprazol) e 4 semanas depois de suspender os antibióticos.

Tratamento da infecção por *H. pylori*

O que – associação de inibidor de bomba de prótons (IBP) + amoxicilina + metronidazol ou claritromicina.

Como – 2 vezes ao dia – pela manhã em jejum e à noite.

Dose (em cada tomada): IBP 1-2mg/kg/vez; amoxicilina 25mg/kg/vez; metronidazol 10mg/kg/vez; claritromicina 10mg/kg/vez.

Duração: mínimo de 7 dias, preferível 14 dias.

Prática

1º) 1ª semana de tratamento: omeprazol 20 ou lanzoprazol 30mg, de manhã em jejum;

2º) a seguir: esquema tríplice (acima) tomando as 3 drogas de manhã em jejum e novamente as 3 drogas à noite durante 10 a 14 dias;

3º) completar 2 meses só com IBP: omeprazol 20 ou lanzoprazol 30, de manhã em jejum;

4º) 4 semanas após o término do tratamento, comprovar erradicação do *H. pylori*: solicitar ELISA de fezes ou teste respiratório.

Se houver persistência do *H. pylori*: **tratamento sequencial**:

IBP 2mg/kg/vez + amoxicilina 25mg/kg/vez, 2 vezes ao dia, durante 5 dias.

A seguir: IBP 2mg/kg/vez + claritromicina 10mg/kg/vez + metronidazol ou tinidazol 10mg/kg/vez, 2 vezes ao dia, durante 5 dias.

Apêndice

IBP: omeprazol 20 G ou lanzoprazol G (Lanzol) 30mg.

Amoxicilina G ou Amoxil 500mg/5mL ou cápsulas de 500 ou 875mg.

Claritromicina G ou Klaricid 250mg/5mL; comprimidos de 250 e 500mg.

Metronidazol G ou Flagyl 200mg/5mL, comprimidos de 250 e 400mg.

Imidazol: tinidazol (Pletil comprimido de 500mg).

Indicação: Pylori PAC IBP

7 dias de esquema tríplice com lansoprazol + claritromicina + amoxicilina e 28 dias adicionais de lanzoprazol.

Na **úlcera duodenal** *H. pylori* negativo, prescrever apenas IBP.

Omeprazol (Losec Mups, genérico).

Losec Mups 20, genérico, Gastrium, Victrix 20mg.

Ministrar 20 ou 40mg pela manhã, em jejum, 3 minutos antes do desjejum ou lanzoprazol (genérico, Lanzol – cápsulas de 30mg).

Duração do tratamento – 6 semanas.

8. Doença Inflamatória Intestinal (DII)

Acredita-se atualmente que o que chamamos de duas doenças distintas, doença de Crohn e colite ulcerativa, seja na realidade um grupo de distúrbios com mecanismos diferentes, embora com manifestações clínicas similares. Seriam consequentes a uma resposta desregulada (aberrante) da mucosa intestinal a antígenos provenientes da flora intestinal em criança (hospedeiro) geneticamente suscetível.

Predisposição genética + antígenos dos micróbios intestinais → inflamação da mucosa (com diversos fenótipos)

Alimentação inadequada → modificações da flora intestinal → resposta inflamatória crônica do intestino.

Diagnóstico epidemiológico

I – **Colite ulcerativa** (CU) ou retocolite ulcerativa

1. Diarreia sanguinolenta com coprocultura negativa.
2. Evidência endoscópica de inflamação difusa e contínua da mucosa intestinal envolvendo o reto e estendendo-se ao cólon proximal.

II – **Doença de Crohn** (DC)

A definição é mais variável e reflete uma doença heterogênea com distribuição variável.

a) Diagnóstico direto – evidências radiográficas e/ou endoscópicas de envolvimento do intestino delgado, evidência de doença perianal grave, biópsia mostrando granulomas nos casos múltiplos.
b) Se DC é limitada aos cólons, sem granulomas à biópsia, a distinção com CU é realizada pelo endoscopista: inflamação focal descontínua, lesões aftosas em mucosa colônica de resto normal.

III – **Colite indeterminada**

Parece estar havendo um exagero no uso do termo. Pacientes com doença colônica que não pode ser exatamente classificada nem como CU nem DC.

O fator **idade** e a história **familiar**

a) Até os 2 anos de idade: prevalência igual de DC, RCU e CI.
b) Dos 3-5 anos: predomínio de CU em crianças com história familiar.
c) DC aumenta com a idade e atinge pico aos 13-17 anos.
d) CI diminui com a idade, ficando bem reduzida na adolescência.

CONDUTA DIAGNÓSTICA

1ª etapa Quando suspeitar de DII

Alerta (Quadro XI-9)

Toda **diarreia crônica** com **emagrecimento** no escolar/adolescente, especialmente se acompanhada de sangue nas fezes, dor abdominal e/ou manifestações extraintestinais.

Dor abdominal recorrente por tempo prolongado com perda de peso (e/ou sangue oculto nas fezes).

I – **Diarreia e dor abdominal** de evolução **crônica**

1. **Dor abdominal, diarreia e emagrecimento** (DC)
   Início entre 12,5 e 13,5 anos de idade.
   Variantes
   a) Curso indolente com cólicas abdominais, diarreia, doença perianal (fissuras e fístulas), atraso do crescimento e de puberdade.
   b) Início insidioso, quadro clínico sutil com dor abdominal leve, anormalidades perianais, baixa estatura não familiar, atraso da puberdade.
   c) Início súbito como abdome agudo de natureza cirúrgica.
   d) Início antes dos 5 anos (íleo terminal).
2. **Diarreia com sangue e dor abdominal** (CU)
   Início entre 11 e 12 anos de idade.
   Variante – dor abdominal, diarreia fracionada em pequenos volumes com muco e sangue; anemia.
   Sangramento retal pode ser o sintoma inicial; não atribuí-lo a hemorroidas.
   Observação – diarreia e sangramento intestinal muito mais frequentes na CU; dor abdominal e anorexia mais evidentes na DC.

II – Manifestações **extraintestinais que podem acompanhar ou preceder a diarreia**.

1. **Mais comuns na CU**:
   a) Doença hepática – colangite esclerosante primária.
   b) Lesões oculares – uveíte.
   c) Lesões cutâneas – pioderma gangrenoso e eritema nodoso.
2. **Mais comuns na DC**:
   São mais comuns antes do diagnóstico: artrite e estomatite aftosa.
   a) Doenças ósseas:
   – artralgia;
   – artrite: poliartrite migratória não deformante acometendo uma ou mais articulações grandes;
   – espondilite anquilosante.
   b) Lesões bucais – estomatite aftosa recorrente.
   c) Lesões anais – fissuras e fístulas.

Quadro XI-9 – DOENÇAS INFLAMATÓRIAS INTESTINAIS (DII) – MANIFESTAÇÕES CLÍNICAS.

Febre, dor abdominal, diarreia e astenia
Início insidioso com dor abdominal de longa duração • Envolvimento do *intestino delgado*: dor na FID e diarreia • Envolvimento *colônico:* diarreia e dor à evacuação sangramento retal (pode ser o sintoma inicial) • Envolvimento *gastroduodenal:* dispepsia (desconforto na região epigástrica) • Envolvimento da boca: aftas (2-12%) • Lesões perianais (podem preceder a diarreia) • Manifestações *extraintestinais* • Manifestação sistêmica: febre • Repercussão sobre o estado geral: astenia, emagrecimento, anemia, puberdade atrasada • Artrite (não permanente) de joelhos, tornozelos (20%): geralmente concomitante, mas pode preceder a diarreia • Na pele (10%), podem preceder a diarreia: 1º) eritema nodoso (na região pré-tibial) 2º) pioderma gangrenoso (úlcera crônica nas bochechas, coxas, pernas, pés, mãos) 3º) pápulas eritematosas pequenas que evoluem para úlceras

   d) Déficit de crescimento (baixa estatura), emagrecimento e osteopenia.
   e) Atraso puberal com amenorreia primária.
   f) Febre persistente.

2ª etapa Colite infecciosa aguda *vs.* doença inflamatória intestinal

Nos casos de colite (diarreia com sangue e dor abdominal) de início recente, trata-se de uma colite aguda infecciosa ou é o início de uma DII?

Importante: valorizar **anemia + plaquetose** na DII.

Se não ocorre melhora após 15 dias de acompanhamento e a cultura é negativa para *Shigella*, *Salmonella*, *Campylobacter* e toxina de *Clostridium difficile* (neste caso, atenção para uso recente de antibiótico).

Exame básico: ileocolonoscopia com biópsias.

Dados histológicos que excluem colite aguda autolimitada: distorção da arquitetura, linfoplasmocitose basal, metaplasia das células de Paneth no cólon esquerdo.

3ª etapa Investigação da DII – exames subsidiários

1. Exames básicos – comprometimento nutricional/atividade da doença: hematológico
   – anemia microcítica crônica.

Na fase aguda: anemia microcítica, **leucocitose**, **plaquetose**; VHS, PCR e alfaglicoproteína ácida aumentadas.

2. Exame de fezes – protoparasitológico, cultura; sangue oculto, leucócitos e alfa-1-antitripsina.
3. Marcador da inflamação da mucosa intestinal – calprotectina fecal.
   Produto: CalFast (teste rápido) e Calprest (ELISA) da Eurospital (Triesta).
   Se negativo: afasta inflamação intestinal; se levemente elevado: repetir após 30 dias.
   Positivo (> 100mcg/g) indica DII (relacionar com a sintomatologia).
   Útil no monitoramento do tratamento.

I – Verificar presença, extensão e localização da **inflamação da mucosa**

1. Endoscopia com biópsias múltiplas – ileocolonoscopia e esofagogastroduodenoscopia. Embora considerado o padrão-ouro do diagnóstico, é exame invasivo, caro, exige jejum prolongado. Tendência a ser substituído pelo PETScan, que é capaz de distinguir distúrbios intestinais que são funcionais mas com sintomas graves de DII.
2. Exames de imagem para localização, extensão e tipo (mucosa ou transmural):
   a) Ultrassonografia para identificar doença no intestino delgado distal.
   b) Ressonância magnética com manitol hioperosmolar.
   c) Trânsito do intestino delgado contrastado; dispensável se a suspeita for colite ulcerativa.
   d) Cápsula endoscópica sem fio – indicada na DC do intestino delgado médio.

II – Marcadores sorológicos: **autoanticorpos**

1. Anticorpo citoplasmático antineutrofílico = pANCA – associado com CU.
2. Anticorpo anti-*Saccharomyces cerevisiae* = ASCA – associado com DC.

Você suspeitou de doença inflamatória intestinal
Conduta passo a passo

1º passo O que solicitar

1. Colonoscopia com biópsias.
2. Trânsito contrastado pelo bário: EED – intestino delgado.
3. Considere endoscopia digestiva alta com biópsia (se sintomas dispéticos).

2º passo 1ª interpretação das biópsias

1. Existem granulomas não caseosos que não são adjacentes às criptas rompidas = DC.
   Se não existem, ver item 2.
2. Existem evidências radiográficas ou endoscópicas de constrição, ulceração linear, fistulização, imagens tipo paralelepípedo no intestino delgado = DC.
   Se não existem, ver item 3.
3. Existem fístulas, abscessos ou fissuras perianais = DC.
   Se não existem, ver item 4.
4. Existem imagens tipo paralelepípedo ou constrição no íleo terminal ou cólon ou colite segmentar (pela ileocolonoscopia) = DC. Se não existem, ver item 5.
5. Existe inflamação difusa contínua, começando no ânus e estendendo-se até o início do cólon, sem evidências de inflamação do íleo = CU (proctite, colite do cólon esquerdo ou pancolite).
   Se não existe, ver item 6.
6. Existe pancolite difusa com inflamação superficial do íleo = CU (pancolite) com repercussão no íleo; não é DC. A inflamação ileal é rara na CU limitada ao cólon esquerdo.
   a) Não existem outras evidências de DC = CU.
   b) Existem dados que sugerem DC = colite indeterminada. Repita os exames após 1 ano.

4ª etapa DII: Colite ulcerativa *vs.* Doença de Crohn

Confira com atenção o quadro XI-10.

Na **colite ulcerativa** são frequentes – pioderma gangrenoso, *alopecia areata*, colangite esclerosante, nefrolitíase, glomerulonefrite.

Na **DC** são frequentes – eritema nodoso, eritema multiforme, osteoporose, hepatite autoimune, episclerite, uveíte.

Marcadores sorológicos – ANCA positivo e ASCA negativo: colite; ASCA positivo e ANCA negativo: Crohn; resultados negativos não afastam as doenças.

COLITE ULCERATIVA (CU) = RETOCOLITE ULCERATIVA (RCU)

ECCO/ESPGHAN Consenso Guidelines – *JPGN* 55(3) Sept 2012
Ver Sumário

1ª etapa Quando suspeitar

Suspeitar em toda **diarreia colônica** (fezes escassas com muco, pus e sangue; tenesmo) **que se prolonga** – indicar retoscopia.

Pode ocorrer em qualquer idade, inclusive no 1º ano de vida, mas a idade média ao diagnóstico é em torno dos **11 anos**.

Em lactentes com quadro atípico considerar colite alérgica ou imune.

Quadro XI-10 – DADOS DIFERENCIAIS PARA O DIAGNÓSTICO ENTRE COLITE ULCERATIVA E DOENÇA DE CROHN.

Dado clínico	Colite ulcerativa	Doença de Crohn
Diarreia	Frequentemente grave	Moderada e até ausente
Sangramento retal visível	Quase constante	Raro
Dor abdominal	Quase constante	Comum
Tumoração abdominal	Nunca	Pode ocorrer
Dor à palpação na FID	Rara	Comum
Episódios fulminantes	Comuns	Raros
Anorexia	Leve ou moderada	Pode ser grave
Perda de peso	Moderada	Grave
Crescimento deficiente	Geralmente leve	Geralmente acentuado
Manifestações extraintestinais	Comuns	Comuns
Úlceras	Discretas – fissuras profundas	Difusas, rasas
Fissuras espontâneas, fístulas	Nunca	10%
Pseudopolipose	Patognomônica	Rara
Comprometimento do: Íleo	10%	80%
Cólon	100%	50%
Reto	95%	50%
Ânus	15%	85%
Distribuição das lesões	Contínua (difusa)	Segmentar (descontínua)
Aspectos radiológicos	Ulcerações superficiais, perda de haustração, encurtamento	Úlceras serpiginosas, aftoides, impressão digital, sinal do cordão
Lesões perianais: Infecção perianal	Rara	Comum (40%)
Úlcera perianal	Nunca	Pode ocorrer
Fístula perianal	Rara	Comum
Fissura	Aguda	Crônica
Precedendo à lesão intestinal	Nunca	Frequente
Anatomopatológico	Doença difusa da mucosa	Doença transmural focal com granulomas
Resposta ao tratamento: Corticosteroides e sulfassalazina	75%	25%
Cirurgia	Excelente	Medíocre
Evolução: Remissões	Relativamente comuns	Difíceis de definir
Recaída após cirurgia	Comum, se o reto não é removido	50%
Risco de câncer	Alto	Baixo

FID = fossa ilíaca direita.

2ª etapa Sintomatologia característica

Deve estar presente por mais de 2 semanas seguidas.

1. **Diarreia com sangramento retal** (sangue visível ou oculto nas fezes).
   Observação: diarreia sem sangue não é usual na CU.

Evacuações indolores de sangue vivo podem ser o primeiro sinal.

2. **Dor abdominal** em cólica pode estar relacionada ou desencadeada pela evacuação; pode ser aliviada pela defecação, mas o tenesmo pode ser quase contínuo, forçando a inúteis tentativas de defecação.
3. Anorexia (fases agudas), náuseas e vômitos (nos agravamentos), palidez.
4. Manifestações extraintestinais: eritema multiforme ou nodoso (nas agudizações), artralgia ou artrite, conjuntivite, hepatite crônica ativa.
5. Sinais sistêmicos: febre e calafrios com leucocitose e hemossedimentação elevadas.

Modo de início

1. 50% dos casos: início insidioso – diarreia que pode agravar-se progressivamente até atingir forma grave, debilitante, acompanhada de sangramento retal.
2. 40% dos casos: **início dramático** – diarreia sanguinolenta aguda, início súbito.
3. 5% dos casos: **evolução fulminante** – febre, diarreia sanguinolenta, dor abdominal, distensão, megacólon e, ocasionalmente, perfuração.

Alguns casos podem evoluir de forma crônica, mas com intensidade moderada,
outros apresentam exacerbações e remissões.

Formas evolutivas

1. Colite **intermitente** (60 a 80% dos casos) – com remissões e exacerbações; estas tendem a ser mais frequentes e graves nos primeiros anos da doença; depois ocorre remissão permanente ou evolui para o tipo crônico contínuo. Resposta à medicação é satisfatória.
2. Colite **crônica contínua** – os pacientes nunca estão muito doentes, mas também nunca estão completamente bem; não há remissão completa, compromete o estado geral e nutricional.
   Não responde bem à medicação.

Formas de acordo com a extensão do processo

1. Pancolite (comprometimento universal dos cólons após 5 anos) – 80% dos casos.
2. Proctite ulcerativa (limitada ao reto ou na junção retossigmoide; rara na infância).
3. Colite do cólon esquerdo.

Formas de acordo com a gravidade

Forma leve (50-60%)

Caracterização – (a) menos de 4 evacuações por dia; e (b) ausência de anemia, febre, taquicardia, hipoalbuminemia e perda de peso.

Apresentação em alguns pacientes – (a) diarreia sem perda sanguínea; (b) hemorragia retal sem diarreia.

Evolução – geralmente satisfatória; na grande maioria dos casos a doença permanece localizada, em menos de 15% dos casos a doença estende-se para comprometer todo o cólon; megacólon tóxico surge apenas em alguns desses casos que se generalizam; o risco de aparecer carcinoma do cólon é ligeiramente maior do que na população geral.

Forma moderada (30%)

Caracterização – diarreia sanguinolenta, cólicas abdominais, anorexia, perda de peso e febre intermitente.

Evolução – frequentemente para a forma grave; resposta dramática ao tratamento com corticoides.

Forma grave (10%)

Caracterização – mais que 6 evacuações por dia, sangramento colônico considerável, anemia, hipoalbuminemia, febre, taquicardia, perda de peso. Geralmente o doente está fraco, pálido, desidratado; abdome sensível à palpação. Em geral relacionado à pancolite.

Variantes clínicas – lactentes com doença grave podem não apresentar febre nem anemia.

Resposta aos corticoides – dramática em alguns casos, enquanto em outros é totalmente refratária.

Megacólon tóxico – 2,5% dos casos.

Prognóstico a longo termo – reservado.

Manifestações extraintestinais – artralgia ou artrite, eritema nodoso, estomatite, conjuntivite, hepatite.

Retocolite ulcerativa no lactente

Rara – menos de 1% dos casos de colite ulcerativa.

Característica clínica – doença grave com evolução rápida e grave ou levando a atraso acentuado do crescimento acompanhado de fraqueza. Provavelmente a maioria é por alergia ao leite de vaca/soja.

Exames subsidiários na retocolite ulcerativa

1. Sangue – hemograma, VHS, alfaglicoproteína ácida, proteína C-reativa, albumina, transaminases.
   Valorizar anemia microcítica com plaquetose e VHS aumentada.
2. Exame de fezes – cultura e pesquisa de toxina para *Clostridium difficile*.
3. **Específico**:
   Protossigmoidoscopia/colonoscopia com biópsia (histopatologia): inflamação contínua que inclui o reto e limitada à mucosa.

a) cronicidade: distorção/atrofia das criptas, linfoplasmocitose basal;

b) atividades: criptite, abscesso nas criptas.

4. Marcador sorológico: ANCA – se positivo = CU, mas se negativo não afasta esse diagnóstico.

COLITE ULCERATIVA (FIG. XI-26)

Sintomas de colite • sangramento retal • dor abdominal em torno do momento da defecação Colonoscopia sugestiva* Inflamação contínua começando no reto: pancolite Histopatologia: granularidade, friabilidade Úlceras pequenas e superficiais em cólon inflamado • **proctite ulcerativa** • **colite esquerda** • **colite extensa** (> 80%)

* Na colite aguda grave solicitar, de urgência, sigmoidoscopia; depois a colonoscopia.

Em casos atípicos convém ileocolonoscopia e completar com endoscopia alta.

Variante (em fases iniciais): colite focal com o reto relativamente poupado.

Observação: reto normal (totalmente poupado) é mais consistente com DC.

DOENÇA DE CROHN (DC)

1ª etapa Quando suspeitar

Criança com aparência de doença crônica, debilitada e emagrecida, apresentando algumas das seguintes manifestações: diarreia, dor abdominal, febre, perda de peso, lesões perianais, sangramento retal, artrite, tumoração abdominal ou um quadro de abdome agudo ("apendicite").

Alerta nas crianças com baixa estatura com velocidade de crescimento abaixo do normal, nas crianças anoréxicas e desnutridas, nos adolescentes com atraso da puberdade e amenorreia primária.

2ª etapa Clínica

História detalhada enfocando episódios recorrentes de dor abdominal, evacuações amolecidas e diarreia, sangue nas fezes, anorexia, curva de crescimento, aftas frequentes, lesões perianais, estado nutricional, atraso puberal, queixas articulares, febre prolongada ou de repetição.

Variações do quadro clínico

Sintomatologia clássica – **dor abdominal, diarreia, emagrecimento.**

Quadro mais completo (80% dos casos) – dor abdominal, diarreia leve, anorexia, crescimento deficiente, perda de peso, febre.

Apresentação insidiosa com dor abdominal presente durante meses.

Evolução com episódios recorrentes de dor abdominal em cólica relacionados com a alimentação e/ou defecação; evacuações frequentes de fezes amolecidas; remissões com recedivas prolongadas.

Índice de atividade na Colite ulcerativa pediátrica PUCAI

1. **Dor abdominal**	
Nenhuma	0
Dor leve (pode ser ignorada)	5
Dor intensa	10
2. **Sangramento retal**	
Nenhum	0
Pequeno (< 50% das fezes)	10
Pequeno na maioria das fezes	20
Grande quantidade	30
3. **Consistência das fezes**	
Formadas	0
Parcialmente formadas	5
Não formadas	10
4. **Número de evacuações/24h**	
0-2	0
3-5	5
6-8	10
> 8	15
5. **Evacuações noturnas/acordam**	
Não	0
Sim	10
6. **Limitação das atividades**	
Não	0
Ocasional	5
Grave	10
Orientação	
< 10 pontos = remissão. 10-34 = atividade de doença leve. 35-64 = atividade de doença moderada. ≥ 65 = atividade de doença grave. Resposta clínica significativa = queda de 20 pontos. Convém periodicamente: hemograma, albumina, transaminases, VHS e PCR.	

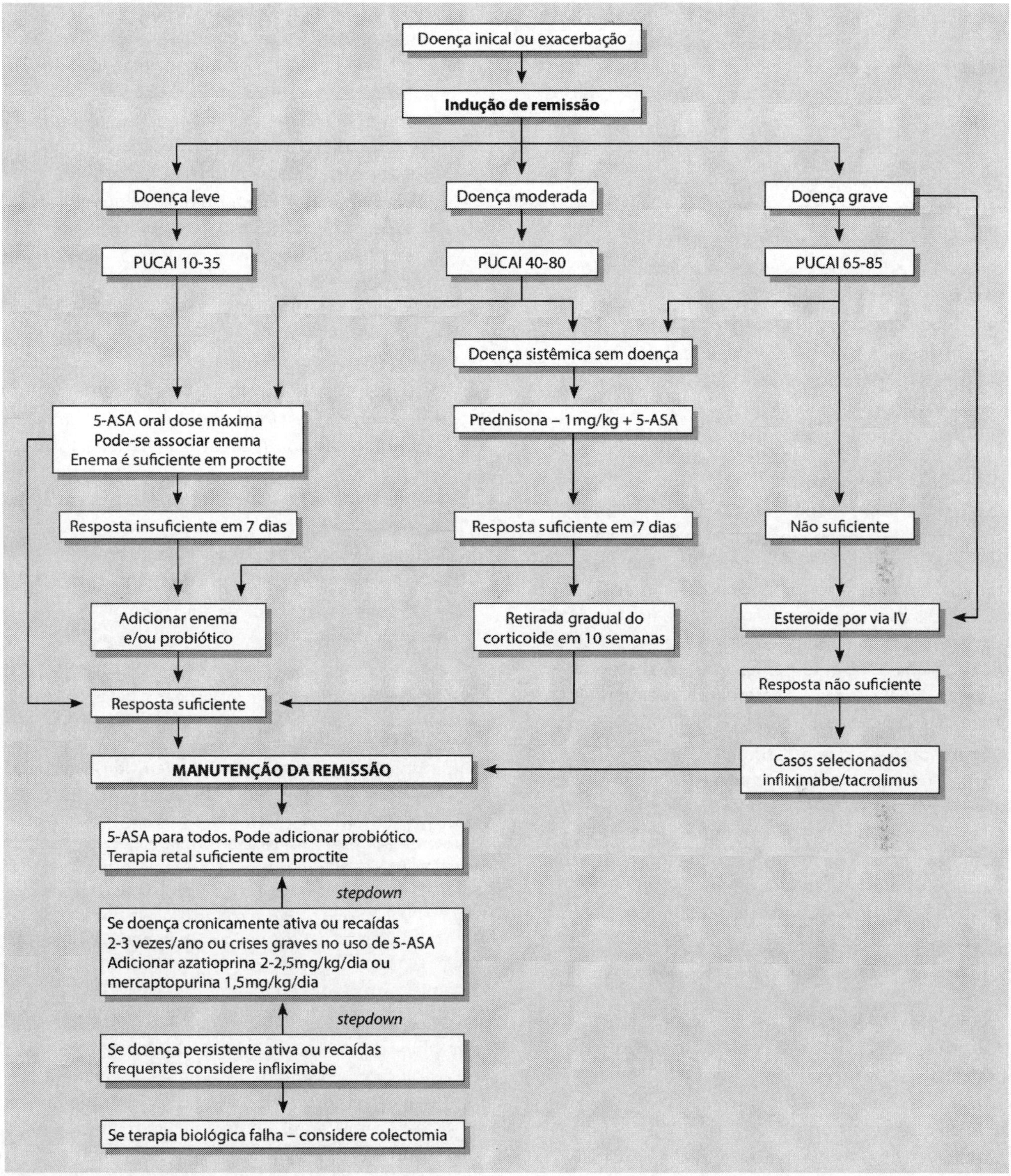

Figura XI-26 – Roteiro para o manejo da colite ulcerativa.

Diminuição progressiva do apetite nas fases iniciais e anorexia nas exacerbações agudas.

Febre baixa vespertina ou noturna – pode ser manifestação única ou preponderante em quadro de queixas vagas.

Variantes

Anorexia e perda de peso (desnutrição) como sintomas chamativos.

Déficit de crescimento sutil no início, mas de longa duração, acarretando baixa estatura, precedendo as manifestações intestinais por meses a anos.

Puberdade atrasada e amenorreia primária.

Quadro inicial e que na evolução pode predominar sobre os sintomas intestinais – febre, aftas repetidas, lesões perianais.

Febre prolongada de origem obscura/indeterminada.

Anemia + plaquetose

Doença perianal – muito mais frequente do que na colite ulcerativa, pode preceder de meses ou anos os sintomas intestinais. Ulceração do canal anal (evolução tórpida, relativamente indolor, bordas imprecisas) é a lesão mais comum e leva à formação de uma ou mais **fissuras** anais que podem ocorrer em qualquer parte do canal anal. Outras lesões frequentes: **abscessos** e **fístulas**. A pele da região apresenta-se frequentemente edemaciada e cianosada.

Manifestações extraintestinais (acompanhando ou até predominando sobre as manifestações intestinais) – artralgia e artrite leve (joelho, articulações interfalângicas proximais): não deformantes, migratórias, acometendo uma ou mais articulações grandes como o joelho; espondilite anquilosante; existem outras mas que são mais comuns na CU.

Abdome agudo aparentemente cirúrgico, como apendicite, pode iniciar o quadro clínico.

Apresentações clínicas

1. Apresentação como doença **inflamatória** do tubo digestório
   Manifestações de acordo com a **localização predominante**:
   a) Forma **ileal** – dor no quadrante inferior direito, evacuações volumosas.
      Na forma **ileocecal** – dor à palpação da FID.
   b) Forma **colônica** – dor abdominal difusa; queixas articulares e lesões perianais; se a inflamação predomina no **cólon distal** – dor de localização pélvica. A diarreia imita a CU: evacuações frequentes de pouco volume com muco e sangue, urgência para evacuar, tenesmo; a criança desperta à noite para evacuar.
      Na inflamação do **cólon distal**: sangue vivo; **cólon proximal**: sangue escuro.
   c) Forma digestiva alta – **esofagogastroduodenal**:
      esôfago – dor retroesternal, disfagia;
      estômago – dispepsia grave: saciedade precoce, sensação de estômago cheio (empachamento); dor epigástrica com náuseas e vômitos;
      intestino delgado, dor prandial periumbilical, evacuações volumosas não muito frequentes.
2. Apresentação **estenosante**
   Estreitamentos intestinais ou anorretais de repetição.
   Quando o quadro é grave – sintomas de **suboclusão**: dor em cólica e vômitos; com a progressão: perda de peso importante.
3. Apresentação **penetrante** ou **fistulizante**
   Fístulas perianais ou intra-abdominais proporcionando comunicação anormal entre diferentes estruturas do abdome.
   - Fístulas perianais – com saída de pus e até de fezes; abscessos.
   - Fístulas da vagina ou das vias urinárias – com saída de fezes por esses órgãos.

   As 3 formas podem ocorrer isolada ou concomitantemente.

<u>**Caso clínico 1**</u> – menina de 13 anos; há 6 meses apresenta evacuações semilíquidas com mau cheiro e dor abdominal quando sente vontade de evacuar. Logo que começa a comer, fica empachada, a barriga estufa, o estômago dói, fica nauseada e perde a vontade de comer. Tem tido muitas aftas na boca, o que também atrapalha a alimentação.

O apetite diminuiu bastante e emagreceu 3kg. Teve a primeira menstruação aos 12 anos e meio, mas depois não menstruou mais. Não observou sangue nas fezes, mas às vezes sai sangue no papel higiênico e sente dor no ânus. Queixa-se de dor no punho E que parece um pouco inflamado e no joelho. Tem tido febrícula intermitente que se tornou persistente na última semana.

Anemia microcítica com plaquetose, VHS 70.

Caracterização: 1) adolescente; 2) história crônica de distúrbios digestivos em 2 áreas: a) andar alto: epigástrico – síndrome dispéptica; b) intestinal – diarreia crônica sem características de colite; 3) comprometimento do estado geral (febre) e nutricional (emagrecimento); 4) distúrbio do desenvolvimento sexual (amenorreia secundária); 5) repercussão hematológica (anemia); 6) chama atenção o fato de ser acompanhada de plaquetose; 7) possível doença anal; 8) artrite concomitante.

Raciocínio – a diarreia é do tipo prolongada/crônica com repercussão nutricional.

Convém pesquisar doença celíaca de início tardio – exame de triagem: transglutaminase (foi negativa).

Considerar síndrome do intestino irritável, mas a presença de sinais de alarme (prejuízo do crescimento, da

nutrição e do desenvolvimento sexual, manifestações inflamatórias) quase afasta a hipótese. Urge investigar **doença inflamatória intestinal**
e o pediatra geral já pode começar, mas solicitando o apoio do **gastroenterologista pediátrico**. Exames básicos:

1º) ileocolonoscopia com biópsias e endoscopia digestiva alta EED com biópsias;
2º) radiografia contrastada pelo bário: trânsito contrastado pelo bário – estômago-intestino delgado.

Investigação de casos de DII com suspeita de DC

1. Exames gerais: hemograma, VHS, alfaglicoproteína ácida, eletroforese de proteína.
   Valorizar anemia microcítica com plaquetose e VHS elevada.
   Solicitar antitransglutaminase para excluir doença celíaca.
2. **Ileocolonoscopia** com biópsias
   - Dados precoces: aumento da espessura da parede e ulcerações aftosas superficiais.
   - Diagnóstico definitivo de DC, se: envolvimento do intestino delgado, doença perianal grave, estreitamento colônico, **granulomas** não adjacentes às criptas, aspecto de pedras de calçamento (paralelepípedos)*.

   Observação – se estes dados não estão presentes e a DII é limitada ao cólon e com dados histológicos de cronicidade = **CU**.
3. Se diagnóstico suspeito mas não definitivo, fazer estudos de **imagem**:
   a) **Radiografia contrastada pelo bário** – trânsito estômago-intestino delgado.
   Convém completar com endoscopia digestiva alta.
   - indicada em todos os casos novos de DII;
   - diagnostica o envolvimento do íleo da DII;
   - faz diagnóstico diferencial entre DC e CU com inflamação ileal.

   DC = estreitamento, ulcerações e estenoses em íleo e válvula ileocecal.
   Ileíte leve (não é DC) na CU = íleo terminal com aparência granular, válvula ileocecal bem aberta e ceco de calibre normal.

   b) Ressonância magnética com contraste por via oral de polietilenoglicol – espessamento da parede.
   A vantagem deste exame é ainda duvidosa, mas poupa o paciente da radiação.

   c) Videoendoscopia por cápsula sem fio.
   Indicada em casos fortemente suspeitos de DC do intestino delgado, mas que não pode ser documentada por outros meios.

   d) Ultrassonografia do abdome – pode identificar DC no intestino delgado distal.
4. **Sorologia** – ASCA
   ASCA positivo sugere fortemente DC grave no íleo e ceco.
   ASCA negativo não exclui DC.
   ANCA positivo pode ocorrer em DC limitada ao cólon e não diferencia de CU.

---
* *Cobblestone* = pedra de calçamento (paralelepípedo).

COLITE INDETERMINADA

É a classificação que se aplica a casos que fica a dúvida entre CU (RCU) e DC.
Quadro clínico de **colite** (parece **CU**) *mas* com sinais que sugerem DC

- Colite com reto poupado (endoscópico e histológico normal).
- Colite associada com ileíte com aftas.
- Colite limitada ao cólon esquerdo, mas com ileíte microscópica.
- Pancolite mas com fissura anal.
- Colite com crescimento prejudicado.
- Gastrite focal grave.

Nota: ileíte superficial = *backwash* – geralmente não é DC.

Reavaliar (endoscopia/histologia) o paciente em 1 ano ou durante uma exacerbação.

CONDUTA TERAPÊUTICA NA DII

Colóquio – não existe tratamento ideal para as DII nem protocolos perfeitamente definidos para a utilização dos recursos disponíveis, os quais não são curativos, mas cujo objetivo é a remissão mais prolongada possível e melhora da qualidade de vida.
Existem atualmente duas modalidades terapêuticas, de ideologias opostas, mas ainda não há consenso sobre a superioridade de uma delas.
Existe ainda a possibilidade de um tratamento exclusivamente dietético eficaz, mas nem sempre exequível.
Apoio psicológico ao paciente e à família é essencial.
Por isso, a conduta deve ser *individualizada* e a *experiência* do terapeuta é essencial, sendo obrigatório o concurso do *especialista* – **gastroenterologista pediátrico**.

As modalidades terapêuticas mencionadas são:

1. **Convencional** = *stepdown*

Consiste em iniciar o tratamento com as drogas consideradas mais conhecidas e relativamente seguras e, se não for conseguido o sucesso esperado, passar sucessivamente para drogas mais potentes, embora com consequências a longo prazo ainda não bem estabelecidas.

Sequência: 1ª) aminossalicilatos (sulfassalazina, mesalazina); 2ª) corticosteroides (prednisona por via oral; eventualmente injetável); 3ª) imunossupressores/imunomoduladores (azatioprina, 6-mercaptopurina, metotrexato); 4ª) terapia biológica: anticorpo monoclonal contra o fator de necrose tumoral (TNF) (infliximabe e outros).

2. *Topdown* – atitude agressiva que começa já com os medicamentos mais potentes para se conseguir uma remissão mais rápida e prolongada, usá-la nas recaídas ou considerar descer o nível gradativamente.

Na prática, usa-se a associação da terapia biológica com imunomodulador.

Conheça os **produtos** disponíveis e seu **modo de usar**

1º) **Aminossalicilatos**

1. **Sulfassalazina = sulfapiridina + 5-ASA**

Azulfin – comprimidos revestidos de 500mg.

Iniciar com 25mg/kg/dia e aumentar gradualmente até 50-75mg/kg/dia, até 4g por dia, dividido em 4 tomadas.

Indicada em casos leves, localizados nos cólons e virgens de tratamento.

2. **Mesalazina = 5-ASA**

Preferível pela eficácia e pela redução dos efeitos colaterais que estão mais ligados à sulfapiridina, a qual não tem atividade terapêutica.

Pentasa – forma de micrgrânulos de liberação prolongada, liberada de forma contínua e prolongada desde o intestino delgado proximal até os cólons.

Dose – 60 a 80mg/kg/dia, dividida em 2 doses ao dia; adolescentes 4g/dia.

Indicada em casos leves, virgens de tratamento, localizada no intestino delgado (íleo), cólons, sigmoide e proctite.

Na fase de manutenção, a dose pode ser reduzida até 40mg/kg/dia.

Formulações de dose única diária tem o mesmo efeito de doses divididas.

Associação com 5-ASA oral + tópica (enema) pode melhorar o efeito.

5-ASA retal: 25mg/kg com 1 supositório de 500mg diário.

2º) **Corticosteroides**

Prednisona – 1-2mg/kg/dia (até 40mg/dia) em 3 tomadas ao dia.

Controle semanal – clínico e laboratorial: VHS, alfaglicoproteína ácida, PCR, albumina.

Se estável – dose total diária em uma única tomada pela manhã.

Duração: 4 a 6 semanas; eventualmente prolongar por mais 2 semanas.

Retirada gradual – reduzir 5mg por dia.

Indicação – casos moderados a graves.

Nos casos **muito graves**, hospitalizar e aplicar hidrocortisona 4-8mg/kg/dia por via IV fracionado a cada 6 horas. Após melhora passar para corticosteroide por via oral.

Corticoterapia contraindicada em casos de perfuração intestinal iminente e na vigência de sepse.

3º) **Imunossupressores**

1. **Azatioprina (AZA)** 2-3mg/kg/dia (2,5): dose única diária.

2. **6-mercaptopurina** (6-MP) 1,5mg/kg/dia, dose única diária.

Purinethol – comprimidos de 50mg.

Indicados na DC moderada a grave, podem ser dados junto com o corticoide e são úteis para retirar o corticoide nos casos corticosteroide-dependentes.

Ambas as drogas têm ação tardia, o efeito pode demorar até 3 meses.

São dotadas de mielotoxicidade que se manifesta inicialmente com leucopenia.

Recomenda-se iniciar com 50mg de AZA ou 25mg de 6-MP e aumentar gradualmente (25mg a cada 1 a 2 semanas) até alcançar a dose plena.

Pancreatite aguda pode ocorrer nas 3-4 primeiras semanas de tratamento.

3. **Metotrexato** – indicado na falta de resposta ou intolerância à AZA ou 6-MP.

Dose – 25mg (ou 17mg/m^2) por via IM, semanal.

Após melhora (8-12 semanas), reduzir para 15mg/semana.

4. Imunomoduladores de ação potente e rápida:

Ciclosporina 2 (1 a 4)mg/kg/dia em infusão contínua na DC fistulizante.

Tacrolimus 0,2mg/kg/dia, por via oral, 2 vezes ao dia.

4º) **Terapia biológica**

Revolucionou o tratamento das DII, mudando sua história natural.

No tratamento convencional, considerar seu uso em casos persistentes, corticosteroide-dependentes ou não controlados por 5-ASA e tiopurinas.

Quando foi iniciada durante um episódio agudo, suspender após 4-8 meses e substituir por tiopurina.

Anticorpo monoclonal antifator de necrose tumoral (TNF).

Infliximabe – 5mg/kg em infusão IV em não menos de 24 horas (seguir as instruções da bula).

Produto – Remicade frasco de 100mg.

Indicado em formas refratárias de DC e CU.

Repetir a dose após 2 e 6 semanas; a seguir a cada 8-10 semanas.

Se houver perda de resposta durante a evolução, reduzir o intervalo para 4 semanas ou elevar a dose para 10mg/kg/vez.

Alerta – risco de infecção oportunista e linfoma.

Outros agentes biológicos:

Adalimumabe – indicado na intolerância ou perda da eficácia do infliximabe.

1ª dose: 160mg, após 2 semanas 80mg; a seguir 40mg; a seguir 40mg 2/2 semanas, podendo ser necessário aplicação semanal. Via subcutânea.

Em crianças pequenas – 1ª dose: 160mg/1,73m^2; 2ª dose 80mg/1,73m^2.

A seguir, 40mg/1,73m^2.

Natalizumabe – infusão por via IV, 3mg/kg trimestral.

- **Antibioticoterapia** – metronidazol e/ou ciprofloxacino.
  Indicada na DC com quadro séptico ligado ao supercrescimento bacteriano no intestino delgado e na doença perianal.
- **Probióticos** – recurso promissor, mas de valor ainda não estabelecido.
- O (importante) papel do **manejo nutricional** na DII.
  Providenciar dieta balanceada, suplementos nutricionais e suporte nutricional que pode incluir nutrição enteral e parenteral.
  Recomendar ômega-3 (n-3 PUFA) que tem efeito anti-inflamatório: óleo de peixe frio, óleo de canola e linhaça; ácidos graxos de cadeia curta (azeite) e fibras vegetais solúveis (farelo de aveia). Suplemento de betacaroteno, zinco, cálcio, magnésio, selênio, vitamina C, vitamina E, complexo B, proteínas e energia.
  Evitar excesso de carne vermelha, de bebidas alcoólicas e de micropartículas que incluem óxido de titânio, alumínio e silicone.

Curr Opin Gastroenterol 23:400-412; 2007

ORIENTAÇÃO TERAPÊUTICA NA COLITE ULCERATIVA (ver Fig. XI-22)

Proctite (doença limitada ao reto) – rara.

Tratamento tópico

Opções:

1. 5-ASA = mesalazina
   a) em supositório (Asalit ou Pentasa), 2 por dia; após melhora (em 2-4 semanas), 1 por noite e, a seguir, 1 a cada 3 noites (total: 6 semanas);
   b) em clister diário (Asalit ou Pentasa).
2. Alternativa – enema noturno de budesonida (Entocort), se 5-ASA não tolerado.
   Casos rebeldes – associar sulfassalazina (Azulfin) ou 5-ASA (Pentasa).

Colite distal (protossigmoidite)

Associar sulfassalazina ou mesalazina por via oral com enema de mesalazina diário, durante 6 semanas.

Colite esquerda ou pancolite

1. Doença **leve** (não mais de 4 evacuações por dia e sem manifestações sistêmicas), sulfassalazina ou mesalazina.
   Se não houver melhora após 2 semanas, adicionar tratamento tópico ou corticoide por via oral.
2. Doença **moderada** (mais de 4 evacuações por dia); fezes com sangue.
   Mesalazina + corticoide por via oral.
3. Doença **grave** (10%) = diarreia sanguinolenta e manifestações sistêmicas graves.
   a) Repouso, dieta pobre em resíduos; se necessário: dieta elementar ou eventualmente parenteral.
   b) Corticoide por via parenteral.
   c) Após melhora clínica: corticoide por via oral + sulfassalazina ou mesalazina.
   Reduzir gradualmente o corticoide, como nos casos graves de doença de Crohn.
   d) Obtida a remissão, manter sulfassalazina ou mesalazina.
   e) Se o caso se revelar corticosteroide-dependente ou resistente: introduzir imunossupressor (ciclosporina ou tacrolimus) durante 4 meses, depois passar para tiopurina.
   f) Se não for possível suspender corticoide e imunossupressor após 1 ano, considerar colectomia.

Medicamentos

1. Sulfassalazina (Azulfin comprimidos revestidos de 500mg) – iniciar com 25mg/kg/dia e aumentar gradualmente (em 1 semana) até 100mg/kg/dia, em 2 a 4 tomadas diárias; adolescentes 3g/dia.
2. 5-ASA = mesalazina (Pentasa comprimido de 500mg) 20 a 30mg/kg/dia em 2 tomadas; adolescentes 3g/dia.
   Alternativa – dipropionato de beclometasona oral (BDP) 5mg/dia, pela manhã, por 8 semanas.
   Não usar budesonida por via oral.

Para manutenção (após remissão)

Sulfassalazina 2g/dia; mesalazina 1,5g/dia.

Nos casos com atividade residual leve, associar probiótico.

Para tratamentos a longo prazo em casos estáveis: tratamento intermitente, na 1ª semana de cada mês.

Nos casos com grande tendência à recaída, associar enema de 5-ASA.

Se houver recaídas frequentes (2-3 por ano): imunossupressores (AZA, 6-MP).

Se ineficaz: **terapia biológica**.

Colite grave ou fulminante (diarreia profusa sanguinolenta, dor e distensão abdominal, manifestações sistêmicas – emagrecimento, febre, anemia, leucocitose, hipoalbuminemia).

Atenção – é emergência (inclusive cirúrgica).

1º) Hidratação por via IV, transfusão de sangue e de albumina.
2º) Nutrição parenteral.
3º) Corticoide por via IV: metilprednisolona 2mg/kg/dia (até 60mg por dia).
4º) Radiografia simples seriada de abdome para detectar perfuração intestinal (pneumoperitônio) e megacólon tóxico.

Evolução 1 – melhora clínica

Passar para corticoide por via oral + sulfassalazina ou mesalazina; se necessário, adicionar azatioprina ou 6-mercaptopurina (6-MP). Pode ser necessário nutrição enteral (exemplo: Peptamen, Modulen).

Evolução 2 – deterioração clínica

Tentar ciclosporina por via IV (4mg/kg) 10 dias + enema de ciclosporina ou tacrolimus ou infliximabe.

Se não melhorar em 1-2 semanas: colectomia.

Megacólon tóxico

Alarme: perigo de morte! Ocorre em 5% dos ataques graves de colite ulcerativa.

Dilatação aguda de cólon transverso em exacerbações graves da colite.

Pode ser iniciada por hipopotassemia ou uso de anticolinérgicos ou opiáceos.

Conduta: hidratação por via IV, antibióticos e corticoides.

Se houver deterioração clínica após 24 horas de tratamento: colectomia de urgência.

Colectomia

Pode ser curativa. Preferível laparoscopia.

Indicação – colite refratária ao tratamento, hemorragia incontrolável, perfuração intestinal, megacólon tóxico; falha de crescimento e atraso da maturação sexual apesar de suporte nutricional adequado.

POUCHITE

Inflamação idiopática do reservatório ileal.

Fezes moles e frequentes com ou sem sangue, dor abdominal, urgência para evacuar, tenesmo e raramente febre.

Solicitar endoscopia com biópsias da mucosa.

Tratamento inicial: 14 dias de antibiótico – ciprofloxacino; nos casos rebeldes associar metronidazol.

Probióticos podem ser usados na manutenção.

I – Tratamento nutricional da doença de Crohn

Na **doença de Crohn**, mesmo com colite, *recentemente diagnosticada* sem tratamento prévio, a **terapia enteral polimérica** é superior à corticoterapia com muito menos efeitos colaterais. Duração 8-10 semanas.

Exige participação do paciente e da família, previamente esclarecidos e com disponibilidade e contato permanente com o médico. Assim, pode ser domiciliar, optando-se pelo tratamento hospitalar nos casos mais graves ou naqueles que não for possível realizar no domicílio.

Variantes de administração

a) Via oral – Modulen (Nestlé).
   Melhorar o sabor com groselha *diet* e baunilha.
b) Se as necessidades não são atingidas, completar ou substituir pela via enteral com **sonda**. Iniciar com 20mL/kg/dia, aumentar 20mL/kg a cada nova infusão e de acordo com a tolerância.
c) A administração pode ser intermitente, a cada 3-4 horas, em bolo, ou gavagem, ou
   contínua em 18-24h com bomba de infusão.
d) Alternativas – fórmula extensamente hidrolisada (Alfarre, Pregomin) ou de aminoácidos (Neocate).
e) Dieta 50% normal e 50% elementar polimérica – resultados bem inferiores.
f) Após 8 semanas e com melhora do paciente, introduzir uma refeição a cada 3 dias; começa com líquido, depois pastoso e depois sólido.
g) Durante a remissão, a complementação da dieta normal com dieta enteral polimérica por uma semana a cada mês parece prolongar a remissão e garantir crescimento adequado.
h) Nos casos mais graves, a introdução precoce de azotioprina ou infliximabe parece melhorar os resultados.

II – Orientação medicamentosa na doença de Crohn

Tratamento nutricional

É de fundamental importância. Estimular uma dieta rica em calorias e proteínas, de boa digestibilidade, com fibras vegetais solúveis, sem lactose, com triglicérides de cadeia média, bem balanceada.

Produto comercial: Modulen (Nestlé).

O tratamento com **drogas** pretende melhorar o quadro clínico e, portanto, a qualidade de vida do paciente, mas atualmente não consegue alterar a evolução da doença (atenção para que os efeitos secundários da medicação não piorem ainda mais a qualidade de vida), que tem prognóstico desfavorável.

Avaliar a atividade da doença, evolutivamente, monitorando os seguintes **parâmetros**: apetite, febre, atividade, disposição, frequência à escola; número de evacuações por dia (mais ou menos de 4); sangue nas fezes; peso; abdome (massa, distensão), períneo, estomatite, artrite; laboratório; anemia, VHS, leucocitose e desvio à esquerda, albumina.

Considerar: localização, gravidade, disponibilidade financeira, recursos públicos.

A) Casos leves, virgens de tratamento

1. Doença localizada nos **cólons**
   Mesalazina (5-ASA): 30 a 50mg/kg/dia, até 4g/dia, em doses divididas 2 a 4 vezes durante o dia.
2. Doença localizada no **intestino delgado** (íleo)
   a) Mesalazina: 50mg/kg/dia, em doses divididas; adolescentes: 4g/dia.
   ou
   b) Budesonida (corticoide tópico de ação predominante com poucos efeitos sistêmicos) de liberação ileal controlada: 9mg, 1 vez ao dia (por 8 semanas), na 9ª e 10ª semanas: 6mg/dia.
3. Doença **distal** (sigmoide, proctite)
   a) Mesalazina: 1 supositório 2 vezes ao dia ou 1 enema ao deitar.
   ou
   b) Budesonida: enema.
   Duração do tratamento de remissão ± 8 semanas. Considerar tratamento de manutenção.
   Produtos – (1) sulfassalazina: Azulfin comprimidos revestidos de 500mg; (2) mesalazina (5-ASA): Pentasa comprimidos de 500mg; Azulfin e Pentasa supositórios e enema; (3) budesonida: Entocort cápsulas de 3mg; enema.
4. **Doença perianal**
   Metronidazol 20mg/kg/dia e/ou ciprofloxacino associado com imunossupressor 6-mercaptopurina (alto índice de recidivas). Drenagem cirúrgica.

B) Casos moderados

Prednisona 1-2mg/kg/dia (até 40mg/dia) em 3 tomadas diárias.

Se estável – dose única pela manhã.

Controle semanal – clínico e laboratorial: VHS, alfaglicoproteína ácida, albumina.

Se tendência nítida à melhora – redução progressiva da dose até 0,25mg/kg/dia ou 5mg/dia.

Convém introduzir sulfassalazina ou mesalazina durante a fase de redução do corticoide.

Resultado esperado:

a) 60% – remissão clinicolaboratorial.
b) 15% – não respondem: corticorresistentes – prescrever imunossupressores.
c) 25% – respondem mas recaem imediatamente após a retirada do corticoide (corticodependente): prescrever imunomoduladores.

C) Casos graves

Febre, desnutrição grave, manifestações extraintestinais na fase aguda ou que não responderam ao tratamento anterior:

1º) Casos muito graves: hospitalização, dieta enteral, corticoide por via IV (exemplo: hidrocortisona 300mg/dia, durante 7 dias).
2º) Após estabilização clínica: corticoide por via oral + imunossupressores.

■ D) Tratamento de manutenção (para casos em remissão)

O índice de recaídas em 1 ano, qualquer que seja o tratamento inicial, é muito alto.

Na vigência de recaída clinicamente moderada, repetir o item A; se a recaída for grave, usar corticoide associado a imunossupressor.

E) Tratamento dos casos corticodependentes

Tratar a crise como em B, reduzir lentamente a dose do corticoide, até a menor dose eficiente (pode ser de 2,5mg em dias alternados), durante 6 meses.

Associar sulfassalazina ou mesalazina.

Se a dose de prednisona necessária para evitar a recaída for alta, tentar substituí-la por budesonida 6mg/dia. Enquanto isso, suspender sulfassalazina/mesalazina e iniciar **imunossupressor**

(lembrar que seu efeito demora 3-4 meses):

1. Azatioprina 2-3mg/kg/dia, por VO (Imuran comprimidos de 50mg); parece que uma dose de ataque por via IV acelera a resposta.
   ou
2. 6-Mercaptopurina (6-MP) 1,5mg/kg/dia, por VO (Purinethol comprimido de 50mg).
   Convém iniciar com 50mg de azatioprina ou 25mg de 6-MP e aumentar progressivamente 25mg a cada semana.
   Monitorar semanalmente no 1º mês, mensalmente nos 3 meses seguintes e depois a cada 3 meses: contagem leucocitária, transaminase (ALT) e amilase.
   Depois de 1 ano de remissão, reduzir para 1mg/kg/dia e suspender só após 4 ou mais anos (mas suspender antes se o medicamento não consegue evitar recaídas).
3. O metotrexato tem-se mostrado útil nos casos que não respondem aos anteriores: 25mg ou 17mg/kg por via IM, semanalmente; após melhora (8 semanas) reduzir a dose em 20% e após 3-6 meses em mais 20%. Suplemento diário de ácido fólico 1mg.
   Produto: metotrexato frasco 2mL = 50mg; 20mL = 500mg.
   Monitorar hemograma e transaminases.

F) Tratamento dos casos refratários

1º) Uso de imunossupressores (como em E).

2º) Se o caso é refratário aos imunossupressores ou dependente deles e também em doença fistulizante, a esperança é a terapia dirigida a pontos específicos do processo patogênico, particularmente o fator de necrose tumoral (FNT; em inglês TNF).

Inflimax = anticorpo monoclonal anti-TNF.

Dose: 5mg/kg por via IV (seguir as instruções da bula) em não menos de 2 horas.

Produto: Remicade frasco de 100mg (dispendioso).

Na doença fistulizante, duas doses adicionais 2 e 6 semanas após a primeira.

Alternativa: Adalinumate.

Tratamento da doença perianal

1. Metronidazol é eficaz em 80% das fissuras e pregas cutâneas (plicomas).
2. Fístulas enteroentéricas persistentes: metronidazol + 6-MP.

   Ciprofloxacino pode ser eficaz em casos resistentes ao metronidazol.
3. Fístulas refratárias a 6 meses de tratamento ou muito graves: cirurgia, após estabilização (antibióticos, corticoides, hidratação, dieta por via enteral).
4. Fistulização perianal ou perineal: metronidazol + 6-MP.
5. Se coexiste proctite grave: acrescentar enemas de corticoide (budesonida).
6. Metronidazol (Flagyl 5mL = 200mg) 20mg/kg/dia.
7. Se abscesso ou fracasso do tratamento: cirurgia.

Cirurgia

Não é curativa, indicada para corrigir complicações: abscesso ou perfuração intestinal, obstrução, hemorragia persistente, fístulas intratáveis, atraso grave do crescimento com doença localizada.

Casos graves com desnutrição grave

O tratamento nutricional pode levar, por si só, à remissão da atividade da doença.

1. Nutrição **parenteral**: só para casos muito graves que não toleram nutrição enteral; no pré-operatório de crianças desnutridas.
2. Nutrição **enteral**: é importantíssima, podendo induzir remissão e prevenir recaídas. Ministrar 85-90kcal/kg/dia e 2,4-3g/kg/dia de proteínas, Fe, Ca, Mg, Zn, B_{12}, D, folato; acrescentar pequenas quantidades de fibras vegetais.

Para os casos com má absorção ou refratários à medicação: dieta elementar, por sonda nasogástrica, gota a gota, durante as 24h.

Produto comercial: Peptamen (Nestlé); Modulen IBD.

Ultrapassada a fase aguda, ministrar só durante a noite, até a recuperação nutricional nas fases de recaída.

Se o crescimento não é ideal: ministrar toda noite, durante 1 mês a cada 4 meses.

Se a desnutrição é leve ou após melhora nítida: dieta hipercalórica, aumentar a densidade calórica das refeições.

Em investigação, a possível utilidade dos **probióticos**.

Sequência *up-down*

Cresce a tendência de se iniciar a terapêutica dos casos moderados e graves, incluindo doença extensa do intestino delgado, doença perianal e perda de peso, já com o tratamento *top*, isto é, com a **terapia biológica** anticorpo monoclonal anti-TNF. Discute-se se é preferível como monoterapia ou *associada* a **imunomoduladores**. Ver doses e modo de usar no item correspondente. São ainda motivos de receio: reações ligadas à infusão do medicamento, desenvolvimento de linfomas, doença desmielinizante e doença linfoproliferativa.

Este método terapêutico reduz mas não evita a necessidade de intervenções cirúrgicas na DC.

Observação – índice de atividade na doença de Crohn para acompanhar o tratamento e o estado inflamatório: solicitar periodicamente VHS, hematócrito, albumina e PCR.

Nem toda colite prolongada é doença intestinal inflamatória

Menino de 11 anos e 10 meses com história de 1 mês de dor abdominal e fezes moles com muco, número de evacuações aumentando progressivamente, até 15 evacuações por dia, necessitando levantar à noite para evacuar, muitas das evacuações são constituídas só de muco sem fezes, desconforto às evacuações, eventuais filetes de sangue. Bom estado geral, teve febre no início do quadro. Só após perguntado a mãe referiu que, 15 dias antes do início, a criança tomou 10 dias de um antibiótico (amoxicilina + sulbactam). Já tinha feito parasitológico e cultura de fezes: negativos.

Dieta altamente restritiva, ineficaz.

Suspeitamos de **colite por antibiótico**. Solicitamos pesquisa de **toxina do *Clostridium difficile*** nas fezes e iniciamos tratamento com metronidazol e hidróxido de alumínio (Kaomagma); dieta sem leite e sem fibras insolúveis.

Quando veio o resultado **positivo** do exame, a criança já estava praticamente curada.

Observação – o SUS distribui medicamentos de alto custo para doenças intestinais inflamatórias.

Recomende seus pacientes com doença inflamatória intestinal que se filiem à ABCD (Associação Brasileira de Colite Ulcerativa e Doença de Crohn):

www.abcd.org.br

Telefax: (11) 3064-2992

Você também pode inscrever-se e receber a revista ABCD em FOCO.

9. A Criança com Abdome Agudo

O que é ABDOME AGUDO – quadro abdominal que gera necessidade de atendimento médico imediato. Compreende um número grande de doenças; embora a maioria seja de tratamento exclusivamente clínico, é importante identificar aquelas que necessitam do acompanhamento de um cirurgião pediátrico.

CONDUTA DIAGNÓSTICA

1ª etapa Quando suspeitar

1. Dor abdominal de instalação súbita.
2. Vômitos.
3. Alteração do ritmo intestinal (pode haver parada de eliminação de gases e fezes).

Não é obrigatória a presença concomitante dos 3 sinais.

2ª etapa Classificação (5 tipos ou síndromes)

1. **Inflamatório**
   a) Dor de início insidioso; início difuso, depois se localiza.
   b) Frequentemente vômitos.
   c) Febre; com a evolução, estado toxêmico.
   d) Exame físico: dor localizada ou sinais de irritação difusa; descompressão brusca dolorosa.
   e) Leucocitose moderada.
   f) Radiografia simples: escoliose antálgica, alça parética, níveis hidroaéreos, fecalitos, ascite. Doenças mais comuns: **apendicite aguda**, diverticulite de Meckel; pancreatite, colecistite.
2. **Obstrutivo**
   a) Dor de início abrupto, em salvas, tipo **cólicas**.
   b) Vômitos tanto mais precoces quanto mais proximal (alto) o nível da obstrução; os vômitos são progressivos; valorizar vômitos biliosos.
   c) Parada de eliminação de gases e fezes.
   d) Distensão abdominal – tanto maior quanto mais distal (baixa) for a área obstruída.
   e) Massa abdominal palpável.
   f) Ondas peristálticas visíveis (sinal de Kussmaul).
   g) Radiografia simples – alteração na distribuição do ar, diferença significativa do calibre das alças intestinais, predominância de um quadrante em relação aos outros, níveis líquidos e sinal de empilhamento de moedas.
   h) Ultrassonografia abdominal, especialmente na estenose pilórica, invaginação intestinal, tumores. Doenças mais comuns: estenose hipertrófica do piloro, invaginação intestinal, hérnia inguinal, linfoma de Burkitt, aderências pós-operatórias, suboclusão por áscaris, bezoares.
3. **Perfurativo** (pouco frequente)
   a) Dor abdominal súbita e lancinante.
   b) Distensão abdominal intensa (na criança menor).
   c) Vômitos.
   d) Sinais de irritação peritoneal.
   e) Radiografia simples: ar livre na cavidade abdominal – doenças mais comuns: úlcera perfurada, ruptura do ceco no megacólon congênito.
   f) Radiografia simples de abdome: pneumoperitônio.
4. **Hemorrágico** (pouco frequente)
   a) Dor abdominal contínua e de pequena intensidade.
   b) Palidez cutaneomucosa e sudorese; anemia/hipovolemia.
   c) Hipotensão, choque.
   d) Sinais de irritação peritoneal. Na criança maior: abome em tábua.
   e) Pode haver hematoma periumbilical ou em flancos. Doenças mais comuns: lesão esplênica não traumática, ruptura de tumores (intra e retroperitoneal); cistos ovarianos rotos.
   f) Ultrassonografia e tomografia: sangue intraperitoneal.
5. **Vascular** (raro)
   a) Quadro intestinal de instalação súbita incaracterístico.
   b) Dor difusa, simula outros tipos de abdome agudo.
   c) Queda evidente e rápida do estado geral.
   d) Valorizar história pregressa – fatores predisponentes. Doenças mais comuns: arterite de Takayasu, pós-operatório de cirurgia cardíaca; vasculites.

Particularidades – o abdome agudo no RECÉM-NASCIDO

Valorize a **tríade**:

1. **Vômitos biliosos** (tanto mais precoces quanto mais alta a obstrução).
2. **Distensão abdominal** (tanto maior quanto mais baixa a obstrução).
3. **Ausência de eliminação de mecônio**.

Lembretes:

1. Vômito bilioso no RN é igual à obstrução intestinal até prova em contrário.
2. 95% dos RN normais eliminam mecônio nas primeiras 24 horas de vida.

3. O RN com obstrução intestinal pode eliminar mecônio anormal (verde-acinzentado).
4. No abdome agudo do pré-escolar, a eliminação de áscaris não significa, obrigatoriamente, obstrução por áscaris; inversamente, esse diagnóstico não pode ser afastado, na ausência de eliminação desse verme.
5. Enterorragia na presença de abdome agudo pode ser devido a: enterocolite necrosante, invaginação intestinal e volvo do intestino médio.
6. **Vômito bilioso** ou **aspiração de líquido bilioso** pela sonda gástrica é altamente sugestivo de **obstrução**.

3ª etapa Etiologia *vs.* faixa etária

Etiologia mais comum de acordo com o grupo etário – descrita no quadro XI-11.

4ª etapa Íleo paralítico (infeccioso)

O que é – íleo infeccioso é uma atonia do intestino delgado e cólon por processo infeccioso grave a distância (broncopneumonia, sepse). Geralmente acomete lactentes de pouca idade ou recém-nascidos.

As alças intestinais apresentam-se uniformemente distendidas em toda sua extensão, o peritônio está normal e não há acúmulo de líquido na cavidade peritoneal.

Dados clínicos

1. Toxemia e outros sinais devido à doença de base.
2. Apenas excepcionalmente ocorrem vômitos de material claro, fato de importância para o diagnóstico diferencial com obstrução intestinal.
3. À palpação existe discreta rigidez da parede abdominal e, à percussão, timpanismo generalizado.

Radiografia simples de abdome é importante para o diagnóstico definitivo e para afastar afecção cirúrgica: nota-se, em todo o campo abdominal, distensão difusa, homogênea e uniforme das alças intestinais. Essas apresentam-se com paredes finas e de calibres semelhantes, características que permitem diferenciar o íleo infeccioso paralítico de processos obstrutivos.

A **regressão** do quadro é conseguida com o tratamento da infecção de base, tratamento de sustentação e repouso do tubo digestório até a recuperação do trânsito intestinal.

10. Anomalias Anorretais Adquiridas

Fissura anal

Escoriação do canal anal; lesões ulceradas.

Sangramento anal e dor à evacuação associados à constipação intestinal em lactentes.

Tratamento básico – o da constipação.

Abscesso perianal

Dor anal que piora durante a evacuação, em meninos; evolui para tumoração vermelha, quente e dolorosa que pode acompanhar-se de febre.

Tratamento – pomada antibiótica; drenagem do abscesso.

Fístula perianal

Após a drenagem do abscesso, desenvolve-se uma fístula anal (comunicação entre o canal anal e a pele adjacente) que permanece com drenagem purulenta através de um ou mais orifícios perianais e com frequente recidiva do abscesso.

A presença de dois ou mais orifícios posteriores levanta a suspeita de doenças como de Crohn e linfogranuloma venéreo.

Quadro XI-11 – ABDOME AGUDO DE ACORDO COM A IDADE.

Faixa etária	Obstrutivo	Inflamatório	Perfurativo	Hemorrágico	Vascular
Neonatal	Atresias Estenoses Hérnia inguinal	ECN	ECN Megacólon	Ruptura de tumores Cisto de ovário	ECN
Lactente	Hérnia inguinal Estenose pilórica Invaginação intestinal	Apendicite			
Pré-escolar	Hérnia inguinal	Apendicite			
Escolar	Hérnia inguinal Invaginação por áscaris Linfomas	Apendicite Pancreatite Diverticulite Colecistite		Cisto ovariano	Vasculites

ECN = enterocolite necrosante.

Prolapso retal

Exteriorização da mucosa do reto pelo orifício anal; indolor, redução espontânea; em criança de 1 a 3 anos, desnutrida, constipada ou com diarreia, verminose ou mucoviscidose.

Pólipo retal

Sangramento retal intermitente, indolor, de sangue vivo, escuro ou misturado com as fezes em meninos de menos de 10 anos (média 4 anos).

Localização preferencial: reto e sigmoide.

Pólipo **juvenil** = hamartoma: pólipo único, sem antecedentes familiares.

Pólipo adenomatoso = múltiplos, antecedentes familiares, risco de malignização.

Diagnóstico pelo toque retal e sigmoidoscopia.

Tratamento: polipectomia; na polipose múltipla familiar (adenomatose) pode ser necessária a retirada total do cólon.

Condiloma acuminado

Pápulas vegetantes geralmente de origem venérea, levantando a suspeita de abuso sexual.

Tratamento:

- cauterização com podofilina a 25% a intervalos de 4-5 dias com proteção da pele ao redor com vaselina;
- em adolescentes do sexo feminino, preferir ácido tricloroacético;
- eventualmente, eletrocoagulação cuidadosa.

Proctite

Inflamação do reto e canal anal – eritema no reto e região perianal.

Considerar doença de Crohn, tuberculose.

11. Invaginação Intestinal

INTUSSUSCEPÇÃO (Invaginação Intestinal)

Caso 1 – lactente de 7 meses de idade, bom estado de nutrição e alimentado ao seio, subitamente apresentou crises de choro identificadas como cólica abdominal. No intervalo das crises, passava bem, chegando a brincar e sorrir. Com o passar do tempo, as crises foram-se amiudando e observou-se a eliminação de fezes mucossanguinolentas. Ao exame: afebril, massa palpável ao nível do hipocôndrio D; toque retal: deu saída a fezes tipo geleia de morango.
Enema opaco confirmou a suspeita clínica.

Diagnóstico – invaginação intestinal.

Caso 2 – lactente de 6 meses e meio, com história de letargia nas últimas 8 horas; está aceitando quantidades mínimas de leite de peito e líquidos e vomitou 2 vezes. Tem algumas crises de cólicas (choro) e volta a ficar letárgico. Colhido liquor: claro. Com a evolução o abdome começou a ficar distendido. Ultrassonografia abdominal: **invaginação intestinal.**

O que é – quadro abdominal agudo consequente a uma telescopagem de um segmento intestinal dentro do outro e consequente desenvolvimento de uma obstrução intestinal. Seu ponto de início é geralmente no íleo terminal, o qual, progressivamente, penetra no ceco e em outras porções do intestino grosso, levando, por compressão de seu meso, a sofrimento vascular da porção invaginada que, dependendo do tempo, chega à necrose.

Tipos de invaginação

1. Ileocecocólica (de muito, a mais frequente).
2. Ileoileal.

Características da invaginação

1. Sexo – predomínio do masculino.
2. Idade e relação com a causa – a) afeta preponderantemente lactentes dos **6 aos 9 meses** de vida (predomina no 2º e 3º trimestres), nos quais a causa é desconhecida; b) pode ocorrer em crianças maiores e nesses casos é frequente o encontro de uma causa tumoral (pólipo, linfoma, divertículo de Meckel) como ponto desencadeante da invaginação.

CONDUTA DIAGNÓSTICA

Um diagnóstico que exige muita atenção.

Colóquio:

1. Para fazer o diagnóstico precoce (importantíssimo) é preciso estar **alerta.**
2. Alerta – queixa aguda em lactente de **7 meses** (6 a 11) até então saudável, principalmente se ele mama no peito.
3. Alerta máximo – se esse lactente tem crises de choro intenso (**cólicas**) com intervalos em que não parece ter nada.
4. Alarme – se o lactente fica **letárgico** entre as crises de cólicas (atenção: a letargia pode predominar dando a impressão de doença neurológica).
5. Não deixe de fazer o **toque retal** – valorize a ampola retal vazia; presença de muco sanguinolento (em geleia de morango) é diagnóstico, mas sua ausência não exclui a possibilidade.
6. Eliminação espontânea de **muco sanguinolento** sela o diagnóstico, mas é tardio. Nunca faça o diagnóstico de enterocolite, a não ser que seja acompanhado, desde o início, de febre, diarreia e estado toxêmico, em criança com aleitamento artificial, no verão (Quadro XI-12).

Quadro XI-12 – INVESTIGAÇÃO INTESTINAL – ALERTA!

Lactente (6-12 meses), sexo masculino, eutrófico, frequentemente ainda mama leite de peito
Eventualmente após dose de vacina para rotavírus
• Início súbito, em criança sadia: duração 1-2min, passa bem nos intervalos de 10-30min
• Após 6 horas: irritabilidade intercalada com letargia
• Após 21 horas: muco avermelhado ao toque ou na evacuação (é tardio; sua ausência não afasta o diagnóstico)

1ª etapa Dados clínicos

Tríade clássica – dor abdominal intermitente, vômitos e **fezes sanguinolentas**. Não esperar pela presença dessa tríade para fazer o diagnóstico. Tríade completa é encontrada mais frequentemente em lactentes do que em crianças maiores e em casos de atraso diagnóstico.

Dor abdominal em cólica – é quase constante. É o sinal mais precoce. Nos intervalos da crise, a criança passa bem, aceita alimentação e brinca; com o passar do tempo fica letárgica.

Vômitos – ocorrem em ²/₃ dos casos; inicialmente reflexos, com o passar do tempo refletem a obstrução intestinal. De modo geral, vômitos significativos são tardios.

Eliminação de muco sanguinolento misturado ou não com fezes – é o sinal mais **característico**, sendo às vezes evidenciado apenas pelo toque retal (**não esperar** por esse sinal para confirmar o diagnóstico).

2ª etapa Exame físico

1. Estado geral conservado, a não ser em fases tardias, pela instalação da obstrução intestinal.
2. Tumor palpável, cilíndrico (em "chouriço"), móvel, pouco doloroso, geralmente na topografia dos cólons. Recomenda-se palpar fora da crise dolorosa, quando o abdome é flácido.
3. Sinal de Dance – fossa ilíaca direita vazia à palpação.
4. Na invaginação de longa duração, podemos senti-la ao toque retal (sensação de colo de útero) ou visualizá-la através do ânus.

3ª etapa Diagnóstico por imagem

1. **Ultrassonografia** (por especialista experiente).
   É considerado o exame de escolha.
   Imagens características: "em alvo" (em cortes transversais); "pseudorrim" (em cortes longitudinais).
   Pode determinar a posição da margem da cabeça do invaginado; pode identificar o eventual fator que causa a invaginação; pode garantir que as alças não estão muito edemaciadas, autorizando a tentativa de redução clínica (hidrostática) da invaginação.
2. Estudo **radiológico**
   a) Radiografia simples (em decúbito dorsal e lateral E) – ausência de fezes e de ar no ceco; pesquisar ar livre na cavidade peritoneal (Fig. XI-27).
   b) **Enema opaco** – indicado quando a US não é elucidativa.
   Imagem "em casca de cebola" (constituída pelo contraste depositado entre a alça invaginada e a alça continente); imagem de "taça invertida" na região da cabeça do invaginante (Figs. XI-28 e XI-29).

CONDUTA TERAPÊUTICA

Tratamento clínico (redução hidrostática)

É consenso, na literatura mundial, que o tratamento clínico deve ser tentado em 1º lugar desde que:

a) as condições sejam favoráveis: diagnóstico precoce; especialista experiente; serviço com facilidade para observação contínua e intervenção cirúrgica de urgência;
b) não haja contraindicações, que são: evolução de mais de 48 horas; mau estado geral; sinais de obstrução, perfuração ou peritonite; criança maior de 2 anos. A presença de sangue nas fezes, por si só, não constitui contraindicação.

Opções

1. Preferível – enema gasoso: redução pneumática com pressões de 80-120mmHg.
2. Mais vantajoso – soro fisiológico (acompanhado com US).
3. Mais usado (clássico) – enema opaco com bário.

Sonda de Fowley lubrificada com vaselina e introduzida pelo reto e acoplada com uma coluna de bário de 1 metro de altura, a solução baritada é infundida apenas com a força da gravidade, sem pressão, com controle radioscópico.

Considera-se que a resolução da invaginação é conseguida quando o bário ultrapassar a região da válvula ileocecal e ocorrer eliminação de gases com melhora clínica evidente.

Se a redução não é conseguida em 5 minutos, a bolsa é baixada e o enema parcialmente eliminado; mais 2 tentativas de 5 minutos cada podem ser feitas e inclusive uma tentativa de 5 minutos com a criança já anestesiada na mesa cirúrgica.

As crianças tratadas com sucesso devem ser mantidas em observação internadas até evacuarem fezes normais e confirmarem a boa evolução clínica.

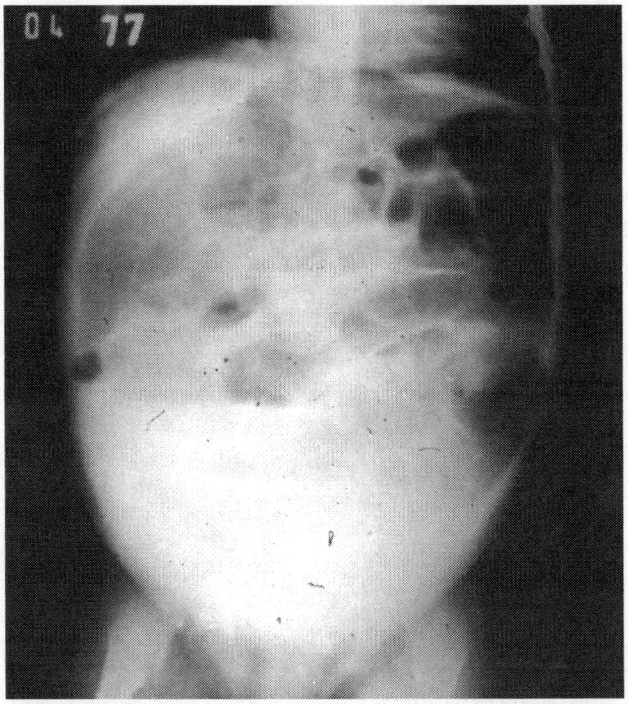

Figura XI-27 – Invaginação intestinal. Radiografia simples.

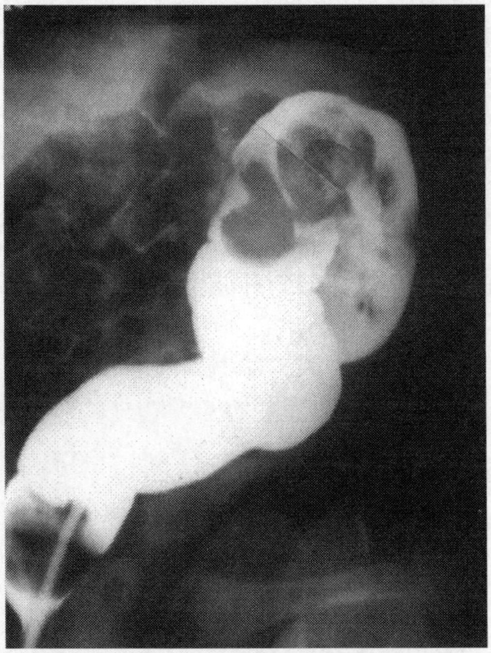

Figura XI-28 – Invaginação intestinal: notar a falha de enchimento provocada pelo invaginado.

Tratamento cirúrgico

Indicado quando não existirem condições para o tratamento clínico, no fracasso deste ou na presença de contraindicações.

"Ordenha retrógrada" suave com avaliação da viabilidade da alça; na impossibilidade de redução ou se houver

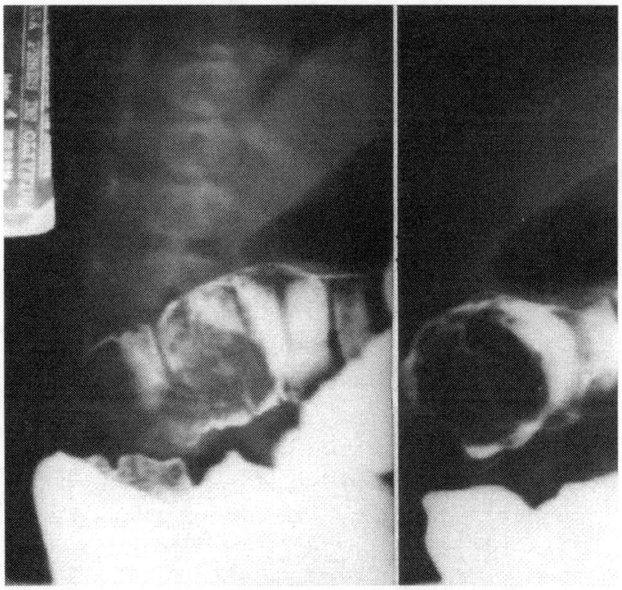

Figura XI-29 – Invaginação intestinal – enema.

sofrimento vascular irreversível; ressecção do segmento intestinal comprometido seguida de anastomose terminoterminal.

PROGNÓSTICO

Bom na maioria dos casos.

O que observar – a possibilidade de **recidiva** no mesmo local ou, mais frequentemente, proximal ao segmento anterior.

COMENTÁRIOS

1. Pré-escolar com dor abdominal recorrente tipo cólica: afastar invaginação crônica por causa tumoral. Exemplo: síndrome de Peutz-Jeghers (pigmentação melânica de mucosa bucal e palmar + polipose de intestino delgado).
2. Nas invaginações que se exteriorizam pelo ânus, não confundir com prolapso retal. Ao toque, na *invaginação*, o dedo penetra livremente entre o invaginado e a parede retal; no *prolapso retal*, por meio do dedo, nota-se a continuidade da mucosa da parede retal.

12. Apendicite

O que é – processo inflamatório agudo supurativo do apêndice, deflagrado por sua obstrução.

A apendicite aguda é a causa mais frequente de cirurgia em escolares, mas pode aparecer em qualquer faixa etária, inclusive no recém-nascido.

É mais prevalente em meninos (relação 3:2).

DIAGNÓSTICO

1ª etapa Quando suspeitar

Sintomatologia – **tríade característica**: dor abdominal, febre **e** anorexia, **geralmente acompanhada de** vômitos.

1. A **dor**, de início periumbilical, localizando-se posteriormente na fossa ilíaca direita (FID), é de tipo contínuo ou intermitente e de intensidade variável.
2. A **febre** é moderada no início. Posteriormente, torna-se mais alta (acima de 38,5°C), o que indica contaminação peritoneal (apêndice gangrenado e/ou perfurado). É achado clássico a diferença axilorretal de 1°C ou mais, em função do processo inflamatório pélvico que se instala; este é, entretanto, dado pouco específico, de limitado valor propedêutico.
3. Os **vômitos** ocorrem após o início da dor e não são copiosos.
4. **Parada de eliminação de gases e fezes** – sintomas tardios consequentes ao abdome agudo inflamatório que se estabelece.

Observação: nas apendicites retrocecais, a dor é atípica, lombar e, às vezes, com irradiação para o flanco; nos casos incomuns de apendicite de localização pélvica, predomina o quadro diarreico.

2ª etapa Exame físico

O paciente apresenta-se, em geral, com fácies de sofrimento, febril e abatido.

1. Dor à compressão da FID; dor ao solavanco (pergunte se o paciente sentiu dor abdominal quando o veículo que o transportou passou sobre algum buraco) ou à tosse forçada.
2. Sinal de Blumberg positivo (descompressão brusca e dolorosa na FID).
3. Sinal de Rovsing positivo (a compressão retrógrada do cólon descendente exacerba a dor na FID).
4. Sinal de Kümmel (dor à compressão da cicatriz umbilical).
5. Pode-se palpar plastrão doloroso na FID, geralmente em casos de evolução protraída.
6. Ausculta – redução dos ruídos hidroaéreos (não obrigatório).

   Cautela: em crianças pequenas, ansiosas, a interpretação dos sinais assinalados deve ser feita com reservas.
7. O toque retal pode revelar dor à direita, no fundo de saco de Douglas (FSD), e abaulamento do FSD (coleção pélvica).
8. Em **lactentes** (< 2 anos de idade), nos quais o omento é curto e os mecanismos de bloqueio intraperitoneal são precários, podem-se encontrar sinais de peritonite generalizada: toxemia, dor abdominal difusa, sinais de irritação peritoneal generalizada e ruídos hidroaéreos ausentes.

O diagnóstico de apendicite aguda é predominantemente clínico; entretanto, alguns exames podem ajudar na elucidação do caso.

3ª etapa Hemograma

Leucocitose moderada. Acima de 15.000/mL sugere apendicite complicada, com desvio à E e desaparecimento dos eosinófilos. Leucocitose > 20.000 sem sinais de perfuração: provavelmente não é apendicite. Observe que 10% dos pacientes têm hemograma normal. Ainda que pouco específico para o diagnóstico, o hemograma é bastante útil para acompanhar o processo infeccioso em casos de evolução desfavorável.

4ª etapa Radiologia

Radiografia simples do abdome
em posição ortostática e em decúbito dorsal, pode mostrar:

1. Escoliose antálgica.
2. Presença de fecalito.
3. Apagamento da imagem do músculo psoas e da linha pré-peritoneal homolaterais.
4. Presença de íleo paralítico regional.

É dispensável nos casos inequívocos de apendicite.

Ultrassonografia, desde que realizada por pessoa experiente, é o melhor exame para o diagnóstico. Os achados compatíveis com a doença são: apêndice não compressível, com líquido no seu interior, medindo 7mm ou mais no diâmetro anteroposterior; presença de fecalito e líquido livre na cavidade peritoneal.

DOR ABDOMINAL AGUDA

Doenças cirúrgicas cujo diagnóstico cabe ao pediatra

APENDICITE AGUDA

Algumas dicas para o diagnóstico clínico:

1. Dor abdominal localizada, importante e constante.
2. Pedir ao doente que indique o ponto de maior intensidade dolorosa (ponto de McBurney) ao tossir voluntariamente ou "encolher e estufar a barriga" (localiza-se na FID).
3. A dor piora com a trepidação do carro, quando a criança pula na mesa de exame para o chão, com a tosse, com a movimentação do tronco ou ao se deitar de bruços.
4. A suspeita aumenta se a criança vomitou algumas vezes no início (vômitos excessivamente frequentes não são característicos de apendicite) e está inapetente (criança que expressa fome e vontade de comer provavelmente não é apendicite).

5. O doente tem fácies de sofrimento, mas a dor de barriga, em si, não é muito intensa (a criança não chora "de dor de barriga").
6. A descompressão brusca dolorosa (Blumberg) no ponto de McBurney é muito característica, mas esse exame não deve ser repetido seguidamente.
7. Falta de diferença entre temperatura axilar e retal não afasta o diagnóstico.
8. Leucocitose é sugestiva, mas uma leucocitose muito acentuada sem sinais de inflamação abdominal muito intensa sugere outro processo infeccioso (pneumonia, abscesso).
9. Bem mais do que uma criança foi operada de apendicite para depois se verificar que se tratava de uma pneumonia na base direita. Examinar o tórax com atenção e, se necessário, radiografia de tórax.
10. Criança menor de 3 anos pode ter apendicite com dor abdominal generalizada e diarreia e leucocitose intensa.

CONDUTA NA SUSPEITA DE APENDICITE

Conduta *clássica* – "em caso de dúvida, opere".

Conduta *atual* – em caso de dúvida, hospitalize e mantenha em observação com exames repetidos pelo pediatra e cirurgião infantil por 8 até 48h. Ultrassonografia abdominal é útil, mas não infalível; o leucograma ajuda. Tomografia, quando a dúvida persiste.

13. Obstrução do Tubo Digestório na Criança Maior de 1 Ano

Ver capítulo Vômitos do recém-nascido.

CONDUTA DIAGNÓSTICA

1ª etapa Alerta

Sintomas iniciais: vômitos e distensão abdominal.

Em seguida, podem surgir dor em cólica e parada de eliminação de gases e fezes. Pode ocorrer "diarreia paradoxal".

2ª etapa Vômitos *vs.* local da obstrução

Classificação dos vômitos de acordo com o nível do qual provém o material vomitado:

Esofágico

1. Coincide com o momento da ingestão de alimentos e a criança não chega a tomar toda a quantidade prescrita.
2. É composto por alimentos não digeridos e secreção das glândulas salivares e da mucosa esofágica.
3. O leite sai com as suas características próprias.
4. O volume vomitado é pequeno.
5. Às vezes, ao vômito associam-se engasgo, tosse, sufocação e até cianose, indicando que houve aspiração do material vomitado.
6. É encontrado nas estenoses e nas compressões do esôfago, congênitas e adquiridas, bem como no megaesôfago.

Gástrico

1. O paciente chega a tomar toda a refeição ou mamadeira.
2. O vômito ocorre algum tempo depois da ingestão do alimento.
3. Ele é composto de alimentos parcialmente digeridos e de secreções da parte alta do tubo digestório.
4. O leite sai talhado e azedo.
5. O volume vomitado pode ser maior do que o ingerido.
6. O gosto pode ser azedo devido ao ácido clorídrico, ou amargo pela presença de peptona, e o cheiro pode ser o de ovo podre pela presença de compostos sulfurados, que surgem pela digestão de aminoácidos ricos em enxofre, como a cistina e a cisteína.
7. Ocorre nas obstruções localizadas ao nível do piloro e parte supra-ampolar do duodeno.

Duodenal

1. Tem composição semelhante do vômito gástrico e caracteriza-se pela cor verde dada pela biliverdina, produto de transformação da bilirrubina.
2. Surge nas obstruções duodenais e jejunais altas.

Jejunoileal

1. É composto por alimentos em fase de digestão mais adiantada e que vão adquirindo aspecto fecaloide, na cor e no cheiro. Este é tanto mais intenso quanto mais distal for a obstrução.
2. É característico das obstruções baixas do jejuno, do íleo e dos cólons.

Lembrete – obstrução baixa pode determinar, inicialmente, vômito reflexo, que será do tipo gástrico, e só posteriormente causar vômitos com o material proveniente do local obstruído. Isso dependerá da intensidade dos movimentos antiperistálticos.

3ª etapa Exame físico

Inspeção – a) avaliar o grau de comprometimento do estado geral; e b) verificar o tipo de distensão abdominal. Normalmente, as distâncias xifoumbilical e puboumbilical são semelhantes. A distensão supraumbilical aumenta a distância entre o apêndice xifoide e o umbigo e a torna maior do que a puboumbilical.

O abdome normal, quando visto de perfil, apresenta leve reentrância correspondente ao epigástrio, pequena saliência na região umbilical ou mesogástrio e outra pequena reentrância no hipogástrio. A **distensão localizada** em uma dessas regiões muda o aspecto do perfil e inverte sua curvatura. A **distensão generalizada** determina uma única curvatura em toda a área. Contrações fortes do estômago e de alças distendidas podem determinar o aparecimento de relevos na parede abdominal. O desenho e os movimentos das ondas peristálticas são característicos de algumas obstruções (Figs. XI-30 e XI-31). Na obstrução predomina a dor em **cólica**, durante a qual o paciente se contorce e chora. Ela cessa e por algum tempo existe um período de acalmia, para depois retornar com intensidade até maior. Ela é devida à contração espástica da musculatura lisa de uma víscera oca e difere da dor da inflamação que ocorre quando há lesão da serosa envolvente, porque esta é contínua e tende a se localizar. Além disso, aparecem zonas de sensibilidade cutânea, devido ao reflexo peritoniocutâneo, e zonas de hipertonia muscular, por causa do reflexo peritoniomuscular. Esse tipo de contratura muscular reflexa deve ser distinguido da contração voluntária realizada pelo paciente como defesa contra a palpação.

Palpação – verificar a tensão da parede e a existência de edema, que pode dar a sensação de massa pastosa. A palpação profunda pode ficar prejudicada pela distensão e pela dor à compressão, mas deve-se procurar fazê-la para identificar possível tumor ou fossa ilíaca direita vazia.

Percussão – verificar se existe timpanismo que acompanha a distensão de alças, ao contrário da macicez encontrada na ascite e em massas tumorais.

Ausculta – notar ruídos hidroaéreos aumentados em frequência, com timbre metálico, tonalidade mais alta e em salva, especialmente durante as crises de cólica, períodos durante os quais deve-se fazer a ausculta.

Toque retal – verificar se a ampola está vazia ou cheia de fezes, sua consistência e existência ou não de muco e/ou sangue. O ápice de uma invaginação pode ser tocado (e às vezes até observado através do ânus); outras massas podem ser palpadas e dor abdominal localizada pode ser despertada.

4ª etapa Exames subsidiários

(em pronto-socorro eles devem ser dirigidos para a feitura ou esclarecimento do diagnóstico)

Hemograma, exame de urina tipo I e algumas dosagens, particularmente a amilasemia.

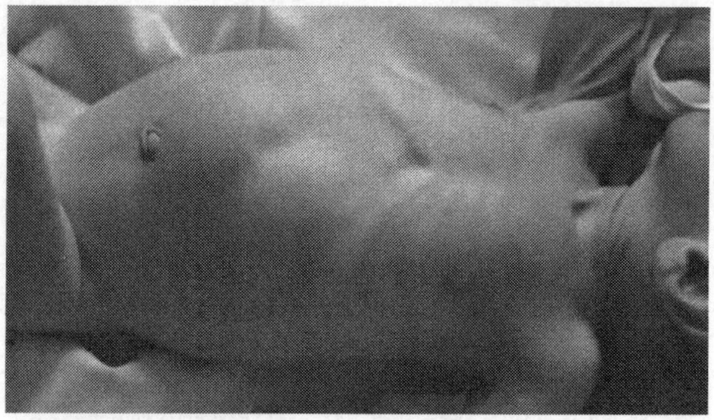

Figura XI-30 – Distensão localizada no epigástrio e ondas peristálticas gástricas, na estenose do piloro.

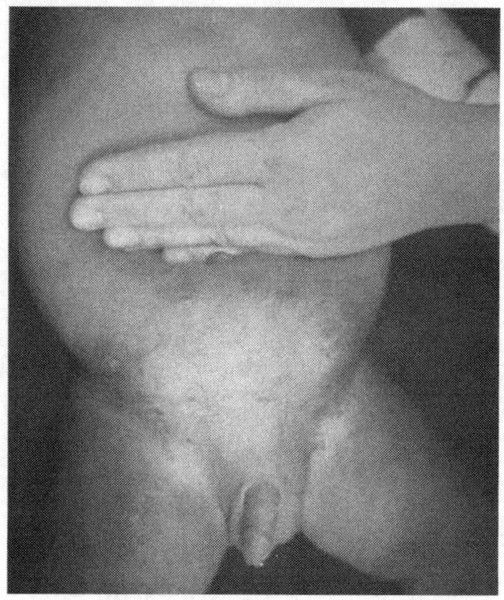

Figura XI-31 – Distensão localizada no hipogástrio por retenção da urina.

São de grande valia os exames radiológicos simples feitos com a criança em pé e deitada, de frente e de perfil. A interpretação das radiografias é baseada na comparação do tamanho do abdome com o do tórax, na observação de alças dilatadas, níveis hidroaéreos, edema de parede, "alça de luta", líquido livre, alça sentinela, coleção de ar subdiafragmática. Só exepcionalmente podem ser necessários exames contrastados, como, por exemplo, na suspeita de invaginação.

5ª etapa Tipo de obstrução

Obstrução orgânica – o estado geral está comprometido, a dor, em geral, está presente, a distensão pode ser localizada, o desenho de ondas peristálticas é frequente, pode ser palpada a massa, e a ausculta revela ruídos hidroaéreos aumentados. Tratamento cirúrgico.

Obstrução espástica – estado geral pouco comprometido, presença de dores violentas repetidas com frequência, pequena distensão abdominal que pode ser localizada, ausência do desenho de ondas peristálticas, parede abdominal tensa durante as crises e flácida nos intervalos, ruídos hidroaéreos aumentados, ausência de tumoração.

Obstrução paralítica – comprometimento do estado geral, não existe dor ou ela é devida a um outro processo patológico, o qual pode ser a afecção primária. A distensão é generalizada, não se nota desenho de alças, a tensão é menor; eventualmente, pode ser palpado tumor, os ruídos hidroaéreos estão muito diminuídos e até mesmo ausentes.

6ª etapa Etiologia

Nas crianças maiores de 1 ano de idade, as causas de obstrução do tubo digestório são bem diferentes daquelas encontradas no recém-nascido e no lactente, mas alguns defeitos congênitos podem manifestar-se somente nessa época.

As **obstruções orgânicas** são devidas a:

1. Compressão por bridas congênitas ou adquiridas; estas ocorrem em crianças que já foram operadas e também em consequência de alguns tipos de infecção abdominal.
2. Torção de alças por má fixação ou pela presença de bridas, especialmente as adquiridas.
3. Herniação por meio de anel estrangulante, formando uma hérnia interna ou externa.
4. Volvo que ocorre mais comumente no sigmoide ou em torno do ducto onfaloentérico.
5. Estenose e também compressão por tumores benignos e malignos, que podem ser do próprio intestino e de órgãos circunjacentes.
6. Oclusão do lume por resíduos alimentares espessados, que formam concreções sólidas ou apenas massas pastosas (laranja etc.).

As **obstruções funcionais espásticas** são devidas a:

1. Reação de hipersensibilidade a antígenos de origem alimentar, especialmente dos alimentos mais ricos em proteínas, como chocolate, leite e ovo.
2. Reação a antígenos de vermes, especialmente do áscaris.
3. Megacólon e displasias neuronais.
4. Megarreto.

As **obstruções funcionais paralíticas** são devidas a:

1. Gastroenterocolite aguda.
2. Perda de potássio.
3. Apendicite aguda.
4. Peritonite generalizada primária e secundária.
5. Pneumonite de base.
6. Infecções urinárias.
7. Fase final da obstrução orgânica e da espástica.

7ª etapa Complicações

A obstrução intestinal pode ser complicada pela necrose e perfuração de alça, que, por sua vez, pode causar peritonite, com reação generalizada ou bloqueada. A síndrome de obstrução pode, pois, complicar-se com a síndrome de perfuração e com a de inflamação abdominal.

A ocorrência de uma complicação é notada pelo agravamento do estado geral, aparecimento de febre de estado toxêmico. Os sinais de irritação peritoneal, como a contratura, a defesa e a dor à descompressão brusca, antes não existentes, tornam-se bastante nítidos.

8ª etapa Tratamento

As obstruções funcionais espásticas e paralíticas podem ser curadas, ou pelo menos aliviadas, com tratamento medicamentoso, que inclui antibiótico, antialérgico, anti-histamínico, anti-inflamatório e cálcio. Algumas delas, como as encontradas no megacólon e nas displasias neuronais, podem precisar de tratamento cirúrgico. As obstruções orgânicas devem ser tratadas cirurgicamente, o mais breve possível.

14. Complicações Cirúrgicas da Ascaridíase

Essas complicações cirúrgicas são hoje muito raras e decorrem de situações de hiperinfestação em criança mal nutrida.

Decorrem da impactação de bolo de vermes adultos no intestino ou migração destes para as vias biliares e ducto pancreático.

QUADRO CLÍNICO

Pode ser de caráter obstrutivo intestinal, de colangite ou de pancreatite.

Prevalência na faixa etária de 2 a 5 anos e história sugestiva de infestação anterior por áscaris.

■ Obstrução intestinal

Os vermes adultos podem enovelar-se no intestino delgado, formando um bolo luminal com grau variável de obstrução.

Clínica

Dor periumbilical do tipo cólica, vômitos e parada de eliminação de flátus e fezes.

O abdome geralmente se apresenta distendido e exibe dor difusa, porém sem sinais de peritonite.

Uma massa firme e relativamente móvel, que corresponde ao bolo de áscaris, é notada à palpação na região periumbilical.

Radiografia do abdome em pé e deitado – alças intestinais distendidas, níveis hidroaéreos e velamento heterogêneo com aspecto de "miolo de pão" (cerebriforme).

O **tratamento** inicialmente é **clínico** e consiste nas medidas gerais para a suboclusão intestinal: jejum, hidratação parenteral, sondagem nasogástrica descompressiva e antiespasmódico por via parenteral. Utilizam-se também óleo mineral e piperazina (ou mebendazol).

Excepcionalmente, a criança apresenta-se com, ou evolui para, quadro de queda significativa do estado geral, desidratação grave e sinais de franca irritação peritoneal. Essa situação decorre da necrose e perfuração de segmento intestinal.

■ Migração anômala

A migração anômala de vermes adultos para a árvore biliar e para o ducto pancreático (Wirsung), embora rara, pode ocorrer.

A **apresentação clínica** pode ser insidiosa, com estado subfebril e dor em quadrante superior direito, até quadro em que a criança se apresenta francamente prostrada com dor intensa no andar superior do abdome, vômitos, febre e icterícia colestática.

Os **exames laboratoriais** demonstram leucocitose com neutrofilia importante pela colangite bacteriana frequentemente associada e eosinofilia. A dosagem de bilirrubinas está aumentada à custa de sua forma direta. A amilasemia pode elevar-se em função da obstrução da drenagem pancreática.

O **diagnóstico** é firmado pela demonstração do verme no trato biliopancreático pela ultrasssonografia.

Além de albendazol, em dose duplicada, durante 3 dias.

15. Pancreatite Aguda e Prolongada

Doença inflamatória do pâncreas causada pela ação de enzimas pancreáticas sobre o parênquima da glândula. Evolui com dor abdominal e aumento de amilase.

CONDUTA DIAGNÓSTICA

1ª etapa Quando suspeitar

1. Dor epigástrica ou nos hipocôndrios, irradiada para o dorso, contínua, prolongada (dias), intensidade variável; fácies de sofrimento.
   A dor pode estar ausente.
2. Náuseas, vômitos, anorexia, febre moderada.
3. Pode mocorrer: desidratação, icterícia, distensão abdominal.

2ª etapa Pesquisa de possíveis fatores etiológicos

1. Medicamentos: corticoides, diuréticos, azatioprina, tetraciclina, ácido valproico.
2. Doenças infecciosas: caxumba, hepatite, mononucleose, Coxsackie, citomegalovírus, *Mycoplasma pneumoniae*.
3. Doença dos tratos biliar e pancreático.
4. Traumatismo pancreático.
5. Mucoviscidose.
6. Lúpus eritematoso sistêmico.
7. Queimaduras e picadas de escorpião.
8. Idiopática.

3ª etapa Exames subsidiários

1. Amilasemia aumentada (< 3 vezes o normal) em 12-12 horas (apenas por 24-36 horas);
   permanece elevada por 2-5 dias.
2. Hipocalcemia.
3. Hiperglicemia.
   A dor piora com a ingestão de alimentos e melhora com a flexão dos joelhos contra o tórax.
4. Radiografia de tórax – derrame pleural E, áreas de atelectasia laminar.
5. Ultrassonografia – aumento de volume do pâncreas com limites imprecisos; coleções líquidas: detecta formações císticas e abscessos.
6. Tomografia – quando permanece a dúvida, nos traumas abdominais, na pesquisa de complicações.

Comentários

1. Casos graves podem evoluir sem aumento da amilasemia.
2. Sinais de mau prognóstico – calcemia < 7mg/dL, glicemia > 200, leucocitose > 16.000, AST aumentada, acidose e uremia.
3. Amilasemia persistentemente aumentada – sugere formação de pseudocisto.

4ª etapa Pancreatite prolongada

1. Recorrente = episódios repetidos de pancreatite aguda expressos por dor abdominal recorrente.
2. Crônica = quando a inflamação do pâncreas persiste após o término da crise ou entre as crises.
   Dor abdominal persistente.

Causa mais comum – pancreatite hereditária: pancreatite tipos I e II; fibrose cística; síndrome de Shwachman-Diamond; pseudocisto pancreático não reconhecido; hipertrigliceridemia.

Outras causas – doença biliar (colelitíase, cálculo biliar); anormalidade de drenagem pancreática.

Na pancreatite crônica ocorrem necrose, escara, atrofia com evolução para insuficiência pancreática e diabetes.

Exames úteis

1. Amilase, lipase, tripsinogênio podem estar aumentados, mas não proporcionam segurança diagnóstica.
2. Radiografia simples do abdome – pequenas calcificações dispersas no pâncreas.
3. Ultrassonografia e tomografia – dilatação dos ductos pancreáticos.
4. Ultrassonografia endoscópica.
5. Colangiopancreatografia endoscópica retrógrada (CPER) – últil como diagnóstico e modalidade terapêutica.

CONDUTA TERAPÊUTICA – PANCREATITE AGUDA

I – Casos leves

Acompanhamento hospitalar – hidratação, alívio da dor, "repouso pancreático", monitoração.

II – Casos graves

Internação em UTI, equipe multidisciplinar – pediatra, intensivista, endoscopia, especialista em suporte nutricional.

1. Reposição hídrica monitorada pela PVC e débito urinário; correção dos distúrbios metabólicos.
2. Sonda nasogástrica não é indicada de rotina, mas nos casos de íleo paralítico e distensão abdominal.
3. Jejum. Se for superior a 3 dias: nutrição parenteral.
   Após melhora clínica – uma opção para introdução mais precoce da alimentação é a sonda jejunal com fórmulas elementares.
   Após estabilização – melhora da dor, resolução do íleo paralítico, bom estado geral com sensação de fome: refeições fracionadas constituídas predominantemente de carboidratos.
4. Controle da dor.
   Deve ser precoce e eficaz.
   Dá-se preferência à meperidina (Dolantina) – 1 a 2mg/kg/dia por via IM ou IV: hidrocloreto de hidromorfona também tem sido usado.
5. Antibioticoterapia.
   Não deve ser usada de rotina, mas indicada se evidências clínicas ou laboratoriais de infecção ou formação de abscesso pancreático. Imipenem e ciprofloxacino.
6. Indicação cirúrgica de urgência:
   a) Drenagem de cistos e abscessos.
   b) Desbridamento de tecido necrótico.
   c) Hemorragia não controlada.
7. Indicação cirúrgica após resolução da fase aguda:
   a) Remoção da obstrução do ducto pancreático.
   b) Remoção da obstrução do ducto biliar comum.
   c) Remoção da vesícula biliar-colelitíase.
   d) Cirurgia no caso de pâncreas *divisum*, identificado pelo CPER.
8. Tratamento dos pseudocistos.
   É uma complicação frequente das pancreatites.
   Se assintomático – observação clínica e acompanhamento com ultrassonografia; geralmente regressão espontânea em até 6 semanas.

Prognóstico

Geralmente benigno, com regressão em 5 a 7 dias.

Casos graves nas pancreatites hemorrágicas ou quando acompanhados de choque séptico, insuficiência respiratória, falência renal.

16. A Criança com Sangramento Digestivo

Importância

1. Perigo da perda sanguínea em si mesma (nos sangramentos abundantes).
2. Pode ser manifestação de lesões sérias do tubo digestório.
3. É motivo de preocupação e ansiedade dos familiares (e do médico).

CONDUTA DIAGNÓSTICA

1ª etapa Confirmação – é mesmo sangue?

Considere:

1. Gelatina vermelha e beterraba podem conferir cor vermelha às fezes, confundindo com enterorragia.
2. Chocolate, bala de alcaçuz, ameixa-preta e tratamento com ferro podem conferir cor escura às fezes (aspecto de melena).
3. Fezes verdes muito escuras podem ser confundidas com melena.

Nos casos de dúvida – triagem pela adição de água oxigenada (+: ocorre borbulhamento).

Confirmação pela pesquisa de sangue oculto nas fezes utilizando reagentes à base de benzidina ou guaiaco; tiras reagentes Hemo-Merck Ognost.

Falso-positivos por ingestão prévia de carne vermelha, frutas e vegetais que contêm peroxidase (brócolis, couve-flor, rabanete, nabo).

2ª etapa Análise do caso

1. Idade.
2. Estado geral, aspecto infeccioso e estado de hidratação.
3. Tipo e intensidade da hemorragia.

Atenção: taquicardia é o indicador mais sensível da perda aguda de sangue.

4. Relação com as evacuações (junto, após ou independente).
5. Relação com as fezes: a) uniformemente misturada com as fezes: hemorragia alta ou difusa; b) por fora das fezes: localização baixa, anal.
6. Sinais de púrpura ou hemangioma.
7. Quadro clínico no qual se insere a hemorragia.
8. Inspeção perianal: tracionar a pele da região com o que se visualiza toda a mucosa anal (pesquisa de fissura).
9. Toque retal: tono esfincteriano, pólipo, invaginação, fecaloma.

3ª etapa Sangramento alto *vs.* baixo

Na prática, é útil diferenciar os sangramentos digestivos quanto ao nível do tubo digestório em que ocorrem.

Altos = sangramentos que ocorrem acima do ângulo duodenojejunal de Treitz.

Manifestam-se por vômitos sanguinolentos (hematêmese) e/ou por fezes escuras (melena) causadas pelo sangue digerido.

Baixos = sangramentos distais (abaixo) ao ângulo de Treitz.

Manifestam-se pela eliminação de sangue vivo nas fezes (enterorragia).

Nomenclatura

1. **Hematêmese** = vômitos de sangue vivo (a *hemoptise* relaciona-se com as vias aéreas e vem acompanhada de tosse).
   Significado – sangramento digestivo alto ou sangue deglutido da rinofaringe.
   Nos dias subsequentes surge melena.
2. **Melena** = fezes de cor preta, aspecto de piche e fezes brilhantes, pegajosas, odor doce nauseante decorrente do sangue digerido.
   Significado – sangramento digestivo alto; pode ser decorrente de sangue deglutido proveniente da orofaringe.
3. **Enterorragia** = sangue vermelho vivo eliminado pelo ânus.
   Interpretação – sangramento digestivo baixo, acima do esfíncter interno do ânus.
   Sangue vivo aderido, mas não misturado às fezes = sangramento da área anorretal.
   a) Sangue misturado às fezes e um pouco mais escuro = sangramento digestivo um pouco mais alto (entre o ângulo de Treitz e o cólon transverso).
   b) Nos sangramentos altos profusos (hemorragias maciças), o trânsito acelera-se e pode ocorrer eliminação de sangue vivo pelo ânus (em vez de melena); mas isso é raro (mais frequente em lactentes).
4. **Hematoquezia** = sangue vermelho vivo eliminado pelo ânus; aderido mas não misturado com as fezes; às vezes com estrias; pode sujar de sangue o papel higiênico.

4ª etapa Localização do sangramento

Se permanecer a dúvida, se o sangramento é alto ou baixo, introduzir uma sonda nasogástrica, colher uma amostra de suco gástrico e fazer o teste para sangue oculto.

Observação – mesmo em caso de varizes sangrantes, o uso de sonda não acarreta perigo.

Atenção – eventualmente uma úlcera duodenal sangrante (sangramento alto) pode dar resultado falsamente negativo.

As próximas etapas referem-se à pesquisa da **etiologia** do sangramento.

5ª etapa Sangramentos baixos – valorizar a quantidade

1. Sangramento mínimo – fissura anal, pólipos colônicos juvenis, hiperplasia nodular linfoide.
2. Hemorragia abundante – divertículo de Meckel, pólipos colônicos autoamputados.

6ª etapa Valorizar sintomas associados ao sangramento

1. Dor à evacuação – fissura, proctite.
2. Dor abdominal – processo isquêmico, púrpura de Henoch-Schönlein.
3. Diarreia, vômitos e febre – enterocolite.
4. Eritema perianal doloroso – celulite perianal por estreptococo beta-hemolítico.

7ª etapa Valorizar a faixa etária

■ Recém-nascido

Aspecto **saudável**

1. Sangue materno (mama) deglutido.
2. Coagulopatia: a) deficiência de vitamina K; b) plaquetopenia.

Abdome agudo

1. Enterocolite necrosante.
2. Má rotação com volvo.
3. Enterocolite do megacólon.
4. Vôlvulo.

Estado infeccioso

1. Coagulopatia da infecção.
2. Úlcera de estresse.

■ **Lactentes** (1 mês a 2 anos)

1. **Aspecto saudável, sangramento mínimo**
   a) Com dor à evacuação, fezes ressecadas – fissura anal.
   b) Dor perianal persistente pós-gastroenterite aguda – celulite perianal estreptocócica.
   c) Hiperplasia nodular linfoide.
   d) Sangue deglutido.
   e) Esofagite (bebê chorão regurgitador).
2. **Disenteria** (fezes com muco e sangue)
   a) **Diarreia aguda infecciosa** (enterocolite).
   b) Colite alérgica (por leite de vaca, soja).
3. **Condições clínicas instáveis**
   a) Aguda, com cólicas/letargia – invaginação intestinal.
   b) Hemorragia abundante – divertículo de Meckel.
   c) Após vômitos abundantes – laceração do esôfago de Mallory-Weiss.
4. Com **esplenomegalia**:
   • Varizes esofágicas.

■ **Pré-escolares até adolescentes**

1. Aspecto **saudável**
   a) **Pólipo**.
   b) Hiperplasia nodular linfoide.
2. Disenteria
   • Diarreia aguda (enterocolite) infecciosa.
3. Com **dor abdominal persistente**
   a) Úlcera péptica, gastrite por anti-inflamatório.
   b) Laceramento superficial do esôfago pós-vômitos.
4. **Dor abdominal crônica + emagrecimento**
   • Colopatia inflamatória.
5. Aparência **doentia**; **subagudo**
   a) Síndrome hemolítico-urêmica.
   b) Púrpura anafilactoide.
6. Com **esplenomegalia**
   • Varizes esofágicas.

Observação: não confundir sangue menstrual com sangramento intestinal.

8ª etapa Valorizar o quadro clínico

Detectar o tipo de sangramento, enterorragia, hematêmese, melena.

Verificar se o sangramento digestivo é um dado isolado ou apenas uma manifestação no contexto de um quadro complexo.

ENTERORRAGIA (com sangue vermelho vivo)

ENTERORRAGIA como dado único ou predominante

Quantidade mínima de sangue nas fezes de lactentes sadios, inclusive em aleitamento materno.

■ **Fissura anal** (na linha média posterior)

1. Dor intensa para evacuar associada à constipação crônica atual ou anterior. Predomina no 1º ano de vida.
2. Sangue vivo em pequena quantidade na superfície externa das fezes, às vezes em estrias (hematoquezia).
3. Inspecionar o arco posterior do anel anal.

Tratamento

1. Corrigir a constipação (ver capítulo correspondente).
2. Pomada anestésica local.

Observação: fissura persistente na idade escolar – alerta para doença de Crohn.

■ **Pólipo retal**

1. **Pólipo juvenil** (não familiar) = **hamartoma.** Localização: 72% no reto; 11% no cólon descendente; pequena porcentagem no cólon alto. Causa mais frequente de enterorragia no pré-escolar. Estrias de sangue na parte externa das fezes. Gotejamento de sangue no fim da evacuação. O sangramento é sempre indolor. Possível autoamputação, com eliminação de uma "bolinha". Manifesta-se entre 4 e 10 anos.
2. **Polipose familiar** – rara; pólipos adenomatosos múltiplos no cólon e reto; predisposição à transformação maligna. Colonoscopia + biópsia. Exige colectomia total.
3. **Síndrome de Peutz-Jeghers** – pigmentação melanótica mucocutânea (face, lábios, mucosa bucal, antebraços, palmas das mãos, plantas dos pés, dedos e região perianal) e polipose (hamartomas) gastrintestinal (predominando no jejuno e no íleo); surtos de invaginação intestinal. Hereditária (dominante).
4. **Síndrome de Gardner** – 1º) tumores cutâneos; 2º) posteriormente: pólipos (adenomas) no cólon. Hereditária (dominante).

Complementação diagnóstica (casos de dúvida) – retossigmoidoscopia, enema opaco com duplo contraste.

Tratamento (pólipo juvenil) – polipectomia endoscópica ou excisão transanal.

■ **Prolapso retal**

O que é – exteriorização da mucosa do reto pelo orifício anal: queda da parede retal (protrusão) ou eversão da mucosa (configuração radial das pregas da mucosa).

Conduta

1. Redução manual e aproximação das nádegas com esparadrapo durante algumas horas.
2. Tratamento de parasitoses, diarreia ou constipação; melhora das condições nutricionais.
3. Injeções esclerosantes (exemplo, glicose a 50%) pararretais.
4. Se não for suficiente (5%) – cerclagem anal.
5. Prolapso retal recidivante – investigar fibrose cística (prova do suor).

■ Divertículo de Meckel sangrante

O que é – hemorragia provocada por ulceração da mucosa do íleo adjacente ao divertículo que contém mucosa gástrica ectópica.

1. Crianças previamente sadias e assintomáticas, mais frequente nos 2 primeiros anos de vida e no sexo masculino.
2. Sangramento (mistura de sangue vermelho e sangue escuro) muito intenso e sem hematêmese, nem hemorragia intermitente.
3. Frequente eliminação de coágulos pelo ânus.
4. Precedida ou acompanhada por cólicas.
5. **Investigação** – cintilografia, precedida pela administração de um antagonista H_2 durante 24-48h.

Conduta

1. Hemorragia intermitente – confirmação pela cintilografia com tecnécio radiativo (os resultados podem ser não conclusivos); repetir.
2. Nas hemorragias graves, solicitar o exame após estabilização hemodinâmica.

■ Duplicação intestinal

Dor, vômitos, constipação, sangramento (súbito e maciço; ou crônico e moderado).
Cintilografia com tecnécio.

■ Hemangioma intestinal

Pista – hemangiomas cutâneos.
Conduta – mapeamento com hemácias marcadas.

■ Corpo estranho

1. História sugestiva + dor retal.
2. Exame local; retossigmoidoscopia.

ENTERORRAGIA
no contexto de um quadro clínico mais complexo

Nota – nesses casos, o sangramento não constitui preocupação de urgência, embora a doença causal geralmente o seja.
Exceção – volvo intestinal (hemorragia maciça).

Invaginação intestinal

1. Surtos de cólicas seguidas por vômitos.
2. Após 6 a 12 horas – eliminação de sangue gelatinoso pelo ânus, espontaneamente, ou pelo toque retal.
3. Tumoração alongada no abdome.
4. Ocorrência frequente entre 6 e 12 meses de vida, em lactentes bem nutridos.
5. Indicada ultrassonografia; se necessário confirmar com enema opaco.

Colite infecciosa

1. Estado infeccioso.
2. Evacuações mucossanguinolentas.
3. Dor à evacuação (tenesmo).
4. Leucócitos abundantes nas fezes.
5. Coprocultura positiva para bactérias invasoras (*Shigella, Campylobacter*) ou protoparasitológico: ameba histolítica, *Balantidium coli*; ou diarreia relacionada com antibióticos.

Parasitoses

1. Diarreia sanguinolenta.
2. Ancilostomíase; tricocefalíase maciça (acompanhada de prolapso retal).

Alergia por leite de vaca ou soja

1. Fezes com muco e estrias de sangue, disenteria ou sangramento maciço associado com as evacuações.
2. Pode ser precedida por diarreia moderada.

Enterite necrosante

1. Prematuros com sofrimento perinatal ou alimentados com leite de vaca ou lactente com diarreia.
2. Distensão abdominal.
3. Mau estado geral.
4. Sangramento.
5. Radiografia simples de abdome – pneumatose intestinal.

Volvo do intestino médio

1. Abdome agudo com choque e enterorragia acentuada.
2. Laparotomia imediata.

Púrpura de Henoch-Schönlein

Dor abdominal e sangramento intestinal discreto podem preceder a púrpura.

Colopatias crônicas (doença de Crohn, retocolite ulcerativa)

1. Sangramento retal pode ser o dado inicial.
2. Episódios agudos de megacólon tóxico podem ocorrer.
3. Anemia; comprometimento do estado nutricional e do crescimento.
4. Diarreia crônica do tipo colônico.

HEMATÊMESE E MELENA (com fezes pretas)

HEMATÊMESE E MELENA como dado clínico único ou predominante.

Gastrite aguda

1. Hematêmese brusca seguida de melena.
2. Pesquisar ingestão de ácido acetilsalicílico (aspirina), anti-inflamatório e outras drogas ou tóxicos. A hemorragia cede 24-48 horas após a supressão do AAS.
3. Exame endoscópico (fibroscópio) – entre 24 e 48 horas após o início da hemorragia; não antes (coágulos), nem depois (cura espontânea), após superar o choque e com prévio lavado gástrico.

Úlcera péptica

1. Dor epigástrica (come-dói) em escolar ou adolescente.
2. Antecedentes familiares positivos para úlcera.
3. Endoscopia.
4. Prescrever omeprazol 2-3mg/kg/dia.

Hipertensão portal – varizes esofágicas

1. Por trombose portal – anemia + esplenomegalia em pré-escolares.
2. Por cirrose, em adolescentes; hepatoesplenomegalia.
3. Controle do sangramento agudo – octreotida*. Bolo inicial 1-2mcg/kg; a seguir infusão durante 48-72h – 1 a 3mcg/kg/dia; desmame gradual.
4. Esofagoscopia e escleroterapia.

HEMATÊMESE E MELENA no contexto de um quadro clínico único ou complexo

Sangue deglutido

1. RN – fissura do seio materno, deglutição durante o parto.
2. Antecedentes de epistaxe ou sangramento gengival.

Esofagite de refluxo, hérnia hiatal

1. Regurgitações volumosas, vômitos persistentes.
2. Disfagia, azia; "bebê chorão".
3. Anemia ferropriva.
4. Sangue oculto nas fezes.
5. Endoscopia; cintilografia.

Gastrite hemorrágica

1. Antecedente de ingestão de cáustico; anti-inflamatórios.
2. Estresse agudo, grande queimado, tumor cerebral, traumatismo craniano, sepse.

Hemangioma gastrintestinal

Presença de hemangioma cutâneo.

* Sandostatina.

Discrasias sanguíneas

Sinais clínicos e dados hematológicos de púrpura.

9ª etapa Investigação diagnóstica

Se a causa do sangramento digestivo permanece obscura, seguir o **roteiro** abaixo:

Introduzir sonda nasogástrica – pesquisa de sangue no estômago.

1ª eventualidade Presença de sangue vermelho vivo ou coagulado ou teste positivo para sangue (além dos casos evidentes de hematêmese e melena) = **sangramento ALTO**.

Ressalvas:

1. Ausência de sangue no lavado gástrico não afasta completamente a presença de sangue (10% de falso-negativos).
2. Úlcera duodenal pode estar presente mesmo na ausência de sangue no lavado gástrico.

Conduta inicial – lavagem gástrica com soro fisiológico (não gelado) até que o líquido saia limpo.

1º passo **Endoscopia digestiva alta** (EED) nas primeiras 12-24 horas

Indicação – a) sangramentos grandes;
b) sangramentos pequenos, repetidos e inexplicados.

Objetivo – varizes de esôfago *vs.* úlcera.

Esclarece o diagnóstico do sangramento em 90% dos casos.

Se o caso não foi esclarecido, passar progressivamente para as etapas posteriores.

2º passo **Trânsito intestinal** (radiografia com contraste)

Identifica doença de Crohn, tumores.

3º passo Cintilografia com eritrócitos marcados (raramente usada).

4º passo (Em último caso): arteriografia seletiva.

Útil em sangramentos maciços e pode ser terapêutico pela oclusão embólica do ramo arterial responsável.

Conduta imediata nos casos graves

1ª) Reposição de volume.

2ª) Reposição das perdas sanguíneas.

3ª) Omeprazol – 1mg/kg/dose de 12/12 horas.

4ª) Antiácidos – 0,5mL/kg de hora em hora.

5ª) Varizes – somatostatina: 3,5mg/kg/h, por via IV. (Stilamin – ampola de 2mL = 250mcg)

Bandagem endoscópica.

2ª eventualidade Sangue **ausente** no lavado gástrico (ou **enterorragia**) = **sangramento BAIXO**.

1ª atitude: inspeção anal e toque retal.

2ª atitude: pesquisa de leucócitos nas fezes:

Se **leucócitos abundantes nas fezes**

1º) coprocultura + pesquisa de toxina do *Clostridium difficile*;

2º) retossigmoidoscopia;

3º) enema baritado (se ainda necessário).

Se **leucócitos ausentes nas fezes**

Atitude inicial: avaliar sinais clínicos de obstrução e solicitar radiografia simples de abdome (deitado e em pé).

a) Com sinais de **obstrução**

1º) Enema baritado.

2º) Laparoscopia.

b) **Sem obstrução**

1º) Retossigmoidoscopia com biópsia – esclarece o diagnóstico em 80% dos casos.

2º) Se ainda não foi esclarecido – colonoscopia (ao contrário do anterior, exige anestesia geral).

3º) Videoendoscopia com cápsula – útil se os anteriores não localizarem a região da hemorragia.

4º) Só na impossibilidade das anteriores – tomografia. Invaginação intestinal, pólipo, colite.

5º) Se sangue escuro junto com vermelho, misturado com as fezes, sem diarreia.
Cintilografia (procedida de 24-48h de cimetidina/ranitidina) – divertículo de Meckel, duplicação intestinal, pólipo do cólon direito.

6º) Só em último caso – arteriografia.

17. Parasitoses Intestinais

Colóquio

- Nos consultórios de bom nível socioeconômico, as parasitoses intestinais quase desapareceram (exceção de oxiúro) e os exames de fezes são muito menos solicitados do que antigamente.
  Evitar solicitar de rotina em crianças assintomáticas ou dispepsias leves.
  Tratamento empírico "profilático" a cada 6 meses em crianças saudáveis e sem fatores ambientais de risco não tem razão de ser.
- O pediatra deve estar ciente da epidemiologia do local em que trabalha. Condições socioeconômicas desfavoráveis, falta de saneamento básico e educação sanitária deficiente são fatores predisponentes para verminoses, seguir a orientação da Saúde Pública.
  Lembrar que, em crianças desnutridas e/ou imunossuprimidas, o quadro clínico pode ser muito mais grave e caracterizar um círculo vicioso desnutrição-parasitose-desnutrição.
- Na dor abdominal crônica (recorrente) em que há predomínio de constipação, o exame protoparasitológico de fezes é dispensável.
  Aliás, um erro recorrente do pediatra é pedir uma série infindável de parasitológicos de fezes em crianças com dor abdominal crônica e, mesmo quando esses exames resultam negativos, prescrever vermífugos variados, na esperança de acertar o "verme fantasma" causador do problema
  (ver Dor abdominal crônica/recorrente).
- Uma verminose curiosamente ainda prevalente em classes sociais favorecidas (vale também para o piolho) é a oxiuríase.
  Assim quando se sabe de casos na classe ou na família, a queixa de coceira anal que se repete à noite, causando irritabilidade e insônia, merece tratamento específico, independente de exame de fezes.
  Nas meninas, o verme pode migrar para a vulva causando prurido e corrimento.
  O oxiúro pode ser visualizado como fios curtos tipo linhas brancas saindo do ânus.
- Diarreias repetidas ou prolongadas podem ser por *Giardia*.
  Além do protoparasitológico, convém solicitar antígeno para *Giardia* nas fezes.
  Mas a giardíase diminuiu muito nos consultórios de melhor nível. *Giardia* encontrada em exames de fezes sem sintomas não precisa de tratamento.

CONDUTA DIAGNÓSTICA

1ª etapa Quando suspeitar (contaminação ambiental)

Distúrbio gastrintestinal crônico (dor abdominal, náuseas), prurido anal, eosinofilia sanguínea em criança não alérgica (Quadro XI-13) e presença de condições predisponentes.

2ª etapa Comprovação

Exame protoparasitológico, *swab* anal.

Métodos – um de sedimentação para ovos pesados e um de flutuação para leves e cistos; métodos de Baermann para larvas de estrongiloides.

Convém usar frascos com conservante para a coleta de material e seguir a respectiva folha de instruções.

Preferível 3 amostras com intervalos de 5 a 10 dias.

Na queixa de **prurido anal** utilizar *swab* anal ou fita gômada, pela manhã, sem banho prévio, para detectar oxiúro.

Na suspeita de **giardíase**, acrescentar detecção do antígeno nas fezes (ELISA).

Indicar também na suspeita de ancilostoma.

Quadro XI-13 – SUSPEITA DE PARASITOSE INTESTINAL.

Dor abdominal Cólicas Náuseas Eosinofilia	**Áscaris** (lombrigas) Vermes cilíndricos (10-25cm)
Dor periumbilical Prurido perianal noturno Assadura e coceira vaginal com corrimento e disúria	**Oxiúro** Fios finos de linha branca (3-12mm)
Dor abdominal Náuseas Disúria com sangue Anemia com geofagia ("come terra") Eosinofilia	**Ancilostoma** (8-12mm)
Casos leves assintomáticos Infestação maciça: disenteria e prolapso retal com anemia	**Tricocéfalos** Pequenos vermes fixados à mucosa (4-5mm)
Diarreia/disenteria crônica Anemia Eosinofilia	**Estrongiloides**
Sintomas gastrintestinais leves	**Tênia** (solitária) Eliminação de anéis pelo ânus ou nas fezes
Frequentemente assintomática Dor abdominal Diarreia	***Hymenolepis***
Disenteria aguda Surtos diarreicos e constipação Dor abdominal	**Ameba**
< 3 anos: surtos diarreicos frequentes > 3 anos: surtos diarreicos esporádicos Em deficientes de IgA: diarreia crônica com má absorção	***Giardia***

3ª etapa Ciclo e sintomatologia dos parasitas

■ ASCARIDÍASE (*Ascaris lumbricoides*)

Ciclo – ingestão de ovos (água, alimentos), libertação das larvas no intestino, penetração na parede, fígado, coração, pulmão, árvore brônquica, deglutição, **intestino delgado**, postura.

Sintomatologia

1. Vermes adultos no intestino – cólicas, diarreia, constipação. Às vezes oclusão (cólica, vômitos, distensão abdominal, parada do trânsito).
2. Migração para o fígado – colicistites ou abscesso hepático (febre supurativa resistente aos antibióticos, hepatomegalia, às vezes icterícia).
3. Invasão pulmonar por grande número de larvas – bronquite, pneumonia com eosinofilia sanguínea acentuada.

■ ANCILOSTOMÍASE

(*Ancylostoma duodenale* e *Necator americanus*)

Ciclo – mecanismo de infestação mais frequente: penetração da pele por larvas infestantes (dermatite pruriginosa) – migração para os pulmões (bronquite, pneumonia com leucocitose e eosinofilia) – deglutição – localização no **intestino delgado** onde se prendem à parede (dor abdominal, náuseas, vômitos, surtos diarreicos, às vezes com sangue) – sucção de sangue (anemia espoliativa + componente hemolítico) – **anemia** (palidez, perversão do apetite, especialmente geofagia, até insuficiência cardíaca).

■ OXIURÍASE OU ENTEROBÍASE

(*Oxiurus* ou *Enterobius vermicularis*)

Ciclo – ingestão de ovos (poeira) – liberação das larvas no intestino delgado – fecundação – migração das fêmeas para o cólon, reto e região perianal – eliminação de ovos infestantes: infestações exógenas e autorreinfestações (especialmente pela coçadura).

Sintomatologia – prurido perianal, especialmente à noite, dor periumbilical. Em meninas, frequentemente provoca vulvovaginites (assaduras e coceira vaginal, corrimento; às vezes, disúria e poliquiúria), geralmente a mãe refere eliminação de vermes pequenos e finos, como fios de linha branca.

■ TRICOCEFALÍASE (*Tricocephalus trichiurus*)

Ciclo – ingestão de ovos (água, alimentos) – libertação das larvas no intestino – vermes adultos aderidos à parede do ceco – postura de ovos.

Sintomatologia – infestações leves (oligo ou assintomáticas); infestações maciças: disenteria crônica, prolapso retal.

■ ESTRONGILOIDÍASE (*Strongyloides stercoralis*)

Ciclo – semelhante ao dos ancilostomídeos – no intestino delgado (submucosa) tornam-se adultos – postura – eliminação das larvas no próprio intestino – **autoinfestação: interna** (penetração na parede intestinal) ou **externa** (pele da região perianal).

Sintomatologia – bronquite, pneumonia com leucocitose e eosinofilia acentuada; náuseas, diarreia, dores abdominais. Podem ocorrer formas graves e fatais, especialmente em desnutridos ou na vigência de tratamento com corticosteroides e imunossupressores.

■ TENÍASE (*Taenia solium* e *T. saginata*)

Ciclo – infestação do intestino delgado por cestoides do gênero *Taenia* (*T. solium:* porco e *T. saginata:* boi).

Ingestão de carne malcozida. *T. saginata* (mais frequente): saída ativa de anéis isolados; *T. solium:* anéis unidos (3 a 6) na evacuação. *T. solium* pode provocar cisticercose.

■ **HIMENOLEPÍASE NANA** (*Hymenolepis nana*)

Mais frequente – dos 9 aos 11 anos.

Principal fonte de infestação – contato direto.

Infestações moderadas são assintomáticas.

■ **PROTOZOOSES INTESTINAIS**

AMEBÍASE (*Entamoeba histolytica*)

Menos frequente nas crianças do que nos adultos.

Ciclo – transmissão direta ou indireta (líquidos, alimentos; moscas e baratas podem ser vetores). Deglutição de cistos, desincestamento na região ileocecal – invasão da parede intestinal (ulceração).

Nota – *Entamoeba coli* não é patogênica; não deve ser tratada.

Sintomatologia

1. **Aguda** – disenteria amebiana (geralmente o quadro é menos toxêmico do que na disenteria bacilar).
2. **Crônica** – surtos diarreicos alternados com obstipação; náuseas, vômitos, dores abdominais: inapetência. Complicação pouco frequente entre nós, especialmente em crianças: abscesso amebiano no fígado.

■ **GIARDÍASE** (*Giardia lamblia*)

Ciclo – transmissão (água, alimentos) – deglutição dos cistos – libertação dos trofozoítos na parte alta do intestino delgado – aderência à mucosa do intestino delgado criando uma barreira à absorção de gorduras; lesão da mucosa com redução da lactase (intolerância ao leite) e prejuízo da absorção de proteínas.

Sintomatologia

1. Em crianças menores de 3 anos – surtos diarreicos frequentes.
2. Crianças maiores de 3 anos – surtos diarreicos pouco frequentes; palidez, anorexia, dor abdominal.
3. Em crianças com deficiência de IgA – diarreia crônica com má absorção.
4. Crianças saudáveis e eutróficas podem ser assintomáticas (mucosa normal).

■ **BALANTIDÍASE** (*Balantidium coli*)

1. Crônica – surtos de diarreia intercalados com constipação.
2. Aguda – disenteria.

■ **CRIPTOSPORIDIOSE** (*Cryptosporidium*)

Ciclo – ingestão de cistos esporulados (na água ou alimentos contaminados) – liberação dos esporozoítos no intestino delgado – aderência à mucosa intestinal – os microvilos envolvem o parasita.

Sintomatologia

1. Crianças normais em creches (onde existem aves) – diarreia aquosa aguda ou persistente.
2. Aidéticos – diarreia crônica com má absorção; hepatite, pancreatite, colangite, tosse.

4ª etapa **Tratamento antiparasitário** (Quadro XI-14)

5ª etapa **Drogas antiparasitárias: indicação, preparados comerciais, efeitos colaterais**

CONDUTA TERAPÊUTICA

Ver Quadro XI-14 e XI-15

Ancilostoma

1º) Albendazol – dose única.

2º) Mebendazol – 2 vezes ao dia, durante 3 dias.

Repetir o esquema após 30 dias.

Estrongiloides

1º) Cambendazol – dose única

2º) Tiabendazol em 2 vezes ao dia, 2 dias; prolongar nas hiperinfestações.

3º) Ivermectina – dose única (só criança > 15kg).

Repetir o esquema após 14 dias.

Tênia

1º) Mebendazol – 2 vezes ao dia, durante 4 dias; repetir após 20 dias.

2º) Niclosamina – dose única.

3º) Praziquantel – dose única.

4º) Albendazol – 1 vez ao dia, durante 3 dias.

Hymenolepis

Praziquantel – dose única.

Niclosamida – durante 7 dias.

Antiparasitários mais usados

Levamisole (univalente) – só é útil para áscaris.

Ascaridil – comprimido infantil 80mg; adulto 150mg.

Dose – < 2 anos: ½ comprimido; 2-8 anos: 1 comprimido; > 8 anos: 1 comprimido de 150mg.

Dose única, à noite, ao deitar.

Mebendazol (polivente)

Atua em áscaris, oxiúro, ancilostoma.

Mebendazol G; Pantelmin – comprimidos de 100mg; 5mL = 100mg.

Dose – 100mg 2 vezes ao dia, durante 3 dias.

Para teníase – 200mg 2 vezes ao dia, durante 4 dias.

Quadro XI-14 – TRATAMENTO DAS PARASITOSES INTESTINAIS

Parasita	Droga de escolha (% de eficácia)	Alternativas (% de eficácia)	Repetir o tratamento
ASCARIDÍASE Repetir o tratamento após 10 dias	Albendazol 400mg (dose única)	Mebendazol (95%) 100mg 2 vezes ao dia × 3 dias Levamisol (95%) Dose única • até 1 ano: 40mg • 1 a 6 anos: 80mg • + de 6 anos: 150mg	Após 10 dias Com levamisol
OXIURÍASE Repetir o tratamento após 20 dias, mensal por 6 meses	Pamoato de pirvínio (95%) 10mg/kg, dose única Tratar todas as crianças da casa e adultos suspeitos	Mebendazol (95%) 400mg, dose única Albendazol 400mg ou 10mg/kg, dose única	Após 20 dias Mensal por 6 meses
ANCILOSTOMÍASE (*Necator*, *Ancilostoma*) Repetir o tratamento	Albendazol 400mg ou 10mg/kg, dose única (N – 95%; A – 85%)	Mebendazol (70%) 100mg 2 vezes ao dia × 3 dias	Mais 2 séries com intervalo de 7 dias
ESTRONGILOIDÍASE	Cambendazol (95%) 5mg/kg, dose única Repetir após 14 dias	Tiabendazol 25mg/kg (÷ em 2 vezes) × 5 dias	Após 21 dias Imunossuprimidos: 25mg/kg × 2, 14 a 21 dias
TENÍASE	Mebendazol 200mg 2 vezes ao dia × 4 dias Repetir após 20 dias	Niclosamida (95%) 2-8 anos: 500mg 2 vezes ao dia Mais de 8 anos: 2g em jejum Praziquantel (95%) 10mg/kg, dose única	Após 10 dias
HIMENOLEPSÍASE	Praziquantel 20mg/kg, dose única		Após 10 dias
TRICURÍASE (Tricocéfalos)	Mebendazol (70%) 100mg 2 vezes ao dia × 3 dias casos graves (diarreia sanguinolenta) Albendazol 400mg × 5 dias	Tiabendazol 25mg/kg/dia em 2 vezes × 2 dias Ivermectina 0,15-0,2mg/kg, dose única	Após 7 dias
GIARDÍASE	Secnidazol (90%) 30mL/kg, dose única	Tinidazol 50mg/kg/dia, dose única Metronidazol (90%) 20mg/kg/dia (÷ em 2 vezes) × 7 dias	Após 10-14 dias
AMEBÍASE	Secnidazol 1ml/kg, dose única	Metronidazol 40mg/kg/dia (÷ em 3 vezes), durante 10 dias Tinidazol 50mg/kg/dia, durante 2 dias Teclosan 15mg/kg/dia × 5 dias	
TRICOCÉFALOS + 1 ou mais: ÁSCARIS, OXIÚRO, ANCILOSTOMA		Mebendazol 100mg 2 vezes ao dia x 6 dias	Repetir
ESTRONGILOIDES + 1 ou mais: ÁSCARIS, OXIÚRO, ANCILOSTOMA		Tiabendazol 25mg/kg/dia × 5 dias	Repetir

X = durante.

Quadro XI-15 – DROGAS ANTIPARASITÁRIAS.

Droga	Indicação	Preparados comerciais	Efeitos colaterais
ALBENDAZOL	Ascaridíase Oxiuríase Ancilostomíase Tricocefalíase Teníase	Zentel, Albendazol, Amplozol, Zolben 10mL = 400mg; 2 comprimidos de 200mg	Pouco frequentes: gastrintestinais, cefaleia, prurido, tontura
CAMBENDAZOL	Estrongiloidíase	Camben 1mL = 6mg comprimidos de 180mg	Semelhantes (menos intensos) aos do tiabendazol
FURAZOLIDONA	Giardíase	Giarlam 5mL = 50mg	Dores abdominais, anorexia, vômitos, *rash* cutâneo urticariforme, tinge a urina de amarelo
LEVAMISOL (Tetramisol)	Ascaridíase	Ascaridil pediátrico 1 comprimido = 80mg Ascaridil adulto 1 comprimido = 150mg	Nenhum
MEBENDAZOL	Ascaridíase Oxiuríase Ancilostomíase Tricocefalíase	Pantelmin Vermirax 1 comprimido ou 5mL = 100mg	Nenhum
METRONIDAZOL	Giardíase Amebíase	Flagil 5mL = 200mg; comprimidos de 250mg	Anorexia, vômitos, diarreia, dores abdominais
NICLOSAMIDA (clorossalicilamida)	Teníase Himenolepsíase	Yomesan Atenase comprimidos de 500mg (mastigar, triturar; em jejum)	Discretos: náuseas, cólicas
ORNIDAZOL	Giardíase Amebíase	Tiberal comprimidos de 500mg	Os mesmos do metronidazol Gosto amargo
OXIPIRANTEL	Tricocefalíase	Tricocel 5mL = 55mg 1 comprimido = 100mg	Distúrbios gastrintestinais discretos
PIPERAZINA	Ascaridíase (suboclusão)	Bryrel 5mL = 500mg Ortovermin Xarope de piperazina	Distúrbios gastrintestinais, ataxia, urticária
PIRANTEL (pamoato)	Ascaridíase Oxiuríase Ancilostomíase Teníase	Ascarical Piranver, Verdal 5mL = 1 comprimido = 250mg	Distúrbios gastrintestinais discretos
PIRVÍNIO (pamoato)	Oxiuríase	Pyr-Pam 5mL = 50mg; drágea 100mg	Raros: vômitos, diarreia, cora fezes de vermelho
PRAZIQUANTEL	Teníase Himenolepsíase	Cestox 1 comprimido = 150mg	Distúrbios gastrintestinais discretos; mais dispendioso que a niclosamida
TETRACICLINA	Balantidíase	Tetrex 250: 5mL = 250mg	Distúrbios gastrintestinais Descoloração dos dentes
TIABENDAZOL	Estrongiloidíase	Thiaben 5mL = 250mg	Dor abdominal, anorexia, náuseas, tontura
TINIDAZOL	Giardíase Amebíase	Pletil drágeas infantis = 200mg supositório infantil = 250mg Trinizol (1 fr = 1.200mg) Preparar com 30mL de leite bem adoçado	Vômitos, tonturas, cefaleia, boca seca, sabor amargo

Albendazol (polivalente mais extenso)

Atua em áscaris, ancilostoma, oxiúro, estrongiloides, tricocéfalos, tênia, *Hymenolepis*, *Giardia*.

Albendazol G – comprimidos mastigáveis de 200mg.

Zentel – 2 comprimidos de 200mg: 5 comprimidos mastigáveis de 400mg; 10mL = 400mg.

Dose – 400mg/vez, dose única; estrongiloide, tênia e *Hymenolepis*: durante 3 dias; *Giardia*: durante 5 dias.

Nitozoxanida (Annita) – antiparasitário universal. Ver adiante.

Outros antiparasitários

Pomoato de pirvínio (monovalente)

Só indicado em oxiúro.

Pyr-Pam – comprimidos de 100mg; 10mg/mL.

Dose – 10mg/kg, dose única pela manhã (máximo 700mg).

Tinge as fezes de vermelho.

Pamoato de pirantel (trivalente)

Atua contra ancilostoma, áscaris, oxiúro.

Ascarical, Tricocel – comprimidos de 250mg; 250mg/5mL.

Dose – 10mg/kg, dose única.

Ancilostoma – 20mg/kg/dia, durante 3 dias, dose máxima 1g.

Tiabendazol (univalente)

Atua contra estrongiloides.

G, Thiaben, Tutiverm – 250mg/5mL; comprimidos de 500mg.

Dose – 25 a 50mg/kg/dia em 2 vezes (máximo 3g/dia), durante 2 dias.

Nas hiperinfestações prolongar o tratamento.

Na *larva migrans* cutânea ("bicho-geográfico") – 25mg/kg/dia, durante 5 dias.

Passar pomada de tiabendazol (Thiabena) 3 vezes ao dia, no percurso.

Cambendazol (univalente)

Atua contra estrongiloides (pouco usado).

Cambem – comprimidos de 180mg; 30mg/5mL; 5mg/kg, dose única.

2-6 anos: 10mL; 7-12 anos: 20mL ou 1½ comprimido; adolescente 2 comprimidos.

Nas hiperinfestações prolongar para 3 dias.

Praziquantel (trivalente)

Atua contra tênia, *Hymenolepis* e esquistossomose.

Cestox – comprimidos de 150mg; Ciltial 500mg.

Tênia – 10-15mg (máximo 600mg), dose única; 2-6 anos: 150mg, 6-12: 300mg.

Hymenolepis – 25mg/kg/dia.

Esquistossomose – 2 a 15 anos: 60mg/kg, 1 dia (dividir em 2 vezes).

Ivermectina (um antiparasitário diferente)

Estrongiloides – 200mcg/kg, dose única.

Revectina, Ivermec – comprimidos de 6mg.

Dose – 15-25kg: ½ comprimido; 26-44:1; 50-64: 2; > 65: 2½.

Repetir após 14 dias.

Indicado em tratamento de piolho, pulga e *larva migrans*.

Repetir após 7 e 14 dias, se necessário.

Útil também em áscaris, oxiúro e tricocéfalos.

TRATAMENTO DOS PROTOZOÁRIOS

■ *GIARDIA*

Solicite também teste sorológico ELISA nas fezes em diarreias prolongadas.

1º) Secnidazol – 30mg/kg, dose única, após refeição (máximo 2g).
   Secnidal – suspensão 150mg/5mL; comprimidos de 100 e 500mg.
   Albendazol – 400mg por dia, durante 5 dias.
   Zentel – 2 comprimidos de 200mg; 5 comprimidos mastigáveis de 400mg; 10mL = 400mg.

2º) Tinidazol – 50mg/kg, dose única.
   G, Pletil com 500mg.

3º) Tinidazol – 50mg/kg, dose única.
   G, Pletil com 500mg.

4º) Metronidazol – 15-20mg/kg/dia 2 vezes ao dia, durante 7 a 10 dias.
   Flagyl – suspensão 200mg/5mL; comprimidos de 250 e 400mg.
   Após as refeições; evitar bebida alcoólica.

■ AMEBA (*Entamoeba histolytica*)

1ª opção: secnidazol 30mg/kg (máximo 2g), dose única.

2ª opção: metronidazol 35mg/kg/dia em 3 vezes, durante 5 dias.

3ª opção: tinidazol 50mg/kg, após a refeição, durante 2 dias.

Antiparasitário universal com ação também nas gastroenterites virais e nas diarreias por protozoários. Nitazoxanida.

Produto – Annita.

Dose medida na seringa anexa, 2 vezes ao dia, durante 3 dias.

Adolescente – 1 comprimido 2 vezes ao dia, durante 3 dias.

Tinge a urina de verde.

Não usar se estiver tomando anticonvulsivante ou anticoagulante.

G = genérico.

Outras drogas eficazes em poliparasitoses:

Helmintíase – mebendazol e albendazol.

Protozooses – metronidazol e secnidazol.

Mebendazol e albendazol – eficazes para várias helmintíases.

Metronidazol e secnidazol – eficazes para várias protozooses.

Nitozoxanida – amplo espectro:

- Helmintíases – oxiúro, áscaris, estrongiloides, ancilostomas, tricocéfalo, tênia, *Hymenolepis*.
- Protozoários – amebíase, giardíase, criptosporidíase.
- Gastroenterites virais – rotavírus e norovírus.
- Dose – 7,5mg/kg 2 vezes ao dia, com alimentos, crianças > 1 ano.

A seringa anexa facilita a administração baseada no peso (0,375mL/kg, 2 vezes ao dia).

Acima dos 12 anos – 1 comprimido 2 vezes ao dia.

Em criptoridíase em crianças imunodeprimidas – mínimo de 14 dias e até resolução dos sintomas e negativação dos cistos.

SEÇÃO XII

Os Problemas do Fígado

A criança Ictérica ou com Doença do Fígado

colaboradores **Roberto Foccacia** (hepatites). **Marcelo Ruiz da Silva. Giovani Cappelano** (cisto do colédoco).

HISTOLOGIA HEPÁTICA NORMAL

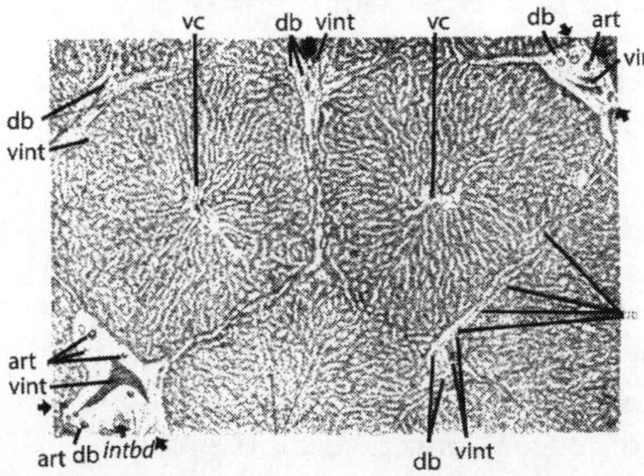

Estrutura lobular
db = ducto biliar; vint = veia interlobular;
art = ramo da artéria hepática; vc = veia central.

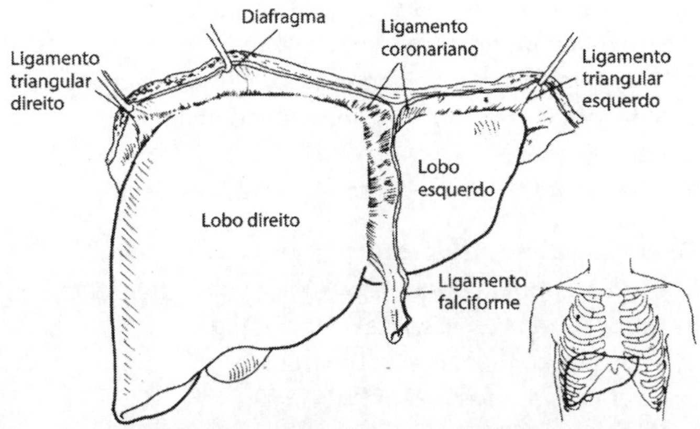

O **fígado** é constituído de uma massa de células dispostas em placas unicelulares tunelizadas por um complexo sistema de canais que transportam sangue e bile. Existem dois sistemas de túneis – os tratos portas e as veias centrais – que correm em planos perpendiculares entre si e nunca se tocam.

Os *espaços portas* contêm ramos da veia porta, da artéria hepática, ducto biliar e pequena quantidade de tecido conjuntivo
(estroma); estão circundados por uma paliçada de células hepáticas – a *membrana limitante*.

O sangue atravessa a membrana limitante através de canais que descarregam numa rede especializada de capilares – os *sinusoides* situados em lacunas que formam um labirinto. Entre os sinusoides e o hepatócito existe o espaço perissinusoidal de Disse.

A unidade anatômica do fígado é o *lóbulo*: a veia centrolobular e as colunas de hepatócitos circunjacentes; ele é envolvido por 4-6 espaços portas.

Sistema excretório: canalículos biliares (formam redes em contato direto com a superfície dos hepatócitos) – ductos biliares (colangíolos e interlobulares) dos espaços portas.

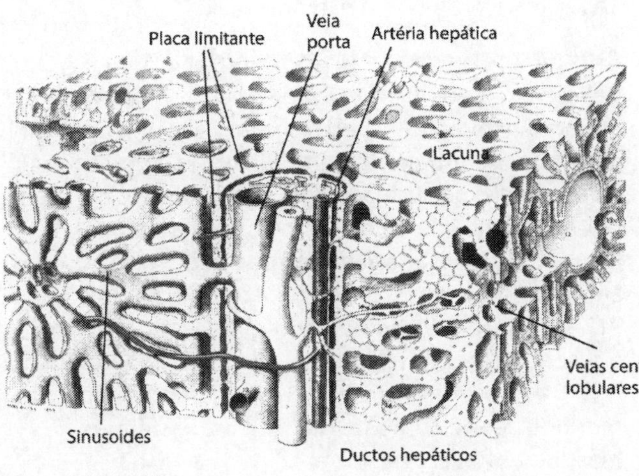

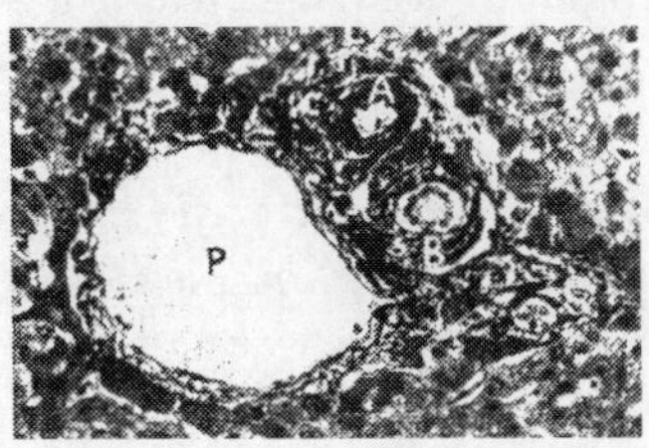

RECONHECIMENTO

Dra. Gilda Porta (SP), **Dra. Themis Silveira** (RS) e **Dr. Claudio R. Coelho** (Botucatu), por seu trabalho nesse difícil setor da Pediatria.

Livros recomendados Gastroenterologia e Hepatologia – Hessel, Ribeiro (Sarvier); Manual de Hepatologia Pediátrica – Tommaso, Porta (Atheneu)

1. Hepatopatias

MANIFESTAÇÕES CLÍNICAS E LABORATORIAIS

DADOS RELEVANTES DE ANAMNESE

Doenças de curta duração

1. Casos de hepatite na comunidade.
2. Transfusão de sangue ou de seus subprodutos.
3. Cirurgia, inclusive dentária; anestesia por halotano.
4. Medicamentos: isoniazida, nitrofurantoína, sulfa, anti-inflamatórios, acetominofeno.
5. Drogas injetáveis, *crack*; homossexualismo masculino.
6. Mononucleose e citomegalovírus podem imitar hepatite.
7. Casos agudos graves: pensar em síndrome de Reye.

Doenças de longa duração

1. Perguntar por dados clínicos sugestivos de hepatite: icterícia, urina escura, fezes claras, fadiga.
2. Evolução: continuamente progressiva ou com remissões e recaídas?
3. História familiar de doença do fígado ou distúrbio neurológico e/ou psiquiátrico sugere doença de Wilson.
4. História de doença pulmonar crônica na família sugere mucoviscidose ou deficiência de alfa-1-antitripsina.
5. Adolescentes do sexo feminino com acne, artrite e fadiga podem ter hepatite autoimune.

Sugerem complicações das hepatopatias: itens 6, 7, 8 e 9.

6. Epistaxes ou frequentes equimoses sugerem deficiência de fatores de coagulação ou plaquetopenia (consequência de hiperesplenismo).
7. Ascite sugere hipertensão portal e hipoalbuminemia.
8. Sonolência durante o dia e insônia à noite, aparecimento de distúrbios da personalidade ou psiquiátricos sugerem encefalopatia hepática.
9. Confusão mental e coma sugerem insuficiência hepática ou doença metabólica com hipoglicemia e/ou hiperamonemia.

Importante: em toda doença crônica do fígado, cirrose ou qualquer complicação de doença hepática (plaquetopenia, anemia, hemólise) em criança, adolescente ou adulto jovem, considere a **doença de Wilson** até prova em contrário. É doença que pode ser tratada, permitindo uma vida quase normal.

DADOS DE EXAME FÍSICO

1. Palpação do fígado e baço.
   Ver capítulo Hepatomegalia.
2. Icterícia (na cirrose bem estabilizada pode não haver icterícia).
   Nota: os itens 3 e 4 indicam **cirrose com hipertensão portal**.
3. Alterações de pele: *spiders* (angioma em aranha), eritema palmar, escoriações pelo prurido.
4. Ascite, edema, circulação colateral na parede abdominal.
5. Adolescentes com cirrose: ginecomastia, distúrbios menstruais, puberdade atrasada, queda dos pelos.
6. Baqueteamento dos dedos.
7. Estado de consciência e distúrbios neurológicos: tremor, ataxia, disartria, rigidez dos extensores – pesquisar doença de Wilson.
   Desorientação – sinal de alarme de pré-coma.

DADOS LABORATORIAIS

Bilirrubinas

- Aumento da bilirrubina não conjugada (**indireta**) ocorre na icterícia fisiológica do recém-nascido, icterícia do prematuro, "icterícia do leite materno", hipotireoidismo, defeitos de captação e/ou conjugação (síndromes de Gilbert e de Crigler-Najjar) e especialmente nas **hemólises** (nas hemólises maciças há aumento concomitante de bilirrubina direta).
- Nítido predomínio da bilirrubina conjugada (**direta**) sugere colestase intra ou extra-hepática, mas ocorre também nas síndromes de Dubin-Johnson e de Rotor.
- Nas afecções hepatocelulares (hepatite infecciosa ou tóxica, cirrose) e nas sepses existe aumento combinado das duas bilirrubinas. Na cirrose bem estabilizada as bilirrubinas podem estar normais.

Aminotransferases (= transaminases)

Refletem o grau de destruição hepatocelular. Alanina aminotransferase (ALT) ou transaminase pirúvica (TGP) e aspartoaminotransferase (AST) ou oxalacética (TGO). **ALT** é mais específica para lesão hepática. AST aumenta também no infarto do miocárdio e nas miopatias. Normal: até 40. **Hepatites agudas** por vírus ou drogas: aumento de 20 vezes o normal, com predomínio da ALT. **Hepatite fulminante**: aumento acentuado no início, seguido por queda rápida. **Cirrose**: predomínio da AST. **Obstruções extra-hepáticas**, hepatites crônicas, mononucleose: aumento das aminotransferases, mas só até 10 vezes o normal.

Doenças agudas: ALT/AST maior que 1;
crônicas: menor que 1.

Gamaglutamiltranspeptidase (GGT: normal até 45U)

Aumentada nas colestases (especialmente na atresia das vias biliares) e doenças hepatocelulares, inclusive por medicamentos (anticonvulsivantes). Eleva-se precocemente com o uso abusivo de álcool.
Bom indicador de neoplasias hepáticas anictéricas.

Fosfatase alcalina (FA)

Sua atividade está aumentada nos casos de lesão hepática e nas obstruções extra-hepáticas (normal na infância: até 400UI).

Na ausência de elevação significativa das transaminases, aumento da fosfatase alcalina sugere obstrução extra-hepática, mas o mesmo pode acontecer na forma colestática da hepatite viral. As doenças infiltrativas do fígado e as que ocupam espaço (cistos e abscessos) acompanham-se de aumento da fosfatase alcalina.

FA está elevada nas fases de crescimento acelerado e muito elevada nas doenças ósseas, mas, nesse caso, a GGT está normal.

Albumina sérica (normal: 3,5 a 5,5g/dL)

Na hepatite viral aguda:
albuminemia pode estar discretamente diminuída.

Na cirrose: diminuída
(sem relação direta com a gravidade da doença).

Em cirroses estáveis: albumina pode estar normal.

Globulinas

- Alfa-1-globulina diminuída nas lesões hepatocelulares (paralelamente à albuminemia).
  Falta na deficiência de alfa-antitripsina.
- Alfa-2 e betaglobulinas (relacionadas com lipoproteínas) aumentadas nas colestases e nas hepatites crônicas; caem acentuadamente na hepatite fulminante.
- Gamaglobulina aumentada na cirrose e na hepatite crônica ativa.
- Imunoglobulinas:
  Hepatite aguda viral e hepatite crônica persistente: discreto aumento de IgG e IgM e discretíssimo de IgA. Na hepatite aguda viral, após a cura clínica, IgG e IgM mantêm-se elevadas por vários meses, enquanto a IgA sobe e logo cai.
  Hepatite crônica autoimune: aumento acentuado de IgG. Cirrose biliar primária: aumento de IgM.

Atividade da protrombina ou tempo de protrombina (TP)

Depende dos fatores V, VII, X, I e II, que são sintetizados no fígado; a redução significativa da atividade da protrombina ou o aumento do TP indicam insuficiência hepática.

- Hepatite crônica ativa, cirrose hepática descompensada.
- Hepatite aguda fulminante.
- Galactosemia e frutosemia no recém-nascido.
  Se o TP se corrige 40-72 horas após administração de vitamina K, sugere obstrução das vias biliares (e não disfunção hepatocelular).
- Atividade TP menor que 66%: risco de sangramento (evitar procedimentos invasivos).

Alterações hematológicas

- Leucopenia na hepatite viral.
- Alta porcentagem de linfócitos atípicos na mononucleose, toxoplasmose ou doença de inclusão citomegálica.
- Eosinofilia nas parasitoses.
- Cirrose: anemia (consequente a varizes esofágicas, gastrite, úlcera); hiperesplenismo: anemia, leucopenia, plaquetopenia e evidências de hemólise (células fragmentadas, reticulocitose).

Exame de fezes – sangue oculto, protoparasitológico.

Exame de urina

Urobilinogênio aumentado em caso de lesão hepatocelular e ausente nos processos obstrutivos.

Aumento da bile (urina cor de iodo) nas colestases: pode ser precoce.

Bacterioscópico de urina na suspeita de infecção urinária.

Hematúria na insuficiência hepática – suspeita de CIVD.

- ***Em caso de ascite***: exame do líquido ascítico – distinguir **transudatos** (proteínas abaixo de 2g%, neutrófilos raros) que ocorrem nas cirroses dos **exsudatos** (proteínas acima de 2,5g% e frequentes neutrófilos) devido a tumores, infecções ou obstruções da veia hepática.
- ***Em casos de cirrose***: aparecimento de alfafetoproteína (AFP) reflete a presença de hepatoma ou hepatoblastoma. A AFP está também presente na hepatite neonatal e no teratoma.

Outros exames laboratoriais (seriados)

Antígeno HBs, ureia, glicemia, ionograma, gasometria, amônia sanguínea.

Hipoglicemia não cetótica: defeito de oxidação de ácidos graxos.

Cetose: acidemia orgânica, distúrbio do glicogênio.

Aumento do ânion *gap* na acidose metabólica: acidemia orgânica.

TSH na icterícia por bilirrubina indireta.

ULTRASSONOGRAFIA

Jejum – para fígado: não necessário;
vias biliares: 4 a 6h, ingerir água durante o exame.

Hepatomegalia – medição, textura; lesões císticas (abscesso, cistos) *vs.* não císticas (hematoma, tumor).

Esteatose (fígado hipoecólico).

Cisto do colédoco, ausência de vesícula biliar, cálculos na vesícula biliar.

Hipertensão portal – dilatação dos vasos, esplenomegalia, ascite.

Doppler: ingurgitamento de colaterais hepatofugas.

Trombose da veia porta (Doppler).

Aspiração de cistos e coleções e biópsia hepática percutânea com agulha guiada pelo ultrassom.

CINTILOGRAFIA

Detecta anormalidades na captação, concentração e excreção do fígado. Utiliza derivados de ácido iminodiacético (IDA) com tecnécio radiativo.

Na colestase neonatal é usada para detectar atresia de vias biliares – o aparecimento do traçador na região intestinal em 24 horas afasta atresia, mas sua ausência não significa obrigatoriamente atresia porque pode ser consequente a uma doença parenquimatosa.
O resultado pode ser mais fiel pela administração prévia de fenobarbital: 5mg/kg/dia, 5 dias.

TOMOGRAFIA E RESSONÂNCIA

- Lesões hepáticas focais ou massa no hipocôndrio D (por radiografia ou ultrassonografia): tumor hepático.
- Doenças difusas do fígado: hemocromatose, glicogenose, lipidose; ESTEATOSE.
- Traumatismo abdominal em pacientes hemodinamicamente estáveis.

A administração de contraste aumenta a sensibilidade da tomografia computadorizada em 10-15%.

Ressonância magnética é mais dispendiosa, mas não usa radiação ionizante.

Colangiorressonância magnética

Estudo da árvore biliar e dos ductos pancreáticos.

BIÓPSIA HEPÁTICA

Essencial para o esclarecimento dos casos duvidosos e útil para o acompanhamento da evolução.
Fazer ultrassonografia abdominal prévia.

1. No RN: diagnóstico diferencial de atresia de vias biliares *vs.* colestase intra-hepática.
2. Hepatomegalias.
3. Evidência clínica de hepatite crônica.
4. Doenças de depósito: doença de Wilson, glicogenose, ferro.
5. Doenças metabólicas: ciclo da ureia, tirosinemia, peroxissomos, oxidação de ácidos graxos.
6. Deficiência de alfa-1-antitripsina.
7. Fibrose hepática congênita.
8. Grau de fibrose e cirrose.

COMPLICAÇÕES DAS HEPATOPATIAS

■ **Hipertensão portal** – determinada pela obstrução do fluxo sanguíneo portal: esplenomegalia, presença de varizes esofágicas e do fundo gástrico, hepatopatia com ou sem ascite, circulação colateral, abdominal, grau variável de insuficiência hepática.

■ **Anemia** e **hemorragias** nas hepatopatias crônicas (cirrose).

■ **Encefalopatia hepática**

1. Distúrbios de conduta, perda recente da memória, distúrbios do sono, disartria, gagueira.
2. Hiper-reflexia, incoordenação para atos motores finos, tremores.
3. Fatores desencadeantes: excesso de proteínas, sangramento gastrintestinal, excesso de diuréticos, infecção, diazepínico, paracentese abdominal, insuficiência renal.
4. **Pré-coma**:
   Estágio I (precoce): distúrbios do sono – insônia ou sonolência; hiperventilação; EEG normal.
   Estágio II: extrema irritabilidade, distúrbios de conduta alternados com insônia ou sonolência. Hiper-reflexia, EEG: lentificação difusa.
5. Após dias, semanas ou meses, o doente evolui para o **coma**: aprofundamento da sonolência, perda da consciência, Babinski presente, convulsões e rigidez descerebrada. EEG anormal difusamente. Geralmente termina com a morte, mas pode haver recuperação espontânea ou por meio do tratamento.

Entenda a patogênese do coma hepático – embora outras substâncias tenham sido implicadas na patogênese do coma hepático, a **amônia** representa o tóxico cerebral mais importante.

■ **Infecção nas hepatopatias crônicas graves**

1. Frequentes, graves, imprevisíveis.
2. Principal fonte de infecção: trato gastrintestinal.
3. Principais agentes: anaeróbios, *E. coli* e pneumococos.
4. Infecções mais frequentes: bacteriemia, sepse e peritonite; bronquites e pneumonias (especialmente na cirrose biliar).
5. Fatores predisponentes: cateteres, sondas, agulhas intravenosas usadas no coma hepático (infecção por gram-negativos).

■ **Síndrome hepatorrenal das cirroses descompensadas**

1. Condições em que aparece: estágio final das hepatopatias – icterícia, hipoalbuminemia, hipertensão portal e ascite.
2. Fatores exacerbantes: hipocalemia, hiponatremia, hemorragia gastrintestinal.
3. Não há lesão anatômica do rim. RFG e FPR efetivos diminuídos, função tubular quase normal.

■ **Carcinoma hepatocelular em cirrose ou hepatite crônica**

Monitorar com dosagens de alfafetoproteína.

2. Hepatomegalia

O fígado pode ser palpável normalmente na criança.

Corolário – fígado palpável nem sempre significa hepatomegalia.

O que considerar então como **hepatomegalia**?

Medido na linha hemiclavicular direita,
em inspiração profunda, os limites do normal são:

RN prematuro – até 2cm do rebordo costal.
RN normais – até 3cm.
Crianças de 2 a 4 anos – até 2cm.
A partir dos 4 anos habitualmente não é palpável.

É útil a determinação da macicez hepática:

1. Borda superior: pela percussão.
2. Borda inferior: palpação.
   Distância maior que 7cm é suspeita.

Não use percussão para determinar o rebordo inferior do fígado porque ele pode ser fino, não percutível; a interposição de víscera pode prejudicar a percussão.

Borda hepática fina e dura e superfície nodular – fibrose ou cirrose.

Ausculta – sopro sugere malformação dos vasos ou fluxo hepático aumentado.

Cuidado para não errar:

1. A posição do fígado muda com os movimentos respiratórios: palpe sempre na inspiração.
2. Processos pulmonares podem **rebaixar** o diafragma e o fígado (pseudo-hepatomegalia): exame cuidadoso do pulmão.

O fígado aumenta (**hepatomegalia**)

1. **Sem icterícia**:
   a) Congestão (insuficiência cardíaca).
   b) Acúmulo de gordura (desnutrição, fibrose cística, diabetes).
   c) Infiltração (exemplo: leucemia).
   d) Hepatomegalia acentuada: fibrose hepática congênita.
   e) Hepatoesplenomegalia maciça: doença de depósito ou neoplasia.
   f) Inflamação (doenças virais inespecíficas).
   g) Hepatomegalia assimétrica: tumor, traumatismo.
   Nota: os itens (c) e (d) podem acompanhar-se de esplenomegalia.
2. **Com icterícia**:
   a) Hemólise.
   b) Anomalias da árvore biliar.
   c) Infecção.
   d) Doenças metabólicas (com necrose celular).
   e) Intoxicação por drogas.
   Nota: todos os itens, menos o item (e), podem apresentar esplenomegalia. Em todos os itens, menos no item (a), ocorre colestase.

Com hepatomegalia aparente – cisto do colédoco.

Pista diagnóstica pelos sinais clínicos (Quadro XII-1) e pelos **exames laboratoriais**.

Exame essencial nas hepatopatias – **ultrassonografia**; completar, se necessário, com **cintilografia**.

CAUSAS DE HEPATOMEGALIA

Recém-nascidos

1. Pode ocorrer icterícia (por bilirrubina indireta) prolongada em lactentes saudáveis, especialmente os amamentados ao seio.
2. Toda icterícia que dura mais de 2 semanas, investigar colestase.
3. Colestase com febre e/ou estado toxêmico sugere infecção: sepse, infecção urinária, vírus, sífilis, toxoplasmose.
4. Icterícia após introdução de fruta ou sacarose sugere intolerância à frutose ou galactose.
5. Afastado processo infeccioso, pensar em **doença metabólica** (ver Quadro XII-2: Colestase Neonatal – Destaques):
   a) vômitos persistentes, má aceitação alimentar e irritabilidade: erro metabólico dos ácidos graxos;
   b) distúrbio da função peroxissomal: síndrome de Zellweger;
   c) distúrbio do ciclo da ureia: deficiência de arginase;
   d) distúrbio do metabolismo dos aminoácidos: tirosinemia;
   e) distúrbio do metabolismo lipídico: Niemann-Pick tipo C; Gaucher, Wolman;
   f) distúrbio do metabolismo dos carboidratos: galactosemia, frutosemia, glicogenose.
6. Colestase da nutrição parenteral.

Na prática, 60% dos casos de **colestase** (característica: fezes acólicas, observar a parte interna do bolo fecal) – a) hepatite neonatal idiopática: meninos de baixo peso ao nascer. Podem imitar hepatite neonatal: fibrose cística, deficiência de alfa-1-antitripsina, hipotireoidismo; b) atresia biliar: meninas de peso normal ao nascer, síndrome de poliesplenia. Solicitar ultrassonografia das vias biliares (afastar cisto de colédoco) e biópsia hepática.

Observação:

Ascite congênita – doença de depósito (solicitar exame do esfregaço sanguíneo: leucócitos vacuolados); cirrose: deficiência de alfa-antitripsina; hemocromatose.

Quadro XII-1 – SINAIS CLÍNICOS QUE AJUDAM NO DIAGNÓSTICO DAS HEPATOMEGALIAS.

Sinais	Sugerem	Sinais	Sugerem
Fácies grotesco	Mucopolissacaridose	**Boca**	
Característica (L)	Síndrome de Alagille	Gengivite, glossite, estomatite	Desnutrição
Pele		**Coração**	
Amarelo-avermelhada Carotenemia	Hipervitaminose	Anormalidades à ausculta	Insuficiência cardíaca
Icterícia	Hepatite	**Pulmão**	
Eritema nodoso	Colopatia infiltrativa	Anormalidades à ausculta (L)	Fibrose cística Tuberculose
Teleangiectasia	Teleangiectasia hepática	**Abdome**	
Hemangiomas	Fígado multinodular angiomatoso	Rim policístico	Rim policístico mais fibrose hepática congênita
Marcas de coceira	Obstrução biliar	Circulação colateral, ascite	Pericardite
Eczema	Histiocitose X	Ascite recorrente, edema dos membros inferiores, dispneia	
Larva migrans	*Larva migrans* visceral	**Articulações**	
Cabeça		Artrite	Hepatite com colopatia inflamatória ou artrite reumatoide juvenil
Micocefalia (L)	Rubéola congênita, CMV Toxoplasmose	Artrite + acne + fadiga	Hepatite autoimune
Hidrocefalia	Sífilis congênita Toxoplasmose	**Esplenomegalia**	Ver capítulo Esplenomegalia (hepatoesplenomegalia)
Craniotabes	Hipervitaminose A	**Exame neurológico**	
Olhos		Tremores, distonia, disartria	Doença de Wilson Lipidoses (L)
Teleangiectasia	Teleangiectasia hepática	**Deformidades ósseas**	Mucopolissacaridose, manosidose, fucosidose, mucopolidose, doença de Gaucher, gangliosidose GM_1
Irite	Hepatite com doença inflamatória		
Anéis de Kayser-Fleischer	Doença de Wilson		
Catarata (L)	Galactosemia		
Edema de papila	Hipervitaminose A		

L = em lactente; CMV = citomegalovírus.

Quadro XII-2 – COLESTASE NEONATAL – DESTAQUES.

1. Dados de **alerta** para **colestase** neonatal:
   - Icterícia que não desaparece na 2ª semana de vida
   - Fezes amarelo-pálidas ou branco-acinzentadas
   - Urina escura que mancha a fralda
2. Colestase neonatal é emergência
3. Colestase neonatal = atresia de vias biliares (AVB), até prova em contrário
4. Crescimento normal em colestático não significa que a doença não é grave
5. Não esperar muito da ultrassonografia
6. Realizar biópsia do fígado se a investigação inicial não elucidar o diagnóstico
7. Indicar colangiografia intraoperatória se não foi descartada AVB e o tempo está chegando ao limite de segurança
8. Um lactente colestático com crescimento normal, fezes brancas persistentes e fígado duro provavelmente tem AVB
9. Colestase com suspeita de AVB: a) se o lactente tem menos de 6 semanas: biópsia hepática; b) se tem mais de 6 semanas: direto para colangiografia intraoperatória
10. Nas colestases **intra-hepáticas** (hepatites) o peso de nascimento é baixo, o crescimento não é satisfatório e as evacuações não são total nem permanentemente acólicas. A etiologia é infecciosa, tóxica ou genética
11. Rubéola, toxoplasmose e sífilis causam colestase, mas essa não é isolada e acompanha-se de outras manifestações
12. O encontro de uma infecção por citomegalovírus não encerra a investigação; o CMV nunca é responsável por um fígado duro e fezes acólicas; só valorizar anticorpos IgM
13. Hepatites A, B e C não causam colestase neonatal
14. O herpes-vírus não causa colestase, mas sim uma doença neonatal grave com hepatite e encefalite
15. As 5 doenças **mais frequentes** são: hepatite neonatal idiopática (35%), atresia das vias biliares extra-hepática (AVB, 30%), deficiência de alfa-1-antitripsina (A1AT, 7-10%), síndromes de colestase intra-hepática, incluindo Alagille e familiar (5%) e hepatite viral (3-5%)

ICTERÍCIA OBSTRUTIVA PROLONGADA (COLESTASE) NO LACTENTE – Sumário

Icterícia, colúria, hipocolia fecal | COLESTASE | BD > 2mg/dL e > 20% da BT

COLESTASE NEONATAL

RN com aspecto de SEPSE

"RN que não vai bem"/toxemia, hepatoesplenomegalia, púrpura, hemorragia

↓

Hemocultura
Tratamento de sepse
- Investigar TORCHS
- Investigar doenças metabólicas/genéticas, vômitos, letargia, anorexia, irritabilidade, sangramento, ascite
  - 1º) gasometria, eletrólitos, glicemia
  - 2º) amônia, ácido úrico, lactato, piruvato, corpos cetônicos, aminoácidos
  - 3º) urina: pH, substâncias redutoras, cetonúria, ácidos orgânicos

Ictérico "DOENTE"

RN prematuros/baixo peso, sexo masculino
Impressão "que não vai bem"
Ganho ponderal não satisfatório
Colestase começa logo depois da icterícia fisiológica
Acolia intermitente, dura menos de 10 dias
Esplenomegalia desde o início

↓

COLESTASE INTRA-HEPÁTICA

↓

Urina: bacteriológico, substâncias redutoras
Radiografia de crânio e ossos longos
Sorologia (mãe/RN): sífilis, toxoplasmose
Eletroforese de proteínas (avaliar alfa-1-globulina)
Biópsia hepática – hepatite neonatal idiopática
Se não foi elucidada, ver 11ª etapa

Colestase de causa inderteminada
1º) Bilirrubinas totais e frações
Coagulação: TP e TTPA
Hemograma e plaquetas
2º) Ultrassonografia hepatobiliar
3º) Biópsia hepática
4º) Colangiografia intraoperatória (suspeita de AVB)
5º) Completar a investigação, se necessário
Leia: Colestase Neonatal – destaques (Quadro XII-2)

Ictérico com pistas diagnósticas

Nutrição parenteral
Drogas hepatotóxicas
Fácies sindrômico (Alagille)
Micropênis
Catarata
Raquitismo
Início após introdução de frutas
Doença neuromuscular progressiva (hipotonia)
Baço grande e duro no 1º mês
Íleo meconial
Antecedentes familiares expressivos
Consanguinidade

↓

Colestase intra-hepática (ver 10ª etapa)

Ictérico "SAUDÁVEL"

RN a termo, > 3.000g, sexo feminino
Aspecto saudável
Crescimento normal
A partir de 3-6 semanas: acolia
Acolia persiste por mais de 10 dias
Fígado **duro**
Esplenomegalia depois dos 2 meses

Formas congênitas + outras anomalias (poliesplenia e anomalias cardíacas)

↓

COLESTASE EXTRA-HEPÁTICA

↓

1º) US de vias biliares: **cisto do colédoco***
2º) **Biópsia hepática**
Se proliferação das vias biliares:
Colangiografia intraoperatória: AVB?

Observação:
1. Cintilografia hepatobiliar pode preceder a biópsia
2. GGT acima de 100 em menina ou acima de 300: sugere AVB (excluir deficiência de AAT)

* Ausência de vesícula sugere AVB, mas não é sinal confiável.
Sinal do triângulo sugere AVB.
AVB = atresia das vias biliares; BT = bilirrubina total; AAT = alfa-antitripsina.

Visceromegalia – glicogenose, mucopolissacaridose, gangliosidose, mucolipidose.

Encefalopatia aguda no lactente – solicitar: glicose, amônia, gasometria, eletrólitos, lactato, piruvato, aminoácidos; urina: ácidos orgânicos e ácido orótico.

Lactentes de mais de 3 meses

Considerar: hepatite, glicogenose (com hipoglicemia), histiocitose X (com eczema), medicamentos hepatotóxicos.

Pré-escolares e escolares

Considerar: hepatite, toxocaríase (hipereosinofilia), esquistossomose, doenças metabólicas e de depósito, leucemia, hepatoma, metástase de neuroblastoma e tumor de Wilms, histiocitose X, fibrose hepática congênita, mucoviscidose, medicamentos hepatotóxicos, cirrose, nutrição parenteral.

Adolescentes

Considerar hábitos de vida e antecedentes familiares: hepatites A, B e C, medicamentos hepatotóxicos, tóxicos por via IV, linfomas, doença de Wilson, hepatite autoimune, colopatias inflamatórias, porfirias hepáticas.

ORIENTAÇÃO DIAGNÓSTICA PARA HEPATOMEGALIAS EM CRIANÇAS MAIORES DE 1 ANO

▶ **Com icterícia por aumento de bilirrubina direta**

1. Transaminases muito acentuadas e fosfatase alcalina pouco aumentada: indica doença **hepatocelular**.
   Hepatite viral
   (investigar também o uso de drogas/toxinas).
   Se excluídos os anteriores: ceruloplasmina
   (doença de Wilson).
2. Fosfatase alcalina muito aumentada e transaminases pouco aumentadas indicam doença **obstrutiva**: solictar US das vias biliares.

▶ **Sem icterícia**

1. Com **esplenomegalia**: hemograma e US abdominal.
2. **Sem esplenomegalia**: US abdominal e sorologia para hepatite; se forem negativos: biópsia (doença de depósito, tumor).

3. Icterícia na Infância

A **icterícia** é a manifestação clínica da **hiperbilirrubinemia** e pode ser classificada em: icterícia **não colestática**, com predomínio da bilirrubina não conjugada (indireta), e icterícia **colestática**, com predomínio da bilirrubina conjugada (direta).

A icterícia é muito mais frequente no lactente que na criança maior, e qualquer etapa do metabolismo das bilirrubinas pode ser afetada e manifestar-se clinicamente.

ICTERÍCIA NO RN/LACTENTE JOVEM

ERITRÓCITOS

São removidos do sangue – destruídos no sistema reticuloendotelial (SER) (baço).

Heme (da hemoglobina) – biliverdina – **bilirrubina** (BI).

BI é **conjugada** (BD) no fígado e excretada pelas vias biliares.

Icterícia visível – bilirrubina > 5mg/dL.

Exame fundamental

Dosagem de **bilirrubinas** e de suas **frações** (BD e BI):

▶ **Predomínio da BI (não conjugada)**

1. Produção excessiva de BI por: hemólise, hemorragia ou defeito dos eritrócitos.
2. Defeito no transporte sanguíneo da BI para o fígado provocado por drogas.
3. Defeito na captação da BI pela membrana hepática.
4. Defeito na conjugação da BI (glicuroniltransferase).
5. Hipotireoidismo; filho de mãe diabética; sepse.
6. Obstrução do tubo digestório.
7. Associada ao leite materno.

▶ **Predomínio da BD (conjugada)**

1. Devido a uma doença hepatocelular.
2. Defeito de excreção da BD
   (síndrome de Dubin-Johnson, Rotor).
3. Obstrução intra e extra-hepática ao fluxo da bile.

COLESTASE

Falha na excreção de bile – **redução do fluxo biliar**:

1. Consequentemente, acúmulo de bile nas vias biliares intra e extra-hepáticas.
2. Regurgitação para o sangue:
   aumento da BD no sangue.

Consequência de (1): redução de bile no intestino – hipocolia fecal. Consequência de (2): aumento da oferta de BD para os rins – colúria.

ICTERÍCIA NÃO COLESTÁTICA NO LACTENTE

A icterícia no RN ou lactente deve ser considerada **patológica** até prova em contrário.

1. A causa mais comum de icterícia no período neonatal é a icterícia **fisiológica** – surge no 2º-3º dias de vida e desaparece no 5º-8º dias; raramente excede 5-6mg/dL.

Causa: atraso do desenvolvimento de vários aspectos do metabolismo da bilirrubina.

2. Considere a icterícia **patológica** e inicie pronta avaliação diagnóstica, quando – a) icterícia surge antes das 36 horas de vida; b) bilirrubina total acima de 12mg/dL; c) icterícia persiste além do 8º dia de vida; e d) bilirrubina direta acima de 1,5mg/dL.
3. Nos casos de **hemólise muito precoce** (primeiras 24 horas de vida) investigue imediatamente – a) incompatibilidade Rh, ABO e outros grupos, tipo sanguíneo da mãe e da criança; prova de Coombs; e b) sepse, especialmente no prematuro.

Nota: nos itens 1 e 2 pode haver concomitantemente aumento de bilirrubina direta.

Afastadas essas causas, considere:

4. **"Icterícia do leite de peito"** – benigna, aparece no 6º-8º dias de vida, desaparece espontaneamente.
5. Condições predisponentes:
   a) Hipoglicemia (ingestão calórica insuficiente).
   b) Filho de mãe diabética (antecedente, aspecto do RN).
   c) Acidose.
6. Ingestão de **drogas**
   a) Sulfas e aspirina (prejuízo do transporte de bilirrubina).
   b) Cloranfenicol (diminuição de conjugação).
   c) Intralípide ou lipofundim (acidose metabólica).
7. Sinais de obstrução alta do trato digestório (estenose hipertrófica do piloro, atresia duodenal, pâncreas anular).
8. Sinais de obstrução intestinal baixa (atresia ileal, megacólon congênito).
9. Hipotireoidismo.
10. Fibrose cística (mucoviscidose).
11. Icterícias familiares.

Hiperbilirrubinemia grave, kernicterus precoce, morte na primeira infância – **síndrome de Crigler-Najjar** tipo I (rara, autossômica recessiva), ausência de glicuroniltransferase pode ser confundida com "icterícia do leite de peito", mas é intensa e pode levar ao kernicterus.

ICTERÍCIA COLESTÁTICA

O que é – falência excretória do hepatócito com estagnação da bile no interior das vias biliares intra e extra-hepáticas e acúmulo no sangue de produtos que deveriam ser excretados pelo fígado. Pode ser provocada por numerosas causas, agrupadas em intra-hepáticas (infecciosas, metabólicas, genéticas) e extra-hepáticas (obstrutivas).

Colestase **obstrutiva** = impedimento ao fluxo biliar em qualquer ponto entre o canalículo biliar e o duodeno = **colangiopatia obstrutiva infantil** que seria provocada por uma **inflamação**: a) quando predomina nos hepatócitos = **hepatite neonatal**; b) fibrose progressiva até obstrução completa dos ductos biliares **extra-hepáticos** = **atresia das vias biliares**; c) estreitamento parcial dos ductos biliares **intra-hepáticos** = **hipoplasia biliar**.

Ver Quadro XII-2 e Sumário.

Recomendado: **Colestase** – Puglise in Gastroenterologia e Hepatologia (Porta e Koda, Manole), Maatar R in Manual de Hepatologia Pediátrica (Tommaso e Porta, Atheneu), Carvalho E, Santos JL in Pronap – SBP Ciclo XV (2).

CONDUTA DIAGNÓSTICA

Premissas

1. Em todos os recém-nascidos que permanecem ictéricos após 2 semanas de vida, solicitar dosagem de bilirrubina. Se for aleitamento materno exclusivo, sem colúria, reavaliar a amamentação e observar mais 1 ou 2 semanas.
2. Recém-nascido com colestase e quadro clínico agudo – hospitalizar em UTI e solicitar concurso de especialista.
3. Lactentes até 2 meses de idade com colestase (icterícia por bilirrubina direta) com bom estado geral e crescendo bem – não se deixe iludir. Pode ser atresia de vias biliares.
4. Em toda criança com colestase de causa não esclarecida, solicite ultrassonografia.
5. Colestase e características sindrômicas – suspeite de síndrome de Alagille, exclua artrogripose.
6. Colestase sem características sindrômicas, solicite dosagem de GGT. Se não houver prurido, solicite cromatografia urinária de sais biliares.

1ª etapa Caracterização clínica

1. Urina cor de iodo; fezes claras (cortar o bolo fecal e observar a parte interna).
2. **Icterícia + colúria + acolia** (ou **hipocolia**) **fecal**.
3. Aparência geral, fácies e crescimento.
4. Hepatomegalia: fígado duro ou normal; esplenomegalia.
5. História familiar. *Alerta*: se a icterícia do RN se prolongar por mais de 2 semanas mesmo com leite materno.
6. Icterícia colestática febril aguda – pense em doença de Kawasaki.

2ª etapa Caracterização laboratorial inicial

1. Aumento da bilirrubina à custa da bilirrubina direta (BD). **BD maior que 2mg/dL e mais de 20% da BT.**

2. Pigmentos biliares presentes na urina.
3. Hemograma com plaquetas.
4. Coagulação: TP e TTPA.
5. Eletroforese de proteínas.

3ª etapa Iniciar o tratamento da colestase

Indicado nos casos de dúvida: hipo ou acolia?

Ministrar drogas coleréticas que agem estimulando um dos mecanismos geradores de fluxo biliar canalicular: colestiramina (resina quelante que age no fluxo dependente de sais biliares) e/ou fenobarbital (que aumenta o fluxo biliar estimulando a atividade de enzimas da membrana canalicular).

1. Colestiramina (Questran): 2 a 8g por dia misturado com leite, água ou suco (1 envelope = 4g/250mL), dar de preferência uma parte maior pela manhã.
2. **Fenobarbital** (Gardenal 1 gota = 1mg): iniciar com 5mg/kg e aumentar até 10mg/kg/dia, dose única, à noite.

Tratar por 5 dias:

a) fezes normalizaram – passar para a 5ª e 10ª etapas;
b) fezes persistem acólicas: passar para a 6ª e 7ª etapas.

Nota: pode-se usar só o fenobarbital.

4ª etapa Colestase intra *vs.* extra-hepática

Questão básica – **colestase intra-hepática** (infecciosa, metabólica, genética) *vs.* **extra-hepática** (obstrutiva). Ver Quadro XII-3.

Importância dessa diferenciação – alguns casos de colestase intra-hepática admitem tratamento etiológico, outros requerem aconselhamento genético.

As colestases obstrutivas são passíveis de tratamento cirúrgico, mas para que bons resultados sejam possíveis é obrigatória a intervenção cirúrgica nas primeiras **6 a 8 semanas** de vida.

1º passo Análise clínica da colestase (Quadro XII-3)

2º passo Interpretação

Embora nenhum desses dados seja patognomônico, a análise conjunta permite o diagnóstico em 85% dos casos.

1. Colestase com aparência doentia, envolvimento de múltiplos órgãos, baixo peso de nascimento e crescimento deficiente: sugere colestase **intra-hepática** (processo infeccioso, metabólico ou hereditário) – passe para a 5ª etapa.
2. Caso de colestase com fezes persistentemente acólicas em lactente de resto saudável: sugere **atresia das vias biliares** – ultrassonografia das vias biliares e biópsia (6ª e 7ª etapas).
3. Identificar os casos com pistas diagnósticas evidentes (10ª etapa) e os casos agudos graves como sepse.

5ª etapa Suspeita de colestase intra-hepática

1º passo Verifique sinais sugestivos de infecção – baixo peso de nascimento e estado infeccioso (leve: inapetência, abatimento, vômitos, diarreia, febre, "RN que não vai bem"; grave: sepse, hemorragias).

2º passo Verifique sinais sugestivos de **distúrbios metabólicos**:

a) História familiar: consanguinidade, abortos repetidos, mortes súbitas, doença muscular progressiva.
b) Relação entre o início dos sintomas e a introdução de novos alimentos.

Quadro XII-3 – DIFERENCIAÇÃO DA COLESTASE INTRA DA EXTRA-HEPÁTICA.

Dados clínicos	Intra-hepática	Extra-hepática (obstrutiva)
Peso de nascimento	Baixo (2,5kg) (M), familiar 10-15%	Normal (3kg), (F)
Início	Precoce (até 7-10 dias), súbito	Tardio (2 semanas ou mais), lento e progressivo
Fígado	Normal ou hepatomegalia com borda normal ou firme	Hepatomegalia com **borda dura** mais palpável no epigástrio
Baço	Esplenomegalia precoce (primeiros 2 meses)	Discreto, após 2 meses
Estado geral	Comprometido (leve ou acentuado)	Bom
Sintomas associados	Frequentemente	Casos precoces: poliesplenia/cardiopatia
Evolução das fezes (acolia)	Exacerbação-remissão melhorada após 10 dias	Persistente, continuam acólicas após 4 dias de observação
Hemólise	Frequente	Rara

Gamaglutamiltranspeptidase (GGT) maior que 300 sugere atresia de vias biliares, mas pode estar aumentada (800) na deficiência de alfa-antitripsina. GGT acima de 100 em meninas sugere AVB. GGT abaixo de 100 quase afasta AVB.
(M) ou (F) = mais frequente no sexo M ou F.

c) Precedendo a icterícia: baixo peso ao nascer; inapetência, vômitos, irritabilidade.
d) Episódios precoces de sepse e hemorragia (coagulopatia).
e) Evolução: forma aguda no período neonatal; forma aguda e intermitente na criança pequena; forma crônica e evolutiva na criança maior, com deterioração progressiva: neurológica, hepática e crescimento insuficiente.
f) Esplenomegalia acentuada: fetopatias, Niemann-Pick.
g) Exames laboratoriais característicos: hipoglicemia, acidose metabólica, amônia e ácido láctico elevados.

Comentário – as doenças infecciosas caracterizam-se pelo aparecimento mais rápido da icterícia e quadro grave de sepse, mas os quadros clínicos superpõem-se e é possível a instalação de sepse em doença metabólica. No entanto, a causa **mais comum** é a **hepatite neonatal idiopática**.

3º passo Investigação laboratorial

Prioridade – identificar as causas infecciosas e metabólicas **tratáveis**.

1. Hemograma com hemossedimentação e reticulócitos (hemólise nos processos infecciosos), ferro e ferritina; hemocultura.
2. Bilirrubinas, transaminases, TP e TTPP.
3. Urina: bacteriológico.
4. Reação sorológica para sífilis e toxoplasmose (mãe/RN).
5. Radiografia de crânio e de ossos longos; fundo de olho.
6. Exame microscópico do sangue a fresco: pesquisa de tripanossomos (áreas endêmicas de Chagas ou transfusão recente de sangue na mãe).
7. Urina: a) bacterioscópico; b) substâncias redutoras após ingestão de leite: galactosemia; após ingestão de açúcar: frutosemia (só para crianças que já estejam tomando sacarose); c) aminoácidos com teste do cloreto férrico e Phenistix – tirosinemia, frutosemia.

Alerta: icterícia persistente > 15 dias de vida.

4º passo Pesquisar doenças metabólicas

TSH, T_4, glicemia, gasometria, corpos cetônicos, amônia, lactato, piruvato, ácidos orgânicos no sangue (antes de qualquer tratamento).

Indicam **erros inatos do metabolismo**: acidose metabólica, alcalose, respiratória, hipoglicemia, cetose, lactato e piruvato elevados.

5º passo Completar a investigação

Se o caso não foi elucidado com a sequência anterior:

1. Exame oftalmológico/fundo de olho, em todos os casos.
2. Sorologia para rubéola, citomegalovírus, herpes.
3. Eletroforese de proteínas: ausência de alfa-1-globulina sugere deficiência de alfa-1-antitripsina.
4. Colesterol sérico.
5. Mielograma.
6. Estudo genético.
7. Se íleo meconial, atresia intestinal no RN ou bronquite crônica nos familiares: albumina no mecônio e prova do suor (fibrose cística).

Importante – detecção de causa intra-hepática não exclui AVB associada. Fazer o seguimento e, se não houver melhora, é obrigatória a biópsia antes dos 2 meses de idade.

6ª etapa RN/lactente com "pistas" diagnósticas

1. Nutrição parenteral.
2. Uso de drogas hepatotóxicas.
3. Fácies sindrômico:
   - Síndrome de Down.
   - Trissomia do 23.
   - Síndrome de Alagille (com sopro cardíaco e anomalias vertebrais).
   - Síndrome cérebro-hepatorrenal de Zellweger: fronte proeminente, hipertelorismo e epicanto, além de hipotonia e deficiência intelectual.
4. Micropênis: hipopituitarismo (pode ter hipoglicemia).
5. Após introdução de açúcar, frutas: frutosemia.
6. Catarata: galactosemia, rubéola.
7. Raquitismo: tirosinemia.
8. Baço grande e duro, precoce (1 mês) em lactente ictérico "saudável": doença de depósito (Gaucher, Niemann-Pick).
9. Antecedentes familiares para síndrome de Alagille, Byler.
10. Colestase recorrente benigna; enfisema pulmonar (deficiência de alfa-1-antitripsina).
11. Íleo meconial ou atresia intestinal: mucoviscidose.

7ª etapa Ultrassonografia

O objetivo é detectar cisto do colédoco, dilatação da via biliar extra-hepática.

Ausência de vesícula sugere AVB, mas não é confiável.

Sinal do cordão triangular (área de fibrose) sugere AVB.

8ª etapa Biópsia hepática percutânea

Indicação – a) casos sugestivos de colestase intra-hepática não elucidados com os exames anteriores; b) prognóstico (cirrose).

Quadro XII-4 – HEPATITE *vs.* ATRESIA DE VIAS BILIARES – BIÓPSIA HEPÁTICA.

Hepatite	Atresia (AVB)
• Distorção lobular • Transformação gigantocelular • Necrose focal • Infiltração lobular mononuclear	• Proliferação biliar ductal (numerosos ductos biliares por espaço porta) • Fibrose portal e perilobular • Colangite (inflamação periductular)

Hepatite neonatal idiopática e AVB são as causas mais frequentes de colestase do lactente.

É prioritário na suspeita de atresia das vias biliares.

Interpretação (Quadro XII-4)

1. Eficiência: 93% (se a biópsia apanhar 5 espaços portas).
2. Biópsia muito precoce é menos típica.
3. Deficiência de alfa-antitripsina confunde com AVB.
4. Hipoplasia biliar intra-hepática: 1º colapso dos ductos biliares; posteriormente: redução acentuada (média menor que ½ do ducto biliar por espaço porta).
5. Se a biópsia for característica de atresia das vias biliares extra-hepáticas, passe imediatamente para a **10ª etapa.**

9ª etapa Investigação da permeabilidade canalicular

Indicada apenas se a biópsia não puder ser executada de imediato. Pode dar uma orientação, mas tem falhas e não substitui a biópsia.

Tubagem duodenal – se negativa (ausência de bile no intestino), repetir mais 2 vezes.
Vantagem: exequível em qualquer lugar.

Cintilografia biliar com tecnécio radiativo ligado a derivados do ácido iminodiacético (IDA):
BIDA, PIPIDA, DISCIDA.

Observação: a) na colestase intra-hepática grave pode não haver excreção (falso-negativo); b) excreção renal pode ser confundida com pequena excreção digestiva (falso-positivo).

10ª etapa Cirurgia

Se os dados sugerem **obstrução canalicular** – **laparotomia** (sempre antes de 8 semanas de vida) com:
1º) biópsia hepática a céu aberto; 2º) colangiografia intraoperatória.

11ª etapa Súmula clínica

Verifique, a seguir, a **súmula das principais entidades** relacionadas com colestase e, se o caso se encaixar em alguma delas, estude-o com mais profundidade.

HEPATITE NEONATAL IDIOPÁTICA

(colestase intra-hepática idiopática)

1. Início geralmente precoce (2 primeiras semanas de vida), mas pode ser mais tardio.
2. Peso baixo de nascimento, prematuridade.
3. Apetite e crescimento normais ou moderadamente prejudicados.
4. Hepatoesplenomegalia discreta.
5. Biópsia hepática: transformação gigantocelular (não é patognomônica), distorção lobular, necrose hepatocelular focal moderada, infiltrado inflamatório monocelular, ductos biliares identificáveis, mas não há proliferação.
6. É diagnóstico de exclusão.
7. Prognóstico a longo prazo é bom em 20 a 60% dos casos, mas deve ser vigiado (possibilidade de hepatite crônica), além dos casos já inicialmente graves e que evoluem para a morte no 1º ano de vida.

ATRESIA DAS VIAS BILIARES EXTRA-HEPÁTICAS

O que é – ausência de ductos extrabiliares patentes (árvore biliar extra-hepática fibrótica).

Decorre de um processo progressivo de inflamação, esclerose e obliteração dos ductos intra e extra-hepáticos e consequente icterícia obstrutiva, fibrose hepática e cirrose.

1. Início das manifestações:
   a) geralmente após 2-3 semanas de vida em RN de peso normal, crescimento satisfatório e sem anomalias congênitas (65-85% dos casos);
   b) início imediatamente após o nascimento: tipo fetal (15-35% dos casos) associado a malformações, especialmente poliesplenia e dextrocardia.
2. As fezes tornam-se acólicas (brancas ou cinzentas) nas 2 ou 6 primeiras semanas em 80% dos casos; o aumento da BD pode preceder em 1 ou 2 semanas o aparecimento das fezes acólicas.
3. Bom estado geral e nutricional nos 2 primeiros meses de vida; então o prejuízo do crescimento se instala lentamente.
4. Hepatomegalia com fígado duro e centrado.
5. Icterícia colestática com BD < 8mg/dL.
6. GGT bem aumentada.
7. Ultrassonografia: sinal do "cordão triangular"; pode identificar cisto do colédoco e outras anomalias.
8. A cintilografia das vias biliares, realizada após a administração de fenobarbital 5mg/kg/dia durante 5 dias, mostra que não há excreção biliar para o intestino. Mas outras causas de colestase podem dar o mesmo resultado.
9. Se a criança tem menos de 6 semanas, realizar biópsia hepática percutânea: padrão de obstrução intra-hepática com proliferação do epitélio biliar.

10. Se a criança já tem 6 semanas ou a biópsia não excluir AVB: colangiografia intraoperatória.
11. Se o diagnóstico for confirmado: hepatoportoenteroanastomose (operação de Kasai) – colocação de uma alça de delgado na "porta de saída" do parênquima hepático no local dos ductos biliares inexistentes. É **fundamental** que a intervenção cirúrgica seja realizada **antes dos 60 dias de vida**.

HIPOPLASIA BILIAR INTRA-HEPÁTICA

Ductopenia = escassez (diminuição do número) de ductos biliares intra-hepáticos.

Formas de apresentação:

1. De início precoce = icterícia neonatal prolongada (hepatite neonatal).
2. Forma de início tardio (colestase).

A criança inicialmente não tem aspecto doentio, é ativa e com bom apetite, urina escura, fezes claras ou normais.

Biópsia

1. Precoce: colapso dos ductos biliares.
2. Mais tarde: redução acentuada = ductopenia = ausência de ductos biliares em mais de 50% dos espaços porta, quando se examinam pelo menos 10 espaços.
3. Tardia: ausência total.

Desde o início ou mais frequentemente no decorrer da evolução, pode-se distinguir uma síndrome específica:

1. Síndrome de Alagille – ductopenia sindrômica = displasia artério-hepática. Autossômica dominante com penetrância e expressividade variáveis; pode haver casos esporádicos.

Geralmente há 3 a 5 destas características: fácies típico – rosto triangular (em triângulo invertido) com queixo fino e pontudo, fronte proeminente, olhos fundos (hipertelorismo); hemivértebra (vértebra em borboleta); estenose periférica da artéria pulmonar ou tetralogia de Fallot, embriotoxo posterior (detectado por oftalmologista com lâmpada de fenda); colestase crônica com ductopenia.

O RN é pequeno, a icterícia aparece nos 3 a 6 primeiros meses de vida, prurido intenso após o 4º mês, hepatoesplenomegalia sem hipertensão portal, atraso psicomotor leve, voz aguda.

Colesterol, fosfatase alcalina e GGT bem aumentados.

Evolução: a) a icterícia desaparece ou persiste, porém, leve e melhora depois dos 10 anos; b) casos graves com icterícia intensa que piora, prurido não controlável, crescimento muito prejudicado, articulações cobertas com xantomas; indicado transplante hepático.

Como no início, as características faciais não são típicas, observar cuidadosamente os pais; nos casos suspeitos solicitar radiografia de coluna e exame oftalmológico.

2. Colestase familiar intra-hepática progressiva (PFIC)

Familiar, autossômica recessiva, 3 tipos: I, II, III

RN de peso adequado, sem anomalias; icterícia colestática aparece entre 3 e 12 meses; prurido intenso e persistente.

Evolução desfavorável para cirrose e insuficiência hepática.

No tipo I (doença de Byler) ocorre diarreia com má absorção.

Nos tipos I e II GGT e colesterol estão normais.

No tipo III a GGT está elevada.

Na ausência de prurido, suspeitar de erros inatos da síntese de sais biliares.

Diagnóstico diferencial das principais causas de colestase intra-hepática familiar
(segundo Elisa de Carvalho et al., 2012)

a) O lactente tem características sindrômicas: Síndrome de Alagille; artrogripose.
b) O lactente não tem características sindrômicas – solicitar GGT.

1º) **GGT aumentada**
   1. Colestase intra-hepática familiar progressiva (PFIC) tipo III.
   2. Deficiência de alfa-1-antitripsina.
   3. Síndrome de Alagille.

2º) **GGT não aumentada**
   1. Com prurido: PFIC I e II.
   2. Sem prurido: erro da biossíntese dos sais biliares.

COLESTASE DA NUTRIÇÃO PARENTERAL

1. Atualmente muito frequente.
2. Surge geralmente após duas ou mais semanas de nutrição parenteral. O fator de risco mais importante é a ausência total de nutrição enteral.
3. Melhora com a suspensão do processo.

DROGAS (intoxicação)

▶ Provocam **colestase**

Quadro clínico – icterícia geralmente moderada e transitória, precedida de febre, anorexia, vômitos, dor epigástrica, *rash* cutâneo e artralgia.

Drogas – esteroides anabólicos, clorpromazina, clorotiazida, estrógenos, griseofulvina, PAS, Piridium, fenantoínas.

Conduta – suspensão da droga e tratamento de sustentação.

▶ Provocam **hepatite colestática**

Hepatomegalia, aumento moderado da transaminase, eventualmente sintomas alérgicos; icterícia colestática.

Drogas – alopurinol, anfotericina B, esteroides anabólicos, imunossupressores, cloranfenicol, clorpromazina, clorotiazida, diazepam, estolato de eritromicina, griseofulvina, imipramina (Tofranil), metildopa, oxacilina, penicilina, fenil e oxifembutazona (Tanderil), fenobarbital, sulfas e sulfonas.

Principais doenças metabólicas e infecciosas causadoras de colestases agrupadas, para melhor orientação, em tratáveis e não tratáveis:

DOENÇAS TRATÁVEIS

GALACTOSEMIA

Início no nascimento – pode imitar sepse.

Icterícia após a 1ª semana de vida, hepatomegalia, vômitos, diarreia, anorexia, crescimento deficiente.

Posteriormente – catarata, alterações renais, cirrose e atraso intelectual.

Presença de substâncias redutoras na urina (não glicose) após ingestão de leite (não é invariavelmente positivo).

Comprovação – cromatografia de açúcares na urina.

Tratamento – fórmula sem lactose.

FRUTOSEMIA (intolerância congênita à frutose)

Início após introdução da sacarose na dieta.

Hipoglicemia, anorexia, vômitos, icterícia e hepatomegalia.

Diátese hemorrágica, glicosúria e hiperaminoacidúria.

Presença de substâncias redutoras na urina após ingestão de sacarose.

Tratamento – suprimir sacarose (açúcar, frutas, mel, sorbitol).

TIROSINEMIA

Início entre 1 e 4 meses de idade.

Parada do crescimento, diarreia, vômitos, icterícia e hepatoesplenomegalia.

Raquitismo com glicosúria, fosfatúria, aminoacidúria, acidose; diátese hemorrágica.

Alfafetoproteína – elevação muito acentuada.

Conduta – restrição de fenilalanina e tirosina.

Transplante hepático.

Atual (se diagnóstico precoce): ministrar NTBC.

ERRO INATO DA SÍNTESE DE SAIS BILIARES

Icterícia colestática e hepatopatia, mas sem prurido.

Diagnóstico pela cromatografia dos ácidos biliares na urina.

Aumento dos ácidos biliares atípicos.

Tratamento: administração de sais biliares.

SEPSE BACTERIANA E POR LISTERIA

Icterícia + estado infeccioso (choro fraco, diarreia, vômitos, dificuldade de sucção, podendo ter febre ou hipotermia), petéquias, equimoses e sinais neurológicos.

Aumento de bilirrubina direta e da indireta.

Hemocultura – agente mais frequente: *E. coli.*

Tratamento – antibióticos (ampicilina + amicacina) e tratamento de suporte em UTI.

INFECÇÃO URINÁRIA

Febre, leucocitose, neutrofilia e desvio à E.

"Fígado reacional".

Bacterioscópico de urina e urocultura, antibiograma.

Tratamento-antibiótico – iniciar com ceftriaxona ou gentamicina + cefalosporina.

"Fígado reacional" pode ocorrer também na **otite** e na **pneumonia**.

SÍFILIS

Quadro de sepse com icterícia precoce, hepatoesplenomegalia, lesões cutâneas e diátese hemorrágica.

Reação sorológica para sífilis positiva.

Tratamento – penicilina cristalina por via IV.

CHAGAS AGUDO

Mãe de zona endêmica ou transfusão de sangue na mãe ou na criança.

Presença do tripanossomo em uma gota de sangue periférico examinada, a fresco, ao microscópio.

Tratamento – benzonidazol (Rochagan).

TOXOPLASMOSE

Icterícia precoce, adenopatia, hepatoesplenomegalia, diátese hemorrágica, febre.

Hidro ou microcefalia; coriorretinite. Radiografia – calcificações cerebrais (50% dos casos).

Tratamento – sulfadiazina + pirimetamina e espiramicina.

DOENÇAS NÃO TRATÁVEIS

ICTERÍCIAS FAMILIARES

- **Não colestática** – icterícia.

Surtos recorrentes com aumento da BD sem hepatomegalia nem sinais de colestase – **síndrome de Dubin-Johnson** e **síndrome de Rotor**.

- **Síndrome de Alagille (ductopenia) –** ver Hipoplasia intra-hepática.

- **Colestase (familiar) recorrente benigna**

Colestase sem doença. Início entre 1 e 15 anos: icterícia leve com prurido, recorrente (surtos de prurido).

■ **Colestase intra-hepática familiar progressiva**

Colestase com prurido acentuado. Após o 1º episódio, a icterícia pode desaparecer ou ser flutuante, mas o prurido persiste. GGT baixa. Biópsia: colestase canalicular e hepatocelular.

Tratamento com ácido ursodeoxicólico é útil.

Transplante hepático pode ser necessário.

■ **Deficiência de alfa-1-antitripsina (A1AT)**

1. Doença genética autossômica recessiva, relativamente comum.
2. A1AT é uma proteína sintetizada no fígado e que viaja pelo sangue até aos pulmões; fenótipo normal M; homozigotos MM.
3. O defeito genético (fenótipo Z) causa uma proteína anormal que se acumula no fígado.
4. Heterozigotos MZ são assintomáticos.
5. Homozigotos ZZ: 10-15% desenvolve colestase crônica e pode ter doença hepática crônica e enfisema pulmonar no adulto.
6. A icterícia por aumento da BD pode continuar diretamente à icterícia fisiológica (quadro de hepatite neonatal) ou haver um período de latência entre ambas.
7. Em 10% dos casos, a icterícia persiste e evolui para insuficiência hepática antes dos 3 anos.
8. Em 90% dos casos, a icterícia desaparece após 1 semana-1 ano. Metade desses casos se recupera totalmente, mas pode ter enfisema na idade adulta. A outra metade evolui com progressão da doença hepática e cirrose.
9. Suspeita: eletroforese de proteínas com alfa-1-globulina ausente.
10. Confirmação: níveis baixos de A1AT no soro; análise do fenótipo.
11. Biópsia hepática: grânulos PAS positivos e resistentes à diástase.
12. Transplante hepático nos casos graves.

■ **Fibrose cística** (mucoviscidose)

Causa extremamente rara de icterícia isolada.

Suspeitar de icterícia associada à obstrução intestinal do RN por íleo meconial.

Pode evoluir para cirrose biliar.

Ver capítulo correspondente.

GLICOGENOSE TIPO IV

1. História de cirrose hepática familiar.
2. Manifesta-se nos 2 primeiros meses de vida – icterícia, hepatoesplenomegalia e crescimento deficiente: evolui para cirrose.
3. Hipoglicemia de jejum e cetonúria.

O tipo III é mais benigno – hepatomegalia, icterícia e aumento das transaminases.

DOENÇA DE NIEMANN-PICK TIPO C

Hepatoesplenomegalia, demência progressiva, atonia, espasticidade, cegueira.

Mielograma – células espumosas cheias de gordura.

DOENÇA DE GAUCHER

Hepatoesplenomegalia, adenopatia, distúrbios pulmonares e do SNC.

Mielograma – células típicas.

DOENÇA DE WOLMAN

Vômitos, diarreia, crescimento deficiente, hepatoesplenomegalia, esteatorreia, atraso do desenvolvimento.

DOENÇAS INFECCIOSAS

HEPATITE B

1. Geralmente mãe infectada no 3º trimestre de gravidez (HBsAg positivo).
2. Geralmente doença moderada, mas a elevação da transaminase pode ser persistente.
3. Hepatite não A não B no último trimestre da gravidez – hepatite com colestase, 1 a 2 meses após o parto. Frequentemente presença do antígeno "e" na mãe.

CITOMEGALOVÍRUS

1. Pequeno para a idade gestacional (RN de baixo peso).
2. Esplenomegalia, púrpura trombocitopênica neonatal.
3. Meningoencefalite, microcefalia, calcificações intracranianas, surdez, retinite.

RUBÉOLA CONGÊNITA

1. Pequeno para a idade gestacional.
2. Linfoadenopatia, esplenomegalia.
3. Microftalmia, catarata, retinite.
4. Cardiopatia congênita, miocardite, púrpura trombocitopênica, osteopatia.

HERPES SIMPLES E VARICELA

1. Mãe com herpes ou varicela no período perinatal.
2. Vesículas na pele.
3. Pneumonite, meningoencefalite, insuficiência cardíaca.
4. Ocorre geralmente entre 1 e 2 semanas de vida até 1 mês de idade.

COXSACKIE B

Pneumonite, meningoencefalite, miocardite.

VÍRUS EPSTEIN-BARR

Linfoadenopatia; linfocitose acentuada com elevada proporção de linfócitos atípicos.

ADENOVÍRUS E ECHOVÍRUS

Rash cutâneo.

CONDUTA TERAPÊUTICA

ATRESIA DE VIAS BILIARES

1. Portoenterostomia hepática (operação de Kasai) deve ser efetuada antes de 8 semanas de vida.
2. Indicação para transplante: insuficiência hepática, hipertensão portal, prurido intratável, hospitalizações muito frequentes.

Considerar as condições circunstanciais e familiares.

TRATAMENTO CLÍNICO DA COLESTASE

Indicado nas colestases crônicas e pós-cirurgia de Kasai.

1. Coleréticos – barbitúrico + colestiramina (ver detalhes na 3ª etapa) enquanto necessário ou por tempo indefinido.
2. Dietético – prevenir ou corrigir as consequências da deficiência de sais biliares no intestino: absorção deficiente de lípides e vitaminas lipossolúveis (A, D, E e K), cálcio, fósforo, zinco, Mg, Cu, Fe.
   Dieta hipercalórica com óleo de milho e triglicérides de cadeia média, polímeros de glicose ou fórmulas extensamente hidrolisadas com TCM; eventualmente dieta enteral por sonda.
   a) Utilizar preparados multivitamínicos (do tipo Tri-vi-sol ou Vi-syneral) em doses 2 a 4 vezes maiores que as habituais.
   b) Vitamina K (Kanakion) 5mg/semana, por via IM: indicada quando houver aumento significativo do tempo de protrombina.
   c) Vitamina E: 50 a 100U/dia, por VO.
   d) Ca 25-100mg/kg/dia; P 25-50mg/kg/dia;
   Zn 1mg/kg/dia; Fe 5mg/kg/dia.
3. **Prurido** – colerético: ácido ursodesoxicólico = ursodiol (Ursacol comprimidos de 50 e 100mg): 15mg/kg/dia em 2-3 doses.
   Podem-se usar: colestiramina e/ou fenobarbital; rifampicina – iniciar com 10mg/kg/dia em 2 doses.
4. Seguimento laboratorial – bilirrubinas, transaminases, proteinograma, colesterol, triglicérides, tempo de protrombina.
5. Apoio psicológico aos familiares.
6. Complicação pós-portoenterostomia: **colangite ascendente** (febre, leucocitose, aumento da icterícia).
   Profilático: sulfametoxazol-trimetoprima em doses baixas.
   Na crise: ceftriaxona + amicacina.
   Casos refratários: acrescentar corticoide por poucos dias.

4. Cisto do Colédoco

O que é – uma dilatação das vias biliares extra-hepáticas interessando, em sua grande maioria, o colédoco. Pode ser cística, preponderante no recém-nascido e no lactente, e fusiforme, sendo encontrada na criança em idade escolar ou pré-escolar.

Tipos

a) exclusivamente do colédoco;
b) cisto pediculado ao longo do colédoco;
c) coledococele, na porção papilar;
d) múltiplas dilatações extra e intra-hepáticas; e
e) dilatações exclusivamente intra-hepáticas (doença de Caroli).

CONDUTA DIAGNÓSTICA

1ª etapa Quando suspeitar

Quadro clínico de icterícia, massa e dor no hipocôndrio direito.

A massa e a icterícia são mais encontradas no recém-nascido e no lactente; a dor e a icterícia intermitente, na criança maior. Colestase prolongada do lactente em menos de 5% dos casos.

O quadro pode apresentar eventual ocorrência de quadros febris por colangite subsequente à compressão e à obstrução das vias biliares. Colúria, acolia e prurido são proporcionais à intensidade da icterícia presente.

2ª etapa Exame de imagem básico

Em caso de suspeita, o pediatra deve solicitar **ultrassonografia abdominal** em qualquer época, mesmo no pré-natal. É de extrema clareza e especificidade, mostrando a existência de dilatação das vias biliares extra-hepáticas.

3ª etapa Outros exames complementares

Atuando junto com o cirurgião pediátrico.

1. Cintilografia das vias biliares por derivados da IDA (PIPIDA, ISIDA). Revela com maior precisão a forma e a posição, sendo, entretanto, de maior complexidade de interpretação em casos de dilatação fusiforme (Fig. XII-1).
2. Colangiopancreatografia retrógrada endoscópica. Define a dilatação e sua situação demonstrando

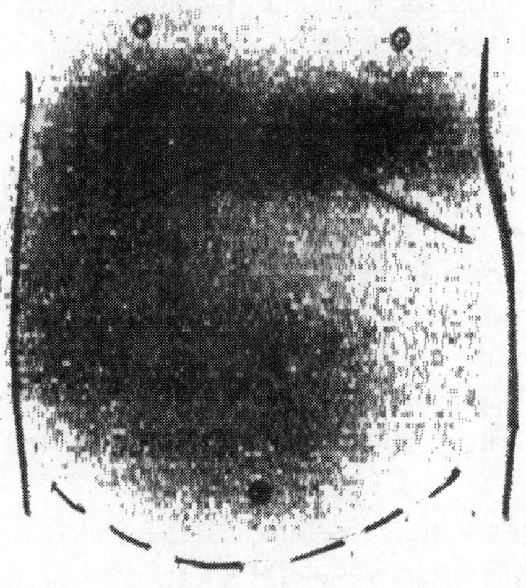

Figura XII-1 – Cintilografia hepática. Observar a captação hepática e nítidos contornos cintilográficos da imagem do cisto.

concomitantemente a possível anomalia da junção biliopancreática, considerada a etiologia da dilatação.

3. Colangiopancreatografia por ressonância magnética.

CONDUTA TERAPÊUTICA

Exclusivamente **cirúrgica**.

Técnica – retirada total da dilatação e realização de bilioenteroanastomose com duodeno ou jejuno nos casos mais comuns (tipo 1). Realização de biópsia hepática para avaliação do grau de fibrose do parênquima.

Idade para cirurgia – quanto menor a idade ao diagnóstico, maior a premência da realização da cirurgia.

Em situações de emergência – inicialmente drenagem externa de alívio.

Complicações

Da dilatação: a) colangite; b) fibrose hepática (mais acentuada e precoce no recém-nascido e lactente); c) cirrose; d) perfuração; e) malignização.

Da cirurgia: a) estenose da anastomose (calculose); b) colangites.

Prognóstico

Bom para qualquer idade.

Evidentemente, quanto mais precoce a intervenção, menor é o grau de fibrose e, portanto, mais rápida sua regressão.

ICTERÍCIA COLESTÁTICA NA CRIANÇA MAIOR

Muito menos frequente que no lactente.

Algumas manifestações clínicas: icterícia, fadiga, prurido, dor abdominal e náuseas de evolução crônica, ginecomastia, amenorreia secundária.

Pesquisa laboratorial inicial: AST, ALT, GGT, bilirrubinas.

Alarme – albumina baixa e tempo de protrombina elevado.

Observação – se bilirrubina direta elevada mas sem evidências de doença hepática crônica, considere um defeito no transporte canalicular de bilirrubinas. Doenças genéticas benignas.

Síndrome de Dubin-Johnson e síndrome de Rotor.

Exame básico – ultrassonografia abdominal para detectar obstrução da árvore biliar:

- **Cálculo biliar = colelitíase**
  Icterícia, dor no hipocôndrio direito, náuseas, vômitos.
  Fatores de risco – doença hemolítica, doença de Crohn, obesidade, uso de anticoncepcional, anemia falciforme, uso de ceftriaxona.
  Observação – o quadro pode ser de dor abdominal recorrente no hipocôndrio direito e até assintomático.
- Inflamação infecciosa da obstrução biliar = **colecistite**.
- Quadro agudo com icterícia, náuseas, vômitos e dor no hipocôndrio direito; palpação profunda no quadrante superior direito resulta em parada da inspiração; febre baixa e leucocitose:

Observação – **colecistite crônica** é mais comum.

Dor abdominal recorrente com intolerância a alimentos gordurosos.

Cisto do colédoco (ver capítulo correspondente)

Febre, dor abdominal no quadrante superior direito e icterícia.

Solicitar ultrassonografia abdominal (fígado/vias biliares).

Para melhor caracterização: colangiopancreatografia.

Outras causas de icterícia obstrutiva

Tumores do fígado e vias biliares.

Icterícia, dor abdominal e tumoração.

Solicitar ultrassonografia abdominal.

Síndrome da obstrução sinusoidal hepática (doença veno-oclusiva hepática)

Ocorre durante o tratamento da doença hematológica maligna.

Icterícia, hepatomegalia, ascite, transaminases elevadas.

Ultrassonografia com Doppler.

Hepatites infecciosas (ver capítulo correspondente)

Icterícia, dor no hipocôndrio direito, náuseas, mal-estar, febre, hepatomegalia, AST e ALT aumentadas.

Hepatite autoimune (HAI)
(ver capítulo correspondente)

Meninas com: a) quadro insidioso com fadiga, mal-estar e febre recorrente ou b) insuficiência hepática aguda.

AST e ALT elevadas, albumina baixa e gamaglobulina elevada.

Colangite esclerosante primária
(ver capítulo correspondente)

Frequentemente associada com colite ulcerativa.

AST, ALT, GGT e fosfatase alcalina elevadas.

Colestase induzida por droga e toxinas

Amoxicilina-clavulanato, anticoncepcionais, eritromicina, *ecstasy*, anabolizantes, suplementos nutricionais.

Doença de Wilson (ver capítulo correspondente)

Criança acima de 5 anos, com:

a) síndrome aguda imitando hepatite com náuseas, astenia, transaminases elevadas;
b) hepatite crônica; cirrose com hipertensão;
c) insuficiência hepática fulminante;
d) à medida que a idade aumenta, aparecem sinais neurológicos.

Exame sugestivo: excreção urinária de cobre > 40mcg/24h.

Colestase intra-hepática recorrente benigna

Episódios, precipitados por doença viral, com prurido intenso seguido semanas depois por icterícia.

Aumento da bilirrubina direta e fosfatase alcalina.

AST, ALT, GGT normais.

Episódios podem durar semanas ou meses.

A criança passa bem, exceto pelo prurido.

Ácido ursodeoxicólico e rifampicina podem ser usados para prurido.

5. Hepatopatias Agudas

O que é HEPATITE POR VÍRUS – infecção primária do fígado, aguda ou crônica, causada por pelo menos 5 vírus hepatotrópicos diferentes, responsáveis por 5 doenças diferentes: hepatite viral A (HVA); hepatite B (HVB); hepatite C (HVC); hepatite D (HVD); e hepatite E (HVE).

HEPATITE A (HVA)

Caso 1 – criança com 7 anos de idade, há 1 semana vem apresentando anorexia, náuseas e adinamia. Há 3 dias apresenta febrícula vespertina. Dois episódios de vômitos pós-prandiais e queixa de discreto dolorimento e desconforto no hipocôndrio direito. Há 2 dias, colúria e, há 1 dia, icterícia. Bom estado geral, mucosas discretamente ictéricas e fígado palpável a 2cm, de consistência normal e levemente doloroso.

Transaminase (TGP) 350U – **diagnóstico de hepatite.**

Anticorpos IgM específicos – **diagnóstico de certeza de HVA.**

HVA – período de incubação: 2 a 6 semanas; transmissão fecal-oral (água e alimentos contaminados, contato pessoal íntimo e prolongado): viremia vai até o 3º dia de icterícia; pacientes eliminam os vírus pelas fezes 2 semanas antes e até 3 semanas após o pico máximo da doença.

Altamente endêmica na infância no Brasil; não se cronifica; não há portadores assintomáticos; podem ocorrer epidemias (água ou alimentos contaminados). Doença benigna (excepcionalmente é fulminante); geralmente anictérica; quase 90% da população adulta no Brasil imunizou-se naturalmente durante a infância e adolescência, por meio de formas subclínicas, e apresenta anticorpos específicos do tipo IgG.

No Brasil, endemicidade alta na infância, mas com variações regionais e de classe socioeconômica.

1ª etapa Quando suspeitar de hepatite A

(Ver atentamente os quadros a seguir)

Crianças de 3 a 12 anos.

História de 2 semanas – anorexia, mal-estar, dor abdominal, aversão alimentar, náuseas, vômitos, dor no hipocôndrio direito, febre.

A seguir, urina cor de iodo (**colúria**).

A seguir, **icterícia**; dor à palpação do fígado, fezes claras.

Melhora progressiva dos sintomas em 1-4 semanas.

2ª etapa Comprovação laboratorial de hepatite

1. Presença de **pigmentos biliares** na urina (fase colúrica).
2. Aminotransferases (transaminases):
   - AST (TGO) é mais sensível. Eleva-se antes do pico máximo de infecção (5 a 25 vezes os valores de referência), aparece depois da colúria, mas persiste quando esta já desapareceu.
   - AST normal ou só levemente aumentada na fase inicial da doença exclui hepatite A, mas os níveis tendem a cair rapidamente após o início da icterícia.

3ª etapa Outros exames

1. Dosagem de bilirrubinas: aumento da BI e BD confirma a icterícia clínica e indica lesão hepatocelular.
2. Hemograma: tipo viral, leucopenia e linfocitose relativa.

SEQUÊNCIA DIAGNÓSTICA – HEPATOPATIAS AGUDAS

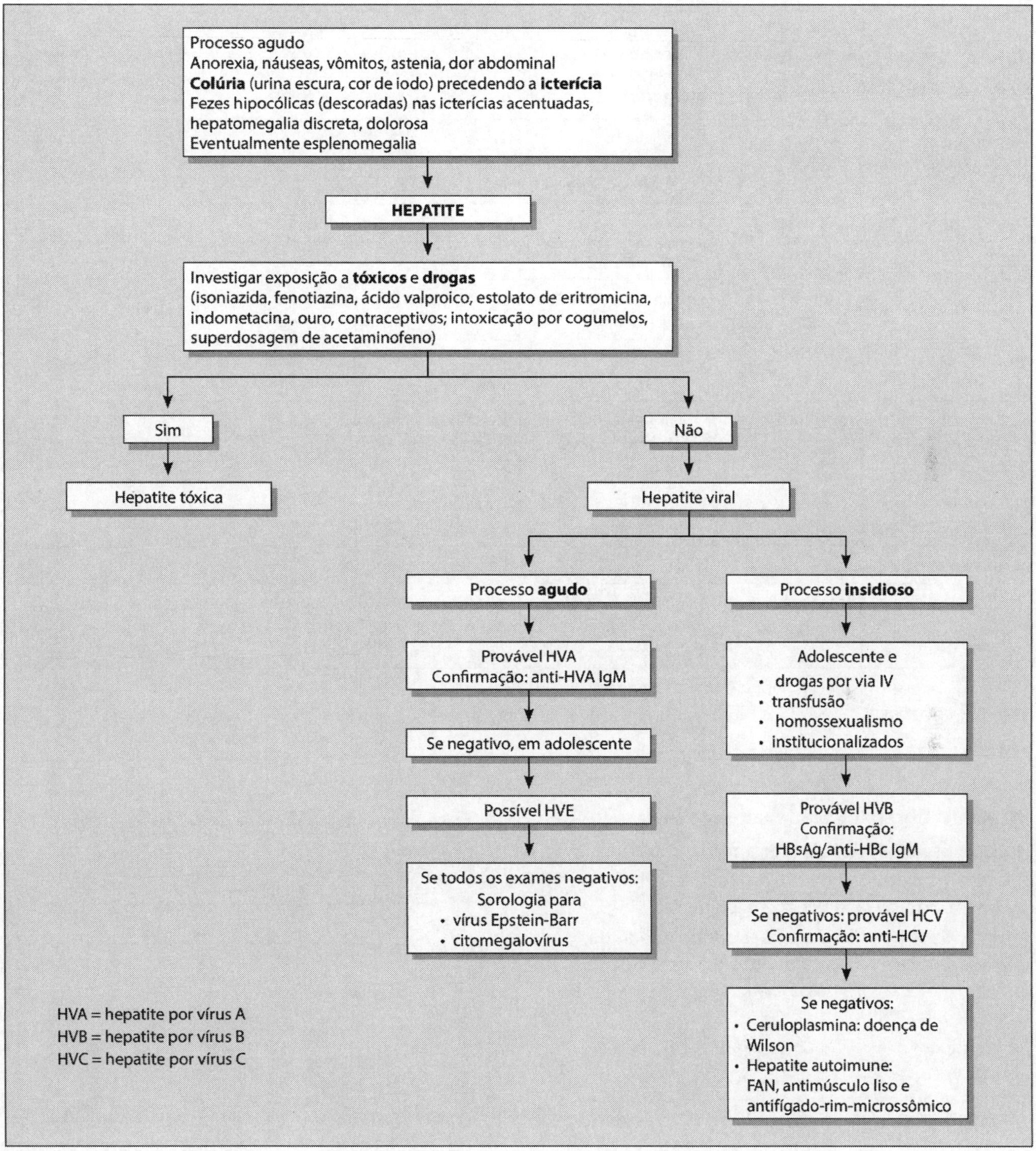

Urina escura sem pigmentos biliares: suspeitar de hemólise (BI aumentada). Ver quadros XII-5 e XII-6.

HEPATITES VIRAIS

	Hepatite A ("infecciosa")	Hepatite B ("por soro homólogo")	Hepatite C (pós-transfusão)	Hepatite D** associada à HVB	Hepatite E (semelhante à HVA)
Transmissão	Fecal-oral Água/alimentação	Parenteral Inter-humano íntimo (sexual) Maternofetal	Transfusões Contato sexual	Parenteral	Fecal-oral Água contaminada
Idade predominante	Crianças (1ª década)	Adolescentes (2ª década) do sexo masculino	Qualquer	Qualquer	Adolescentes
Incubação	2-6 semanas	2-6 meses	30-90 dias	30-90 dias	2-9 semanas
Início	Súbito	Insidioso	Insidioso	Agudo	Agudo
Febre	Comum, precede a icterícia	Pouco frequente	Pouco frequente	Pouco frequente	Sim
Artrite e *rash* nos pródromos	Não	Sim*	Não	Desconhecido	Não
Aminotransferase (transaminase) aumentada	Transitória (1 a 3 semanas)	Mais acentuada e mais prolongada (1-3 meses)	Prolongada (mais de 3 meses, 50% mais de 1 ano)	Bifásica	Transitória
Formas anictéricas	Frequentes	Menos frequentes	A maioria	Sim	Sim
Cronificação	Não	Sim: 5%; RN: 60%	Sim: 50%	Sim: 2-20%	Não
Evolução	Benigna Rara: fulminante	Fulminante: 1-5% Hepatoma; cirrose	Fulminante: 1-5% Hepatoma; cirrose	Fulminante: 2-20% Cirrose frequente	Fulminante: < 1% 10-20% em gestantes

* Artralgia; exantema maculopapular, eritema nodoso.
** Região amazônica.

4ª etapa Comprovação de hepatite A

Anticorpos **anti-HVA IgM** indicam infecção atual. Aparecem no fim do período da incubação, pico na 5ª-7ª semanas, desaparecem em 6-8 meses.

Anticorpos anti-HVA IgG aparecem logo depois da IgM, elevam-se mais lentamente e duram a vida toda. Indicam infecção pregressa e imunidade (Fig. XII-2 e Quadros XII-5 e XII-6).

Se for negativo – solicitar HBs, Ag, anti-HBC IgM e anti-HCV.

5ª etapa Evolução habitual

Evolui para cura clínica e laboratorial em 15-60 dias. Nunca cronifica. Considerar criteriosamente a necessidade ou não de repetir os exames laboratoriais.

6ª etapa Variações clínicas benignas

Colestática (5%) – icterícia acentuada com grande aumento da BD e prurido; prolongada (12 semanas).

HEPATITES AGUDAS

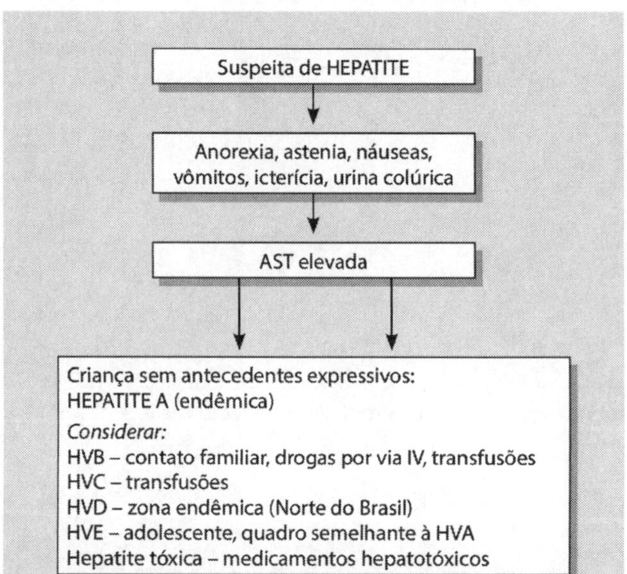

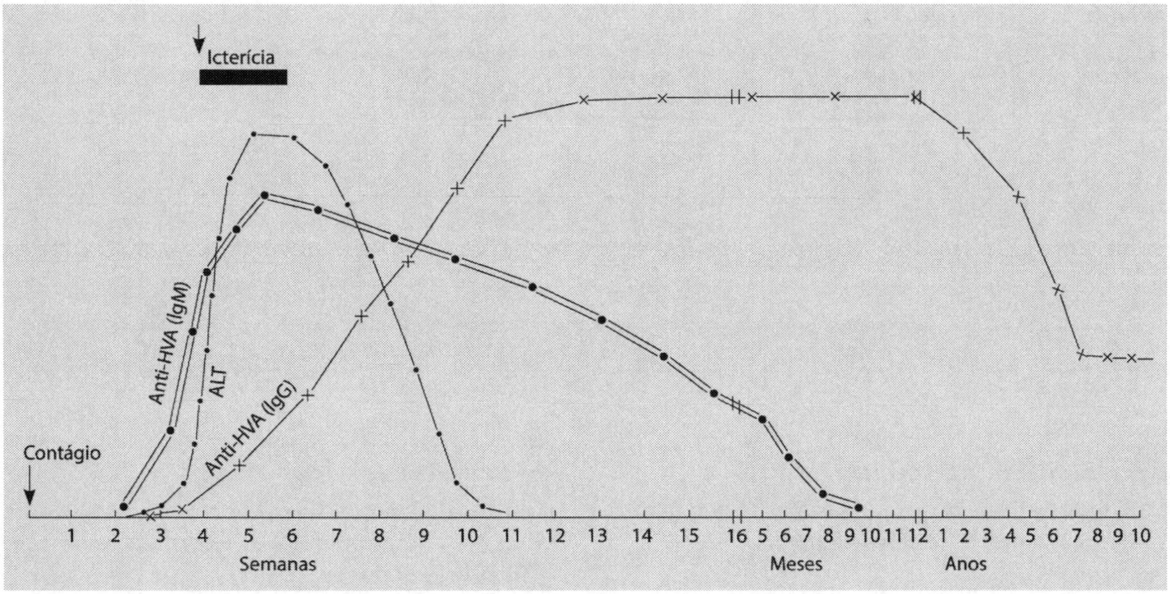

Figura XII-2 – Cronologia dos eventos sorológicos mais frequentemente encontrados na infecção pelo vírus da hepatite A (Andrade e Foccacia).

Quadro XII-5 – SIGNIFICADO CLÍNICO DA PRESENÇA DOS "MARCADORES" NO SORO.

Marcador	Significado	Observações
HEPATITE A (HVA)		
Anti-HVA da classe IgG	Infecção atual ou no passado, vacinação	Anticorpos permanecem durante anos após a infecção
Anti-HVA da classe IgM	Infecção atual	Anticorpos presentes nas primeiras 8 semanas da infecção
HEPATITE B (HVB)		
HBsAg	Hepatite aguda ou crônica ou portador crônico	Presente durante toda a infecção clínica (cerca de 13 semanas), persiste nas formas crônicas (4% das infecções)
Anti-HBs	Recuperação do paciente; imunidade contra vírus da hepatite B	Surge várias semanas após o desaparecimento de HBsAg, geralmente 1-4 meses após o início dos sintomas
HBcAg	Infecção em atividade	Aparece no início do quadro clínico, persiste até o aparecimento de anti-HBs
Anti-HBc IgM	Infecção aguda em atividade (títulos altos: > 600) Infecção crônica (títulos baixos)	Aparece em todas as infecções agudas, no início do quadro clínico, persiste em níveis altos por tempo indefinido
HBeAg	Indica presença do vírus completo na circulação, altamente infectante em infecção aguda ou crônica	Em todas as infecções agudas, aparece 1 semana depois de HBsAg e desaparece cerca de 3 semanas antes que este
Anti-HBe	Na fase aguda indica bom prognóstico Estado menos infectante (exceto na mutante e *minus*)	Surge mais tardiamente que anti-HBc, mas antes que anti-HBs

HVA = vírus da hepatite viral A; HVB = vírus da hepatite B; Ag = antígeno; anti = anticorpos;
HBsAg = antígeno de superfície do HVB; HBcAg = antígeno do *core* (parte central) do HVB;
HBeAg = antígeno e (proteico) do HVB.
Na sigla oficial em inglês Ag vai no fim; em português, no início.
DNA polimerase: indicador mais sensível e específico de infecção viral persistente.
PCR: técnica mais sensível.

Quadro XII-6 – INFORMAÇÕES DIAGNÓSTICAS DE CONJUNTOS DE TESTES SOROLÓGICOS PARA HEPATITES VIRAIS.

Testes					Diagnóstico
Anti-HVA (IgM)	**HBsAg**	**HBeAg**	**Anti-HBc**	**Anti-HBs**	
+	–	–	–	–	Hepatite A em atividade
–	+	–	–	–	Hepatite B em fase aguda ou portador crônico
–	+	+	+	–	Hepatite B em fase aguda
–	+	–	+	–	Hepatite B em atividade
–	–	–	+	–	Hepatite B em recuperação
–	–	–	–	+	Hepatite B pregressa, com imunidade

Hepatite prolongada e recorrente

1. Sintomatologia persiste por mais tempo que o habitual e redução lenta das transaminases em 3 a 12 meses.
2. Recaída após 2 semanas até 6 meses da recuperação clínica:
   a) assintomática com aumento das aminotransferases;
   b) com sintomas mas sem icterícia;
   c) com icterícia; as recaídas são mais prolongadas (até 3 meses) e com prurido.

Em qualquer dessas formas podem aparecer manifestações extraintestinais (*rash*, artrite, vasculite da pele).

7ª etapa Hepatite fulminante

Encefalopatia + coagulopatia que aparece nas primeiras 8 semanas.
Incidência: 0,1-0,5%,
risco aumenta com o avanço da idade.
Sinais de alarme: vômitos incoercíveis, alterações do sensório, sangramento, icterícia acentuada e persistente, redução abrupta da hepatomegalia e das aminotransferases sem a correspondente melhora clínica.

CONDUTA TERAPÊUTICA

1. Isolamento (no domicílio): 1 semana.
   Convém desinfetar as fezes por 3 semanas.
2. Dieta livre, habitual para a idade.
   Respeitar a fase de anorexia.

Na fase de intolerância digestiva, restringir alimentos mal tolerados como frituras.

3. **Repouso** relativo só enquanto estiver indisposto.
   O repouso não acelera a recuperação.
4. Isolamento: até 1 semana após o início dos sintomas; crianças com fraldas: 2 semanas após o início dos sintomas ou 1 semana depois do início da icterícia.
5. **Retorno às atividades** assim que se sentir bem; retorno progressivo à educação física e esportes.
6. **Profilaxia dos contatantes**
   Indicada quando há contato com pessoas com HVA aguda: contato domiciliar e sexual, creche e pessoas institucionalizadas.
   Não indicada: contato na escola, contato profissional.
   O que aplicar: imunoglobulina (IG) 0,02mL/kg por via IM.
   Vale aplicar até 2 semanas após o contágio.

HEPATITE B (HVB)

Caso 2 – criança com 10 anos de idade, há 10 dias vem apresentando intolerância a alimentos gordurosos e cansaço físico. Há 1 semana, **artralgia** e febrícula. Há 3 dias, dor no hipocôndrio direito e alguns episódios de vômitos pós-prandiais. Há 2 dias, colúria e icterícia. Paciente é hemofílico e recebe **transfusões** de fator VIII (última há 4 meses). Exame físico – bom estado geral, icterícia e hepatomegalia.

ALT = 1.500U – **diagnóstico de hepatite**.

HBsAg positivo – **diagnóstico de certeza de HVB**.

HVB – período de incubação: 2 a 6 meses; existem 200 milhões de crianças e adultos portadores crônicos assintomáticos no mundo. Transmissão por contágio **parenteral** (transfusão de sangue ou derivados; manipulação ou injeções com material contaminado; acidentes percutâneos etc.); por contato inter-humano íntimo (familiar, institucional) por meio de mucosas ou secreções orgânicas (entre adultos, a principal via de transmissão é a venérea); maternofetal (transplacentária, canal do parto, sangue e leite materno); 5 a 10% das infecções cronificam-se e 1% evolui com a forma fulminante.

1ª etapa Apresentação clínica – Quando suspeitar

Os casos **agudos** e **subagudos** podem apresentar-se como:

1. Forma **assintomática**, denunciada por aumento das aminotransferases e por sorologia positiva para o HVB (HBsAg).

É a mais comum na infância.

2. Forma **aguda** ictérica semelhante à HVA, da qual se distingue pela presença do HBsAg.
3. Formas **subagudas** com sintomas inespecíficos e/ou manifestações extra-hepáticas seguidas ou não por icterícia.
   1º) Manifestações do tipo "doença do soro": artrite e *rash* cutâneo (maculopapular, urticariforme ou purpúrico), mais raramente acrodermatite papular. Poliarterite, glomerulonefrite e aplasia medular podem ocorrer.
   2º) Febre, astenia, mialgia, anorexia, dor abdominal e vômitos.
   3º) Após 2 a 3 semanas: icterícia com prurido (a artrite melhora antes do aparecimento da icterícia), dura 4 semanas.

2ª etapa Comprovação laboratorial

1. Após episódio suspeito de inoculação do vírus, solicitar HBsAg, 1 ou 2 meses após; se negativo: repetir 3 meses após o possível contágio.
2. Caso suspeito de **infecção aguda**:
   a) Confirmar a atividade inflamatória hepática: aminotransferases aumentadas surgindo antes dos sintomas prodrômicos e que persistem por 30-60 dias após o início dos sintomas.
   b) Comprovação da etiologia – solicitar HBsAg:
      (1) positivo: sugere HVB aguda mas pode ser também portador crônico e a hepatite atual pode ser de outra causa ou então exacerbação do processo crônico;
      (2) negativo: não exclui porque pode desaparecer rapidamente após o início do quadro clínico agudo.
   c) Por isso, convém solicitar concomitantemente o anticorpo tipo IgM dirigido contra o *core* viral: **anti-HBc IgM**.

É considerado o marcador sorológico mais importante para a definição da infecção aguda recente porque está presente quase tão cedo quanto o HBsAg e continua presente durante alguns meses, mesmo quando o HBsAg já desapareceu (Fig. XII-3 e Quadros XII-5 e XII-6) e o anti-HBs ainda não surgiu.

3ª etapa Evolução da hepatite B

1. **Recuperação** (85-90% dos casos)
   1º) Melhora da sintomatologia, queda das aminotransferases e desaparecimento do HBsAg em 1 a 2 meses.
   2º) Solicitar mensalmente anti-HBs, o qual aparece 1 a 3 meses depois do desaparecimento do HBsAg. HBsAg negativo e anti-HBs, presentes com aminotransferases normalizadas = recuperação clínica. Curiosamente, os quadros floridos de hepatite aguda têm maior propensão para a evolução benigna.
2. **Hepatite fulminante** (1%)

Fatores de risco: a) coinfecção pelo HVB com o HVD (usuários de droga injetável, endêmico na região amazônica); b) lactentes de 2 a 6 meses após transmissão vertical de suas mães.
Ocorre nas primeiras 8 semanas de doença.
Alarme: sonolência, agitação, vômitos incoercíveis, reagravamento dos sintomas iniciais, hemorragia digestiva. Bilirrubina total mais de 20, leucocitose, hipoglicemia, aminotransferases muito elevadas (mais de 3.000) por mais de 2 semanas, tempo de protrom-

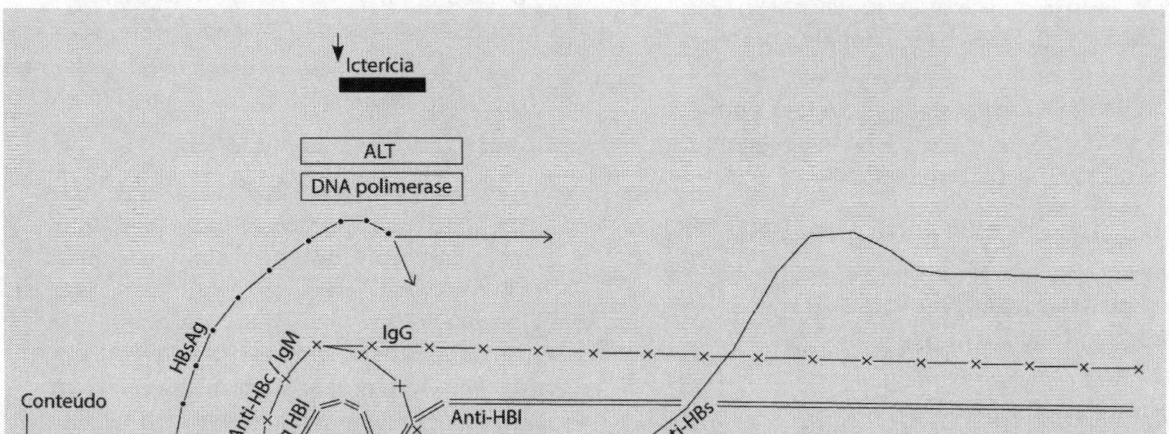

Figura XII-3 – Relação entre os marcadores sorológicos e bioquímicos na evolução da infecção aguda pelo vírus da hepatite B. Chronic Hepatitis Working Group. IPGN 4(7):2008.

bina elevado e que não melhora com vitamina K, hipoglicemia.

3. Infecção **crônica**: **portador crônico** ou **hepatite crônica** (10%)

   Conceito: persistência do HBsAg no soro por um período superior a **6 meses**.

   Na *prática*, é difícil de definir.

   Risco inversamente proporcional à idade da criança no momento da contaminação:

   a) menos de 1 ano de idade: 90%;

   b) entre 1 e 5 anos: 50%;

   c) após os 5 anos: 5 a 10%.

Padrão 1 – portador crônico **sadio**: assintomático, aminotransferases normais, HBsAg persistentemente positivo.

Padrão 2 – **doença hepática crônica** com aminotransferases elevadas e histopatologia hepática característica. Solicitar HBe e anti-HBe. Solicitar biópsia hepática. HBe positivo e anti-HBe negativo com HVB-DNA positivo indicam **replicação viral** – doença hepática ativa e infectividade.

Evolução **favorável** – desaparecimento do HBe e aparecimento do anti-HBe (e posterior desaparecimento do HVB-DNA) com normalização das aminotransferases e persistindo HBsAg positivo – significa passagem para portador crônico sadio.

A conversão HBe para anti-HBe ocorre na proporção de 14% ao ano e pode ser paradoxalmente precedida por uma elevação das aminotransferases. Eventualmente, pequenas quantidades de HVB-DNA podem persistir.

A soroconversão não afasta totalmente a possibilidade de recidivas e evolução para cirrose.

Evolução **desfavorável** para hepatite crônica (em 3%) e cirrose (rara na infância). Ver Padrão 2.

O risco de **morte** parece ser proporcional ao grau histológico de atividade inflamatória e à presença de cirrose.

Carcinoma hepatocelular desenvolve-se após evolução prolongada da infecção e principalmente em cirróticos. É raro na idade pediátrica.

4ª etapa Transmissão vertical mãe-RN

A transmissão ocorre predominantemente durante o parto e quando a mãe é HBsAg positiva.

Mãe HBsAg positiva e HBe positiva: risco de 90%.

Mãe HBsAg positiva com HBe negativa e anti-HBe positiva: risco de 25 a 30%.

O risco de cronificação da HVB por transmissão vertical é de 90%, embora os RN sejam assintomáticos.

Evolução

1ª fase Infecção crônica assintomática: HBsAg e HBe positivos, anti-HBe negativo, altos níveis de HVB-DNA.

2ª fase Entre 14 e 20 anos: negativação do HBe precedido de elevação das aminotransferases; 50%: atividade inflamatória (biópsia hepática).

3ª fase Após os 40 anos: HBe negativo e anti-HBe positivo. Nessa fase a atividade inflamatória diminui bastante, mas um número significativo de pacientes já está com cirrose estabelecida.

Prevenção no RN

1. **Mãe** conhecida **HBsAg positiva**

   Nas primeiras 12 horas de vida: imunoglobulina hiperimune 0,5mL por via IM e 1ª dose da vacina contra hepatite B, aplicadas em lugares diferentes.

2. Estado sorológico da mãe **não conhecido**

   Aplicar a vacina no RN nas primeiras 12 horas de vida e solicitar HBsAg da mãe.

   A vacina isolada não é ideal, mas protege em 70% dos casos.

   A mãe deve amamentar desde que a criança seja tratada como indicado acima.

5ª etapa Profilaxia dos contantes

Contato domiciliar com HVB.

Contato sexual com portador de HVB.

Exposição da pele ou mucosas com material contaminado.

Recurso: imunoglobulina específica HBIG.

Dose: 0,6mL/kg por via IM, em 14 dias.

Iniciar ou completar a vacinação imediatamente.

TRATAMENTO DA HEPATITE B

Aguda

1. Dieta branda de acordo com a tolerância.
2. Repouso relativo definido pela própria criança.
3. Atenção para sinais de agravamento e acompanhamento dos marcadores sorológicos.

Crônica – uso do interferon alfa.

Em quem? HBsAg positivo por 6 meses ou mais; HBe positivo e anti-HBe negativo. ALT maior que 1,5 vez o limite superior da normalidade em 2 determinações seriadas; biópsia hepática: hepatite crônica com ou sem cirrose.

Quando? Doença hepática compensada: albumina maior que 3, tempo de protombina (TP) quase normal, BT menor que 2, sem hipertensão portal. Não: em portadores sadios de HVB, HIV positivo com doença ativa.

Quanto? 5mU/m^2/vez (máximo 10mU por vez), por via SC, 3 vezes por semana, durante 6 meses.

Interferon peguilado alfa-2b.

1,5mcg/kg 1 vez/semana por via SC.

Alternativa ou associado: lamivudina 3mg/kg/dia até 100mg, por via oral, por tempo indefinido.

Aprovado para > 2 anos: adefovir.

Tratamento da **hepatite D crônica**

Presença de anti-HVD e/ou RNA do HVD em doentes infectados com HVB.

Interferon: 10mU, 3 vezes por semana, por 1 ano ou mais.

HEPATITE C (HVC)

<u>**Caso 3**</u> – criança com 11 anos de idade, de cor negra, portadora de anemia hemolítica. Recebeu **transfusão** de sangue total há cerca de 60 dias. Há 10 dias vem apresentando indisposição física, náuseas. Hoje teve temperatura de 37,5°C e um episódio de vômito. Bom estado geral, anictérica, hepatomegalia discretamente dolorosa.
Ausência de outros sinais ou sintomas.

ALT = 2.500U – **diagnóstico de hepatite**.

HBsAg negativo e anticorpos IgM anti-HVA negativos – **diagnóstico etiológico provável**: **HVNANB** (por exclusão das hepatites A e B) pelos **vírus C** comprovado pela pesquisa de Ag HVC.

Doença endêmica,
problema de saúde pública mundial.

Transmissão por via parenteral. Alta proporção de casos sem fator de risco identificado.

Período de incubação – 7 semanas (3 a 30 semanas).

Doença insidiosa, frequentemente assintomática, ou doença leve, geralmente anictérica.

Na forma de **hepatite aguda** – indistinguível das outras hepatites virais, 80% anictéricas. Nas formas sintomáticas e ictéricas (20%), a doença dura 2 a 12 semanas e as aminotransferases flutuam por longo tempo.

Evolução

1. **Autolimitada** em 15-20% dos casos com normalização das transaminases em até 1 ano. Convém conferir essa normalidade por 2-3 anos, além do RNA-VHC negativo.
2. Frequente evolução para hepatite **crônica** – um grupo pode levar vida normal, 20% desenvolve cirrose em 10-20 anos e, destes, alguns apresentarão carcinoma hepatocelular.

Criança nascida de mãe HVC positiva

1. A mãe pode/deve amamentar.
2. Solicitar anti-HVC aos 18 meses de vida.

Se positivo – solicitar RNA-HVC.

Se for positivo solicitar anti-HVC e ultrassonografia abdominal.

3. Controle ambulatorial a cada 6 meses; se anti-HCV aumentado > 1,5 vez o normal em 2 ocasiões, indicar biópsia hepática.

Quando suspeitar de hepatite C

Lembrete: hepatite C é um problema de saúde pública mundial.

1. Transmissão perinatal de mãe infectada, especialmente se ela for HIV positivo.
2. Usuário de drogas injetáveis.
3. Promiscuidade sexual.
4. Transfusão de sangue antes de 1994.
5. Hemodiálise.
6. Transplante de órgãos e tecidos.
7. Profissionais de saúde.
8. Contato domiciliar com doente de hepatite C, em baixo nível social.
9. Hepatite aguda leve em que foram afastadas as hepatites A e B, autoimune, alcoólica e tóxicas.
10. Achado de ALT elevada, afastadas outras causas.

Diagnóstico da fase aguda da hepatite

Triagem: teste sorológico (ELISA)
= anticorpos anti-VHC.

A) Anti-VHC **positivo** – indica infecção pelo vírus da hepatite C presente ou passada, convém dosagem de ALT.

1. Se estiver aumentada a níveis superiores a 20 vezes o limite normal, provável Hepatite C. Considerar biópsia hepática.
2. Se ALT normal, solicitar pesquisa do vírus por reação em cadeia de polimerase (PCR) = RNA-HVC.
   a) Se RNA-HVC positivo = hepatite C. Convém biópsia hepática.

Anti-VHC positivo e RNA-VHC positivo = hepatite C. Mas pode ser infecção aguda ou crônica.

   b) Se RNA-VHC negativo – não afasta hepatite C.

Pode ser falso-positivo ou infecção já resolvida, mas pode ser infecção crônica com baixa viremia. Convém repetir em 3 meses.

B) Anti-VHC **negativo**

Não afasta o diagnóstico de Hepatite C.

A positivação pode levar 4 meses após a infecção pelo HVC.

Se o caso for suspeito, solicitar RNA-HVC e/ou repetir anti-VHC após 3 meses.

Diagnóstico na fase crônica da hepatite C

Investigar crianças dos grupos de risco e nos achados de transaminases elevadas mesmo que discretamente.

1º) Pesquisar anti-VHC.

2º) Se positivo: solicitar RNA-VHC.

3º) Se for também positivo, indicar biópsia hepática.

Exame complementar – ultrassonografia abdominal: detecta esteatose e fibrose.

TRATAMENTO DA HEPATITE C

Objetivo – evitar ou pelo menos retardar as consequências da infecção crônica pelo HVC.

Meta – erradicação do vírus VHC.

Quem tratar:

Idade > 2 anos.

Persistência de viremia – RNA-VHC positivo > 6 meses.

Evidência de inflamação hepática ativa (biópsia).

Com que – associação interferon + ribavirina por 24-48 semanas, conforme o genótipo.

Interferon alfa – 3mU/m², SC, 3 vezes por semana, 6 a 12 meses.

Interferon peguilado – alfa-2a 180mcg/1,73m², SC, 1 vez/semana.
alfa-2b 1,5mcg/kg, SC, 1 vez/semana.

Ribavarina 15mcg/kg/dia, via oral, 6-12 meses.

Controlar alterações hematológicas, perda de peso, depressão.

LEPTOSPIROSE NA INFÂNCIA

SUMÁRIO

Contato com ratos ou cães
Banhos em zona rural (férias)
Forma clínica mais frequente: semelhante à hepatite aguda infecciosa (icterícia)
Outras: febre de causa obscura, pseudogripal e meningite linfocitária
Leucocitose com neutrofilia
Transaminases praticamente normais
Alterações urinárias
Provas sorológicas (aglutinação): na 2ª semana
Antibióticos úteis, se iniciados precocemente
Evolução geralmente satisfatória

INSUFICIÊNCIA HEPÁTICA AGUDA

Síndrome de falência hepatocelular aguda associada a quadro neurológico (encefalopatia hepática).

Quando a encefalopatia hepática se instala em 8 semanas depois do aparecimento da icterícia, ela é dita **fulminante**.

Causas – até 3 meses de vida: infecciosas e metabólicas (ver Colestase neonatal); após os 3 meses: hepatites viral e tóxica.

1ª etapa Quando suspeitar

1º) Sintomatologia inespecífica semelhante à das hepatites virais: anorexia, astenia, náuseas, vômitos e icterícia.

2º) O que chama a atenção:
  a) vômitos mais intensos e persistentes;
  b) icterícia rapidamente progressiva (na síndrome de Reye não aparece icterícia);
  c) alterações de comportamento (diminuição do nível de consciência, confusão mental).

Não confunda com hipoglicemia, intoxicações, meningoencefalites, acidente vascular cerebral, psicose.

2ª etapa Estadiamento do coma (Lovejoy)

Tem importância terapêutica e prognóstica.

Estágio 0 – alerta, orientado, resposta normal aos estímulos.

Estágio I – sonolento, responde ao comando, mas indiferente, permanece acordado.

Estágio II – muito letárgico, desorientado, agitado, confuso; hiper-reflexia.

Estágio III – coma superficial, não responde a comando, postura decorticada, pupilas dilatadas, respiração irregular, Babinski.

Estágio IV – coma profundo, postura descerebrada e rigidez, ausência de resposta pupilar, ausência de respostas à dor.

Estágio V – flácido, respiração irregular e soluçante, pupilas fixadas e dilatadas, hipotensão, arritmia.

Nota – estágios I e II: pré-coma; todos os outros: coma.

3ª etapa Eletroencefalograma

Anormalidade difusa com ondas lentas de alta voltagem; correlaciona com os estágios do pré-coma e coma.

4ª etapa Controle laboratorial

1. Hemograma com plaquetas, tempo de protrombina, glicemia, gasometria arterial, ureia, eletrólitos. Repetir a cada 12 horas.
2. Transaminases, amônia, bilirrubinas, fosfatase alcalina, amilase; culturas se houver suspeita de infecção.
3. Outros: radiografia de tórax; ECG (arritmias, alterações de K), ultrassonografia abdominal (volume do fígado, ascite).

CONDUTA TERAPÊUTICA (UTI)

1. Hidratação e correção hidroeletrolítica.
2. Suporte nutricional: enteral ou parenteral.
3. Lactulose (Lactulona, Farlac) 1mL/kg/dose por VO ou por enema até se conseguir fezes amolecidas: reduz a produção e a absorção de amônia e de aminoácidos aromáticos.

4. Insuficiência respiratória: ventilação pulmonar mecânica.
5. Suporte cardiovascular.
6. Tratamento da diátese hemorrágica: plasma fresco congelado, concentrado de glóbulos, plaquetas, vitamina K.
7. Proteção ao tubo gastrintestinal: antiácidos, bloqueadores dos receptores H_2 (ranitidina), inibidores da bomba de prótons (omeprazol) por via IV.
8. Insuficiência renal (ver capítulo respectivo).
9. Ascite: albumina por via IV e diuréticos (espironolactona – Aldactone).
10. Infecções: antibióticos de acordo com a cultura e não excretados pelo fígado.

Encefalopatia hepática

1. Dieta: hipercalórica (120 a 150cal/kg/dia), baixa em proteínas (0,8-1g/kg/dia), com preferência pelas proteínas vegetais; ministrar aminoácidos ramificados (Hepamino F, Portamin).
2. Para combater a diminuição da consciência: antagonista dos benzodiazepínicos – flumazenil (Lanexat) com resposta rápida e efeito curto.
3. Exsanguineotransfusão nas crianças com peso inferior a 15kg; plasmaférese nas com peso superior a este.
4. Edema cerebral (monitorar a pressão intracraniana nos comas graus III e IV): hiperventilação e infusão de manitol.

Síndrome de Reye

Encefalopatia com degeneração gordurosa do fígado.

Antecedente (1 semana antes) de IVAS ou varicela (geralmente tratados com AAS), vômitos persistentes e hepatomegalia com ou sem icterícia e, após 24 horas, quadro neurológico rapidamente progressivo.

Transaminases aumentadas, liquor normal, frequentemente hipoglicemia; amônia sanguínea aumentada.

Evolução variável – o quadro pode estabilizar-se, melhorar com recuperação completa ou evoluir para morte cerebral.

O conceito atual é que se trata, na realidade, de doenças metabólicas hereditárias. Nos casos suspeitos (especialmente lactente até 2 anos e nos casos com hipoglicemia) solicitar glicemia, amônia sanguínea, ácidos graxos urinários e aminoácidos plasmáticos.

6. Hepatopatias Crônicas (Hepatites)

O que é – processo inflamatório do fígado que persiste além do tempo previsto para sua resolução. Operacionalmente, considera-se que aguardar **6 meses** é um tempo razoável, desde o início da doença hepática, antes de se iniciar investigações laboratoriais especializadas ou métodos invasivos. Mas isso é válido apenas em Pediatria e é prudente reduzir esse período para o máximo de **3 meses**, porque isso possibilita melhor prognóstico para algumas formas tratáveis, tanto para o doente como para alguns de seus irmãos afetados, mas ainda assintomáticos (como acontece em algumas doenças genéticas).

Todas as hepatites crônicas são iguais? Não. Existem **formas** de evolução **benigna** (hepatite crônica **persistente**) e outras graves, que **evoluem para cirrose** (hepatite crônica **ativa**).

O controle e o tratamento das hepatites crônicas podem ser feitos apenas com base em critérios clínicos e exames laboratoriais bioquímicos? Não. A **biópsia hepática** é indispensável, pois só o aspecto histológico permite: 1) identificar os casos que exigem tratamento específico e outros casos que não precisam de tratamento apesar de os exames laboratoriais estarem alterados por meses ou anos; 2) estabelecer o prognóstico.

Hepatite crônica = síndrome que associa infiltrado inflamatório mononuclear de intensidade variável.

Causas – vírus B, C e delta; drogas, reações autoimunes.

Excluir – doença de Wilson, deficiência de alfa-1-antitripsina, cirrose biliar primária, colangite esclerosante (colangiografia retrógrada, endoscópica) e alcoolismo.

CONDUTA DIAGNÓSTICA

1ª etapa Quando suspeitar: sinais de alarme

1. Nas hepatites de início agudo: a) icterícia > 1 mês; b) recorrência da icterícia; c) aminotransferases elevadas > 2 meses (AST > ALT); d) **hipergamaglobulinemia (> 2g%)** > 2 meses; e) HBsAg positivo > 3 meses.
2. Nas hepatopatias de evolução insidiosa com letargia, anorexia, artralgia, artrite, eritema nodoso, acne, nevus aracneiforme, fácies cushingoide, nefrite, colite, hepatoesplenomegalia: nesses casos, solicitar eletroforese de proteínas (hipoalbuminemia e hipergamaglobulinemia), FAN (positivo) e tempo de protrombina (aumentado).
3. Assintomáticos com hepatomegalia (consistência firme ou endurecida, superfície lisa ou irregular) com ou sem esplenomegalia e aminotransferases aumentadas.

Ultrassonografia do fígado – textura heterogênea.

Em 1, 2 e 3 – indicada biópsia hepática.

2ª etapa Investigação laboratorial

1. Função hepática:
   a) hemograma, plaquetas, reticulócitos;

b) eletroforese de proteínas;
c) bilirrubinas (se ictérico);
d) tempo de protrombina (e coagulograma).
2. Excluir doenças que confundem:
a) doença de Wilson:
• ceruloplasmina;
• lâmpada de fenda: anel de Kayser-Fleischer.
b) deficiência de alfa-1-antitripsina: dosagem sérica de A1AT;
c) obstruções biliares: fosfatase alcalina; GGT.
3. **Etiologia** da hepatite crônica – sorologia:
a) com quadro de hepatite aguda: Epstein-Barr, citomegalovírus;
b) hepatites virais A, B, C, D (em área endêmica);
c) autoanticorpos: FAN, células LE, antimúsculo liso (AML) e LK M1.

3ª etapa Biópsia hepática

Percutânea sob laparoscopia ou a céu aberto.

4ª etapa Graduação: processo necroinflamatório/ gravidade

Classificação clássica das hepatites prolongadas – usando critérios clínicos, laboratoriais e histológicos (biópsia), consegue-se estabelecer um sistema de graduação da gravidade do processo necroinflamatório.

HIPERBILIRRUBINEMIA PERSISTENTE

Icterícia por hiperbilirrubina indireta que persiste após a hepatite aguda mas sem lesão hepática.

1. Ausência de manifestações clínicas.
2. Bilirrubina indireta aumentada (até 3mg/dL); direta: normal.
3. Outras provas laboratoriais normais.
4. Biópsia normal (solicitar após 6 meses).

HEPATITE AGUDA PROLONGADA (= hepatite crônica lobular)

Representaria uma incapacidade de resolução das alterações da hepatite aguda, as quais podem persistir por anos, mas sem tendência a progredir para formas graves.

1. Sinais clinicolaboratoriais de hepatite aguda (mais de 4 meses).
2. **Biópsia**: quadro histológico de hepatite aguda, sem fibrose.
3. Em casos de dúvida (lesões suspeitas: processos inflamatórios portal e periportal intensos associados à necrose em ponte que envolve veia centrolobular e trato portal), é prudente repetir a biópsia.

HEPATITE CRÔNICA PERSISTENTE

1. Após hepatite aguda, há persistência, por mais de 6 meses, de sintomas vagos: astenia, anorexia, dor no hipocôndrio direito.
2. Após hepatite aguda, há persistência da elevação das transaminases (e eventualmente do HBsAg) sem sintomatologia, salvo discreta hepatomegalia.
3. Recaída dos sintomas e das anormalidades laboratoriais após resolução aparente da doença.
4. Evolução assintomática ou insidiosa com alterações laboratoriais e hepatomegalia.
5. Icterícia clínica está raramente presente.
6. Transaminase moderadamente aumentada (2 a 5 vezes o normal).
7. Outros exames laboratoriais (incluindo bilirrubinas, gamaglobulina e tempo de protrombina) normais.
8. Pesquisar hepatite B (HBsAg), doença de Wilson (ceruloplasmina) e deficiência de alfa-1-antitripsina.
9. **Biópsia hepática** (indicada após pelo menos 6 meses de evolução): a) infiltrado inflamatório mononuclear crônico (linfoplasmócitos, macrófagos) no espaço porta; b) arquitetura lobar conservada com pouca fibrose; c) placa limitante preservada e zona perilobular minimamente infiltrada; d) presença concomitante de algumas características de hepatite aguda.

HEPATITE CRÔNICA ATIVA

Caso ilustrativo – menina de 8 anos, consultada pelo dermatologista porque apresenta hemangioma em aranha na face, pescoço e braço; o médico verifica que a criança está ictérica e a encaminha ao gastroenterologista: gânglios cervicais aumentados, icterícia leve, fígado a 5cm e baço a 4cm.

A criança está enfraquecida e perdeu peso. Hb 10g%; aumento moderado de bilirrubina, VHS 40; transaminases bem aumentadas (700U), sorologia para hepatites A e B negativa. Solicitado: eletroforese de proteínas – aumento nítido de gamaglobulina.

Raciocínio – quadro crônico com comprometimento do estado geral (emagrecimento e astenia) com hepatoesplenomegalia, envolvimento **hepático** (icterícia) com lesão hepatocelular (aumento acentuado das transaminases) em atividade (VHS bem aumentada) e hipergamaglobulinemia sugere hepatite **crônica** não viral (sorologia negativa), provavelmente autoimune. Solicitados anticorpos antimúsculo liso, positivos (confirmação da suspeita). A comprovação requer biópsia hepática.

Nesses casos, convém pensar também em hepatite tóxica (investigar drogas e medicamentos) e obstrução das vias biliares (fosfatase alcalina bem aumentada, ultrassonografia das vias biliares).

Neste caso, a criança teve provavelmente uma evolução longa praticamente assintomática, mas uma dosagem de transaminase já teria revelado um nível bem alto antes do aparecimento dos sintomas.

Diferentes agentes desencadeantes como vírus (das hepatites B, C e delta), drogas (hidrazida, nitrofurantoína, alfametildopa, halotano em adolescentes), mecanismo autoimune (colite ulcerativa), doença de Wilson e deficiência de alfa-1-antitripsina, atuando sobre uma criança geneticamente suscetível (frequentemente portadora do antígeno de histocompatibilidade HLA-B8), provavelmente por mecanismo imunológico.

1. Predomínio no sexo feminino;
   certa tendência familiar.
2. Quadro de hepatite aguda com icterícia persistente (mais de 1 mês) ou recaída (8-10 semanas após o início da doença) com hepatomegalia.
3. Evolução insidiosa com predomínio de manifestações extra-hepáticas: artralgia, artrite, febre, eritema nodoso, colite.
4. Formas sutis com fadiga, letargia, anorexia.
5. Os casos podem apresentar-se desde assintomáticos com boa aparência até casos de insuficiência hepática avançada.
6. Exames **indicadores de lesão hepática** – estão quase sempre presentes: a) bilirrubinas aumentadas (até 10mg/dL) com predomínio da direta; podem estar normais nos casos de início insidioso; b) aminotransferases (ALT) aumentadas até 5 a 10 vezes o limite superior do normal; c) **hipergamaglobulinemia** (> 2g%); d) está frequentemente presente, especialmente nos casos graves ou avançados: hipoalbuminemia (no início da doença, limite inferior do normal); tempo de protrombina aumentado (no início, apenas moderadamente).
7. **Comprovação: biópsia hepática** – "hepatite agressiva crônica": alterações histológicas que traduzem processo ativo, progressivo e manifestam-se por necrose hepatocelular e degeneração tipicamente focal e variável, mais evidente ao longo da placa limitante do lóbulo.

   Sinais de cronicidade – infiltrado inflamatório crônico (linfoplasmocitário) nos espaços porta e que avança para os lóbulos; fibrose; desorganização da estrutura lobular.

   Sinais de atividade – necrose em saca-bocados (*piecemeal necrosis*) de pequenos grupos de células hepáticas ao longo da placa limitante (interface parênquima-tecido conjuntivo) que está distorcida, irregular, destruída.

   Eventualmente *sinais de cirrose incipiente*.
8. **Evolução** – períodos de exacerbação e remissão. Durante os períodos de atividade geralmente há icterícia; frequentemente: letargia, anorexia, febrícula; intermitente: dor abdominal, artralgia, pleuris. Os períodos de remissão podem durar meses ou anos.
9. **Prognóstico** – reservado; evolui para cirrose, hipertensão portal, hemorragia de varizes esofágicas, coma. A evolução clínica parece ser um pouco melhor nos casos de aparecimento súbito da icterícia que nos casos de início insidioso.

Observação – frequentemente existe discrepância acentuada entre os dados clinicolaboratoriais e os achados anatomopatológicos.

5ª etapa Classificação histológica/etiológica

Atualmente, prefere-se uma graduação semiquantitativa (grau de atividade necroinflamatória periportal e extensão da fibrose peri-hepatocelular) associada com a etiologia.

1. Etiologia **viral**: hepatites B, C, D, não B não C (ver capítulos correspondentes).
2. Por drogas hepatotóxicas.
3. Criptogenética.
4. **Autoimune** (HAI).

HEPATITE (CRÔNICA) AUTOIMUNE (HAI)

O que é – doença inflamatória crônica do fígado que leva à destruição progressiva do parênquima hapático decorrente de imunorregulação desordenada contra os hepatócitos.

Diagnóstico – é baseado em doença hepática aguda ou crônica de etiologia não determinada ou função hepática alterada sem outras evidências de hepatopatia crônica **e**:

1. predomínio no sexo feminino;
2. aumento das aminotransferases com fosfatase alcalina quase normal. Níveis séricos normais de alfa-1-antitripsina, cobre e ceruloplasmina;
3. gamaglobulina maior que 1,5 vez o limite superior do normal;
4. história de doenças autoimunes no paciente ou em parentes de 1º grau (colite ulcerativa, diabetes, doença celíaca, glomerulonefrite, miastenia grave, tireoidite, artrite);
5. sorologia negativa para HVB, HVC, Epstein-Barr, CMV. Sem história de transfusões nem de uso de drogas hepatotóxicas e de álcool;
6. histopatologia do fígado: acentuada atividade necroinflamatória;
7. **autoanticorpos**:
   - **HAI tipo 1** com anticorpos antimúsculo liso (actina) = **AAML** e FAN.

     Início em média aos 10 anos: a) hepatite grave; b) hepatomegalia assintomática com aumento das transferases.

- **HAI tipo 2** com anticorpos antimicrossômicos de fígado e rim = AAMFR.
  Idade de início, em média, 6,5 anos; evolução mais aguda, maior frequência de associação com outras doenças autoimunes.
  Pode ser: **2a**, com anti-HVC positivo, e **2b**, anti-HVC negativo.
- **HAI tipo 3** com SLA positivo (em adultos).

1ª etapa Quando suspeitar

1. Quadro clínico de hepatite aguda: febre, náuseas, vômitos, icterícia, colúria, fezes acólicas.
2. Sexo feminino predominante.
3. História de doenças autoimunes na família: tireoidite, artrite reumatoide, psoríase, vitiligo.
4. Manifestações de autoimunidade desde o início da doença ou na evolução: artrite, anemia hemolítica, glomerulonefrite, psoríase, miastenia grave, diabetes tipo 1, doença inflamatória intestinal.
5. Sem história de transfusões nem uso de drogas hepatotóxicas e álcool.

2ª etapa Exames laboratoriais

1. De hepatite: bilirrubina direta aumentada, AST e ALT bem elevadas.
2. Albumina diminuída, gamaglobulina elevada > 2g/dL, IgG elevada.
3. Sorologia negativa para: VHA-IgM, anti-HBc IgM, HBsAg, RNA-VHC, IgM-CMV, IgM-Epstein-Barr.
4. Nestes casos, a positividade dos **autoanticorpos** é essencial para o diagnóstico. Solicitar:

Anticorpos antinucleares (AAN) – positivo > 1/40 ou 1/80.

Anticorpos antimúsculo lisos (AAML) – positivo > 1/40 ou 1/80.

Antimicrossomal fígado/rim (AAMFR) – positivo > 1/40.

3ª etapa Classificação da HAI

Tipo I (HAI-1): AAML positivo (especialmente AAML-AAA); AAN pode estar positivo.

Responsável por ⅔ dos casos, geralmente na adolescência.

Tipo II (HAI-2): AAMFR1 positivo.

Presente em crianças – deficiência de IgA.

4ª etapa Biópsia hepática

Deve ser realizada assim que possível.

Histologia – hepatite de interface: colapso multilobular infiltrado inflamatório acentuado, necrose em saca-bocados, rosetas de hepatócitos (regeneração hepática).

5ª etapa Escore para diagnóstico de hepatite autoimune

Escore simplificado

AAN ou AML POSITIVO – 1

AAMFR positivo – 2

IgG acima do limite normal – 1

> 10 vezes o limite normal – 2

Histologia compatível com HA1 – 1

Histologia típica de HA1 – 2

Hepatites virais excluídas – 2

HAI provável se escore > 6; definitiva se > 7

Importante: **excluir** hepatites virais, doença de Wilson, deficiência de alfa-1- antitripsina, colangite esclerosante primária.

Como fazer o seguimento?

É fundamental o acompanhamento a longo prazo com consultas agendadas periodicamente.

Retornos inicialmente após 2-4 semanas; a seguir, a cada 6 semanas durante 6 meses, a cada 3 meses até completar 1 ano e a cada 4 meses até os 2 anos; a seguir: a cada 6 meses por tempo indefinido.

Exames nas consultas periódicas – verificar a função hepática, transaminases e eletroforese de proteínas; bilirrubinas em caso de icterícia.

Exames anuais: Ca, P, AAN, autoanticorpos, glicemia, TSH, creatinina, urina tipo I.

O tratamento é retocado de acordo com a resposta terapêutica. *Considerar*:

Remissão = recuperação clínica, transaminases e IgG normais, negativação quase completa dos autoanticorpos e resolução histológica de inflamação. Isso deve ocorrer já no primeiro ano de tratamento e ser mantido por pelo menos 6 meses.

Indica redução gradual da dose do corticosteroide.

Recaída (reagravamento) durante o tratamento é comum.

Requer aumento temporário da dose de corticosteroide 0,5-1mg/kg/dia, preferivelmente associado à azatioprina, até 2mg/kg/dia.

Remissão = melhora estável após 2 anos de tratamento – sem sintomatologia, transaminases normais, autoanticorpos negativados e biópsia hepática sem atividade inflamatória.

Suspensão gradual, em 6 meses, do corticoide com controles laboratoriais a cada 2 meses e depois suspender azatioprina. Não suspender imediatamente antes ou durante a puberdade. Monitorar a cada 3 a 6 meses por 2 anos e depois a cada 6 meses.

- **Recaída pós-suspensão da medicação** – reaparecimento da sintomatologia:
  Perda de apetite, anorexia, mialgia, fadiga ou alteração dos testes de função hepática mesmo em paciente assintomático.
  Manuseio de acordo com a gravidade do caso. Reiniciar corticosteroide na dose máxima ou pouco abaixo e associar azatioprina.
  Se recaídas seguidas (ocorrem especialmente no tipo HAI-2) – ministrar corticosteroide e, na maioria das vezes, combinado com azatioprina, por toda a vida.
- Casos refratários aos imunossupressores, evolução para insuficiência hepática irreversível, complicações da cirrose hepática – considerar transplante hepático.

CONDUTA TERAPÊUTICA

1ª) Caracterização da hepatite autoimune: inflamação crônica progressiva do fígado, predominando no sexo feminino, altos níveis de transaminases e IgG, autoanticorpos, hepatite interfase.

2ª) Excluir etiologias infecciosas metabólicas.

3ª) Por que tratar: evitar a progressão da doença; o tratamento deve ser iniciado precocemente.

4ª) Quais são as metas: eliminar ou reduzir a inflamação hepática evitando a progressão para cirrose, eliminar os sintomas, prolongar a sobrevida.

5ª) Por quanto tempo tratar: geralmente o tratamento é a longo prazo; apenas 20% consegue resultado estável em tempo mais curto.

6ª) Com que tratar?

O tratamento é imunossupressor utilizando-se basicamente corticosteroide;
85% dos casos exigem associação com azatioprina.

Tratamento convencional – prednisona
Obrigatório se plaquetas < 50.000
e/ou leucócitos < 3.000.
Dose: 2mg/kg/dia até 40mg a 60mg/dia.
Verificar transaminases semanalmente durante 6-8 semanas.
Quando houver queda significativa da transaminase (< 100), reduzir gradualmente 2,5mg por vez, seguindo a queda da transaminase.
Geralmente após 2 meses, 80% tem queda significativa de transaminase, sem normalização.
Manter 2,5-5mg/dia.
Se as transaminases não estiverem caindo satisfatoriamente ou em presença de efeitos adversos dos corticosteroides, adicionar azatioprina. Iniciar com 0,5mg/kg/dia e, na ausência de sinais de toxicidade, aumentar gradualmente até 2mg/kg/dia.

TRATAMENTO I – corticosteroide + azatioprina

Pode ser desde o começo, desde que a criança não esteja muito ictérica, plaquetas > 50.000 e neutrófilos > 3.000. Dose 1,5-2mg/kg/dia.
O corticosteroide pode ser adicionado após algumas semanas de tratamento, quando as transaminases começam a decrescer.

Tratamento alternativo
Começar com ciclosporina 4mg/kg/dia divididos em 3 doses durante o dia, sendo a dose aumentada a cada 2-3 dias, se necessário. Tratar por 6 meses, depois acrescentar prednisona e azatioprina.
Casos refratários – nos casos em que não se consegue manter remissão estável ou que são intolerantes à azatioprina, ministrar micofenolato mofetil 20mg/kg 2 vezes ao dia, junto com a prednisona.

TRATAMENTO II – prednisona + azatioprina

Se plaquetas > 50.000 e/ou leucócitos > 300.

1º) Iniciar com prednisona (Meticorten 20) 1,5mg/kg/dia (até 60mg/dia), de manhã.
Azatioprina (Imuran comprimidos de 50mg) – 1,5 a 2mg/kg/dia, após uma refeição.

2º) Controle clinicolaboratorial: VHS, transaminases, eletroforese de proteínas; bilirrubinas (em caso de icterícia).

3º) Após melhora clinicolaboratorial (4 semanas): diminuir prednisona para 1mg/kg/dia.

4º) Controle laboratorial após 4 semanas.
   a) Se melhora persiste – sequência: (1) reduzir prednisona em 50%; (2) passar para dias alternados; (3) reduzir 20% por semana até o mínimo de 2,5-5mg/dia.
   b) Se houver discreto rebote das transaminases, durante a retirada, manter a mesma dose por 2 semanas adicionais.
   c) Se as transaminases interromperem sua tendência para a normalidade, aumentar a prednisona para o nível anterior e reavaliar após 2-4 semanas.

5º) Manter a dose baixa de prednisona e a mesma de azatioprina durante 18-24 meses.

6º) Se a melhora clinicolaboratorial continuar estável: biópsia hepática.
   a) Sem sinais histopatológicos de atividade: suspender prednisolona (alguns especialistas suspendem as 2 drogas).
   b) Com sinais histopatológicos de atividade: manter as 2 drogas.
   c) Sem sinais de atividade: suspender a prednisona (alguns especialistas suspendem as 2 drogas).

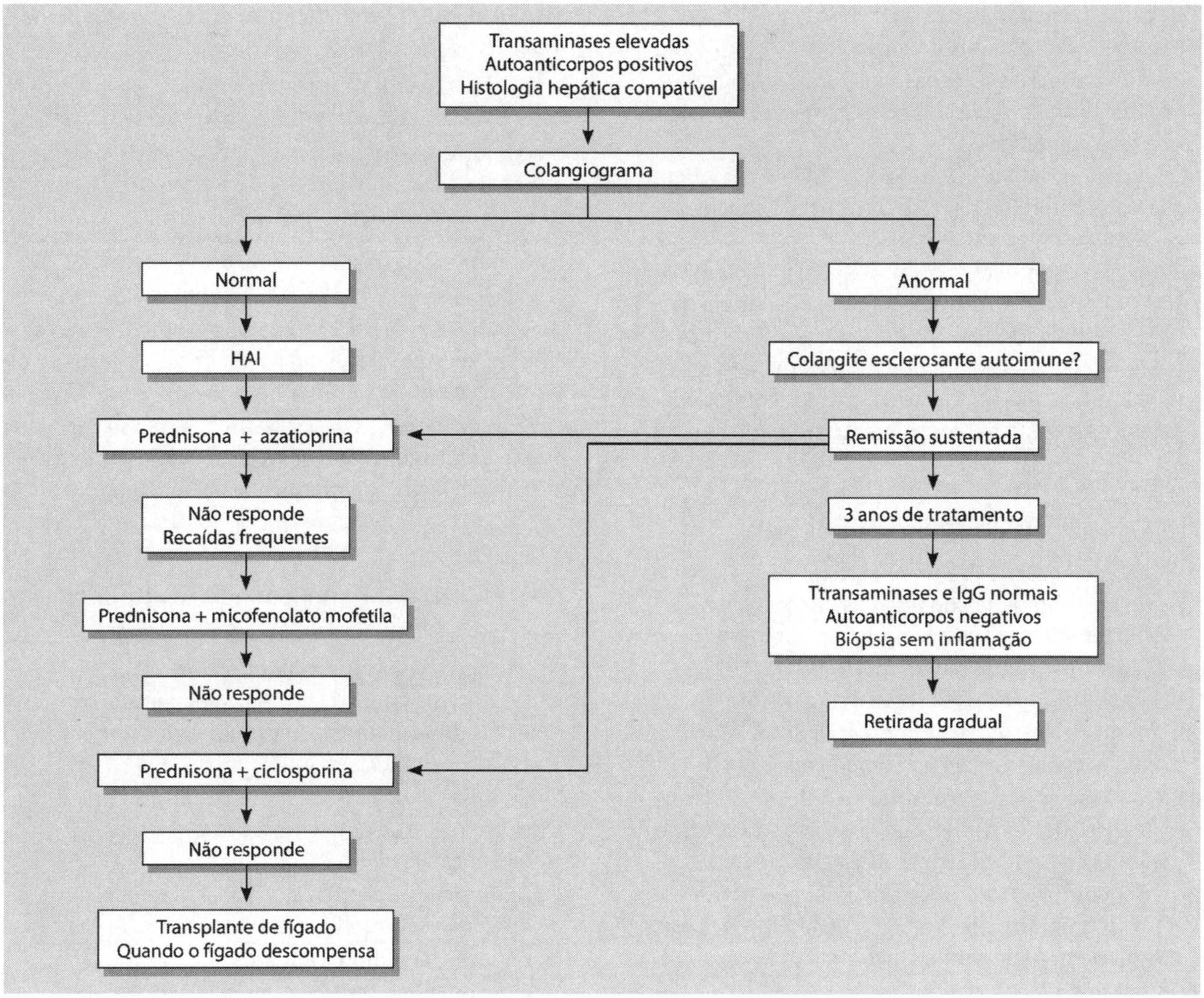

HEPATITE AUTOIMUNE – ORIENTAÇÃO

7º) Controle a cada 3 meses no 1º ano e a cada 6 meses nos próximos 2-3 anos.
Em caso de recaída, reinstituir o tratamento.

Autoimune liver disease. *Curr op Gastroenterol* 24;2008

HEPATITES B E C CRÔNICAS

TRATAMENTO

Ver capítulo Hepatite – item Tratamento de Hepatites B e C, respectivamente.

Consulte o CD-Rom para detalhes de tratamento e seguimento, elaborado pela Vigilância Epidemiológica do Estado de São Paulo com os hepatologistas e epidemiologistas.

Transplante de fígado – quando já existe cirrose.
A HAI pode recidivar no fígado transplantado?
Observação: ver também Hepatites virais A e B.

DOENÇAS METABÓLICAS DO FÍGADO

1. Com lesão hepática importante e possível evolução para cirrose: galactosemia, intolerância hereditária à frutose, glicogenose tipo IV, doença de Niemann-Pick, tirosinemia, deficiência de alfa-1-antitripsina, doença de Wilson.
2. Com esplenomegalia e lesão hepática leve, raramente evoluindo para cirrose: glicogenose tipos I e IV, doença de Gaucher, mucopolissacaridoses, manosidose, mucolipidoses.

A **apresentação** dessas doenças é sob forma de colestase neonatal prolongada ou de cirrose proveniente dessa colestase, hepatites agudas ou crônicas, hepatomegalia ou hepatoesplenomegalia com alterações associadas (esqueléticas, neurológicas), hepatomegalia com hipoglicemia e/ou convulsões.
Ver Quadro XII-7 e capítulos correspondentes.

Quadro XII-7 – DOENÇAS METABÓLICAS DO FÍGADO.

Quando suspeitar
1. Início agudo dos sintomas no período neonatal (tipo sepse)
2. Início tardio e evolução recorrente: coma, vômitos, acidose, choque
3. Sintomas gerais crônicos e progressivos: digestivos, neurológicos, musculares
4. Sintomas específicos e permanentes de determinados órgãos: cardiomegalia, hepatomegalia, retinopatia
Solicitar colaboração de hepatologista

DOENÇA DE WILSON
DEGENERAÇÃO HEPATOLENTICULAR

Casos ilustrativos

Caso 1 – menino de 13 anos com icterícia há mais ou menos 3 meses. Edema dos membros inferiores, ascite leve e distensão abdominal; fígado a 3cm do rebordo costal direito (RCD) e baço a 2cm do rebordo costal esquerdo (RCE). Apresenta distúrbios de marcha e baixa atividade mental, além de distonia. Nega doença semelhante na família.

Provas de função hepática alteradas – AST = 250UI/L; tempo de protrombina = 15%; albumina plasmática = 2,5g%; bilirrubinemia total = 20mg/dL; bilirrubinemia indireta = 18mg/dL; reticulócitos = 13%; cobre urinário aumentado, cobre plasmático total diminuído, ceruloplasmina no soro diminuída, radiografia de esôfago: varizes esofágicas; radiografia de ossos: osteoporose.

Exame oftalmológico – anel de Kayser-Fleischer.

Biópsia de fígado – cirrose pós-necrótica.

Resumo – cirrose pós-necrótica + distúrbios neurológicos + sinal de Kayser-Fleischer.

Diagnóstico – doença de Wilson (degeneração hepatolenticular).

Caso 2 – criança de 5 anos com diagnóstico de hepatite. A icterícia manteve-se persistente por mais de 2 meses. Pais são primos. Um irmão faleceu de "doença de fígado". Hepatomegalia. Exame oftalmológico com lâmpada de fenda: negativo (ausência de anel de Kayser-Fleischer). Ceruloplasmina: 10mg/dL. O tratamento com penicilamina foi eficaz, com melhora gradual.

Diagnóstico – doença de Wilson.

Suspeitar nas hepatites agudas ou crônicas sem causa viral e nos adolescentes com manifestações neuropsiquiátricas com algumas evidências de hepatopatia.

O que é DOENÇA DE WILSON – é uma consequência do distúrbio do metabolismo do cobre (deficiência na excreção de cobre pela bile), levando a acúmulo excessivo (tóxico) de cobre no fígado, cérebro, rins e córnea. A doença é hereditária (gene autossômico recessivo no braço longo do cromossomo 13).

Importância – embora rara, o reconhecimento dessa doença é de grande importância, porque é uma das poucas doenças do fígado em que se dispõe de um tratamento eficaz.

CONDUTA DIAGNÓSTICA

1ª etapa Quando suspeitar (modo de início)

O quadro **clássico** (doença hepática crônica + síndrome neurológico-peculiar + distúrbios renais funcionais + anel corneano de Kayser-Fleischer) é raro na criança.

Na **infância** suspeitar:

1. **Mais frequentes: doença hepática com icterícia prolongada** ("hepatite subaguda") ou **recidivante** quando ocorre em crianças de **mais de 4 anos** e associada à **hemólise**.
2. **Raros**: a) crise hemolítica aguda; b) litíase biliar; c) sinais neurológicos: tremores, espasticidade, movimentos desajeitados de mãos e pés, dificuldade para escrever; distúrbio da fala e deglutição, ataxia; d) distúrbios de conduta e do humor; e) raquitismo resistente; f) distúrbios renais: raquitismo renal, síndrome de Fanconi.

O diagnóstico de doença de Wilson exige, assim, **alto índice de suspeição.**

Nos casos com hepatopatia, procurar sinais precoces de envolvimento do SNC; nos casos neurológicos, procurar evidências de hepatopatia subclínica; em presença de uma crise hemolítica sem explicação, pesquisar sinais de comprometimento hepático ou neurológico.

Doença de Wilson – na **criança** é exclusiva ou predominantemente **hepática** ("hepatite subaguda", cirrose pós-necrótica ou juvenil); no **adolescente** é predominantemente neurológica com alterações hepáticas.

A suspeita reforça se: **consanguinidade** entre os pais e/ou irmãos que faleceram de doença hepática de etiologia não esclarecida ou anemia hemolítica na família.

2ª etapa Evolução (sem tratamento)

A evolução de uma criança que se inicia com quadro clínico de hepatopatia é muito **variável**:

Mais frequente: progressão gradual.

Remissões espontâneas (icterícia pode desaparecer) e exacerbações (geralmente desencadeadas por infecções intercorrentes).

Eventualmente: ascite, edema, episódios de sangramento de varizes esofágicas.

Evolução para insuficiência hepática até o coma e morte, geralmente após vários anos, eventualmente em alguns meses.

Raro: evolução de hepatite fulminante (morte em poucas semanas após o início dos sintomas).

Sinais neurológicos – (a) podem nunca aparecer; (b) podem surgir especialmente nos casos de evolução longa (progressão contínua ou com remissões):

1. Tremores de repouso e intencionais, iniciando-se nas mãos ou braços e estendendo-se rapidamente para todo o corpo.
2. Fácies inexpressivo com riso sardônico.
3. Hipertonia e rigidez.
4. Disartria.
5. Convulsões, emotividade e demência.
6. Frequentemente reflexos exaltados e eventualmente sinal de Babinski.
7. Sensibilidade normal.

Na criança de 7 a 15 anos, predominam rigidez e alterações da postura.

3ª etapa Confirmação diagnóstica

▶ **Pesquisar anéis de Kayser-Fleischer** com a lâmpada de fenda.

São anéis corneanos de cor marrom ou esverdeada, sempre bilaterais, mas nem sempre completos.

A presença desses anéis é praticamente **patognomônica** de doença de Wilson, mas sua ausência não afasta o diagnóstico: o anel de Kayser-Fleischer praticamente **não ocorre antes dos 7 anos de idade**.

▶ **Ceruloplasmina sérica – diminuída.**

É o exame bioquímico mais útil no diagnóstico da doença de Wilson.

Interpretação do resultado:

Fazer a correção para os valores dos adultos, usando a fórmula $C = c - (12 - \text{idade}) \times 1{,}17$; onde C = valor corrigido da ceruloplasmina; c = ceruloplasmina encontrada neste caso; idade: em anos.

$C = 30{,}4 \pm 5$mg/dL, para indivíduos normais.

Na doença de Wilson, 60% das crianças têm C menor que 5mg/dL; 80%, menor que 10mg/dL; e 96%, menor que 20mg/dL.

A ceruloplasmina é normal em 4% das crianças com doença de Wilson.

Dosagem do cobre sérico total

Ceruloplasmina sérica	Cobre sérico
Muito diminuída	Baixo
Moderadamente diminuída	Normal
Normal	Elevado

▶ **Excreção urinária de cobre** (urina de 24 horas): aumentada.

1. Normal: 40mcg/24 horas.
2. Doença de Wilson: aumentada (> 100mcg/24 horas).
3. Pode ser normal na fase pré-sintomática.
4. **Resposta à penicilamina** (0,5g a cada 12 horas, por VO).

Em indivíduos normais, a administração de penicilamina aumenta a excreção urinária de cobre (exemplo: de 40mcg passa para 600-800).

Na doença de Wilson há uma resposta exagerada à penicilamina –

excreção de mais de 1.000mcg nas 24 horas.

4ª etapa Considerações sobre o diagnóstico diferencial

1. **Tirosinemia hereditária** (cirrose hepática + disfunção tubular renal) – a) idade de aparecimento: geralmente no lactente de pouca idade (doença de Wilson surge geralmente após os 4 anos), eventualmente pode ocorrer na mesma faixa etária da doença de Wilson; b) na **tirosinemia**: ceruloplasmina baixa, mas excreção urinária de cobre normal.
2. A ceruloplasmina é baixa em algumas outras doenças, cujos quadros clínicos não se confundem com o da doença de Wilson.
3. Em doenças crônicas do fígado com colestase, a excreção urinária de cobre (e o teste da penicilamina) está aumentada, mas a ceruloplasmina é normal.

5ª etapa Biópsia de fígado

1. **Estudo histológico** não é específico – a) **fase pré-sintomática**: esteatose hepática, alterações hepatocelulares, reação mesenquimal sem alterações da estrutura lobular; b) **fase tardia**: cirrose pós-necrótica.
2. **Dosagem do cobre do tecido hepático** (técnicas microquímicas de difícil execução; biópsia a céu aberto).
   - Doença de Wilson: > 250mcg de cobre por grama de peso seco de fígado.
   - Valores de 100 a 250: doentes ou heterozigotos.
3. Estudos dinâmicos com isótopos radiativos de cobre têm sido preconizados.

6ª etapa Outros exames subsidiários

1. Bilirrubinemia aumentada (por comprometimento do hepatócito ou hemólise).
2. Provas de função hepática (GGT, aumento das transaminases, tempo de protrombina prolongado).
3. Fosfatase alcalina aumentada.
4. Fósforo e ácido úrico séricos diminuídos.
5. Proteinúria e hematúria microscópicas.
6. Aminoacidúria renal.
7. Pancitopenia consequente a hiperesplenismo.
8. Radiografia dos ossos: osteoporose e/ou osteocondrite – vértebras, joelhos, tornozelos.
9. Radiografia do esôfago: varizes.

CONDUTA TERAPÊUTICA

Objetivo – remoção do excesso de cobre do organismo e impedir que haja novo acúmulo.

Armas terapêuticas – a) quelantes que retiram o cobre do sangue e dos tecidos e o eliminam pela urina; b) dieta pobre em cobre.

Início do tratamento – o mais precoce possível; homozigotos para doença de Wilson devem ser tratados mesmo quando assintomáticos (fase pré-sintomática).

Duração do tratamento – a vida toda.

Agente terapêutico mais eficiente – **penicilamina** (Cuprimine, comprimidos de 250mg).

Dose – a) adolescente maiores que 12 anos 1g/dia, dividido em 2 doses diárias, por via oral; b) menores de 12 anos 0,500-0,750g por dia (20mg/kg/dia, 1 hora antes das refeições).

Resposta habitual ao tratamento – lento (semanas); podem ser necessários 3 a 6 meses e eventualmente 1 ano para o aparecimento de melhoras evidentes.

Importante – advertir o paciente ou seus responsáveis que não devem esperar efeitos rápidos.

Controle da eficácia do tratamento – dosagem do cobre urinário (deve estar bem aumentado);
a partir dos 3 meses: dosagem periódica do cobre sérico (deve permanecer abaixo de 10mcg/dL)
e cobre urinário < 500mcg/dia.

Ajuste da dose – entre 4 e 6 meses, se não houver melhora clínica e a excreção urinária tiver voltado aos níveis do pré-tratamento, aumentar temporariamente a dose até 1,5-2g/dia.
Atenção para os efeitos colaterais.

Efeitos colaterais da penicilamina são raros, especialmente os graves:

- **Reação de hipersensibilidade precoce** (20-30% dos pacientes) – *rash* urticariforme ou morbiliforme, febre, anorexia, adenopatia, redução moderada dos leucócitos e plaquetas. Surge 5 a 10 dias após o início do tratamento. **Conduta** – suspender a penicilamina: cura em 3-5 dias. Reinstituir o tratamento com doses de 10-50mg e aumentar gradualmente até a dose terapêutica; se houver tendência ao reaparecimento dos sintomas, adicionar anti-histamínicos e/ou corticoides durante alguns dias.
- **Reações graves** – síndrome nefrótica, lúpus eritematoso, síndrome de Goodpasture, agranulocitose. São raros.

  Conduta – suspender o tratamento; após a melhora da sintomatologia, reiniciar a terapêutica em doses menores, com corticoide.

  Alternativa para crianças que não toleram a penicilamina – triene 2 HCl (di-hidrocloreto de trietileno tetramino).

  Dose: 400mg, 2 vezes ao dia ou 30-50mg/kg/dia.
- **Reações tardias** – alterações de pele e membranas; neurite óptica (rara).

  Importante – as reações à penicilamina são raras, ocorrem com mais frequência quando as doses são elevadas, podem aparecer subitamente até após alguns anos de tratamento, geralmente cedem com a suspensão do tratamento e não reaparecem com a reinstituição lenta do medicamento. Por causa do perigo da reação de sensibilidade precoce é conveniente fazer exame de urina (proteinúria), contagem de leucócitos e plaquetas no início do tratamento e, depois, a cada 4-6 semanas.

Eventualmente a penicilamina pode ser substituída pelo **zinco**: 50mg, 3 vezes ao dia, sob forma de acetato ou sulfato, 1 hora antes das refeições.
Droga de 2ª escolha, na intolerância à penicilamina: **trientino** (Trien).

Transplante hepático – na hepatite fulminante, formas neurológicas intratáveis e doença hepática crônica.

Tratamento dietético – evitar alimentos ricos em cobre: fígado, cogumelos, amêndoas, castanhas, amendoim, nozes, chocolate, cacau, brócolis, ervilha, frutos do mar, bebidas alcoólicas.

PROGNÓSTICO

1. Sem tratamento – evolução para insuficiência hepática e morte em 100% dos casos.
2. Tratamento na fase pré-sintomática – a doença pode ser evitada.
3. Início tardio do tratamento – geralmente há melhora lenta porém significativa e continuada através dos anos; eventualmente, sequelas permanentes.
4. Tratamento na fase terminal da doença – geralmente ineficaz.

Conduta em relação aos irmãos de uma criança com doença de Wilson

Objetivo principal – descobrir os **homozigotos** (25% dos irmãos) para iniciar o tratamento na fase latente ou pré-sintomática, o que evita o aparecimento da doença ou, pelo menos, fazer um tratamento precoce que dá excelentes resultados. Focalizar a atenção especialmente nos irmãos mais jovens. Os **heterozigotos** (50% dos irmãos) não precisam de tratamento.
O tratamento é feito com penicilamina ou Trien ou zinco.

Roteiro

1. Exame físico para descobrir sinais latentes de hepatopatia ou neurológicos.

2. Pesquisa de anel de Kayser-Fleischer (lâmpada de fenda):
   • Positivo – homozigoto.
   • Negativo – não afasta. Passar para o item 3.
3. Ceruloplasmina:
   • Baixa – praticamente indica homozigoto. Exceção: 6% dos heterozigotos têm ceruloplasmina baixa. Essa tendência é familiar. **Conduta**: determinar a ceruloplasmina dos pais e tios assintomáticos – se estes também tiverem valores baixos, caracteriza essa tendência familiar: a criança pode, portanto, ser heterozigota. Manter em observação e passar para os itens 4 e 5.
   • Normal – praticamente afasta o homozigoto, salvo raras exceções. Manter em observação e passar para os itens 4 e 5.
4. Cobre sérico total:
   • Baixo – homozigoto.
5. Excreção urinária de cobre:
   • Elevada – homozigoto.
   • Normal – não afasta.

   Ceruloplasmina baixa + cobre total baixo = homozigoto, até prova em contrário.
6. Biópsia hepática e dosagem do cobre hepático: indicadas nos casos fortemente suspeitos de homozigotos.

DEFICIÊNCIA DE ALFA-1-ANTITRIPSINA (A1AT)

O que é – doença genética (cromossomo 14, *locus* q31-32.2) em que o hepatócito não consegue produzir importante glicoproteína biológica, uma alfa-1-globulina (o que depende de dois alelos codominantes herdados autossomicamente), e que atua como inibidor de enzima proteolítica.

O **fenótipo PiZZ** está associado com uma quase completa deficiência da enzima no plasma (o fenótipo normal é PiMM), enquanto o fenótipo PiMZ é considerado heterozigoto e tem apenas 50% da enzima.

A expressão clínica da deficiência de A1AT é variável e suas manifestações são, basicamente, **comprometimento hepático** na infância e **doença pulmonar crônica** na adolescência.

1ª etapa Quando suspeitar (PiZZ)

Icterícia colestática nos primeiros 4 meses de vida; **toda doença hepática crônica**.

Pista – história familiar de enfisema.

1. Recém-nascido pequeno para a idade gestacional com colestase que se segue à icterícia fisiológica, semelhante à **hepatite neonatal**.
2. Lactente com inapetência, irritabilidade, letargia, crescimento insuficiente que aparece com **icterícia colestática** e hepatoesplenomegalia entre **3 e 12 semanas de vida**. O diagnóstico diferencial com atresia de vias biliares, às vezes, é difícil. A icterícia reduz-se lentamente em 6 a 8 meses, mas a hepatomegalia e as anormalidades bioquímicas (laboratoriais) podem persistir por vários anos.
3. Hepatomegalia isolada e crescimento deficiente em crianças (especialmente com antecedente de icterícia colestática neonatal).
4. Sinais de doença hepática crônica e antecedente de icterícia colestática neonatal.
5. Crianças escolares e adolescentes com sinais clínicos de doença hepática, incluindo sinais cutâneos, com esplenomegalia e fígado reduzido de tamanho mas com crescimento e estado nutricional razoavelmente bons.
6. Sinais de hipertensão portal especialmente com antecedente de icterícia neonatal.
7. Crianças com infecções respiratórias de repetição (bronquites, pneumonias): casos raros.
   Enfisema pulmonar no adulto.

2ª etapa Exame de triagem – eletroforese de proteínas

Ausência ou níveis muito baixos (< 0,2g%) de alfa-1--globulina (a A1AT representa 90% da alfa-1-globulina).

3ª etapa Comprovação – dosagem de A1AT

Normal (PiMM): 200-300mg/dL; deficiência (PiZZ): 10-15% do normal, nunca acima de 100mg; heterozigotos: 100-200mg/dL.

4ª etapa Determinação do fenótipo

Homozigoto PiZZ; heterozigotos: PiMZ, PiSZ (Pi = inibidor da protease).

5ª etapa Biópsia hepática

Característica – presença de grânulo citoplasmático eosinófilo e massas hialinas (na coloração por hematoxilina-eosina); esse material cora intensamente com o ácido periódico Schiff (PAS) e é concentrado nas células, particularmente nas zonas periportais (corpos de inclusão PAS-positivos, diástase-resistentes).

6ª etapa Evolução

A partir da colestase neonatal:

• 25% – normalização clínica e laboratorial com alterações histológicas mínimas, entre 3 e 10 anos;
• 25% – óbito por cirrose entre 6 meses e 17 anos;
• 25% – clinicamente bem durante a 1ª década de vida com alteração das provas de função hepática e sem cirrose; eventualmente a função hepática se normaliza;

- igual ao anterior, mas com evidências de cirrose, podem precisar de transplante.

Se na colestase neonatal, biópsia hepática com proliferação acentuada dos ductos e fibrose – evolução para cirrose em 2-3 anos.

A evolução para hepatite crônica está associada com a concomitância de hepatites B e C.

Fazer **aconselhamento genético**.

FIBROSE HEPÁTICA CONGÊNITA

O que é – doença congênita, familiar, ocasionada por uma anomalia no desenvolvimento do fígado com manifestações clínicas variáveis dependendo da idade e da associação com anomalias em outros órgãos. Aspecto histológico característico. Função hepática preservada. As **associações** mais importantes são: a) patologia renal (doença renal policística, forma infantil); b) dilatação focal dos ductos biliares intra-hepáticos (doença de Caroli).

1ª etapa Quando suspeitar

Fígado aumentado e endurecido, lesão renal associada e bom estado geral com história familiar positiva.

1. Sangramento digestivo geralmente bem tolerado, decorrente de **hipertensão portal** do tipo intra-hepático pré-sinusoidal.
2. Hepato e/ou esplenomegalia.
3. Recém-nascido com aumento bilateral acentuado dos **rins** (doença renal policística forma infantil, grupo perinatal ou neonatal). Evolui para insuficiência renal progressiva.
4. Lactente de 3 a 6 meses com aumento bilateral e simétrico dos rins e hepatoesplenomegalia (doença renal policística forma infantil, grupo infantil). Evolui para insuficiência renal crônica, hipertensão portal e arterial.
5. Crises de colangite, geralmente acima dos 10 anos, sugere concomitância com **doença de Caroli**.

2ª etapa Exames subsidiários

1. Exames de função hepática normais.
2. Ultrassonografia – fígado aumentado, sinais de hipertensão portal e lesão renal.
3. Urografia excretora – nos casos de hipertensão portal intra-hepática não cirrótica.

CIRROSE HEPÁTICA

<u>**Caso 1**</u> – menino de 4 anos, branco, de São Paulo. Mãe refere que há 2 anos a criança vem apresentando abdome muito volumoso. Notou que a partir de 1 ano e 9 meses de idade, quando a criança evacuava, a água do vaso sanitário ficava com óleo sobrenadante (*sic*). A criança evacuava sempre que se alimentava (4 a 5 vezes ao dia). Nega restos alimentares nas fezes. Antecedentes pessoais e familiares inexpressivos. Alimentação atual e prévia: satisfatória. Exame físico: afebril, P = 14kg. Regular estado geral. Apático. Palidez. Gânglios levemente aumentados. Tórax: rosário raquítico? Abdome globoso, indolor, fígado: 9cm do rebordo costal, ponta de baço. Circulação colateral visível. Sem ascite.

Exames – hemograma: Hb = 12,9; Ht = 40%, leucograma normal.
Protoparasitológico e urina: normais. Ca = 8mg/dL. Fosfatase alcalina normal. Colesterol = 99, glicemia de jejum: 65; gorduras nas fezes ++++, tempo de protrombina: 25s (25%). AST 107, ALT 62. Eletroforese de proteínas: PT = 6,1g%, A = 2,7, alfa-1 = 0,3; alfa-2 = 1,1; beta = 0,5; gama = 1,5. Ceruloplasmina: normal.
Biópsia hepática – cirrose pós-necrótica.

<u>**Caso 2**</u> – lactente de 1 mês e 6 dias, sexo masculino, de São Paulo. Mãe notou "cor amarela" no 3º dia de vida (no berçário disseram que estava tudo bem). Há 10 dias (26 dias de vida) a cor amarela acentuou-se com a urina e conjuntivas bem amarelas. As fezes ficaram mais claras. Alimentação: leite de peito. Antecedentes familiares inexpressivos.

Exame físico – P = 3,9. Regular estado geral. Pele e mucosas ictéricas. Fígado: 4cm do rebordo, baço não palpado. Na evolução (criança hospitalizada) notaram-se icterícia acentuada, fezes acólicas e urina colúrica. Abdome distendido. Apresentou infecção do trato urinário e diarreia com desidratação.

Exames – bilirrubinas: BI = 3,2, BD = 7,6, BT = 10,8, AST = 141 e ALT = 45. Urina: urobilinogênio ausente, pigmentos biliares. Fosfatase alcalina 160 (normal até 138mU/mL), RSS negativo; urocultura: *E. coli* 230.000 colônias/mL. Bilirrubinas (14 dias depois): BD = 13, BI = 11, BT = 24. Prova de função hepática pela rosa-bengala I^{131} – tempo médio de acúmulo: 3,3 minutos (normal até 9 minutos); tempo médio de excreção: acima de 360 minutos (normal até 90 minutos).
Laparotomia – atresia de vias biliares.
Biópsia hepática – cirrose biliar.

O que é CIRROSE HEPÁTICA – doença crônica, de tendência evolutiva, levando a uma lesão hepática difusa caracterizada por: a) necrose hepatocelular; b) nódulos de regeneração; e c) fibrose. Essas alterações levam à distorção da arquitetura lobular e vascular com consequentes alterações funcionais.

Morfogênese – a) colapso do parênquima; b) formação de septos conjuntivais; c) fibrose em torno das vias biliares intra e perilobulares.

Frequência – não é tão rara na infância como se pensa. Sua incidência está aumentando em virtude de: a) melhores métodos de diagnóstico; b) aumento de incidência de hepatite; c) maior sobrevida em alguns erros inatos do metabolismo (como mucoviscidose, galactosemia); d) uso de tóxicos pelos jovens.

Classificação das cirroses

1. Pós-colapso = pós-necrótica = macronodular = multinodular (**CPN**).
   É a forma mais frequente na infância.
2. Biliar (**CB**).
3. Septal-portal-micronodular = cirrose de Laënnec (rara na infância).

CONDUTA DIAGNÓSTICA

1ª etapa Quando suspeitar de cirrose

1. Sempre que for diagnosticada uma doença que se sabe evoluir para cirrose.
2. Icterícia prolongada: a) no RN, após atresia das vias biliares ou hepatite neonatal; b) na criança (após hepatite crônica ativa, doença de Wilson).
3. Crescimento deficiente + sintomas vagos (anorexia, dor abdominal recorrente, abatimento, fraqueza).
4. Hepatomegalia e/ou esplenomegalia.
5. Ascite, circulação colateral na parede abdominal, edema dos membros inferiores.
6. Angiomas (*spiders*) no tórax ou dorso, eritema palmar, eritema molar, ginecomastia, baqueteamento dos dedos.

2ª etapa Quadro clínico

▶ Período de latência (cirrose compensada)

Praticamente **assintomática** – anorexia, crescimento deficiente, abaulamento abdominal.
Hepato e/ou esplenomegalia.

Laboratório – a) eletroforese de proteínas: albumina diminuída, gamaglobulina normal ou levemente aumentada; b) transaminase: às vezes moderadamente aumentada; c) urina: urobilinogênio aumentado.

Punção-biópsia
(às vezes de difícil execução técnica e interpretação).

Evolução – muito variável, imprevisível em um caso individual, mas geralmente é progressiva e, após meses ou anos, ocorre a descompensação.

▶ Cirrose descompensada

Caracterização clínica – icterícia e/ou ascite, encefalopatia hepática.

Decorre essencialmente de insuficiência hepatocelular (deficiência de crescimento, alterações laboratoriais) e hipertensão portal (ascite, circulação colateral, varizes esofágicas, esplenomegalia e hiperesplenismo).

1. Crescimento deficiente, anorexia, fraqueza acentuada na **CB**, menos evidente na CPN.
2. Icterícia mista (aumento da BD e BI) – a) **CB**: precoce, acentuada e constante; exceções: na mucoviscidose é tardia, na hipoplasia das vias biliares intra-hepáticas pode ser discreta ou nula; b) **CPN**: icterícia flutuante ou ausente.
3. Pele e anexos: a) aranhas vasculares (*spiders*) na parte superior do tronco e dorso; b) eritema palmar e malar; c) pele quente; d) unhas: esbranquecimento, opacidade do leito ungueal.
4. Baqueteamento dos dedos (**CB**).
5. Febre – a) bacteriemia por gram-negativos; b) pirogênio liberado por células necróticas.
6. *Foetor hepaticus.*
7. Prurido.
8. Anemia, geralmente normocítica normocrômica, às vezes macrocítica. Presença de hemácias crenadas (acantócitos) indica hemólise.
   Pancitopenia por hiperesplenismo.
9. Manifestações **hemorrágicas** – a) hematêmese e melena por ruptura de varizes esofágicas, gastrite ou úlcera; b) petéquias, equimoses; c) epistaxe, gengivorragias; d) hematúria; e) hemorragia cerebromeníngea.
10. Cardiopulmonar – sopros (estenose pulmonar), ruídos no tórax (*shunts* broncopulmonares).
11. Hepatomegalia – consistência firme ou dura, borda irregular; às vezes lobo direito pequeno e lobo esquerdo grande. O fígado pode estar diminuído.
12. Consequências da **hipertensão portal** – a) circulação venosa colateral (*caput medusa*): veias dilatadas, disposição radiada com centro no umbigo, corrente centrífuga, frêmito e sopro (casos graves); b) varizes esofagogástricas; hemorroidas (raras); c) esplenomegalia moderada e inconstante, hiperesplenismo; d) ascite, complicações: respiratória (consequente à compressão do pulmão), hérnia, peritonite bacteriana; e) edema.
13. **Encefalopatia hepática** – confusão mental, euforia, distúrbios de conduta, disartria, gagueira, apatia, sonolência, insônia, incoordenação para movimentos motores finos, tremor, hiper-reflexia. EEG: surtos de ondas lentas (delta). Após dias, semanas ou meses, o pré-coma pode evoluir para coma. Fatores desencadeantes: sangramento gastrintestinal, excesso de proteínas, exagero de diuréticos, paracentese abdominal, infecção, diazepínico, insuficiência renal.

3ª etapa Exames laboratoriais úteis

1. Hemograma – anemia, eventualmente acantócitos (hemólise) ou pancitopenia moderada (hiperesplenismo).
2. Bilirrubinas – aumento da BD e BI (na **CB** aumento acentuado da BD).
3. Aminotransferases – aumentadas na presença de necrose hepática.
4. Eletroforese de proteínas – redução de albumina e aumento da gamaglobulina. Na **CB**: aumento da alfa-2 e betaglobulina; se alfa-1 muito diminuída: suspeita de deficiência de A1AT.

5. Colesterol (total e fração esterificada) – diminuído. Na **CB** colesterol total bem aumentado.
6. Atividade da fosfatase alcalina e da gamaglutamiltranspeptidase – aumentada; na **CB**: bem aumentada.
7. Ionograma – a) natremia: reduzida na ascite e nas fases avançadas da doença; b) caliemia: reduzida, especialmente por uso de diuréticos.
8. Gasometria – alcalose respiratória.
9. Tempo de protrombina e fatores de coagulação alterados na insuficiência hepática. Se TP corrige após vitamina K por via IM: **CB**.
10. Urina – urobilinogênio aumentado; na **CB** urobilinogênio ausente.

4ª etapa Exames subsidiários

1. **Ultrassonografia** – superfície hepática: linha irregular e/ou parênquima com áreas diferentes de ecogenicidade. Diâmetro da veia porta e da aorta; denuncia obstrução portal extra-hepática e ascite pequena.
   US com Doppler é útil para estudar o fluxo nas veias hepáticas e cava inferior.
2. Cintilografia – a) fígado: captação reduzida e padrão mosqueado; b) baço: captação mais acentuada; avaliação dos ductos biliares médios e grandes.
3. Esofagoscopia e/ou radiografia de esôfago – varizes.
4. Elastografia – adaptação recente da US, avalia a elasticidade do parênquima.

5ª etapa Exames para pesquisa da etiologia

1. Ceruloplasmina e cobre urinário – doença de Wilson.
2. HBsAg (antígeno Au).
3. A1AT.
4. Cloretos no suor (mucoviscidose).
5. Alfafetoproteína.
6. Substâncias redutoras na urina (galactosemia).
7. Cromatografia urinária para aminoácidos (erros inatos).

6ª etapa Comprovação diagnóstica – biópsia hepática

Na hepatopatia crônica, a biópsia define a presença de cirrose, mas é exame invasivo e acarreta riscos. Alternativa: exames de imagem.

1. Punção percutânea guiada por laparoscopia *ou*
2. Biópsia cirúrgica (minilaparotomia), especialmente na **CB**.

7ª etapa Diagnóstico diferencial entre as cirroses

Ver quadro XII-8.

8ª etapa Etiologia das cirroses

Causas mais frequentes de cirrose

1. Atresia das vias biliares extra-hepáticas (**CB**).
2. Hepatite crônica agressiva (**CPN**).
   Doença de Wilson (**CPN**).
   Evolução de hepatite neonatal (**CPN**).
   Mucoviscidose (**CB**) e outras doenças genéticas metabólicas.

Causas de cirrose na infância

Cirrose biliar (CB)

1. Atresia biliar, intra ou extra-hepática.
2. Cisto do colédoco.
3. Colangite ascendente.
4. Colestase familiar.
5. Mucoviscidose.
6. Hipoplasia de vias biliares.

Cirrose pós-necrótica (CPN)

1. Hepatite viral (vírus B e outras hepatites neonatais).
2. Hepatite crônica ativa.
3. Doenças metabólicas hereditárias – a) doença de Wilson; b) deficiência de A1AT; c) galactosemia, tirosinose, cistinose; d) glicogenose tipo IV; e) intolerância hereditária à frutose; f) histiocitose X, Gaucher, Niemann-Pick e mucopolissacaridoses; g) anemia falciforme, talassemia *major* e doença de Osler-Weber-Rendu; h) hemocromatose.
4. Doenças cardiovasculares.
5. Kwashiorkor.
6. Drogas, tóxicos, radioterapia.

Fibrose difusa sem cirrose

1. Esquistossomose.
2. Fibrose hepática congênita.

CONDUTA TERAPÊUTICA

▶ **Tratamento etiológico** – sempre que possível (exemplo: penicilamina na doença de Wilson).

▶ **Tratamento dietético**

1. Cirroses estáveis – dieta hipercalórica, hiperproteica, normal em gorduras.
2. Pré-coma – dieta hipoproteica.
3. Esteatorreia e atraso acentuado de crescimento – dieta hipogordurosa com acréscimo de ácidos graxos de cadeia média (óleo de babaçu e Teceeme).
4. Cirrose biliar – vitaminas A, D, E, em solução aquosa, dose dupla;
   vitamina K 5mg, por VO, diário ou via IM semanal.
5. Obstrução das vias biliares – vitaminas A, D, E, K por via parenteral.

Quadro XII-8 – DIAGNÓSTICO DIFERENCIAL DAS CIRROSES.

Icterícia prolongada Atraso de crescimento Bronquites e pneumonias de repetição Causa de morte: infecções respiratórias (raras: varizes esofágicas e insuficiência hepática) **Laboratório** Aumento da BD Aumento da alfa-2 e gama Aumento da fosfatase alcalina Aumento do colesterol Urina: urobilinogênio ausente Biópsia hepática	CIRROSE BILIAR (CB)	Atresia biliar extra-hepática Cisto do colédoco Colangite ascendente
Oligossintomática Icterícia discreta ou ausente Episódios de prurido Xantomas cutâneos Manifestações hemorrágicas Estado nutritivo conservado Dados laboratoriais Biópsia hepática	CIRROSE BILIAR (CB)	Hipoplasia biliar intra-hepática Mucoviscidose
a) Icterícia inicial e evolução anictérica *ou* b) Icterícia em surtos *ou* c) evolução anictérica Estado nutritivo pouco comprometido Sintomas vagos: dor abdominal recorrente anorexia intermitente fatigabilidade fácil Dados ao exame físico: esplenomegalia dados cutâneos dados abdominais dados cardiovasculares Dados laboratoriais Biópsia hepática	CIRROSE PÓS-NECRÓTICA (CPN)	Hepatite crônica ativa Mucoviscidose Doença de Wilson Evolução de hepatite neonatal

6. Prurido – dieta hipogordurosa, ácidos graxos de cadeia média + colestiramina (Questran) 4-16g/dia.
7. Hipoplasia das vias biliares intra-hepáticas e cirrose pós-necrótica – idem item 6.
8. Osteomalacia (em colestases prolongadas) – vitamina D 5.000 a 20.000UI ou 1,25-di-hidroxi-D_3 0,2mg/kg/dia.

▶ **Distúrbios de coagulação** – vitamina K + transfusão de sangue fresco.

▶ **Corticoides** – indicados apenas nas anemias hemolíticas Coombs +; eventualmente administrar por períodos curtos para reduzir a icterícia e o processo inflamatório e melhorar o apetite.

▶ **Conduta na ascite**

O tratamento não deve ser muito intenso – a ascite em si não agrava o estado do paciente nem lhe provoca maior desconforto, a não ser que seja tensa. Indicados: repouso e dieta hipossódica com restrição de líquidos (até 30mL/kg/dia).

Importante – a) orientar o tratamento pelo grau de desconforto do paciente (ascite tensa, ascite suficientemente maciça para provocar oligúria, distúrbios digestivos ou dispneia); b) usar a menor dose eficiente do diurético; c) resistir à tentação de esvaziar totalmente a ascite.

Na ausência de edema periférico – tratamento mais lento (perda de peso: 200-300g/dia).

Na presença de edema periférico – perda de 500-1.000g/dia:

1. **Diuréticos**

   1ª escolha: hidroclorotiazida 3-5mg/kg + espironolactona (Aldactone) 2,5mg/kg/dia. Suplementação de K (1-3g de KCl por dia):

a) Se for eficiente: repetir em dias alternados.
b) Se não funcionar: furosemida 2,5mg/kg/dia (fracionado em 2 doses) + espironolactona 2,5mg/kg/dia (fracionado em 4 doses).

Se não houver resposta favorável em 10-14 dias – manitol a 20%: 2kg por via IV, em 2-6 horas.

Em casos urgentes ou na impossibilidade do uso da via oral – furosemida: 1-3mg/kg por via IV. Em casos refratários, aplicar previamente albumina humana (4mL/kg) por via IV em 30 minutos.

2. **Paracentese** – indicação rara: distúrbios respiratórios, fase final. Retirar o suficiente para melhorar o conforto: 400mL por dia. Reinfundir o líquido ascítico por via IV, associando furosemida por via IV.

▶ **Conduta na presença de função renal deficiente** – paracentese da ascite, albumina por via IV, diuréticos, potássio, pesquisa e tratamento da infecção renal.

▶ **Conduta de urgência nas hemorragias por rupturas das varizes**

1. Sonda nasogástrica.
2. Decúbito elevado com calço na cabeça da cama.
3. Hidratação e reposição sanguínea.
4. Inibidor da acidez gástrica: cimetidina (Tagamet) 20-40mg/kg/dia por via IV ou oral, fracionado de 6/6h.
5. Pitressin: 10U/3kg por via IV diluído em soro glicosado a 5% por via IV em 10 minutos, 4/4h.
6. Esclerose endoscópica das varizes.

▶ **Encefalopatia hepática**

1. Aspiração nasogástrica.
2. Catárticos: sulfato de magnésio.
3. Enema (clister de evacuação).
4. Lactulose; na sua falta: neomicina 500mg, por VO, 4 vezes ao dia.
5. Redução da proteína da dieta (0,5-1/kg/dia).

Alguns dados que orientam o prognóstico

Aparecimento de ascite indica mau prognóstico.

Ascite intermitente – prognóstico melhor do que na ascite permanente.

Quando a ascite responde a diuréticos, o prognóstico é melhor do que nos casos sem resposta.

No coma exógeno (em que se identifica claramente um fator desencadeante), o prognóstico é melhor do que no endógeno.

Quanto mais prolongado o coma, pior o prognóstico.

HIPERTENSÃO PORTAL

O que é – aumento na pressão portal em decorrência de obstrução do fluxo sanguíneo nesse sistema. Aumento do gradiente de pressão entre a veia porta e a veia hepática ou veia cava inferior acima de 5 a 6mmHg.

A veia porta, formada pela junção das veias mesentérica superior e esplênica, transporta sangue do estômago, intestino, baço, pâncreas e vesícula biliar para o fígado. Dentro do fígado ela se divide em 2 ramos, um para cada lobo, que tornam a se dividir em pequenos ramos que perfuram a lâmina limitante de células hepáticas e descarregam seu sangue nos sinusoides (capilares dilatados e atapetados por uma camada descontínua de células endoteliais) de onde o sangue chega aos hepatócitos.

A pressão normal na veia porta é de 5-10mmHg. Considera-se **hipertensão portal** quando essa pressão se eleva acima de 10-12mmHg em consequência de uma obstrução ao fluxo sanguíneo, que pode ser, de acordo com o nível anatômico da obstrução, classificada em:

1. **Pré-hepática** – obstrução da veia porta extra-hepática (congênita ou adquirida) ou um de seus tributários imediatos.
2. **Intra-hepática** – condições que produzem um aumento da resistência vascular dentro do fígado, com ou sem cirrose.
3. **Supra-hepática** – quando existe obstrução ao escoamento venoso do fígado.

Outra maneira de se classificar topograficamente a hipertensão portal é tomando por base o **sinusoide hepático** – **pré-sinusoidal, sinusoidal** e **pós-sinusoidal.**

A hipertensão pré-sinusoidal (que pode ser pré-hepática ou hepática) apresenta função hepática normal, hemorragias digestivas de menor gravidade e prognóstico melhor, ao contrário da hipertensão portal sinusoidal ou pós-sinusoidal.

Nota: o bloqueio intra-hepático pode ser pré (lesão situada no espaço porta), peri ou pós-sinusoidal.

Principais causas de hipertensão portal

1. **Pré-sinusoidal pré-hepática** – obstrução da veia porta extra-hepática.
2. **Intra-hepática pré-sinusoidal** – fibrose hepática esquistossomótica, fibrose hepática congênita, doenças mieloproliferativas.
3. **Intra-hepática peri e pós-sinusoidal** – cirrose pós-necrótica ou secundária a doenças metabólicas congênitas, doença veno-oclusiva.
4. **Pós-sinusoidal pós-hepática** – obstrução da veia hepática em qualquer ponto entre as veias hepáticas eferentes e a entrada da veia cava inferior no átrio direito. Exemplo: síndrome de Budd-Chiari (rara na criança); pericardite constritiva pode provocar lesões hepáticas semelhantes.

As causas mais frequentes são: **obstrução da veia porta** extra-hepática seguida por cirrose, atresia de vias biliares, fibrose hepática congênita, hepatites viral e autoimune.

Em nosso meio, considerar a esquistossomose.

Na **cirrose**, a hipertensão portal pode ocorrer após evolução de muitos anos de um quadro clínico de hepatopatia ou concomitante com as primeiras manifestações de hepatopatia ou constituir-se na primeira manifestação de hepatopatia avançada mas até então assintomática.

CONDUTA DIAGNÓSTICA

1ª etapa Quando suspeitar

Em qualquer criança de mais de 1ª ano com **hemorragia** significativa do trato gastrintestinal.

Quando decorre do cateterismo umbilical, o sangramento ocorre aos 3 anos; nas outras causas, aos 8 anos.

Outras consequências hemodinâmicas do aumento da pressão venosa portal.

2ª etapa Reconheça o quadro clínico portal

1. **Esplenomegalia** com ou sem hiperesplenismo.
2. **Varizes esofágicas e do fundo gástrico.**
3. **Hematêmese e melena.**
4. **Ascite.**
5. **Circulação venosa colateral abdominal.**
6. Hepatomegalia ou fígado diminuído.
7. Insuficiência funcional hepática (graus variáveis).
8. Encefalopatia hepática – confusão mental, torpor, coma.
9. Má absorção e crescimento deficiente.
10. Podem estar associados sinais de insuficiência hepática (nas cirroses).

3ª etapa Investigação

O quadro clínico não é obrigatoriamente completo e podem-se apresentar as seguintes **situações**:

▶ **Esplenomegalia isolada** (interpretação)

Proceder à **propedêutica geral** da esplenomegalia.

1. Existe história prévia de doença hepática? Sim: hipertensão portal provável; não: solicitar exames gerais de triagem (ver a seguir).
2. Hemograma e hemossedimentação (infecções, causas hematológicas).
3. Contagem de plaquetas.
4. Contagem de reticulócitos.
5. Reação sorológica para mononucleose.
6. Se o caso não for esclarecido: mielograma.
7. **Interpretação** – verificar se existe evidência de sinais de **hiperesplenismo** (esplenomegalia congestiva): plaquetopenia, neutropenia discreta, hiperplasia reativa da medula. Isso sugere **hipertensão portal**: pesquisar varizes esofágicas. Trata-se, nesses casos, de hipertensão portal **pré** ou **intra-hepática sem cirrose**: ver itens correspondentes.
8. Se não for hipertensão portal e se ainda não se chegou a uma conclusão – pesquisar causas raras: cintilografia hepatoesplênica e ultrassonografia do baço.

▶ **Hematêmese, melena ou ambos**

1. As hemorragias decorrentes de varizes esofágicas constituem 5-8% de todos os sangramentos gastrintestinais na infância.
2. **Caracterização** – episódio súbito, dramático, iniciando com dor abdominal, palidez intensa e eliminação de grande quantidade de sangue vivo com coágulos; geralmente melena ocorre simultaneamente ou logo depois; eventualmente ocorre melena isolada.
3. Suspeitar de **varizes esofágicas** como causa de hemorragia digestiva quando – a) evidências de doença hepática crônica concomitante; b) esplenomegalia (esta pode estar ausente no 1º exame, por contração do baço).
4. Sangramento de varizes esofágicas como primeiro sinal de hipertensão portal pode ocorrer nos tipos pré e intra-hepático.
5. Demonstração das varizes esofágicas – a) endoscopia fibroscópica: após a estabilização do paciente e em 24 horas de uma hematêmese sem explicação (sensibilidade do método: 90%); b) radiografia: esofagograma usando bário grosso (sensibilidade: 80%); defeitos de enchimento arredondados na parte inferior do esôfago; nas crianças maiores, uma injeção prévia de atropina melhora a visualização das varizes.

▶ **Ascite e aumento abdominal**

1. A maioria dos pacientes com ascite tem hipertensão portal do tipo **intra-hepático** com cirrose.
2. O aparecimento de ascite é um fenômeno tardio, mas eventualmente pode ser desencadeado por desidratação ou hemorragia.
3. Ascite transitória, de regressão espontânea, produzindo aumento indolor do abdome é característica do tipo **pré-hepático** e ocorre em crianças maiores.
4. Causas supra-hepáticas são raras na criança, mas acompanham-se quase sempre de aumento rápido do abdome por ascite + hepatomegalia.
5. A ascite pode ser detectada clinicamente pela **percussão**.
6. **Ultrassonografia abdominal** é exame muito sensível para a detecção de pequenas ascites e para diferenciar ascite (líquido livre na cavidade abdominal) de cistos cheios de líquido.

7. **Paracentese** diagnóstica (aspecto e análise laboratorial do líquido) é útil nos casos de dúvida.

▶ **Hepatomegalia ou hepatoesplenomegalia**

1. Propedêutica geral das hepatomegalias ou hepatoesplenomegalias (ver capítulos correspondentes).
2. Estudo laboratorial visando à doença hepática crônica – a) transaminases; b) HBsAg; c) eletroforese de proteínas; d) tempo de protrombina; e) dosagem de A1AT; f) ceruloplasmina; g) dosagem de cloro no suor; h) substâncias redutoras na urina; i) cromatografia urinária.
3. **Biópsia hepática** – indicações: a) evidências (anamnese, exame físico) de doença hepática crônica; b) função hepática anormal; c) doenças hepáticas específicas identificadas pelo estudo diagnóstico prévio; d) identificação de varizes esofágicas na presença de função hepática normal.

4ª etapa Pistas diagnósticas para etiologia

1. Hemorragia digestiva discreta e benigna, ascite ausente ou transitória e função hepática normal: sugerem processo **pré-sinusoidal**.
2. Ascite, hemorragia importante que agrava insuficiência hepática já existente: **hepática**.
3. Ascite maciça, com edema e icterícia mínimos: **supra-hepática**.
4. Líquido ascítico tipo exsudato sugere infecção (tuberculose), tumor da cavidade abdominal ou obstrução da veia hepática.
5. Dados epidemiológicos para esquistossomose: fibrose esquistossomótica.
6. Antecedentes que sugerem trombose da veia porta: a) afecções neonatais: onfalite, exsanguineotransfusões, desidratação; b) crianças: infecções graves (osteomielite, pieloflebite, apendicite); c) anomalias congênitas. Valorizar esplenomegalia assintomática entre 5 e 15 anos de idade e hematêmese/melena nos 7 anos em criança sem alterações hepáticas.
7. Icterícia e sinais de disfunção hepática, incluindo coma, sugerem cirrose.
8. Esplenomegalia isolada ocorre na trombose da veia esplênica.
9. História familiar e massas renais palpáveis sugerem fibrose hepática congênita.

5ª etapa Exames subsidiários

▶ **Básicos**

1. **Ultrassonografia abdominal com Doppler** – informa sobre veia porta e colaterais.
2. **Pesquisa de varizes esofágicas** –
   a) **exame endoscópico** (esofagoscopia);
   b) radiografia baritada do esôfago distal, estômago e duodeno.
3. **Exames para detectar disfunção hepática** – a) bilirrubinas; b) eletroforese de proteínas; c) colesterol; d) fosfatase alcalina (ou 6-nucleotidase); e) tempo de protrombina.
4. **Pesquisa de hiperesplenismo** – hemograma: leucopenia (< 2.000), plaquetas (< 100.000); reticulocitose. Anemia (hiperesplenismo + perdas gastrintestinais de sangue); eosinofilia: esquistossomose.

▶ **Pesquisa da etiologia** – a) exame de urina: aminoácidos, substâncias redutoras; b) ceruloplasmina; c) A1AT; d) prova do suor; e) ultrassonografia abdominal (pesquisa de obstrução portal extra-hepática); f) cintilografia hepática e esplênica; g) biópsia hepática.

▶ **Diagnóstico anatômico** (indispensável se a correção cirúrgica está sendo considerada) – **esplenoportografia**: a) medida da pressão da polpa esplênica: reflete a pressão portal (anormal mais que 20 a 23mm em água); b) injeção de contraste no baço por punção transcutânea, para: (1) localização da obstrução; (2) tamanho e permeabilidade da veia porta e da veia esplênica; (3) circulação colateral; (4) indicação de hepatopatia; c) não é inócua; contraindicada: distúrbio hemorrágico, ascite, biópsia hepática percutânea nas 24 horas precedentes; atualmente pouco usada.

6ª etapa Diagnóstico diferencial

Ver quadro XII-9.

HIPERTENSÃO PORTAL PRÉ-HEPÁTICA (PRÉ-SINUSOIDAL)

1. Geralmente decorre de **obstrução da veia porta** extra-hepática.
   Este nome substitui o clássico **trombose da veia porta**.
2. **Modos de apresentação** – a) esplenomegalia (pode ser isolada); b) hematêmese (súbita, grande quantidade) e melena podem constituir a primeira manifestação ou ocorrer 1 a 3 anos depois do achado da esplenomegalia; c) abaulamento abdominal (por ascite) transitório, intermitente, em criança maior.
3. Início das manifestações clínicas – maioria: 3 a 5 anos; poucos casos: menores de 1 ano (por cateterização umbilical).
4. **Condições da criança** – a) criança saudável, crescimento e desenvolvimento normais; b) antecedentes negativos para doença hepática e icterícia e sem sinais atuais de hepatopatia; c) história familiar negativa para doença hepática e renal.
5. **Antecedentes expressivos** – a) infecções neonatais: (1) da área umbilical (onfalite, peritonite); (2) à distância: sepse, diarreia com desidratação;

Quadro XII-9 – HIPERTENSÃO PORTAL — DIFERENCIAÇÃO.

Hipertensão portal	Pré-hepática (trombose portal) Intra-hepática pré-sinusoidal (fibrose hepática congênita)	Intra-hepática (esquistossomose, cirrose)	Pós-hepática (síndrome de Budd-Chiari)
Dados clínicos	Hematêmese, melena, fígado não aumentado, esplenomegalia	Hepatomegalia, esplenomegalia, edema, ascite maciça, icterícia e outras manifestações de hepatopatia *Nota*: sinais de insuficiência hepática, incluindo ascite, icterícia e coma – mais frequente na cirrose	Dor abdominal, hepatomegalia, ascite maciça, edema mínimo, sopro no espigástrio, circulação colateral
Testes de função hepática	Normais	Alterados	Alterados
Líquido ascítico	Transudato	Transudato	Exsudato, hemorrágico
Cintilografia	Fígado pequeno ou normal com captação homogênea do isótopo; baço aumentado com baixa concentração	Fígado: distribuição mosqueada do contraste, captação diminuída; captação esplênica aumentada	
Esplenoportografia	Obstrução da veia porta ou esplênica Ramos portais intra-hepáticos normais	Veias patentes Ramos portais distorcidos	Veias patentes Ramos intra-hepáticos normais
Pressão esplênica ou portal	Alta	Alta	Alta
Pressão retrógrada nas vias hepáticas	Normal	Alta	Alta

b) cateterização da veia umbilical; c) ausentes (mais de 50% dos casos): alteração genética da coagulabilidade.

6. Em caso de esplenomegalia isolada, procurar caracterizar esplenomegalia congestiva com hiperesplenismo (plaquetopenia, neutropenia discreta, hiperplasia reativa ao mielograma) – sugere hipertensão portal.
7. **Exames laboratoriais inespecíficos** – a) hemograma completo e contagem de plaquetas revelam a intensidade da recente hemorragia e a gravidade do hiperesplenismo; b) provas de coagulação (TP, TTP): normais; TS: alterado nas plaquetopenias; c) provas de função hepática: normais (solicitar na presença de esplenomegalia); d) albuminemia: diminuída se as varizes esofágicas são grandes.
8. **Exames subsidiários pertinentes** – a) **endoscopia fibroscópica**: em 24 horas depois de uma hematêmese sem causa conhecida; b) **radiografia de esôfago-estômago-duodeno**: varizes esofágicas grandes; úlcera péptica; deslocamento anterior da 2ª porção do duodeno, sugerindo edema retroperitoneal; ocorre na hipertensão portal pré-hepática; c) **ECG** e **ecocardiograma**: solicitar nos casos de ascite inexplicável com hepatomegalia; d) **biópsia hepática** normal: indicada nos casos confusos ou para excluir causas intra-hepáticas; e) **esplenoportografia**: melhor esperar até pelo menos os 3 anos de idade.
9. **Evolução** e **manejo** – a) crescimento e desenvolvimento continuam normais; b) baço continua a aumentar moderadamente; c) hiperesplenismo progressivo mas sem manifestações clínicas importantes; d) não aparecem sinais de insuficiência hepática nem de encefalopatia portal; e) o sangramento inicial ocorre em torno dos 5 anos de idade e cede quase espontaneamente, e os seguintes tendem a ser mais graves, mas com a idade eles diminuem até cessarem completamente após os 16 anos de idade; f) a **ascite** costuma ser transitória; casos mais persistentes podem ser manejados com redução do sódio da dieta e administração de diurético; g) nas **esplenomegalias** basta evitar esportes violentos; já na adolescência a esplenectomia pode ser indicada quando: (1) sangramentos frequentes e intensos ligados à plaquetopenia; (2) crises aplásticas; (3) problemas psicológicos.
10. Tratamento do sangramento com somatostatina (Stilamin) por via IV.

Escleroterapia endoscópica para prevenir sangramento recorrente – 4 a 6 sessões iniciais e controle endoscópico inicialmente a cada 4-8 meses e depois anualmente.

HIPERTENSÃO PORTAL INTRA-HEPÁTICA (PERISSINUSOIDAL)

Devido à obstrução portal **dentro** do fígado.

Pré-sinusoidal – não cirrótica (boa aparência geral).

Sinusoidal e pós-sinusoidal imediata – com cirrose (insuficiência hepática).

Ressalta-se que as manifestações clínicas (bom estado de saúde, sem sinais de disfunção hepática) e o prognóstico da hipertensão portal intra-hepática pré-sinusoidal se parecem muito mais com o tipo pré-hepático do que com o tipo intra-hepático sinusoidal e pós-sinusoidal imediato (doença hepática progressiva).

Hipertensão portal intra-hepática pré-sinusoidal (sem cirrose)

1. Hepatopatia não cirrótica.
2. **Caracterização** – semelhante à pré-hepática: boa aparência e saúde, função hepática praticamente normal.
3. Modo de apresentação (e respectivo recurso para o diagnóstico de certeza) – a) hepatomegalia ou hepatoesplenomegalia (biópsia hepática); b) esplenomegalia isolada (esplenoportografia); c) hematêmese por hemorragia das varizes (biópsia hepática).
4. Principais problemas – controle dos sangramentos e época da eventual cirurgia.
5. Principais causas – a) esquistossomose; b) fibrose hepática congênita.

Hipertensão portal intra-hepática com cirrose

1. Responsável por **75-90%** dos casos de hipertensão portal em Pediatria.
2. Sinais de hipertensão portal – esplenomegalia, varizes esofágicas e ascite.
3. Antecedentes positivos para doença hepática (hepatite neonatal, atresia biliar extra-hepática, hepatite viral grave, doença de Wilson, fibrose cística, distúrbios metabólicos).
4. Doenças hepáticas que podem evoluir insidiosamente, sem sintomas, até o aparecimento da hipertensão portal – deficiência de A1AT, hepatite B, doença de Wilson, fibrose cística.
5. Cirrose é altamente suspeita na presença de sinais de encefalopatia hepática, especialmente depois de uma hemorragia gastrintestinal.
6. Exames laboratoriais inespecíficos mas sugestivos – GGT, elevação discreta das transaminases; bilirrubinas normais.
7. Exames laboratoriais úteis nos casos de cirrose de evolução insidiosa – ceruloplasmina, HBsAg, A1AT, cloretos no suor, cobre urinário de 24 horas.
8. Diagnóstico – biópsia hepática, preferivelmente cirúrgica.

HIPERTENSÃO PORTAL SUPRA-HEPÁTICA (PÓS-SINUSOIDAL)

Oclusão das veias hepáticas ou porção supra-hepática da veia cava inferior (trombose; compressão ou invasão por tecido tumoral) – **síndrome de Budd-Chiari**.

1. Extremamente rara na criança.
2. Síndrome de Budd-Chiari-símile associada com pericardite constritiva e mixoma do átrio direito.
3. **Caracterização** – a) aumento abdominal chamativo (95% dos casos) por rápido acúmulo de líquido ascítico; b) hepatomegalia (70%); c) dor abdominal (50%); d) esplenomegalia ictérica (25%); e) circulação venosa colateral abdominal e edema pré-tibial indicam obstrução da veia cava inferior; f) hematêmese, quando ocorre, é sempre tardia na evolução.
4. Exames úteis – a) cavografia inferior transfemoral; b) na ausência de doenças hepáticas conhecidas: ecocardiograma.

Conduta – atualmente, indica-se cirurgia apenas nos casos de hemorragias digestivas graves não controláveis pela **esclerose endoscópica** das **varizes esofágicas**.

COLANGITE ESCLEROSANTE PRIMÁRIA

O que é – doença hepatobiliar crônica e progressiva: inflamação crônica e fibrose nos ductos biliares intra e/ou extra-hepáticos e obliteração dos ductos periféricos. Pode evoluir para cirrose e insuficiência hepática.

1ª etapa Apresentação clínica

1. **Colangite esclerosante neonatal**
   Colestase neonatal com icterícia e fezes acólicas. Melhora entre 3 e 6 meses de idade; pode recorrer com hepatoesplenomegalia no pré-escolar/escolar. Colangiografia: ductos biliares patentes, sinais característicos de colangite esclerosante.
2. **Colangite esclerosante pós-natal**
   Pode ser assintomática no começo da vida; pode apresentar-se como hepatopatia crônica, cirrose e insuficiência hepática.

2ª etapa Dados laboratoriais

AST e ALT pouco elevadas, GGT > 2 vezes o normal.

3ª etapa **Exames de imagem**

Escolha: colangiopancreatografia retrógrada endoscópica (CPRE): "aparência de rosário".
Estreitamento com dilatações pós-estenóticas.

4ª etapa **Biópsia**

Atividade inflamatória no trato portal,
fibrose periductal, obliteração de ductos.

Não há tratamento efetivo.

Ácido ursodesoxicólico – colerético e imunomodulador 20-30mg/kg/dia.

Transplante hepático na doença avançada.

FÍGADO GORDUROSO NÃO ALCOÓLICO

O que é – inclui um amplo espectro de entidades clinicopatológicas que começam com uma simples esteatose, passando por uma esteato-hepatite até cirrose e insuficiência.

Pode ser considerado a manifestação hepática da síndrome metabólica definida pela presença da obesidade visceral, hipertensão, resistência à insulina, dislipidemia e hiperuricemia.

Sua incidência está aumentando e o diagnóstico precoce é importante.

Deve ser suspeitado em toda criança obesa acima de 3 anos, especialmente se existe história familiar; o quadro típico ocorre depois dos 10 anos.

Situação de alerta – obesidade.
Solicite transaminases e ultrassonografia do fígado.

Sinais de alarme – circunferência abdominal aumentada e acantocitose *nigricans*; ultrassonografia hiperecogênica e/ou aumento das transaminases AST/ALT em crianças de mais de 10 anos.

Conduta diagnóstica

1. **Sinal de alerta** – crianças e adolescentes obesos com história familiar e consumo de bebidas com alto teor de frutose.
2. **Sinal de alarme – circunferência abdominal bem aumentada** (> p95 para idade e sexo).
3. Exames a solicitar:

1º passo **Diagnóstico laboratorial**

a) Perfil básico – hemograma, glicose e insulina em jejum, colesterol total e frações, triglicérides, eletroforese de proteínas.

b) Função hepática – ALT, AST, GGT

ALT e AST aumentadas são sugestivas, mas exigem pesquisa de outras causas de doença hepática.

No fígado gorduroso não alcoólico AST/ALT > 1 e GGT bem aumentada sugerem fibrose hepática avançada.

c) Resistência à insulina – hemoglobulina glicosilada, teste de tolerância à glicose.

d) Se a criança tem entre 3 e 10 anos, pesquise outras causas de doença hepática – hepatites virais, autoimunes, tóxicos hepáticos, doença de Wilson, deficiência de alfa-1-antitripsina, doença celíaca, hipotireoidismo. Ver capítulo correspondente.

2º passo **Exames de imagem**

Exame de escolha – **ultrassonografia** do fígado: esteatose aparece como fígado brilhante ou hiperecoico.

Alternativa – ressonância magnética.

Avanço – fibroscan = elastografia.

3º passo **Biópsia hepática**

É o exame padrão de referência, mas é imperfeito e tem limitações.

Indicações: a) história familiar; b) idade < 10 anos; c) hepatoesplenomegalia; d) se as transaminases permanecem muito altas e a US continua hiperecoica e/ou a resistência insulínica persiste mesmo com a mudança favorável do estilo de vida e perda de peso, após 3-6 meses; e) processo hipotalâmico expansivo; f) nos casos de hepatite crônica viral ou autoimune, doença de Wilson suspeita mas não comprovada; g) antes de iniciar tratamento farmacológico.

Diagnosis of Nonalcoholic fatty livre Disease in Children. *ESPGHAN JPGN* 2012;54:700-713

CONDUTA TERAPÊUTICA

A conduta orientada pelo pediatra baseia-se no binômio:

1. **Dieta saudável** = dieta prudente baseada em proteínas com baixo teor de gordura saturada (frango sem a pele, peixe e carne magra, lacticínios desnatados), gordura monoinsaturada (azeite) e **poli-insaturada** (canola, óleo de peixe, linhaça dourada).
   Carboidratos de baixo índice glicêmico: evitar açúcar, doces, xarope de frutose; usar cereais integrais, legumes, verduras, frutas (pouco suco).
2. **Exercícios sistemáticos**
   Pelo menos, andar rápido 30 minutos por dia, 6 vezes por semana (com bicicleta ou natação ou dança), musculação moderada, exercícios abdominais.
   Dar receita impressa de Dieta de emagrecimento e Dieta prudente para toda a família.
   Vitamina E tem-se mostrado útil.
   Se sinais de resistência à insulina, prescrever Metformin.
   Cirurgia bariátrica já tem indicação criteriosa aprovada para adolescentes.

SEÇÃO XIII

Os Problemas Urinários

coordenador/autor **Júlio Toporovski**

colaboradores Primeira parte – Os Problemas Dos Rins – Nefrologia Pediátrica **Cristina V. B. Vallinot, Taís Helena Mastrocinque, Júlio Toporovski** (hematúria na infância). **Márcia Regina de S. A. Q. Paiva, Júlio Toporovski** (proteinúria). **Eliana Biondi Medeiros, Júlio Toporovski** (infecção urinária). **Júlio Toporovski** (glomerulonefrite difusa aguda). **Olberes Vitor Braga de Andrade, Valdarez Raposo de Mello** (síndrome nefrótica). **Valderez Raposo de Mello, Dino Martini Filho, Olberes Vitor Braga de Andrade** (glomerulopatias). **Olberes Vitor Braga de Andrade** (tubulopatias crônicas, insuficiência renal aguda, síndrome hemolítico-urêmica). **Olberes Vitor Braga de Andrade, Hilton Marcus Peloi, Simone Paiva Laranjo** (litíase – calculose – renal). **Olberes Vitor Braga de Andrade** (insuficiência renal aguda). **Olberes Vitor Braga de Andrade, Simone Paiva Laranjo, Cristina V. B. Vallinoto** (doença renal crônica). **Vanda Benini** (transplante renal)

Segunda parte – Os Problemas das Vias Urinárias – Urologia Pediátrica **Paulo César Koch Nogueira** (os problemas do controle urinário). **Antonio Ernesto da Silveira** (hidronefrose, refluxo vesicoureteral, válvula de uretra posterior, megaureter), **José Carnevale** (hipospadia). **Nuncio Chiara** (extrofia de bexiga)

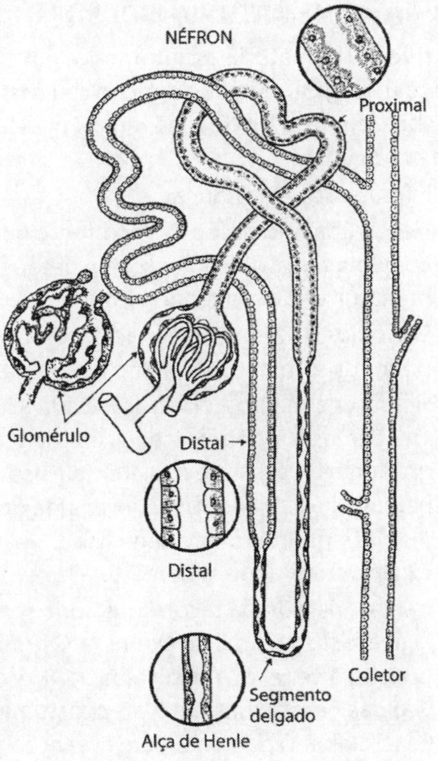

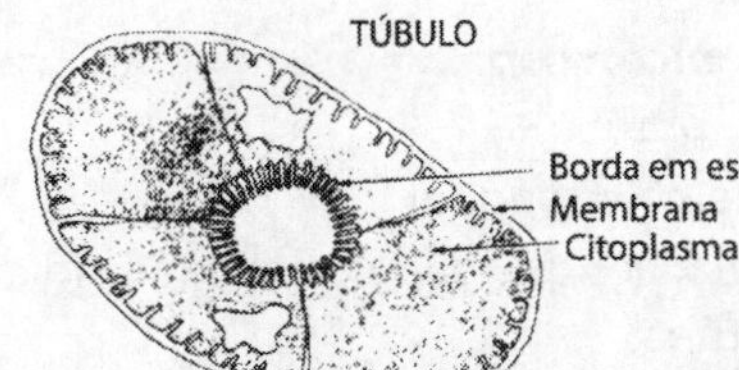

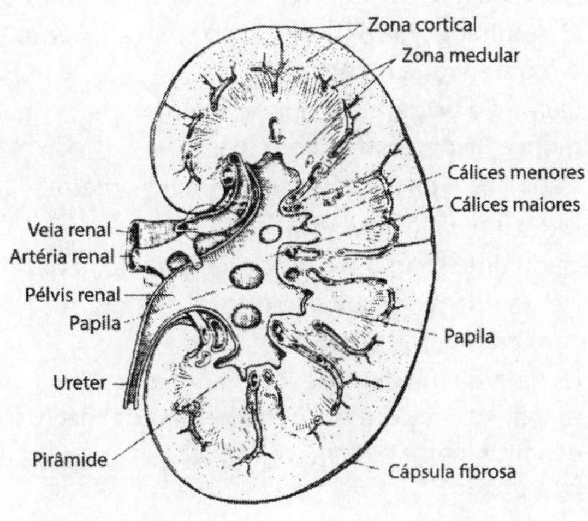

HOMENAGEM

Prof. Dr. Júlio Toporovski, pioneiro da Nefrologia Pediátrica em nosso meio.
Ao saudoso **Prof. Dr. Alfredo Duarte Cabral**, grande cirurgião infantil e urologista

Livros Recomendados Nefrologia Pediátrica – Toporovski (Guanabara Koogan); Nefrologia para Pediatras – Andrade, Carvalhaes (Atheneu); Urologia, ICr do HC – Giron (Manole)

Primeira Parte

OS PROBLEMAS DOS RINS
NEFROLOGIA PEDIÁTRICA

1. Hematúria na Infância

1ª etapa A criança tem hematúria?

Hematúria = 5 ou mais hemácias/campo ao exame microscópico de urina, com grande aumento. Pode-se fazer triagem inicial com tiras reativas. Para a confirmação do diagnóstico de hematúria: pelo menos 2 amostras de urina positivas colhidas com intervalo de 2 semanas ou mais.

1. Hematúria **macroscópica** = o sangue é observável a olho nu.
2. Hematúria **microscópica** = o sangue só é visível ao microscópio.
3. Urina vermelha = sangue?
   Existem situações que podem ser confundidas com hematúria:
   a) ingestão de beterraba, complexo B, rifampicina;
   b) hemoglobinúria (hemólise intensa), mioglobinúria (lesão muscular grave), porfiria, alcaptonúria;
   c) resultados falso-positivos por contaminação com sangue menstrual.
4. Quanto à **origem** do sangramento: glomerular *vs*. extraglomerular
   a) no início da micção – sangramento uretral;
   b) no fim da micção – vesical;
   c) durante todo o ato miccional – renal ou ureteral.
5. Hematúria **recorrente** = surtos de hematúria com urina normal nos intervalos.
6. Hematúria **persistente** = hematúria contínua; pode manifestar-se com surtos de hematúria macroscópica e manter hematúria microscópica persistente entre os surtos.

Orientação ao pediatra

Quando for detectada hematúria em exame de rotina em criança assintomática, solicitar nova coleta após algumas semanas, pois é frequente que o achado inicial não se confirme. Por outro lado, novas amostras devem ser examinadas no decorrer dos próximos meses, pois pode tratar-se de hematúria recorrente.

2ª etapa Causas da hematúria

As mais comuns incluem infecção do trato urinário, glomerulonefrite difusa aguda, distúrbios metabólicos (hipercalciúria e hiperuricosúria), litíase, glomerulopatias, anemia falciforme, malformações congênitas renais, rins policísticos, traumatismo, tumores, malformações vasculares.

Ter em mente, ainda, que episódios de hematúria recorrente podem ser factícios, caracterizando a "síndrome de Munchausen por procuração".

3ª etapa HEMATÚRIA ISOLADA

O que é – hematúria assintomática em criança sem doença urológica e sem evidências clínicas, imunológicas ou bioquímicas, de doença renal. Pode ser acompanhada pelo pediatra.

1. É frequente em crianças.
2. Hematúria microscópica recorrente ou persistente costuma ter evolução benigna: desaparecimento da hematúria, função renal normal.
3. Episódios de hematúria macroscópica seguidos de períodos sem hematúria são geralmente benignos.
4. Hematúria macroscópica associada a infecções das vias aéreas superiores e ao exercício físico não indica gravidade. Apesar de o exercício físico exacerbar a hematúria, a criança deve levar vida normal, sem restrição quanto à atividade física.
   Excepcionalmente, a hematúria leva à anemia.
5. Hematúria isolada recorrente pode ser familiar. Verificar a história familiar, examinar a urina e verificar a pressão arterial dos familiares de 1º grau. O prognóstico das hematúrias familiares costuma ser benigno. Encaminhar o paciente para avaliação audiométrica para detectar síndrome de Alport, uma nefropatia familiar que evolui para doença renal crônica.
6. Hematúria persistente com proteinúria: prognóstico pior (hipertensão, doença renal crônica). Deve ser acompanhada por nefrologista pediátrico.
7. A hematúria microscópica que persiste por mais de um mês deve ser investigada.

8. Acompanhamento dos casos suspeitos, por vários anos após o último episódio de hematúria: ureia, creatinina, proteinúria em urina de 24 horas, controle da pressão arterial.

1º passo Anamnese no diagnóstico das hematúrias isoladas

Quando estamos diante de uma criança que apresenta apenas hematúria sem nenhum outro sinal ou sintoma, muitas vezes os dados de anamnese podem orientar quanto à etiologia e direcionar a investigação laboratorial:

1. **Grupo etário**: na síndrome de Alport, a hematúria é constante e pode surgir a partir dos primeiros meses de vida. Na doença de Berger, a hematúria geralmente ocorre em pré-escolares e escolares.
2. **Sexo**: a doença de Berger é mais frequente no sexo masculino. Na síndrome de Alport, há evolução para doença renal crônica nos meninos.
3. **Antecedentes pessoais**: pródromo de infecção de vias aéreas superiores na doença de Berger. Nas hematúrias isoladas, em geral, pode haver história de febre ou exercício físico antecedendo o sangramento ou a coleta do exame de urina.
4. **Antecedentes familiares**: a) Presença de surdez e/ou insuficiência renal na família: síndrome de Alport. b) Hematúria familiar benigna ou doença de membrana delgada: familiares com hematúria. c) Familiares com cólica renal ou história de eliminação de cálculos: litíase ou hipercalciúria idiopática. d) Raça negra ou história de anemia na família: anemia falciforme. e) Lembrar que as malformações renais também têm incidência familiar e que a doença renal policística tipo adulto tem transmissão autossômica dominante.

2º passo Principais causas de hematúria isolada

Síndrome de Alport

1. Hematúria recorrente na infância.
2. Herança: dominante, geralmente ligada ao X (pode ser autossômica).
3. História familiar; os pacientes do sexo masculino evoluem para doença renal crônica.
4. Diagnóstico: biópsia com microscopia eletrônica – alterações da lâmina densa da membrana basal do glomérulo.

Hematúria recorrente familiar ou doença de membrana delgada

a) Herança autossômica dominante.
b) Não ocorrem alterações oculares nem surdez.
c) Evolução benigna.
d) Microscopia eletrônica: adelgaçamento da membrana basal.

Nefropatia por IgA ou doença de Berger

a) Responsável por 14-26% das hematúrias recorrentes na infância.
b) Pode-se apresentar com clínica de glomerulonefrite aguda, síndrome nefrótica, crise hipertensiva e até insuficiência renal.
c) Relação com a púrpura de Henoch-Schönlein.
d) A evolução não é tão benigna quanto se acreditava.
e) O uso de inibidores da ECA parece diminuir a proteinúria e, consequentemente, melhorar o curso da doença.
f) Microscopia óptica pela imunofluorescência: depósitos de IgA no mesângio dos glomérulos.

Distúrbios metabólicos

Hipercalciúria idiopática e hiperuricosúria

a) No serviço de Nefrologia Infantil da Santa Casa de São Paulo: responsáveis por 39% das hematúrias recorrentes.
b) Hipercalciúria (forte componente genético) + hematúria = maior risco de nefrolitíase.
c) Diagnóstico precoce e tratamento adequado podem diminuir a incidência de cálculos renais.

Síndrome de *nutcracker*

a) Hematúria unilateral esquerda, macroscópica e isomórfica.

b) Associada à proteinúria ortostática.

c) Por variação anatômica, ocorre compressão da veia renal esquerda entre as artérias aorta e mesentérica superior, levando a um quadro de hematúria associada à hipertensão e ruptura dos capilares dos plexos venosos submucosos para o interior da pélvis renal.

Avaliação laboratorial na hematúria

a) Urina tipo I, dismorfismo eritrocitário, urocultura, hemograma, complemento sérico.
b) Ultrassonografia renal.
c) Se infecção urinária: ultrassonografia renal, cintilografia DMSA, uretrocistografia miccional.
d) Função renal: ureia, creatinina, sódio e potássio.
e) Distúrbio metabólico: urina – cálcio, oxalato, cistina, citrato, magnésio, ácido úrico; sangue – ácido úrico.

4ª etapa HEMATÚRIAS EM GERAL

Refere-se às hematúrias que se apresentam em um contexto complexo.

1º passo Anamnese no diagnóstico das hematúrias em geral

1. **Grupo etário**
   - Nos recém-nascidos: trombose de veia renal, necrose cortical, doença hemorrágica do recém-nascido.

- Em **lactentes** são mais frequentes as infecções do trato urinário, hemoglobinopatias, malformações renais, síndrome hemolítico-urêmica.
- Em **pré-escolares** predominam as cistites virais ou bacterianas e as pielonefrites; também pode incidir nessa idade o tumor de Wilms.
- Em **escolares**: alta incidência de GNDA, outras glomerulopatias, púrpura de Henoch-Schönlein.
- Em **adolescentes**: glomerulopatias secundárias.
- Em **qualquer idade** ocorrem infecções do trato urinário, pielonefrites, litíases, hipercalciúria, nefrotoxicidade a drogas, traumatismo renal, malformações renais e uropatias obstrutivas.

2. **Sexo**: glomerulonefrite lúpica é mais frequente em meninas; doença de Berger e síndrome de Alport, no sexo masculino.
3. **Características da hematúria**: verificar se é inicial, terminal ou contínua.
4. **Antecedentes pessoais**: amigdalite estreptocócica (14 dias antes) ou impetigo (21 dias antes) na GNDA. Drogas nefrotóxicas possíveis causadoras de nefrite intersticial como anti-inflamatórios não hormonais e antibióticos (penicilinas e cefalosporinas), ou causadoras de cistite hemorrágica (ciclofosfamida). Abuso de analgésicos (nefropatia por analgésicos).
Dores articulares (lúpus eritematoso sistêmico e vasculites). Perda de peso em casos de doenças malignas, tuberculose e vasculites. Diarreia com anemia súbita e falência renal na síndrome hemolítico-urêmica. Antecedente de infecção viral na doença de Berger.
5. **Antecedentes familiares**: valem os comentários sobre as hematúrias isoladas.

2º passo Importância do exame físico

1. Disúria com ou sem febre acompanhando a hematúria: cistites virais ou bacterianas.
2. Anemia: heterozigotos para anemia falciforme apresentam episódios recorrentes de hematúria macroscópica. Lactentes com anemia súbita associada a oligúria e antecedentes de diarreia: síndrome hemolítico-urêmica.
3. Edema de pálpebras e/ou membros inferiores associado à proteinúria: glomerulopatia.
4. Hipertensão arterial: glomerulonefrites.
5. Pele: equimoses, petéquias, *rash* cutâneo – púrpura de Henoch-Schönlein.
6. Artrites: colagenoses e vasculites.
7. Meato uretral: uretrites, úlceras de meato, corpo estranho em uretra.
8. Alterações cardíacas: endocardite, tromboembolismo renal.
9. Abdome: presença de tumores ou massas renais (tumor de Wilms, hidronefrose, rins policísticos, trombose de veia renal), sopros audíveis (fístula arteriovenosa), retenção urinária sugerida pelo globo vesical palpável.
10. Dor à punho-percussão da região lombar (sinal de Giordano positivo): pielonefrite ou calculose renal.

3º passo Diagnóstico laboratorial

Hematúria associada com proteinúria, cilindros hemáticos, hipertensão, edema ou redução da função renal requerem avaliação imediata (nefrologista pediátrico).

Investigação inicial

1. Exame microscópico de urina: confirmar a presença de hemácias em pelo menos duas amostras com intervalo de duas semanas. Em caso de episódio anterior de hematúria comprovada, mas com exame de urina atual normal, orienta-se realização periódica de exame microscópico de urina, pois pode tratar-se de hematúria recorrente.
2. Completar o exame de urina hematúrica com detecção de proteinúria e microalbuminúria e exame morfológico das hemácias por microscopia por contraste de fase para detectar hemácias deformadas (dismorfismo celular), bacterioscópico e eventualmente urocultura.

- A hematúria é **glomerular** (parênquima renal) se: urina marrom, cilindros hemáticos, proteinúria e frequentes hemácias deformadas (dismorfismo eritrocitário significativo: mínimo de 20%; sugestivo se > 80%).

Sangue: a) geral – hemograma; b) função renal – ureia, creatinina; c) ASLO, complemento sérico, fator antinuclear (FAN); d) sorologia para hepatites B e C; distúrbio metabólico – ácido úrico.

Urina: glicosúria, proteinúria; relação proteína/creatinina > 0,2; cálcio, oxalato, cistina, citrato, magnésio.

Exames **selecionados** conforme suspeita:
Oftalmológico e audiometria – Alport;
PPD – tuberculose (rara).

Indicação de **biópsia renal** – hematúria microscópica persistente com proteinúria, alterações persistentes de complemento ou FAN, função renal prejudicada, história familiar de doença renal crônica.

- A hematúria é **extraglomerular** (trato urinário baixo) se: urina vermelha, coágulos, hemácias isomórficas (ausência de dismorfismo eritrocitário).

a) Bacterioscópico e urocultura
b) Hemograma com reticulócitos – plaquetopenia, hemólise.
c) Coagulograma – distúrbio de coagulação.
d) Eletroforese de hemoglobina – anemia falciforme.
e) Calciúria – hipercalciúria idiopática?
Triagem – dosagem de amostra isolada de urina (U) de cálcio (Ca) e creatinina (Cr).

Se CaU/CrU > 0,21: suspeito. Dosar cálcio urinário de 24 horas. Se for > 4mg/kg = hipercalciúria.

f) Exames de imagem.
   1. Ultrassonografia de rins e vias urinárias – anormalidades, assimetria, cálculos, tumor.
   2. Radiografia de abdome – investigar cálculos radiopacos. Ultrassonografia renal.
   3. Cintilografia renal DMSA/uretrocistografia miccional – na infecção urinária recorrente para investigar refluxo vesicoureteral, bexiga neurogênica, divertículo de bexiga, traumatismo.
   4. Tomografia abdominal – rins policísticos, tumor renal.
   5. Cistoscopia, indicação rara.
   6. Arteriografia em casos excepcionais, selecionados.

4º passo Outras considerações

1. Hematúria isolada cujo diagnóstico não foi estabelecido: buscar anormalidades urológicas; após alguns meses, solicitar cintilografia DMSA/uretrocistografia miccional (não cistoscopia).
2. História familiar positiva de hematúria ou nefrite sugere nefrite hereditária. Solicitar sempre avaliação oftalmológica e audiométrica.
3. Biópsia renal é o último exame a ser realizado nas hematúrias de causa glomerular ou indefinida, devendo o fragmento renal ser examinado por microscopia óptica, imunofluorescência e microscopia eletrônica, pois somente o exame completo permite o diagnóstico de doenças como a de Berger e síndrome de Alport.
4. Arteriografia renal está indicada em casos de hematúria grave e persistente, para afastar o diagnóstico de fístulas arteriovenosas ou hemangiomas renais.
5. Hematúria com outros sintomas – encaminhar ao nefrologista.

Caso ilustrativo – menina branca, 10 anos de idade, com hematúria assintomática persistente, detectada aos 3 anos. Apenas uma vez apresentou hematúria macroscópica com sintomas de cistite e urocultura negativa. Pai de 45 anos, surdo, com insuficiência renal, está em hemodiálise; irmão de 18 anos, sadio; 2 tios paternos têm hematúria e um deles escuta pouco. Exame de urina: hemácias incontáveis, dismórficas, cilindros hialinos e proteinúria leve (indica glomerulopatia).

Sangue: ureia e creatinina normais (não tem insuficiência renal), complemento normal (afasta lúpus, GNDA, glomerulonefrite membranoproliferativa).

Por se tratar de uma glomerulopatia com evidências de hereditariedade associada à hipoacusia, suspeita-se de **síndrome de Alport**, confirmada por biópsia renal com microscopia eletrônica.

5º passo De acordo com o tipo de hematúria

▶ Hematúria macroscópica

1. Com antecedente de trauma:

US renal, tomografia abdominal e pélvica, cistoscopia (eventual).

2. Sem antecedente de trauma, mas com dor:

Urina – relação cálcio/creatinina: ácido úrico, cultura.

Cálculos? Radiografia de abdome, ultrassonografia, tomografia.

3. Sem antecedente de trauma e sem dor:
   a) Urina – Ca/Cr; nefrite familiar (audiometria), hemoglobina S.
   b) Hematúria microscópica com hemácias dismórficas (glomerular).
   c) Proteinúria; hemograma, eletrólitos, creatinina, C3, C4, FAN, ASLO.
   d) ANCA, púrpura anafilactoide, US renal.

▶ Hematúria microscópica com hemácias normais

1. Proteinúria, hemograma; eletrólitos, creatinina, C3, C4, FAN, ASLO.
2. Henoch-Schönlein (com dor abdominal).

2. Proteinúria Assintomática

O que é **proteinúria** – anormalidade caracterizada pelo aumento de proteína na urina > 100-150mg/24h ou > 100mg/m^2/24h.

Na prática, proteinúria significativa é:

Proteína na urina (Up) ≥ 1+.

Proteína na urina (Up) ≥ 0,3g/L.

Relação proteína (mg)/creatinina (mg) na urina = Up/c:

a) Up/c > 0,5 no lactente.
b) Up/c > 0,2 na criança e adolescente; em nefrótico > 2.

Proteinúria **assintomática** (PA) caracteriza-se por aumento da taxa de proteína na urina sem outras alterações clínicas ou laboratoriais.

a) Em crianças e pré-escolares, a proteinúria é menos comum do que em crianças maiores.
b) A maioria das crianças com proteinúria assintomática não evolui para insuficiência renal.
c) Proteinúria assintomática pode ser classificada como cíclica, funcional, transitória, persistente e ortostática ou postural.
d) Na maioria dos casos, a proteinúria é transitória ou **intermitente**, variando até mesmo durante o decorrer do dia.
e) A proteinúria **persistente** é aquela que está sempre presente. É típica da síndrome nefrótica e de alguns

casos de glomerulonefrite. Quando isolada, ou seja, não associada a outras anormalidades, geralmente é subdiagnosticada.

f) A proteinúria **ortostática** ou **postural** é definida como um aumento da excreção de proteínas somente na postura vertical. A excreção proteica não pode exceder o limite normal (100mg/24h). Alguns pacientes podem manter a proteinúria por algum tempo após a ortostase.

   Na proteinúria ortostática, a concentração de proteínas na urina e a taxa de excreção proteica atingem níveis elevados, mas em crianças a excreção proteica raramente excede 1g nas 24 horas.

   A proteinúria ostostática corresponde a mais de 50% dos casos de poteinúria assintomática; ocorre em adolescentes. Prognóstico geralmente bom.

g) Uma categoria especial de proteinúria transitória benigna é a proteinúria associada a **exercícios físicos**. Pode ser provocada por ciclismo e outros esportes.

   A excreção renal de proteínas e a concentração proteica são modestamente aumentadas e alcançam seu pico 30 minutos após o término do exercício e retornam ao normal no dia seguinte.

h) Proteinúria pode ocorrer na síndrome de *nutcracker* (ver capítulo anterior: Hematúrias).

   Ver figura XIII-1.

AVALIAÇÃO DA CRIANÇA COM PROTEINÚRIA

Observação: em uma única amostra de urina, a relação proteína (mg)/creatinina (mg) maior que 0,5 em lactentes e 0,2 em crianças é anormal (= proteinúria); acima de 2, está na faixa nefrótica.

1a etapa Anamnese – Perguntar sobre:

- Infecção recente (respiratória, urinária, cutânea).
- Alteração de peso e edema.
- Alterações urinárias (disúria, oligúria, poliúria, hematúria).
- Lesões cutâneas (*rash* escarlatiniforme, púrpura).
- Edemas articulares.
- Dor abdominal.
- Ritmo de crescimento.
- Vacinação.
- Medicação.
- Exame de urina anterior alterado.
- História familiar de doença renal, hipertensão arterial, surdez e alterações visuais.

2ª etapa Exame físico

Avaliar: peso e estatura; pressão arterial; palidez; lesões cutâneas; deformidades esqueléticas; alterações visuais e auditivas; hepatoesplenomegalia; tumoração abdominal; poliadenomegalia; varicocele.

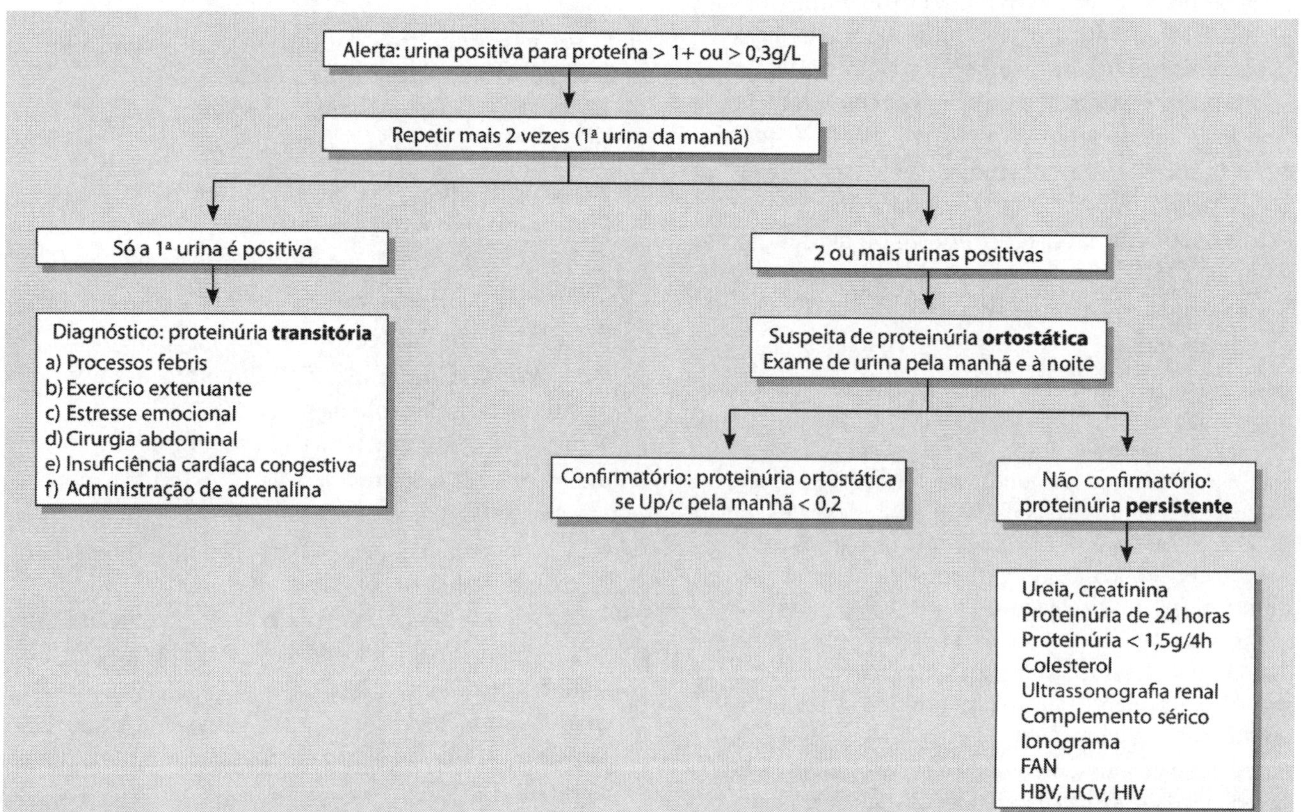

Figura XIII-1 – Sequência diagnóstica na proteinúria assintomática.

3ª etapa Teste para proteinúria ortostática

- Esvaziar a bexiga ao deitar. Ficar em jejum até a manhã seguinte.
- Na manhã seguinte colher urina (amostra 1) antes de levantar ou andar.
- Andar durante 2 ou 3 horas, depois colher nova urina (amostra 2).
- Testar as amostras para a presença de proteína.

Interpretação:

a) Se ambas as amostras são positivas para proteína – não é proteína ortostática. Continuar a investigação.

b) Proteína presente apenas na amostra 2 sugere proteinúria ortostática.

Confirmação: repetir o teste mais duas vezes.

Ver figura XIII-1.

3. Infecção Urinária (ITU)

Homenagem ao Prof. ***Júlio Toporovski*** *da Santa Casa de São Paulo, pioneiro nas pesquisas clínicas sobre infecção urinária no seu grupo de Nefrologia Pediátrica.*

Algumas referências: AAD Guidelines (2011), Nice Guidelines (2007), Koyle – Pediatr Clin North Am 2012;59.

Conhecida como **Infecção do trato urinário** (ITU); o nome mais correto seria **infecção das vias urinárias** (IVU).

O que é – **inflamação supurativa** de qualquer segmento das vias urinárias decorrente da invasão (geralmente por via ascendente) e posterior multiplicação de bactérias uropatogênicas e consequente processo inflamatório supurativo.

Importância – atualmente uma das mais frequentes infecções da infância, principalmente em lactentes. ITU alta predispõe à lesão renal importante.

1. As vias urinárias são estéreis.

Exceção – uretra terminal (tal como as peles perineal e genital) é contaminada pela flora intestinal (enterobactérias).

2. Essa esterilidade é garantida pelo fluxo urinário contínuo e esvaziamento vesical completo.

3. Condições que facilitam a subida das enterobactérias e infecção do trato urinário alto:

a) **Refluxo vesicoureteral** (RVU)
   O que é – fluxo retrógrado da urina para o trato urinário superior: ureter e pélvis renal.
   É frequente: presente em 30-40% das ITU febris.
   Todos RVU são importantes?
   RVU pode ser classificado de acordo com sua intensidade: I, II, III = baixa intensidade, IV e principalmente V = alta intensidade.
   Grau I – limitado ao ureter.
   Grau II – atinge o sistema coletor (ureter, pélvis e cálices).
   Grau III – dilata o sistema coletor.
   Grau IV – dilata e deforma o sistema coletor.
   Grau V – intensa dilatação e deformação do sistema coletor com tortuosidades do ureter.
   Os graus I até III ou mesmo IV não são mais considerados fatores de risco importantes; os graus IV e, principalmente, V são frequentemente relacionados com anomalias renais congênitas e necessitam de controle por urologista.
   Importante – o RVU foi excessivamente valorizado há alguns anos, primeiro como causa direta de lesão renal e depois como fator predisponente para as ITU repetidas, as quais sim lesariam o rim.
   Muitas crianças foram operadas. Hoje seu papel foi reavaliado e sua importância bastante reduzida.

b) Anomalias obstrutivas das vias urinárias – exigem tratamento por urologista.

c) Problemas funcionais da bexiga.

d) A prega prepucial (fimose).

e) Constipação intestinal crônica.

4. Quais são as bactérias causadoras de ITU?

Enterobactérias ditas uropatogênicas pela capacidade de aderir ao tecido uroepitelial.

a) Na maioria (60-80%) dos casos – *E. coli* com antibiograma previsível; em 30% dos meninos – *Proteus*.
   Observação – o isolamento de bactérias não usuais e resistentes aos antibióticos previsíveis é um dos critérios para considerar a ITU *atípica*, cujo manejo é diferente.

b) Em recém-nascidos – sepse por estreptococos do grupo B.

c) Em adolescentes sexualmente ativas – *Staphylococcus saprophyticus*.

d) Nos imunossuprimidos – *Pseudomonas*.

5. Nas **ITU agudas**, o que essas bactérias causam nas vias urinárias?

Inflamação supurativa (piogênica)

6. Onde se **localiza** essa inflamação?

As ITU podem restringir-se às vias urinárias *baixas* (bexiga) ou acometer as vias altas (parênquima renal) acarretando quadros clínicos e de gravidade diferentes.

Daí a classificação:

a) Infecção das vias urinárias baixas, limitada à **bexiga** = CISTITE.
   Ocorre em meninas acima dos 3 anos, com sintomas urinários evidentes mas quase sem estado infeccioso.

b) Infecção das vias urinárias altas que compromete o **parênquima renal** = PIELONEFRITE.
Acompanha-se de estado infeccioso com febre; predomina nos lactentes, mas também ocorre em crianças maiores.

Ressalva – **Bacteriúria assintomática** = multiplicação de bactérias nas vias urinárias sem causar inflamação. São germes de baixa virulência em equilíbrio com o organismo sem lhe causar nenhum prejuízo.

7. Qual é a expressão da infecção e da consequente inflamação supurativa das vias urinárias?

a) **Infecção** – *estado infeccioso* (abatimento, mal-estar): discreto nas cistites, acentuado e febril nas pielonefrites.
b) *Inflamação supurativa* – eliminação pela urina de grande quantidade de bactérias (bacteriúria) e de leucócitos (leucocitúria = piúria).

8. **Diagnóstico de ITU = bacteriúria e leucocitúria**

9. Então o diagnóstico laboratorial da ITU fica fácil?
Nem tanto, porque:

a) O sedimento urinário normal contém leucócitos. Daí a necessidade de se estabelecer um critério quantitativo com linha de corte.
b) A urina normalmente é estéril, mas uma urocultura positiva pode não indicar infecção e sim apenas contaminação de bactérias oriundas da uretra distal, da pele do períneo ou da prega do prepúcio. Coleta de urina descuidada aumenta o risco de contaminação.
Daí a necessidade de se usar também critério quantitativo: acima de certos limites aumenta a probabilidade de ser infecção verdadeira.

10. Como coletar a urina?
Para evitar a contaminação na passagem pela uretra, o ideal seria colher diretamente da bexiga, o que traz dificuldades óbvias. Na prática:

a) Meninas que já urinam sob comando – colher do meio do jato, desprezando a porção inicial.
b) Meninas com vulvovaginite – uma opção é a sondagem vesical (SV).
c) O problema maior é nos lactentes. A rigor, seria a punção vesical por via suprapúbica (PVSP); aliás, é o único método aceito em pesquisas clínicas.

O método prático é o saquinho coletor (SC).

Consensos de importantes sociedades especialistas só aceitam o resultado quando a cultura é negativa = exclui ITU. Se positiva, presume-se que pode ser contaminação e daí a necessidade da PVSP ou pelo menos a SV.

Isso é irrealista. A urocultura positiva pelo SC pode ser aceita, quando satisfeitas algumas condições: 1) o quadro clínico é sugestivo de ITU; 2) cuidado de assepsia; 3) laboratório de confiança; 4) isolamento de bactéria única e previsível; 5) contagem de bactérias significativa (não apenas na faixa de suspeita ou de dúvida); 6) bacterioscópico concomitante positivo; 7) leucocitúria expressiva.

A PVSP está indicada em casos graves em lactentes hospitalizados.

11. Técnica de coleta de urina

a) **Saco coletor** (SC):
1º) lavar a genitália com água corrente e sabão;
2º) secar com gaze estéril;
3º) trocar o coletor a cada 20 minutos ou imediatamente se a criança evacuar;
4º) retirar o coletor assim que a criança urinar (observar a cada 15 minutos, no máximo);
5º) realizar o exame bacterioscópico;
6º) fazer a semeadura de imediato ou conservar na geladeira durante até 24 horas.
Valorizar o resultado de acordo com as condições especificadas acima.

b) **Sondagem vesical** (SV):
1º) menina em decúbito dorsal com os joelhos dobrados e separados;
2º) assepsia;
3º) introduzir na uretra sonda vesical estéril; pode ser adaptada uma seringa.
Pode também ser utilizada em meninos, por pessoal treinado.

c) **Punção vesical suprapúbica** (PVSP):
1º) criança sem urinar há 40 minutos;
2º) decúbito dorsal, pernas estendidas e contidas (convém percutir a região suprapúbica para verificar se há urina na bexiga);
3º) assepsia com álcool iodado da pele da região suprapúbica;
4º) examinador – luvas esterilizadas;
5º) seringa 5 a 10mL; agulha 30 × 7 ou 40 × 8;
6º) local: agulha 1,5 a 2cm da sínfise púbica, na linha média;
7º) introduzir perpendicular à parede e, a seguir, 10 a 20° caudalmente com movimento rápido;
8º) profundidade: 2 a 3cm;
9º) ao sentir a passagem da agulha através da parede vesical, aspirar lentamente a urina.
É considerado o "padrão-ouro" para a coleta de urina, mas, na prática, reservado para casos graves que necessitam de exame urgente e confiável.

d) **Jato intermediário** (JI) – após limpeza da genitália com água e sabão, secagem e retração do prepúcio ou lábios vaginais; desprezar o começo da micção. Esse método não é apropriado para meninas com vulvovaginite.

12. O **diagnóstico** de ITU exige, concomitantemente:

ITU = **leucocitúria + bacteriúria + clínica sugestiva**

a) Leucocitúria isolada não é igual a ITU; existem leucocitúrias estéreis.

b) Bacteriúria isolada não garante o diagnóstico de ITU; pode ser contaminação ou bacteriúria assintomática (sem infecção ativa).

13. Como determinar a **leucocitúria** significativa

a) Triagem: **esterase leucocitária** positiva.

b) Contagem no sedimento > 10 leucócitos/campo GA; > 10.000/mL.

Observação: leucocitúria > 100.000 e presença de frequentes leucócitos degenerados (piócitos) = altamente sugestivas de ITU.

14. Como determinar a **bacteriúria** significativa

a) Triagem: teste do **nitrito** positivo.

b) Teste positivo tem alta especificidade (98%) = ITU; mas se negativo não afasta ITU (sensibilidade 50%).

c) Exame **bacterioscópico** em esfregaço de urina centrifugada e corada pelo Gram.

Resultado rápido e confiável se efetuado por técnico treinado.

- negativo = bactérias ausentes; pode suspender o pedido de urocultura;
- positivo = frequentes bactérias gram-negativas: diagnóstico de ITU provável;
- positivo e frequentes leucócitos no esfregaço: ITU quase certa.

Bacterioscópico positivo com leucocitúria em caso clínico sugestivo de ITU, pode-se começar o tratamento enquanto se espera o resultado da urocultura.

d) **Urocultura**

Permite identificar a bactéria causadora e sua sensibilidade aos antibióticos.

Para reduzir o risco de o resultado ser devido à contaminação da urina, preconiza-se urocultura **quantitativa**.

Urocultura significativa de acordo com o método de coleta

Coleta	Bacteriúria significativa sugestiva de ITU	Observação
SC	> 100.000 (com ressalvas)	> 50.000 suspeito
JI	> 100.000	> 10.000: M – provável; F – suspeito
SV	> 10.000	> 1.000: provável

O encontro de 2 bactérias diferentes na urocultura sugere contaminação.

Em toda urocultura positiva na faixa de suspeito mas abaixo do limite de segurança, quando a bactéria encontrada não é usual e quando o quadro clínico é apenas suspeito mas não característico, cotejar com o bacterioscópico e a leucocitúria. Convém repetir o exame de urina nas melhores condições, preferindo a sondagem vesical.

15. Fazer o tratamento correto da fase aguda (ver adiante).

a) **Pielonefrite** – antibioticoterapia com antibióticos sistêmicos, eficazes contra as bactérias usualmente causadoras de infecção urinária e que garantem boa concentração nas vias urinárias e no parênquima renal.

b) **Cistite** – antimicrobianos (não antibióticos) eficazes e de boa concentração urinária.

16. A tarefa do pediatra não termina com a cura da infecção aguda, mas – a) levar em conta que essa ITU pode ter sido um aviso de que a criança nasceu com anomalias urinárias importantes; b) que a repetição das infecções urinárias pode lesar os rins – convém procurar fatores de risco: refluxo vesicoureteral de alto grau, distúrbios na dinâmica miccional, disfunção intestinal tipo constipação crônica.

17. Em consequência, fazer uso judicioso dos recursos disponíveis: ultrassonografia renal (USR), cintilografia renal pelo DMSA e uretrocistografia miccional (UCM).

a) *Screening* inicial – **ultrassonografia** renal (USR) que estuda rins e bexiga.

Observação – teoricamente não seria necessário na criança que já fez US rotineira durante a gravidez; na prática é prudente solicitá-la.

Vantagens – não é invasiva, não expõe à radiação.

O que se obtém – dados da arquitetura renal, discrepância de tamanho entre os rins, dilatação pélvica.

Limitações – não detecta todos os RVU nem escaras renais; é operador-dependente.

b) Estudo mais avançado para visualizar morfologia, avaliar função e identificar áreas de perfusão prejudicada (cicatrizes) – imagem nuclear: cintilografia renal por DMSA. É recomendada 4-6 meses após ITU aguda para detectar lesões permanentes.

Eventualmente indicada já na fase aguda para confirmar o diagnóstico de pielonefrite (lesão cortical do rim) e sugerir presença de RVU importante.

c) Uretrocistografia miccional (UCM) – indicada quando o DMSA sugere refluxo vesicoureteral (RVU) importante. Quantifica o RVU e detecta anomalias vesicais e ureterais.

Exame desagradável, invasivo, expõe à radiação; sua indicação vem sendo progressivamente reduzida nos consensos recentes.

18. Os conhecimentos científicos e sua respectiva aplicação prática sofreram uma completa reviravolta nos

últimos 50 anos. Condutas alarmistas e que geraram alguns dogmas estão sendo revistas, retornando ao bom senso, o que permite ao pediatra conduzir com segurança a grande maioria dos casos e este é o objetivo deste capítulo.

19. Na prática, após a cura da fase aguda, fazer o diagnóstico retrospectivo:

Classifique a ITU alta (tipo **pielonefrite**) em típica *vs.* atípica *vs.* recorrente e considere a faixa etária – lactente até meses; 6 meses a 3 anos; crianças e adolescentes.

a) **Típica** = é a primeira ITU, estado infeccioso moderado, causado por *E. coli* ou *Proteus* com boa resposta em 48 horas a antibiótico adequado.

b) **Atípica** = ITU grave com estado toxêmico/sepse/creatinina elevada, por bactéria não usual e que não responde a antibiótico adequado em 48 horas; presença de tumoração abdominal/renal.

c) **Recorrente** – 2 ou mais episódios de UTI alta ou 3 ou mais cistites.

20. Utilização dos recursos de imagem, seguindo a classificação anterior (NICE Guidelines).

Observação – conferir as US efetuadas durante a gestação.

Lactentes até 6 meses

ITU típica – USR em 6 semanas.

ITU atípica – USR durante a infecção aguda; DMSA nos 4-6 meses seguintes.

ITU recorrente – igual à atípica; indicada UCM.

Se a criança tem entre 6 meses e 3 anos, a conduta é a mesma, mas a UCM pode ser dispensada, a menos que a US revele graves alterações no tamanho e morfologia dos rins.

Crianças maiores de 3 anos

Apenas nas UTI recorrentes estão indicados: USR (com bexiga cheia e estimativa do volume de bexiga antes e depois da micção) em 4-6 semanas e DMSA nos 4-6 meses seguintes.

Observe que UCM só está indicada em UTI atípicas ou recorrentes em lactentes até 6 meses ou quando a US renal revela dilatação renal evidente.

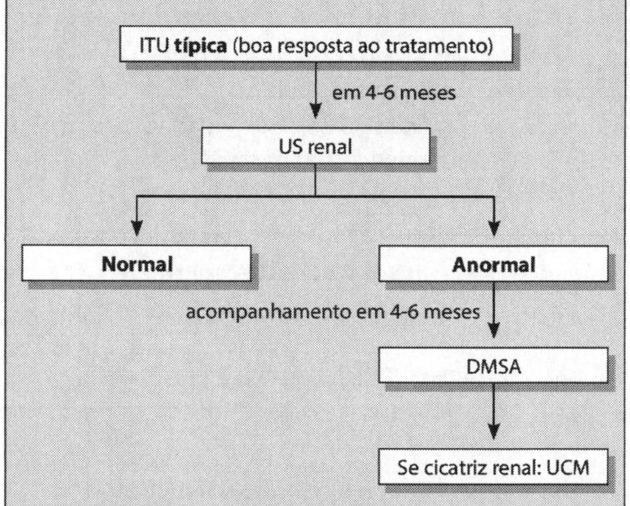

Se lactente **> 6 meses**, e US normal – dispensar DMSA

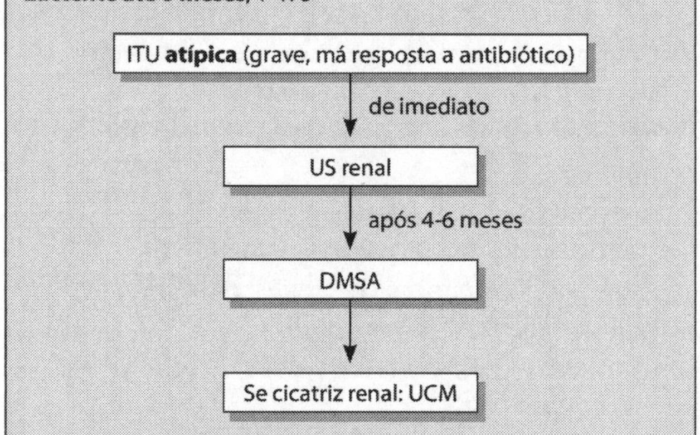

Se lactente **> 6 meses**, e US normal – dispensar DMSA

ITU RECORRENTE

	Lactente < 6 meses	Crianças
Na infecção aguda	US renal	US renal
Após 4-6 meses	DMSA	DMSA
A seguir	UCM	UCM só se DMSA alterado

US = ultrassonografia; DMSA = cintilografia renal; UCM = uretrocistografia miccional.

21. A profilaxia antibiótica que já gozou de prestígios nas ITU de repetição com RVU hoje está quase abandonada. Curiosamente, *cramberry* em sucos ou como medicamento tem mostrado valor profilático contra infecções urinárias.

CONDUTA DO PEDIATRA

Premissa – o quadro agudo de ITU pode ser um aviso que a criança apresenta defeitos nas vias urinárias que devem ser identificados e adequadamente orientados ou que tem alterações na dinâmica miccional e/ou intestinal (constipação disfuncional) que precisam ser corrigidas.

Preocupação básica – não deixar escapar as ITU com quadro clínico inespecífico (unicamente febre), nem fazer levianamente um diagnóstico que pode trazer problemas à família.

Lembrete inicial – considerar que existem 2 tipos de ITU:

a) as **altas** (pielonefrite) com estado infeccioso (abatimento, mal-estar) febril com ou sem sintomas urinários;

b) as **baixas** (cistite) com sintomas urinários incomodativos e estado infeccioso ausente ou muito leve.

Quando suspeitar de ITU

Caso 1 – lactente com febre e estado infeccioso sem nenhum sintoma urinário (**pielonefrite**).

Caso 2 – criança ou adolescente com febre, estado infeccioso, dor lombar e desconforto urinário (**pielonefrite**).

Caso 3 – menina de mais de 3 anos com sintomas urinários evidentes e incomodativos sem febre ou febre baixa (**cistite**).

PIELONEFRITE NO LACTENTE

<u>**Caso 1**</u> – lactente com 3 meses (1-6 meses), febre há 1½ dia com 39,7°C e calafrios, um pouco abatido; exame físico negativo.

Raciocínio – estado infeccioso com febre > 39°C e calafrios e abatimento (bacteriemia?) em idade vulnerável: sugere que não seja viral e levanta a suspeita de **infecção urinária** (ITU) mesmo na ausência de sintomas urinários.

Como se conduzir

▶ I – **A criança foi atendida na EMERGÊNCIA**

1º) Coleta de urina por meio de saquinho plástico, com todo cuidado de assepsia.

2º) Solicitar de urgência:
- **esterase leucocitária** – se não for disponível, contagem de leucócitos no sedimento urinário;
- e **teste do nitrito**.

Eventualidade 1 – ambos foram positivos

Diagnóstico: ITU das vias urinárias altas = **Pielonefrite aguda**.

Conduta a seguir

1. Ordenar a realização de urocultura + antibiograma.
2. Aplicar ceftriaxona 50mg/kg por via IM.
   Nota: se a criança estiver um pouco desidratada pela febre ou insuficiente ingestão de líquidos, convém fase rápida por via IV com 20mL/kg de soro fisiológico + soro glicosado a 5% ½ a ½ ; aproveitar para aplicar ceftriaxona por via IV.
3. Encaminhar a criança ao pediatra com todos os dados.
4. Se isso não for confiável, prescrever para iniciar 12 horas depois da injeção:
   Cefadroxila 30mg/kg/dia por VO, dividida a cada 12 horas, durante 10 dias.
   Alternativa: amoxicilina-clavulanato BD.
   Durante a antibioticoterapia proteger a flora intestinal com *Saccharomyces boulardii* – Floratil 100mg 1 vez ao dia e bebidas lácteas fermentadas.

Eventualidade 2 – detectada **leucocitúria**, mas não foi possível pesquisar bacteriúria.

Convém solicitar hemograma, VHS e proteína C-reativa (válidos após 24h de febre).

Sinais de infecção bacteriana (leucocitose > 15.000, neutrofilia > 10.000, VHS > 30 e PCR > 5) reforçam a hipótese de ITU. Conduta semelhante à anterior ou encaminhamento rápido ao pediatra ou serviço em que a pesquisa de bacteriúria possa ser feita.

▶ II – A criança foi atendida no **CONSULTÓRIO**

Encaminhar para laboratório confiável com solicitação de resultado urgente (e-mail, fax ou telefone) de:

Bacterioscópico de urina e contagem de leucócitos no sedimento urinário.

Se ambos forem positivos, completar com urocultura + antibiograma.

Exame bacterioscópico com ausência de bactérias: suspender a urocultura.

Se confirmada a ITU, prescrição semelhante à anterior.

A ceftriaxona por via IM pode ser repetida, se as condições da criança o exigirem, por mais 1 ou 2 doses a cada 24 horas até poder utilizar a via oral, com cefadroxila ou amoxicilina-clavulanato – completar 10 dias.

Durante a antibioticoterapia, proteger a flora intestinal com o uso de iogurte, bebidas lácteas fermentadas ou produto à base de *Saccharomyces cerevisiae* (100mg por dia).

Observação – resultado previsível da urocultura: *E. coli* > 100.000/mL, sensível a ceftriaxona, cefalexina, cefadroxila, amoxicilina-clavulanato e gentamicina, mas resistente a amoxicilina e sulfametoxazol-trimetoprima.

Evolução – após 48 horas, a febre cede e a criança apresenta rápida recuperação.

Conduta após o término da antibioticoterapia:
Classificar retrospectivamente a ITU – **típica** *vs.* **atípica** *vs.* **recorrente**.

Neste caso, *versão 1* = **ITU TÍPICA**

Estado infeccioso mas não toxêmico, urocultura positiva para as bactérias habituais, sensível ao antibióticos usuais e pronta resposta terapêutica.

O que fazer

Considerar que o risco de ITU é baixo e o de desenvolver doença renal crônica é desprezível.

1. Dar um pedido de exame de urina, sem data, solicitando bacterioscópico (ou nitrito) e leucocitúria (no sedimento urinário); se exames anteriores suspeitos, completar com urocultura + antibiograma.
   Quando usar: toda febre de mais de 24 horas sem nenhum outro sintoma (se tiver congestão nasal, tosse ou vômitos e diarreia, não usar).

2. Conferir as ultrassonografias feitas durante a gravidez (verificar os rins) e solicitar **ultrassonografia** renal em 4-6 semanas. Se for *anormal*, solicite DMSA em 4 a 6 meses.

Versão 2 = **ITU ATÍPICA**

A criança apresenta-se toxêmica, parecendo sepse, foi necessário hospitalizar, urocultura positiva para bactérias não usuais e resistentes aos antibióticos comuns.

Embora evoluísse para a cura, a melhoria demorou mais de 48 horas.

Nesse caso, solicitar ultrassonografia renal já durante a infecção aguda e cintilografia renal por DMSA 4 a 6 meses depois. Se resultar alterado, solicitar uretrocistografia miccional.

Apesar dos cuidados, a criança tem uma segunda ITU

1º) Tratamento antibiótico durante 10-14 dias.

2º) Se ainda não foi efetuado, solicitar US o mais cedo possível, ainda durante a infecção aguda e DMSA, em 4-6 meses.
Se DMSA alterado, solicitar UCM.

3º) Se for menino, recomendar postectomia (circuncisão).

4º) Controlar constipação intestinal.

5º) Redobrar atenção para novas ITU – dar pedido para exame de urina nas febres suspeitas e receita para iniciar tratamento antibiótico imediato.

<u>**Caso 2**</u> – criança com 5 anos, febre há 3 dias, chegando a 39,6ºC, abatimento, dor na região suprapúbica e lombar. Micções desconfortáveis.

Ao exame: dor exacerbada quando se percute, com o punho fechado, a região lombar (sinal de Giordano positivo).

Raciocínio: infecção aguda com dor na região lombar e desconforto urinário – sugere **ITU alta**.

Como se conduzir

1. Exame de urina, colhida do jato intermediário (desprezar as primeiras porções).
   Solicitar urgência para contagem de leucócitos no sedimento urinário e bacterioscópico.
2. Se forem positivos, solicitar que complete o exame com urocultura quantitativa e antibiograma.
3. Iniciar antibioticoterapia adequada – ceftriaxona injetável; após melhora: cefalexina por via oral durante 10 dias (alternativa: amoxicilina-clavulanato BD).
   Durante antibioticoterapia, proteger a flora intestinal: bebidas lácteas fermentadas com lactobacilos, *Saccharomyces boulardii* – (Floratil) 100mg 1 vez ao dia.
4. Após o tratamento, anamnese atenta para verificar se foi realmente a primeira ITU.
   Se foi, mesma orientação da criança pequena.
   Se a evolução for atípica, solicitar USR já durante a infecção; se for recorrente, USR em 6 semanas e DMSA após 4-6 meses da infecção aguda.

Observação: em todos os casos em que a US renal se revelar anormal, solicitar DMSA em 4-6 semanas, se DMSA alterado indicar UCM.

<u>**Caso 3**</u> – menina de 3 anos, subitamente dor para urinar, quer urinar a toda hora e molha a calcinha de urina, afebril ou febre muito baixa.

Região vulvar irritada. Só quando perguntado, a mãe revela que a criança evacua a cada 3 dias fezes duras com muito esforço.

Raciocínio – quadro agudo com evidente comprometimento das vias urinárias baixas sem estado infeccioso = **cistite**.

Menina de > 3 anos: *quadro clínico expresso mas sem toxemia* = **CISTITE**.

- Disúria = desconforto à micção.
- Polaquiúria = micções frequentes.
- Urgência = necessidade urgente de urinar.
- Incontinência = perda de urina na calcinha.
- Urina com mau cheiro.
- Pode ter sangue na urina.
- Geralmente afebril (ou febre baixa).
- Com desconforto mas sem estado toxêmico.

Verificar se a criança tem **vulvovaginite** – genitais inflamados e com secreção purulenta.

Após melhora

1. Treinar a menina a urinar a cada 3 horas; "não segurar a micção".
2. Limpeza do períneo sempre de frente para trás.
3. Tratar oxiuríase.
4. Corrigir constipação – ver capítulo correspondente.
5. Corrigir problemas disfuncionais da bexiga.
   Após 3 cistites, solicitar US renal.

Cautela: vulvovaginite pode ocasionar sintomas semelhantes sem febre.

1. Exame de urina após limpeza cuidadosa da região vulvar.
2. Coleta de urina do meio do jato.
   Se houver dificuldade na coleta de urina limpa, considerar sondagem vesical.
3. Exame de urina – leucocitúria (no sedimento urinário), bacterioscópico e cultura.
4. Tratamento antimicrobiano;
   não usar antibióticos sistêmicos.
   Nitrofurantoína – 1mg/kg/vez, 3 vezes ao dia, durante 7 dias.
   Hantina ou Macrodantina – comprimidos de 100mg; Hantina suspensão de 5mL = 25mg ou ácido nali-

díxico – 50mg/kg/dia, dividido em 3 vezes ao dia, durante 7 dias.

Wintomylon – 250mg/5mL; comprimido de 500mg.

Quando **encaminhar** para clínica urológica especializada:

1. Problemas anatômicos sérios das vias urinárias.
2. RVU bilateral grau IV em crianças até 1 ano e grau V em qualquer idade.
3. Problemas funcionais da bexiga não controlados pela orientação pediátrica.
4. Postectomia em lactente após ITU febril.

Observação: conduta cirúrgica nos RVU graves – a) clássico: cirurgia aberta com técnica extravesical; b) avanço: via laparoscópica; c) tendência: endoscópica com injeção de substâncias na submucosa do meato ureteral.

INFECÇÃO URINÁRIA (ITU)

1. Suspeite de ITU em lactente só com febre sem causa aparente
   Solicite: bacterioscópico (ou nitrito) e urina tipo I ou sedimento; urocultura
   Pielonefrite = bacterioscópico positivo, leucocitúria+, urocultura+ > 100.000
   Prescreva: iniciar com ceftriaxona por via IM; continue com cefadroxila por via oral até 10 dias
   Após cura: solicite US renal só em lactentes < 6 meses
   Vigie possibilidade de ITU de repetição
   Neste caso, solicite USR, DMSA e eventualmente uretrocistografia miccional
2. Pesquise em crianças com febre, dor lombar e desconforto urinário
   Coleta de urina do jato intermediário
   Mesmo critério de diagnóstico de ITU = **pielonefrite**
   Mesmo tratamento
3. Menina > 3 anos com sintomas urinários evidentes, sem febre: **cistite**
   Tratar com quimioterápico furazolidona ou ácido nalidíxico; ou sulfametoxazol-trimetoprima
   Corrigir constipação intestinal e disfunção da bexiga

4. Glomerulonefrite Difusa Aguda (GNDA)

O que é GNDA = GNPE – processo inflamatório (de origem imunológica) que acomete todos os glomérulos de ambos os rins, sendo considerada, em conjunto com a febre reumática, sequela tardia não supurativa de estreptococcia.

O que acontece esquematicamente (a fisiopatologia da GNDA é ainda sujeita a dúvidas):

1º) Infecção estreptocócica (raças nefritogênicas de estreptococo beta-hemolítico do grupo A) da pele (no verão) ou faringe (no inverno) em pré-escolar ou escolar geneticamente suscetível.

2º) Interação de componentes do estreptococo (proteína M, estreptocinase) com os glomérulos renais.

3º) Reação imunológica: depósito de imunocomplexos na membrana basal de glomérulos; ativação da cascata de complemento e imigração de neutrófilos com liberação de substâncias pró-inflamatórias e consequente lesão glomerular.

4º) O processo inflamatório (glomerulonefrite proliferativa pura) é responsável pela proteinúria e hematúria.

5º) **A lesão glomerular acarreta:**
   a) **redução do ritmo de filtração glomerular;**
   b) mas a reabsorção de água e Na está preservada, por isso a + b determinam oligúria.

6º) Na vigência de oligúria, a ingestão de água e Na causa retenção hidrossalina, resultando na expansão do volume extracelular (hipervolemia) que se expressa por hipertensão e edema.

Frequência

a) Rara antes dos 2 anos de idade; ocorre no pré-escolar e escolar, com pico ao redor dos 7 anos.
b) Predomina no sexo masculino (2:1), mas quando é secundária à estreptococcia cutânea não há diferença por sexo.
c) Pode incidir em forma endêmica ou epidêmica. Em 1998, ocorreu uma epidemia no interior de MG pelo estreptococo C proveniente de queijo não pasteurizado cuja vaca tinha mastite.
d) Em nosso meio, é a mais frequente das glomerulopatias.

CONDUTA DIAGNÓSTICA

1ª etapa Quando suspeitar

Aparecimento súbito de edema, urina vermelha e escassa e hipertensão em pré-escolar ou escolar sem comprometimento do estado geral e com antecedente de estreptococcia cutânea ou das vias aéreas superiores.

2ª etapa Quadro clínico

1. Antecedentes de infecção estreptocócica das vias aéreas superiores (rinofaringite purulenta, amigdalite, escarlatina) ou cutânea (impetigo) 10 a 20 dias (máximo 6 semanas) antes do aparecimento dos sintomas de GNDA.
2. Estado geral – comprometimento discreto.

3. Queixas vagas – indisposição, cefaleia, inapetência.
4. Alterações clínicas características:
   a) **Edema** geralmente pouco intenso (em média 7% do peso). Pode ser apenas um edema periorbitário. Muitas vezes, o edema é evidenciado por queixas indiretas: a roupa fica apertada, a criança não consegue calçar os sapatos, aumento súbito de peso. Algumas vezes, o edema é generalizado e influenciado pela postura. Como regra, o edema antecede a hematúria.
   b) **Hematúria** (2/3 dos casos) – pode ser macroscópica nos primeiros dias de doença, sendo com frequência a urina comparada a lavado de carne ou Coca-Cola. Pode haver apenas micro-hematúria, evidenciada laboratorialmente.
   Geralmente há oligúria.
   c) **Hipertensão** (90% dos casos) – em geral moderada, às vezes agravada pela ingestão de alimentos ricos em sódio.

   Outro dado importante: **congestão circulatória** avaliada pela radiografia de tórax (Fig. XIII-2).
   Outros sintomas menos frequentes: cólicas abdominais, hipertermia e vômitos alimentares.
5. Casos **subclínicos** – casos praticamente assintomáticos, com edema subclínico, hipertensão e complemento sérico diminuído.
6. Casos atípicos – apenas hematúria ou leucocitúria.

3ª etapa Quadro laboratorial

1. Exame fundamental – urina: a) densidade 1.015-1.020; b) hematúria macro ou microscópica (95%); c) leucocitúria presente ou não; d) cilindrúria – cilindros hemáticos (patognomônicos de glomerulonefrite) e ainda hialinos, hialinogranulosos e leucocitários; e) proteinúria não seletiva, que raramente ultrapassa 3g/24 horas.

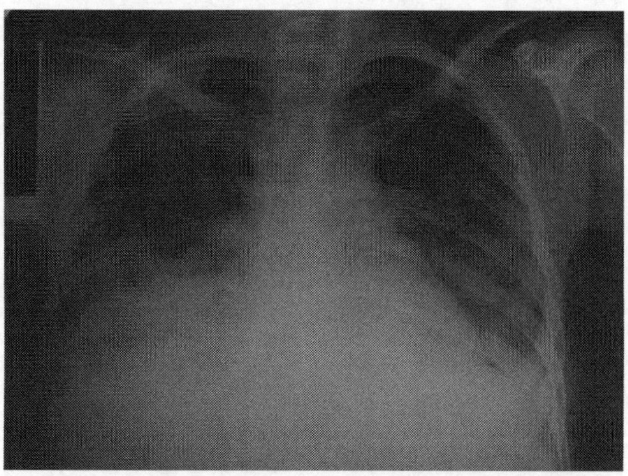

Figura XIII-2 – GNDA + congestão circulatória. Indicação: diurético (não digitálico).

2. **Complemento sérico** (C3 ou complemento total). Exame obrigatório para confirmação do diagnóstico de GNDA na fase aguda da doença: diminuído em 95-98% dos casos.
   Nota: são poucas as nefropatias em que o complemento se encontra diminuído: GN membranoproliferativa, lúpus eritematoso disseminado, GNDA e alguns casos de GN rapidamente progressiva.
3. **ASLO** – aumentado (exceto nas estreptococcias cutâneas) e teste da estreptozima alterado.
4. Hemossedimentação – aumentada.
5. Outros – eletroforese de proteínas: albumina normal ou levemente diminuída, ligeiro aumento da alfa-2 e gamaglobulina. Pode haver discreto aumento da ureia e creatinina.
6. Radiografia de tórax – pode haver aumento da área cardíaca e congestão pulmonar; às vezes pequeno derrame pleural e/ou áreas de opacificação.

4ª etapa Diagnóstico diferencial

Casos atípicos: infecção do trato urinário, tuberculose, traumatismos, corpo estranho, calculose renal, neoplasias, discrasias sanguíneas.

Glomerulopatias

1. GN membranoproliferativa – menina de mais de 7 anos, hematúria macroscópica, sem oligúria na fase aguda; pode ser associada à síndrome nefrótica. Ureia elevada, hipocomplementemia.
   Comprovação: biópsia.
2. Púrpura do Henoch-Schönlein – púrpura, manifestações articulares, dor abdominal; complemento normal.
3. Doença de Berger – hematúria recorrente; complemento sérico normal; confirmação: biópsia com imunofluorescência.

COMPLICAÇÕES

1. **Congestão circulatória** (12% dos casos) (Fig. XIII-2) – é a mais frequente. É devida à retenção de água e sódio, com queda da excreção urinária; agrava-se pela hipertensão. **Quadro clínico**: dispneia, taquicardia, hepatomegalia, ingurgitamento das jugulares, estertores nas bases pulmonares.
   Taquicardia persistente pode ser sinal precoce.
2. **Encefalopatia hipertensiva** (4% dos casos) – deve-se essencialmente à hipertensão. Queixas mais frequentes: cefaleia e vômitos. Frequentes: convulsões. Outras: perturbações visuais, diplopia, amaurose transitória. Em alguns casos, sonolência e coma; em outros, agitação intensa: liquor normal. Fundo de olho: normal; às vezes: vasoespasmo na retina.

3. **Insuficiência renal aguda** (rara, 1% dos casos) – cessação quase completa da filtração glomerular. Oligoanúria intensa, ureia e creatinina aumentadas, distúrbios hidroeletrolíticos, com aumento do potássio.

CONDUTA TERAPÊUTICA

Repouso

1. Determinado pelo próprio paciente.
2. Permanecer no leito só enquanto persistir edema e hipertensão (em média 7-15 dias).
3. **Importante**: não há justificativa para o repouso prolongado. Suspendê-lo mesmo antes da normalização do sedimento urinário.

Medidas dietéticas

1. **Restrição hídrica** – é importante na fase inicial em que há **hipervolemia e oligúria**: administração de líquido correspondente às necessidades mínimas basais, 20mL/kg/dia ou 400mL/m^2/SC, acrescidos de volume igual ao da diurese. Esses líquidos podem ser oferecidos sob a forma de soluções açucaradas (refrigerantes etc.).
2. **Restrição de sódio** – deve ser limitada à fase de oligúria, edema e hipertensão. Recomendar dieta de arroz e frutas, a qual contém 300mg de NaCl. Superada a fase aguda, passamos gradativamente para dieta hipossódica (1g de NaCl), e poucos dias depois, estando normalizada a pressão arterial, para dieta comum. **Constitui erro a prescrição de dieta assódica prolongada.**
3. **Restrição proteica** – somente quando a filtração glomerular permanecer muito diminuída devem-se prescrever dietas com baixo teor proteico (0,5g/kg/dia).
4. **Restrição de K** – apenas nos casos com oligúria importante (diurese menor que 240mL/m^2/dia), isto é, nos primeiros 2-3 dias de doença.

Tratamento da infecção estreptocócica (erradicação do estreptococo) – penicilina benzatina em dose única: 600.000U para menores de 6 anos e 1.200.000U para maiores de 6 anos. Alternativa (menos eficaz, mas útil nos pacientes alérgicos à penicilina) – eritromicina 50mg/kg/dia, VO, durante 10 dias.

Não há indicação para o uso de **diuréticos** na GNDA não complicada.

Tratamento das complicações da GNDA

Complicações cardíacas – congestão circulatória

1. Furosemida – 4mg/kg, IV (Lasix – 1 ampola = 20mg).
2. Em caso de edema pulmonar, prescrever também: oxigênio por cateter, posição ortostática, sedação por morfina (1mg/ 5kg), garroteamento de membros, restrição de líquidos e sal.
3. Dependendo da gravidade e da resposta: diálise peritoneal.

Encefalopatia hipertensiva

Nifedipina (Adalat cápsula de 10mg). Dose: 0,3mg/kg. Aspirar a cápsula, aplicar por via sublingual. Repetir, se necessário, após 4-6h. Em situações de emergência hipertensiva, usar hidralazina (0,25-5mg/kg, IV; repetir em doses mais baixas, a cada 4-6h). Se necessário, manutenção com nifedipina retard 12/12h.

Oligúria acentuada – insuficiência renal aguda

1. Dieta de arroz – ingestão hídrica limitada a 20mL/kg + diurese.
2. Se hiperpotassemia – resinas trocadoras de íons, em suspensão a 10 a 20%:
   Kayscelate ou Sorcal 1 g/kg/dose, VO ou retal; repetir a cada 6-12h até que K se mantenha em torno de 4mEq/L.
3. Se persistir oligúria e hiperpotassemia e/ou congestão circulatória – diálise peritoneal.

EVOLUÇÃO DA GNDA TRATADA

1. Desaparecimento do edema – 7-15 dias, frequentemente em crise de diurese.
2. Normalização da pressão arterial – 2-3 dias após o desaparecimento do edema.
   Nota: na presença de congestão circulatória (pela radiografia de tórax), a reversão da fase aguda é mais lenta.
3. Alterações urinárias – regressão em 4 a 6 semanas. Hematúria residual em 10% dos casos (persiste vários meses).
4. Normalização do complemento sérico em 3-4 semanas.
5. Sintomatologia neurológica dura 1 ou 2 dias.

Indicação de biópsia renal – como na infância a GNDA é nefropatia de evolução favorável, não é indicada a execução de biópsia renal, que deve ser feita apenas quando houver suspeita clínica de que o padrão anatomopatológico não seja de proliferação endotelial e mesangial: a) hematúria macroscópica com duração maior que 3 semanas; b) ureia plasmática, persistentemente elevada por mais de 3 semanas; c) hipertensão arterial que se prolonga por mais de 3 semanas; d) complemento sérico persistentemente baixo por mais de 2 meses; e) oligoanúria com duração maior que 48-72 horas; f) associação com síndrome nefrótica de duração maior que 4 semanas.

Profilaxia – é prudente tratar (penicilina benzatina) os contatantes do doente, particularmente em famílias de baixo nível socioeconômico e que moram aglomeradas em casas de poucos cômodos. Em outras circunstâncias, tratar os indivíduos cujas culturas de garganta sejam positivas para estreptococos beta-hemolíticos.

APÊNDICE

DIETA NA GNDA (exemplos de cardápio)

Dieta de arroz e frutas (para a fase inicial da doença)

Desjejum: chá ou café com açúcar e 1 fruta; **almoço e jantar**: arroz cozido em água sem sal e refogado com óleo, salsa; condimentado com mel ou picles; 1 tomate e 1 fruta; **merenda**: suco; **ao deitar**: chá com açúcar ou mel. Após diurese satisfatória, acrescentar hortaliças e 1 gema de ovo.

Dieta para GNDA em manifestações clínicas graves

Desjejum: mingau de maisena e 1 fruta; **lanche**: sagu com groselha; **almoço e jantar**: sopa de legumes sem sal e 1 fruta.

Dieta para GNDA com manifestações clínicas leves ou já melhorada

Desjejum: leite com açúcar, pão sem sal com manteiga sem sal, marmelada; **almoço e jantar**: arroz, hortaliças, carne de galinha, óleo sem sal, salada de tomate com temperos sem sal; 1 fruta; **lanche**: leite com gemada e açúcar ou mel; **à noite**: 1 fruta ou suco.

5. Glomerulopatias

CONDUTA DIAGNÓSTICA

1ª etapa Quando suspeitar

As glomerulopatias caracterizam-se basicamente por **proteinúria** acompanhada ou não de síndrome nefrótica, hipertensão e insuficiência renal.

2ª etapa Comprovação

Excluindo-se a glomerulonefrite difusa aguda (GNDA) e a síndrome nefrótica por lesões mínimas, cujos quadros clínicos são muito característicos, as demais exigem **biópsia** renal para diagnóstico e devem ser acompanhadas por **nefrologista pediátrico**.

3ª etapa Classificação

Segundo R. Habib, as lesões básicas para a classificação são:

1. Lesões histológicas mínimas.
2. Lesões específicas.
3. Lesões inespecíficas.
4. Lesões inclassificáveis.

LESÕES HISTOLÓGICAS MÍNIMAS

Microscopia óptica mostra rim praticamente normal (pode haver discreta proliferação mesangial e moderadas alterações tubulointersticiais).

LESÕES ESPECÍFICAS

Aquelas que permitem o diagnóstico da causa etiológica já pelo aspecto morfológico, independentemente de outros exames. Essas lesões não são frequentes na infância (alguns poucos casos de síndrome hemolítico-urêmica e lúpus eritematoso sistêmico).

LESÕES INESPECÍFICAS

As alterações histológicas por si não permitem o diagnóstico da causa etiológica. Podem ser difusas ou focais.

LESÕES DIFUSAS – quando *todos* os glomérulos estão lesados. Pela presença ou ausência de ***proliferação celular***, podem ser distinguidos dois subgrupos: lesões não proliferativas e lesões proliferativas.

Lesões não proliferativas

1. **Esclerose mesangial difusa** – faz parte das síndromes nefróticas do 1º ano de vida; excepcionalmente pode ser detectada mais tardiamente, mesmo em idade pré-escolar. Transmissão genética, autossômica recessiva.

   1º passo – clínica: síndrome nefrótica geralmente com início ao redor dos 6 meses de idade; com a progressão do quadro, instalam-se hipertensão e, posteriormente, insuficiência renal.

   2º passo – biópsia renal: aumento irregular da matriz mesangial sem proliferação celular, progressivamente o glomérulo se esclerosa e colapsa, o tufo é rodeado por "coroa" de células epiteliais e o espaço de Bowman apresenta-se dilatado, bem como os túbulos.

   3º passo – tratamento: os corticoides e os imunossupressores são ineficientes, há evolução inexorável para doença renal crônica.

   Atualmente, com o emprego simultâneo de indometacina e inibidor de enzima de conversão, o prognóstico dessas crianças melhorou, pois, diminuindo as perdas proteicas, há melhores condições para ganho de peso que permita a realização de transplante renal.

2. **Glomerulonefrite membranosa** – antes considerada glomerulopatia própria do adulto, pode ocorrer em qualquer grupo etário, inclusive no 1º ano de vida. Na criança, a maioria dos casos segue-se às hepatites B e C ou lúpus eritematoso sistêmico; no lactente, pode ser secundária à sífilis congênita. Possível doença imunológica.

   1º passo – quadro clínico: edema discreto, às vezes acompanhado por ascite pouco volumosa.

   2º passo – quadro laboratorial: a albuminemia usualmente não é menor que 1g, sendo a proteinúria extremamente variável; pode haver hematúria microscópica ou macroscópica, e o complemento sérico nos casos idiopáticos é normal.

3º **passo – biópsia renal**: espessamento da membrana basal glomerular à custa de depósito subepitelial e formação de *spikes*, imunofluorescência: fração C3 do complemento e IgG em padrão granular.

4º **passo – evolução**: variável – 50% dos pacientes apresentam boa evolução com normalização dos exames; 25%, várias crises e proteinúria prolongada; 25%, síndrome nefrótica permanente, clínica ou apenas bioquímica, e evolução provável para doença renal crônica.

Tratamento – a eficácia dos diferentes esquemas terapêuticos é muito discutível; atualmente, há tendência para tratar pacientes com função renal preservada com associação corticoide/clorambucil ou corticoide/ciclofosfamida. Aqueles pacientes com queda de função parecem beneficiar-se do uso de ciclosporina.

Lesões proliferativas

1. **Glomerulonefrite proliferativa endocapilar pura** – é o substrato anatomopatológico da GNDA. Existe proliferação de células endoteliais, mesangiais, invasão de polimorfonucleares, aumento do espaço de Bowman e compressão dos capilares glomerulares com perda de sua permeabilidade.
2. **Glomerulonefrite com proliferação endo e extracapilar** – ao lado de proliferação endocapilar difusa, há proliferação do folheto parietal da cápsula de Bowman com formação de crescentes.
   Pode ser focal ou difusa.
   a) Proliferação epitelial **focal** (ocorrem crescentes em menos de 80% dos glomérulos). **Quadro clínico** – glomerulonefrite difusa aguda nessas circunstâncias é, geralmente, de evolução mais arrastada e frequentemente complicada por síndrome nefrótica, congestão circulatória, encefalopatia hipertensiva ou insuficiência renal aguda. Em geral, o curso é favorável.
   b) Proliferação **difusa** (com crescentes difusas, em mais de 80% dos glomérulos). **Quadro clínico** – (1) pode ser tumultuoso, com complicações; ou (2) evoluir insidiosamente, só se tornando patente o diagnóstico quando o paciente exibe sintomas de doença renal crônica. A **evolução** é desfavorável, mas quando a etiologia é estreptocócica o prognóstico é melhor.
3. **Glomerulonefrite membranoproliferativa** – caracteriza-se por proliferação mesangial, além de espessamento da membrana basal glomerular. Por meio de microscopia óptica, observam-se 3 aspectos diferentes:
   a) Glomerulonefrite membranoproliferativa *propriamente dita* com espessamento da membrana basal glomerular e proliferação de células mesangiais.
   b) Glomerulonefrite *lobular* com grande espessamento da matriz mesangial, a qual repuxa as alças glomerulares, dando ao glomérulo aspecto lobular.
   c) Glomerulonefrite membranoproliferativa *com crescentes* (presença de proliferação epitelial).

Qualquer desses aspectos pode corresponder a dois tipos diferentes de espessamento da membrana basal: (1) depósitos subendoteliais (condicionados por imunocomplexos); e (2) depósitos densos no seio da membrana basal.

Diferenciação – no caso de depósitos subendoteliais (tipo 1), a ativação do sistema complemento faz-se pela via clássica e há depósito de C3 e IgG ao longo das paredes capilares. No caso da doença por depósitos densos (tipo 2), a ativação do complemento faz-se pela via alternativa e há depósito de C3 em mesângio e ao longo da membrana basal glomerular.

Implicação – um mesmo quadro clínico, laboratorial e evolutivo corresponde a duas doenças distintas etiologicamente. Essa diferenciação é primordial por ocasião de transplante renal; como nos casos de glomerulonefrite membranoproliferativa por depósitos densos há grande tendência à recidivância do processo, recomenda-se que o enxerto seja de rim de cadáver.

Importância – glomerulopatia não muito frequente na infância, mas deve ser diferenciada da GNDA devido ao péssimo prognóstico.

Incidência – mais frequente no sexo **feminino**, em torno dos **8 a 9 anos de idade**.

Diagnóstico – pode ser casual, a partir de um exame de urina de rotina em paciente que se apresenta bem, ou os primeiros sintomas podem ser os de uma síndrome nefrótica ou nefrítica. Costumam ocorrer hematúria, anemia e hipertensão. O complemento é permanentemente baixo nos casos de depósitos densos no seio da membrana basal e variável naqueles com depósitos subendoteliais.

Evolução – má, principalmente quando há crescentes e síndrome nefrótica inicial.

Tratamento – pulsoterapia (várias séries de metilprednisolona por via IV), anticoagulantes, ciclofosfamida e prednisona por via oral em esquema de dias alternados.

LESÕES FOCAIS – glomérulos normais ao lado de outros lesados; existem dois tipos: (1) glomerolonefrite proliferativa segmentar e focal; e (2) esclerose glomerular.

1. **Glomerulonefrite proliferativa segmentar e focal** – glomérulos normais ao lado de outros com proliferação endocapilar limitada a um ou mais segmentos do tufo capilar, com proliferação do epitélio de revestimento da cápsula de Bowman formando semiluas de pequenas proporções.

   Na fase aguda, as crescentes são eminentemente epiteliais, tornando-se posteriormente fibrosas. A fluorescência é positiva em todos os glomérulos (independentemente do aspecto à microscopia óptica): depósitos em posição tipicamente mesangial (frequentemente também sobre as paredes dos capilares) que fixam intensamente o antissoro para IgA. Podem ocorrer casos – a) idiopáticos; ou b) secundários a doenças sistêmicas como lúpus eritematoso sistêmico, síndrome de Henoch-Schönlein e doença de Berger.

   Quadro clínico – geralmente se manifesta por uma síndrome nefrítica e esses pacientes apresentam melhor prognóstico do que aqueles que evoluem com síndrome nefrótica.

   Tratamento – a) sintomático; b) tratamento da causa, quando possível.

2. **Esclerose glomerular** – coexistência de glomérulos normais e alterados, compreende duas nefropatias que possivelmente representam fases evolutivas de uma mesma glomerulopatia:

   a) **Glomerulosclerose global e focal (GEGF)** – glomérulos totalmente esclerosados dispostos em zonas de fibrose intersticial ao lado de glomérulos praticamente normais.
   Imunofluorescência negativa.

   b) **Glomerulosclerose segmentar e focal (GESF)** – grande número de glomérulos normais, os alterados situam-se no córtex profundo, na região justamedular, e a lesão consiste em aderência de parte do tufo capilar à cápsula de Bowman por meio de material hialino, imunofluorescência positiva para IgM e C3, somente nos segmentos comprometidos.

   Clínica – síndrome nefrótica exuberante (semelhante às LHM).

   Laboratório – hipoalbuminemia acentuada, intensa proteinúria e colesterol sérico elevado. O achado de hipertensão e hematúria é mais frequente que em lesões mínimas.

   Incidência – 2 a 6 anos, com predomínio no sexo masculino (idêntico às LHM). No Serviço de Nefrologia Pediátrica da Santa Casa (SP), foi a glomerulopatia crônica mais frequente.

   Discussão – essa lesão representaria evolução de lesões mínimas? Considerar que as primeiras alterações se iniciam na região justamedular e são focais, podendo passar despercebidas em uma primeira biópsia, levando a um diagnóstico anatômico errôneo de lesões mínimas (evolução desfavorável). Atualmente, admite-se que é possível, precocemente, diferenciar LHM de GESF por meio de estudos morfométricos, pois os glomérulos na GESF seriam maiores e em menor número que em LHM.

   Tratamento – prednisona em dias alternados (35mg/m^2), durante 1 ano. Quando a resposta for apenas parcial, pode-se conseguir a remissão quando se associa ciclofosfamida (2,5mg/ kg/dia) durante 90 dias. Em casos resistentes, tem sido útil a pulsoterapia com metilprednisolona (MP). O esquema de Mendoza consiste em tratamento prolongado com MP por via IV, associado a corticoide por via oral e citostáticos, em alguns casos.

   Evolução

   - Pequena porcentagem de pacientes é corticossensível.
   - A grande maioria é corticodependente, não podendo prescindir da prednisona; essas crianças têm evolução muito lenta para insuficiência renal (10 a 15 anos).
   - Outra pequena porcentagem é corticorresistente, atingindo o estágio final de insuficiência renal em 2 ou 3 anos, são os casos de glomerulosclerose, variante maligna.

LESÕES INCLASSIFICÁVEIS

Grupo que inclui lesões mistas, que não se enquadram em nenhum dos tipos descritos, ou muito avançadas, com grande número de glomérulos esclerosados, não permitindo classificá-las com exatidão.

6. Síndrome Nefrótica

Caso ilustrativo – menino branco, 4 anos e 5 meses, com edema no corpo há 3 meses, iniciando-se no rosto, progredindo para o abdome e membros inferiores. Refere diminuição de diurese e urina espumosa. Já fez tratamento com Meticorten há 2 meses, obtendo melhora transitória. ***Exame físico*** – P: 20kg; E: 1m; PA: 110/70; FC: 140bpm; FR: 28rpm; T: 37,3°C. Edema de face, pré-tibial, escrotal e ascite. ***Exames laboratoriais*** – proteinúria (++++); colesterol, 410mg/dL; hemograma, com leucocitose e desvio à esquerda. Eletroforese de proteínas plasmáticas: proteínas totais 4,4; albumina 0,47; alfa-2-globulina 2,16; gamaglobulina 0,44; creatinina 0,6; proteinúria 2g/24h em volume de 400mL (total de 100mg/ kg/dia); complemento sérico normal. ***Evolução*** – a criança foi acompanhada em ambulatório, tendo recebido amoxicilina durante 10 dias para tratamento do processo infeccioso, diurético e cloreto de potássio. Na sequência, recebeu prednisona em esquema diário (60mg/m^2 SC) até 3 dias após a remissão, que ocorreu no 6º dia de terapia, sendo então medicada com prednisona em dias alternados (35mg/kg/m² SC) com redução paulatina do corticoide, que foi suspenso após 4 meses.

Diagnóstico – provável ***síndrome nefrótica por lesões histológicas míminas (LHM).***

O que é – alteração da barreira de filtração glomerular que acarreta **proteinúria** > 50mg/kg/dia e **hipoalbuminemia** < 2,5g%. É muito frequente, mas não obrigatória para o diagnóstico, a presença de **edema, hipercolesterolemia e lipodúria**. Presumivelmente base **imunológica**.

A síndrome nefrótica (SN) pode ser **idiopática** ou **secundária** a outras glomerulopatias. Na infância, 80 a 90% dos casos são idiopáticos e fazem parte do grupo das chamadas **lesões histológicas mínimas (LHM)**, nas quais a biópsia renal é normal à microscopia óptica. A proteinúria é seletiva (só passam proteínas de baixo peso molecular, isto é, albumina).

Incidência – a SN por LHM prevalece no grupo etário de **2 a 6 anos** e no sexo masculino.

Entenda o que é proteinúria seletiva

É aquela determinada por alteração (exagero) da permeabilidade da membrana basal glomerular (MBG). Nesse caso, há passagem, através do filtro glomerular, apenas de proteínas de baixo peso molecular (até 60.000), ou seja, **albumina**. Nas proteinúrias **não seletivas**, há lesão da MBG, o que permite a filtração de proteínas de peso molecular mais elevado. A permeabilidade, seletiva ou não, é avaliada pelo **índice de seletividade** (IS), calculado pela relação entre o *clearance* de IgG e transferrina. Um IS abaixo de 0,15 indica boa seletividade, o que faz supor que se trate de LHM e que a SN tenha boa evolução.

CONDUTA DIAGNÓSTICA

1ª etapa Quando suspeitar

Edema generalizado com **proteinúria** e **hipoalbuminemia.**

O diagnóstico diferencial deve ser feito com:

- Desnutrição proteica, tipo kwashiorkor, hoje rara.
- Doença celíaca – em que ocorre deficiência proteica sem proteinúria significativa.
- Angiodema familiar – com quadro de edema mas albuminemia normal, ausência de proteinúria e com alteração no sistema complemento.

2ª etapa Quadro clínico

1. **Edema** (Fig. XIII-3):
   a) geralmente intenso, mole, depressível, sujeito à ação da gravidade; inicia-se na face e estende-se para o corpo.

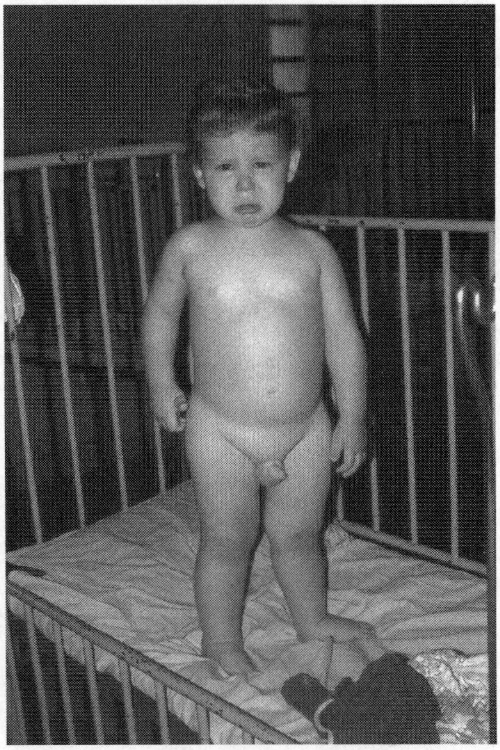

Figura XIII-3 – Síndrome nefrótica.

   b) instalação gradual ou rápida;
   c) tendência à formação de derrame pleural, ascite e coleção de líquido nas bolsas escrotais.
2. Oligúria e urina espumosa.
3. Sinais de desnutrição, cabelos finos, quebradiços e descorados, redução de massas musculares, unhas frágeis com estrias esbranquiçadas horizontais, pele seca e com estrias.
4. Sinais de descalcificação óssea devido às alterações no metabolismo de vitamina D e diminuição do cálcio ionizado ligado à proteína.
5. Frequência alta (40 a 60%) de bronquite asmática e processos alérgicos em geral.
6. Frequência de processos infecciosos de vias aéreas superiores, broncopneumonias, celulite e sepse.
7. Diarreia presente em 20% dos doentes, decorrente de edema da mucosa ou de etiologia infecciosa.

3ª etapa Comprovação laboratorial

Exame de urina

1. **Proteinúria** em urina de 24h > 50mg/kg/dia ou 40mg/h/m².
2. Quando houver dificuldade na coleta de urina de 24h, usar amostra isolada. A relação entre a concentração de proteína e de creatinina urinárias expressas em mg/dL quando maior que 0,2 significa proteinúria nefrótica.

Proteína/creatinina urinária	Proteinúria
< 0,2	Normal
0,2-0,5	Mínima
0,5-2,0	Moderada
> 2,0	Nefrótica

3. Teste com ácido sulfossalicílico (ASS a 10%), método bom e simples para acompanhamento dos doentes no domicílio. Utiliza-se a combinação, em um tubo de ensaio de ± 20mL, da primeira urina da manhã com 8 a 10 gotas de ácido sulfossalicílico a 10%. A precipitação ocorre imediatamente e é sensível para concentrações tão baixas quanto 0,25mg/dL.
4. Urina tipo I – cilindros hialinos e granulosos sugerem a presença de proteinúria; 20% dos pacientes podem apresentar hematúria microscópica; pode ocorrer leucocitúria independentemente de infecção do trato urinário.

Exames de sangue básicos

1. Eletroforese de proteínas plasmáticas:
   - **Diminuição de albumina** (< 2,5g%) e aumento de alfa-2-globulina.
   - Queda acentuada de gamaglobulinas IgG e IgA, aumento de IgM e, em 25% dos casos, de IgE.
2. Hipercolesterolemia com elevação de LDL, VLDL e valores controversos de HDL.

Investigação de doença de base

1. Hemograma – alterado em doenças sistêmicas.
2. Complemento sérico – normal. A hipocomplementemia é indicação formal de biópsia, pois ocorre em outras lesões glomerulares (lúpus eritematoso sistêmico, glomerulonefrite membranoproliferativa, GNDA e em outras ocasiões raras) e exclui o diagnóstico de lesões mínimas.
3. Anticorpos antinucleares (FAN) – lúpus eritematoso disseminado.
4. Hepatite B – HBsAg e anti-HBc; hepatite C; anti-HIV.
5. Outros, de acordo com a suspeita.

Exames usados durante evolução e tratamento

1. Ureia e creatinina séricas nas fases de descompensação podem estar um pouco elevadas, com normalização na remissão das crises.
2. Eletrólitos
   - Hiponatremia – consequente à retenção hídrica, embora o *pool* de sódio esteja aumentado.
   - Hipercalemia – em situações de falência renal e acidose metabólica.
   - Hipocalemia – decorrente de utilização de diuréticos, anorexia e/ou vômitos ou alcalose metabólica.
   - Hipocalcemia – relacionada às disfunções do metabolismo da vitamina D; deve ser valorizado o cálcio iônico.

4ª etapa Quando indicar biópsia renal

1. Idade de início da SN inferior a 1 ou superior a 10 anos.
2. Complemento sérico diminuído.
3. Hipertensão ou insuficiência renal.
4. Hematúria persistente.
5. Proteinúria persistente resistente ao corticoide.

CONDUTA TERAPÊUTICA

O tratamento pode ser feito em ambulatório, reservando-se a hospitalização para os casos mais graves que exijam cuidados especializados.

Relacionamento médico-paciente

A família, desde o início, deve ser colocada a par do caráter insidioso da doença, da frequência das recidivas e do bom prognóstico final, pois sem um bom relacionamento entre familiares, médico e paciente não será possível acompanhar o caso. Nos serviços que atendem as camadas menos favorecidas da população, os medicamentos devem ser fornecidos gratuitamente e os pais devem ser encorajados a procurar o hospital sempre que necessário.

Medidas gerais

1. Controle domiciliar de proteinúria por meio do teste com ASS a 10%.
2. Repouso – deve ser autorregulado. Quando o edema é intenso, o doente voluntariamente procura o leito, retomando aos poucos suas atividades habituais à medida que melhora. Não forçar o repouso porque agrava a descalcificação e favorece a estase.
3. Dieta – normal (normocalórica, normoproteica); nas fases de edema e terapêutica com corticoide diário, deve ser hipossódica (dieta geral sem adição de sal). A ingestão de líquidos é livre, pois a própria restrição sódica diminui as necessidades de ingestão de água.

Medicamento principal – ***corticosteroide***

a) Ação – atua favoravelmente sobre a estabilidade da membrana basal, controlando a eliminação exagerada de proteínas pela urina.
b) Corticoide de escolha – prednisona.
c) **Esquema recomendado**:
   - 1ª fase – 6 semanas: 2mg/kg/dia (máximo 80mg/dia) em 3 doses ao dia; após melhora: dose única pela manhã.
   - 2ª fase – mais 6 semanas: 1,5mg/kg em dias alternados, pela manhã; a seguir: redução gradual da dose.

d) **Resposta à prednisona** – no primeiro tratamento, geralmente ocorre remissão em torno do 12º-14º dia; nas crises subsequentes a resposta é mais rápida (4º ou 5º dia).

e) **Efeitos colaterais** – presentes especialmente quando há necessidade de tratamentos repetidos por recidivas frequentes: fácies de lua cheia, giba na região cervical, hipertricose, víbices, apetite exagerado, obesidade, parada do crescimento, diminuição da resistência às infecções e hipertensão arterial.

Em caso de **grandes edemas**, que pela estase possam determinar complicações:

a) Hidroclorotiazida (Clorana) ou furosemida (Lasix) por via oral nas doses de 2 a 4mg/kg/dia, em 2 tomadas.

b) Quando não se consegue boa diurese, pode ser associada albumina humana pobre em sódio, levando-se em consideração as restrições à sua utilização. Dose: albumina humana pobre em sal a 20%, 1g/kg, por via IV, em 30 a 60 minutos, simultaneamente à furosemida, 2mg/kg, por via IV.

c) Em casos refratários à terapia, utilizar a associação hidroclorotiazida (ação no túbulo distal) e furosemida (ação na alça de Henle), simultaneamente.

d) Altas concentrações de albumina no túbulo na SN e sua ligação aos diuréticos diminuem a ação destes. Recomenda-se, nos **grandes edemas refratários**, furosemida em infusão contínua (dose 0,1-0,2mg/kg/h, por via IV, em 24h). Não esquecer a reposição por via oral de cloreto de potássio 2-4mEq/kg/dia e/ou associação com espironolactona (diurético poupador de K).

Na presença de **infecções** – tratamento ***antibiótico*** adequado (cobertura para pneumococos e gram-negativos). Suspeitar de infecção quando a criança apresentar abatimento sem causa aparente, descompensação da SN ou falta de resposta aos corticoides em pacientes anteriormente corticossensíveis.

Indica-se profilaxia das infecções pneumocócicas e outras doenças por meio da vacinação nas fases de remissão e sem corticosteroide.

Complicações – as mais comuns em SN são:

a) Processos infecciosos, muitas vezes com sintomatologia pouco expressiva, predominando as infecções pulmonares, celulites e peritonites.

b) Acidentes tromboembólicos.

c) Crise nefrética – dor abdominal intensa, simulando abdome cirúrgico: trata-se de peritonite asséptica em crianças com anasarca – tratamento conservador.

Resposta à corticoterapia – o que esperar

Remissão = protenúria negativa durante 3 dias. Costuma ocorrer no 15º dia da primeira crise e 4º ou 5º dia de tratamento nas recaídas.

Recidiva = proteinúria 2+ durante 3 dias.

Recidivas frequentes = 2 ou mais recaídas em 6 meses após uma crise tratada ou 4 ou mais dentro de qualquer período e 1 ano.

Corticorresistentes = não conseguem a remissão após o mínimo de 8 semanas de corticosteroide em dose plena.

Corticodependentes = recaídas durante a redução da dose do corticosteroide ou em 14 dias de sua suspensão.

De acordo com a **resposta à corticoterapia**, **classificar** o caso e orientar a família:

1º) **Corticossensíveis** – remissão clínica e laboratorial nas quatro primeiras semanas.
Conduta – controle ambulatorial: peso, PA, exames de laboratório. Informar à família sobre as características da doença, principalmente sobre o papel dos processos infecciosos no desencadeamento de recidivas. Teste domiciliar de proteinúria nessas ocasiões. Alertar que recaídas são esperadas em 80-90% dos casos.
Evolução 1 – sem recaídas por 5 anos: alta.
Evolução 2 – com recaídas: ver adiante.

2º) **Corticorresistentes** – não há remissão = resistência ao tratamento inicial (10-20%).
Pulsoterapia – metilprednisolona 2mg/kg/dose (máximo 1g) por via IV em 100mL de soro glicosado a 5% em dias alternados, 3 a 6 doses. Controlar pressão arterial e atestar previamente ausência de infecções.
Evolução 1 – sem resposta: biópsia renal.
Evolução 2 – remissão parcial: ciclosfosfamida 60-90 dias + prednisona durante 1 ano.
Evolução 3 – remissão: prednisona 1 ano.
Se não houver melhora em 6 meses, substituir por micofenolato mofetila associado à prednisona.

3º) **Corticodependente** = recai quando o corticoide está sendo retirado.
Micofenolato mofetila (MMF) 5mg/kg/dia, dividido em 2 doses, associado à prednisona em dias alternados, durante 1 ano.

Recidivas – conduta

Pesquisar e tratar eventuais infecções.

Prednisona 2mg/kg/dia até proteinúria negativa por 3 dias seguidos; a seguir 1,5mg/kg/dia em dias alternados durante 4 semanas.

Conduta nos casos de recidivas frequentes

1. Iniciar o esquema com prednisolona por via IV descrito acima. Alternativa:
2. Prednisona 2mg/kg/dia até proteinúria negativa por 3 dias; a seguir 1,5/kg/dia em dias alternados durante 4 semanas; reduzir gradualmente até

0,5mg/kg/dia até completar 3-4 meses. Se a criança tiver infecção respiratória nesse período, dar a prednisona diariamente até melhora da infecção.

3. Se recaídas frequentes e nos casos dependentes de doses altas de corticosteroides e ainda em alguns casos corticorresistentes:
   Ciclofosfamida – 2,5mg/kg/dia, pela manhã, durante 60-90 dias; associar prednisona 2mg/kg em dias alternados pela manhã, prolongar por mais 1 ou 2 meses.
   Estimular o paciente a tomar bastante líquido.
   Hemograma de controle a cada 2 semanas.

7. Síndrome Nefrítica

Processos inflamatórios que comprometem os glomérulos.

As glomerulopatias caracterizam-se basicamente por proteinúria acompanhada ou não de hematúria, síndrome nefrótica, hipertensão e insuficiência renal.

Comprovação – excluindo-se a glomerulonefrite difusa aguda (GNDA) e a síndrome nefrótica por lesões mínimas, cujos quadros clínicos são muito característicos, as demais exigem **biópsia** renal para diagnóstico e devem ser acompanhadas por **nefrologista pediátrico**.

GLOMERULOSCLEROSE SEGMENTAR E FOCAL PRIMÁRIA (GSF)

O que é – esclerose de porções de glomérulo (segmentar) só de alguns glomérulos (focal) ao lado de glomérulos normais, o que dificulta o diagnóstico mesmo com biópsia renal. Identificam-se dois padrões: a) hialinose segmentar e focal: HSF = alterações segmentares em alguns glomérulos agrupados; b) glomerulofibrose global: GFGF = alguns glomérulos agrupados totalmente fibrosados, ao lado de outros normais.

Importância – frequência crescente do diagnóstico (5-15% das glomerulopatias da infância), causa importante de doença renal crônica e recorrência após transplante renal.

Pode ser **secundária** como na nefropatia por HIV em negros e **primária** com frequente corticorresistência e evolução mais rápida para doença renal crônica.

Como se apresenta

1. Proteinúria encontrada em exames de urina.
2. Síndrome nefrítica ou nefrótica.

O que chama a atenção: hipertensão arterial (30-50%), hematúria microscópica (40-50%), redução da função renal (creatinina elevada), colesterol elevado (se > 500 indica caráter maligno), no tratamento manifesta-se como corticorresistente.

Tratamento – ainda não plenamente estabelecido.

Iniciar com pulsoterapia de metilprednisolona por via IV (15mg/kg em 1-2h) semanalmente durante 4-8 semanas, associada à prednisona por via oral, a qual é suprimida gradualmente.

Continuar com associação micofenolato mofetila (MMF), iniciado 4 semanas depois da última infusão de metilprednisolona, associado ao inibidor de ECA – enalapril 0,5-1mg/kg/dia ou captopril (0,25-0,5mg/kg/dia) ou bloqueador de receptor de angiotensina II (Losartan 0,5-2mg/kg/dia).

Obtém-se 40% de remissão.

GLOMERULONEFRITE MEMBRANOPROLIFERATIVA (GNMP)

Caracterização – intensa proliferação mensangial acompanhada de espessamento da membrana basal glomerular.

Apresentação (5% das glomerulopatias).

Hipertensão arterial em 80-90%.

Hematúria microscópica e proteinúria nefrótica.

Algum grau de insuficiência renal, às vezes já avançada ao diagnóstico.

Contribuição laboratorial – complemento C3 e/ou C4 diminuído; fator C3 nefrítico.

Apresenta-se em 3 tipos: GNMP propriamente dita, lobular e com crescentes.

Forma **secundária** – anemia, VHS e proteína C-reativa elevadas, hipergamaglobulinemia, fator reumatoide, transaminases elevadas.

Pesquisar hepatites B e C, endocardite e lúpus eritematoso sistêmico.

Conduta – não há tratamento estabelecido.

Controlar pressão arterial e usar bloqueadores da angiotensina.

GLOMERULONEFRITE RAPIDAMENTE PROGRESSIVA (CRESCÊNTICA)

O que é – síndrome clínica com rápida deterioração da função renal, caracterizada pela formação de *crescentes* em mais de 80% dos glomérulos.

Caracterização – **glomerulonefrite proliferativa endo e extracapilar** (GNPEE).

Quadro clínico – é relativamente rara.

Síndrome nefrítica com hematúria, hipertensão e edema, mais frequentemente secundária à GNDA pós-estreptocócica, mas pode ser após infecção respiratória viral ou secundária à doença de base como LES.

Laboratório básico – hematúria microscópica mas acentuada, proteinúria não nefrótica, creatinina elevada ou em elevação.

Ultrassonografia renal.

Exames selecionados de acordo com a suspeita diagnóstica: ASLO, FAN, sorologia para hepatites B e C, HIV, crioglobulinas, perfil do complemento, ANCA (vasculites).

Conduta – controle de hipertensão, manuseio da insuficiência renal aguda e terapia precoce e agressiva; diálise peritoneal.

Apêndice - Drogas

Ciclofosfamida – Genuxal (Bayer Hospitalar)

Drágeas revestidas 50mg.

Leucopenia, cistite hemorrágica, alopecia, esterilidade no menino.

Micofenolato mofetila – Cellcept (Roche), MMF (Germed)

Comprimido de 50mg; ministrar 1 hora antes ou 2 horas depois da refeição.

Náuseas, diarreia, anemia, leucopenia, plaquetopenia, pancreatite.

Ciclosporina – Sandimmun Neoral (Novartis)

Cápsulas de 25, 50 e 100mg; 4-6mg/kg/dia em 2 tomadas, durante até 4 anos.

Hipertensão arterial, hipertricose, hipertrofia gengival e nefrotoxicidade (necessário biópsia seriada a cada 12-18 meses).

8. Tubulopatias

A homeostase do organismo é mantida pela reabsorção de água e sais (Na, K, Ca, P, Mg, bicarbonato) pelos túbulos renais. **Tubulopatias** – grupo heterogêneo de doenças renais, hereditárias ou adquiridas, primárias ou secundárias, envolvendo distúrbios hidroeletrolíticos, metabólicos e/ou endocrinológicos. Desordens das funções do túbulo renal associam-se às alterações do interstício e do glomérulo, envolvendo mudança dos mecanismos de acidificação e concentração urinária, do controle de íons e oligoelementos pelo néfron.

CONDUTA DIAGNÓSTICA

1ª etapa Quando suspeitar

Dados clínicos que podem estar relacionados com disfunção tubular – deficiência pondoestatural, poliúria e polidipsia, raquitismo secundário, febre de origem indeterminada, episódios intermitentes de desidratação, alterações oculares, anorexia, vômitos, diarreia, constipação, paralisia periódica, hipotonia, encefalopatias metabólicas, mitocondriopatias, acidose metabólica hiperclorêmica, alcalose metabólica hipoclorêmica, hipocalcemia, hipocalemia, **hipercalemia**, hipofosfatemia, hipomagnesemia, hipercalciúria, hipocitratúria, urina alcalina na vigência de **acidose metabólica** persistente, glicosúria, hiperfosfatúria, aminoacidúria, nefrocalcinose, litíase renal, doença óssea metabólica, uropatia obstrutiva, pielonefrite.

2ª etapa Tubulopatias mais importantes

(Fig. XIII-4 e Quadro XIII-1)

I – DEFEITOS SIMPLES DE TRANSPORTE

Incluem as anomalias simples no transporte de aminoácidos (das quais a mais importante é a cistinúria), hipercalciúria idiopática e glicosúria renal.

Cistinúria clássica

Defeito no transporte do aminoácido cistina pelo epitélio intestinal e pelo túbulo renal proximal, ocasionando aumento excessivo de excreção urinária de cistina e aminoácidos dibásicos (lisina, arginina e ornitina); autossômico recessivo. Em consequência: nefrolitíase em pacientes homozigotos; os cálculos renais, que são radiopacos, podem ocasionar obstrução urinária, cólicas, infecções urinárias e, em casos graves, levar à insuficiência renal.

Diagnóstico laboratorial – presença dos cristais hexagonais de cistina na primeira urina da manhã, por meio de prova qualitativa (teste do cianeto-nitroprussiato) ou, preferencialmente, prova quantitativa.

Tratamento – ingestão abundante de água e tentativa de aumentar a solubilidade da cistina na urina por meio da alcalinização urinária (pH: 7,5-8,0), pelo citrato de potássio ou bicarbonato de sódio.

Restrição de carne, peixe e queijos.

Controle periódico a cada 3-6 meses.

Procedimentos urológicos individualizados: quimiólise, litotripsia extracorporal e nefrolitotomias clássicas.

Glicosúria renal

A glicosúria renal pode ocorrer como distúrbio isolado ou, mais comumente, associada a outras disfunções do túbulo proximal, como a síndrome de Fanconi.

Doença benigna, autossômica recessiva, não evolutiva.

Diagnóstico ocasional pelo achado de glicosúria normoglicêmica em exame de urina tipo I de rotina.

É aconselhável o seguimento posterior para excluir a possibilidade de *diabetes mellitus* que, eventualmente, pode iniciar-se apenas com glicosúria.

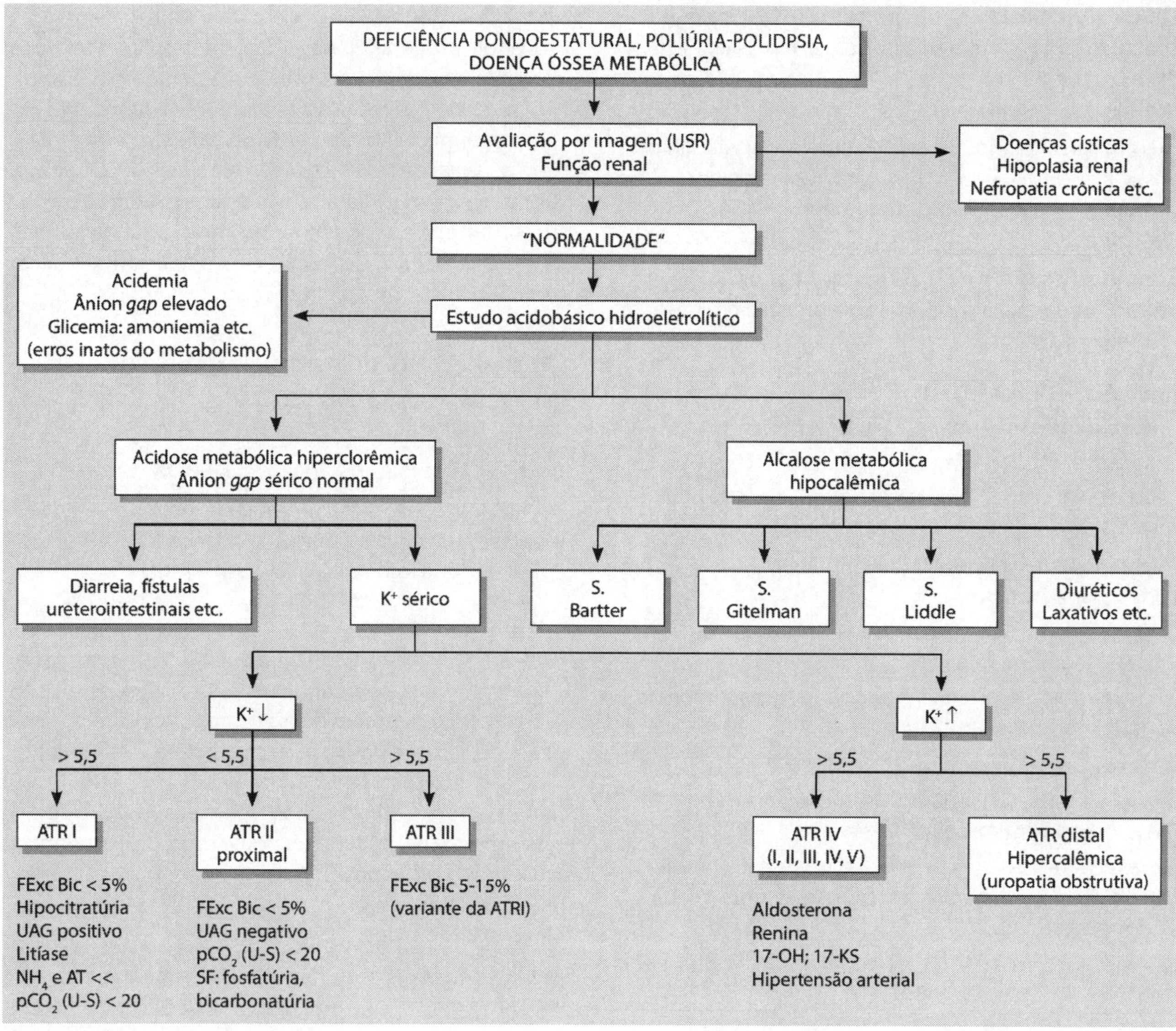

Figura XIII-4 – Fluxograma geral das principais tubulopatias. << = muito diminuído; < = diminuído; S. = síndrome; UAG = ânion *gap* urinário = $[(Na^+ + K^+) - Cl^-]$; ânion *gap* = $Na^+ - (HCO_3^- + Cl^-)$, normal 8-6mEq/L. pCO_2 U-S = diferença entre a pCO_2 urinária e o sérica.

Quadro XIII-1 – TIPOS DE ACIDOSE TUBULAR RENAL E SUAS CARACTERÍSTICAS.

	ATR I (distal)	ATR II (proximal)	ATR III	ATR IV
Potássio plasmático	Normal ou baixo	Normal ou baixo	Normal ou baixo	Elevado
pH urinário durante acidose	> 5,5	< 5,5	> 5,5	< 5,5
Ânion *gap* urinário[a]	Positivo	Negativo	Positivo	Negativo
Síndrome de Fanconi	Ausente	Presente	Ausente	Ausente
FExc[b] HCO_3^-	1-5%	> 15%	5-15%	> 5-10%
pCO_2 (US)[c]	< 20mmHg	> 20mmHg	< 20mmHg	< 20mmHg
Citratúria	Reduzida	Normal ou elevada	Normal ou reduzida	Normal ou reduzida
Nefrocalcinose	Frequente	Rara	Variável	Rara

[a] $(Na^+ + K^+) - Cl^-$.

[b] Fração excretora de bicarbonato (sob bicarbonatemia > 22mEq/L): FExc HCO_3^- = [U/P HCO_3^- × P/U Cr] × 100.

[c] Diferença entre pCO_2 urinária e sérica.

II – DISTÚRBIOS DE ACIDIFICAÇÃO

ACIDOSE TUBULAR RENAL (ATR)

ATR é uma síndrome clinicolaboratorial caracterizada por acidose metabólica de ânion *gap* (AG) normal, hiperclorêmica, na ausência de insuficiência glomerular.

Conjunto de distúrbios tubulares caracterizados por disfunção na reabsorção de bicarbonato e/ou na excreção de hidrogênio.

Dependendo do mecanismo envolvido, as ATR são classificadas em quatro grandes **tipos**: I (distal), II (proximal), III (mista) e IV. Ver quadro XIII-1.

O ânion *gap* é normal: AG = (Na – (HCO_3^- + Cl^-) = 8-16mEq/L, associado com hipercloremia.

ACIDOSE TUBULAR RENAL DISTAL (TIPO I OU CLÁSSICA): ATRD

Inabilidade da acidificação urinária mesmo na presença de acidose metabólica sistêmica.

A ATRd pode ser **primária**, que é a mais frequente: a) esporádica; b) genética; ou **secundária** a doenças autoimunes, drogas, doenças sistêmicas ou hereditárias, distúrbios do metabolismo de cálcio. É mais frequente em adultos do que em crianças (Quadro XIII-2).

Quadro clinicolaboratorial

Na infância, os principais sintomas e manifestações da ATRd são:

- deficiência de ganho pondoestatural;
- hipotonia e/ou fraqueza muscular, tetania;
- vômitos;
- poliúria-polidipsia;
- doença óssea metabólica (DOM): deformidades ósseas, osteomalacia, fraturas patológicas ou raquitismo (Fig. XIII-5);
- acidose metabólica;
- hipocalemia;
- hipocalcemia – resulta em hiperparatireoidismo, desmineralização óssea e doença óssea metabólica;
- nefrolitíase e nefrocalcinose.

Diagnóstico laboratorial

1. Acidose metabólica hiperclorêmica e urina persistentemente alcalina (exceção: ATRd incompleta).
2. Prova de acidificação urinária (sobrecarga por via oral com cloreto de amônio –75mEq/m²): não se consegue elevar a excreção de ácido puro (acidez titulável) nem a excreção de amônio.

Desconfiar nas crianças com longo acompanhamento ortopédico (botas gessadas) e raquitismo de difícil correção às vezes atribuído à má absorção/intolerância ao leite de vaca.

Quadro XIII-2 – CONDIÇÕES ASSOCIADAS COM ACIDOSE TUBULAR RENAL DISTAL (TIPO I).

Primária
Genética ou idiopática
Secundária
Doenças sistêmicas ou hereditárias
Anemia falciforme
Eliptocitose
Síndrome de Ehlers-Danlos
Síndrome de Marfan
Deficiência de anidrase carbônica
Hepatite ativa crônica; cirrose biliar
Doença de Fabry
Doença de Wilson
Glicogenose tipo III
Mieloma múltiplo
Hipertireoidismo
Doenças císticas medulares renais
Rim "em esponja" medular
Osteopetrose
Uropatias obstrutivas
Transplante renal
Alterações do metabolismo do cálcio
Hipercalciúria idiopática
Intoxicação por vitamina D
Hiperparatireoidismo primário
Doenças autoimunes
Síndrome de Sjögren
Lúpus eritematoso sistêmico
Hipergamaglobulinemia
Crioglobulinemia
Cirrose biliar primária
Tireoidites autoimunes
Fibrose pulmonar idiopática
Drogas
Anfotericina B; lítio
Analgésicos
Ciclamatos
Tolueno
Doenças tubulointersticiais
Pielonefrite crônica
Hiperoxalúria

Tratamento

Visa à neutralização da acidose metabólica e da DOM, incremento pondoestatural e prevenção da nefrocalcinose e insuficiência renal.

Terapia com álcalis: bicarbonato de sódio ou soluções com citrato de potássio; iniciar com 2-3mEq/kg/dia com monitoração seriada gasométrica e eletrolítica (vigiar a possibilidade de hipocalemia ou hipocalcemia).

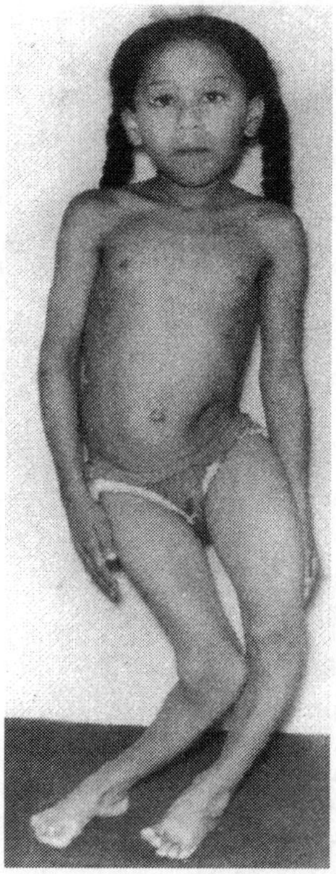

Figura XIII-5 – Criança de 9 anos com ATR distal forma mista, mostrando baixa estatura e alterações ósseas.

ACIDOSE TUBULAR RENAL TIPO II (PROXIMAL) E SÍNDROME DE FANCONI

Quadro clínico

Perda urinária de bicarbonato secundária à falha de absorção no túbulo proximal:

a) *raramente* defeito isolado (formas puras em lactentes do sexo masculino com atraso de crescimento);

b) *usualmente* associada a uma tubulopatia complexa envolvendo distúrbios da reabsorção de glicose, aminoácidos, ácido úrico, fosfato, citrato, proteínas tubulares, constituindo a **síndrome de Fanconi**: deficiência pondoestatural, poliúria-polidipsia e raquitismo secundário; episódios febris intermitentes e desidratação; hipotonia e tetania.

A *doença de base* pode ser erros inatos do metabolismo (cistinose, intolerância hereditária à frutose), síndromes (de Lowe = oculocerebrorrenal; nefrótica); drogas (ifosfamida, chumbo, cádmio, mercúrio).

Laboratório – acidose metabólica hiperclorêmica com redução sanguínea de P, Ca, K e ácido úrico; aumento urinário de Ca e aminoácidos; glicosúria.

Diagnóstico confirmado por pH urinário < 5,5 na vigência de bicarbonatemia < 18mEq/L e subsequente elevação do pH acima de 6,0 quando a bicarbonatemia se apresenta > 20-22mEq/L (Quadro XIII-3).

Quadro XIII-3 – CONDIÇÕES ASSOCIADAS COM ACIDOSE TUBULAR RENAL TIPO II (PROXIMAL).

Primária
- Geneticamente determinada
- Esporádica

Secundária
- Cistinose
- Síndrome de Lowe
- Intolerância hereditária à frutose
- Tirosinemia
- Doença de Wilson
- Galactosemia
- Glicogenose
- Síndrome de Sjögren
- Amiloidose
- Doenças císticas medulares
- Síndrome nefrótica
- Trombose de veia renal
- Doenças císticas medulares
- Mieloma múltiplo
- Hipergamaglobulinemias
- Transplante renal
- Osteopetrose
- Deficiência de vitamina D
- Síndromes vitamina D dependentes
- Hemoglobinúria paroxística noturna
- Deficiência de piruvato carboxilase
- Deficiência de anidrase carbônica
- Síndrome de York-Yendt

Drogas
- Ifosfamida
- Tetraciclina vencida
- Chumbo, cádmio, mercúrio
- Estreptozotocina
- Tolueno
- Intoxicação por vitamina D
- Sulfas
- Acetazolamida
- Ácido maleico
- G-mercaptopurina
- Lisol
- Cefalotina

Tratamento

1. Corrigir ou remover (droga) quando possível.
2. Ministrar bicarbonato de Na ou soluções de citrato de sódio (solução de Sholl) e/ou citrato de potássio. Dose alta: 10mEq/kg/dia; se forem necessárias doses acima de 20mEq/kg/dia, associar tiazídicos (1-2mg/kg/dia) e, em um segundo plano, indometacina (2-5mg/kg/dia). A hipofosfatemia associada à doença óssea deve ser corrigida com fosfato (xarope ou cápsulas) 1-4g de P/dia e vitamina D (calcitriol 0,25-2mcg/dia) (Fig. XIII-6).

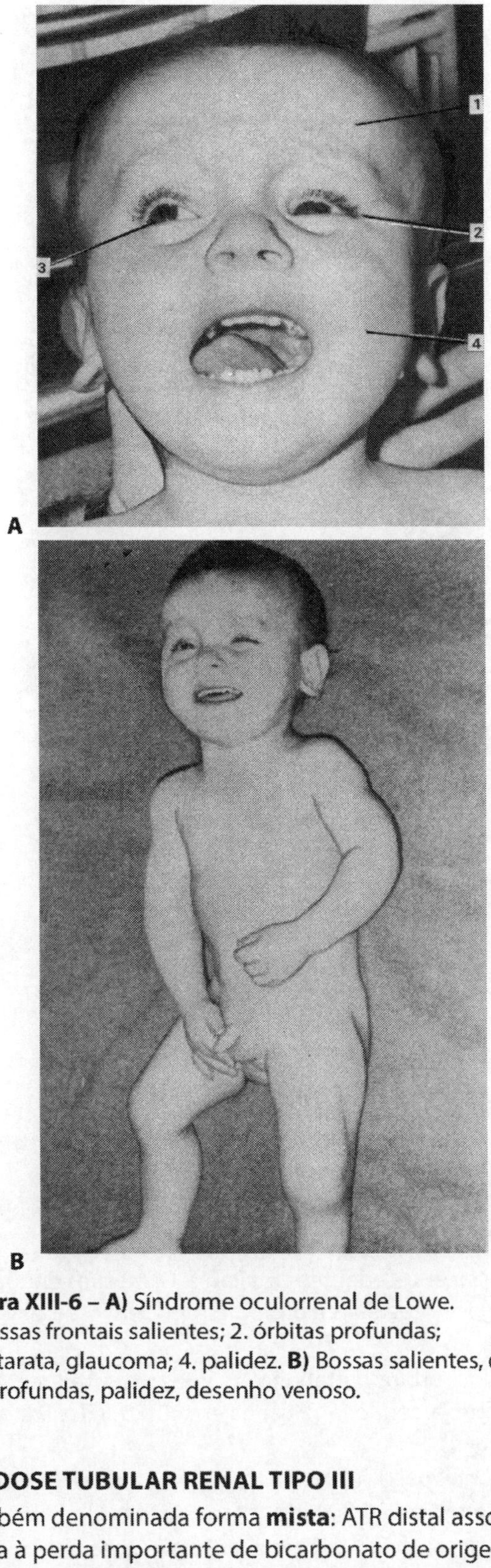

Figura XIII-6 – A) Síndrome oculorrenal de Lowe. 1. Bossas frontais salientes; 2. órbitas profundas; 3. catarata, glaucoma; 4. palidez. **B)** Bossas salientes, órbitas profundas, palidez, desenho venoso.

ACIDOSE TUBULAR RENAL TIPO III

Também denominada forma **mista**: ATR distal associada à perda importante de bicarbonato de origem proximal. Ocorre dos 2-6 anos, para depois se definir como ATR distal.

ACIDOSE TUBULAR RENAL TIPO IV

Caracteriza-se por acidose metabólica hiperclorêmica e hipercalemia, com redução da excreção renal de K^+, com filtração glomerular normal. Compreende casos com deficiência de aldosterona ou irresponsividade tubular ao mineralocorticoide. Existem 5 **subtipos** fisiopatológicos:

Subtipo I – deficiência primária de aldosterona (hiperplasia adrenal congênita, doença de Addison e hipoaldosteronismo isolado). Hiponatremia, hipotensão, renina plasmática elevada e aldosterona urinária baixa. Tratamento: mineralocorticoide.

Subtipo II – observado em adultos.

Subtipo III – adolescentes do sexo masculino de baixa estatura, hipertensos. Conduta: restrição de Na na dieta e ministrar diurético tiazídico.

Subtipo IV – lactentes com nefropatia grave perdedora de sal; sexo masculino, familiar; o defeito desaparece após os 2 anos de idade. Renina e aldosterona aumentadas. Conduta: ministrar cloreto de sódio e/ou bicarbonato de sódio.

Subtipo V – infantil precoce: lactentes com atraso do crescimento, vômitos frequentes, acidose metabólica com hipercalemia e Na sérico normal. Pode estar relacionado com uropatia obstrutiva.

Conduta – ministrar álcalis (3-6mEq/kg/dia) ou cloreto de sódio.

III – SÍNDROME DE BARTTER

Transmissão genética – esporádica ou familiar.

Início da sintomatologia entre 6 e 12 meses, mas pode ser antes, mesmo no período neonatal, e está correlacionada com o grau de hipocalemia: anorexia, irritabilidade, vômitos, constipação, fraqueza muscular, câimbras, poliúria-polidipsia, ganho pondoestatural insuficiente.

Laboratório – alcalose metabólica hipocalêmica com altos níveis de renina e de aldosterona; deficiência de concentração urinária.

Caracterização – crescimento insuficiente e distúrbio do desenvolvimento com poliúria, alcalose metabólica com hipopotassemia. Aumento acentuado da renina plasmática.

Defeito na reabsorção de NaCl na alça espessa ascendente de Henle – aumento da excreção do NaCl urinário, hipovolemia, estimulação do sistema renina-angiotensina-aldosterona, aumento da excreção urinária de K, hipocalemia e alcalose metabólica e aumento das prostaglandinas.

Tratamento – inibidores da prostaglandina (indometacina), suplemento de K e espironolactona.

IV – SÍNDROME DE LIDDLE = PSEUDO-HIPERALDOSTERONISMO

Caracteriza-se por alcalose metabólica hipocalêmica, hipertensão arterial, hipercaliurese, diminuição da capacidade de concentração urinária e decréscimo de secreção de aldosterona. Tendência familiar, caráter autossômico dominante. Sintomatologia presente na infância ou adolescência: parestesias, fraqueza muscular, paralisia e hipertensão arterial.

Conduta – bloqueio da reabsorção de sódio (trianterene: Diurana; ou amilorida: Amilorid).

V – DISTÚRBIOS DA CONCENTRAÇÃO URINÁRIA

Numerosas doenças renais apresentam poliúria (diurese > 5mL/kg/h) e hipostenúria, com densidade urinária baixa (hipostenúria), a qual não se eleva nem após restrição hídrica e/ou administração exógena de hormônio antidiurético (HAD).

Diabetes insipidus **nefrogênico**

Resposta defeituosa dos receptores renais da vasopressina.

Raro, genético, transmissão recessiva ligada ao X (90% dos casos), presente no sexo masculino.

a) Na gestação pode haver poli-hidrâmnio.
b) Sintomatologia precoce logo após o nascimento: poliúria e polidipsia de intensidade variável, frequentemente despercebidas e associadas a episódios de febre de origem indeterminada (desidratação hipertônica).
c) Irritabilidade (que desaparece após a ingestão de líquidos), anorexia, vômitos, constipação e deficiência pondoestatural.
d) Episódios de desidratação com hipernatremia grave podem determinar sequelas neurológicas ou óbito.
e) **Laboratório** – 1. hipernatremia; 2. hipostenúria (densidade urinária sempre abaixo de 1.005);
   3. incapacidade de concentração urinária diante da restrição hídrica e da utilização de desmopressina (DDAVP).

Conduta – redução da ingestão proteica e sódica. Ministrar diurético tiazídico (hidroclorotiazida: Clorana) associado a anti-inflamatórios inibidores da prostaglandina.

VI – DISTÚRBIOS DO TRANSPORTE DO FOSFATO E DO METABOLISMO DA VITAMINA D

Ver capítulo Raquitismo.

Pseudo-hipoparatireoidismo

Hereditário; sintomalogia de hipoparatireoidismo. Com hipocalcemia e hiperfosfatemia: tetania, espasmos, convulsões. Anormalidades fenotípicas ("osteodistrofia hereditária de Albright"): obesidade, fácies arredondado, ponte nasal rebaixada, baixa estatura, corpo atarracado, alterações de dentição e anormalidades ósseas múltiplas, com braquidactilia e encurtamento do 4º e 5º metacarpos (Fig. XIII-7); alterações dentárias, catarata.

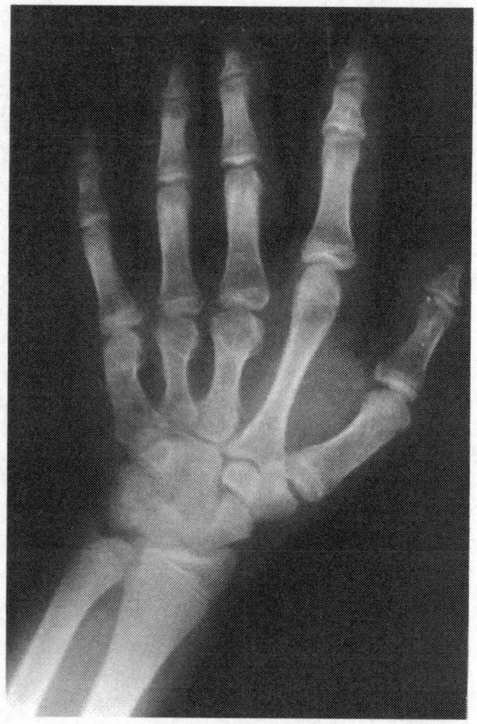

Figura XIII-7 – Bradimetacarpia e bradimercapia no pseudo-hipoparatireoidismo.

9. Litíase Renal

Cálculos (pedras) localizados nas vias urinárias.

CALCULOSE URINÁRIA

Nefrolitíase = cálculos formados exclusivamente nos rins.

Esse diagnóstico tem aumentado na faixa pediátrica (para mais conhecimento, ultrassonografia).

Mecanismos envolvidos: metabólicos, infecciosos, anatômicos e/ou urodinâmicos.

Valorizar antecedentes familiares. Distúrbios endócrinos, gastrintestinais e urológicos podem estar envolvidos.

a) Os distúrbios metabólicos são os mais frequentes na infância, sendo implicados em 40-70% das litíases renais.
b) O principal distúrbio metabólico é a **hipercalciúria idiopática** (20-30% dos casos de litíase).
c) Hipercalciúria = hiperexcreção de Ca na urina: mais de 4mg/kg/dia em urina de 24 horas com Ca plasmático normal.
   Pela dificuldade de coleta de 24 horas em criança com idade inferior a 2 anos, pode-se usar amostra isolada de urina e observar a relação cálcio (Ca)/creatinina (Cr).

Relação Ca/Cr em amostra isolada de urina (UCa/Cr) - normal		
Idade	UCa/Cr	
	mg/mg	mmol/mmol
0-6 meses	< 0,8	< 2,24
6-12 meses	< 0,6	< 1,68
> 2 anos	< 0,2	< 0,56

A hipercalciúria pode ser (teoricamente):

- Absortiva (hiperabsorção intestinal = HA int) – índice urinário Ca/Cr no jejum < 0,21; após sobrecarga de Ca > 0,27.
- Renal (diminuição da reabsorção tubular de cálcio) – índice urinário Ca/Cr no jejum > 0,21.
- Hiperparatireoidismo – aumento do hormônio paratireóideo (PTH).

O segundo distúrbio metabólico mais frequente é a **hiperexcreção de ácido úrico** (HEAc Un). Considera-se hiperexcreção de ácido úrico:

$$\left[\frac{\text{Ácido úrico urinário (mg/dL)}}{\text{Creatinina urinária (mg/dL)}} \times \text{Cr sérica}\right] > 0{,}57$$

Pré-escolar > 15; escolar > 11; adolescente: > 9mg/kg/24h ou 225; 306 e 304mg/h, respectivamente.

O ácido úrico pode precipitar-se como cálculo do ácido puro ou ser o núcleo de um cálculo de oxalato de cálcio.

d) **Litíase e infecção urinária** – a infecção urinária pode ser complicação da litíase, mas a infecção urinária por agentes que promovem a alcalinização da urina (*Proteus, Klebsiella pneumoniae)* propicia a formação de cálculos de estruvita ou fosfato-amônio-magnésio.

e) **Cistinúria** – cálculos radiopacos bilaterais ou coraliformes, na 1ª urina da manhã.

f) **Hiperoxalúria** – pode ser **primária**, por erro inato do metabolismo, ou **secundária**, por absorção intestinal excessiva em doenças inflamatórias do intestino.
Relação oxalato/creatina na urina > 0,06 em crianças; 0,013 em adolescentes.

CONDUTA DIAGNÓSTICA

1ª etapa Quando suspeitar

1. Dor abdominal e/ou pélvica e/ou lombar (flanco); pode ser intermitente.

A dor pode irradiar para o escroto ou lábios vaginais.

2. Dor no flanco + hematúria macro ou microscópica.
3. Disúria, polaciúria, micção imperiosa (cálculo no ureter distal).
4. Hematúria macroscópica.
5. Interrupção da micção por dor violenta; nesse momento, o menino segura e traciona o pênis para amortecer a dor.
6. Infecção urinária.
7. Eliminação do cálculo.

A cólica típica do adulto não é frequente na infância (muito menos no lactente).

2ª etapa Investigação laboratorial

Primeira fase

1. Urina tipo I (hematúria); bacterioscópico e cultura.
2. Relação cálcio/creatinina em amostra isolada de urina. Se a relação for elevada, dosar Ca em urina de 24 horas.
3. Radiografia simples de abdome e ultrassonografia renal.

Segunda fase

(após controle da sintomatologia aguda):

1. Urina de 24 horas (2 amostras): cálcio, ácido úrico, magnésio, creatinina, citrato e oxalato.

Presença isolada de cristais não é significativa.

2. Teste qualitativo para cistina (teste do nitroprussiato). Se for positivo, fazer dosagem quantitativa.
3. pH urinário em jejum de 12h, em amostra da 2ª micção matutina, colhida sob vaselina.
   Se pH > 5,5, investigar ATRd com prova de acidificação urinária com cloreto de amônia – determinar o valor basal e a gasometria venosa, ânion *gap* sérico e urinário; após a sobrecarga: pH, excreção de NH_4, HCO_3^- e acidez titulável.
4. No **plasma**: Ca, P, Mg, creatinina, ácido úrico e paratormônio (PTH).
5. Considerar: tomografia de abdome sem contraste (método mais sensível).

CONDUTA TERAPÊUTICA

I - Fase aguda

1. Controle da dor com o uso de antiespasmódicos, hidratação adequada, controle dos vômitos e associação de anti-inflamatórios.
2. Hidratação adequada, se necessário, por via IV.
3. Tratamento de eventual ITU associada.

II - Fase de manutenção

1. Manter ingestão hídrica mínima de 30mL/kg/dia.
2. Dieta hipossódica, principalmente nos casos de hipercalciúria.
3. Evitar excesso de açúcar e de gordura.
4. Citrato de potássio: 0,5-1mEq/kg/dia, por via oral, em 2 a 3 tomadas, indicado principalmente nos casos de hipercalciúria, hiperuricosúria, cistinúria e hipocitratúria.

5. Diurético tiazídico pode ser útil.
6. Atividade física regular.
7. Chá de quebra-pedras parece útil.

Tratamento específico

Hipercalciúria renal – hidroclorotiazida (Clorana) 1-2mg/kg/ dia; tentar manter pH urinário entre 6,5 e 7,2.

Hiperuricosúria – alcalinização da urina com citrato de potássio (1-2mEq/kg/dia), em 4 a 6 doses diárias; em casos resistentes, ministrar alopurinol (Zyloric) 50-100mg/kg.

Cistinúria – dieta predominantemente vegetarina com pouco sal, ingerir bastante líquido e suco de laranja, evitar refrigerante tipo Coca-Cola. Alcalinizar a urina com citrato de potássio 0,5-1mEq/kg/dia em 2 a 3 tomadas. Se não for eficiente: a) D-penicilamina (Cuprimine) – iniciar com 10mg/kg/dia e aumentar até 40mg/kg/dia em 2 ou 3 tomadas, sendo metade da dose ao deitar; associar piridoxina 25mg por dia. Acetazolamida (Diamox) 5mg/kg/dia é útil para dissolução dos cálculos. Controles clínico, laboratorial e ultrassonográfico a cada 6 meses.

Hiperoxalúria – restringir ingestão de oxalato; ministrar piridoxina (vitamina B_6 – Citoneurin) 25-50mg/dia; hidróxido de magnésio ou citrato de potássio. Monitorar a função renal. Pode haver hipercalciúria concomitante – recomendar dieta restrita em sódio e diurético tiazídico.

Cirúrgico – indicado formalmente em cálculos maiores que 1cm, dor intratável, obstrução renal persistente, cálculos coraliformes. Cálculos maiores que 0,7cm em crianças apresentam baixa probabilidade de eliminação espontânea. A lipotripsia (onda de choque) já está sendo usada em crianças, mas a experiência é pequena.

10. Insuficiência Renal Aguda (IRA)

O que é – síndrome clinicolaboratorial caracterizada por perda abrupta da função renal, potencialmente reversível, que acarreta retenção de produtos nitrogenados e, habitualmente, incapacidade de manutenção do equilíbrio hidroeletrolítico e acidobásico = lesão renal aguda = dano sem falência definitiva da função renal.

É quase sempre acompanhada de anúria ou oligúria acentuada, embora existam casos não oligúricos em algumas situações de nefrotoxicidade e no período neonatal.

Anúria = diurese < 50mL/24h.

Oligúria = diurese < 0,5-1mL/kg/h ou < 250mL/m² (ou < 10mL de urina/kg/24h).

CONDUTA DIAGNÓSTICA

1ª etapa Existe realmente oligúria?

Ao **exame físico** enfatiza-se a **palpação do globo vesical** para verificar sua distensão (bexigoma). Se persistir a dúvida, procede-se à sondagem vesical. A obtenção de pequena quantidade de urina servirá para exames laboratoriais.

2ª etapa Identifique fatores predisponentes (causas)

Recém-nascido (a frequência de IRA tem aumentado) – anoxia perinatal, síndrome do desconforto respiratório do RN, sepse.

Lactentes – desidratação grave por diarreia, sepse, síndrome hemolítico-urêmica.

Crianças – glomerulonefrite difusa aguda (GNDA), síndrome hemolítico-urêmica; drogas nefrotóxicas: quimioterápicos, anti-inflamatórios não hormonais, aminoglicosídeos; intoxicações; hemorragias; hemólise; queimaduras extensas; politraumatismos; pós-operatório de cirurgia cardíaca; síndrome da lise tumoral em neoplasia.

3ª etapa Dados clínicos

As manifestações da IRA estão correlacionadas com a doença de base, com dano renal e perturbações da homeostase.

1. **Oligoanúria** – embora característica, não é obrigatória, pois falta nas asfixias perinatais, drogas nefrotóxicas, doenças respiratórias e anomalias congênitas no período neonatal. As IRA não oligúricas têm melhor prognóstico.
2. Acidose metabólica (constante e precoce) de grau variável, podendo causar taquipneia ("fome de ar"), letargia e convulsões.
3. Distúrbios eletrolíticos – hipercalemia geralmente assintomática, mas pode causar arritmias, hipocalcemia (tremores), hiponatremia.
4. Estado urêmico (aparece na evolução) – vômitos, anorexia, letargia, confusão mental, coma; hemorragias digestivas ou pulmonares.
5. Observar – impetigo (GNDA), tumoração abdominal, abaulamento lombar (abscesso perirrenal); assimetria dos pulsos periféricos (coartação da aorta), ausência de pulsos (vasculites e colagenoses).
6. Doença renal crônica reagudizada, história de polidipsia, poliúria, nictúria, crescimento deficiente, anemia crônica.

4ª etapa **Classificação das causas de IRA**

a) **Pré-renais – redução do volume sanguíneo efetivo** (hipovolemia, má irrigação renal).
Na desidratação por diarreia e vômitos ocorrem hemorragia, choque, íleo paralítico, sepse.
Acarretam hipoperfusão renal e redução da filtração glomerular.

b) **Renal propriamente dita ou parenquimatosa** (disfunção da célula tubular) – ocorre na IRA não prontamente corrigida (hipoperfusão renal sustentada), sepse, nefrotóxicos, GNDA, glomerulonefrite rapidamente progressiva, síndrome hemolítico-urêmica, nefrite lúpica, púrpura de Henoch-Schönlein.

c) **Pós-renais** – pouco frequentes na infância: válvula de uretra posterior; estenose da junção pieloureteral ou ureterovesical bilateral; bexiga neurogênica, compressão extrínseca por tumores renais ou vesicais.
Fazer cateterização vesical; ultrassonografia.

5ª etapa **Diferenciação IRA pré-renal *vs.* renal**

Em ambas, ocorrem oligúria e aumento da ureia sanguínea.

IRA pré-renal (funcional)

Evento inicial – redução do volume sanguíneo efetivo.

Resposta renal – tentativa de restabelecer volemia e perfusão renal.

Reabsorção de Na e água (resulta na oligúria funcional). Por causa dessa reabsorção de Na, o **Na urinário (NaU)** e a fração **de excreção de Na (FeNa) estão reduzidos**.

Como as células tubulares estão íntegras, a excreção urinária de ureia (UUr) e a de creatinina (UCr) estão preservadas, bem como o mecanismo de concentração urinária (UOsm). Assim, sua relação com o plasma está elevada. **U/P Cr**, **U/P Ur** e **U/P Osm** – todos elevados.

IRA renal – com disfunção ou necrose tubular

Os mecanismos de reabsorção dos túbulos estão prejudicados. Por isso, **UNa** e **FeNa** estão **elevados** e **U/P Cr e U/P Ur** estão **reduzidos.**

Ocorre redução da capacidade de concentração urinária, resultando em UOsm e U/P Osm reduzidos, com tendência a hipo ou isostenúria.

O índice de falência renal (IFR) = [UNa/U/P Cr] × 100 está elevado.

1º passo Investigue **evidências clínicas** da doença causal (ver **4ª etapa**).

2º passo Nos casos oligúricos em que permanece a dúvida, utilizar os **índices urinários de integridade celular tubular**. Vale para crianças, exceto RN.

	Pré-renal	Renal
FeNa	< 1	> 2
U/P Cr	> 40	< 20
U/P Ur	> 20	< 10
U/P Osm	> 1,3	< 1,1
UOsm	> 500	< 350
IFR	< 1	> 1
Resposta à administração de fluidos	Positiva	Sem efeito

U = urinário; P = plasmático; Cr = creatinina; Ur = ureia; IFR = índice de fluxo renal.

Exceções:

a) GNDA, síndrome hemolítico-urêmica e hepatorrenal: perfil de IRA pré-renal.

b) FeNa e UNa elevados quando da utilização de diuréticos (furosemida e manitol) e drogas vasoativas.

3º passo **Prova de volume** (administração de fluidos)

Afastar previamente a possibilidade de hipervolemia e/ou glomerulopatia.

1º) Soro fisiológico – 20mL/kg, por via IV, em 1 hora.

2º) Se não ocorrer resposta (diurese) – furosemida 1-2mg/kg, por via IV.

Considerar resposta satisfatória diurese de 1mL/kg.

A coleta dos índices urinários deve ser feita no paciente hidratado, mas antes de se ministrar diurético ou drogas vasoativas.

Na ausência de resposta à utilização de volume líquido, diuréticos e drogas vasoativas, há possibilidade de indicação de diálise (Fig. XIII-8).

ABORDAGEM TERAPÊUTICA NA IRA

Ver capítulo correspondente no livro Pediatria: Urgências + Emergências, Murahovschi, Sarvier.

Ver figura XIII-18.

Objetivo – manter a homeostase do organismo dentro de limites seguros enquanto se aguarda o estabelecimento da função renal.

Metas – restauração hemodinâmica, manutenção do volume intravascular, correção eletrolítica e do equilíbrio acidobásico, evitando hiper e hipovolemia.

Monitoração – peso (12/12h), sinais vitais, pressão arterial, turgor cutâneo, preenchimento capilar, edema, diurese, perdas insensíveis, perdas de fluidos; eletrólitos séricos, ureia, creatinina, perfil acidobásico, FeNa.

I – Balanço hídrico

1. Em caso de hipovolemia determinada pelos sinais vitais, PVC (quando possível) – infusão de 20mL/kg em 30-60min de soro fisiológico ou Ringer-lactato;

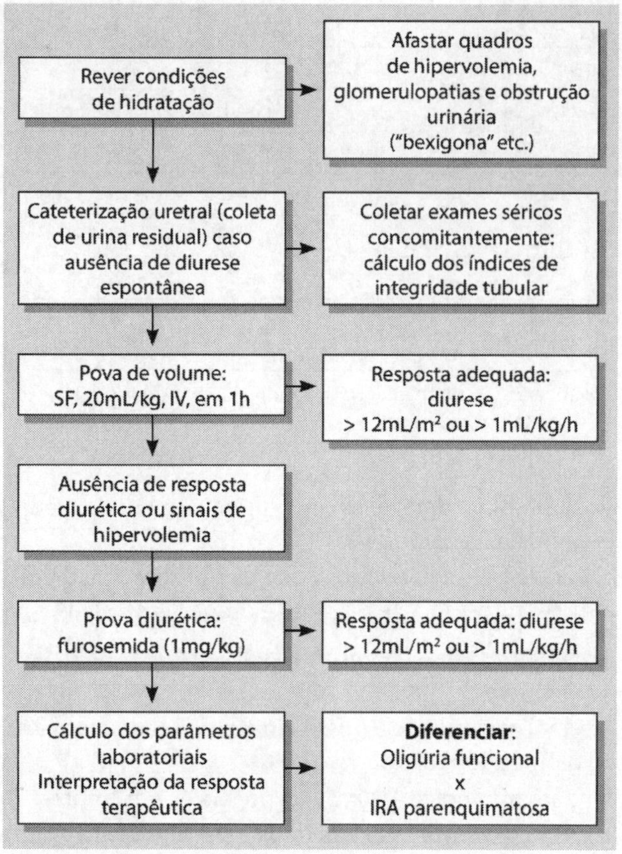

Figura XIII-8 – Fluxograma do manuseio terapêutico de crianças com insuficência renal aguda oligúrica (prova de volume e diurética).

eventualmente plasma, albumina ou sangue (se a hemorragia foi a responsável). Repetir, se necessário. Se persistir oligúria, a administração de líquidos deve ser monitorada pela PVC.

2. Nas IRA oligúricas sem hipovolemia – repor as perdas insensíveis (300-400mL/m^2) somadas às perdas mensuráveis.
   a) Se febre, sudorese, calor radiante – aumentar o volume das perdas insensíveis para mais de 400mL/m^2.
   b) Se hipotermia, ventilação mecânica, coma barbitúrico – reduzir para menos de 300mL/m^2.
   c) Edemaciados hipervolêmicos – reposição apenas parcial das perdas mensuráveis com controle de peso, eletrólitos e sinais vitais; considerar diálise.
   d) Na dificuldade de manter o balanço hídrico – diálise.
   e) IRA com poliúria – reposição individualizada sob vigilância.

II – Balanço eletrolítico/nutricional

1. **Hiponatremia – decorre de retenção hídrica.**
   a) Na fase oligúrica – maior restrição da oferta líquida (< 300mL/m^2).
   b) Hiponatremia grave (Na < 120mEq/L e convulsões) sem hipervolemia – corrigir com NaCl a 3% (contém 513mEq/L) em 2-4 horas.
   mEq de Na = (125 – Na atual) × peso em kg × 0,6. Velocidade máxima 5mL/kg/h; tempo maior que 2 horas.
   c) Casos graves de IRA hipervolêmica: diálise.
2. **Hiperpotassemia** – potencialmente fatal; monitoração eletrolítica e ECG.
   a) K entre 5 e 6,5mEq/L – resinas trocadoras de íons (Sorcal): 0,5-1g/kg, por VO ou retal.
   b) K entre 6,5 e 8,0 – gluconato de Ca 0,5-1mL/kg, por via IV rápido e infusão de glicose + insulina; bicarbonato de sódio por via IV nas acidoses, furosemida por via IV (se houver diurese).
   c) K acima de 8,0 – diálise.
3. **Acidose metabólica**
   a) Compensada por mecanismos respiratórios – não necessita de tratamento.
   b) Se acidose grave (pH < 7,2) e/ou hiperpotassemia: Cálculo: mEq de Bic = (15 – Bic atual) × peso × 0,5. Ministrar metade do volume calculado em 1h; o restante depende dos resultados do controle eletrolítico/gasométrico.
4. **Hiperfosfatemia e hipocalcemia**
   a) Restringir a administração de P.
   b) Usar quelantes de P – carbonato de cálcio 300-400mg/kg/dia.
   c) Administração das necessidades diárias de Ca.
   d) Se tetania – gluconato de Ca por via IV; se não houver resposta, suspeitar de hipomagnesemia concomitante.
5. **Hipertensão arterial**
   a) Casos leves – restrição de sal; furosemida, na presença de diurese residual.
   b) Se não há diurese – nifedipina em preparações de liberação lenta.
   c) Na hipertensão renovascular – enalapril por via IV. Manutenção com enalapril mais furosemida.
6. **Dados nutricionais**
   a) Proteína de alto valor biológico (0,1-2g/kg/dia), por via oral.
   b) Aminoácidos essenciais e glicose hipertônica por via IV.
   c) Durante a diálise – proteínas 1-2g/kg/dia (aminoácidos totais).
   d) Suplementação calórica controlada com triglicérides de cadeia média por via enteral ou lípides por via parenteral.
   e) Complementação com vitaminas hidrossolúveis.

III - Indicação da diálise na IRA

Meta - manter o balanço hidroeletrolítico e acidobásico até que a função renal se restabeleça; remover toxinas.

As indicações não são absolutas (não existe nenhum nível fixo crítico de ureia ou creatinina), mas interpretadas no contexto de cada caso.

1. Hipervolemia - insuficiência cardíaca congestiva; emergência hipertensiva.
2. Hipertensão refratária.
3. Hiperpotassemia grave ou resistente.
4. Acidose metabólica grave.
5. Hipernatremia associada à acidose metabólica.
6. Hipocalcemia sintomática ou com hiperfosfatemia.
7. Ureia acima de 200mg/dL ou elevação progressiva.
8. Sintomas neurológicos ou gastrintestinais secundários à uremia.
9. Intoxicações específicas.
10. Oligúria em pós-operatório recente de cirurgia cardíaca.
11. Erros inatos de metabolismo (acidemia, hiperamonemia).
12. Síndrome hemolítico-urêmica.

A preferência é para **diálise peritoneal**.

Contraindicações - distensão abdominal, infecções e queimaduras extensas, perfuração de alças intestinais. Na impossibilidade ou inefetividade de diálise peritoneal, pode-se recorrer à **hemodiálise** ou outros métodos contínuos lentos (por exemplo: hemodiafiltração venovenosa contínua).

11. Síndrome Hemolítico-Urêmica (SHU)

O que é - síndrome caracterizada pela tríade: anemia hemolítica microangiopática-plaquetopenia-insuficiência renal aguda.

Forma epidêmica com pródromos (D + SHU) - 90% dos casos.

1º) Infecção intestinal por carne malcozida, leite não pasteurizado, água contaminada, contato com animal de fazenda, por *E. coli* êntero-hemorrágica 0157:B7, no verão.

2º) Em criança pré-escolar, geneticamente suscetível.

3º) *E. coli* 0157:B7 elimina uma toxina (verocitotoxina):
   a) causa colite hemorrágica;
   b) lesão do endotélio dos glomérulos renais com formação de trombos e consumo de plaquetas.

4º) Fragmentação dos eritrócitos - anemia hemolítica microangiopática.

5º) Insuficiência renal aguda.

6º) Lesão de outros órgãos.

1ª etapa Quando suspeitar

Pré-escolar com anemia súbita, petéquias e oligúria com antecedente de diarreia sanguinolenta ou doença invasiva por pneumococos.

2ª etapa Sequência clínica

Criança de 1 a 5 anos, previamente saudável, no verão.

1º) Diarreia aquosa.

2º) Evolui para diarreia sanguinolenta com dor abdominal (**colite hemorrágica**).

3º) Após 5-7 dias, palidez súbita com ou sem icterícia (hemólise) e petéquias (plaquetopenia).

4º) Após alguns dias, oligoanúria (insuficiência renal aguda) com uremia.

5º) Manifestações extrarrenais variáveis.

3ª etapa Diagnóstico laboratorial

1. Anemia hemolítica aguda - anemia, hemácias fragmentadas, esquizócitos, reticulócitos aumentados, Coombs negativo.
2. Ureia e creatinina aumentadas.
3. Plaquetopenia (é de curta duração).

Manejo terapêutico

a) Controle da insuficiência renal, incluindo diálise peritoneal e hemodiálise.
b) Controle da hipertensão.
c) Transfusão de hemácias.
d) Suporte nutricional.

Evolução e prognóstico

A melhora do prognóstico depende do cuidadoso manejo de líquidos e eletrólitos e indicação precoce da diálise.

a) Mortalidade precoce: 5%.
b) Desenvolve doença renal crônica e requer diálise permanente: 5%.
c) Pode haver recuperação completa inicial e aparecimento de complicações anos depois.
d) Doença renal crônica em 10-15% com necessidade de tratamento conservador.
e) Biópsia renal não é necessária para o diagnóstico, mas pode predizer o prognóstico (necrose cortical renal focal indica futura doença renal crônica).

SHU atípica - por distúrbio genético ou adquirido da regulação do complemento; casos **esporádicos** desencadeados por drogas, colagenoses, neoplasias, HIV. Evolução mais grave, sugere-se plasmaférese.

12. Doença Renal Crônica (DRC)

O que é – redução global e irreversível da função renal causada por nefropatias de evolução progressiva.

DRC = diminuição progressiva e irreversível do ritmo de filtração glomerular (RFG) com perda da capacidade excretora renal.

Classificação (didática) **conforme a intensidade**

Leve – RFG 80 a 50% do normal (existem 50 a 25% de néfrons residuais). É assintomática.

Moderada – RFG 50 a 25% do normal: assintomática ou com atraso de crescimento, microproteinúria e acidose detectável à gasometria e osteodistrofia renal.

Grave – RFG menor que 25% do normal: acidose, atraso de crescimento, hipertensão, anemia, osteodistrofia renal.

DRC **terminal** quando DRC < 10mL/min/1,73m².

A progressão da DRC depende de alguns fatores não modificáveis, mas também de fatores de risco que podem ser controlados: obesidade, dislipidemia, hipertensão, proteinúria.

Quadro clínico – combinação de problemas associados à uremia crônica: poliúria e nictúria; anemia crônica normocítica e normocrômica; imunodepressão; acidose metabólica, hemorragia por disfunção plaquetária, falha no crescimento, atraso da maturação sexual; distúrbios digestivos e hematêmese; hipertensão arterial, pericardite; arteriosclerose, intolerância à glicose, hipotireoidismo; alterações neurológicas precoces: abalos musculares, fasciculações e fraqueza proximal distal; convulsões.

Na uremia grave: encefalopatia, neuropatia periférica e coma.

Osteodistrofia renal – dores ósseas progressivas com fraqueza muscular e deformidades esqueléticas como raquitismo, fraturas recorrentes e falência do crescimento.

Radiografias mostram reabsorção óssea subperiosteal. Ocorrem hipocalcemia, produção diminuída de vitamina D (calcitriol) pelos rins; fosfato aumentado e hiperparatireoidismo secundários.

Principais problemas e seus aspectos terapêuticos

Desnutrição – preferir proteínas de alto valor biológico (carne e ovos) com restrição moderada da quantidade total. Suplemento de vitaminas hidrossolúveis, minerais, ácido fólico. Considerar nutrição enteral.

Acidose metabólica (anorexia, fraqueza muscular, hiperventilação, prejuízo do crescimento). Manter bicarbonato sérico entre 20 e 22mEq/L ministrando bicarbonato ou citrato de sódio.

Hiperpotassemia – por declínio da função renal, acidose metabólica, acidemias e uso de algumas drogas. Podem ser usados: bicarbonato de sódio ou gluconato de cálcio a 10%.

Hiperfosfatemia – quelantes do fósforo junto com as refeições: carbonato de cálcio, sais de alumínio (uso controlado).

Hipertensão – medicamentos inibidores da enzima de conversão (iECA) e bloqueadores do receptor de angiotensina II.

Anemia Hb < 11g/dL e ferritina diminuída.

1º) Medicamento: **ferro**

O que: sacarato de ferro (Noripurum 100mg/5mL) por via IV.

Dose: 3mg de Fe (= 0,15mL) por kg, 1 a 2 vezes por semana.

Como: em bolo por via IV ou diluído 1mL em 20mL de soro fisiológico, em 30 minutos.

Por quanto tempo: 1 a 3 meses.

Controle: dosagem de Hb mensal e de ferritina a cada 2 meses; suspender se ferritina > 500mg/mL.

Manutenção: a mesma dose mensal ou ferro oral (conforme a tolerância) 5mg/kg/dia, fracionado em 2 tomadas.

2º) **Eritropoetina humana** (ERHu)

Quando iniciar: ferritina atinge 500mg/mL.

Dose: 100-200U/kg/semana (se < 5 anos: 300).

Via: SC na coxa ou braço; IV se em hemodiálise.

Quanto: em hemodiálise 2-3 vezes por semana; em diálise peritoneal 1-2 vezes por semana.

Disponível pelos órgãos públicos para todos pacientes em diálise.

Deficiência de crescimento

Corrigir deficiências nutricionais e melhorar o balanço acidobásico – considerar hormônio de crescimento 0,05mg/kg/dia por via SC.

Osteodistrofia renal

Hipocalcemia e hiperparatireoidismo secundário – suplementação de vitamina D.

Calcitriol (Rocaltrol cápsulas de 0,25mcg).

Calcijex, ampolas de 1mL = 1mcg.

Dose: 0,25-0,75mcg/dia. Alternativa – calcidol (Sigmacalcidol, cápsulas de 0,25 e 1mg).

Dose: 0,25-0,15mcg/dia.

Controlar a concentração de paratormônio.

Hiperfosfatemia – dieta com baixo teor de fósforo; ministrar carbonato de cálcio junto com as refeições ou acetato de cálcio.

Indicação da DIÁLISE

Quando as complicações da DRC não podem ser controladas com dieta e medicação adequada.

Emagrecimento e parada de crescimento.

Hipertensão.

Considerar se: FG < 15mL/min/1,73m^2, acidose metabólica persistente, hiperpotassemia e hiperfosfatemia.

Transplante renal – única esperança de recuperação definitiva.

CONDUTA TERAPÊUTICA

Tratamento conservador em fases precoces

1. **Dieta** – assunto controverso, necessitando de orientação de nutricionista especializada.
   Restrição proteica – é recomendada nos casos de perda da função renal acelerada, sintomatologia de uremia e DRC terminal. Individualizar em situações de diálise; utilizar proteínas de alto valor biológico (carne e ovos) levando em conta a etapa do crescimento e o nível da função renal. Alimentação enteral suplementar.
2. **Suplementos** alimentares
   Vitaminas hidrossolúveis, ácido fólico, vitamina D na forma de calcitriol.

13. Transplante Renal em Crianças

É o melhor tratamento para os renais crônicos em fase terminal, podendo melhorar significativamente a duração e a qualidade de vida.

Progressos contínuos têm sido feitos com os avanços da técnica cirúrgica e o aperfeiçoamento da imunossupressão.

Quais são as indicações de transplante renal em pediatria?

Toda criança em **doença renal crônica** (DRC).

Quais são as contraindicações absolutas ao transplante renal?

1. Doenças malignas recorrentes ou metastáticas.
2. Infecções crônicas (por exemplo: aids).
3. Doenças extrarrenais graves (insuficiência hepática, doenças cardíacas). Nesses casos, considerar a possibilidade de transplante combinado de órgãos.
4. Deficiência intelectual e/ou doenças psiquiátricas graves.
5. Não adesão aos tratamentos medicamentosos.

Quais são os tipos de transplantes renais?

Transplante preemptivo – quando o transplante é realizado antes da necessidade do tratamento dialítico.

Doador vivo – quando houver consanguinidade, inclusive até o terceiro grau ou 4 compatibilidades HLA.

Doador cadáver – quando houver compatibilidade do grupo sanguíneo ABO e *cross-match* negativo.

Como preparar uma criança para receber o transplante renal?

1. Exame clínico completo com avaliação do desenvolvimento pondoestatural, neurológico e níveis pressóricos.
2. Exames subsidiários: tipagem ABO, HLA, *cross-match* com provável doador renal e quantificação dos anticorpos reativos contra painel (PRA).
3. Hemograma, ureia, creatinina, ionograma, cálcio, fósforo, enzimas hepáticas, eletroforese de proteínas, glicemia, amilase, colesterol total e frações, triglicérides, complemento total e frações, gasometria venosa, coagulograma. Protoparasitológico de fezes (3 amostras). Sedimento urinário, urocultura, proteinúria de 24 horas.
4. Sorologia para varicela, EBV, CMV, HIV, Chagas, herpes-vírus, hepatites A, B e C, rubéola, toxoplasmose, PPD.
5. Avaliação cardiológica.
6. Avaliação psicológica.
7. Pesquisa de focos infecciosos.
8. Ultrassonografias abdominal e renal.
9. Uretrocistografia miccional.

Quais são as vacinas que uma criança que será submetida a transplante renal deverá receber?

Ela deverá estar com a imunização completa contra varicela, DPT, *Haemophilus,* pneumococo, poliomielite, SRC.

O melhor momento para a vacinação da criança renal crônica é no período pré-dialítico, sendo que os níveis de anticorpos devem ser monitorados periodicamente e quando necessário dose de reforço da vacina contra hepatite B. As vacinas de vírus vivos atenuados (pólio oral, SRC) devem ser ministradas no mínimo 2 meses antes do transplante.

Qual o esquema de imunossupressão utilizado após o transplante renal?

O esquema de imunossupressão é bastante variável de serviço para serviço. Em nosso Serviço, utilizamos a imunossupressão clássica não sequencial. A imunossupressão para os transplantes com doador vivo é iniciada 2 dias antes da data do transplante com azatioprina 3mg/kg/dia e prednisona 0,5mg/kg/dia.

A ciclosporina é iniciada um dia antes na dose de 10mg/kg/dia. No dia do transplante, é administrado 30mg/kg de metilprednisolona em pulso por via IV, em vez da prednisona, e introduzido antibiótico profilático (por exemplo: cefotaxima).
Nos transplantes de doador cadáver, a imunossupressão começa na decisão do transplante.

Quais são as drogas imunossupressoras utilizadas no transplante renal?

1. Azatioprina, ciclosporina.
2. Esquema clássico: uso continuado de ciclosporina e azatioprina e doses decrescentes de prednisolona.
3. Globulinas antilinfocitárias, OKT3 ou anticorpos monoclonais podem ser associados com vantagem ao esquema de indução.
4. Novas drogas: micofenolato mofetila, tacrolimus, rapamicina.

Quais são as complicações do transplante renal?

As complicações podem ser precoces ou tardias.

COMPLICAÇÕES PRECOCES

1. NTA (nefropatia tubulointersticial aguda) – ocorre em 50-70% dos transplantes com doador cadáver. Geralmente o período de oligoanúria é de 15 dias.
2. Complicações cirúrgicas – fístulas urinárias, trombose de artéria ou da veia renal, ruptura do rim.
3. Hipertensão – 80% no 1º ano pós-transplante e 50% deles continuam hipertensos.
4. Rejeição – nos primeiros 15 dias após o transplante: 24%; aos 30 e 45 dias após o transplante: 43-54% para rim de cadáver e 32-38% para rim de doador vivo; após 2 anos 57% dos receptores de doador vivo e 73% dos receptores de doador cadáver tiveram no mínimo um episódio de rejeição aguda.

Quando se deve pensar no diagnóstico de rejeição aguda?

Aumento da creatinina, febre, aumento do volume renal, diminuição de diurese precedida de proteinúria. Das rejeições agudas, 52% revertem completamente, 41% parcialmente e 6% são irreversíveis. A probabilidade de reversão diminui à medida que aumenta o número dos episódios de rejeições.

Como tratar a rejeição aguda?

Pulsos por via IV de metilprednisolona na dose de 30mg/kg, 3 dias consecutivos, podendo ser repetidos em dias alternados, dependendo da resposta da função renal. Se não houver resposta, poderão ser utilizados os anticorpos monoclonais, como o OKT3, ou policlonais, como a globulina antitimocítica.

COMPLICAÇÕES TARDIAS

1. Obstrução da via excretora superior nos locais das anastomoses ureteroureteral, ureterovesical e pieloureteral.
2. Disfunção vesical.
3. Litíase renal ocorre em 2-5% dos casos.
4. Estenose da artéria renal.

Quais as complicações da imunossupressão?

As mais frequentes são as infecções bacterianas pulmonares e urinárias. Porém são comuns as infecções virais do grupo herpes-vírus (CMV, *Herpesvirus hominis*, varicela-zóster, EBV); hepatites B e C, rubéola, sarampo, parotidite, HIV, papilomavírus. Por infecções oportunistas como *Pneumocystis carinii*, *Candida*, *M. tuberculosis*.

Quais as lesões renais que recidivam após o transplante?

1. GESF (glomerulesclerose segmentar e focal) – recidiva em 30%.
   Fatores de risco: menores de 6 anos de idade, que apresentaram progressão rápida para DRC.
   Perda do enxerto em 20% dos casos, sendo que esse risco é maior que 50% quando aparece proteinúria nos 15 primeiros dias após o transplante.
2. Oxalose primária – recidiva constante e perda do enxerto em 70-80% dos casos.
3. Glomerulonefrite membranoproliferativa (GNMP) tipo I – recidiva em 30-70%, com perda renal em ⅓ dos casos, GNMP tipo II – recidiva em 100%, porém a perda renal ocorre em 20%.
4. Glomerulonefrite por IgA (púrpura de Henoch-Schönlein e doença de Berger) – recidiva constante; perda do enxerto em 10%.
5. Síndrome hemolítico-urêmica (SHU) – recidiva em até 25% com perda renal em 50% deles. Aguardar no mínimo 1 ano após a fase aguda para a realização do transplante.
6. Cistinose – depósito de cristais de cistina no interstício renal em 10%, porém sem recidiva da síndrome de Fanconi. As manifestações extrarrenais da retina, pâncreas, tireoide, músculo e cérebro continuam a progredir.

Como é o desenvolvimento puberal e o crescimento após o transplante renal?

Desenvolvimento puberal atrasado em ambos os sexos. Meninas que eram púberes antes do transplante e tornaram-se amenorreicas durante a evolução da DRC – a menstruação aparecerá 6 a 12 meses após o transplante renal bem-sucedido.

A velocidade de crescimento estatural melhora após o transplante renal bem-sucedido, porém raramente ocorre aceleração do crescimento, devido, provavelmente, ao uso do corticoide. A utilização do hormônio do crescimento no pós-transplante renal é contraditória.

Qual é a taxa de sobrevida da criança transplantada renal?

Depende da idade do receptor: se for menor que 1 ano, taxa de mortalidade 17,5%; 8% quando tiver entre 2 e 5 anos; 3,6% se tiver de 6 a 12 anos e 4,5% se tiver entre 13 e 17 anos. Em pacientes de baixa faixa etária, a mortalidade é alta, independente de o doador do órgão ser vivo ou cadáver.

Qual é a sobrevida do enxerto renal?

Considerando: doador vivo (V) ou doador cadáver (C), a sobrevida do enxerto é:

- em 1 ano – (V) 86%, (C) 79%;
- em 3 anos – se o receptor tiver até 1 ano de idade: (V) 73%, (C) 51%;
- de 2 a 5 anos de idade – (V) 83%, (C) 64%;
- de 6 a 12 anos de idade – (V) 85%, (C) 67%;
- de 13 a 17 anos de idade – (V) 80%, (C) 65%.

Segunda Parte

OS PROBLEMAS DAS VIAS URINÁRIAS
UROLOGIA PEDIÁTRICA

1. Problemas Funcionais da Bexiga

Disfunção miccional = distúrbios funcionais (não neurológicos) de vias urinárias inferiores, causando dificuldade no controle urinário.

I – Micções involuntárias

1. **Enurese** = esvaziamento vesical normal, mas involuntário e inadequado, em uma idade em que o controle já deveria ter sido estabelecido.
   Enurese **noturna** – quando ocorre durante a noite, mais de 1 vez por mês, após os 5-6 anos; predomina em meninos.
2. **Incontinência urinária** = perda contínua e incontrolável de pequenas quantidades de urina. Está relacionada com ureteres ectópicos ou espina bífida.

II – Defeitos de enchimento da bexiga = instabilidade vesical

1. **Urgência** = súbita e inesperada necessidade de urinar imediatamente.
   A criança pode reagir com manobras externas para comprimir a uretra, como cruzar as pernas com força, agachar e pressionar o períneo com os calcanhares.
2. **Frequência aumentada** = criança de mais de 5 anos que urina 8 ou mais vezes por dia.
   Considera-se diminuída se urina 3 ou menos vezes ao dia.

Observação: **síndrome da bexiga hiperativa**
Caracteriza-se pela urgência, frequentemente associada à frequência aumentada das micções e urgeincontinência, que é a incontinência na presença de urgência.

III – Defeitos do esvaziamento da bexiga = disfunção miccional

1. **Hesitância** = dificuldade em iniciar a micção; a criança precisa esperar tempo longo até a micção começar.
2. "**Espremeção**" = a criança precisa aplicar pressão abdominal para iniciar e manter a micção ("para urinar eu tenho que fazer força como para evacuar").
3. **Jato fraco** = micção sem força, ou aos poucos em jatos pequenos fracos.
4. **Intermitência** = micção não contínua, interrompida em pequenos jatos, fortes, em *stacato* ou "gagueira".

Observação 1 – **Síndrome de eliminação disfuncional**
Frequentemente ocorre associação de distúrbios funcionais na eliminação de urina (disfunção miccional) e das fezes (constipação funcional). É importante tratar a constipação.

Observação 2 – **Bexiga neurogênica não neurogênica** = doença que associa enurese diurna e noturna, incontinência de urgência associada a constipação e encoprese; pode levar à doença renal crônica.

Classificação quanto à **gravidade** (intensidade) do caso: leve, moderado, grave.

Identificação da entidade clínica

I – Distúrbios disfuncionais LEVES

1. **Polaquiúria diurna**
   (frequência urinária diurna exagerada)
   a) Idade – 5-8 anos; início súbito.
   c) Frequência e urgência para urinar (a cada 20 minutos).
   d) Exercício de interrupção voluntária repetida da micção, com a criança já sentada no vaso. Anticolinérgico.
2. **Incontinência do riso**
   a) Perda urinária associada à risada, gargalhada.
   b) Meninas.
   c) Melhora com o tempo, mas persiste até no adulto.
   d) Anticolinérgicos – oxibutinina (Retemic, Incontinol) nas fases de piora.
3. **Gotejamento pós-micção** (micção vaginal)
   a) É devido à urina que se acumula na parte inferior da vagina.
   b) Meninas obesas.
   Conduta – urinar com o dorso bem ereto e as coxas bem separadas.

SUMÁRIO

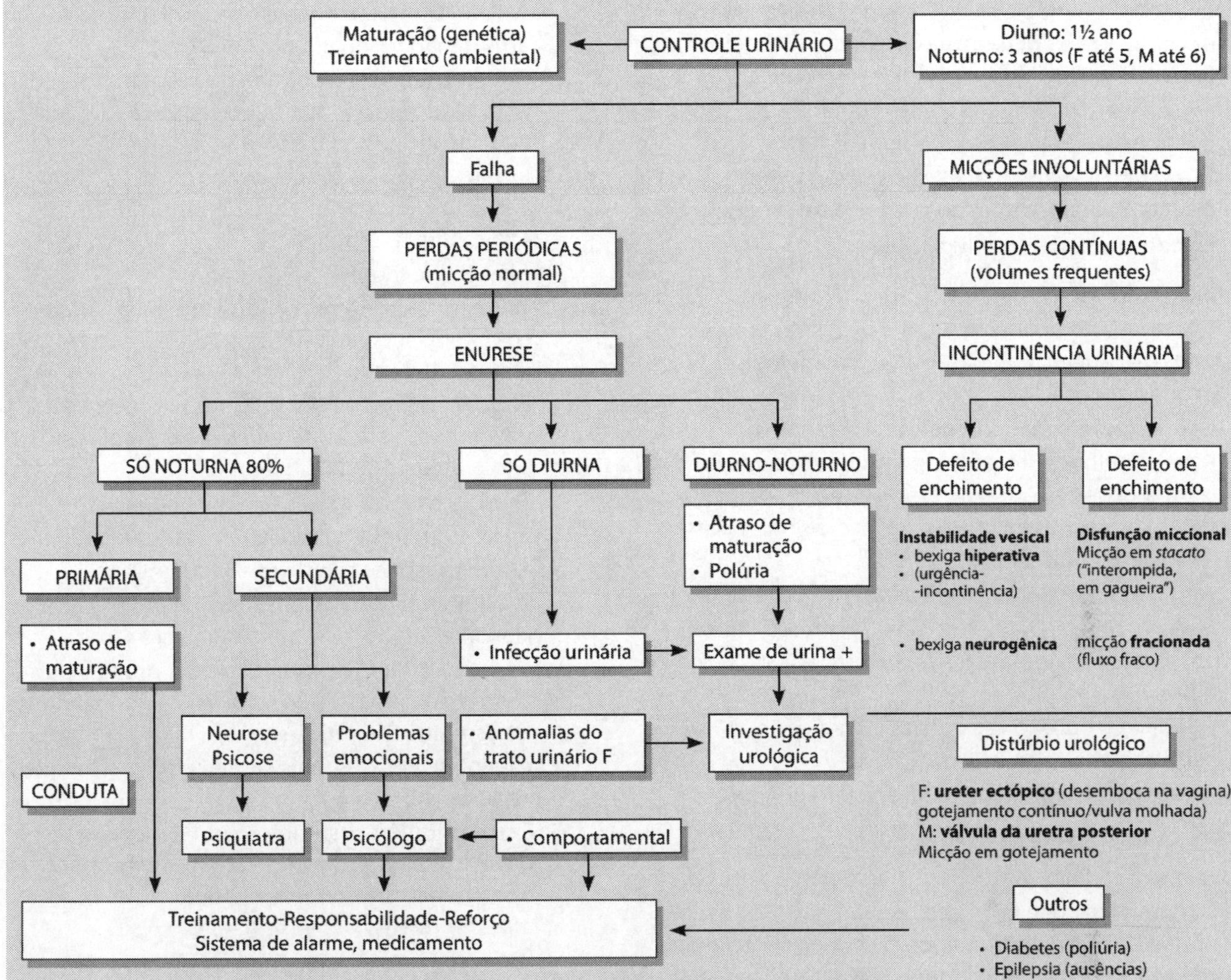

Micção: contração do músculo da bexiga (detrusor) + relaxamento do esfíncter uretral externo.
Micção disfuncional: esvaziamento ineficiente por descoordenação (dissinergia) entre contração e via de saída da bexiga.

II – Distúrbios funcionais MODERADOS

1. **Bexiga preguiçosa**
   a) Bexiga hipotônica com capacidade de armazenamento aumentada.
   b) Micções a cada 8-12 horas, com incontinência entre as micções. O jato urinário é fraco; o esvaziamento da bexiga é incompleto.
   c) Incontinência é devido ao excesso de urina na bexiga, considerar alfabloqueador – doxazosina 0,5mg/dia, à noite.

   Conduta – reeducação:
   - Micções programadas a cada 2 horas (alarme, relógio despertador).
   - Micções múltiplas – repetir a cada micção, mais 1 ou 2 vezes, com intervalos de poucos minutos.
   - Correção e controle de constipação.
   - Quimioprofilaxia das infecções urinárias.
2. **Bexiga hiperativa**
   a) Instabilidade da bexiga ou hiperatividade – enurese diurna com micções pequenas, escassas e urgentes.
   b) Constipação e infecções urinárias.

   Conduta:
   - Micções programadas a cada 2h.
   - Anticolinérgicos – oxibutinina: iniciar com dose baixa e aumentar gradualmente, conforme a tolerância (Retemic, Incontinol), 0,1mg/kg/vez 2 vezes ao dia.
   - Corrigir e controlar a constipação.
   - Quimioprofilaxia das infecções urinárias.

III – Distúrbios disfuncionais GRAVES

1. Contração voluntária inadequada do esfíncter uretral externo durante o processo da micção, o que resulta em **obstrução** urinária funcional (é tão grave que imita a bexiga neurogênica).
2. Parece ser um comportamento adquirido durante o treinamento esfincteriano, em meninos.
3. Existe uma variante genética em que a criança faz caretas e parece chorar quando está tentando sorrir.

Conduta – manejo multidisciplinar.

▶ **Exame físico**

1. Observar a coluna sacral – orifício, pigmentação, tufos de cabelo; podem ser sinais de mielodisplasia oculta.
2. Exame neurológico dos membros inferiores.
3. Reflexo bulbocavernoso – apertando a glande ou clitóris, observar ou sentir a contração do esfíncter anal externo. Ausência desse reflexo é sugestiva de lesão neurológica sacral.
4. Palpação do abdome – bexiga distendida, fecaloma.
5. Inspeção da genitália – estenose do meato uretral em meninos e adesão dos pequenos lábios nas meninas.
6. Examinar o introito vaginal nas incontinências contínuas.
7. Observar uma micção – verificar o jato urinário.

▶ **Exames subsidiários**

1. Exame de urina – tipo I, bacterioscópico e cultura.
2. Se houver história de infecções urinárias – ultrassonografia renal e uretrocistografia miccional, completadas com radiografia simples. Massa fecal: constipação oculta; anormalidades da coluna.

CONDUTA DO PEDIATRA

1ª) Anamnese ampliada, incluindo problemas psicossociais e relacionamento familiar.
Lembrar que o problema mais frequente é "bexiga irritável".

2ª) Exame físico geral com foco na região urogenital/ períneo.

3ª) Treinamento de micções a intervalos curtos previamente determinados (aproximadamente a cada 2 horas) antes que a bexiga atinja seu volume crítico que desencadeia as contrações.

4ª) Apoio psicológico e reforço comportamental (pelo sucesso no treinamento).

5ª) Correção da constipação concomitante (é medida fundamental) com dieta adequada e fibras vegetais e, se necessário, laxantes estimulantes à base de sena e/ou psicossulfato (Guttalax). Ver seção correspondente.

6ª) Medicamentos selecionados:

1. Anticolinérgicos/antimuscarínicos
   Atuam na fase de enchimento e armazenagem de urina na bexiga.
   O mais usado é a oxibutina que relaxa a musculatura da bexiga e reduz os episódios de urgência com incontinência urinária.
2. Em casos de concomitante ansiedade, é útil a adição de inibidor seletivo da captação de serotonina – sertralina.
3. Alfabloqueadores
   Também úteis no controle da urgência e urgeincontinência, isoladamente ou em associação com antimuscarínicos.
   Podem ser indicados na disfunção do colo de bexiga associada com refluxo vesicouretral de alto grau ou espina bífida.
   Droga – terazosina.
   Iniciar com dose baixa e aumentar gradualmente.
4. Antidepressivos tricíclicos – imipramina
   Podem ser indicados em casos de urgência miccional refratários à terapia antimuscarínica.
   Iniciar com dose baixa e aumentar gradualmente; controle de hipotensão postural e anormalidades de condução cardíaca.

7ª) Encaminhar os casos mais complexos ou refratários a medidas habituais:

1. Casos psiquiátricos – ansiedade de separação, distúrbio de atenção/hiperatividade, conduta oposicional, distúrbio de conduta, mãe depressiva.
2. Problemas urológicos – melhor investigação em clínicas urológicas especializadas. A terapia mais eficaz é o *biofeeback* em enurese crônica, inabilidade de encher a bexiga completamente, dissinergia do esfíncter externo.

Apêndice

Sertralina em crianças > 6 anos – iniciar com 25mg pela manhã; após 1 semana aumentar para 50mg.
Comprimidos revestidos de 50mg.
Terazosina – Hytrin comprimidos de 2mg. Começar com ¼ de comprimido, aumentar se necessário.
Imipramina – Tofranil, drágea 25mg.
Começar com ½ drágea, aumentar se necessário.

2. Enurese Noturna
Doutor, *Meu Filho faz Xixi na Cama*

Caso – menino de 7 anos de idade, embora controle bem a urina durante o dia desde os 3½ anos e urina antes de deitar, ainda molha a cama várias noites por semana. Nunca deixou de fazê-lo.

Pai também urinou na cama até a puberdade, assim como o irmão até os 13 anos.

Não parece ter problemas psicológicos sérios, mas está um pouco ansioso e envergonhado perante os amigos e pela possibilidade de viagens com os colegas.

Entenda o problema

1. O desenvolvimento tem uma sequência **fixa** própria da espécie, mas com variação **individual** (por temperamento, estímulos).
2. O **controle da micção** é uma etapa do desenvolvimento.
3. Como se faz o **controle**.
   Quando a bexiga enche, o músculo detrusor da bexiga provoca a contração da bexiga; ao mesmo tempo, o esfíncter uretral externo abre-se e a bexiga esvazia.
   Mas existe um componente *voluntário* no processo.
   Se o momento ou o local for impróprio para o ato da micção, o córtex pode enviar uma ordem de inibição da contração do músculo detrusor e a micção pode ser adiada, já que a bexiga é elástica e pode aumentar sua capacidade.
4. O controle urinário **diurno** se dá entre os 2 e 3 anos.
   O controle **noturno** se dá na maioria dos casos entre 3 e 4 anos; na quase totalidade entre 5 e 6 anos.
   Essencial, em todos os casos, *exame de urina*.
5. O que *acontece* na **enurese noturna**?
   O fluxo urinário noturno (produção noturna de urina) supera a capacidade da bexiga de reter urina, a criança **não acorda** e **molha a cama**.
6. Então onde está a **falha**?
   1º) A produção urinária noturna pode estar aumentada = **poliúria noturna**. *Por quê?*
   Volume urinário depende da vasopressina (VP) que atua nos túbulos renais; durante a noite a secreção de VP deve aumentar.
   Mas essas crianças teriam déficit noturno de VP, o que ocasiona poliúria.
   A correção seria ministrar HAD = VP = DDAVP.
   2º) A bexiga pode ser anormalmente **pequena** ou ***excitável*** (hiperativa).
   Isto é, tende a esvaziar antes de estar totalmente cheia.
   A correção poderia ser com antiparassimpatomiméticos (oxibutina).
   Boa resposta ao método de alarme.
   3º) A criança não acorda – seria **sono muito profundo**?
   Isso não foi comprovado pela polissonografia.
7. Então **o que acontece**?
   A bexiga enche-se e surge necessidade de urinar, geralmente **2 horas depois de deitar**.
   O sistema nervoso parassimpático contrai o músculo da bexiga, esta pede socorro ao córtex cerebral, mas o impulso tem que passar pelo **centro do despertar** no tronco cerebral.
   Esse, no entanto, é anormalmente imaturo devido à genética/hereditariedade e não permite a passagem do impulso para o córtex que assim não pode acudir.
   A criança **molha a cama** e **não acorda.**
   O conceito atual de **Enurese noturna** é:
   Base genética, atraso (não doença) no desenvolvimento: **distúrbio do despertar** com poliúria noturna e/ou bexiga hiperativa.

CONDUTA DIAGNÓSTICA

1º passo **Anamnese dirigida**

▶ *Meta 1* – A criança tem enurese noturna?

1. Seu filho molha a cama durante a noite e não acorda?
2. Quantas vezes por semana?
3. A criança urina na cama 2-3 horas após deitar ou já pela manhã?

▶ *Meta 2* – Existe disfunção da bexiga (bexiga irritável)?

1. Ocorre vazamento de urina na roupa durante o dia (depois dos 3½ anos)?
   - quantas vezes ao dia?
   - o vazamento é contínuo ou intermitente?
   - é antes ou depois de urinar?
2. Tem história de infecções urinárias repetidas?

▶ *Meta 3* – A bexiga é hiperativa?

1. Urina a intervalos muitos curtos, > 8 vezes por dia?
2. Tem vontade súbita e necessidade urgente para urinar?

▶ *Meta 4* – A micção é disfuncional?

1. A criança adia a micção (menos micções por dia)?
2. Espreme-se para urinar?
3. As micções são interrompidas ou são pequenas micções repetidas uma logo após a outra?

▶ *Meta 5* – Como é a sede e o hábito de beber água?

1. Sede exagerada – quer beber água a toda hora?
2. Toma > 1 copo de água após o jantar?
3. Toma > 1 copo de água durante a noite?

Observação – exame **de urina tipo I** obrigatório: ver densidade, glicosúria, bacteriúria (nitritos), leucocitúria, hemácias.

▶ *Meta 6* – Como é o hábito intestinal?

1. Existe constipação – fezes duras, eliminadas com esforço/dor?
2. Existe *soiling* – suja a roupa de baixo com fezes semilíquidas?

▶ *Meta 7* – Existem problemas comportamentais?

Atraso do desenvolvimento, dificuldade de aprendizado (lesão do SNC?)

Sintomas sugestivos de hiperatividade/déficit de atenção?

Comportamento antissocial/autismo?

Como a criança se sente com o problema?

E a atitude dos pais?

2º passo Exame físico básico

Curva de crescimento – peso e altura.

Exame da coluna lombossacral e inspeção dos genitais (malformações?)

Pressão arterial – hipertensão?

3º passo Exame de urina
(obrigatório pelo menos uma vez)

Tipo I – densidade baixa (*diabetes insipidus*), glicosúria (diabetes), leucocitúria (infecção urinária?), sangue (nefropatia?), nitritos (bacteriúria).

Em meninas, completar com bacterioscópico e cultura de urina.

4º passo Objetivação da queixa

Em casos mais complexos, se os passos anteriores não forem elucidativos, orientar a família para determinar:

1. **Capacidade máxima da bexiga**
(MVV = máximo volume vesical).
Medir o volume de cada micção do dia, usando um copo graduado. Excluir a primeira micção da manhã; convém repetir durante 2-3 dias, aproveitando os finais de semana.
A capacidade esperada da bexiga (CB) está em relação com a idade =
(idade em anos) × 30 + 30.
Verificar se pelo menos a micção mais volumosa (MVV) está acima de uma linha de corte mínima:
6 anos: CB = 180; MVV = 120; 7 anos: 210; 8 anos: 240
Se MVV estiver abaixo do esperado, indica "bexiga pequena para a idade", que, na realidade, significa "**bexiga hiperativa**", isto é, que se esvazia antes de completar sua real capacidade.
Dado importante – **a criança urina na cama aproximadamente 2 horas após deitar**.
É, de longe, o tipo de enurese noturna mais comum.
Implicação terapêutica – ideal: sistema de alarme; alternativa: desmopressina; em último caso: antidepressivo tricíclico.
2. **Diurese noturna** – verificar se há poliúria noturna (PN).
Calcular a produção noturna de urina durante 7 noites consecutivas.
Pesar a fralda seca e pela manhã; somar o volume da primeira micção logo ao acordar.
Se a criança levantar para urinar durante a noite, medir e acrescentar este volume.
Considerar PN se o volume total for superior a:
5 anos: 50mL; 6 anos: 75; 7 anos: 300; 8 anos: 350; 9 anos: 390; 10 anos: 450mL.
Outros dados sugestivos de PN: fraldas absorventes ensopadas durante a noite, lençóis encharcados, múltiplos episódios de molhar a cama em uma noite, volume grande de urina na primeira micção da manhã, a despeito de uma noite molhada, pouco consumo de água durante o dia seguido por um consumo grande no fim da tarde e à noite.
Dado importante: a criança urina na cama de madrugada, pouco antes da hora de acordar.
Implicação terapêutica: desmopressina.

CONDUTA NA ENURESE NOTURNA

Enurese noturna primária sem nenhum outro sintoma = **enurese monossintomática** =
o fluxo urinário noturno (volume de urina produzido durante a noite) supera a capacidade da bexiga e a criança não acorda para urinar e molha a cama.

Existe poliúria noturna por deficiência relativa noturna de hormônio antidiurético (HAD) e incapacidade relativa da bexiga (instabilidade da bexiga) associada a um distúrbio do despertar por atraso (genético) da maturação do centro de despertar no hipotálamo.

Questão básica

Por que tratar uma não doença (é um atraso específico do desenvolvimento) que resolve espontaneamente com o crescimento (a cada ano que passa 15% dos enuréticos deixam de sê-lo e na puberdade quase todos estão "curados").

Porque ela funciona como um estresse crônico com efeitos negativos na personalidade e causando baixa autoestima, a qual resulta em disfunção psicológica. Problemas psicológicos são geralmente a consequência e não causa da enurese.

Vale a pena tratar?

Geralmente as crianças e famílias sob estresse desejam tratar ou controlar a enurese.

A autoestima melhora com o tratamento eficaz.

Não existe o risco de a criança substituir a enurese por outro sintoma.

Como tratar? Quais os **recursos** disponíveis.

Devem ser apresentados e discutidos com a família.

Importante a **empatia** (sintonia) com a criança/família e levar em conta as condições da família, suas possibilidades, necessidades e limitações.

Informar que o problema é comum, não é doença nem manha da criança, que é genético (verificar familiares próximos que tiveram o problema) e que existem soluções diferentes para a família escolher e que são basicamente de três tipos, os quais, eventualmente, podem ser usados concomitantemente. São essenciais: **informação** e **motivação**. Treinamento é útil em todos os casos. Escolher entre controle pelo uso contínuo de medicamentos ou antecipar a maturidade pelo método de alarme.

I - Abordagem **comportamental** = cognitivo-comportamental = treinamento, condicionamento, responsabilidade, reforço.

Orientar os pais para evitar repreensões, caçoadas, punições e comentários desfavoráveis se a criança molhar a cama. Solicitar colaboração de irmãos, familiares e amigos.

1. **O que a criança deve vestir para dormir**
   a) Fraldas e calças plásticas não devem ser usadas após os 4 anos; suspender mais cedo ainda, se a criança assim o desejar.
   b) Vestir um calção grosso ou duas calças comuns além do pijama (isso evita que uma grande parte da urina passe para o lençol).

   Proteger a cama - proteger o colchão com um lençol de plástico transparente; proteger o cobertor com uma capa de plástico. Coloque uma toalha seca debaixo das nádegas da criança (enxaguar todas as manhãs).
2. **Exercícios** de treinamento da bexiga (condicionamento)
   a) Durante o dia (no máximo até as 4 horas da tarde), no período em que a criança não está na escola, estimule-a a tomar bastante líquido (½ copo por hora). Quando a criança sentir vontade de urinar, ela deve fazer outra coisa durante 10 segundos e, assim, **adiar** a primeira urgência. Esta ocorrerá, de novo, após 20 ou 30 minutos. Ajude seu filho a adiar as respostas quantas vezes for possível. Isso ajuda a aumentar a capacidade da bexiga. Não esqueça de elogiar pelos sucessos e dar um prêmio pelos recordes.
   b) Toda vez que a criança for ao banheiro para urinar ela deve praticar o exercício de **interrupção do jato urinário** - quando já urinou um pouco, ela deve segurar a urina, contar devagar até 10 e depois esvaziar o resto (ou interromper outra vez por 10 segundos). Isso fortalece a musculatura da bexiga.
3. **Condicionamento**

   Objetivo - **antecipar** a idade em que a criança passa a controlar a micção noturna. É um tratamento definitivo, mas é algo demorado e trabalhoso. Exige disposição da criança e participação ativa da família, durante um período de aproximadamente 3 meses.

   Como conseguir?

   Premissa - a criança não consegue se manter seca durante a noite ("bexiga pequena") e a micção na cama ocorre **2 horas após ela começar a dormir**. Os pais devem conferir este dado.

   Implicação

   Ao deitar, a criança deve conversar com os pais, mentalizando a intenção de levantar e ir ao banheiro para urinar.

   Após 2 horas, a criança deve levantar-se, ir ao banheiro preferivelmente andando, abaixar seu pijama e urinar no vaso.

   Isso pode ser feito em etapas sucessivas:

   1ª etapa - os pais acordam a criança 2 horas após adormecer.

   2ª etapa - a própria criança, com a ajuda dos pais, arma um despertador ou rádio relógio para acordá-la 2 horas depois de ir para a cama. A criança deve treinar durante o dia, na cama e com os olhos fechados.

   3ª etapa - a criança acorda sozinha, após a mentalização (auto-hipnose).

   Evolução - quando a criança fica seca quase todas as noites durante 1 mês, ela pode ser acordada cada vez 15 minutos mais cedo, até poder passar a noite toda sem urinar.

   Eficácia - não é muito grande; exige comprometimento dos pais por período longo; não é fácil passar da 1ª etapa para as outras. A vantagem maior é não molhar a cama. Vale como uma etapa preparatória para o uso do alarme.
4. **Responsabilidade**

   A restrição de líquidos à noite, os exercícios, o enxágue do pijama e das roupas de baixo e a eventual tomada de remédios devem ficar sob responsabilidade da criança. Esvaziar a bexiga antes de ir dormir.
5. **Reforço** - a criança deve colar uma estrela ou adesivo ou fazer uma marca no calendário todas as vezes que a cama amanhecer seca; nessa ocasião, deve ser fartamente elogiada; atribuir-lhe um prêmio, previamente combinado, quando ela acumula 5 ou 10 estrelas. As crianças maiores devem manter registro em um caderno.

   Qual a **eficácia** do tratamento comportamental?

   Isoladamente é baixo - remissão em 4 meses: 30%; cura em 1 ano: 20%.

   Mas ele aumenta significativamente a eficácia dos outros tratamentos, quando exercido concomitantemente.

Tratamento psicológico não cura enurese, mas pode ser necessário quando há problemas de relacionamento na família ou consequentes à enurese.

II - Conduta para os casos em que o tratamento comportamental não foi suficiente

Método do **alarme** = detector de umidade + sinalizador = "detector de xixi".

Consta de um detector de umidade conectado com um sinalizador (despertador). Sinaliza o início do processo de urinar (disparado pelas primeiras gotas de urina). A criança acorda e percebe os sinais de bexiga cheia. É fundamental que ela seja **despertada**. Se não despertar com o alarme, os pais devem acordá-la imediatamente (o que pode tornar necessário que inicialmente um dos pais durma no quarto da criança). Em seguida, a criança deve ir **andando ao banheiro** para acabar de urinar. Após 2 semanas, ela começa a despertar antes de urinar e depois passa a deixar de urinar na cama durante a noite toda. Associar sempre as medidas **comportamentais**: exercícios de condicionamento, responsabilidade e reforço.

É o método reconhecidamente mais eficiente, quando bem executado, leva à "cura" completa e quase sem recaídas em mais de 75% dos casos, quando associado às atitudes comportamentais.

No entanto, sua aceitabilidade é muito variável na dependência de fatores culturais da família. Exige motivação, comprometimento, esforço por tempo longo - prever 3 meses e advertir que as primeiras semanas serão as mais difíceis.

O pediatra precisa ser compreensivo e exercer seu julgamento se o método é adequado para determinada família. Manter contato periódico frequente, estimular e aceitar possíveis desistências.

Se o resultado é apenas parcial, pode-se acrescentar temporariamente **vasopressina** (DDAVP – 1 comprimido de 0,2mg à noite).

Alarmes disponíveis – nacional: Pipi-stop; importado: Wet-stop.

Ver indicações na internet.

O custo do aparelho é pouco maior que 1 mês de tratamento com DDAVP.

Oferecemos ao colega um recurso absolutamente inédito – um filme feito por clientes nossos que explica e mostra todo o processo. Exiba ou entregue uma cópia à família, insista para que ela assista várias vezes e discuta com a criança antes de iniciar o tratamento.

III - Tratamento medicamentoso

Importante – os medicamentos não "curam" a enurese. Apenas a controlam até que ela desapareça espontaneamente. Por isso, suspender a medicação a cada 3 meses e observar.

Vasopressina = hormônio antidiurético (HAD).

O que faz? Atua nos túbulos renais e reduz o volume de urina produzido durante a noite; parece atuar também no centro do despertar.

Desmopressina = análogo sintético da vasopressina = DDAVP.

DDAVP: comprimido de 0,2mg.

Quando: diariamente à noite, 1 hora antes da última micção antes de ir para cama.

Reduzir a ingestão de líquidos 1 hora antes e até 8 horas após a ingestão do comprimido.

Avaliação – 1 comprimido à noite durante 2 semanas; depois 2 dias sem remédio.

Indicado especialmente se há evidência de poliúria noturna.

Efeito imediato com eficácia em 71% dos casos.

A suspensão periódica do medicamento é apenas para saber se a enurese já "curou" espontaneamente, o que ocorre em 25 (35%) em 1 ano.

Medicamento dispendioso.

Alternativa

Imipramina (Tofranil, drágeas de 25mg) – é usada empiricamente há muito tempo.

Provavelmente age no centro do despertar.

Índice de remissão de 4%, com recaída após a suspensão.

Dose: 1mg/kg às 20h; pode ser aumentada gradualmente, até 2,5mg/kg/noite. Alerta: cardiotoxicidade. Pode ser usada associada à vasopressina, quando esta proporciona resultados parciais. É de baixo custo e disponível em saúde pública.

Tem efeitos colaterais apreciáveis (observar atentamente) e temível risco cardíaco.

Enurese diurna

Medicamento – testar antiespasmódico do músculo detrusor da bexiga: **oxibutina** (Retemic, Incontinol – 5mg), ½-1 comprimido até 3 vezes ao dia ou 2,5mL do xarope de Retemic.

Observação prática – pode-se optar pelo uso de medicamento apenas em ocasiões especiais (dormir na casa de amigos, acampamentos), convém sempre fazer o teste antes para verificar eficácia, dose.

Enurese noturna – o pediatra deve favorecer por escrito as instruções para os pais.

Base genética
Atraso do desenvolvimento (não doença),
poliúria noturna e/ou bexiga hiperativa
Não doença/atraso do controle noturno da micção/
genética
Cura espontaneamente com o tempo (pode levar anos)
Não é manha nem culpa da criança, nem é problema
psicológico
Tratamento depende da motivação, expectativas,
condições da família

Pediatra: sintonia com a família, esclarecimento,
estímulo
Estabelecer a meta com a criança e a família
Orientação comportamental em todos os casos
Dar orientação impressa (você obtém DVD)

Meta 1 – só reduzir o incômodo de molhar a cama
Abordagem comportamental
Medicamentos só para ocasiões especiais

Meta 2 – controle da enurese a longo prazo
Prescrição de DDAVP a longo prazo
O remédio não "cura" o problema, mas o controla
por tempo indefinido
Interrupção periódica do medicamento
só para ver se houve "cura" espontânea

Meta 3 – condicionamento
(antecipar o amadurecimento natural)
Uso do alarme (detector de roupa de cama molhada
com sinalizador)
Precisa de 3 meses de intensa participação da família,
que deve estar preparada e motivada
Fornecer o vídeo incluído no DVD para a família e a criança terem uma visão realista do que os espera e do resultado que é a "cura" definitiva do problema

DDAVP – medicamento dispendioso
Aparelho de alarme – Pipi-stop (nacional, pipistop.com.br); Wet-stop (ver Internet)
Practical consensus Guidelines for the management of enuresis. *Eur J Pediatr* 2012;171:971-98.

3. Incontinência Urinária

Escape involuntário de urina, de **causa orgânica**, que acarreta ao indivíduo uma condição higiênica e/ou social inaceitável.

I – Bexiga neurogênica –
por lesão do sistema nervoso central.
Congênitas – mielodisplasias:

a) **Malformações da medula** – (1) mielomeningocele; (2) disrafismos da coluna: lipomeningoceles; (3) diastematomielia (abertura da medula dorsal no nível L2-L3); (4) cistos dermoides.
Pista – pequena depressão, mancha, hiperpigmentação, tufo de pelos na coluna sacral.
As mielodisplasias estão quase sempre associadas com refluxo vesicoureteral e infecção urinária recidivante.

b) **Malformações da coluna vertebral** – agenesia sacral.

II – Malformações do trato urinário –
válvula da uretra posterior, estenose da uretra.

CONDUTA DIAGNÓSTICA

TIPOS CLÍNICOS DE INCONTINÊNCIA URINÁRIA

INCONTINÊNCIA PARADOXAL

1ª etapa Quando suspeitar

A mãe refere que a criança permanece molhada o tempo todo e nunca observou urina com jato forte, exceto, eventualmente, no início.
Ao exame: criança **molhada** e com bexigoma.
Mecanismo – nesse tipo de incontinência, a bexiga apresenta grande deficiência em sua capacidade esvaziadora e permanece sempre cheia, sendo eliminado apenas o que supera a capacidade vesical, vencendo a barreira esfincteriana.

1. **Mecanismo obstrutivo** – válvula de uretra posterior, estenose de meato, grande ureterocele, contratura do colo vesical.
2. Ação insuficiente ou incoordenada do detrusor – **bexiga neurogênica**.

2ª etapa Roteiro de investigação diagnóstica

1. Inspeção cuidadosa para surpreender a estenose acentuada do meato.
2. Uretrocistografia miccional para investigar outras obstruções.
3. Cistometria para confirmar o diagnóstico de bexiga neurogênica, nos casos em que o fator obstrutivo é excluído.

Tratamento

1. **Casos obstrutivos** – remoção cirúrgica do fator obstrutivo.
2. **Bexiga neurogênica** – estabelecimento de um programa de treinamento vesical: a) lactentes – manobra de Credé: expressão manual periódica do globo vesical, visando diminuir a perda involuntária da urina; b) crianças maiores – manobra de Valsalva: esvaziamento vesical por meio do uso voluntário da prensa abdominal pelo próprio paciente.
O cateterismo intermitente é indicado nos casos com resíduo urinário importante pós-micção.

INCONTINÊNCIA COEXISTINDO COM MICÇÃO NORMAL

1ª etapa Quando suspeitar

A mãe refere que a criança do sexo feminino está constantemente molhada, mas que micções normais já foram observadas durante o manuseio habitual da criança. Ao exame não se palpa o globo vesical e constata-se gotejamento urinário ou vestíbulo vaginal constantemente úmido.

Mecanismo – 2 mecanismos absolutamente distintos:

1. **Duplicação ureteral** completa com implantação, nas meninas, abaixo do trígono.
2. **Bexiga neurogênica**.

2ª etapa Roteiro de investigação diagnóstica

1. Inspeção cuidadosa da vagina.
2. Uretrocistografia miccional.
3. Cistometria, quando se exclui malformação urológica.

3ª etapa Principais entidades clínicas

▶ **Duplicação ureteral completa**, em que o ureter da unidade superior se coloca medial e distalmente em relação ao ureter normal, no trígono, na uretra posterior, na vagina, no útero ou nas trompas.

Nos casos em que o ureter drena para a vagina, útero ou trompas, a causa do gotejamento contínuo é óbvia, sendo os ureteres tópicos responsáveis pelas micções normais.

A **investigação** e a confirmação diagnóstica dependem do **exame cuidadoso da vagina**, não sendo fácil localizar a drenagem vaginal de um ureter.

A uretrocistografia miccional pode demonstrar:

1. Ureter ectópico e seu ponto de drenagem.
2. Refluxo de contraste para o ureter ectópico à micção, mesmo que a unidade excretora para essa unidade tenha sua função comprometida e, portanto, não tenha sido contrastada na fase excretora.

   Ultrassonografia renal.

   Rim de dimensões desproporcionais à estrutura pelvicalicinal, sugerindo a presença de uma porção renal, não funcionante, drenando para o ureter ectópico, mas com função muito diminuída. Nesse caso, a possibilidade de tumor renal deve ser investigada.

Tratamento

1. Quando a função renal da unidade drenada pelo ureter ectópico está seriamente comprometida, procede-se à **nefroureterectomia parcial**.
2. Nos casos em que a função dessa unidade é boa, opta-se pela **reimplantação do ureter na bexiga** com técnica antirrefluxo.

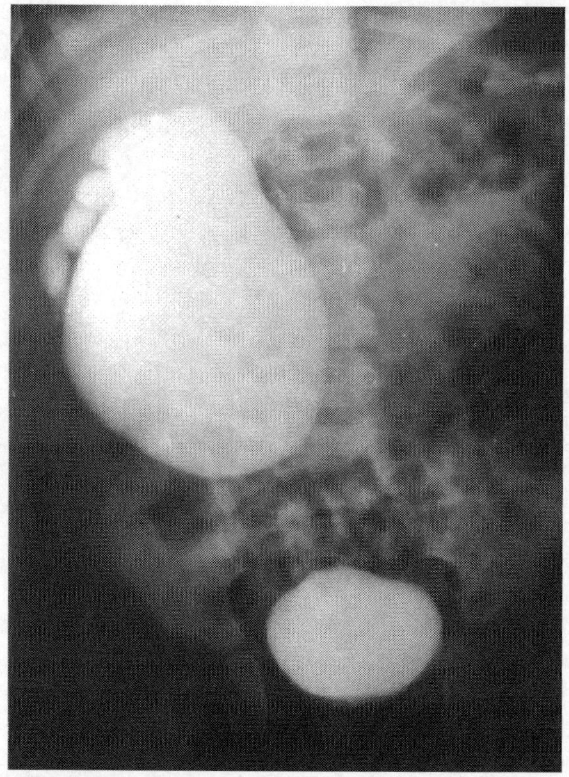

Figura XIII-9 – Grande hidronefrose em lactente, com dilatação pielocalicinal intensa; ureter não contrastado.

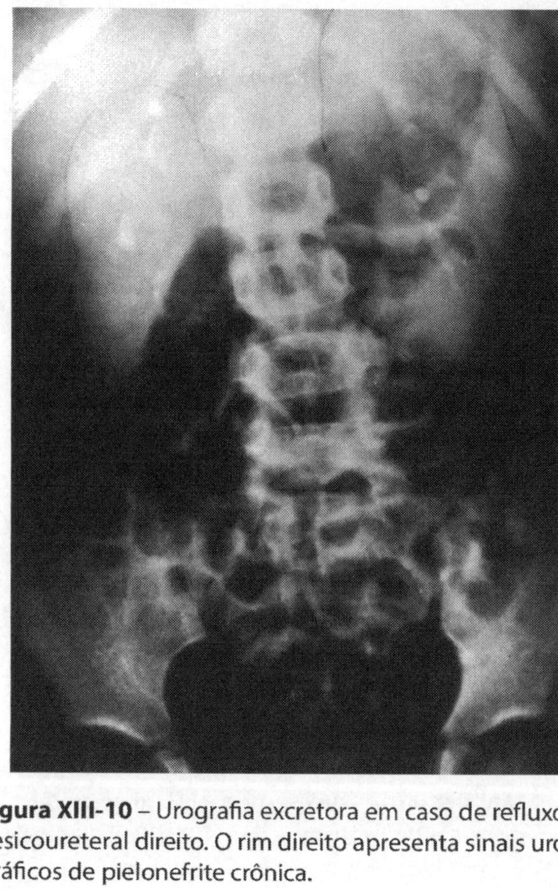

Figura XIII-10 – Urografia excretora em caso de refluxo vesicoureteral direito. O rim direito apresenta sinais urográficos de pielonefrite crônica.

▶ Ocasionalmente, uma criança com **bexiga neurogênica do tipo reflexo** pode apresentar esse padrão miccional e, portanto, quando a investigação radiológica exclui a presença de malformação urológica a cistometria deve ser realizada.

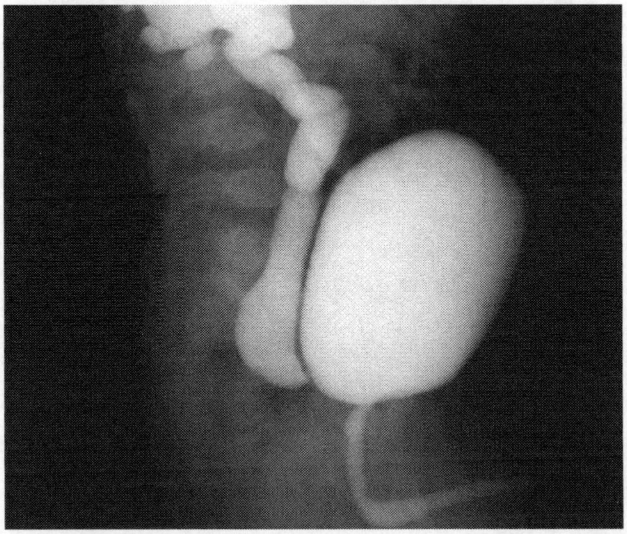

Figura XIII-11 – Refluxo vesicoureteral grau IV. Lactente de 2 meses; surtos febris repetidos; piúria. Operado aos 6 meses; ótimo resultado.

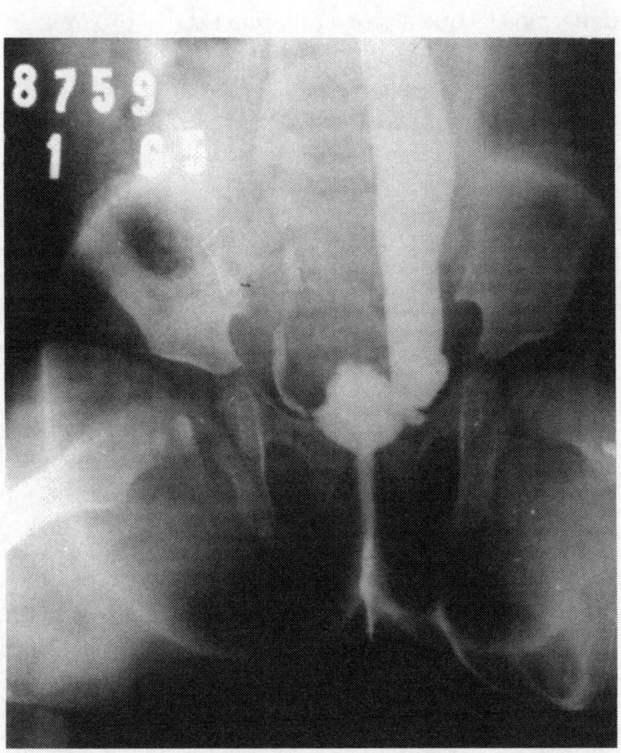

Figura XIII-12 – Cistouretrografia micccional evidenciando refluxo vesicoureteral bilateral grau I à direita e grau III a esquerda, com pequena sácula paraureteral.

4. Válvula de Uretra Posterior (VUP)

O que é – malformação congênita exclusiva do sexo masculino: prega da mucosa do assoalho da uretra posterior causando dificuldade de micção.

a) membranas de espessura variável que saem do verumontano e inserem-se na uretra membranosa deixando uma fenda mediana;
   é a configuração mais comum;
b) sob forma de diafragma com perfuração central.

A disposição das membranas produz um efeito valvular fechando-se durante o ato miccional e assim impede ou dificulta o livre fluxo urinário; a uretra, todavia, é pérvia à passagem retrógrada de uma sonda pela uretra em direção à bexiga.

1ª etapa Quadro clínico

Depende do processo oclusivo e de suas repercussões.

1. Apresenta manifestações obstrutivas (**jato urinário fraco, gotejamento urinário e distensão da bexiga**) e infecciosas (infecção urinária que pode chegar ao choque séptico).
2. Recém-nascido em que foi constatada, no pré-natal, presença de oligoidrâmnios desenvolverá insuficiência renal associada à insuficiência respiratória grave devido à hipoplasia pulmonar.
3. Recém-nascido que desenvolve insuficiência renal na primeira semana de vida associada a irritabilidade, globo vesical palpável e frequentemente quadro septicêmico.
4. Em outros recém-nascidos ou lactentes, o quadro clínico é de menor gravidade, e haverá esforço miccional associado à infecção urinária.
5. Situação mais benigna: escolar que mostra esforço durante o ato miccional, com jato de início difícil e fraco, gotejamento e incontinência; infecções urinárias (episódios febris).

2ª etapa Diagnóstico

Atualmente o diagnóstico presuntivo é dado pela ultrassonografia pré-natal:

a) Feto do sexo masculino com hidronefrose e dilatação das vias urinárias.
b) Atrofia do córtex renal, dilatação bilateral dos ureteres e estruturas pielocalicinais, bexiga pequena de parede espessada e dilatação da uretra prostática.

A presença de oligoidrâmnios é sinal de mau prognóstico.

O diagnóstico pré-natal deve ser confirmado por ultrassonografia no primeiro dia de vida ou ao término da primeira semana, se necessário.

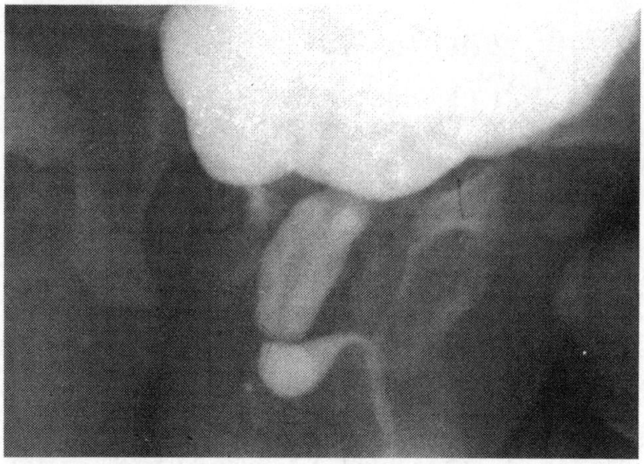

Figura XIII-13 – Válvula de uretra posterior. Aspecto típico à cistouretrografia micccional.

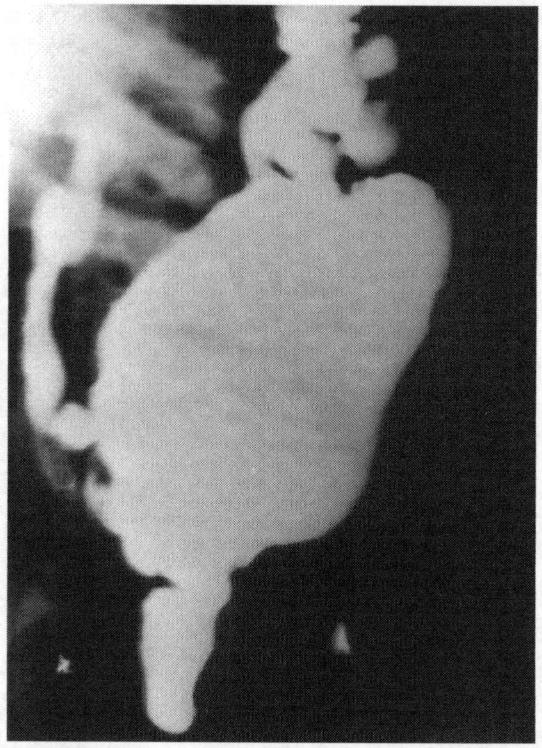

Figura XIII-14 – Válvula de uretra posterior. Obstrução uretral, alterações vesicais e refluxo vesicoureteral bilateral associados.

Solicitar hemograma, exame de urina, estudo metabólico completo, dosagens de sódio, potássio, ureia e creatinina na primeira semana de vida; urocultura.

A uretrocistografia miccional confirma de forma segura o diagnóstico de VUP; informa sobre presença ou não de refluxo vesicoureteral e alterações da bexiga e uretra (Figs. XIII-13 e XIII-14).

Ao término do primeiro mês de vida: cintilografia renal dinâmica (DTPA + furosemida) associada à cintilografia renal estática (DMSA) para identificar a função de cada unidade renal e sua capacidade de excreção do contraste. Pode-se utilizar o MAG-3 como marcador.

O tratamento inicial é realizado pelo pediatra berçarista que passa a sonda vesical de permanência de calibre 6 ou 8Fr.

Tratamento eficaz é a coagulação (fulguração elétrica) da válvula, mas pode ser precedida, se necessário, pela vesicostomia.

5. Hipospadia

O que é – anomalia comumente encontrada no sexo masculino, em que a uretra se abre, de maneira anômala, em qualquer altura da face **ventral** do pênis.

CONDUTA DIAGNÓSTICA

1ª etapa Apresentação clínica

1. Abertura uretral ectópica na face ventral do pênis.
2. Recurvamento peniano, em seu sentido ventral (corda ventral).
3. Prepúcio incompleto, presente apenas na face dorsal do pênis, como capuz.

Distalmente ao meato, a pele mostra-se lisa e a glande apresenta, com frequência, um sulco de profundidade variável que alcança toda sua extensão; o freio é rudimentar ou ausente. O meato não raramente é estenosado (principalmente na localização balânica). Ocasionalmente, além do meato principal existe um acessório mais distal e terminado em fundo cego ou apenas esboçado.

2ª etapa Classificação/localização do meato uretral

1. Glandar ou coronal – na glande, um pouco abaixo da posição normal.
2. Balânica – puntiforme, no sulco balanoprepucial (limite entre a glande e o corpo do pênis), com excesso de prepúcio na parte dorsal.
3. Peniana – no corpo do pênis: a) distal: no terço distal, perto do sulco balânico; b) mediopeniana: no terço médio do pênis, com excesso de prepúcio dorsal.
4. Penoescrotal – na transição do pênis para a bolsa escrotal com excesso de prepúcio dorsal.
5. Escrotal – na bolsa escrotal, excesso de prepúcio dorsal.
6. Perineal – no períneo.

A frequência é descendente na ordem apresentada; em conjunto, as hipospadias glandares, balânicas e penianas distais compreendem 75% dos casos.

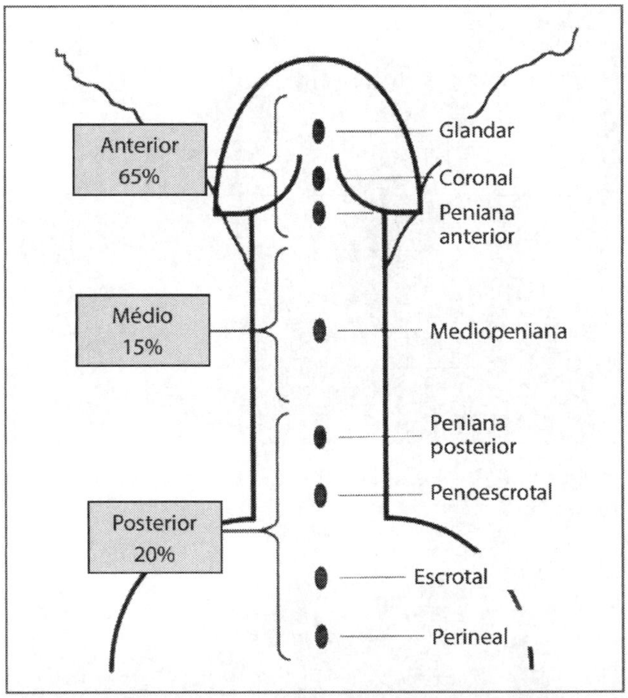

Figura XIII-15 – Classificação das hipospadias.

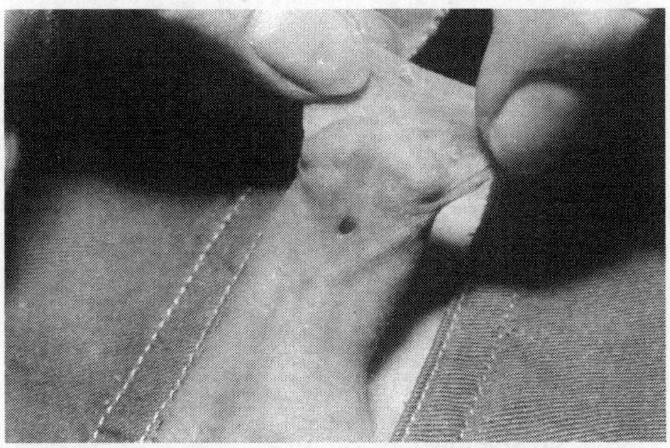

Figura XIII-16 – Hipospadia. Abertura da uretra na face ventral do pênis (apenas prepúcio dorsal).

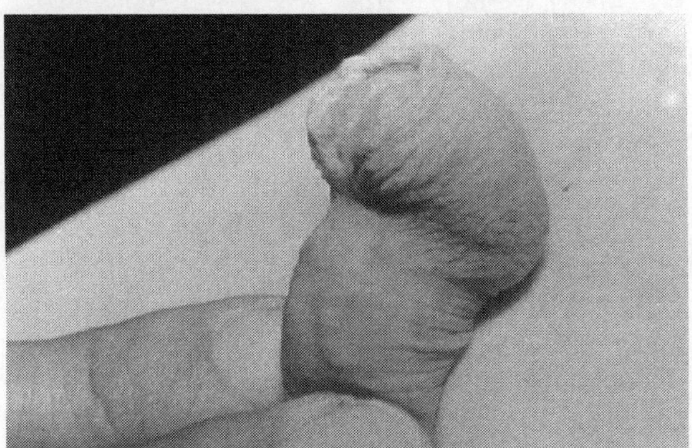

Figura XIII-17 – Hipospadia. Recurvamento peniano ventral.

3ª etapa Defeitos associados

Devem ser investigados com exames por imagem, como ultrassonografia renal; indicar uretrocistografia miccional se houver anormalidades à ultrassonografia ou evidências de afecções das vias urinárias baixas e nos seguintes casos: a) hipospadias proximais (penoescrotal e perineal); b) coexistência de outras anomalias; c) infecção ou sintomatologia urinária; d) antecedentes familiares de anomalias urinárias.

Investigações genética (cariótipo) e endócrina (hiperplasia congênita da adrenal) indicadas nos seguintes casos: a) testículos não palpáveis uni ou bilateralmente; b) micropênis – pênis menor que 2,5cm no recém-nascido.

4ª etapa Diagnóstico

Nos casos típicos, é feito pela **inspeção**, sem maiores dificuldades.

Os casos extremos, com pênis pouco desenvolvido, orifício uretral perineal ou penoescrotal, grande recurvamento e testículos não palpáveis, enquadram-se no problema de **genitália ambígua** (ver capítulo correspondente). Nessa eventualidade, deve ser imediatamente afastada a possibilidade de síndrome adrenogenital, que em sua variedade de perda de sal pode ser rapidamente fatal.

CONDUTA TERAPÊUTICA

Considerações

A hipospadia não traz sintomas na infância, além de eventuais problemas de micção, decorrentes de estenose do meato, mas cujas possíveis consequências não podem ser ignoradas.

As crianças portadoras de hipospadias **penianas** são obrigadas a orientar o jato urinário, manipulando o pênis de maneira incômoda para não molhar as vestes; as com hipospadias perineais ou penoescrotais são obrigadas a sentar para urinar. Tais fatos, associados ao aspecto anômalo do pênis, podem provocar embaraço e repercussões de ordem psíquica.

Os graus mais avançados da anomalia, pelo acentuado recurvamento peniano e pela posição muito proximal do meato uretral, se não corrigidos, podem dificultar ou impedir o coito e a fecundação.

Objetivo:

a) facilitar a micção;

b) corrigir o aspecto estético;

c) possibilitar o ato sexual normal.

Quando encaminhar ao cirurgião pediátrico – atualmente a cirurgia é feita em único tempo e efetuada entre **os 6 e 12** (até **18) meses de idade**.

No pós-operatório imediato, as **complicações** mais frequentes são as fístulas e as estenoses do meato. Orientação psicológica pode ser necessária.

6. Extrofia da Bexiga

O que é – defeito da linha média que envolve a parede abdominal, incluindo pélvis, trato urinário, genitália externa. É rara, predomina no sexo masculino, extremamente grave e de tratamento difícil.

CONDUTA DIAGNÓSTICA

1ª etapa Quando suspeitar

Anomalia típica, cujo diagnóstico é feito por inspeção: **bexiga para fora da parede abdominal**.

Fazer sempre ultrassonografia renal e uretrocistografia miccional para a verificação da presença de outros defeitos do trato urinário ou para investigação do estado dos rins e ureteres.

2ª etapa Quadro clínico

A extrofia da bexiga pode ser incompleta e completa.

Na **extrofia vesical completa**, no trecho abrangido pela anomalia, faltam as paredes abdominal e vesical anteriores, de modo que a parede posterior da bexiga se everte para o exterior, recoberta, por ocasião do nascimento, por mucosa lisa e brilhante, de limites nítidos com a pele vizinha e úmida pela urina que flui livremente através dos óstios ureterais, facilmente identificáveis (Figs. XIII-18 e XIII-19). A bexiga é pequena e sua parede muscular deficiente, com tecido fibroso de permeio. A mucosa, sensível, sangra pelo atrito.

Outras deformidades são encontradas, associadas ao defeito vesical propriamente dito.

Quanto aos órgãos **genitais**:

No **sexo masculino** o pênis é pequeno e largo, fendido por sulco central, ficando a uretra totalmente exposta, desprovida de parede dorsal, em uma forma completa de epispadia; o pênis apresenta ainda nítido recurvamento dorsal. Há, frequentemente, bifidez ou hipotrofia escrotal e os testículos são, não raras vezes, distópicos.

No **sexo feminino**, a uretra é mínima, quase inexistente, e a vagina abre-se, por estreito orifício, imediatamente atrás da mucosa uretral: o clitóris é bífido e os lábios amplamente separados.

Em **ambos os sexos** os ossos púbicos são separados, não unidos na sínfise, e o espaço entre eles é preenchido por tecido muscular fibroso, ao qual se prende a musculatura vesical. Os fêmures são rodados para fora. Hérnias umbilicais e inguinal são frequentes.

O umbigo é baixo e o ânus anteriorizado.

3ª etapa Sintomatologia decorrente

1. O aspecto clínico principal da extrofia da bexiga é a **perda constante e incontrolável de urina**, que embebe as vestes, causa odor desagradável e ulcerações dolorosas na pele vizinha.

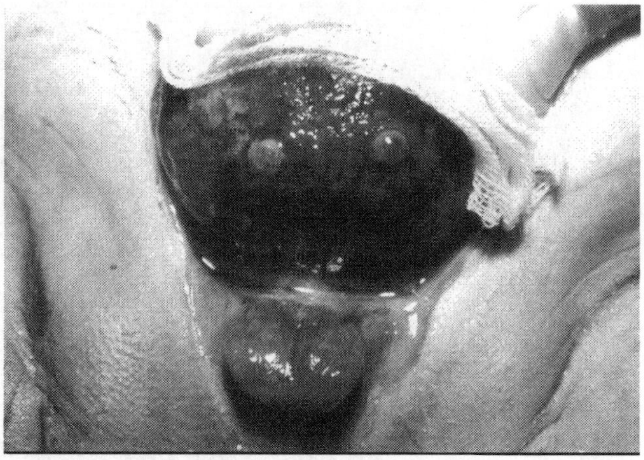

Figura XIII-18 – Extrofia da bexiga em criança do sexo masculino.

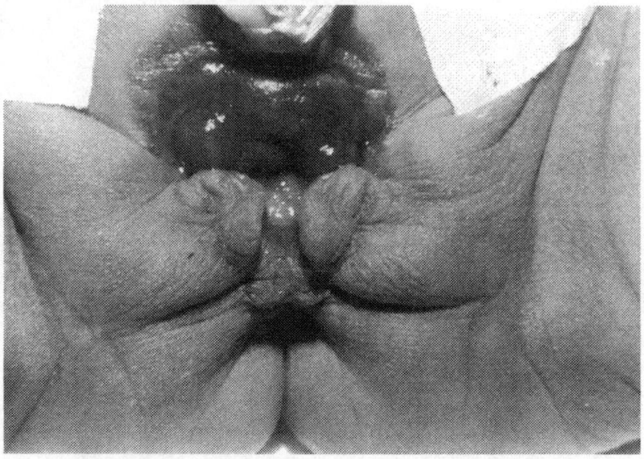

Figura XIII-19 – Extrofia da bexiga em criança do sexo feminino.

2. Infecção urinária é frequente.
3. Outras manifestações clínicas da extrofia decorrem da presença de deformidades associadas. O defeito esquelético acarreta andar característico, bamboleante ou com os pés arrastados. A fraqueza perineal e do assoalho pélvico condiciona frequente aparecimento do prolapso retal e de certo grau de incontinência.

CONDUTA TERAPÊUTICA

Procedimento – enviar, de imediato, o caso para centros especializados com equipes experientes.

Meta – conseguir a continência urinária, a reconstrução abdominogenital e a função renal normal.

Objetivo – possibilitar uma vida social e sexual normal.

EPISPADIA – abertura do orifício uretral no dorso do pênis: balânica, peniana ou penopubiana. Reconstrução peniana (uretroplastia) no 1º ano de vida.

SEÇÃO XIV

Os Problemas da Região Inguinoescrotal e dos Órgãos Genitais Externos

coordenador **José Roberto de Souza Baratella**

colaboradores **José Osório Lira. Roberto A. Mastroti. Ivlacir I. Vasques Silva. Antonio Paulo Durante. Alice Dickstein** (ginecologia)

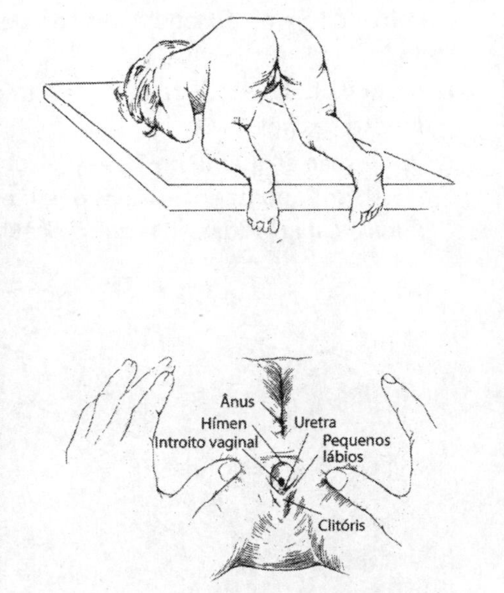

POSIÇÃO GENOPEITORAL

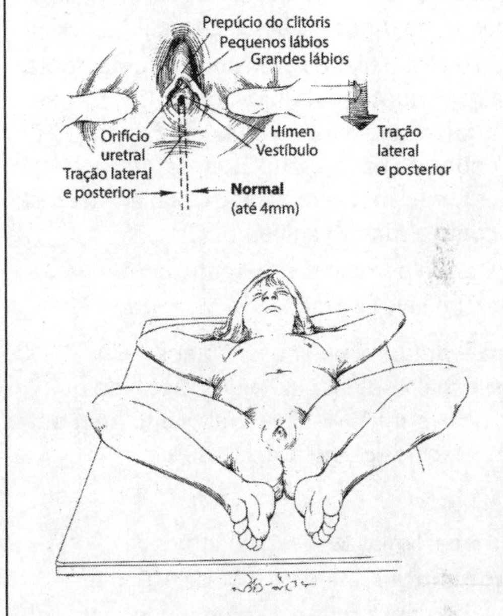

POSIÇÃO PARA EXAME

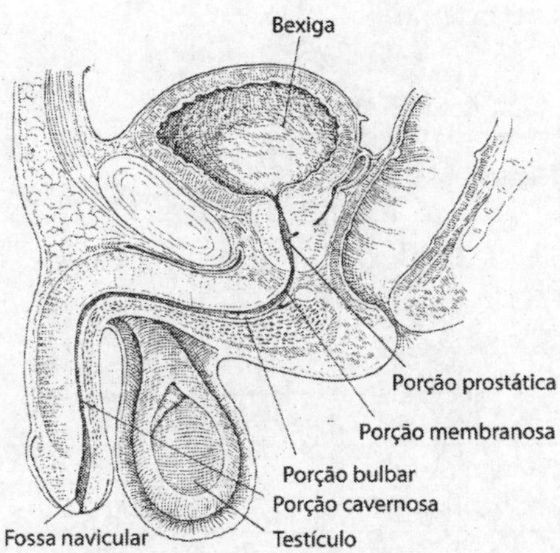

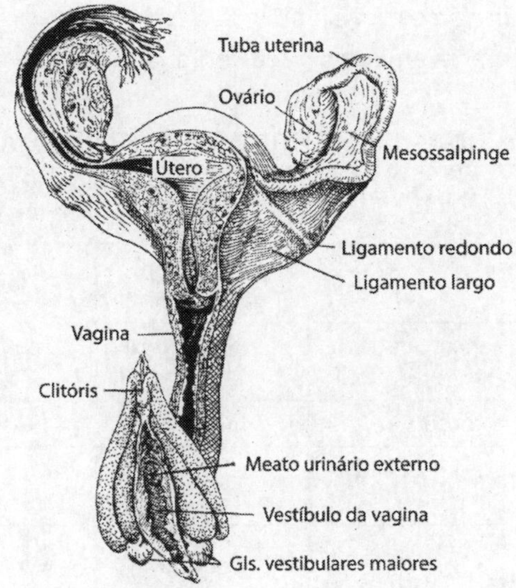

Livro Recomendado Doenças Cirúrgicas, ICr do HC – Tannuri (Manole)

1. Problemas da Região Inguinoescrotal

Sumário (Ver Quadros XIV-1 e XIV-3)

HÉRNIAS INGUINAIS

Abaulamento na região inguinal relacionada com o aumento da pressão intra-abdominal (choro, esforço da tosse ou da evacuação), geralmente redutível.

Noções de embriologia para o pediatra

No 1º mês de gestação, o testículo baixa, através do canal inguinal, ao fundo da bolsa escrotal.

Já antes da descida testicular, insinua-se uma dobra peritoneal, o conduto peritoniovaginal (CPV), através do canal inguinal até o fundo da bolsa escrotal. O CPV sofre, na época do nascimento, quase completa reabsorção, permanecendo sua porção distal envolvendo o testículo como a túnica vaginal.

Mas o CPV pode permanecer patente, permitindo a entrada de uma alça intestinal.

Incidência – predominam nos meninos (cerca de 90% dos casos) e mais à direita (60% dos casos) do que à esquerda (25%); em 15% é bilateral. Muito frequentes em recém-nascidos prematuros (7-30%).

Classificação

1. **Funiculares**: limitadas à região inguinal.
2. **Inguinoescrotais**: atingem a bolsa escrotal.

As hérnias da criança quase sempre são indiretas oblíquo-externas (passam por dentro do canal inguinal).

Se quando o bebê é levado ao médico a hérnia não está visível?

1. Procurar examinar o bebê chorando.
2. Fazer manobras que aumentam a pressão intra-abdominal:
   a) bebê deitado de costas, estender seus braços acima da cabeça: o bebê luta para se livrar, o que aumenta a pressão intra-abdominal;
   b) segurar o bebê "em pé";
   c) fazer o bebê saltar;
   d) examinar o bebê chorando.
3. Em crianças maiores:
   a) pedir para tossir;
   b) soprar um balão.
4. Examinar após a evacuação.

Como examinar? (Fig. XIV-1)

Examinador em pé do lado direito do bebê deitado de costas.

1. Pinçar delicadamente o testículo e tracioná-lo em direção aos pés.
2. Com a mão esquerda posicionada sobre o abdome e os dedos apontados para os pés, o examinador palpa o canal inguinal e reduz o abaulamento.

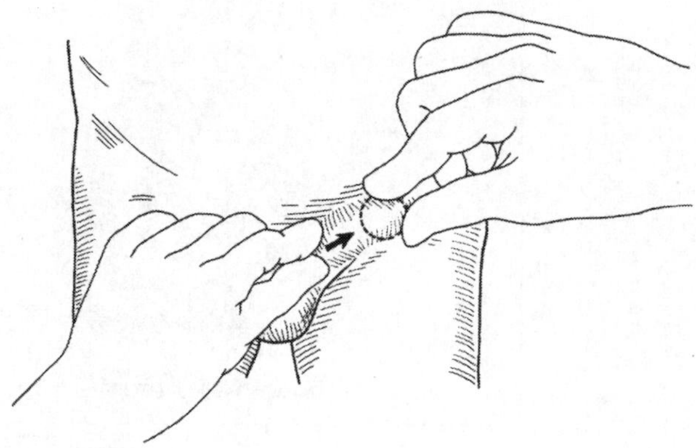

Figura XIV-1 – Técnica de redução manual da hérnia. Pressão suave empurra a hérnia para cima em direção ao anel externo.

Quadro XIV-1 – DIAGNÓSTICO DIFERENCIAL DAS AFECÇÕES INGUINOESCROTAIS.

	Localização	Consistência	Redutibilidade	Dor e sinais inflamatórios	Comprometimento do estado geral
Hérnias	Inguinal ou inguinoescrotal	Elástica	+	–	–
Hérnias encarceradas	Inguinal ou inguinoescrotal	Endurecida	–	+++	+++
Cisto do cordão	Inguinal	Cística	–	–	–
Hidroceles congênitas	Escrotal	Cística	Muito lenta, quando comunicante	–	–
Torção testicular (testículo tópico)	Escrotal	Aumentada	–	++++	+
Tumor do testículo	Escrotal	Lenhosa	–	–	Tardio
Varicocele	Escrotal	Macia	+	+	–

E se o caso é suspeito mas **não se palpa a protuberância**?

Palpar a prega inguinal deslizando as estruturas do cordão espermático ou ligamento redondo do ovário sobre os ossos pubianos e abaixo do dedo que palpa.

Valorizar dados sugestivos do saco herniário:

a) **espessamento do cordão ou do ligamento**;
b) "sinal da seda": sensação semelhante ao deslizar um dedo sobre o outro em mão vestida com luva de seda.

Na menina, a palpação de um nódulo pequeno (ervilha, feijão), consistência firme, móvel pode representar o **ovário** dentro da hérnia.

Diferenciar de um **gânglio**, o qual se situa mais lateral e mais baixo.

Com que se pode **confundir** hérnia?

I – **Hidrocele** (contém líquido da cavidade peritoneal):

a) coloração azulada igual à da pele escrotal;
b) transiluminação +;
c) não redutível;
d) pode estar localizada aproximadamente no cordão espermático (às vezes indistinguível de hérnia encarcerada).

1. **Hidrocele fisiológica**
   Inchação escrotal:
   a) presente ao nascimento;
   b) redução gradual em 1-6 meses (palpar periodicamente o testículo).
2. **Hérnia-hidrocele comunicante**:
   a) pode não estar presente ao nascimento;
   b) muda intermitentemente de volume: menor ao acordar e maior após atividade, no fim do dia;
   c) não apresenta tendência a diminuir no seguimento de meses.

O que determina o tipo de hidrocele é o tamanho da abertura do colo do saco.

II – Protuberância na virilha causando **dor espontânea e dolorimento à palpação**.

Distinguir:

1. Hidrocele **aguda** do cordão espermático
   a) localização: no canal inguinal abaixo do nível do anel inguinal profundo;
   b) pela tração distal do testículo e da massa palpa-se um "espaço vazio" ao nível do anel inguinal profundo;
   c) em caso de dúvida com hérnia encarcerada/estrangulada: indicação cirúrgica.
2. **Torção de testículo retido**
   Massa dolorida na virilha e não se palpa o testículo do mesmo lado na bolsa escrotal (testículo do mesmo lado ausente).
3. **Linfoadenite inguinal**
   Localização **abaixo** do nível do ligamento inguinal. Pele avermelhada e inchada.

Conduta

Sempre cirúrgica, uma vez feito o diagnóstico, independentemente de idade.

Justificativa: 1ª) o perigo de encarceramento herniário é tanto maior quanto menor a criança; 2ª) o intervalo entre encarceramento (alça presa sem sofrimento) e estrangulamento (alça presa com sofrimento) é relativamente curto na criança.

O que não se deve fazer na presença de hérnia inguinal:

1. Indicar o uso de fundas: (a) não curam; (b) não impedem o encarceramento.
2. Protelar a cirurgia porque a criança é pequena ou na esperança de cura espontânea.

Observação: em alguns raros casos de hérnia inguinal bilateral em "meninas", os testículos encontram-se

Quadro XIV-2 – HIDROCELES E SEU DIAGNÓSTICO DIFERENCIAL.

	Antecedente	Consistência	Dor	Processo inflamatório	Transiluminação	Conteúdo
Congênita	–	Cística	–	–	+	Seroso
Secundária Torção testicular	–	Aumentada	+++	++	–	Sangue
Orquiepididimite	+ (caxumba ou infecção urinária) ou –	Aumentada	+++	++	(ponto azul)	Pus
Traumatismo	+	Aumentada	+	+ (equimose)	–	Sangue
Tumor	–	Endurecida	–	–	–	Sangue

– = ausente.

dentro dos sacos herniários. São casos de síndrome de Morris (testículo feminilizante), uma forma de pseudo-hermafroditismo masculino.

HÉRNIAS INGUINAIS ENCARCERADAS

São consequentes ao aprisionamento de uma alça intestinal (ou também ovário e anexos, no sexo feminino), dentro do saco herniário. Esse aprisionamento pode-se dar tanto no anel inguinal externo como no interno e com o passar do tempo a alça vai apresentando sofrimento vascular (estrangulamento); abandonada, chega à necrose (Fig. XIV-2).

Diagnóstico – tumor duro, irredutível, doloroso, por vezes avermelhado (indica maior tempo de encarceramento e, por extensão, do sofrimento das alças).

Na hérnia inguinoescrotal encarcerada, palpa-se a alça com as características descritas desde o escroto até o canal inguinal.

Mais frequente em lactentes até 2 anos.

O quadro pode acompanhar-se de distensão abdominal, parada de eliminação de fezes e gases e vômitos biliosos.

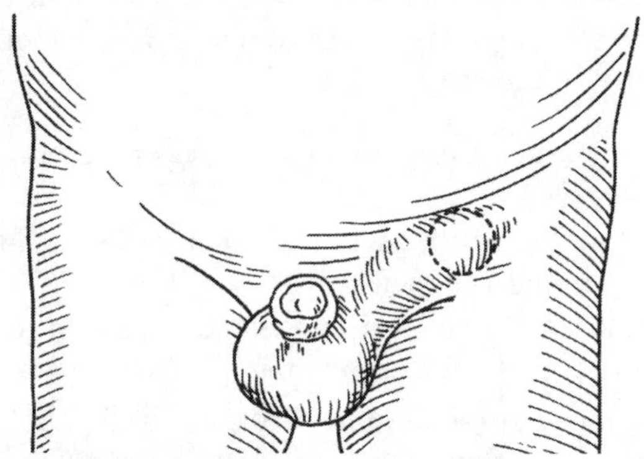

Figura XIV-2 – Hérnia encarcerada. Nota: a pele sobre a hérnia apresenta-se vermelha e dolorida.

CONDUTA

Redução manual: dedos indicador e polegar de uma mão fixam o anel inguinal externo, enquanto a outra mão comprime progressivamente o saco herniário procurando esvaziá-lo. Em caso de dificuldade:

1º) sedação do paciente;

2º) colocá-lo em posição de Trendelenburg;

3º) novas tentativas de redução após 1-2 horas.

Obtida a redução, o ideal é operar o paciente em 24 horas, após ter ocorrido a reabsorção do edema ao nível do canal inguinal. Justifica-se essa espera porque o edema torna as paredes do saco herniário extremamente friáveis.

Caso não se consiga a redução, a conduta mais prudente é a cirurgia precoce pelo curto intervalo de tempo que a alça leva para entrar em sofrimento.

HIDROCELES CONGÊNITAS

Caso ilustrativo – lactente cuja mãe refere que desde 1 mês de idade apresenta aumento dos testículos.
Atualmente, nota que pela manhã o "saquinho" está vazio, e à tarde, cheio (Quadro XIV-3).

O que é – líquido em quantidade exagerada no interior da túnica vaginal do testículo.

Quadro XIV-3 – AFECÇÕES DA REGIÃO INGUINOESCROTAL.

Inchação intermitente da região inguinal; redutível, dolorimento, borborigmo audível	**Hérnia**
Frequente abaixo dos 2 anos, não redutível, não dolorido, transiluminação positiva	**Hidrocele**
Testículo normal, edema local	**Picada de inseto** **Dermatite de fralda**
Testículo endurecido, não doloroso, pode haver precocidade sexual ou ginecomastia	**Tumor do testículo**
Edema e vermelhidão da bolsa escrotal, dor à palpação	**Torção do testículo até prova em contrário**
Testículo normal, aumento do volume escrotal por tumor amolecido indolor, que aumenta com a manobra de Valsalva	**Varicocele**

DIAGNÓSTICO

Quadro clínico

As hidroceles congênitas, com frequência, são notadas já por ocasião do nascimento com massa escrotal cística indolor, não redutível, sem características inflamatórias, englobando o testículo e que permite a transiluminação reveladora do seu conteúdo seroso.
São as hidroceles **não comunicantes.**
Tendem a desaparecer até 1 ano de idade.

Outras vezes, surgem após o período neonatal (ou eventualmente desde o nascimento), apresentam variação de volume (durante o dia). Suas características propedêuticas são as já descritas, com exceção do fato de que podem ser redutíveis, dependendo da paciência do examinador.
Constituem as hidroceles **comunicantes.**

Técnica de transiluminação

1. Ambiente escuro.
2. Fonte de luz puntiforme (lanterna) abaixo do escroto.
3. Observador diametralmente oposto à fonte de luz.

CONDUTA

Hidroceles não comunicantes – conduta conservadora até 1 ano de idade.

Hidroceles comunicantes – cirurgia por ocasião do diagnóstico, uma vez que o CPV aberto constitui condição predisponente de hérnia inguinal (Fig. XIV-3).

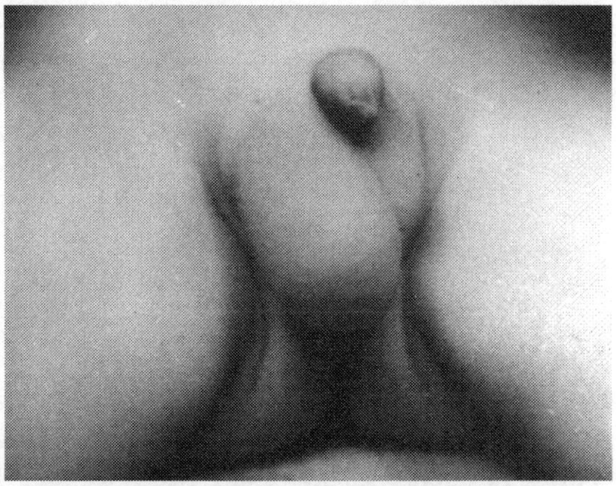

Figura XIV-3 – Tumor cístico no escroto de paciente pré-escolar: **hidrocele comunicante.**

O que não se deve fazer – punção.

1. Pode-se errar o diagnóstico e puncionar uma hérnia inguinoescrotal, com sérias consequências para a criança.
2. Se a hidrocele for comunicante, a recidiva é quase imediata.

O que não se precisa fazer – uso de mecanismos suspensórios para acelerar a reabsorção do líquido vaginal: a hidrocele não comunicante desaparece com ou sem esses recursos.

CISTO DO CORDÃO

O que é – tumoração cística preenchida por líquido peritoneal, situada na região inguinal. Pode ser comunicante ou não comunicante, conforme se continue ou não através do CPV até a cavidade peritoneal.

História natural

Não comunicante – aparece desde o nascimento como consequência de um acúmulo de líquido peritoneal no CPV. Após o CPV sofrer reabsorção proximal e distal, resta um cisto na sua porção média. Tais massas não variam de volume e tendem a desaparecer com o tempo (até **1** ano de idade).
Constituem a grande maioria dos cistos de cordão.

Comunicantes – a) aparecem após o nascimento; b) surgem desde o nascimento, porém apresentam variação de volume diário. Os cistos comunicantes não têm tendência ao desaparecimento espontâneo.

Observação – ainda que mais frequentes no menino (cisto do cordão espermático), podem aparecer na menina (cisto de Nuck).

DIAGNÓSTICO

Quando suspeitar – lactente com tumoração inguinal notada pela mãe geralmente desde o nascimento ou palpado pelo pediatra em exame de rotina.

Quadro clínico – massa de consistência cística, medindo 1 a 2cm no seu maior eixo, um pouco móvel, indolor, irredutível na maioria das vezes, de limites bem nítidos (palpando-se a região inguinal, observa-se que ela não continua ao nível do anel inguinal externo para dentro da cavidade peritoneal).

CONDUTA

1. Distinguir entre o cisto comunicante (encaminhar ao cirurgião) e o não comunicante (aguardar até 1 ano de idade).
2. Estar alerta para a possibilidade de uma hérnia inguinal subjacente ao cisto de cordão.
3. Os cistos comunicantes devem ser operados, por ocasião do diagnóstico, desde que indiquem CPV aberto, ou seja, condição predisponente de hérnia.

VARICOCELE

O que é – dilatação das veias testiculares no plexo venoso pampiniforme.
Acarreta aumento da temperatura escrotal, podendo causar disfunção progressiva do testículo e epidídimo e consequente atrofia testicular e infertilidade.

Incidência

1. No final da adolescência é semelhante à do adulto, cerca de 15%.
2. Abaixo de 10 anos é rara.
3. Cerca de 90% ocorre do lado esquerdo.

Explicação anatômica

A veia testicular esquerda drena para a veia renal esquerda, formando um ângulo reto, com dificuldade de retorno venoso, levando à distensão varicosa da veia, enquanto a veia testicular direita entra na veia cava inferior obliquamente. Ausência de válvulas na veia testicular esquerda.

Classificação

- Pequenas ou grau I – são evidentes somente com a manobra de Valsalva.
- Médias ou grau II – são palpáveis sem a manobra de Valsalva.
- Grandes ou grau III – visíveis como tumoração na porção superior do escroto ("saco de vermes").

Quadro clínico

1. Tumoração macia, distensível na porção superior do escroto.
2. Mais evidente na posição ereta e com a manobra de Valsalva.
3. Sensação de peso e desconforto, mais evidente no grau III.

Diagnóstico – clínico. À ultrassonografia Doppler colorido observam-se as veias coloridas e o refluxo venoso com a manobra de Valsalva.

Quando a varicocele é diagnosticada em crianças abaixo de 10 anos, particularmente do lado direito, convém pesquisar tumor retroperitoneal (Wilms, neuroblastoma, rim hidronefrótico).

O diagnóstico diferencial com outras afecções inguino-escrotais pode ser visto no quadro XIV-3.

Indicação do tratamento cirúrgico

1. Dor crônica, desconforto e/ou atrofia testicular no grau II.
2. Todas as varicoceles no grau III.

2. Escroto Agudo

Torção do Testículo e de seus Anexos

Emergência do trato genital: início súbito; dor intensa na região escrotal, bolsa escrotal dolorida à palpação, hemibolsa vermelho-escura, quente e edemaciada.

Casos ilustrativos

Caso 1 – menino de 2 anos, ao tentar pular do berço, bateu a bolsa escrotal contra a grade. Poucas horas depois começou a se queixar de dor no baixo-ventre e assim passou a noite, não tendo melhorado com supositório de espasmocibalena. Vomitou 2 vezes. Ao ser examinado, o pediatra notou que a bolsa escrotal estava edemaciada, avermelhada e dolorida, mais intensamente no lado E. Temperatura = 38°C. Feito o diagnóstico de **torção do testículo**, a criança foi operada 12 horas após o início da sintomatologia. O diagnóstico foi confirmado, e o resultado, satisfatório.

Caso 2 – menino de 1 ano e 11 meses apareceu com queixa de dor na região escrotal. Exame local idêntico ao anterior. O pediatra encaminhou o caso à cirurgia, com a suspeita diagnóstica de **torção do testículo**. A criança foi hospitalizada, mas ficou apenas em observação, recebendo anti-inflamatórios. Houve regressão lenta do processo inflamatório e cura aparente. Três meses depois, exame de controle mostrou atrofia total do testículo comprometido (bolsa escrotal vazia).

Caso 3 – menino de 6 anos, brincou bastante subindo e descendo muros. Em uma dessas subidas notou discreta batida da bolsa escrotal contra o muro. Poucas horas depois, queixava-se de dor escrotal. Exame local: edema e vermelhidão da bolsa escrotal, com tendência à generalização; dor à palpação. Estado geral bom, afebril, sem repercussão sistêmica. Suspeita diagnóstica: **torção da hidátide de Morgagni**. Confirmação cirúrgica.

TORÇÃO DO TESTÍCULO

O que é – rotação axial do cordão espermático com consequente infarto hemorrágico que pode chegar à necrose testicular. No RN, cujo testículo goza de grande mobilidade, a rotação pode-se dar fora da túnica vaginal (rotação extravaginal), ao contrário da criança maior, na qual, habitualmente, a rotação é intravaginal e dependente de uma inserção alta, anômala, da túnica vaginal no cordão espermático. Nessa faixa etária pode ocorrer, bem mais raramente, a torção entre o epidídimo e o testículo, dependente de uma fixação anormal entre as duas estruturas.

A causa desencadeante do processo é desconhecida. Implica-se uma hiperatividade do músculo cremaster que poderia estar associada a exercícios físicos prévios. O testículo extraescrotal apresenta maior probabilidade de torcer do que o tópico.

CONDUTA DIAGNÓSTICA

1ª etapa Quando suspeitar

Quadro súbito de dor escrotal acompanhado de edema e vermelhidão da bolsa escrotal que se apresenta muito dolorida à palpação (Fig. XIV-4).

No **RN** não ocorre dor à palpação; o testículo está levemente inchado com uma tonalidade azulada da hemibolsa escrotal.

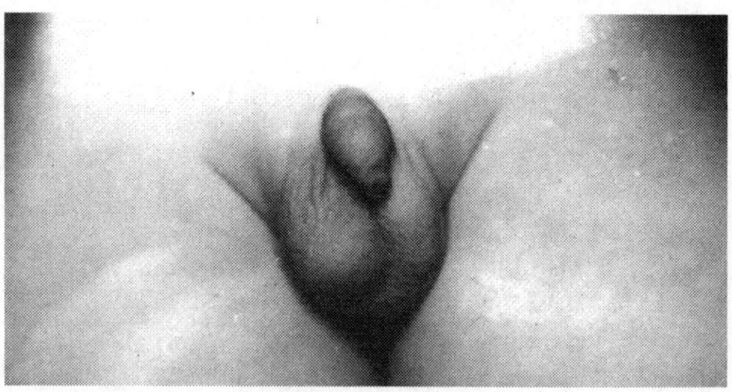

Figura XIV-4 – Torção do testítulo: observar o edema homolateral.

2ª etapa Quadro clínico

1. **Idade** – afeta adolescentes ao redor dos 14 anos, mas pode ocorrer em crianças abaixo de 2 anos.
2. Frequentemente, antecedente de exercício físico e pequenos traumatismos locais; entretanto, pode

ocorrer até durante o sono. Pode haver história de episódios prévios de dor local moderada.

3. Início súbito de dor escrotal intensa; pode irradiar-se para a região inguinal homolateral e ser referida ao baixo-ventre.
4. Aparecimento rápido de edema e vermelhidão local.
5. Aparecimento de sinais sistêmicos (febre e vômitos) não tão intenso quanto na hérnia encarcerada.
6. **Exame físico** – comprometimento discreto do estado geral; dor intensa à palpação do testículo que está dificultada pelo edema da bolsa escrotal. Sinal de Prehn: a elevação do testículo exacerba a dor na torção (ao contrário do que acontece na orquite). Transiluminação negativa (derrame sanguíneo na túnica vaginal).
7. **Não confunda torção de testículo com orquite** – lembre-se que a orquite é incomum na criança e no adolescente está geralmente ligada à caxumba.
8. A torção em testículo retido assemelha-se muito à hérnia inguinal encarcerada. O achado do escroto vazio pode sugerir o diagnóstico de torção.
9. Cintilografia e efeito Doppler (estetoscópio ultrassônico) são de difícil acesso em nosso meio e não são confiáveis; não perder tempo: a exploração cirúrgica é urgente.

CONDUTA CIRÚRGICA

Os princípios de conduta baseiam-se em fatos clínicos e experimentais.

1. A plena vitalidade testicular começa a ser perdida, na maioria das vezes, após 4 horas de isquemia.
2. As células de Leydig (produtoras de testosterona) resistem mais à isquemia do que as da linhagem espermatogenética.

Estima-se que quase todos os casos operados nas primeiras 12 horas (especialmente primeiras 6 horas) apresentem testículos viáveis; nos casos operados entre 12 e 24 horas, esse índice cai para 50% e nos casos tratados após 24 horas não há testículo plenamente viável.

Assim, indica-se **cirurgia precoce**, que consiste na destorção testicular.

Recomenda-se a fixação do testículo contralateral.

TORÇÃO DOS ANEXOS TESTICULARES

Rotação de apêndices (são estruturas ovoides de 1cm de diâmetro) dotados de pedículos estreitos do testículo (= hidátide de Morgagni) ou do epidídimo.

Apresentação

Idade escolar.

Início gradual com dor moderada localizada no polo superior do testículo.

Palpação – nódulo doloroso no polo superior do testículo.

Evolui para aumento unilateral do volume escrotal (edema) com hiperemia da pele.

Com a evolução pode-se observar, através da pele escrotal, um ponto azul, mais bem observado na transiluminação.

Conduta – conservadora com analgésico e repouso. Convém acompanhamento com o cirurgião para evitar confusão com a torção dos testículos. Casos de dúvida e principalmente nas faixas etárias próprias da torção testicular exigem envio urgente ao cirurgião pediátrico.

3. O Escroto Vazio: Criptorquia/Criptorquidia

Bolsa escrotal vazia

II – O testículo é **palpável**

a) No seu **trajeto normal**
   1. desliza espontamente ou sob tração até o escroto = **retrátil**;
   2. é palpável no canal inguinal = **retido**.

b) Fora do seu trajeto normal (= **ectopia**). Inguinal superficial, pubopeniano, perineal, femoral, cruzado.

II – O testículo **não é palpável**

1. intra-abdominal (dentro do canal inguinal interno);
2. o testículo não existe = **anorquia**.

DISTOPIA TESTICULAR (Bolsa escrotal vazia)

Nomenclatura moderna: **distopia testicular** que engloba a patologia do **testículo extraescrotal** e causa a **bolsa escrotal vazia**, a qual pode resultar de algumas situações (Fig. XIV-5):

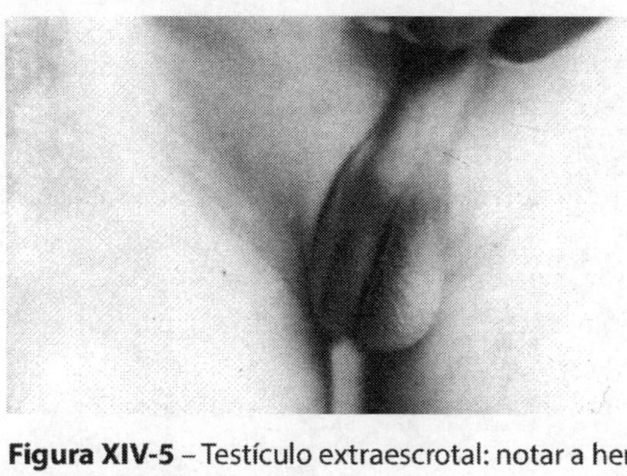

Figura XIV-5 – Testículo extraescrotal: notar a hemibolsa direita hipodesenvolvida.

1. **Testículo retrátil** – o testículo não está na bolsa mas pode ser levado, sem tensão, até o escroto; resulta de refluxo cremastérico hiperativo.
2. **Criptorquia** = testículo oculto e **criptorquidia** = testículo oculto e pequeno.
   Na prática: todos os testículos localizados fora da bolsa escrotal cuja descida não se consegue com manobras. A criptorquia **verdadeira** refere-se aos testículos **intra-abdominais**.
3. Testículos **retidos** = testículos que sofreram migração incompleta mas que respeitam seu trajeto normal de descida e são palpáveis no **canal inguinal** (entre o anel inguinal interno e o externo).
   Os testículos **retráteis** que saem espontaneamente da bolsa, uma vez ou outra, são considerados normais e não criptorquídicos.
4. **Testículos ectópicos** – após a passagem pelo anel inguinal externo, o testículo adquire uma posição aberrante, sendo palpado superficialmente na parede abdominal, na face interna da porção superior da coxa ou no períneo.

Explicação
As estruturas anatômicas envolvidas na descida testicular são preparadas pelos hormônios maternos (gonadotrofina coriônica). Esta estimula as células intersticiais do testículo fetal a produzir andrógenos (testosterona), os quais determinam a descida. Deficiência primária desses hormônios pode resultar na retenção (não descida) do testículo.

CONDUTA DIAGNÓSTICA

1ª etapa Manobra básica

Palpação dos testículos que não estão na bolsa. Mãos aquecidas, passar talco; criança deitada; palpação suave e cuidadosa.

2ª etapa Testículos palpáveis *vs.* não palpáveis

1ª eventualidade – o testículo é **palpável**.
Possibilidades: palpável no seu trajeto normal ou fora do canal inguinal.

1. Palpável no seu **trajeto normal: retrátil *vs.* retido**.
   - **Retrátil** (não está na bolsa mas pode ser levado, sem tensão, até o fundo da bolsa).
     Manobra
     1ª) Os testículos são palpados no canal inguinal.
     2ª) Criança sentada com as pernas cruzadas (posição de Buda).
     3ª) Empurrar o testículo de cima para baixo com a mão E e prendendo-o com a mão D.
     A hemibolsa escrotal correspondente é normal.
     Em geral o testículo retrátil desce normalmente na puberdade.
   - **Retido (65% das criptorquias)**
     1º) O testículo é palpado no canal inguinal.
     2º) Mesmo tracionado não vai até o fundo da bolsa; pode permanecer no canal inguinal = **funicular** (40% das criptorquias), ou ir até o alto da bolsa ou base do pênis = **pré-escrotal** (25%).
     A hemibolsa correspondente é hipodesenvolvida (hipotrófica).
2. **Palpável fora do canal inguinal = ectópico (25%)**
   - Localização mais frequente: inguinal **subcutânea** (confunde-se com o testículo retido pré-escrotal).
   - Outras: pubopeniano, femoral, perineal, cruzado.

2ª eventualidade – o testículo **não é palpável**
a) porque é **intra-abdominal** (criptorquia verdadeira);
b) porque não existe (**anorquia**);
c) porque está **atrofiado**.

Frequência aproximada: unilateral 75% (predomínio do D); mais frequente em prematuros.
Associação **hipospadia + testículo não palpável**: investigar estado **intersexual**.

CONDUTA – O PROCESSO DE DECISÃO

A conduta ideal ainda não está estabelecida e existem **controvérsias**:

▶ Cirurgia *vs.* tratamento hormonal; idade do início do tratamento. As evidências disponíveis são:
a) sinais histológicos de degeneração testicular após o 2º ano de vida;
b) maior risco de câncer, de infertilidade e de torção do testículo criptorquídico;
c) esses riscos não diminuem se a cirurgia for feita após os 5 anos (mas nem todas as pesquisas são concordantes);
d) o testículo na bolsa facilita o diagnóstico de torção e neoplasia;
e) a resposta ao tratamento hormonal (gonadotrofina coriônica) é melhor após os 2 anos, nos casos bilaterais e quando os testículos já estão perto do escroto.

Caso 1 – testículos **retráteis** que saem já da bolsa vez ou outra. *Conduta*: explicar aos pais e à criança que isso é normal e que na puberdade os testículos se fixarão na bolsa.

Caso 2 – testículo **retido**: palpável em localização **inguinal ou pré-escrotal**.
Tratamento hormonal: gonadotrofina coriônica humana (hCG) entre os 2 e 3 anos de idade.
Se a resposta for parcial: repetir o ciclo após 6 meses.
Se não houver resposta:
cirurgia logo após o tratamento hormonal.

Caso 3 – testículo **ectópico** (femoral, perineal, suprapúbico). *Conduta:* cirúrgica com 1 ano de idade.

Caso 4 – testículo não palpável **unilateral**. Laparoscopia com 1 ano de idade. Alguns especialistas preferem aplicar previamente hCG, na esperança de que o testículo se torne palpável.

Caso 5 – testículo criptorquídico associado à **hérnia**. *Cirurgia*: contraindicada hCG.

Caso 6 – criptorquidia e **puberdade** já instalada: cirurgia.

Caso 7 – testículos **não palpáveis bilateralmente**. *Raciocínio* – pode ser: (a) os testículos são intra-abdominais; (b) são atrofiados; (c) não existem (anorquia).

▶ Conduta no **berçário** – testículos não palpáveis: cariótipo; considerar: ultrassonografia (verificar se existem genitais internos femininos) e genitograma.

Entre 30 e 60 dias de vida – estudo de função gonadal: solicitar LH, FSH e testosterona (T).

Aos 6-9 meses – solicitar dosagem de T.

a) T maior que 50ng/dL.
   Observar por 3 meses: se não resolver, agir como em (b).
b) T menor que 50ng/dL: teste agudo com hCG. Dose: 100U/kg, por via IM, durante 5 dias seguidos. Dosar T 24-48h após a última injeção:
   Se houver aumento de pelo menos de 30ng (ou T total > 100ng) = existe testículo. Portanto, o diagnóstico é **criptorquia verdadeira**. Indicar **laparoscopia** em torno de 1 ano de idade. Se não houver aumento da T = **anorquia**: **endocrinologista**.

Tratamento com gonadotrofina coriônica (hCG)

Testículos **retidos**:

Dose: 50UI/kg, 1 vez por semana, durante 6 semanas.

Esta dose, menor que a geralmente preconizada, é para diminuir os efeitos colaterais.

Alguns recomendam 500U para crianças de 1 a 6 anos e 1.000U para maiores de 6 anos, 2 vezes por semana, durante 5 a 6 semanas.

Efeitos colaterais:

a) pele genital: hiperemia e escurecimento;
b) escroto: discreta rugosidade; pelos finos e curtos;
c) aumento do comprimento peniano;
d) ereção de curta duração;
e) dor discreta na região inguinal.

São todos reversíveis.

Alternativa: GnRH.

Em caso de fracasso: indicar cirurgia com brevidade.

Cirurgia: laparoscopia e orquidopexia.

Indicação: testículos ectópicos, não palpáveis.

Idade indicada: entre 9 e 18 meses.

4. Fimose

O que é – constrição do orifício prepucial, o que acarreta a impossibilidade de retrair o prepúcio, impedindo assim a exposição da glande. Pode ser congênita ou adquirida.

Entenda o processo

Nos primeiros meses de vida, o prepúcio está aderido à glande, a qual oferece proteção. Durante os meses seguintes, ocorre um descolamento, separando-se o prepúcio da glande, processo esse já terminado ou bem adiantado aos 5 anos de vida. Assim, o prepúcio pode ser parcial ou totalmente retraído e o orifício prepucial é adequado.

Na **fimose congênita** verdadeira, o orifício prepucial não se dilata e a glande não se liberta, mesmo passados os primeiros anos de vida. A impossibilidade de higiene local adequada produz a retenção de esmegma que aparece, sob o prepúcio, sob a forma de pequenos acúmulos esbranquiçados, geralmente sem consequências, mas que pode também ocasionar processos inflamatórios (balanopostites).

A **fimose adquirida** resulta de agressões do prepúcio:

1. O deslocamento prepucial forçado do prepúcio imaturo pode produzir fissuras e lacerações que quando cicatrizadas conduzem à contratura fibrosa do prepúcio.
2. Processos inflamatórios associados ou não à dermatite amoniacal.

Classificação

As situações que envolvem problemas com o prepúcio podem ser classificadas em 4 tipos, dos quais apenas os 2 primeiros podem ser considerados fimoses verdadeiras.

Tipo I – o diminuto orifício prepucial impede a visualização da glande; pode acompanhar-se de disúria e balanopostites repetidas.

Tipo II – o prepúcio permite a visualização parcial da glande, mas impede sua exteriorização. Não há disúria, mas as balanopostites podem ser frequentes.

Tipo III – "prepúcio não retrátil": o prepúcio permite a exteriorização da glande, mas forma abaixo dele um anel constritor que dá ao conjunto o aspecto de ampulheta. Podem ocorrer balanopostites, e esse tipo está sujeito à ocorrência de parafimose.

Tipo IV – "prepúcio redundante": o prepúcio é excessivo, porém permite a exteriorização da glande; podem ocorrer processos inflamatórios decorrentes de má higiene.

CONDUTA DIAGNÓSTICA

1. Visualização e manobra delicada de tração do prepúcio para trás; fazer a classificação.
2. **Sintomatologia**:
   a) A fimose produz pouca sintomatologia, salvo se for muito pronunciada ou complicada por infecção.
   b) Pode ocorrer alguma dificuldade de micção: ao urinar, a criança enche antes o espaço entre a glande e o prepúcio, abaulando-o, e só posteriormente ocorre o jato urinário que é fino, mal dirigido ou em leque.
   c) Na ocorrência de dermatite de fraldas, o prepúcio também pode ser comprometido.
   d) Retenção de esmegma (nódulos brancos geralmente sem consequências mas que eventualmente podem ser infectados).
   e) Infecção/inflamação local – balanopostite com hiperemia, edema, ulceração e formação de pus que podem atingir a glande e o meato urinário externo causando dor à micção.
   f) Retenção urinária é rara.

PARAFIMOSE – acidente que acontece quando se tenta fazer a retração forçada do prepúcio para exteriorizar a glande; ocorre constrição do prepúcio sobre o pênis e, desse modo, ele não pode mais ser puxado de volta sobre a glande; instala-se estase venosa e, a seguir, edema muito doloroso e cianose da extremidade do pênis.

O PROCESSO DA DECISÃO TERAPÊUTICA

Levar em consideração que:

a) a fimose no RN é fisiológica;
b) o prepúcio exerce papel protetor da glande e tem característica de tecido erógeno; o prepúcio torna-se retrátil em 90% dos meninos até os 3 anos de idade;
c) existem algumas evidências, todas discutíveis, de vantagens futuras decorrentes da circuncisão, especialmente no RN: menor frequência de infecção urinária no lactente; redução de doenças sexualmente transmissíveis, inclusive aids no adulto, redução do risco de câncer de colo de útero na parceira; redução de incidência do câncer de pênis na maturidade;
d) a fimose verdadeira pode acarretar complicações.

Transmitir esses conhecimentos aos pais e orientar quanto à higiene e aos riscos de criar uma fimose secundária.

1. **No período neonatal** – motivos religiosos e culturais podem justificar a realização da circuncisão no RN. Pomadas anestésicas como EMLA (eficiência discreta) ou bloqueio do nervo dorsal do pênis podem ser usados como anestesia, embora técnicas tradicionais milenares possibilitam o procedimento com sofrimento mínimo do RN. **Nunca** permitir a circuncisão em casos de hipospadia e de micropênis.
2. Em crianças **maiores de 5 anos e menores de 10 anos** com moderado grau de constrição – creme de corticoide aplicado no prepúcio. Bons resultados têm sido obtidos com a associação de valerato de betametasona associado à hialuronidase. Aplicar 2 vezes ao dia até melhora, geralmente 1 mês ou no máximo durante 3 meses. Quando começa a haver melhora, fazer retração suave do prepúcio (nunca forçar nem causar dor) por 1 minuto 4 vezes ao dia, durante 1 mês (Postec). Recidivas podem ser submetidas a novo tratamento. Fracasso do tratamento sugere indicação cirúrgica – postectomia.
3. Fimose persistente **após os 10 anos** – indicação cirúrgica.
4. Em **qualquer idade**
   a) presença de sintomatologia pertinente: disúria; processos inflamatórios locais (balanopostites) repetidos apesar de orientação sobre higiene adequada;
   b) hidronefrose detectada intraútero pela ultrassonografia e refluxo vesicoureteral comprovado no período neonatal; refluxo vesicoureteral com infecções frequentes;
   c) infecções urinárias de repetição no lactente.
5. **Conduta na parafimose**
   1ª) aplicar pomada anestésica;
   2ª) redução manual cuidadosa, lenta e progressiva, puxando para trás o prepúcio preso entre os dedos indicadores e médios de ambas as mãos e empurrando a glande com os polegares.

5. Balanites

Balanopostite = inflamação da glande e do prepúcio.

Manifestação – dor local em queimação, dor à micção, prepúcio muito sensível.

Incidência – a maioria dos casos é encontrada entre as crianças maiores e muito mais frequente nos meninos portadores de fimose.

Etiologia – devem-se à ação macerante das secreções e/ou traumatismos locais, aliados à infecção secundária (balanite do menino pequeno).

Manifestações mucosas – edema e eritema com pequenas erosões no sulco balanoprepucial, que podem estender-se à glande e ao prepúcio; às vezes, pus sob o prepúcio.

Evolução – é aguda e benigna, pode complicar-se com candidíase; responde muito bem ao tratamento; nos meninos com fimose pode haver recorrência.

Tratamento – regride apenas com higiene local com soluções antissépticas (líquido de Dakin ou água d'Alibour a 5-10%). Eventualmente pomada antibiótica. Se houver fimose, esta deve ser corrigida cirurgicamente, fora do episódio inflamatório.

6. Cistos de Retenção do Esmegma

Cistos de retenção de esmegma (secreção sólida, branca) recobertos por uma pele fina, perto do sulco balanoprepucial. Geralmente ocorre regressão espontânea com eliminação do conteúdo do cisto. Eventualmente há necessidade de dilatação manual do prepúcio para possibilitar a eliminação do esmegma.

7. Pápulas Perláceas do Pênis

Pápulas pequenas (1-3mm), brancas, brilhantes, múltiplas, distribuídas difusamente na coroa do pênis, predominantemente na face anterior e não se expandem para a glande nem para o prepúcio. São persistentes, mas normais; não é herpes.

Apêndice: valerato do betametasona + hialuronidase: Postec (Apsen).

8. O Pênis Pequeno

Pênis inconspícuo – refere-se ao **pênis que é ou parece ser pequeno**.

1. Pênis **sepultado** ou escondido (*buried*) = pênis normal enterrado na gordura pré-púbica, a qual é superabundante.
2. Pênis **alado** ou membranoso (*webbed*) = membrana cutânea liga a face ventral do pênis ao escroto (com desaparecimento do ângulo penoescrotal):
   a) Fusão **completa** = não se distingue pênis de escroto.
   b) Fusão **incompleta** = várias membranas separadas.
   c) Anomalia isolada (rara).
   d) Associada à hipospadia ou micropênis.
3. Pênis **capturado** ou preso (*trapped*) = pênis repuxado por tecido cicatricial e enterrado no escroto e na gordura pré-púbica; pode haver deformidade da glande com deslocamento aparente do meato. Pode ser pós-traumático ou iatrogênico (pós-operação de fimose).

MICROPÊNIS

Pênis extremamente pequeno mas não malformado e sem anormalidades da diferenciação sexual.

1ª questão Como medir

Criança deitada: 1º) posicionar a régua perpendicularmente ao púbis; 2º) pressionar a régua de modo a comprimir a bola gordurosa pré-pubiana; 3º) pinçar a glande entre o polegar e o indicador; 4º) esticar o pênis (até encontrar resistência); 5º) colocá-lo contra a régua e medir desde a base do pênis até a ponta da glande (descontar o excesso de prepúcio).

2ª questão Critério

Considerar micropênis se for abaixo de 2,5 desvios-padrão da média para a idade ou para o grau de desenvolvimento puberal.

Na prática – *nos primeiros 6 meses de vida*: **menor que 2cm** (média normal: 3,9cm); *em qualquer idade*: menor que 1,9cm; dos 3 aos 11 anos: menor que 3cm.

3ª questão Por quê?

Micropênis implica **testosterona insuficiente** decorrente de atividade anormal do eixo hipotálamo-hipófise-testículos. Pode também estar associado à deficiência do hormônio de crescimento.

CONDUTA DIAGNÓSTICA

MICROPÊNIS NO RECÉM-NASCIDO E LACTENTE ATÉ 6 MESES

1ª etapa Investigação inicial

1. Investigar se existem outros casos de genitália hipoplástica na família.
2. Presença de hipoglicemia: sugere hipopituitarismo.
3. Hipotonia a ponto de necessitar de alimentação inicialmente por sonda gástrica: síndrome de Prader-Willi.
4. Criptorquidia e história familiar de infertilidade e redução do olfato: síndrome de Kallmann.
5. Fenda palatina: displasia septóptica.
6. Presença de dismorfias evidentes: síndromes de Down, Noonan, Smith-Lemli-Opitz.

2ª etapa Dosagem de gonadotrofinas (LH e FSH) e testosterona (T)

Esclarecimento – nessa faixa etária, o eixo hipotálamo-hipofisário encontra-se ativo, o que não ocorre após os 6 meses de idade até a puberdade.

1. Interpretação – LH, FSH e T diminuídas: hipogonadismo hipogonadotrófico.
   Confirmação – teste de administração de gonadotrofinas coriônicas: ocorre aumento da testosterona.
   Considerar – hipopituitarismo idiopático, síndrome de Kallmann e de Prader-Willi, displasia septóptica. Solicitar tomografia cerebral.
2. LH e FSH aumentadas e T diminuída: defeito primário do testículo.
   Considerar – síndrome de Klinefelter, outras polissomias X, síndrome dos testículos rudimentares, defeito de síntese de testosterona.
3. LH e FSH normais ou elevadas e T normal ou elevada – insensibilidade parcial aos andrógenos.
   Comprovação – teste da administração de gonadotrofina: ocorre aumento da testosterona.

3ª etapa Cariótipo

Solicitar cariótipo.

MICROPÊNIS NA CRIANÇA PRÉ-PÚBERE

1ª etapa Investigação inicial

1. Casos semelhantes na família.
2. Deficiência visual e nistagmo – displasia septóptica.
3. Antecedente de hipoglicemia – hipopituitarismo.
4. Obesidade, baixa estatura e deficiência intelectual com antecedente de hipotonia nos primeiros meses – síndrome de Prader-Willi.
5. Criptorquidia e olfato diminuído – síndrome de Kallmann.
6. Dismorfias evidentes – síndromes de Down, Noonan, Smith-Lemli-Opitz.

2ª etapa LH, FSH e TESTOSTERONA

1º) Dosagem LH, FSH e testosterona (T) – as três estão normais (baixas).

2º) Fazer teste de gonadotrofina – a) *ocorre aumento da T*: pode ser hipogonadismo hipogonadotrófico ou insensibilidade parcial aos andrógenos. Tomografia cerebral é útil; b) *não responde*: defeito testicular primário (hipogonadismo hipergonadotrófico).

Para completar o estudo da função hipofisária é útil complementar com o teste de estimulação com LHRH fazendo dosagem de LH e FSH.

3ª etapa Cariótipo

Solicitar cariótipo.

MICROPÊNIS NO ADOLESCENTE

Observação: **no adolescente**, a interpretação dos testes é semelhante à do lactente até 6 meses.

Teste da gonadotrofina: aplicar 100U/kg/dia durante 5 dias, por via IM – dosar T antes da 1ª aplicação e 24 horas depois da 5ª injeção.

CONDUTA TERAPÊUTICA

1. Considerar a doença de base.
2. T de depósito (ésteres): Primotest-depot 100mg, Durateston 250mg. *Lactentes*: 25 a 50mg, por via IM, 1 vez por mês, durante 3 a 4 meses. *Crianças e adolescentes*: 100mg/m^2/dose, 4 doses.
3. Creme de T a 5%: aplicação local – o resultado é muito variável e deve ser evitado.
4. Apoio psicossocial.

9. Exame Ginecológico na Infância

Há condições de se fazer exame ginecológico completo em uma menina ou em uma mocinha?

Sim, há condições de se fazer um exame completo na idade infantil e na juvenil, variando apenas o modo de proceder em um caso e em outro, em virtude das próprias condições da paciente.

É importante na prática diária esse tipo de exame?

Sim, é muito importante que se faça o exame dos genitais já na primeira infância, isto é, até os 7 anos, para evitar graves erros diagnósticos por simples omissão.

Como é que se procede em um exame desse tipo?

Do ponto de vista prático, há que considerar 4 etapas:

1. Inspeção e palpação.
2. Exame pélvico abdominal.
3. Exame sexual extragenital.
4. Exame instrumental: exige um médico com competência para exame ginecológico na criança.

Na **primeira etapa**, comprovar a normalidade dos grandes lábios, ou pequenos lábios (às vezes com sinéquia total ou parcial), do clitóris, da membrana himenal, do canal vaginal, da uretra, do ânus, da região inguinal e do monte de Vênus.

O **exame pélvico abdominal** consiste no exame do abdome associado ao toque retal, com a finalidade de explorar a presença do útero. O que se palpa nessa idade é apenas o colo uterino que se apresenta muito desenvolvido em relação ao corpo, na proporção de 1:3.

O **exame sexual extragenital** visa à análise do corpo como um todo, estudando as partes em desenvolvimento sexual fora da área genital. Verificam-se, então, se o peso, a altura, o contorno do corpo, o tipo de pele, a presença de pelos e o aspecto e o tamanho das mamas estão de acordo com a idade cronológica da criança.

O **exame instrumental** é a última fase e, talvez, a mais difícil de executar. Aqui, são importantes, e de grande valia, para o sucesso do exame o tato e a diplomacia do médico em conquistar a confiança e a sinceridade da jovem paciente. É realizado com o auxílio do colpovirgoscópio de Bicalho. Esse aparelho consiste em um espéculo cilíndrico (quatro diâmetros diferentes), preso a um cabo articulado e com ponta iluminada que permite visualizar todo o canal vaginal, o colo uterino e o orifício externo. É um ótimo aparelho que, além de ajudar muito na semiologia, facilita a colheita de material e a aplicação de medicação local.

10. Vulvovaginites

Inflamação da vulva/vagina.

É a ginecopatia mais frequente na infância.

Fatores que tornam a genitália feminina mais vulnerável na infância:

1. Condições anatômicas: vulva anteriorizada e entreaberta, grandes lábios sem coxim gorduroso, ninfas atróficas, ausência de pilosidade pubiana, proximidade do ânus.
2. Condições fisiológicas: mucosa vaginal atrófica, pH vaginal não ácido.
3. Fatores desencadeantes: higiene deficiente ou roupas inadequadas.

CONDUTA DIAGNÓSTICO-TERAPÊUTICA

1ª etapa Quando suspeitar

1. Prurido vulvar (na criança pequena pode manifestar--se apenas pelo ato de atritar ou coçar a área) ou ardência ou dor vulvar.
2. Choro durante a micção (disúria vulvar = dor pelo contato da urina com uma área irritada da vulva); polaquiúria, urgência para urinar, perdas urinárias.
3. Irritabilidade; manipulação da genitália; masturbação.
4. Umidade permanente da vulva (sintomatologia desagradável e incomodativa); vulva vermelha (inflamada) e inchada.
5. Corrimento vaginal geralmente amarelado, quantidade variável, malcheiro, sujando as calcinhas ou as fraldas.

2ª etapa Exame físico

1. Inspeção das roupas (apertadas? impermeáveis? secreção na face interna das calcinhas ou fraldas?).
2. Exame da vulva (edema, vermelhidão, grãos de areia ou fezes).
3. Suavemente, com um dedo de cada lado, lateralmente aos grandes lábios e fúrcula posterior, repuxar para o lado e depois para trás.
4. Observar o corrimento: quantidade, cor, consistência; lembrar que o fluxo no interior do canal vaginal nem sempre tem o mesmo aspecto ao se exteriorizar na calça (ele se modifica ao contato com o ar e pele, decompõe-se, mistura-se com as secreções das glândulas sebáceas e sudoríparas). O aspecto do corrimento pode sugerir a etiologia (ver Quadro XIV-4).

3ª etapa Vulvite *vs.* vaginite

Vulvite = inflamação e escoriações nos lábios vulvares, clitóris e introito vaginal.

Vaginite = corrimento (excluir leucorreia fisiológica do recém-nascido). Na criança geralmente o processo é uma vulvite primária, mas frequentemente o médico é consultado quando o processo já se estendeu à vagina (vaginite secundária), constituindo uma **vulvovaginite**. A vaginite primária é rara e geralmente causada por processos específicos como corpo estranho, fungos, gonorreia, tricomonas.

Leucorreia fisiológica = secreção vaginal mucoide branca, não irritante e sem dor, ocorre no recém-nascido e na pré-menarca.

4ª etapa Raciocínio básico

A grande maioria das vulvovaginites observadas pelo pediatra ou pelo médico de cuidados primários é a vulvite primária **inespecífica** decorrente de **má higiene local** com vaginite secundária. Assim, **não** há indicação inicial para cultura do corrimento (quando efetuada ela revela uma flora mista de bactérias não patogênicas) (Fig. XIV-6).

5ª etapa Diagnóstico clínico do corrimento vaginal (Quadro XIV-4)

Tratamento local

1. Banho de assento com água morna e ½ copo de vinagre branco durante 15 minutos, 2 vezes ao dia. A seguir: limpeza vulvar com antisséptico: líquido de Dakin ou sabonete de ácido láctico (Lucretin infantil). A criança deve permanecer uns 10 minutos deitada com almofada sob as nádegas, a fim de modificar a direção da vagina. Ao se levantar, o líquido escorre, devendo-se secar bem a região. Alternativa: introdução no canal vaginal, todas as noites, de policresuleno (Albocresil) – 1 colher das de sopa em 1 litro de água.
3. **Duração do tratamento: 10 a 14 dias. Resultado favorável na grande maioria dos casos.**
4. Evitar sabão e talco; fazer a limpeza local com bola de algodão com óleo vegetal.
5. Após 2 ou 3 dias de tratamento, com a fase aguda já melhorada, passar cremes de corticoide (Berlison, Stiefcortil).

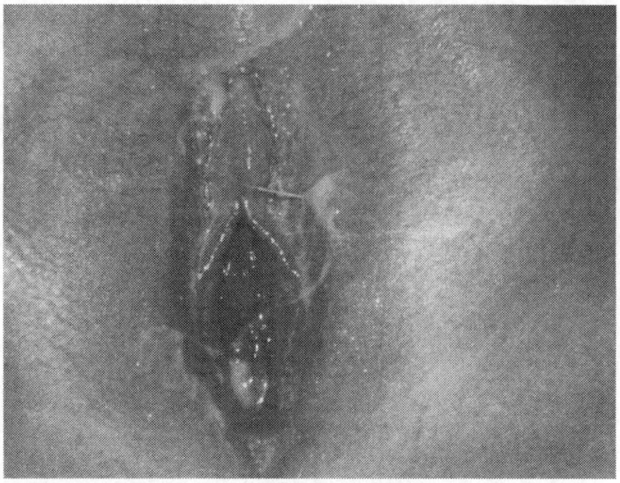

Figura XIV-6 – Corrimento purulento.

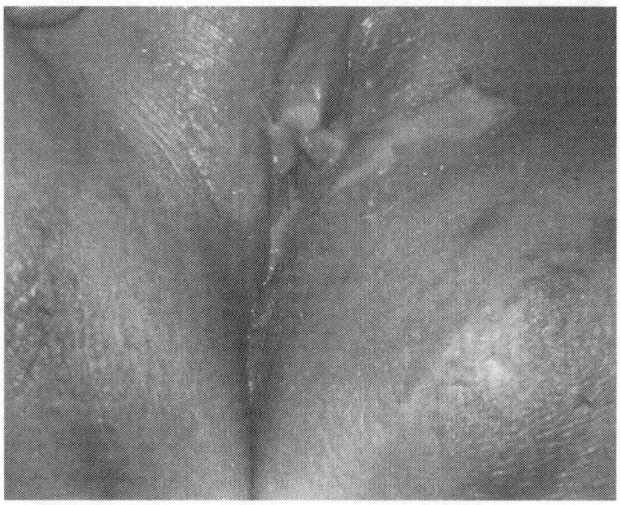

Figura XIV-7 – Vulvovaginite gonocócica.

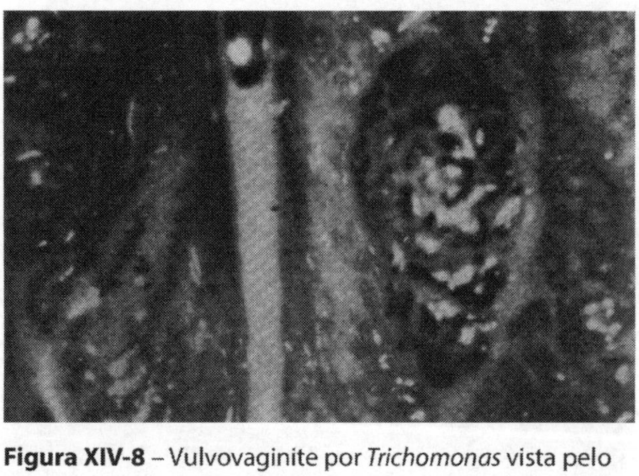

Figura XIV-8 – Vulvovaginite por *Trichomonas* vista pelo colposcópio (secreção espumosa, purulenta e pontilhado congestivo).

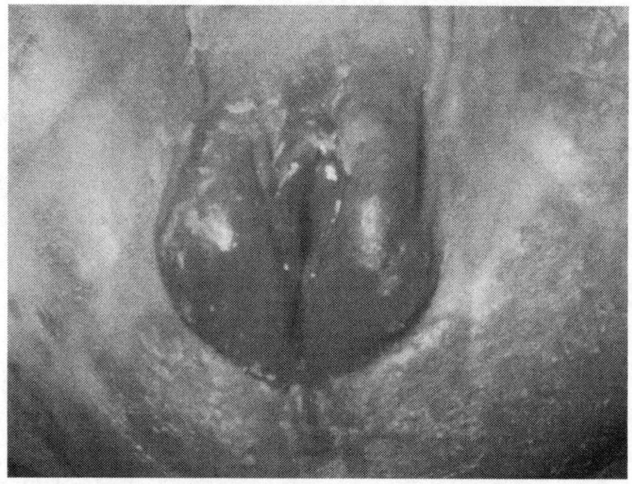

Figura XIV-9 – Monilíase grave em lactente de 2 meses de idade com ânus imperfurado e fístula retovaginal.

Quadro XIV-4 – DIAGNÓSTICO DO CORRIMENTO PELO ASPECTO.

Corrimento vaginal	Diagnóstico
Branco, fluido, transparente	Fisiológico/início da puberdade
Em mingau de maisena, aderente, pouco volumoso, odor de peixe	Vulvovaginite inespecífica *Gardnerella vaginalis* + anaeróbios (AS ±)
Muito purulento, espesso, abundante (abuso sexual?)	Vulvovaginite gonocócica (Fig. XIV-7) (AS)
Esverdeado, espumoso, abundante, malcheiroso; assadura, dobras, coxa, vulva	Vulvovaginite por tricomonas (Fig. XIV-8) (AS)
Tipo requeijão, aderente; prurido, queimação, dermatite vulvar e perianal Melhora durante e piora depois da menstruação	Vulvovaginite por monília (Fig. XIV-9) (AS)
Aquoso com cheiro de urina	Ectopia ureteral
Escuro, fétido, fecal	Fístula retovaginal
Sanguinolento, pútrido, persistente, branco, marrom	Corpo estranho
Sanguíneo	Prolapso da uretra, pólipo, menarca, sarcoma botrioide (aos 2 anos)

AS = com atividade sexual; ± = não obrigatoriamente.

Cuidados gerais

1. A região vulvar e suas adjacências devem permanecer sempre limpas e secas.
   a) Enxugar após cada micção com papel higiênico e não com a calcinha suja.

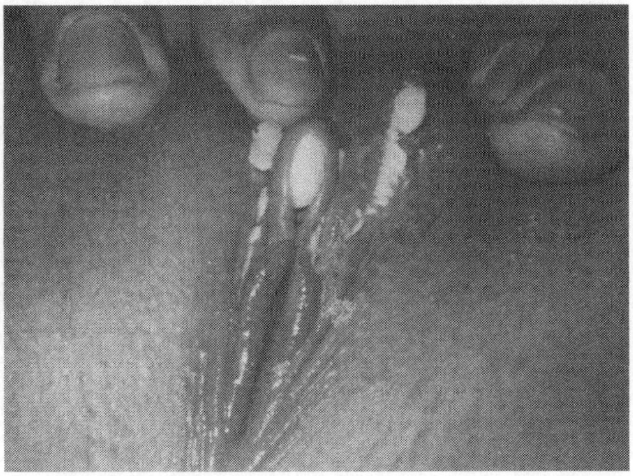

Figura XIV-10 – Secreção sebácea do espaço interlabial e prepúcio do clitóris.

b) Após a evacuação fazer a limpeza sempre de frente para trás, para evitar contaminação por bactérias intestinais.

c) No banho, remover o material seboso que se acumula na prega entre os lábios e no clitóris (Fig. XIV-10).

d) Tomar banho e lavar bem o períneo sempre que a criança brincar com areia. Usar sabonete gorduroso.

2. Usar calcinha de algodão, malha de tecido fino.
3. Cortar bem as unhas; lavar roupas íntimas em separado; ferver as calcinhas, se necessário.

7ª etapa Conduta nos casos rebeldes/graves

Se não melhorar em 2 semanas ou, desde o início, nos casos de **corrimento purulento abundante**, pesquisar **causas específicas**:

1. História detalhada para a possibilidade de corpo estranho; história típica de oxiúro (prurido anal que piora à noite, irmãos com sintomas semelhantes).
2. Após inspeção da genitália externa, afastam-se os lábios e, por meio do hímen, colhe-se material do conduto vaginal, para exame direto a fresco (tricomonas e monília), método de Gram (leucócitos, bactérias, gonorreia), cultura (bactérias; meio específico de Thayer-Martin para gonococos); *swab* anal e vulvar (para oxiúro).

8ª etapa Tratamento específico

Gonorreia (vaginite por abuso sexual ou por permanecer no leito com uma mulher infectada).

Probenecida 50mg/kg (até 1g) por VO + amoxicilina 50mg/kg (até 3g) por VO, dose única; *ou* penicilina procaína 100.000U/kg (até 4,8 milhões), por via IM; *ou* ceftriaxona (Rocefin) 125mg ou 250mg por via IM, dose única.

Candidíase – *lactentes*: assadura;
adolescentes: atividade sexual, pílula.

Aplicar na vulva; nas adolescentes sexualmente ativas aplicar também por via intravaginal, ao deitar, 7 a 14 noites:

- 1ª opção (baixo custo): violeta de genciana a 0,5%.
- 2ª opção (econômica): creme de nistatina (ou supositório vaginal).
- 3ª opção (antimicóticos mais ativos): creme de miconazol (Gyno-Daktarin) ou terconazol (Gino-Fungix) ou iconazol (Gyno-Icaden) ou clotrimazol (Canesten). Friccionar a vulva, fazer instilação vaginal.

Casos recidivantes – cetoconazol (Nizoral) ½ comprimido ao dia, durante 5 dias.

Tricomoníase (por contato sexual ou contato físico íntimo). Metronidazol 125mg (até 20kg) e 250mg (se > 20kg) 3 vezes ao dia, durante 7 dias (ou 20-40mg/kg/dia).

Vaginose bacteriana – *clue cells* no exame microscópico do corrimento; adição de gotas de KOH a 10% ao corrimento faz exalar odor de peixe. *Tratamento*: metronizadol 125-250mg, de 12/12h, durante 10 dias.

11. Sinéquia dos Pequenos Lábios

O que é – aderência dos pequenos lábios que se fundem na linha média do óstio vaginal. É consequente a uma leve inflamação da vulva (dermatite).

Caracterização – revela-se como uma membrana delgada e translúcida e a fenda vulvar é representada por uma ligeira depressão entre os grandes lábios. Pode ser: a) **parcial** ou b) **quase total**, deixando apenas um pequeno orifício para a passagem da urina.

Sintomatologia – geralmente assintomática, quase sempre achado de exame e raramente motivo de consulta. Pode causar dificuldade de eliminação da urina e retenção de urina na vagina, o que pode provocar vulvite e até mesmo infecção urinária.
Faixa etária – 4 meses a 6 anos.

CONDUTA

Premissa – a sinéquia, especialmente se parcial, acarreta riscos mínimos e corrige-se espontaneamente na pré-menarca; por outro lado, o descolamento pode causar traumas psíquicos, e o uso de estrógenos, efeitos secundários.

1. Sinéquia parcial com orifício amplo – conduta expectante até a pré-menarca, 50% dos casos corrigem-se em 6 meses; quase todos em 1 ano.
2. Sinéquia ampla ou provocando distúrbios – tração cautelosa e suave dos grandes lábios para cima e para os lados tentando fazer o descolamento; se necessário usar um estilete rombo aplicado na linha média da membrana. Após o descolamento usar pomada (como Hipoglós) ou óleo (nos primeiros dias pode-se usar uma pomada com corticoide) para lubrificar as bordas e evitar novas aderências.
3. No caso de sinéquias totais ou recidivas frequentes – creme de estrógeno (Premarin) 2 vezes ao dia, durante 7 a 14 dias.

Podem ocorrer: eritema ou pigmentação vulvar, ingurgitamento ou dolorimento das mamas; todos reversíveis. Após a cura, passar pomada de vitamina A (Hipoglós) todas as noites, durante 1 a 2 meses.

SEÇÃO XV

Os Problemas da Pele (Dermatologia) e as Doenças Infecciosas

coordenador (dermatologia) **Ney Romiti**

colaboradores **Ney Romiti. José Roberto Paes de Almeida. Sandra Lopes Mattos E. Dinato. Sônia Maria Voss. Edgard dos Santos Neves Filho. Gabriela Lowi. Nelson G. Proença. José Eduardo Costa Martins. Walter Belda. Jorge M. Psillakis. Rosana Nocito. Jayme Murahovschi. Calil Kairalla Farhat. Antonio Vladir Iazzetti.**

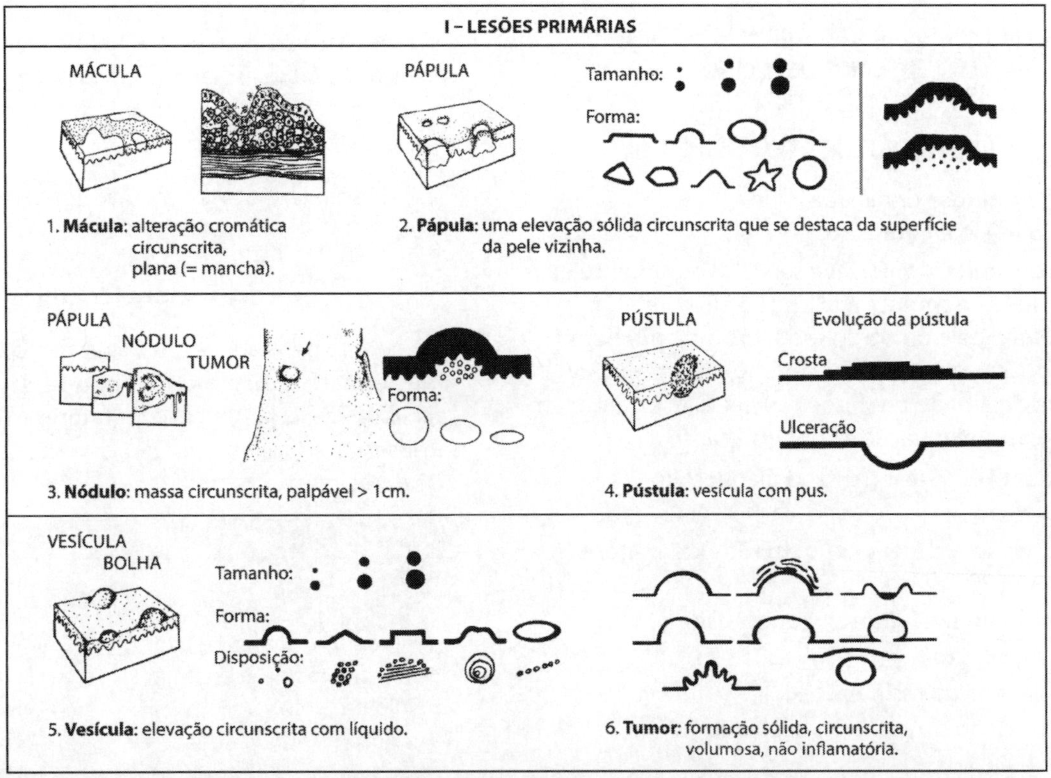

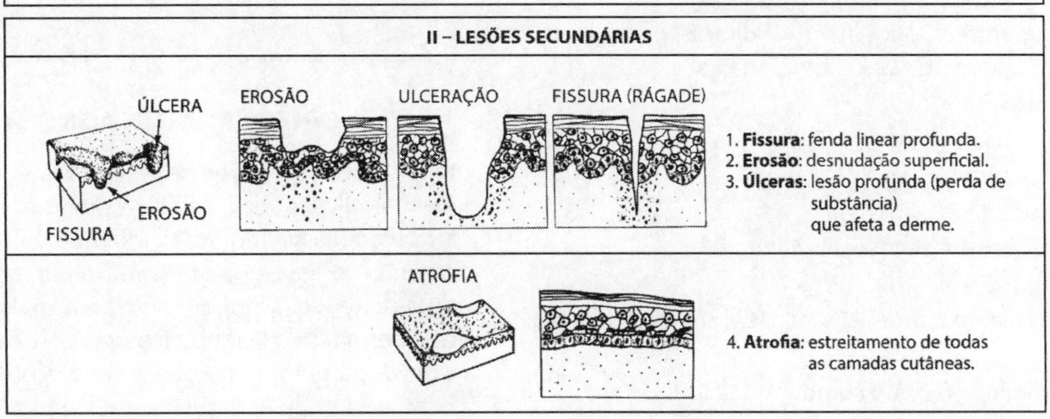

HOMENAGEM

Saudoso **Dr. Ciro Aranha Pereira**. Meu colega **Dr. Nelson G. Proença**

Livros Recomendados Dermatologia Pediátrica – Oliveira (Manole); Atlas de Dermatologia Pediátrica – Lowy, Alonso, Costari, Oliveira (Medsi)

Primeira Parte

DERMATOLOGIA

1. Identificação das Lesões

LESÃO DERMATOLÓGICA

Efetuar **anamnese** detalhada,
incluindo **início** e **evolução**.

A **lesão dermatológica** deve ser cuidadosamente examinada, judiciosamente analisada e interpretada:
a) observar a pele do corpo todo; b) ambiente bem iluminado; c) exame inicial à distância: distribuição; c) exame detalhado das lesões; d) analisar: localização, distribuição, delimitação e configuração.

1. **Localização**: pode orientar o diagnóstico.
   Exemplos:
   a) Lesões só em áreas **expostas**: fotodermatoses contato?
   b) Lesões **intertriginosas**: candidíase?
2. **Distribuição**:
   a) simétricas ou assimétricas;
   b) só um lado do corpo ou bilateral;
   c) generalizadas;
   d) segmentares, podem ser: (1) difusas, disseminadas; (2) em placas; (3) agrupadas.
3. **Delimitação**:
   a) bem delimitadas;
   b) mal delimitadas;
   c) agrupadas;
   d) confluentes (tendem a se juntar).
4. **Configuração**:
   a) numular (em moeda), circinada, anular (em anel);
   b) oval;
   c) serpiginosa (como cobra);
   d) geográfica (como mapas);
   e) gutata (em gota);
   f) reticular (em rede);
   g) em alvo;
   h) multiforme (formas variadas).

As lesões assemelham-se aos naipes e aos números das cartas do baralho; isoladas, seu valor é relativo; agrupadas, conduzem o diagnóstico (indicam "como achar a página do livro").

Cada dermatose tem uma lesão **primária**

↓

procure sempre identificá-la

Esta poderá permanecer e evoluir como tal e definir uma dermatose ou ir modificando-se, seja por sua própria natureza, seja por ação de fatores extrínsecos ou intrínsecos, adquirindo, então, aspectos secundários, que darão o aspecto final.

Lesões primárias	e as secundárias
Mácula	Crosta
Pápula	Erosão
(nódulo–tubérculo–tumor)	Escama
Vesícula (bolha e pústula)	Úlcera
Urtica	Rágade
Cistos	Necrose
Vegetação/verrucosidade	Cicatriz
Ceratose	

ORIENTAÇÃO DIAGNÓSTICA

Identificadas as **lesões primárias**, seguindo as informações iniciais deste capítulo, procure fazer a **classificação** dermatológica da doença, enquadrando-a em uma das **categorias** assinaladas a seguir e, dentro dessa categoria, verifique os **dados mais chamativos** que permitem o diagnóstico provisório; os **grupos etários** predominantemente atingidos:

L = lactente
PE = pré-escolar
E = escolar
A = adolescente

e presença de **prurido** (P) significativo.

ERUPÇÕES ERITEMATOSAS

Faringite, febril	**Escarlatina** (PE, E)
Febre, tosse, congestão ocular, espirros, enantema	Sarampo (PE, E), (P)
Adenopatia cervical e occipital em escolar	Rubéola (E, A)
Precedido por 3 dias de febre em lactente	Exantema súbito (L)
Face de criança esbofeteada, afebril	**Eritema infeccioso**
Maculopápulas com centro azulado, prurido ou queimadura	**Eritema multiforme**
Eritema inflamatório seguido de descolamento da pele em lamelas	**Síndrome da pele escaldada** (L, PE)
Nódulos eritematosos doloridos na face anterior das pernas	**Eritema nodoso**

ERUPÇÕES ERITEMATOESCAMOSAS

Escamas oleosas (couro cabeludo, face, tórax, dobras)	**Dermatite seborreica** (L, A)
Escamas prateadas (joelho, cotovelo, couro cabeludo, lombossacra)	**Psoríase** (A), (P) variável
"Placa-mãe" seguida de erupção de cor salmão	**Pitiríase rósea** (A), (P)
Em "asa de borboleta" na face	**Lúpus eritematoso** (A)
Placas marrons entremeadas com pele normal (aspecto geográfico)	**Pitiríase versicolor** (A)

ERUPÇÕES PAPULOSAS

Pápulas cupuliformes encimadas por vesícula, pruriginosas	**Estrófulo** (L, PE), (P)
Pápulas pequenas, poligonais, numerosas na face e dorso das mãos	**Verruga plana** (PE, E, A)
Pápulas em cabeça de alfinete, umbilicadas, isoladas ou múltiplas	**Molusco contagioso** (PE)
Comedão = "cravo" (face, tórax) em adolescente	**Acne** (A)
Pápulas vermelhas com escamas brancas (joelho, cotovelo, tronco e couro cabeludo)	**Psoríase** (A), (P) variável
Manchas escamosas redondas, rosadas	**Pitiríase rósea** (A), (P)
Erupção violácea pruriginosa; rede branca nas mucosas; adolescentes	Líquen plano (A), (P)
Pápulas agrupadas em anéis	**Granuloma anular** (E, A)
Pápula amarela com ponto central escuro nos pés	**Tungíase** (bicho-de-pé)

LESÕES ANULARES (arredondadas, em moeda)

Distúrbio inflamatório com pápulas e nódulos em configuração em moeda, não há vesículas, pústulas nem descamação, assintomático, cura espontânea a longo prazo	**Granuloma anular** (E, A)
Placas eritematoexsudativas, crostosas, arredondas, em moeda, múltiplas, pruriginosas, em dorso das mãos, braços, pernas, evolução crônica, remissões e exacerbações	**Eczema numular** (atópico) (PE, E)
Lesões papuloescamosas, bordas salientes, expansão periférica com clareamento central, descamação	***Tinea corporis*** (tinha do corpo) (PE, E)
Placa descamativa oval ou vermelha, lesão papuloescamosa no tronco, é a lesão-mãe ("mancha precursora"), depois aparecem outras manchas no tronco	**Pitiríase rósea** (A)
Máculas ou pápulas eritematosas, conformação em "alvo", simétrica	**Eritema multiforme**

ERUPÇÕES NODULARES

Nódulos vermelhos, dolorosos, com uma pústula no ápice e carnicão central. Sempre em região com pelo	**Furúnculo, antraz** (E, A)
Nódulos vermelhos, dolorosos, que supuram resultando em fístulas (axilas, virilha, interglúteo). Não têm carnicão	**Hidroadenite supurativa** (A)
Nódulos pequenos pós-ferimento em piscina ou aquário	**Granuloma das piscinas** (PE, E, A)
Nódulos ou placas acastanhados, anestésicos ou não	**Hanseníase** (PE, E, A)
Cancro inicial seguido de uma cadeia de dilatações inflamatórias ao longo de uma via linfática	**Esporotricose** (E, A)

ERUPÇÕES TUMORAIS

Tumor pós-traumático, duro, vermelho ou azulado, sangra fácil	**Granuloma piogênico** (PE, E, A)
Tumor hemisférico preenchido por material semissólido	**Cistos da pele** (A)
Nódulos ou placas duras, projeções semelhantes a garras Secundários a um traumatismo	**Queloide** (A)
Áreas espessadas da pele em zona de pressão ou atrito	**Calo, calosidade** (E, A)

ERUPÇÕES VESICULOSAS

"Brotoeja" no calor = vesículas, com ou sem eritema	**Miliária** (L, PE, E)
Vesícula ou bolha que se rompe logo, formando crosta amarelada	**Impetigo** (L, PE, E, A)
Quadro polimorfo em céu estrelado, com máculas, vesículas, pústulas e crostas; febril	**Varicela** (PE, E), (P)
Grupo de vesículas sobre uma base eritematosa	**Herpes** (E, A)
"Impingens": placas vesicoescamosas avermelhadas, circinadas e pruriginosas	***Tinea corporis*** (PE, E), (P)
Placas escamosas com bordas nítidas convexas, vesiculosas, na virilha	***Tinea crural*** (E, A), (P)
Placas avermelhadas, descamativas, vesiculosas, bem delimitadas nos pés	***Tinea pedis*** (A), (P)

Nota: as vesiculações são dificilmente reconhecidas a olho nu.

DOENÇA DO COURO CABELUDO

Áreas totalmente calvas, delimitadas, sobre pele normal; pelos da periferia partidos e reduzidos a pequeno coto	***Alopecia areata*** (E, A)
Área irregular, de bordas mal definidas, contendo cabelos normais e outros fraturados; criança nervosa	**Alopecia traumática** (E, A)
Área seca cinzenta ou vermelha e exsudativa, coberta por escamas e cabelos curtos tonsurados	***Tinea capitis*** (PE, E)
Vermelhidão difusa com descamação oleosa	**Dermatite seborreica** (L, A), (P)
Placas bem definidas, vermelhas, cobertas de escamas prateadas	**Psoríase** (A)
Placas vermelhas, atróficas, contendo folículos tamponados	**Lúpus eritematoso** (A)
Alopecia difusa da região posterior contendo minúsculas pápulas foliculares e pelos fraturados; com lupa: "contas de rosário"	***Moniletrix*** (L, PE) familiar (raro)
Erupções pruriginosas, impetiginizadas, escoriadas, na região occipital; lêndeas aderidas aos pelos	**Pediculose** (E, A), (P)
Placas verrucosas, alopecias bem delimitadas, amareladas	**Nevo sebáceo** (A)

GRUPO DERMATITE-ECZEMA

Lactentes com placas vesicocrostosas muito pruriginosas na face, antecedentes familiares de eczema, asma e rinite	**Eczema atópico** (L: surge após o 5º-6º mês de vida; crônico), (P)
Erupção eritematoescamosa, oleosa (já nas primeiras semanas de vida)	**Dermatite seborreica** (L, PE)
Eritema pruriginoso, vesiculação, exsudação, crostas	**Dermatite de contato** (L, PE, E, A), (P)
"Assadura" na região das fraldas	**Dermatite de fraldas** (L)
Vesículas profundas nas bordas dos dedos da mão (lesão em grão de sagu)	**Desidrose** (E, A), (P)

AFECÇÕES ULCEROSAS

Ulceração recoberta por crosta espessa e com halo eritematoso	**Ectima** (PE, E)
Úlceras redondas recobertas por secreção e bordas elevadas com molduras (atente para proveniência)	**Leishmaniose tegumentar** (PE, E, A)
Úlceras extensas nas pernas (raras)	**Úlcera fagedênica tropical** (E)
Úlceras nas plantas dos pés pouco extensas, podem ser profundas	**Ulcerações neurotróficas** (E, A)
Ulcerações de membros e lábios por automutilação	**Síndrome de Lesch-Nyhan** (L, PE, E) **Analgesia congênita**
Úlcera no braço D, 2 a 3 semanas após aplicação de BCG ID	**Reação ao BCG ID**
Úlcera de nascença, bordas a pique, especialmente no couro cabeludo, meninas	**Aplasia cutânea** (L)
Úlcera nos genitais	**Cancro** (A) **Herpes** (A)

PELE ESCAMOSA E RESSECADA	Ictiose (L, PE, E)

AFECÇÕES DAS MUCOSAS (ver capítulo correspondente)

REAÇÕES À LUZ SOLAR (ver capítulo correspondente)

LESÕES VASCULARES	**Hemangiomas**

ERUPÇÕES PUSTULOSAS

Cravos, pápulas, pústulas, cistos na face de adolescente	**Acne vulgar** (A)
Pústula que se torna ulcerada e coberta com espessa crosta aderente marrom-escura nos membros inferiores	**Ectima** (PE, E)
Pústulas superficiais com estreito halo avermelhado no couro cabeludo, face, extremidades	**Impetigo folicular** (E, A)

ERUPÇÕES BOLHOSAS

Bolhas, erosões com crostas hemorrágicas, eritema multiforme, lesão das mucosas, comprometimento sistêmico	**Síndrome de Stevens-Johnson** (PE, E, A)
Bebês com bolhas em áreas de atrito e que originam erosões que cicatrizam lentamente; familiar	**Epidermólise bolhosa** (L)
Placas de pápulas, vesículas, escoriações, bolhas; dolorosa	**Dermatite herpetiforme** (E, A), (P)

■ DISTÚRBIOS LIGADOS À SUDORESE

1. Excessivo – hiperidrose.
2. Malcheiroso – bromidrose.
3. Ausente – anidrose.
4. Vesiculação recorrente das mãos, pruriginosa – desidrose, atopia.
5. "Brotoeja"– miliária.

■ MARCAS DE NASCIMENTO

Pigmentadas

1. Mancha mongólica.
2. Manchas café com leite.
3. Nevos (hamartomas).

Marcas vasculares – hemangiomas.

Marcas epidérmicas – nevos (hamartomas).

Marcas do tecido conjuntivo (colagenomas).

■ DOENÇAS HEREDITÁRIAS DA PELE (genodermatoses)

Com **pele escamosa** – ictiose.

Com **erupção bolhosa** (doenças mecanobolhosas) – epidermólise bolhosa.

■ INFECÇÕES CUTÂNEAS POR VÍRUS

Vesiculosas – herpes simples, zóster, varicela.

Tumorais (excrescências):

1. Verruga.
2. Molusco contagioso.
3. Condiloma acuminado.

■ INFECÇÕES BACTERIANAS DA PELE (piodermite)

Estafilocócicas Fístulas superficiais do folículo piloso	**Foliculite**
Nódulos inflamatórios do folículo piloso	**Furúnculo**
Bolha (pústula) superficial	**Impetigo bolhoso**
Eritema escarlatiniforme, doloroso	**Escarlatina estafilocócica**
Aspecto de grande queimado	**Necrólise tóxica epidérmica** (síndrome de Lyell)
Infecção secundária de dermatoses agudas ou crônicas	**Dermatite infectada secundariamente**
Estreptocócicas Lesões crostosas cor de mel	**Impetigo**
Ulcerações por crosta nas pernas	**Ectima**
Eritema inflamatório localizado + febre	**Erisipela**

■ INFECÇÕES CUTÂNEAS POR FUNGOS

(micoses cutâneas superficiais)

Dermatofitoses (tinhas ou impingem) 1. Lesões em anel, finamente descamativas 2. "Frieira" nos pés de adolescentes ("pé de atleta") 3. Área eritematodescamativa do couro cabeludo com cabelos quebrados	 ***Tinea corporis*** (tinha do corpo) ***Tinea pedis*** (tinha do pé) ***Tinea capitis*** (tinha do cabelo)
Máculas pequenas, circulares, hipocrômicas, descamação furfurácea	**Pitiríase versicolor**
Candidíase 1. "Sapinho" na boca 2. "Boqueira" 3. Assadura com lesões satélites	 **Estomatite cremosa** ***Perlèche*** **Dermatite por fraldas + candidíase**

■ INFESTAÇÕES PARASITÁRIAS DA PELE
(dermatozoonoses)

Dermatite com prurido disseminado à noite, outros casos idênticos nos familiares	**Escabiose** (sarna)
Piodermite retroauricular ou na nuca, com prurido	**Pediculose** (piolho)
Pápulas com crostícula, pruriginosas, zona rural	**Erupção por carrapatos**
Pápula amarelada com ponto escuro central, zona rural	**Tungíase** (bicho-de-pé)
Nódulo com orifício central, dor em ferroada	**Miíase** (berne)
Dermatite serpiginosa; bicho-geográfico	***Larva migrans***
Urticária papulosa de evolução subaguda	**Estrófulo** (por picada de pulga)
Elefantíase, dados epidemiológicos	**Filariose**

■ DERMATOSES DO PÉ

1. "**Pé de atleta**" (micose do adolescente):
   - Maceração dos espaços interdigitais.
   - Lesão macerada, branca, descamativa, no 4º espaço interdigital.
   - Vesiculação sobre o peito do pé ou na área do arco longo do pé.
2. **Dermatite de contato** (por sapatos)
   - Dermatite que compromete dorso dos dedos e plantas dos pés.

   Dermatite atópica – dermatose juvenil plantar.
   - Dermatite com **hiperqueratose** (linhas cutâneas do dorso do pé estão muito acentuadas por placas escamosas palpáveis: liquenificação) e **fissuras** doloridas na metade distal da planta do pé; poupa os espaços interdigitais.
   - **Unhas** com estrias transversais múltiplas mais na parte proximal.
3. **Onicomicose** = **tinha da unha**

   "Pé de atleta" contamina as margens laterais das unhas.

   Unha deformada, elevada e separada do leito ungueal por depósito amarelado que progride da borda da unha em direção proximal.
4. **Não é micose – é distrofia da unha**
   - Depressão (covinha) na unha.
   - Unha rugosa.

■ DERMATOSES DE VERÃO

Transpiração excessiva Vesículas claras	**Sudamina**
Exposição ao sol, transpiração Pequenas vesículas com halo vermelho, pruriginosas, no tronco	**Brotoeja**
Pápulas enduradas, pruriginosas, em grupos	**Estrófulo** (prurigo por picada de inseto)
Lesões esbranquiçadas em pele morena Exposição ao sol e vento	**Pitiríase alba** (Dartro volante)
Manchas vermelhas que evoluem lentamente para escuras Contato com limão ou planta seguido de exposição ao sol	**Fitolamelanose**
Bolha flácida, rompe, crosta	**Impetigo estreptocócico**

2. Fundamentos para a Terapia Externa (Tópica)

O valor e o significado da terapia tópica dermiátrica são incontestáveis. Muitas dermatoses podem ser curadas, tão somente, com fármacos de uso local. De modo simplista, diz-se que eles possuem 2 componentes: **fármaco ativo** e **veículo** (ou excipiente).

Exemplificando:

Ácido salicílico – 3,0 (fármaco ativo).

Vaselina flava – q.s.p. 100,0 (veículo).

Não esquecer, porém, que o veículo também tem ação terapêutica, daí a importância de uma escolha criteriosa.

Substâncias empregadas como veículo – pós, líquidos (ou excipientes hidrofílicos) e gorduras.

Pós	Líquidos	Gorduras
Secante Refrescante Anti-inflamatórios Antipruriginosos Estímulo à granulação Minimiza a fricção	Dispersão uniforme dos fármacos associados Pela evaporação atuam como antiflogístico, deixando o fármaco ativo depositado na pele	Amaciar a pele Distribuir uniformemente o fármaco incorporado Possibilitar a penetração do fármaco em profundidade

Preparados básicos

Pós	Líquidos	Gorduras
Talco = silicato de Mg Óxido de zinco e titânio Caolim Amido	*Água destilada* Álcool (tinturas) Umectantes (retêm água) Glicerina Sorbitol Solutos aquosos alcoólicos	Fluidos = óleos Óleo de amêndoas doce Parafina líquida Semissólidas: lanolina, vaselina Sólidas: ceras, parafina sólida
Risco de pneumonia aspirativa por talco em lactentes		

Da combinação dos produtos básicos resultam:

Suspensões, pastas aquosas, pastas gordurosas, emulsões.

1. Pós + líquidos = **suspensões** (loções)
   a) prontas para usar – contêm surfactante;
   b) agitar antes de usar.
   Indicação: dermatites agudas, exsudativas, intertriginosas.
   Ação: calmante, refrescante;
   ao evaporar deixam camada de pó secante.
2. Pós + gorduras = **pastas gordurosas**
   a) pastas secantes: pasta d'água;
   b) pastas cremosas, para dermatites subagudas – pastas de óxido de zinco;
   c) pastas protetoras, oclusivas, gordurosas – pasta Lassar = talco, amido, lanolina e vaselina em partes iguais.
3. Água + óleo = **emulsões**
   a) óleo em água (O/A) – cremes e loções; mais fluidos, menos oleosas; dermatites agudas e pregas;
   b) água em óleo (A/O) – pomadas/unguentos, cremes gordurosos: emolientes, oclusivas; eczema crônico com pele seca (xerose).

Princípios de terapêutica dermatológica

A terapêutica dermatológica é uma mistura de ciência e arte. Não basta conhecer o nome do produto empregado, pois pequenas nuances podem determinar a diferença entre o sucesso terapêutico e o fracasso. Por isso, leia com atenção o que se segue antes de iniciar o tratamento:

1. Conheça a história natural das principais doenças dermatológicas (muitas são autolimitadas).
2. Procure dar uma explicação simplificada da fisiopatologia da doença e, se possível, um nome específico para ela; forneça uma explicação do fundamento lógico do tratamento e instruções precisas por escrito.
3. É melhor estar bem familiarizado com apenas alguns poucos preparados de cada categoria, sem se preocupar em conhecer todos de maneira superficial.
4. Escolher o veículo e a substância ativa de acordo com as condições atuais da dermatose; por exemplo, em dermatite aguda secretante, compressas de água fria são mais úteis que um corticoide muito potente em pomada; loções aquosas ou alcoólicas podem agravar uma dermatite liquenificada crônica, enquanto uma pomada é benéfica. Procure **simplificar** a terapêutica e seguir o princípio básico: **quanto mais grave e aguda a dermatite**, **mais delicada e suave deve ser a terapêutica**.
5. Banhos e compressas com água constituem bom tratamento para dermatites agudas, secretantes (tratamento eficaz, barato e de poucos efeitos colaterais).
6. Os sabões são úteis para a limpeza, mas são irritantes: não usar na pele agudamente inflamada, e devem ser evitados na pele ressecada. Todos são alcalinos. No bebê usar sabão neutro de glicerina ou *syndets* = detergentes sintéticos.
7. Drogas que **não** devem ser usadas **topicamente** (efeitos adversos): anestésicos, anti-histamínicos, enzimas proteolíticas, ácido bórico, amido, hexaclorofeno, mercuriais, sulfas e penicilina.
8. Triclosana: atua contra estafilococos e tem alguma ação antifúngica e anti-inflamatória – sabonete – Proderm, Soapex, Fisohex II, Babix emoliente.
9. O álcool é um antisséptico fraco mas de baixo custo; arde em feridas abertas; seu efeito secante pode ser alterado pela adição de glicerina (5 a 25%).
10. Utilize **cremes** para áreas úmidas, intertriginosas, oleosas; e **pomadas** para áreas secas. Os cremes são menos oclusivos; para hidratar a pele seca, banhá-la com água durante alguns minutos e aplicar a pomada sobre a pele úmida; medicamentos incorporados às pomadas são mais potentes que os em cremes, na mesma concentração (maior **poder de penetração das pomadas**). Creme de baixo custo: lanolina e água em partes iguais; pomada: vaselina; adicionando água ao creme, este se transforma em uma loção que é mais secante e pode ser usada em áreas pilosas.
11. Medicamentos **ativos** podem ser adicionados às pomadas, cremes, loções: hidrocortisona a 1% (anti-inflamatório); ácido salicílico a 1-3% (para erupções descamativas).
12. Os corticoides tópicos devem ser aplicados no máximo 2 vezes ao dia.

Escolha do veículo

1. Dermatite aguda exsudativa (úmida) e pregas – compressas úmidas, pós, loções de agitar.
2. Dermatite subaguda (menos úmida) – cremes.
3. Erosões – compressas úmidas e cremes.

4. Crostas – compressas úmidas e pomadas.
5. Dermatite crônica, liquenificação (espessamento) – pomada.

▶ **Pós** (só minerais; os vegetais empapam)

Efeito – secante (absorção da umidade) e refrescante (redução do atrito).

Indicação – como preventivo para absorver umidade (suor, região das fraldas, pregas: dobras, entre os dedos), mas não usar em superfícies muito úmidas.

Quando usar – o **talco** é inerte;
atividade terapêutica mínima.

Como aplicar – frequentemente,
em pequenas porções.

Cautela – pneumonia aspirativa em bebês.

▶ **Compressas úmidas**

Efeito – refrescam a pele inflamada e pruriginosa, secam as transudações e desbridam delicadamente as crostas e as escamas.

As compressas quentes têm ação flogística.

Que **soluções** podem ser usadas:

- Água de torneira.
- Permanganato de potássio: (1) solução a 1:20.000 (de 1:10.000 a 1:40.000); (2) cuidados: evitar soluções muito concentradas (controle prático; a coloração final deve ser rosa clara); quando em comprimido, este deve ser completamente dissolvido, pois cristais não dissolvidos queimam a pele; não deve ser usado na face; mancha a roupa; (3) efeito antisséptico, secante. Embora clássico, está em desuso (pouco eficiente, suja, pode queimar a pele).
- Solução de Burow (= acetato de alumínio a 5%): (1) concentração 1/20; para lactente 1/40; (2) efeito secante.
- Água d'Alibour (= sulfato de cobre e de zinco) 1/10; efeito antisséptico, desodorizante, adstringente.
- Ácido acético a 1-5% = ½ copo de vinagre branco em 2 copos de água morna.
- Nitrato de prata a 0,5% (= 2 colheres das de chá de solução aquosa a 50% em 1 litro de água).
- Ácido bórico: só pode ser usado em áreas pequenas (perigo de intoxicação).

Como aplicar – várias camadas (2 ou 4) de gaze ou pano de algodão macio (pano de prato, lenços velhos e limpos); cortar em tiras e depositar em camadas ou dobradas.

Modo de usar: 1º) embeber o pano na solução, espremer de modo a ficar úmido mas não gotejante e aplicar sobre a região comprometida; os dedos das mãos e dos pés devem ser envolvidos separadamente; o tratamento não deve envolver mais do que ¼ da superfície corporal de cada vez; 2º) após 5 a 10 minutos, os curativos devem ser removidos, novamente embebidos na solução e reaplicados (evitar as compressas secas); 3º) duração total de cada sessão: 20 a 30 minutos (a criança deve ser distraída com revistas ou brinquedos); 4º) após cada sessão enxugar a pele delicadamente às apalpadelas; 5º) repetir a cada 2 ou 4 horas. Continuar por 24-48 horas.

▶ **Banhos**

Banho diário é cultural em nosso meio, modo de interação mãe-bebê.

Duração – no bebê até 5 minutos; criança até 15 minutos; água tépida.

Indicação medicamentosa: erupções cutâneas disseminadas.

Agentes de limpeza

Os **sabões** em barra (sabonetes comuns) são alcalinos, secantes e irritantes, especialmente em eczema, dermatite das mãos e ictiose. Evitar sabonete em pele agudamente inflamada. Usar sabões brandos e suaves. Sabonetes supergordurosos são menos irritantes – Oilatum, Babix, sabão líquido neutro de glicerina. Preferíveis os *syndets* = detergentes sintéticos de pH neutro ou levemente ácido, micelas grandes não irritantes.

Onde? face, pescoço, pregas e área das fraldas.

No corpo – sabão neutro de glicerina.

Banhos medicamentosos para pele seca, xerose, descamação:

Usar sabões gordurosos ou *syndets*.

Óleos de banho
(cuidado com as banheiras escorregadias).

Após o banho e após secagem suave em até 3 minutos – aplicar emolientes.

Alternativa: banhos coloidais (amido).

- **Banhos de amido** – limpadores e calmantes, 1 pacote de goma ou 500g de maisena em uma banheira de água morna.
- **Banho de sal** – para pele seca, 1 xícara de sal em uma banheira cheia de água morna.
- **Óleos de banho** – lubrificantes para pele seca; adicionar à água do banho ou aplicar na pele ainda úmida logo após o banho.
- **Banho de alcatrão** – para dermatite seborreica disseminada ou psoríase, 1 a 2 colheres das de sopa de *liquor carbonis detergens* em uma banheira de água.
- **Permanganato de potássio** – para dermatites vesiculosas disseminadas, dissolver 36 comprimidos ou envelopes de 0,1g em 1 a 2 litros de água e depois dissolver essa solução em uma banheira de água (fica uma solução 1:20.000). Mais confiável é controlar pela cor rosa clara. Não tem mais sido usado.
- **Lenços umedecidos** descartáveis são práticos para limpeza localizada.
- Os de melhor qualidade não são irritantes para a pele.

- **Xampus** – não necessários quando os cabelos são curtos e finos.
  Devem ser levemente detergentes, não agressivos para o couro cabeludo e não irritantes para os olhos.

▶ **Loções e emulsões**

Loção = mistura de pós em líquido.

Emulsão = loção + óleo dispersível em água = loção cremosa.

Efeito – refrescante (pela evaporação do líquido), secante (pó), lubrificante (óleo).

Indicação – dermatites agudas (não usar em zonas pilosas): passar 3-4 vezes ao dia e suspender quando o processo eczematoso começa a secar.

Exemplo: loção de calamina. Nota: a associação de anti-histamínicos em produtos comerciais (Caladryl) não traz nenhuma vantagem, além do risco (raro) de sensibilização. Loção protótipo: óxido de zinco 20g, glicerina 20g e água para completar 120g.

Loções lubrificantes – usadas para reter umidade na pele seca (eczema, ictiose, xerose): aplicar logo após o banho, na pele ainda úmida (Emulsão Universal Merck; Nívea; Nutraderm 30).

▶ **Creme e gel**

Creme = emulsão semissólida de água em óleo (animal: lanolina; mineral: vaselina; vegetal: óleo de oliva). Exemplo: creme Nívea; Creme Universal Merck.

Gel = emulsão semissólida que se torna líquida quando aplicada à pele.

Efeito – secante.

Indicação – eczema subagudo (face, áreas flexoras não úmidas).

Observação: o gel pode ser utilizado em áreas pilosas; o creme, não.

▶ **Pomada** (à base de gordura)

Efeito – retém umidade, lubrificação; mais gordurosa e oclusiva que o creme.

Indicação – lesões crônicas descamativas ou liquenificadas; curativos oclusivos com plástico aumentam a penetração de medicamentos (exemplo: corticoides).

Exemplo: vaselina (é muito pegajosa), óleo de amêndoas, óleo vegetal (milho, oliva), óleos de banho, vaselina hidratada.

Para casos rebeldes, aplicar o lubrificante e ocluir com plástico durante a noite.

Não passar nas dobras nem no couro cabeludo.

▶ **Pasta** = pó em veículo oleoso; grossa e firme

Efeito – secativo (pó); protetor (óleo).

Exemplo: pasta de Lassar usada para prevenir dermatite de fralda. Aplicar com bastão em camada espessa; remover com óleo mineral.

▶ **Líquidos para pincelar** (tinturas)

1. Violeta de genciana a 0,5-1%: bactericida e fungicida; mancha a pele e a roupa; não usar em concentrações mais altas e em aplicações repetidas porque macera a mucosa.
2. Cloreto de alumínio em solução alcoólica a 20% para hiperidrose.

▶ **Xampus medicamentosos**

Sulfato de selênio, enxofre e ácido salicílico são úteis para a descamação do couro cabeludo; coaltar (Polytar, Ionil-T) para dermatite seborreica.

Deixar em contato com o couro cabeludo durante 5 a 10 minutos.

SUBSTÂNCIAS ATIVAS

▶ **Corticoides tópicos**

Ação anti-inflamatória e antipruriginosa.

Efeitos adversos – irritação, ressecamento, infecção secundária, erupções acneiformes, hipertricose, estrias, hipopigmentação e atrofia.

Classificação da potência

Depende das qualidades da substância, mas também do veículo.

Na mesma concentração, pomadas (p) são mais potentes que cremes (c).

Os corticoides fluorados são mais potentes, mas potencialmente mais nocivos que os não fluorados.

1. **Superpotentes** (grupo 1): muito fortes.
   Raramente necessários em Pediatria.
   Propionato de clobetazol a 0,05%: Psorex p, c; dipropionato de betametasona a 0,05%: Diprosone p, c.
   Seu uso deve ser restrito a 2 semanas, com descanso de 1 a 2 semanas (para evitar atrofia da pele).
2. **Potência alta** (grupos 2 e 3): fortes.
   Dexametasona a 0,25%: Esperson c, p; halcinonida a 0,1%: Halog p. Valerato de betametasona a 0,1%: Betnovate p, Betaderm p; diproprionato de betametasona a 0,05%: Diprosone p, c; acetonido de triancinolona (com antibiótico + nistatina): Omcilon-AM p; Theracort F.
   Podem ser usados com segurança em áreas de pele espessa (palmas e plantas); na pele fina não ultrapassar 2 semanas. Em áreas de tensão, como parte superior da coxa, axilas e fossa antecubital, podem causar estrias permanentes.
3. **Potência moderada** (grupos 4 e 5): moderados.
   Valerato de hidrocortisona a 0,2%: Westcort p; acetonido de triancinolona: Omcilon-AM c (contém antibiótico + nistatina). Valerato de betametasona a 0,1%: Betnovate c; furoato de mometasona a 0,1%: Elocom c, p; valerato de hidrocortisona a 0,1%: Locoide c; Theracort.

4. **Potência moderada a baixa** (grupo 6): leves. Desonida a 0,05%: Desonol c, p; Steronide c; pivalato de flumetasona: Locorten c; prednicarbato: Dermatop p.
5. **Potência baixa** (grupo 7): leves. Hidrocortisona – Stiefcortil p, c; Berlison p, c; prednicarbato: Dermatop c; Therasona.

Colóquio – os corticoides tópicos constituíram-se no grande progresso da terapêutica dermatológica dos últimos anos, mas também são objeto de uso abusivo, de tal modo que podem ser considerados "a bênção e a maldição da dermatologia".

Importante – **corticoide de potência mais elevada não significa melhores resultados terapêuticos**; cada preparado tem sua indicação precisa. Como regra, usar o corticoide mais fraco capaz de produzir bons resultados na situação que está sendo enfrentada.

Orientação

1. Iniciar com corticoides de baixa potência, aumentar a potência, se necessário.
2. Na face, especialmente em torno dos olhos e nas regiões intertriginosas, empregar corticoides não fluorados.
3. Evitar, sempre que possível, combinação de várias substâncias no mesmo preparado.
4. A absorção percutânea do corticoide pode ser aumentada até 100 vezes pelo uso de **curativos plásticos oclusivos** (indicados nos casos crônicos, rebeldes): aplicar o corticoide em uma camada fina, recobrir a pele hermeticamente com tira de plástico (aproveitar meia, saco plástico, touca ou luva descartável); manter a oclusão durante a noite (8-10 horas). Comercial: Drenison oclusivo.
5. **Injeções intralesionais** – para casos crônicos, rebeldes, localizados. **Preparado**: acetonido de triancinolona = Omcilon-A injetável, 10mg ou 40mg em 1mL. **Dose**: a) maioria dos casos: diluir em soro fisiológico até concentração de 3 a 5mg/mL, aplicar 0,1 a 0,3mL com agulha pequena e fina; pode-se usar um injetor dérmico (dermo-jet); b) casos mais rebeldes (queloides): 10mg/mL ou mais concentrada; c) placas crônicas de psoríase ou líquen plano: concentração de 20 a 40mg/mL.
   Intervalo de 6 a 8 semanas entre as injeções.
   Comentário – esse método tem sido substituído, com vantagem, pelo método oclusivo.
6. Corticoides tópicos combinados com **antibióticos** – podem ser empregados em dermatites infectadas, mas, passada a fase inicial, é melhor continuar com corticoide isolado.
7. Aplicar os corticoides inicialmente 2 vezes ao dia, mas, logo que se manifestar a melhora, reduzir para 1 vez ao dia.
8. Taquifilaxia – o uso continuado (geralmente após 2 semanas) de corticoide tópico pode levar à diminuição temporária de sua eficiência, a qual retorna após suspensão por 1 semana. Por isso, nos tratamentos prolongados, é melhor o uso intermitente.
9. Corticoides **fluorados** não devem ser empregados por mais de 1 mês (perigo de atrofia, estrias).
10. **Uso do corticoide tópico conforme sua potência**:
    a) Processos inflamatórios muito intensos em áreas pequenas, adolescentes – **superpotente**.
    Nunca usar na face e dobras; nunca em oclusão; usar por períodos curtos (dias).
    b) Processos inflamatórios intensos, escolares – potência **alta**. Até 2 semanas de tratamento; na face e dobras só por períodos muito curtos; nunca em oclusão.
    c) Eczemas e picadas de inseto, pré-escolares – potência **média**. Dermatoses rebeldes até 2 meses; na face e dobras por períodos limitados; pode ser usado em oclusão.
    d) Processos inflamatórios brandos, dermatite de fralda – potência **baixa.** Ideal para lactentes, tratamento prolongado e manutenção; pode ser usado na face e dobras, inclusive em oclusão.

▶ Inibidores tópicos da calcineurina

Substituem corticoide em tratamento prolongado, não provocam atrofia da pele, são dispendiosos.

Podem ser usados em qualquer parte do corpo.

Pimecrolimus 1% (Elidel creme) para dermatite atópica moderada.

Tracolimus pomada 0,03% e 0,1% (adolescentes) para casos mais graves (Proctopic).

▶ Antibióticos tópicos

São indicados em pequenas infecções da pele: neomicina – bacitracina (Nebacetin), gentamicina (Garamicina), ácido fusídico (Verutex), mucopiricina (Bactroban).

▶ Antifúngicos tópicos

Contra *Candida:* nistatina (Micostatin creme).

Para micoses superficiais (dermatófitos): tolnaftalato (Tinaderm).

Para dermatófitos e *Candida:* haloprogina (Fungaclor), miconazol (Daktarin), clotrimazol (Lotramina).

▶ Emolientes (hidratantes da pele)

São emulsões hidratantes por suas propriedades:

a) umectantes = atraem água para a pele.

b) oclusivas = impedem que a água evapore.

Formam um filme oleoso na superfície cutânea, o qual aprisiona a água, hidratando o extrato córneo e isso restabelece a barreira cutânea e promove fechamento das fissuras.

Indicação para uso diário:

Pele seca xerose e eczema crônico.

Como aplicar: imediatamente após o banho, com a pele ainda úmida (em 3 minutos após a saída do banho).

- pomadas – efeito oclusivo (lubrificante); evitar em ambientes quentes e úmidos;
- creme e loção – efeito umectante e agentes esfoliantes.

Óleos de banho funcionam como emolientes.

Observação – se o fator econômico for importante, é preferível usar emolientes em pomada ou em cremes simples sem perfumes e conservantes; de outra parte, escolher produtos confiáveis de firmas reconhecidas.

Prescrição: ureia a 10% + óleo de amêndoas a 10% em loção ou creme lanette-qs.

Passar após o banho; reaplicar nas regiões expostas (mãos e face) a intervalos regulares.

Produtos: Nutraderm, Nutraderm plus (com ureia); Emulsão Universal (loção, creme), Nívea loção cremosa, Neutrogena.

▶ Derivados de alcatrão

Ação antipruriginosa, adstringente, parecem promover queratinização normal.

Indicação – dermatite seborreica, psoríase; não usar em lesões inflamatórias agudas.

Medicamento – *liquor carbonis detergens* a até 5% em solução e líquido; xampus: Polytar, Ionil-T.

▶ Fotoprotetores

1. Luz solar = 50% de luz visível (400 a 700nm) + 50% de luz não visível (radiação ultravioleta + infravermelho).
2. Radiação infravermelha (45% da luz) – inferior a 400nm: calor.
3. Radiação **ultravioleta** (5% da luz) = RUV; responsável pelos efeitos sobre a pele:
   a) efeito benéfico – produção de vitamina D (bastam 30 minutos por semana de exposição ao sol só de fraldas ou 2 horas com roupa leve); preferível antes das 10 horas.
   b) efeitos agudos – eritema, queimadura, fotossensibilidade a medicamentos;
   c) efeito subagudo – bronzeamento (produção de melanina): início com 48-72h, pico aos 7-10 dias;
   d) riscos a longo prazo – envelhecimento da pele (rugas, manchas); câncer de pele. O efeito é cumulativo: exposição excessiva na infância e na adolescência aumenta o risco no adulto. O risco é maior nos indivíduos de pele clara.
4. RUV é composta por 3 radiações de comprimentos de onda diferentes: UV-A, UV-B, UV-C.
   a) UV-A (320 a 400nm) – luz negra, invisível, permanece constante durante o dia; 95% da RUV que alcança a pele;
   b) UV-B (290 a 320nm) – maior penetração na pele, responsável pela maioria do dano causado à pele; maior intensidade no verão, no meio do dia (10-16h), nas altitudes elevadas, intensificada por areia, água, concreto e neve.
5. O perigo da luz solar depende do fotótipo:
   a) indivíduos de pele, cabelos e olhos claros se bronzeiam pouco e sempre se queimam – risco máximo de fotoenvelhecimento e câncer;
   b) no polo oposto – pele escura que se bronzeia difusamente e não se queima: risco baixo;
   c) tipos intermediários.

▶ Fotoproteção

1. Deve ser feita regularmente e não apenas quando se está na praia; atenção especial às crianças de pele clara, nevos e câncer de pele na família, mas a proteção deve ser estendida a todos.
2. Medidas de prevenção:
   a) evitar exposição direta ao sol das 10 às 16h;
   b) roupa de algodão de malha fina; calças e mangas compridas;
   c) chapéu ou boné com viseira;
   d) óculos escuros de boa qualidade;
   e) guarda-sol de algodão e cor clara (náilon não protege);
   f) não confiar totalmente em guarda-sol e barraca (reduz só 50%), nem no tempo nublado (reduz só 20%);
   g) alerta: o perigo é maior na areia, água e concreto (piscina, mar); mormaço também ocasiona queimaduras; a brisa refrescante é enganadora;
   h) vidro bloqueia a UV-B;
   i) camiseta molhada perde sua capacidade de proteção.
3. **Filtros solares** (fotoprotetores):
   a) químicos (associação de 2 ou 3 substâncias) – absorvem as radiações UV;
   b) físicos – filme opaco protetor da pele: dióxido de titânio, óxido de zinco; pacientes de pele clara devem proteger nariz, lábios e hélice das orelhas.

Entenda o **fator de proteção solar** (FPS) – exemplo: FPS 15 significa que o indivíduo pode expor a pele por um período 15 vezes maior do que ele toleraria sem sua utilização. Lembrar que um indivíduo sensível tolera o sol por pouco tempo e que agora ele multiplica esse tempo por 15; passado esse tempo, a pele sofrerá os mesmos danos como se não estivesse protegida.

Protetores solares: FPS 15; bloqueadores solares FPS acima de 15.

Quanto maior o FPS maior o número e a concentração de substâncias ativas.

Quanto maior o número e a concentração de substâncias ativas, maior o risco de reações irritativas e alérgicas na pele.

O melhor filtro solar não é o que tem FPS mais alto. O adequado é o FPS 15; crianças de pele delicada: FPS 30.

▶ **Fotoproteção na infância** – filtro solar (FS)

- FS deve ser usado diariamente, inclusive nos dias nublados.
- FS mínimo é o 15, preferível o 30.
- Evitar veículos alcoólicos e gás.
- Aplicar 30 minutos antes da exposição ao sol.
- Aplicar em toda superfície exposta.
- Fotoprotetores labiais.
- A quantidade deve ser generosa: 2,5mL para a face, pescoço e ombros; 5mL para perna e dorso do pé.
- Reaplicar a cada 2 horas e após sair da água.

Não se recomenda o uso de FS durante os primeiros 6 meses de vida (evitar superexposição ao sol).

Produtos = Proderm HP (FPS 15); SpectroBan gel 20, loção cremosa 15, ultra, labial, Episol labial; Helioblock loção 15 e 25; creme 60; lips (lábio); ISDIN gel 15, Coppertone kids 30; Sundown.

3. Erupções Eritematosas

(Ver Quadro no capítulo 1 desta Seção)

ERITEMAS REATIVOS

■ **ERITEMA MULTIFORME** (Fig. XV-1) **ou POLIMORFO**

Vasculodermite por hipersensibilidade (toxialérgica)

Fatores precipitantes – **herpes-vírus** (50%), outros vírus, micoplasma, drogas: sulfas, barbitúricos, hidantoína, antibióticos e antipiréticos. Em muitos casos não é possível identificar o fator precipitante.

Período de latência – variável entre a exposição e o início do quadro.

1. **Período prodrômico** – variável, pode imitar IVAS.
2. **Caracterização**
   a) **Evolução** – 1º) início: maculopápulas eritematosas; 2º) crescimento lento formando anéis eritematosos concêntricos com centro cianótico (lesões "em alvo"); 3º) frequentemente vesículas ou bolhas (podem ser hemorrágicas) no centro do alvo. Petéquias. O termo "multiforme" refere-se à evolução de lesões cutâneas fixas por meio de múltiplos estágios morfológicos e não à presença de tipos muito diferentes de lesões cutâneas, em um tempo determinado qualquer.

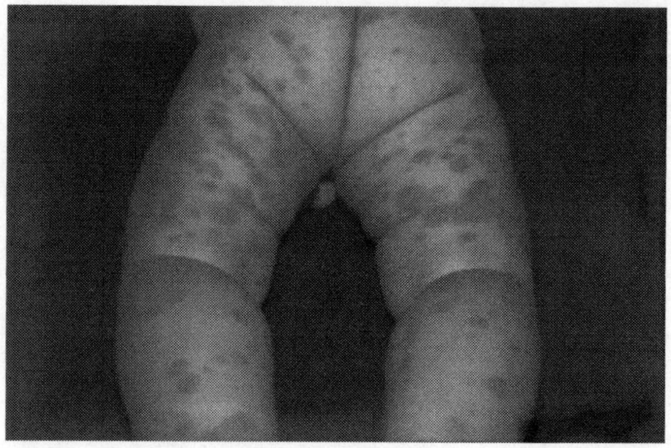

Figura XV-1 – Eritema multiforme.

   b) **Distribuição** – simétrica, palma das mãos e planta planta dos pés; principalmente sobre as superfícies extensoras dos membros; daí se propagam para as superfícies flexoras e depois para o tronco. Evoluem para coalescência.
   Às vezes ocorre leve comprometimento das mucosas (eritema–edema–úlceras superficiais).
   c) Eventualmente ocorrem **lesões da mucosa** – eritema, bolhas ou erosões na mucosa bucal ou lábios; congestão conjuntival.
   d) **Variante** – **urticária extensa** (gigante), sem bolhas nem anéis concêntricos; chama atenção se a lesão não desaparecer rápido, como na urticária verdadeira.
   e) **Variante mais grave** – **eritema multiforme exsudativo** = **síndrome de Stevens-Johnson**: lesões cutâneas extensas, envolvimento de todas as mucosas, febre e toxemia (ver capítulo correspondente).

Tratamento

1. Suspender a droga implicada.
2. Anti-histamínico não é indicado.
3. Corticoide pode ser usado na fase inicial de casos graves, durante 3-5 dias.

Evolução – início agudo, desenvolve em 7 dias e cura em mais de 10-14 dias.

Casos recorrentes relacionados à reativação do herpes-vírus.

Ver também no capítulo 8: **Erupções bolhosas**.

■ **ERITEMA NODOSO** (Fig. XV-2)

O que é – dermatose caracterizada pelo aparecimento de nódulos dolorosos, principalmente na região anterolateral das pernas, mais palpáveis que visíveis, simétricos.

Como diagnosticar – nódulos eritematosos, dolorosos, localizados especialmente nas pernas (região pré-tibial). Surgem em surtos; durante sua evolução

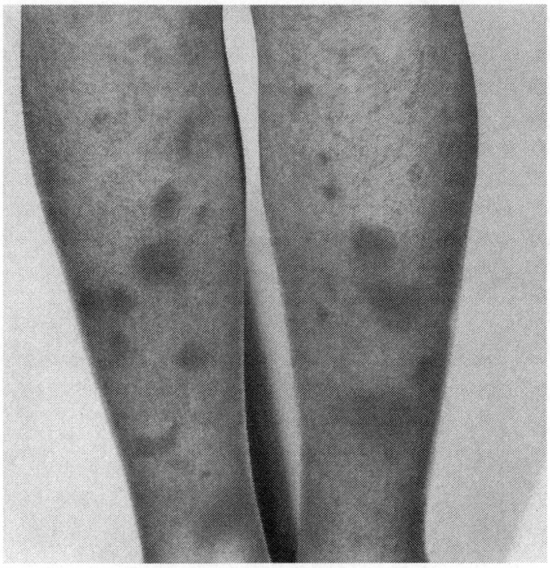

Figura XV-2 – Eritema nodoso.

vão tornando-se azulados e depois amarelados (por isso também são chamados de dermatose contusiforme). Por vezes, as lesões são precedidas de febre, dor articular e mal-estar geral.

Caracterizado o eritema nodoso (EN) em criança, pesquisar a **etiologia**:

1. **Estreptococcia** – frequentemente precede o aparecimento do EN (solicitar ASLO).
2. **Tuberculose** – a primoinfecção é causa frequente de EN em jovens (solicitar PPD).
3. **Medicamentos** – os mais frequentemente implicados são: brometos, iodetos, barbitúricos, hidantoína, sulfa, salicilato e penicilina, pílula anticoncepcional.
4. **Hanseníase**, **coccidioidomicose**, **histoplasmose** (raras).
5. Precede retocolite ulcerativa e doença de Crohn por anos.

Conduta terapêutica

1. Tratamento específico de acordo com a etiologia.
2. Repouso relativo.
3. Anti-inflamatório não hormonal.
4. Se persistente: prednisona – 1-2mg/kg/dia, por VO, durante 1-3 semanas.

■ ERUPÇÕES POR DROGAS

Drogas podem produzir erupções cutâneas urticarianas, morbiliformes, escarlatiniformes, bolhosas ou purpúricas. A urticária pode aparecer alguns minutos depois da administração da droga, mas a maioria das reações começa 7 a 14 dias depois da primeira administração. Algumas drogas comumente implicadas: aspirina (púrpura), eritromicina (urticária), penicilina, **ampicilina** (exantema: máculas eritematosas), barbitúricos e sulfa (eritema multiforme), clorotiazidas, difenantoína (exantema), iodetos (acne), anti-histamínico (exantema).

■ FITOMELANOSE (fitodermatite)

Lesões eritematosas de formas e tamanhos variados, às vezes com vesículas e bolhas.

Evolui para mancha escura, acastanhada, de duração longa.

Antecedente – contato da pele com sumo da casca de **limão** ou laranja ou com certas plantas, seguido de exposição ao **sol**, em criança de pele sensível.

Conduta

1. Na fase aguda vesicobolhosa ou eritematosa – compressas úmidas de água boricada e creme de corticoide.
2. Na fase de mancha escura – explicar que vai demorar para desaparecer (até a troca da pele).

DOENÇAS INFECCIOSAS ERITEMATOSAS

Escarlatina, sarampo, rubéola, exantema súbito, eritema infeccioso, síndrome da pele escaldada, síndrome do choque tóxico, doença de Kawasaki.

Faça a **triagem** lendo o capítulo 1 desta seção **e reporte-se aos capítulos respectivos.**

DOENÇA DE KAWASAKI

O que é – doença aguda, febril, exantemática, de etiologia desconhecida, predominando em crianças menores de 5 anos.

Vasculite multissistêmica (semelhante à periarterite nodosa) com predileção pelas coronárias.

Suscetibilidade genética + superantígeno (estafilococos?).

CONDUTA DIAGNÓSTICA

1ª etapa Prevalência

Idade – a idade pico é de 1 a 2 anos: 50% dos pacientes têm menos de 2 anos de idade, 80% menos de 4 anos; rara depois dos 8 anos.

Predomina no sexo masculino. Pode ocorrer em surtos.

2ª etapa Diagnóstico (ver também fim do Capítulo)

O diagnóstico exige **5** entre os **6 critérios** seguintes:

1. **Febre** de início abrupto em criança saudável, > 40°C, > 5 dias, não responde ao tratamento. Dura 10 dias (1 a 3 semanas). Dentro de 3 dias do início de febre, geralmente surgem as outras manifestações características.
2. Conjuntivas injetadas (olhos vermelhos) sem exsudato, congestão mais acentuada na periferia, poupa área em torno da íris. Dura 1-2 semanas.

3. Alterações bucais:
   a) Lábios vermelhos, inchados, que evoluem em 3 dias para fissura, sangramento e crostas. Dura 1-2 semanas.
   b) Eritema difuso da boca e faringe. Dura 1-2 semanas.
   c) Língua tipo morango. Dura 1-2 semanas.
4. Extremidades (periferia) e períneo:
   a) Induração firme das mãos e pés. Dura 1-2 semanas.
   b) Eritema das plantas dos pés e palmas das mãos; perineal. Dura 1-2 semanas.
   c) Descamação das pontas dos dedos. Início após 2-3 semanas.
5. Eritema polimorfo (morbiliforme, escarlatiniforme, maculopapular, pruriginoso, eritema marginado) propagando-se das extremidades para o tronco e em máscara no rosto. Dura 1 semana.
6. Aumento unilateral, logo no início da febre, de 1 gânglio cervical > 1,5cm (50% dos casos).

3ª etapa Comprometimento multissistêmico

1. Sistema nervoso central (90%): irritabilidade, letargia, meningite asséptica.
2. Uretrite/piúria estéril (60%).
3. Anormalidades cardíacas: taquicardia, ritmo de galope (60%), insuficiência cardíaca (20%), pericardite (30%), insuficiência mitral ou tricúspide; risco de morte súbita por arritmia.
4. Disfunção hepática (aumento das transaminases 40%), icterícia obstrutiva (10%).
5. Artrite (30%).
6. Dor abdominal e diarreia (25%).
7. Uveíte.
8. Síndrome hemolítico-urêmica.

4ª etapa Exames subsidiários

Não há exame específico.

1. Hemossedimentação elevada (durante as 2 primeiras semanas) e aumento da proteína C-reativa.
2. Anemia leve.
3. Leucocitose (entre dias 7 e 12) com neutrofilia.
4. Albuminúria e piúria.
5. Plaquetose (> 450.000) depois do 10º dia.
6. Transaminases: aumento moderado na 1ª semana.
7. ECG: alargamento de PR e bloqueio de 1º grau; miocardiopatia. Ecocardiograma bidimensional (2-3 semanas).

Formas incompletas da doença de Kawasaki – febre de 5 ou mais dias e 2 ou 3 critérios clínicos.
Mais frequente em crianças < 1 ano e > 9 anos.

Solicitar velocidade de hemossedimentação (VHS) e proteína C-reativa (PCR), se elevadas – ecocardiograma.
Lactente só com febre > 5 dias, olhos congestos, leucocitose, neutrofilia, desvio à esquerda, VHS e PCR bem aumentadas, plaquetose após o 7º dia. Solicitar ecocardiograma – visualização das coronárias.

5ª etapa Fase subaguda

Após a resolução da febre, o paciente sente-se melhor mas permanece irritável e anorético durante 2-3 semanas. Nessa fase ocorre descamação periférica e plaquetose.
Trombose das coronárias e aneurismas podem ocorrer precoce (2-3 semanas) ou tardiamente (6-8 semanas) e são mais frequentes em lactentes do sexo masculino de menos de 1 ano de idade.

6ª etapa Mortalidade

Índice: 1-2%. Resultam da trombose da coronária com infarto do miocárdio ou de doença vascular oclusiva proliferativa. Dos óbitos, 65% ocorrem em 6 semanas do início dos sintomas, mas infarto do miocárdio ou morte súbita, meses ou anos após o início da doença.

CONDUTA TERAPÊUTICA

1º estágio Dia 1 até dia 12; período agudo febril.
Gamaglobulina por via IV: 2g/kg em 10 a 12 horas.
Aspirina: 80 a 100mg/kg,
fracionada em 4 a 6 vezes ao dia.
A resposta a essa associação costuma ser rápida (em 48h).
Se a febre persistir, repetir gamaglobulina por via IV.
Se não houver resposta: metilprednisolona em pulso por via IV.
30mg/kg em 3 horas por 1-3 dias.
Se não responde, tentar infliximabe.
Após o 10º dia de doença, gamaglobulina IV ainda está indicada desde que a febre e outros sinais de atividade estejam presentes.
Alta hospitalar quando estiver afebril por 24 horas e condições circulatórias estáveis.
Revisão após 1 semana.

2º estágio Dia 13 ao dia 30: desaparecimento do *rash* e dos sintomas agudos
Afebril, descamação e plaquetose.
Risco de morte súbita por trombose coronariana.
Reduzir aspirina para 8mg/kg/dia
(para diminuir a agregação plaquetária).
Radiografia de tórax, EEG e ecocardiograma
(por especialista experimentado em visualizar as artérias coronárias).

3º estágio	Convalescença: até 8 a 10 semanas do início, com normalização da VHS.

Manter a aspirina. Se tiverem sido detectados múltiplos aneurismas médios ou 1 grande, manter aspirina (3-5mg/kg/dia) a longo prazo.
Controle periódico, ecocardiograma anual.

Controle periódico. Se tiver sido detectada alguma anormalidade coronariana: ecocardiograma anual na 1ª década de vida.

4. Papulosa Verrucosa Urticariforme

VERRUGAS

O que é – excrescência bem circunscrita causada pelo papilomavírus que acomete pele e semimucosas. Cerca de 10% das crianças em idade escolar têm uma ou mais verrugas, durando o episódio (durante o qual múltiplas verrugas podem desenvolver-se) vários meses ou anos.

Pico de incidência – 12 a 16 anos.

Transmissão – contato com pessoas, autoinoculação de uma área do corpo para outro e indireto (chuveiros públicos).

Incubação – 3 meses.

Evolução – elevada porcentagem de cura espontânea em 2 anos (especialmente em meninos).

CONDUTA DIAGNÓSTICA

VARIEDADES

Verruga vulgar – excrecências verrucosas, 3 a 10mm de diâmetro; superfície hiperqueratósica, indolor, isolada, de cor pardacenta ou ligeiramente amarelada, arredondada, podendo apresentar pequenos pontos de cor mais escura na superfície vegetante (papilomatosa). Localizam-se mais frequentemente no dorso das mãos e dos pés, antebraços, dedos em torno de unhas roídas e joelhos. O desaparecimento espontâneo pode ocorrer. É o tipo mais comum (Fig. XV-3).

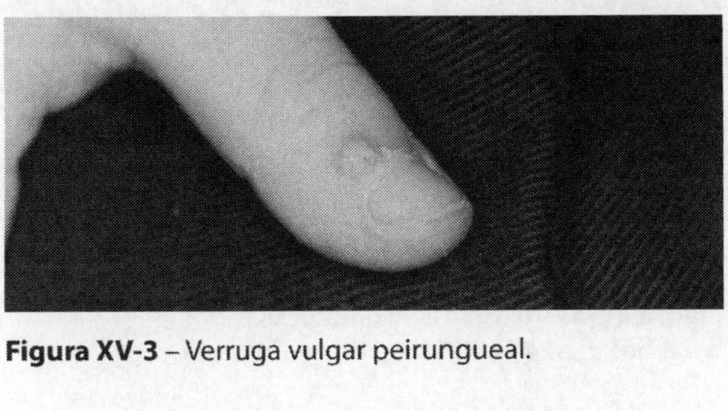

Figura XV-3 – Verruga vulgar peirungueal.

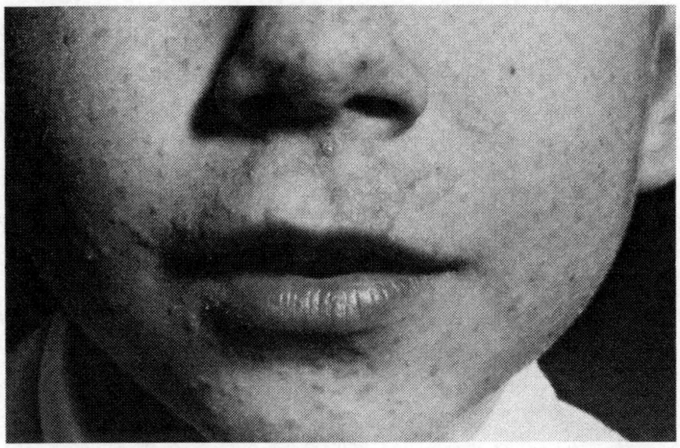

Figura XV-4 – Verruga plana.

Verruga plana juvenil – pequenas pápulas, pouco elevadas, achatadas, amareladas ou da cor da pele ou mesmo acastanhadas, circulares ou ovaladas, isoladas, atingindo face, região externa do antebraço, dorso das mãos e dos pés e, menos frequentemente, pernas, sendo geralmente numerosas, podendo confluir em placas. Podem desaparecer subitamente ou persistir por vários anos. Mais comum após os 10 anos (Fig. XV-4).

Verrugas plantares – pápulas amareladas com pontos negros, pouco salientes, que podem ser confundidas com calos; entretanto, nas verrugas, as impressões da pele estão rotas e, após raspagem das camadas superficiais, podem-se observar múltiplos pontos sangrantes. Aparecem nos pontos das plantas dos pés mais sujeitas à compressão. São dolorosas (à compressão lateral), prejudicando a marcha.
Conhecidas como "olho de peixe".

O calo é mais dolorido quando se comprime na superfície da lesão.

Verrugas filiformes – projeções filiformes, isoladas, hiperqueratósicas, localizadas preferencialmente na face e ao redor dos orifícios naturais (olhos) (Fig. XV-5).

Condiloma acuminado – raro em criança, vegetações em "couve-flor" de cor rosa, moles, de tamanhos variáveis, localizadas nas transições cutaneomucosas em torno do ânus e genitália.
Pode ser (não obrigatoriamente) de transmissão sexual.
Ver também: líquen plano, tungíase.

TRATAMENTO

Critérios básicos – as verrugas são tumorações benignas, com tendência à involução espontânea a longo prazo, sem deixar cicatriz. Ao contrário, um tratamento intensivo pode provocar dor e lesões desfigurativas permanentes. Pode ocorrer "cura" somente pela

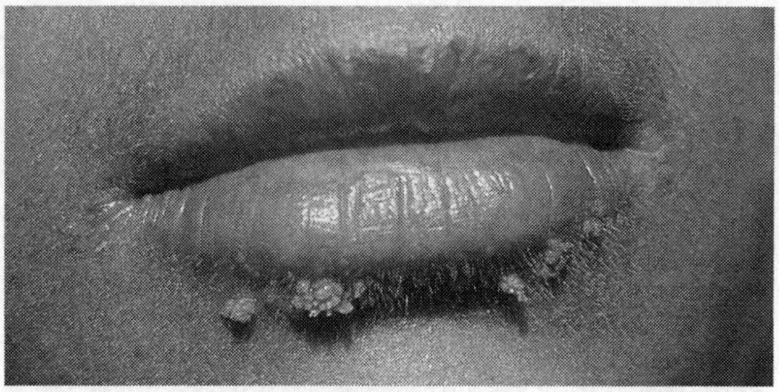

Figura XV-5 – Verruga filiforme.

sugestão. Portanto, no tratamento, usar, inicialmente, procedimento mais simples e inócuo (incluindo produtos tipo Tuia em creme ou tintura), deixando processos destrutivos para os casos rebeldes. Associar sempre (ou até utilizar inicialmente como método único) uma atitude psicológica positiva e/ou sugestão ("simpatia"). Atenção para a onicofagia em caso de lesões periungueais.

1. **Melhor opção** – tintura contendo ácido salicílico e láctico (tintura SAL): ácido láctico 4g; colódio flexível 20g ou ácido salicílico a 16,5% e ácido láctico a 14,5% em colódio elástico.
   Lixar delicadamente a verruga com lixa de unha e em seguida pincelar com a tintura.
   Útil nas verrugas comuns e plantares.
   Produto comercial: Duofilm ou Verrux – aplicar na hora de dormir, deixar secar, cobrir com Band-Aid, remover na manhã seguinte: repetir todas as noites.
2. Utilização de **cáusticos** – ácido tricloroacético a 50%, 10mL.
   Aplicar em dias alternados (de preferência pelo próprio médico) após lixar a verruga com lixa de unha. Atenção: cáustico! Proteger previamente a pele sadia, em volta, com vaselina.
3. Pomada de fluoruracila a 5%, esfregada diariamente.
4. Em caso de **fracasso**, encaminhar ao especialista para eletrocoagulação superficial ou criocirurgia e curetagem. Indicado em verrugas pouco numerosas e isoladas. Não indicar na verruga plantar (risco de cicatriz).
5. **Na verruga plantar** – indicar calçados corretos.
   Se a dor for acentuada: aparar a lesão com lâmina ou bisturi nº 15 até o ponto de dor ou sangramento em pontilhado; a seguir, aplicar emplasto de ácido salicílico a 40% sob o esparadrapo plástico, a ser substituído a cada 24 horas pelo paciente em casa. Esfregar com pedra-pomes.
   Cauterização com ácido nítrico fumegante, seguida de curetagem, em várias sessões.
6. **Verruga plana** – a) aplicação semanal de ácido tricloroacético a 30% (proteger previamente a pele sadia, em torno, com vaselina), lavar 4 a 6 horas após; repetição semanal no consultório; b) em caso de lesões numerosas no rosto: aplicação diária de ácido retinoico a 0,05% em propilenoglicol durante 4 a 6 semanas.
   Cuidado – após alguns dias surge forte reação eritematodescamativa: diminuir o ritmo de aplicação.
7. **Verruga filiforme** – eletrocoagulação e curetagem; criocirurgia com nitrogênio líquido, na variedade digitiforme.
8. **Condiloma acuminado** – tintura de podofilina a 25 ou 30% em tintura de benjoim ou podofilotoxina purificada ou imiquimode em creme a 5%.
   Aplicar nas lesões (no consultório), deixar secar e, após 4 a 6 horas, retirar por meio de lavagem com água e sabão. Aplicar talco na área em torno, após cada aplicação.
   Repetir a cada 7 dias (2 a 6 vezes).
   Alternativa – 5-fluoruracil a 5% em propilenoglicol, diário.
9. Casos de verrugas **generalizadas**, rebeldes – tentar estimulantes inespecíficos de imunidade celular: imiquimode em creme a 5% ou interferon.

MOLUSCO CONTAGIOSO

O que é – a) tumoração causada por vírus, bem mais comum em crianças que em adultos; b) muito contagioso, transmissão por contato direto, autoinoculação por arranhadura, epidemias em asilos e escolas; c) período de incubação: 15 a 50 dias. Fator importante são as piscinas (Fig. XV-6).

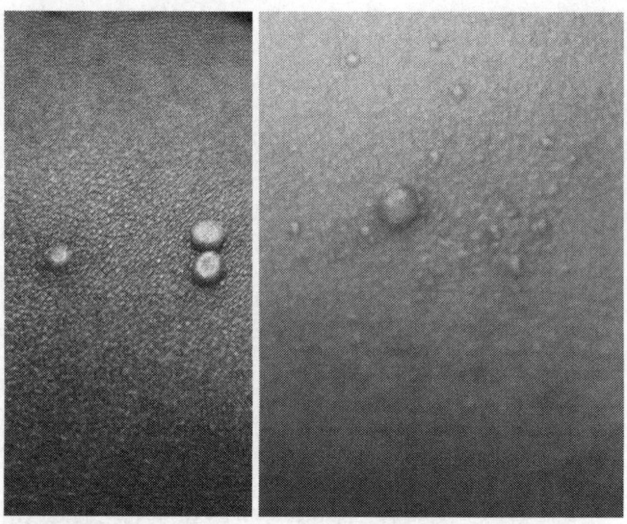

Figura XV-6 – **A**) Molusco contagioso. **B**) Lesão primária e satélites.

Caracterização – saliências brilhantes, cor da pele, 2 a 8mm, em forma de cúpula (semiesfera) com umbilicação central e que contém material branco semelhante ao coalho ou sebo. Assintomáticas; algumas podem tornar-se pruriginosas. Pode ocorrer infecção secundária.

Localização – mais frequente no tronco e face; lesões múltiplas numerosas não são incomuns em pré-escolares; nos adolescentes podem ocorrer nas virilhas e genitália.

Infecção disseminada (milhares de lesões) em crianças imunossuprimidas.

Evolução – regressão espontânea após 6 a 9 meses; algumas lesões podem persistir por 3-4 anos.

TRATAMENTO

Por que tratar precocemente – contagiosidade, tendência a disseminar.

Quando existem lesões numerosas não é necessário tratar todas.

1. Pincelar as lesões com ácido retinoico (0,05% em álcool) ou tintura SAL, diariamente, durante 2 ou 3 semanas.
   Produtos: Retin-A gel 0,05; Verrux ou Duofilm.
   Isto remove muitas das lesões.
2. As lesões restantes podem ser tratadas em consultório, com uma das seguintes técnicas: (a) curetagem das lesões com uma pequena cureta afiada; imediatamente após pincelar com tintura de iodo; anestesia local prévia com EMLA; (b) punção da superfície das lesões com agulha e espremedura do centro branco por meio de um extrator de comedões; tocar as lesões espremidas com um bastão de nitrato de prata ou tintura de iodo.

Importante – em casos extensos, apenas uma parte das lesões deve ser tratada em cada sessão.

URTICÁRIA

O que é – erupção caracterizada pelo aparecimento súbito de **urticas** que são lesões edematosas muito pruriginosas, duração efêmera e que resultam da liberação da histamina dos mastócitos (Fig. XV-7).

Angioedema – elevação cutânea mais acentuada, não pruriginosa, confinada à parte mais profunda da derme ao subcutâneo.
É o edema de Quincke ou urticária gigante.

Patogênese – a urticária pode ser produzida por: a) mecanismos imunológicos (o mais importante é o tipo I mediado por IgE e causado por drogas, alimentos e picadas de insetos, em que a reação ocorre em poucos minutos); e b) mecanismos não imunológicos (agentes físicos, anormalidades genéticas, drogas).

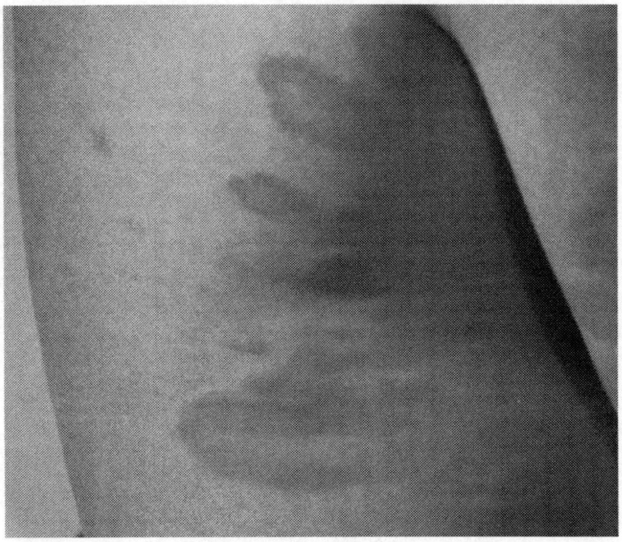

Figura XV-7 – Urticária.

CONDUTA DIAGNÓSTICA

CARACTERIZAÇÃO DAS FORMAS CLÍNICAS

Urticária AGUDA – forma clínica mais frequente na infância.

Lesão **típica** – **pápula urticariana** de tamanho variável, com centro pálido e bordas irregulares, bem delimitada, circundada por halo eritematoso. A pápula sempre se acompanha de prurido, podendo este preceder seu aparecimento. As lesões podem ser isoladas ou em grupos e regridem em 24 horas, geralmente surgindo novas pápulas.

Duração da urticária aguda: até 2 meses.

Urticária CRÔNICA – quadro idêntico ao anterior, mas que se prolonga de forma contínua ou intermitente por mais de 2 meses.
Mais frequente em adultos jovens do sexo feminino.

a) A maioria é **idiopática**.
b) **Física** – resulta de um estímulo físico sobre a pele.
c) Autoimune por autoanticorpos, como na tireoidite.

- **Angiodema** – reação urticariforme da parte mais profunda da derme e tecido celular subcutâneo, produzindo edema mais difuso, geralmente sem eritema e sem prurido. Pode haver sensação dolorosa no local. Habitualmente é localizado. Pode acompanhar surto de urticária. Áreas preferenciais do angioedema: pálpebras, lábios, língua, mucosa bucal, laringe e genitais externos. As complicações dependem da localização: dificuldade respiratória e afonia (laringe), cólicas (mucosa intestinal), impedimento da visão (pálpebras).
- **Urticária colinérgica em adolescentes** – ocorre após exercícios, calor ambiental excessivo e estresse emocional.

Lesões **típicas** – pápulas puntiformes rodeadas por halo eritematoso amplo, confluentes, em qualquer localização, exceto regiões palmares e plantares.

- Sintomas concomitantes – cefaleia, cólicas abdominais, diarreia, sialorreia e sudorese aumentada.
- **Urticária ao frio** – consequente à súbita liberação da histamina por exposição ao frio. Acomete as zonas expostas, podendo ser generalizada quando há imersão de todo o corpo em água fria. Neste caso, pode acompanhar-se de choque anafilático e dores articulares. **Formas** – familiar (de início na infância) e adquirida (mais comum em adultos). Nota – a forma adquirida pode surgir após exposição ao frio em indivíduos previamente sensibilizados por drogas e alimentos.
  Teste: gelo no antebraço durante 5 minutos.
- **Urticária solar** – grandes pápulas confluentes, com prurido e eritema intensos, que aparecem após exposição ao sol. Respeita face e dorso das mãos.
- **Dermografismo ou urticária factícia** – pápula e eritema em prurido provocados por fricção, pressão, arranhadura ou coçadura (neste último caso o prurido precede o aparecimento da pápula; na urticária é o contrário). Aparece até 10 minutos após o estímulo e desaparece após 30 minutos. Pode ser um quadro isolado ou acompanhando urticária por droga.
  Teste diagnóstico: riscadura da pele com objeto rombo.
  Vasculite – lesões duram mais de 72 horas, são dolorosas e deixam uma mancha purpúrica; não respondem a anti-histamínicos.

Outros

Edema angioneurótico hereditário – síndrome rara caracterizada por surtos periódicos de angioedema localizado na face, extremidades ou mucosa dos tratos gastrintestinal e respiratório superior. Não há pápulas típicas nem prurido. O edema pode ser precipitado por traumatismo. É transmitido por gene autossômico dominante e parece estar relacionado à deficiência de um inibidor duplo da C1 esterase e das cininas.

Urticária papulosa – pápulas múltiplas, geralmente acometendo crianças pequenas e, principalmente, nas extremidades e partes expostas. Produzidas por hipersensibilidade a picadas de insetos (pulgas, mosquitos, piolhos) = **estrófulo**.

ROTEIRO DIAGNÓSTICO

1ª etapa Anamnese

Investigar minuciosamente relação com:

1. **Drogas** – analgésicos (mais comuns porque são mais frequentemente usados): ácido acetilsalicílico e dipirona, anti-inflamatórios. Corantes: tartrazina (corante amarelo ou vermelho usado em doces, refrigerantes, cosméticos e medicamentos). A tartrazina dá reação cruzada com aspirina e dipirona. Anestésicos, anticonvulsivantes, antibióticos (penicilina, tetracilina, cloranfenicol, griseofulvina), sulfa, insulina, laxantes, diuréticos, hormônios.
2. **Alimentos** – ovos, leite, trigo, soja, chocolate, carne de porco, peixe, frutos do mar, queijo, nozes, amendoim, morango. Nota – frequentemente drogas são adicionadas aos alimentos para sua preparação ou conservação, o que dificulta bastante o diagnóstico. Exemplos: corantes e tartaratos em doces; benzoato de sódio em conservas; testosterona em galetos. Cuidado com corantes, amarelo ou vermelho, e com enlatados.
3. Infecções das vias aéreas superiores.
4. **Inalantes** – pó domiciliar, fungos, epitélios de animais, paina e outros. Raramente provocam urticária.
5. Infestações parasitárias, fúngicas, viroses (hepatite, mononucleose, adenovírus, enterovírus) e infecções estreptocócicas.
6. Picadas de insetos.
7. Contatantes – alimentos, plantas, cosméticos.
8. Fatores psicológicos podem produzir exacerbação mas é duvidoso que possam ser a única causa.
9. Fatores físicos – frio, calor, luz solar, fatores mecânicos (dermografismo): pressão e vibração, exercício vigoroso.

2ª etapa Sintomas e sinais

Nas formas agudas de urticária, a lesão típica é a pápula com borda nítida, centro pálido e intensamente pruriginosa. Localização principal: tronco e membros.

3ª etapa Testes cutâneos

Escarificação e intradérmicos. Úteis em raríssimos casos. Devem ser efetuados para inalantes devido às grandes dificuldades para o diagnóstico etiológico das urticárias. Quanto aos alimentos, há correspondência de apenas 20% entre a positividade dos testes e sua hipersensibilidade. Testes cutâneos para drogas conduzem a erros e não devem ser realizados. Teste intradérmico com Mecholyl (cloreto de acetilbetametilcolina): em casos de urticária colinérgica produz amplo halo eritematoso.

O teste sanguíneo com RAST também é pouco útil.

4ª etapa Eliminação do agente suspeito

Evitar o uso de drogas e dar preferência às pouco alergênicas.

5ª etapa **Provas de provocação com drogas**

Reintrodução das drogas suspeitas em separado e com cuidados especiais em testes duplo-cegos.

6ª etapa **Dieta de prova**

Eliminação e reintrodução de alimentos suspeitos pela anamnese e/ou mais frequentemente alergênicos. Se necessário, usar inicialmente uma dieta hipoalergênica. Ver capítulo Alergia alimentar.

TRATAMENTO

Tentar identificar e afastar o agente responsável.

Processos infecciosos parecem ser o agente mais frequente; alimentos podem desencadear urticária aguda mas raramente causam urticária crônica.

O tratamento de eleição são os **anti-histamínicos**.

Os corticoides não são indicados, a não ser em casos de angioedema extenso ou edema de laringe.

Situação 1 – Emergência: quadro intenso com edema angioneurótico e risco de broncoespasmo ou edema de laringe. Sequência:

1º) Adrenalina.

2º) Anti-histamínico injetável – Prometazina (Fenergan) ou Benadryl.

3º) Corticosteroide por via IV ou IM, seguido de costicosteroide por via oral.

Aconselhar a criança a carregar consigo seringas com adrenalina prontas para o uso.

Situação 2 – Urticária aguda: anti-histamínico por tempo curto.

Conforme a situação escolha entre 1ª geração – clássicos, *sedantes*.

Tratamento habitual – anti-histamínico:

a) **1ª geração**, clássicos, *sedantes*:
- Clorfeniramina (Polaramine: 5mL = 2mg): 0,35mg/kg/dia fracionado em 4 vezes ao dia ou 0,8-1mL/kg/dia.
  2-6 anos: 2,5mL; *6-12 anos*: 5mL,
  repetir a cada 4 ou 6 horas, conforme necessário.
- Clemastina (Agasten: 5mL = 0,25mg):
  Até 3 anos: 2,5mL; *3-6 anos*: 5mL;
  acima de 6 anos: 7,5mL.
- Repetir de 12 em 12 horas.

b) **2ª geração**, *pouco sedantes*:
- Cetirizina (Zyrtec: 5mL = 5mg):
  2-6 anos: 2,5mL, 2 vezes ao dia; *6-12 anos*: 5mL, 2 vezes ao dia; *acima de 12 anos*: 10mL ou 1 comprimido a cada 24 horas.
- Loratidina (Claritin: 5mL = 5mg):
  6 a 12 anos: 5mL; *mais de 12 anos*: 10mL ou 1 comprimido a cada 24 horas.

ANTI-HISTAMÍNICOS

1ª geração, ação curta, **sedantes**:
- dextroclorfeniramina: 0,15mg/kg/dia ÷ 4 vezes

Polaramine xarope 2mg/5mL
- hidroxizina 1-2mg/kg/dia ÷ 3-4 vezes.
  Hixizine xarope 2mg/mL

2ª geração, não sedante:
- cetirizina – criança > 2 anos: 5mg 2 vezes/dia.
  Zyrtec ou G = solução 1mg/mL
- fexofenadina – Allegra infantil: 6 meses-2 anos – 2,5mL 2 vezes/dia; 2-10 anos – 5mL 2 vezes/dia
- desloratadina – lactente: 2mL a cada 24h; criança: 2,5mL/24h

Desalex xarope; adolescente: 1 comprimido

2ª geração *avançada*
- Fexofenadina (Allegra) criança – comprimido infantil; adolescente – comprimido 120 ou 180mg a cada 24 horas.
- **Desloratadina** (Desalex xarope 0,5mg/mL; comprimido de 5mg).
- Lactente > 6 meses: 2mL; pré-escolar 2,5mL; escolar 5mL; adolescente 1 comprimido a cada 2 horas.

Situação 3 – Urticária crônica – anti-histamínico por tempo prolongado.

Anti-histamínico de 2ª geração avançada – desloratadina ou fexofenadina pela manhã. Se necessário adicionar um de 1ª geração (sedante), com preferência para a hidroxizina, à noite (2,5mg/kg).

Se não for suficiente, adicionar cimetidina (genérico ou manipulado) 20-40mg/kg/dia ou ranitidina em 2 vezes ao dia.

Casos **refratários** – considerar ciclosporina em doses baixas.

Iniciar com < 3mg/kg/dia; manutenção < 2mg/kg/dia.

Omalizumabe é boa alternativa.

Corticosteroides não devem ser usados, a não ser excepcionalmente, por poucos dias em fases de reagudização.

Duração: 3 semanas ou até 1 a 2 semanas após desaparecimento estável das lesões.

Situação 4 – Casos especiais

Dermografismo – preferir hidroxizina:
- 0,6mg/kg/dose de 6 em 6 horas.
- Prurizin ou Hixizine xarope 5mL = 10mg *ou* Prurizin; comprimidos de 10 e 25mg.

Urticária ao frio – preferir cipro-heptadina; associar cimetidina:
- Periatin (xarope 5mL = 2mg; comprimidos de 4mg).
- *Crianças*: 2mg, 8/8 ou 12/12h; *adolescentes*: 4mg, 12/12h.

ESTRÓFULO (prurigo por insetos)

O que é – dermatose do grupo dos prurigos (pápulas pruriginosas). O **prurigo por ectoparasitas** é uma reação de hipersensibilidade a picada de insetos: pulgas, mosquitos (pernilongos, borrachudos) e piolhos (prurigo dorsal), em crianças atópicas. Durante a picada, o inseto injeta sua saliva que contém várias substâncias químicas (Fig. XV-8).

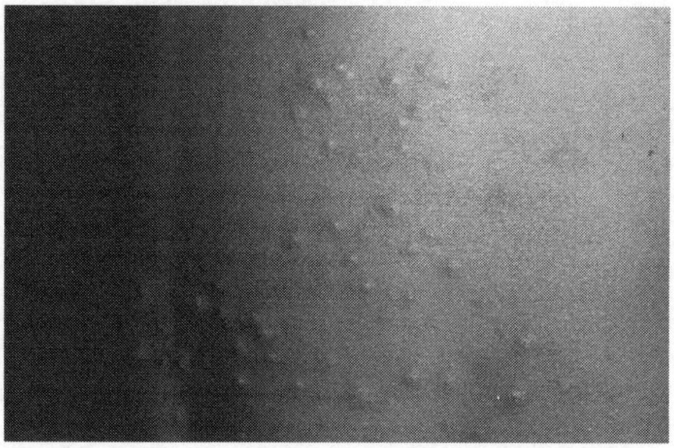

Figura XV-8 – Estrófulo.

Depois da picada, ocorre uma resposta alérgica imediata (pápula urticariana com vesículas); algumas horas depois, aparece a resposta tardia – vesicopápula indurada. As lesões podem ocorrer em qualquer parte do tegumento, mas é mais frequente no corpo para insetos não voadores (pulgas) e nos membros para os voadores (mosquitos). A disposição das lesões é linear (o inseto pica, salta e pica).

Cada lesão pode representar uma picada ou as lesões podem aparecer distantes do lugar da picada (fenômeno isomórfico).

O estrófulo não está relacionado com alergia alimentar.

CONDUTA DIAGNÓSTICA

1. Dermatose muito frequente na infância, grupo etário mais atingido: 12 a 36 meses. Raro antes dos 6 meses de idade; pouco frequente depois dos 7 anos.
2. Evolução em surtos de início súbito.
3. Lesões agrupadas.
4. Localização:
   - **Pulgas**: principalmente nos membros inferiores, sobretudo pernas e pés; o tronco é frequentemente atingido, com destaque para a região lombossacral; os membros superiores são tão atingidos como o tronco e um pouco menos que os inferiores. O pescoço e a cabeça costumam ser poupados.
   - **Mosquitos**: áreas expostas (membros e face).
5. **Características** das lesões: pápula-eritema-vesícula.
   - Pápula edematosa ou indurada de aproximadamente 1cm, de contorno circular e mais ou menos preciso.
   - Vesícula no centro. Nas crianças hiperérgicas podem-se formar bolhas tensas com até 1cm de diâmetro; em outros casos, a vesícula pode passar despercebida.
   - Eritema em torno da pápula regride após as primeiras 24 horas, deixando uma tonalidade acastanhada.
   - Características da lesão 48 a 72 horas depois de ter surgido: máculas acastanhadas com pequena vesícula dessecada no centro.
   - **Prurido** muito intenso. O ato de coçar pode rapidamente transformar a lesão eritematopapulosa em lesão escoriada e crostosa.
     É frequente, também, a impetiginação.
   - **Evolução** da lesão: resolução em 1-2 semanas, sem sequelas, mas quando a coçadura leva à exulceração e/ou impetiginação podem persistir discretas cicatrizes circulares e hipercrômicas, por muitos meses.
6. **Evolução**:
   - **Típica**: os surtos iniciam-se depois dos 6 meses de idade, vão amiudando-se e tornando-se mais intensos. O período de maior intensidade está situado entre 12 e 24 meses, declinando, depois, até os 36 meses.
   - **Variações**: (1) em muitas crianças, os surtos manifestam-se em curto período e regridem, para nunca mais aparecer; (2) em outras, a situação arrasta-se para além do 3º ano, perdurando, por vezes, até a idade escolar.
7. **Não confunda estrófulo com**:
   - **Varicela**: o primeiro surto de estrófulo, quando vesicobolhoso, é passível de confusão com varicela.
   - **Escabiose**: suspeitar nos casos diagnosticados como estrófulo mas com evolução rebelde e com lesões semelhantes em outros membros da família, inclusive adultos. Localização típica: palmoplantar, prurido noturno.
   - Urticária e mastocitose cutânea.
   - Casos infectados de estrófulo podem ser confundidos com piodermite.

CONDUTA TERAPÊUTICA

Fase aguda – a) anti-histamínicos por via oral têm alguma utilidade, especialmente pelo efeito sedativo; b) tratamento local com pomadas de corticosteroides de alta potência por 5 dias.

Lesões impetiginadas – banhos com sabão antisséptico (Soapex) e pomada de antibiótico (mupirocina).

Combate aos insetos – afastamento de cachorro, dedetização da casa, repelentes, mosquiteiros; repelentes à base de DEET.

Em crianças **hiperérgicas**, alguns resultados são obtidos com a dessensibilização (via intradérmica) com **extratos de insetos**.

Atenção: não há nenhuma indicação para regimes alimentares.

Complexo B como repelente é ineficaz.

URTICÁRIA PIGMENTOSA (MASTOCITOSE)

O que é – infiltração de mastócitos na pele.

Características – poucas ou muitas maculopápulas, 1-3cm de diâmetro, ovais ou redondas, cor marrom amarelada ou avermelhada, no tronco (também pescoço e extremidades) que sofrem transformação urticariana quando traumatizadas. Sinal de Darier positivo = formação de urticária quando atritada.

Início – não presente ao nascimento; aparece no lactente ou pré-escolar (maioria entre 3 e 9 meses, 75% antes dos 2 anos).

No lactente pode ocorrer um tipo eritrodérmico difuso raríssimo que se apresenta com uma infiltração generalizada marrom avermelhada com fácil formação de bolhas (mastocitose cutânea difusa) ou, mais comum, sob a forma de tumor com aspecto de casca de laranja (mastocitoma).

Sintomatologia

1. Assintomático em 50% dos casos.
2. Aparecimento de urticária quando a lesão é levemente atritada.
3. Prurido exacerbado por: a) exercícios fortes; b) após tomar banho quente e ser enxugado vigorosamente com a toalha (especialmente em lactentes); c) certos alimentos (queijo); d) medicamentos: salicilatos, codeína, atropina.

Quando a urticária pigmentosa começa depois dos 10 anos, há 10-30% de probabilidade de ocorrer urticária pigmentosa **sistêmica** concomitante (dores ósseas, úlcera gastrintestinal, hepatoesplenomegalia).

Tratamento – cipro-heptadina se necessário.

1. Casos assintomáticos não necessitam de tratamento.
2. Nos períodos sintomáticos: anti-histamínicos (cetirizina, desloratadina);
   casos rebeldes: associar cimetidina.
3. Tratamento de base: a) cetotifeno; b) cinazarina (Stugeron, comprimido de 25mg) 1 a 3mg/kg/dia; melhora ocorre após 4-6 semanas.

Evolução – nos casos iniciados antes dos 2 anos de idade há esmaecimento espontâneo das lesões na puberdade em mais de 50% dos casos.

SÍNDROME DE GIANOTTI-CROSTI (ACRODERMATITE PAPULAR DA INFÂNCIA)

Erupção eritematopapular – múltiplas pápulas que não confluem, achatadas, cor marrom avermelhada, não pruriginosas, de 2-10mm, distribuição simétrica na face, nádegas e superfície extensora dos membros. Curiosamente, o tronco é livre de lesões.

A erupção resolve em 20-40 dias.

Manifestações sistêmicas moderadas – linfoadenopatia generalizada, esplenomegalia, hepatite anictérica. Leucocitose com monocitose.

Relação etiológica – hepatite B; adenovírus, ECHO e Coxsackie; Epstein-Barr. Ocorre em crianças de 6 meses a 12 anos e geralmente começa com sintomas de IVAS. Antígeno HBs positivo.

5. Erupções Eritematopapuloescamosas

Para triagem inicial ver capítulo 1.
Ver também Pitiríase versicolor.

PITIRÍASE ALBA (Dartro volante)

Manchas brancas na face, pescoço e membros superiores, mais evidentes quando a pele é morena (a borda externa mistura-se com a pele normal).

É uma hipomelanose.

Número: 5 a 20; tamanho: 0,5 a 2cm; ovais ou redondas, hipopigmentadas, discretamente descamativas, podem ser precedidas de leve eritema.

"Piora" com a exposição ao sol em função da pigmentação da pele normal ao redor.

Não são pruriginosas; único problema: cosmético.

Causa – desconhecida; provável manifestação de atopia, ou variante da dermatite seborreica.

Não está relacionada com parasitas.

Não confundir com pitiríase versicolor (em caso de dúvida, solicitar pesquisa de fungos), vitiligo (despigmentação verdadeira), hanseníase (manchas anestésicas).

Tratamento

1. Explicar que não há perigo e que cura espontaneamente em tempo variável, geralmente longo.
2. Pomadas emolientes após o banho (Emulsão Universal, Nutraderm, Neutroderma).
3. Corticoide tópico somente na fase inicial, por poucos dias.
4. Evitar excesso de sabonete.
5. Evitar exposição exagerada ao sol e usar fotoprotetores.

PITIRÍASE RÓSEA

Sinônimo – doença de Gilbert.

O que é – doença papuloescamosa, autolimitada, que ocorre em adolescentes; não contagiosa.
Autoimune? Viral?

Caracterização – placa de 5cm de diâmetro, quase sempre localizada no tronco ou terço superior dos membros. Essa é a "placa arauto" ou "placa-mãe".
No período de 7 a 14 dias, uma erupção disseminada bilateral e simétrica aparece subitamente no tronco (Fig. XV-9).

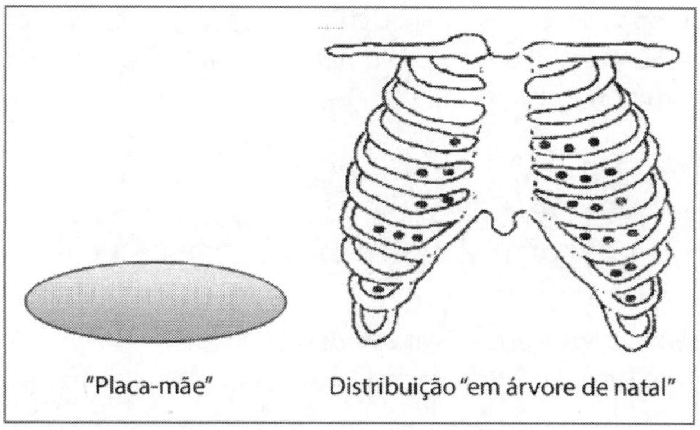

Figura XV-9 – Pitiríase rósea.

As lesões típicas são os "medalhões": placas redondas ou ovais, cor de salmão, de 1 a 3cm de diâmetro, com centro rugoso de cor castanho amarelada e zona periférica ligeiramente saliente, formada por escamas triangulares, aderentes e não oleosas, que apontam para o centro da placa, além de pequenas máculas vermelhas (2-10mm).
Lesões papulovesiculares são comuns em crianças.

Localização – a distribuição é característica; ela ocupa tronco, pescoço e raiz dos membros. No tronco, as lesões dos pacientes são paralelas às bordas superiores e inferiores das costelas: "aspecto de árvore de natal".

Sintomas – ocasionalmente, o início dos sintomas traduz-se por febrícula, dor de garganta e adenopatia. O prurido é geralmente discreto, moderado ou ausente, mas nas erupções extensas pode ser intenso.

Sequência

1º) **"Placa arauto"** ou **"placa-mãe"**: a) oval ou arredondada; b) 2-5cm de diâmetro; c) borda levemente elevada, vermelha, finamente descamativa;
d) centro mais claro e plano; e) no tronco ou pescoço ou antebraços ou coxas.
Não confundir com micose (*tinea corporis*).

2º) Após 1 semana: surtos de erupção. **Generalização** (bilateral, simétrica) dentro de mais 1 semana.

Evolução – autolimitada. Tempo de evolução, comumente, durando de 6 a 8 semanas. Recrudescências podem ocorrer durante o período de melhora da erupção ou restabelecimento.

Histopatologia – não tem valor diagnóstico.

Diagnóstico diferencial – deve ser feito com sífilis secundária, psoríase, seborreia corporal (eczemátides), pitiríase versicolor e erupções medicamentosas semelhantes a pitiríase rósea.
A "placa arauto" pode ser confundida com uma dermatofitose.

Tratamento – banho de sol (ultravioleta), corticoides tópicos, na fase inicial, cremes hidratantes.

DERMATITE SEBORREICA

Diagnóstico – dermatose **eritematoescamosa**, com escamas aderentes, gordurosas, lamelares, que, ao serem removidas, deixam a área ligeiramente úmida e rosada.
Possível reação inflamatória à *Malassezia furfur*.

Apresentação (Figs. XV-10 e XV-11)
Desde os primeiros dias de vida até os 3 meses de idade.

Crosta láctea = escamas gordurosas no couro cabeludo com eritema e descamação (caspa do lactente).
Caspa nas sobrancelhas; nos cílios é blefarite.
Dermatite das pregas/dobras – lesões eritematosas, bem definidas, fissuradas com descamação fina e oleosa, particularmente no sulco retroauricular, axila, prega nasolabial e pregas cervicais.
Placas eritematoescamosas nas bochechas, fronte, eminência malar; pode afetar a área das fraldas.

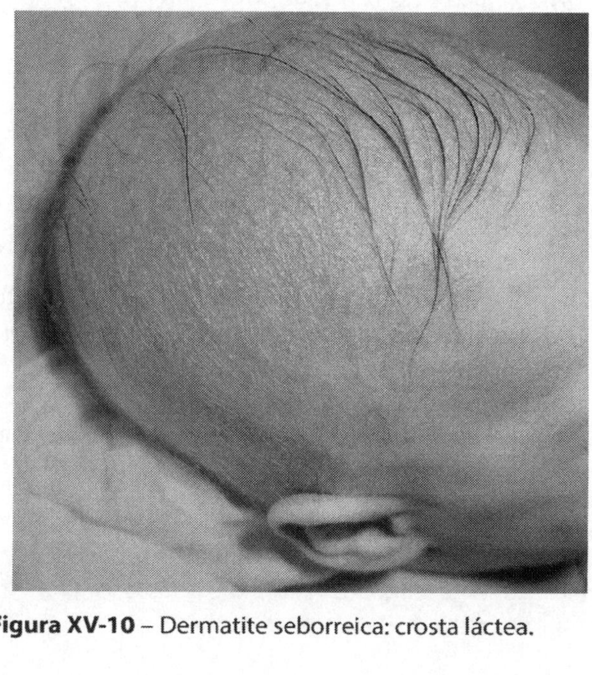

Figura XV-10 – Dermatite seborreica: crosta láctea.

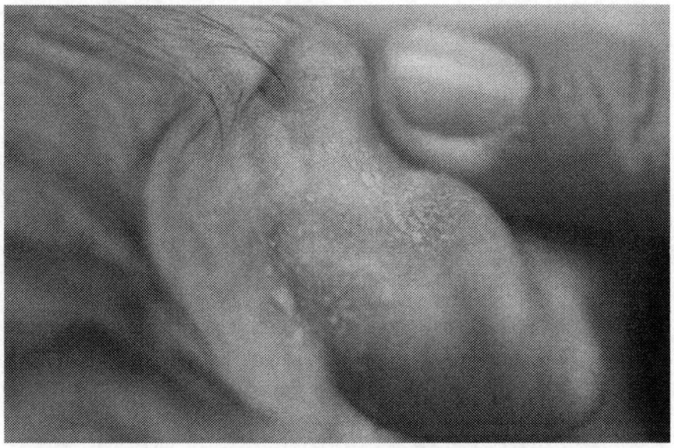

Figura XV-11 – Dermatite seborreica retroauricular.

A **doença de Leiner** ou **eritrodermia descamativa** é uma forma bem característica de dermatite seborreica generalizada: eritema difuso acompanhado de descamação laminar, início no 2º ao 4º mês de vida em lactentes distróficos; é eventualmente mortal. É doença de 3 D: **D**esnutrição, **D**iarreia e **D**ermatite seborreica.

Complicações da dermatite seborreica:

1. Infecções bacterianas: acentuação do eritema e edema, além do aparecimento de pústulas e crostas melicéricas. Nas dobras e na região retroauricular podem surgir fissuras dolorosas.
2. Candidíase: maceração de cor esbranquiçada com eritema periférico mais acentuado e descamação fina e irregular; predomina nas dobras.
3. O uso de medicações irritantes pode acentuar o quadro eczematoso e o prurido, agravando a dermatite.

Evolução – no lactente, tende à cura espontânea, entre o 8º e o 10º mês.

CONDUTA TERAPÊUTICA

Crosta láctea

Antes do banho: amolecer as crostas com óleo (de cozinha ou de amêndoas) morno. No banho: remover as crostas com pente fino. Em seguida: lavar com sabonete suave (Oilatum, Dove Baby) ou xampu com ácido salicílico + enxofre (Sastid).

Nos casos rebeldes, acrescentar xampu de cetoconazol (Nizoral), seguido de loção capilar (Betnovate). Diariamente por 1 semana; a seguir, 1 vez por semana.

Intertrigo (dobras, pregas cutâneas)

1. Limpeza com hipoclorito (líquido de Dakin) ou solução de Burow 1/20 ou água d'Alibour a 20%.
2. Aplicar, no fundo da prega, creme de corticoide (Stiefcortil) e cetoconazol (Nizoral) ou associados (Trok, Candicort) ou associação corticoide + antibiótico + nistatina (Omcilon-AM creme).

Nas lesões de superfície

Depende da intensidade do eritema (inflamação) e da descamação.

1. Inflamação: creme de corticoide de baixa intensidade (hidrocortisona a 1%).
2. Casos moderados subagudos: sabonetes e xampus de ácido salicílico + enxofre (Sastid, Salsoap) ou de coaltar (Ionil). Associar cetoconazol (Cetonax).
3. Casos crônicos: creme ou pomada com 3 a 5% de ácido salicílico ou pomada com corticoide + ácido salicílico (Diprosalic);
   eventualmente associar cetoconazol creme.

O corticoide tópico pode ser substituído por creme de pimecrolimus (Elidel).

Seborreia do adolescente

1. Xampu anticaspa (Sastid, Salisoap, Ionil-T).
2. Xampu de cetoconazol (Nizoral).
3. Corticoide em solução capilar (Synalar, Betnovate).

Dermatite seborreica *vs.* dermatite atópica (eczema)

Eczema – começa depois dos 3 meses nas regiões salientes do rosto (fronte, bochechas, queixo), envolve as extremidades, muito pruriginoso, atopia familiar.

Dermatite seborreica – começa com 1 mês de vida, caracteristicamente compromete a axila, não é pruriginosa.

Dermatite seborreica *vs.* histiocitose

Histiocitose (Letterer-Siwe) – seborreia biologicamente agressiva: vesículas, petéquias, púrpura, crostas, ulceração, escaras atróficas; fracasso da terapêutica para seborreia. Biópsia de pele.

PSORÍASE

Doença imune inflamatória crônica da pele caracterizada por eritema e descamação prateada, comprometimento das unhas e, às vezes, das articulações.

1ª etapa **Caracterização** (Tabela XV-1)

Placas eritematosas elevadas e bem delimitadas; as escamas são mais espessas e abundantes; menos frequentes na face e supercílios; predileção para couro cabeludo, pregas pós-auriculares, área das fraldas e locais de traumatismo, sulco interglúteo e unhas; não responde à terapêutica (corticoide tópico) habitual.

Doença **eritematopapuloescamosa** = pápulas eritematosas cobertas por escamas secas prateadas aderidas no centro, mas não no contorno, que, quando removidas (à curetagem das lesões obtêm-se "raspas de vela" ou "escamas dérmicas"), revelam hemorragias puntiformes (sinal do orvalho sangrante de Auspitz). As lesões são nitidamente demarcadas; lesões pequenas

Tabela XV-1 – DERMATITE SEBORREICA *vs.* PSORÍASE.

Distribuição das lesões e características	Dermatite seborreica	Psoríase
Unha, cotovelo, joelho	–	++
Intertriginoso	+++	+
Facial	+++	+
Escamas gordurosas	+++	+
Escamas secas, grossas	+	+++
Placas no couro cabeludo	++	++

– ausente; + raro; ++ comum; +++ usual.

tendem a confluir formando placas. Assintomáticas ou prurido discreto. Primeiros surtos entre 6 e 8 anos, pico na adolescência.

Localização preferencial – couro cabeludo, retroauricular, cotovelos, joelhos, perianal, interglútea; distribuição simétrica.

Comprometimento de **unhas** (desde depressões – covinhas – e estrias transversais até destruição total) é frequente.

História familiar pode ser positiva (tendência hereditária).

Comparação com a doença do adulto – na criança as lesões são menos intensas: placas moles, delgadas, descoradas, mais amareladas e menos escamosas; localização não usual.

Evolução crônica, com persistência e recorrência das lesões, envolvimento de novas áreas; má resposta à medicação tópica moderada.

Fatores que influenciam na exacerbação – infecções estreptocócicas das vias aéreas, inverno, estresse emocional, obesidade e medicamentos. Traumatismos cutâneos podem fazer aparecer lesão em locais até então poupados (fenômeno de Köbner).

2ª etapa Variantes clínicas encontradas nas crianças

Psoríase clássica em placas (é o tipo mais comum) – placas eritematosas cobertas por escamas espessas prateadas, predomina nos cotovelos, joelhos; distribuição simétrica.

Ocorre na região umbilical, ao redor da boca e olhos e couro cabeludo (placas ou descamação fina sobre base eritematosa). Lesões atípicas ocorrem na infância.

Psoríase aguda em gotas (uma das mais comuns) – começa com uma erupção abrupta de pequenas lesões (3-10mm), arredondadas ou ovais, com descamação mínima, esparsas simetricamente pelo tronco e parte proximal dos membros, face e couro cabeludo; ocorre poucas semanas após uma infecção respiratória alta estreptocócica. Não confundir com erupções por drogas e pitiríase rósea. É a psoríase **gutata**.

Psoríase do couro cabeludo – é frequentemente o local inicial da psoríase; placas eritematosas bem delimitadas cobertas com escama espessa que aparecem inicialmente em zonas de atrito. Suspeitar em "dermatites seborreicas" prolongadas e rebeldes e "micoses" rebeldes com micológico negativo.

Psoríase folicular – pequenas lesões córneas, pontiagudas, em torno dos folículos pilosos na face de extensão dos braços e pernas. A forma pura é excepcional.

Psoríase intertriginosa ou de fraldas – quando a psoríase começa no 1º ano de vida, a localização inicial é sempre a região das fraldas: placas eritematosas, claras e brilhantes com aparência eczematosa e pouca ou nenhuma escama, bordas definidas mas comprometendo as pregas inguinais e interglúteas. Possível confusão com: a) dermatite de contato (compromete superfícies convexas); b) dermatite seborreica (compromete as dobras e melhora rapidamente com medicação tópica); c) dermatite atópica (prurido intenso).

Nos casos de dúvida valorizar: resposta lenta ao tratamento, tendência a recorrer, aparecimento de lesão em outros locais.

Artrite psoriática é menos frequente na criança; incide entre 9 e 12 anos: acometimento articular periférico ou axial (coluna).

3ª etapa Raspagem das escamas

Quando as escamas são removidas, aparecem pequenos pontos de sangramento – sinal da vela ou do orvalho sangrante.

4ª etapa Biópsia

Pode ser diagnóstica nos casos não característicos, mas ser apenas sugestiva: dermatite psoriasiforme.

CONDUTA TERAPÊUTICA

Relacionamento médico-paciente

1. Explicar bem aos pais a natureza da doença: crônica, recorrente (pode haver remissões longas), não curável atualmente, mas que pode ser bem controlada, de modo a permitir uma vida normal. Quando o paciente já tem idade suficiente, ele será o sujeito da educação. Objetivo: instruções detalhadas, informe sobre efeitos colaterais. Encaminhar ao dermatologista.
   O médico deve selecionar o tratamento que provoque a melhora mais acentuada com o mínimo de efeitos colaterais.
2. Evitar atividades que provoquem traumatismos da pele e exposição excessiva ao sol, mas estimular exposição gradual ao sol e exercícios sistemáticos.

TERAPIA TÓPICA

Leve e moderada

- **Corticoide tópico**:
  1. Utilizar corticoide de alta potência (betametasona, clobetasol).
  2. O uso deve ser intermitente.
  3. Na face, genitália e na manutenção: corticoide de baixa potência (hidrocortisona, metilprednisolona).
  4. Nas áreas rebeldes: oclusão.
  5. Alternativa de corticoide, calcipotrieno (Daivobet) e calcitriol em superfícies pequenas e com controle de Ca, P e fosfatase alcalina; evitar na face.
  6. Associar: a) nos casos leves: emoliente (vaselina), aplicar após o banho;
     b) nos casos moderados: ceratolítico.
- **Ceratolíticos**: frequentemente usados em associação com os corticoides. Após melhora da descamação, usar intermitentemente para minimizar a irritação.
  1. Ácido salicílico a 3% em propilenoglicol. A oclusão aumenta a eficácia.
  2. Alcatrão da hulha = coaltar em pomada (1-5%) ou creme:
     a) Polytar emulsão, direto na pele ou na água do banho.
     b) *Liquor carbonis detergens* a 5-15% em base hidrossolúvel.
     Não usar oclusivo. Aplicar à noite, retirar pela manhã no banho, seguida de exposição criteriosa ao sol.
  3. Análogos da vitamina D: calcipotrieno, calcitriol.

Couro cabeludo

1º) Banhar com óleo mineral ou de oliva ou de "bebê".
2º) Xampu de alcatrão Ionil-T, Polytar. Deixar mais de 5 minutos.
3º) Cobrir o couro cabeludo com touca plástica, durante 30 minutos após a aplicação, antes de enxaguar.
4º) Friccionar: *liquor carbonis detergens* a 5-10% em óleo ou gel e deixar durante a noite.

Psoríase em placa – forma grave

1. Tratamento de Goeckerman (em *dayclinic*):
   1º) aplicar coaltar cru a 5% em todo o corpo; deixar 2-3 horas;
   2º) retirar no banho com o óleo mineral;
   3º) ultravioleta em doses suberitemizantes.
   Melhora em 2-3 semanas, duração de 2 a 6 meses.
2. Ultravioleta B (UVB) de faixa estreita.
3. PUVA: psoraleno oral + RVU (UVA), aplicado por especialista, em adolescentes.
4. Retinoide tópico (0,05%): associado com fototerapia.

Distribuição generalizada – forma grave e resistente

1. Metotrexato: doses baixas, semanais, VO, controle rigoroso.
2. Corticoide: remissão temporária com rebote.
3. Ciclosporina: para remissão das formas eritrodérmicas.
4. Drogas imunomoduladoras (imunobiológicos): etenercept.

Observação: produto novo à base de pimecrolimus, VO, em adultos, mostrou de 60 a 75% de remissão após 4 semanas de tratamento.

LÍQUEN PLANO

Caracterização – doença papulosa crônica que ocorre ocasionalmente em crianças. Causa desconhecida.

Pápulas poligonais, achatadas, **cor violácea**, **pruriginosas**, desde puntiformes até 1cm; pode ocorrer coalescência com formação de placas; recobertas por escamas muito finas.

Localização preferencial – superfície flexora do punho, tornozelo, dorso e genitália.

Lesões da mucosa ocorrem em 30 a 70% dos casos e podem ser a única manifestação da doença; predominam na boca e língua. Aspecto mais comum: padrão reticulado de estrias brancas.

Fenômeno de Köbner – aparecimento de lesões semelhantes em áreas traumatizadas.

Evolução – autolimitada.

Tratamento – à base de corticoide (resultado medíocre):

1. De uso tópico (pomada de alta potência): clobetazol (Psorex).
2. Usar a pomada em curativo oclusivo (membros).
3. Esteroide intralesional (lesões localizadas, hipertróficas): triancinolona – Omcilon 5mg/mL, aplicação intradérmica.
4. Mucosa bucal: Omcilon orobase; genitais – corticoide em creme de baixa potência.
5. Fatores de estresse (afastar).
6. Corticoide sistêmico, excepcionalmente em casos generalizados com prurido intenso: prednisona 30-40mg/dia, por 2 semanas, suspensão gradual; pode haver recaída após a suspensão do corticoide; pode ser repetido.

6. Erupções Nodulares

Para triagem inicial ver capítulo 1.
Ver também: furúnculo, hanseníase, erupções tumorais.

Nódulo = "caroço" de diâmetro de mais de 1cm, em situação profunda e que levanta a pele suprajacente.

ESPOROTRICOSE

O que é – micose profunda, com comprometimento linfático ou subcutâneo, comum em nosso meio, principalmente na zona rural. Causada pelo *Sporotrichum schenckii* inoculado diretamente na pele e, eventualmente, em mucosas por ferimentos com material contaminado, principalmente espinhos ou vegetais secos. Aparece primeiro um cancro e, depois, desenvolvem-se nódulos ao longo das vias de drenagem (Fig. XV-12).

CONDUTA DIAGNÓSTICA

Período de incubação – varia de 8 a 30 dias.

Na criança incide mais frequentemente na face e nos membros superiores.

Formas clínicas mais comuns:

- **Linfangítica** – é a mais comum: lesão inicial papulonodular, às vezes ulcerada (cancro esporotricósico), cordão linfangítico e nódulos ou gomas ao longo desse cordão (em rosário).
- **Papulonodular** – grupo de papulonódulos, formando, às vezes, placas recobertas por escamas e crostas.
- **Ulcerosa** – lesão ulcerada única ou múltipla, não característica.
- **Verrucosa** – placa verrucosa, geralmente única, forma e tamanho variáveis, sem linfangite. Pela expressão há gotejamento de pus. Nessa forma, é importante o diagnóstico diferencial com outras doenças verrucosas: leishmaniose, epitelioma espinocelular, cromomicose, tuberculose cutânea, verruga vulgar e, eventualmente, blastomicose.
- **Disseminada** – muito rara; lesões nodulares, ulcerocrostosas e gomosas disseminadas por via hematogênica na pele e/ou ossos.
- **Extracutânea** – rara, pode ocorrer em ossos, pulmões etc.

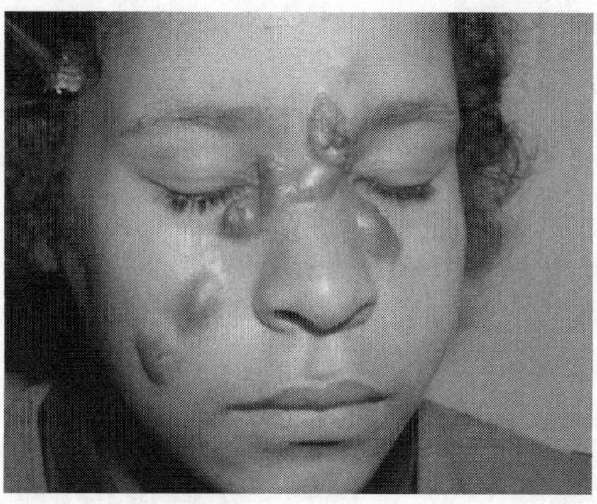

Figura XV-12 – Esporotricose.

Diagnóstico – é feito pela clínica e confirmado pelos exames de laboratório:

1. Cultura da secreção da lesão em meio de Sabouraud, positivando-se ao fim de 1 a 3 semanas.
2. Intradermorreação de esporotriquina, que se positiva algumas semanas após o início da doença.
   A reação é lida após 48 horas e tem grande especificidade. Tem valor diagnóstico relativo, aliando-se aos dados clínicos e aos outros exames laboratoriais.
3. Exame histológico: reação granulomatosa de centro supurativo, rica em plasmócitos e histiócitos e que apenas sugere o diagnóstico.

CONDUTA TERAPÊUTICA

O **iodo** constitui tratamento específico. É administrado em doses crescentes até se atingir 2 a 3g/dia (sob a forma de iodeto de potássio), durante 4 a 6 meses. Caso haja intolerância (gosto metálico ou erupção acneiforme), diminui-se a dose. Em casos de iododerma é necessário interromper a medicação.

Conduta

- Solução saturada de iodeto de potássio (20 gotas = 1g).
- Dose básica: 0,1g/kg/dia até cicatrização das lesões.
- Iniciar com 1 gota 3 vezes ao dia, com água ou leite, após as refeições.
- Aumentar 1 a 3 gotas por dia até 20 gotas (30 em adolescentes) 3 vezes ao dia.

Como 2ª escolha: itraconazol (Sporanox, Itraconazol, cápsulas de 100mg) 100mg por dia, durante 3 meses.

GRANULOMA DAS PISCINAS

O que é – doença granulomatosa crônica da pele, causada por várias micobactérias, entre as quais a *Mycobacterium marinum* e a *Mycobacterium kansasii*.
A doença é adquirida em piscinas ou aquários.

CONDUTA DIAGNÓSTICA

Quando suspeitar – praticantes de natação ou criadores de peixes que apresentam lesões nodulares nos membros superiores ou inferiores.

Quadro clínico

1. Inicia-se por pequeno nódulo eritematoso ou pústula que se abre formando uma lesão ulcerocrostosa. Não há comprometimento dos gânglios linfáticos. Geralmente há informação de traumatismo no local do aparecimento da lesão.
2. **Localização**
   - Lesões adquiridas nas piscinas: cotovelos, joelhos ou pés.
   - Adquiridas em aquários: dedos das mãos.

Confirmação diagnóstica – cultura.

CONDUTA TERAPÊUTICA

Frequentemente cura espontânea após meses de evolução.

Profilaxia – cloração das piscinas.

GRANULOMA ANULAR

Caracterização – nódulos dérmicos firmes, não dolorosos, dispostos em círculos ou semicírculos no dorso dos pés e mãos, cotovelos, tornozelos e tronco. Causa desconhecida. Regressão espontânea em 1-2 anos.

7. Tumores Benignos

Para **triagem** inicial ver capítulo 1.

Tumor = lesão sólida, circunscrita, maior e mais profunda que o nódulo.

QUELOIDES

Características (Fig. XV-13)

1. Crescimento exagerado (por proliferação fibroplástica descontrolada) resultante de ferimentos cutâneos, especialmente queimaduras e feridas infectadas.
2. São mais frequentes no peito, ombros, queixo e lobos da orelha. Existe suscetibilidade individual, sendo mais frequentes em negros.
3. **Evolução**: 1º) algumas semanas após o ferimento aparece uma pápula eritematosa; 2º) aumento gradual por vários meses; 3º) consistência dura, dolorosa ou assintomática.
4. Não confundir com cicatrizes hipertróficas (cicatrizes meramente mais espessas e largas que o esperado), que geralmente se resolvem espontaneamente.

Tratamento

1. Iniciar o mais precocemente possível (vigiar atentamente a cicatrização de feridas em indivíduos suscetíveis).

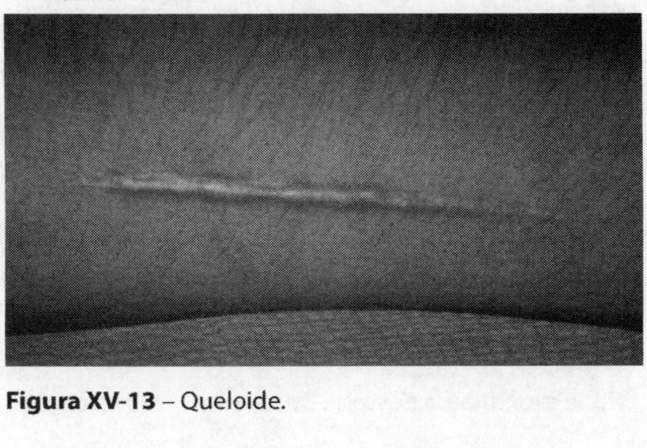

Figura XV-13 – Queloide.

2. Injeção intralesional de triancinolona (Omcilon) diluída com xilocaína, na concentração de 10mg/mL, a cada 4 ou 6 semanas; se não houver resposta, aumentar a concentração até 40mg/mL. A dose total injetada não deve ultrapassar 80mg a cada 6 semanas. Suspender as injeções antes do desaparecimento total da cicatriz (para evitar formação de lesão atrófica). A injeção pode ser feita com uma seringa de 1mL e agulha 27 e a solução injetada firme mas lentamente (é menos doloroso); **alternativa**: Dermo-jet. Recorrências são frequentes e devem ser submetidas a novo tratamento. Sequelas atróficas geralmente se curam espontaneamente.
3. Queloides antigos (mais de 1 ano): excisão cirúrgica; vigiar o aparecimento de novo queloide 3 a 4 semanas depois da operação; tratar com triancinolona intralesional. Eventual concomitante radioterapia, desde que não incida sobre epífises ósseas nem em órgãos reprodutores.

CALOS E CALOSIDADES

Características – são áreas espessas da epiderme em consequência de fricção ou pressão persistentes ou repetidas.

Os **calos** são nitidamente demarcados e doloridos; as **calosidades** têm margens mal definidas e não são doloridas.

Ambos surgem mais frequentemente na planta dos pés (calçados impróprios); ocorrem nos dedos da mão das crianças que os chupam continuamente.

Pode-se confundir calo com verruga, mas no calo as linhas papilares (dermatóglifos) continuam (na verruga elas se interrompem) e, quando o calo é aparado com uma gilete, os dermatóglifos continuam a ser visíveis na derme.

Tratamento

1. Usar um tipo de calçado adequado.
2. Aparar o calo com gilete, após o banho, à noite, e aplicar gel de ácido salicílico a 6% ou colocar emplastro de ácido salicílico a 10% recortado para recobrir exatamente o calo e mantido no lugar com esparadrapo.
3. Produtos comerciais: Gets-it, Kalostop, Kalloplast adesivo ou líquido. Seguir as instruções da bula.

CISTOS EPIDERMOIDES

O que é – cistos com conteúdo de queratina e parede epidermoide; muito conhecido pelo nome impróprio de **cistos sebáceos**.

Apresentação – nódulos subcutâneos elásticos firmes, lisos, móveis, de crescimento lento; nos lactentes são encontrados ao redor dos olhos, e nas crianças maiores, no tórax, dorso, pescoço.

São assintomáticos mas podem infectar-se secundariamente, quando em associação com acne *vulgaris* e, nesse caso, a inflamação tende a se repetir (Fig. XV-14).

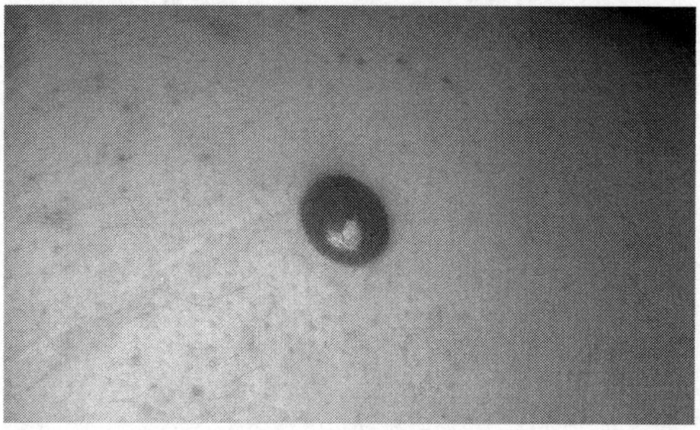

Figura XV-14 – Cistos epidermoides.

Variedades

1. ***Milium*** (pequenos cistos epidérmicos da face).
2. **Cistos dermoides** (malformações congênitas: nódulos subcutâneos que nos lactentes se localizam na fronte, couro cabeludo ou pescoço).
3. **Cistos mucosos** (cistos com acúmulo de mucina; secundários a traumatismos locais):
   - **Cistos sinoviais dos dedos**: pequenos nódulos translúcidos, semelhantes a gânglios, localizados nos dedos, perto das unhas.
   - **Mucoceles**: nódulos azulados, indolores, fazendo protuberância no lábio inferior. A excisão, quando praticada, deve ser completa para evitar recidiva.
   - No escroto, apresentam cor amarelada.

Tratamento

1. Se indicado, excisão cirúrgica do cisto intacto, removendo uma elipse de pele sobre o centro do cisto.
2. **Cisto infectado**: compressas quentes, antibióticos, incisão e drenagem quando ocorrer flutuação.

CISTO TRIQUILEMAL

O que é – cisto contendo queratina, cuja parede se assemelha à bainha externa da raiz do pelo.

Caracterização – localiza-se no couro cabeludo, múltiplo; frequentemente de caráter familiar.

GRANULOMA TELEANGIECTÁSICO (ou PIOGÊNICO)

O que é – tumor vascular de crescimento rápido, devido à proliferação de capilares; desenvolve-se no local de traumatismo. Também conhecido como granuloma piogênico e botriomicoma, embora seja, na realidade, um angioma. Frequente em crianças.

Caracterização

1. Nódulo indolor, de aproximadamente 1cm de diâmetro, cuja coloração varia na tonalidade do vermelho, de aparecimento repentino e que sangra facilmente ao menor traumatismo.
2. Pode-se tornar pedunculado.
3. Raramente tem superfície verrucosa.
4. Localização mais frequente: face, gengivas, lábios, dedos e pés.

Conduta terapêutica – curetagem e eletrocoagulação ou laser.

NEVO SEBÁCEO

Caracterização – presente ao nascimento, especialmente no couro cabeludo: placa oval marrom alaranjada, bem limitada, de 1 a 10cm; superfície: rugosa, sem cabelos.

Na puberdade, torna-se verrucoso (geralmente é quando chama atenção).

Tratamento – excisão do tumor por tratar-se de lesão pré-cancerosa, porém com expressividade reduzida.

8. Erupções Vesicobolhosas

MILIÁRIA (BROTOEJA)

O que é – erupção cutânea causada pela retenção de suor na epiderme com consequente formação de vesícula.

CONDUTA DIAGNÓSTICA

Quando suspeitar – crianças que apresentam, durante os dias mais quentes do verão ou na vigência de processo febril (ou em outras situações que favorecem sudorese abundante), lesões vesiculosas em grande número, localizadas principalmente na região frontal, pescoço, dorso e dobras da pele (Fig. XV-15).

Caracterização – depende do nível em que a vesícula se forma: camada córnea, camada de Malpighi ou profunda – junção dermoepidérmica.

- **Sudamina ou miliária cristalina** – vesículas (gotas) claras, superficiais, do tamanho da cabeça de um alfinete (podem ocorrer até bolhas), sem sinais inflamatórios nem prurido.
- **Miliária rubra** – vesículas vermelhas com halo inflamatório, tendência a confluir formando uma placa eritematosa e prurido.
  Pode evoluir para pústulas que se rompem facilmente.

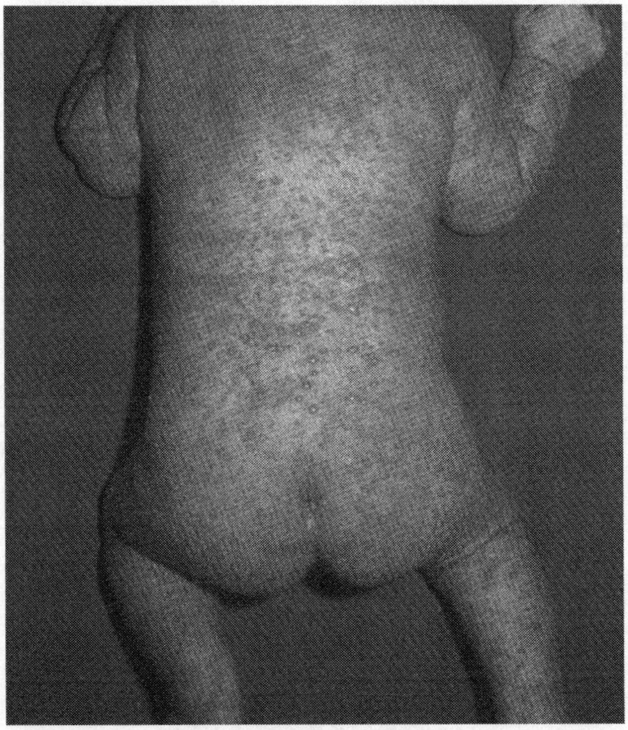

Figura XV-15 – Miliária rubra.
Pápula-vesícula sobre base eritematosa.

- **Miliária profunda** – percebe-se a localização profunda, pois mais parece uma pápula, da cor da pele e com aspecto "arrepiado". Sem prurido nem halo inflamatório. Mais evidente no tronco.

CONDUTA TERAPÊUTICA

1. Manter a criança em local bem ventilado usando roupas leves, de preferência ar condicionado.
2. Evitar excesso de exercícios físicos e exposição exagerada ao sol.
3. Evitar banhos quentes e sabonetes em excesso.
4. Banho com maisena ou aveia.

Talco (Cutisanol) ou pasta d'água simples ou com 1% de hidrocortisona.
Produto comercial: Amilia loção.

HERPES SIMPLES

O que é – dermatose vesiculosa causada pelo *Herpesvirus hominis* que pode manifestar-se de modo agudo (primoinfecção herpética) comprometendo crianças, ou um quadro recidivante (herpes simples recidivante) mais frequente nos adultos.

Há 2 tipos sorológicos distintos de vírus, denominados 1 e 2. O tipo 1 é o responsável pelas lesões acima da linha da cintura, e o tipo 2, pelas lesões abaixo dessa linha e pelas infecções do recém-nascido.

Não há proteção imunológica recíproca entre os 2 tipos de vírus.

CONDUTA DIAGNÓSTICA CLÍNICA

INFECÇÃO PRIMÁRIA

Gengivoestomatite herpética
(ver capítulo correspondente).

Vulvovaginites (ver capítulo correspondente).

1. Raras em crianças, mais frequente em adolescentes (tipo 2).
2. Menos frequente que a gengivoestomatite.
3. Frequentemente a disúria é o primeiro sintoma.
4. Edema e eritema da mucosa genital com vesículas na periferia.

Formas graves de primoinfecção próprias das crianças

1. **Primoinfecção grave**
   - Observada em crianças desnutridas ou portadoras de infecção intercorrente.
   - Após gengivoestomatite ulcerosa e hemorrágica, sobrevém comprometimento visceral e nervoso.
   - Morte em 10% dos casos.
2. **Sepse herpética pós-natal**
   (ver Seção Recém-Nascido).
3. **Eczema *herpeticum***
   - Pode ocorrer em consequência da primoinfecção ou após herpes recorrente em portadores de eczema atópico.
   - Aparecimento de numerosas vesículas sobre a pele afetada que rapidamente se tornam pustulosas. As lesões podem disseminar ou mesmo generalizar, simulando varíola.
   - Podem ocorrer febre, mal-estar, adenopatia.
   - Cura espontânea em 2 a 6 semanas.
   - No eczema herpético recorrente, a sintomatologia geral é escassa.
4. **Ceratoconjuntivite herpética**
   (ver capítulo correspondente).

HERPES LABIAL RECORRENTE

Fatores precipitantes – febre, queimadura de sol, traumatismo, tensão emocional e fadiga.

Local – lábios, junto à borda vermelha.

Caracterização – eritema que rapidamente evolui para vesículas (1 ou mais) que atingem a fase de crosta em 2 a 4 dias e curam em 5 a 8 dias.
Pródromo – sensação de queimação.

Tratamento

1. Não há tratamento específico eficaz.
2. Romper as vesículas e esfregar álcool a 70%.
3. Profilaxia: proteger a pele sensível com filtros solares (Spectraban, Episol).

4. Aciclovir (Zovirax) pomada tem efeito mínimo nas recorrências, tratamento morbostático.

HERPES-ZÓSTER

Sinonímia – zóster, zona, "cobreiro".

O que é – dermatose vesiculosa causada pelo *Herpesvirus varicellae* (vírus varicela-zóster), pouco frequente em crianças (Fig. XV-16).

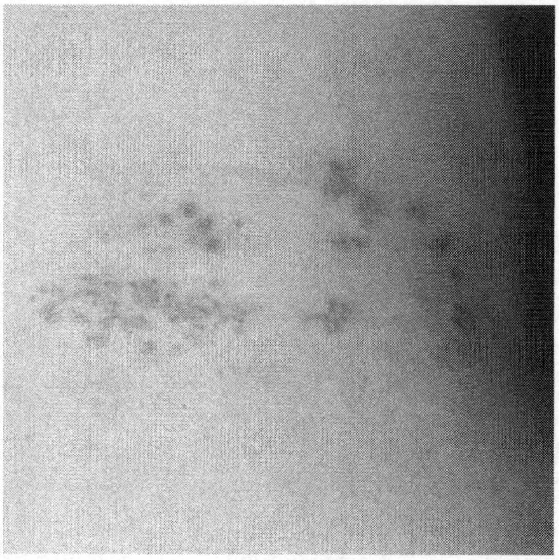

Figura XV-16 – Herpes-zóster.

A varicela constitui a manifestação da primoinfecção, após o que o vírus permanece nos gânglios das raízes dorsais em forma latente.

A ativação da infecção latente resulta no aparecimento do quadro de **zóster** que se caracteriza por vesículas umbilicadas agrupadas ao longo do trajeto de um nervo periférico, frequentemente intercostal, unilateral.

Nas crianças, não existe dor que, entretanto, domina o quadro clínico nos pacientes adultos.

Duração da erupção – 15 a 20 dias.

Tratamento

1. Compressas com álcool resorcinado a 1%, 3 vezes ao dia.
2. Analgésicos nos raros casos em que há queixa de dor.
3. Se iniciado antes de 72 horas, aciclovir pode ser útil.

Nos imunossuprimidos usar por via IV.

Nota: a imunoglobulina zóster (ZIG) é útil somente para a **prevenção** da infecção por varicela nos contatos suscetíveis se for administrada dentro de 3 dias da exposição.

ZIG **não** é eficaz após o aparecimento das lesões.

ERUPÇÕES BOLHOSAS
DOENÇAS BOLHOSAS PRIMÁRIAS AGUDAS

Com febre, abatimento, erupção **bolhosa** extensa e inflamação das mucosas = **doença de Stevens-Johnson.**

Com erupção **esfoliativa** ("pele escaldada") = **síndrome da pele escaldada.**

Compreende 2 doenças:

1. Doença de Lyell = necrólise epidérmica tóxica: com toxemia grave; em escolares, adolescentes, considerada a forma mais grave da doença de Stevens-Johnson.
2. Pela toxina estafilocócica: síndrome da pele escaldada estafilocócica (toxemia variável; recém-nascidos e pré-escolares).

ERITEMA MULTIFORME

1. Erupção simétrica.
2. Macular, papular.
3. Lesões em alvo.
4. Predileção pela face extensora dos membros.
5. Lesões na mucosa.

a) Forma benigna – **eritema multiforme *minor***
   Erupção cutânea (máculas, urticárias, lesão em alvo).
   Às vezes: congestão da mucosa oral.
   Associação etiológica: herpes-vírus (mais de 50%); drogas.

b) Formas **graves**

   I – Eritema multiforme *major*
   Síndrome de Stevens-Johnson (SSJ)
   - Febre, abatimento (toxemia); erupção **bolhosa**; purpúrica.
   - Comprometimento da conjuntiva e de 2 ou mais mucosas em pré-escolares, escolares.
   - Micoplasma; drogas.
   - Biópsia.

   II – Necrólise epidérmica tóxica (NET)
   Doença de Lyell
   (dermatose esfoliativa subepidérmica)
   - Febre, toxemia grave.
     Bolhas flácidas e esfoliação.
   - Pele escaldada (grande queimado) em escolares, adolescentes.
   - Lesões mucosas.
   - Drogas; HIV; reação enxerto-hospedeiro.
   - Clivagem na derme superior, abaixo da membrana basal.

Não confundir com síndrome de pele escaldada **estafilocócica** (sigla em inglês: SSSS) causada pela exotoxina do estafilococo do grupo II fagos 3A, 3B, 3C, 55,71.

Atualização – considere o eritema multiforme, que é benigno, entidade separada de SSJ-NET. SSJ é a forma menos grave, com deslocamento de menos de 10% da pele; na NET é > 30%; existem formas de transição.

SÍNDROME DA PELE ESCALDADA ESTAFILOCÓCICA

RN (doença de Ritter) e pré-escolares.
Foco: otite, conjuntivite, piodermite.

1. Choro, irritabilidade.
2. Febre, mas pode evoluir afebril.
3. Eritema escarlatiniforme dolorido periorbital, perioral, flexural – poupa as mucosas.
4. Após 24-48h: esfoliação.
5. Sinal de Nikolsky positivo: descama em lâminas de "papel molhado", deixa a superfície úmida e brilhante.
6. Normalização – formação de crostas e fissuras em torno da boca e olhos, é típica.

Biópsia da pele – clivagem intraepidérmica na área do extrato granuloso.
Tratamento – oxacilina (vancomicina).

SÍNDROME DE STEVENS-JOHNSON

Caso ilustrativo – menina nissei, de 5 anos, bom estado nutritivo. Há 3 dias começou a ter dor de garganta. Há 1 dia, feridas na boca, conjuntivite, erupção eritematopapulosa no corpo e febre. Há 12 dias a menina está recebendo Fanasul, em dias alternados, para tratamento de toxoplasmose adquirida (*sic*). **Antecedentes**: com 1 ano e 9 meses teve crises convulsivas, sendo tratada com Comital-L;
após 1 mês de tratamento surgiu erupção cutânea.
Diagnóstico – síndrome de Stevens-Johnson.
Comentários – a criança já demonstrara, anteriormente, sua sensibilidade a medicamentos, com a erupção consequente ao barbitúrico; na doença atual, ocorreu grave reação à sulfa de longa duração (de indicação altamente discutível).

O que é SÍNDROME DE STEVENS-JOHNSON – forma grave do eritema multiforme: é o **eritema multiforme exsudativo** caracterizado por lesões de pele e mucosas, febre e comprometimento do estado geral.

Patogênese – hipersensibilidade (toxialérgica) a vários agentes medicamentosos (sulfa, barbitúricos, carbamazepina, hidantoína) e principalmente ao micoplasma.

O eritema surge 1-3 semanas após a exposição da droga, mas, se a criança já teve contato prévio com essa droga, o período de incubação reduz-se muito.

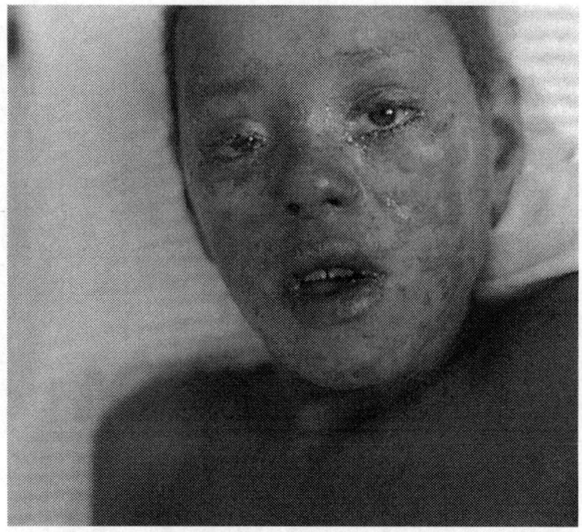

Figura XV-17 – Síndrome de Stevens-Johnson (face).

CONDUTA DIAGNÓSTICA

Ênfase no diagnóstico clínico.
Não há provas laboratoriais características.

1ª etapa Pródromos

Durante 1-14 dias: resfriado, inflamação da garganta, vômitos, diarreia, febre, mialgia, artralgia.

2ª etapa Quadro clínico

1. Início súbito e disseminação rápida (horas ou dias) de erupção **bolhosa** envolvendo as extremidades (inclusive palmas das mãos e plantas dos pés) e tronco.
2. Comprometimento grave de 2 ou mais mucosas: oral, nasal, anal e genital.
3. Comprometimento do estado geral: febre com toxemia.
4. Duração prolongada: 2 a 6 semanas.

3ª etapa Evolução das lesões cutaneomucosas

Caracteristicamente, as lesões cutâneas e mucosas aparecem subitamente em surtos, durante 15 ou mais dias, por meio de 5 estágios consecutivos – 1º) macular: exantema morbiliforme, em alvo, ou escarlatiniforme, ligeiramente infiltrado e doloroso à palpação, arroxeamento purpúrico que se dissemina rapidamente; 2º) transformação flictenular: formação de **bolhas**, sinal de Nikolsky (descolamento da epiderme pela simples pressão do dedo deslizando sobre a pele); 3º) ruptura da bolha: exposição da derme vermelha, sensibilíssima, dando o aspecto de "grande queimado"; 4º) formação de pseudomembrana; 5º) cura após evolução longa (até 6 semanas).

Na boca, o exantema vermelho, tipo escarlatiniforme, evolui até exsudato pseudomembranoso.

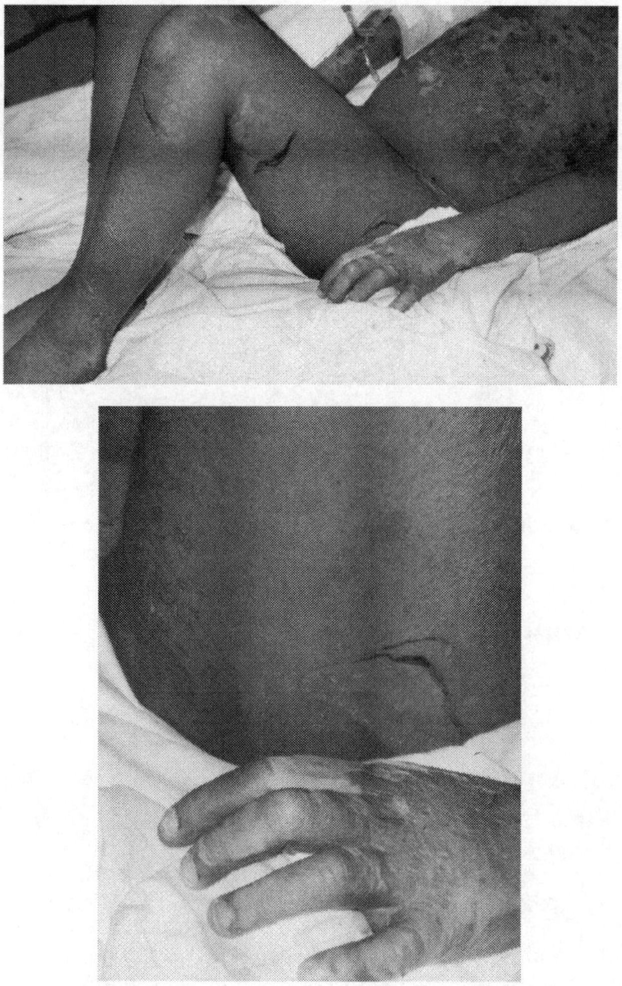

Figura XV-18 – Síndrome de Stevens-Johnson.
A) Pele. **B**) Mão.

4ª etapa **Evolução (sequência)**

1º) Comprometimento da boca: disfagia, salivação excessiva com secreção hemorrágica e halitose; lábios rachados e sangrantes; língua hiperemiada e fissurada.

2º) Possível extensão das lesões para o esôfago e laringe (obstrução respiratória).

3º) Obstrução nasal por lesões hemorrágicas e crostas.

4º) Lesões da mucosa genital: uretrite purulenta, disúria.

5º) Pele: as lesões podem ser anteriores, concomitantes ou subsequentes ao aparecimento das lesões da boca.
Característica: lesão anular, "em alvo", ou em íris.
As lesões cutâneas são de 2 tipos: eritematopapular ou vesicobolhoso (evolução mais grave). As lesões comprometem todo o corpo, incluindo palma das mãos e plantas dos pés, levando à extensa desnudação da pele; o couro cabeludo não é afetado.

6º) Olhos: lesão constante, mas geralmente moderada (conjuntivite com fotofobia e secreção purulenta); eventualmente alterações graves da córnea (queratite seca) com irite, podendo levar à cegueira.

7º) Manifestações sistêmicas: artralgia, artrite, prostração, febre alta, delírio, sofrimento atroz; hepatoesplenomegalia, linfoadenopatia.
Pneumonite e nefrite podem ocorrer.
Raramente – coagulação intravascular disseminada.

CONDUTA TERAPÊUTICA

Tratamento específico – não existe.

Tratamento básico – tratamento de sustentação e cuidadosa atenção para as possíveis complicações.

Tratamento local – como de grande queimado, em UTI:

1. Tratamento de sustentação: hospitalização com cuidados assépticos, isolamento, administração de líquidos, eletrólitos, plasma, sedação.
2. Cuidados com a pele: compressas de soro fisiológico ou solução de Burow 1:40, trocadas a cada 4 horas e com desbridamento do tecido necrótico.
   Banhos com aveia.
   Antissépticos tópicos – nitrato de prata a 0,5%.
   Áreas descoladas – cobrir com gaze vaselinada ou curativos hidrogel ou biológicos.
3. Tratamento da boca: curativo com antissépticos suaves, xilocaína geleia ou *sprays*, bochechos com anti-inflamatório.
4. Tratamento ocular: pomada de antibiótico; nos raros casos de comprometimento ocular, consultar o oftalmologista.
5. Indicação de antibióticos: só nas infecções secundárias (mais frequentes por estafilococos ou estreptococos beta-hemolíticos).
6. Indicação de corticoide: não deve ser usado.
   Alguns o indicam na fase inicial de casos graves, com rápida progressão, durante 10 dias; não há nenhum benefício comprovado e os riscos são grandes.
   Nunca prescrever nos casos com lesão avançada dos tecidos.
7. Gamaglobulina por via IV tem sido usada com resultados controversos.

PROGNÓSTICO

Na criança é melhor do que no adulto.

As lesões cutâneas regridem gradualmente, em 1-4 semanas, sem deixar cicatrizes, mas as lesões das mucosas podem persistir durante meses.

Pode ocorrer exacerbação dos sintomas durante a evolução.

Recorrências podem ocorrer em 20% dos casos, especialmente com nova ingestão de drogas.

Mortalidade – aproximadamente 10%.

DOENÇAS BOLHOSAS CRÔNICAS

São doenças **mecanobolhosas** (aparecimento de bolhas por traumatismos mínimos) de conotação hereditária e evolução crônica.

EPIDERMÓLISE BOLHOSA (doenças mecanobolhosas hereditárias)

Ver figura XV-19 e quadro XV-1.

O que é – compreende um grupo de afecções **crônicas** de caráter **hereditário**, caracterizadas pelo aparecimento de **bolhas** que surgem após traumatismos mínimos. Pode estar presente já no recém-nascido (RN) ou aparecer na infância. Histopatologicamente, todas as formas têm uma fenda entre a epiderme e a derme.

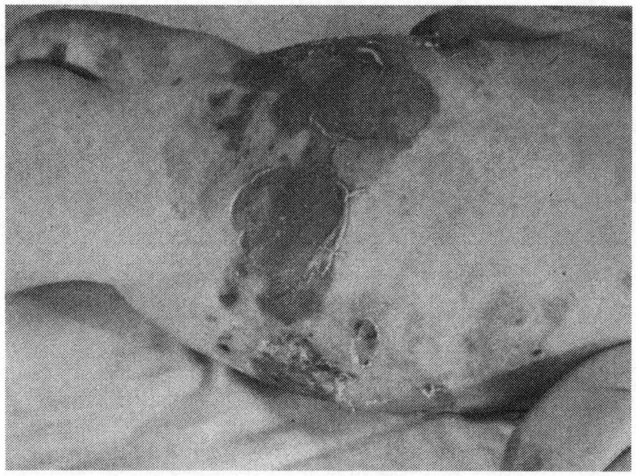

Figura XV-19 – Epidermólise bolhosa.

Quadro XV-1 – EPIDERMÓLISE BOLHOSA (DOENÇAS MECANOBOLHOSAS HEREDITÁRIAS).

	EBS	**EBSR de mãos e pés (doença de Weber-Cockayne)**	**EBJ (EB letal de Herlitz)**	**DBD-D**	**DBD-R**
Local de formação da bolha	Superficial Epiderme basal	Epiderme intermediária	Junção dermoepidérmica, acima da membrana basal	Junção dermoepidérmica abaixo da membrana basal	Junção dermoepidérmica abaixo da membrana basal
Herança	Autossômica dominante	Autossômica dominante	Autossômica recessiva	Autossômica dominante	Autossômica recessiva
Caracterização	Bolhas traumáticas que involuem sem cicatriz ou mílio (em áreas de traumatismo ou pressão, principalmente mãos e pés)	Bolhas traumáticas em pés ou mãos, sem sequelas; hiperidrose	Bolhas traumáticas na pele e mucosas, distrofia ungueal, pouca tendência à cura, cicatrizes e mílio ausentes (todo o tegumento, exceto palmas das mãos e plantas dos pés e borda vermelha dos lábios)	Bolhas traumáticas frequentemente hemorrágicas em pele e mucosas; cicatrizes atróficas, mílio e alterações ungueais (predominam nos membros inferiores)	Idem à DBD-D, generalizada ou mais localizada (membros inferiores, especialmente áreas extensoras)
Outros dados clínicos	Crianças saudáveis	Crianças saudáveis	Distrofia de unhas e dentes, erosão da boca, esôfago, laringe e conjuntiva	Distrofia de unhas e dentes, erosão da mucosa bucal	Distrofia e perda de unhas e dentes; erosão da mucosa oral, esofágica, anal, uretral, conjuntival e córnea
Evolução	Piora no verão	Piora no verão			Incapacitante, mutiladora, deformidade dos pés e mãos, contraturas, infecções graves, atraso do crescimento
Prognóstico	Vida normal Pode regredir na puberdade ou persistir	Prognóstico ótimo (a mais benigna)	Péssimo Óbito geralmente até os 2 anos	Compatível com duração plena de vida, embora algo debilitante	Mau nas formas graves, óbito nos primeiros meses ou anos; carcinoma

E = epidermólise; EBS = E bolhosa simples = epidermolítica; EBSR = E bolhosa recorrente das mãos e pés; EBJ = E bolhosa juncional; DBD-D = dermatose bolhosa dermolítica dominante; DBD-R = dermatose bolhosa dermolítica recessiva.

1ª etapa Quando suspeitar

1. Lesões bolhosas predominantemente em áreas de traumatismo; aparecimento no RN ou durante a infância e evolução crônica.
2. Outros familiares com lesões semelhantes ou consanguinidade dos pais.

2ª etapa Biópsia

Estudo histológico da lesão bolhosa.

3ª etapa Identificar a doença

Valorizar dados clínicos, tipo de herança e exame histopatológico, com base no quadro XV-1.

Não cicatrizantes

1. **Epidermólise Bolhosa Simples = EBS.**
2. **Epidermólise Bolhosa Recorrente das Mãos e Pés = EBRMP.**
3. **Epidermólise Bolhosa Juncional = EBJ.**

Cicatrizantes

4. **Dermatose Bolhosa Dermolítica Dominante = DBD-D.**
5. **Dermatose Bolhosa Dermolítica Recessiva = DBD-R.**

Tratamento

Além das medidas paliativas e da proteção para uso local, resultados animadores têm-se conseguido com a difenil-hidantoína nas formas autossômicas recessivas.

1. Não há tratamento específico.
2. Procurar reduzir os traumatismos.
3. Uso de compressas geladas é útil em estágios precoces.
4. Cremes ou pomadas de corticoide podem produzir alguma melhora.
5. Nos casos muito graves: hidratação, tratamento de sustentação e corticoides sistêmicos.
6. Importante: aconselhamento genético.

Não confunda com outras dermatoses bolhosas!

DERMATITE HERPETIFORME (rara)

Vesículas e pápulas (além de placas urticariformes e urticarianas) em um arranjo herpetiforme.

Localização – face extensora dos membros, áreas escapular e sacral, nuca, couro cabeludo e linha do cabelo na face.

Prurido intenso; escoriações.

Enteropatia sensível ao glúten, assintomática (demonstração por biópsia intestinal e/ou anticorpos antigliadina).

FAN – aspecto moteado.

DERMATITE BOLHOSA CRÔNICA BENIGNA PRÉ-ESCOLARES

Bolhas tensas, grandes, agrupadas, com predileção pela genitália, parte inferior do tronco, face interna das coxas.

Prurido discreto.

Resolução espontânea após 2-3 anos.

FAN – aspecto linear.

Tratamento – cuidados locais adequados.

9. A Criança com Eczema

Eczema = processo reativo ("efervescência") prolongado no qual se combinam, coexistem ou se sucedem diversas lesões elementares.

1. Lesão elementar fundamental: **vesícula** por espongiose.
2. Outros: eritema, edema, exsudação, crostas, liquenificação.
3. Apresentação: aspecto polimorfo – todos esses elementos podem coexistir, combinar-se diferentemente ou suceder-se durante a evolução.
4. Sintoma mais importante: **prurido**.
   A pele apresenta uma erupção que coça o tempo todo, é quase insuportável e dura muito tempo, com fases de melhora seguidas de reagudização.

Fases

Aguda (secretante) – eritema, edema, vesiculação, exsudação.

Subaguda – eritema, pápulas edematosas, exsudação menos intensa, vesículas rompidas.

Crônica – lesões secas, pele espessada com as linhas naturais acentuadas (liquenificação).

Causas

Endógenas – eczema atópico, eczema seborreico (Quadro XV-2).

Exógenas – eczema de contato alérgico; toxicodegenerativo.

DERMATITE ATÓPICA (Eczema infantil)

A pele da criança tem uma erupção que coça o tempo todo e por muito tempo.

O que é – doença eczematosa pruriginosa crônica decorrente de alterações imunológicas (aumento da IgE e dos eosinófilos com desregulação dos linfócitos T) de caráter genético, ocorrendo em família atópica.

Quadro XV-2 – DERMATITE SEBORREICA *vs.* ATÓPICA.

	Dermatite seborreica	Dermatite atópica
Início	Primeiras 8 semanas	3º ao 6º mês
Lesão elementar	Eritema e descamação de aspecto gorduroso	Eritema, pápulas, vesículas, escoriação, liquenificação
Antecedentes familiares	Presentes	Mesmas lesões ou variantes da atopia
Prurido	Ausente ou discreto	Intenso
Localização	Couro cabeludo, dobras (axila), sulco nasogeniano (crianças de mais idade: pálpebras e sobrancelhas)	Frontal, zigomática, mentoniana, membros, dobras dos joelhos e cotovelos
Evolução	Melhora em 3 a 8 semanas	Prolongada, alta incidência de asma e rinite

1ª etapa O início

Geralmente aos 3 meses de idade,
quase sempre antes dos 5 anos.

Eritema, pápulas e prurido.

Modificações secundárias como erosões, alteração da pigmentação e liquenificação.

2ª etapa Manifestações básicas

Coceira persistente, quase insuportável, com fases de melhora seguidas de reagudização.

1º) **Prurido**: está sempre presente (ciclo prurido-coçar-prurido).

2º) **Antecedentes familiares atópicos**: eczema, asma, rinite alérgica.

E pelo menos 1 das 2 seguintes:

3º) Doença crônica (1 mês seguido ou recidivas).

4º) Distribuição típica:
- Crianças: face e superfície extensora dos membros.
- Adultos: liquenificação das flexuras ou hiperlinearidades palmar e plantar.

3ª etapa Manifestações *minor* (estigmas)

Quantos mais estão presentes, maior a possibilidade de dermatite atópica (DA).

1. **Início** precoce – entre 3 e 6 meses; se começa no 1º mês de vida não é DA.
2. Coça quando **transpira**.
3. **Pele seca** = xerose (muito frequente), pele áspera ao contato, rugosa, opaca, descamativa, facilmente irritável.
4. Palidez ou vermelhidão da **face**.
5. **Pitiríase alba** no escolar – manchas claras que se destacam na pele morena, ficam mais evidentes quando expostas ao sol (verão). Popularmente impigem (confusão com micose).
6. **Ictiose** ou ceratose *pilaris* = pele arrepiada, como de galinha, no tronco, nádegas, face extensora dos braços e pernas.
7. **Dermografismo branco** = ao ser riscada por uma espátula de madeira, a pele demora 1 minuto para reagir e o faz com uma linha branca (não rósea) edematosa.
8. No **couro cabeludo** – no lactente: lesões secretantes e crostas hemorrágicas pruriginosas.
9. Nos **olhos**:
   - Olheiras = região infraorbitária escura.
   - Dupla prega infrapalpebral = 2 linhas na pálpebra inferior de lactentes.
   - Rarefação das sobrancelhas = perda de pelos no terço externo dos supercílios.
   - Ceratoconjuntivite; raramente catarata subcapsular e ceratocone (deformidade da córnea em cone).

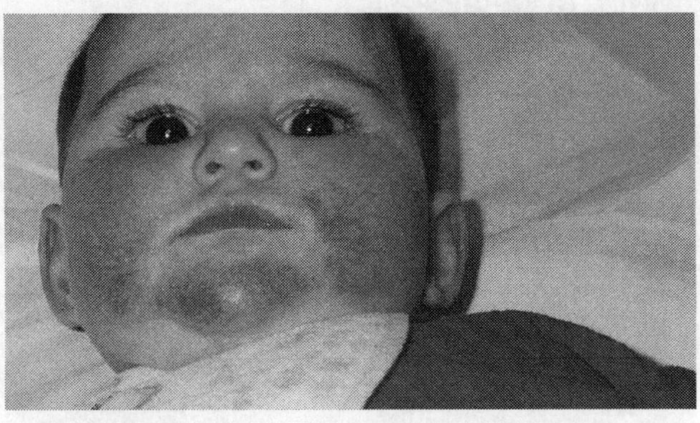

Figura XV-20 – Eczema, dermatite atópica no rosto em lactente de 5 meses, alérgico ao leite de vaca.

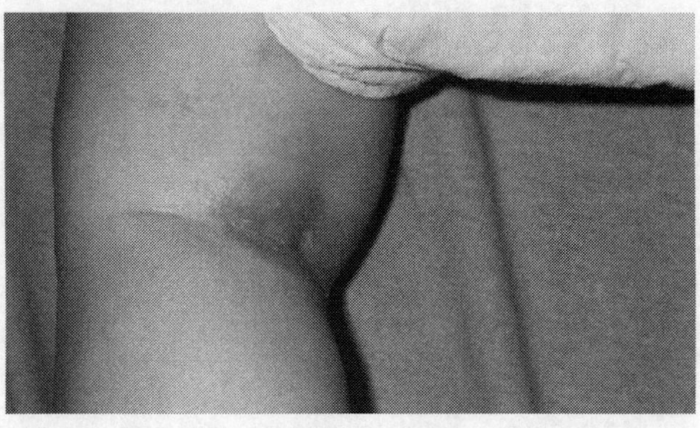

Figura XV-21 – Eczema, dermatite atópica, intertrigo no cavo poplíteo, em lactente de 5 meses alérgico ao leite de vaca.

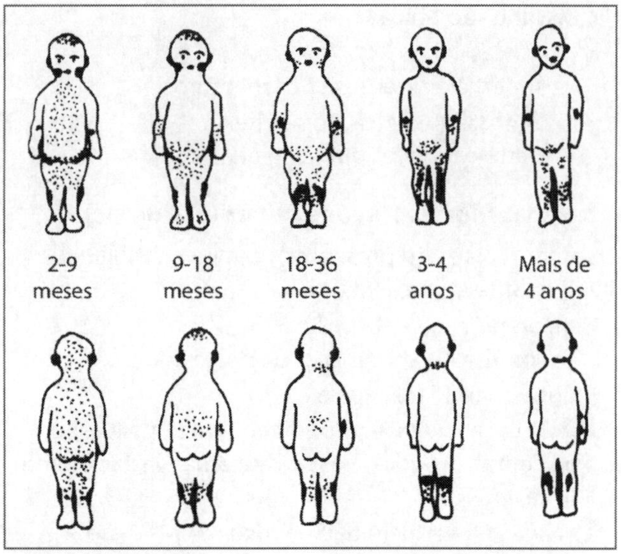

Figura XV-22 – Distribuição da dermatite atópica de acordo com a idade.

10. **No nariz e orelhas** – fissuras (rágades) na região infranasal, retroauricular e infra-auricular.
11. Na **boca**
    Queilite (no inverno) – sequidão crônica dos lábios com boqueira, fissuras e eczema perioral.
12. **Nos membros superiores** – face extensora: ceratose capilar = pápulas cor da pele, ásperas, na face posterior lateral dos antebraços e anterior das coxas.
13. Na planta dos pés e palmas das mãos.
    - Hiperlinearidade = acentuação das linhas palmares e plantares.
    - Polpite = eritema e descamação das polpas dos dedos com formação de fissuras doloridas.
    - Dermatite plantar juvenil = pele seca com acentuação das linhas palmares e plantares, em escolares.
14. No dorso das mãos – lesões eritematosas descamativas que podem se liquenificar.
15. Nos mamilos (puberdade feminina) – eczema: eritema crônico, descamação, pode evoluir para liquenificação.

No lactente – as lesões iniciam-se pela face em placas simétricas de lesões exsudativas (úmidas) eritematopapulosas e eritematovesiculosas localizadas inicialmente nas regiões malares e, em seguida, comprometendo a fronte e a região mentoniana, sendo poupado o centro da face (regiões periorbital, perinasal e peribucal). Em seguida, as lesões podem estender-se para as faces laterais do pescoço, dobras do cotovelo e joelho, tronco e face de extensão e flexão dos membros superiores e inferiores. Poupam dobras e área das fraldas. O lactente já sabe coçar; o prurido causa irritabilidade e insônia. Evolução em surtos (ondas).

No 2º ano de vida – **eczema numular** = áreas ovais de margens bem marcadas na face, tronco e extremidades, muito pruriginosas.

Evolução – surtos de exacerbação intercalados com períodos de acalmia. Aos 2 anos, tende a regredir (remissão ou só lesões discretas na face e dobras) ou muda para o estágio pré-adolescente.

No pré-puberal (2 a 12 anos) – as lesões vão tornando-se menos exsudativas, mais secas e mais localizadas (placas papulosas pruriginosas), espessamento e acentuação dos sulcos cutâneos. Liquenificação, crostas, escoriações.

Localização flexural – cavo poplíteo e antecubital; frequentemente face (periorbitais, periorbiculares, queilite angular; fissura retroauricular), punhos, dorso das mãos e dos pés, dedos dos pés (erroneamente interpretados como pé de atleta); mãos secas e rachadas. ***Evolução*** – em surtos: o eczema piora e melhora, o quadro fica polimorfo com sítios de eczema agudo (secreção) e de eczema crônico (liquenificação).

Prurido intenso, pele seca.

90% melhora com a puberdade.

No adolescente – prurido + liquenificação flexural, além da face (periorbital e periocular), anogenital e **eczema crônico das mãos e pés**.

Frequentemente, após sua regressão, o eczema é substituído por outra manifestação de **atopia** (rinite, asma).

Complicações

1. **Impetiginização**: infecção bacteriana secundária, especialmente nas formas exsudativas (estafilococos).
2. **Erupção variceliforme de Kaposi**: complicação grave, às vezes fatal, que pode ser provocada pelo vírus do herpes simples *(Eczema herpeticum)*.

Não confunda dermatite atópica com dermatite seborreica (ver Quadro XV-2).

CONDUTA TERAPÊUTICA

Identificação – **eczema** = *erupção na pele que coça o tempo todo e por muito tempo em uma criança/família* **atópica** *(alérgica).*

*Eczema não é tanto uma **erupção** que coça, é uma **coceira** que irrompe e quanto mais coça, pior fica. Evolução em fases de melhora seguidas de reagudização.*

Objetivo – afastar os fatores desencadeantes, controlar a ansiedade, suprimir a inflamação e hidratar a pele.

1. Ajustar a **relação médico-paciente**, especialmente com os pais do paciente, angustiados pela doença ou frustrados por diversos tratamentos malsucedidos. Explicar que a doença é crônica com altos e baixos, recorrente, mas que o prognóstico final é

bom, não deixando sequelas e que não é contagiosa nem existe tratamento específico, mas que uma boa orientação traz resultados muito satisfatórios.

2. Evitar os **fatores desencadeantes** – mudanças bruscas de temperatura e exposição ao frio, vento, calor excessivo, água muito fria ou quente, uso de sabões ou detergentes, roupas de lã ou fios sintéticos, exercícios violentos, fadiga excessiva e situações de ansiedade. Suprimir leite de vaca e ovo pode ser útil no 1º ano de vida. Suplementação com ácidos graxos essenciais parece útil. Cortar as unhas rentes para evitar infecção pela coçadura.
   Higiene ambiental como na asma.
3. Tratamento de acordo com a **fase** do processo eczematoso.

Controle do eczema com **anti-inflamatórios** e proteção da **pele** em risco com **hidratantes**.

Para isso é necessário diagnosticar a **fase** do processo eczematoso.

Observação – estágios diferentes do eczema podem coexistir; reagudizações são frequentes.

A maioria dos eczemas pode ser tratada pelos pediatras; encaminhamento para o dermatologista é necessário nos casos mais complexos.

CONDUTA NA PRÁTICA

ECZEMA AGUDO (Fase aguda exsudativa)

Eczema secretante - *vesiculação, exsudação/secreção.*

Implicação – usar banhos e compressas úmidas, não usar cremes.

Prática – banho ou compressa úmida de solução de Burow 1:40 (lactentes) ou 1:20 (crianças) em farmácia de manipulação.

Aplicar com um lenço de algodão ou fralda de pano umedecida (não pingando) morna (nem muito quente nem muito fria) por 15 minutos, 4 vezes ao dia, durante 5 dias. Alternativa: soro fisiológico.

Advertência: usar apenas na fase secretante, já que o uso prolongado provoca ressecamento da pele, a qual desencadeia prurido que agrava a dermatose.

Para aliviar o prurido em uma fase mais seca ou pouco vesiculosa, são úteis os banhos de aveia ou maisena.

- Se houver evidências de infecção: prescrever macrolídeo ou cefalosporina de 1ª geração por via oral durante 7 dias.
- Se o quadro for muito grave e rebelde ou generalizado com prurido intenso, pode-se usar corticosteroide por via oral em tempo curto: prednisona por via oral, dose única pela manhã, durante 5-7 dias.

Anti-histamínicos clássicos (Polaramine, Fenergan, Agasten) ajudam a controlar o prurido por meio da sedação; ministrar dose maior à noite.
Nunca usar pomada de anti-histamínico.

ECZEMA SUBAGUDO (menos úmido)

Mais frequente nas flexuras (dobras) de pré-escolares.

Pápulas edematosas, vesículas rompidas, secreção menos intensa.

Implicação: uso de emulsões de óleo em água.

- Na face, pescoço, axila e virilhas: creme de corticoide de baixa potência (hidrocortisona ou equivalente) ou picrolimus a 1% 2 vezes ao dia.
- No corpo: creme de corticoide de média potência ou picrolimus a 1% 2 vezes ao dia.

Após melhora: creme de corticoide de baixa potência ou picrolimus a 1%; seguimento com picrolimus a 1%, 1 vez ao dia.

Manutenção: hidratantes tópicos.

- corticoide de baixa potência:
- hidrocortisona a 1% - Stiefcortil, Dermatop creme, Berlison
- acetato de metilprednisolona – Advantan
- picrolimus a 1% – Elidel creme
- corticoide de média potência – betametasona: Betnovate; mometasona: Elocom

ECZEMA CRÔNICO (seco)

Liquenificação = placas espessas de bordas elevadas, especialmente nas dobras (áreas de flexão).

Implicação – anti-inflamatórios potentes **e** hidratação da pele seca.

Antes de tratar seu paciente, leia atentamente o capítulo 2: **Fundamentos para terapia externa**.

Nos casos difíceis, solicite acompanhamento de dermatologista.

Vertente 1 – Anti-inflamatório

1. Caso muito grave de difícil controle.
   Iniciar com corticosteroide por via oral (prednisona 1mg/kg/dia) durante 5 a 7 dias; em seguida, dias alternados e depois suspender.
2. Tratamento básico – **corticoide tópico/inibidores da calcineurina**.
3. **Uso de corticoide tópico**
   Regra geral – iniciar com pomada de alta potência, mas mudar para corticoide de baixa potência, assim que houver melhora.
   Importante – leia a classificação da potência dos corticoides no capítulo 2:
   Fundamentos para a terapia externa.

   Individualização

   - **Face** – deve ser tratada desde o início com corticoide creme de baixa potência como hidrocortisona (ou, no máximo, de média potência); não usar corticoides fluorados.

- Alternativa: inibidor da calcineurina – pimecrolimus creme a 1% (a partir dos 3 meses) ou tacrolimus pomada a 0,03% (a partir dos 2 anos). Posologia: 2 vezes ao dia.
- **Dobras cutâneas** – igual à indicada para a face.
- Casos **leves** – hidrocortisona a 1% (Stiefcortil, Berlison), mistura de creme + pomada em partes iguais, 2 vezes ao dia.
- Casos **moderados** – corticoide de média potência (grupos 3 a 5), como Westcort, Elocom, Betnovate, durante 1 a 2 semanas.
- Casos **graves** – corticoide de alta potência (Esperson, Halog a 0,1%) em apenas uma aplicação diária; logo que melhorar, passar para dias alternados, alternando com hidrocortisona.
  Não ultrapassar 3 semanas.
- Casos **resistentes** ao tratamento – usar pomadas de alta potência sem oclusão ou pomada de hidrocortisona em tratamento oclusivo durante a noite; o tratamento oclusivo não deve ser feito em áreas extensas.
- **Creme de pimecrolimus ou tacrolimus** para **uso prolongado** – tão eficiente quanto o corticoide, quase sem efeitos colaterais, dispendioso.

3. **Anti-histamínicos** por via oral, particularmente hidroxizina e cetirizina (Zyrtec), podem ser de alguma utilidade.
4. Técnica do banho + lubrificação – banho morno de 15 minutos; ainda na água aplicar vaselina no corpo todo (alternativa: após enxugar parcialmente, aplicar creme, como Nívea, Nutraderm loção, neutrogena, ou óleo de milho diretamente na pele).
   Sabonete: Babix, Dove.
5. Nos casos **crônicos**, são ainda úteis as preparações de coaltar – *liquor carbonis detergens* a 2-5% em creme ou pomada de óxido de zinco.
6. Em caso de **reagudização**:
   a) Voltar à pomada de corticoide de alta potência até a obtenção da melhora.
   b) Se o caso for **resistente**, suspeitar de:
      - Infecção bacteriana por estafilococos (exsudato, crostas, fissuras com sangramento): mupirocina (Bactroban), ácido fusídico (Verutex); enxofre precipitado a 3% em vaselina.
        Para casos extensos, antibiótico sistêmico: azitromicina ou claritromicina; cefalexina (Keflex) ou cefadroxil (Cefamox), VO, durante 10 dias. Passar pomada de mupirocina dentro das narinas, 2 vezes ao dia, por 14 dias.
      - Infecção fúngica (principalmente cabeça e pescoço): cetoconazol creme ou xampu (Nizoral) ou miconazol (Daktarin) ou clotrimazol (Canesten).
        Se necessário, completar com prednisona ou prednisolona por via oral durante 5 dias; a seguir, em dias alternados, com redução progressiva da dose.
7. Casos "**intratáveis**" – considerar:
   - Imunomoduladores: azatioprina; ciclosporina por via oral (Sandimmun) 3mg/kg/dia, interferon gama.
8. Cetotifeno por via oral parece útil em tratamento prolongado para a profilaxia da asma em crianças com dermatite atópica.

Vertente 2 – hidratação da pele seca (xerose)

Objetivo: manter a integridade da camada córnea (umectação da camada córnea) para a estabilização da barreira epidérmica, importante no controle do prurido e prevenção de fissuras.

1º) Banho morno, rápido, de imersão ou chuveiro.
Piscina é permitida, com chuveiro imediatamente após a saída da água e aplicação de hidratante.

2º) Sabão suave, neutro, com alto teor de gordura.
Sugestão: sabão neutro de glicerina, Dove barra branca, Oilatum, Babix; Lipikar, sabão de *cold cream*.
No lugar do sabão podem ser usados cremes hidrofóbicos como Cetaphil.

3º) Enxugar apenas apalpando com a toalha de banho.

4º) Dentro de 3 minutos após o banho, com a pele ainda um pouco úmida:
a) corticoide tópico nas áreas eczematosas; selar com creme hidratante;
b) hidratante em toda a pele seca/emoliente (amaciante) creme.

- pele levemente seca: Nívea loção ou Nutraderm 30 loção, Emulsão Universal
- pele moderadamente seca: Nívea creme, Nutraplus creme; Neutrogena
- pele muito seca e áspera: Nutraplus ureia 10

Algumas sugestões:

- Vaselina e óleo de amêndoas doce podem ser alternativas para o hidratante.
- Convém passar o hidratante várias vezes ao dia.
- Nas peles muito secas, alguns banhos durante a semana podem ser dispensados e substituídos por um banho "a seco" com Cetaphil loção: aplique sobre a pele, massageando suavemente até produzir espuma, remova o excesso com toalha macia; não é necessário enxaguar.
- Casos crônicos: efeito calmante da pele – 2 xícaras de maisena ou aveia em uma banheira com água.
- Casos com infecção cutânea de repetição: adicionar 1 colher das de sopa de alvejante (hipoclorito) para cada 5 litros.

- Os emolientes tradicionais são emulsões em água-óleo: unguentos que contêm vaselina e lanolina.
Hidratantes avançados com ceramidas, *natural moisturing factor*.
Fisiogel – loção cremosa; creme para o corpo e corpo-rosto.

DERMATITE DE CONTATO

Caso ilustrativo – menino branco, 6 anos de idade. Veio à consulta por apresentar há 5 dias uma "micose" na coxa direita, pruriginosa, que apareceu após picadas de inseto no local. A mãe refere que quando notou a picada começou a usar no local, várias vezes ao dia, Merthiolate e a lesão foi piorando, isto é, exsudando-se e estendendo-se.
Ao exame: placa eritematovesicocrostosa.
Hipótese – dermatite de contato medicamentosa.
Conduta – evitar os derivados do mercúrio.

O que é – reação inflamatória da pele causada pelo seu contato com agentes externos.
Pode ser consequente a 2 tipos de processos:

1. Reação de irritação **primária** (exemplos: ácidos e álcalis fortes) – qualquer substância pode agir como irritante primário, dependendo da concentração, do tempo de ação e da tolerância individual.
2. Reação de natureza **alérgica** – resposta imune mediada por linfócitos T previamente sensibilizados e caracterizada por uma reação de hipersensibilidade retardada. Requer uma fase de sensibilização de 5-7 dias; na reexposição, a dermatite reaparece após 24-48 horas de contato.

CONDUTA DIAGNÓSTICA

1ª etapa Quando suspeitar

Presença de áreas circunscritas de dermatite (Figs. XV-23 e XV-24).

2ª etapa Caracterização – eczema agudo

Inicia-se com eritema acompanhado por edema e pápulas e sobre ele surgem as vesículas que rompem e secam dando origem às crostas.

Eczema agudo – placas eritematoedematovesiculosas ou subagudas, com vesiculação menos intensa.
O processo inicia-se com eritema; este se acompanha de edema e pápulas e sobre ele surgem as vesículas que se rompem e secam, dando origem às crostas.
Quando o processo se torna mais crônico, aparece liquenificação e hiperpigmentação.
Localização mais frequente – pálpebras, face, genitália, dorso de mãos e pés.

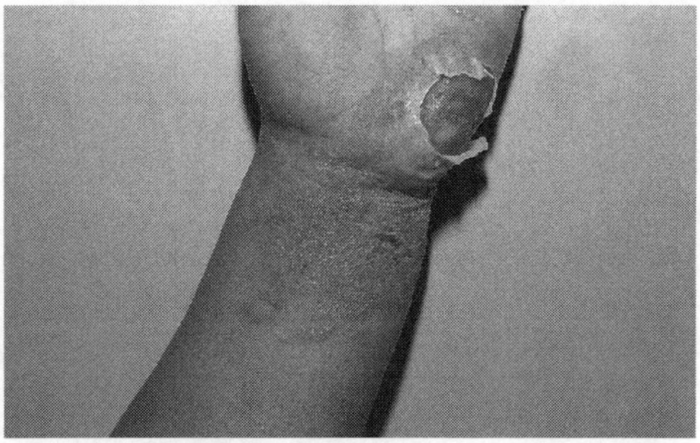

Figura XV-23 – Dermatite de contato.

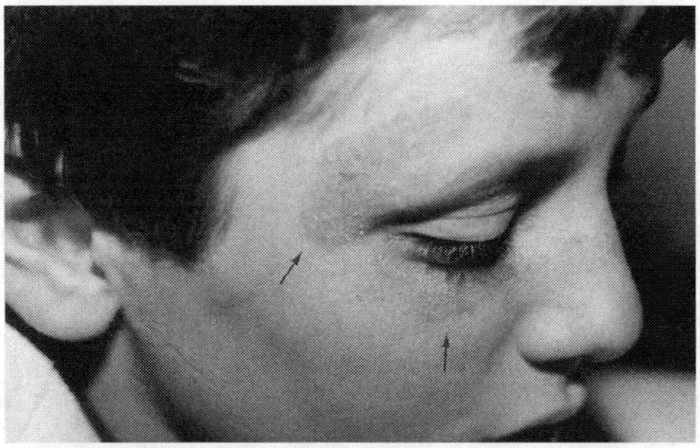

Figura XV-24 – Dermatite por hábito (emocional) de esfregar os olhos. Bons resultados com pomada de corticoide por período curto associado à psicoterapia comportamental.

As lesões cutâneas limitam-se, em geral, às áreas de contato com o alérgeno, mas podem ocorrer lesões à distância.
O prurido de intensidade variável é sintoma comum.

3ª etapa Diagnóstico diferencial

Dermatite de contato por **irritante primário** *vs.* dermatite de contato **alérgica** (Quadro XV-3).
Orientação – na criança, a grande maioria dos casos é por irritante primário. O diagnóstico diferencial de certeza só pode ser feito por meio dos testes de contato, mas estes são raramente necessários e utilizados na infância.

4ª etapa Pesquisa da etiologia

Localização do eczema sugere a causa – dermatite de fraldas (contato prolongado com fezes, urina, sabão); dorso dos pés – calçados.
Anamnese – pode confirmar o diagnóstico etiológico, especialmente quando a causa é um medicamento.

Quadro XV-3 – DERMATITE DE CONTATO: IRRITANTE PRIMÁRIO OU ALERGIA?

DERMATITE DE CONTATO	Irritante primário (por irritação química)	Alérgico (por processo imunológico)
Proporção de pacientes afetados quando em contato com o agente	Muitos dos que entram em contato	Poucos dos que entram em contato
Extensão da dermatite	Localizada exclusivamente na área de contato	Disseminação da dermatite além da área de contato
Tempo de reação após o contato	Dentro de poucas horas	24-72 horas após o contato
Lesão cutânea	Vermelha, descamativa; se muito aguda: vesicobolhosa; frequentemente dolorosa	Frequentemente vermelho e vesicular Prurido é comum

■ DERMATITE DE CONTATO POR IRRITANTE PRIMÁRIO

Dermatite de fraldas – é o exemplo mais comum e clássico, provocado pela umidade prolongada, maceração, contato com urina e fezes.
Ver capítulo correspondente.

Contato prolongado com irritantes moderados – sabão, detergentes, produto de limpeza: por contato direto ou resíduos em fraldas ou roupas.

Dermatite peribucal – por salivação, suco de frutas; em escolares – por mastigação de apagadores de borracha.

■ DERMATITE DE CONTATO ALÉRGICA

Medicamentos tópicos – anti-histamínicos de uso tópico (pomadas, loção como Caladryl), antibióticos (penicilina, neomicina), antissépticos (Furacin, Mercúrio Cromo e Merthiolate), anestésicos locais em pomadas, parabeno e etilenodiamina (veículo para cremes, loções e colírios); fragância: bálsamo-do-peru.

Atenção: como esses medicamentos são geralmente aplicados em uma erupção preexistente, é importante ter em mente que a piora do processo pode ser causada pela dermatite de contato superimposta.

Calçados (dermatite do dorso do pé) – causada por borracha, couro, metais ou plásticos. Geralmente se inicia no dorso do hálux, com eventual extensão para os outros dedos e dorso do pé (especialmente no topo do sapato), poupando os espaços interdigitais.

Faça a distinção com os outros tipos de eczema dos pés:

1. Eczema dos dedos por fricção do calçado apertado.
2. Erupção nos dedos e espaços interdigitais por maceração devido ao suor excessivo.
3. Descamação crônica e fissuras na planta dos pés por dermatite atópica.
4. Eczema dos pés, envolvendo a planta e os espaços interdigitais por micose.

Atenção: **as micoses** ("pé de atleta") **não são usualmente encontradas antes da puberdade**.

Metais (níquel) – em joias: orelhas, pulsos, pescoço.

Perfumes e cosméticos – usados pela criança ou pessoa que cuida dela: na face, pálpebras, pescoço; axilas: desodorante.

Plantas – dermatite pruriginosa aguda, linear, nos membros inferiores.

■ VARIANTES DA DERMATITE DE CONTATO ALÉRGICA

Dermatite de contato fotoalérgica – a erupção surge quando o paciente é exposto primeiro a um agente sensibilizante e depois à luz do Sol. Aparece um eczema agudo em região exposta (período de latência: 1 a 2 semanas na primeira exposição; em 24-48 horas nas reexposições).

Agentes – antimicrobianos presentes em desodorantes, sabões, antissépticos e cosméticos; aplicação local de anti-histamínicos, coaltar e ácido paraminobenzoico. Em nosso meio, o **limão** (lima, cenoura) usado na praia é um agente frequente (Fig. XV-25).

Evolução – piora nas primeiras 48 horas e regride lentamente em 2 semanas,
deixando uma hiperpigmentação.

CONDUTA TERAPÊUTICA

1. **Identificar o agente causal e afastá-lo.**
2. **Fase aguda secretante** – banhos ou compressas de solução de Burow 1:20 durante 20 minutos, 2 vezes ao dia. Em seguida, secar bem o local e passar **creme** de corticoide de baixa potência (hidrocortisona, Stiefcortil, Berlison).
3. Após o desaparecimento da exsudação, continuar o creme de corticoide, 2 vezes ao dia, durante 7 a 10 dias; a seguir, reduzir progressivamente a frequência.

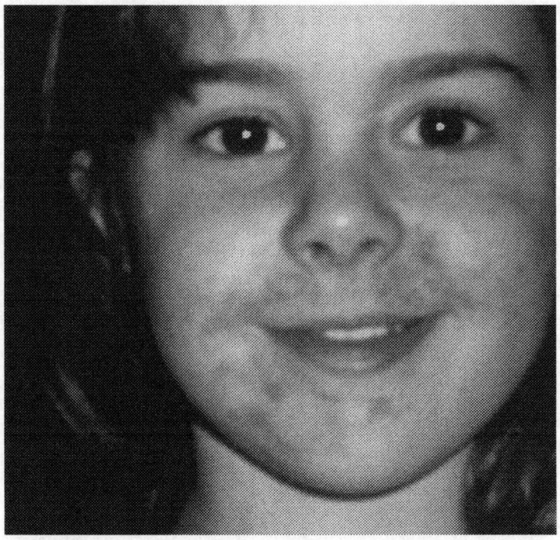

Figura XV-25 – Fitodermatite (reação alérgica ao limão).

4. Fase **crônica** (seca, espessada, fissurada): **pomada** de corticoide; aplicação de emolientes nos intervalos.
5. Anti-histamínico por via oral, na fase de prurido intenso.
6. Casos graves, envolvendo áreas grandes do corpo, face ou genitália masculina: corticoide sistêmico. Prednisona 2mg/kg/dia no 1º dia; a seguir, 1mg/kg/dia durante 5 dias; a seguir, redução gradual em 10-14 dias. *Advertência:* suspensão muito rápida do corticoide predispõe à recaída.
7. Complicação bacteriana (aparecimento de eritema, febre ou lesões purulentas): antibiótico sistêmico (eritromicina); antibióticos tópicos não constituem alternativa satisfatória. *Advertência*: anti-histamínicos tópicos, anestésicos tópicos e neomicina pomada podem causar dermatite de contato secundária; evite-os.

DESIDROSE

O que é – dermatose eczematosa recidivante que compromete as palmas das mãos e, às vezes, também as plantas dos pés. Pouco frequente nas crianças, compromete mais adultos jovens, sendo também denominada *Pompholyx*. Surtos de 1 a 3 semanas.

Como diagnosticar

Caracterização – vesículas (sem eritema) localizadas nas palmas das mãos e bordas e lateral dos dedos.
O prurido pode ser muito intenso. Pode ocorrer infecção secundária com aparecimento de pústulas.
As lesões assemelham-se a grãos de sagu.

Não esquecer que

1. A desidrose pode ser uma manifestação de atopia.
2. A dermatite de contato das mãos pode apresentar-se como uma desidrose.
3. Drogas, particularmente a **penicilina**, podem ser a causa.
4. *Tinea pedis* com consequente reação desidrótica nas mãos (mícides).
5. Pode ser associada à hiperidrose palmoplantar, raramente.

Como tratar

O tratamento é o mesmo dos eczemas em geral, ou seja:
1. Banhos com água boricada, na fase aguda exsudativa.
2. Cremes de corticoides.
3. Tratamento etiológico, se possível.

ERUPÇÃO NA ÁREA DAS FRALDAS DERMATITE DAS FRALDAS ("Assadura")

Termo genérico que abrange dermatoses inflamatórias que atingem a área do corpo coberta pela fralda – períneo, nádegas, alto das coxas e abdome inferior.
É apenas um diagnóstico de *localização* de um grupo de dermatoses. A tradicional assadura causada pela urina diminuiu muito com as modernas fraldas descartáveis.
Assim, o termo inclui erupções causadas diretamente pelo uso de fraldas (irritação primária), dermatite de contato alérgica ao material plástico da fralda (ao contrário do que se pensa, é muito rara) e dermatites preexistentes e que são exacerbadas pelo uso da fralda (dermatite seborreica, eczema e outras).
O termo *dermatite amoniacal* não deve ser usado, já que a amônia não é mais considerada fator preponderante.
Alguns fatores implicados: fezes (diarreia com ácidos biliares), fricção, umidade (em parte causada pelas fraldas descartáveis que dificultam a perspiração), infecção por *Candida*.

1ª etapa Análise

1. Do corpo todo – a) dermatite seborreica: crosta láctea, intertrigo retroauricular e de outras dobras;

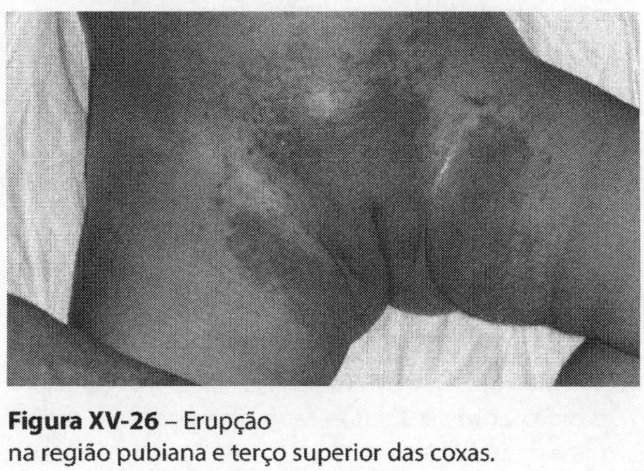

Figura XV-26 – Erupção na região pubiana e terço superior das coxas.

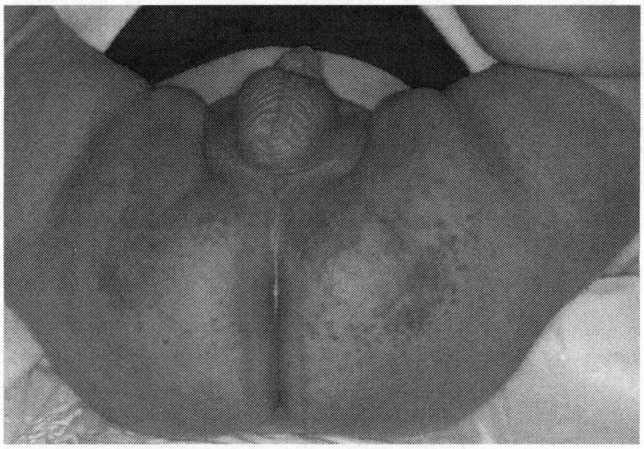

Figura XV-27 – Assadura por fezes ácidas.

b) áreas de dermatite atópica; c) alopecia; d) anemia; e) linfoadenopatia; f) hepatoesplenomegalia.

2. Irritabilidade; estado geral comprometido; história familiar de psoríase; risco de HIV; dermatite resistente ao tratamento habitual.
3. Partes comprometidas da área das fraldas: a) superfícies convexas em íntimo contato com as fraldas: nádegas, genitália, região pubiana, terço inferior do abdome e superior da face interna das coxas; b) dobras, especialmente genitocrurais: intertrigo; c) perianal; d) aparecimento de lesões satélites, além da área das fraldas; e) erupção que marca só as margens das fraldas.
4. Verificar o tipo de erupção – eritema (em escaldadura), pápulas, vesículas, bolhas, nódulos, escamas, petéquias/púrpura, erosões.

2ª etapa Classificar a dermatite das fraldas

1. Dermatites associadas ao uso das fraldas (em criança de resto normal).
2. Dermatoses agravadas pelo uso das fraldas (geralmente manifestações também fora da área das fraldas).
3. Dermatoses na área das fraldas (independente do uso ou não de fraldas).

I – Dermatites por uso de fraldas

1. **Dermatite de fraldas irritativa primária** (DFIP) – assadura por retenção de fezes e urina somada a fricção, calor, umidade e maceração.
   Vermelhidão brilhante (assadura) na superfície convexa das nádegas, parte inferior do abdome, parte superior das coxas, grandes lábios/escroto.
   Evolui para pele enrugada.
   Não acomete as dobras, pois elas estão protegidas.
2. **Dermatite em "marca de maré"** (pela alternância umidificação-secagem) – faixa de eritema nas margens das fraldas.

II – Dermatites na área das fraldas

1. **Dermatite de contato irritante fecal** – desencadeada por fezes diarreicas (fermentativas ácidas ou por ácidos biliares) em lactentes. Começa com eritema perianal e evolui com exsudação, vesiculação, erosão e ulceração da pele que ultrapassa a pele coberta pelas fraldas. Infecção secundária bacteriana e por fungos.
2. **Dermatite de Jacquet** em lactentes de mais de 6 meses e decorrente de manejo descuidado, evoluindo com úlceras rasas ovais ou arredondadas e seguida por formação de pápulas avermelhadas/violáceas. Forma atualmente incomum mas grave.
3. Contaminação por ***Candida*** é comum e deve ser suspeitada se a lesão for rebelde ao tratamento e ocorrer pústulas/satélites fora da área de assadura e comprometer as dobras (Fig. XV-28).
4. **Miliária** = pequenas pápulas ou vesículas; fatores predisponentes: calor, calças plásticas, pomadas oclusivas.
5. **Granuloma glúteo** = nódulos de 0,5-4cm, vermelhos ou roxos, firmes, não dolorosos.
   Relacionados ao uso de corticoides fluorados por tempo prolongado.

III – Dermatoses agravadas pelo uso de fraldas

Dermatite seborreica

a) Início entre 3 e 4 semanas de vida.
b) Placas eritematosas e descamativas bem limitadas, acentuadas na dobra (intertrigo) inguinal, mas sem lesões satélites.
c) Eritema descamativo no couro cabeludo (caspa), axila e retroauricular.
   Tratamento: creme de hidrocortisona a 1% + creme antifúngico.
d) **Candidíase secundária**: intertrigo úmido grave + placas vermelhas bem delimitadas + lesões satélites.

Psoríase (rara)

a) Placas eritematosas bem marcadas com escamas esbranquiçadas, espessas.
b) Envolvimento das dobras.
c) Falta de resposta ao tratamento habitual.
d) Lesões de psoríase (descamativas) em outros lugares, cotovelos, joelhos, unhas e couro cabeludo.

Histiocitose X (doença de Letterer-Siwe)

a) Dermatite grave, rebelde; parece uma dermatite seborreica que não cura.
b) Ocorre em lactentes, pré-escolares e escolares.
c) Couro cabeludo e áreas retroauriculares comprometidos.
d) Pápulas purpúricas, petéquias, ulcerações, atrofia.
e) Anemia, hepatoesplenomegalia, linfoadenopatia, envolvimento ósseo.
f) Biópsia de pele.

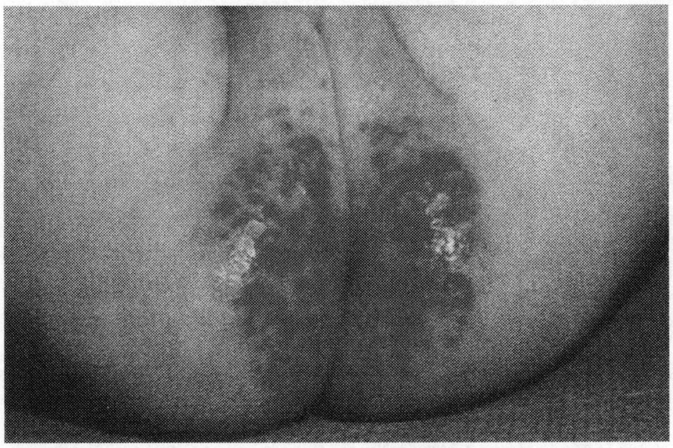

Figura XV-28 – Assadura por candidíase.

Acrodermatite enteropática

a) Deficiência de zinco: genética ou por deficiência nutricional.
b) Início antes dos 2 meses de idade.
c) Placas bem delimitadas, descamativas e crostas periorificiais: em torno dos olhos, nariz, boca, ânus e genitália.
d) Alopecia, diarreia, irritabilidade.
e) Zinco sérico inferior a 50mcg/mL.
f) Melhora com a administração de zinco.

HIV

a) Dermatite de fraldas grave com erosões e úlceras.
b) Área perineal, fenda glútea.
c) Criança de risco para HIV; sorologia positiva.

Ver também **Dermatite estreptocócica perianal** (capítulo Celulite).

CONDUTA TERAPÊUTICA NA ASSADURA

Objetivo principal – manter a área limpa e seca; diminuir a maceração e limitar a irritação/inflamação local.

Instruções para a mãe

1. Deixe a criança o máximo de tempo possível sem fraldas, com a região perineal exposta a ar, sol e luz. Enquanto ela estiver sem fraldas, pode-se colocar uma toalha sob a criança.
2. Troque frequentemente as fraldas, lavando a região perineal com água morna apenas: use um sabão suave somente após as evacuações, nesse caso enxágue cuidadosamente; a seguir, deixe a área exposta ao sol (ou banho de luz com lâmpada comum) por 15 minutos.

Sequência de gravidade/conduta

▶ **Assadura LEVE**

Umidade prolongada; fricção, maceração.

Eritema de início recente (aspecto brilhante da pele) nas regiões convexas, cobertas pelas fraldas: nádegas, coxas, baixo-ventre.

Conduta

1. Troca frequente de fraldas; limpeza com água morna.
2. Limpeza com algodão e óleo.
3. Pomada de óxido de zinco.

▶ **Assadura MODERADA**

Área muito vermelha com erosões e que não melhora em 3 dias com o tratamento anterior.

1. Limpeza com água morna.
2. A cada troca alternar creme de corticoide de baixa potência (hidrocortisona a 1%) e creme antifúngico, durante 7-10 dias.

▶ **Assadura GRAVE**

Infecção secundária por *Candida* e bactérias (estrepto e estafilococo).

Apresentação: vermelho brilhante com erosões ou pápulas com ulcerações (úlceras de Jacquet), nas áreas convexas cobertas pelas fraldas (dispostas em W, na face interna das coxas, glúteos, glande ou vulva, baixo-ventre); pápulas e erosões **satélites** fora da área principal e envolvendo a **dobra** inguinal, **dolorido**.

Conduta

1ª) Inicial – **compressas** frias, 15 minutos, 4 vezes ao dia, durante 2 dias.
a) Solução de Burow ¼; ou b) vinagre branco + água em partes iguais.
2ª) Após as compressas passar: violeta de genciana a 1% ou polvilhar com maisena.
3ª) Nos intervalos, pó antifúngico (Tolmicol).
4ª) Por via oral Nistatina suspensão – 2mL na boca, 4 vezes ao dia, durante 7 dias.
5ª) Após 2 dias – creme cetrimida em todas as trocas.
6ª) Após 2 dias, substituir por: creme antifúngico (nistatina, miconazol) alternando em cada troca com antibiótico e corticoide de baixa potência*. Duração 7 dias.
7ª) Após melhora – ácido pantotênico (regenerador – Bepantol) nas crises.

Nas assaduras relacionadas com fezes **diarreicas**

1. Na **dermatite de contato por irritante fecal** – eritema intenso, **perianal**, **dolorido**, relacionado com fezes amolecidas, frequentes (síndrome do cólon irritável do lactente, além do tratamento local que inclui antimicótico e corticoide tipo hidrocortisona), controlar a diarreia.

---

* Ácido fusídico + betametasona = Verutex B. Creme de barreira (com óxido de zinco).

2. **Dermatite de fraldas por *Candida*** – placas cor vermelha viva com induto esbranquiçado, margens marcadas com vesículas puntiformes e descamação; lesões **satélites**: pápulas e pústulas fora das margens; compromete as **dobras** inguinais (Fig. XV-27). Creme antifúngico; associar nistatina – pingar 2mL na boca 4 vezes ao dia, 1 semana.

Pomada de óxido de zinco
– Hipoglos, Dermodex prevent
Pomada de óxido de zinco + Nistatina
– Dermodex tratamento
Creme de cetrimida – Cetrilan
Hidrocortisona – Stiefcortil, Advantan, Berlison, Therisona
Denosida – creme
Miconazol – Daktarin loção cremosa
Cetoconazol-G, Nizoral creme
Ácido fusídico + betametasona = Verutex B

10. Erupções Pustulosas

Caracterização – vesículas com líquido purulento. Ver **Impetigo, Ectima, Acne vulgar, Varicela**.

11. Afecções Ulcerosas

O que é úlcera – lesão resultante de processo destrutivo da epiderme e derme, com consequente perda de substância. Varia desde simples **erosões** (quando não há lesão da derme) a extensas lesões que envolvem o tecido subcutâneo até atingir o plano muscular.

Para o diagnóstico etiológico, além dos recursos laboratoriais e histológicos, analisar cuidadosamente as características da lesão ulcerosa: a) disposição e número; b) tamanho; c) forma; d) tipo de secreção; e) fundo; f) bordas; g) induração da base; h) sensibilidade; i) presença de adenite satélite.

Evolução – as **erosões** regridem sem sequelas e as **úlceras** deixam cicatriz.

Para **triagem** inicial, ver capítulo 1.

APLASIA CUTÂNEA

Caracterização – a ausência congênita da epiderme, derme e algumas vezes do tecido subcutâneo manifesta-se por áreas ulceradas ou recobertas por membrana translúcida, de contornos nítidos e bordas talhadas a pique e, mais frequentemente, localizadas no couro cabeludo, perto do vértex. Pode haver envolvimento da tábua óssea. Algumas vezes, o defeito localiza-se no tronco ou extremidades, bilateral e simétrico, em alguns casos, extenso. Caráter familiar – predomina em meninas; já presente ao nascimento.

Evolução – a lesão tende à cicatriz atrófica e lisa, na qual os anexos estão ausentes.

Tratamento – não há tratamento específico.

ECTIMA

Caracterização – ulcerações arredondadas ou ovalares de 2 a 3cm de diâmetro, envoltas por halo eritematoso e recobertas por crosta seropurulenta espessa; fundo liso vermelho amarelado; dolorosas e acompanhadas de adenite satélite. Localização preferencial: pernas. Mais comum em crianças de classes socioeconômicas desfavorecidas.

Etiologia – estreptococos.

(Ver capítulo Piodermites.)

ÚLCERA FAGEDÊNICA TROPICAL

Doença causada pelo bacilo anaeróbio *Fusobacterium fusiformis* e que atinge crianças pobres (higiene precária) das zonas tropicais e subtropicais. Condições predisponentes: traumatismos, queimaduras, picada de insetos e/ou piodermites.

Caracterização – uma ou várias lesões ulcerosas extensas localizadas principalmente nas pernas; contornos circulares, fundo avermelhado e gelatinoso, algumas vezes recoberto por secreção mucopurulenta.

Evolução – regride em 1-3 meses, mas, eventualmente, pode progredir rapidamente em extensão e profundidade, expondo tendões, músculos e ossos.

Tratamento

1. **Higiene local**: com soluções antissépticas (água d'Alibour a 5-10%).
2. **Antibioticoterapia local** à base de neomicina, bacitracina, polimixina.
3. **Antibioticoterapia sistêmica**: penicilina 100.000U/kg/dia, ou eritromicina 50mg/kg/dia, durante 7 a 10 dias. Se houver infecção secundária, pode-se utilizar outro antibiótico de acordo com o antibiograma.

LEISHMANIOSE TEGUMENTAR AMERICANA

<u>**Caso ilustrativo**</u> – criança proveniente de **zona rural** que apresenta várias ulcerações de tamanhos variados nas pernas, que surgiram há cerca de 1 ano. Inicialmente, eram pápulas eritematosas que logo se transformaram em pús-

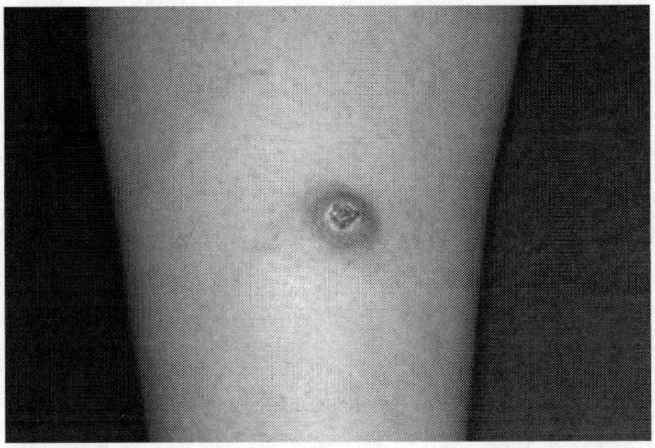

Figura XV-29 – Leishmaniose.

tulas e eram acompanhadas por adenopatia inguinal com sinais inflamatórios. Posteriormente, as lesões tornaram-se crostosas e transformaram-se em ulcerações de crescimento centrífugo e de difícil cicatrização. Atualmente, há lesões nas diversas fases evolutivas e presença de edema e eritema do septo nasal, além da sensação de prurido local (Fig. XV-29).

O que é – comprometimento cutâneo e mucoso causado pela *Leishmania braziliensis*, cujo vetor é um mosquito hematófogo; predomina no Norte e Nordeste, especialmente em áreas rurais; o período de incubação é de 1 a 3 meses.

Manifestações cutâneas – no local da picada do mosquito, geralmente áreas descobertas, surge pápula eritematosa pruriginosa que logo aumenta de tamanho e torna-se pustulosa, crostosa e ulcera-se. As ulcerações atingem 2-3cm, são arredondadas e uma secreção serosa ou seropurulenta recobre o fundo granulomatoso. As bordas, elevadas e infiltradas, têm aspecto de moldura de quadro. Geralmente, adenopatia satélite. Frequentemente, existem lesões em estágios evolutivos diferentes.

Manifestações mucosas – decorrem de disseminação hematogênica; podem aparecer concomitantemente às cutâneas, porém, mais frequentemente, surgem após 1-2 anos de idade. Inicialmente, há eritema, edema e infiltração da mucosa nasal e, posteriormente, ocorre destruição do septo nasal e ulceração das faces laterais das asas nasais. O processo pode atingir lábios, palato e gengivas, causando deformidades importantes.

Reação de Montenegro – reação intradérmica com solução atenuada de leptomonas; é altamente sensível e específica e torna-se positiva em cerca de 1-2 meses de evolução da doença. Leitura: após 48-72 horas – reação positiva = aparecimento de uma pápula de 0,5cm de diâmetro ou mais.

Tratamento

▶ **Local**

1. Higiene local com soluções antissépticas: água d'Alibour 1/20.
2. Antibacterianos tópicos quando houver infecção secundária: neomicina e bacitracina (Nebacetin).

▶ **Sistêmico**

1ª escolha: Antimonial pentavalente

N-metilglucamina (Glucantime):

- Dose: 10 a 20mg/kg/dia, 20 dias.
- Via IM profunda ou IV lenta.
- Aplicar no fim do dia, seguido de repouso.
- Na forma com acometimento de mucosa: 20mg/kg/dia, 30 dias, no hospital.
- Se não houver resposta: repetir o tratamento 1 vez.
- Se não houver cura clínica: droga de 2ª escolha.
- Efeitos colaterais: artralgia, mialgia, cefaleia, febre, vômitos, dor abdominal.
- Controle hematológico (leucopenia).

Alternativa – pentamidina: 4mg/kg/dia a cada 2-3 dias, via IM profunda, até máximo de 2g.

2ª escolha: Anfotericina B (Fungizon)

- Iniciar com 0,25mg/kg/dia, por via IV, e aumentar progressivamente, até 1mg/kg/dia; daí,em dias alternados, até atingir a dose total de 20-40mg/kg/dia.
- Diluir a droga em 250-500mL de soro glicosado (não fisiológico).
- Aplicar usando equipo em Y; o outro frasco contém 50-100mg de hidrocortisona. Em caso de choque pirogênico, desligar o soro com antibiótico, deixar passar rápido o corticoide e aplicar dipirona por via IV. Convém dar uma dose de anti-histamínico, 1 hora antes de iniciar o soro por via IV.
- Efeitos colaterais: febre, anorexia, náuseas, vômitos e flebite; hipopotassemia, anemia, leucopenia, nefrotoxicidade e alterações cardíacas.

ULCERAÇÕES NEUROTRÓFICAS

O que é – ulcerações crônicas provocadas por atrito ou pressão constante em áreas disestésicas ou anestésicas decorrentes de alterações congênitas (neuropatia sensitiva) ou adquiridas (hanseníase).

Caracterização – úlceras arredondadas e pouco extensas, porém podem ser profundas, algumas vezes com comprometimento ósseo (osteomielite). As bordas são ceratósicas, a lesão é indolor e geralmente há secreção seropurulenta decorrente de infecção secundária.

Localização – áreas sujeitas à pressão, principalmente plantas dos pés.

Tratamento

1. Combate à infecção secundária:
   a) Antibioticoterapia local: neomicina e bacitracina (Nebacetin).
   b) Antibioticoterapia sistêmica: cefalosporina.
2. Desbridamento da área ceratósica ao redor da ulceração.
3. No caso de osteomielite, pode haver indicação de cirurgia, além da antibioticoterapia, de acordo com o antibiograma.
4. A doença de base deve ser tratada concomitantemente às medidas citadas anteriormente.

Vacinação intradérmica pelo BCG

Aplicação de BCG ID na região deltóidea. Depois de um período de incubação de 2 a 3 semanas, aparece um nódulo vermelho violáceo que se ulcera em 70% dos casos, após mais 1 ou 2 semanas; regressão espontânea em 2 a 8 semanas.

SÍNDROME DE LESCH-NYHAN

O que é – doença genética ligada ao cromossomo X, provocada por deficiência da enzima hipoxantina--guanina fosforribosiltransferase, cuja deficiência leva à hiperuricemia.

Caracterização – atraso mental, coreoatetose, espasticidade, astenia e automutilação compulsiva, sinais estes que se manifestam desde os primeiros meses de vida.

Complicações – litíase urinária e nefropatia crônica. As ulcerações devem-se a automutilações bizarras, principalmente nos lábios e membros.

Diferenciá-las das outras acropatias ulceromutilantes como as de Thenard ou Bureau-Barrière.

12. A Pele Escamosa: Ictiose

O que é – grupo de doenças hereditárias caracterizado por descamação excessiva da pele (a pele fica com um aspecto escamoso). Esta ceratose é por retenção, e não por hiperproliferação epidérmica.

Mutação do gene FLG.

CONDUTA DIAGNÓSTICA

1ª etapa Quando suspeitar (Fig. XV-30)

1. Aspecto escamoso da pele (*ictios* vem do grego = peixe).
2. Feto arlequim e bebê colódio: variante grave.
3. Pode estar associada com dermatite atópica.

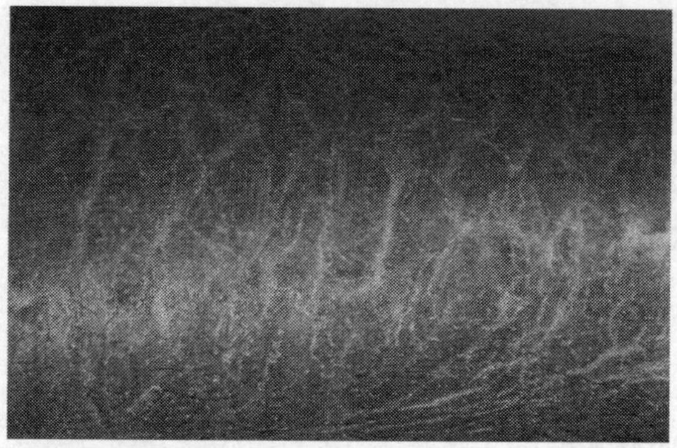

Figura XV-30 – Ictiose (descamação).

2ª etapa Classificação

Faça a **classificação** do grupo (4 formas *major* e 2 formas *minor*), baseando-se no quadro XV-4.

Tratamento

1. Evitar exposição ao sol, calor ou frio excessivo, febre (são prejudiciais, pois roubam a pouca umidade que o paciente tem).
2. **Tratamento local** – o objetivo é hidratar o extrato corneano.

Técnica

1ª) Banho prolongado (15 minutos).

2ª) Em seguida, aplicar vaselina com 3 a 6% de ácido salicílico (desvantagem: muito gorduroso, o que torna má a tolerância).

Conduta terapêutica – local

Meta – hidratar a camada córnea.

Como – encharcar com água e vedar com gordura.

Banho – com água morna seguido imediatamente de hidratante gorduroso (creme ou pomada), incluindo vaselina ou óleo vegetal, 2 vezes ao dia.

O hidratante pode ser aplicado várias vezes ao dia.

Cremes à base de ureia a 10-20% (Nutraplus) e propilenoglicol a 40-60% em água são bons hidratantes.

Advertência – banho sem hidratante piora a pele.

Se mau cheiro (hiperqueratose epidermolítica), acrescentar alvejante (1 copo) na água do banho.

Quando há descamação acentuada – aplicar propilenoglicol a 40-60% em combinação com 3-6% de ácido salicílico: aplicar, à noite, na pele molhada, em curativo oclusivo por 4-5 noites seguidas (a melhora permanece durante 1-2 semanas).

Na face – ácido retinoico a 0,05-0,1% em creme evanescente (Retin-A, Vitanol), 1 vez ao dia. Aumentar gradativamente o tempo de exposição da pele ao creme.

- Sistêmico: isotretinoína por via oral (no tipo lamelar, na eritroderma) 0,5-1mg/kg/dia, uso contínuo.
- Grupo de suporte: FIRST 0800-5951265; e-mail: ichreg@washington.eda

Quadro XV-4 – ICTIOSE.

Tipo	Herança	Caracterização	Escamas
Ictiose vulgar	Autossômica dominante Início: depois dos 3 meses Perceptível no inverno, clima seco	a) É a forma mais comum e a mais branda b) Inicialmente pele seca c) Acentuação dos sulcos cutâneos palmares normais d) Envolve especialmente fronte e face; moderada no dorso; variável nos membros, poupando as áreas flexoras e) Dermatite atópica	Furfuráceas, brancas
Ictiose ligada ao cromossomo X	Recessiva ligada ao X (só homens) Início: RN até 1 ano *Rara*	a) Parece uma variante mais grave de ictiose vulgar b) Envolve face, pescoço, couro cabeludo e membros, dobras; abdome menos afetado c) Palmas das mãos e plantas dos pés poupadas d) Mulheres heterozigotas: "pele seca" Opacificações corneanas na puberdade	Grandes, espessas, marrom-escuras (aspecto de sujeira)
Ictiose lamelar (EIC não bolhosa)	Autossômica recessiva Início: RN ("bebê colódio")	a) Forma grave, debilitante b) Envolve parte superior da face, palmas das mãos, plantas dos pés e áreas flexoras c) Eversão das pálpebras e dos lábios	Separadas, grandes, espessas, bordas elevadas com aderência central, cor cinza-escura
Hiperqueratose epidermolítica (EIC bolhosa)	Início: RN (pele cruenta) até 6 meses	a) Envolve partes da face, palmas das mãos e plantas dos pés e áreas flexoras b) Vesículas que respondem a antibióticos	Pequenas, amareladas, salpicadas, verrucosas em contas de colar, odor forte (colonização bacteriana)
Ictiose linear circunflexa	Variante da ictiose lamelar Início: RN	a) Lesões descamativas migratórias b) Flexuras são hiperqueratóticas c) Palmas das mãos e plantas dos pés tornam-se hiperidróticas	Brancas, dupla borda
Eritroceratoderma Variável	Início: RN	a) Face, nádegas, superfícies extensoras b) Palmas das mãos e plantas dos pés espessadas c) Áreas eritematosas que mudam de tamanho e localizações diariamente	Escamas espessas, amarelas, gordurosas, placas hiperqueratóticas de bordas irregulares

EIC = eritrodermia ictiosiforme congênita.

13. Alteração da Pigmentação

Sardas, lentigem, manchas café com leite, mancha mongólica, nevos e melanoma (Fig. XV-31)

ALTERAÇÕES DA PIGMENTAÇÃO EPIDÉRMICAS BENIGNAS

Sardas ou **efélides** – pequenas máculas bronzeadas que aparecem na pele de indivíduos claros após exposição ao sol; benignas.

Lentigo (lentigem) – mancha cutânea hiperpigmentada (cor castanho-escura) que aparece na pele de

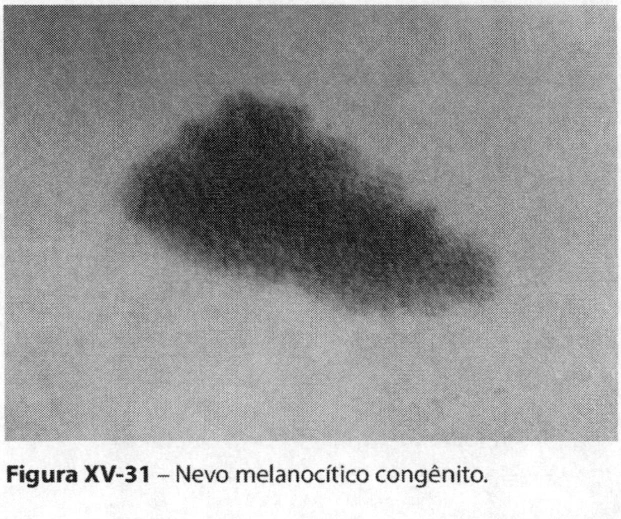

Figura XV-31 – Nevo melanocítico congênito.

pessoas claras, mas que não escurece com a exposição ao sol; ocorre em qualquer lugar do corpo. Negros tendem a apresentar nas palmas das mãos e plantas dos pés, mucosa oral e genitália. Alterações (escurecimento, espessamento, prurido) súbitas dessas manchas indicam pronta excisão (melanoma).

1. **Síndrome de Peutz-Jeghers**: lentigens nas áreas perioral, lábios, mucosa oral, pálpebras, palmas das mãos e plantas dos pés associadas com pólipos intestinais (os quais podem desencadear invaginação intestinal).
2. **Síndrome das lentigens múltiplas** ou síndrome LEOPARD: **l**entigens múltiplas, alterações **e**letrocardiográficas, hipertelorismo **o**cular, estenose **p**ulmonar, **a**normalidades da genitália, **r**etardo do crescimento e surdez ("**d**eafness").

Nevo de Becker – mácula bronzeada, grande, coberta irregularmente com pelos escuros e que aparece no ombro e coxas de adolescentes; caráter benigno.

Manchas café com leite – ovais, irregulares, maiores que sardas, cor marrom-clara, presentes ao nascimento; até 3 manchas é considerado normal; mais que 6 manchas com diâmetro maior que 1,5cm suspeitar de **neurofibromatose** e, eventualmente, **esclerose tuberosa**; manchas com bordas muito irregulares, grandes, isoladas, unilaterais e segmentares ocorrem na **síndrome de Albright** (displasia fibrosa poliostática) (Fig. XV-32).

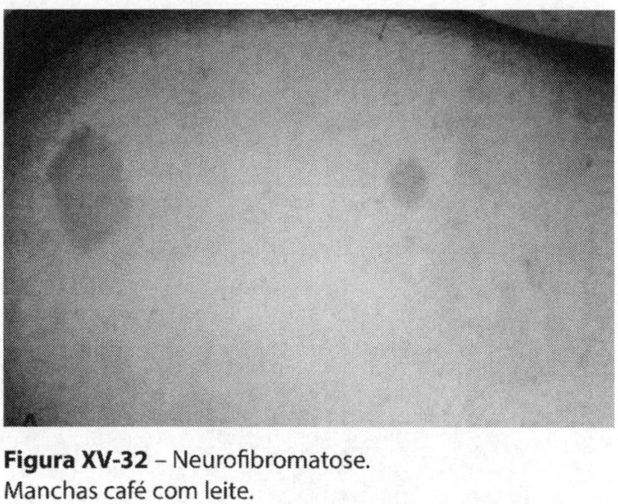

Figura XV-32 – Neurofibromatose.
Manchas café com leite.

ALTERAÇÕES DA PIGMENTAÇÃO DÉRMICAS BENIGNAS

Mancha mongólica – manchas grandes, azul-escuras, ocorrendo com grande frequência em orientais e negros. Localização preferencial: lombossacral, ocasionalmente nos ombros, dorso e nádegas; tendência a desaparecer no pré-escolar.

Nevo azul – pápula solitária de cor marrom a azul, de superfície lisa.

1. **Comum**: frequentemente presente ao nascimento, mas pode aparecer em qualquer idade; diâmetro menor que 1cm; fundo azul ou preto. Localização mais comum: sacral.
2. **Celular**: pode aparecer em qualquer idade. Localização frequente: nádegas. Degeneração maligna possível: indicada excisão completa.

Nevos funcionais (ninhos de melanócitos localizados na junção da epiderme com a derme) – manchas marrom-escuras ou pretas, geralmente em pequeno número ao nascimento, mas aumentando em número com a idade; quando também se tornam papulares com superfície irregular e rugosa (nevo composto).

Melanoma juvenil benigno – nódulo solitário marrom-avermelhado na face; aumenta durante a infância. **Conduta**: excisão e confirmação histológica.

Nevo gigante pigmentado – placa irregular marrom-escura ou preta de mais de 10cm de diâmetro, podendo cobrir todo o tronco; com o tempo torna-se verrucoso e peludo. Propensão para evoluir para melanoma.

MELANOMA

Neoplasia maligna dos melanócitos (células pigmentares).

Muito raro na infância; aparece na adolescência.

Usualmente (75%) ocorre em áreas da pele previamente normais.

Lesões maiores que 6mm com variações na tonalidade das cores (preto, marrom), não uniformes, superfície irregular, bordas entalhadas, pápulas e nódulos assimetricamente dispostos na mancha são suspeitas de **melanoma**.

Suspeitar de nevos que apresentam mudanças substanciais na evolução: crescimento rápido e assimétrico, ulceração, crostas, perda de cor.

Suspeita – biópsia obrigatória.

NEUROFIBROMATOSE (NF)

(Ver também o capítulo 20: Facomatoses.)
Neurocristopatia.

O que é – (a) doença neurocutânea (distúrbio de pigmentação); (b) autossômica dominante; (c) caracterizada por múltiplas máculas hiperpigmentadas e neurofibromas periféricos; (d) manifestações na pele, músculos e sistema endócrino.

Reconhecem-se os seguintes tipos:

- Neurofibromatose **tipo 1** (NF1) – NF periférica = **doença de von Recklinghausen**. É a mais comum.

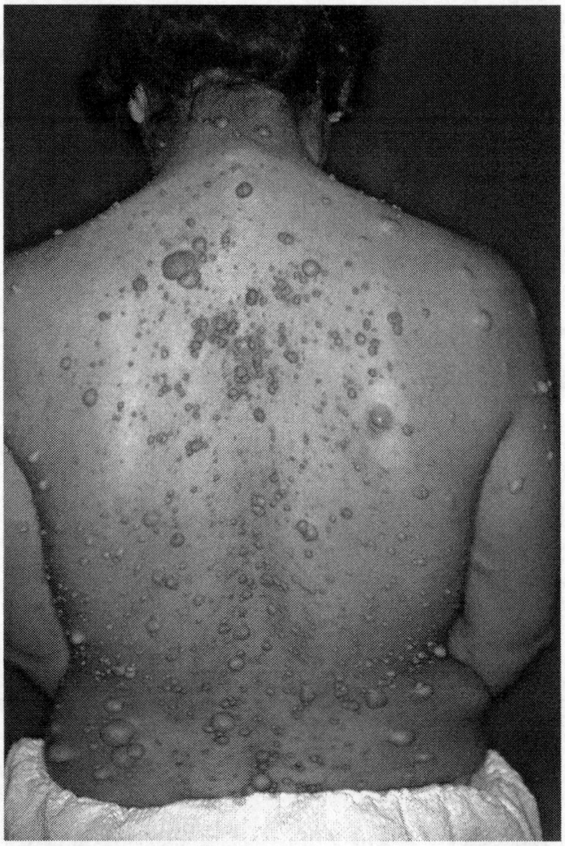

Figura XV-33 – Neurofibromatose.

Autossômica dominante com 100% de penetrância, mas gravidade clínica variável. Gene localizado no cromossomo 17 e a proteína-alvo é a neurofibromina; 50% dos casos são mutações novas.

- Neurofibromatose **tipo 2** (NF2) = NF central. É rara; gene no braço longo do cromossomo 22 e a proteína é a merlina ou schwannomina.
- Neurofibromatoses **segmentares**: clinicamente semelhantes às NF1 mas comprometem somente 1 ou alguns segmentos do corpo.

NEUROFIBROMATOSE TIPO 1 (NF1)

1ª etapa Quando suspeitar

Seis ou mais manchas café com leite de mais de 0,5cm nos pré-púberes e mais de 1,5cm de diâmetro nos pós-púberes (no tronco e extremidades), frequentemente associadas com sardas axilares e/ou inguinais. Acompanhamento desses casos é obrigatório na fase pré-escolar e até adolescência (ver Fig. XV-32).

2ª etapa Diagnóstico presumível (aos 4 anos)

Tríade: manchas café com leite na pele, tumores ao longo dos nervos periféricos e tumores cutâneos.

1. **Manchas café com leite** (ver **1ª etapa**).
   Manchas planas, ovais, bordas irregulares, tamanhos variáveis, coloração amarela a castanha até marrom, distribuição assimétrica no tronco e membros (menos palmas das mãos e plantas dos pés).
   Geralmente presentes desde o nascimento e multiplicam-se depois, principalmente na puberdade. Precedem os neurofibromas. Acompanhar o desenvolvimento com atenção, especialmente depois dos 6 anos de idade.
2. **Tumores** que aparecem principalmente na puberdade (Fig. XV-33) ou após 6 anos:
   a) dois ou mais **neurofibromas**: nódulos amolecidos, tamanho e número variáveis, cor da pele ou acastanhados, podem ser sésseis ou pedunculados, quando pressionados tendem a invaginar através de uma pequena abertura na pele, como uma casa de botão. Situam-se ao longo dos troncos nervosos; aparecem na adolescência, multiplicam-se, crescem e podem ser encontrados na aréola mamária, face e abdome, *ou*
   b) um **neuroma plexiforme**: massa grande (elefantíase) dando a sensação tátil de saco de barbante, na face, couro cabeludo, pescoço e tronco.
3. **Sardas** (efélides) axilares e/ou inguinais, múltiplas, < 5mm.
4. **Glioma** do nervo óptico (exame oftalmológico periódico obrigatório) ocorre dos 2-4 anos com redução da visão.
5. **Nódulos de Lish**: hamartomas pigmentados bilaterais da íris (ao exame com lâmpada de fenda), no adulto e a partir dos 6 anos de idade.
6. Lesões **ósseas** características: **displasia do esfenoide**, adelgaçamento do córtex dos ossos longos, às vezes com pseudoartrose (1º tíbia, 2º rádio e fêmur).
7. Parente de 1º grau com NF1 (mais de 1 característica).

3ª etapa Outros dados consistentes com NF1

1. **Macrocefalia**, convulsões, cefaleia (pesquisar tumor).
2. **Distúrbio do aprendizado**; hiperatividade.
3. **Baixa estatura**, puberdade precoce, ginecomastia, hipertireoidismo, hipertrofia de uma parte do corpo.
4. **Escoliose** e denteamento das vértebras.
5. Arqueamento da tíbia (evidente até os 2 anos).

4ª etapa Conduta nos casos presuntivos

1. Acompanhamento: pele, olhos, sistema nervoso, desenvolvimento mental, ossos, coluna, pressão arterial.
2. Exame oftalmológico anual.
3. Radiografia de crânio (esfenoide, esqueleto e tórax).
4. Tomografia (cérebro, órbitas), ressonância magnética.

5. Potencial evocado do tronco cerebral: auditivo e visual.
6. EEG (convulsões).
7. Eletromiografia e estudo de velocidade de condução nervosa.
8. Biópsia de tumores e neurofibroma.

5ª etapa **Neurofibromatose tipo 2 (NF2)**

Diagnóstico exige 1 dos seguintes dados:

1. Tumor bilateral do 8º par craniano, consistente com neuroma acústico (tomografia ou ressonância).
   Neuroma acústico bilateral é a manifestação mais característica do NF2.
   Perda da audição, paresia facial e cefaleia podem aparecer na infância.
2. Um parente de 1º grau com NF1 e (a) tumor unilateral do 8º par ou (b) 2 dos seguintes: neurofibroma, meningioma, schwannoma ou opacidade lenticular subcapsular posterior.
   As manchas café com leite e neurofibromas são muito menos comuns do que na NF1.

6ª etapa **Acompanhar a evolução (a cada 6 meses)**

Piora com a puberdade e gravidez.
Repetir ressonância magnética do cérebro.

Complicações

1. Aumento e infiltração dos tumores congênitos e aparecimento de novos tumores, particularmente neurofibromas da face (orbital e periorbital), região cervical e mediastino, gliomas ópticos e tumores cerebrais, mais raramente leucemia. As consequências clínicas podem estar relacionadas com a localização dos tumores.
2. Outras complicações – cefaleia, escoliose, convulsões, hipertensão, déficit intelectual, perda visual (gliomas ópticos), perda auditiva (neuroma acústico), problemas da fala, desajustamento psicossocial.

Cirurgia ortopédica para a correção da escoliose e pseudoartrose, cirurgia a laser para os neurofibromas, neurocirurgia, tratamento hormonal para prevenir puberdade precoce, apoio psicossocial.

VITILIGO

Dermatose adquirida – áreas de máculas acrômicas (despigmentadas) sem melanócitos.

Como se apresenta – máculas acrômicas de coloração branca delimitadas por pele normal. As áreas podem ser únicas ou múltiplas, de tamanho variado com crescimento centrífugo, ficando arredondadas. O vitiligo pode instalar-se em uma única área, um segmento do corpo, ser generalizado simétrico ou totalmente universal. Início geralmente abrupto e evolução imprevisível com ou estabilidade e com ou sem regressão espontânea. Na criança predomina a forma segmentar, com perda de pigmentos dos cabelos.

Nas peles claras, as lâmpadas de Wood, que emitem radiações ultravioletas, são úteis para o diagnóstico.

Não confunda com esclerose tuberosa, pitiríase alba, pitiríase versicolor, hanseníase.

Tratamento específico – não existe.

Individualizar o caso com proteção solar à pele sã, autobronzeadores como PUVA tópico, UVB de banda estreita.

Corticoide tópico de alta potência ou inibidores da calcineurina (tacrolimus).

Apoio psicológico.

e-mail: www.vitilosupport.org

14. Deformidades Vasculares Congênitas/Hemangiomas

Formações vasculares anormais localizadas ou difusas, superficiais ou profundas, tamanho variável e consequentes a um distúrbio do desenvolvimento embrionário do sistema vascular periférico
= erros da morfogênese.

MALFORMAÇÕES VASCULARES

Manchas congênitas vasculares = NEVOS

Reconhecidas ao nascimento, mal delimitadas, crescem proporcionalmente à criança.

- Planos (maculosos) – involutivos, não involutivos.
- Elevados – papulosos (involutivos); nodulosos (não involutivos), tumorais.

Hemangiomas

Presentes no 1º ano de vida. Bem delineados, vermelhos (superficiais), azuis (profundos), crescimento pós-natal rápido; involução lenta.

VARIEDADES INVOLUTIVAS
(regressão espontânea)

Manchas salmão (eritema da nuca e fronte – sinal de picada da cegonha – *nevus flammeus* localizado) (Fig. XV-34):

1. Mácula rósea ou vermelha presente em 50% dos recém-nascidos.
2. Localização: região central da face (glabela, pálpebras superiores e nasolabial) e de nuca.

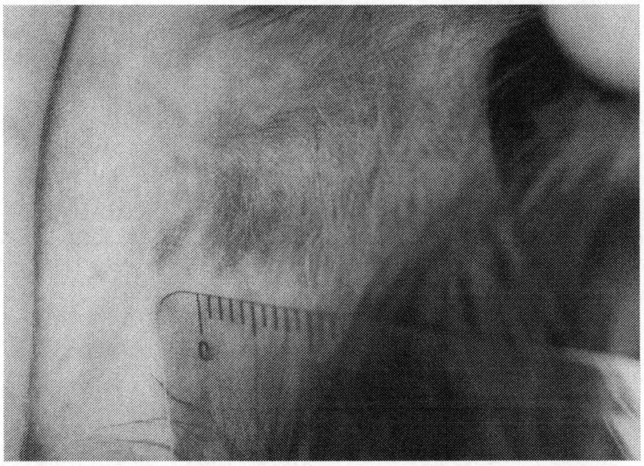

Figura XV-34 – Hemangioma no couro cabeludo de recém-nascido.

3. Na glabela desaparece em 5 a 6 anos; na nuca, desbota gradualmente, mas permanece parcialmente em 20% dos adultos.
4. **Tratamento**: desnecessário. Tranquilizar.

Outros menos frequentes

1. Teleangiectasia congênita: *cutis marmorata* (especialmente nas extremidades).
2. **Hemangiona estelar**: formação radiada de capilares, semelhante aos *spiders*; solitária ou múltipla. *Localização*: face, nuca, mãos; aparece entre 6 e 12 anos e desaparece na puberdade.

VARIEDADE NÃO INVOLUTIVA (não regride)

Mancha vinho do Porto (*nevus flammeus* difuso) (Fig. XV-35)

1. Mácula vermelha escura, presente ao nascimento, unilateral, segmentar. Localização mais frequente: face, pescoço e parte superior do tronco, não ultrapassando a linha média.
2. Crescimento proporcional ao corpo, sem tendência à regressão. Com o crescimento, a lesão, inicialmente macular, vai desenvolvendo tuberosidades e escurecendo-se.
3. Localização:
   a) Quando a mancha se situa na área do trigêmeo ou se existe hemi-hipertrofia da face homolateral: suspeitar de síndrome de Sturge-Weber.
   b) Localização extensa em membro com hipertrofia ou atrofia: síndrome de Klippel-Trenaunay-Weber.
   c) Pequena mancha vinhosa em extremidade: alerta para fístula arteriovenosa subjacente.
   d) No tronco: pode estar associada com hemangioma epidural da medula espinhal.

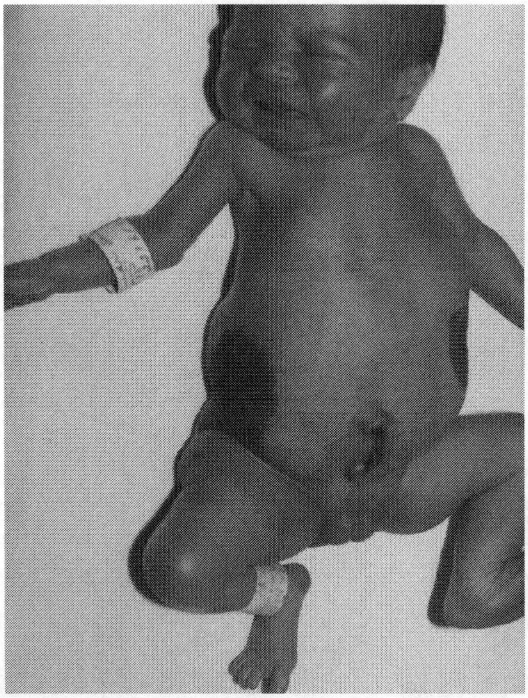

Figura XV-35 – Mancha vinho do Porto.

Tratamento

1. Laser com absorção seletiva para oxi-hemoglobina (*pulsed dye laser*).
2. Excisão das manchas muito pequenas.
3. Camuflar com cosmético de base opaca. Tatuagem.

HEMANGIOMAS

VARIEDADES INVOLUTIVAS (regridem)

Hemangioma superficial (tipo morango)

1. Nódulo vermelho, elástico, contorno irregular, superfície áspera.
2. Ao nascimento, é representado apenas por uma área descorada da pele que é substituída por nódulos vermelhos após 2-4 semanas de vida; crescimento até os 6 meses (Fig. XV-36).

Hemangioma profundo (cavernoso) (Fig. XV-37)

1. Grandes espaços cheios de sangue, comunicando-se entre si e limitados por um endotélio achatado e separado por firmes divisões de tecido fibroso, dando, em conjunto, um aspecto de tecido erétil. Situam-se entre a derme e o subcutâneo.
2. Inchação ou massa mal definida, consistência cística, depressível, lobulada, de bordas regulares, cor violácea escura; quando a criança chora, a tumoração parece aumentar e fica azul mais escuro.
3. **Localização**: face, lábios, língua; vísceras: fígado e, mais raramente, baço, rim, pulmão.

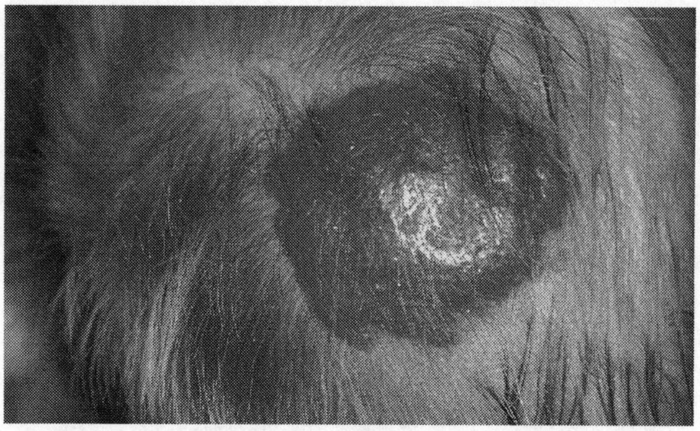

Figura XV-36 – Hemangioma de couro cabeludo.

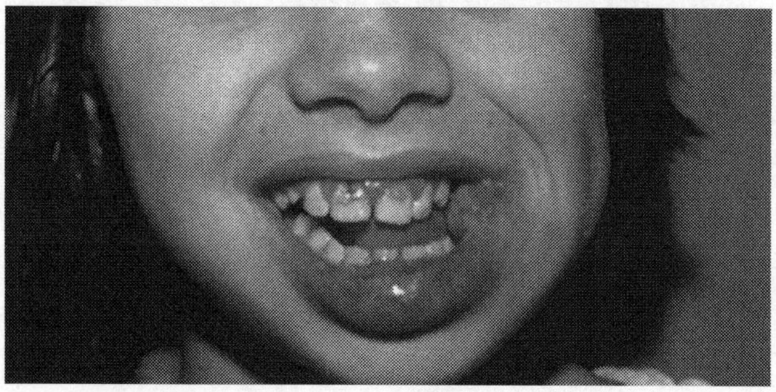

Figura XV-37 – Hemangioma cavernoso.

Hemangioma misto (capilar-cavernoso)

O componente cavernoso profundo é palpado debaixo da mancha superficial elevada em morango.

Crescimento e involução dos hemangiomas

1. Crescimento rápido nos primeiros 3 a 6 meses.
2. Crescimento proporcional ao do corpo.
3. Involução a partir do 6º-12º mês, completando-se aos 5 anos (50% dos casos), 7 anos (70%), 9 anos (90%), e o restante, na adolescência. A involução começa com um desbotamento da cor e aparecimento de pequenos focos de necrose na superfície e, depois, diminuição da consistência do tumor seguida por redução do volume. A maioria não deixa escara residual; em alguns casos pode haver cicatriz desgraciosa com pele redundante, facilmente corrigível pela cirurgia.

Complicações

1. Ulceração pós-traumática. **Conduta**: compressas na região das fraldas, proteger com vaselina.
2. Infecção secundária dos locais ulcerados. **Conduta**: pomada de antibiótico.
3. Hemorragia (rara). **Conduta**: compressa local.
4. Síndrome de Kasabach-Merritt: desenvolvimento de trombocitopenia em criança com hemangioma cavernoso extenso, simples ou múltiplo (pele e vísceras). Anemia, esplenomegalia e púrpura podem ocorrer. **Conduta**: prednisona 20mg/dia, 5 a 6 semanas e retirada gradual em 1 a 2 semanas.

Tratamento dos hemangiomas involutivos

1. **Relacionamento médico-paciente**: tranquilizar os pais, tirar possíveis sentimentos de culpa (o hemangioma não é consequência de nada errado que possa ter acontecido na gravidez), assegurar que a regressão será completa sem sequelas (mostrar livros, atlas, fotografias sequenciais), mas advertir sobre o crescimento rápido dos primeiros meses. Esclarecer sobre os resultados não satisfatórios do tratamento muito precoce. Medir a lesão em cada consulta. **Conduta**: na grande maioria dos casos é **expectante**, sem intervenção.
2. **Quando indicar tratamento ativo**
   a) Lesões envolvendo estruturas vitais (olho, laringe, narinas, orelhas, vias aerodigestivas altas).
   b) Hemangioma gigante com trombocitopenia (síndrome de Kasabach-Merritt).
   c) Crescimento excessivamente rápido com desfiguramento marcado e destruição de tecidos.
   d) Hemorragias incoercíveis.
3. **Como tratar**: o tratamento de escolha (especialmente nos primeiros meses de vida) é o corticoide por via oral: prednisona 2-4mg/kg/dia; após estabilização reduzir gradualmente até 1mg/kg/dia. Se houver necessidade de prosseguir, passar para o esquema em dias alternados, até 3 meses.
   Alternativa – prednisona por via IV mensal.
4. **Avaliação crítica de outras modalidades terapêuticas**:
   a) Cirurgia: útil em algumas situações, mas frequentemente a localização do hemangioma torna difícil a excisão cirúrgica.
   b) Compressão: hemangiomas dos membros (coadjuvante).
5. Proposta recente: propranolol
   1º dia: 0,5mg/kg/dia, fracionado de 8 em 8 horas.
   Monitorar pulso (alerta: bradicardia) e glicemia (hipoglicemia), 1 hora após cada dose.
   2º dia (se tolerância boa): 1mg/kg/dia fracionado de 8 em 8 horas.
   Solicitar ECG no fim do 2º dia.
   A seguir: 2mg/kg/dia, dividido em 3 doses ao dia.
   Alimentação frequente, a cada 3 ou 4 horas, principalmente após administrar o medicamento.
   Continuar até a idade de 1 ano e, conforme a resposta, reduzir para 1mg/kg/dia por 4 semanas e depois redução gradual.
   Em lactentes até 3 meses, a elevação inicial da dose é mais lenta.

VARIEDADES NÃO INVOLUTIVAS (não regridem)

Hemangioma verrucoso

1. Variante agressiva do hemangioma capilar ou cavernoso.
2. Aparece logo depois do nascimento, geralmente no membro inferior.
3. Pode começar como um hemangioma vermelho azulado, mole, compressível e, conforme aumenta, a superfície torna-se verrucosa e hiperqueratótica.
4. A tumoração cresce lentamente, envolve o tecido subcutâneo e desenvolve nódulos satélites.

Linfangiomas

(proliferação de canais linfáticos dilatados)

1. **Simples**: lesões solitárias vesiculosas, bem circunscritas, parece lisa ou verrucosa; aparece no lactente: pescoço, parte superior do tronco, extremidades e língua.
2. **Circunscrito**: aparecimento precoce. *Localização predominante*: dobras axilares, ombros, pescoço, parte proximal dos membros, períneo, língua e mucosa bucal. *Caracterização*: vesículas pequenas e profundas, semelhantes a ovas de sapo.
3. **Cavernoso**: massas difusas e mal definidas, de grandes dilatações císticas de vasos linfáticos na derme e tecido subcutâneo.
4. **Higroma cístico**: cistos grandes, presentes ao nascer ou na 1ª infância e tendem a crescer. *Localização preferencial*: pescoço.

Síndromes com hemangiomas

Síndrome de Maffucci – discondroplasia com angiomas cavernosos (normal ao nascer, múltiplos hemangiomas, discondroplasia progressiva, deformações grosseiras dos pés e das mãos).

Síndrome do nevo *blue-rubber-bled* – hemangiomas cutâneos (nódulos azuis, consistência de borracha) associados a hemangiomas do intestino.

Síndrome de Sturge-Weber = angiomatose cerebrotrigeminal – *nevus flammeus* facial + angioma das leptomeninges parieto-occipitais (Figs. XV-38 e XV-39).

Piodermites

Infecções bacterianas da pele por germes piogênicos

Estreptococo beta-hemolítico; *Staphylococcus aureus*, associação de ambos, conforme a localização.

1. **Superfície** cutânea, sem atingir os anexos (por **estreptococos**):
   a) Epiderme: **impetigo** (1º estreptococos; 2º estafilococos; 3º associação).
   b) Derme (ulceração): **ectima**.
   c) Subcutâneo: **celulite**.

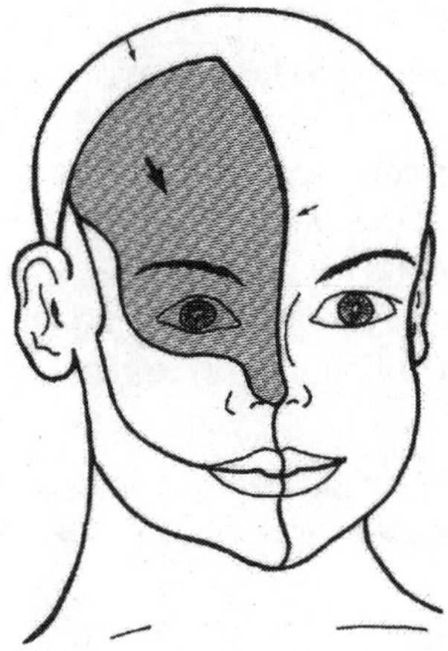

Figura XV-38 – Síndrome de Sturge-Weber (mancha vinho do Porto na fronte e pálpebra superior em localização oftálmica).

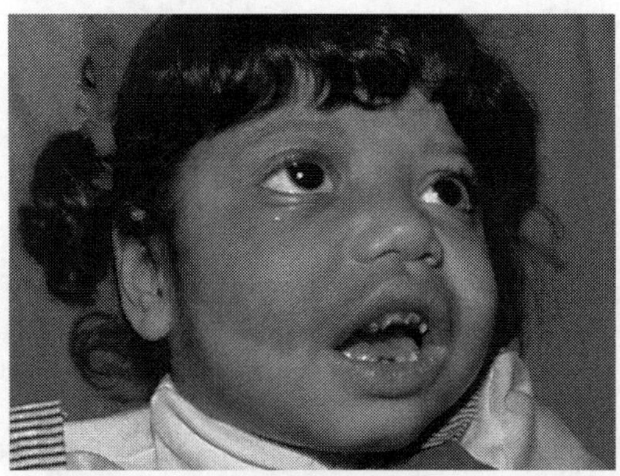

Figura XV-39 – Angiomatose cerebrotrigeminal (síndrome de Sturge-Weber).

   d) Linfáticos: **erisipela, linfangite**.
   e) Dermatite **perianal**.
2. **Anexos cutâneos** (por **estafilococos**):
   a) Folículos pilossebáceos: (1) foliculite; (2) furúnculo; (3) antraz.
   b) Ductos sudoríparos: (1) periporite; (2) abscessos miliares.

15. Piodermites/Infecções Bacterianas da Pele

Epiderme – impetigo; epiderme + derme – celulite e erisipela; pelo – foliculite e furúnculo.

IMPETIGO

O que é – infecção superficial e contagiosa da pele causada por estreptococos e/ou estafilococos e favorecida por pequenos traumatismos locais ou picadas de inseto.

1ª etapa Quando suspeitar

Aparecimento súbito de lesões bolhosas e/ou crostosas em crianças que apresentam uma ou mais das seguintes **condições predisponentes**: clima quente e úmido, higiene pessoal deficiente e promiscuidade, pequenos traumatismos ou escoriações ("tudo que machuca, inflama"), resfriado prolongado (rinite), contato com pessoas afetadas, principalmente nas praias, piscinas e escolas.

Impetiginação = infecção bacteriana secundária sobre uma dermatose preexistente (sarna, pediculose, estrófulo, eczema).

2ª etapa Tipo não bolhoso (crostoso) ou bolhoso

■ Impetigo não bolhoso = impetigo estreptocócico (impetigo de Tilbury Fox)

Caracterização (Fig. XV-40):

1º) Pequenas lesões vesicobolhosas (raramente encontradas íntegras),
arredondadas, isoladas ou confluentes.

2º) Rompimento precoce.

3º) Saída de um líquido seropurulento.

4º) Seca logo, formando **crostas melicéricas** (cor de mel – amarelo-marrom).

5º) Quando a crosta é removida, a superfície da pele aparece erosada. Quando tratado convenientemente, a cura é rápida – deixa temporariamente manchas eritematosas ou hipocrômicas.
Não deixa cicatriz nem alopecia.

Localização – áreas expostas: face (em volta das narinas e queixo). Nas comissuras labiais (maceração e fissura): estomatite angular = ***perlèche*** ("boqueira").

Idade – pré-escolares e escolares.

Etiologia – estreptococo beta-hemolítico do grupo A.

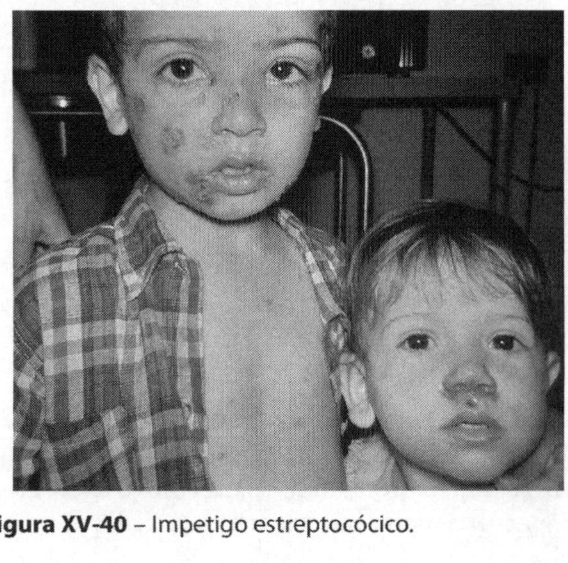

Figura XV-40 – Impetigo estreptocócico.

■ Impetigo bolhoso = impetigo estafilocócico

Caracterização – vesículas ou bolhas, por vezes volumosas, mais estáveis do que as estreptocócicas, conteúdo inicialmente límpido e que se torna purulento. Ao se romperem espontaneamente ou por pressão, deixam uma base desnuda vermelha.

As lesões **evoluem** centrifugamente, com cura da parte central, confluem formando lesões circinadas (bordas em arco de círculo) com crostas na periferia (Fig. XV-41).

Idade – preferentemente recém-nascidos e púberes.

Etiologia – *Staphylococcus aureus.*

Nota: pode haver casos **mistos** de impetigo estreptoestafilocócico.

Não confunda com:

1. ***Tinea corporis*** – lesões eritematodescamativas, circinadas, às vezes com bolhas na periferia. Na dúvida, solicitar exame micológico direto (pesquisa de hifas).
2. ***During*** – prurido intenso, lesões agrupadas, distribuição simétrica.

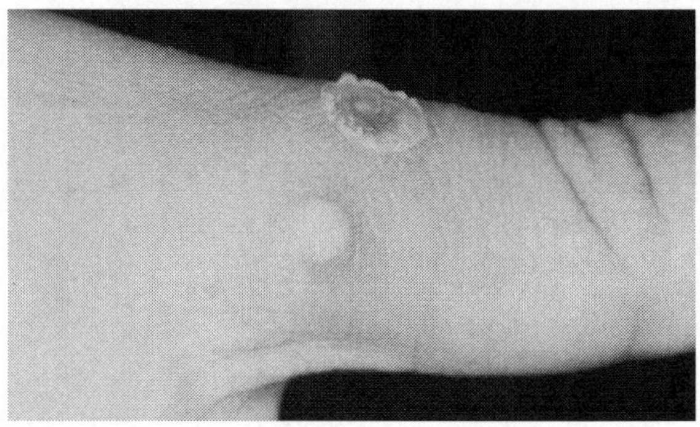

Figura XV-41 – Impetigo bolhoso.

TRATAMENTO

1. Ruptura das bolhas e remoção das crostas (sob as quais se localizam as bactérias).
   Cortar rente as unhas da criança.
   São medidas essenciais para evitar a disseminação:
   a) Medidas caseiras úteis – usar água morna e sabão antisséptico ou com uma solução de alvejante (como Cândida) – 5mL em 1 litro de água morna.
   b) Outras opções – compressas (ou banhos) de solução de Burow 1:20
   ou água d'Alibour diluída 1:10 ou 1:20.
2. Nas piodermites extensas ou graves, após a limpeza aplicar 3 vezes ao dia uma das seguintes opções de pomada ou creme: a) mais econômica: neomicina + bacitracina (Nebacetin); b) preferível: fusidina (Verutex); c) mais eficiente, de escolha nos casos graves: mupirocina (Bactroban).
   Deixar as lesões descobertas.

3. Administração de antibióticos sistêmicos:
   a) Quando? (1) processos extensos; (2) impetigo na face; (3) "tudo que machuca inflama"; (4) processo resistente ao tratamento local; (5) aparecimento de impetigo em outras crianças da casa; (6) existência de casos de GNDA na comunidade.
   b) Por quê? (1) leva à cura do processo em poucos dias; (2) importância epidemiológica: eliminação de estreptococos que podem provocar surtos de nefrite; (3) infelizmente parece que não consegue prevenir a GNDA no próprio paciente, mas é sempre uma tentativa.
   c) Como? Antibióticos sistêmicos eficazes contra estrepto e estafilococos: cefadroxila, amoxicilina-clavulanato.

ECTIMA

O que é – piodermite causada por estreptococos e/ou estafilococos, com formação de úlcera recoberta por crostas aderentes em criança com higiene deficiente, desnutrida, submetida a traumatismos, picadas de inseto ou outra afecção de pele, particularmente escabiose. Impetigo ulcerativo.

Localização – mais frequente em membros inferiores, mas pode ocorrer na nádega e em outras partes.

Caracterização – começa por pequenas bolhas ou pústulas, com base eritematosa, que, ao se romperem, formam uma crosta espessa, acastanhada, que só pode ser removida com dificuldade, revelando uma úlcera oval ou arredondada de fundo liso, avermelhado ou purulento, com halo eritematoedematoso. As lesões em geral são em pequeno número, regridem lentamente em semanas, deixando cicatriz.
Pode ocorrer infarto ganglionar.

Complicação – erisipela; eczematização.

Não confundir com úlcera leishmaniótica.

Conduta terapêutica – semelhante à do impetigo.

CELULITE

O que é – inflamação da pele e do tecido subcutâneo.
Área localizada e sensível de rubor e calor, margens indistintas.
Pode ocorrer **linfangite** = fina linha de vermelhidão que parte de uma ferida infectada e segue a drenagem linfática.

Conforme a localização, considerar:

1. Periorbital: sinusite etmoidal – *H. influenzae* (predomina até 5 anos), estafilococos.
2. Abdome: peritonite.
3. Membros: osteomielite ou artrite séptica.
4. Em torno de uma ferida infectada.
5. Sobre um gânglio infartado: adenite ou abscesso.
6. Face (bochecha): enduração, eritema e edema.
   a) menor de 3 anos, estado infeccioso: *H. influenzae;*
   b) pós-lesão cutânea ou em RN: estafilococos.
7. Na pele em volta da unha – **paroníquia**.
   Pode estender-se para o dedo, formando abscesso: **panariço**.
8. **Erisipela**: área de celulite mais superficial, bem delimitada, pode cursar com bolhas; predomina nos membros inferiores.
9. **Dermatite perianal**: eritema brilhante, úmido, levemente dolorido, em volta do ânus, bem delimitado, mas pode estender-se à vulva. Frequentemente exsudato purulento. Dor à defecação.
   Pode evoluir para cronificação com fissuras.
   Tratamento: pomada de mupirocina (Bactroban); antibiótico antiestreptocócico.
10. Celulite da região da **órbita**:
    a) Celulite **pré-septal**.
    b) Processo inflamatório do tecido anterior ao septo orbitário, incluindo a pálpebra. Secreção lacrimal purulenta e vermelhidão, inchaço e calor ao redor dos olhos.
    c) **Celulite pós-septal** acomete tecidos moles e espaços virtuais da órbita, posterior ao septo orbitário.
    Estado toxêmico; limitação e dor à movimentação do globo ocular, proptose; diminuição da acuidade visual e diplopia.
    Conduta: hospitalização; antibiótico por via IV: oxacilina + ceftriaxona.
    Considerar tomografia.

Comprovação da etiologia
(deve ser feita sempre que possível)

1. Hemocultura.
2. Bacterioscópico e cultura do material da lesão:
   1º) limpeza da pele com álcool iodado;
   2º) fazer aspiração do centro da celulite com agulha 18 ou 21 em seringa de 10mL com 0,5mL de soro fisiológico.

TRATAMENTO

1. **Caso geral**:
   estreptococos – penicilina cristalina por via IV.

Ambulatório: amoxicilina-clavulanato ou cefadroxila.

2. **Menores de 2 anos** com celulite facial, celulite dos membros com equimose, artrite séptica.
   H. influenzae: ceftriaxona por via IV ou IM.
3. Com osteomielite, ferida infectada, celulite facial do RN – estafilococos: oxacilina por via IV.

4. Nos casos graves com dúvida etiológica iniciar com a associação oxacilina + ceftriaxona.
5. Paroníquia – usar uma dedeira preenchida com pomada antibiótica (Nebacetin, Verutex, Bactroban); excisão da cutícula.
6. Remanejar os antibióticos de acordo com o antibiograma.
7. Drenagem dos abscessos.

CELULITE NECROSANTE

Processo necrosante agudo (gangrena), progressivo, grave, que envolve:

1. Pele e subcutâneo – gangrena bacteriana progressiva

Acomete região pélvica, períneo, parede abdominal, membros e região cervical.

Início súbito, evolução rápida, delimitação da área necrótica em poucos dias.

Fatores predisponentes: traumatismo de pele e subcutâneo.

Agentes: bactérias aeróbias e anaeróbias geralmente associadas.

Doença de Fournier = celulite necrosante da região perineal, estendendo-se para escroto, pênis e vulva.

Fatores predisponentes: lesões traumáticas, dermatites, eczema, queimaduras, circuncisão.

Início súbito, evolução rápida.

Provável sinergismo entre cocos gram-positivos, bacilos gram-negativos e anaeróbios.

Tratamento: retirada cirúrgica dos tecidos desvitalizados; antibioticoterapia: penicilina ou clindamicina associada a aminoglicosídeo; câmara hiperbárica parece útil nas infecções pelo *Clostridium*.

Lesões bolhosas equimóticas, especialmente em imunossuprimidos, sugerem *Pseudomonas*; prescrever cefazidima + aminoglicosídeo.

2. Fasciíte necrosante

Necrose aguda, rapidamente progressiva, que acomete primariamente tecido subcutâneo e fáscia muscular (a pele intacta é enganosa: não permite avaliar a verdadeira extensão e a gravidade do processo).

Localização: parede abdominal, dorso, membros, períneo.

Fatores desencadeantes: traumatismo da pele; varicela infectada (toxina pirogênica do estreptococo beta-hemolítico do grupo A).

Início: dor local intensa desproporcional aos quase inexistentes sinais inflamatórios; poucas horas ou dias depois: lesão escura, contornos mal definidos e anestesia central (necrose), em poucas horas, evolução para choque tóxico.

Tratamento: penicilina ou clindamicina + aminoglicosídeo; desbridamento amplo e precoce (salva-vida), correção do choque.

FURÚNCULO

O que é – abscesso que engloba o folículo piloso e as glândulas sebáceas, causado pelo *Staphylococcus aureus*.

A infecção superficial do folículo é a foliculite. O carnicão nada mais é do que a unidade pilossebácea infectada.

1. Incomum na 1ª infância, tornando-se mais frequente com a aproximação da puberdade. Mais frequente nas crianças atópicas e também nas desnutridas.
2. Frequentemente, encontra-se o estafilococo responsável pelo furúnculo nas narinas e na região perineal do paciente ou de familiares.

Localização – áreas submetidas à fricção repetida: nuca, axila, dorso, nádegas.

Caracterização – inicia-se como nódulo inflamatório da região do folículo piloso; a dor aumenta paralelamente ao crescimento do furúnculo que se torna pustuloso, sofre processo de necrose eliminando o material necrosado (carnicão ou carnegão) deixando uma cicatriz com o processo de cura.

O tempo de evolução varia de 1 a 3 semanas.

Cautela – quando localizado no lábio superior ou face, existe o risco de complicar-se com trombose do seio cavernoso.

Carbúnculo = massa multilocular, mole, muito dolorosa, de abscessos múltiplos interconectados com múltiplos pontos de drenagem.

Hordéolo = lesão nodular, furunculoide nos cílios.

Sicose = foliculite na barba de adolescentes.

Periporite = miliária infectada (pústula ao redor do óstio do ducto da glândula sudorípara).

TRATAMENTO

FURÚNCULO ISOLADO

1. **Antes da drenagem**
   a) Compressas quentes durante 20 minutos, 3 vezes ao dia.
   b) Limpar a pele em volta com álcool 70° ou uma solução de alvejante (como Cândida, 5mL em 1 litro de água), durante 2 minutos, 4 vezes ao dia (prevenção de novos furúnculos).
2. **Drenagem**
   a) **Quando** o furúnculo está "maduro", notam-se flutuação (sensação de que existe líquido dentro dele) e uma cabeça branca;
   nunca quando o nódulo ainda está firme.

b) **Como**: 1º) com uma agulha grossa ou lanceta esterilizada fazer uma incisão de 3 a 4mm (anestesia local prévia com xilocaína é útil); 2º) espremer suavemente (não fazer expressões violentas, não é necessário eliminar todo o pus); 3º) cobrir com uma gaze; 4º) trocar a gaze 4 vezes ao dia, precedida por compressas quentes durante 15 minutos; 5º) limpar a pele em volta como descrito no item 1b.

Atenção: não é necessário espremer até a saída do carnegão; expressão violenta é dolorosa e perigosa (pode forçar a penetração da bactéria na corrente sanguínea);
nunca espremer furúnculo da face!

3. **Prevenção de outros furúnculos**
   a) Banho de chuveiro e sabão antibacteriano (Soapex, Babix) diário.
   b) Limpeza da pele em volta, ver item 1b.
4. **Contagiosidade** – para proteger os outros membros da família:
   a) Lavar as roupas contaminadas com um germicida.
   b) Não usar as mesmas toalhas do doente.

FURÚNCULO NA FACE OU MÚLTIPLOS

Antibiótico antiestafilocócico (cefalosporina por VO) durante 10 dias e/ou creme de mupirocina (Bactroban) 3 vezes ao dia (tópico).

FURUNCULOSE DE REPETIÇÃO

Frequentemente existe um reservatório familiar de estafilococos que provoca infecções em "pingue-pongue".

1. Para a criança, durante o surto: tratamento local idêntico ao do furúnculo isolado.
2. Para a criança e todas as pessoas que vivem na mesma casa:

a) Banho diário e asseio de rotina com sabão antisséptico (Babix, Soapex), durante 1 mês.
b) Passar pomada de mupirocina (Bactroban) na câmara anterior do nariz, 4 vezes ao dia, durante 1 mês; eventualmente também sob as unhas e regiões flexurais.

4. Lavar as roupas e toalhas contaminadas com solução antisséptica.

ANTRAZ

Conglomerado de furúnculos que drenam em vários pontos. Localizações mais frequentes: 1º) nuca; 2º) dorso e nádegas. É bem mais grave, podendo causar áreas de necrose. Estado geral comprometido (febre, toxemia). Pouco frequente na infância.

Conduta

1º) Hospitalização.
2º) Colher pus para cultura + antibiograma.
3º) Iniciar antibiótico antiestafilocócico por via IV (oxacilina e aminoglicosídeo; rever após antibiograma).
4º) Drenagem cirúrgica só quando houver flutuação.
5º) Medidas para melhora do estado geral.

PIOMIOSITE

Dor muscular (perna, coxa, nádegas); em seguida: piora da dor, edema local, febre baixa; leucocitose com eosinofilia. Piora progressiva entre o 10º e 20º dias: febre alta, toxemia; punção muscular: pus.
Tratamento: drenagem + oxacilina por via IV.

SÍNDROME DO CHOQUE TÓXICO

Causa – toxina estafilocócica.

Caracterização

Idade – adolescentes; frequentemente relacionada com tampões vaginais.

1º dia – febre, hipotensão ou síncope postural, eritrodermia difusa (exantema escarlatiniforme), mialgia, distúrbios gastrintestinais (vômitos, diarreia).

3º ao 5º dia – presentes alterações da mucosa (hiperemia até erosões na conjuntiva); a eritrodermia pode já ter esmaecido.

8º dia – eventualmente, erupção petequial difusa.

Após 1 a 2 semanas – descamação das palmas das mãos, plantas dos pés e ponta dos dedos.

Após 2 meses podem cair cabelos e unhas.

Quadro diagnóstico

1. Febre (temperatura $\geq$ 38,9ºC).
2. Exantema (eritrodermia macular difusa).
3. Descamação, particularmente das palmas das mãos e das plantas dos pés, 1 a 2 semanas após o início da doença.
4. Hipotensão (pressão sistólica $\leq$ 90mmHg em adultos, ou abaixo do 5º percentil para a idade em crianças com menos de 16 anos, ou síncope ortostática).
5. Envolvimento de 3 ou mais dos seguintes sistemas orgânicos:
   a) Gastrintestinal (vômitos ou diarreia no início da doença).
   b) Muscular (mialgia grave, ou nível da creatina fosfocinase $\geq$ 2 vezes o normal).
   c) Membranas mucosas (hiperemia vaginal, orofaríngea ou conjuntiva).

d) Renal (ureia sanguínea ou Cr $\geq$ 2 vezes o normal ou leucócitos $\geq$ 5 por campo em grande aumento, na ausência de infecção do trato urinário).
e) Hepático (bilirrubina total, SGOT ou SGPT $\geq$ 2 vezes o normal).
f) Hematológico (plaquetas $\leq$ 100.000/mm^3).
g) Sistema nervoso central (desorientação ou alterações da consciência sem sinais neurológicos focais, na ausência de febre e hipotensão).

6. Resultados negativos dos seguintes testes:
a) Culturas do sangue, da garganta e do liquor.
b) Testes sorológicos para febre maculosa das montanhas rochosas, leptospirose e sarampo.

Hemocultura pode ser positiva para estafilococos.

Diagnóstico diferencial (Quadro XV-5).

Quadro XV-5 – DIFERENCIE DOENÇA DE KAWASAKI DE SÍNDROME DO CHOQUE TÓXICO.

	Doença de KAWASAKI	**Síndrome do CHOQUE TÓXICO**
Idade predominante	Menores de 5 anos (até 10 anos)	Adolescentes
Hipotensão ou síncope postural	Não	Sim
Febre	> 5 dias Aparece antes dos outros sintomas	< 5 dias
Exantema	Escarlatiniforme ou tipo eritema múltiplo	Escarlatiniforme
Inflamação vaginal	Não	Sim
Edema duro	Intenso e duradouro nas extremidades	Moderado: extremidades, face e pálpebras
Alteração plaquetária	Plaquetose na 2ª-4ª semana (fase das complicações cardíacas fatais)	Plaquetopenia precoce

CHOQUE TÓXICO ESTREPTOCÓCICO
(sequência)

1º) traumatismo local *minor* ou varicela; 2º) dor; 3º) febre; 4º) eritema local com edema; 5º) fasciíte necrosante; 6º) em 4h: choque.

Conduta – clindamicina por via IV e ceftriaxona; combate ao choque; desbridamento.

16. Micoses Cutâneas Superficiais Dermatofitoses = Tinhas

Doença da pele, unhas e cabelos causada por fungos.

Caso ilustrativo – menina branca de 6 anos de idade. Há 30 dias apresentou lesões cutâneas pouco pruriginosas, em placas circulares, com crescimento centrífugo; as bordas estão mais ativas e são eritematosas, vesiculosas e descamativas; o centro das placas é hipocrômico e com ligeira descamação furfurácea. São contadas 20 lesões nos ombros e nos membros inferiores. Os pais relatam que primos e sua filha apresentam o mesmo quadro dermatológico; suspeitam que a doença foi adquirida de um gatinho, com o qual as crianças estiveram brincando.

Diagnóstico – *tinea corporis.*

Cultura – *Microsporum canis.*

Micose superficial – lesões limitadas por bordas inflamadas.

Algumas informações sobre dermatofitoses na infância

As **micoses superficiais** da infância estão representadas, principalmente, pelas dermatofitoses e candidíases. Os fungos causadores das dermatofitoses, ditos dermatófitos, pertencem aos gêneros *Microsporum*, *Trichophyton* e *Epidermophyton*. As candidíases são provocadas pelas leveduras do gênero *Candida*, predominando francamente a espécie *C. albicans*. Outras dermatomicoses comuns no adulto, como a pitíriase versicolor, produzida pela *Malassezia furfur*, são incomuns na criança.

As **dermatofitoses** são também chamadas **tínea** ou **tinhas** e, conforme sua localização, denominadas de: *tinea capitis, tinea barbae, tinea corporis, tinea cruris, tinea pedis* e *tinea unguium*.

O tipo de tínea e o fungo dermatófito predominante apresentam nítidas variações geográficas; a tínea mais frequente em Pernambuco, Amazonas e Pará é a *tinea capitis* pelo *T. tonsurans;* no Rio Grande do Sul, a *tinea capitis*, pelo *T. rubrum;* no Rio de Janeiro e São Paulo, *tinea corporis*, pelo *T. rubrum*.

Em uma mesma região, a flora fúngica varia também em função da época, das condições socioeconômicas e dos grupos etários.

Frequência – as tinhas tonsurantes do **couro cabelu-do** são as mais frequentes na infância, seguidas pelas tinhas do **corpo**; as demais micoses tão frequentes nos adultos são pouco comuns na infância.

TINHA DO CORPO (da pele glabra)

CONDUTA DIAGNÓSTICA

Dado chamativo – placas eritematoescamosas bem marginadas com crescimento centrífugo (Fig. XV-42).

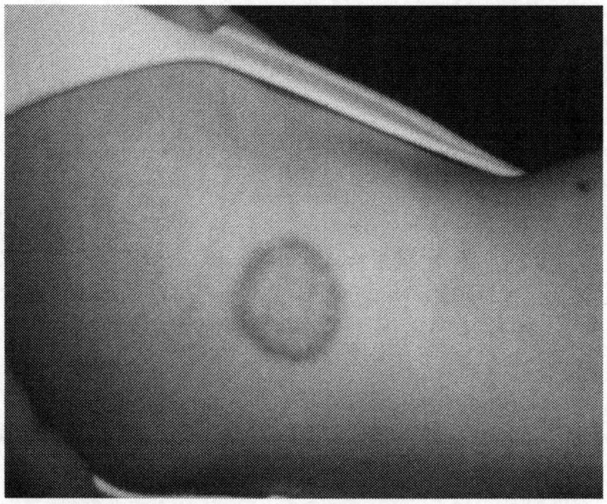

Figura XV-42 – Micose do corpo.

1ª etapa Caracterização

As lesões começam com uma pápula eritematosa que apresenta crescimento centrífugo e torna-se circular ou ovalada, bem delimitada com centro claro e maior atividade nas bordas, as quais se apresentam eritematosas, papulares, vesiculosas e descamativas, eventualmente pustulosas.

2ª etapa Diagnóstico diferencial

O **diagnóstico diferencial** deve ser feito com eczemátide, eczema, psoríase, pitiríase rósea e impetigo. Valorizar o convívio com animais domésticos. Localização: face, braços, pernas, tronco (Quadro XV-6).

Quadro XV-6 – DIAGNÓSTICO DIFERENCIAL DAS MANCHAS DA PELE.

Tinea corporis
Lesão arrendondada, centro descamativo
Limites inflamatórios
Eczema numular
Placa prutiginosa, centro liquenificado
Limites crostosos
Granuloma anular
Placa arredondada, centro normal
Limites com nódulos
Pitiríase alba
Mácula hipocrômica
Bem delimitada, descamativa

3ª etapa Diagnóstico de certeza (laboratorial)

Em todos os casos suspeitos, colher material apropriado para exame micológico: cabelos *(tinea capitis)*, escamas ou tetos de vesículas (nas diferentes formas de *tinea corporis* ou *pedis*), raspado da face interior da lâmina ungueal (suspeita de *tinea unguium*).

Colher material raspando com gilete ou esfregando com escova de dente.

É realizado exame direto e/ou cultura. O exame micológico direto é feito após clarificação pela potassa a 20%. A cultura é realizada em meio de ágar-Sabouraud.

TINHA DO COURO CABELUDO

1ª etapa Quando suspeitar de micose

Toda lesão do couro cabeludo com **cabelo quebrado + descamação** é **tinha** até prova em contrário.
Ocorre em pré-escolares.

2ª etapa Quadro clínico

Existem 3 formas clínicas:

1. A ***tinea favosa***, raríssima no Brasil (somente na Região Centro-Sul, zona rural).
   Formação amarela, forma de cratera, crônica.
2. O **quérion de Celso**: afecção aguda do couro cabeludo, com formação de uma placa muito inflamatória, dolorosa, supurativa, com depilação parcial. Pela sua compressão, os folículos pilossebáceos eliminam farta quantidade de pus. Os gânglios satélites sofrem infartamento. Cura espontânea em 4 a 6 semanas, deixando uma área de alopecia cicatricial definitiva.
3. A ***tinea tonsurante*** é a mais comum das dermatofitoses da infância. Agentes, no Brasil: *Microsporum canis* (prevalente na Região Centro-Sul) e *Trichophyton tonsurans* (predomina na Região Norte-Nordeste) (ver Fig. XV-45).

Caracterização – área circular, em que os cabelos estão cortados rentes à superfície do couro cabeludo, dando aspecto de **alopecia parcial**; há descamação pitiriásica moderada da pele. A lesão é frequentemente única na tínea microspórica e múltipla quando o agente é o *T. tonsurans*. Quando se obtém a cura, a repilação é completa.
Tende à cura na puberdade, espontaneamente.
Placa tipo tonsura com pontos pretos que são cabelos quebrados rente ao couro cabeludo e descamação; gânglios occipitais assintomáticos.

TINHA DO PÉ
Micose ("Frieira", "Pé de Atleta")
NO ADOLESCENTE

Advertência – a *tinea pedis* é bem menos comum do que geralmente se acredita. No entanto, é um diagnóstico feito com frequência por não especialistas. A razão dessa discrepância é a confusão diagnóstica com as **dermatites de contato dos pés**, por irritação primária, que ocorrem na criança. Essas dermatites de contato tornaram-se muito comuns, desde que se generalizou o hábito de calçados plásticos. Elas se caracterizam pelo aparecimento, sobretudo nos artelhos, de eritema, descamação e fissuração; envolve dorso e planta dos pés. O diagnóstico diferencial, com as micoses superficiais do pé, pode ser difícil de se estabelecer somente pela clínica; há necessidade do exame micológico das escamas de pele. Acontece que esse exame, rotineiro para os dermatologistas, raramente é solicitado pelos não especialistas. Daí a impressão equívoca que é comum a *tinea pedis* na criança. **Duvide desse diagnóstico antes da puberdade**! (Fig. XV-43).

Formas clínicas de micose de pé

Forma interdigital – começa entre o 4º e o 5º dedos do pé, estendendo-se aos dedos adjacentes: maceração, descamação e, eventualmente, fissuração; pode ser pruriginosa. Conhecida como "pé de atleta" ou "frieira".

Forma vesicobolhosa – erupções agudas de pequenas bolhas com líquido branco-amarelado espesso no dorso ou face interna do pé. As lesões são pruriginosas e dolorosas. Acompanham frequentemente o tipo anterior.

Forma escamosa – lesão escamosa não inflamatória, prurido variável, na planta e borda lateral ("em mocassino") dos pés, frequentemente acompanhada de micose das unhas.

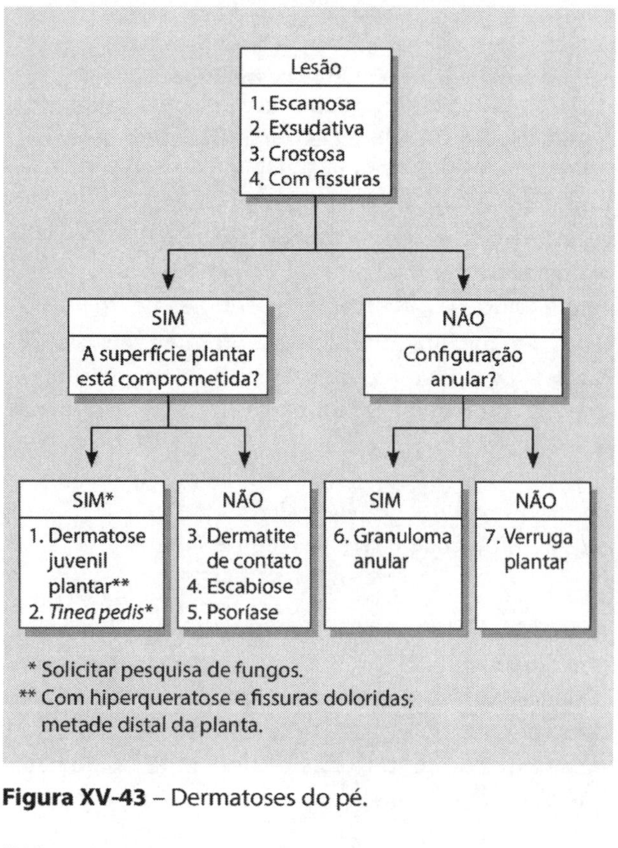

Figura XV-43 – Dermatoses do pé.

TINHA DAS UNHAS (Onicomicose) NO ADOLESCENTE

Descoloração da unha, iniciando-se pela margem distal da unha e com progressão em sentido proximal; a unha torna-se deformada, friável, descolorida, espessada e elevada do leito ungueal; o sulco subungueal fica preenchido por uma massa córnea espessa.
Covinhas ou unha enrugada: não é micose.

TINHA CRURAL (Micose inguinal) NO ADOLESCENTE DO SEXO MASCULINO

Localização – parte superior e interna das coxas.

Por ***Candida*** – eritema que compromete as dobras e tem margens nítidas e serpiginosas com vesículas e lesões satélites vermelhas fora dessa margem; pode comprometer o escroto.

Por **dermatófito** – mais secas, eritema menos pronunciado, poucas lesões "satélites"; não compromete o escroto.

TINHA VERSICOLOR

Pitiríase versicolor – *Pitysporum (Malassezia furfur)*.

Localização – parte superior do tronco e dos braços nos adolescentes; na fronte, em crianças.

Lesões maculares circunscritas, finalmente descamativas, cor variável (clara ou escura), podem ser confluentes; não se queimam pelo sol, limites bem definidos (ao contrário da pitiríase alba).

Ao ser esfregada com a unha, fica enrugada, aspecto pulvurento.

Na fronte: ovoides, hipopigmentadas, descamação furfurácea.

CONDUTA TERAPÊUTICA NAS TINHAS (Micoses)

Atenção: ver a seguir os **nomes** dos produtos e suas **doses**.

Tinha do CORPO

1. Antifúngicos tópicos (creme).
2. Casos com lesões múltiplas
   – antifúngicos sistêmicos:
   Nunca iniciar o tratamento sistêmico sem comprovação laboratorial.
   Droga clássica: griseofulvina 5-10mg/kg/dia, durante 2 a 4 semanas.
   Outras opções: terbinafina, itraconazol, fluconazol.

Tinha do COURO CABELUDO

1. Terapêutica tópica é ineficiente, usar antifúngico por via oral (não iniciar o tratamento sem comprovação laboratorial); xampu de cetonazol é auxiliar.
2. Droga clássica: griseofulvina (6 a 8 semanas); outras: terbinafina (6-8 semanas), itraconazol (4 a 6 semanas), fluconazol (4 a 6 doses, sendo 1 por semana).

Tinha CRURAL

1. Manter a área seca e limpa, preferir roupa de baixo de algodão, não muito justa.
2. Polvilhar com pós antimicóticos.
3. Preferir loções (em vez de cremes) antifúngicas.
4. Casos rebeldes: associar antifúngico sistêmico: fluconazol – 1 dose por semana (2 a 4 semanas), ou itraconazol (diário, 2 semanas) ou terbinafina (diário, 2 a 4 semanas).

Tinha do PÉ

1. Limpeza da área com banhos antissépticos, 3 a 4 vezes ao dia.
2. Se estiver macerado e malcheiroso, pincelar com violeta de genciana a 1% ou cloridrato de alumínio.
3. A seguir: loção antifúngica.
4. Manter a área seca com pós antifúngicos.
5. Preferir meias de algodão e sandália.
6. Casos rebeldes = terbinafina (diário, 2 a 6 semanas) *ou* fluconazol (dose semanal, 6 semanas) *ou* itraconazol (diário, 15 dias).

PITIRÍASE VERSICOLOR

1. Antifúngicos em *spray* aplicados de modo a ultrapassar a área lesada, 2 vezes ao dia, durante 7 dias. Completar o tratamento com antifúngico xampu (o couro cabeludo é o reservatório do fungo).
2. Alternativa – sulfeto de selênio (Selsun ouro): aplicar no corpo e deixar 15 a 20 minutos, retirar no banho; xampu no couro cabeludo.
   Duração do tratamento – até 2 semanas após a cura clínica (até cessar a descamação superficial).
   Troca frequente de roupa de cama e roupa de baixo.
   Excepcionalmente em formas extensas – cetoconazol 10 dias ou itraconazol 5 dias ou fluconazol doses semanais durante 2-4 semanas.

ONICOMICOSE (Tinha de unha)

Em adolescentes.

Medicação oral – terbinafina *ou* itraconazol (4 meses) *ou* fluconazol (doses semanais durante 9 meses), até que a unha infectada seja totalmente substituída.

Medicação tópica – esmalte, 1 vez por semana.

PRODUTOS ANTIFÚNGICOS

▶ **Tópicos**

Passar na lesão deixando uma margem de segurança em torno dela.

Cremes que devem ser passados 1 a 2 vezes ao dia (resposta clínica em 4 semanas):

- Azólicos: cetoconazol (Nizoral, Cetonax), clotrimazol (Canesten), isoconazol (Icaden), oxiconazol (Oceral), sertaconazol (Zalain), tioconazol (Tralen), terbinafina (Lamisil); ciclopiroxolamina (Loprox), amorolfina (Loceryl).

Xampu: Nizoral, Cetonax.

Spray: Canesten, Icaden, Lamisil.

Loção: Micostyl, Miconazol, Daktarin, Vodol.

Pó: Daktarin, Vodol, Tralex.

Esmalte: Loprox.

Solução: Loprox, Icaden.

▶ **Antifúngicos sistêmicos**

Nunca usar com o antialérgico astemizol.

1. Griseofulvina – nos casos de *tinea capitis* e nos de *tinea corporis* com lesões múltiplas.
   Produto: Grisovin comprimido de 250 e 500mg, suspensão 250mg/5mL;
   Sporostatin comprimido de 125 e 500mg.
   Dar com leite ou após a refeição.
   Corpo: 5-20mg/kg/dia durante 2-4 semanas.
   Couro cabeludo: 15-20mg/kg/dia durante 4 a 6 semanas.
2. Cetoconazol (Nizoral, Cetonax) – em micoses que não exigem períodos prolongados de uso (é hepatotóxico).
   Comprimidos de 200mg; crianças a partir dos 2 anos: 4mg/kg/dia (1 vez ao dia, com suco).
3. Fluconazol (Zoltec, Fluconal) – menos tóxico, penetra no liquor.
   Cápsulas de 50 e 100mg;
   infusão por via IV: 1mL = 2mg.
   Dose (a partir de 6 meses): 3-6mg/kg, 1 vez por semana.
4. Terbinafina (Lamisil) – menos efeitos colaterais.
   Comprimidos pediátricos sulcados de 125mg;
   até 20kg: 62,5mg; 20-40kg: 125mg;
   mais de 40kg: 250mg, após o jantar.
5. Itraconazol (Sporanox, Itranax)
   Cápsulas de 100mg.
   Dose: 4-6mg/kg/dia, após uma refeição, durante 2 semanas.
   Nas onicomicoses: 2 cápsulas, 2 vezes em um mesmo dia, 7 dias seguidos; descansar 3 semanas e repetir mais 1 semana; nas onicomicoses dos pés, repetir mais 1 semana após nova pausa de 3 semanas.

Tratamento das Micoses Cutâneas

Áreas pilosas – solução ou loção
Dobras – loção ou solução
Pele – creme
Unha – esmalte

Antimicóticos tópicos – 2 vezes ao dia, 30-45 dias.

Passar na lesão deixando uma margem de segurança em torno dela, derivados imidazólicos:

- Cetoconazol – Cetonax creme e xampu; Nizoral creme.
- Isoconazol – Icadem creme, solução, *spray*.
- Tioconazol – pó, loção, creme e esmalte a 28%.
- Terfinafina – Lamisil creme, *spray*.
- Ciclopiroxolamina – Loprox creme, solução, esmalte (Loprox NL).
- Amorofilina – Loceryl esmalte.

Acrescentar **antifúngico sistêmico**:

- Nas tinhas do couro cabeludo.
- Nas onicomicoses – comprometimento de > 30-50% da lâmina ungueal; nas tinhas do corpo muito extensas.

O que prescrever

Lactentes e crianças – griseofulvina (dar com leite/iogurte integral).

- Tinha do corpo – 5 a 20mg/kg 1 vez/dia: 2 a 4 semanas.
- Tinha do couro cabeludo – 15-20mg/kg 1 vez/dia; 4 a 6 semanas.

Medicamentos: Sporostatin, Fulcina: comprimidos de 500mg.

Crianças > 2 anos – terbinafina

Até 20kg: 62,5mg; 20-40kg: 125mg; > 40kg: 250mg/dia, após o jantar.

Medicamento: Lamisil comprimidos de 125 e 250mg.

Adolescentes com onicomicose

- Terbinafina – 250mg/dia; mãos; 2-3 meses; de pés 3-5 meses.
- Itraconazol – Sporanox, Itramox (cápsulas de 100mg, após refeição).
- Tinha do corpo/crural – 1 por dia, 15 dias; versicolor: 2 por dia, 5 dias.

Candidíase vaginal – 2 por dia, 1 dia.

Onicomicose – 2 cápsulas (de uma vez) por dia, 3 meses

ou em pulso: 2 cápsulas 2 vezes ao dia, 7 dias; intervalo de 3 semanas.

Mãos – 2 pulsos; pés – 3 pulsos.

17. Infestações Parasitárias Dermatozoonoses

ESCABIOSE (SARNA)

O que é – dermatozoonose bastante frequente em nosso meio, em todos os níveis sociais, muito pruriginosa, causada por ácaro – *Sarcoptes scabiei*.

Transmissão por contato pessoal. A fêmea fecundada escava, à noite, um túnel no qual deposita os ovos.

1ª etapa Quando suspeitar

Nos "casos rebeldes de estrófulo"; nos casos de **"alergia cutânea" com prurido noturno que aparece concomitantemente em vários familiares.**

Dados chamativos – o encontro de lesões com distribuição topográfica bem definida, mais a presença de túneis no pênis e das pápulas na bolsa escrotal.

Queixa principal – **prurido**, com exacerbação **noturna**.

2ª etapa Diagnóstico clínico presuntivo

1. Informação clínica – **prurido disseminado** que aumenta à **noite**.
2. Dados epidemiológicos – casos idênticos nos familiares, na escola.
3. Distribuição topográfica:
   a) Localização característica na criança – região palmoplantar, espaços interdigitais, cotovelos, pregas axilares, genitália (masculina), nádegas, vértice do couro cabeludo. O tronco e os membros inferiores são sempre acometidos com lesões esparsas.
   b) Nos lactentes e na primeira infância, são também encontradas lesões no couro cabeludo e nos pavilhões auriculares. Nos lactentes, encontram-se lesões nas regiões palmoplantares, nas quais assumem a forma de vesículas que não se rompem. Ainda nos lactentes, um dos melhores lugares para encontrar os sulcos e pesquisar os parasitas é a face posterior do tronco, acima e abaixo da linha de cintura.
   c) Na criança acima dos 7-8 anos não mais se encontram as lesões na cabeça; dos 4 aos 7 anos o achado é inconstante.
4. Presença de papulovesículas do tamanho de uma cabeça de alfinete, isoladas entre si, sempre escoriadas e recobertas por crostículas sero-hemáticas. São esparsas, às vezes em pequeno número, outras vezes em número incontável.
5. Presença de lesão característica – sulcos = túneis, vesículas palmoplantares e lesões papulonodulares. Quanto menor a criança, mais fácil identificá-los,

sobretudo em lactentes. O inverso ocorre nas crianças de idade pré-escolar para cima: nestas é difícil encontrar lesões típicas, a exemplo do que ocorre em adultos.

a) **Túneis** – elevações visíveis da superfície cutânea, lineares ou arciformes, 2 a 5mm com uma vesícula na extremidade (parece escoriação). Facilmente visíveis em lactentes.
Recuperação fácil da fêmea fecundada.

b) **Vesículas** – ocorrem apenas em lactentes e crianças pequenas. São tensas, de conteúdo líquido transparente, no início, podendo tornar-se turvo e purulento com a evolução. Localização: palmas das mãos, plantas dos pés, bordas laterais de mãos e pés.

c) **Lesões papulonodulares** – medem não mais de 0,5-1cm de diâmetro; são hemisféricas, cor eritêmato-acastanhada. Localização: em qualquer parte, predominando nas regiões vizinhas aos cavos axilares, punhos, genitália masculina. Reação inflamatória muito intensa e duradoura, podendo levar ao prurigo pós-escabiótico.

3ª etapa Complicação das lesões

1. Eczematização.
2. Impetiginização – responsável por elevado número de casos de GNDA em nosso meio.

Esses aspectos podem dominar o quadro, mascarando a escabiose subjacente.

4ª etapa Diagnóstico laboratorial

Identificação do parasita nas lesões características, o que não é feito de rotina.

O *Sarcoptes scabiei* pode ser encontrado pelo raspado das lesões ou pelo método da fita durex.

5ª etapa Escabiose nodular (nódulos escabióticos)

Caracterização – nódulos pruriginosos castanhos avermelhados na genitália que persistem por meses, apesar da medicação escabicida e sem infestação ativa. Ocorrem em casos tratados tardiamente. Localização preferencial: peniana e escrotal; outras (raras): axilar, inguinal, abdominal. **Tratamento**: corticoide tópico.

TRATAMENTO

Para a PELE GLABRA

1. À noite – banho de água e sabão, secagem, deixar a pele esfriar.
2. Passar o preparado escabicida – aplicar no corpo todo, do pescoço para baixo, com ênfase nas áreas mais atingidas, 2 noites consecutivas; após 1 semana, repetir 2 noites.

SARNA

1. **Permetrina** a 5% creme (Kwell, Toppyc)
   - Passar à noite, na pele seca. Deixar 8-12 horas.
   - Remover com o banho.
   - Reaplicar na noite seguinte.
   - Repetir o tratamento, só 1 vez após 1 semana.
   - Se houver comprometimento do **couro cabeludo**: loção a 5% de permetrina (Deltacid, Nedax) é melhor que xampu (Deltacid plus) ou creme rinse (Kell, Nedax).
2. Antiparasitário de uso oral
   - Ivermectina (Revectina): dose única.
   - 15 a 24kg: ½ comprimido; 25 a 35kg: 1; 36 a 50kg: 1½ comprimido.
   - Reavaliar após 1 ou 2 semanas: verificar necessidade de repetir.
3. **Escabiose eczematizada** – tratar o eczema previamente (corticoide) durante 2-3 dias, antes de iniciar ascaricida.
4. **Escabiose impetiginada** – tratar antes o impetigo:
   a) Penicilina benzatina por via IM ou amoxicilina por via oral (10 dias) para profilaxia da GNDA.
   b) Cremes de antibióticos.
5. Convém tratar todos os familiares e contatantes da criança.
6. Roupas, toalhas e roupas de cama devem ser cuidadosamente lavadas e guardadas sem o contato do doente durante 3 dias.
7. **Eczema pós-tratamento escabicida** – cremes ou pomadas de corticoide 2 vezes ao dia.
8. Advertir que o prurido persiste por alguns dias após o tratamento e que o escabicida não deve ser repetido por muitos dias. Se o prurido persistir por mais que 2 semanas, reavaliar o caso.

PEDICULOSE (Piolho)

O que é – lesões cutâneas produzidas pela picada de piolho. Na criança, a forma mais comum é a pediculose do couro cabeludo (*Pediculus capitis*); no adolescente podem ser encontradas as pediculoses do **corpo** (*P. corporis*) e do **púbis** (*Phitirus pubis*). Contágio direto (convívio com pessoas infestadas) ou indireto (uso de vestes ou roupa de cama de parasitados). São frequentes as epidemias em escolares (inclusive nas escolas de bom nível socioeconômico), hospitais e asilos. Ciclo: 1º: ovo; 2º: ninfa (o invólucro do ovo deixado vazio pela ninfa é a lêndea); 3º (em 16 dias): adulto (dura 1 mês e a fêmea produz 120 ovos).

Quando suspeitar

Em todos os casos de **prurido no couro cabeludo**, particularmente na **região posterior** e nos eczemas impetiginados da **região occipital**.

Gânglios occipitais aumentados.

Lesões dermatológicas (são consequentes à coçadura) – escoriações, crostas, áreas exsudativas, hemorrágicas e com pus. Localização preferencial: regiões occipital e auricular posterior. Os parasitas podem emigrar para supercílios, cílios, axilas e parte superior do tórax.

Diagnóstico (Fig. XV-44)

1. **Lêndeas** visíveis a olho nu – ovais, cor branco leitosa, fixadas ao longo dos cabelos, podendo haver numerosos ovos no mesmo fio.
   Indicam infestação atual ou recente.
2. Parasitas adultos – pequenos insetos alongados e achatados, só eventualmente observados, do tamanho de uma semente de gergelim,
   cor preta ou marrom avermelhada.
3. Na **pediculose pubiana** – transmissão sexual, prurido pubiano intenso, encontro de "chato"
   (piolho curto e achatado).

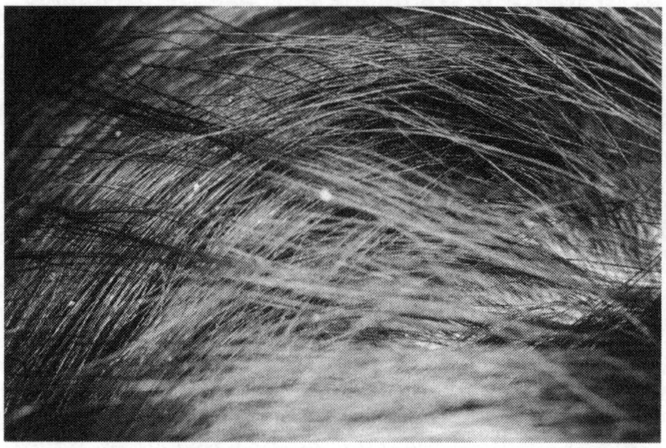

Figura XV-44 – Pediculose.

Tratamento

Local – piretroides (naturais: piretrinas; sintéticas: permetrinas).

a) Melhor – loção a 5% (Deltacid, Nedax).
b) Xampu – piretrina + butóxido: Deltacid plus.
c) Creme rinse – permetrina: Kell, Nedax.

Orientação

1. **Xampu**: 1º) aplique nos cabelos secos; 2º) sature os cabelos e massageie-os; 3º) espere 10 minutos; 4º) jogue água para formar xampu e enxágue.
2. **Creme rinse**: 1º) lave e seque os cabelos com toalha; 2º) aplique bastante creme para saturar os cabelos; 3º) espere 10 minutos; 4º) enxágue.
3. Após o tratamento anterior, penteie demoradamente os cabelos com pente fino para retirar as lêndeas. Repetir diariamente com o cabelo embebido em vinagre (1 semana).
4. Inspecione o couro cabeludo nas próximas 24 ou 48h; se forem encontrados piolhos, repetir o tratamento com o mesmo ou outro produto.
5. Fazer um 2º tratamento de rotina após 7-12 dias.
6. Se a coceira persistir mesmo com tratamento bem feito: corticoide em solução capilar (Synalar, Betnovate); considerar a possibilidade de ser psicogênico.
7. Lesões infectadas (piodermite) são tratadas com antibiótico local (Bactroban, Verutex, Nebacetin).
8. Não tratar profilaticamente os irmãos,
   mas mantê-los em observação.
9. Não é preciso esterilizar as roupas da criança. Em caso de vários familiares afetados, podem-se usar calor, lavagem a seco ou deixar em saco plástico fechado durante 14 dias.

▶ **Oral**: ivermectina

Produto: Revectina, dose única, 15-24kg: ½ comprimido; 25-35kg: 1 comprimido; 36-50kg: 1½ comprimido. Reavaliar após 1 a 2 semanas para verificar necessidade de repetir o tratamento.

LARVA MIGRANS (BICHO-GEOGRÁFICO)

(Dermatite linear serpiginosa)

O que é – afecção cutânea aguda consequente à penetração e migração, na pele, da **larva do ancilostomídeo** eliminada nas **fezes do cão ou gato**.

Quando suspeitar

Lesão linear serpeante pruriginosa após contato com terrenos **arenosos** e úmidos
(praia, tanque de areia).

Lesão – a penetração da larva na pele é seguida da formação de uma pápula sobre a qual se forma uma pequena vesícula. Daí se origina um cordão eritematoso tortuoso, serpeante, elevado, de crescimento progressivo, altamente pruriginoso. É o túnel onde se encontra a larva. O túnel pode ser interrompido por novas pápulas (lugares de repouso da larva) e progride de 1-2cm ao dia.

Complicações frequentes – **piodermite** e **eczematização**.

Localização – regiões glúteas, mãos, pés (região plantar avançando para o dorso do pé). No lactente, a lesão pode ser única; no escolar, geralmente é múltipla.

Não confundir com escabiose e picada de inseto.

Tratamento

1. Formas leves – fricção com tiabendazol (Thiabena, Foldan) pomada 2 a 4 vezes ao dia ou em curativo oclusivo, 2 semanas.

2. Formas graves – associar tiabendazol: 25mg/kg/dia, 5 dias, VO; ou ivermectina (Revectina, Ivermec) 15-25kg: ½ comprimido; 25-35kg: 1 comprimido.
3. Infecção secundária – antibiótico local.

MIÍASE FURUNCULOIDE
(Berne)

O que é – lesão causada por larvas de moscas. Ocorre nos meios rurais. O berne (ura) tem corpo esbranquiçado, ovoide, com extremidade dianteira mais afilada, superfície revestida de espículas, disposta em coroa.

Quando suspeitar

Lesão **semelhante ao furúnculo, mas sem inflamação nem dor, em áreas expostas**
(couro cabeludo, mãos, antebraços, pernas).

Lesão – nódulos inicialmente da cor da pele e, a seguir, eritematosos. No centro da lesão há um minúsculo orifício por onde flui discreta serosidade. Sensação de ferroada. Número de lesões: desde única até dezenas.

Tratamento – objetivo: retirada da larva pela obstrução do orifício, o que se consegue impedindo a larva de respirar.

1. Método prático – deixar um pedaço de toucinho sobre a lesão durante algumas horas. A larva introduz-se no toucinho, na tentativa de chegar à superfície para respirar.
2. Alternativa: vaselina em camada espessa.
3. Pingar éter sobre o orifício da lesão e retirar com pinça.
   Nota: nunca espremer a lesão.
4. Remoção cirúrgica da larva:
   1º) pequeno botão anestésico próximo do orifício;
   2º) alargar o orifício com pinça;
   3º) explorar o local até encontrar a larva;
   4º) retirar a larva com uma pinça fina;
   5º) não suturar.
5. Ivermectina oral.

MIÍASE CAVITÁRIA
(Bicheira)

O que é – dermatose relacionada com a falta total de higiene.

Resulta do depósito de moscas em lesões ulceronecróticas e nas cavidades nasal, auricular e orbital.

Em 21 dias os ovos eclodem para a fase larvária, há destruição tecidual extensa a ponto de devorar ossos e cartilagem, levando a complicações graves. No couro cabeludo, por exemplo, pode haver perfuração de calota óssea com lesão meníngea e encefálica.

Diagnóstico – presença de grande número de **larvas fusiformes de cor esbranquiçada** e dotadas de grande **mobilidade**.

Tratamento

1. Éter ou cloretila para desalojar as larvas mais profundamente localizadas + remoção com pinças.
2. Ivermectina por via oral.

TUNGÍASE
(Bicho-de-pé)

O que é – sarcopsilose = "bicho-de-pé": "bicho-de-porco", produzido pela pulga *Tunga penetrans*, geralmente na zona rural, em moradores das proximidades de currais e pocilgas.

Lesão típica – pápula amarelada ("**batata**"), com **ponto central escuro**, localizada nos pés, preferencialmente em regiões periungueais, espaços interdigitais e calcanhares. Número de lesões variável. Quando numerosas e agrupadas dão aspecto de favo de mel.
Na fase inicial há discreto prurido, depois surge dor.

Tratamento

1. Extração do parasita com agulha esterilizada; em seguida aplicar tintura de iodo. Ou retirar a "batata", se possível, sem rompê-la e depois cremá-la.
2. Pode-se fazer também curetagem com eletrocoagulação.
3. Em caso de lesões numerosas, tiabendazol por via oral.
4. Em caso de infecção secundária, antibióticos sistêmicos ou locais.

PICADA DE CARRAPATO

Se o carrapato ainda estiver inserido à pele:

1. Cobrir com esmalte de unha ou óleo mineral ou vaselina.
2. Remover com cuidado (dedos enluvados ou pinça) para não deixar fragmentos da boca.
3. Se aparecerem nódulos pruriginosos persistentes (reação a corpo estranho), antes de excisar os nódulos, tentar infiltração com corticoides.

18. Reações Anormais da Pele à Luz Solar

Fotossensibilidade = reação anormal (exagerada) da pele à luz ultravioleta do Sol (RUV) desencadeada por drogas previamente aplicadas topicamente ou ingeridas (Quadro XV-7).

FOTOSSENSIBILIDADE ENDÓGENA

1. **QUEIMADURA SOLAR SIMPLES**
   Pode ser considerada uma reação fototóxica inerente que não requer nenhuma droga para ser desencadeada.

Quadro XV-7 – REAÇÕES DE FOTOSSENSIBILIDADE DA PELE.

FOTOSSENSIBILIDADE	Reação fototóxica	Reação fotoalérgica
Suscetíveis	Qualquer indivíduo, desde que quantidade de droga e exposição solar suficientes	Indivíduos predispostos
Mecanismo	Não imunológico	Alérgico – tipo IV (celular)
Cor da pele	Preferência pela pele clara	Sem preferência
Dose de RUV necessária	Grande	Pequena
Exposição prévia ao agente	Não necessária	Necessária
Período de latência entre a 1ª exposição à droga e a 1ª reação	Não existe período refratário	1-2 semanas
Tipo de reação	**Reação imediata**: eritema e urticária início: 3-4 horas; pico: 24 horas; resolução: 2-4 dias **Reação retardada**: eritema e vesiculação início: 6-12 horas; pico: 48 horas; resolução: 2 semanas	Eczema agudo grave nas áreas expostas início: 24-28 horas pico: próximas 48 horas resolução: 2 semanas; hiperpigmentação (pode ser mais prolongado)
Drogas responsáveis	**Imediata** fenotiazínicos, diuréticos, tiazídicos, sulfas e tetraciclina **Tardia** furocumarinas (limão, aipo), psoralenos	Antimicrobianos em desodorantes, antissépticos e cosméticos; preparações tópicas de fenotiazínicos, sulfas, coaltar e ácido paraminobenzoico
Observações		Reatores persistentes: surtos recorrentes durante anos, quando da exposição ao sol, mesmo após a supressão da droga

a) Maior suscetibilidade da pele clara; período crítico do dia: das 10 às 14 horas.

b) Casos moderados – 1º) aparecimento de eritema 2 a 6 horas após a exposição; 2º) aumenta nas próximas 24 horas; 3º) desaparecimento progressivo, deixando um bronzeado.

c) Casos graves – a reação vai aumentando em intensidade por 48 horas; sintomas gerais: febre, calafrios, náuseas, delírio; descamação e pigmentação irregular.

Conduta terapêutica

Casos moderados

a) Banhos frios e loções emolientes.

b) Hidratação por via oral ou intravenosa.

c) Anti-inflamatórios não hormonais.

Casos mais graves

Corticoide em loção ou creme ou aerossol; corticoide oral ou parenteral por período curto.

Uso profilático: bloqueador solar creme ou loção.

2. **URTICÁRIA SOLAR**

Resposta vascular cutânea anormal.

Eritema e edema urticariano aparecem poucos minutos após a exposição ao sol, sendo precedido por queimação e prurido; a urticária cede em poucas horas.

3. ***HIDROA* VACINIFORME**

Erupção bolhosa recorrente, semelhante às lesões da varicela, que aparece em áreas expostas ao sol em 24-48 horas da exposição. Preferência por meninos, pode regredir na puberdade.

4. **PRURIGO ESTIVAL**

Forma mais moderada que a anterior, com pápulas em vez de bolhas.

Importante – excluir protoporfiria eritropoiética nas condições expostas nos itens 3 e 4.

19. Distúrbios da Transpiração

HIPERIDROSE

O que é – **perspiração excessiva** em resposta ao calor ou estímulos emocionais; a hiperidrose **palmar** constitui o problema principal.

Hiperidrose palmar

1º) Banhar as mãos com solução de Burow 1/40.

2º) Aplicar solução alcoólica de cloreto de alumínio a 20% (sob oclusão por algumas horas, nos casos rebeldes).

3º) Pós secantes.

Hiperidrose plantar

1º) Solução de Burow.

2º) Glutaraldeído a 10% tamponado com bicarbonato até pH 7,5 – aplicação diária.

Hiperidrose axilar

1º) Cloreto de alumínio a 20%; eventualmente associar anticolinérgico oral (Novatropina).
Se distúrbios emocionais: tranquilizante.

2º) Injeções de toxina botulínica (mãos e axilas); injeções repetidas a cada 4-12 meses; dispendioso.

Casos graves em adolescentes – bons resultados têm sido referidos com a desnervação simpática das glândulas sudoríparas
(simpatectomia torácica videotorascópica).

BROMIDROSE

O que é – suor malcheiroso
dos pés e área intertriginosa.

Conduta

1. Lavagens repetidas com sabões antissépticos (Soapex) e com solução de Burow 1/40.
2. Pós secantes (Bromidrosis da Scholl) ou solução alcoólica de cloreto de alumínio a 25%.
3. Desodorantes comerciais.
4. Mudanças frequentes de roupa. Não usar fibra sintética nem calçados impermeáveis, plásticos ou de borracha.

ANIDROSE

Falta de perspiração; em ambiente quente, a criança pode apresentar **febre**. Pode ocorrer em:

1. Anormalidade das glândulas sudoríparas – **displasia ectodérmica anidrótica** (concomitante hipotricose, dentes anormais, deficiência de lágrimas, fácies característico: bossas frontais e hipoplasia da face).
2. Distúrbios do sistema nervoso ou periférico comprometendo a função das glândulas sudoríparas.

Conduta

1. Ambiente arejado e roupa leve.
2. Banhos frios.

20. Distúrbios (Perda) de Cabelos – Alopecia

Alopecia = área de perda de cabelos ou diminuição acentuada de sua densidade.

1ª etapa Anamnese dirigida

1. Os cabelos estão saindo com as raízes ou estão quebrados?
2. Modo de início e duração do problema.
3. Produtos e métodos usados no trato dos cabelos.
4. Uso de medicação tópica ou sistêmica, drogas, exposição aos raios X, hábitos nutricionais.
5. Contágio com pessoas ou animais com doenças da pele.
6. Doenças recentes ou crônicas.
7. Associação com anormalidades ectodérmicas: unhas, dentes, olhos, pele, intolerância ao calor.
8. Distúrbios hormonais, neurológicos ou metabólicos.
9. Problemas psiquiátricos (estresse familiar).
10. Antecedentes familiares de problemas da pele.

2ª etapa Exame local (Quadro XV-8)

1. Observar textura e comprimento do cabelo e padrão da perda de cabelos (difusa, focal).
2. Nas áreas de alopecia notar se os cabelos foram arrancados pela raiz ou estão quebrados.
3. Procurar escaras, escamas, caspa e pústulas no couro cabeludo.

Quadro XV-8 – ALOPECIA.

Diagnóstico	Perda de cabelo	Couro cabeludo	Características
Alopecia areata	Total nas áreas afetadas	Liso, sem escamas	Cabelos em ponto de exclamação; fácil arrancar nas margens da área
Tinea capitis	Placas; incompleta	Cabelos quebrados, enduração, descamação	Solicitar cultura para fungos
Tricotilomania	Incompleta	Não descamativo	Cabelos de comprimentos variáveis na área de alopecia
Eflúvio telógeno	Adelgaçamento difuso	Não descamativo	Cabelos extraídos mostram aumento dos telógenos

4. Examinar os pelos do resto do corpo (supercílios, sobrancelhas).
5. Exame dos dentes, unhas, mucosas; verificar se a criança tem capacidade de suar.

3ª etapa Classificar o caso

Respondendo duas questões básicas sobre a alopecia:

1ª) Adquirida ou congênita?

2ª) Difusa ou localizada?

4ª etapa Teste de tração (arrancamento) de cabelos

Com o polegar, o indicador e o dedo médio, apanhar um tufo de ± 10 fios de cabelos e tracioná-los firmemente: normalmente não mais do que 2 são arrancados; se houver queda excessiva, consegue-se arrancar 4 ou mais com facilidade e de modo indolor.

1. Cabelos normais com sua raiz intacta:
   a) Cabelos anágenos (em fase de crescimento ativo): a haste (bainha) proximal é longa (3mm), cilíndrica, brilhante.
   b) Cabelos telógenos (cabelos velhos que são progressivamente empurrados do seu folículo e finalmente destacados): a haste é curta (1mm), engrossa em forma de taco.
   A proporção é de 10 anágenos/1 telógeno.
   Nota: uma perda diária de até 100 fios de cabelo é normal.
2. Cabelos quebrados (sugere micose ou traumatismo).

5ª etapa Exame microscópico

Pesquisa de anomalia da haste (bainha) do cabelo (cabelo montado em lâmina com gotas de bálsamo ou resina).

Em caso de suspeita de micose:

1. Umedecer a área suspeita com água e raspar com gilete.
2. Colocar o material obtido, com alguns cabelos curtos e quebrados, em lâmina.
3. Acrescentar algumas gotas de hidróxido de potássio a 10 a 20%.
4. Cobrir com lamínula.
5. Examinar ao microscópio com luz fraca e aumento de 100 a 300 vezes.

Os cabelos afetados usualmente mostram massas de esporos lembrando bolinhas de gude verde-amarelas dentro de meias de náilon velhas.

6ª etapa Cultura para fungos (nos casos suspeitos)

7ª etapa Biópsia do couro cabeludo (por especialista)

Em doenças crônicas não diagnosticadas pelos métodos anteriores.

8ª etapa Investigue as causas mais comuns

A grande maioria das alopecias entra na categoria **ADQUIRIDA** e **LOCALIZADA**; 90 a 95% são devido à micose (tinha), traumatismo (tração, tricotilomania) ou *alopecia areata*.

TINEA CAPITIS

Placas arredondadas, cinzentas, de alopecia parcial com cabelos quebrados e descamação (Fig. XV-45).

Possível confusão com tricotilomania ou *alopecia areata;* diagnóstico de certeza pelo exame microscópico do material.

Tratamento – griseofulvina.

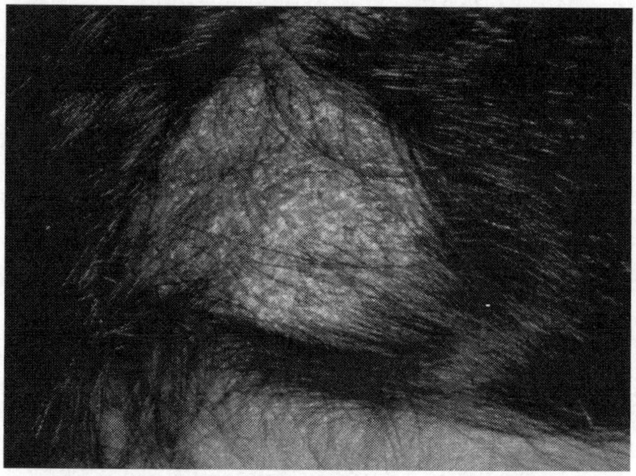

Figura XV-45 – *Tinea capitis.*

ALOPECIA DE TRAÇÃO E TRAUMÁTICA

Tipo de penteado que causa tração excessiva (rabo de cavalo, tranças) e escovação, tintura, alisamento.

Crianças que costumam puxar cabelo uma das outras.

Atrito do couro cabeludo de lactente na cama.

Conduta – suprimir o mecanismo de tração; pode demorar alguns meses para a volta do crescimento (eventualmente alopecia permanente).

TRICOTILOMANIA

A criança puxa ou arranca seus cabelos compulsivamente.

O couro cabeludo é mais frequentemente comprometido, mas os supercílios e as pálpebras podem também ser afetados.

Envolve áreas frontotemporal e parietotemporal; em crianças menores, predomina na occipital; a periferia do couro cabeludo é poupada.

Supercílios podem ser acometidos.

Extensão – desde uma pequena área circular de limites imprecisos até comprometimento de quase todo o couro cabeludo.

Caracterização – nas áreas envolvidas a perda dos cabelos nunca é total (ao contrário do que acontece na *alopecia areata*), os cabelos residuais são de **comprimentos variáveis**; as placas são de configuração bizarra e de limites imprecisos.

Mais frequentemente em meninas de mais de 5 ou 6 anos, primogênitos ou filho único.

Com frequência existem outros comportamentos compulsivos (chupar dedo, roer unha).

Não existem outras queixas, a criança parece indiferente ao problema e não admite que é ela mesma que arranca os cabelos.

Interpretação – desde um simples tique ou distúrbio psicológico moderado até um problema psiquiátrico grave (especialmente em adolescentes).

Conduta

1. Seguir as normas gerais da Pediatria Comportamental (ver capítulo Comportamento).
2. Placebo – passar vaselina no local.
3. Avaliação psiquiátrica nos casos graves.

ALOPECIA AREATA

Processo de predisposição genética; autoimune; pode ser precipitada por estresse.

Pode estar associada com tireoidite (familiar) e vitiligo.

Aparecimento súbito de placas redondas ou ovais de 1 a 5cm de diâmetro e **limites precisos** de perda **completa** de cabelo.

Na periferia dessas áreas numulares carecas são geralmente encontrados cabelos "em ponto de exclamação" (bainhas quebradas de até 1cm de comprimento que afilam e perdem a cor à medida que se aproximam do couro cabeludo) (Fig. XV-46).

Os cabelos da periferia das placas podem ser facilmente arrancados com uma tração leve. Não há descamação.

Início súbito; assintomático.

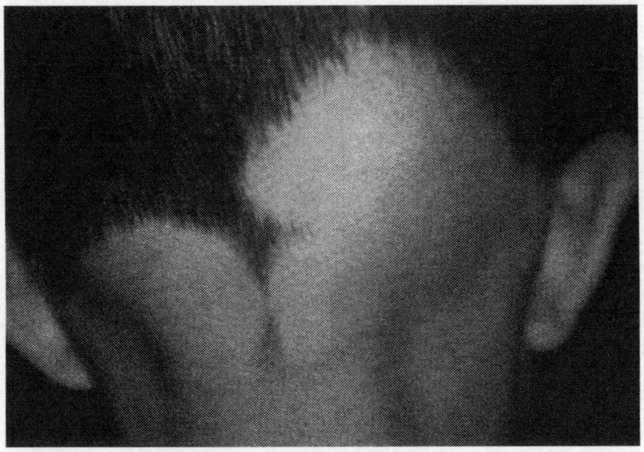

Figura XV-46 – *Alopecia areata.*

O couro cabeludo é mais frequentemente envolvido, mas outras áreas podem estar comprometidas.

Extensão – as placas podem ser pequenas ou coalescentes e progredir até perda total dos cabelos (**alopecia total**) ou de todos os pelos do corpo (**alopecia universal**).

Alteração concomitante de unhas (sulcos e covinhas) é encontrada em 30 a 50% dos casos graves.

Evolução – muito variável, imprevisível.

1. Duração do episódio inicial – menos de 6 meses em $^1/_3$ dos casos; menos de 1 ano em metade dos casos e menos de 5 anos em $^3/_4$ dos casos. Pode ocorrer novo crescimento de cabelos em algumas áreas, enquanto a alopecia progride em outras.
2. Recaídas em 40 a 50% dos casos; processo permanente em 50% dos casos.
3. Processos limitados a poucas áreas – boa recuperação; casos extensos – mau prognóstico; prognóstico piora quando há associação com doenças imunes ou dermatite atópica.

Tratamento

1. Corticoide intralesional – infiltração com triancinolona acetomida 2 a 10mg/mL, injeções a cada 4 semanas. Só para as lesões únicas e pequenas. Cuidado: possibilidade de se atingir artérias comunicantes. Útil nas sobrancelhas.
2. Crianças muito pequenas – pomadas de corticoide de alta potência (fluocinomida, clobetasol): aplicar à noite e cobrir com touca de banho.
3. Nos casos rebeldes, parece útil acrescentar curtos períodos de prednisona por via oral.
4. Para alopecia universal não há tratamento.
5. Minoxidil solução tópica (Regaine) 2 vezes ao dia.

National Alopecia Areata Foundation (www.naaf.org)

6. Casos recentes e menos graves – pulsoterapia de metilprednisolona mensal.
7. Apoio psicológico.

SÍFILIS SECUNDÁRIA

Placas do tamanho de uma ervilha, nas têmporas e atrás das orelhas; acompanha erupção papuloescamosa da pele e linfoadenopatia.

9ª etapa Principais alopecias DIFUSAS ADQUIRIDAS

1. Drogas imunossupressoras (quimioterapia) e outras (metais pesados, medicamentos) – **eflúvio anágeno**.
2. Endócrina (distúrbios da tireoide); febre alta, anestesia geral, estresse – eflúvio telógeno.
3. Nutricional – desnutrição calórico-proteica, deficiência de ferro; acrodermatite enteropática (deficiência de zinco); hipervitaminose A.

10ª etapa **Anomalias da HASTE DO CABELO**

Podem ser detectadas no exame microscópico do cabelo.

1. Variações no diâmetro, semelhante a um colar de contas: **Moniletrix** (hereditário, dominante, raro).
2. Pelos torcidos – *pili torti.*
3. Fraturado – assemelha-se à linha formada pelas extremidades de dois pincéis empurrados um para dentro do outro; clinicamente parece um "nó" na haste do cabelo: *Tricorrexis nodosa* – é a mais comum de todas as anomalias da haste dos pelos e pode ser congênita (cabelos quebram-se com facilidade), proximal ("cabelo que não quer crescer", ocorre na raça negra) ou distal (cabelo descorado, opaco, rompe em vários comprimentos).
4. Invaginações – cabelo de bambu: *Tricorrexis invaginado* – genodermatose ectodérmica rara com cabelos secos, opacos e frágeis.

21. Marcas de Nascimento

FACOMATOSES

(Síndromes neurocutâneas)

Ver figura XV-47.

As **facomatoses** abrangem um grupo de doenças que têm em comum a combinação de lesões congênitas da pele e do sistema nervoso (central ou periférico) = **síndromes neurocutâneas** (Quadro XV-9). Neurocristopatias.

Nota: facomatose = "**marca de nascimento**".

■ NEUROFIBROMATOSE

Caso 1 – adolescente, 16 anos de idade, sexo masculino. Desde os 12 anos, nódulos cutâneos na área supraorbicular D e nuca, além de outros no trajeto do nervo intercostal (tórax D) dolorosos à palpação. Manchas café com leite no lado E do abdome, nas extremidades inferiores e glúteo E. Ultimamente vem apresentando cefaleia intensa, vômitos, dificuldade para andar. Exame neurológico: baixo nível mental, hipoacuidade visual do olho D, edema de papila bilateral, nistagmo, paralisia do nervo facial E, distúrbios da sensibilidade gustativa, hipoacuidade do ouvido E, distrofia muscular e fraqueza de extremidades superiores, reflexos patológicos positivos, ataxia locomotora e distúrbios sensoriais na parte direita do corpo. Dois meses depois de uma pneumoencefalografia, uma parcial extirpação de tumor intracraniano foi feita por craniotomia occipital com laminectomia de C1 e C2; o paciente faleceu logo depois.

Resumo – neurofibromas cutâneos e/ou subcutâneos frequentemente múltiplos; neurofibromas intracranianos; manchas café com leite.

Diagnóstico – **NEUROFIBROMATOSE** (doença de von Recklinghausen) + múltiplas lesões intracranianas e intraespinhais (ver Fig. XV-33).

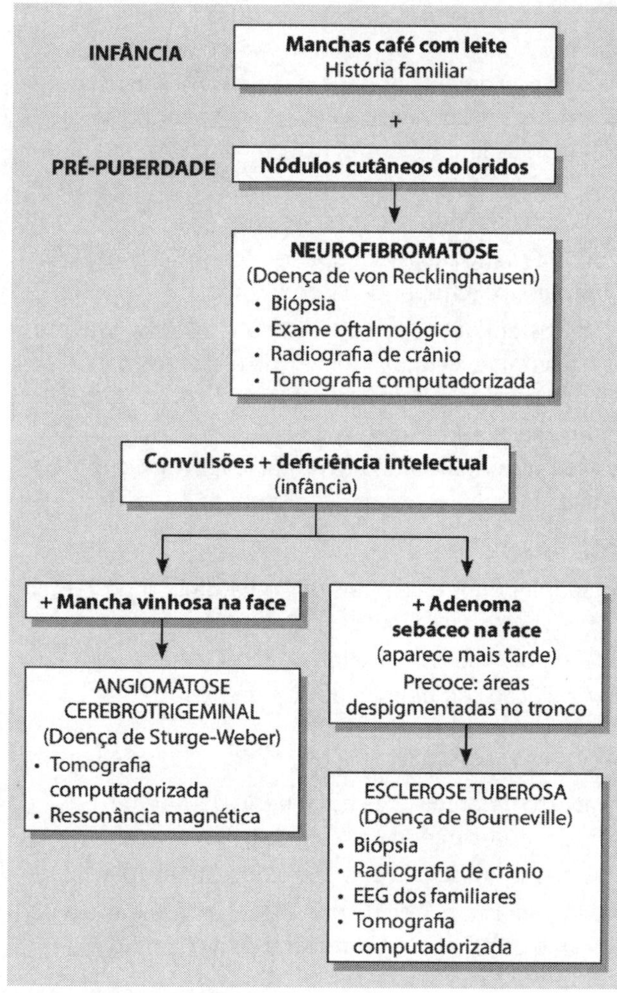

Figura XV-47 – Facomatoses: sumário.

Causa de morte – neurofribroma intracraniano e traumatismo operatório.

Ver Capítulo 12 para descrição detalhada dessa doença.

■ ANGIOMATOSE CEREBROTRIGEMINAL

Caso 2 – menina de 12 anos, branca; cefaleia de intensidade progressiva acompanhada de dor atípica na hemiface D; com a evolução passou a apresentar distúrbios de linguagem, acompanhados de episódios comiciais, além de estado demencial. Consciente, orientada, distúrbios de linguagem, hemiparesia E sensitiva motora. Presença de mancha vinhosa na face D, glaucoma e buftalmia D. Angiografia cerebral carotídea D – zona de maior riqueza vascular na região parietal. Angiografia cerebral carotídea E – dentro dos limites da normalidade. Pneumoencefalografia – compatível com hemiatrofia do hemisfério cerebral D.

Resumo – mancha vinhosa na face D; deficiência intelectual, convulsões.

Diagnóstico – **angiomatose cerebrotrigeminal** (doença de **Sturge-Weber-Dimitri**).

Observação: foram utilizados exames de imagem atualmente superados.

Ver Capítulo 14 para descrição detalhada dessa doença.

Quadro XV-9 – DIAGNÓSTICO DIFERENCIAL DAS FACOMATOSES = cristoneuropatias*.

SÍNDROMES	Lesões de pele	Sinais e sintomas do SNC	Sinais oculares	Outros sinais	Doença do SNC
Neurofibromatose	Manchas café com leite; tumores	Deficiência intelectual; pressão intracraniana aumentada; convulsões; atrofia óptica	Tumores retinianos; cistos retinianos; atrofia óptica; tumores do nervo óptico	Tumor intratorácico; tumor intra-abdominal; feocromocitoma; escoliose; puberdade precoce; estenose arterial; hemi-hipertrofia	Tumor intracraniano; tumores intraespinhais; tumores de nervos periféricos; megaloencefalia
Esclerose tuberosa	Máculas claras; adenoma sebáceo; manchas café com leite; fibroangioma; manchas esverdeadas	Deficiência intelectual; convulsões	Tumores da retina; cistos da retina	Rabdomiomas do coração; tumores renais; cistos; cistos ósseos; cistos pulmonares	Túberos corticais; nódulos subependimários; calcificação cerebral
Sturge-Weber	Nevo cor de vinho do Porto	Deficiência intelectual; convulsões; hemiparesia progressiva; glaucoma	Glaucoma; buftalmos	Angiomas da coroide, boca, garganta, nariz, bexiga e sistema gastrintestinal	Angioma venoso leptomeníngeo; calcificações intracranianas; atrofia cerebral
Ataxia-teleangiectasia	Teleangiectasia na face e pescoço (depois dos 3-6 anos); áreas de hiper e hipopigmentação	Ataxia precoce e progressiva; apraxia oculomotora; corioatetose; deficiência intelectual	Teleangiectasia nas conjuntivas, a partir dos 3-5 anos	Ausência de timo; agenesia ovariana; deficiência de IgA, IgE e IgA secretora; bronquiectasia; tumores reticuloendoteliais; infecções sinopulmonares repetidas	Atrofia cortical cerebelar; degeneração dentolivar; desmielinização da coluna posterior

*Refere-se à crista neural que origina pele e SNC.

■ ESCLEROSE TUBEROSA

Caso 3 – menina, 9 anos de idade, branca; desenvolvimento neuropsicomotor normal até 1 ano e meio. Há 8 anos, com convulsões generalizadas de pequena duração. Aprendeu a falar mas, posteriormente, perdeu essa faculdade. No momento só grita. Há 2 anos, aparecimento de manchas avermelhadas no rosto. Perda progressiva das funções intelectuais. Mau estado geral. Inconsciente. Não reage a estímulos. Aparente deficiência intelectual. Musculatura hipotrofiada e hipotônica. Elevações avermelhadas e confluentes na face (adenomas sebáceos). Anisocoria. Nistagmo. Gigantismo do dedo do pé E.

Resumo – tríade sintomática característica: deficiência intelectual, convulsão, "adenoma sebáceo" (angiofibroma).

Diagnóstico – **esclerose tuberosa** (doença de Bourneville) (Fig. XV-48).

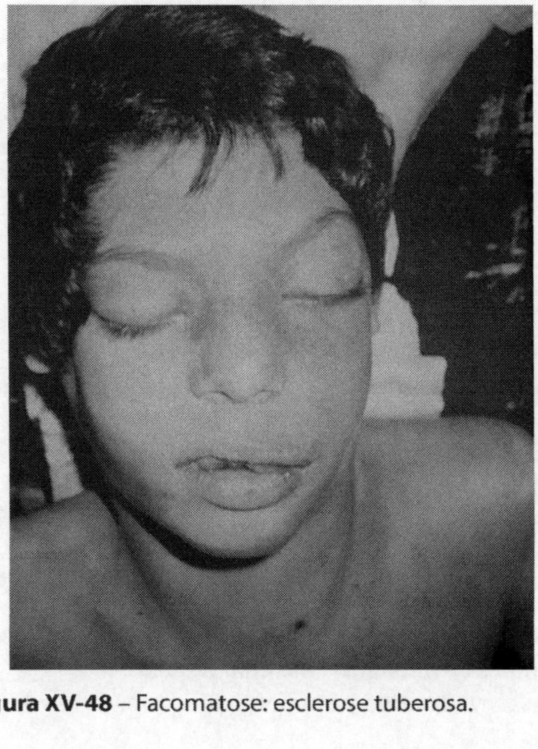

Figura XV-48 – Facomatose: esclerose tuberosa.

CONDUTA DIAGNÓSTICA

1ª etapa Quando suspeitar

Suspeitar em casos de áreas leucodérmicas (áreas ovais, despigmentadas, de 1-3cm, bem delimitadas no tronco) + deficiência intelectual + espasmos idiopáticos infantis com hipsarritmia e fracasso da terapia pelo ACTH.

2ª etapa Quadro clínico chamativo

1. Manchas hipocrômicas, em forma de folha, 2cm, assimétricas, já ao nascimento ou logo depois.
2. Convulsões do tipo "espasmos infantis".
3. "Adenoma sebáceo" = angiofibromas. Surgem entre 2 e 4 anos e são patognomônicos: 20% aparece na adolescência – pápulas filiformes que crescem no leito e borda ungueal.

3ª etapa Outros dados que podem estar associados

1. Oftalmológico = hamartoma de retina ou do nervo óptico. Estrabismo, atrofia óptica, déficit de campo visual.
2. Rabdomioma cardíaco: assintomático, arritmias.
3. Renal: tumores (50-80%), cistos bilaterais.
4. Gengivas – fibromas.
5. Pulmonar – linfangiomiomatose; radiografia: pulmão em "favo de mel".
6. Lesões hipomielinizadas subcorticais múltiplas.

4ª etapa Avaliação diagnóstica

1. Lampada de Wood – detecção precoce das manchas hipocrômicas.
2. Biópsia de pele (dos "adenomas"): angiofibroma.
3. Exame oftalmológico.
4. Eletroencefalograma – na presença de convulsões.
5. Radiografia de crânio – calcificações cerebrais.
6. Ultrassonografia renal – repetir a cada 1-3 anos.
7. Ecocardiograma – na presença de sintomas cardíacos.
8. **Tomografia de crânio** (nódulos subependimais) *ou*
9. Ressonância magnética (túberos corticais).

Repetir (8) ou (9) a cada 1-3 anos.

5ª etapa Confirmação diagnóstica

Além do quadro clínico característico:

1. O EEG revela disritmia com predomínio e focos do tipo espícula e onda.
   O EEG da família auxilia o diagnóstico.
2. Biópsia de pele – adenoma sebáceo.
3. Radiografia – calcificações cerebrais; lesões dos ossos de mão.
4. Tomografia computadorizada.

Prognóstico – depende da gravidade do transtorno mental e da frequência das convulsões.
Mais grave quando há tumores em outras regiões.

Formas oligossintomáticas

Doença de Pringle = só epilepsia.
Doença de Pringle + tumor renal.

Tratamento – é o da epilepsia com medidas adequadas para a deficiência intelectual.

22. Lesões Atróficas Esclerose

ESCLERODERMA

O que é – distúrbio inflamatório crônico do tecido conjuntivo que compromete a pele (levando ao endurecimento da derme), mas que pode envolver as vísceras (trato gastrintestinal, pulmões, rins e coração). Raro; predomina em meninas; pode-se iniciar em qualquer fase da infância; causa desconhecida.

FORMAS CLÍNICAS

▶ Escleroderma LOCALIZADO (mais frequente) (Fig. XV-49) = LS (sigla em inglês)

1. Lesões cutâneas isoladas ou focais, redondas ou ovais, **endurecidas** e **despigmentadas**.
2. Fases iniciais – as áreas envolvidas são levemente eritematosas e edemaciadas ou têm aparência brilhante, atrófica. Sensação de dor ou de agulhadas. Idade escolar.
3. Progressão – endurecimento das lesões, bordas elevadas e violáceas, centro pálido e levemente deprimido. Expansão periférica e coalescência das lesões. Esclerose da área envolvida ligando firmemente o tecido cutâneo às estruturas subjacentes.
   a) **Morfea** – placas cutâneas, redondas ou ovais, endurecidas, superfície lisa, cor marfim, halo violáceo, 1-30cm, única ou múltiplas. Ocorrem em qualquer parte do corpo, especialmente face.

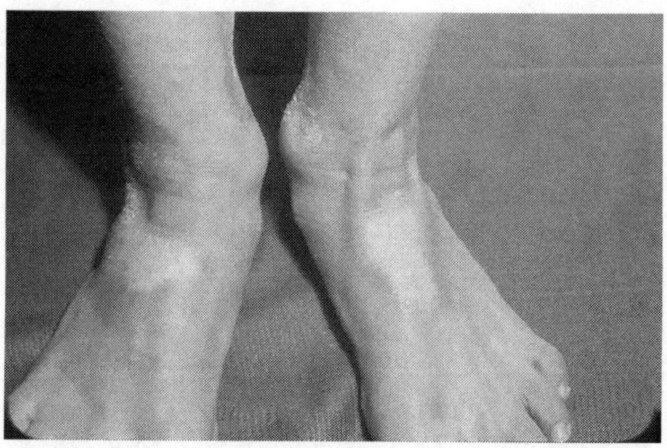

Figura XV-49 – Esclerodermia em placas.

b) **Escleroderma linear** – faixa longitudinal em um dos membros, acarretando diminuição da mobilidade das articulações. Podem ocorrer também lesões lineares no tronco e na face ou no couro cabeludo ("em golpe de sabre").

c) Mista – linear + placa.

4. Exames laboratoriais – sem alterações significativas. Em 30%: eosinofilia, fator reumatoide, FAN.
5. Histologia confirmatória.
6. Evolução autolimitada em 3-5 anos; a linear deixa sequelas.

▶ Escleroderma SISTÊMICO – pele + doença multissistêmica com comprometimento visceral progressivo = SSC.

Critério maior para o diagnóstico – endurecimento proximal às falanges do metacarpo ou metatarso.

Critério menor – envolvimento de pelo menos 2 órgãos: 1º) gastrintestinal; 2º) pulmonar; 3º) musculoesquelético; 4º) cardíaco; 5º) renal; 6º) neurológico.

1. Início insidioso em escolares, predominantemente meninas.
2. Fenômeno de Raynaud pode preceder as manifestações cutâneas; ocorre em 90% dos pacientes. Exposição ao frio – dedos e artelhos: 1º) palidez; 2º) cianose; 3º) eritema; duração de minutos ou horas.
3. Manifestações precoces – artralgia migratória, espessamento da pele dos dedos, edema das mãos e ulcerações.
4. Manifestações cutâneas – fases progressivas: edema-endurecimento-atrofia.
5. Fácies típico – atrofia e retesamento da pele, levando a nariz afilado, incisivos proeminentes, lábios enrugados.
6. Mãos tornam-se lustrosas com afilamento da ponta dos dedos, retesamento da pele e restrição dos movimentos. Espessamento da pele dos dedos, com perda das pregas e atrofia dos folículos pilosos.
7. Artralgia, rigidez matutina, diminuição da amplitude dos movimentos, contraturas de flexão e posterior atrofia muscular.
8. Pode haver calcificação subcutânea (tardia) e, às vezes, ulceração.
9. Extenso envolvimento do trato gastrintestinal, particularmente do esôfago. Disfagia e refluxo são comuns. Diarreia e má absorção podem ocorrer; constipação com pseudo-obstrução.
10. Alterações das provas funcionais dos pulmões; dispneia.
11. Envolvimento cardiovascular e renal é raro em crianças.
12. Síndrome do tipo CRST (**c**alcinose, fenômeno de **R**aynaud, e**s**clerodactilia, **t**eleangiectasia).
13. Achados laboratoriais – anemia, hipergamaglobulinemia é comum; fator reumatoide presente em 40% dos casos, FAN frequente. SSC – anticorpos seletivos.
14. Biópsia de pele e músculos – lesões vasculares e esclerose do tecido conjuntivo.
15. Diagnóstico diferencial – às vezes difícil, com dermatomiosite.

CONDUTA TERAPÊUTICA

1. Nas formas **leves** – observação.
2. Nas formas **localizadas** graves: corticoide local, em tratamento oclusivo.
3. Nas formas **graves** = envolvimento profundo do subcutâneo e músculo que atravessa uma junta, lesões lineares que afetam face e couro cabeludo, doença ativa progressiva. Recomenda-se metotrexato + corticosteroide.

23. Erupções Acneiformes Acne Vulgar

Entenda o processo – Acne

(Ele fornece as bases para o procedimento terapêutico)

1º) Ocorre 1 a 2 anos antes do início da puberdade.

2º) Estimulação androgênica do folículo pilossebáceo.

3º) Produção excessiva de sebo (em indivíduos hiper-responsivos aos andrógenos).

4º) Associado com descamação exagerada do epitélio da parede dos folículos.

3º) + 4º) = **obstrução** dos folículos sebáceos da face e do tronco.

5º) **Sebo retido** = MICROCOMEDÕES ("cravos"):
  a) abertos ("cabeça negra": parece sujo);
  b) fechados ("cabeça branca": cor da pele).

6º) Mistura de sebo e células constitui meio favorável à proliferação da bactéria anaeróbia ***Propionibacterium acnes***, que tem ações **comedogênica** (mais "cravos") e **inflamatórias** ("espinhas").
  a) superficiais: pápulas e pústulas;
  b) profundas: nódulos-cistos.

1ª etapa Caracterização clínica

1. Começa no início da **puberdade** e atinge o máximo aos 16-18 anos.
2. Localização – face (fronte, bochechas, queixo), ombros, parte superior do tórax (peito e dorso).
3. Lesão patognomônica – **comedões** (lesões não inflamatórias) = "cravos": pequenas pápulas, cor da pele (comedões fechados ou de "cabeça branca"),

ACNE – CLASSIFICAÇÃO SUMÁRIO CLINICOTERAPÊUTICO		
Grau I (incipiente) comedoniana	Não inflamatória Só comedões (cravos brancos e pretos)	Droga anticomedão Ácido retinoico (à noite) (em concentração crescente) Se não houver melhora, associar: peróxido de benzoíla (de manhã)
Grau II (leve) papulopustulosa	Inflamatória superficial comedões + pápulas (Fig. XV-50)	Droga anticomedão + anti-inflamatório Peróxido de benzoíla (2 vezes ao dia) Ácido retinoico (à noite) Se necessário, acrescentar antibiótico tópico
Grau III (moderada) pustulonodular	Inflamatória superficial e profunda Papulopustular + nódulos (Figs. XV-51 e XV-53)	Associar: Peróxido de benzoíla (de manhã) + ácido retinoico (à noite) Acrescentar antibiótico tópico Se necessário, substituir por antibiótico sistêmico
Grau IV (grave) Nodulocística	Pustulocística Grave e persistente (Fig. XV-52)	Peróxido de benzoíla + ácido retinoico Associar antibiótico por via oral ou anticoncepcional antiandrógeno (em moças de mais de 16 anos)
Gravíssima "devastador"	Nodulocística grave e persistente; abscessos e trajetos fistulosos Conglobata crônica	Retinoides orais: isotretinoína Encaminhar ao dermatologista

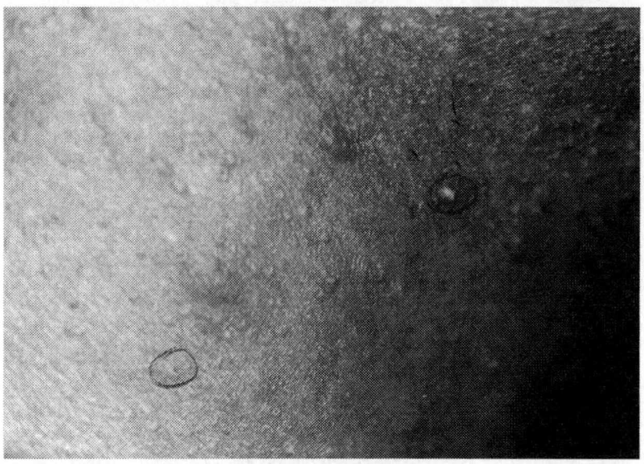

Figura XV-50 – **A**) Comedão. **B**) Pústula.

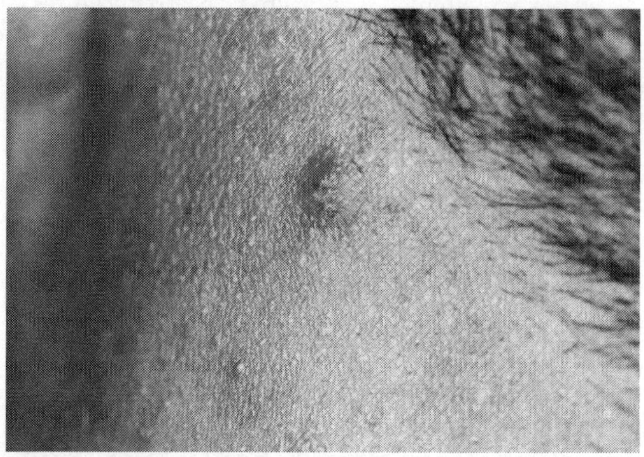

Figura XV-51 – Acne nodular.

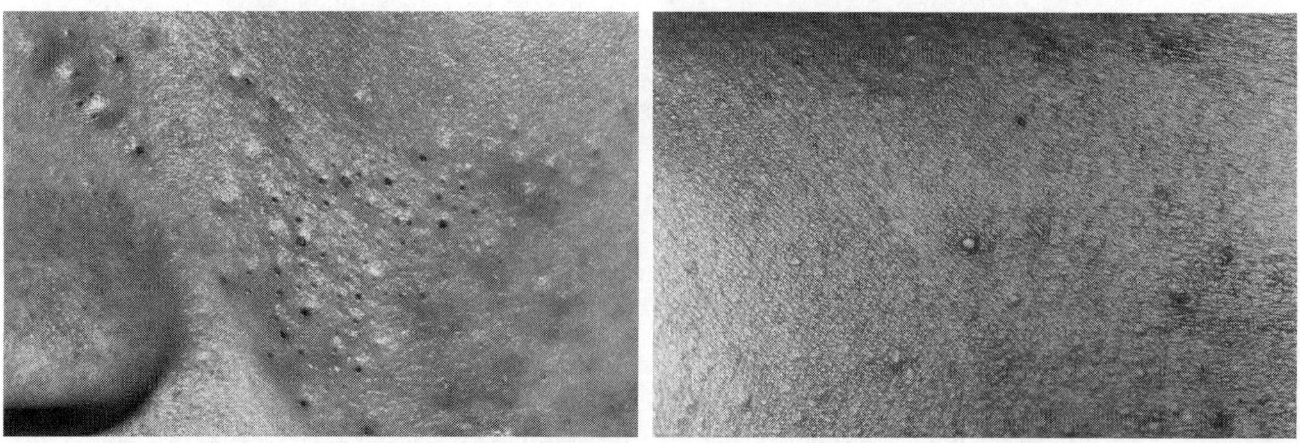

Figura XV-52 – **A**) Acne grave. **B**) Acne pustular.

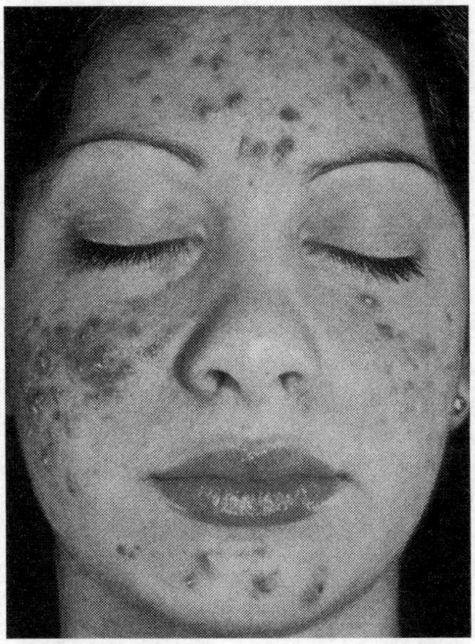

Figura XV-53 – Acne.

levemente elevadas na superfície da pele e mais bem visualizadas após o estiramento da pele ou comedões abertos ou de "cabeça negra" (escuros, parecendo sujeira).

4. Lesões **inflamatórias:**
   a) superficiais – pápulas (relevo sólido, pequenas, avermelhadas) e pústulas (vesículas com pus);
   b) profundas – nódulos (carocinhos firmes, quentes, sensíveis) e cistos (nódulos grandes contendo pus).
5. Lesões cicatriciais – escaras avermelhadas das lesões nodulocísticas.
6. Acne **conglobata** – processo grave, de evolução rápida e duração prolongada, desfigurante em homens de 18-30 anos.
7. Não confunda com **erupções acneiformes** que apresentam lesões papulopustulosas ou nodulocísticas, mas com poucos comedões (Quadro XV-10).

2ª etapa A relação médico-paciente

1. Estabeleça firme relação médico-paciente-família.
2. Explique que a acne ocorre em todos os adolescentes mas que existe suscetibilidade individual.
3. Seja **realista**: o tratamento é longo, a melhora é lenta e precedida por um período de piora relativa; é necessário manter o tratamento mesmo após a remissão.
4. **Anime** o paciente: o tratamento tópico atual não é tão difícil mas eficaz e pode evitar as cicatrizes.
5. **Dieta** – desmascarar o mito de alimentos proibidos, inclusive o chocolate, mas recomendar dieta prudente para profilaxia da obesidade e da arteriosclerose.
6. **Amparo psicológico** – considerando que o estresse emocional pode agravar a acne.
7. Faça um trato – a cooperação do paciente *vs.* conhecimento técnico, interesse, disponibilidade (inclui contatos telefônicos frequentes, principalmente nas primeiras semanas) e entusiasmo por parte do médico.
8. Os casos leves e moderados podem ser tratados pelo pediatra, os mais graves requerem intervenção do dermatologista.

3ª etapa A decisão terapêutica

Premissa – embora **não grave**, é uma condição que pode ocasionar profundos **prejuízos psicossociais**.

Meta:

Maioria dos casos – combinação de drogas para:

- corrigir a descamação anormal;
  + reduzir a proliferação de *P. acnes*.

Casos graves ou que não respondem ao anterior – suprimir a produção de sebo.

4ª etapa Conheça as drogas disponíveis/efeito

1. **Para reduzir a descamação epitelial nos folículos sebáceos** ("cravos")
   - mais eficiente: tretinoína = ácido retinoico;
   - um pouco menos irritante: isotretinoína;
   - alternativa: formulação em microesferas;
   - menos irritante e menos eficaz: ácido azelaico;
   - boa alternativa para a tretinoína: adaptaleno.
2. **Para inibir a proliferação do *P. acnes*** (lesões inflamatórias)
   a) Casos **moderados**: peróxido de benzoíla.
   Casos resistentes – associar antibiótico tópico (eritromicina, clindamicina).
   Não usar antibiótico tópico sem bezoíla.
   b) Casos **graves**: **antibiótico por via oral**
   (1) Tetraciclina: de baixo custo, necessita de 2 a 4 doses ao dia com o estômago vazio.
   (2) Minociclina: mais caro; tontura, vertigem, lúpus.
   (3) Doxiciclina: mais caro; pode ocorrer fotossensibilidade.
   (4) Sulfametoxazol-trimetoprima: pode ser alternativa.
3. **Para reduzir a produção excessiva de sebo**
   a) Estrógenos.
   b) Antiandrógenos.
   c) Isotretinoína por via oral.

5ª etapa Conheça os medicamentos

Para obter bons resultados é fundamental ater-se aos detalhes.

Quadro XV-10 – ERUPÇÕES ACNEIFORMES.

Tipo	Etiologia	Clínica	Tratamento
Acne infantil	Provavelmente constitucional Independe da acne cortisônica por ingestão materna	Caracterizada por comedões e pápulas, raramente pústulas, na face dos lactentes	Casos discretos não são tratados. Casos graves e persistentes, fazer avaliação endocrinológica
Acne medicamentosa	Surge após ou durante o uso de: hormônios (corticoides, testosterona e progesterona), halogênios (iodo e bromo), vitamina B_{12}, isoniazida; e outros (menos frequentes)	Em geral, apresentam pápulas, às vezes, pústulas e cistos; porém a erupção por iodo e bromo caracteriza-se pela presença de pústulas e vegetações	Importante é a exclusão do medicamento responsável Terapêutica de acordo com a clínica
Acne dos corticoides fluorados (dermatite perioral)	Devido ao uso tópico de corticoides fluorados	Presença de pápulas e papulopústulas na região perioral; às vezes em outras áreas da face	Suspender o corticoide Tetraciclina por via oral
Acne solar	Surge após exposição ao sol e uso de bronzeadores, geralmente em pacientes de pele clara	Caracteriza-se pela presença de micropápulas e micropústulas nas áreas expostas ao sol	Regride com o afastamento do sol e esfoliantes
Acne cosmética	Pelo uso abusivo de cosméticos que obstruem o óstio folicular	Ocorre principalmente no queixo e no pescoço, com pápulas e pústulas	Importante orientar a adolescente quanto ao risco do exagero de cosméticos e afastá-los Tratamento de acordo com o grau
Acne vulgar	Andrógenos e citocinas *Propiobacterium acnes*	Comedões, pápulas, pústulas, nódulos, cistos	Redução da produção de sebo e da descamação epitelial; combate ao *P. acnes*

▶ **Ácido retinoico** (tópico)
(vitamina A ácida, tretinoína): Retin-A, Vitanol-A
Aplicação: diariamente, **à noite.**

Sequência terapêutica: do menos potente e menos irritante para o mais potente e mais irritante.

1ª) creme a 0,025% (Retin-A);
2ª) creme a 0,05% (Retin-A, Vitanol-A, Vitacid);
3ª) creme a 0,1% (Vitanol-A, Vitacid XT);
4ª) gel a 0,01% (Vitanol-A);
5ª) gel a 0,025% (Retin-A, Vitanol-A, Vitacid);
6ª) gel a 0,05% (Vitanol-A, Vitacid);
7ª) solução alcoólica a 0,05% (manipulação).

Pele **clara e delicada**, começar com a 1ª.

Pele **mais firme**, começar com a 4ª ou 5ª.

Pele **mais delicada:**

1ª semana: 1 dia sim, 2 não;
2ª semana: em dias alternados;
a seguir: todos os dias.

Se ocorrer reação muito forte: suspender por 3 dias e reiniciar com produto mais fraco.

Em caso de dúvida: iniciar com produto mais fraco.

Em todos os casos: conforme o efeito terapêutico e a tolerância, passar progressivamente para produtos mais fortes.

Prescrever pelo nome, forma e concentração. Exemplo: Retin-A creme a 0,05%, Vitanol-A gel a 0,05%.

No clima quente e úmido (verão) preferir gel; no clima frio e seco é melhor creme.

Modo de aplicar o ácido retinoico: colocar uma pequena quantidade (= 1 ervilha) na ponta do dedo e espalhar suavemente por toda a região afetada (não só sobre as lesões). Passar em pele limpa (lavada com sabão neutro) e seca (depois de lavar a pele e enxugá-la, convém esperar 20 minutos).

Se for prevista exposição ao sol na manhã seguinte: usar protetor solar fator 15 (ou 30).

6ª etapa Conheça os produtos

Retinoides tópicos

Produto básico para ser utilizado em todos os casos (exceto quando substituído por isotretinoína por via oral).

Objetivo: diminuir a formação de comedões e evitar ambiente favorável à proliferação de *P. acnes*.

Prática: tretinoína = ácido retinoico (Retin-A, Vitanol-A, Vitacid).

Modo de usar: iniciar com preparações fracas e aumentar a concentração se não ocorrer irritação local. Nas peles sensíveis é melhor iniciar com aplicações em noites alternadas.

1º) creme: 0,025-0,05 a 0,1%;
depois: gel 0,01-0,025 a 0,05%.

No clima quente e úmido (verão) preferir gel;
clima frio e seco: creme.

Como? Só 1 vez por dia, **à noite**.

Alternativas: se não for tolerado,
usar preparados menos irritantes:

Adapaleno: gel a 0,1% (Differin).

Isotretinoína: gel a 0,05% (Isotrex).

Ácido azelaico (menos eficaz): Azelan creme.

Ácido retinoico em microesferas (Retin-A).

Evolução: advertir que pode haver piora inicial no 1º mês; nítida melhora após 2-3 meses.

Peróxido de benzoíla

Gel a 2,5% (Benzac AC), a 5% (Panoxyl 5, Benzac AC5), a 10% (Panoxyl 10, Benzac AC 10) e Solugel 4% (menos irritante).

Aplicar pela manhã.

Teste alérgico prévio: passar na face ventral do punho.

Epiduogel = peróxido de benzoíla a 2,5% + adapaleno gel.

Antibiótico tópico - eritromicina/clindamicina

Ilosone tópico solução e creme; Stiemycin.

Clindacne gel.

Associação benzoíla + clindamicina: Clindoxyl gel.

Não usar antibiótico sem a benzoíla.

Tetraciclinas

a) Tetrex 500mg cápsulas = 2 cápsulas ao dia; casos muito acentuados: 2 cápsulas, 2 vezes ao dia, longe das refeições.
b) Doxicilina = Vibramicima 1 comprimido ou drágea = 100mg/dose: 2 comprimidos; a seguir 1 por dia.
c) Minociclina = Minomax comprimidos 100mg;
1ª dose: 2 comprimidos;
a seguir: 1 comprimido a cada 12 horas.
d) Limeciclina = Tetralysal: 1 por dia.

Após 3 a 6 semanas, a dose é reduzida gradualmente: 1 cápsula 500mg ao dia, 250mg ao dia, depois em dias alternados.

Anticoncepcionais

a) Com progestina não androgênica (norgestimate, desogestrel), preferir os com dose maior de estrógeno (Minulet, Gynera) – seguir a bula.
b) Antiandrógeno: Diane 35 – 1 drágea por dia iniciando no 1º dia do sangramento menstrual; fazer um intervalo de 7 dias entre a última drágea da caixa e a 1ª do ciclo seguinte.

Retinoides orais: isotretinoína

a) Produto: Roacutan (Roche); nos EUA: Acutane.
b) Indicação: acne nodulocística grave e acne conglobata resistente a outras formas de tratamento, desfigurante.
c) Dose inicial 0,5mg/kg/dia; nos casos com microcistos ou acne papulopastulosa, convém iniciar com dose menor.
d) Administrar em 2 tomadas ao dia, às refeições.
e) Efeitos colaterais frequentes: queilite (90%), ressecamento da pele, secura da boca e nariz, conjuntivite, prurido, descamação palmoplantar, dor muscular e artralgia, cefaleia, fadiga, problemas visuais;
é **teratogênica**. Leia a bula.
f) Se não ocorrerem efeitos adversos muito acentuados, aumentar 0,25mg/kg/dia a intervalos de 2 a 4 semanas, até chegar a 1mg/kg/dia.
g) Controle após 1 mês: hemograma (leucopenia), colesterol, transaminases e ureia;
repetir a cada 1-3 meses.
h) Se efeitos adversos muito acentuados ou exames laboratoriais bastante alterados, reduzir a dose até o mínimo de 0,1mg/kg/dia e acrescentar corticoide por via oral.
i) Se acne muito grave, principalmente no dorso, aumentar gradualmente até 1,5mg/kg/dia (excepcional).
j) Duração: 4 a 5 semanas (dose total de 120mg/kg).
k) Se houver recaída, descansar 8 semanas e repetir com dose menor.
l) Antes de iniciar o tratamento, discutir o caso longamente com o paciente/família e avaliar a relação custo (alto)/sacrifício/benefício.
Prevenção de gravidez.

Cicatrizes residuais

Podem ser atenuadas pelo *peeling* (dermoesfoliação), química ou a laser, dermoabrasão ou técnicas de preenchimento.

7ª etapa Orientação terapêutica

▶ **Acne NÃO INFLAMATÓRIA** (incipiente) – só comedões (cravos)

I – Medicamento básico: **ácido retinoico**

Por que: tem ação anticomodogênica
– usado em *todas* as formas de acne.

Por isso é o único medicamento que pode mudar o curso da acne.

Tática: iniciar ácido retinoico já na fase de cravos.

- continuar nas fases mais avançadas (junto com medicamento anti-inflamatório);
- mas pode causar irritação, vermelhidão e secura da pele.

Tática: a) iniciar com concentrações baixas e só 2 vezes por semana; a seguir: dias alternados, depois diário;

b) iniciar com creme (mais bem tolerado) depois gel.

creme 0,025 → 0,05 → 0,1 → gel 0,01 → 0,025 → 0,05%;

- é fotossensibilizante.

Tática: aplicar só à noite (em toda a área, não só nas partes afetadas).

Se pele sensível: protetor solar pela manhã.

Tática *alternativa*:

Iniciar com **adapaleno** (gel a 0,1%) menos irritativo, efeito mais rápido, eficácia superior.

Sugestão: iniciar com **adapaleno**; prosseguir com ácido retinoico micro a 0,1% ou adapaleno a 0,3%.

II – Acne **INFLAMATÓRIA**

Eventualidade 1 – Inflamação leve:

pápulas e pústulas, além dos comedões.

Tratamento básico: **ácido retinoico**.

Acrescentar

antibiótico (contra *P. acnes*)/anti-inflamatório, tópico

1ª escolha: peróxido de **benzoíla**:

- Pode causar irritação.
- *Tática*: iniciar com gel a 2,5%, pela manhã, 2 vezes por semana;

2ª semana: em dias alternados; a seguir: diariamente.

Pode-se elevar para 5% mas não usar 10%.

- Benzoíla pode causar dermatite de contato: eritema com prurido, ressecamento, descamação. *Neste caso convém* suspender.
- Manchas em roupa e cabelo.
- *Tática*: advertir o adolescente.

Eventualidade 2 – Casos mais graves ou **resistentes**:

Associar **antibiótico** tópico

- escolher: 1º) eritromicina; 2º) clindamicina;
- não usar sem benzoíla (ocorre rápida resistência); preferível produto único associando benzoíla + antibiótico.

Eventualidade 3 – Inflamação grave:

Muitas pápulas e pústulas + nódulos e cistos.

Prescrever **antibiótico por via oral**.

Manter benzoíla; suspender antibiótico tópico; manter ácido retinoico.

Qual?

Tetraciclina – alta eficácia e baixo custo (tem genérico; manipulação):

- dose: 500mg 2 vezes ao dia, 1 a 2h após as refeições;
- quanto tempo? até melhora evidente (mínimo 2 semanas; pode ser 6-8 semanas).

A seguir: reduzir para 250mg 2 vezes/dia ou 500mg 1 vez/dia, durante 6 meses.

Pode causar distúrbios digestivos e candidíase vaginal.

Variantes de tetraciclina:

- doxiciclina – 1º dia: 100mg 2 vezes; a seguir: 100mg 1 vez/dia, dar com alimentos. Pode causar fotossensibilidade;
- limeciclina – 150mg 1 vez/dia, eficaz com melhor tolerância; mas dispendiosa.

Alternativa: azitromicina 500mg

3 ciclos: 1 comprimido 500mg 1 vez ao dia, 3 dias; descansar 7 dias. Repetir.

Após suspensão do antibiótico – manter ácido retinoico e benzoíla (com ou sem antibiótico tópico).

O antibiótico pode ser reinstituído em caso de reagravamento.

Outro recurso especialmente em moças com **ciclos irregulares**: terapia hormonal – **contraceptivos**

- preferir: baixa dose de estrógeno – etinilestradiol 35mcg + progestina de pouca ação andrógena (desogestrel) ou com ação antiandrogênica (2mg de ciprotenona);
- usar durante 6 ciclos;
- advertir: piora nos 2-3 primeiros meses, continuar ácido retinoico e benzoíla + eritromicina.

Acne – Guia terapêutico para o pediatra

Todos os casos: lavar o rosto com sabão esfoliante

Enxugar bem

Casos iniciais (8-10 anos) só com **cravos**:

Passar à **noite**

Ácido retinoico a 0,025% creme

ou adapaleno creme a 0,1%

Iniciar 2 vezes/semana; a seguir dias alternados; depois: diário

Casos mais comuns: **cravos** + poucas **espinhas**

- à **noite**: ácido retinoico a 0,05% ou adapaleno a 0,1%
- de **manhã**: peróxido de benzoíla gel a 2,5%

iniciar 2 vezes/semana; a seguir dias alternados; diário

Produtos com adapeleno + benzoíla: Epiduo

Fundamental – dar a PRESCRIÇÃO **impressa**

Nas **consultas subsequentes**:

- passar para ácido retinoico a 0,1% ou adapaleno a 0,3%
- passar benzoíla para 5%
- se não for suficiente: acrescentar antibiótico tópico

Em casos **rebeldes**: antibiótico por via oral durante 6 meses:

- tetraciclina ou derivado
- continuar com ácido retinoico e benzoíla (sem antibiótico)

Em moças com **ciclo irregular**: anticoncepcional

Em casos **graves**: dermatologista

Isotretinoína – 0,5%mg/kg/dia, via oral

Produtos

Ácido retinoico
Retin-A creme 0,025%-0,05%
Retin-A microgel 0,1%, Vitacid XT 0,1%
Vitacid creme 0,05% e gel a 0,025%
Vitanol-A creme 0,025-0,05-0,1%,
gel a 0,01-0,025-0,05%

Adapaleno – genérico gel;
Differin creme e gel a 0,1%, gel a 0,3%

Peróxido de benzoíla
Benzac AC 2,5% e gel a 5%
Panoxyl 5%; Solugel 4%
Antibiótico tópico

Eritromicina 2-4%; Ilosone tópico; Stielmycin gel

Clindamicina – Dalacin T solução, Clinagel, Clindacne gel
Clindoxyl (benzoíla + clindamicina)
Isotrexin = ácido retinoico a 0,05% + eritromicina

Anticoncepcionais
- Etinilestradiol + gestageno: Femiane, Prefest, Minulet, Gynera, Microdiol
- Etinilestradiol + ciproterona: Diane 35 indicado em hirsutismo, ovários policísticos

Lavar previamente o rosto com sabonete/solução esfoliante:
Acne-Aid wash, Acne soap, Theracne sabonete, Salisoap.

24. Displasias Ectodérmicas (DE)

O que é – defeitos associados da pele, dentes, pelos, unhas, glândulas sudoríparas e sebáceas.

DE ANIDRÓTICA – hipoidrose (redução de sudorese), dentição anômala, hipotricose, febre frequente (em ambiente quente), fácies característico.

DE HIDRÓTICA (Clouston) – unhas distróficas, cabelo esparso, hiperqueratose palmoplantar; dentição e sudorese normais.

SÍNDROME DEF – **d**isplasia ectodérmica, **e**ctrodactilia (diminuição do número de dedos) e **f**enda palatina.

DE RAPP-HODGKIN – hipoidrose, fenda oral, hipospadia, crescimento deficiente.

DE de ROBISON – surdez, distrofia ungueal, anodontia parcial.

25. Afecções das Mucosas

O que é mucosa – tipo especial de epitélio pavimentoso que reveste as cavidades naturais do organismo e que conta com numerosas glândulas serosas e mucosas que mantêm sua superfície constantemente umidificada. Na área de transição cutaneomucosa há um tecido intermediário chamado **semimucosa**.

A doença da mucosa expressa-se quase sempre por **erosões** e **ulcerações**, com frequente participação secundária da rica flora das cavidades naturais.

LESÕES TRAUMÁTICAS

Pode ocorrer em qualquer idade, principalmente depois que a criança passa a se locomover ativamente. As causas podem ser mecânicas, físicas ou químicas.

Manifestações locais

1. Impacto: equimoses, hematomas e ulcerações.
2. Atrito: eritema, erosões e hipertrofia.
3. Pressão: isquemia, atrofia e ulcerações.
4. Calor: eritema, edema, vesículas, bolhas, ulceração e necrose.
5. Frio: inicialmente vasoconstrição, posteriormente inflamação e necrose.
6. Corrente elétrica: necrose, escaras e mumificação.
7. Substâncias tóxicas: eritema, vesícula, bolhas, erosões e ulcerações.

Tratamento

1. Afastamento do agente causal.
2. Medicação sintomática.
3. Desbridamento do tecido necrótico.
4. Reconstrução cirúrgica quando houver perda de substância.

REAÇÕES A MEDICAMENTOS

Relativamente frequentes, atingem qualquer faixa etária e podem ser provocadas por diversos **mecanismos**:

1. **Farmacologia da droga** – exemplos: pigmentação resultante de depósito de metais pesados ao longo da margem das gengivas; hiperplasia gengival por hidantoinatos.
2. **Distúrbio ecológico** – com proliferação de germes oportunistas, como a *Candida albicans,* em consequência do uso de antibióticos de amplo espectro e/ou imunossupressores.
3. **Condições patológicas secundárias** – trombocitopenia e granulocitopenia, com o aparecimento de lesões purpúricas e necróticas.
4. **Alergia** – constitui a maioria dos casos, geralmente relacionada a:
   a) Analgésicos: AAS, dipirona.
   b) Anti-inflamatórios: butazolidina.
   c) Antibióticos: penicilinas.
   d) Quimioterápicos: sulfas, hidrazida.

Há diversos **quadros clínicos**, principalmente eritema polimorfo, eritema fixo e angioedema.

■ **ERITEMA POLIMORFO** (multiforme)

1. Comprometimento misto cutaneomucoso.
2. Lesões mucosas frequentes – orais, nasais e/ou genitais.
3. As lesões mucosas precedem as cutâneas.
4. Pode haver comprometimento isolado da mucosa.
5. Eritema, vesículas, bolhas e erosões.
6. Lesão cutânea eritematoedematobolhosa típica, em alvo ou arco-íris.
7. Comprometimento do estado geral.
8. Pode ser devido a infecções ou drogas.
9. Há uma forma grave – **síndrome de Stevens-Johnson** – com lesões intensas em lábios e conjuntivas, que pode levar à cegueira. O diagnóstico diferencial é feito com a síndrome da pele escaldada que apresenta envolvimento mucoso discreto e cutâneo intenso. É causada pela toxina estafilocócica. **Ver capítulos correspondentes.**

■ **ERITEMA FIXO** (por drogas)

1. Comprometimento misto cutaneomucoso.
2. Envolvimento frequente da glande.
3. Máculas eritematosas, pigmentações numulares, bolhas e erosão.
4. Lesões cutâneas semelhantes.
5. Ausência de comprometimento sistêmico.
6. Recidiva no mesmo local em surtos diferentes.

■ **ANGIOEDEMA**

1. Lesões eritematoedematosas.
2. Início súbito e duração efêmera.
3. Lesões cutâneas – urticárias gigantes.
4. Pode ocorrer envolvimento da mucosa respiratória com dispneia de grau variável.
5. Há uma forma hereditária por deficiência enzimática – C1 esterase.

Tratamento

1. É imprescindível o afastamento do fator causal, o que, algumas vezes, é o suficiente.
2. A corticoterapia é indicada no eritema polimorfo (0,5-1mg/kg/dia de prednisona) e no angioedema.
3. Nos casos mais leves e no eritema fixo usar apenas anti-histamínicos.

AFECÇÕES CARACTERÍSTICAS DA MUCOSA BUCAL (Estomatites)

Estomatite ulcerosa

"**Aftas**" com manifestação sistêmica (**febre**).

1. Estomatite + gengivite em pré-escolar bem nutrido = **gengivoestomatite aguda herpética**.
2. Aftas na faringe sem gengivite em pré-escolar bem nutrido = **herpangina** (**Coxsackie**).
3. Herpangina + papulovesículas nas mãos e pés em pré-escolar bem nutrido = **síndrome da boca-mãos-pés** (Coxsackie A).
4. Estomatite da parte anterior da boca em crianças maiores – **estomatite aftosa** (Fig. XV-54).
5. Estomatite (+ comprometimento das mucosas nasal e genital e pele das extremidades) em desnutrido grave, pós-sarampo = **aftoide de Pospischill-Feyrter**.
6. Gengivite (com ou sem estomatite e angina) em escolares de 6 a 8 anos = **síndrome de Plaut-Vincent**.

Estomatite sem processo febril

1. Com placas tipo coágulo de leite – **estomatite cremosa (sapinho)** (Fig. XV-55).
2. Aftas recidivantes em criança atópica – **aftas alérgicas**.
   Boca seca = xerostomia.
   Hipersalivação = sialorreia.

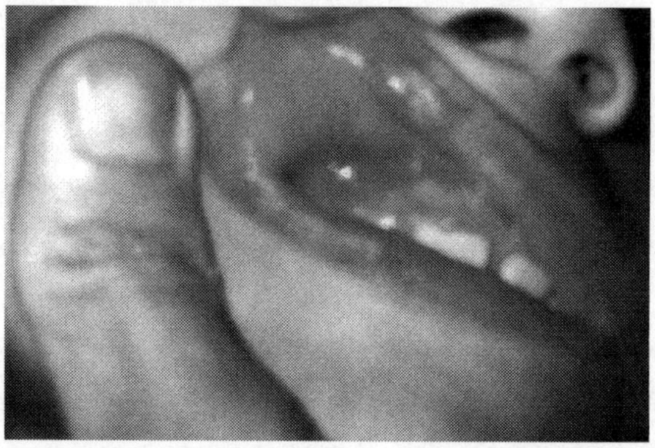

Figura XV-54 – Estomatite aftosa (ver afta na gengiva superior).

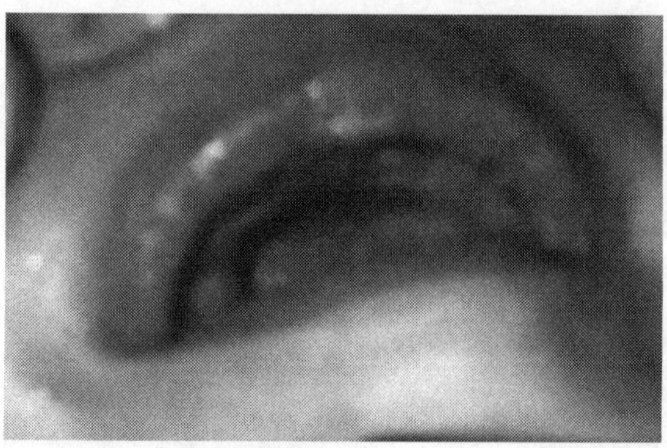

Figura XV-55 – Sapinho no lábio.

AFECÇÕES DOS LÁBIOS
(Queilites)

Fissura das comissuras labiais – **queilite angular**.
Lábio inferior inchado drenando secreção mucopurulenta – **queilite glandular**.

AFECÇÕES DA LÍNGUA

(Ver capítulo Boca)

Com placas avermelhadas com bordas brancas, em forma de mapa, cuja configuração vai mudando, assintomática = **língua geográfica**. Indica atopia.

Com aspecto de pele escrotal (fissuras e sulcos pequenos e profundos) = **língua escrotal** ou **fissurada**. Anomalia de desenvolvimento. Frequentemente associada com língua geográfica e síndrome de Down.

Placa losangular avermelhada e lobulada = **glossite rômbica mediana**.

Com coloração escura e hipertrofia das papilas filiformes – **língua negra vilosa**.

AFECÇÕES DA MUCOSA GENITAL MASCULINA

Inflamação do sulco balanoprepucial (pode atingir prepúcio e glande) – **balanite**
(ver capítulo correspondente).

AFECÇÕES DA MUCOSA GENITAL FEMININA

Úlcera vulvar acompanhada de febre (pode comprometer as mucosas oral, nasal e faríngea) – **úlcera vulvar aguda de Lipschutz**
(ver capítulo correspondente).

MANIFESTAÇÕES MUCOSAS DE AFECÇÕES CUTÂNEAS

Podem ocorrer na epidermólise bolhosa, doença de Darier, líquen plano, líquen escleroatrófico e sífilis (ver capítulos correspondentes).

MANIFESTAÇÕES MUCOSAS DE AFECÇÕES SISTÊMICAS

Podem ocorrer nas leucemias, colagenoses, sarcoidose, histiocitose X, hialinose cutaneomucosa, síndrome de Peutz-Jeghers e doença de Addison
(ver capítulos correspondentes).

26. Síndrome da Criança Espancada

Considerar o envolvimento psicossocial.
Condições suspeitas:

1. Menores de 4 anos com traumatismo sem explicação convincente.
2. Acidente ocorrido em horário estranho ou incompatível com a causa apontada.
3. Demora na procura do hospital, após o "acidente"; levar em horários pouco adequados.
4. Discrepância entre os achados de exame e a história contada pelos pais.
5. Fraturas múltiplas em diferentes estágios de consolidação (crânio, costelas, membros).
6. Atendimento hospitalar repetido por traumatismos diversos.
7. Manifestações cutâneas: a) as lesões refletem a forma ou a consequência do instrumento usado para infligir a agressão; b) lesões no tronco e coxas; c) lesões em diferentes fases de evolução – edema, equimoses sem petéquias; escoriações e cortes, hematomas, queimaduras, marcas de mordida, língua queimada ou cortada.

27. Alterações Cutâneas na Aids

Processos infecciosos

1. **Micose** – *Candida*: queilite angular (lesão com aspecto vegetante) e sapinho, resistentes ao tratamento habitual, candidíase mucocutânea extensa.
2. Viroses – mais prolongadas e agressivas: herpes simples e zóster, varicela, molusco contagioso, condiloma.
3. Bacterianas – impetigo, celulite.
4. Escabiose rebelde, evolução para sarna crostosa.

Processos inflamatórios

1. Dermatite seborreica intensa e generalizada.
2. Farmacodermia, dermatofitose.
3. Dermatite pelagroide em desnutrido.
4. Hiperplasia da parótida.
5. Acrodermatite enteropática.

Segunda Parte

DOENÇAS INFECCIOSAS EXANTEMÁTICAS

ERUPÇÃO DA PELE ACOMPANHADA DE ESTADO INFECCIOSO

Criança com Exantema

CONDUTA DIAGNÓSTICA

As doenças exantemáticas agudas são, à primeira vista, muito parecidas, o que dificulta o diagnóstico diferencial.

1ª etapa Valorizar os dados característicos

1. Período prodrômico.
2. Características do exantema (erupção da pele).
3. Presença de sinais patognomônicos.
4. Testes laboratoriais.
5. Antecedentes de doenças infecciosas e de imunização prévia.

É importante conhecer os períodos de incubação e de infectividade das principais doenças exantemáticas infecciosas.

2ª etapa Classificação conforme o tipo de erupção

São separadas em duas classes: as caracterizadas por erupção eritematomaculopapular e aquelas por erupção eritematopapulovesicular. Esses dois tipos de erupção são, também, encontrados em muitas outras doenças, além das infecciosas exantemáticas agudas.

■ **ERUPÇÃO MACULOPAPULOSA (mancha elevada)**

Doenças com exantema **obrigatório** – sarampo, rubéola, escarlatina, eritema infeccioso, exantema súbito.

Doenças com exantema **eventual** – mononucleose infecciosa, toxoplasmose, meningococcemia, infecções por enterovírus, tifo exantemático, síndrome da pele escaldada estafilocócica, infecção por citomegalovírus.

Nem toda erupção aguda é infecciosa – queimadura solar, erupção medicamentosa, eritema tóxico, miliária, síndrome linfática mucocutânea.

■ **ERUPÇÃO PAPULOVESICULOSA (elevação com líquido)**

Doenças com exantema **obrigatório** – varicela, herpes simples, herpes-zóster, riquetsiose variceliforme.

Doença com exantema **eventual** – coxsackioses.

Erupções que se devem diferenciar das doenças infecciosas agudas – impetigo, picada de inseto, urticária papulosa (estrófulo), erupção por drogas, molusco contagioso.

3a etapa Diagnóstico diferencial (Quadros XV-11 e XV-12)

VARICELA

Causada pelo *Herpesvirus varicella* ou vírus da varicela-zóster (VZ).

Incidência – predomina dos 5 aos 9 anos (Figs. XV-56, XV-57 e XV-58).

A proteção pelos anticorpos maternos, nos primeiros meses de vida, não é total.

Período de incubação – 14 dias (11 a 21).

Pode ocorrer febre nas 24 horas que precedem a erupção.

Aparecimento súbito e progressão rápida da erupção, pequenas máculas que imediatamente se desenvolvem em **vesículas** ovais claras ("em gota de orvalho") com halo eritematoso em volta, evoluem para crostas.

Localização – tronco, propagando-se para pescoço e face e poupando as extremidades (distribuição centrípeta); valorizar as lesões do couro cabeludo, logo no início.

Evolução em surtos.

No acme da doença, a erupção é constituída de pápulas, vesículas iniciais e tardias e crostas, tudo ao mesmo tempo (polimorfismo regional).

Possível comprometimento da mucosa bucal (úlceras rasas); lesões na córnea potencialmente perigosas para a visão.

Intensidade do exantema muito variável – desde poucas lesões em um único surto até inúmeras lesões cobrindo todo o corpo e que surgem em 5 ou 6 surtos, no decurso de uma semana.

Febre geralmente proporcional à intensidade do exantema.

Prurido intenso. Linfoadenopatia regional.

Não confundir varicela com estrófulo por picada de inseto.

Quadro XV-11 – DIAGNÓSTICO DIFERENCIAL DAS DOENÇAS COM EXANTEMA PAPULOVESICULAR.

Incubação/pródromos	Erupção	Laboratório
VARICELA **PI**: 14-16 dias **PP**: Crianças – geralmente não há Adolescentes – 1-2 dias com febre, mal-estar, cefaleia, anorexia **Contagioso**: desde o 1º dia até que todas as vesículas tenham secado (1 semana)	1. Evolução rápida: mácula–pápula–vesícula–crosta 2. Distribuição centrípeta das lesões 3. Lesões em todos os estágios em uma área anatômica 4. Lesões no couro cabeludo e nas mucosas	Vírus isolado no líquido vesicular Detecção de anticorpos específicos anti-VZ: IgM ou ascensão de título de IgG
RIQUETSIOSE VARICELIFORME **PI**: 1-2 semanas **PP**: lesão inicial (escara); síndrome gripal **Infectividade**: não há	Lesão primária: diâmetro médio 1,5cm; surge após picada por ácaro Erupção papulovesiculosa generalizada constituída por discretas vesículas menores que as da varicela; pode haver lesões purpúricas	Reação de aglutinação para riquetsia 1:100 suspeito; 1:200 confirmado
HERPES SIMPLES **PI**: 2-12 dias **PP**: não há	Vesículas de parede fina com conteúdo hialinosseroso sobre placa eritematosa Cura ± 10 dias	Anticorpos (ELISA): aumento na 2ª amostra após 15 dias
HERPES-ZÓSTER **PP**: não há **Infectividade**: igual à de varicela	Vesículas ao longo das linhas dos nervos afetados e que tendem à confluência; adenopatia regional	IgM positiva (varicela-zóster) ou aumento da IgG entre 2 amostras

PI = período de incubação; PP = período prodrômico, VZ = varicela-zóster.

Quadro XV-12 – DIAGNÓSTICO DIFERENCIAL DAS DOENÇAS COM EXANTEMA MACULOPAPULAR.

Período de incubação (PI), prodrômico (PP) e infectividade	Erupção	Sinais patognomônicos e outros	Laboratório
SARAMPO **PI**: 10-11 dias **PP**: 3-4 dias com febre alta, conjuntivite, coriza e tosse **Contagioso** até o 4º dia de erupção	Vermelha acastanhada Início: face e pescoço Progressão: craniocaudal Generalizada: 3º dia Esmaece: 5º dia Ocorre leve descamação, exceto em mãos e pés	Manchas de Koplik Erupção acompanhada de febre alta e sinais catarrais	Anticorpos IgM ou aumento da IgG entre a fase aguda e após 14 dias
RUBÉOLA **PI**: 14-21 dias **PP**: crianças – geralmente não há; adolescentes – 1-4 dias, com mal-estar e febre **Contagioso**: fim do **PI** até 5 dias após aparecimento da erupção; congênita: até 1 ano de idade	Cor rósea, discreta Inicia-se na face e pescoço Progressão: craniocaudal Generalizada: em 24 a 48 horas Desaparece no 3º dia	Linfoadenopatia, principalmente retroauricular e occipital Febre baixa ou inexistente	Técnicas imunoenzimáticas que quantificam os anticorpos IgG e IgM Valorizar soroconversão ou ascensão de 4 vezes ou mais dos títulos entre a fase aguda e a de convalescença IgM positiva é suspeita, mas só se confirma pelo teste de avidez da IgG (menor que 30%)
ESCARLATINA **PI**: 2-4 dias (1-7) **PP**: 12-24 horas com febre, dor de garganta, mal-estar, vômitos **Contagioso** até 24 horas após o início da antibioticoterapia	Eritematoso puntiforme, "em lixa", esbranquece à pressão Inicia-se no tronco e nas dobras cutâneas Descamação extensa, acometendo mãos e pés	Palidez peribucal (sinal de Filatow) e linhas nas dobras de flexão (sinal de Pastia) Língua em "framboesa"	Estreptococos do grupo A (na cultura da nasofaringe) ASLO e estreptozima aumentados Hemograma: leucocitose, neutrofilia, eosinofilia

Quadro XV-12 – DIAGNÓSTICO DIFERENCIAL DAS DOENÇAS COM EXANTEMA MACULOPAPULAR (*continuação*).

Período de incubação (PI), prodrômico (PP) e infectividade	Erupção	Sinais patognomônicos e outros	Laboratório
ERITEMA INFECCIOSO **PI**: estimado em 6-14 dias **PP**: não há pródromos	Paciente afebril com erupção característica em 3 etapas: 1. bochechas avermelhadas e palidez perioral; 2. erupção maculopapulosa em membros superiores e inferiores e finalmente tronco (à medida que esmaece: aspecto rendilhado); 3. estágio evanescente	Exantema facial em forma de borboleta ("face esbofeteada")	Leucometria: geralmente normal Diagnóstico: feito em bases clínicas
EXANTEMA SÚBITO **PI**: estimado em 5-15 dias **PP**: 3-4 dias com febre alta, irritabilidade; edema palpebral precede a erupção **Contagiosidade** pequena: raramente para irmãos e epidemias em orfanatos	Maculopápulas rosas avermelhadas, discretas; iniciam-se no tronco, depois face e extremidades; desaparecem em 2 dias, ocasionalmente em horas	Febre desaparece com o início do exantema	Diagnóstico feito em bases clínicas = **Roséola**
TOXOPLASMOSE **PI**: desconhecido **PP**: duvidoso Não há **transmissão** inter-humana	Maculopápulas generalizadas, não acometendo couro cabeludo, palmas das mãos e plantas dos pés; variam de vermelho vivo a rosa pálido e algumas esbranquecem à pressão	A infecção adquirida pode apresentar-se com uma ou mais das seguintes síndromes: 1. febre, pneumonia, erupção 2. linfoadenopatia 3. encefalite	Reação de imunofluorescência
MONONUCLEOSE **PI**: estimado em 10-50 dias **PP**: não há **Transmissão** (discutível): orofaringe (crianças), beijo (adolescentes)	Ocorre em 10-15% dos casos. Exantema variável e inconstante: morbiliforme, escarlatiniforme, hemorrágico, urticariforme ou nodular. A forma mais frequente é a semelhante à da rubéola Desencadeado pela ampicilina	Tríade: amigdalite membranosa, linfoadenopatia e esplenomegalia, em geral acompanhadas de febre	Hemograma: linfócitos atípicos frequentes Monospot Anticorpos ao vírus EB
MENINGOCOCCEMIA **PI**: 1-10 dias **PP**: 24 horas com febre, vômitos, mal-estar, anorexia **Contagioso** até 24 horas após o início da antibioticoterapia	Erupção maculopapulosa, podendo tornar-se petequial e purpúrica, às vezes desaparecendo antes que o doente seja examinado pela primeira vez	Erupção purpúrica petequial com grave comprometimento sistêmico e às vezes há sinais meníngeos Microrganismos podem ser observados pela coloração de Gram, no sangue, liquor ou pele (petéquias)	Cultura do liquor
ENTEROVIROSES **PI**: variável **PP**: ECHO 16 – 3 a 4 dias, com febre baixa Coxsackie e outros ECHO: febre, geralmente coincide com exantema **Infectividade**: variável	Assemelha-se à rubéola: maculopápulas discretas, não pruriginosas, generalizadas; não há descamação	Erupção pode estar associada à meningite asséptica Mais frequentes durante verão e outono	Os vírus ECHO e Coxsackie podem ser isolados de fezes, garganta, sangue ou liquor Aumento de anticorpos neutralizantes PCR Sorologia (fixação de complemento): baixa sensibilidade
EXANTEMA TÓXICO/ ERUPÇÃO POR DROGAS/ QUEIMADURA SOLAR/ MILIÁRIA Não há	Exantema tóxico e erupção por droga: maculopápulas que confundem com outras doenças Queimadura solar: confunde-se com a escarlatina, principalmente se há angina Miliária: lesões puntiformes restritas às áreas flexoras	Anamnese pode revelar ingestão ou contato com tóxicos e uso de medicamentos Miliária: coincide com altas temperaturas ou com febre elevada	Não há

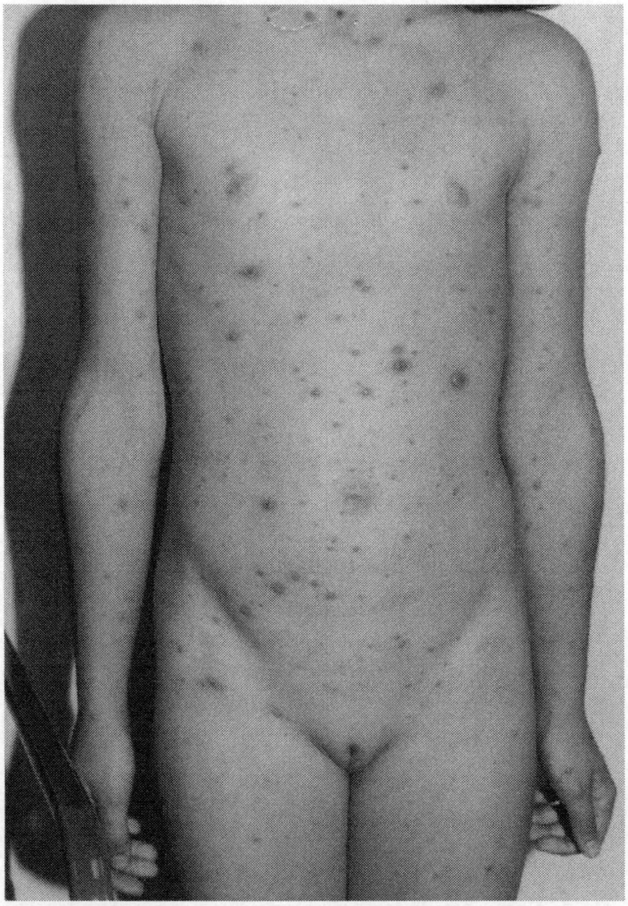

Figura XV-56 – Varicela.

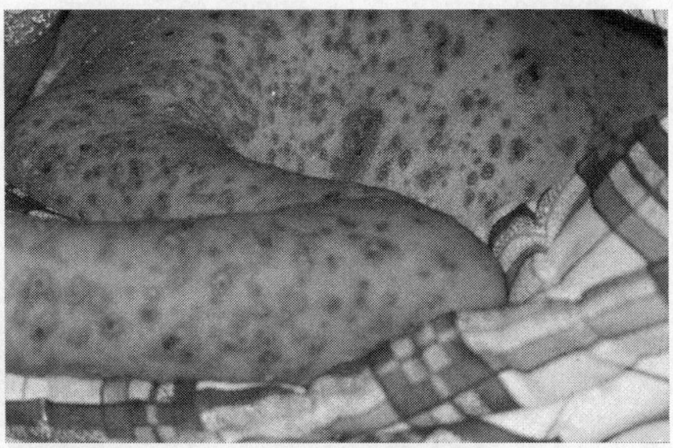

Figura XV-57 – Varicela grave em aidético.

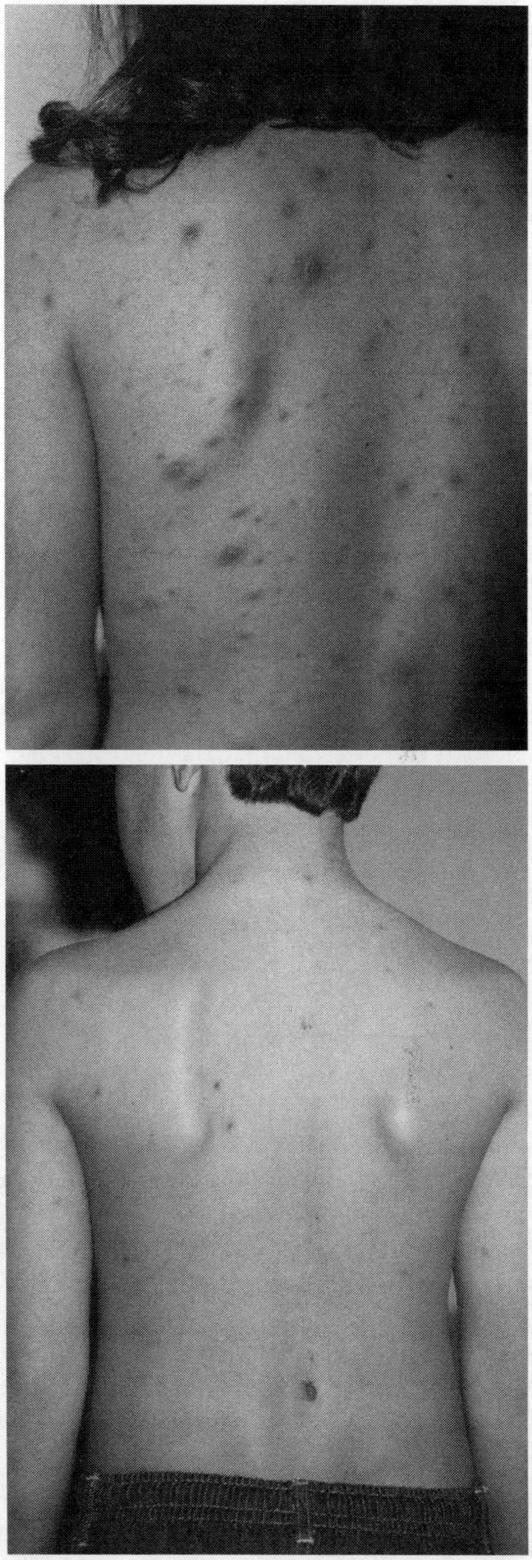

Figura XV-58 – **A**) Varicela. **B**) Varicela fraca em vacinado.

Período de contagiosidade – desde 1 dia antes do aparecimento do exantema até que todas as vesículas tenham evoluído para crostas (1 semana).

COMPLICAÇÕES DA VARICELA

1. Mais frequente – **infecção bacteriana** estrepto/estafilocócica.

   Sinais de alerta:

   a) febre além de 4 dias;

   b) elevação acentuada da febre na evolução;

   c) dor local seguida de eritema: pode ser o início da fasciíte necrosante pela toxina do estreptococo ("bactéria assassina").
2. Trombocitopenia com hemorragia na pele e nas mucosas; eventualmente hemorragia interna.
3. Encefalopatia geralmente surge 3 a 8 dias após a erupção, mas pode aparecer antes ou bem depois do exantema;
   ataxia cerebelar é a manifestação mais comum.
4. Pneumonia é menos frequente e menos grave na criança que no adulto.
5. Síndrome de Reye (vômitos persistentes).

Varicela em imunossuprimido – doença grave, hemorrágica, complicando com pneumonia e comprometimento visceral generalizado; mortalidade elevada (ver Fig. XV-57).

Varicela no vacinado – quadro menos intenso (até 50 lesões).

TRATAMENTO

1. Higiene corporal (banhos); convém usar sabão antisséptico. Cortar as unhas rentes.
2. Antitérmicos, se necessário (febre muito elevada); é prudente evitar a aspirina (risco de síndrome de Reye).
3. Antipruriginosos – talco mentolado a 2% ou loção de calamina.
4. Se necessário – anti-histamínico de ação sedativa, especialmente à noite.
5. Na infecção secundária, tratamento local com creme de mupirocina (Bactroban) e, se necessário, antibióticos sistêmicos (cefalosporina); na fasciíte: clindamicina por via IV.
6. Na criança recebendo corticoide, reduzir o medicamento a doses fisiológicas.
7. Casos graves em adolescentes: aciclovir (Zovirax).

A vacina é eficaz se aplicada nos contatantes até 3 dias a partir do contágio (ver Fig. XV-58).

ESCARLATINA

O que é – infecção estreptocócica acompanhada de eritema puntiforme e áspero.

Agente – estreptococo beta-hemolítico do grupo A de Lancefield. Para que ocorra escarlatina é preciso que o indivíduo infectado não tenha imunidade antibacteriana contra o estreptococo (esta imunidade é tipo-específica, relacionada ao fator M da bactéria), nem imunidade antitóxica contra a toxina eritrogênica (essa imunidade é tipo-específica; existem 5 tipos de toxina eritrogênica).

CONDUTA DIAGNÓSTICA

1. Grupo etário – 3 a 12 anos.
2. Período de incubação – 2 a 4 dias (extremos: 1 a 7 dias).
3. Sintomatologia inicial – início brusco, com febre alta, calafrios, vômitos, dor de garganta, dor abdominal, cefaleia.
4. Amígdalas – aumentadas de volume, hiperemiadas, com áreas irregulares de exsudato mucopurulento. Faringe hiperemiada.
5. Língua – saburrosa nos 2 primeiros dias; vermelha carnosa com pupilas tumefeitas ("língua em framboesa") em torno do 3º e 4º dias.
6. Palato – geralmente apresenta eritema puntiforme e eventualmente algumas petéquias; borda livre do palato e úvula estão hiperemiadas e edemaciadas.
7. Adenopatia – cervical anterior e mandibular.
8. Exantema – surge 12-48 horas após o início da doença. Caracterização: eritema puntiforme que dá à pele uma textura áspera, como papel de **lixa**; o eritema empalidece à compressão. Inicia-se no tronco e sofre generalização rápida. Mais intenso nas dobras cutâneas (axilares, inguinais) e zonas de pressão (nádegas). Ocasionalmente, petéquias difusas (Fig. XV-59).
9. **Sinal de Filatow** – eritema difuso da face, com palidez perioral.
10. **Sinal de Pastia** – linhas transversais de hiperemia e que não empalidecem à compressão, às vezes com petéquias, localizadas nas pregas articulares (do cotovelo).

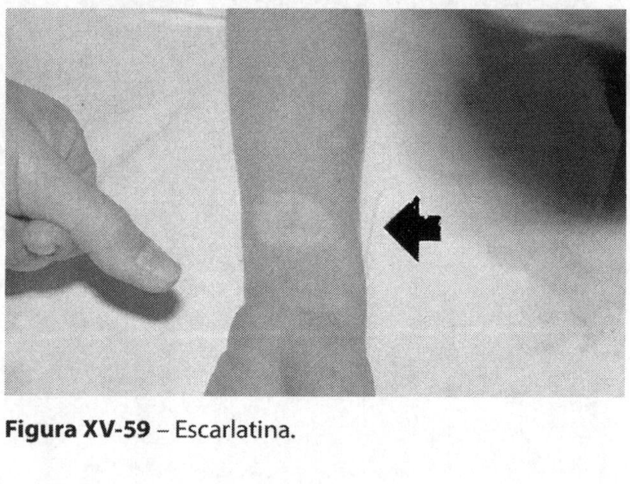

Figura XV-59 – Escarlatina.

11. **Descamação** laminar característica – inicia-se no fim da primeira semana, quando os sinais agudos já desapareceram, e é proporcional à intensidade do exantema. Inicia-se na face, estendendo-se ao tronco e às extremidades. É mais característica nas mãos, podendo servir para o diagnóstico retrospectivo (Fig. XV-60).
12. **Comprovação do diagnóstico**
    a) Isolamento do **estreptococo beta-hemolítico do grupo A**, da secreção amigdaliana, nasofaringe ou impetigo; elevação do título de antiestreptolisina O, na convalescença.
    b) **Hemograma**: leucocitose, neutrofilia e desvio à E, especialmente nos primeiros dias de infecção; eosinofilia (5 a 10%).
    c) **Prova terapêutica**: melhora evidente em 24 horas, com tratamento penicilínico.

    Observações
    - A escarlatina pode ocorrer, embora raramente, a partir de impetigo ou lesão cutânea infectada; nesses casos não há amigdalite.
    - Pode ocorrer escarlatina sem amigdalite, mas com rinossinusite (com secreção nasal purulenta ou secreção retronasal – pode-se visualizar a secreção na orofaringe, quando se baixa a língua).
    - Escarlatina pode evoluir com febrícula ou totalmente afebril.
    - Eritema pode ser apenas localizado (baixo-ventre, axilas).
    - Criança tratada precocemente com antibiótico não descama.
13. **Diagnóstico diferencial** – a escarlatina pode ser confundida com: a) exantema de doenças infecciosas próprias da infância; b) mononucleose (hemograma com linfócitos atípicos, esplenomegalia, falta de resposta à penicilina); c) difteria; d) queimadura solar (respeita as partes cobertas) e miliária rubra (pelo calor); e) alergia.

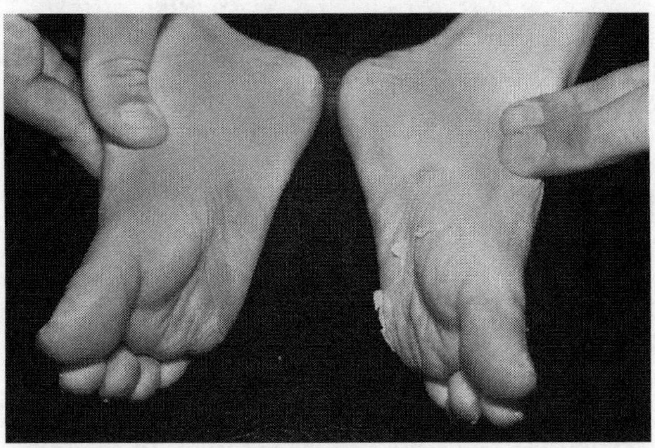

Figura XV-60 – Escarlatina: descamação laminar.

Nota: o eritema da escarlatina pode ser moderamente pruriginoso.

Caso ilustrativo – menina de 10 anos apresentou eritema generalizado, moderadamente pruriginoso, afebril, diagnosticado como "alergia"; 14 dias depois surgiu edema dos membros inferiores, PA = 14 × 12, sinais de encefalopatia hipertensiva (cefaleia, vômitos, amaurose) e de edema agudo de pulmão; nesta altura havia descamação típica das mãos
(note as consequências de uma falha diagnóstica!).

CONDUTA TERAPÊUTICA

Tratamento – idêntico ao da amigdalite estreptocócica (ver capítulo IVAS): penicilina benzatina, 2 doses com intervalo de 4 dias, ou amoxicilina ou cefadroxila por via oral durante 10 dias.

Isolamento – após o início do tratamento são suficientes 48 horas de isolamento.

CONDUTA EM RELAÇÃO AOS CONTATANTES (crianças)

O ideal é a cultura de secreção amigdaliana para identificar os infectados por estreptococos. Se não for possível, tratar (esquema idêntico ao do doente) as crianças:

1. Contato intenso em domicílio.
2. Epidemia na escola ou instituição.
3. Em caso único na classe, o melhor é deixar em observação, sem tratar, a não ser que a cepa seja comprovadamente nefritogênica.

SARAMPO

O que é SARAMPO – doença viral exantemática aguda, altamente contagiosa, caracterizada por febre, coriza, tosse, conjuntivite, exantema maculopapular e exantema patognomônico.

1. O agente – vírus (mixovírus) que se encontra no sangue e secreções orofaríngeas do doente.
2. Modo de transmissão – por meio de secreção ocular e das vias respiratórias do doente, por contato direto ou pelas gotículas de Plugge. **É contagiante desde o período catarral até 5 dias após o aparecimento do exantema**.
3. Situação atual – a vacinação nacional permanente praticamente acabou com o sarampo, que já foi importante, causa de mortalidade infantil no Brasil. Casos esporádicos que podem evoluir para surtos, eventualmente, podem ser desencadeados por viajantes estrangeiros e atingir especialmente adolescentes e adultos jovens que não foram revacinados em idade recomendada.

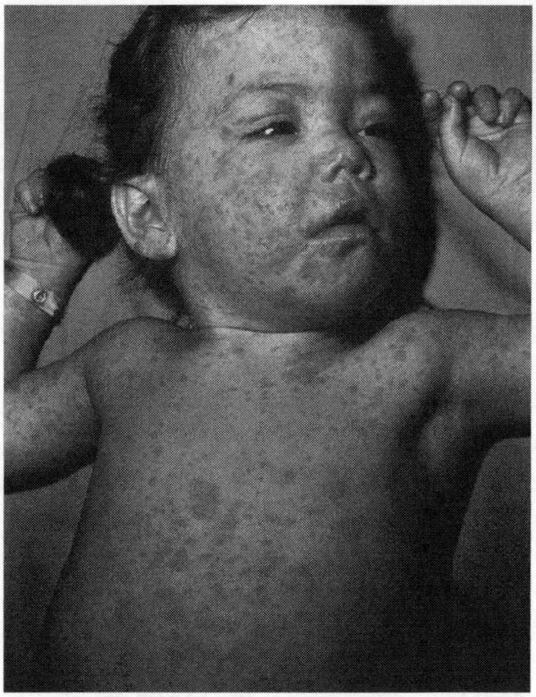

Figura XV-61 – Sarampo.

4. **Como suspeitar** – além do fator epidemiológico, valorizar o quadro clínico.
   Início gripal que se agrava com febre alta, faringoamigdalite com vermelhidão da boca, olhos vermelhos e lacrimejantes ("fácies choraminga"), tosse irritativa que se acentua e abatimento.
   Atenção às informações das autoridades sanitárias.
   Patognomônico
   Pequenas manchas brancas rodeadas por halo vermelho nas bochechas ao nível dos dentes molares (Koplikh).
   Erupções de manchas vermelhas que começam atrás das orelhas, depois descem da cabeça para o tronco e daí para as extremidades (exantema morbiliforme).
5. Notificar autoridades sanitárias.

RUBÉOLA

Produzida por um vírus (togavírus) específico.

Incidência – dos 5 aos 14 anos.

Período de incubação – 14-21 dias.

Período prodrômico:

1. Na criança não existe:
   o 1º sinal já é o aparecimento de erupção.
2. Adolescente e adulto jovem: febre baixa, cefaleia, mal-estar, anorexia, sintomas respiratórios discretos (coriza, tosse), faringite, conjuntivite;
   duração 1-5 dias.

Exantema maculopapular (manchas pequenas rosas avermelhadas) que se inicia pela face e se estende rapidamente para baixo; ao fim do 1º dia, a erupção começa a desaparecer do rosto e pode coalescer no tronco, mas não nos membros; duração: 3 dias (1 a 5).

Linfoadenopatia

1. Pode aparecer até 7 dias antes do exantema.
2. Generalizada.
3. Característica, mas não patognomônica: retroauricular e occipital.
4. O aumento de volume e a dor são mais intensos no 1º dia da erupção.
5. Após 1-2 dias há diminuição da dor, mas os gânglios continuam palpáveis por várias semanas.
   Pode ocorrer discreta esplenomegalia.

Hemograma – leucopenia discreta; aumento dos plasmócitos é sugestivo; ocasionalmente linfócitos atípicos.

Artralgia ou artrite ocorre especialmente em adolescentes do sexo feminino; compromete simetricamente tanto as pequenas (interfalângicas) como as grandes articulações; aparece quando a erupção está esmaecendo, dura 5-10 dias.

Plaquetopenia discreta pode ocorrer;
raramente púrpura trombocitopênica.

DIAGNÓSTICO

A rubéola é uma das doenças exantemáticas mais sujeitas a confusões diagnósticas.

O diagnóstico pode ser feito com boa margem de segurança em uma criança de 5 a 14 anos, sem febre e sem comprometimento do estado geral, que aparece com gânglios nitidamente aumentados nas regiões cervical, occipital e retroauricular e no dia seguinte surge erupção de pequenas manchas róseas no rosto, estendendo-se para baixo e desaparecendo em 3 dias, ocorrendo na primavera ou no inverno, e tudo isso no contexto de um surto epidêmico que ocorre a cada 6-9 anos.

Fora desse quadro é arriscado fazer o diagnóstico de rubéola.

Atenção – **não** é rubéola se: a) febre alta; b) no verão (pode ser exantema viral de verão);
c) menores de 5 anos.

Observação – a vacinação nacional permanente deve quase acabar com a doença; atualmente ficar prevenido na geração que não foi vacinada e adolescentes não revacinados.

CONDUTA

Em caso de dúvida (quadro não típico) não fazer o diagnóstico de rubéola (é melhor chamar de uma virose exantemática), pois um diagnóstico errôneo (o que inclusive dispensaria vacinação posterior) em uma menina dá falsa segurança que pode acarretar graves problemas no futuro.

COMPROVAÇÃO LABORATORIAL

É de interesse para a confirmação da doença em grávidas.

Na prática, a melhor prova sorológica é a pesquisa de anticorpos inibidores da hemaglutinação (IH) do tipo IgM.

Contagiosidade – desde 1 semana antes até 5 dias depois do aparecimento do exantema.

RUBÉOLA CONGÊNITA – ver Seção Recém-Nascidos.

EXANTEMA SÚBITO *(ROSEOLA INFANTUM)*

Etiologia viral – herpes-vírus tipo 6.

Pode haver quadro semelhante pelo tipo 7.

Incidência – 6 a 18 meses.

Início súbito com febre alta (pode ocorrer convulsão) e persistente (responde pouco aos antitérmicos).

Estado geral conservado, mas pode ocorrer irritabilidade (choro quase contínuo) e anorexia.

Gânglios occipitais aumentados.

Edema palpebral na véspera da erupção.

Erupção – após 3 dias de febre, esta cai em crise e surge um exantema macular, cor rósea, que se inicia no tronco e se estende para pescoço e braços.

Desaparecimento rápido, em 24 a 48 horas.

Leucopenia com neutropenia e linfocitose relativa.

Confusão diagnóstica

1. Do leigo, com sarampo – o sarampo acompanha-se de fenômenos catarrais acentuados, a febre não desaparece com o surgimento da erupção.
2. Do médico, com rubéola – a rubéola não ocorre nessa idade nem apresenta febre no período prodrômico; lembrar que a presença de gânglios occipitais não é patognomônica de rubéola.
3. Exantemas virais de verão (Fig. XV-62).

ERITEMA INFECCIOSO (5ª doença)

Viral – *Parvovirus* B19.

Incidência – 5 a 15 anos.

Febre ausente ou febre baixa nos pródromos (2 dias).

Exantema

1. Eritema quente das bochechas (**fácies de "criança esbofeteada"**) que dura 1 a 4 dias e depois esmaece (Fig. XV-63).
2. Eritema maculopapular do tronco, nádegas e membros
   (inicialmente na face de extensão dos membros).
3. À medida que o exantema progride, as lesões iniciais dos braços e coxas esmaecem, deixando uma zona clara central, o que dá um aspecto **rendilhado**,
   que é característico da doença. Duração: 10-11 dias.
4. Possível reaparecimento periódico do exantema, desencadeado por sol, exercícios, banhos quentes.

Contagiosidade pequena.

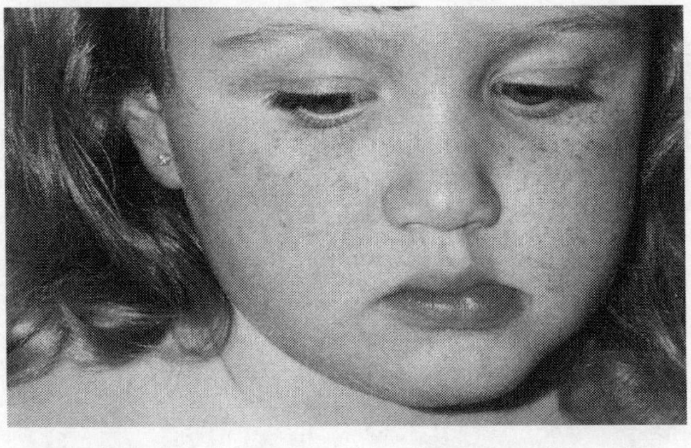

Figura XV-62 – Petéquias na face, pescoço e tórax acima da linha mamilar em criança febril não toxeminada = viral. Se petéquias presentes abaixo da linha mamilar: perigo!

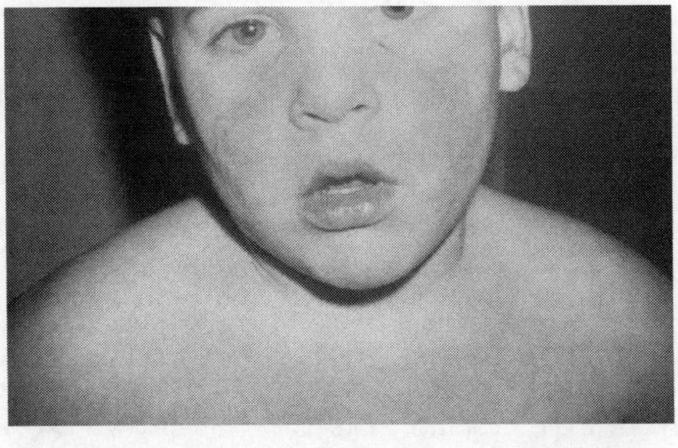

Figura XV-63 – Eritema infeccioso (fácies de "criança esbofeteada").

SEÇÃO XVI

Os Problemas Clínicos e Ortopédicos dos Ossos e Articulações

coordenadores **Élcio Landin** (as grandes queixas ortopédicas). **Odete Hilário** (reumatismo

colaboradores **Élcio Landin. Élio Consentino. George Bittar. José Donato de Próspero. Roberto Attílio Lima Santin. Verônica Coates** (raquitismo). **Cláudio Len. Odete Hilário. José Goldenberg. Saulo Ricardo Lopes** (raquitismo)

DIAGNÓSTICO POR IMAGENS NAS AFECÇÕES ORTOPÉDICAS

RADIOLOGIA

1. Ainda é o recurso básico.
2. Avalia detalhes trabeculares, articulações e contorno dos tecidos moles.
3. Indicação: anomalias esqueléticas, traumatismos, infecções e neoplasias.
4. Evitar exposição desnecessária aos raios X (exames de "rotina" e repetições desnecessárias).

ULTRASSONOGRAFIA

1. Isento de radiação, não requer anestesia, nem sedação nem preparo intestinal.
2. Indicação: luxação congênita dos quadris, cistos, tumores de partes moles, dano vascular relacionado com fraturas e amputações traumáticas, trombose venosa, malformações arteriovenosas, articulações, derrame, abscesso.

TOMOGRAFIA COMPUTADORIZADA

Indicações:

1. Pode ser usada em fratura-luxação depois que a radiografia mostrou anormalidades que não puderam ser totalmente elucidadas (ex.: coluna vertebral).
2. Osteomielite não aparente à radiografia.
3. Corpos estranhos não opacos nos tecidos moles.
4. Deslocamento da epífise femoral proximal.
5. Torção tibial.
6. Metástases pulmonares de tumores ósseos.
7. Coluna: osteoma osteoide.
8. Pé: coalisão tarsal.
9. Intrapélvico: abscesso do psoas.

RESSONÂNCIA MAGNÉTICA

Método mais moderno, sem irradiação ionizante; muito caro.
Indicação:

1. Tumores ósseos.
2. Tecidos moles: canal medular (espinhal).
3. Diagnóstico diferencial de Legg-Perthes.

NOVA NOMENCLATURA	
Antiga	**Atual**
cúbito	ulna
omoplata	escápula
perôneo	fíbula
rótula	patela
tendão de Aquiles	tendão calcâneo

Periostal e periosteal são duas formas aceitas (periósteo).
O termo popular "junta" refere-se à articulação.

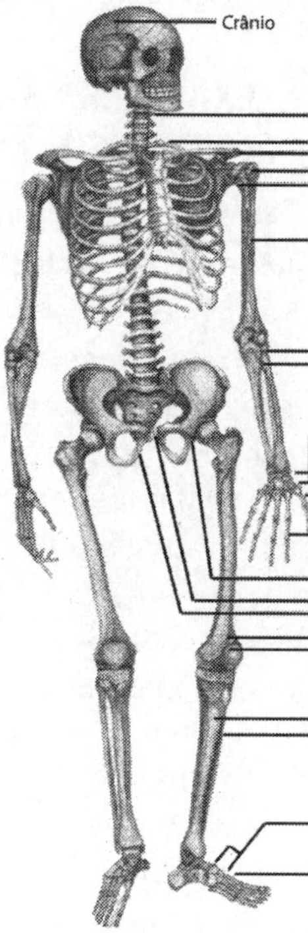

CINTILOGRAFIA

Imagem obtida pela injeção de radionuclídeos, usando gama-câmara. Depende da **perfusão vascular** (detecta estados hiperêmicos como a doença de Legg-Perthes) e do metabolismo ósseo (detecta estados de renovação óssea alterados como neoplasias e aumento de atividade como na consolidação de uma fratura).
Aplicação: diferenciar anormalidades ósseas de tecidos moles.

1. Diferenciar artrite séptica de celulite e de osteomielite. É importante para detectar precocemente osteomielite antes que apareça tradução radiológica.
2. Ideal para o diagnóstico precoce da necrose avascular do osso (ex.: Legg-Perthes) bem antes das alterações radiológicas.
3. Detecção da discite lombossacral (em criança com dor lombossacral e recusa em andar).
4. Fratura oculta em criança pequena com claudicação ou recusa em andar.
5. Lesões do esportista (lesão de estresse da porção proximal da tíbia e dores nas canelas).

ARTROSCOPIA

Permite visualização direta do interior da articulação por meio do **artroscópio óptico**.
Algumas situações em que a artroscopia é útil:

1. Dor no joelho e edema crônico relacionado com traumatismos mínimos: **ruptura do ligamento cruzado.**
2. Adolescentes com dor e edema recorrentes do joelho: **ruptura dos meniscos interno** e **externo**.
3. Dor intensa e recorrente no joelho de aparecimento súbito ao dobrar a perna: **síndrome da prega da sinovial**.
4. Adolescente com dor no joelho provocada por mobilização e pressão das patelas: **condromalacia das patelas**.

ARTICULAÇÃO (junta)

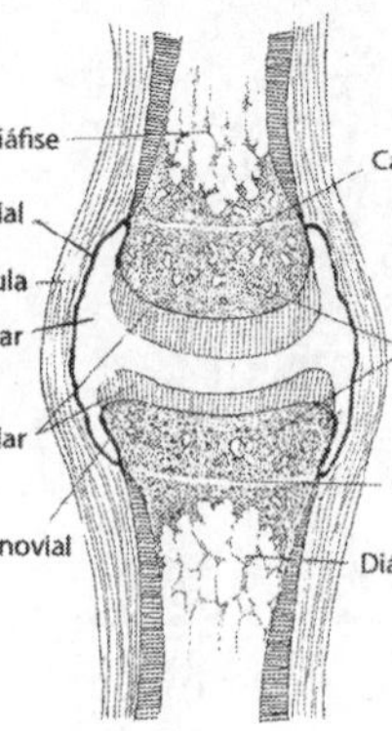

HOMENAGEM

Dr. Luiz Gustavo Wertheimer, ortopedista da Clínica Infantil do Ipiranga.
Dr. José Goldenberg, que deu a primeira versão didática desta Seção (reumatismo)

Primeira Parte

AS GRANDES QUEIXAS ORTOPÉDICAS

1. A Criança que Manca – Claudicação

Marcha anormal (mais frequentemente unilateral) causada por dor, fraqueza muscular ou defeitos estruturais.

Importante: na criança pequena, o equivalente à claudicação pode ser a **recusa em andar ou ficar em pé** e **pedir para ser carregada**.

1ª etapa História

1. Idade – a) *de 1-3 anos*: luxação congênita do quadril; discrepância importante no comprimento das pernas; b) *pré-escolar*: sinovite transitória*; c) *escolar*: doença de Perthes; d) *adolescente*: deslizamento da epífise proximal do fêmur, problemas relacionados com a patela (rótula), osteossarcoma.
2. Traumatismo – a) não responsabilizá-lo por todos os problemas; b) traumatismo moderado pode produzir fratura quando incide em cisto ou tumor.
3. Claudicação pela manhã (artrite reumatoide juvenil), no fim do dia, após fadiga (fraqueza muscular), constante? (tumor)? Contínua ou intermitente? Após atividade vigorosa? (suspeitar de fratura de estresse).
4. Associada com dor (tipo e localização) – a) dor proveniente da região lombar é transmitida para as nádegas e para o lado das coxas; b) dor do quadril propaga para a virilha e face interna das coxas; c) dor da parte média do quadril é referida no joelho; d) dor constante: pesquisar infecção e tumor; e) dor ligada à movimentação articular; f) desmineralização do osso provoca dores generalizadas; g) dor nas extremidades inferiores e claudicação podem ser os primeiros sinais de doenças sistêmicas (leucemia, doença de Gaucher).
5. Associada com febre e calafrios – sugere infecção.

2ª etapa Exame físico (com mínima roupa)

1. Observar a marcha: a) pedir à criança que ande várias vezes de um lugar para outro; b) que ande na ponta dos dedos dos pés ou nos calcanhares, suba escadas, corra; c) que fique em pé em um pé só; d) prestar atenção aos sons da marcha; e) examinar os sapatos e verificar como eles se gastam; f) teste de Trendelenburg: pedir à criança que fique em pé sobre apenas um pé e depois sobre o outro durante 1 minuto; se a pélvis se inclinar para o lado oposto, significa fraqueza muscular do glúteo (sugere síndrome de Legg-Perthes).
2. Exame das articulações: a) limitação de movimentos; b) rigidez; c) tumefação; d) lassidão (problemas de ligamento); e) medir comprimento das pernas; f) dobras extras da pele, manchas café com leite, inflamação.
3. Observar coluna: deformidade, assimetria da pélvis, placa pilosa; curvar para a frente e para os lados.
4. Pélvis: verificar desnivelamento (colocar os dedos indicadores em ambas as cristas ilíacas laterais).
5. Patelas: localização, dor à compressão.
6. Exame neurológico: testar reflexos, força muscular, sensibilidade, clono.

3ª etapa Exames subsidiários

Hemograma e VHS.

Aspiração articular (em caso de artrite) e hemocultura (na presença de estado infeccioso).

Radiografia – incluir sempre a articulação proximal àquela em que ocorre a queixa. Radiografia anteroposterior dos membros inferiores, radiografia da coluna.

Cintilografia – para casos de lesões ósseas suspeitas mas com radiografia normal: osteomielite, tumor, síndrome de Legg-Perthes.

Ultrassonografia – articulações, luxação congênita dos quadris.

Tomografia – para definir melhor uma área anatômica já identificada. Problemas intrapélvicos, do pé, tumor da espinha.

Ressonância – síndrome de Legg-Perthes.

4ª etapa Principais entidades clínicas

Ver a seguir: **A criança com dor nas pernas**, item D, **com claudicação**.

*Ver capítulo Sinovite transitória do quadril.

2. A Criança com Dor nas Pernas

ROTEIRO DIAGNÓSTICO ABRANGENTE

1ª etapa Pergunte

Idade, sexo, quando a dor começou, como é, onde é, frequência, o que desencadeia, o que faz melhorar, o que faz piorar, atividade física, vem melhorando ou piorando no curso do tempo, outras dores recorrentes (cefaleia, dor abdominal), sintomas concomitantes: febre, emagrecimento; medicações que costuma tomar. Ansiedade, relacionamento familiar e escolar, reação e temor dos pais em relação à queixa dor.

Valorize sinais de alerta: dor óssea, fadiga, claudicação persistente, inflamação das articulações, febre recorrente, emagrecimento, hepatoesplenomegalia, linfoadenopatia, *rash*, tumoração abdominal.

2ª etapa Examine

Criança andando com e sem sapato, os sapatos, local da dor, sinais traumáticos e inflamatórios, mobilização (limitação de movimentos, rigidez), fraqueza muscular, gânglios, estado geral, febre, peso.
Completar com exame do abdome e coluna.

3ª etapa Exames subsidiários úteis

Dor nas pernas associada a sintomas locais ou sistêmicos: hemograma, VHS, enzimas musculares, radiografia, cintilografia (para casos não elucidados pela radiografia).

4ª etapa Classificação

De acordo com os dados obtidos, procure enquadrar o caso em uma das seguintes categorias:

1. Sem alterações evidentes e com bom estado geral.
2. Com dor à mobilização das pernas (pseudoparalisia dolorosa).
3. Com fraqueza muscular ou paralisia.
4. Com claudicação intermitente ou marcha mancando.
5. Com sinais inflamatórios articulares.
6. Sinais inflamatórios que não se limitam à articulação.
7. Com abatimento e palidez muito acentuada.
8. Com hepatoesplenomegalia.
9. Tumor abdominal.
10. Com alterações hemorrágicas.
11. Outros.

5ª etapa Entidades clínicas

Procure em cada categoria as entidades mais frequentes:

A) **Sem alterações evidentes e com bom estado geral**

1. **Exercícios físicos intensos.**
2. **Escoriações.**
3. **Unhas encravadas, sapatos apertados ou deformados, salto de sapatos, solas** (muito finas ou altas).
4. **Reações locais após injeções intramusculares.**
5. "**Dor de crescimento**": dor noturna, intermitente, pré-escolar de 3-5 anos, localizada na panturrilha, coxas, fossa poplítea, virilha; melhora com calor, massagem, aspirina.
6. **Hipermobilidade das juntas**: dor noturna intensa em criança capaz de tocar o chão, sem dobrar os joelhos, com as palmas das mãos e tocar o antebraço com o polegar.
7. **Defeitos ortopédicos ou posturais** (pé plano): desvios de coluna vertebral (lordose-escoliose), assimetria congênita (neurofibromatose), comprimentos desiguais das pernas, encurtamento do tendão de Aquiles. Dor após exercícios ou ao acordar, raramente à noite. A dor é muscular. Ao localizar a dor, a criança refere a perna toda. **Conduta**: ortopedista.
8. **Tumores benignos** (neuromas, fibromas, osteomas, condromas, lipomas) predominam no sexo masculino. Dor por compressão ou irritação da medula e raízes nervosas. Evolui em 2 a 3 anos. Na maioria das vezes são assintomáticos. **Conduta**: radiografia (osteólise ou lesões escleróticas), cirurgia.
9. **Cistos de Baker**: presença de tumefação na fossa poplítea do joelho, geralmente unilateral. É um cisto sinovial, mais frequente em meninos de 1 a 15 anos. **Conduta**: ortopedista.
10. **Tumores malignos**: osteossarcoma e sarcoma de Ewing – dor no osso com ou sem inchaço local, em meninos com idade superior a 10 anos.
11. **Granuloma eosinófilo**: incidência em crianças de 4 a 7 anos; edema local, irritabilidade. **Conduta**: radiografia (lesão lítica dentro da cavidade medular com bordas mais ou menos difusas). Mais frequente no crânio e nos ossos longos.
12. **Psicogênica**: dor mais noturna; ambiente familiar tenso; presença, em casa, de adultos reumáticos ou poliqueixosos; a criança que procura chamar atenção dos pais; pretexto para não ir à escola. Exames complementares negativos. **Conduta**: psicologia comportamental.
13. **Dor na tíbia em atletas** por inflamação do periósteo (dor desencadeada por flexão forçada do pé) ou fratura de estresse (com inchaço local discreto). Cintilografia.

14. **Artralgia patelofemoral**: adolescente com dor no joelho que piora ao dobrá-lo e ao subir escadas; melhora com o repouso. Radiografia.

B) **Com dor à mobilização das pernas (pseudoparalisia dolorosa)**

1. **Sífilis congênita** (pseudoparalisia de Parrot): primeiros meses de vida; coriza sanguineopurulenta; lesões cutâneas; esplenomegalia. Radiografia: osteocondrite. Reação sorológica para sífilis.
2. **Hiperostose cortical infantil** (doença de Caffey): primeiro semestre de vida; irritabilidade; febrícula; hiperestesia; anemia hipocrômica; evolui para cura espontânea.
3. **Hipervitaminose A** em crianças de mais de 6 meses: história de ingestão prolongada de altas doses de vitamina A; anorexia; perda de peso; edema de partes moles; dor espontânea e ao contato; irritabilidade; alopecia; prurido; lesões seborreicas; fissura labial; hepatoesplenomegalia. Radiografia (hiperostose mais no meio da diáfise, abrangendo vários metatarsos, com exceção do primeiro).
4. **Escorbuto** ocorre entre 6 meses e 2 anos de idade. Dor óssea; irritabilidade; dor à mobilização; posição característica de rã; gengivas sangrantes; hemorragia de mucosas; anorexia e palidez desde o início. Radiografia da extremidade inferior do fêmur. **Conduta**: vitamina C.

C) **Com fraqueza muscular ou paralisia**

1. **Poliomielite**, fase aguda: febre, início brusco, hiporreflexia, dor à mobilização, sinais de irritação meníngea, reflexos superficiais diminuídos, epidemiologia de pólio. Liquor característico.
2. **Polirradiculoneurite** (síndrome de Guillain-Barré): dor, paralisia e fraqueza muscular simétrica, reflexos abolidos, alterações sensoriais. Liquor: dissociação albuminocitológica.
3. **Poliomielite**, fase de sequela: paralisia flácida, assimétrica, acometendo parte do músculo inferior (às vezes só o pé), com antecedentes de fase aguda, sem outras causas. Atrofia muscular.
4. **Paralisia cerebral**: paralisia espástica com ou sem deficiência mental, acomete grupos musculares.
5. **Hiperostose cortical infantil**: ver item B-2.
6. **Hipervitaminose A**: ver item B-3.
7. **Dermatomiosite**: após 3 anos de idade, eritema de face, tórax e às vezes membros, fraqueza dos músculos proximais dos membros, fadiga, emagrecimento, dor muscular. Solicitar enzimas musculares e biópsia do músculo.
8. **Síndrome de Addison**: astenia intensa, hipotensão arterial, hipotermia, pele pigmentada (pardo-acinzentada), anorexia, perda de peso. Na e Cl séricos baixos, K alto, radiografia normal.
9. **Hiperparatireoidismo**: anorexia, perda de peso, vômitos, obstipação, hipertensão arterial. Ca sérico aumentado, P diminuído. Radiografia: rarefação óssea generalizada.
10. **Doença renal crônica**: quadro grave de evolução progressiva, palidez, anorexia, edema palpebral, fácies renal. Urina tipo I (isostenúria), ureia aumentada, *clearance* de creatinina (alterado).

D) **Com claudicação intermitente ou marcha mancando**

1. **Luxação congênita do quadril**: sinal de Ortoloni positivo; assimetria das pregas glúteas. Quando diagnosticada já na idade de andar: andar gingando; quando bilateral, a marcha é do tipo pato. Maior incidência nas meninas.
2. **Sinovite transitória**: causa mais comum de claudicação na infância. Ocorre dos 18 meses aos 12 anos. Dor discreta à mobilização, instalação súbita, ausência de quaisquer sinais físicos, geralmente antecedida de processos infecciosos na orofaringe. Radiografia, VHS, hemograma normais.
3. **Osteoartrite tuberculosa do quadril**: claudicação, posteriormente dor referida no joelho ou face interna da coxa. PPD, radiografia.
4. **Doença de Legg-Calvé-Perthes** (necrose asséptica da cabeça do fêmur): predomina dos 4 aos 10 anos e no sexo masculino; dor irradiada em direção à patela; insidiosa, aumenta com a atividade; limitação de mobilização da perna, principalmente da abdução coxofemoral. Cintilografia; radiografia.
5. **Doença de Osgood-Schlatter** (necrose asséptica da tuberosidade tibial): dor e tumefação no local afetado; incidência entre 10 e 16 anos de idade, mais no sexo masculino. Radiografia.
6. **Doença de Sever** (oesteocondrite da tuberosidade do calcâneo): incidência entre 10 e 12 anos de idade, dor no calcâneo, limitação de movimentos, tumefação. Cura espontânea. Radiografia.
7. **Doença de Freiberg** (osteocondrite da segunda cabeça do metatarso): incidência entre 10 e 17 anos de idade, aparece após sobrecarga estática ou longas marchas; tumefação local e dor à pressão. Evolui para a cura. Radiografia (rarefação, seguida de esclerose e fragmentação).
8. **Osteocondrite dissecante**: mais frequente em meninos de 4 anos, assimétrica, acomete fêmur

e joelho, pode afetar tornozelo e bacia, dor intermitente, mais localizada no joelho, com tumefação, atrofia da coxa.

9. **Epifisiólise coxofemoral do adolescente**: adolescente do sexo masculino, obeso, dor discreta, intermitente, no quadril ou joelho; abdução limitada. Radiografia em posição de rã.
10. **Coartação da aorta**: falta de pulso femoral, hipotensão nos membros inferiores, contraste entre segmento superior e inferior.
11. **Anemia falciforme**: raça negra, dores em crises, articulares, abdominais e torácicas. Prova de falcização, eletroforese de hemoglobina, radiografia (osteoporose).
12. **Sapatos** apertados, deformados, com salto ou sola fina ou muito grossa: corpo estranho no sapato.
13. **Unha encravada. Conduta**: cortar a unha sem arredondar as bordas.
14. **Adenopatia ilíaca: psoíte** – dor abdominal, febre alta, espasmo do psoas, dor à mobilização. Posição de defesa da coxofemoral. A dor é intensa, sem alterações locais superficiais (abscesso profundo). Diagnóstico diferencial com apendicite. Indicada cirurgia urgente.
15. **Adenopatias inguinais** (ínguas): pesquisar ferimento infectado nos membros inferiores.
16. **Raquitismo tubulorrenal** (osteodistrofia glomerulotubular): primeiro se instala a nefropatia. Provas de função renal alteradas.
17. **Discite**: criança menor de 4 anos que se recusa a andar e sentar, dores nas coxas e abdome, grita quando é suspensa. VHS aumentada, radiografia inicialmente normal, cintilografia positiva (discos intervertebrais L1-L5).
18. **Psicogênica**: ver item A-12.

E) **Com sinais inflamatórios articulares**

1. **Febre reumática**: poliartrite aguda, migratória, das grandes articulações, autolimitada, de curta duração, excelente resposta à aspirina e aos corticoides. Infecção estreptocócica prévia (ASLO aumentada). Concomitância de cardite. Criança com idade superior a 5 anos. Provas de atividade inflamatória positivas.
2. **Artrite reumatoide**: poliartrite de mais de 6 semanas de duração é suspeita; mono ou poliartrite de mais de 3 meses é praticamente diagnóstica. Rigidez matutina. Início em qualquer idade, comumente antes dos 5 anos.
3. **Dermatomiosite**: ver item C-7.
4. **Lúpus eritematoso**: predomina no sexo feminino, início após os 8 anos, insidioso; febre intermitente, dor articular vaga, exantema (típico em "asa de borboleta" na face, tomando o dorso do nariz e maçã do rosto), artrite, nefrite. Leucopenia, células LE e FAN.
5. **Artrite séptica ou pioartrite**: dor intensa articular, febre alta, calor local, atitude em flexão do joelho ou quadril, procurar feridas ou abscessos próximos à articulação; hemograma supurativo.
6. **Doença de Lyme** por carrapato: dor na perna com uma ou várias articulações inchadas; evolução pode ser curta ou prolongada ou migratória, sequencial. Pode ser precedida por eritema crônico migrante.
7. **Anemia falciforme**: ver item D-11.
8. **Leucoses**: estado geral comprometido, palidez crescente, adenopatia, esplenomegalia, manifestações hemorrágicas, dor óssea intensa desproporcional aos dados do exame físico. A artrite pode ser migratória. Hemograma e mielograma.
9. **Hemofilia**: início na adolescência; história familiar, joelho (articulação predileta); equimose. Radiografia (joelho), coagulograma.
10. **Tuberculose**: dor com início brusco, limitação funcional, tumefação de partes moles (abscesso frio), espasmo; história de contágio. Mantoux (PPD); radiografia.
11. **Doença do soro**: antecedentes – injeção de soro animal ou medicamentos, 1 a 3 semanas antes; dor intensa exacerbada pelos movimentos e pressão. Lesão urticariforme; adenopatia e esplenomegalia. Cura espontânea em 1 a 3 dias.
12. **Rubéola ou reação vacinal**: artrite, principalmente em adolescente e no fim do exantema ou após alguns dias da vacina. Comprometimento de pequenas e grandes articulações.
13. **Doença inflamatória intestinal**: dor nas juntas, diarreia crônica e dor abdominal.

F) **Sinais inflamatórios que não se limitam à articulação**

Dor persistente com inchaço – suspeitar de tumor.

1. **Erisipela**: febre, mal-estar, vômitos, sinais inflamatórios locais.
2. **Celulite**: infecção localizada com sinais inflamatórios locais (vermelhidão), sintomas gerais pouco pronunciados, edema local nítido.
3. **Abscesso**: febre, mal-estar, inapetência, irritabilidade; sinais inflamatórios locais (supuração).
4. **Contusão traumática**.
5. **Osteomielite supurada hematógena**: acometimento de metáfise de grandes articulações; início agudo; crianças menores apresentam sob

forma de sepse, e as maiores, com foco osteomielítico (mais próximo das articulações) com sintomatologia local evidente (sinais inflamatórios). Nos lactentes é multifocal, semelhante à poliartite séptica, e nos prematuros compromete mais cabeça de fêmur e logo se propaga para a articulação do quadril.

6. **Osteossarcoma**: predomina no sexo masculino. Localização: ossos longos (fêmur distal e tíbia proximal); dor, tumefação local e incapacidade funcional. Evolução em meses; metástases pulmonares precoces. Radiografia (lise e esclerose metafisárias).
7. **Doença de Gaucher**: dores nas pernas, edema, hipersensibilidade nas articulações, hepatoesplenomegalia, parada de crescimento, deficiência intelectual, sinais neurológicos. Ocorre na primeira infância sob forma aguda e, na segunda infância, sob forma crônica. Radiografia do terço inferior do fêmur e bacia; biópsia.
8. **Tumor de Ewing**: aparece antes dos 5 anos; predomina no sexo masculino; mais frequente nos ossos longos (úmero); dor, tumefação local; evolui em anos. Radiografia (osteólise – reação periosteal em "casca de cebola"). VHS elevada.
9. **Exostose osteocartilaginosa**: predomina no sexo masculino, quando pequena pode ser assintomática; cessa o crescimento com consolidação do esqueleto; determina baixa estatura. Podem aparecer exostoses múltiplas congênitas, mais frequentes no joelho e terço inferior do fêmur. Radiografia: excrescência óssea (estrutura central de osso esponjoso revestida por superfície cartilaginosa).
10. **Tumor gigantocelular epifisário**: na segunda década de vida, ocorre mais no sexo masculino; história de 3 a 6 meses, raramente apresenta tumefação; localização proximal da tíbia ou distal do fêmur. Radiografia: osteólise bem delimitada por osso normal ou discretamente condensada.
11. **Fibrossarcoma**: ocorre em ambos os sexos; dor, tumefação; evolução rápida.
12. **Metástase de neuroblastoma**: na primeira década; generalizada; clínica depende da localização das metástases. Urina (pesquisa de ácido vanilmandélico); radiografia (osteólise); lesões no crânio são mais frequentes.
13. **Cisto ósseo solitário**: na 1ª e 2ª décadas; mais frequente no sexo masculino; terço proximal do fêmur; dor, fratura patológica; às vezes regride espontaneamente; pode ocorrer recidiva. Radiografia (maior transparência radiológica, sem reação periostal ou de partes moles).
14. **Miosite**: viral, de curta duração; CK elevado; bacteriana supurativa, podendo formar abscesso ou flegmão.
15. **Osteoma osteoide**: acomete diáfise dos ossos, dor noturna, óssea; melhora rapidamente com aspirina. Radiografia: ninho radiolucente com borda esclerótica.
16. **Micoses: actinomicose** – semelhante à osteomielite crônica.
17. **Acrodinia**: em lactentes; rara; parece ser hipersensibilidade ao mercúrio. Abatimento, irritabilidade, anorexia, febrícula, fotofobia, perturbações psíquicas acentuadas, hipotonia muscular; nas extremidades: edema, vermelhidão e temperatura fria, hipersudorese, descamação de pele. Exame de urina (presença de mercúrio acima de 50mcg/L).
18. **Hipervitaminose A**: ver item B-3.
19. **Doença de Hodgkin**: ver item G-2.

G) Com abatimento e palidez acentuada

1. **Leucemia**: ver item E-8.
2. **Doença de Hodgkin**: geralmente acima dos 7 anos, sexo masculino. Antes das evidências radiológicas aparecem dores ósseas (áreas de rarefação); hepatoesplenomegalia e aumento ganglionar generalizado. Biópsia ganglionar (células de Sternberg).
3. **Metástases de tumor ósseo**: ver item F-12.
4. **Tuberculose:** ver item E-10.
5. **Anemia falciforme**.

H) Com hepatoesplenomegalia

1. **Leucemia**: ver item E-8.
2. **Doença de Hodgkin**: ver item G-2.
3. **Doença de Gaucher**: ver item F-7.
4. **Artrite reumatoide**: ver item E-2.
5. **Tuberculose**: ver item E-10.

I) Com tumor abdominal

1. **Linfossarcoma**: menos frequente que o de Hodgkin; pode aparecer desde os primeiros dias de vida. Aumento dos gânglios linfáticos, hepatoesplenomegalia, emagrecimento. Biópsia.
2. **Doença de Hodgkin**: ver item G-2.
3. **Neuroblastoma**: ver item F-12.

J) Com alterações hemorrágicas

1. **Púrpura de Henoch-Schönlein**: sufusões hemorrágicas do tipo petequial, dor leve ou intensa com edema local e limitação de movimentos, dor abdominal.
2. **Leucemia**: ver item E-8.
3. **Escorbuto infantil**: ver item B-4.
4. **Hemofilia**: ver item E-9.

L) **Outros**

1. **Drogas em uso**: rifampicina, barbitúricos e penicilina (as duas últimas apresentam reações como doença de soro); sulfonamidas (podem causar poliartrite).
2. **Desidratação**: desequilíbrio hidroeletrolítico por alteração de sódio, potássio e magnésio.
3. **Colopatia inflamatória**: com diarreia crônica sanguinolenta, febre e perda de peso.
4. **Artrite reativa**: 2 semanas após diarreia aguda sanguinolenta.

Colóquio – DORES NAS PERNAS

1. Problemas localizados nos quadris frequentemente causam dor referida no joelho.
2. Criança com artrite séptica do quadril recusa-se a andar.
3. Dor extrema e espasmo muscular da bacia com qualquer tentativa de movimentar os quadris sugerem artrite séptica mesmo que a criança pareça bem.
4. Criança com dor no joelho anda com a perna estendida e evita movimentar o joelho.
5. Ultrassonografia é útil para verificar se existe líquido (inclusive no quadril) que indique necessidade de aspiração.
6. A movimentação alivia a rigidez nas artropatias inflamatórias (mais frequente pela manhã) e agrava os processos mecânicos.
7. Criança com doença de Legg-Perthes tem desnível da bacia para o lado afetado.
8. Criança que se queixa de dores articulares, está perfeitamente bem e feliz, **não** tem febre reumática (FR). A criança com FR tem aparência nitidamente doente. Não valorize hemossedimentação de apenas 15-20mm. O diagnóstico de FR é um veredito: não o deixe passar, mas também não faça um diagnóstico leviano – certifique-se de que o caso respeita os critérios de Jones.
9. Dor nas pernas e artrite dos dedos da mão em pardos ou negros: pesquisar anemia falciforme.
10. Inflamação que não se limita à articulação mas se estende para o membro **não** é FR. Frequentemente, artrite séptica e osteomielite são confundidas com FR. Leucocitose, neutrofilia e desvio à esquerda muito acentuados falam contra FR e a favor de processo infeccioso agudo. Nos casos de dúvida, ultrassonografia é útil para distinguir inflamação *em torno* de inflamação *dentro* do joelho.
11. Dores de crescimento: ver capítulo a seguir.
12. Dor óssea nas pernas em criança abatida e anêmica sugere leucemia. Dor óssea intensa desproporcional aos sinais objetivos do exame físico pode antecipar, por várias semanas, os sinais hematológicos de leucemia. A dor pode acordar a criança à noite, pode provocar claudicação e recusa de andar. São altamente suspeitas: leucopenia com células atípicas, anemia acentuada, plaquetopenia, VHS bem aumentada.

3. Dores do Crescimento

Dores nas pernas que ocorrem no período de crescimento (pré-escolares e escolares). Acompanham-se de outras dores periódicas não orgânicas: cefaleia, dor abdominal.

Dor ou ardência nos membros inferiores

1. Localização: músculos das pernas e das coxas (parte anterior das coxas, panturrilhas, atrás dos joelhos) do tipo câimbras.
2. Bilaterais não comprometem as articulações.
3. Ocorrem no fim do dia e à noite; podem despertar a criança durante a noite; na manhã seguinte acorda sem dor.
4. Pioram quando a criança corre muito durante o dia.
5. Não ocorre claudicação nem limitação da mobilidade.
6. Melhoram com fricção (a artrite piora).
7. Exame físico normal.
8. Hemograma e provas de atividade inflamatória negativas.
9. Radiografia normal.

Observação: exames laboratoriais e radiografia só devem ser solicitados em caso de dúvida diagnóstica ou preocupação excessiva por parte dos pais. Muitas dessas crianças têm tendência a apresentar concomitante ou posteriormente outros tipos de dores funcionais recorrentes (cefaleia, dor abdominal).

Conduta

1. Tranquilizar.
2. Massagem, fricção, calor local, aspirina.
3. Recomendar natação, hidroginástica.

4. A Criança com Dor no Pé

1ª etapa Análise clínica

1. Pedir que localize a dor.
2. Descrever a dor.
3. Outras juntas comprometidas fora as do pé?

4. Manifestações sistêmicas?
5. Inspeção nas posições deitada e em pé e ao caminhar (verificar a parte do pé que a criança procura proteger).
6. Palpação.
7. Comparar a largura do pé com a do sapato.

2ª etapa Radiografia do pé

Frente, perfil e oblíqua.

3ª etapa Principais causas

1. Sapatos mal ajustados.
2. "Sapatos corretivos". *Observação*: indicar calçado com largura adequada no antepé; preferível **tênis**.
3. Unhas encravadas (recomendar retificar as unhas na ocasião de cortá-las, em vez de arredondar as bordas).
4. Corpos estranhos.
5. A grande maioria dos pés chatos flexíveis não é dolorosa.
6. "Coalizão do tarso", pé rígido, espástico, doloroso à movimentação.
7. Pé escavado (arco alto): provoca dor; quando progressivo e assimétrico levanta a suspeita de distúrbios neurológicos.
8. Osteocondrose do calcâneo pode provocar dor, mas geralmente é assintomática; osteocondrose do topo do 2º metatarso pode, a longo prazo, resultar em incapacidade, em adolescentes.
9. Osteomielite do calcâneo e astrágalo (com febre, tumefação na parte posterior do pé e incapacidade de andar). Cintilografia pode fornecer diagnóstico precoce.
10. Abscesso de Brodie em adolescentes.
11. Fraturas de estresse em adolescentes; dor óssea localizada e dificuldade de andar em adolescentes que se submetem a um aumento súbito da atividade física; radiografia inicialmente normal.
12. Tendinite de Aquiles: sensibilidade localizada no tendão consequente a "superuso".
    Tratamento: imobilização e/ou repouso.
13. Dor persistente, tumefação, dor surda à noite: pesquisar tumor.

5. A Criança com Dor nas Costas

1ª etapa História clínica

Indagar: idade da criança, duração da dor.

1. Modo de início: primeiro sintoma; relacionar com traumatismo ou doença.
2. Natureza da doença: constante ou intermitente; frequência e duração dos episódios; dor localizada ou com irradiação; fatores que agravam ou melhoram a dor.
3. Intensidade da dor: causa limitação das atividades?; presente durante a noite?; resposta aos analgésicos.
4. Mudança da sintomatologia; está piorando ou melhorando; mudança de caráter ou localização.
5. Queixas sistêmicas concomitantes: alteração dos hábitos urinários e de evacuação, distúrbio de marcha; dor de cabeça; astenia; doenças intercorrentes.
6. Podem causar dor nos membros inferiores, uni ou bilateral, com fraqueza e claudicação.

2ª etapa Exame físico

1. Observação: postura em pé (olhar por trás e de lado, observando cifose torácica e lordose lombar anormais); deformidade da coluna; escoliose (ver capítulo correspondente); dificuldade de movimentação; anormalidade cutânea na região da coluna.
2. Palpação: localizar áreas de espasmo ou dor muscular; verificar: obliquidade da pélvis?
3. Percussão da coluna: agrava a dor de inflamação.
4. Amplitude de movimentação da coluna lombar e das juntas.
   Flexão, extensão, inclinação lateral, rotação.
5. Marcha: observar postura, velocidade, amplitude, claudicação.
   Marcha na ponta dos pés e nos calcanhares (fraqueza na flexão plantar/dorsoflexão).
6. Exame neurológico: força muscular, sensibilidade, reflexos.

3ª etapa Avaliação laboratorial

Hemograma, VHS, fator reumatoide, FAN, células LE, exame de urina.

4ª etapa Radiologia da coluna

Frente, perfil e oblíqua.
Na suspeita de patologia ortopédica: dor persistente sem alívio com o repouso, jovem com dor noturna, sintomas neurológicos.

5ª etapa Tomografia

Em casos de radiografias suspeitas/detalhamento.
Se dor constante, noturna, radicular, sintomas neurológicos – **ressonância magnética**.

6ª etapa Outras

1. Eletromiografia: quando há evidências de comprometimento de troncos nervosos.
2. Cintilografia: indicada quando há persistência dos sintomas, na ausência de alterações radiológicas.

3. Mielografia: quando se quer excluir doença intraespinhal.

7ª etapa Diagnóstico diferencial

DISTÚRBIOS MECÂNICOS

1. Defeitos posturais
(geralmente não causam dor acentuada).
2. Excessos atléticos
(geralmente lombar; valorizar a anamnese).
3. Hérnia de disco: rara na criança; sintomatologia insidiosa; limitação da manobra de elevar a perna esticada; flexão lombar limitada, distúrbio de marcha.
Radiografia: estreitamento do espaço intervertebral; confirmação pela cintilografia.
Conduta preferível: conservadora.

ANORMALIDADES DE DESENVOLVIMENTO

1. **Espondilólise**: fratura de estresse na *pars interarticulari* do arco vertebral posterior ao nível de L5. Queixa principal: dor nas costas piorada pela extensão da coluna, às vezes associada com dor na nádega ou face posterior da coxa.
Radiografia da coluna: oblíqua e perfil.
2. **Espondilolistese**: deslizamento para a frente de uma vértebra sobre a outra, geralmente L5 sobre S1.
Queixa: dor lombar exagerada pela atividade física ou extensão lombar. Pode haver lordose lombar.
Comprovação: radiografia de perfil da coluna.
Ambas são mais frequentes entre 10 e 15 anos de idade.
3. **Cifose de Scheuermann** (costas redondas) = cifose anormal e fixada que se desenvolve na puberdade.
Queixa principal: má postura. Frequentemente dor localizada no ápice da cifose: dor surda, não irradiada, piora com a atividade, melhora com o repouso.
Confirmação: radiografia de perfil da coluna.
4. **Escoliose isolada não provoca dor no adolescente**.
5. **Hérnia de disco** pode ocorrer em adolescentes: dor nas costas, dor ciática, claudicação.
Ressonância magnética.

PROCESSOS INFLAMATÓRIOS

1. **Calcificação do espaço intervertebral**: início aos 7 anos, mais frequente em meninos; dor. VHS aumentada. Radiografia confirma o diagnóstico 2 semanas após o início dos sintomas. Autolimitada; melhora com imobilização e repouso.
2. Inflamação do disco intervertebral = **discite** (disquite) de L3 a L5. Por distúrbio vascular nas vértebras lombares: necrose avascular do disco (**discite**) e áreas de destruição óssea (irregularidade do contorno das vértebras): **espondilite**. Confirmação pela ressonância magnética. Predomina em crianças de 1 a 5 anos com bom estado geral (não toxêmico); pode ocorrer febre nos primeiros dias.
   - **1 a 3 anos**
     - Recusa a andar e sentar.
     - Dor nas costas e dor abdominal.
     - Postura anormal.
     - Irritada e com dor quando se tenta erguê-la.
     - Fraqueza muscular.
   - **3 a 5 anos**
     - Dor abdominal importante com exame normal.
     - Dor muscular incapacitante.

   VHS, alfaglicoproteína e proteína C-reativa aumentadas.
   Radiografia inicialmente normal; característica só após 2 semanas – redução da altura discal.
   Diagnóstico precoce pela cintilografia (após 1 semana): hiperconcentração em um disco intervertebral.
   A confusão que se faz é com osteomielite vertebral e por isso muitos autores recomendam antibiótico antiestafilocócico, o qual não é necessário.
   Ressonância magnética para pesquisar abscesso.

   Tratamento
   Reduzir a movimentação: imobilização ou repouso relativo.
   Anti-inflamatórios não hormonais até melhora clínica e normalização da VHS.
   Completar com analgésicos não anti-inflamatórios.
3. **Osteomielite vertebral** (rara): quadro clínico semelhante ao de discite (mas pode também ter localização cervical). Suspeitar se febre alta acompanhada de estado toxêmico acentuado e fora da faixa etária da discite (adolescente). Leucocitose, VHS aumentada. Tomografia revela comprometimento importante do corpo vertebral, antibioticoterapia estafilocócica.
Solicitar PPD (para excluir tuberculose).
4. **Sacroileíte**: dor à movimentação que pode ser desencadeada por: a) compressão das asas ilíacas para dentro; b) com a criança deitada, puxar o joelho para baixo enquanto se gira o quadril para fora.
Pode ter evolução insidiosa.

DOENÇAS NEOPLÁSICAS

1. **Tumores da coluna vertebral**: pouco frequentes; dor à noite, não melhora com repouso mas melhora com aspirina: escoliose funcional (o tumor está localizado no lado côncavo).
Confirmação: radiografia e cintilografia.
2. **Tumores da medula**: predomina nos primeiros 4 anos de vida; fraqueza nas extremidades, claudicação, dor nas costas e nos membros (a dor é vaga, persistente, agravada pela atividade e tosse), incontinência dos esfíncteres, deformidade dos pés (pés cavos) e déficit neurológico.

Segunda Parte

PROBLEMAS ORTOPÉDICOS DOS MEMBROS E DA COLUNA

1. Membros Superiores

PRONAÇÃO DOLOROSA DO COTOVELO (subluxação da cabeça do rádio)

1º) Tração brusca do braço em criança de 1 a 3 anos (para levantá-la do berço ou para segurar uma criança que vai caindo ou para arrastar uma criança relutante).

2º) De súbito, o braço fica inerte, estendido ao longo do corpo, palma da mão voltada para trás; a criança recusa-se a movimentá-lo; os movimentos passivos de flexão e extensão são possíveis mas dolorosos, a supinação está bloqueada.

Conduta

1. Não há necessidade de radiografia.
2. **Manobra**: execução de uma manobra rápida de supinação do antebraço seguida de flexão sobre o braço (concomitantemente convém fixar a cabeça do rádio do paciente com o polegar).
3. Verifica-se a recuperação da movimentação em 10 a 30 minutos.
4. Geralmente não é necessária a imobilização posterior.

ANOMALIAS DOS DEDOS DAS MÃOS

■ POLIDACTILIA

O que é – presença de 1 ou mais dedos supranumerários.

Etiologia – malformação hereditária.

Classificação

1. **Incompleta**: constituída por apêndices cutâneos formados exclusivamente por pele e feixe vascular sem estrutura óssea, apresenta-se pendendo do 5º dedo.
2. **Completa**: apresenta estrutura óssea, feixe vasculonervoso desenvolvido e estruturas tendíneas no seu interior. Aparece geralmente nas bordas medial ou lateral das mãos.

Conduta

Apêndices cutâneos: simples ressecção, já no período neonatal.

Polidactilia completa: 1. radiografia prévia para avaliação das estruturas ósseas presentes;
2. **exérese** aos 3-6 meses de idade.

■ SINDACTILIA

O que é – fusão congênita de dois ou mais dedos adjacentes, mais frequentemente os da mão, podendo estar associada com polidactilia, outras anomalias das extremidades e malformação do crânio (exemplo, oxicefalia: doença de Crouzon). Causa genética, herança ligada ao cromossomo X (Fig. XVI-1).

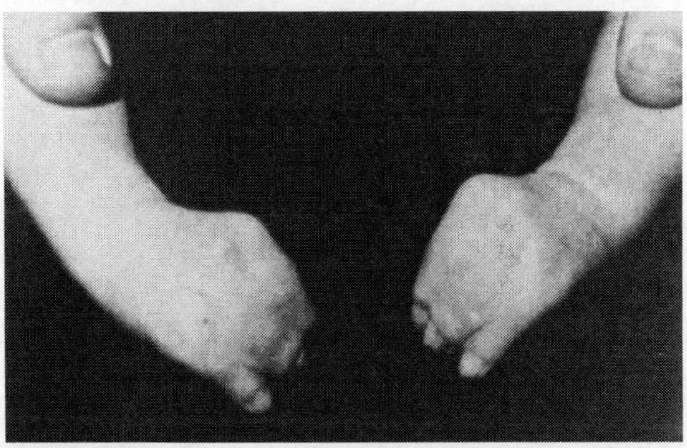

Figura XVI-1 – Sindactilia (síndrome de Apert).

Classificação

1. **Única**: unindo 2 dedos;
   dupla ou **tripla**, se unir 3 ou 4 dedos.
2. **Completa** ou **parcial**, conforme se estenda ou não a todo o comprimento do dedo.
3. **Simples**: membrana formada somente de pele;
   complicada: se houver também fusão de ossos, tendões e unhas.

Na prática, a mais frequente é a **simples, completa** e **única**.

Conduta – a **operação** deve ser feita aos 3-4 anos de idade, mas pode ser antecipada se houver comprometimento do crescimento de um dos dedos.

2. Membros Inferiores

O QUADRIL

O QUADRIL NORMAL

1. Abdução do fêmur normal (ampla).
2. Sinal de Ortoloni negativo: ausência de ressalto na abdução.
3. Pregas glúteas simétricas.
4. Pregas das coxas e pernas: simétricas.
5. Comprimento do fêmur: igual em ambos os lados.
6. Cabeça do fêmur: posição simétrica.
7. Posição de conforto fetal: sem defeitos de acomodação.

Atenção especial para as meninas, primeiro filho, parto pélvico (luxação congênita).

O QUADRIL QUE ESTALA

Quadril instável (só estala).
Luxação congênita do quadril (estalo + rigidez).

O QUADRIL DOLOROSO

No bebê

Artrite piogênica coxofemoral
(ver capítulo Artrite séptica).

Pré-escolar e escolar

1. Excluir artrite séptica (é menos comum, mas grave).
2. Mais comuns: a) **sinovite transitória** (a dor pode faltar, mas todos mancam); b) **doença de Legg-Calvé-Perthes** (claudicação dolorosa ou não).
3. Mais raro – **tuberculose do quadril**: a) ligeira coxeadura intermitente; b) dor.

Escolar e adolescente

Deslizamento da epífise femoral proximal
(dor referida na face interna do joelho
em menino obeso).

A CLAUDICAÇÃO (MARCHA MANCANDO, COXEIO)

Lactente: luxação congênita do quadril.
Pré-escolar: sinovite transitória.
Escolar: doença de Legg-Perthes.

Qualquer criança com claudicação e dor na coxa ou joelho sem sinais de localização deve submeter-se à radiografia do quadril em projeção anteroposterior e perfil, em posição de rã.

DISPLASIA DO DESENVOLVIMENTO DO QUADRIL

■ LUXAÇÃO CONGÊNITA DO QUADRIL

O que é – consequência da perda do contato da epífise femoral proximal com a cavidade acetabular. Por ocasião do nascimento, o quadril verdadeiramente luxado é raro; o que se encontra é o **quadril displásico**, no qual a articulação está mal adaptada em suas superfícies devido a um estado de frouxidão capsuloligamentar, de tal forma que esse quadril, quando submetido a cargas e tensões durante o período neonatal, pode-se luxar. Esse processo é reversível, uma vez que, restabelecendo-se condições mecânicas articulares favoráveis, o quadril pode recuperar seu desenvolvimento normal com a condição de que o tratamento seja precoce. Predisposição genética, causas ambientais (parto pélvico em primigestas) e hormonais têm sido responsabilizadas.

CONDUTA DIAGNÓSTICA

O obstetra, o pediatra e particularmente o berçarista têm grande responsabilidade quanto ao futuro ortopédico da criança, pois são os primeiros a entrar em contato com ela. O diagnóstico precoce feito logo após o nascimento, no berçário ou no máximo até o fim do primeiro ano de vida é que permitirá um resultado satisfatório de tratamento.

A luxação congênita do quadril é mais frequente em crianças do sexo **feminino** (6:1), no **primeiro filho** e em oriundos do sul da Itália, japoneses, iugoslavos, gregos e escandinavos; em 80% dos casos é **unilateral**.

1ª etapa Triagem

No recém-nascido – exame sistemático dos quadris.

1. Assimetria das pregas das coxas e das regiões glúteas.
2. Quadril na posição de sapo (abdução, flexão e rotação externa): ruído e sensação de estalo que podem ser provocados repetidamente quando se manipula o membro.

Nos casos duvidosos: repetir o exame a cada 2-3 meses.

Na criança maior – marcha anserina.

Comprovação radiológica.

2ª etapa Quadro clínico

- **No recém-nascido**
  1. **Sinal de Ortolani** consiste na abdução gradual do quadril fletido em ângulo reto, com a criança em decúbito dorsal, de tal forma que, no quadril displásico, a epífise femoral proximal escorrega para o interior da cavidade acetabular ocasionando um **ressalto** palpável, também percebido, às vezes, quando se faz a manobra contrária de abdução (Fig. XVI-2).
  2. **Manobra de Barlow**, variante da manobra anterior: inicialmente, com a criança em decúbito dorsal e com os membros inferiores apontados para o examinador, os quadris são fletidos em ân-

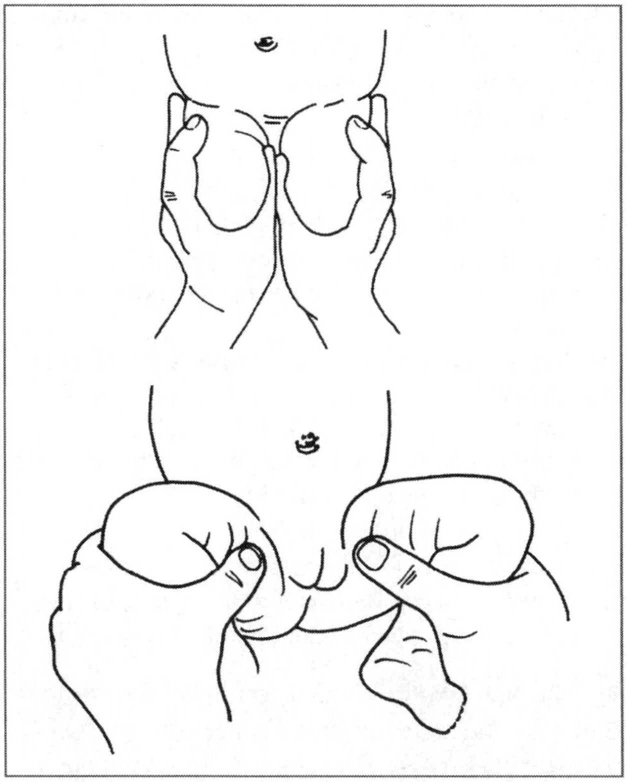

Figura XVI-2 – Manobra (sinal) de Ortolani.

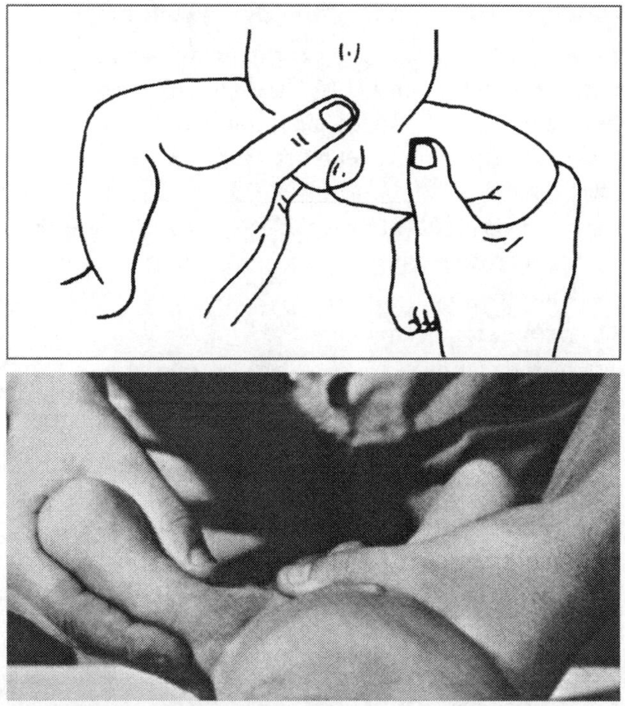

Figura XVI-3 – Manobra de Barlow para avaliação da coxofemoral.

a) Recém-nascido deitado de costas com as coxas mantidas em média abdução.

b) Mão examinadora: (1) dedo médio (dedo grande) colocado sobre o trocanter maior; (2) polegar perpendicular ao joelho colocado sobre o terço médio interno da coxa (não no ângulo femoral); a perna e a coxa são mantidas na palma da mão.

c) Mão oposta: (3) polegar sobre o púbis; (4) demais dedos sobre o sacro.

d) Com a mão examinadora flexionam-se o quadril e o joelho; faz-se leve adução da coxa para a linha média, exercendo-se suave pressão lateral sobre o terço médio da coxa com o polegar.

gulo reto com os joelhos em flexão; o dedo médio da mão que examina é colocado sobre o trocanter maior e o polegar em posição oposta sobre o trocanter menor, na face medial da coxa. As coxas são levadas em média abdução, quando então se faz pressão para dentro sobre o trocanter maior, com o dedo médio, enquanto a outra mão fixa a bacia e o fêmur oposto, sentindo-se que a cabeça escorrega para o interior do acetábulo. Em seguida, aplicar pressão em sentido contrário com o polegar apoiado na face medial: se a epífise femoral tiver tendência a escorregar para fora e voltar imediatamente após a retirada da pressão, esse quadril é dito **instável** (o quadril não está deslocado, porém é deslocável) (Fig. XVI-3).

3. **Estudo da postura fetal** também denominada posição de conforto, devendo ser pesquisada nos 3 primeiros dias após o nascimento, uma vez que cerca de 80% dos casos com displasia apresentam defeitos de acomodação dos membros inferiores, observados pela moldagem das pressões intrauterinas sobre o recém-nascido.
4. **Assimetria das pregas** na face medial das coxas e região glútea.

- **No lactente** – abdução dos quadris limitada (até 60°), difícil ou assimétrica, excesso de rotação externa, assimetria dos membros inferiores.
- **Quando a criança inicia** a DEAMBULAÇÃO, nota-se a chamada **marcha anserina** por assemelhar-se à do pato.

3ª etapa Ultrassonografia

Indicada no recém-nascido com **fatores de risco**:

1. Parto pélvico; 1ª gestação de mãe jovem; oligoidrâmnio.
2. História familiar.
3. Concomitância de torcicolo congênito e/ou pé torto.

Não detecta todos os casos; pode ser responsável por resultados falso-positivos. Repetir aos 2-3 meses.

A conduta mais prática nos casos suspeitos (Ortolani duvidoso no recém-nascido) e com fatores de risco é a US aos **2-3 meses** (por profissional experiente).

4ª etapa Ultrassonografia dos quadris

No **RN**, à US visualizam-se a cartilagem da cabeça do fêmur e o acetábulo. A US é mais sensível que o exame físico e mais precisa que a radiografia. Mas não detecta todos os casos e pode ser responsável por resultados falso-positivos.

- Indicada já no **RN** nos casos de exame físico suspeito e "**quadril de risco**":
  a) parto pélvico;
  b) primigesta jovem;
  c) história familiar;
  d) concomitância de torcicolo congênito e/ou pé torto.

Indispensável ultrassonografia por profissional experiente.

- Nos casos de "quadril de risco" sem sinais positivos e nos casos de Ortolani duvidoso: solicitar aos **2 ou 3 meses**, repetindo se necessário.
- Indicar no lactente com abdução limitada (inferior a 60°), difícil ou assimétrica; excesso de rotação externa ou assimetria dos membros inferiores.

Radiologia – exige técnica apurada e não é confiável para o diagnóstico precoce.
Pode ser útil a partir da 6ª semana de vida.

CONDUTA

Objetivo – instituir, o mais precocemente possível, o contato concêntrico da cabeça do fêmur no acetábulo.

1. Nos casos duvidosos, preconiza-se a dupla fralda, até a elucidação do caso. Não é método eficaz.
2. Nos casos confirmados ou altamente suspeitos, encaminhar para ortopedista afeito ao problema.
   a) Tratamento precoce: suspensório de Parlik; exige acompanhamento com retornos quinzenais, manter até o 6º mês.
   b) Em caso de falha ou tratamento tardio: período de tração seguida de redução incruenta e imobilização por aparelho gessado durante 4-5 meses.

Conclusão – fundamental o exame sistemático e rigoroso dos quadris do recém-nascido e lactente, pois, se até o 4º mês de vida as condições de tratamento são favoráveis, o mesmo não ocorre após 1 ano, tornando-se praticamente impossível conseguir quadris normais com métodos puramente conservadores.

■ SINOVITE TRANSITÓRIA DO QUADRIL
Também conhecida por **sinovite tóxica**

O que é – inflamação (irritação benigna) de sinovial da articulação coxofemoral.

1. Antecedente de IVAS viral.
2. Faixa etária: 3-8 anos.
3. Predomina no sexo masculino.
4. Como se apresenta: dor e principalmente **claudicação**. A **dor** é referida na face interna do joelho ou na região anterior da coxa.
5. **Unilateral**.
6. Estado geral bom; boa disposição, afebril ou febrícula.
7. Duração autolimitada: **3-10 dias**.
8. **Conduta**: repouso relativo (evitar peso do corpo sobre a perna); anti-inflamatório não hormonal. Reavaliar após 3 a 5 dias.
9. Diagnóstico diferencial mais importante – **artrite séptica**: febre, dor forte, dor à palpação; perna mantida em posição rígida de flexão e rotação externa. Solicitar: leucograma e VHS (alterados) e ultrassonografia do quadril.
10. Sinovite transitória **repete**?
    Sim, a recorrência em 6 meses varia entre 4 e 17%. A persistência do processo levanta a suspeita de Legg-Perthes: solicitar cintilografia dos quadris.

■ DOENÇA DE PERTHES (Legg-Calvé-Perthes)

O que é – necrose avascular da cabeça do fêmur: osteocondrose grave que compromete a epífise proximal do fêmur. É a **mais frequente** das osteocondroses; predomina no sexo masculino e na faixa etária de 4 a 10 anos (Fig. XVI-4), com estatura e idade óssea abaixo da média, raça branca.

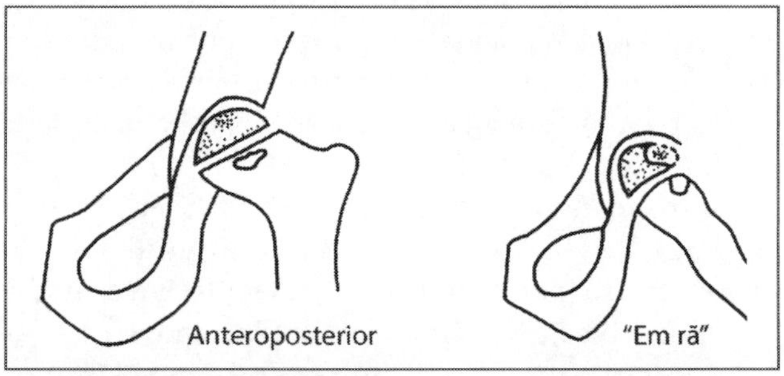

Figura XVI-4 – Doença de Perthes (moderada).

CONDUTA DIAGNÓSTICA

1ª etapa Quando suspeitar

Claudicação geralmente indolor, pode ser intermitente; presente apenas após exercício.
Dor referida ao joelho.

Importante: embora a lesão seja no quadril, a dor pode ser referida ao **joelho** ou face medial da coxa.

2ª etapa Quadro clínico

1. Dor no quadril afetado, às vezes referida ao joelho, agravada pela marcha (**claudicação**) e que melhora com o repouso.

2. Geralmente de evolução lenta e progressiva, não relacionada à doença infecciosa ou ao traumatismo.
3. Estado geral conservado.
4. Limitação da abdução e das rotações internas e externas do quadril, conservando a flexão.
5. A palpação acarreta dor na articulação sem sinais flogísticos nem aumento de volume.
6. Discreta atrofia da coxa do lado comprometido.

Nota: eventualmente assintomática ou sintomatologia de curta duração. Na dúvida solicitar radiografia ou cintilografia (que fornece diagnóstico mais precoce).

3ª etapa Comprovação radiológica

O exame radiológico (em anteroposterior e em "posição de rã") é de importância fundamental, permitindo o diagnóstico. O comprometimento do núcleo epifisário é parcial e de localização anterior, superior ou lateral, mais raramente de forma total.
Repetir após 3 semanas (Figs. XVI-4 e XVI-5).

Sinais **precoces**: abaulamento de partes moles, osteoporose metafisária e alargamento da interlinha articular. Na evolução, ocorrem 3 fases radiológicas:

1ª Fase de necrose: aumento da densidade radiológica do núcleo epifisário afetado quando comparado com o lado oposto.

2ª Fase de fragmentação: alternância de zonas claras e escuras, frequentemente alargamento do colo do fêmur; às vezes, achatamento do núcleo.

3ª Fase de reconstituição: neoformação óssea, tornando-se mais homogênea à radiografia.

4ª etapa Cintilografia óssea

Útil nos casos de claudicação dolorosa persistente e radiologia normal ou duvidosa – na doença de Perthes, a captação está diminuída na epífise proximal do fêmur.

Ressonância magnética – útil para o diagnóstico precoce, se a cintilografia for duvidosa.

CONDUTA TERAPÊUTICA

Objetivo do programa – manter boa amplitude de movimentação, com a cabeça do fêmur bem contida pelo acetábulo, permitindo conservar a cabeça do fêmur redonda.

1º) Tração e repouso no leito até a melhora da sinovite (dor, limitação de movimento).

2º) Em **pré-escolares** com doença mínima, isso é suficiente, apenas completando-se com exercícios para manter a amplitude dos movimentos do quadril e a força do músculo abdutor.

3º) Manter o quadril em abdução e rotação externa com escoras ou aparelhos gessados (aparelhos longos com as pernas mantidas em abdução e rotação interna por uma barra colocada entre os 2 gessos).

4º) Método alternativo (osteotomia do fêmur proximal): cirurgia cujas indicações e contraindicações devem ser criteriosamente pesadas.

Evolução – depende de uma série de fatores, como idade do paciente (menores de 5 anos: melhor), precocidade de diagnóstico e tratamento, localização e extensão da zona comprometida.

■ EPIFISIÓLISE PROXIMAL DO FÊMUR (Deslizamento da epífise femoral proximal)

O que é – uma doença na qual a epífise proximal do fêmur escorrega sobre a metáfise, tornando-se incongruente na cavidade acetabular, provocando dor e claudicação na criança (pré-adolescência) (Fig. XVI-6).
A causa primária parece ser um distúrbio vascular, levando à necrose isquêmica dos núcleos epifisários com consequente achatamento da cartilagem articular.

Etiologia – desconhecida (mecânica, traumática, endócrina, genética, multifatorial?).

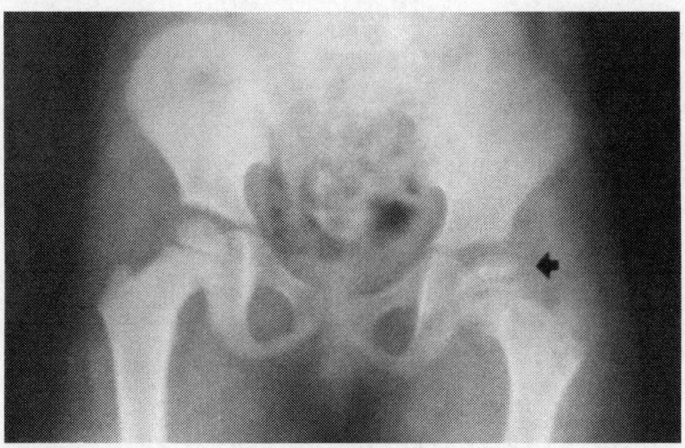

Figura XVI-5 – Doença de Legg-Calvé-Perthes.

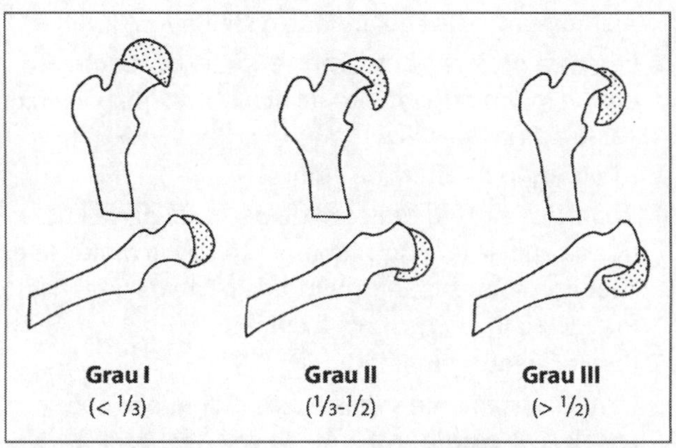

Figura XVI-6 – Deslizamento da epífise femoral proximal.

CONDUTA DIAGNÓSTICA

1ª etapa Quando suspeitar

Adolescente longilíneo ou obeso (predomínio: sexo masculino) com:

1. Dor à marcha no quadril com irradiação para o joelho, intermitente, progressiva.
2. Claudicação dolorosa (fase inicial).

Pode ser bilateral: a) concomitante (não frequente); ou b) sequencial – 25% dos casos desenvolverão o mesmo problema no lado oposto em 2 anos.

2ª etapa Quadro clínico

1. Adolescente jovem (10-14 anos) longilíneo ou tipo adiposogenital.
2. Claudicação por encurtamento.
3. Dor referida ao joelho ou terço médio da coxa (inicial).
4. Dor no quadril (quando o escorregamento está na fase final).
5. Limitação da rotação interna e abdução do quadril.
6. Exagero da rotação externa do quadril (pé em rotação externa).
7. Atitude viciosa (rotação externa e encurtamento na posição ortostática).
8. Hipotrofia muscular (fase de escorregamento final).

3ª etapa Diagnóstico

Casos crônicos (estáveis) – o diagnóstico só é evidente em fases relativamente tardias.

Casos agudos (instáveis) – dor súbita, intensíssima (aparenta fratura), desencadeada por acidente banal e que torna impossível andar e até mesmo tentar a rotação ou flexão do quadril.

4ª etapa Quadro radiológico

Radiografia da bacia em anteroposterior e em "posição de rã".

1. Alargamento e irregularidade da linha fisária.
2. Perda na projeção anteroposterior da curvatura da epífise (o prolongamento da borda proximal do colo passa acima da epífise).
3. Diminuição da altura da epífise.
4. Aparecimento, na projeção de perfil, da parte inferior da epífise fora do alinhamento com a metáfise e, superiormente, aparecimento da parte da metáfise fora do alinhamento com a epífise.
5. Rarefação óssea metafisária.
6. Casos clinicamente sugestivos e radiografia não conclusiva: **cintilografia** óssea pelo tecnécio (aumento de captação pela placa epifisária).

Conduta terapêutica – ortopedista urgente

Fixação de cabeça do fêmur no seu colo por um parafuso central de aço inoxidável.

Se o tratamento é tardio, podem ocorrer sequelas: condrólise (necrose cartilaginosa aguda), necrose de cabeça do fêmur e anquilose.

O JOELHO

***Importante*: muitas vezes a dor referida ao joelho provém de afecção do quadril**, por isso o quadril sempre deve ser considerado (exame clínico e radiografia) em conjunto.

PRINCIPAIS PROBLEMAS DO JOELHO

Dados chamativos	Suspeitar de
Tumefação indolor na fossa poplítea, cisto contendo líquido gelatinoso	Cisto poplíteo (de Baker)
Sensação de ressalto ou travamento do joelho	Menisco discoide (congênito, raro)
Dor e tumefação ao nível da tuberosidade anterior da tíbia	Doença de Osgood-Schlatter
Dor ao dobrar o joelho, adolescentes	Condromalacia patelar*
Incapacidade para se agachar, adolescentes	Lesão no menisco médio
Dor localizada no côndilo (palpar com o joelho fletido) Posteriormente: edema, travamento; radiografia característica	Osteocondrite dissecante
Deslocamento lateral da patela; o joelho "pula" ou "empena" por lesão atlética	Subluxação da patela
Inflamação (artrite)	Ver Diagnóstico diferencial das monoartrites

* Síndrome da dor no joelho anterior.

Destaques

■ CONDROMALACIA PATELAR (dor patelofemoral)

1. Meninas adolescentes, especialmente as que fazem exercícios de corrida e salto.
2. Dor no joelho.
3. A dor é exacerbada por: subir e descer escada, ajoelhar-se, ficar na posição sentada por período prolongado ou com os joelhos fletidos.
4. Teste de compressão patelofemoral provoca dor.
5. Crepitação patelofemoral.
6. Articulação do joelho: não há prejuízo dos movimentos normais.

7. Radiografia geralmente normal: útil para excluir outras doenças.
8. Diagnóstico diferencial com **lesão do menisco médio**. Esta pode ser demonstrada por:
   a) Teste de McMurray (teste de rotação tibial).
   b) Incapacidade para se agachar.
   c) Perda da movimentação do joelho na flexão ou na extensão completa.
9. **Tratamento** (condromalacia da patela) conservador:
   a) Exercícios de fortalecimento do quadríceps.
   b) Aspirina e outros analgésicos.

Para as outras entidades referidas, ver adiante nesta Seção ou consulte o Índice Remissivo de Doenças.

■ MOLÉSTIA DE OSGOOD-SCHLATTER

O que é – necrose asséptica do tubérculo tibial, razão pela qual é também chamada de **osteonecrose asséptica idiopática do tubérculo tibial** ou apofisite do tubérculo tibial (Fig. XVI-7).

Predomina no sexo masculino, na faixa de 8(12) a 15 anos; atinge igualmente os lados direito e esquerdo, sendo bilateral em cerca de 20%. Frequentemente associada com estirão puberal e traumatismos locais.

CONDUTA DIAGNÓSTICA

1ª etapa Quando suspeitar

"Dor logo abaixo do joelho" em menino púbere.

Dor referida ao tubérculo tibial desencadeada por exercício e que melhora com o repouso.

2ª etapa Quadro clínico

1. **Inchação** ao nível da **tuberosidade anterior da tíbia**, com **dor** local à compressão.

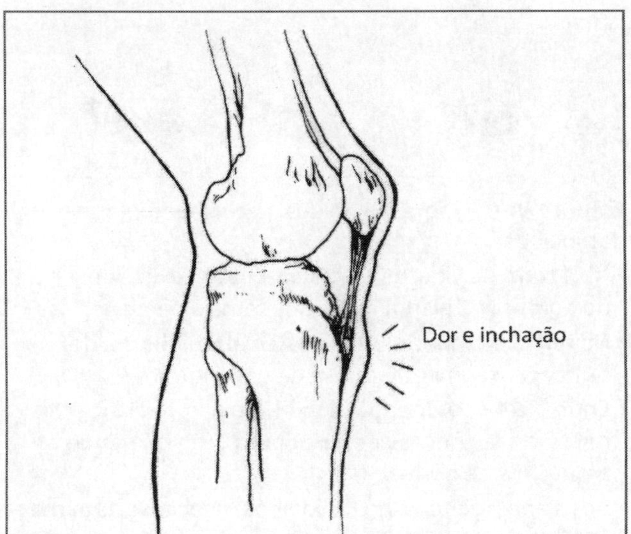

Figura XVI-7 – Moléstia de Osgood-Schlatter.

2. Melhora com repouso, piora aos esforços físicos.
3. Limitação da flexão forçada do joelho por causa da dor.
4. Discreta claudicação dolorosa.

3ª etapa Quadro radiológico

Irregularidade e alternância de zonas de maior e menor densidade radiológica ao nível do tubérculo tibial (fragmentação).

CONDUTA TERAPÊUTICA

Casos leves – redução temporária da atividade física.

Casos com dor intensa – imobilização do joelho em extensão com perneira gessada por um período de 3 a 8 semanas, obtendo-se, assim, repouso articular. Raramente necessário.

Evolução – cura em menos de 2 anos com restituição da estrutura óssea. Pode persistir um aumento de volume da apófise.

AS PERNAS

DEFORMIDADES DOS MEMBROS INFERIORES

Sumário

Geno varo = membros inferiores em arco = joelhos muito afastados: curvatura dos membros com a convexidade para fora:
1. Fisiológico no primeiro semestre de vida (até 2 anos).
2. Afastar raquitismo e anomalias graves.

Geno valgo = membros inferiores em X (joelhos se chocam); curvatura dos membros com a convexidade para dentro:
1. Fisiológico no 3º ano de vida (até 7 anos).
2. Suspeito se, com os joelhos aproximados, a distância entre os maléolos internos da tíbia for maior que 7cm ou se persiste depois dos 7 anos.

Marcha de periquito (marcha com os pés para dentro = *toe-in*):
1. Reconhecida no RN e facilmente corrigida passivamente: **pé metatarso aducto** (benigno).
2. Com as patelas "olhando" para a frente; mais evidente com o início da marcha: **torção tibial anterior** (benigna).
3. Com as patelas voltadas para dentro, fica evidente após os 2-3 anos: **torção femoral anterior** (benigna).
4. Dificuldade para calçar sapatos (desvio e alargamento do antepé) = **pé metatarso varo.**

Marcha com os pés para fora – torção tibial lateral (benigna em lactentes).

Observação: a tendência tanto do geno varo como do geno valgo (sem doença básica) é para a cura espontânea.
Ver também capítulo 2: **A Criança com Dor nas Pernas**.

Conhecimentos básicos

A forma de um osso é determinada por fatores intrínsecos (hereditariedade, anomalias congênitas) e extrínsecos (mais posturas pós-natais persistentes: hábito de sentar, dormir, jogar etc.).

Normalmente, devido à postura fetal intrauterina, a criança nasce com uma anteversão exagerada que vai desaparecendo com o crescimento até se estabilizar em torno de 12°, que é o ângulo normal do adulto.

Ao nascimento, os membros inferiores apresentam uma curvatura de convexidade lateral à custa do fêmur e da tíbia, que representa uma posição preexistente no útero. Com o crescimento, aos 6 meses, essa curvatura (geno varo) é mínima, desaparecendo em torno dos 2 anos de idade.

Em torno dos 3 anos de idade, há inversão da convexidade da curva, que passa a ser medial (geno valgo). Nessa fase, a criança deambula com os pés voltados para dentro (*toe-in*), uma atitude de proteção para equilibrar a carga.

Na faixa dos 4 aos 10 anos, esse valgo fisiológico corrige-se espontaneamente (Fig. XVI-8).

As **deformidades de desenvolvimento** dos membros inferiores podem ser classificadas em torsionais e angulares.

■ DEFORMIDADES TORSIONAIS

TORÇÃO FEMORAL ANTERIOR OU ANTEVERSÃO DO COLO DO FÊMUR (ANTETORÇÃO FEMORAL)

É uma deformidade comum na qual a parte proximal do fêmur sofre uma torção anterior no plano frontal em relação à parte distal condiliana que permanece fixa. Essa deformidade determina uma rotação medial de todo o membro inferior, produzindo uma marcha com os pés, as patelas e os joelhos voltados para dentro (**marcha de periquito**) (Fig. XVI-9).

1ª etapa Clínica

Quadril com rotação medial aumentada e rotação lateral diminuída (quando examinado na posição de extensão), mais evidente aos 5-6 anos, em meninas.

2ª etapa Exame radiológico

A radiografia confirma o diagnóstico e fornece a medida exata da deformidade, mas não é necessária na prática.

1-3 anos – pé plano, pés afastados um do outro
pernas em arcos
marcha com os pés para dentro

Preferir tênis, sola flexível e andar descalço.

1-4 anos – joelhos se tocam
pernas se afastam em X

Preferir calçado de contraforte interno sólido
e sola semirrígida.

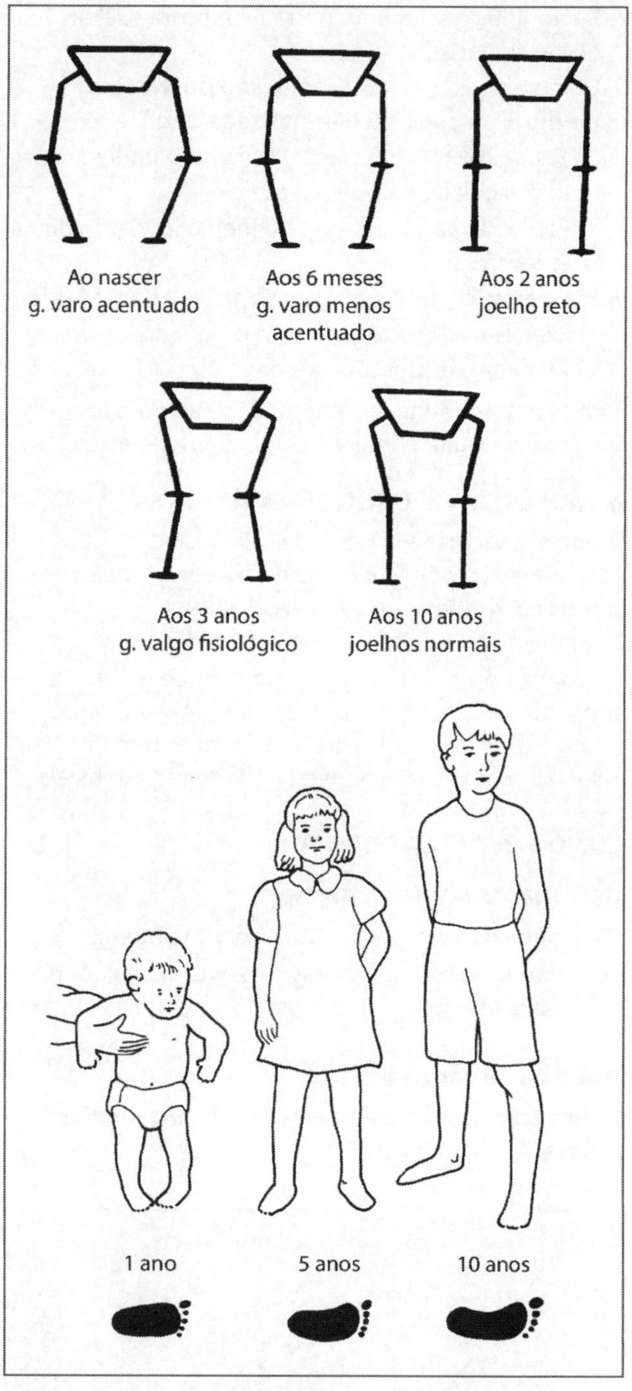

Figura XVI-8 – Esquema do desenvolvimento normal dos joelhos.

- No **1º ano** de vida, o pé é "**falso-chato**": existe uma bola de gordura na planta do pé que torna o pé plano.
- No **início da marcha** os pés estão afastados um do outro, para aumentar a base de sustentação.
- Entre **1 e 3 anos**: geno **valgo** fisiológico. A criança cai muito, anda com os pés para dentro, com as pernas arqueadas... é normal.
- Aos 4 anos: geno valgo (os joelhos se tocam e as pernas se afastam em X). Vai até os 7 anos. Nessa fase, preferir um calçado de contraforte interno sólido e sola semirrígida.

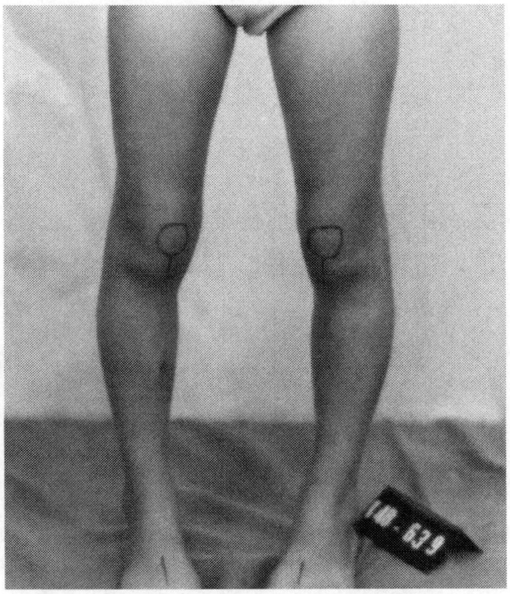

Figura XVI-9 – Anteversão do colo do fêmur: rotação medial das patelas (marcha de periquito).

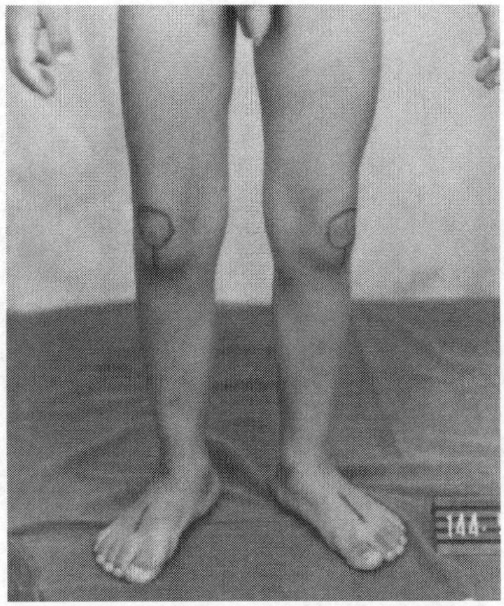

Figura XVI-10 – Retroversão do colo femoral: rotação lateral das patelas (marcha com os pés, patelas e joelhos voltados para fora).

Tratamento

Cura espontânea em mais de 90% dos casos.

A recomendação clássica de evitar dormir de bruços e sentar no chão entre os joelhos com as pernas e os pés rodados para fora só acarreta frustração e nunca teve sua validade comprovada.

Correção cirúrgica (osteotomia desrotativa do fêmur) é raramente necessária e só indicada depois dos 10 anos.

TORÇÃO FEMORAL POSTERIOR OU RETROVERSÃO DO COLO DO FÊMUR

1ª etapa Clínica

A retroversão do colo do fêmur é a deformidade oposta à anterior. Apresenta quadril com rotação lateral aumentada e rotação medial diminuída que produz marcha com os pés, as patelas e os joelhos voltados para fora (Fig. XVI-10).

2ª etapa Exame radiológico

Desvio posterior da porção proximal do fêmur.

Tratamento

Segue os mesmos princípios da anteversão do colo do fêmur.

TORÇÃO TIBIAL MEDIAL

Notada entre 1 e 2 anos de idade associada a pés metatarsos varos, genos varos, anteversão femoral e pés equinovaros.

Nesse caso, a criança também apresenta marcha de periquito (marcha com os pés voltados para dentro), mesmo na ausência da anteversão do colo do fêmur. O diagnóstico diferencial é dado pela posição da patela, que na torção tibial medial se encontra no plano frontal ("olhando" para a frente), enquanto na anteversão femoral está voltada para dentro (medial) juntamente com o joelho (Fig. XVI-11).

O **diagnóstico** é fundamentalmente **clínico**.

Tratamento

A correção é espontânea com o crescimento.

Casos graves de fundo genético – cirurgia (osteotomia desrotativa da tíbia) em adolescentes; são raros esses casos.

TORÇÃO TIBIAL LATERAL

Ao contrário da anterior, essa deformidade é em geral adquirida, secundária a uma contratura da banda iliotibial (fáscia lata), embora possa ser de origem congênita. Na posição ortostática com as patelas "olhando" para a frente, os **pés estão voltados para fora** (Fig. XVI-12).

O maléolo peroneiro situa-se bem posterior em relação ao maléolo tibial.

Tratamento

Segue em linhas gerais os mesmos princípios da torção tibial medial.

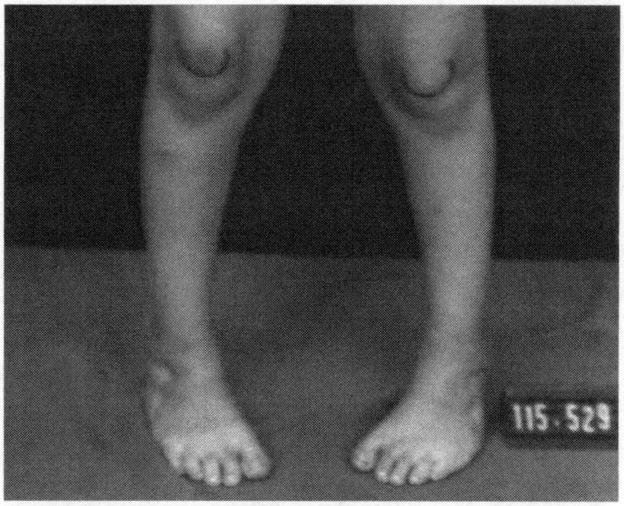

Figura XVI-11 – Torção medial das tíbias: com as patelas "olhando" para a frente, os pés estão rodados medialmente (marcha de periquito).

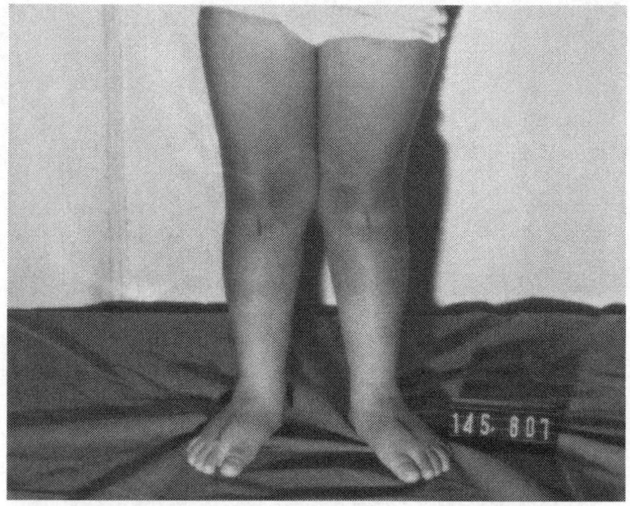

Figura XVI-12 – Torção lateral das tíbias: com as patelas "olhando" para a frente, os pés estão rodados lateralmente.

■ DEFORMIDADES ANGULARES

GENO VARO (pernas arqueadas)

(Figs. XVI-13 e XVI-14)

Afastamento exagerado dos joelhos de modo a dar aos membros inferiores aspecto de **arco**.

O arqueamento **fisiológico** das pernas acentua-se no 2º ano de vida, quando a criança começa a andar.

Correção espontânea até os 2 anos (18-22 meses).

Ocorre "hipercorreção" nos 2 anos seguintes, de modo que aos $3\frac{1}{2}$-4 anos a criança tem geno valgo (joelho em X), correção aos 7 anos.

Conduta – **não** está indicado nenhum tratamento (não indicar sapatos corretivos, talas durante o sono, exercícios).

Quando o **geno varo é patológico**:

a) Crianças **maiores de 2 anos e obesas**.

b) Unilateral.

c) Joelhos instáveis.

d) Doloroso.

Exame – pés juntos (maléolos internos em contato): **distância maior que 6cm** entre os maléolos é anormal. **Não** solicitar radiografia antes dos 2 anos, exceto casos nitidamente patológicos.

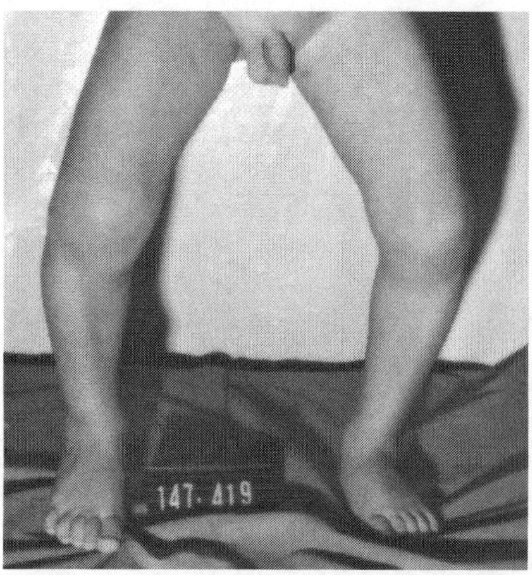

Figura XVI-13 – Geno varo bilateral (joelhos em arco).

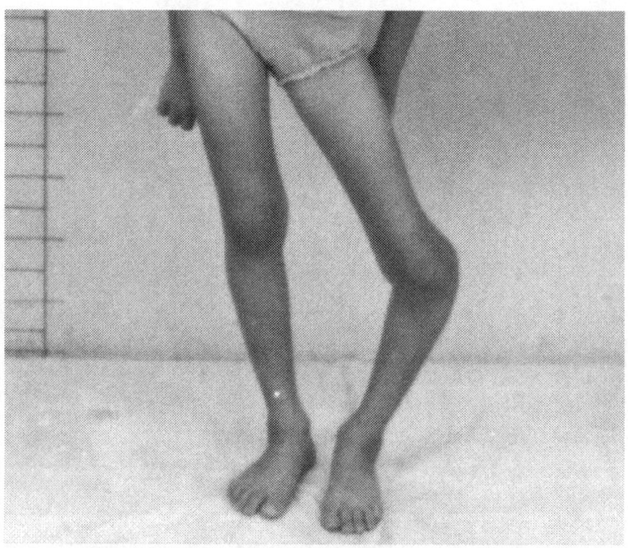

Figura XVI-14 – Geno varo unilateral por doença de Blount.

Tíbia vara = osteocondrose deformante da tíbia (doença de Blount):

1. Forma infantil: meninas negras, obesas, menores de 3 anos; 60% bilaterais;
   radiografia: ângulo tibiofemoral > 16°.
   Tratamento: goteira gessada por 1 ano; se não houver melhora, osteotomia tibial proximal antes dos 4 anos.
2. Do **adolescente**: meninos negros, obesos.

1º) Arqueamento da tíbia na infância;
2º) melhora parcial; 3º) piora rápida no estirão.
Tratamento: osteotomia.

Arqueamento + outras manifestações

1. Com **baixa estatura**: **raquitismo nutricional**. **Hipofosfatêmico**. Radiografia de punhos; Ca, P, fosfatase alcalina.
2. Com **nanismo rizomélico** (compromete a raiz dos membros): **acondroplasia**.
3. **Displasia fibrocartilaginosa focal**: unilateral, rara.

GENO VALGO

Deformidade que, com frequência, provoca ansiedade. O aspecto é de joelhos em **forma de X** (Fig. XVI-15), com marcha deselegante e choques frequentes entre os côndilos do fêmur.

Fisiológico – com 2½-3 anos de idade (até 7 anos).

Cura espontânea – **não é indicado nenhum tratamento**.

Casos (raros) com alteração funcional da marcha e deformação do calçado – pode estar indicada elevação da borda medial do salto ou sola do sapato.

Patológico (5% dos casos) – assimétrico, ou acompanhado de atraso do crescimento ou alargamento excessivo (mais de 7cm entre os maléolos internos, na idade de 10 anos) (Figs. XVI-16, XVI-17 e XVI-18).

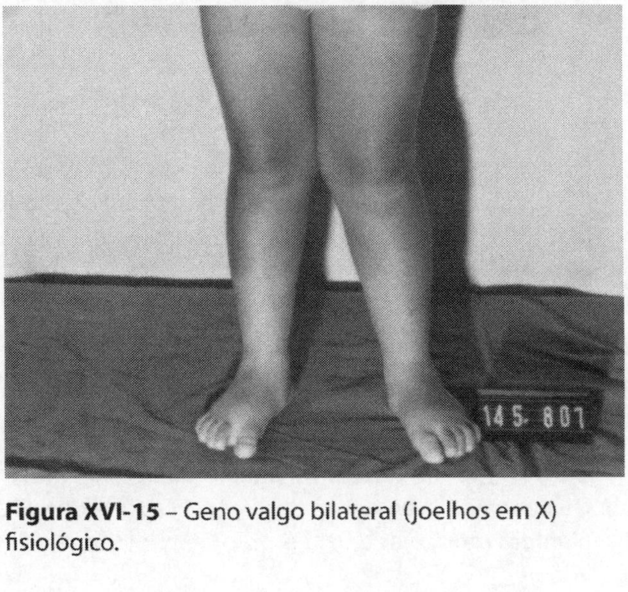

Figura XVI-15 – Geno valgo bilateral (joelhos em X) fisiológico.

1. **Unilateral**: tumores, traumatismos, deformidades congênitas.
2. **Simétrico**: doenças metabólicas ou endócrinas.

Casos que se acentuam na adolescência, em meninas obesas, podem necessitar de correção cirúrgica.

Os desvios de desenvolvimento estão intimamente relacionados entre si, podendo a anteversão do colo do fêmur produzir torção lateral da tíbia, o geno valgo produzir pé plano valgo e vice-versa etc., de modo que é fundamental uma avaliação global dos membros inferiores para um tratamento racional e bem conduzido.

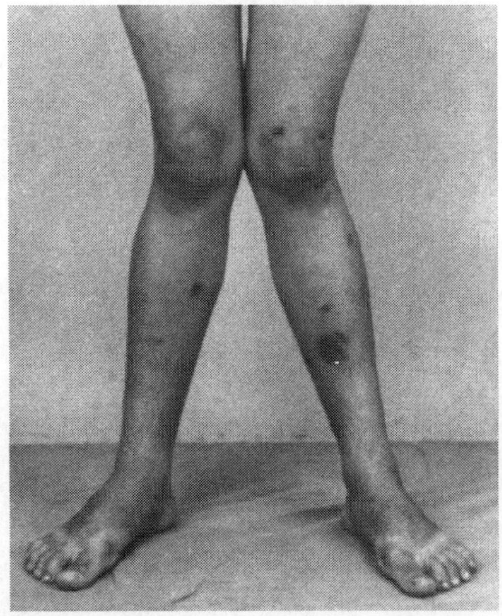

Figura XVI-16 – Geno valgo grave na adolescência: tratamento cirúrgico.

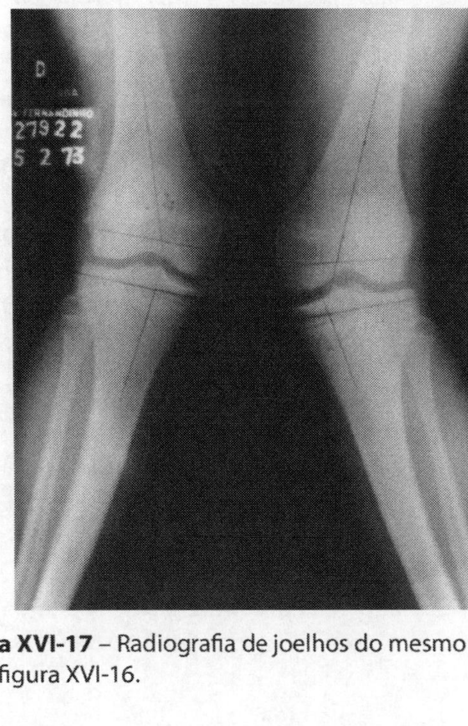

Figura XVI-17 – Radiografia de joelhos do mesmo paciente da figura XVI-16.

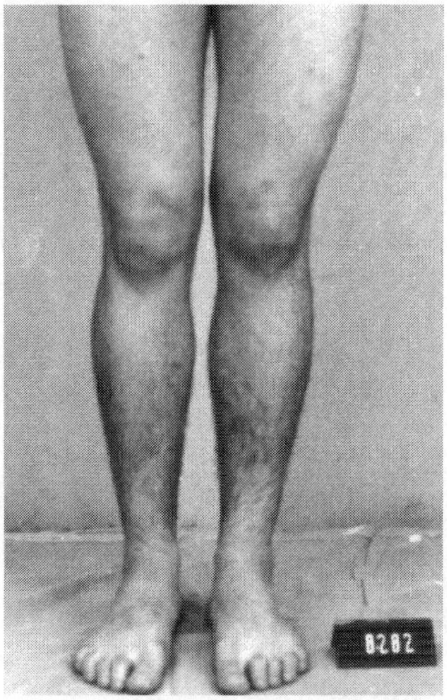

Figura XVI-18 – Aspecto clínico pós-correção cirúrgica.

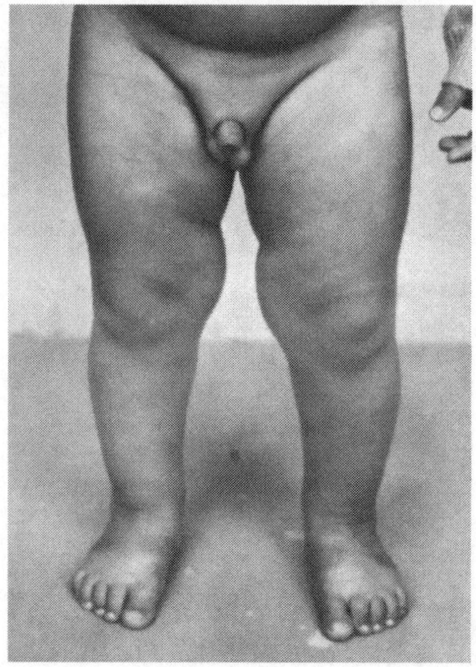

Figura XVI-19 – Pé normal: criança em início de marcha (pé falso "chato").

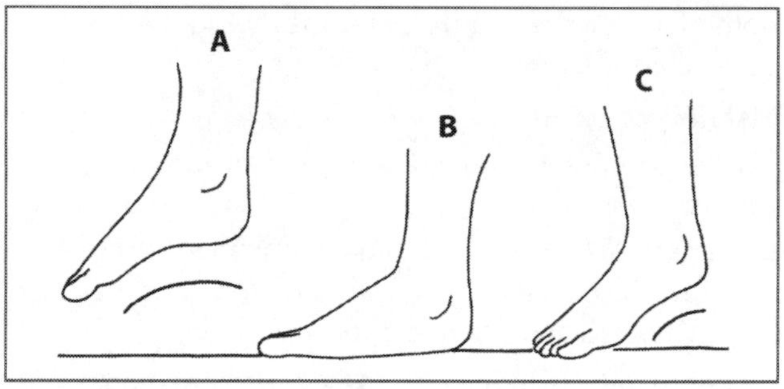

Figura XVI-20 – "Pé chato" normal. Na verdade, o pé não é tão chato como parece. Na posição ereta, o pé parece chato (**B**). Mas deixando o pé pender livre (**A**) ou na ponta dos pés (**C**) observa-se que existe um certo arco.

OS PÉS E OS ARTELHOS

Conhecimentos básicos

O pé normal apresenta grande variação no tamanho e na forma. Sua função compreende o suporte do corpo na posição ortostática, a propulsão durante a marcha e a adaptação aos terrenos acidentados.

Dados anatômicos

Para efeito didático, o pé é dividido em 2 partes: o **retropé**, formado pelos ossos calcâneo e talo, e o **antepé**, constituído pelos ossos navicular, cuboide, 3 cuneiformes, 5 metatarsos e 14 falanges. O conjunto de ossos é mantido por um forte sistema capsuloligamentar e apresenta 3 **arcos**: 1 longitudinal medial mais elevado, 1 longitudinal lateral menos elevado e 1 transverso anterior que se forma e se desfaz durante a marcha. Esses arcos são importantes para a boa distribuição do peso do corpo sobre o solo.

Desenvolvimento do pé

Nos primeiros anos de vida extrauterina, o pé sofre importantes modificações.

1. Ao **nascimento** ele se apresenta em dorsiflexão e eversão, com cerca de 50° de flexão plantar e 45° de flexão dorsal.
2. No primeiro ano de vida o pé tem aparência de "**chato**" (plano) devido à presença de tecido gorduroso na planta, mas a arquitetura óssea é normal (Figs. XVI-19 e XVI-20).
3. No início da marcha, os pés estão levemente evertidos e afastados um do outro, de modo a aumentar a base de sustentação, para dar maior equilíbrio.
4. No segundo ano de vida, os pés aproximam-se, diminuindo a base de sustentação, e mostram uma leve adução. Nesse período, o tecido gorduroso da planta dos pés começa a desaparecer, havendo esboço do arco longitudinal medial. Os movimentos são de 50° de flexão plantar e 30° de flexão dorsal.

   Até o fim do crescimento ósseo, o pé deve permanecer na posição anatômica correta, com amplos graus de movimentos, sem sofrer alterações significativas. Qualquer variação deve ser diagnosticada e convenientemente tratada o mais precocemente possível.

Anomalias do pé

1. Pé rígido, inclinado para baixo, para trás e para dentro: **equinovaro**.
2. Só antepé desviado para dentro, dificuldade para calçar sapato e marcha com os pés para fora: **metatarso varo**.
3. Borda medial do pé em estreito contato com o chão, desgaste excessivo da borda medial da sola do sapato, dores nos pés e pernas: plano valgo "**chato**" (fisiológico no 1º ano de vida e início da marcha).
4. Pé em "mata-borrão": cabeça do talo saliente na face plantar e medial do pé; raro; associação com outros defeitos: **talovertical congênito**.
5. Equinismo fixo do antepé em relação ao retropé, garra dos dedos. Anomalias mioneurológicas associadas: **pé cavo**.
6. Dor, tumefação, rigidez das articulações: andar persistente na ponta dos pés.

Sapatos ortopédicos e palmilhas

A maioria das deformidades discretas dos membros inferiores (pé chato, deformidades torsionais, joelhos que se chocam, pernas em arco)
corrige-se espontaneamente com o crescimento.

O melhor calçado para a criança é aquele que se ajusta bem ao pé e lhe dá o máximo de liberdade ao menor custo. O calçado deve ser macio, suficientemente longo para permitir o crescimento; deve deixar, entre a ponta do dedo grande e a ponta do sapato, uma distância igual à largura do polegar, medida com a criança em pé. Sapato como tênis é excelente. Mas o ideal mesmo é poder andar descalço na terra, gramado ou areia.

Ver também **A criança com dor no pé**.

■ PÉ TORTO

PÉ TORTO CONGÊNITO EQUINOVARO

É a deformidade congênita **mais frequente** entre as que atingem o pé (1:1.000 nascimentos). Na maioria das vezes é de etiologia desconhecida e algumas vezes está associado ou faz parte do quadro de alterações nervosas (mielomeningocele, disrafismo raquimedular), alterações musculares e colágenas (artrogripose) etc. Predomina no sexo **feminino** (2:1).

Conduta diagnóstica

1ª etapa Caracterização

Clínica – caracteriza-se por 3 deformidades: **equinismo, varismo e adução**. Sua morfologia é a de um pé inclinado para baixo, para trás e para dentro (Fig. XVI-21), obrigando a criança a apoiar com a borda lateral ou com o dorso do pé. O fato marcante é que essas deformidades são de **rigidez** mais ou menos intensa, não permitindo sua redução por manobras manuais.

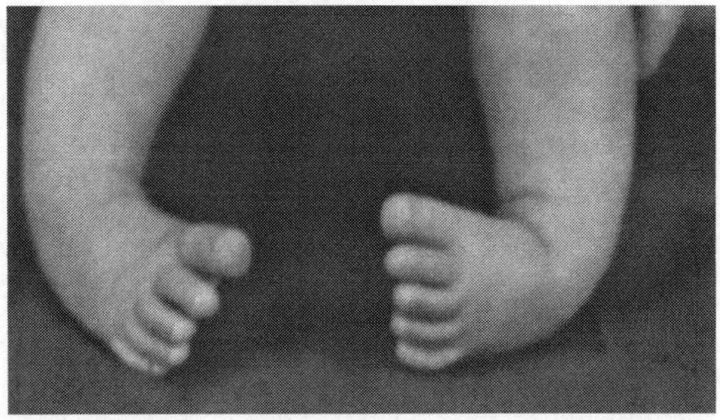

Figura XVI-21 – Pé torto congênito equinovaro de recém-nascido.

2ª etapa Estudo radiológico

A radiografia mostra as deformidades assinaladas – na posição de frente nota-se menor ângulo entre o talo e o calcâneo (ângulo da abertura da articulação subtalar) (N = 30° a 40°) que chega, às vezes, a desaparecer, havendo então superposição dos eixos longos dos 2 ossos. Além disso, há um desvio "para dentro" dos metatarsos, produzindo a adução do antepé. À radiografia de perfil, nota-se o equinismo do calcâneo e do talo (Fig. XVI-22).

Ultrassonografia é útil para o diagnóstico precoce, inclusive pré-natal.

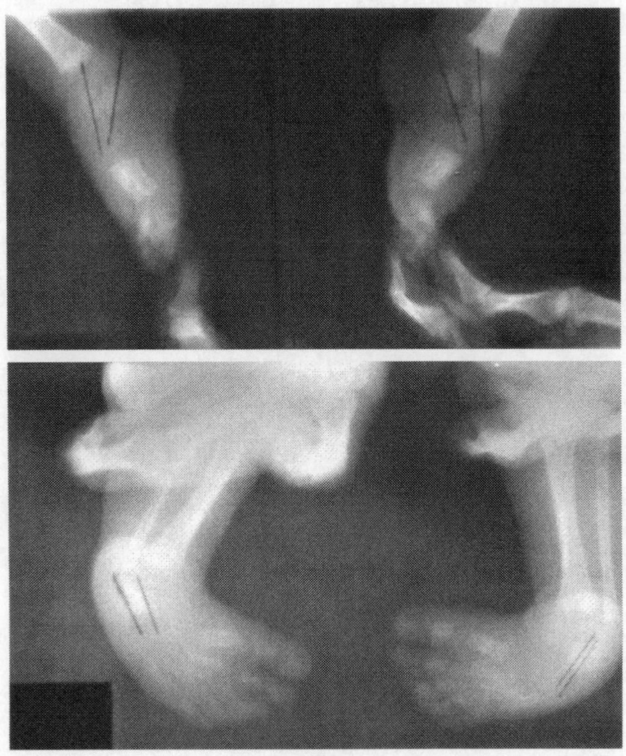

Figura XVI-22 – Pé torto congênito equinovaro. Radiografia de frente e perfil.

Conduta terapêutica

O tratamento do pé equinovaro deve ser iniciado o mais **precocemente** possível, após o nascimento. Há um acordo geral de que o tratamento **incruento** deve ser utilizado de início, pois na grande maioria dos casos consegue-se a correção das deformidades sem necessidade de intervenção cirúrgica. O tratamento consiste em gessos e cunhas trocados semanalmente até a hipercorreção.

Advertência – o tratamento do pé equinovaro é difícil, exige perícia e conhecimento do cirurgião, além de grande dose de paciência. Em geral, demora de 2 a 4 anos.

Aos pacientes cujos pés são **rebeldes ao tratamento incruento** é que está reservado o tratamento **cirúrgico**, cuja execução exige muita experiência.

Após a correção das deformidades, o tratamento prossegue com a realização de exercícios, a utilização de goteiras e de botas com palmilhas, quando do início da marcha.

PÉ METATARSO VARO CONGÊNITO

Essa deformidade é frequentemente confundida com o pé torto equinovaro, do qual difere fundamentalmente por estar limitada ao **antepé**, estando o retropé normal, em valgo ou discreto varo, mas nunca em equino (Fig. XVI-23).

Conduta diagnóstica

1ª etapa Clínica

Essa deformidade pode, às vezes, ser inaparente ao nascimento, ficando evidente quando a criança inicia a marcha.

Nessa época, os pais notam dificuldade em calçar sapatos em virtude do desvio medial e alargamento do antepé. Durante a marcha há desvio medial acentuado do pé (*toe-in*) que muitas vezes é dado por uma anteversão do colo do fêmur e da qual o pé metatarso varo deve ser diferenciado.

Ao apoio, há nítida abertura do 1º espaço interdigital.

2ª etapa Estudo radiológico

A radiografia mostra desvio em varo de todos os metatarsos ao nível da articulação tarsometatarsa, com o ângulo de abertura da articulação subtalar normal ou em valgo (Fig. XVI-24).

Nota: um quadro que pode simular pé metatarso varo é o **pé metatarso primovaro**, no qual somente o 1º metatarso está em varo. Essa deformidade é a responsável pelo "hálux valgo" (joanete) do adolescente.

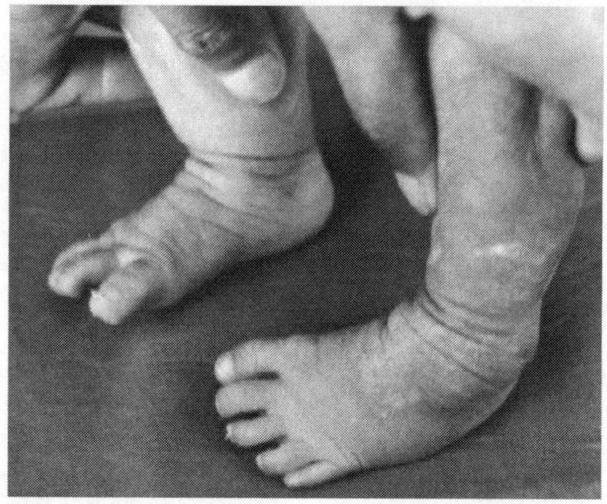

Figura XVI-23 – Pé metatarso varo.
Adução intensa do antepé sem equinismo do retropé.

Conduta terapêutica

O tratamento de ambas as deformidades é feito por meio de gesso e cunha trocados semanalmente. Após obtida a correção, esta é mantida durante cerca de 1 mês, em gesso, e, a seguir, por meio de botas ortopédicas com antepé abduzido.

Se o diagnóstico for precoce, é possível fazer o tratamento fisioterápico com alongamento e uso de órtese corretiva.

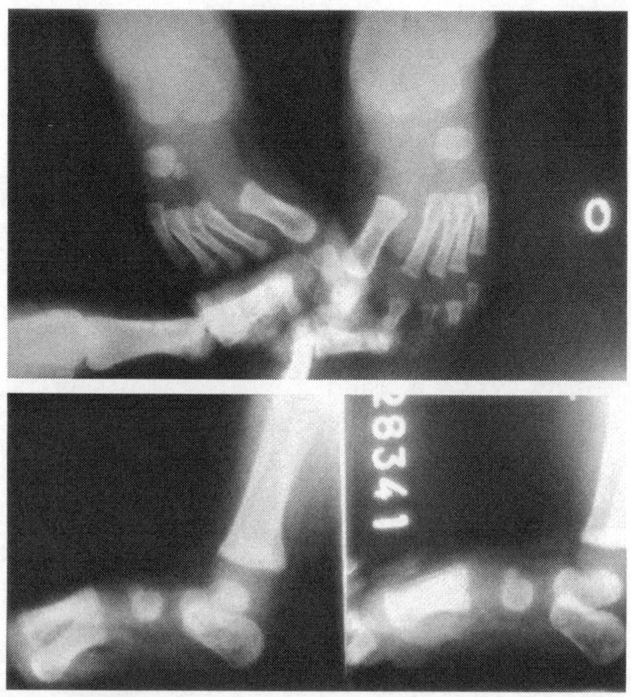

Figura XVI-24 – Pé metatarso varo.
Radiografia de frente e perfil.

Não confundir com **pé metatarso aduzido** (aducto) – o antepé é aduzido mas pode ser corrigido passivamente com facilidade, até alinhar com o calcanhar, e também ser hipercorrigido até a abdução. Cura espontânea em 90% dos casos em 3-4 meses. Exercício de pressão lateral ao nível da cabeça do 1º metatarso com o pé estabilizado, 3-4 vezes ao dia.

PÉ CALCÂNEO VALGO

Também denominado **talovalgo**, caracteriza-se por apresentar uma atitude de flexão dorsal com o dorso do pé tocando a face anterolateral da perna e uma limitação da flexão plantar. A flexão plantar do recém-nascido é de 50°, ficando aquém desse limite do pé talovalgo (Fig. XVI-25). Nesse tipo de pé, o ângulo de abertura da articulação subtalar é sempre superior a 40°, chegando a atingir 70° ou 80°.

No **diagnóstico** do pé talo valgo é importante exame cuidadoso para afastar qualquer alteração neuromuscular, sem o que não podemos classificar esse tipo de pé de postural (posição intrauterina).

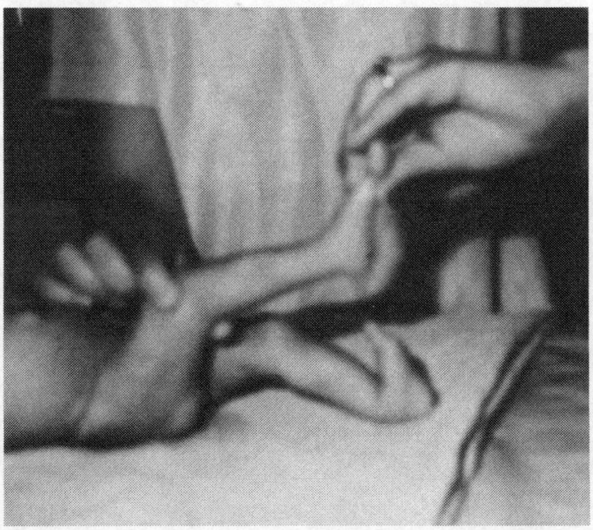

Figura XVI-25 – Pé talovalgo congênito.

Conduta terapêutica

Quando o pé talovalgo é postural, a cura espontânea é a regra.

Prescrever exercícios de estiramento suave em flexão plantar e varo, em número de 10, 2 a 3 vezes ao dia.

Os casos mais rebeldes exigem o uso de aparelhos gessados, sem flexão plantar e varo do pé.

Precaução – os pés calcâneos valgos, mesmo que aparentemente corrigidos, devem ser observados no início da marcha, pois frequentemente dão origem a pés planos valgos que requerem tratamento ortopédico.

PÉ PLANO VALGO (PÉ CHATO)

O "**pé chato**" (**pé plano valgo**) é uma das queixas mais comuns dos pais, mas é **normal** na criança pequena. Na grande maioria dos pés que no início da marcha parecem ser planos, o arco desenvolve-se espontaneamente. Não há necessidade de palmilhas nem de botas ortopédicas. Uma em cada 7 crianças nunca desenvolve o arco. Essas crianças têm juntas frouxas e por isso o arco se achata quando a criança fica em pé; no entanto, um certo arco pode ser visualizado quando a criança senta com os pés pendentes ou fica na ponta dos pés (ver Fig. XVI-20).

Ter um arco plantar mais ou menos pronunciado é uma variação normal geneticamente determinada. Sinais de **alerta**: pé chato muito pronunciado, rígido, doloroso, desgaste excessivo da borda medial da sola do sapato.

Conduta diagnóstica – casos graves

Clínica – queda acentuada do arco longitudinal medial com a borda medial do pé em estreito contato com o solo, marcada abdução-pronação do antepé e valgo exagerado do calcâneo (Figs. XVI-26 e XVI-27).

O tendão de Aquiles pode estar encurtado, o que é testado por meio da dorsiflexão do pé com o calcâneo em posição indiferente. Em geral, são pés flexíveis, com mobilidade pouco maior que o normal, cujo arco medial se forma quando a criança permanece sentada com os pés pendentes ou quando fica nas pontas dos pés. A criança com "pés chatos" queixa-se com frequência de **dores** nos pés e nas pernas, denotando um esforço muscular e capsuloligamentar exagerado.

O **exame dos calçados** demonstra desgaste excessivo da borda medial da sola.

Estudo radiológico – radiografia de frente revela um ângulo de abertura da articulação subtalar aumentado (maior que 40°), e a radiografia de perfil, um desvio plantar do longo eixo do talo e diminuição do arco longitudinal medial (Figs. XVI-28 e XVI-29).

Conduta

Nos casos de pé chato flexível (grande maioria) não há indicação para botas nem palmilhas. A correção é espontânea com variações geneticamente determinadas.

Nos casos graves, rígidos e dolorosos, encaminhar ao ortopedista.

Avaliação global dos membros inferiores (e não só do pé).

1. Exercícios de estiramento do tendão de Aquiles e de fortalecimento dos músculos tibiais, peroneiro longo e flexores dos dedos.

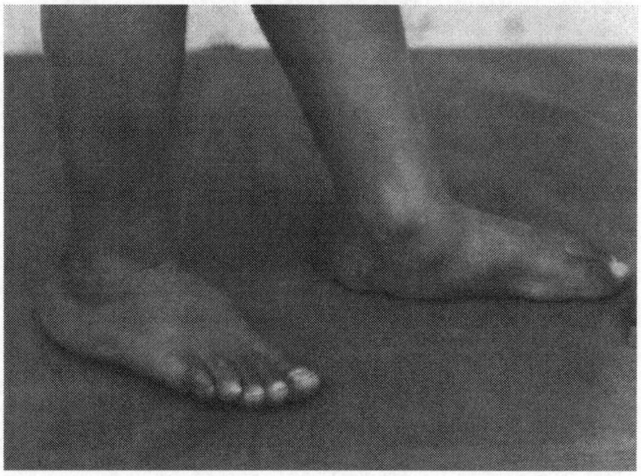

Figura XVI-26 – Pé plano valgo.

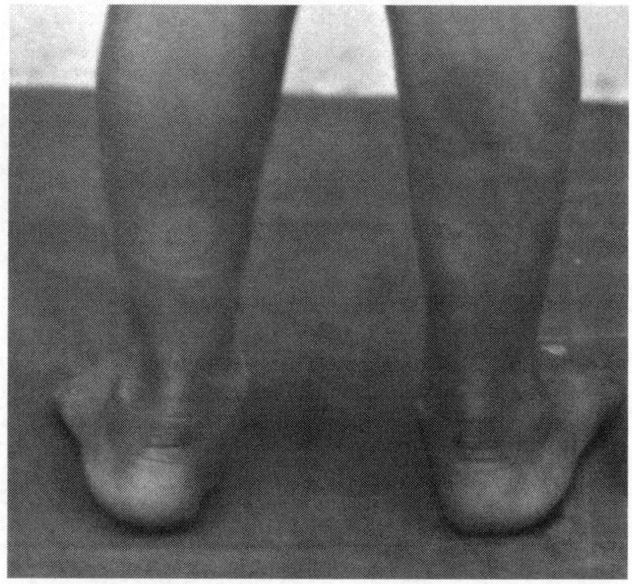

Figura XVI-27 – Pé plano valgo posterior.

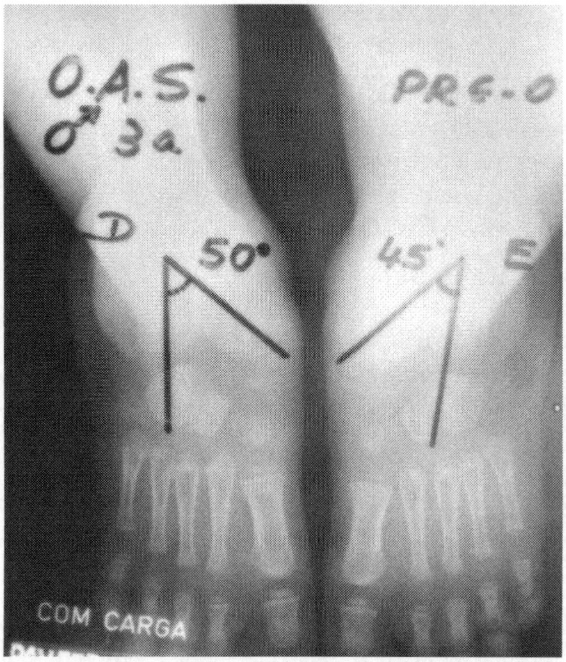

Figura XVI-28 – Pé plano valgo. Radiografia de frente.

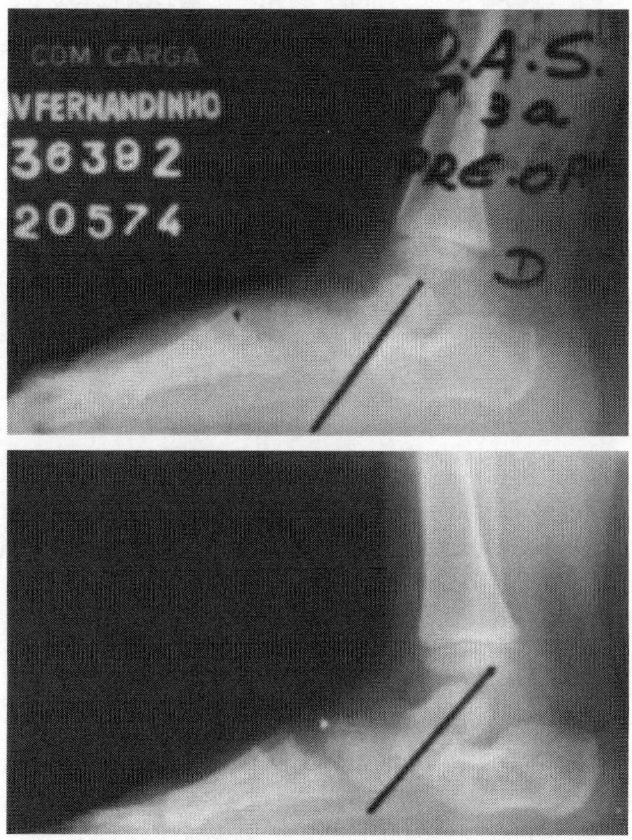

Figura XVI-29 – Pé plano valgo. Radiografia de perfil.

2. Palmilhas e calçados adequados.
3. Casos muito graves, rebeldes ao tratamento clínico (1-2%): correção cirúrgica para prover o pé com uma arquitetura óssea que impeça a queda do arco longitudinal medial.

PÉ TALOVERTICAL CONGÊNITO

O pé talovertical congênito, também denominado **pé valgo** congênito, pé plano rígido congênito etc., é uma deformidade rara, em geral associada a outros defeitos congênitos como luxação de quadril, artrogripose múltipla, mielomeningocele etc.

De etiologia desconhecida, mas frequentemente associada a malformações do sistema nervoso, o pé talovertical tem, como alteração patológica fundamental, uma luxação do navicular que fica em contato com o colo do talo que assume a posição vertical.

Conduta diagnóstica

Clínica – aspecto de mata-borrão com o calcâneo em valgo e às vezes em equino, o antepé em abdução e dorsiflexão, a cabeça do talo saliente na face plantar e medial do pé (Figs. XVI-30 e XVI-31).

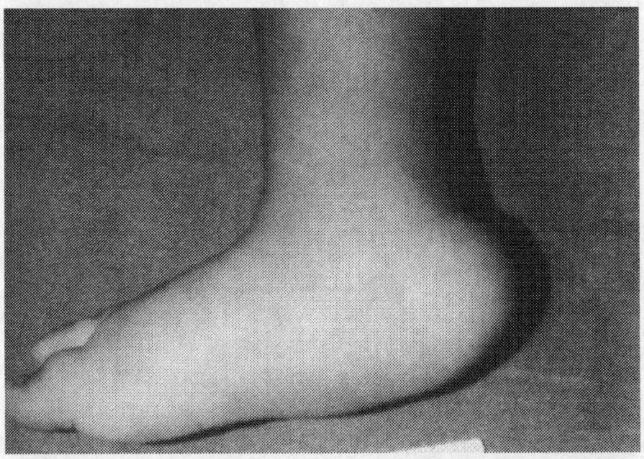

Figura XVI-30 – Pé talovertical (vista medial).

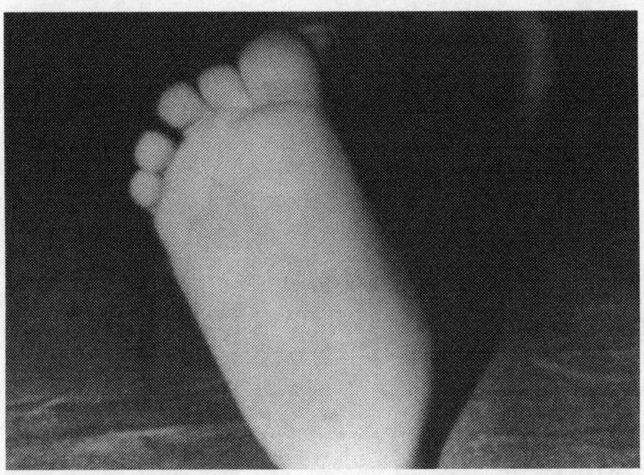

Figura XVI-31 – Pé talovertical (vista plantar).

Ao nascimento, o pé talovertical demonstra certa rigidez, a qual vai aumentando com o passar do tempo.

Estudo radiológico – mostra o talo completamente verticalizado, o calcâneo em discreta flexão plantar, o antepé abduzido, o navicular articulando com o aspecto dorsolateral do colo do talo e grande aumento do ângulo de abertura do subtalar (80 a 90%) (Figs. XVI-32 e XVI-33).

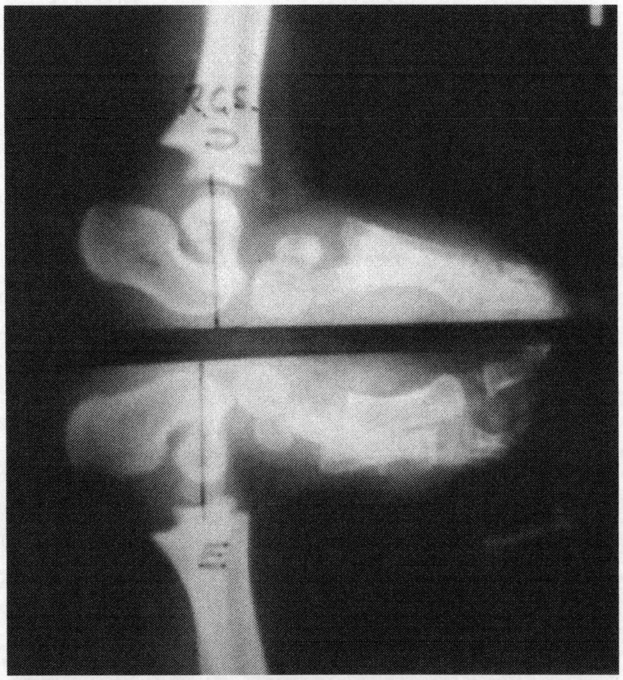

Figura XVI-32 – Pé talovertical. Radiografia de perfil.

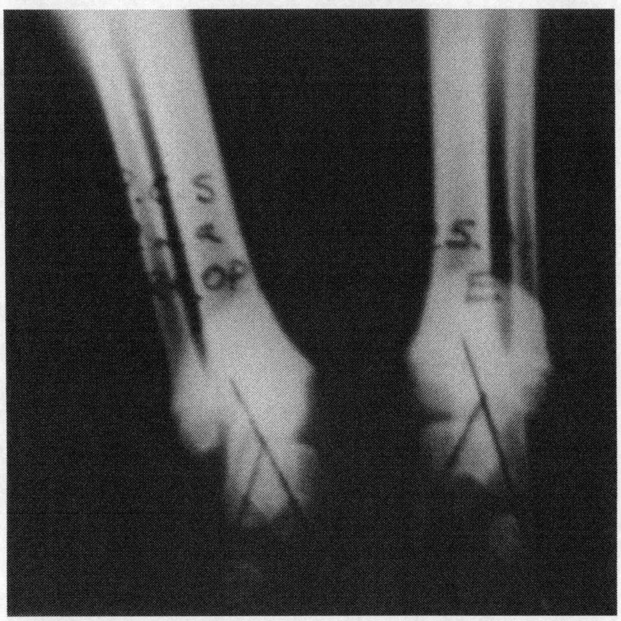

Figura XVI-33 – Pé talovertical. Radiografia de frente.

O **diagnóstico diferencial** mais importante é entre o pé plano valgo grave e o pé talovertical. No primeiro, o talo também apresenta verticalização acentuada, mas com o pé em máxima flexão plantar há perfeita confrontação entre o navicular e a cabeça do talo, o que não acontece no pé talovertical, que tem luxação rígida ao nível dessa articulação.

Conduta terapêutica

O tratamento é feito por gessos sucessivos trocados semanalmente e deve ser iniciado na primeira semana de vida extrauterina. Quase sempre há necessidade de correção cirúrgica, a qual não deve ser protelada por muito tempo.

COALIZÕES CONGÊNITAS DO TARSO

Clínica – dor no tarso e graus variáveis de limitação para as atividades normais em pré-adolescente ou adolescente.

As coalizões tarsais podem ser de tecido fibroso (sindesmose), tecido cartilaginoso (sincondrose) e de tecido ósseo (sinostose).

A mais comum é a calcaneonavicular (Fig. XVI-34), seguida de talocalcâneo medial.

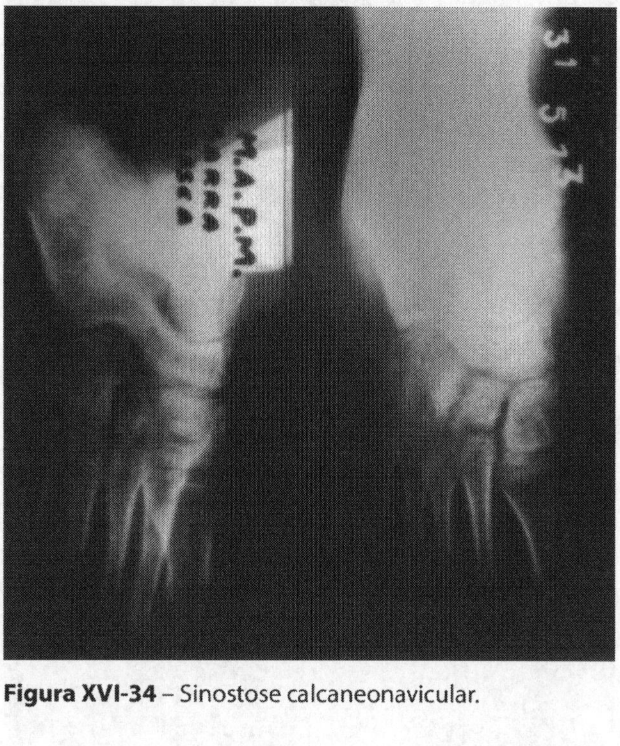

Figura XVI-34 – Sinostose calcaneonavicular.

O **tratamento** baseia-se no quadro clínico. Os casos de sintomatologia mais intensa requerem tratamento cruento, por ressecção da barra óssea e artrodeses. Os casos de escassa sintomatologia são tratados com palmilhas e calçados ortopédicos.

PÉ CAVO

O pé cavo é uma deformidade na qual há equinismo fixo do antepé em relação ao retropé, quase sempre acompanhada de garra dos dedos. O conceito de cavismo como sendo um aumento do arco longitudinal está ultrapassado, pois muitos casos de pés cavos apresentam aparente queda do arco longitudinal medial, como, por exemplo, os pés cavos valgos (Fig. XVI-35).

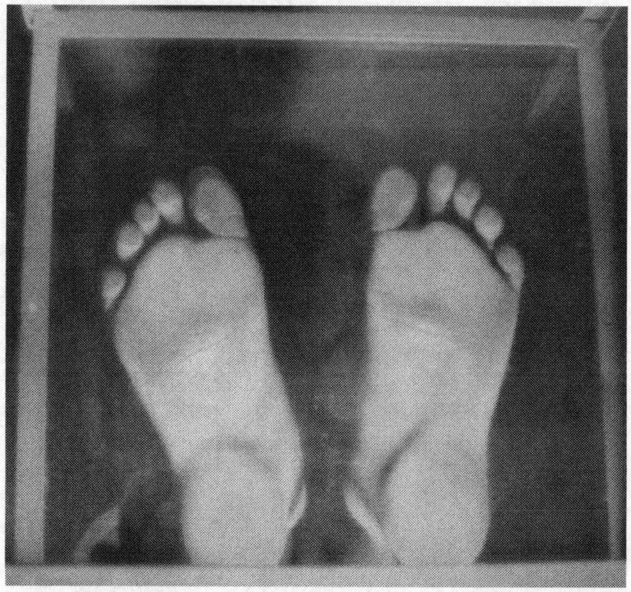

Figura XVI-35 – Pé cavo valgo. Vista no podoscópio.

Geralmente a etiologia é de fundo neurológico (miopatia, diastematomielia, doença de Charcot-Marie-Tooth etc.), alguns são de causa congênita, e uma razoável parcela é classificada de idiopática.

Conduta diagnóstica

Clínica – podemos caracterizar vários tipos de pés cavos: cavo varo, cavo valgo, equino cavo etc., de interesse mais ortopédico. A sintomatologia em geral é discreta com dores ao nível do antepé, calosidades nos dedos etc., pouco frequentes na criança.

A **radiografia** somente confirma os achados clínicos, sendo o estudo do pé no podoscópio de fundamental importância, pois demonstra exatamente como o pé se apoia.

Conduta terapêutica

O **tratamento** na primeira década e meia de vida é, em geral, **incruento** por meio de exercícios de estiramento dos músculos contraturados e uso de palmilhas com suporte de arco anterior transversal do pé. O tratamento **cirúrgico** é reservado para os casos graves de pés mais rígidos e de mau apoio.

■ OSTEOCONDROSE DOS PÉS

Sumário

Predomínio: pré-escolar ou escolar
sexo masculino

Dor referida: quadril
face interna da coxa
joelho
calcanhar
tubérculo tibial
região mediotársica do pé

Melhora com repouso
Marcha claudicante
Limitação dos movimentos
Sem sinais inflamatórios
Estado geral conservado

↓

sugere:

OSTEOCONDROSE
mais frequente
DOENÇA DE LEGG-PERTHES

↓

Indicada radiografia

O que é – necrose asséptica que afeta principalmente as epífises e as apófises dos ossos em crescimento (osteocondrite juvenil, com predomínio no sexo masculino).
A causa mais provável é uma alteração circulatória.
De acordo com a localização, recebe o nome dos autores que as descreveram:

1. Cabeça do fêmur: doença de Legg-Calvé-Perthes.
2. Tubérculo tibial: doença de Osgood-Schlatter.
3. Apófise posterior do calcâneo: doença de Sever.
4. Escafoide társico: doença de Köhler.

Para os 2 primeiros, ver Principais problemas dos membros inferiores – o quadril e o joelho, respectivamente. Os 2 últimos são apresentados a seguir.

DOENÇA DE SEVER

O que é – necrose do núcleo secundário de ossificação da apófise posterior do calcâneo (apofisite).
Predomina no **sexo masculino**, na faixa etária de **8 a 12 anos**, em praticantes de futebol.

Conduta diagnóstica

1ª etapa Quando suspeitar

Dor no calcanhar, após marcha prolongada ou ao subir escadas.

2ª etapa Quadro clínico

1. Dor à compressão do calcanhar e aumento do volume local (tumefação).
2. Marcha na ponta dos pés, o que determina alívio moderado.

3ª etapa Quadro radiológico

Apófise do calcâneo de contorno irregular e mais densa; frequentemente, bursite e tendinite associadas.

Conduta terapêutica

1. Redução da atividade física: evitar correr e subir escadas.
2. O desconforto pode ser aliviado mediante elevação do salto do sapato em 0,5cm.
3. Nos casos mais graves: aparelho gessado de marcha com o pé em ligeiro equinismo, durante 4 a 6 semanas.

DOENÇA DE KÖHLER

O que é – necrose asséptica do **escafoide társico**, sendo também conhecida como escafoidite társica da criança ou osteocondrose idiopática do escafoide társico. Predomina no sexo masculino, na faixa etária de 3 a 10 anos, geralmente unilateral.

Conduta diagnóstica

1ª etapa Quando suspeitar

Dor no médio-pé (região mediotársica).

2ª etapa Quadro clínico

1. Dor na região mediotársica que se acentua pela marcha e compressão, melhorando com o repouso.
2. Marcha claudicante na qual a criança apoia o pé no solo com cuidado e em varo, procurando com isso evitar compressão sobre o arco plantar.

3ª etapa Quadro radiológico

O escafoide apresenta-se com maior densidade radiológica de bordas e trabeculado irregular. Zonas de maior opacidade, alternando-se com outras de menor densidade radiológica, aparecem na fase de fragmentação da doença (Fig. XVI-36).

Conduta terapêutica

Repouso e imobilização gessada (bota) durante 30 dias. A seguir: suporte macio para o arco plantar com elevação de 0,5cm no salto interno do sapato.

Evolução – geralmente boa, com tendência à recuperação anatômica.

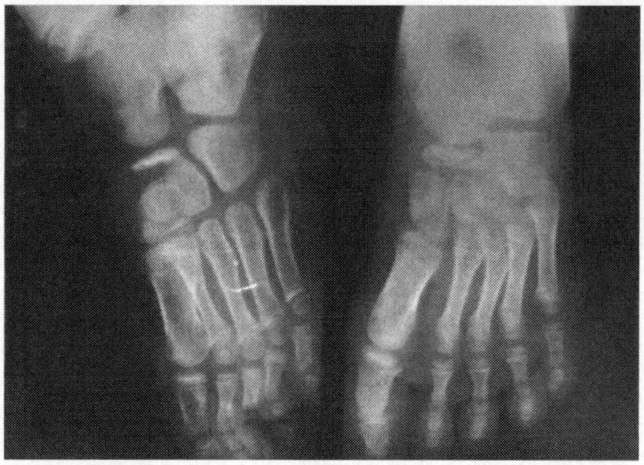

Figura XVI-36 – Doença de Köhler.

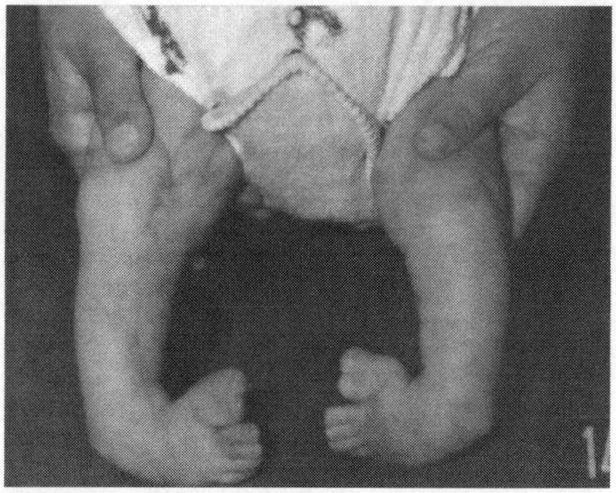

Figura XVI-37 – Polidactilia + sindactilia associadas a pé torto e geno varo.

■ AFECÇÕES DOS DEDOS DO PÉ

SINDACTILIA

A união de dois ou mais dedos do pé em geral não causa sintomas nem interfere com a função. O tratamento cirúrgico é indicado para efeitos cosméticos (Figs. XVI-37 e XVI-38).

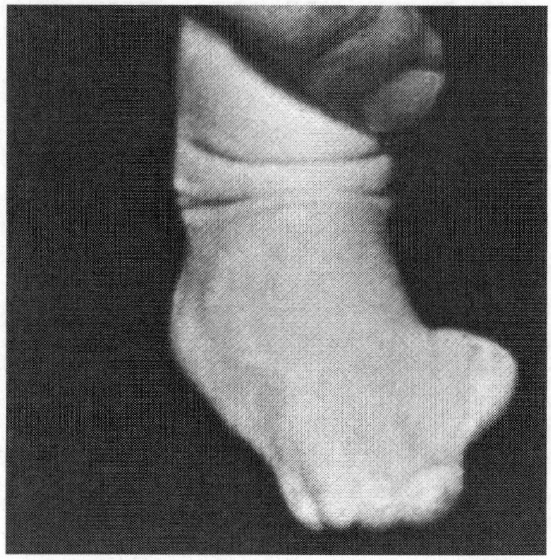

Figura XVI-38 – Sindactilia (síndrome de Apert).

POLIDACTILIA

Dedos supranumerários são comuns nos pés (Fig. XVI-39) e devem ser removidos por razões estéticas, bem como para proporcionar conforto no uso dos calçados. Podem estar associados à sindactilia e seu principal problema reside na decisão de qual dedo deve ser excisado. Em geral, o mais lateral é escolhido para ser removido, embora, às vezes, o dedo adjacente seja mais normal. É preferível postergar o ato cirúrgico até a idade de 3 anos.

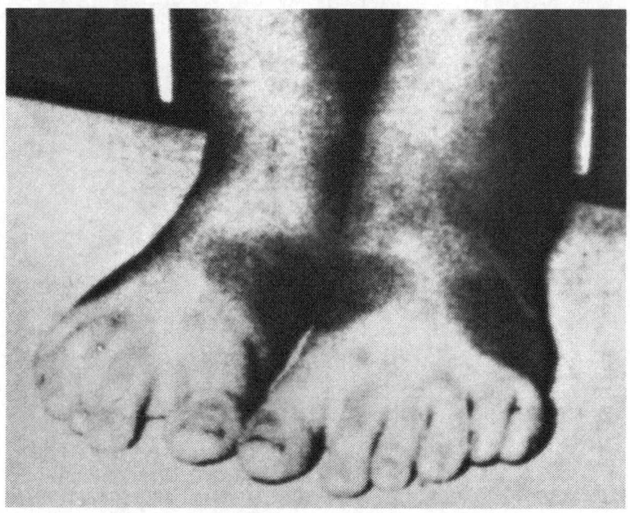

Figura XVI-39 – Polidactilia (síndrome de Laurence-Moon-Biedl).

MICRODACTILIA

Dedos pequenos podem ocorrer como entidade isolada ou ser acompanhados de hipoplasia dos metatarsos correspondentes. Em geral não causam problemas, não necessitando de tratamento algum.

ARTELHOS SUPERPOSTOS

Geralmente é o 2º sobre o 3º artelho.

Não constitui problema funcional; geralmente regressão espontânea. Se houver grande preocupação dos pais, recomendar o uso de uma tira de esparadrapo passada por baixo do 1º dedo, por cima do 2º e por baixo do 3º.

OUTRAS DEFORMIDADES COMPLEXAS

Como exemplo, ver figura XVI-40.

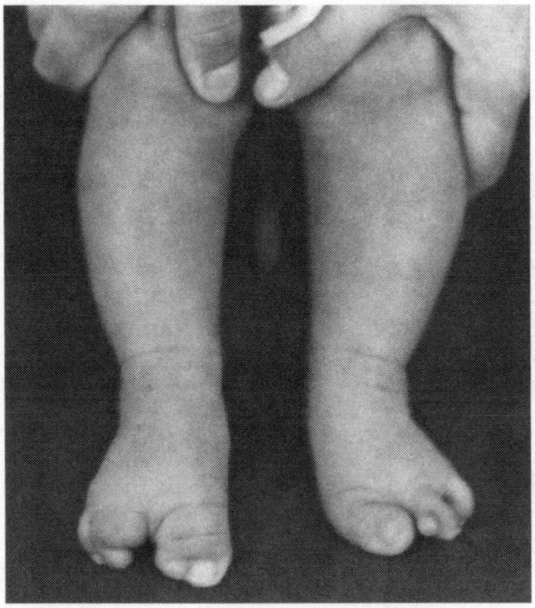

Figura XVI-40 – Pés fendidos congênitos ("pé de lagosta") + sindactilia + malformações.

ADENDO
Marcha equina (na ponta dos pés)

1. Hábito.
2. Paralisia cerebral com ligeira espasticidade.
3. Encurtamento congênito do tendão de Aquiles (em condições normais, com as pernas esticadas, o pé é capaz de realizar dorsiflexão de 20° além do ângulo reto): a) exercícios de alongamento; b) aparelho gessado durante 6 semanas; c) cirurgia.

3. Deformidades da Coluna Vertebral

Conhecimentos básicos

A pessoa normal, em pé e vista de frente ou pelas costas, mostra a coluna vertebral reta. O deslocamento lateral da coluna ocorre dentro de certos limites fisiológicos. O retorno à posição ereta é ditado pelo equilíbrio muscular e pelos centros do equilíbrio.

Uma coluna vertebral vista de lado (perfil) mostra as chamadas "curvaturas fisiológicas", que são: lordose cervical; cifose torácica; lordose lombar; cifose sacral, que coincide com o grau de inclinação da pélvis.

Essas curvas fisiológicas se desenvolvem com o crescimento do indivíduo. Na vida intrauterina e nos primeiros meses após o nascimento, existe apenas uma curvatura de raio longo e em forma de "C". Com o desenvolvimento e em função da adoção da atitude ereta, desenvolvem-se as lordoses cervical e lombar.

Uma vez formadas as curvas fisiológicas, a coluna cresce com um determinado equilíbrio, que é definido por fatores intrínsecos da coluna e por influência de forças musculares que atuam sobre ela. Fatores intrínsecos ou extrínsecos à coluna, quando anômalos, podem fazer com que se rompa o equilíbrio de crescimento da coluna e se desenvolvam exageros da cifose torácica ou da lordose lombar, ou mesmo que atuem no plano frontal, desenvolvendo as escolioses.

A quase totalidade das deformidades da coluna tem seu início na infância. Cabe, fundamentalmente, ao pediatra o diagnóstico precoce dessas deformidades e o encaminhamento a um centro especializado, já que o tratamento precoce proporciona melhores resultados.

ESCOLIOSE

O que é – desvio lateral da coluna (no plano frontal). Mais frequente em adolescente do sexo feminino.

1. **Funcional**: decorrente de problemas que exijam da coluna uma adaptação funcional (compensação) ou mesmo como atitude antálgica. Exemplo: indivíduos que têm um membro inferior mais curto do que o outro; pessoas com espasmo muscular. A finalidade desse tipo de escoliose é, pois, melhorar o equilíbrio e a função. As curvas compensadoras estão dentro dos limites normais da capacidade da coluna de dobrar-se e não excedem esse limite. Nunca são maiores que o necessário para adquirir a compensação. Suprimida a causa, a curva transitória desaparece. Entretanto, quando a escoliose funcional se mantém por tempo prolongado, tende a se tornar estruturada, especialmente se o indivíduo está na fase de crescimento.
2. **Estrutural**: curva patológica que decorre de defeito inerente ou adquirido da coluna ou ao seu redor, sem finalidade compensatória, geralmente progressiva e que pode levar a deformidades acentuadas, às vezes grotescas, da coluna e do tronco.

EXAGERO DAS CURVATURAS FUNCIONAIS

O exagero da cifose torácica, também chamado "dorso curvo", ou da lordose lombar também é considerado patológico e deve ser tratado.

Natação e balé são boas indicações.

Conduta diagnóstica

A **propedêutica** das deformidades da coluna é sempre baseada nos exames clínico e radiográfico.

1ª etapa Exame físico

O **exame clínico** deve ser realizado com o paciente despido, na posição ortostática e com os membros superiores soltos ao longo do corpo.

O tronco deve ser observado em todos os planos.

1. **Visto de trás** (Fig. XVI-41), devem-se notar: a) a linha média deve ser reta; b) a cabeça deve estar centrada sobre a pélvis; c) os ombros devem estar nivelados; d) as escápulas devem ser simétricas e não formar saliências; e) o triângulo do talhe deve ser simétrico (triângulo imaginário formado pela silhueta do tronco ao nível da cintura e pelos membros superiores soltos ao longo do corpo); f) a pélvis deve estar nivelada, e as saliências ósseas, simétricas.
2. Solicitar ao paciente que se **incline para a frente**, até que fique com o dorso mais ou menos paralelo ao solo e com os membros superiores soltos para baixo. Nessa posição, qualquer assimetria posterior do tórax ou região lombar se torna mais evidente, podendo-se notar nitidamente a presença de escoliose (Fig. XVI-42).
3. A mobilidade da coluna também deve ser testada, pedindo-se ao paciente que execute os movimentos de flexões laterais e rotação do tronco.
4. Exame feito com o médico colocado à frente do paciente, atento para eventuais assimetrias da face (nos casos de escoliose mais acentuada), muitas vezes se nota a presença de uma "escoliose facial", fruto do mecanismo de compensação da cabeça.
   A presença de deformidade ao nível da cartilagem condroesternal ou das costelas muitas vezes é secundária a deformidades da coluna. A presença de uma depressão das costelas nas regiões inframamárias é bastante comum, assim como a hipotrofia de uma mama em meninas na puberdade.
5. Examinar o tronco do paciente de **perfil**, para avaliação das curvaturas fisiológicas e seus exageros, as hiperlordoses e as cifoses. A **hiperlordose** é facilmente notada. O **aumento da cifose** é menos perceptível, principalmente nos casos leves. A flexão anterior do tronco é uma manobra que facilita o exame.
   Alguns sinais clínicos geralmente acompanham o chamado "**dorso curvo**" (exagero da cifose torácica): a) ombros projetados para a frente; b) deformidades anteriores da caixa torácica (saliência condroesternal, sulco inframamário); c) abdome abaulado; d) músculos isquiotibiais encurtados (o paciente torna-se incapaz de tocar o solo com as mãos quando flete o tronco para a frente com os membros inferiores em extensão).
6. As deformidades da coluna podem surgir isoladamente (escoliose idiopática, dorso curvo etc.) ou fazer parte do quadro clínico de diversas entidades.

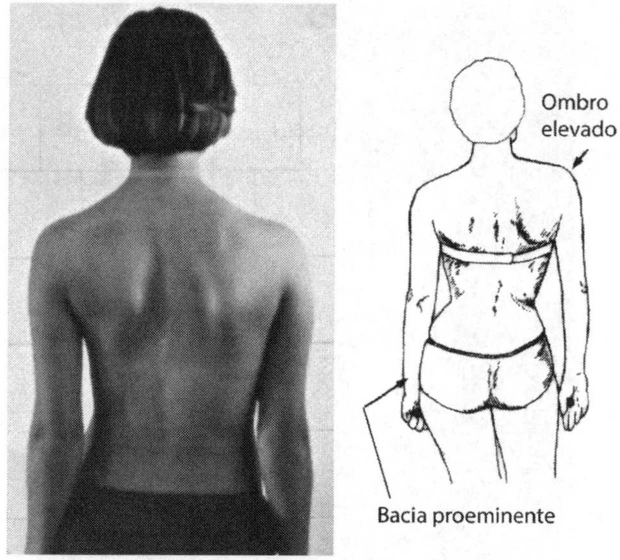

Figura XVI-41 – Escoliose. Note o triângulo do talhe aumentado à E. Ombro E mais elevado.

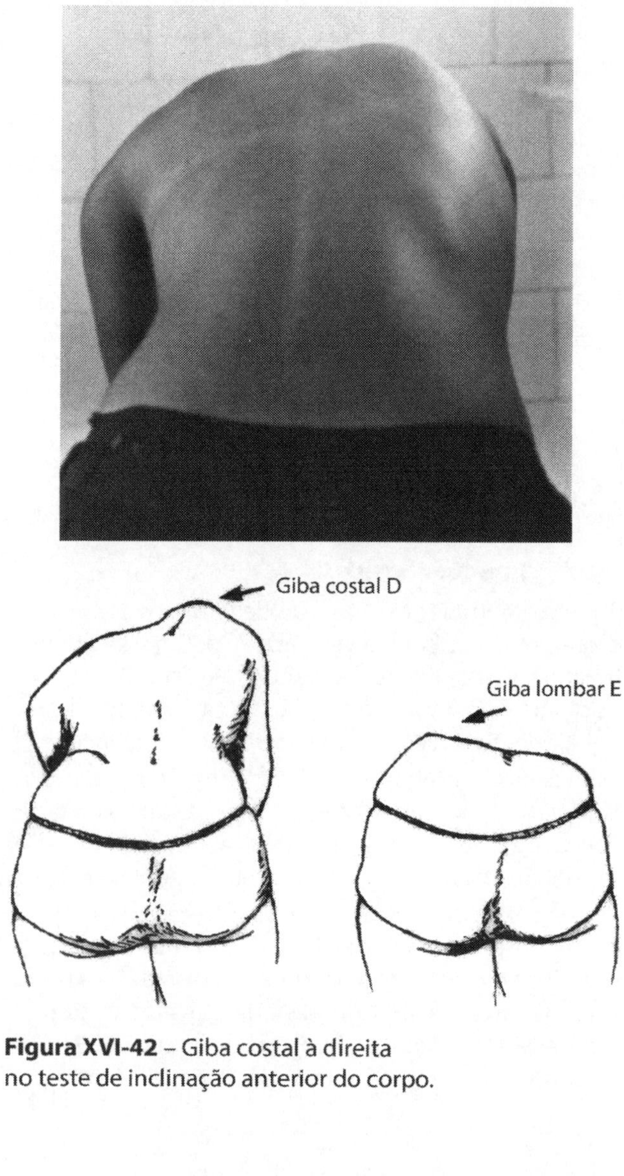

Figura XVI-42 – Giba costal à direita no teste de inclinação anterior do corpo.

2ª etapa **Exame clínico completo**, com atenção:

1. Presença de paralisias musculares ou alterações da sensibilidade.

2. Presença de tumores e manchas cutâneas, principalmente as manchas café com leite, comumente encontradas na "neurofibromatose".
3. Anomalias congênitas de outros órgãos: cardíacas, renais etc.
4. Estigmas cutâneos, presença de tufos de pelos, principalmente na região lombar e sacral.
5. Hipermobilidade de articulação.
6. Hiperelasticidade de pele.
7. Retrações musculares, intercostais etc.
8. Presença de cicatrizes de toracoplastias etc.

3ª etapa Exame radiográfico

Inicialmente devem ser tomadas radiografias de toda a coluna de frente e perfil, com o paciente na posição ortostática, ou sentado se for incapaz de permanecer em pé, e outra de frente com o paciente deitado. Assim, encontram-se inclusive curvas muito leves, que muitas vezes são difíceis de ser diagnosticadas clinicamente. Na radiografia **de frente**, a deformidade que pode ser encontrada é a **escoliose**. Geralmente se notam duas ou mais curvas, uma das quais sempre é mais importante, mais grave; encontram-se deformações dos corpos vertebrais e uma rotação desses corpos sempre para o lado da convexidade: as vértebras localizadas no ápice da curva são as mais rotadas e deformadas. Os espaços encontram-se pinçados no lado da concavidade. Além dessa curva maior, também chamada curva principal, encontram-se, acima e abaixo dela, curvas menores com menor grau de deformação e rotação, as chamadas "curvas de compensação". É importante notar-se o nivelamento da pélvis, daí ser necessário que nas radiografias de frente se observem pelo menos as asas dos ilíacos e a primeira vértebra sacral. Nos casos de encurtamento de um membro, notam-se a inclinação da pélvis e a presença da "escoliose" na radiografia em ortostática, o nivelamento pélvico e o desaparecimento da "escoliose" na radiografia tomada com o paciente deitado. São nessas incidências que se pode visualizar malformação de um ou mais corpos vertebrais ou mesmo fusão de costelas ou anomalia de número de costelas. Na radiografia **de perfil** analisam-se grau de **cifose** e **lordose** existentes e também presença de deformações dos corpos vertebrais ou mesmo anomalias congênitas (Figs. XVI-43 e XVI-44). Se indicada, completar com **tomografia**.

4ª etapa Classificação das escolioses

1. **Escoliose idiopática** (forma genética) é o tipo mais comum. Etiologia desconhecida, caráter familiar. Pode ser subdividida em três grupos – a) **infantil**: surge antes dos 3 pimeiros anos de vida e é rara em

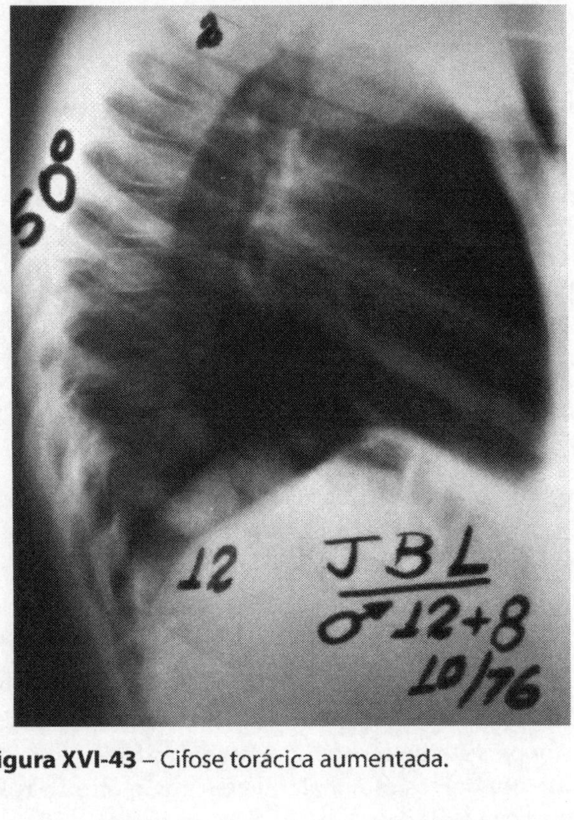

Figura XVI-43 – Cifose torácica aumentada.

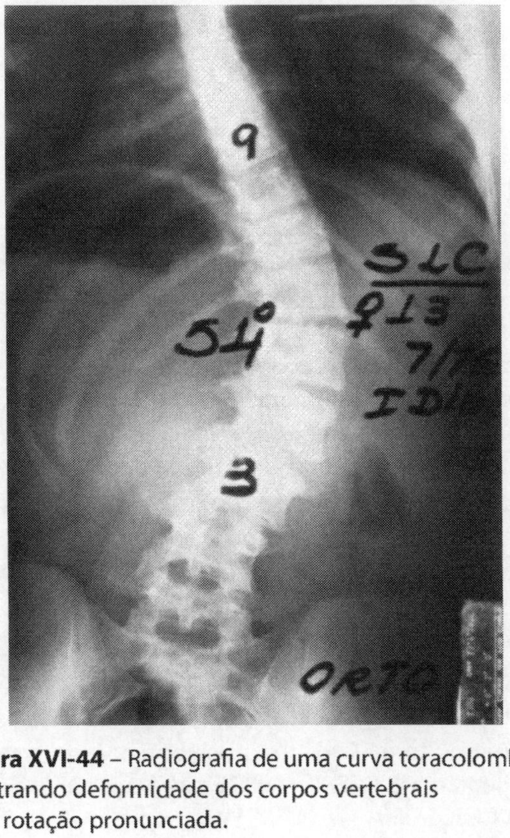

Figura XVI-44 – Radiografia de uma curva toracolombar mostrando deformidade dos corpos vertebrais com rotação pronunciada.

nosso meio; b) **juvenil**: início entre os 3 e 10 anos; c) **do adolescente**: surge após os 10 anos de idade, indolor, predomina nas meninas e a curva é para a direita; é o tipo mais comum de escoliose.
2. Deformidades congênitas (ósseas, nodulares).
3. Neuromusculares (neuropática, miopática).
4. Associadas com neurofibromatose.
5. Mesenquimais (adquiridas, congênitas).
6. Traumáticas (vertebral, extravertebral).
7. Secundárias a fenômenos irritativos (exemplo: tumor).
8. Outras: metabólica, nutricional, endócrina.

Tipos de curvas da escoliose idiopática

1. Curva torácica direita: tipo mais comum, desenvolve-se rapidamente, resultando em defeito cosmético grave e séria perturbação da função cardiopulmonar; necessidade de tratamento precoce.
2. Curva toracolombar: relativamente comum, menos deformante, mas pode provocar distorção grave das costelas e do flanco.
3. Curvatura maior dupla: 2 curvas de grande proeminência, sendo a combinação mais frequente torácica direita e lombar esquerda.
4. Curvatura lombar: comum, pouco deformante, mas pode provocar dor artrítica intensa durante a gravidez e na idade mais avançada.
5. Curvatura cervicotorácica: rara; problema cosmético (ombro).

Conduta terapêutica

O tratamento dessas deformidades é tarefa do especialista, porém é fundamental que se saibam os recursos existentes na atualidade, uma vez que o pediatra é o médico de confiança da família do paciente, e, geralmente, assim que os familiares notam a deformidade, correm ao pediatra para ser orientados e esclarecidos.

O pediatra deve encaminhar as crianças, principalmente as meninas ainda em fase de crescimento, com assimetria evidente (queda do ombro superior a 1,5cm) e confirmada por estudo radiológico (curvatura maior que 15-20°). Casos limítrofes em crescimento estável, reexaminar a cada 4 meses.

Bons resultados dependem de tratamento precoce bem orientado.

A escoliose progride somente enquanto a criança está crescendo. O objetivo é minimizar sua progressão, o que se consegue com o uso de coletes.

Fisioterapia – basicamente, a ginástica constitui-se em instrumento de auxílio a outras técnicas de tratamento e, como tal, torna-se de real valor, porém é importante salientar: "FISIOTERAPIA ISOLADA NÃO CORRIGE DEFORMIDADES".

Coletes e gessos

1. Os **coletes** apropriados, como o de Milwaukee, são de valor inestimável no tratamento das deformidades da coluna, desde que sejam bem indicados e bem confeccionados e usados com supervisão médica e do técnico que o confeccionou. Algumas condições para seu emprego: 1ª) necessidade de existir crescimento da coluna; 2ª) a deformidade não pode ser suficientemente grave e rígida; 3ª) dependência da etiologia das deformidades.
2. Os **gessos corretivos** (o mais habitualmente usado é o de Risser-Cotrel) enquadram-se mais ou menos nas mesmas indicações para o colete de Milwaukee, porém com algumas desvantagens, como imobilização prolongada, cuidados de higiene etc.

Na correção do "dorso curvo", em geral se obtêm excelentes resultados com o Milwaukee e gessos.

Cirurgia – quando não é possível tratar uma escoliose por meios ortopédicos, muitas vezes a correção cirúrgica impõe-se pela gravidade da deformidade, idade (após o término do crescimento) e etiologia da escoliose.

A **correção cirúrgica** baseia-se em endireitar a coluna e fixá-la por fuso vertebral posterior com enxertos retirados do ilíaco ou outros ossos (artrodese). Depois, o paciente é mantido imobilizado em colete de gesso no pós-operatório até que o enxerto colocado se integre, o que demora em média de 10 meses a 1 ano.

MAL DE POTT

Caso ilustrativo – menino de 3 anos, branco, há 10 dias vem apresentando incapacidade locomotora, necessitando apoiar-se em paredes e objetos para andar. Concomitantemente aparecem dores **lombares** intensas que melhoram com o decúbito. Refere emagrecimento há mais ou menos 20 dias; nega febre e traumatismo anteriores. Aparelho respiratório sem anormalidades. Hipertrofia dos gânglios cervicais e inguinais, indolores, não aderentes, do tamanho de um "grão de ervilha". Inversão da lordose lombar fisiológica, dolorosa à palpação; radiografia: cifose lombar com diminuição do espaço intervertebral entre L3 e L4, PPD 11mm.

Diagnóstico – mal de Pott.

O que é – espondilite tuberculosa que incide com mais frequência no corpo das últimas vértebras dorsais, comprometendo menos vezes as lombares e as cervicais.

Conduta diagnóstica

1ª etapa Dados clínicos chamativos (Fig. XVI-45)

1. Dor persistente ou intermitente sobre a distribuição dos nervos espinhais que emergem próximos à vértebra afetada.

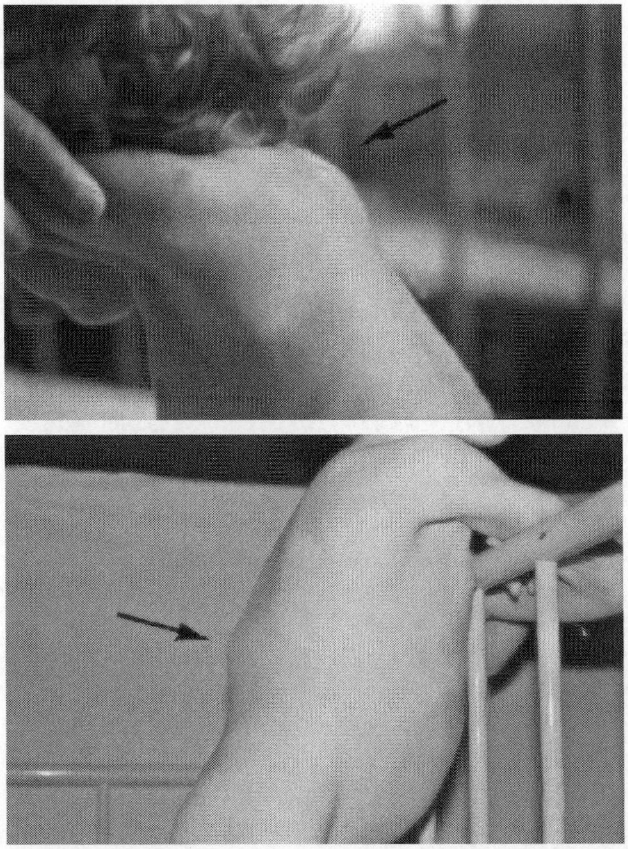

Figura XVI-45 – Mal de Pott.

2. Processo de evolução tendendo à cronicidade.
3. PPD positivo.

2ª etapa Roteiro diagnóstico

1. Antecedentes de tuberculose (não obrigatoriamente).
2. Limitação dos movimentos.
3. Rigidez muscular antálgica: quando há comprometimento cervical, a criança procura suportar a cabeça com as mãos.
4. Alterações **radiológicas**: inicialmente, encontram-se pinçamento articular e osteoporose de corpo vertebral; na fase seguinte, ocorre acunhamento das vértebras e, mais tardiamente, cifose acompanhada ou não de lordose (coluna lombar).
5. PPD: reator forte.

3ª etapa Complicações

Abscesso do músculo psoas, abscesso retrofaríngeo e abscesso pleural.

4ª etapa Não confundir com

Osteomielite não tuberculosa – toxicidade mais acentuada; leucocitose, febre. Achados radiológicos são usualmente estabilizados em lesão tuberculosa, enquanto na osteomielite aguda a radiografia é negativa nos primeiros dias de evolução clínica.

Raquitismo – produz cifose de maior tamanho; PPD não reator. Melhora da dor quando o paciente se inclina.

Conduta terapêutica

Tratamento conservador – drogas antituberculosas (esquema tríplice), até que não haja mais evidência de infecção ativa e, portanto, fusão espinhal.
Ver **Tuberculose**.

Tratamento mais aceito atualmente – erradicação cirúrgica precoce do abscesso tuberculoso, em conjunto com terapia antimicrobiana específica (esquema tríplice).

Prognóstico

Diagnóstico precoce + **tratamento adequado** – lesões não deixam sequelas, havendo total recuperação óssea.

Diagnóstico tardio + **tratamento adequado** – permanece a deformidade óssea, sem haver comprometimento motor ou neurológico.

Sem tratamento – lesões ósseas com deformidades progressivas da coluna, acompanhadas de comprometimento neurológico.

Terceira Parte

PROBLEMAS CLÍNICO-ORTOPÉDICOS

1. Raquitismo

(Ver Quadro XVI-1 – Visão geral dos raquitismos).

Falha na mineralização do osso em crescimento consequente a distúrbio no metabolismo do **cálcio e fósforo** (Fig. XVI-1).

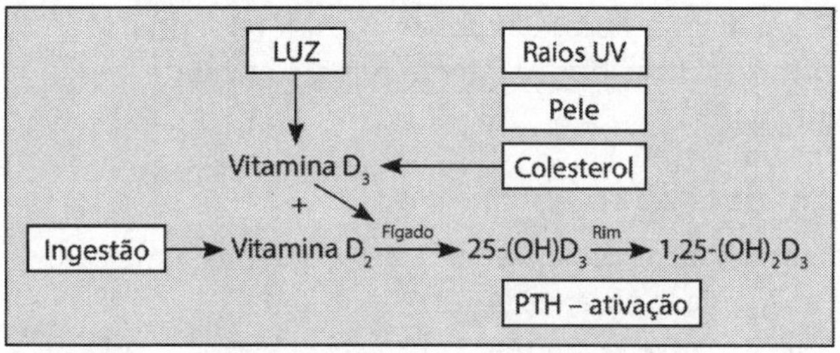

Figura XVI-46 – Metabolismo da vitamina D.

Conceito de raquitismo

Quadro clinicometabólico caracterizado por deficiência real ou funcional de 1,25-$(OH)_2D_3$.

Inclui o raquitismo carencial, o resistente e o dependente de vitamina D.

Essa deficiência pode ser devido a:

1. Síntese insuficiente por falta de exposição à luz solar, baixa ingestão.
2. Metabolização defeituosa da vitamina D, consequente a: a) doenças com alterações renais, hepáticas, anatômicas, funcionais; b) ingestão de certos medicamentos; c) níveis normais ou supranormais de 1,25-$(OH)_2D_3$ sem haver resposta do órgão-alvo.
3. Distúrbios cromossômicos ou renais.

CLASSIFICAÇÃO GERAL DOS RAQUITISMOS

Primários	– carencial dependente resistente: hipofosfatêmico familiar
Secundários a	– prematuridade nefropatias hepatopatias ingestão de anticonvulsivantes síndrome de má absorção tumores ósseos e mesenquimatosos
Osteoporose	– idiopática juvenil

Raquitismo carencial (raquitismo da criança ou osteomalacia do adulto)

É consequente à diminuição da síntese cutânea devido à escassa exposição à luz solar e dieta insuficiente de vitamina D (RN de baixo peso e prematuros, leite de vaca não complementado com vitamina D).

Raquitismo dependente

Condição genética, transmissão autossômica recessiva, podendo, todavia, aparecer casos esporádicos. Existem 2 tipos:

1. No **tipo I** admite-se a existência de defeito na síntese renal de 1,25-$(OH)_2D_3$ por deficiência da enzima 25(OH) 1-alfa-hidroxilase. Também chamado de raquitismo pseudovitamina D resistente. Raro.
2. No **tipo II** os níveis de 1,25-$(OH)_2D_3$ são normais ou elevados, mas não existe resposta dos órgãos (resistência hereditária do receptor da 1,25(OH) vitamina D). Muito raro.

Raquitismo resistente hipofosfatêmico familiar

Raquitismo hipofosfatêmico ligado ao cromossomo X (**XLH***).

É a forma mais comum de raquitismo não nutricional.

Transmissão dominante ligada ao cromossomo X = RHX**.

Gene anormal **PHEX*****.

a) Defeito hereditário na reabsorção de fosfato – acarreta **hipofosfatemia** e síntese reduzida de 1,25$(OH)_2D$;
b) **Raquitismos** clínico (encurvamento dos membros inferiores na época da marcha levando a um andar gingado, baixa estatura) e laboratorial: P baixo e fosfatúria.

Com o diagnóstico precoce e tratamento adequados, as deformidades e, eventualmente, a baixa estatura podem ser minimizadas.

Em meninos, a doença é mais grave; em heterozigotos, manifesta-se tardiamente e começa com o aumento da fosfatase alcalina.

* XLH = *X-linked hypophosphatemia*.

** RHX = raquitismo hipofosfatêmico ligado ao X.

*** PHEX = gene regulador do fosfato (P) com homologia (H) com as endopeptidases (E) ligado ao X.

Quadro XVI-1 – VISÃO GERAL DOS RAQUITISMOS.

Classificação	Dados clínicos	Laboratório	Radiografia	Tratamento
GRUPO I – Deficiência de cálcio com hiperparatireoidismo secundário (ver quadro XVI-2)				
Por **deficiência** de **vitamina D** 1. Falta de sol 2. Falta de ingestão de vitamina D 3. Síndrome de má absorção 4. Hepatopatia crônica 5. Doença renal crônica (osteodistrofia renal) 6. Anticonvulsivante 7. Fibrose cística 8. Vitamina D dependente (tipos I e II)	1º trimestre: convulsão tetânica durante infecção aguda em prematuro com idade de 2 meses ou mais 2º trimestre: craniotabes 2º semestre e 2º ano: • rosário raquítico e sulco diafragmático • atraso no fechamento da fontanela e suturas cranianas • bossa frontal • alargamento dos punhos • tórax de periquito (peito de pombo) • fraqueza muscular • cifoescoliose • encurvamento das pernas • alopecia (só no dependente tipo II)	Ca N →↓ P ↓ Fosfatase alcalina ↑↑ Hormônio paratireóideo ↑↑ Aminoacidúria ↑↑ Osteodistrofia renal: P ↑ Dependente – Ca ↓↓	Radiografia de punho: extremidades alargadas, "em taça", "em pente", densidade diminuída Fraturas Deformidades pélvicas	Vitamina D *ou* 1,25-di-hidroxicole-calciferol* Doses apropriadas para normalizar Ca, P, fostatase alcalina Radiografia seriada para controle
GRUPO II – Deficiência primária de fosfato sem hiperparatireoidismo secundário (ver quadro XVI-3)				
Doenças tubulares renais levando à deficiente reabsorção de fosfato e, portanto, níveis sanguíneos baixos de fosfato	a) Como no grupo I, sem fraqueza muscular e com menos deformidades cranianas b) Atraso de crescimento grave que pode preceder as alterações ósseas 1. **Raquitismo hipofosfatêmico** (raquitismo familiar resistente à vitamina D – falha do crescimento com pernas tortas) 2. **Acidose tubular renal** – atraso de crescimento e/ou poliúria 3. **Síndrome de Fanconi** – atraso de crescimento e/ou poliúria	Ca N P ↓↓ RTP ↓↓ FA ↑ Hormônio para-tireóideo normal Aminoacidúria N ↑ Hipofosfatemia Acidose crônica Hipofosfatemia, aminoacidúria, glicosúria renal	Idem, na pélvis e na coluna não afetadas; deformidade dos membros inferiores Nefrocalcinose	Fosfato 50-100mg/kg/dia fracionado em 4 vezes durante o dia. Permitir uma certa hipofosfatemia. Controle: PTH, idade óssea, US ou tomografia renal anual

N = normal; ↓ = diminuído; ↑ = aumentado; ↓↓ ou ↑↑ = muito diminuído ou muito aumentado.

*Ver Apêndice deste capítulo.

Osteoporose idiopática juvenil

Condição esporádica sem história familiar, de aparecimento na pré-adolescência ou adolescência: fraqueza muscular, dores articulares e osteoporose de instalação aguda. Como nas outras osteoporoses, fósforo, cálcio e fosfatase alcalina estão normais.

Raquitismo nefropático

1. Na **acidose tubular renal** a falha de excreção renal de íons hidrogênio resulta em acidose metabólica crônica. O tecido ósseo passa a funcionar como tampão e desmineraliza-se; a excreção urinária anormal de cálcio e fósforo contribui para a instalação do raquitismo e da nefrocalcinose.
2. **Osteodistrofia urêmica ou osteodistrofia renal** consequente a nefropatias congênitas ou adquiridas que evoluem para insuficiência renal. O fósforo sérico pode estar normal, mas, com a progressão da insuficiência renal, eleva-se.

3. **Síndrome de Toni-Debré-Fanconi** consiste em um defeito do túbulo proximal renal na reabsorção de fósforo, glicose e aminoácidos. O defeito é progressivo e os portadores evoluem para doença renal crônica.

A síndrome de Fanconi é classificada em **idiopática** e **secundária** (cistinose, intoxicação por metais pesados etc.).

À síndrome de Fanconi, precoce ou tardiamente, acaba sobrepondo-se a um raquitismo do tipo resistente.

Raquitismo hepatobiliar

Diminuição na síntese hepática da 25-HCC secundária a alterações parenquimatosas difusas.

Osteomalacia por anticonvulsivantes

Os anticonvulsivantes induzem enzimas hepáticas que encurtam a vida média biológica da 25-$(OH)_2D_3$, levando à sua deficiência relativa.

Raquitismo oncogênico

Secundário a tumores ósseos e dos tecidos moles de origem mesenquimal. Ca sérico normal e P sérico baixo com fosfatase alcalina baixa. Dor óssea e miopatia levando à invalidez. Indicado estudo radiológico e/ou cintilografia.

CONDUTA DIAGNÓSTICA

1ª etapa Quadro clínico

Valorizar os seguintes dados:

1. **Exposição aos raios solares e à ingestão vitamínica**: em nosso meio, a exposição à luz solar a partir dos 2 a 3 meses de idade exclui praticamente o raquitismo carencial, desde que a exposição não seja através de vidro. Investigar suplementação de vitamina D (doses e tempo de administração).
2. **Sudorese aumentada e irritabilidade** frequentemente acompanham os raquitismos carencial e dependente.
3. **Hipotonia e atraso no desenvolvimento psicomotor** podem acompanhar o raquitismo carencial, o dependente e o raquitismo secundário às nefropatias, porém não coexistem com o raquitismo resistente. Fraqueza muscular aparece na osteoporose idiopática juvenil e nos raquitismos carencial, dependente e secundário às nefropatias.
4. **História genética e consanguinidade** podem ser positivas no raquitismo hipofosfatêmico familiar e no raquitismo dependente.
5. **Dores ósseas e articulares**: dores ósseas às vezes surgem no raquitismo, na osteomalacia e na osteoporose idiopática juvenil. Nesta última aparecem também dores articulares mais ou menos intensas, com ou sem sinais inflamatórios, obrigando ao diagnóstico diferencial com as colagenoses.
6. **Outras doenças e ingestão de medicamentos**: interrogar sobre a ingestão de medicamentos de metabolização hepática, como barbitúricos e hidantoínas. Pode ocorrer raquitismo clínico e bioquímico em crianças em tratamento prolongado por anticonvulsivantes. Hepatopatias obstrutivas que prejudicam a absorção de lípides e de vitamina D ou que evoluem com comprometimento da função hepática (exemplo: hepatite neonatal) e nefropatias com comprometimento da função tubular podem acompanhar-se de raquitismo.
7. **Baixa estatura**: no raquitismo resistente, no dependente não tratado e no secundário às nefropatias. Não é comum no carencial, a não ser que haja desnutrição concomitante.
8. **Deformidades ósseas**: as deformidades encontradas no **raquitismo carencial** (craniotabes, fronte olímpica, tórax em "sino", rosário raquítico, alargamento epifisário, extremidades em varo ou em valgo etc.) por vezes acompanham o raquitismo dependente e o secundário às nefropatias.

No **raquitismo resistente**, chama a atenção "criança baixa com "**pernas tortas**": eventualmente alargamento epifisário sem outros sinais ósseos mais evidentes.

No diagnóstico diferencial das "pernas tortas" é bom não esquecer a possibilidade de sequela de raquitismo carencial e da disostose metafisária, entre outras doenças ósseas (Figs. XVI-47 e XVI-48).

2ª etapa Suspeita precoce do raquitismo carencial

1. Presença de fatores predisponentes: insolação deficiente, dieta deficiente em vitamina D, leite de vaca integral no 1º ano, crescimento rápido (exemplo: prematuros), raça negra.
2. Irritabilidade, insônia, sudorese abundante na cabeça após as refeições.
3. Craniotabes (2º trimestre de vida).

3ª etapa Exames complementares

São solicitados com as seguintes finalidades:

1. **Diagnóstico do raquitismo e avaliação da atividade do processo.**
2. **Diagnóstico de doença associada.**

No sangue deve ser feita a **dosagem de 25-hidroxivitamina D, cálcio, fósforo, atividade da fosfatase alcalina** e paratormônio (PTH).

1. 25(OH) vitamina D – diminuído, abaixo de 10ng/mL.
2. O **cálcio** geralmente está em níveis normais,

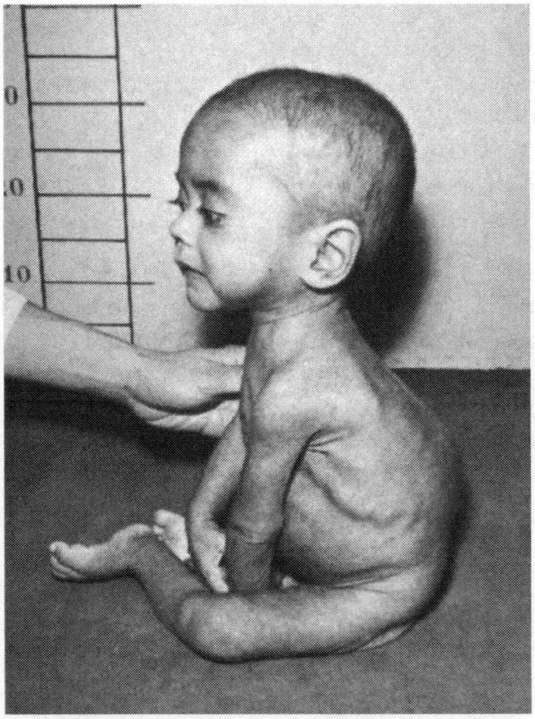

Figura XVI-47 – Raquitismo carencial: hipotonia muscular, fronte olímpica, rosário raquítico.

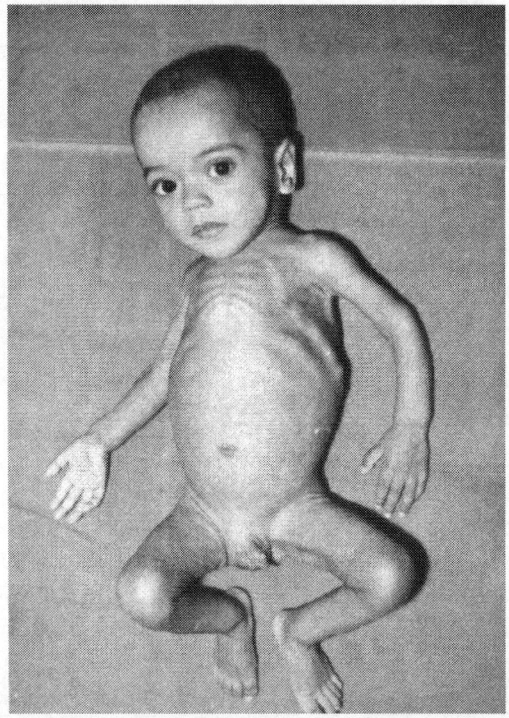

Figura XVI-48 – Raquitismo carencial: tórax em quilha, rosário raquítico, punhos alargados.

podendo estar baixo no raquitismo dependente e no carencial. No início do processo de raquitismo carencial há queda da calcemia. Em estágios avançados da doença, a hipocalcemia pode atingir níveis de tetania.

3. A **hipofosfatemia** pode ter significado diferente: nos raquitismos carencial e dependente é expressão de hiperparatireoidismo secundário; portanto, serve de prova de atividade raquítica. No raquitismo XLH é tratada com fosfato + calcitriol, mesmo com P sérico baixo. Nesses casos, a hipofosfatemia não serve de prova para avaliação da atividade raquítica. Às vezes, encontramos fósforo sérico normal ou elevado com raquitismos que se acompanham de insuficiência renal, não constituindo esse dado laboratorial garantia de ausência de atividade raquítica ou de possibilidade de cicatrização das lesões.
4. A **fosfatase alcalina** é elevada na presença de atividade raquítica ou recuperação estatural, podendo, no entanto, estar normal ou até baixa nos desnutridos com processo em atividade.
5. Rotineiramente não há necessidade do estudo da aminoacidúria. Porém hiperaminoacidúria não seletiva é encontrada no raquitismo carencial, no dependente, na síndrome de Fanconi e no idiopático. Aminoacidúrias seletivas em casos específicos: hipercistinúria na síndrome de Fanconi devido à cistinose e à hiperglicinúria na osteoporose idiopática juvenil. No raquitismo resistente hipofosfatêmico familiar em geral não há hiperaminoacidúria nem glicosúria, exceto se nefrocalcinose concomitante (em 80% dos casos em tratamento).
6. O estudo da **reabsorção tubular de fosfato** não deve ser feito de rotina, porém sua avaliação é necessária em alguns casos específicos, como no raquitismo hipofosfatêmico familiar e na síndrome de Fanconi.

   Alternativa:

   $$RTP = 1 - \frac{Pu \times Crp}{Pp \times Cru}$$

   Valor normal > 90%

   onde:

   RTP = reabsorção tubular do fosfato expresso em função de
   Pu = fósforo urinário
   Pp = fósforo plasmático
   Cru = creatinina urinária
   Crp = creatinina plasmática

   dados obtidos a partir de amostra única e simultânea de plasma e urina.
7. Avaliar a função renal: relação Ca urinário/Cr urinária não deve exceder em mais de 20% a relação Ca sérico/Cr sérica.

8. **Calciúria** diminuída nos raquitismos dependentes. A calciúria é um dado útil para avaliar a intoxicação dos doentes que tomam doses altas diárias de vitamina D, por tempo prolongado, sendo suspeitas as calciúrias acima de 5mg/kg/24h.
9. Exames dirigidos para doenças concomitantes (exemplo, hepatopatias).
10. Hiperparatireoidismo pode fazer parte do quadro ou ser secundário ao tratamento (mais um motivo para solicitar o PTH: corrigir e individualizar o tratamento).

Radiologia

1. Qualquer que seja o tipo do raquitismo, deve ser feito um exame radiológico do **punho** que permite o diagnóstico de raquitismo *sensu latum* e serve de prova de atividade raquítica.
2. O estudo radiográfico de outras partes do esqueleto está na dependência de deformidades e na avaliação da conduta ortopédica.
3. As regiões epifisárias distais do rádio e cúbito estão alargadas, muitas vezes côncavas, com aspecto clássico de "taça de champanhe".
4. Existem também imagens em "pente", expessão de zona de células cartilaginosas calcificadas entre outras não mineralizadas.
5. Nas radiografias do punho ainda podemos observar diminuição da densidade óssea, desmineralização das diáfises e, vez ou outra, duplo contorno que não deve ser confundido com o da periostite.
6. Eventualmente são encontrados sinais radiológicos de hiperparatireoidismo.
7. Na osteoporose idiopática juvenil, as alterações radiológicas são muito características: na região metafisária é encontrada rarefação grosseira, quase patognomônica dessa afecção, ao contrário dos outros raquitismos nos quais as principais alterações são epifisárias.

4ª etapa Classificar o raquitismo

1. **Diferenciar raquitismo carencial de dependente e de resistente hipofosfatêmico familiar** (Quadro XVI-2 e Figs. XVI-49 e XVI-50).
2. **Distinguir raquitismos consequentes às nefropatias** (Quadro XVI-3).
3. **Parece raquitismo**
(pelo quadro clinicorradiológico), **mas não é**:
• **Ca e P séricos normais**
a) **Fosfatase alcalina normal**
– **Baixa estatura** com pernas tortas = CONDRODISPLASIA METAFISÁRIA (Schmidt).
– **Estatura normal ou alta** com alargamento (em frasco de Erlenmeyer) das extremidades dos ossos longos = DISOSTOSE METAFISÁRIA (Pyle).
b) **Fosfatase alcalina baixa** – HIPOFOSFATASIA (da criança maior e adolescente, moderada).
• **Cálcio sérico elevado**
a) Fosfatase alcalina normal com baixa estatura e pernas tortas
– CONDRODISPLASIA METAFISÁRIA (Jansen).

Quadro XVI-2 – DIAGNÓSTICO DIFERENCIAL DOS RAQUITISMOS PRIMÁRIOS.

Tipos de raquitismo	Idade de início	Sol e ingestão de vitamina D	Hipotonia (fraqueza muscular)	Sinais ósseos de raquitismo	Calcemia (Ca)	Fósforo sérico (P)	Fosfatase alcalina (FA)	Resposta terapêutica à vitamina D em doses de 600.000UI
Carencial	Geralmente abaixo de 1 ano	Ausente	Presente	Presente	Normal ou baixa	Baixo ou muito baixo	Elevada PTH normal ou elevado	Presente com dose única. Às vezes necessárias 2-3 doses
Dependente	Geralmente abaixo de 1 ano	Presente ou ausente	Presente	Presente	Muito baixa	Baixo	Elevada PTH elevado	Ausente mesmo com 2-3 doses*
Resistente hipofosfatêmico familiar	Acima de 1 ano – após deambulação	Presente ou ausente	Ausente (baixa estatura)	Pernas tortas, punhos alargados	Normal	Muito baixo	Elevada PTH normal	Ausente mesmo com 2-3 doses*

* Considerar displasia metafisária. PTH = paratormônio.

Quadro XVI-3 – DIAGNÓSTICO DIFERENCIAL DOS RAQUITISMOS SECUNDÁRIOS.

Secundários a	História familiar	Sinais de raquitismo	Fósforo sérico	Função renal	Glicosúria	Aminoacidúria	Hipercalciúria
Acidose tubular renal	Presente ou ausente	Presente	Baixo no início, elevado no fim	Defeito de acidificação	Ausente	Ausente	Presente
Osteodistrofia urêmica	Ausente	Presente	Normal no início, elevado no fim	Doença renal crônica Creatinina/ureia	Ausente	Ausente	Ausente
Síndrome de Fanconi	Presente ou ausente	Presente ou ausente no início, sempre presente no fim	Baixo no início, elevado no fim	Termina em doença renal crônica	Presente	Presente	Ausente

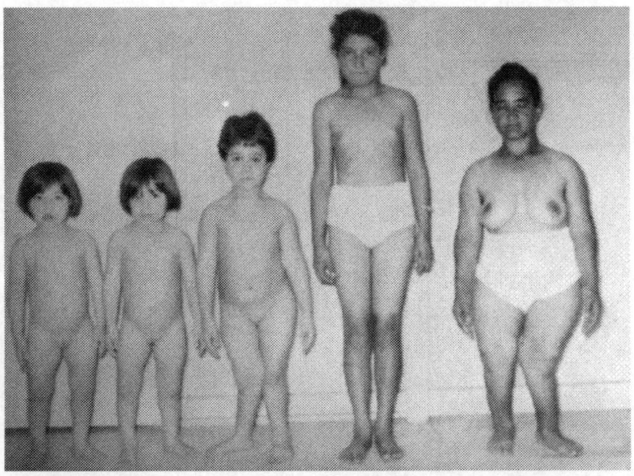

Figura XVI-49 – Raquitismo resistente hipofosfatêmico familiar: mãe e três filhas afetadas; uma irmã normal (a mais alta). Observar a baixa estatura e a "perna torta".

b) **Fosfatase alcalina baixa** – HIPOFOSFATASIA (forma infantil, grave).

4. **Guia diagnóstico nas doenças ósseas metabólicas sem raquitismo**:
   - **Ca sérico baixo, P sérico alto, tetania, hormônio paratireóideo diminuído**:
     a) **Hipoparatireoidismo transitório**.
     b) **Hipoparatireoidismo permanente**.
     c) **Síndrome de DiGeorge** (com defeito cardíaco, sem defeito do timo ou das células).
   - **Cálcio sérico baixo, P sérico alto, tetania, hormônio paratireóideo elevado**:
     a) Baixa estatura, face redonda, familiar: **pseudo-hipo-paratireoidismo tipo I**.
     b) Estatura normal, osteíte fibrosa: **pseudo-hipo-paratireoidismo tipo II**.

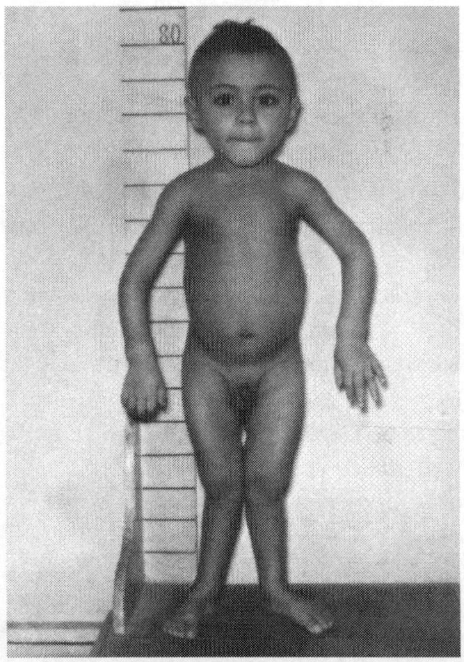

Figura XVI-50 – Raquitismo dependente: o menino tinha $4^1/_2$ anos; não andava nem sentava, devido à intensa hipotonia. Na foto, após 6 semanas de tratamento. Notar a baixa estatura, os punhos alargados e as deformidades dos membros inferiores.

5ª etapa Diagnóstico diferencial (passo a passo)

1º passo É raquitismo **carencial**?

Exposição insuficiente ao sol/falta de profilaxia pela vitamina D.

Pode ocorrer em todas as classes sociais.

Sintomas frustos no início.

Atraso motor com hipotonia e **fraqueza muscular**.

Deformidades que acometem os segmentos do corpo conforme a fase de desenvolvimento.

Ver sinais precoces na **2ª etapa** e Visão geral dos raquitismos no quadro XVI-1.

> Ca normal ou baixo, P baixo, FA aumentada, PTH normal/aumentado, 25-hidroxivitamina D baixa (< 10 ou até 5ng/dL).

2º passo Investigar: 1) crianças que recebem pouco sol e tomam anticonvulsivantes (fenobarbital, hidantoína), 2) diarreia crônica com evidências de má absorção; 3) doenças hepáticas crônicas; 4) doenças renais crônicas; 5) uso excessivo de drogas: antiácido hidróxido de alumínio, colestiramina, corticoides, etidonato, fluoretos; 6) tumores ósseos e de tecido mole; 7) história familiar.

3º passo Investigar casos que *pareciam* raquitismo carencial, o qual já foi afastado. Uma boa ideia é começar a investigação laboratorial pela dosagem sérica do paratormônio (PTH).

Nota: pense primeiro no raquitismo que atualmente é o mais frequente nas populações de melhor nível social.

Raquitismo resistente hipofosfatêmico familiar = raquitismo hipofosfatêmico ligado ao cromossomo X = RHX:

Encurvamento dos membros inferiores que aparece e se acentua à medida que a criança começa a andar, levando à baixa estatura devido às pernas curtas e curvas.

Diferencial: não tem fraqueza muscular; apresenta tendência a abscessos dentários.

> Ca normal, P baixo, FA elevada, **PTH normal**.
> *Comprovação*: RTP (= reabsorção tubular de fósforo) reduzida (< 85%).
> *Observação*: esses resultados tornam-se evidentes a partir dos 6 meses de idade.

Ler o item correspondente na Visão geral (Quadro XVI-1), Classificação geral dos raquitismos e quadro XVI-2.

4º passo Casos raros e confundidos com raquitismo carencial.

Indício no primeiro ano de vida (casos graves desde as primeiras semanas, casos leves na infância tadia). Atraso no desenvolvimento motor, hipotonia e fraqueza muscular importante, alterações esqueléticas progressivas.

Investigar quando foi afastado RHX e se PTH bem aumentado.

Tipo I = raquitismo pseudovitamina D deficiente.

Tipo II = raquitismo hereditário vitamina D resistente.

Ca baixo, P pouco diminuído, FA elevada, PTH elevado.

Para distinguir entre os dois tipos – dosagem de calcitriol = 1,25(OH) vitamina D: tipo I muito diminuído; tipo II bem aumentado.

Ler Visão geral (Quadro XVI-1), Classificação geral dos raquitismos e quadro XVI-2.

5º passo Raquitismo de origem **renal**.

Manifestações clínicas mais tardias quando já se instalou a acidose metabólica → hipercalciúria → hipocalcemia → hiperparatireoidismo secundário ou na doença renal crônica.

1. Com falta de crescimento e vômitos recorrentes.
   Suspeitar de **acidose tubular proximal tipo II** = ATR tipo II.
   Gasometria – acidose metabólica, Ca normal ou baixo, P baixo, FA elevada, K baixo; urina e creatinina normais; urina: pH alcalino na vigência de acidose metabólica.
2. Com crescimento insuficiente, poliúria, desidratação.
   Suspeitar de **síndrome de Fanconi** (ver Quadro XVI-3).
   Gasometria – acidose metabólica, Ca normal ou diminuído, P baixo, K baixo, FA elevada. Urina: glicosúria, proteinúria, pH ocasionalmente elevado; ureia e creatinina normais.
3. Com ureia e creatinina elevadas; único raquitismo com P elevado, FA elevada – **osteodistrofia renal** = raquitismo urêmico.
   Ver quadro XVI-3.

6º passo Parece raquitismo mas não é (ver 4ª etapa)

CONDUTA TERAPÊUTICA

1mg de vitamina D = 40.000UI.

Raquitismo carencial

Administrar, por via oral, dose única de 600.000UI de vitamina D. Com ela a cura do raquitismo é mais rápida. Desde que o diagnóstico seja correto, não há possibilidade de intoxicação.

Pode-se administrar 100.000UI de hora em hora até completar 600.000UI, ou oferecer 100.000UI a cada 24 horas durante 6 dias.

Os raquitismos graves e os com processo infeccioso associado frequentemente necessitam de duas ou mais doses de 600.000UI, que devem ser dadas com intervalos de 15 dias.

O processo de cura é avaliado pela determinação do cálcio, fósforo e fosfatase alcalina. O fósforo sérico é o dado mais fiel; sua normalização ocorre entre o 7º e o 10º dias após a administração da dose útil terapêutica. Assim, se o fósforo sérico ainda estiver baixo após uma dose do medicamento, estamos autorizados a repetir nova dose de 600.000UI da vitamina D.

Alternativa: 15.000UI semanalmente durante 8 semanas.

Lembrar que o fósforo sérico varia conforme a idade – *prematuros*: 7; *0-6 meses*: 6; *6 meses-1 ano*: 5 a 6; *1 a 5 anos*: 5; *5 a 15 anos*: 4 a 5; *acima de 15 anos*: 3 a 4mg/dL.

A radiologia também pode ser utilizada no seguimento.

A normalização dos aspectos radiográficos inicia-se mais tardiamente: cerca de 1 mês após a dose terapêutica útil são evidenciadas algumas melhoras no quadro radiológico.

Raquitismo dependente

Clínica semelhante ao carencial; tipo II com alopecia.

Tipo I – calcitrol 0,25-2mcg por dia. Na sua falta, doses diárias, por via oral, de 50.000 a 100.000UI de vitamina D_2 por tempo indeterminado. As respostas clínica, bioquímica e radiológica geralmente ocorrem em 30 dias.

Tipo II – calcitrol 15mcg/dia, e vitamina D_2, por via oral, 50.000UI diariamente, associada a 15mL de xarope de fosfato de 4 em 4 horas (ver composição). Só para casos resistentes – hereditários.

Dosar 1,25-$(OH)_2D_3$. Na prática, quando não há respostas clínica, biológica e radiológica dependentes após 1 mês de administração de vitamina D, associar xarope de fosfato.

Observação: emprego de 1,25-di-hidroxicolecalciferol (Rocaltrol) dá bons resultados nos casos selecionados de raquitismo, é de custo elevado mas pode ser obtido por meio do SUS.

Raquitismo resistente hipofosfatêmico

Hipofosfatemia familiar – perda renal de fósforo acarretando baixo nível plasmático de P. Deformidades ósseas principalmente dos membros inferiores e ossos longos; baixa estatura final (1,40-1,55m).

Tratamento – vitamina D (análogos) + fósforo.

a) Análogo de vitamina D: **calcitriol** (Rocaltrol, cápsulas de 0,25mcg).
   Dose: *lactentes* 0,25mcg/dia, conforme resultado dos exames laboratoriais, aumentar para 2 vezes ao dia; *crianças maiores* 0,75mcg/dia (se necessário, aumentar gradualmente até 1,5mcg/dia).

   Modo de usar

   Nas crianças pequenas: pinçar a cápsula com alicate pequeno, furar com agulha e espremer (2 gotas) diretamente dentro da boca.

   Nas crianças maiores: deixar engolir a cápsula.

b) Associar **fosfato**: *lactentes* e *pré-escolar* 0,5-1g/24h; *escolares* 1-4g/24h (= 50-100mg/kg/dia).

   Modo de administrar:

   Solução de Joulie modificada: 145g de fosfato dibásico + 18g de fosfato monobásico de sódio em 1 litro de água destilada (5mL = 100mg de P elementar). Calcular a dose e ministrar em leite frio com achocolatado e açúcar.

   Se a criança ingere comprimido: K – Phos Neutral 250mg.

c) Recomenda-se o uso do hormônio de crescimento (GH) e promover o atraso da puberdade para melhorar a estatura final do paciente.

No diagnóstico diferencial com síndrome de Fanconi, dosar glicosúria, fosfatúria e calciúria de 24 horas.

Se fosfatúria significativa, realizar item 6 da 3ª etapa.

O tratamento pode causar hiperparatireoidismo secundário: dosar PTH a cada 6 meses, para individualizar as doses.

Nefrocalcinose é consequência do tratamento – ultrassonografia renal, anualmente.

Intoxicação por vitamina D

1) Indicação correta, mas dose excessiva; 2) administração de vitamina D, em doses altas, sem indicação terapêutica.

Clinicamente, o quadro de intoxicação evolui com irritabilidade, anorexia, polidipsia, poliúria, constipação e perda de peso. Sob o aspecto laboratorial, encontramos hipercalcemia e hipercalciúria. A terapêutica consiste em suspender a administração da vitamina; em casos mais graves, empregar corticosteroides.

A intoxicação pela vitamina D pode levar à morte.

APÊNDICE

Vitamina D

Addera D3 – 3 gotas = 400U.

Adtil – 2 gotas = 400U, Aderogyl D3 – 1 gota = 400U.

Ambos contêm vitamina D.

Vitamina D manipulação – 1 gota = 1.000U.

1,25-di-hidroxicolecalciferol (Calcitriol)

Rocaltrol, Roche: 1 cápsula = 0,25mcg.

Calcitriol e hormônio de crescimento

Podem ser obtidos por meio do SUS regional, pelo processo médico adequado.

2. Artrite Séptica

O que é – processo infeccioso articular agudo causado por germes piogênicos e consequente inflamação: **PIOARTRITE**.

Localização – mais frequente no joelho, seguido pelo quadril, tornozelo, cotovelo e punho. Geralmente é monoarticular.

O agente

1. RN: estreptococo beta-hemolítico do grupo B, *Staphylococcus aureus* e enterobactérias.
2. Dois meses a 4 anos: 1º) *H. influenzae;* 2º) *Staphylococcus aureus;* 3º) pneumococos, estreptococos, meningococos.
3. Acima dos 4 anos: 1º) estafilococos; 2º) *Streptococcus viridans*.

Adolescentes com atividade sexual: gonococos.

Usuários de drogas por via IV: pseudomonas, estafilococos.

6. Crianças com anemia falciforme: salmonelas.
7. Imunossuprimidos: enterobactérias, fungos.

O que acontece – as bactérias podem penetrar de 3 maneiras:

1. Por via hematogênica: a partir de um foco distante (atinge principalmente membros inferiores).
2. Por contiguidade: por meio de um foco adjacente (furunculose, por exemplo).
3. Por inoculação direta: punções articulares exploradoras; **punções de veia femoral** no RN, levando à artrite séptica do quadril.

CONDUTA DIAGNÓSTICA

1ª etapa Quando suspeitar

Dor intensa na junta, sinais flogísticos, impotência funcional dolorosa do membro comprometido, febre alta, abatimento.

No **RN** – imobilidade e edema local, sem febre.

2ª etapa Quadro clínico

1. Predomínio nos 2 primeiros anos de vida e sexo masculino.
2. Frequentemente, na anamnese, há referência a traumatismo recente ou foco infeccioso anterior (amigdalite, furúnculos etc.).
3. Início dos sintomas agudo.
4. Temperatura alta (39-40ºC).
5. Dor articular intensa.
6. Sudorese, anorexia e mal-estar.
7. Articulação aumentada de volume, quente, dor à compressão, principalmente da interlinha articular, limitação da movimentação.
8. Uma articulação isolada: (1º) joelho; (2º) tornozelo, cotovelo, ombro.
9. Quando a junta envolvida é a do membro inferior há claudicação, impotência funcional nas fases mais avançadas, atitude antálgica em flexão no joelho e flexoadução no quadril.
10. **Recém-nascido**: as manifestações sistêmicas são mínimas ou mesmo ausentes (o RN não parece doente) e os achados clínicos consistem, basicamente, em edema e contratura de defesa em flexão.
    Quadril: perna em abdução e rotação interna.
11. **Pioartrite sacroilíaca**: escolares, meninos, febre não obrigatória, dor na nádega e recusa a andar, dor à compressão local.
12. **Quadril**: criança prefere ficar quieta com os joelhos e a coxa fletidos, coxa em rotação externa; a dor pode ser referida ao joelho ou coxa.
13. **Ombro**: a criança segura o braço contra o tórax, para imobilizar a articulação.

Articulação inchada, inflamada, movimentos limitados + sinais de inflamação (hematológico) = PIOARTRITE.

3ª etapa Exame hematológico

Leucocitose, neutrofilia, desvio à E; VHS maior que 30 e proteína C-reativa elevada.

4ª etapa Punção da articulação (artrocentese)

Enviar o líquido sinovial obtido para exames laboratoriais: esfregaço com coloração pelo Gram; cultura e antibiograma. Geralmente, o líquido contém mais de 50.000 neutrófilos/mL, glicose < 40mg/dL e concentração elevada de proteínas.

5ª etapa Radiologia

De pouca validade, mostrando apenas aumento de volume das partes moles à custa da distensão capsular e, no quadril, em particular, aumento do espaço articular; mais tarde aparece subluxação ou até mesmo luxação. A **cintilografia** permite diagnóstico mais precoce. **Ultrassonografia** é útil, especialmente para o **quadril**.

CONDUTA TERAPÊUTICA

Havendo suspeita de artrite séptica, a **articulação deve ser puncionada prontamente.**
Duas eventualidades:

1ª) **Punção negativa** (sem pus) ou saída de fluido não purulento: imobilização e administração de antibióticos.

2ª) **Punção positiva** com saída de líquido espesso, purulento **e** nos casos em que não há resposta favorável (em 48 horas) ao antibiótico:

a) **Drenagem cirúrgica** promovendo a limpeza da articulação com a retirada do pus e tecidos necrosados; alguns autores preferem instalar, em seguida, um sistema de irrigação: sucção contínua durante alguns dias.

b) Alternativa: aspirações (punções) articulares repetidas (não é método válido para o **quadril**, o qual **exige drenagem aberta**).

c) Cobertura antibiótica.
d) Imobilização com goteiras gessadas ou tração no leito.
e) Após a cura clínica e laboratorial, instituir fisioterapia ativa e bem orientada para a restituição completa dos movimentos da junta atingida.

Não confundir artrite séptica com osteomielite aguda hematogênica, artrite tuberculosa, sinovite transitória, febre reumática, psoíte aguda (no quadril).

▶ **Indicação de antibiótico**

1. **Germe desconhecido**
   a) RN: oxacilina + gentamicina *ou* amicacina; alternativa: cefalosporina de 3ª geração – cefotaxima (Claforan) *ou* ceftriaxona (Rocefin).
   b) Até 5 anos: oxacilina ceftriaxona.
   c) Escolares com mais de 5 anos: estafilococos – oxacilina.
   d) Imunossuprimido: oxacilina + amicacina; alternativa: cefotaxima *ou* ceftriaxona.
   e) Anemia falciforme: ceftriaxona.
2. **Bacterioscópico conhecido**
   a) Cocos gram-positivos (qualquer idade): oxacilina (*ou* cefalotina *ou* vancomicina).
   b) Bacilos gram-negativos: (1) RN, hospedeiro imunossuprimido ou criança maior de 3 anos – carbenicilina + amicacina; alternativa: cefalosporina de 3ª geração – cefotaxima *ou* ceftriaxona; (2) criança de 2 meses a 3 anos – ceftriaxona.
   c) Cocos gram-negativos em adolescente: suspeita de gonococos – penicilina *ou* ceftriaxona.
3. **Resultado da cultura conhecido** (ou presumível)
   a) **Estafilococos**: oxacilina 200mg/kg/dia, por via IV, fracionada de 6/6h durante 2 semanas; a seguir, cefalexina (Keflex) 100mg/kg/dia, por via oral, rigorosamente de 6 em 6h, mais 2 semanas. Nos casos de evolução muito satisfatória e garantia de bom cumprimento da prescrição, a via oral pode ser instituída após 1 semana de tratamento por via IV.
   Infecção hospitalar: clindamicina ou vancomicina.
   b) ***H. influenzae***: ceftriaxona 50mg/kg/dia, por via IV ou IM; após melhora, amoxicilina-clavulanato por via oral.
   c) **Estreptococo beta-hemolítico do grupo A**: penicilina cristalina 100.000U/kg/dia, por via IV, durante 2 ou 3 semanas.
   d) **Gonococos em adolescentes**: ceftriaxona.
   e) **Enterobactérias**: amicacina 15mg/kg/dia, fracionada de 12 em 12 horas, por via IV ou IM; alternativa, cefotaxima 150mg/kg/dia, durante 4 semanas, *ou* ceftriaxona 100mg/kg/dia.
   f) Pseudomonas: ceftazidima 100mg/kg/dia.

PROGNÓSTICO

Bom, quando tratada precoce e corretamente. Fatores de risco para sequelas: idade inferior a 6 meses, infecção por estafilococos, comprometimento do ombro e quadril.

Não confunda pioatrite com:

Osteomielite – a inchação não se limita à articulação, mas estende-se por todo o membro acometido e permite a movimentação articular. Na **pioartrite**, a junta é que está inchada e a dor intensa impede a movimentação.

Sinovite transitória – bom estado geral, afebril, claudicação.

Febre reumática – comprometimento articular múltiplo e migratório.

Monoartrite de ARJ – evolução lenta; aspiração negativa.

3. Osteomielite

O que é – todo processo infeccioso do sistema ósseo de origem não tuberculosa e produzido por agentes piogênicos.

Localização – mais frequente em fêmur e tíbia (ao redor do joelho), úmero.

Agentes – o mais frequente é o *Staphylococcus aureus* (90% dos casos); em seguida o estreptococo do grupo A e, em condições especiais, as salmonelas (em crianças com anemia falciforme), pseudomonas (imunodeprimidos e grandes queimados).

Vias de contaminação

1. **Via hematogênica** – é a mais importante e sempre precedida de bacteriemia, cujo ponto de partida pode ser um furúnculo, uma ferida infectada, uma amigdalite, um processo broncopulmonar etc.
2. **Via direta** – a partir de fraturas expostas, cirurgias ósseas ou ainda tecidos moles infectados justaósseos.
3. A partir de um foco **contíguo** (celulite).

Como se apresenta – aguda: tempo desde o início da doença até 2 meses; subaguda: até 1 mês; crônica: < 1 mês.

OSTEOMIELITE AGUDA

Entenda a patologia

1º) Formação de um abscesso.
2º) Disseminação do pus ao longo da diáfise do osso.
3º) Extrusão do pus para fora, sob o periósteo.
4º) Comprometimento do suprimento sanguíneo local do osso, ocorrendo necrose (os pedaços de osso morto são conhecidos como "sequestros").

5º) O periósteo origina nova e delgada camada de osso afastada da cortical e visível radiologicamente. Na criança acima de 1 ano, a cartilagem de conjugação separa vascularmente a epífise da diáfise e por isso a articulação adjacente não é comprometida, com exceção para quadril e ombro.

CONDUTA DIAGNÓSTICA

Orientação – na fase inicial, a suspeita diagnóstica é eminentemente clínica e laboratorial (radiografia normal), posteriormente, radiológica, pelo aparecimento de sinais típicos.

A **cintilografia** óssea permite identificar mais precocemente as lesões ósseas de uma área suspeita.

1ª etapa Quando suspeitar

Dor intensa à compressão da região afetada, sinais flogísticos locais e limitação funcional do membro comprometido acompanhada de febre alta e estado toxêmico.

Importante: no RN não ocorre toxemia evidente.

Risco: prematuros tratados em UTI (quadril, escápula).

2ª etapa Quadro clínico

1. Frequentemente história de traumatismo ou foco infeccioso (ferida supurada, por exemplo).
2. Predomina no sexo masculino e dos 3 aos 12 anos.
3. Início abrupto com comprometimento do estado geral (no RN, o estado geral não é muito comprometido), **febre**.
4. Estado toxêmico: palidez, prostração, sudorese.
5. **Dor** intensa referida no osso, principalmente à compressão, com sinais inflamatórios evidentes (tumefação).
6. Impotência funcional do membro afetado (pseudoparalisia).

Destaques:

1. **Recém-nascido**: a) irritabilidade intensa, dor à manipulação da extremidade afetada; b) pseudoparalisia; c) drenagem de material purulento através da pele (nos casos não tratados); d) importante: ausência de um estado toxêmico evidente.
2. **Lactente e pré-escolar**: a) ponto doloroso bem circunscrito; b) restrição funcional menos acentuada; c) pode manifestar-se somente como uma pequena área de desconforto, presente em repouso.
3. **Osteomielite do calcanhar** (pseudomonas): a) ferida puntiforme do pé, na área do metatarso; b) melhora no 1º dia; c) a seguir: dor e inchação local; febre e leucocitose ausentes ou discretas.
4. **Osteomielite da bacia**: febre e deambulação anormal.
5. **Osteomielite vertebral**: a) dor na coluna torácica ou lombar; b) febre elevada; c) criança maior de 8 anos. Radiografia: lesões destrutivas.
6. **Casos subagudos: discite** (espondilodiscite) = infecção do disco vertebral: a) dor nas costas, dor abdominal, dor nas pernas; b) ausência de manifestações sistêmicas; c) VHS elevada; d) cintilografia positiva (coluna lombar); e) ressonância magnética. Ocorre em escolares e adolescentes.
7. **Doença falciforme** (*Salmonella*): crise dolorosa com febre, leucocitose e sintomas locais persistentes que não respondem ao tratamento habitual – hidratação, correção da acidose e oxigenação.
8. Adolescente usuário de drogas por via intravenosa.

3ª etapa Exame hematológico

1. Leucocitose intensa, granulações tóxicas, desvio à E.
2. VHS significativamente aumentada (> 40).

4ª etapa Bacteriológico

Hemocultura – positiva em 50% dos casos (geralmente para estafilococos).

Aspiração do pus subperiostal ou do líquido metafisário:

1. Local de punção: ponto de máxima sensibilidade.
2. Pincelar álcool iodado na pele; campos estéreis.
3. Anestesia local.
4. Introduzir agulha para punção liquórica com mandril, calibre 18, através da pele até o osso: 1º) aspirar o espaço subperiostal; 2º) se a aspiração for negativa girar a agulha pela cortical óssea para dentro da metáfise e aspirar o fluido. Enviar imediatamente para esfregaço (Gram) e cultura.

5ª etapa Diagnóstico por imagem

1. **Cintilografia permite diagnóstico precoce**: primeiras 24h (concentração do traçador nas áreas de hiperemia).
   Cintilografia óssea "fria" (falso-negativo) pode ocorrer na presença de abscesso intraósseo ou pus subperiostal adjacente: imagem intraóssea de ausência de captação.
   No 1º ano de vida: 25% de falso-negativos.
2. **Radiografia**: método **tardio** (12 dias) de diagnóstico em doença que exige tratamento precoce (Fig. XVI-51).
   Nunca esperar alterações radiológicas para firmar o diagnóstico (único dado precoce, mas inespecífico: edema) de partes moles.
   a) A **localização** mais comum é na metáfise dos ossos longos (fêmur, tíbia, úmero; cúbito e rádio).

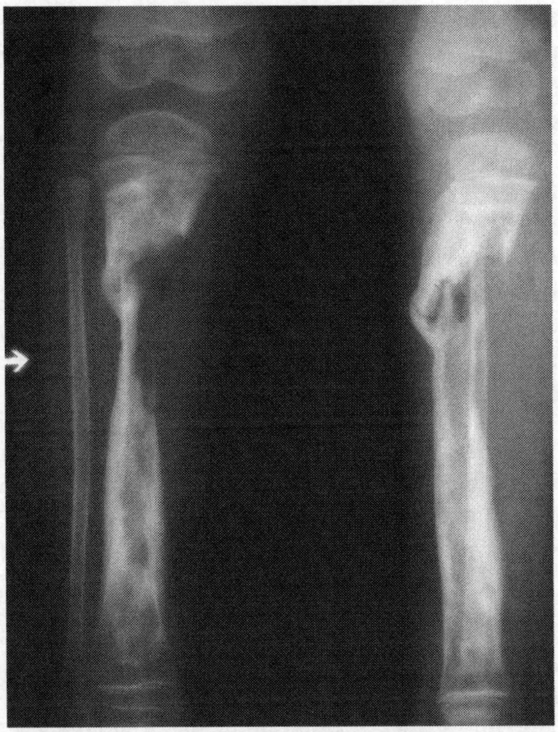

Figura XVI-51 – Osteomielite.

b) O primeiro sinal é o aparecimento de osteoporose hiperêmica da metáfise comprometida (em torno da 2ª semana).

c) Posteriormente surgem pequenos focos rarefeitos arredondados e mal delimitados.

d) Reação periosteal que progride rapidamente e mantém-se separada da cortical óssea por uma camada delgada e transparente.

e) Em uma fase mais avançada da doença, verifica-se intensa osteogênese perióstica irregular e com perfurações.

f) Finalmente surge o sinal mais característico da osteomielite, que é o sequestro (osso "morto") bem evidenciado pela sua maior opacidade.

g) Quando portador curado, a osteomielite deixa sequelas: osso deformado e alterações permanentes em sua arquitetura trabecular.

3. **Tomografia**: na suspeita de osteomielite da coluna ou pélvis.
4. **Ressonância magnética**: na fase precoce na dúvida com discite e artrite séptica na coluna e na pélvis; na osteomielite crônica.

CONDUTA TERAPÊUTICA

Norma geral – instituição imediata do tratamento clínico; observar durante 2 a 3 dias: se não houver melhora, indicar tratamento cirúrgico.

TRATAMENTO CLÍNICO

Consiste em:

1. Melhorar o estado geral, com dieta rica em calorias; manter a hidratação (líquidos por via oral ou intravenosa). No período de grande toxemia, as transfusões de sangue e plasma são úteis.
2. Imobilização do membro afetado, geralmente feita com goteira gessada, pois esta facilita o exame local.
3. Eliminar a bacteriemia (que foi a causadora da osteomielite), para evitar a disseminação do processo e combater a infecção óssea.

Escolha do antibiótico:

1. Iniciar com oxacilina (200mg/kg/dia, fracionada em 4 vezes), por via IV.
2. Quando o tratamento foi instituído precocemente e ocorre melhora evidente (desaparecimento da febre e diminuição acentuada da inflamação) e rápida, manter antibiótico por via IV durante 7 a 10 dias e depois completar de 3 a 6 semanas por via oral: cefalexina (Keflex) 100mg/kg/dia, fracionada a cada 6h, ou amoxicilina-clavulanato.
3. Se não houve melhora rápida ou se já se formou um abscesso (presença de pus à punção), indicar drenagem cirúrgica e imobilização; o antibiótico pode ou não ser continuado (Quadro XVI-4).
   Alternativa: clindamicina (Dalacin C) 30-50mg/kg/dia, por via IV, 6/6h;
   após melhora, passar para a via oral.
   Monitoração clínica semanal e laboratorial.

Observação: a normalização da hemossedimentação e da PCR é um bom critério para suspender o antibiótico (conjugado com a evolução clínica e respeitados os prazos mínimos).

Quadro XVI-4 – TRATAMENTO ANTIBIÓTICO: PARTICULARIDADES.

RN	Oxacilina + gentamicina *ou* amicacina Enterobactéria: cefalosporina de 3ª geração (cefotaxima, ceftriaxona)
Lactente com artrite associada	Oxacilina + ceftriaxona
Anemia falciforme	Ceftriaxona + oxacilina (6 a 8 semanas)
Osteomielite do calcanhar	Gentamicina Casos leves: 2 semanas Casos graves (6 semanas) + ceftazidima (Fortaz) (fazer incisão e drenagem)
Discite estafilocócica	Oxacilina, IV, por 2-3 semanas; a seguir: cefalexina por via oral, 2-3 semanas; imobilização por colete ou no leito
Osteomielite intra-hospitalar	Vancomicina ou teicoplanina (Targocid)

DRENAGEM CIRÚRGICA (trepanação óssea)

1º) Local: zona de máxima sensibilidade.

2º) Método: drenagem, curetagem, lavagem, irrigação--aspiração.

3º) Indicação: a) se a 1ª punção já revela pus; b) se não há boa resposta após 36 horas de antibióticos por via IV.

OSTEOMIELITE CRÔNICA

O que é – infecção óssea crônica geralmente consequente a uma osteomielite aguda não diagnosticada ou não tratada oportuna ou adequadamente. Curso crônico, supurativo com exacerbações agudas.

CONDUTA DIAGNÓSTICA

Basicamente o diagnóstico é clínico e radiológico.

1ª etapa Quadro clínico

1. Debilidade orgânica como consequência da infecção crônica.
2. Estado febril.
3. As lesões podem consistir em um ou vários trajetos fistulosos que põem uma ou várias cavidades internas em contato com o meio exterior, através das quais pequenos sequestros podem ser eliminados.
4. Mau aspecto do segmento de membro afetado com edema e deformidade à custa de cicatrizes aderentes.
5. Sinais flogísticos geralmente presentes.
6. Marcha claudicante dolorosa.

2ª etapa Quadro radiológico

Constituído pelos mesmos elementos radiológicos da osteomielite aguda hematogênica: focos destrutivos, formação de cavidade, sequestros e neoformação periostal mais compacta.

Há três **tipos** de imagens radiológicas na osteomielite crônica: a) rarefaciente – predomina a osteoporose; b) condensante – predomina a eburnização óssea; c) osteomielite supurada crônica – radiografia revela um **sequestro** ósseo mais ou menos profundo dentro de uma cavidade (sarcófago).

CONDUTA TERAPÊUTICA

TRATAMENTO CLÍNICO

1. Melhoria do estado geral do paciente.
2. Antibioticoterapia adequada por 6 meses (1º mês, via parenteral, e o restante por via oral).

TRATAMENTO CIRÚRGICO

Desbridamento, excisão do trato sinusal, remoção dos sequestros infectados, curetagem cuidadosa e enxertos ósseos múltiplos.

■ ABSCESSO DE BRODIE

1. Dor localizada, pulsátil, principalmente à noite.
2. Ausência de manifestações sistêmicas.
3. Radiografia: lesão bem definida na metáfise – área clara arredondada, contornos nítidos ou borrados, reação periosteal e espessamento da cortical.
4. Confusão com tumor ósseo benigno.

Tratamento

1. Curetagem e drenagem.
2. Oxacilina por via IV por 2-3 semanas, seguida de cefalexina por via oral durante 2-3 semanas.

Casos ilustrativos

Caso 1 – menino de 1 mês, nascido de cesárea, gestação a termo. Hiperbilirrubinemia por incompatibilidade ABO, obrigando a duas exsanguineotransfusões (4 e 6 dias de vida). Aos 15 dias de vida passou a gritar quando era trocado. O médico diagnosticou otite. Tomou eritromicina e ampicilina sem resultado, pois a febre permanecia. A mãe notou que a criança não estendia as pernas e tinha falta de apoio plantar. Como a febre persistia (10 dias de antibióticos), foi solicitado exame de urina. Não havia toxemia importante. Nessa ocasião foi notado edema com sinais inflamatórios na coxa esquerda. Hospitalizado com diagnóstico comprovado de **osteomielite** por *Staphylococcus aureus* (cultura). Tratamento antibiótico e ortopédico levou à cura, após evolução prolongada. Sequela moderada com encurtamento do membro inferior correspondente.

Comentário – no RN, a osteomielite (como também pode acontecer com meningite e broncopneumonia) pode apresentar-se sem estado toxêmico evidente. Redução do apetite e mau desenvolvimento ponderal podem ser os únicos sintomas de que a criança não vai bem. Edema, dor e redução da movimentação. Radiografia precoce mostra apenas edema de partes moles e depois rarefação óssea localizada.

Caso 2 – menino de 5 anos com febre e dor em várias articulações grandes, mais intensa no tornozelo direito, do qual se estende para o terço inferior da perna. Feita a suspeita de febre reumática, a criança recebeu aspirina e benzetacil. Após poucos dias, melhoraram as artralgias, exceto a do tornozelo direito, que piorou com sinais flogísticos evidentes na perna. Dificuldade de movimentação. Estado toxêmico. Exame de sangue: leucocitose, neutrofilia e desvio à esquerda importantes. Punção: material purulento (*Staphylococcus aureus*). Radiografia inicial: só edema de partes moles; repetição após 12 dias: sinais de **osteomielite**.

Caso 3 – leia com atenção o Caso 2 do capítulo Febre Reumática.

4. Osteocondrose

Sumário
Pré-escolar ou escolar
Predomínio no sexo masculino
Quadril
Dor referida: face interna da coxa; joelho; tubérculo tibial; região mediotársica (pé); calcanhar
Melhora com repouso
Marcha claudicante
Limitação dos movimentos
Sem sinais inflamatórios
Estado geral conservado
Indicada **radiografia**
Mais frequente: **doença de Legg-Perthes**

O que é a osteocondrose – também denominada osteocondrite juvenil ou osteonecrose asséptica juvenil, constitui uma necrose asséptica que afeta principalmente as epífises e as apófises dos ossos em crescimento, decorrente de um suprimento vascular insuficiente e em que influem fatores endógenos (predomínio familiar e no sexo **masculino**) e exógenos (traumatismos).

Fases sequenciais (anatomopatológicas)

1. Fase inicial: sinovite articular.
2. Fase de necrose: necrose da esponja óssea.
3. Fase de fragmentação: consequente à infiltração de brotos vasculares e tecido conjuntivo.
4. Fase de reparação: reorganização da estrutura óssea, tendendo a reconstituir sua morfologia normal.

Observação: o paciente não procura o médico na fase inicial da doença, uma vez que esta não manifesta sintomatologia, razão pela qual é denominada "fase quieta ou muda". Assim, resta-nos atuar na prevenção das sequelas, evitando deformidades que possam ocorrer principalmente na fase de remodelação até a reconstituição final da forma e da estrutura óssea.

Localização – pode comprometer qualquer das superfícies predispostas, recebendo o nome do autor ou autores que as descreveram.

1. Doença de Legg-Perthes = necrose avascular da cabeça do fêmur.
2. Doença de Osgood-Schlatter = necrose asséptica do tubérculo da tíbia.
3. Doença de Köhler = necrose asséptica do escafoide társico (ver Fig. XVI-36).
4. Doença de Sever = apofisite do calcâneo.

Ver descrição dessas doenças na 2ª Parte, capítulo 2: O Quadril, o Joelho, os Pés e os Artelhos.

5. Artrogripose

O que é – contratura (rigidez irredutível das juntas em flexão) congênita, múltipla.

Entenda o mecanismo – esquema de Smith.

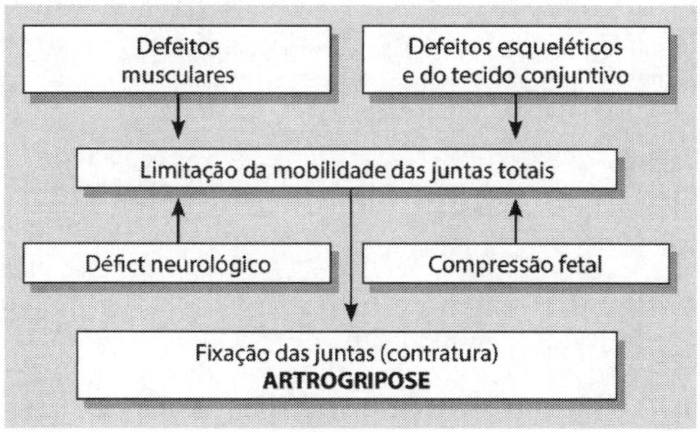

Estudo da etiologia da artrogripose

Dados clínicos	Fatores etiológicos
Movimentos fetais bem diminuídos	Doença neuromuscular (eletrografia, biópsia muscular)
Parto pélvico ou traumático	Traumatismo obstétrico
Oligoidrâmnio ou gemelaridade	Compressão fetal
Defeitos neurológicos (meningomielocele, hidrocefalia etc.)	Déficit neurológico
Outras anomalias	Síndromes (exemplo: trissomia do 18)
Avaliação das juntas e esqueleto (exame físico e radiografia), particularmente coluna (escoliose) e articulação coxofemoral	Sinostose, bridas, prejuízo funcional
Pregas cutâneas das palmas, plantas dos pés e dedos – ausentes ou anormais	Desenvolvimento aberrante dos pés e das mãos
Depressão (covinhas)	Falha no desenvolvimento do tecido subcutâneo

Artrogripose múltipla congênita – entidade caracterizada por rigidez congênita em flexão ou extensão (ou juntas fusiformes parcialmente fixadas) com hipoplasia dos músculos correspondentes. Múltiplas juntas afetadas com adução dos ombros, extensão dos cotovelos, flexão dos punhos, dedos esticados duros, extensão dos joelhos, pés em equinovaro, escoliose (Fig. XVI-52).

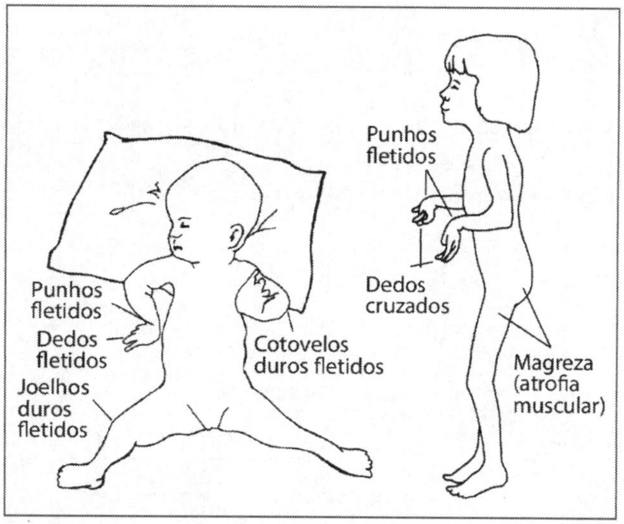

Figura XVI-52 – Artrogripose.

Clínica da artrogripose

Não é uma doença única; existem 150 síndromes; 40% do total corresponde às **amioplasias** que se caracterizam por envolvimento dos membros superiores e inferiores (causa neuropática ou miopática). Desenvolvimento motor deficiente e os músculos podem ser representados por faixas fibróticas.

Manifestações clínicas

Apresentação clássica – envolve membros inferiores e superiores, sendo os inferiores mais atingidos; **variantes** com envolvimento só dos membros superiores ou inferiores e formas distais (mãos e pés).

Face arredondada com narinas antevertidas, micrognatia, hemangioma frontal, palato em ogiva.

Contraturas dos ombros, cotovelos, punhos; deformidade do polegar e palmas das mãos; rigidez das articulações interfalângicas; contratura dos quadris, dos joelhos, pés tortos rígidos.

Inteligência normal.

Tratamento individualizado – fisiátrico; ortopédico: goteiras seriadas, órteses, cirurgia, apoio psicopedagógico.

6. Osteogênese Imperfeita
A Doença dos Ossos Frágeis

Escleróticas azuladas (maioria dos casos)
Fraturas múltiplas espontâneas
Surdez
Dentinogênese imperfeita

Caso ilustrativo – lactente de 1 mês, branco, sexo feminino, internado com queixa de resfriado há 4 dias, piorando nas últimas 24 horas, quando passou a apresentar muita tosse e falta de ar. Nascida a termo, de parto natural, em maternidade; chorou logo que nasceu, não apresentando problemas no período neonatal. Pesou 2.000g. Esteve internada até 5 dias atrás devido ao baixo peso. Pai com 27 anos e mãe com 22, ambos sadios, **primos em primeiro grau**. Exame físico: P = 2.400g, T = 36°C, FC = 160, FR = 54. Estatura: 40cm. Perímetro cefálico: 34cm; abdominal: 28cm; torácico: 28cm. Comprimento de membros inferiores: 14cm; membros superiores: 14cm. Regular estado geral, taquidispneica, gemente, pálida. Tono normal. Cabeça: suturas lambdoide e bregmática abertas. Nariz em sela. Batimentos de asas do nariz. Hipertelorismo e discreta exoftalmia. Palato em ogiva. Murmúrio vesicular rude com expiração prolongada. Coração rítmico. Bulhas normofonéticas. Abdome flácido. Fígado e baço nos limites fisiológicos. Genitália externa normal. Membros superiores e principalmente os inferiores curtos e encurvados. Sistema nervoso normal. Exames complementares: hemograma normal. FA 20U KA, Ca 9,8mg, P 3,1mg. Radiografia de tórax: alargamento das extremidades anteriores dos arcos costais. Abaulamento dos espaços intercostais. Radiografia de crânio: intensa rarefação óssea com atraso de ossificação da calota. Radiografia de ossos longos: aumento de calibre dos ossos longos com afinamento da cortical e discreta expansão. Numerosas fraturas com reação periostal das diáfises. Encurvamento tibial em varo.

Diagnóstico – **osteogênese imperfeita** (osteopsatirose) **complicada com broncopneumonia.**

O que é – doença hereditária que se manifesta por **insuficiência de osso**, cuja expressão radiológica é a **osteopenia**, e a expressão clínica é a **osteoporose**, que se caracteriza por suscetibilidade a **fraturas** e **deformidades esqueléticas**, decorrente de **defeito do colágeno tipo I.**

Apresenta-se sob **4 formas** (tipos) **genéticas**, sendo o tipo I o mais comum (70%):

I – autossômica dominante, é a forma mais leve, sem deformidades, associada com escleróticas azuis, surdez precoce, baixa estatura leve. Na forma **IB** ocorre dentinogênese imperfeita; **II** – autossômica dominante, mutação nova, fraturas, letal no período neonatal; **III** – autossômica dominante, mutação nova, fragilidade óssea acentuada, fraturas *in utero*, fraturas múltiplas que se curam com deformidade progressiva, escleróticas azuis, escoliose, baixa estatura acentuada; **IV** – autossômica dominante: fragilidade óssea mais acentuada que a no tipo I, arqueamento dos ossos longos, distúrbios neurológicos; no tipo **IVB**, dentinogênese imperfeita.

CONDUTA DIAGNÓSTICA

1ª etapa Quando suspeitar

Crianças com fraturas múltiplas, deformidades esqueléticas, escleróticas azuladas.

História familiar da doença, consanguinidade dos pais.

Considerar: osteoporose idiopática juvenil (aparece antes da puberdade e desaparece depois dela), diarreia crônica com má absorção (doença celíaca), síndrome de Turner, hiperparatireoidismo, anorexia nervosa, doenças malignas e reumatológicas tratadas com corticoide, imobilização e medicação anticonvulsivante.

2ª etapa Apresentação clínica

Osteogênese imperfeita congênita – fraturas múltiplas podem ocorrer intraútero, por ocasião do parto, ou logo após o nascimento, levando a grandes deformidades. O crânio apresenta deformidade característica: diminuição do diâmetro superoinferior em relação ao diâmetro transverso e protuberâncias occipitobitemporais, face triangular. O pescoço é curto. Os dentes da primeira dentição não são bem calcificados. Os olhos são proeminentes e as escleróticas azuladas (Fig. XVI-53). Deformidade torácica.
Frouxidão ligamentar.

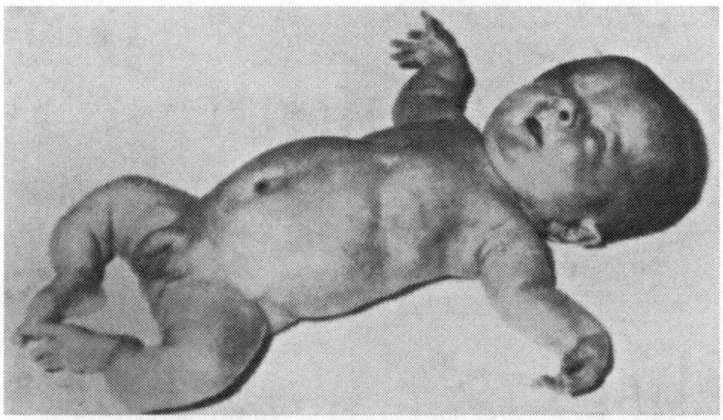

Figura XVI-53 – Osteogênese imperfeita.

Osteogênese imperfeita tardia – as crianças parecem normais por ocasião do nascimento; as fraturas começam a ocorrer após o primeiro ano de vida. Os casos graves assemelham-se aos casos congênitos. A maioria, entretanto, apresenta fraturas em número moderado, principalmente nas pernas. Embora a cicatrização seja rápida, com formação de grandes calos ósseos, pode haver deformidades.

3ª etapa Exames complementares

Radiológico (Fig. XVI-54) – o achado principal é a hipoplasia e o adelgaçamento do córtex. Fraturas podem ocorrer em qualquer osso; tendem à cicatrização rápida com formação de grandes calos. Fraturas recorrentes são mais comuns no fêmur, levando a grandes deformidades.

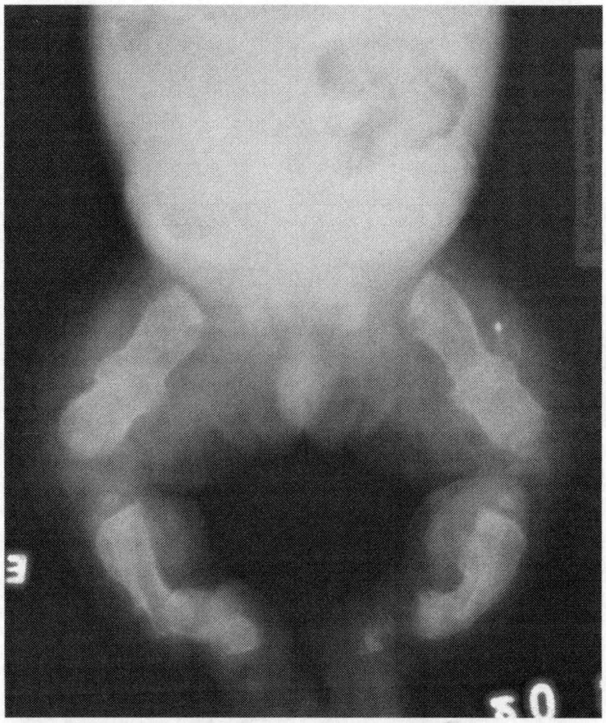

Figura XVI-54 – Osteogênese imperfeita.

Crânio com rarefação tipo mosaico, sobretudo na região occipital, que é achatada. Costelas "em leque" nas junções costocondrais. A coluna vertebral pode ser atingida, levando à cifoescoliose.

Diagnóstico diferencial com síndrome da criança espancada.

Laboratorial – Ca, P, fosfatase alcalina geralmente normais.

Ultrassonografia – na gestante pode detectar os casos graves.

Densitometria óssea (por DXA) – também nas fraturas recorrentes, osteopenia, imobilização, uso crônico de corticoides e monitoração terapêutica.

CONDUTA TERAPÊUTICA

Não há tratamento curativo.

Na forma tardia – reabilitação física, condicionamento e natação. Cadeira de rodas.

Ortopedia – correção das fraturas e das deformidades.

Pamidronato (Bifosfonato) por via IV mensal; diminui fraturas e dor, melhora a mobilidade.

Hormônio de crescimento pode ser útil nos tipos I e IV.

Transplante de medula é experimental.

Apoio psicológico.

Prognóstico – reservado: tipo II – morrem nos primeiros meses, tipo III – morrem de causas pulmonares na fase pré-escolar; tipos I e IV são compatíveis com vida plena; tipo III – cadeira de rodas: dependentes.

Nas formas mais leves, as fraturas diminuem após a puberdade.

Aconselhamento genético – pais aparentemente normais: risco de recorrência 5-7%; um dos pais portador de mosaicismo: recorrência de 50%.

7. Osteopetrose

O que é – displasia óssea (defeito da modelagem do osso) hereditária rara caracterizada por **aumento da densidade óssea**. A formação do osso é normal, mas a reabsorção é defeituosa (por defeito na função osteoclástica).

O osso esclerótico acarreta fraturas patológicas, invade o espaço da medula óssea (aplasia medular) causando anemia e lesão dos nervos cranianos.

CONDUTA DIAGNÓSTICA

1ª etapa Quando suspeitar

1. Lactente com deficiência de crescimento, palidez e hepatoesplenomegalia, pais consanguíneos.
2. Escolar ou adolescente com fraturas frequentes e macrocefalia.

2ª etapa Osteopetrose com manifestações precoces

Autossômica recessiva

1. Descoberta nos **primeiros meses** de vida.
2. Crescimento deficiente.
3. Anemia com plaquetopenia e hepatoesplenomegalia.
4. Infecções recorrentes e graves.
5. Paralisia dos nervos óptico, facial, oculomotor.
6. Frequentemente hipocalcemia e fósforo baixo; fosfatase alcalina elevada.
7. **Quadro radiológico** (Fig. XVI-55): a) aumento generalizado da densidade óssea (opacificação uniforme de todos os ossos); b) perda da demarcação entre cortical e cavidade medular; c) base do crânio densa e aumento da densidade das margens orbitárias; d) coluna: moldura densa nas vértebras.
8. Existem 2 formas: a) autossômica recessiva maligna; b) autossômica dominante mais leve.

Tratamento

1. Limitar a ingestão de cálcio para 200-400mg/dia.
2. Calcitriol (Rocaltrol 0,25mcg): 1-2mcg diários, em 4 vezes.
3. Em casos de pancitopenia: prednisona 1-2mg/kg/dia durante 3 meses, redução gradual em 1 mês.
4. Interferon gama 1b: 1,5mg/kg em crianças com peso inferior a 10kg; 50mg/m^2 nas com peso superior.
5. Transplante de medula compatível pode ser curativa, mas só na forma autossômica recessiva.

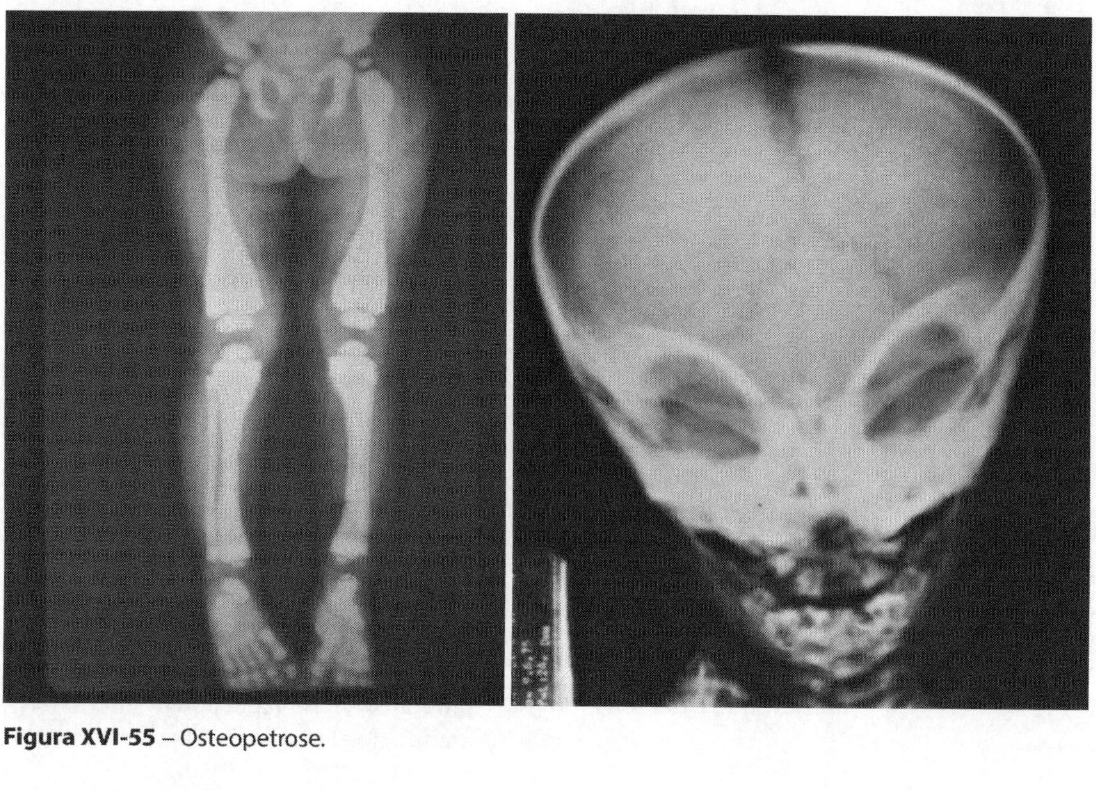

Figura XVI-55 – Osteopetrose.

3ª etapa **Osteopetrose tardia = doença de Albers-Schönberg**
Autossômica dominante

1. Diagnosticada no escolar ou adolescente.
2. Fraturas frequentes (10% dos casos).
3. Desproporção craniofacial (macrocefalia).
4. Osteonecrose da mandíbula.
5. **Radiologia**: aumento de densidade óssea (descoberta acidental); "osso dentro do osso".

Conduta

1. Testes periódicos de visão e acuidade auditiva.
2. Eventualmente transfusões e esplenomegalia.

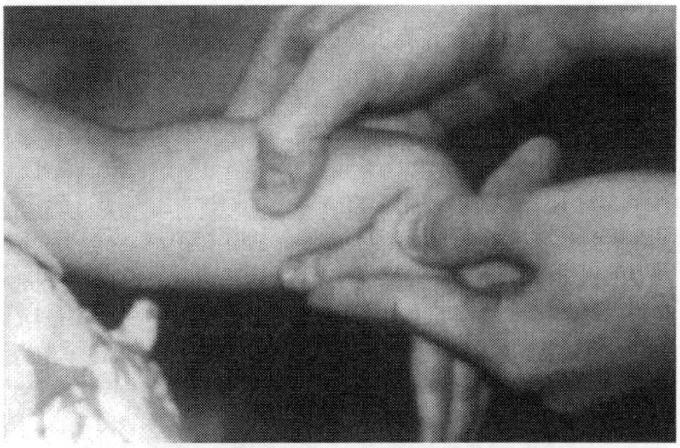

Figura XVI-56 – Hipermobilidade articular: justaposição passiva do polegar contra a superfície flexora do antebraço.

8. Síndrome de Hipermobilidade Articular

O que é – exagerada mobilidade das articulações decorrente da frouxidão dos tecidos moles que as contêm associada a **queixas de dor musculoesquelética** ou derrame articular em episódios após atividade física intensa.

Componente **genético** (familiar)

1. Hipermobilidade assintomática familiar: dos contorcionistas.
2. Generalizada: a) distúrbios hereditários do tecido conjuntivo; b) doenças metabólicas; c) adquiridas: doenças neurológicas e reumatológicas.
3. Localizada: envolve só uma ou algumas articulações.

CRITÉRIOS DIAGNÓSTICOS

A) **Critérios maiores**: frouxidão das articulações + dor.

1. Evidência de **frouxidão generalizada das juntas**. Pesquisada com **5 manobras** simples (Figs. XVI-56 a XVI-60):
   a) aposição passiva do polegar à superfície flexora do antebraço;
   b) dorsiflexão passiva do dedinho até encostar na região extensora do antebraço;
   c) hiperextensão do cotovelo maior que 10 graus;
   d) hiperextensão do joelho em ângulo maior que 10 graus;
   e) flexão do tronco para a frente, mantendo os joelhos retos, estendidos, até encostar as palmas das mãos no chão.
2. **Artralgia** (dor em várias juntas, particularmente joelho), autolimitada mas recorrente, especialmente com o exercício (piora no fim do dia ou pode acordar a criança à noite que teve um dia de muita atividade física).

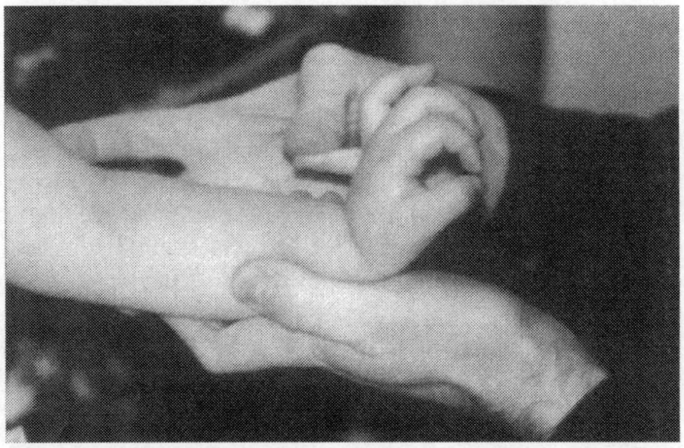

Figura XVI-57 – Hipermobilidade articular: dorsiflexão passiva do dedo mínimo que supera os 90 graus (paralela à superfície extensora do antebraço).

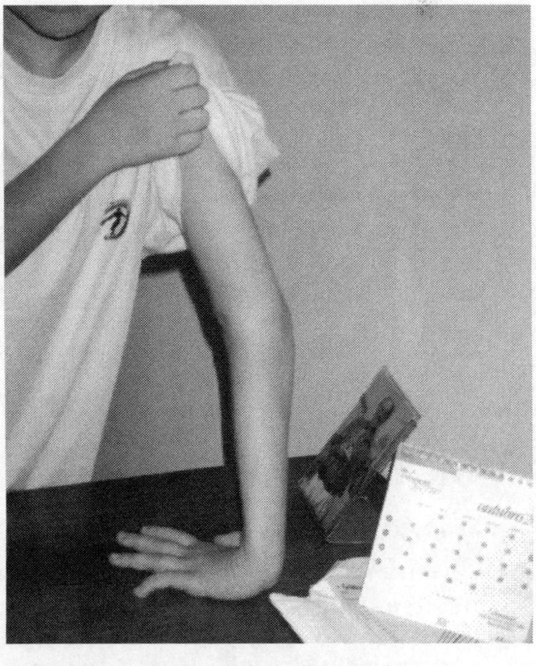

Figura XVI-58 – Hipermobilidade articular: hiperextensão do cotovelo que supera os 10 graus.

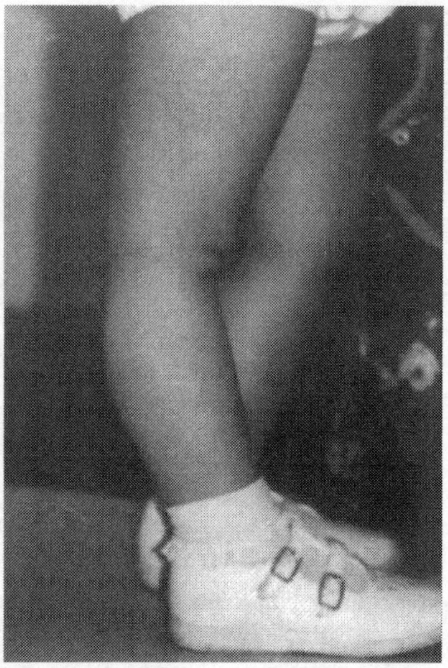

Figura XVI-59 – Hipermobilidade articular generalizada: hiperextensão do joelho que supera os 10 graus.

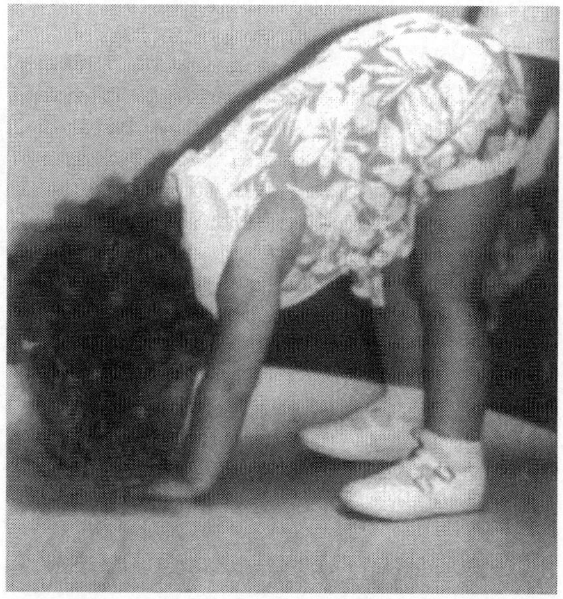

Figura XVI-60 – Hipermobilidade articular generalizada: flexão do torso para a frente, com os joelhos retos, até apoiar as palmas das mãos no chão.

B) **Outras manifestações**:

1. Hábito de Marfan (alto, magro, dedos longos e finos, envergadura grande).
2. Pele fina, com estrias, hiperdistensível.
3. Dor nas costas.
4. Lesões de tecidos moles (bursite, tenossinovite).
5. Olhos: pálpebras caídas, miopia, prega antimongoloide).
6. Pé chato, escoliose, lordose.
7. Varizes.
8. Prolapso da válvula mitral (ao ecocardiograma).

MANEJO

1. Assegurar que a condição é benigna.
2. Para dor aguda: anti-inflamatório não hormonal ou analgésicos.
3. Moderar atividade física, preferir hidroginástica e natação; exercícios de alongamento.

9. Fibromialgia

Antigamente chamada "fibrosite".

Síndromes de amplificação da dor – grupo de alterações do sistema musculoesquelético caracterizadas por dor sem causa orgânica associada ou com sintomatologia desproporcional aos achados de exame físico. Distúrbios da percepção da dor.

Fibromialgia é uma síndrome de amplificação da dor com múltiplos pontos dolorosos.

É uma doença **crônica**, **não inflamatória**, caracterizada por dor difusa em estruturas periarticulares (músculos, ligamentos e tendões) e fadiga. A dor é referida em pontos localizados, simétricos e previsíveis (pontos dolorosos).

Ocorre em adultos e na infância e vem aumentando à medida que essa entidade se torna mais conhecida. Ocorre mais em **meninas**, entre 9 e 15 anos idade (média: **13 anos**).

O exame físico, com exceção dos pontos dolorosos, e os exames laboratoriais são normais.

Frequentemente fatores sociais e/ou emocionais estão envolvidos com o aparecimento da dor: divórcio dos pais, nascimento de irmãos e morte de familiares, ansiedade materna.

Fatores de piora – frio, umidade, excesso ou falta de exercícios, estresse e ansiedade.

Fatores de melhora – massagem, calor local, exercícios de alongamento e aeróbicos, recreação e repouso.

Os pontos dolorosos específicos são 18 e o critério diagnóstico exige pelo menos 11, mas não se admite na criança menos que 11 (Fig. XVI-61).

São estáveis e tendem a aumentar com a evolução.

Distúrbios associados

Fibromialgia é doença benigna mas prejudica a qualidade de vida.

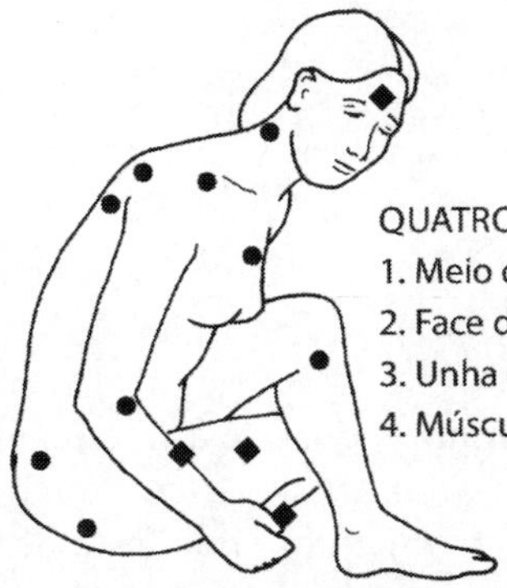

Figura XVI-61 – Localização dos pontos dolorosos na fibromialgia. Pacientes com fibromialgia apresentam no mínimo 11 dos 18 pontos dolorosos. Os pontos controles não podem ser dolorosos (modificado de Bennett, 1993).

- **Distúrbio do sono** e sono não reparador (fadiga matutina).
- Outros (mais de 80%):
  - fadiga (cansaço);
  - rigidez matutina;
  - cefaleia;
  - piora com a variação da temperatura;
  - outros menos frequentes.
- Depressão.
- Ansiedade.
- Cólon irritável.
- Dismenorreia.
- Parestesias.
- Fenômeno de Raynaud.

TRATAMENTO

1. Doses baixas de **antidepressivos tricíclicos**.
2. Exercício moderado. Iniciar com **marcha rápida** 20 minutos 3 vezes por semana e aumentar conforme a tolerância.
3. Acupuntura.
4. Massagem; calor local.
5. Apoio psicológico.
   Terapia cognitivo-comportamental.
6. Estratégias de autoajuda.
7. Apoiar, encorajar
   e insistir no **prognóstico** bom a longo prazo.
8. Medicamento promissor: pregabalina (Lyrica).

EVOLUÇÃO

Satisfatória com melhora contínua.

Fases de remissão e recaída. Nas fases de recaída, controlar os sintomas com anti-inflamatórios (não corticoide) + analgésicos.

Quarta Parte: **Tumores ósseos e Histiocitose X** – ver a Seção: **A Criança com Câncer**

Quarta Parte

A CRIANÇA COM REUMATISMO

1. Clínica, Laboratório, Triagem e Tratamento Medicamentoso

1ª etapa Entenda os conceitos básicos

Reumatismo é um termo de difícil conceituação e que não tem significação médica precisa. O leigo o define como sendo **afecção dolorosa que acomete as juntas (articulações) e a coluna**. Mas o mesmo nome atualmente é utilizado para designar afecções dolorosas inflamatórias ou degenerativas que comprometem articulações, ossos, bolsas e músculos.

O **processo inflamatório** é caracterizado por edema + calor + rubor + dor + incapacidade funcional articular. Entretanto, alguns desses sinais cardinais podem faltar.

Atenção: a presença dos sinais objetivos envolvendo uma articulação caracteriza a artrite (*arthron* = articulação, *ite* = inflamação). A artrite deve ser distinguida da **artralgia**, a qual designa a simples dor sem a presença de nenhum outro achado objetivo ao exame físico.

Definições

Acometimento de 1 a 4 articulações = **pauciartrite** ou oligoartrite (1 única articulação = monoartrite);
5 ou mais articulações = **poliartrite**.

Processo inflamatório com evolução de mais de 6 semanas = **crônico**.

Artrite **migratória** = na evolução, outras articulações vão sendo acometidas, enquanto as primeiras se curam.
Artrite **aditiva** = na evolução outras articulações vão sendo comprometidas, sem melhora das anteriormente atingidas.

2ª etapa Análise clínica/ História reumatológica

1. Queixas articulares.
2. Variáveis: a) dor – localização, intensidade, caráter, cronologia, irradiação, fatores que alteram e acompanham a relação com aspectos psicológicos; b) edema (tumefação), calor ou rubor; c) limitação dos movimentos (amplitude do movimento); d) rigidez (dificuldade do movimento articular, movimentos lentos) – sintoma comum a qualquer artropatia inflamatória ou degenerativa, sendo mais acentuada pela manhã e aliviada pelo movimento. É mais intensa na doença inflamatória; e) quando a afecção é de causa mecânica, os movimentos agravam a dor e a rigidez melhora com o movimento; a rigidez pode ser localizada ou difusa; f) fraqueza muscular ou sensação subjetiva da fadiga.

Antecedentes – família "poliqueixosa" (dor não orgânica?); viroses: como rubéola (doença ou vacinação), doença recente e/ou contato recente com doente de hepatite ou transfusão sanguínea; remédios (doença do soro?); doenças reumáticas alérgicas ou imunológicas nos familiares.

Dados relevantes – febre, astenia, anorexia, cefaleia, convulsões, exantemas, nódulos subcutâneos, fotossensibilidade, alopecia, ulcerações das mucosas, conjuntivite, aumento das glândulas salivares, diarreia ou constipação, dor abdominal, pleuropericardite, miocardite, fenômeno de Raynaud, nefropatias, emagrecimento.

Exame reumatológico

Exame das articulações – a) inspeção: aumento de volume articular difuso ou localizado, alterações da cor da pele, deformidades e músculos adjacentes;
b) palpação: (1) superficial – edema, calor e crepitação, empastamento muscular, atrofia ou hipertrofia,
(2) áreas dolorosas, espessamento sinovial, acometimento de estruturas periarticulares (tendões, bursas, músculos, cistos, nervos) e derrames articulares;
c) movimentos: ativos, passivos e contra a resistência; amplitude.

Exame da coluna vertebral – a) inspeção: observação das curvas fisiológicas – (1) no sentido anteroposterior: dorso curvo, espondilite anquilosante, (2) no sentido lateral: escolioses dorsais ou dorsolombares, observação da musculatura paravertebral; b) palpação: processos espinhosos e músculos paravertebrais;
c) percussão: recurso limitado, mas pode evidenciar áreas dolorosas, presumivelmente regiões patológicas; d) exame neurológico com ênfase para reflexos e sensibilidade.

3ª etapa O auxílio do laboratório

Provas inespecíficas de atividade inflamatória

Velocidade de hemossedimentação (VHS) – a) o método de Westergreen é considerado o mais sensível;
b) interessa somente a 1ª hora: valorizar somente quando acima de 20mm (especialmente significativa acima

de 30); c) expressa um estado anormal inflamatório do organismo; d) não tem especificidade clínica ou etiológica; e) nas colagenoses ocorre a maior incidência de valores alterados e também os valores mais elevados; nas artrites sépticas é proporcional à gravidade do processo.

Mucoproteínas, alfa-1-glicoproteína ácida – a) espelham alterações de natureza inflamatória, tumoral ou degenerativa; b) mucoproteína: anormal acima de 4,5mg/dL em tirosina, alfa-1-glicoproteína ácida: anormal acima de 130mg/dL.

Proteína C-reativa (PCR) – a) sua concentração plasmática aumenta em decorrência de um dano tecidual, inflamação e especialmente nos casos de infecção (como, por exemplo, ocorre na artrite séptica); b) aparecimento precoce e desaparecimento rápido. Útil no acompanhamento evolutivo de doenças reumáticas.

Eletroforese de proteínas – a) fase aguda de processos inflamatórios e infecciosos: hipoalbuminemia e aumento de alfa-2-globulina e gamaglobulina.

Leucograma – geralmente se observa leucocitose; leucopenia ocorre no lúpus eritematoso sistêmico; leucocitose intensa na forma sistêmica da artrite idiopática juvenil.

Provas de orientação nas doenças reumáticas

Provas não específicas, mas úteis no sentido etiopatogênico e mesmo evolutivo, podendo ser importantes para o diagnóstico, desde que correlacionadas com o quadro clínico.

Anticorpos antiestreptocócicos – a) refletem infecção estreptocócica prévia (não necessariamente em atividade atual); b) títulos aumentam no fim da 1ª semana e começo da 2ª, após a infecção estreptocócica, e atingem seus valores máximos entre 4 e 6 semanas; c) a prova mais usada na prática clínica é a antiestreptolisina O (ASLO); d) títulos significativos: acima de 333U/mL de soro, > 640 sugere infecção estreptocócica recente; e) a queda do título é lenta na febre reumática; nas outras estreptococcias, a queda é mais rápida, além de que os títulos são mais baixos; f) cuidado técnico (sem o qual podem ocorrer títulos falsamente elevados): precipitação prévia dos inibidores inespecíficos (betalipoproteínas) do soro; g) ASLO aumentada não expressa, de maneira nenhuma, "reumatismo"; h) ASLO aumentada não expressa atividade de doença; i) não há relação entre elevação e normalização de títulos de ASLO com a gravidade da febre reumática; j) ASLO não se eleva em estreptococcias cutâneas.

Fator reumatoide (FR) – a) sua presença não significa artrite reumatoide nem sua ausência afasta o diagnóstico; positividade de 5-10% na artrite reumatoide juvenil (ARJ); mais comum na ARJ poliarticular; b) técnica: (1) látex (título significativo 1/80) e (2) reação Waaler-Rose (1/32); a técnica do látex é mais sensível e menos específica; c) métodos recentes mais sofisticados mostram maior índice de positividade.

Fatores antinucleares (FAN) – não devem ser solicitados sem suspeita clínica de doença reumática. Pode estar presente em crianças saudáveis (2 a 5%), tanto em baixos títulos (< 1:40) quanto em altos títulos (> 1:160): a) embora possam estar presentes em algumas colagenoses e mesmo em doenças não reumáticas, sua importância fundamental é no lúpus eritematoso sistêmico (LES); b) técnica mais usada: imunofluorescência indireta, que pode revelar 4 padrões básicos que se correlacionam com certos anticorpos antinucleares: (1) periférico (anti-DNA nativo), fortemente sugestivo de LES, (2) homogêneo (anti-DNA nativo, anti-histona), (3) nucleolar (anti-RNA nucleolar) associado com esclerodermia, mas pode aparecer no LES e na ARJ, (4) pontilhado (anti-ENA = antígenos nucleares extraíveis; subgrupos mais frequentes Sm e RNP); c) incidência de FAN positivo: LES 95%, ARJ 30-45%, esclerodermia 40%; polimiosite.

Se FAN positivo, solicitar autoanticorpos que são mais específicos.

Enzimas musculares – alterações das enzimas séricas consequentes à lise muscular: a) alteração enzimática paralela à inflamação muscular; b) inespecífica; c) elemento importante para o diagnóstico e o prognóstico; d) pode preceder de até 6 semanas os sintomas clínicos – (1) transaminase TGO = AST pode ocorrer também em afecções hepáticas e cardíacas; normal: entre 8 e 40U, (2) desidrogenase láctica (LD): elevação 1 ou 2 dias após o dano celular, pico no 4º ou 5º dia, normalização em 10-14 dias, a menos que a necrose persista; normal: método de King 225 a 525U ou Droblewski e La Due 120-240mU/mL; aumento na dermatomiosite e demais miopatias, (3) creatinocinase (CK) e frutose difosfatoaldolase (ALD): CK tem maior significado na dermatomiosite (miopatia inflamatória); ALD, na distrofia muscular progressiva.

4ª etapa Punção-biópsia articular

A punção articular é indicada, de rotina, para o estudo do líquido sinovial sempre que houver suspeita de artrite séptica ou traumática. Já a biópsia não é indicada como rotina, somente nos casos de diagnóstico duvidoso.

5ª etapa Estudo radiológico das artrites

Alterações precoces pela sinovite inflamatória – edema de partes moles (mãos, joelhos, quadris), reação periosteal (ao longo da metáfise e diáfise de ossos longos), osteoporose (justaepifisária).

Destruição articular (tardia) – pinçamento articular, erosões, anquilose fibrosa e óssea.

Distúrbios da maturação e crescimento ósseo (mãos, joelhos, quadris, mandíbulas).

6ª etapa Reflexão

"Nem toda artrite ou afecção neuromuscular é reumatismo.

Por vezes, parece reumatismo mas não o é!"

7ª etapa Diagnóstico do reumatismo (Quadro XVI-5)

Com os dados clínicos e os resultados dos exames subsidiários, procure enquadrar o caso em uma entidade clínica definida. Para isso, faça uma consulta inicial rápida aos capítulos seguintes, observando o item **Quando suspeitar** e eventuais quadros-sumários em destaque.

Nos casos específicos, não deixe de consultar os quadros diferenciais: febre reumática *vs.* artrite reumatoide (ver capítulo Doença reumática), dermatomiosite *vs.* lúpus eritematoso sistêmico e dermatomiosite *vs.* distrofia muscular progressiva (ver capítulo Dermatomiosite).

8ª etapa Tratamento medicamentoso do reumatismo

Observações (Quadro XVI-6)

Salicilatos

1. Têm ação antitérmica, antiálgica, antiinflamatória, baixo custo.
2. Efeitos secundários: irritação gástrica (pode ser amenizada com a administração de leite, alimentos ou antiácidos), hepatotoxicidade em tratamentos prolongados.
3. Salicilismo (efeito tóxico) – sintomas precoces: hiperpneia, excitação ou letargia, vômitos; suspender imediatamente.
4. Salicilemia – é útil a determinação em casos especiais: manter em 20-25mg/dL.

Anti-inflamatórios não hormonais

1. Ação antitérmica, analgésica e anti-inflamatória. Fácil posologia (2 a 3 tomadas diárias).
2. Principais efeitos colaterais: distúrbios digestivos e da coagulação, irritabilidade hepática e renal.
3. As reações tóxicas parecem ser tanto mais frequentes e graves quanto menor a idade.

Quadro XVI-5 – DIAGNÓSTICO DO REUMATISMO.

Quadro clínico	Sugere	Exames indicados
Monoartrite, febre, leucocitose, VHS aumentada	Artrite séptica	Punção + bacteriológico
Monoartrite (joelho, quadris) de evolução lenta, sem manifestações sistêmicas	Tuberculose	PPD, radiografia, biópsia sinovial
Pauciartrite (joelho, quadris) migratória, dor óssea (pernas) intensa e desproporcional ao exame físico; febre, anemia, esplenomegalia, linfadenopatia	Leucemia Neoplasias (neuroblastoma, tumores ósseos, rabdomiossarcoma)	Radiografia, punção articular, mielograma
Inchação articular, dor abdominal, petéquias, estado geral conservado	Púrpura anafilactoide	Hemograma, exame de urina
Diarreia crônica e dor abdominal intermitente com febre, perda de peso, anemia, fístula perianal e oligoartrite – grandes articulações do membro inferior	Doença de Crohn	Sigmoidoscopia, enema baritado
Hepatopatia e artrite discreta	Hepatite crônica	Biópsia de fígado
Pauciartrite (tornozelo), lombalgia, inflamação ocular e uretrite em adolescente	Síndrome de Reiter	Cultura de secreção uretral (gonococos)
Artrite simétrica do dorso das mãos e pés em lactente negro anêmico (doença mão-pé)	Anemia falciforme	Falcização
Dor articular intensa recorrente em negro anêmico	Anemia falciforme	Falcização
Dor no joelho ao subir e ao descer escada; patela dolorida	Condromalacia da patela	Radiografia
Rigidez matinal, preensão miotônica, hipertrofia muscular generalizada, bom estado geral, antecedentes familiares de higidez	Miotonia congênita	Eletromiografia, biópsia muscular

Quadro XVI-6 – DROGAS MAIS UTILIZADAS EM REUMATOLOGIA PEDIÁTRICA.

Droga	Dose/vez	Nome comercial	Apresentações
Anti-inflamatórios não hormonais (ação rápida)			
Ácido acetilsalicílico	80-100mg/kg ÷ em 4 vezes	AAS, Aspirina Bufferin	Comprimidos de 100 e 500mg Comprimidos de 150mg
Benzadamina	Até 6 anos: 1-1,5mg/kg 3-4 vezes 6-14 anos: 50mg/kg 1-2 vezes	Benflogin	Comprimidos de 50mg Gotas: 1 gota = 1,5mg
Cetoprofeno	1mg (= 1 gota)/kg 3-4 vezes 7-11 anos: 25mg 3-4 vezes > 11 anos: 50mg 3-4 vezes	Profenid	Cápsulas de 50mg Drágeas de 100mg Gotas: 1 gota = 1mg
Diclofenaco	1mg/kg 3 vezes Adolescentes: 50mg 2-3 vezes	Cataflan, Biofenac, Voltaren	Drágeas de 50mg; 0,5mg/gota e 2mg/mL de suspensão Comprimidos de 50mg
Ibuprofeno	10-20mg/kg 3 vezes	Dalsy e Alivium Dalsy suspensão; Alivium gotas	Comprimidos de 400 e 600mg 20mg/mL; 1 gota = 5mg
Indometacina	1mg/kg 3 vezes	Indocid	Cápsulas de 25 e 50mg
Meloxicam	0,2mg/kg até 7,5mg 1 vez	Meloxicam, Movatec	Comprimidos de 7,5 e 15mg
Naproxeno	5-10mg/kg 2 vezes 0,25-0,5mL/kg 2 vezes Adolescentes: 1 comprimido 1-2 vezes	Flanax e Naprosyn	Suspensão: 25mg/mL Comprimidos de 250 e 500mg
Nimesulida	1-10 anos: 2,5mg/kg 2 vezes 1 gota/kg 2 vezes ou 0,25mL/kg da suspensão 2 vezes > de 10kg: ½-1 comprimido 2 vezes	Scaflan, Nisulid, Nimesulida	Suspensão: 10mg/mL Gotas: 50mg/mL Comprimidos de 100mg
Piroxicam	0,3-0,6mg/kg 1 vez = 0,5-1 gota/kg/vez	Inflamene, Piroxene, Feldene, Anartrit	Cápsulas de 10 e 20mg (adolescente 1/dia) Gotas: 10mg/mL
Anti-inflamatórios de ação lenta			
Hidroxicloroquina	6,5mg/kg	Plaquinol	Comprimidos de 400mg
Penicilamina	5-10mg/kg/dose única	Cuprimine	Comprimidos de 500mg
Drogas citotóxicas			
Metotrexato	0,3-1mg/kg/semana VO, SC, IM, IV	Methotrexate	Comprimidos de 2,5mg Ampolas de 50mg
Ciclofosfamida	2mg/kg/dose única diária Pulsoterapia 500mg a 1g por m^2 de superfície corporal	Enduxan	Drágeas de 50mg Ampolas de 200mg e 1g
Ciclosporina	5mg/kg/dia	Sandimmun Neoral	Suspensão de 100mg/mL Comprimidos de 25, 50 e 100mg
Azatioprina	2-3mg/kg/dia	Imuran	Comprimidos de 50mg

Para casos selecionados: sulfassalazina (Azulfin); leflunomida (Arava).

4. Os mais utilizados em Pediatria são o naproxeno, o ibuprofeno, a nimesulida, o piroxicam, o diclofenaco e a indometacina. Os mais utilizados em Reumatologia Pediátrica devido ao alto poder anti-inflamatório são o naproxeno e a indometacina.
5. O uso em crianças deve ser criterioso e está limitado a algumas situações específicas, como é o caso das doenças reumáticas.

Corticosteroides

1. Apesar da brilhante ação sobre as manifestações sistêmicas e articulares da ARJ, não impedem a progressão das lesões osteocartilaginosas nem as sequelas articulares a longo prazo. Suas indicações são específicas para cada doença reumática, e seus efeitos colaterais devem ser monitorados regularmente (ver a seguir).
2. Em algumas colagenoses, podem modificar substancialmente a evolução e o prognóstico.
3. Potência anti-inflamatória relativa a alguns corticoides: hidrocortisona 1; cortisona 0,8; prednisona 5; metilprednisolona 5; dexametasona 25.
4. Correlação dos corticoides: 20mg de hidrocortisona (Solucortef, Flebocortid – ampolas de 100mg) corresponde a:
   5mg de prednisona (Meticorten, comprimidos de 5 e 20mg)
   = 4mg de triancinolona (Omcilon, comprimidos de 4mg)
   = 0,75mg de dexametasona (Decadron elixir 0,5mg/mL, comprimidos de 0,5 e 0,75mg, ampolas 2mg/mL, frasco 4mg/mL)
   = 0,5mg de betametasona (Celestone, comprimidos de 0,5 e 2mg, elixir: 0,5mg/5mL; solução: 0,5mg/mL; ampolas: 1mL = 4mg)
   = 5mg de metilprednisolona (Solumedrol, ampolas de 1mL = 40mg; 2mL = 125mg) = 7,5mg de deflazacort (Calcort, comprimidos de 6 e 30mg).
5. Efeitos colaterais: *cushing*, edema generalizado e/ou localizado, inibição de crescimento, osteoporose, catarata subescapular posterior, hipertensão arterial, necrose avascular, dor abdominal e úlcera péptica, alterações nervosas (irritabilidade, insônia, distúrbios de conduta, convulsões), fraqueza e dor muscular, diabetes reversível, imunossupressão, choque em cirurgia em pacientes nos quais o corticoide foi suspenso recentemente, alterações hematológicas (leucocitose com neutrofilia, eosinopenia, plaquetopenia), síndrome de abstinência (exacerbação da doença pós-retirada rápida dos corticoides).

COLÓQUIO

Pistas diagnósticas nas doenças reumáticas

1. Não confunda: **artrite** = inchação de uma articulação **ou** dor à movimentação, hiperestesia ou calor **com** limitação da mobilidade; **artralgia** = dor na junta sem dados objetivos. Verificar se a dor é mesmo na junta ou apenas na sua vizinhança.
2. "**Dores de crescimento**": dor generalizada nos membros inferiores que ocorre no final da tarde ou durante a noite, em crianças escolares; melhora com fricção (a artrite piora!).
3. Menino pré-escolar ou escolar, claudicação com dor referida no joelho, antecedente de IVAS, radiografia de quadril normal, VHS pode estar levemente aumentada: **sinovite transitória** (tóxica) **do quadril**; melhora em 1-2 semanas.
4. Poliartrite ou artralgia migratória + febre + cardite + 1 prova de atividade inflamatória positiva + evidência de infecção estreptocócica prévia (ASLO) = **febre reumática**.
5. Febre + artrite + evidência de infecção estreptocócica = **artrite reacional pós-estreptocócica**. Acompanhamento cuidadoso.
6. Artrite persistente por mais de 6 semanas = **artrite reumatoide juvenil**.
7. Criança com sintomas articulares e prova do látex positivo (fator reumatoide) **não** faz diagnóstico de artrite reumatoide juvenil.
8. Dor no quadril com incapacidade para andar e sem sinais de infecção: pode ser **necrose asséptica do quadril**. A cintilografia permite diagnóstico precoce (com radiografia normal).
9. A **ultrassonografia** é útil para detectar uma sinovite (diferenciando de uma simples presença do líquido) na articulação do **quadril**.
10. Claudicação dolorosa em adolescente com excesso de peso e altura elevada para a idade: pensar em **luxação da epífise da cabeça do fêmur** – solicitar radiografia do quadril.
11. Presença de artrite e dor óssea com febre renitente e hemograma normal: pode ser **leucemia**; acompanhar com mielogramas (os primeiros podem ser normais).
12. Criança pré-escolar que se recusa a andar e a sustentar o peso sobre as pernas e até mesmo sentar, queixando-se de dor abdominal ou nos membros inferiores; dor nas costas e à movimentação da coluna; podem ocorrer febre e VHS aumentada. Radiografia do quadril normal. Pense em **discite**. Solicite cintilografia da coluna lombossacral.
13. Episódios recorrentes de artralgia ou artrite (especialmente no joelho) autolimitada (alguns dias a 2

semanas) podem ocorrer em crianças com **síndrome de hipermobilidade das articulações**.

14. Criança com doença grave, toxemia acentuada, queixas articulares; fator reumatoide fortemente positivo – atenção! – pode ser **endocardite bacteriana**.
15. Se você estiver na dúvida entre **febre reumática** e artrite reumatoide juvenil, ver item **Critério para o diagnóstico de ARJ**.
16. **Monoartrite** pode levantar dúvidas diagnósticas – ver capítulo 2.
17. Doença reumática com **eritema**: diferencie **lúpus eritematoso** de **dermatomiosite** – ver quadro XVI-9.
18. Doença reumática com **fraqueza muscular**: é importante distinguir **dermatopolimiosite** de **distrofia muscular progressiva** – ver quadro XVI-10.
19. Meninos de mais de 7 anos com diagnóstico de artrite reumatoide juvenil de tipo pauciarticular com dor no calcanhar e dor noturna na parte inferior das costas com surtos de iridociclite: pode ser **espondilite anquilosante**. Se antígeno HLA-B27 positivo, esse diagnóstico é muito provável.
20. Artrite crônica leve (feito diagnóstico de artrite reumatoide juvenil), mais tarde apresenta diarreia com dor abdominal e emagrecimento: **doença de Crohn**.

Erros mais frequentes na prática diária

1. Fazer diagnóstico de FR em criança em bom estado geral, ativa e feliz, só porque ela se queixa de dores vagas nas pernas e apresenta provas laboratoriais duvidosamente positivas ou antiestreptolisina O discretamente aumentada. Uma criança com febre reumática está evidentemente doente!
2. Considerar **artralgia** (dor articular sem sinais inflamatórios) em vez de **artrite** (presença de sinais flogísticos) como critério maior.
3. Considerar artrite uma inflamação extra-articular. A **artrite é uma inflamação limitada à articulação**.
4. Considerar **aumento isolado da antiestreptolisina O** como indicador de FR.
5. Considerar as **provas laboratoriais** exames específicos de doença reumática. Essas provas são inespecíficas e traduzem atividade inflamatória inespecífica. Uma vez feito o diagnóstico da FR, esses exames são muito úteis para acompanhar a evolução da atividade inflamatória.
6. Valorizar no diagnóstico da doença reumática uma **hemossedimentação** de 15-20mm. Na maioria das vezes, esse resultado pode ser considerado normal. Apenas em alguns casos de insuficiência cardíaca grave, consequente à cardite, a hemossedimentação pode ser quase normal em presença de atividade reumática.
7. **Confundir** FR com **artrite reumatoide juvenil** (ARJ), cujo quadro inicial inclui: cronicidade do quadro articular, recorrência do processo febril, *rash*, esplenomegalia, adenopatia generalizada, tumefação dorsal do carpo e tarso, rigidez matinal, deformação articular.
8. Considerar sinal de **cardite** reumática o **sopro funcional** que pode ocorrer em pacientes com febre, artralgias e alterações laboratoriais inespecíficas. Um sopro protossistólico, de timbre musical, agudo, audível ao longo da borda esternal esquerda e que desaparece com a posição supina, caracteriza sopro funcional, que aumenta de intensidade durante os processos febris. Nos casos de dúvida, o ecocardiograma Doppler colorido deve ser solicitado.

2. Monoartrite

Acometimento inflamatório de articulação única; decorre de artrite séptica, traumas e neoplasias.

DIAGNÓSTICO DIFERENCIAL

A presença de monoartrite exige diagnóstico rápido e preciso, uma vez que algumas doenças, como, por exemplo, a artrite séptica, podem evoluir para a destruição irreversível da cartilagem articular, caso não seja tomada conduta adequada.

Diagnóstico de artrite – rubor, calor, tumor (ou edema), dor e impotência funcional (redução da movimentação). Não confundir simples artralgia (dor articular) com artrite. Na artrite tuberculosa, a inflamação pode ser "fria" (sem calor e sem rubor).

Exames subsidiários úteis de acordo com o caso – a) hemograma; b) provas de atividade inflamatória (não chamá-las de provas de atividade reumática porque podem estar positivas em processos infecciosos e inflamatórios): hemossedimentação e, ainda, proteína C-reativa e alfa-1-glicoproteína ácida; c) radiografia da articulação afetada na suspeita de neoplasia ou fratura; d) ultrassonografia; e) ressonância magnética; f) punção articular (análise do líquido sinovial); e g) biópsia da sinóvia que, na coxofemoral e ilíaca em lactentes, deve ser guiada por ultrassonografia.

Alguns **diagnósticos possíveis**:

ARTRITE TRAUMÁTICA

1. Início súbito com antecedente de traumatismo local.

2. Aumento de volume da articulação nas primeiras 12 horas.
3. Sinais sistêmicos: ausentes.
4. Hemossedimentação normal.
5. Líquido sinovial: não inflamatório, com hemácias, solicitar cultura.

ARTRITE SÉPTICA

1. Possível presença de piodermite na criança ou familiares.
2. Início súbito.
3. Processo inflamatório intenso, em grande articulação (coxofemoral, joelho, cotovelo) dor local.
4. Febre, calafrios, comprometimento do estado geral (nem sempre presentes nas fases iniciais).
5. Hemograma com leucocitose e neutrofilia na maioria dos casos.
6. Hemossedimentação e proteína C-reativa elevadas.
7. Ultrassonografia articular mostrando aumento da quantidade de líquido sinovial (derrame articular), muitas vezes com a presença de grumos.
8. Líquido sinovial inflamatório: leucócitos abundantes (75.000/mm^3 ou mais), com predomínio de neutrófilos (75-110%).
9. Bacterioscópico positivo (nem sempre).
10. Cultura positiva (em cerca de 60 a 70% dos casos).

SINOVITE TRANSITÓRIA DO QUADRIL

1. Bom estado geral (exceto pelo quadro álgico).
2. Dor no quadril ou referida ao joelho.
3. Claudicação discreta até impossibilidade de mover o membro inferior.
4. Idade: dos 2 aos 12 anos.
5. Hemograma normal ou com discreta leucocitose.
6. Hemossedimentação e radiografia praticamente normais.
7. Ultrassonografia normal ou com discreto derrame articular.
8. Recuperação em 2 semanas.

ARTRITE REUMATOIDE JUVENIL (Pauciarticular)

1. Predomina em meninas em idade pré-escolar.
2. Bom estado geral.
3. Início insidioso.
4. Joelhos e tornozelos são mais atingidos.
5. Edema e rigidez da articulação afetada, com pouca dor.
6. Manifestações sistêmicas: quase ausentes.
7. Hemossedimentação elevada (em alguns casos pode estar normal: processo inflamatório localizado).
8. Evolução prolongada: o diagnóstico é de exclusão e exige pelo menos 6 semanas de seguimento.
9. Radiografia – fase inicial: aumento de partes moles, aumento do espaço articular, osteopenia periarticular; fase tardia: erosões ósseas, cistos subcondrais, diminuição do espaço articular, subluxações e luxações (deformidades) e anquilose (fusão óssea).
10. Ultrassonografia articular: capaz de detectar pequenos derrames articulares.
11. Ressonância magnética: útil nos casos de dúvida diagnóstica ou má resposta ao tratamento convencional.
12. Em alguns casos é necessário punção articular para afastar sinovite séptica, traumática ou tuberculosa.

DOENÇA DE PERTHES (LEGG-PERTHES) (Necrose asséptica da cabeça do fêmur)

1. Claudicação ("mancar") que pode ser intermitente (períodos de melhoria) em criança totalmente saudável. História de semanas ou meses.
2. Dor na virilha ou no joelho.
3. Exame: limitação nos movimentos (flexão, abdução e rotação interna) do quadril.
4. Idade: 4 a 9 anos e adolescentes.
5. Pode ser bilateral (15% dos casos).
6. Exames laboratoriais: normais.
7. Diagnóstico radiológico – radiografia simples (altera-se apenas nas fases tardias): 1º) alargamento do espaço articular; 2º) área de maior densidade na cabeça do fêmur. Mapeamento ósseo com tecnécio-99 e **ressonância magnética** (exame com maior sensibilidade e especificidade): diagnóstico precoce.
8. Evolução longa.

ARTRITE TUBERCULOSA

1. Início insidioso: dor discreta que se acentua lentamente; posteriormente, aumento de volume, limitação da mobilidade.
2. Início insidioso, piora progressiva com emagrecimento.
3. Preferência pela articulação coxofemoral e joelho.
4. História familiar detalhada auxilia no diagnóstico.
5. Diagnóstico diferencial: artrite reumatoide juvenil.
6. Radiografia de tórax: pode mostrar o foco primário.
7. Radiografia simples (após algumas semanas de doença): osteoporose acentuada do osso subcondral. Ressonância magnética: mostra a lesão articular e óssea.
8. Biópsia sinovial: granuloma.
9. PPD: reator forte.

OSTEOCONDRITE DISSECANTE

1. Local: joelho (côndilo femoral interno).
2. Predomínio: adolescente.
3. Sintomatologia: artralgia, derrame articular e "bloqueio articular".
4. Radiografia simples: 1º) corpo livre intra-articular; 2º) área de maior densidade óssea circundada por uma área de rarefação na superfície do côndilo femoral. Ressonância magnética: mostra a lesão.

ARTRITE PSORIÁTICA

1. Predomínio no joelho; início aos 11-12 anos.
2. História familiar de psoríase, unhas com pequenas cicatrizes.
3. Psoríase pode começar antes (8-9 anos), junto ou depois.
4. Evolução: comprometimento de outras articulações, distribuição assimétrica.

Notas

Na **artrite séptica**, tanto a cintilografia quanto a ressonância magnética não substituem a punção articular.

Sinovite transitória – a ultrassonografia é útil para a detecção de derrame e espessamento sinovial e para o seguimento; cintilografia útil no diagnóstico diferencial com Legg-Perthes; ressonância magnética é mais sensível. Na grande maioria: só dados clínicos e evolução.

ARTRITE REATIVA

Inflamação articular provavelmente por reação imunológica a uma infecção à distância (vias aéreas superiores, tubo digestório, vias geniturinárias).

Não é frequente na infância.

1. A **febre reumática** pode ser considerada uma artrite reativa ao estreptococo beta-hemolítico do grupo A.
2. **Pós-diarreia aguda infecciosa** (*Shigella*, *Campylobacter*, *Salmonella*), após latência de 1 a 2 semanas.

Tríade: a) conjuntivite; b) uretrite (disúria); c) artrite das grandes articulações dos membros inferiores; dura 1 a 12 meses.

A tríade se completa em 4-24 dias.

Leucocitose moderada e aumento discreto da VHS.

LEUCEMIA LINFOIDE AGUDA

Pode ser a primeira manifestação da monoartrite.

3. Febre Reumática (FR)

O que é

a) Doença inflamatória não supurativa.
b) Doença do tecido conjuntivo.
c) Acomete coração, articulações, sistema nervoso central e ainda pele e tecido subcutâneo.
d) Base imunológica, sendo importante o mimetismo molecular (algumas partes do estreptococo apresentam semelhança com tecidos humanos, permitindo reações imunológicas cruzadas).
e) Consequente à infecção da orofaringe pelo estreptococo beta-hemolítico do grupo A (EBHGA). **Informações úteis**: infecções estreptocócicas em outras localizações, inclusive pele (impetigo), não causam FR.
f) Existem cepas reumatogênicas de EBHGA, as quais, em crianças suscetíveis, causam FR.
g) FR surge 2 semanas a 6 meses após uma faringoamigdalite estreptocócica sintomática (60 a 70%) ou assintomática (30 a 40%).
h) Fatores ambientais desfavoráveis (populações carentes, aglomeração familiar) aumentam a frequência da FR.

Em nosso meio, pode ser considerado um problema de saúde pública, particularmente no Norte e Nordeste.

i) A FR apresenta-se sob 3 formas clínicas: **artrite**, **cardite** e **coreia**. Nas crianças pequenas predomina artrite leve com cardite; nos jovens a artrite é mais evidente e pode não se acompanhar de cardite. A coreia pode apresentar-se isolada ou ser a 1ª manifestação da FR.

CONDUTA DIAGNÓSTICA

1ª etapa Quem?

1. Criança em idade escolar: 7-14 anos, rara antes dos 5 anos.
2. Leve predomínio do sexo feminino (1,5:1).
3. Grupos socioeconômicos desfavorecidos vivendo em conglomerados e promiscuidade.
4. Segue uma faringoamigdalite estreptocócica, com período de latência variável de 2-3 semanas. A faringite pode ser sintomática (60-70%) ou assintomática (30-40%).

2ª etapa O critério diagnóstico da FR

Premissa – não há nenhum achado clínico ou laboratorial que isoladamente permita o diagnóstico de FR.

Prática – o diagnóstico baseia-se nos **critérios de Jones** revisados.

Sinais maiores

1. Cardite.
2. Artrite.
3. Coreia.
4. Nódulos subcutâneos.
5. Eritema marginado.

Sinais menores

1. Febre.
2. Artralgia.
3. Alteração das provas de fase aguda.
4. Alargamento do espaço PR ao eletrocardiograma.

A presença de dois sinais maiores ou de um sinal maior e dois menores indica alta probabilidade diagnóstica, se acompanhados da evidência de infecção estreptocócica anterior. A coreia é o único sinal maior que isoladamente permite o diagnóstico de FR.

Se ASLO normal, repetir após 2 semanas.

Não é FR se esplenomegalia, dor óssea ou leucopenia.

Fase aguda – aumento da VHS, PCR e alfaglicoproteína ácida; leucocitose discreta (nunca muito acentuada). Úteis para o controle do processo inflamatório e para determinar a duração do tratamento anti-inflamatório.

Evidência de infecção estreptocócica prévia

1. Cultura de orofaringe positiva para o estreptococo beta-hemolítico do grupo A.
2. Títulos dos anticorpos antiestreptocócicos (antiestreptolisina O – ASLO, anti-hialuronidase, antiestreptocinase etc.) elevados ou em ascensão.

Observação: 1) **os critérios de Jones** são muito úteis, mas devem ser utilizados criteriosamente; 2) a **artrite** é a manifestação clínica mais frequente (80%); 3) **coreia** é a única manifestação que isoladamente permite o diagnóstico de FR: seu período de latência é bem maior (1 a 6 meses após a infecção estreptocócica); 4) a **cardite** é a mais temível da FR.

3ª etapa As principais manifestações clínicas

■ ARTRITE da FR

Por artrite entende-se inflamação e não só artralgia (dor articular).

1. As características clássicas que você aprendeu continuam valendo.
   Artrite (inflamação, não só artralgia).
   Início: 2-3 semanas após a amigdalite.
   - muito dolorosa (desproporcional à inflamação);
   - poliarticular;
   - preferência pelas grandes articulações: joelhos, tornozelos, cotovelos, punhos;
   - assimétrica;
   - duração curta: 1-5 dias;
   - migratória (não acumulativa) (melhora em uma articulação, enquanto passa para outra);
- resposta rápida aos anti-inflamatórios.

2. Qual é a novidade?
   Artrite **atípica** (30% dos casos).
   - início 1-2 semanas após a amigdalite;
   - monoarticular (15%);
   - aditiva (80%);
   - simétrica (30%);
   - recorrente;
   - compromete também pequenas articulações;
   - a dor é proporcional à inflamação (inchaço);
   - rigidez matutina (25%);
   - resposta pobre aos anti-inflamatórios;
   - duração do surto é maior.

O diagnóstico exige a presença de outros critérios (cardite, coreia).

- não deixa sequelas.

Duração total do surto articular: 1-3 semanas.

Observações

1. A administração de anti-inflamatórios não hormonais (AINH) em quadros articulares mal definidos pode prejudicar a caracterização evolutiva da artrite, dificultando o diagnóstico correto de FR.
2. Dores nos membros e artralgia (dor articular) mal definida não fazem o diagnóstico de FR mesmo com VHS e ASLO aumentadas.
3. Se existe artrite, esse é um critério maior; nesse caso, não incluir artralgia como critério menor.

■ CARDITE da FR

A mais grave manifestação da FR; determina seu prognóstico a curto e longo prazo.

Mais frequente em pacientes jovens.

Ocorre **pancardite** = acometimento dos 3 folhetos do coração: endocárdio, miocárdio e pericárdio, associados ou isoladamente (a pericardite isolada é muito rara).

Manifestações: insuficiência cardíaca, área cardíaca aumentada à radiografia, sopro patológico, pericardite. A insuficiência cardíaca é rara no 1º surto. A falta de evidência de comprometimeno valvar na fase aguda não é garantia para o futuro, já que um número considerável desses casos evolui com estenose mitral após 10-20 anos.

Observações

Válvulas atingidas: 1º) mitral; 2º) aórtica (regurgitação).

Início: geralmente até 1 semana após o aparecimento da artrite.

1. Sopro orgânico: 95-100%
   a) mais característico: holossistólico, alta frequência, irradiação para a axila = insuficiência mitral;
   b) patognomônico de valvulite mitral: mesodiastólico no foco mitral.

2. Aumento da área cardíaca: 50%.
3. Insuficiência cardíaca: 5-10%.
4. Pode ocorrer pericardite no contexto de uma pancardite.

Duração: 1-6 meses (média 3).

Atenção: o diagnóstico é clínico.

a) Aumento do espaço PR: 20%, mas não é específico da FR.

b) EcoDoppler: confirma o envolvimento cardíaco; útil para seguimento das lesões; isoladamente não sela o diagnóstico.

■ COREIA REUMÁTICA (Sydenham)

Manifestação tardia (ocorre entre 1 e 6 meses, média de 3 meses) após amigdalite estreptocócica; acomete principalmente meninas em idade escolar.

Sua frequência vem aumentando tanto isolada como associada à cardite.

Movimentos coreicos ("dança de São Vito ou São Guido"), especialmente em meninas escolares e adolescentes. Sua frequência está aumentando.

Início: é uma manifestação tardia da FR.

Entre 1 e 6 meses após a amigdalite (média: 3 meses).

Características

- Movimentos abruptos, involuntários, desordenados, sem propósito. Não para quieto.
- Movimentos amplos incontrolados dos membros superiores e face (faz caretas).
- Movimentos melhoram com o repouso e cessam com o sono.
- Eles podem ser precedidos por alterações comportamentais: desatenção, prejuízo da escolaridade, piora da caligrafia.
- Sinal da ordenha: ao apertar a mão do examinador, o paciente faz movimentos de ordenha.
- Sinal do pronador: ao elevar os braços sobre a cabeça, as mãos rodam em pronação.
- Sinal do prato: ao estender os braços para a frente ocorre hiperextensão dos dedos.
- Sinal da colher: flexão do punho com hiperextensão dos dedos.
- Com a língua para fora, faz movimentos vermiformes contínuos.
- Movimentos incontrolados dos dedos dos pés e das mãos.
- Mudança da personalidade com labilidade emocional, choro fácil, agitação.
- Fala recortada, explosiva; disfagia.
- Evolução com remissões e exacerbações espontâneas e inesperadas.

■ ERITEMA MARGINADO E NÓDULOS CUTÂNEOS

São raros e geralmente associados à cardite, o que diminui muito seu valor diagnóstico.

Nódulos subcutâneos (< 3%)

a) Nódulos pequenos, consistentes, indolores, móveis sob a pele normal.

b) Tamanho: desde grãos de arroz até ervilha (milímetros a 5cm).

c) Localização: cotovelos, joelhos, punhos, proeminências ósseas e couro cabeludo.

d) Duração: de 1 semana a mais de 1 mês.

e) Aparecimento tardio, com cardites graves.

Eritema marginado (5%)

a) Disposição em círculos (anular) ou serpiginosa.

b) Bordas nítidas, salientes, avermelhadas com centro claro.

c) Localização: tronco, face interna de antebraços e coxas.

d) Duração fugaz (minutos a horas).

e) Ocorrência intermitente por meses.

4ª etapa Os exames subsidiários

1. Detecção da **infecção estreptocócica**:
   a) Cultura da orofaringe (positiva em 20-30%).
   b) Anticorpos específicos: o mais usado é a antiestreptolisina O (ASLO). Se for normal, repetir após 2-3 semanas e, se possível, solicitar também anti-hialuronidase anti-DNA e antiestreptocinase.
2. **Provas de atividade inflamatória** (reações de fase aguda): sempre elevadas no surto agudo de artrite e de cardite (podem estar normais na coreia), a ponto que sua normalidade no caso não tratado levanta dúvida sobre a validade do diagnóstico.
   Se, para o diagnóstico dos casos óbvios, sua utilidade é limitada, são muito úteis na evolução do tratamento.
   a) VHS, proteína C-reativa e alfa-1-glicoproteína ácida (mucoproteínas) e alfa-2-globulina.
   b) Hemograma: anemia normocítica e normocrônica leve; leucocitose moderada (12.000) com neutrofilia. Anemia intensa e leucocitose acentuada com grande desvio à E sugerem processo supurativo (osteomielite); linfocitose atípica levanta suspeita de leucose.
3. **ECG**: aumento do espaço PR (20% das cardites) é sugestivo mas não patognomônico.
4. **Radiografia de tórax**: área cardíaca aumentada nas cardites graves.
5. **Ecocardiograma** (ecoDoppler): confirma o acometimento cardíaco e é útil para o seguimento das lesões cardíacas.

CONDUTA TERAPÊUTICA

Erradicação do foco estreptocócico

Penicilina benzatina (Benzetacil) por via IM.

Dose: *até 25kg* – 600.000U; *mais de 25* – 1.200.000U.

Alternativas: amoxicilina *ou* cefalosporina de 1ª geração (10 dias).

Convém tratar crianças e adolescentes contatantes da família.

Tratamento anti-inflamatório

1º caso **Só artrite** (sem cardite)

Cautela: só iniciar tratamento anti-inflamatório quando o quadro clínico estiver bem caracterizado.

Droga de escolha: ácido acetilsalicílico (AAS) – Aspirina, AAS 500mg.

Dose: 80-100mg/kg/dia, VO (máximo: 3-4g/dia), em 3-4 tomadas ao dia, próximo das refeições.

Duração: até as provas de atividade inflamatória (alfa-1-glicoproteína ácida) se normalizarem (4 semanas). A resposta clínica é rápida (2-3 dias).

Mais práticos – outros anti-inflamatórios não hormonais (AINH):

- Ibuprofeno (Motrin: drágea de 600mg; Advil: comprimido revestido de 200mg): 40-60mg/kg/dia, em 4 vezes.
- Meloxicam : 0,125-0,25mg/kg 1 vez ao dia.

Nas artrites atípicas, usar AINH como a indometacina (Indocid: cápsulas de 25-50mg) 2-3mg/kg/dia, em 4 vezes.

2º caso **FR com cardite**

Indicado: corticosteroide.

Droga: prednisona ou prednisolona (Meticorten 20, Predsim 20), durante 12 semanas.

- 2 primeiras semanas: 2mg/kg/dia, fracionadas em 3 tomadas.
- 2 semanas seguintes: 1,5mg/kg/dia em dose única pela manhã.
- 8 semanas seguintes: redução gradual (até 20% da dose a cada semana), apoiando-se no resultado das provas de atividade inflamatória.

Casos de cardite grave – pulsoterapia com metil-prednisolona (Solucortef): 30mg/kg/dia (máximo 1g) durante 3-4 dias consecutivos.

Casos de cardite leve – usar corticoide durante 3 semanas e iniciar a retirada gradual, nesse momento introduzir AAS e mantê-lo por 3-4 semanas após a interrupção do corticoide (controle laboratorial).

Na cardite está indicado repouso no leito até melhora clínica; limitação das atividades físicas durante 1-6 meses.

Diurético; cardiotônico em pequenas doses.

3º caso **Coreia**

O tratamento visa apenas ao conforto do paciente com o controle dos movimentos incoordenados.

- O tratamento clássico é com haloperidol (Haldol, Haloperidol: comprimido = 10 gotas = 1mg), iniciar com 1mg por dia (em 2 tomadas); não havendo resposta em 72h, aumentar progressivamente até 4mg/dia. Vigiar sinais de impregnação (reação extrapiramidal); após controle dos movimentos incoordenados, proceder a redução gradativa (total: 8-12 semanas).
- Tratamento preferido atualmente – ácido valproico (Depakene) 20-40mg/kg/dia em 2 ou 3 tomadas, durante 8-12 semanas; se necessário, complementar com diazepínico.
  Sugere-se prednisona 1mg/kg durante 2 semanas, redução gradual em mais 2 semanas.

Profilaxia secundária ou prevenção das recorrências da FR

Penicilina benzatina 1.200.000U, IM, a cada 3 (ou 4) semanas.

Alternativas – penicilina V (Pen-ve-oral): 1 comprimido de 5mL 2 vezes ao dia *ou* sulfadiazina 500mg (até 27kg) ou 1g (maiores de 27kg) 1 vez ao dia.

Duração: até os 18 anos e pelo menos durante 5 anos após o último surto, nos pacientes que tiveram cardite, durante toda a vida.

A **amigdalectomia** é ineficaz na redução das infecções estreptocócicas e **não** é indicada.

Casos ilustrativos

Caso 1 – menino de 8 anos, negro, apresenta há 1 semana palidez, desânimo e falta de apetite. Na história pregressa, episódios repetidos de amigdalite, acompanhados de dor articular migratória. Ao exame físico, estava descorado e emagrecido. Taquipneico. Pulsos palpáveis de amplitude aumentada, frequência cardíaca = 120 batimentos por minuto. Precórdio hiperpulsátil com icto visível e palpável no 5º espaço intercostal esquerdo, lateral à linha hemiclavicular, do tipo muscular. Ausência de frêmitos. Bulhas hipofonéticas, 3ª bulha presente e intensa na ponta. Sopro sistólico suave, holossistólico, de intensidade máxima na ponta, propagado para a axila. Atrito pericárdico na região mesocárdica. Fígado palpável a 4cm do rebordo costal. Estertores subcrepitantes em ambas as bases pulmonares e sibilos disseminados. Ausência de edemas periféricos. Na avaliação laboratorial foi observada leucocitose moderada com neutrofilia e aumento da velocidade de hemossedimentação (100mm).

Diagnóstico – FR com insuficiência cardíaca.

Comentário – a FR é a causa de cardiopatia adquirida mais frequente na infância. A cardite, mesmo quando presente sem outros critérios maiores de Jones, é altamente sugestiva de FR.

Caso 2 – menino de 5 anos, branco. Dor no joelho esquerdo há 4 dias. Febre há 1 dia. Desde o início vem queixando-se de dor de garganta. A dor é intensa, impedindo a deambulação, e desde esta manhã a coxa esquerda está inchando e a urina tornou-se avermelhada. Desde os 3 anos de idade queixava-se com frequência de dor nas pernas, sendo diagnosticado "pés chatos". Teve várias crises de amigdalite, sendo amigdalectomizado há 1 ano. Estado físico: regular estado geral e de nutrição; mucosas descoradas ++/4+. Edema duro, doloroso, avermelhado, quente, ocupando o joelho esquerdo e os dois terços inferiores da coxa. Frequência cardíaca = 160bpm. PA = 100/60mmHg. T = 39,1°C. Linfonodos cervicais, pequenos, móveis, indolores, de consistência normal. Cavo: ausência de amígdalas, sem outras alterações. Coração: observado discreto atrito pericárdico. Pulmões: triagem costal discreta, inspiração superficial. FR = 48/minuto. Ausência de ruídos adventícios. Abdome distendido, tenso, indolor. Fígado e baço não palpáveis. Exames de entrada: hemoglobina 12g, glóbulos brancos 20.000/mm^3: 85% de neutrófilos (1% de metamielócitos, 16% de bastonetes e 67% de segmentados), 15% de linfócitos, VHS 60mm, proteína C-reativa positiva. Plaquetas normais. Internado com suspeita de FR, a criança recebeu penicilina benzatina e corticosteroides, sem melhora. Quatro horas depois da internação iniciou agitação psicomotora. Dezoito horas após apresentou confusão mental, vômitos em "borra de café". Raros estertores na base do pulmão direito. Abdome tenso, doloroso à palpação. Logo após ficou inconsciente. A evolução do caso foi prolongada e complicada, com aparecimento de múltiplos focos de supuração dos ossos, pele e pulmões.

Diagnóstico – sepse estafilocócica a partir da **osteomielite aguda**.

Comentário – alguns achados não são comumente observados na FR e estavam presentes no caso descrito: 1. O processo inflamatório não se limitava à articulação, mas invadia nitidamente as partes moles; 2. os exames para caracterizar atividade inflamatória estavam positivos de maneira muito acentuada: hemograma com leucocitose, neutrofilia e desvio acentuado à esquerda intensos (na FR há leucocitose e neutrofilia moderadas), mucoproteínas muito elevadas (na FR o aumento é nítido, mas moderado).

Caso 3 – menina de 5 anos, branca. "Inchaço" intermitente nos joelhos e tornozelos há 2 meses. A crise dura de 3 a 5 dias e é acompanhada de dor local intensa e dificuldade à deambulação. Algumas vezes não consegue andar e é carregada pelos pais para a cama e para o banheiro. Refere dor noturna. Usa anti-inflamatórios não hormonais e analgésicos, com pequena melhora. O "inchaço" desaparece sozinho. Em algumas ocasiões, apenas uma articulação é acometida, em outras, duas ou três. Nega acometimento de membros superiores. Nega emagrecimento, refere pouca inapetência quando tem dor. Febre baixa, entre 37,5° e 37,8°C, duas vezes por semana, com boa resposta aos antitérmicos. Nega sintomas extra-articulares.

Exame articular = discreto derrame articular em joelho direito, com pouca dor à palpação. Amplitude de movimento articular normal. Demais articulações normais. Ausência de atrofia muscular. Marcha normal.

Exames laboratoriais realizados no pronto-socorro:
Hemograma: Hb = 9,8g/dL, Ht = 28%, leucócitos = 15.200 (4 bastões, 15 segmentados, 1 eosinófilo, 0 basófilo, 72 linfócitos, 8 monócitos). Plaquetas = 140.000, VHS = 69. Radiografia: aumento de partes moles no joelho direito.

Hipóteses diagnósticas iniciais feitas no pronto-socorro: Febre reumática; artrite reativa pós-viral; artrite reumatoide juvenil (início insidioso); hemoglobinopatia (doença falciforme).

Conduta inicial – penicilina benzatina, AAS; encaminhamento para o ambulatório de Reumatologia Pediátrica.

Evolução (após 15 dias) – manteve dor em ambos os tornozelos, de média a forte intensidade, especialmente à noite.

Hb = 8,7g/dL, Ht = 26%, leucócitos = 15.400 (2 bastões, 11 segmentados, 1 eosinófilo, 0 basófilo, 76 linfócitos, 10 monócitos – moderada atipia linfocitária). Plaquetas = 150.000, VHS = 75. Proteína C-reativa = 70, desidrogenase láctica = 1.240, ASLO < 200. FAN e FR negativos.

Raciocínio clínico/conduta/comentários:
Alguns achados chamaram atenção: a) persistência do quadro articular e da dor noturna, mesmo com o uso de ácido acetilsalicílico; b) queda da hemoglobina e do hematócrito sem sinais de perda sanguínea;
c) linfocitose com atipia linfocitária desde a primeira avaliação; e d) aumento do nível de desidrogenase láctica.

Hipótese diagnóstica:
– Doença linfoproliferativa (leucemia)?

Conduta: indicado mielograma.
Resultado: 8% de blastos.

Comentário:
As doenças linfoproliferativas, especialmente a leucemia linfoide aguda, fazem parte do diagnóstico diferencial tanto das artrites agudas, como a FR, quanto das artrites crônicas, como a artrite reumatoide juvenil, uma vez que podem simular seu comprometimento articular, especialmente na fase inicial.

a) Falava contra FR: artrite prolongada (2 meses). O padrão da artrite na FR é geralmente migratório, com duração em média de 2 a 4 dias em cada articulação, em um total de 1 a 2 semanas.
b) A dor noturna de forte intensidade nas pernas não é observada na FR. Crianças com leucemia podem apresentar dor óssea profunda, que atrapalha o sono e não responde bem à "massagem".

c) A queda progressiva da hemoglobina, a presença de linfocitose e a desidrogenase láctica (DHL) muito aumentadas levantam a suspeita de doença linfoproliferativa (leucemia).

Quadro XVI-7 – FEBRE (DOENÇA) REUMÁTICA (FR) *vs.* ARTRITE REUMATOIDE JUVENIL (ARJ).

Dados clínicos	FR	ARJ
Idade: antes dos 4 anos	Muito rara	Frequente
Febre	Moderada, contínua	Oscilantes, em surtos caprichosos
Artrite	Assimétrica, migratória	Assimétrica ou simétrica, persistente e aditiva
Cardite	Frequente	Rara
ASLO	80-90%	10-15%
Leucocitose	Moderada (até 12.000)	Acentuada

4. Artrite Idiopática Juvenil (AIJ) = Artrite Reumatoide Juvenil (ARJ)

Grupo heterogêneo de doenças do colágeno caracterizado por **sinovite crônica**.

Sumário diagnóstico (Figs. XVI-61, XVI-62 e XVI-63)

1. Poliartrite crônica progressiva.
2. Poliartrite > 6 semanas, provas inflamatórias geralmente elevadas.
3. Comprometimento difuso das articulações com rigidez matinal.
4. Monoartrite (joelho, cotovelo, quadril) em pré-escolar.
5. Lactente ou pré-escolar: febre prolongada + surto de erupção morbiliforme + artralgia e mobilidade; leucocitose muito acentuada e VHS muito aumentada.
6. Idem (5) + poliartrite + hepatoadenoesplenomegalia + polisserosite = artrite reumatoide juvenil com tipo evolutivo sistêmico.

Considerações – a) doença autoimune manifesta-se em indivíduos geneticamente suscetíveis; b) possíveis fatores desencadeantes: infecções, trauma e estresse emocional; c) evolução crônica dos períodos de exacerbação e remissão; d) compromete a membrana sinovial (sinovite com formação do *pannus* = sinóvia inflamada, hiperplasiada e hipertrofiada pelo processo inflamatório) e subsequentemente a cartilagem articular e o osso subcondral; e) manifestações: dor, edema, rigidez matinal; f) leva em alguns casos a alterações funcionais e deformidades articulares irreversíveis; g) pode ser acompanhada de manifestações gerais e de lesões extra-articulares e viscerais: é, portanto, uma doença sistêmica; h) idade de início – 1º pico: 1 a 4 anos; 2º pico: 10-14 anos; maioria abaixo dos 7 anos; i) predomínio do sexo feminino (2:1).

CRITÉRIO PARA O DIAGNÓSTICO DA ARJ

1. Idade de início inferior a 16 anos.
2. Artrite em uma ou mais articulações, definida por tumefação (edema) ou pelo menos 2 dos seguintes sinais: limitação da movimentação, dolorimento ou dor ao movimento, calor ou rubor. Não basta artralgia.
3. Duração da doença: 6 semanas ou mais.
4. Exclusão de outras doenças reumáticas.
5. Classificação do tipo de início da doença **durante os primeiros 6 meses**: sistêmico, pauciarticular, poliarticular.

CONDUTA DIAGNÓSTICA

1ª etapa Quando suspeitar (Figs. XVI-62 a XVI-64)

Dor articular crônica que piora com a movimentação e rigidez matinal (dificuldade em movimentar-se pela manhã); fadiga.

1. Lactente ou pré-escolar com febre diária com duração superior a 2 semanas, com 1 ou 2 picos diários (39º-40ºC), erupção morbiliforme fugaz nos surtos, artralgia ou irritabilidade; leucocitose; pode haver esplenomegalia.
2. Quadro semelhante ao anterior, acompanhado de adenopatia, serosite (pleurite e/ou pericardite) e artrite (uma ou mais articulações acometidas).
3. Quadro suspeito de febre reumática mas com febre alta, em surtos, artrite uni ou bilateral de caráter persistente, ausência de sopro cardíaco em criança com idade inferior a 4 anos.
4. Artrite (com sinais flogísticos: dor, calor e aumento de volume) com duração maior que 6 semanas – obrigatória a exclusão de outras causas de artrite.
5. Monoartrite do joelho, cotovelo e quadril em menina de menos de 5 anos ou menino de mais de 8 anos.
6. Comprometimento difuso das articulações com rigidez matutina.
7. Monoartrite inicial com comprometimento progressivo de outras articulações.
8. Poliartrite crônica progressiva e deformante.

2ª etapa Classificação

- Artrite sistêmica.
- Artrite poliarticular com FR negativo.

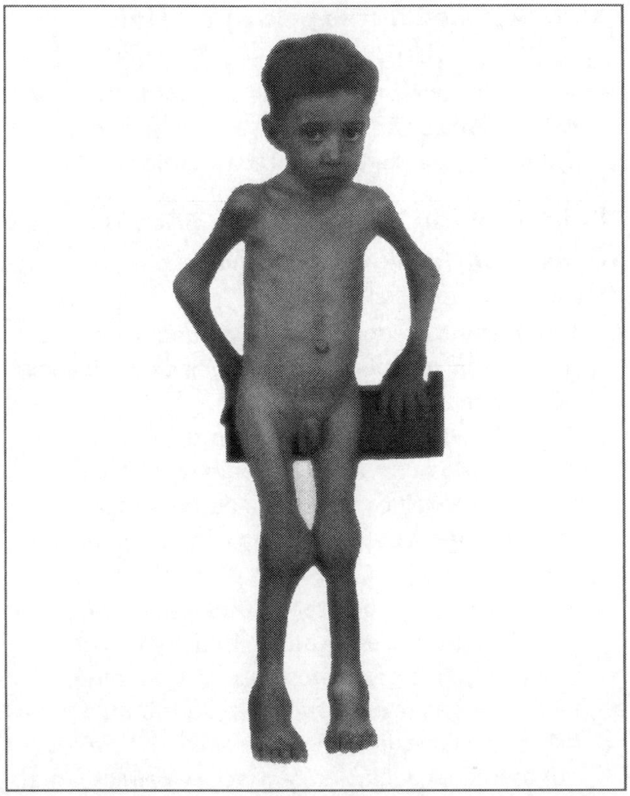

Figura XVI-62 – Criança de 6 anos com ARJ. Hipotrofia muscular acentuada dos membros e inflamação dos tornozelos, joelhos e cotovelos. Os olhos desviados para cima, enquanto a cabeça, em flexão, revela anquilose cervical, característica da ARJ. Evolução de 3 anos. Pouca limitação dos movimentos.

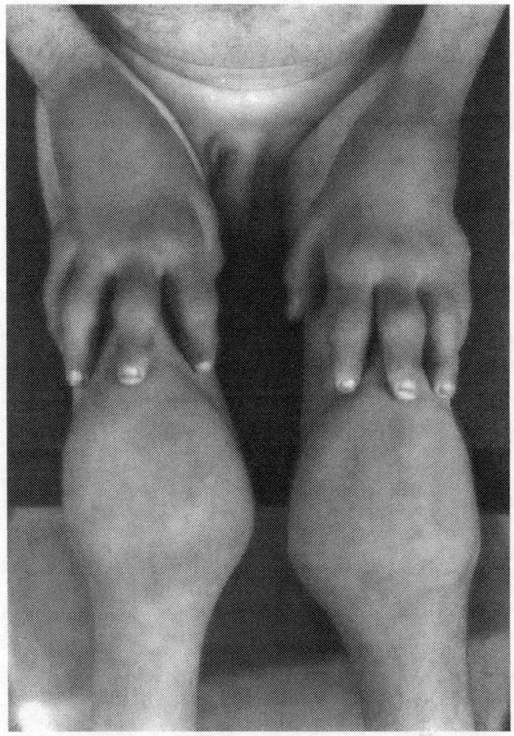

Figura XVI-63 – Mesmo caso da figura XVI-62. Notar a generalização da artrite. Pequenas articulações proximais. Típicos dedos em fuso.

- Artrite poliarticular com FR positivo.
- Artrite relacionada à entesite (ARE).
- Artrite psoriática.
- Artrite indiferenciada.

3ª etapa Exames subsidiários

Hemograma – AIJ poliarticular grave ou sistêmica: anemia normocítica hipocrômica (com ferritina elevada na sistêmica). Se leucopenia, reavaliar o diagnóstico. Leucocitose acentuada (30 a 60 mil) na sistêmica; moderada nas poliarticulares; plaquetose: idem; plaquetopenia: reavaliar o diagnóstico.
VHS e PCR muito aumentadas na sistêmica e elevadas nas poliarticulares.

Imunoglobulinas elevadas refletindo doença em atividade.

Fator reumatoide = FR – detectado pela prova do látex pelo menos 2 vezes com intervalo de 3 meses; se fortemente positivo em AIJ poliarticular, indica doença de longa duração com maior incapacitação funcional (8-20% dos casos).

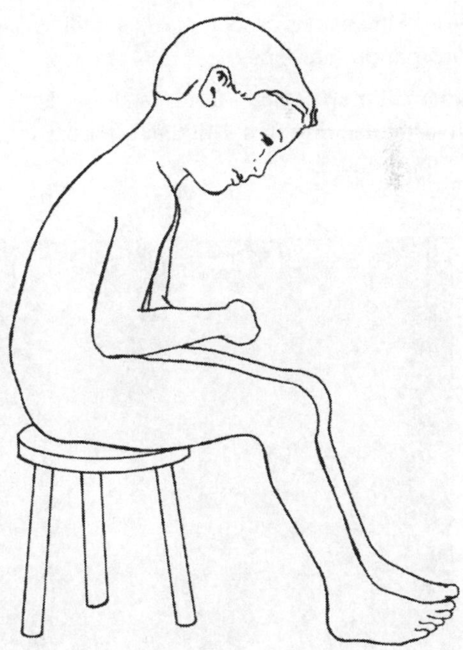

Figura XVI-64 – Artrite crônica juvenil.

Anticorpos antinucleares (AAN = FAN) – positivo em títulos baixos com padrão pontilhado ou hemoglobina em meninas com forma pauciarticular com uveíte (60-80%).

Punção articular – indicada nos casos de dúvida diagnóstica: artrite séptica, hemorragia intra-articular.

Biópsia sinovial – só em caso de monoartrite de diagnóstico ainda não estabelecido (possibilidade: artrite tuberculosa).

Em meninos acima de 8 anos com artrite + entesite (inflamação das inserções dos tendões) e/ou sacroileíte: pesquisa do antígeno HLA-B27 – possibilidade de espondiloartropatia.

4ª etapa Estudo radiológico

Alterações precoces da sinovite inflamatória – a) edema das partes moles (sinal mais precoce): mãos e punhos, joelhos, tornozelos; b) osteoporose periarticular.

Alterações tardias – destruição articular; a) diminuição do espaço articular; b) erosão óssea (após 2 anos); c) anquilose (fusão óssea ou fibrose das epífises com desaparecimento da interlinha) (Fig. XVI-65); d) cistos subcondrais.

Anomalias de crescimento ósseo localizado: 1º joelhos, 2º punhos; a seguir quadril, mandíbulas (micrognatia), coluna (anquilose).

Ultrassonografia – útil para a detecção precoce de derrame articular: indicada nas suspeitas de acometimento do quadril.

Tomografia computadorizada – utilizada para avaliar lesões destrutivas nas articulações sacroilíacas, temporomandibular e pés.

Ressonância magnética – detecta alterações na cartilagem articular, derrame articular e espessamento da membrana sinovial.

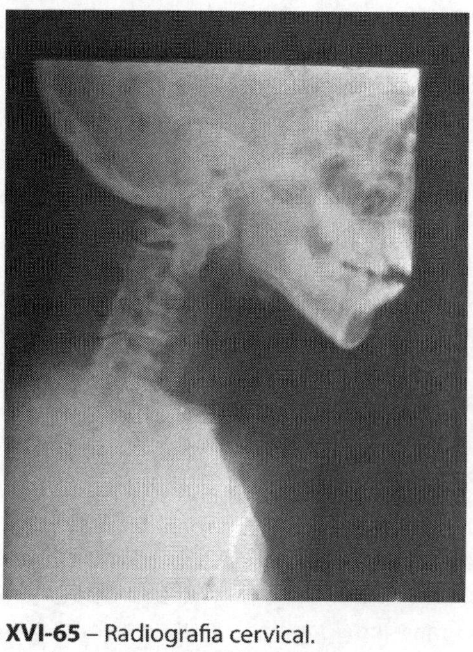

Figura XVI-65 – Radiografia cervical. Anquilose de quase toda a coluna cervical.

5ª etapa Classificação pelo tipo de início

Como classificar – de acordo com o padrão de acometimento articular e a presença de sinais sistêmicos nos primeiros **6 meses de evolução**, a ARJ é classificada como sistêmica, poliarticular ou pauciarticular.

■ Tipo de início SISTÊMICO (20 a 30% dos casos)

Forma aguda febril – febre e manifestações sistêmicas exuberantes precedem a artrite.

1. Grupo etário predominante: 1 a 5 anos (pode ocorrer no primeiro ano de vida), raro após os 10 anos; 60% em meninos.
2. Febre alta, diária, em 1 ou 2 picos diários, às vezes com calafrios, com duração maior que 2 semanas. A criança pode ficar prostrada durante a febre ou imediatamente depois e passa bem nos períodos afebris.
3. *Rash* reumatoide (ocorre nos acessos febris ou após o banho quente): erupção discreta, transitória, migratória, não pruriginosa, aspecto semelhante ao sarampo (máculas rosadas de 2-5mm de diâmetro), especialmente no tronco e nas raízes dos membros, região glútea, facial e palmoplantar; às vezes, máculas grandes com o centro claro ou *rash* escarlatiniforme. O *rash* pode ser provocado artificialmente – fenômeno de Koebner ou resposta isomórfica –, fazer uma escoriação com a unha na pele do abdome inferior ou em um dos membros do paciente: após algumas horas surge demografismo que persiste durante alguns dias.
4. Linfadenopatia generalizada (ou localizada em 25% dos casos) e simétrica (particularmente gânglios axilares, cervicais e inguinais) que se evidencia na vigência dos surtos inflamatórios agudos: nódulos pequenos e médios, em consistência firme, móveis, indolores.
5. Esplenomegalia: frequente (25-30% dos casos), moderada, de consistência firme e indolor; muitas vezes é manifestação tardia. É tanto mais frequente quanto menor a idade.
6. Hepatomegalia: rara (10% dos casos), concomitante com a esplenomegalia; de pouco significado clínico.
7. Pericardite e derrame pericárdico: comuns em crianças com início sistêmico. Ocorrem em 10% dos casos; observados com maior frequência nos casos que já tiveram vários surtos de agudização. A pericardite pode preceder a artrite. A maioria das pericardites e derrames é subclínica. Miocardite é rara e, às vezes, de difícil diferenciação da pericardite; ocorre nos processos de agudização.
8. Dor abdominal de intensidade variável, epigástrica ou periumbilical.

9. Mialgia e artralgia nos surtos febris.
10. A febre e as manifestações sistêmicas podem persistir por meses.
11. Poliartrite surge nos primeiros 6 meses da doença – modalidades diferentes: a) comprometimento insidioso manifestado por atitudes antálgicas; b) poliartrite simétrica e pouco dolorosa, atingindo particularmente punhos, tornozelos e joelhos.
12. Leucocitose acentuada (20.000-80.000/mm³), neutrofilia, desvio à esquerda; anemia grave; hemossedimentação muito aumentada (> 100mm). Fator reumatoide e anticorpos antinucleares ausentes.

Tipo de início POLIARTICULAR = poliartrite

Ocorre em 25-30% dos casos.

Distribuição etária – 2 picos: 1 a 3 e 6 a 12 anos.

Início insidioso com rigidez matutina e envolvimento progressivo, simétrico e acumulativo das articulações.

Comprometimento de 5 ou mais articulações em 6 meses do início.

Cinco ou mais articulações acometidas; fenômenos articulares (inflamação, dor) predominam sobre as manifestações sistêmicas (que podem estar presentes mas são discretas). Poliartrite com acometimento de grandes e pequenas articulações: quadril, joelhos, tornozelos, cotovelos, punhos, mãos, coluna cervical, pés e articulação temporomandibular.

Comentários – a) pequenas articulações das mãos: comprometimento precoce; controle radiológico seriado é útil para acompanhar a evolução da doença; b) quadril: evolução para sequelas graves; c) coluna cervical: limitação dolorosa dos movimentos e torcicolo grave; às vezes é sinal inicial de ARJ.

Presença de nódulos reumatoides em 2 a 10% dos casos, em qualquer época da evolução da doença, em especial quando o fator reumatoide está positivo; localização: cotovelos, dedos e joelhos; dimensões: milímetros a poucos centímetros; características: indolores, pouco móveis e pouco aderentes aos planos profundos.

Subtipos da ARJ poliarticular

1. Soronegativa (25% dos pacientes) – a) fator reumatoide negativo; b) início nos primeiros anos de infância; c) manifestações sistêmicas discretas; d) curso mais benigno.
2. Soropositiva (15% dos pacientes) – a) fator reumatoide positivo; b) início depois dos 10-12 anos; c) nódulos subcutâneos frequentes; d) lesões ulcerativas das extremidades inferiores (vasculite) em alguns casos; e) artrite rapidamente progressiva (destruição articular precoce em alguns casos); f) mau prognóstico: artrite incapacitante em 50% dos pacientes.

Tipo de início PAUCIARTICULAR = oligoartrite

Comprometimento de **1 a 4 articulações**. Início abrupto ou insidioso. Atinge preferencialmente grandes articulações, particularmente o joelho (outras articulações acometidas com maior frequência: tornozelos, cotovelos e punhos). Manifestações sistêmicas discretas.

Artrite: aumento de volume, calor sem modificação da cor da pele, dor moderada, limitação dos movimentos.

Monoartrite (joelho) . Se com febre fazer diagnóstico diferencial com artrite infecciosa ou tuberculosa.

Laboratório: hemossedimentação normal ou levemente aumentada. Fator reumatoide negativo.

Ocorre em 40 a 50% dos casos

Início entre 1 e 4 anos.

Uveíte em 30%, pode ser assintomática e desenvolve-se nos primeiros 5-7 anos (dor e vermelhidão ocular, fotofobia, diminuição da acuidade visual): pode ocorrer já antes do diagnóstico da ARJ. Predomina em meninas, ARJ de início precoce e com FAN positivo.

A oligoartrite pode **evoluir** como: a) **persistente** – permanece com até 4 articulações acometidas; b) **estendida** – após o período inicial de 6 meses, em até 2 anos mais articulações são acometidas, este tipo tem pior prognóstico quanto à possível remissão.

Artrite relacionada com ENTESITE (ARE)

Mais frequente em meninos, infância tardia ou adolescência, HLA-B27.

Artrite oliarticular, assimétrica, envolve as articulações dos membros inferiores.

Envolvimento do tarso (**tarsite**) pode levar à deformidade do pé.

Pode começar pelo envolvimento dos quadris – dor à compressão da pélvis.

Envolvimento sacroilíaco pode evoluir para espondilite anquilosante 10 a 15 anos depois.

Entesite = inflamação no ponto de inserção do ligamento, fáscia, tendão ou cápsula articular ao osso.
É o achado típico da ARE – dor nos seguintes pontos: tuberosidade anterior da tíbia, inserção do tendão de Aquiles, inserção da fáscia plantar, em torno da patela.

Artrite psoriática

Oligoartrite com dactite ("dedos em salsicha"), comprometimento ungueal e híbrido.

Distribuição: meninas pré-escolares e em torno dos 10 anos.

Artrite precede o aparecimento da psoríase.

Envolvimento inicial assimétrico de poucas articulações grandes (joelho) e pequenas (mãos e pés).

Características: dactilite = no dedo ocorre inchaço que não se limita à articulação, mas estende-se para fora dela, dando a aparência de "dedo em salsicha".

Sacroileíte pouco comum associada ao antígeno HLA-B27.

Evolução desfavorável, prolongada, incapacitante.

Psoríase vulgar: lesões eritematosas bem delimitadas nos joelhos, cotovelos, antebraços e dedos.

Comprometimento ungueal (*nail pitting*) com pequenas erosões rasas.

Uveíte geralmente assintomática, em 15-20% dos casos, associada à presença de FAN.

COLÓQUIO

Artrite reumatoide juvenil (ARJ) pode ser confundida com leucemia aguda (LA)?

Sim, muitas crianças com queixas musculoesqueléticas são tratadas como tendo reumatismo, atrasando o diagnóstico real de leucemia, com graves prejuízos para ela. O diagnóstico diferencial precoce não é mesmo fácil. Algumas dicas:

1. Febre alta em picos, rigidez matutina das articulações (principalmente pescoço) e erupção cutânea – sugere ARJ.
2. Se a dor é tão forte que acorda a criança durante o sono – sugere LA.
3. Dor no osso (não na articulação) – sugere LA.
4. Artralgia e artrite – ocorre tanto na ARJ como na LA (não significa obrigatoriamente reumatismo).
5. Artrite na LA acomete poucas articulações, a dor é forte mas desaparece logo; na ARJ e artrite, é persistente e aditiva.
6. Linfadenopatia e hepatoesplenomegalia ocorrem em ambas.
7. ARJ – neutrofilia é mais comum; LA – predomina linfocitose.
8. VHS e mucoproteínas estão elevadas em ambas.
9. Radiografia óssea na LA – elevação periosteal, rarefação das metáfises, áreas de hiperdensidade.

Se o caso for suspeito, não hesite em solicitar **mielograma**.

Atenção – complicação importante da ARJ: iridociclite

1. Ocorre principalmente nos pacientes com tipo de início **pauciarticular**. Raro nos casos de doença sistêmica ou poliarticular.
2. Manifestações oculares mais frequentemente observadas: uveíte anterior, ceratopatia em faixa e catarata.
3. Inicialmente unilateral, o outro olho pode ser atingido posteriormente (em 70% dos casos), em geral em 1 ano; a evolução pode ser independente em ambos os olhos.
4. Sintomatologia praticamente nula: às vezes, dor ocular e vermelhidão.
5. Pode preceder a artrite, pode surgir na fase de atividade ou remissão da doença ou até na cura.
6. O fator antinuclear geralmente é positivo e constitui fator de risco.
7. Controle oftalmológico obrigatório (exame com lâmpada de fenda) a cada 3 meses nos casos de ARJ pauciarticular e a cada 6 meses nos casos de ARJ sistêmica ou poliarticular. Continuar com os exames oftalmológicos mesmo após a remissão do quadro articular.
8. Catarata subcapsular posterior: pode aparecer em casos de corticoterapia prolongada (mais de 4 anos).
9. Pode ser causa de cegueira.

CONDUTA TERAPÊUTICA

1. Objetivos – a) diminuir a atividade inflamatória; b) prevenir, tanto quanto possível, as deformações e a impotência funcional; c) aliviar a dor; d) assegurar à criança uma vida, tanto quanto possível, normal; e) reduzir as consequências psicológicas; e f) evitar a iatrogenia. Focar a qualidade de vida.
2. O paciente e seus familiares devem ser educados em relação à doença, sua história natural e informados do prognóstico a longo prazo.

O tratamento deve ser realizado por uma equipe multidisciplinar composta por pediatra, reumatologista pediátrico, fisioterapeuta, ortopedista, oftalmologista, psicólogo e assistente social.

Orientações gerais

1. Repouso – na fase aguda, os doentes com quadro articular grave devem evitar atividades físicas intensas, mantendo uma posição confortável e adequada para prevenir as deformidades. Se necessário, usar órteses ou almofadas que evitam posições viciosas de difícil correção posterior. Nos casos leves, é suficiente repouso relativo. Evitar esforços que acarretam fadiga; por outro lado, evitar que o paciente permaneça por longos períodos no leito.
2. Atividades – estimular as atividades próprias da infância dentro das limitações de cada caso; evitar esportes que traumatizam as articulações: pular corda, saltos, futebol, basquete e vôlei. Recomendados – pedalar, marcha e corrida moderada e principalmente natação: algumas voltas (até 1 hora) na piscina diariamente, mesmo que seja com o auxílio de boias; hidroginástica é altamente recomendável.
3. Banhos quentes de imersão (10 minutos) ao levantar e ao deitar para aliviar a rigidez matinal antes da prática dos exercícios.
4. Orientação escolar e profissional. Evitar atitude superprotetora.
5. Sob corticoterapia, ministrar cálcio e vitamina.

TRATAMENTO de artrite

Com supervisão de **reumatologista pediátrico.**

Tratamento farmacológico com ênfase nos anti-inflamatórios não hormonais (AINH) – a) droga de escolha: naproxeno; b) alternativas: ibuprofeno e indometacina; c) nos casos com serosite moderada ou grave, dor intensa e incapacitante, febre não responsiva aos AINH ou uveíte grave: corticosteroides por via oral ou em pulsoterapia; nos casos de monoartrite, a infiltração com corticosteroide (triancinolona hexacetonida) é uma boa opção; d) para os pacientes com artrite progressiva, comprometimento de punhos ou quadril, má resposta ao tratamento convencional: iniciar drogas de segunda linha, em especial o metotrexato (0,5-1mg/kg/semana), por via oral ou subcutânea. A hidroxicloroquina pode ser utilizada nos casos de doença leve, e a sulfassalazina, nos casos de espondiloartropatia; e) para casos específicos: outros imunossupressores (ciclosporina e ciclofosfamida).

Advertência: os corticoides, apesar de excelente ação anti-inflamatória, devem ser poupados porque não evitam a desnutrição articular, têm efeitos colaterais graves e causam corticodependência. São indicados nas manifestações sistêmicas graves, febre não responsiva aos AINH e doença aguda incapacitante.

Os agentes imunobiológicos, como o etanercept, vêm sendo cada vez mais utilizados, mas com resultados contraditórios.

Outras modalidades terapêuticas, como o transplante de medula óssea, vêm sendo estudadas.

Fisioterapia

- Indicada nos casos em que só as atividades habituais não são suficientes para a manutenção da função articular.
  1. Mobilização passiva suave nas fases mais agudas.
  2. Recomendados exercícios em piscina.
  3. Compressas úmidas quentes: a) mergulhar uma toalha de rosto felpuda em água quente; b) torcê-la até não gotejar mais; c) envolver a articulação com a toalha quente; d) recobri-la com plástico fino; e) envolvê-la com uma segunda toalha seca; f) a toalha úmida deve ser renovada 2 ou 3 vezes, assim que começar a esfriar; g) manter por período de 15-20 minutos 1 vez ao dia.
  4. Banho quente de imersão (10 minutos) ao levantar e ao deitar, movimentando-se dentro da banheira. Os banhos podem ser repetidos, se necessário, durante a noite e nos períodos de reagudização. Uso de saco de dormir em cima da cama ou de um colchão de água aquecido e/ou cobertor elétrico pode reduzir sensivelmente a rigidez matutina.
  5. Banhos de parafina nas pequenas articulações de mãos e punhos.
  6. Contraindicados esportes traumatizantes para as articulações (futebol, basquete, vôlei); estimular a natação.
  7. Talas ou goteiras para a noite (joelhos, punhos).
  8. Terapia ocupacional.
  9. Recuperação das articulação gravemente comprometidas (contratura de flexão).

- **Cirurgia ortopédica**

Osteotomias, sinovectomias, artrodeses, artroplastias e próteses: casos restritos.

Outras: luxação atlantoaxial, aquilose temporomandibular e cotovelo, nas lesões graves do quadril e dos joelhos.

Tipo de início sistêmico/evolução poliarticular

Objetivo – controle da febre e da artrite.

Iniciar AINH. A indometacina tem boa ação no controle da febre. Orientar o controle da temperatura 3 vezes ao dia (curva térmica).

No caso de má resposta – corticosteroides por via oral em baixa dose (0,5mg/kg/dia).

Introduzir precocemente metotrexato (0,5-1mg/kg/semana).

Casos graves – agentes biológicos (etanercept – Enbrel; infliximabe).

Tipo de início poliarticular

Objetivo – minimizar o processo inflamatório articular.

1. Indicação inicial pelo pediatra – anti-inflamatórios não hormonais (AINH): naproxeno; opção: ibuprofeno. Alternativa: indometacina (ótima para o controle da dor).
2. Drogas de segunda linha devem ser utilizadas nos pacientes com má resposta aos AINH: hidroxicloroquina (5mg/kg/dia) ou metotrexato (0,5-1mg/kg/semana). A hidroxicloroquina está indicada nos casos de menor gravidade. O metotrexato deve ser introduzido precocemente nos casos de doença agressiva (comprometimento de punho e/ou quadril, atividade inflamatória persistente, presença de erosões ósseas). A tendência atual é seu uso precoce em todos os casos.
3. AIJ com manifestações sistêmicas graves – corticoterapia: prednisona por via oral ou metilprednisolona em pulso IV (30mg/kg/dia, durante 3 dias).
4. AIJ com complicações graves/doença erosiva progressiva – metilprednisolona em pulso + imunossupressores (ciclofosfamida, ciclosporina).
5. Controle oftalmológico (lâmpada de fenda) – 6/6 meses.

Tipo de início pauciarticular

Nas formas monoarticulares predomina o acometimento do joelho.

1. Caso não haja rigidez matinal grave, inflamação nítida ou perda de mobilidade – reeducação funcional e decúbito ventral em goteiras para impedir a contratura em flexão.
2. Opção terapêutica – infiltração intra-articular com corticosteroide (triancinolona hexacetonida 1mg/kg/articulação).
3. AINH para o controle da dor.
4. Comprometimento de punho ou quadril – utilizar metotrexato desde o início.

Espondilite anquilosante

1. Anti-inflamatórios – indometacina 1-3mg/kg/dia em 2 ou 3 vezes ao dia.
2. Droga de segunda linha – metotrexato 0,5-1mg/kg/semana.
3. Colchão firme; evitar travesseiro grande.
4. Tratamento dos surtos agudos de iridociclite.
5. Agentes biológicos em casos refratários – infliximabe a cada 4-8 semanas por via IV.

As sequelas importantes

1. Articulares – deformidades, limitação, incapacidade funcional.
2. Ósseas – osteoporose, distúrbios de crescimento localizado ou generalizado (nanismo).
3. Oculares – cegueira uni ou bilateral (tipo pauciarticular).
4. Mortalidade – embora tenha diminuído, ainda é significativa (2-5%), geralmente por miocardite, síndrome de ativação macrofágica (anemia hemolítica, icterícia, aumento de transaminases, coagulopatia, confusão mental) e infecções intercorrentes.

PROGNÓSTICO

O prognóstico articular é melhor no tipo de início pauciarticular (60% da remissão clínica e 25% com atividade contínua) e nas poliarticulares com o fator reumatoide negativo em que as artrites permanecem benignas e sem erosão óssea após os primeiros anos de evolução; 25% de remissão. No tipo poliarticular com artrite progressiva existe grave risco de anquilose e deformidades.

Na forma sistêmica, 60% da remissão e 40% da destruição articular.

O prognóstico é muito influenciado pela qualidade do tratamento – diagnóstico precoce e tratamento bem orientado e perseverante podem evitar a instalação de lesões destrutivas que deformam e anquilosam as articulações.

Os **fatores de risco para doença agressiva** são: evolução poliarticular, AIJ sistêmica em menino, atividade inflamatória persistente, comprometimento de punhos e quadril, nódulos subcutâneos, anemia progressiva, plaquetose, fator reumatoide positivo, má resposta ao tratamento, má aderência (pais não conscientes da gravidade da doença) e desequilíbrio emocional familiar. Introduzir drogas de 2ª linha (remissivas).

DROGAS (ver capítulo 1 – quadro XVI-6)

AINH (naproxeno e ibuprofeno; indometacina).

2ª linha ou remissivas (metotrexato, hidroxicloroquina).

Efeitos adversos dos medicamentos

AINH – dor abdominal, gastrite, vômitos, hematúria (nefrite intersticial), irritabilidade e cefaleia. Orientação – exames de urina periódicos, uso de antiácidos.

Corticosteroides – hipertensão arterial, síndrome de Cushing, osteoporose, imunossupressão, baixa estatura.

Hidroxicloroquina – retinopatia.
Exame oftalmológico semestral.

Sulfassalazina – fenômenos alérgicos, dor abdominal, discrasias sanguíneas. Realizar hemograma 3/3 meses.

Metotrexato – dor abdominal, náuseas (chegando à intolerância), mal-estar, hepatotoxicidade, discrasias sanguíneas. Controle periódico do hemograma e das transaminases.

Ciclosporina – pressão arterial, insuficiência renal, hirsutismo, imunossupressão, discrasias sanguíneas.

5. Lúpus Eritematoso Sistêmico na Infância

Caso ilustrativo – menina de 9 anos, branca; doença iniciada há 1 ano, com aparecimento de mancha na face, avermelhada, descamativa, não pruriginosa, que piorava à exposição solar e que melhorava após aplicação local de "pomadas". Três meses após, apresentou diminuição do volume urinário e nictúria, além de dor articular em joelhos (simétrica), sem sinais inflamatórios. Nessa oportunidade, os cabelos começaram a cair, de modo discreto. Passou bem até 2 meses atrás, quando apresentou novamente dor articular difusa, acometendo com maior intensidade as pequenas articulações. Nessa época, iniciou febre diária de 38° a 39°C, anorexia, astenia e edema matutino nas pálpebras e membros inferiores. Ao mesmo tempo, apresentou cansaço e falta de ar aos grandes e médios esforços. Exame físico de admissão: mau estado geral, toxemia, mucosa descorada +++/4+, dispneia e taquicardia. PA = 140 x 100, temperatura = 38,5°C. Pele e anexos: lesão atrófica com algumas manchas hemorrágicas, localizadas em ambas as regiões malares e no dorso do nariz (lesão em "asa de borboleta"), lesões eritematonodulares na face palmar dos dedos das mãos e vasculite nos leitos ungueais; lesão eritematopapulobolhosa nos lábios e palato; presença de "livedo reticular" generalizado. Alopecia difusa. Edema palpebral, icto no 4º EICE, na linha hemiclavicular, difuso, palpável em todo o precórdio. Bulhas rítmicas normofonéticas. Sopro sistólico em foco mitral (++). Murmúrio vesicular ausente na base pulmonar direita. Abdome discretamente distendido, doloroso à palpação superficial em toda a sua extensão; descompressão brusca positiva. Fígado palpável a 4cm do rebordo costal, consistência aumentada, borda romba, lisa. Ruídos hidroaéreos presentes e normais. Edema de membros inferiores (++), frio, mole e depressível.

Hipótese diagnóstica – **lúpus eritematoso sistêmico** (LES).

Diagnóstico definitivo – LES com nefropatia e insuficiência cardíaca congestiva.

O que é LÚPUS ERITEMATOSO SISTÊMICO (LES)
– uma afecção multissistêmica caracterizada por envolvimento inflamatório difuso dos vasos e tecido conjuntivo (rins, células do sangue, sistema nervoso central). Suas manifestações clínicas são extremamente variáveis e sua história natural imprevisível. É o protótipo das doenças **autoimunes** (produção de autoanticorpos, particularmente contra o DNA).
Vasculite induzida por imunocomplexos.

CONDUTA DIAGNÓSTICA

1ª etapa Quando suspeitar

1. Adolescente do sexo feminino.
2. Comprometimento sistêmico: fadiga, anorexia, perda de peso.
3. Artrite intermitente e não deformante.
4. Febre prolongada.
5. Eritema facial em "asas de borboleta".
6. Leucopenia e/ou plaquetopenia.
7. Proteinúria e/ou hematúria.
8. VHS muito elevada.
9. Anticorpos antinucleares (FAN) com títulos elevados (sempre acompanhados de sinais clínicos).

2ª etapa Incidência

Predomínio do sexo feminino (10:1), sendo 80-90% na fase menstrual ativa. Predomina nos meninos antes dos 5-6 anos.
Início insidioso, eventualmente abrupto.

3ª etapa Quadro clínico

1. Comprometimento multissistêmico, qualquer órgão pode ser acometido.
2. Artrite, vasculite cutânea e nefrite são as manifestações mais frequentes (70-80% dos casos).
3. Nefrite, pericardite, hepatomegalia e citopenia são mais frequentes nas crianças que nos adultos.

Critérios de classificação do Colégio Americano de Reumatologia
(Figs. XVI-66 a XVI-69)

1. Eritema facial em "asa de borboleta", plano ou elevado na região malar ou no dorso do nariz.
2. Lúpus discoide: placas eritematodescamativas, com atrofia das lesões mais antigas.
3. Fotossensibilidade: *rash* aparece após exposição ao sol.
4. Ulcerações orais ou nasofaríngeas indolores.
5. Artrite sem deformidade em 2 ou mais articulações.
6. Nefrite: hematúria, proteinúria, cilindrúria.
7. Serosite (pleurite e/ou pericardite).
8. Psicose ou convulsão, na ausência de uremia ou drogas.
9. Anemia hemolítica com reticulocitose; leucopenia < 4.000; linfopenia < 1.500; plaquetopenia < 100.000 em 2 ou mais ocasiões.
10. Células LE ou anti-DNA ou anti-Sm ou anticardiolipina IgG ou IgM ou teste falso-positivo por sífilis (durante 6 meses) ou anticoagulante lúpico.
11. Fator antinuclear (FAN = AAN) positivo.

Observação: para o diagnóstico definitivo do LES são necessários 4 ou mais critérios, que podem ser identificados simultaneamente ou ao longo do tempo. Em casos de suspeita forte de LES, mas com 2 ou 3 critérios, o tratamento pode ser iniciado.

4ª etapa Principais manifestações clínicas

- Anorexia e emagrecimento (em 90% dos casos).
- Manifestação **articular** – em 10% a poliartrite é migratória e simula febre reumática, em 15-20% é indistinguível da artrite reumatoide juvenil. Simétrica nas pequenas e grandes articulações, intermitente, geralmente transitória, duração de 24 a 72 horas, com

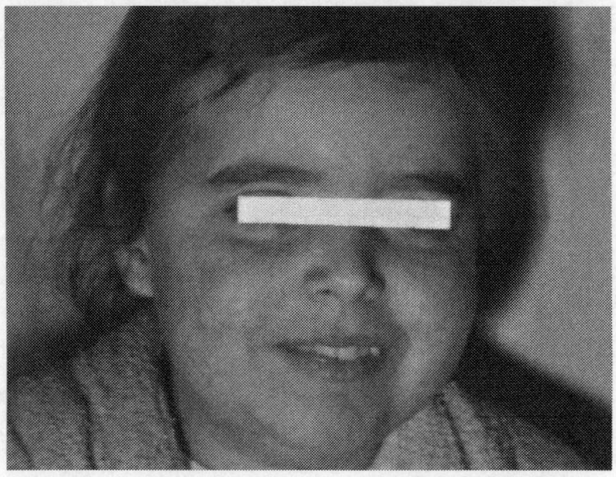

Figura XVI-66 – Lesão eritematosa facial (ocorreu em duas irmãs gêmeas com lúpus eritematoso sistêmico na infância).

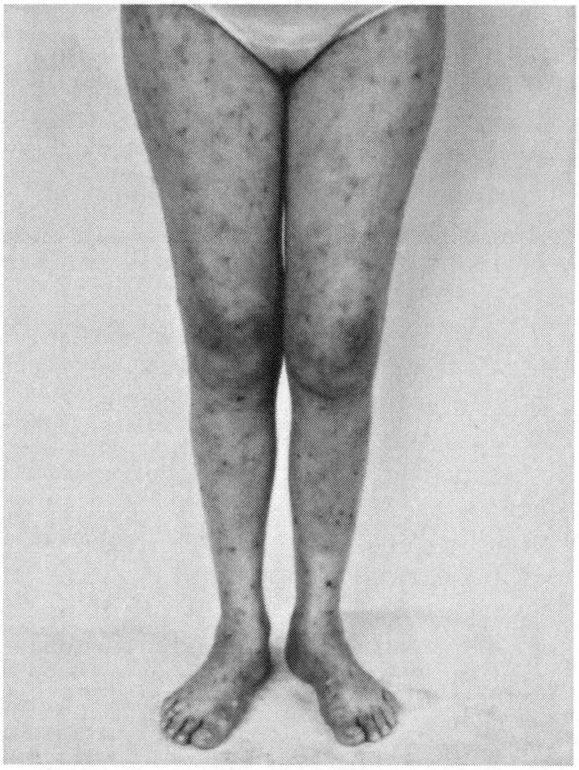

Figura XVI-67 – Vasculite cutânea generalizada em jovem com a doença.

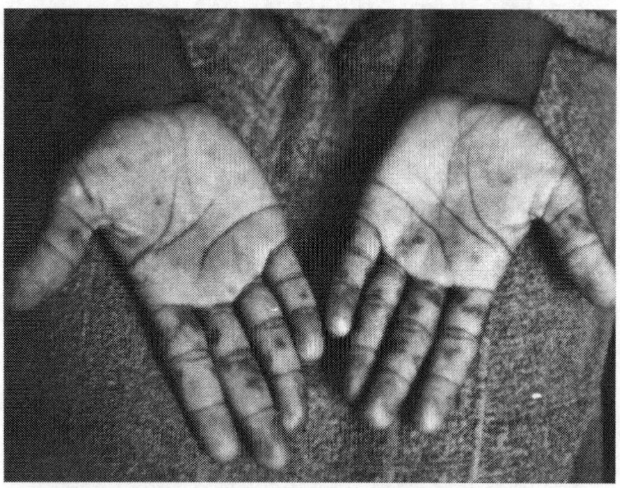

Figura XVI-68 – Vasculite palmar e digital sugestiva de lúpus.

a dor predominando sobre os outros sinais de inflamação. A artrite pode ser acompanhada de tenossinovite ou fasciíte. Nódulos reumatoides (5%).

- Lesões **cutâneas** (60-70% dos casos).
  1. Eritema com áreas de necrose (75 a 100% dos pacientes); em cerca de 50% dos casos o eritema apresenta-se como "asa de borboleta" nas eminências malares e em 10% aparecem máculas papulo-

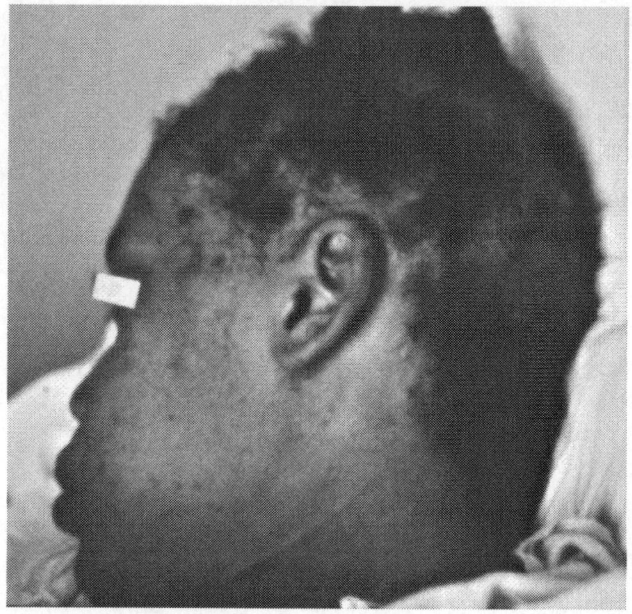

Figura XVI-69 – Alopecia.

vesiculares na face, tronco e extremidades, sendo que nas bases das vesículas pode estar presente pequena área (1 a 2cm) de eritema ou inflamação.
  2. Lesões maculopapulares, morbiliformes, bolhosas, purpúricas, nodulares, ulcerativas e urticariformes.
  3. Fotossensibilidade – agrava com a exposição ao sol.
  4. Alopecia circunscrita ou difusa (dado frequente e sugestivo).
  5. Úlceras indolores na boca e septo nasal.
- **Febre**
  1. A grande maioria (80 a 100%) apresenta febre durante a evolução.
  2. Em certas ocasiões, ocorre febre baixa e persistente sem correspondência com a atividade clínica e laboratorial.
  3. Em geral, o reaparecimento da febre sugere reativação do processo ou infecção intercorrente. Lembrar que o lúpus evolui em surtos de agudização e remissão.
- Comprometimento **renal** – ocorre em 50 a 70% dos casos. Determina mau prognóstico e é uma das causas mais frequentes de óbito. Daí a importância de se verificar o estado da função renal:
  1. Exploração clínica – urina tipo I, proteinúria de 24 horas, ureia e creatinina séricas, *clearance* de creatinina; anti-DNA, complemento sérico, CH50, C3 e C4.

Em alguns casos, a biópsia renal pode ser indicada (hematúria ou proteinúria importantes, diminuição progressiva da função renal).

2. Sinal de atenção – hematúria persistente acompanhada de proteinúria importante (> 500mg nas 24 horas).
3. Observação: a avaliação exata do grau de comprometimento renal só pode ser estabelecida com certeza pela biópsia (os exames laboratoriais podem ser normais na vigência do comprometimento renal ativo).

A nefrite lúpica constitui o quadro renal mais grave, presente na grande maioria dos pacientes; a síndrome nefrótica é mais comum em crianças que em adultos.

Nota: títulos altos de anticorpos contra o DNA e níveis baixos de complemento são altamente sugestivos de comprometimento renal (Quadro XVI-8).

- O comprometimento **cardíaco** é frequente (15 a 60%), incluindo alterações inespecíficas ao eletrocardiograma.
  1. A pericardite é a lesão mais frequente (30 a 50% na fase aguda), podendo ser recidivante; observam-se desde derrames assintomáticos até dor precordial clássica.
  2. Miocardite (25%) caracterizada por insuficiência cardíaca e arritmias; o infarto do miocárdio é raro. Endocardite (rara).
  3. Aterosclerose prematura.
- Comprometimento **pleuropulmonar** ocorre com certa frequência. Em 20% dos casos ocorre pleurite com ou sem derrame pleural e em 10% podem ser observados infiltrados pulmonares (por vasculite). Os achados radiológicos são característicos, em especial pequenos derrames pleurais, pleurite basilar e atelectasias pulmonares discoides.
- Linfadenite generalizada (25% dos pacientes).
- Esplenomegalia moderada em 20% dos casos, em fase aguda.
- Lesões de mucosa bucal (ulcerosas ou punctatas) são frequentes (50%).

  O comprometimento do **tubo digestório** é menos frequente. Podem ser observadas: a) alterações esofágicas, como perda de peristalse e dilatação do esôfago; b) colite inespecífica; c) enterites: dor abdominal, diarreia.
- Icterícia (em 3% dos casos) devido à anemia hemolítica ou hepatite. Hepatoesplenomegalia em 20%; as alterações dos testes funcionais hepáticos decorrem da hipergamaglobulina e da hipoalbuminemia.

  O comprometimento do **sistema nervoso central** como manifestação inicial ocorre em 9% dos casos e evolutivamente em até 65%. É a segunda causa em morbidade e mortalidade (seguindo a nefrite): a) **cefaleia** recorrente, convulsões; mudanças de personalidade e psicose; b) neuropatia periférica (em 15%); c) paralisia de nervos cranianos (± 12%), em especial do trigêmeo e raramente do auditivo; fraqueza do facial, ptose palpebral, diplopia e neurite óptica; d) manifestações psiquiátricas; déficit de memória, alterações da personalidade, ansiedade, rebaixamento intelectual: são geralmente transitórias e recorrentes.
- **Vasculite** – acomete os pequenos vasos, arteríolas e vênulas. Principais manifestações: fenômeno de Raynaud, eritromelalgia paroxística, livedo reticular, tromboflebite recorrente, púrpura, ulceração digital e gangrena.

  Ver quadro XVI-9 para diferenciar lúpus de dermatomiosite.

5ª etapa Considerações básicas

1º) O diagnósticvo de LES é **evolutivo**.

Isto quer dizer que muitas vezes não é possível fazer o diagnóstico da doença logo no seu início. Qualquer sintoma pode ser a 1ª manifestação da doença e pode persistir por meses ou anos até que a constatação de outros acometimentos encaminhe o diagnóstico.

FAN positivo em títulos altos é bastante sugestivo.

Quadro XVI-8 – CARACTERÍSTICAS CLÍNICAS DA NEFRITE LÚPICA.

Tipo de lesão renal	Síndrome nefrótica	Insuficiência renal	Óbito por uremia	Remissão
Glomerular				
Mesangial	–	–	–	+
Proliferativa focal	±	±	±	++
Proliferativa difusa	++	++	+++	±
Membranosa	+++	++	+	+
Extraglomerular				
Intersticial	+	+	±	±
Angeíte necrosante	±	+	±	+
Fase final	++	+++	+++	–

± = ≤ 20%; + = 20-30%; ++ = 30-60%; +++ = ≥ 60%.

Quadro XVI-9 – DERMATOMIOSITE (DM) *vs.* LÚPUS ERITEMATOSO SISTÊMICO (LES).

Dados clínicos	DM	LES
Lesões cutâneas	Heliotrópio (róseo-azulado) de pálpebras, vasculite dos dedos, cotovelos, joelhos; "asa de borboleta"	"Asa de borboleta"
Miopatia	Presente de intensidade	Rara e leve variável
Comprometimento visceral	Leve, ocasionalmente grave (coração)	Frequentemente grave
Leucopenia	Ausente	Comum
Proteinúria e hematúria	Raras	Comuns
Complemento	Normal	Normal ou diminuído
Anticorpos antinucleares	< 10%	> 96%
Anticorpo anti-DNA	Ausente	± 60%

2º) LES é **polimórfico** na sua *apresentação.*

Pode acometer qualquer órgão ou sistema.

Os mais frequentes: artrite/artralgia, lesões cutâneas (a mais típica é o eritema facial em "asa de borboleta") e nefrite junto com febre e comprometimento do estado geral.

Se tudo isso estiver ocorrendo em *adolescente* do sexo **F**, a suspeita se robustece.

3º) LES é **polimórfico** na sua *evolução.*

Quadros com artrite, eritema malar em asa de borboleta, podem evoluir bem com remissão espontânea, quase sem tratamento.

Quadros com envolvimento renal podem ter evolução para piora progressiva mantendo-se à custa de doses altas de corticoide e imunossupressores.

A doença pode ainda evoluir com remissões e recidivas.

Curiosamente, as recidivas tendem a se repetir com o mesmo padrão inicial.

4º) Por tudo isso, o **diagnóstico** do LES é incerto e deve ser confirmado *laboriatorialmente.*

6ª etapa Diagnóstico – passo a passo

1º) Como o LES é polimorfo, fique atento aos **sinais de alerta.**

2º) Nos casos suspeitos, peça os **exames básicos.**

Hemograma – a) anemia variável, normocítica normocrômica (50% dos casos), em 5% como anemia hemolítica (aumento dos reticulócitos e Coombs positivo); b) leucopenia e/ou plaquetopenia.

VHS elevada – pouco específica, indica atividade inflamatória.

Provas de coagulação (TTPA) alteradas sugerem a síndrome antifosfolípide.

Urina – hematúria e proteinúria sugerem comprometimento renal.

Se a suspeita persiste, considere que LES é doença autoimune e o diagnóstico é baseado em **autoanticorpos.**

3º) Solicite o autoanticorpo de mais alta *sensibilidade,* embora de baixa especificidade. Fator antinuclear (FAN) = anticorpos antinucleares (AAN).

4º) Interprete o resultado – leve em conta os dados clínicos.

FAN é positivo (> 1/80) em 95-98% dos casos.

Portanto, FAN negativo afasta LES.

Mas FAN pode ser positivo em casos de infecções recentes e até em indivíduos normais, geralmente com títulos mais baixos; títulos > 1:1.280 são altamente suspeitos.

5º) Se FAN positivo, solicite autoanticorpos *específicos:*

- **anti-DNA** nativo(ds) – altamente específico (presente em 85%); desnaturado (ss) é menos específico;
- **anti-Sm** – específico (presente em até 50% dos casos); associado com doença renal e casos graves;
- anti-SSA/Ro (em 45-55%), especialmenteno lúpus cutâneo subagudo e o neonatal;
- anti-SSB/La (em 25%); associado com trombose venosa;
- anti-RNP – sugere quadro benigno com menos acometimento renal; associado a miocardite e fibrose pulmonar;
- anticardiolipina e anticoagulante lúpico (33-44%) associados a fenômenos tromboembólicos;
- consumo de **complemento** (C3 e C4 baixos) em 90% do LES com comprometimento renal; exame com valor evolutivo.

CONDUTA TERAPÊUTICA atual

Lúpus cutâneo (raro na infância) – a) corticoide tópico; b) se necessário, antimalárico por via oral: hidroxicloroquina.

Artrite – a) anti-inflamatório não hormonal + hidroxicloroquina; b) grave: corticosteroide + metotrexato.

Doença sistêmica – a) corticosteroide por via oral: b) antimalárico – hidroxicloroquina; c) fases agudas de grande risco, comprometimento do SNC, serosite – metilprednisolona por via IV em pulsoterapia; d) casos resistentes – associar imunossupressor: ciclofosfamida; e) atividade lúpica persistente corticodependente ou resistente – azatioprina.

Nefrite – metilprednisolona por via IV em pulso + ciclofosfamida por via IV durante 3-6 meses; após melhora, passar para micofenolato mofetila por via oral.

Anemia hemolítica – azatioprina; trombocitopenia – gamaglobulina por via IV 2g/kg.

Pericardite – anti-inflamatório não hormonal; casos graves: corticoterapia.

ADENDO

CORTICOIDES: prednisona 1-2mg/kg/dia, inicialmente fracionada em 2 doses diárias. A redução deve ser lenta e progressiva, assim que houver melhora clínica e laboratorial. A prednisona deverá ser suspensa quando o paciente estiver totalmente fora de atividade.

PULSOTERAPIA: metilprednisolona, 30mg/kg/dose por via IV diluída em 100mL de soro glicosado. Administrar em 1 a 2 horas, 3 dias seguidos, eventualmente continuando com pulsos iguais mensais, associando corticoide por via oral em baixas doses entre as pulsoterapias.
Observação: não ultrapassar a dose de 1g por pulso. Atenção: monitorar a pressão arterial. Indicações: atividade lúpica intensa, cerebrite, anemia hemolítica, púrpura trombocitopênica grave.

IMUNOSSUPRESSORES: indicados nos casos em que não há controle com o corticoide, naqueles pacientes em que os efeitos colaterais dos corticoides são intensos e na nefrite lúpica ativa.

1. **Ciclofosfamida (pulsoterapia): mensal nos primeiros 6 meses e depois trimestral durante 3 anos** (com início no 7º mês). A dose inicial é de 500mg/m^2 e deve ser aumentada progressivamente até 1.000g/m^2. No dia da pulsoterapia, o paciente deve ser hiper-hidratado. Devem ser monitorados hemograma, urina tipo I, ureia e creatinina.
2. Azatioprina: 2-3mg/kg/dia, administrada diariamente por via oral. Principais efeitos indesejáveis: intolerância gástrica, hepatotoxicidade e discrasias sanguíneas. Por isso devem ser realizados hemograma e provas de função hepática durante seu uso.

MEDIDAS GERAIS: filtros solares, para controlar a exposição aos raios solares. Fator de proteção mínima: 25 a 30. Dieta hipossódica para auxiliar o controle de hipertensão arterial.
Acompanhamento psicológico caso necessário.

EVOLUÇÃO E PROGNÓSTICO

A evolução do lúpus é caracterizada por períodos de atividade intercalados por períodos de remissão. A gravidade da doença é variável de um paciente para o outro. O óbito está associado ao comprometimento renal e neurológico e à presença de infecção (imunossupressão).

Suspeita de síndrome antifosfolipídica associada ao LES se: trombose arterial ou venosa (principalmente acidente vascular cerebral), trombocitopenia, anemia hemolítica, coreia e *livedo reticularis*. Solicitar anticorpos antifosfolipídicos: anticoagulante lúpico, anticardiolipina.

6. Dermatomiosite Juvenil (Dermatopolimiosite)

O que é – miopatia inflamatória idiopática crônica, autoimune, rara.

a) Inflamação difusa, não supurativa, dos músculos estriados e da pele.
b) Multissistêmica.
c) Característica básica: **vasculite** de gravidade variável na fase inicial e **calcinose** (calcificação sob a pele) na fase tardia; causa desconhecida – existem evidências de natureza autoimune, predisposição genética e associação com agentes infecciosos.

Pouco frequente. Predomina na faixa dos **5 aos 10 anos**, leve predomínio do sexo feminino.

CONDUTA DIAGNÓSTICA

1ª etapa Quando suspeitar
(Figs. XVI-70 e XVI-71)

1. *Rash* cutâneo característico em pálpebras superiores, superfícies extensoras das articulações dos dedos, cotovelos e joelhos; cor lilás que progride para descamação e atrofia.

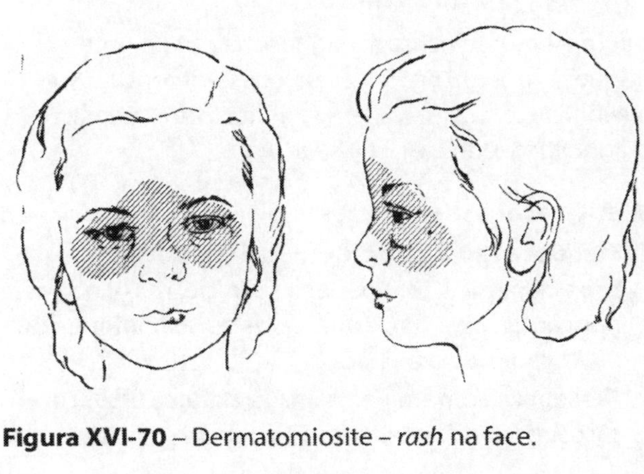

Figura XVI-70 – Dermatomiosite – *rash* na face.

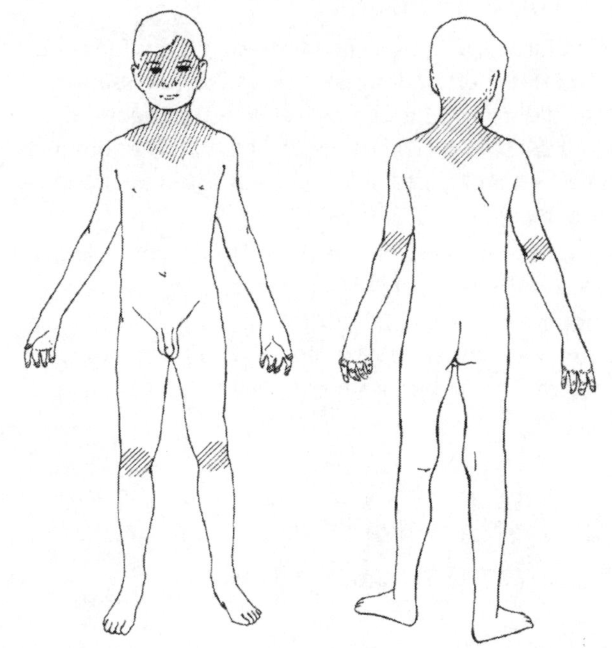

Figura XVI-71 – Dermatomiosite – distribuição típica do *rash* (associado à fraqueza muscular).

2. Fraqueza dos músculos proximais (pescoço, cinturas pélvica e escapular).
3. Dor muscular espontânea ou à palpação.

2ª etapa Sequência do raciocínio diagnóstico

Idade – pré-escolar, escolar.

1º) Fraqueza muscular simétrica inicialmente dos membros inferiores.

2º) Pálpebras inchadas com coloração violácea; placas vermelhas descamativas sobre os nós dos dedos.

3º) Confirmação de uma doença inflamatória muscular – elevação das enzimas musculares, eletromiografia e biópsia muscular.

Quadro semelhante mas sem lesões cutâneas = **polimiosite**.

3ª etapa Quadro clínico

Início – embora possa ser agudo, habitualmente a fraqueza muscular é de desenvolvimento insidioso e evolução progressiva, o que muitas vezes atrasa o diagnóstico (em 2 a 18 meses).

■ Alterações musculares

1. **Fraqueza muscular** proximal (na **raiz dos membros**) simétrica. Ocorre desde o início, mas pode ser mascarada pela dor, a qual pode ser espontânea ou provocadas pela palpação.
   A fraqueza começa pela **cintura pélvica** (95% dos casos): andar desajeitado, dificuldade para subir escadas, pedalar, levantar-se do chão (apoia-se nas mãos), vestir-se. Depois compromete a **cintura escapular** (75%): dificuldade para levantar os braços e pentear o cabelo.
   Pode atingir o **pescoço** (60%): o doente deixa pender a cabeça e não consegue levantá-la (persiste mesmo após a melhora com o tratamento).
   Dificuldade para se manter sentado pela fraqueza dos músculos do dorso.
2. Fraqueza dos músculos do **palato e faríngeos** (10%), causa disfonia (**voz nasal**) e dificuldade de deglutição (regurgitação de líquidos pelo nariz, risco de aspiração).
3. Fraqueza dos músculos torácicos e respiratórios (pouco frequentes); acarreta dispneia progressiva.
4. Os músculos afetados podem estar edemaciados e endurecidos.
5. Pode ocorrer envolvimento cardíaco com miocardite e bloqueio atrioventricular.
6. Comprometimento ocular – retina.
7. Na forma subaguda, pode ocorrer contratura muscular acompanhada de atrofia e calcificação.

Caracterização (Figs. XVI-72 a XVI-75)

1. Polimorfismo.
2. Geralmente alterações nítidas e acentuadas; eventualmente fugazes.
3. Face infiltrada por edema e induração da pele e tecido celular subcutâneo de **cor lilás**, principalmente **periorbitária** (heliotrópio).
4. Fase subaguda: **erupção violácea da face**; **róseo-azulada nas pálpebras** que estão edemaciadas bilateralmente. Placas escamosas róseo-azuladas na pele das saliências ósseas, nas articulações metacarpofalângicas e interfalângicas (**pápulas de Gottron**) e que muitas vezes se ulceram; raramente edema nas extremidades.

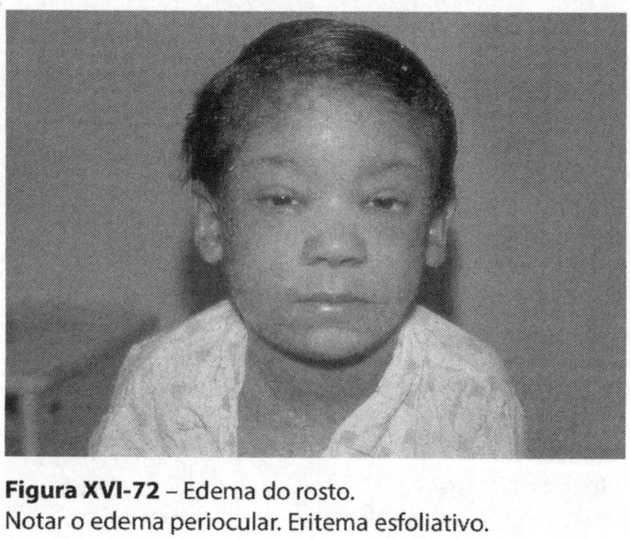

Figura XVI-72 – Edema do rosto.
Notar o edema periocular. Eritema esfoliativo.

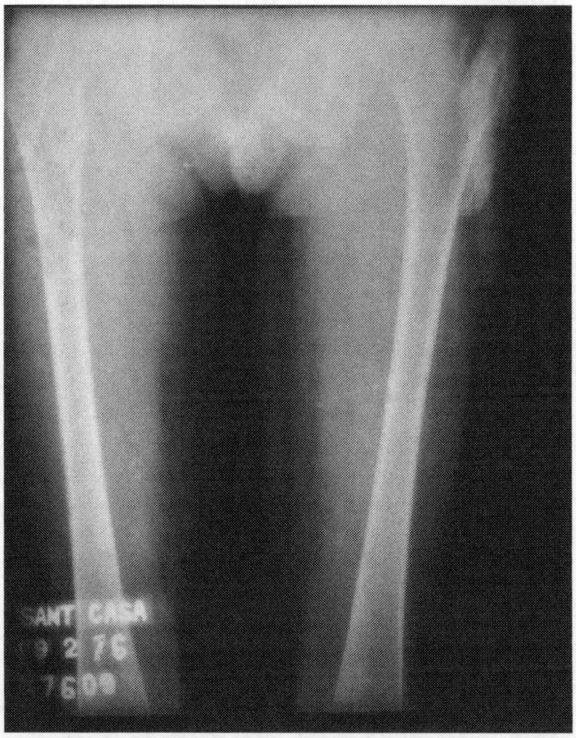

Figura XVI-73 – Calcificação volumosa musculotendínea do trocanter E.

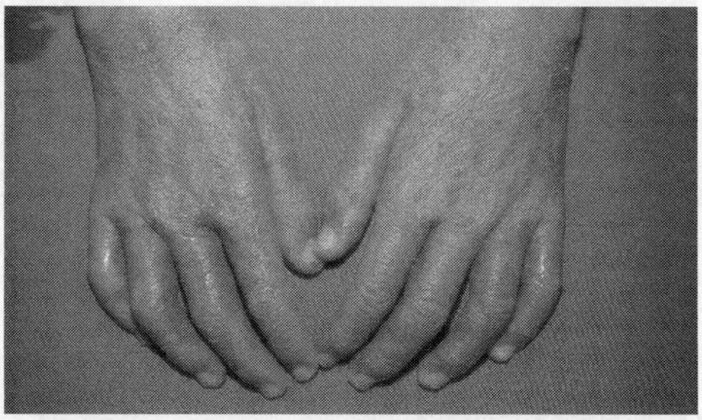

Figura XVI-74 – Eritema esfoliativo das mãos e rachaduras.

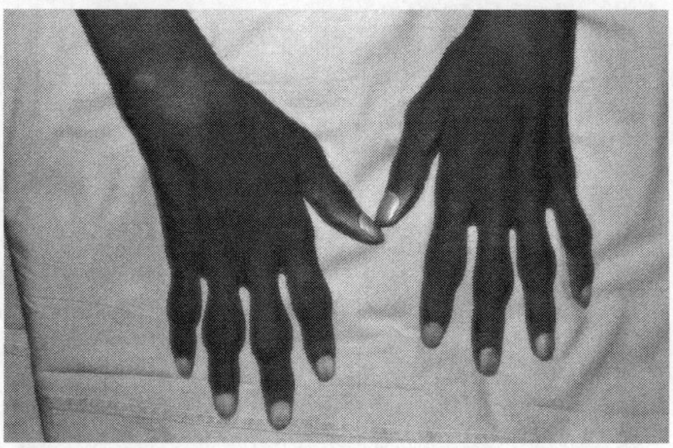

Figura XVI-75 – Poliartrite. Pequenas articulações proximais dos dedos.

5. O eritema agrava-se pela ação da luz solar nas partes descobertas; pode tomar a forma de "asa de borboleta" como no lúpus.
6. Fase mais tardia: a epiderme torna-se fina com perda de pelos e esfoliação.
7. Vasculite periungueal: vermelhidão e capilares e ectasias em volta das unhas (cutícula).
8. Manchas teleangiectásicas e petéquias em volta das unhas das mãos (arterite).
9. Calcinose cutânea em 30-40% dos casos (Fig. XVI-74).

São calcificações na pele, subcutâneo e fáscia, em pontos, placas, tumorações e até generalizadas.

■ Manifestações osteoarticulares

Artrite semelhante à artrite reumatoide, só em 10% dos casos; pode associar-se a tenossinovites e nódulos flexores (Fig. XVI-74).

■ Alterações digestivas

1. Ulcerações na boca.
2. Ulcerações no tubo digestório, podendo levar a hemorragias e perfurações com peritonite.
3. Disfagia alta (10%); hepatomegalia (5%); diarreia, constipação.

Observação: a dermatopolimiosite é a doença do colágeno que menos lesões sistêmicas provoca.

4ª etapa Fases clínicas de dermatomiosite da infância

1. Período prodrômico com sinais inespecíficos: febre, anorexia, irritabilidade, emagrecimento (semanas a meses).
2. **Fraqueza muscular** progressiva e ***rash* cutâneo** (dias a meses).
3. Melhora clínica com atrofia muscular residual e contraturas, com ou sem calcinose.

5ª etapa Exames subsidiários

Fraqueza muscular simétrica das cinturas escapular/pélvica e flexores do pescoço. Heliotropo/sinal de Gottron.

1. Hematológico – auxilia pouco no diagnóstico: homossedimentação e mucoproteínas normais ou levemente aumentadas.
2. Fator reumatoide ausente; FAN presente em 10-50% dos casos, geralmente em baixos títulos, sem correlação com as manifestações clínicas.
3. **Enzimas musculares** – aumentadas na fase aguda (CK, DHL, aldolase, transaminases). Podem estar normais nos pacientes com doença de longa evolução com atrofia muscular intensa.

4. Eletromiografia – alterações sugestivas de miopatia; o aparecimento em repouso da fibrilação anormal é que sugere mais a miosite. Observação: exame muitas vezes doloroso, só deve ser solicitado com indicação precisa.
5. Ressonância magnética – exame útil no diagnóstico da miosite, que pode ser localizada em alguns pacientes (orienta o melhor local para a realização da biópsia – deltoide, glúteos, quadríceps). Fornece dados sobre o tipo de lesão muscular: aguda ou crônica.
6. Biópsia muscular – indicada nos casos suspeitos de miosite sem o *rash* patognomônico. Muito importante quando mostra alterações sugestivas da doença. **Quando normal, não afasta o diagnóstico** (pode haver miosite localizada). Pode ser orientada pela ressonância magnética. As alterações anatomopatológicas inespecíficas apresentam-se em duas formas: muscular (edema, degeneração cérea de Zencker) e intersticiais (infiltrado inflamatório linfo-histioplasmocitário perivascular e edema; posteriormente esclerose). A biópsia deve ser realizada com técnica adequada e interpretada por especialista.

Nota: ver os quadros XVI-9 e XVI-10 para diferenciar o comprometimento cutâneo da dermatomiosite, do lúpus eritematoso sistêmico e da distrofia muscular progressiva.

CONDUTA TERAPÊUTICA

1. Tratamento de escolha atual: corticoterapia. Prednisona 1-2mg/kg/dia.
   a) Na fase muito aguda, fracionar em 2 doses ao dia, depois passar para dose única pela manhã. Controle dos parâmetros clínicos: *rash* cutâneo, fraqueza e dor muscular, artrite, fenômeno de Raynaud e dosagem periódica de enzimas musculares.
   b) Após melhora, em 2-4 semanas, reduzir gradualmente a dose ou passar para dias alternados. Manter por tempo prolongado, 1 a 2 anos.
   c) Se o caso é agudo ou grave ou a resposta inicial não é boa, preferir pulsoterapia – prednisolona 30mg/kg/dia por via IV durante 3 dias seguidos. Continuar com prednisona 0,5mg/kg/dia ou repetir a pulsoterapia mensalmente.
2. Atualmente se recomenda acrescentar imunomoduladores ou imunossupressores já na fase inicial do tratamento; obrigatórios nos casos irresponsivos aos corticoides ou com recaídas.
   - Metotrexato (MTX) 0,3-1mg/kg/semana
   - Azatioprina (Imuran) nas artrites, vasculites, serosites.
   - Gamaglobulina por via IV 2g/kg mensalmente.

Quadro XVI-10 – DERMATOPOLIMIOSITE (DM) *vs.* POLIMIOSITE (PM).

Dados clínicos	DM	PM
Sexo	Mais comum	Sem diferença em meninas
Hereditariedade	Não	Sim
Lesões cutâneas	Presentes	Ausentes
Fraqueza muscular progressiva	Proximal e simétrica	Proximal e simétrica
Dor muscular	50%	Muito rara
Disfagia	50%	Rara
Atrofia muscular	Moderada	Grave
Comprometimento da musculatura do pescoço	Comum	Raro
Elevação das enzimas séricas	Comum	Comum
Infiltração celular (biópsia)	Presente	Ausente
Degeneração muscular ativa (biópsia)	Presente	Rara
EMG: fibrilação espontânea	Comum	Ausente
Prognóstico	Bom na maioria dos casos	Cronicidade
Resposta aos corticoides	Boa	Insatisfatória

3. Nas glomerulonefrites, comprometimento do sistema nervoso central, vasculites – ciclofosfamida 750mg/m^2 em pulsoterapia mensal. Manutenção com azatioprina. Alternativa: micofenolato mofetila.
4. No *rash* cutâneo – corticoide tópico cutâneo ou tacrolimus; filtro solar.
5. Nas lesões cutâneas e articulares importantes – acrescentar hidrocloroquina 5mg/kg; controle oftalmológico.
6. Na má resposta a MTX/ciclofosfamida e vasculite cutânea grave – ciclosporina.
7. Recursos atuais para casos graves e refratários – agentes biológicos (rituximabe), micofenolato mofetila, transplante autólogo de medula óssea.

Outras considerações

1. Na fase aguda podem ser observados distúrbios de deglutição e respiração: orientar posição adequada, alimentação cuidadosa, aspiração de secreções, ventilação, cuidados de enfermagem.

2. Após melhora da fase aguda, iniciar fisioterapia, a qual deve continuar durante anos.

PROGNÓSTICO

O prognóstico é bom na maioria dos casos; no entanto, cerca de um terço dos pacientes pode apresentar recidivas ou evoluir com cronicidade e calcinose (difícil tratamento). O óbito é raro e pode ser causado por insuficiência respiratória ou infecção secundária.

7. Poliartrite Nodosa

1. Pré-escolar ou escolar em mau estado geral.
2. Febre intermitente + perda de peso.
3. Artralgia, mialgia, neurite periférica.
4. Dor abdominal.
5. Hipertensão arterial, testicular.
6. Vasculite cutânea – levedo reticular, púrpura.
7. Nódulos subcutâneos dolorosos ao longo dos vasos.
8. Hematológico – provas de atividade inflamatória.
9. Biópsia (músculo ou tecido) – vasculite necrosante.

SEÇÃO XVII

Os Problemas Hematológicos
Os Distúrbios do Sangue: Anemias e Doenças Hemorrágicas

coordenador **Nelson Hamerschlak**

colaboradores **Silvia Brandalise. Celso Carlos de Campos Guerra. Therezinha Verasco de Almeida. Milton Ruiz**

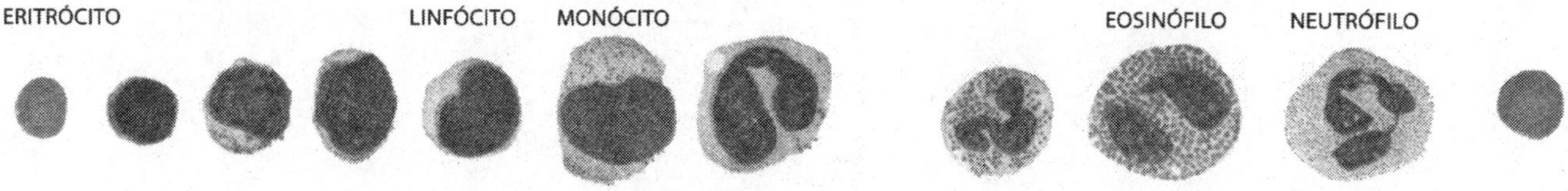

EXAME HEMATOLÓGICO
VALORES NORMAIS PARA CRIANÇAS COM IDADE INFERIOR A 13 ANOS
(referentes à idade já completada)

Série vermelha	RN dias	2 dias	8 dias	14 dias	45 dias	3 meses	6 meses	9 meses	1 ano	1,5 ano	2 anos	3 anos	4 a 7 anos	8 a 12 anos	
														Masc.	Fem.
Eritrócitos (milhões por mm³)	5,1	5,3	5,1	5,0	4,6	4,3	4,6	4,7	4,7	4,8	4,8	4,8	4,8	5,1	4,8
Hemoglobina (g/100mL de sangue)	17,6	18,0	17,5	17,0	14,2	11,4	11,5	12,0	12,2	12,5	12,9	13,0	13,1	14,1	13,6
Hematócrito (mL de eritrócitos por 100mL de sangue)	41	42	41	41	39	36	38	39	39	40	41	41	41	45	42
Hemoglobina corpuscular média (picogramas)	35	34	34	34	31	27	25	26	26	26	27	27	27	28	28
Volume corpuscular médio (VCM) (μ³)	80	79	80	82	85	84	83	83	83	83	85	85	85	88	88
Valor globular (VG)	1,00	1,00	1,00	1,00	1,00	1,00	1,00	1,00	1,00	1,00	1,00	1,00	1,00	1,00	1,00
Concentração de hemoglobina corpuscular média	36	35	35	33	33	34	34	33	32	32	32	33	34	34	34

Série branca	RN		2 dias		8 dias		14 dias		45 dias		3 meses		6 meses	
	%	Nº	%	Nº	%	Nº	%	Nº	%	Nº	%	Nº	%	Nº
Leucócitos (mm³)	–	15.000	–	21.000	–	16.000	–	11.000	–	10.000	–	9.500	–	9.200
Neutrófilos (total)	45	6.750	55	11.550	46	7.360	36	3.960	36	3.600	35	3.325	40	3.680
Bastonetes	5	750	5	1.050	5	800	4	440	4	400	4	380	4	368
Segmentados	40	6.000	50	10.500	41	6.560	32	3.520	32	3.200	31	2.945	36	3.312
Eosinófilos	2,5	375	4	840	3	480	2,5	275	2,5	250	2,5	238	2,5	230
Basófilos	0,5	75	1	210	1	160	0,5	55	0,5	50	0,5	47	0,5	46
Linfócitos	30	4.500	20	4.200	37	5.920	53	5.830	54	5.400	55	5.225	51	4.692
Monócitos	12	1.800	15	3.150	11	1.760	8	880	7	700	7	665	6	552
Imaturos	10	1.500	5	1.050	2	320	0	0	0	0	0	0	0	0
	9 meses		12 meses		1,5 ano		2 anos		3 anos		4 a 7 anos		8 a 12 anos	
	%	Nº	%	Nº	%	Nº	%	Nº	%	Nº	%	Nº	%	Nº
Leucócitos (mm³)	–	9.000	–	9.000	–	9.000	–	8.500	–	8.000	–	8.000	–	8.000
Neutrófilos (total)	40	3.600	40	3.600	40	3.600	40	3.400	45	3.600	50	4.000	60	4.800
Bastonetes	4	360	4	360	4	360	4	340	4	320	4,5	360	4,5	360
Segmentados	36	3.240	36	3.240	36	3.240	36	3.060	41	3.280	45,5	3.640	55,5	4.440
Eosinófilos	1,5	135	1,5	135	1,5	135	1,5	128	1,5	120	1,5	120	1,5	120
Basófilos	0,5	45	0,5	45	0,5	45	0,5	42	0,5	40	0,5	40	0,5	40
Linfócitos	52	4.680	53	4.770	51	4.590	50	4.250	45	3.600	40	3.200	30	2.400
Monócitos	6	540	5	450	7	630	8	680	8	640	8	640	8	

Nº = número por mm³.

HOMENAGEM

Dr. Ruy Faria, hematologista e chefe do Banco de Sangue da Clínica Infantil do Ipiranga.

Livro Recomendado Hematologia Pediátrica, ICr do HC – Carneiro (Manole)

Primeira Parte

A CRIANÇA ANÊMICA

Anemia = redução do número de glóbulos vermelhos ou da concentração de hemoglobina abaixo do valor encontrado em pessoas saudáveis.

1. Anemia

DADOS BÁSICOS

A anemia pode ser produzida por 3 **mecanismos** básicos:

1. **Falta de produção de eritrócitos**
   a) Falta de tecido eritropoiético – (1) por destruição desse tecido (tóxicos, venenos, medicamentos, agentes físicos: calor, radiações); (2) falta de fatores estimulantes de eritropoiese: eritropoetina (doenças renais crônicas); (3) anemia hipoplástica congênita.
   b) Invasão da medula óssea por elementos malignos (leucemia, linfomas, displasias).
   c) Deficiência de elementos essenciais à formação do eritrócito – ferro, folatos, vitamina B_{12}, piridoxina (vitamina B_6), vitamina C.
2. **Excesso de destruição de eritrócitos** (hemólise)
   a) Por agressão ao eritrócito – venenos, toxinas, tóxicos, parasitas, mecanismos imunológicos.
   b) Defeitos do eritrócito – (1) defeito na arquitetura da membrana (esferocitose, eliptocitose etc.); (2) defeito no teor enzimático (enzimopatias); (3) formação de hemoglobina anormal (hemoglobinopatias, particularmente anemia falciforme).
3. **Perdas hemorrágicas** – a) agudas; b) crônicas.

Deve-se acrescentar um outro fator – a **eritropoiese ineficiente** (pode ocorrer nas talassemias, nas hemoglobinopatias e nas deficiências de folatos e vitamina B_{12}) – que leva a um quadro de citopenia no sangue periférico, associado a um quadro de hemólise (hiperplasia eritrocitária) na medula óssea.

Os vários mecanismos referidos podem agir combinados: hemorragia crônica, mielose aplástica com componente hemolítico; mielose aplástica com componente hemorrágico; mielose aplástica com componente hemolítico e, posteriormente, hemorragias; anemia hemolítica com crises aplásticas.

Observações

1. **Anemias disematopoiéticas compreendem** – a) anemia das doenças inflamatórias sistêmicas: infecções crônicas graves, colagenoses, doenças inflamatórias crônicas dos cólons, anemia normocítica não grave – ferro e capacidade ferropéxica total diminuídos; b) anemia da doença renal crônica: anemia crônica grave e, eventualmente, pancitopenia.
2. **Anemias sideroacrésticas** (comumente chamadas sideroblásticas) – anemias hipocrômicas microcíticas com ferro sérico aumentado (hipersideremia), medula óssea rica em ferritina livre (Pearls Gomori fortemente positiva) e com eritrócitos e eritroblastos familiar ou adquirida (pré-neoplásica). Na familiar (mielodisplasias), os sideroblastos são "em anel".

ROTEIRO DIAGNÓSTICO

1ª etapa Existe anemia?

Dado chamativo – **palidez** (pavilhão de orelha, conjuntivas, mucosas e palmas das mãos).

Toda palidez significa anemia? Não.

Na ausência de anemia, pode ocorrer em:

1. Palidez de causa familiar ou étnica.
2. Palidez aguda: vasoconstrição ou choque.
3. Palidez crônica: edema, doenças crônicas como febre reumática.

Comprovação laboratorial mínima da anemia – dosagem de **hemoglobina** (Hb); o ideal é determinar concomitantemente o **hematócrito** (Ht).

Interpretação – exceto no período neonatal, devem ser considerados valores normais mínimos:

- 6 meses a 6 anos: Hb 11g/100mL; Ht 33%.
- 6 anos a 14 anos: Hb 12g/100mL; Ht 35%.
- Adolescentes: moças Hb 12g/mL, rapazes 13g/100mL; Ht 37-39%.

2ª etapa Classificação hematológica da anemia

1º passo Completar o exame com a **contagem dos glóbulos vermelhos** (GV) e exame atento do **esfregaço**.

2º passo Determinar os principais **índices hematimétricos**: hemoglobina corpuscular média (HCM), concentração da hemoglobina corpuscular média (CHCM) e volume corpuscular médio (VCM) (Tabela XVII-1).

Tabela XVII-1 – ÍNDICES HEMATIMÉTRICOS.

Índice	Modo de determinar	Normal
HCM	$= \dfrac{Hb \times 10}{\text{GV em milhões}}$	$30 \pm 3pg$
CHCM	$= \dfrac{Hb \times 100}{Ht}$	$33 \pm 2\%$
VCM	$= \dfrac{Ht \times 10}{\text{GV em milhões}}$	$90 \pm 7\mu^3$

Ex.: GV: 4.400.000 (= $4{,}4 \times 10^5$); Hb 11g%; Ht 33%

$$CHCM = \frac{11 \times 100}{33} = 33\%$$

$$VCM = \frac{33 \times 10}{4{,}4} = 75\mu^3$$

RDW = 16% (anisocitose)

RDW = *red blood distribution width*
= desvio-padrão do VCM do caso × 100 ÷ VCM médio
= reflete a anisocitose (variação de tamanho das hemácias) normal: abaixo de 14% (esfregaço homogêneo)

Neste caso, anemia no limite de microcítica hipocrômica.

3º passo Interpretação hematológica das anemias (Tabela XVII-2).

Tabela XVII-2 – CARACTERIZAÇÃO DAS ANEMIAS.

Tipo de anemia	CHCM	VCM
Normocítica	> 30	75-90
Macrocítica	> 30	> 94
Microcítica	> 30	< 75
Microcítica hipocrômica*	< 27	< 70

* Área descorada central da hemácia maior que 2/3 do diâmetro da hemácia.

Orientação etiológica conforme os dados hematológicos

1. Baseada nos dados hematimétricos (Quadro XVII-1):
   a) **Microcítica hipocrômica** (CHCM e VCM baixos) – distúrbios ligados ao ferro (deficiência ou falta de aproveitamento).
   b) **Macrocítica** (VCM aumentado) – falta de fatores de maturação (folatos, B_{12}); eventualmente hemopatias malignas.
   c) **Normocíticas normocrômicas** (Hb baixa, CHCM e VCM normais) – hemolíticas ou aplásticas, infecções e inflamações crônicas.
2. **Reticulócitos** = hemácias recém-formadas na medula óssea
   Apresentam uma rede (ribossomos).
   No esfregaço: policromasia (coloração azulada).

Quadro XVII-1 – ETIOLOGIA CONFORME O TIPO HEMATOLÓGICO DAS ANEMIAS.

Microcítica hipocrômica Pensar em: Deficiência de ferro (mf): dietética ou sangramento crônico* Se não responder ao tratamento com ferro: • Talassemia *minor*** Outros: • HbS-talassemia • Sideroblástica (r) (familiar, adquirida)* • Intoxicação por chumbo (granulações basófilas) • Inflamações crônicas**
Macrocítica (megaloblástica) Pensar em: Deficiência de folatos*** Anemia aplástica*** Pré-leucemia*** Nutricional Má absorção (diarreia) Anemia hemolítica Anticonvulsivantes Antifólicos Se a deficiência de folatos for excluída: Anemia perniciosa juvenil (r)*
Normocítica Com reticulócitos aumentados Hemorragia aguda Hemólise: anemia falciforme, microesferocitose, autoimune Com reticulócitos normais ou diminuídos*** (fazer mielograma) Leucemias, linfomas; doenças de depósito; mielofibrose Aplasia medular Infecção, nefropatia, colagenoses, hepatopatia

mf = muito frequente; r = rara.
* RDW alto.
** com Fe aumentado RDW normal.
*** RDW normal.

Estão aumentados no sangue nos sangramentos agudos e nas hemólises, tentativa da medula óssea de corrigir a anemia.

Normal: 0,5-1,5% das hemácias = 50.000 reticulócitos/mL.

Fazer a correção de acordo com o hematócrito.

3. **Aberrações morfológicas** no esfregaço = **poiquilocitose**

   Esferocitose (congênita, hemolítica, autoimune), células falciformes, hemácias em alvo, ovalócitos, esquizócitos = fragmentos de hemácias (CIVD, síndrome hemolítico-urêmica), acantócitos (picnocitose infantil, queimaduras, abetalipoproteinemia).

4. Variações de **tamanho** = **anisocitose** (anemias heterogêneas)

   Avaliação quantitativa pelo índice RDW (normal: menos de 14%).

   Anisocitose e reticulocitose aumentam o RDW (anemia por deficiência de ferro; hemoglobinopatias hereditárias); RDW normal no traço talassêmico.

4º passo Nas anemias graves e especialmente normocíticas: solicitar contagem de **reticulócitos** (Fig. XVII-1).

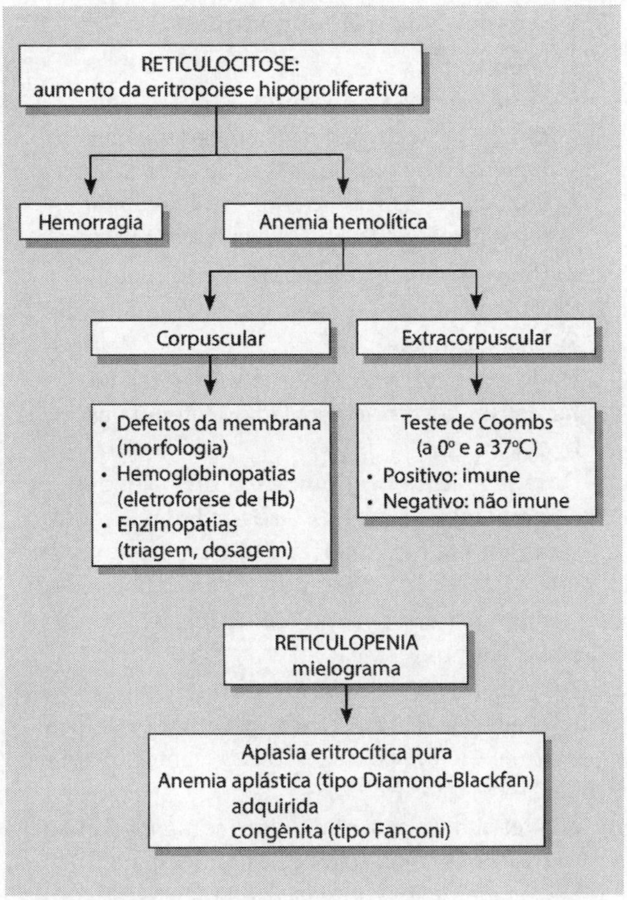

Figura XVII-1 – Sequência diagnóstica a partir dos reticulócitos.

5º passo **Mielograma**, nas anemias graves

Indicação:

1. Anemias normocíticas ou reticulocitopenia.
2. Anemias aparentemente nutricionais que não respondem ao tratamento adequado.

Verificar eritropoiese (quantidade de eritroblastos).

Maturação (morfologia dos eritroblastos); quantidade de ferro medular.

Normalmente, a relação eritroblasto/granulócito é de 1:3.

Classificação da medula conforme a série eritroide

1. **Hipoplasia eritroblástica** (hipoproliferativa)

   São anemias normo ou macrocíticas com reticulopenia, sem anisocitose.

   a) Hipoplasia unicamente **eritroblástica** (grânulo e megacariopoiese normais):
      - Anemia de Diamond-Blackfan (congênita).
      - Eritroblastopenia transitória da infância = ETI (adquirida).
      - Aplasia pura adquirida da série vermelha.

   b) Hipoplasia **global** (das 3 séries):
      Anemia aplástica adquirida.
      Anemia de Fanconi (congênita) avançada.

2. **Normoplástica**

   a) Morfologia **normal** – anemia das doenças crônicas, insuficiência renal aguda, endocrinopatias.

   b) Morfologia **anormal** – anemias diseritropoiéticas congênitas (ADC).

3. **Hiperplasia** – deficiência de ferro, anemias hemolíticas.
4. **Megaloblástica** – deficiência de ácido fólico, deficiência de vitamina B_{12}, anemias hemolíticas, anemias sideroblásticas, hepatopatias.
5. **Sideroblástica** – a) idiopática (ligada ao sexo, anemia hipocrômica familiar, piridoxinodependente); b) secundária: drogas, doenças sistêmicas (artrite reumatoide, poliarterite nodosa, carcinoma), doenças hematológicas (malignas: leucemia; doenças mieloproliferativas não malignas: anemia hemolítica, perniciosa).

3ª etapa Toda anemia é patológica?

Não. Existe um caso especial:

ANEMIA FISIOLÓGICA DO LACTENTE

1. Atinge o pico aos 2½ meses – no RN a termo 10-11g%; prematuros 5-6g%.
2. Excluir – anemia ferropriva (manifesta-se no 2º semestre); anemia hipoplástica congênita de Fanconi; reticulócitos extremamente diminuídos; anemia pós-sepse ou eritroblastose fetal; infecção crônica.

4ª etapa **Evidências de que a anemia é NUTRICIONAL?**

As principais deficiências de origem nutricional que levam à anemia são as carências de **ferro** (muito frequentes) e as de folato.

1. Anemia FERROPRIVA

Anemia microcítica hipocrômica
+ fatores predisponentes para deficiência de ferro:

a) fase de crescimento rápido (6 meses a 3 anos) e adolescência (especialmente do sexo feminino); dieta predominante em leite de vaca;
b) perdas crônicas de sangue pelo tubo digestório: refluxo gastroesofágico, alergia ao leite de vaca, ancilostomíase.

Completar com RDW (alto) e 1 destes: ferritina diminuída (< 10), saturação da transferrina diminuída (< 10%), protoporfirina livre eritrocítica aumentada (> 50). *Teste terapêutico com ferro*: aumento da hemoglobina após 1 mês. **Ver capítulo 2**.

2. Anemia por deficiência de FOLATOS

Anemia megaloblástica: VCM aumentado; hipersegmentação dos neutrófilos em criança com fatores de risco:

a) idade: 6 meses a 1 ano;
b) alimentação com leite de cabra não adicionado de ácido fólico, pobre em hortaliças, carnes e vísceras;
c) anticonvulsivantes;
d) prova terapêutica.

5ª etapa **Investigação da anemia HEMOLÍTICA**

Hemólise = destruição precoce das hemácias.
Hemólise na circulação = intravascular; no baço = extravascular.

1º passo **Quadro clínico**

1. **Tríade** sintomática característica: **palidez** (anemia de grau variável), **icterícia** (moderada, pode estar ausente) e **esplenomegalia**.
   Na **crise hemolítica**, aparecem os dados mais chamativos: anemia + icterícia.
   Na fase **crônica**, o sinal mais chamativo é a anemia.
2. **Outras formas** de apresentação:
   a) Anemia + esplenomegalia.
   b) Anemia persistente *ou* recorrente + reticulocitose.
   c) Anemia que não responde ao tratamento habitual.
   d) Icterícia + esplenomegalia.
   e) Hiperbilirrubinemia persistente ou em surtos.
   f) Urina vermelha sem hematúria nem pigmentos biliares.
   g) Aparecimento de urina escura após exposição a certas drogas.
   h) Raça negra + dor articular.
   i) Hemoglobinúria.
   j) Caso particular: doença hemolítica do RN por incompatibilidade sanguínea maternofetal.
3. **Crises hemolíticas** – assemelham-se a processo infeccioso agudo com palidez, abatimento, febre, dor abdominal, náuseas, vômitos, prostração.
   Podem ocorrer icterícia por aumento da bilirrubina indireta, urina amarelo-escura ou vermelha e fezes róseas (por aumento do urobilinogênio). Laboratorialmente: anemia, leucocitose, neutrofilia, desvio à esquerda, eritroblastose, policromatofilia, reticulocitose.
4. **Crises aplásticas** de caráter mais grave – febre, fraqueza, dor abdominal, anorexia, vômitos, palpitações. Acentuação da anemia e desaparecimento da icterícia. Redução dos eritroblastos e reticulócitos; leucopenia, plaquetopenia. Essas crises são frequentemente desencadeadas por infecções e autolimitadas (10-14 dias).
5. **Crise megaloblástica** – anemia megaloblástica (por deficiência de folatos).
6. **Casos crônicos** – alterações ósseas, úlceras crônicas das pernas e colelitíase.

2º passo **Investigação laboratorial**

1. **Hemograma**:
   a) Presença de **anemia** normocítica normocrômica com anisocitose (variação de tamanho das hemácias) e poiquilocitose (variação de forma). Pode haver macrocitose na crise hemolítica e anemia microcítica hipocrômica na talassemia.
   b) Observar sinais de hemólise no esfregaço.
2. Bilirrubina sérica – aumento da bilirrubina **indireta**. Sugere **hemólise**.
3. Desidrogenase láctica sérica – aumentada nas hemólises devido à liberação do interior das hemácias.
4. Dosagem de **haptoglobina** – proteína que se liga à hemoglobina livre nos casos de hemólise intravascular: assim há redução (< 25mg) ou desaparecimento da haptoglobina nesses surtos hemolíticos.
5. Hemoglobinúria e hemossiderinúria indicam hemólise intravascular.
6. Teste para avaliar alterações da membrana (fragilidade): teste de **resistência globular osmótica** (normal – hemólise inicial: na concentração salina de 0,42%; total: 0,32%):
   a) a resistência está diminuída (aumento de fragilidade: desvio da curva da hemólise para a esquerda) nas anemias hemolíticas esferocíticas, autoimunes, em envenenamentos e queimaduras;

b) resistência aumentada (curva desviada para a direita) na anemia falciforme, na talassemia e nas anemias microcíticas hipocrômicas.
A sensibilidade do teste pode ser aumentada, favorecendo a **auto-hemólise**.
7. Teste para avaliar a alteração da hemoglobina: **hemoglobinopatias – eletroforese de hemoglobina**: hemoglobinas anormais.
8. Alteração das **enzimas** – enzimopatias:
   a) **Corpúsculos de Heinz**: pequenas esferas que se situam perto da borda das hemácias e, algumas vezes, externamente entre os glóbulos vermelhos. Não aparecem nas preparações coradas com os métodos comuns, mas sim com coloração supravital, particularmente azul do nilo. São habitualmente removidos pelo baço, por isso são evidenciados com frequência após a esplenectomia. Ocorrem nas anemias com corpúsculos de Heinz, as quais incluem as hemoglobinas termoinstáveis e as deficiências enzimáticas, particularmente a G6PD (e, menos frequentemente, deficiência de glutation). Nos surtos hemolíticos são observados nos 3-4 primeiros dias e depois desaparecem; devem ser procurados fora do período de hemólise.
   b) Dosagem de glicose-6-fosfato desidrogenase (**G6PD**) e da piruvatoquinase (**PK**).
9. Pesquisa de causa extrínseca – **anticorpos** *antieritrocitários*.
   Teste de Coombs:
   a) direto: positivo nas anemias hemolíticas adquiridas autoimunes;
   b) indireto: pode detectar anticorpos frios e quentes e, também, anticorpos incompletos do soro.
10. Pesquisa de hemólise **microangiopática** – detecção de **esquizócitos** = hemácias **fragmentadas** associadas a coagulopatia, insuficiências renal e hepática.

3º passo Demonstração laboratorial da hemólise

Lembrete: o processo hemolítico é demonstrado por evidências de catabolismo acelerado da hemoglobina:
1. Hemólise extravascular – leva ao aumento da bilirrubinemia indireta e do urobilinogênio urinário e fecal.
2. Hemólise intravascular – aparecimento de alterações morfológicas das hemácias (esquizócitos, acantócitos) e de sua fragmentação (anéis de Cabot, corpos de Howell-Jolly), ponteado basófilo nas hemácias; redução da haptoglobina, hemoglobinúria, hemossiderinúria.
3. Evidências do aumento compensador da eritropoiese (não obrigatoriamente presentes) – medula óssea: hiperplasia da série vermelha; reticulocitose; macrocitose (acompanha a reticulocitose); presença de eritroblastos circulantes; policromasia; basofilia; leucocitose, neutrofilia e desvio à esquerda.

4º passo Interpretação crítica

O aumento da bilirrubina indireta é um bom indício de anemia hemolítica, mas pode estar ausente mesmo na crise hemolítica; o aumento do ferro sanguíneo pode ser mascarado por uma deficiência nutricional; os sinais de hemólise e de regeneração (eritropoiese compensadora) podem não ser encontrados na fase crônica; ponteado basófilo ocorre também nas anemias em fase de intensa regeneração e leucemias; leucocitose, neutrofilia e desvio à esquerda ocorrem na fase de regeneração pós-hemorragias agudas e em processos infecciosos agudos. Na prática, o dado mais importante é a **reticulocitose** aliada à **anemia**. No entanto, nas eritropoieses ineficientes (como a talassemia) existe hiperplasia medular sem reticulocitose. Por outro lado, certas alterações morfológicas das hemácias já sugerem a etiologia.

5º passo Trata-se de uma **anemia hemolítica AGUDA**?

Caracterização – crise hemolítica aguda

Pesquisar:
1. Infecções bacterianas (sepse por *Clostridium* e outros) e virais; parasitas: malária.
2. Agentes químicos cuja ação hemolítica depende da dose: fenilidrazida, trinitrotolueno, benzeno e nitrobenzeno, fenacilina, arsênico, chumbo, anilina.
3. Agentes químicos cuja ação hemolítica depende da hipersensibilidade individual: sulfas, sulfona, quinina, PAS, fenotiazina, mesantoína, probenecida, naftalina, vitamina K, cloranfenicol, nitrofurantoína. Pesquisar deficiência de G6PD.
4. Calor, queimadura grave, irradiação.
5. Picadas de animais peçonhentos.
6. Transfusão: isoanticorpos (pode haver choque com oligúria ou anúria).
7. Surtos de hemoglobinúria paroxística.

6º passo No caso de **anemia hemolítica** CRÔNICA, trata-se de anemia HEREDITÁRIA?

Valorizar os dados clínicos.
Grupos étnicos – negros (anemia falciforme, deficiência de G6PD); ascendentes da região mediterrânea (talassemia), judeus sefaraditas de origem árabe (deficiência de G6PD).
Antecedentes familiares positivos para anemia, icterícia ou colelitíase.

7º passo Solicitar exame hematológico

1º) Hemograma com exame atento do esfregaço; prova de Coombs (se positivo afasta anemia hereditária;

Coombs negativo indica processo hereditário ou adquirido não imune), teste de resistência osmótica, prova de falcização.

2º) Se forem afastadas a esferocitose e a anemia falciforme, solicitar:

a) eletroforese de hemoglobina, incluindo pesquisa de hemoglobina instável;

b) prova de auto-hemólise, pesquisa de corpúsculos de Heinz (fora do surto agudo) e defeitos enzimáticos do eritrócito, principalmente deficiência de G6PD.

Anemia hemolítica crônica hereditária

1. Esferocitose hereditária.
2. Anemia falciforme.
3. Talassemia.
4. Outras alterações morfológicas.
5. Outras hemoglobinopatias.
6. Eritroenzimopatias – principal: deficiência de G6PD.

Dados hematológicos

1. **Esferocitose** (microesferócitos) acentuada sugere esferocitose congênita (doença de Minkowski--Chauffard). Características clínicas no RN – anemia + icterícia; no lactente e pré-escolar – palidez moderada; escolar – quadro completo de anemia hemolítica crônica. **Comprovação**: resistência osmótica diminuída (aumento da fragilidade), comprovação do caráter hereditário – presença de microesferócitos no sangue de um dos pais. Se não se demonstrar a condição hereditária, ver adiante (8º passo).
2. **Hemácias em alvo** (*target cells*) com sinais evidentes de anemia hemolítica crônica (hepatoesplenomegalia e palidez acentuada) e microcítica hipocrômica: sugere **talassemia beta** (anemia de Cooley). **Comprovação**: eletroforese de Hb – aumento da HbF e A_2; aumento da resistência osmótica. Nota: as hemácias em alvo também ocorrem na anemia falciforme, hemoglobinopatia C e, inclusive, anemia ferropriva.
3. **Hemácias falciformes** (prova de falcização) com anemia hemolítica + surtos de dores articulares, abdominais e torácicas; em negros ou mestiços: **anemia falciforme**. Nesse caso, resistência osmótica aumentada. **Comprovação**: eletroforese de Hb – Hb SS. Pode ocorrer associação com outras hemoglobinopatias.
4. **Ovalócitos** ou **eliptócitos** (eritrócitos ovais ou elípticos) – em grande quantidade (90% das hemácias): **eliptocitose** (rara).
5. **Acantócitos** (hemácias espiculadas) ocorrem na **acantocitose** = abetalipoproteinemia (rara) ou na **CIVD**.
6. **Estomatócitos** (hemácias cujo halo claro central se dispõe de maneira linear): **estomatocitose** (rara).
7. **Corpúsculos de Heinz** (não aparecem nas preparações coradas com os métodos comuns, mas sim com coloração supravital). Presentes nas anemias por **hemoglobinas instáveis** e nas **eritroenzimopatias** por distúrbio do ciclo das pentoses.

Excluídas a esferocitose hereditária (e outras alterações morfológicas das hemácias), as hemoglobinopatias e as anemias hemolíticas adquiridas (valorizar Coombs negativo), considerar a possibilidade de **eritroenzimopatias** (anemia hemolítica não esferocítica constitucional), cujo quadro clínico básico é: anemia moderada ou grave, icterícia, esplenomegalia, reticulocitose, icterícia neonatal não fisiológica; teste da fragilidade osmótica normal e auto-hemólise aumentada (pode ser normal). Coombs negativo; eletroforese da hemoglobina normal.

Classifique o caso, conforme os dados adquiridos (Quadro XVII-2).

8º passo Trata-se de **anemia hemolítica ADQUIRIDA?**

É menos frequente. Investigar nas esferocitoses não hereditárias, doenças hematológicas malignas do sistema linforreticular, autoimunes, exposição a drogas, agentes físicos.

Solicitar **prova de Coombs**.

1ª eventualidade Coombs negativo = processo não imune

1. Idiopático.

Quadro XVII-2 – ERITROENZIMOPATIAS CONSTITUCIONAIS.

Tipo	Fragilidade osmótica	Auto-hemólise intensidade	Correção pela glicose	Entidade mais frequente	Hereditariedade	Corpúsculos de Heinz
I	N	N ou levemente aumentada	Sim	Deficiência G6PD* (rara: deficiência do glutation)	Recessiva ligada ao sexo	+
II	N ou levemente aumentada	Acentuada	Não ou parcial	Deficiência de piruvatoquinase	Autossômica	–

* Na deficiência de G6PD valorizar o grupo étnico (negro, mediterrâneo, chinês) e a história de surtos hemolíticos desencadeados por drogas ou infecções.

2. Secundário – infecção (viral: mononucleose, hepatite; bacteriana), hemopatias (anemia aplástica, megaloblástica, leucemia, hiperesplenismo), traumatismo, queimadura, irradiações, drogas (sulfonas, chumbo, benzenos); doença de Wilson.

2ª eventualidade Coombs positivo = processo imune por anticorpos.

1. Anticorpos quentes: a) idiopático; b) secundário – infecção (viral: mononucleose, hepatite, herpes, sarampo, rubéola, gripe, Coxsackie B; bacteriana: febre tifoide, estreptococos, *E. coli*); drogas (penicilina, cefalotina, chumbo), hemopatias malignas, púrpura trombocitopênica, colagenoses, imunodeficiências, tumores.
2. Anticorpos frios – hemoglobinúria paroxística ao frio (rara); púrpura fulminante, tipo Lederer (rara).

6ª etapa Pancitopenia: Anemia APLÁSTICA?

Pancitopenia = anemia + leucopenia + plaquetopenia

a) Anemia normocítica normocrômica.
b) Leucopenia (em torno de 2.000) com redução acentuada de granulócitos (= neutrófilos, basófilos e eosinófilos) em torno de 500.
c) Plaquetopenia (abaixo de 50.000).
d) Reticulocitopenia.

Medula (punção, biópsia) hipoplástica ou aplástica.

Clínica: palidez (**anemia**), **sangramento** (púrpura) e **infecções graves** repetidas com febre e lesões ulceronecróticas da boca em criança **debilitada**.

Solicitar: hemograma completo + mielograma, biópsia, cariótipo (para o diagnóstico diferencial) e DEB – teste para diferenciar de anemia de Fanconi.

Procurar uma possível etiologia:

1. **Congênita** com **malformações** (genéticas, raras):
   a) **Pancitopenia congênita de Fanconi**: fácies de passarinho, manchas escuras, ausência de polegar; pancitopenia manifesta-se aos 7,5 anos de idade.
   b) **Anemia hipoplástica congênita**: deformidades cranianas e dos membros superiores; anemia profunda notada aos 3-6 meses de idade.
2. Outras causas consequentes a:
   a) Irradiação (radioterapia).
   b) Antineoplásico.
   c) Inseticidas (benzeno).
   d) Medicamentos: cloranfenicol, antiepilépticos, anti-inflamatórios, ouro.
   e) Viroses: Epstein-Barr, parvovírus B19, hepatite, HIV, citomegalovírus.
3. Idiopática.

Agora ver capítulo 3: Anemia aplástica.

7ª etapa Pancitopenia + esplenomegalia ou tumores

1. **Hiperesplenismo** – pancitopenia no sangue periférico (redução isolada ou combinada das hemácias, leucócitos e plaquetas) com reticulocitose e mielograma mostrando hiperplasia das 3 séries, com evidente dificuldade de maturação celular.
   O hiperesplenismo pode ocorrer na ausência de esplenomegalia (comprovação por prova terapêutica: esplenectomia) e ser primário ou secundário (linfomas, Gaucher etc.).
2. Leucemia em fase aleucêmica – o mielograma pode mostrar a infiltração leucêmica, mas pode ser necessário repetir a punção várias vezes para esclarecer o diagnóstico. Pode ocorrer sem esplenomegalia.
3. Hepatoesplenomegalia + adenopatia + erupção cutânea = doença de Letterer-Siwe (histiocitose X).
4. Esplenomegalia com células características na medula óssea – doença de Gaucher, doença de Niemann-Pick.

2. Anemias Carenciais

ANEMIA FERROPRIVA

(Não deixe de ver: 4ª etapa do capítulo 1: Anemia – Roteiro Diagnóstico.)

É a mais frequente de todas as carências nutricionais, atingindo tanto países pobres como os desenvolvidos e todas as camadas socioeconômicas.

Pode haver **deficiência de ferro** sem anemia (antes do aparecimento de anemia clínica ocorre depleção dos depósitos de ferro do organismo, fato que pode ser detectado pela dosagem da ferritina sérica). Causa distúrbio das enzimas celulares e da mioglobina, levando à diminuição da força muscular, queda do rendimento intelectual, diminuição da resistência a infecções, aumento da permeabilidade intestinal, predispondo à hipersensibilidade (alergia) a proteínas alimentares.

ROTEIRO DIAGNÓSTICO

1ª etapa Quando suspeitar

Palidez + fatores ou situações de **risco** para anemia ferropriva + faixa etária suscetível: **6 meses** a **3 anos** ou adolescentes do sexo feminino.

1. São indivíduos de **risco**:
   - Prematuros e RN de baixo peso, em fase de crescimento rápido.
   - Lactentes no 1º semestre de vida alimentados com leite de vaca ou cabra (não adaptados, isto é, sem acréscimo de ferro).
     Faixa de risco máximo: **9 a 18 meses**.

- Lactentes nos 2º e 3º semestres de vida cuja dieta não inclui alimentos ricos em Fe de boa biodisponibilidade (carne).
- Adolescentes com dieta pobre em ferro.

2. São situações de **risco**:
   - Consumo de grandes quantidades de leite de vaca (especialmente cru): provoca micro-hemorragias intestinais contínuas.
   - Outras hemorragias de pequena intensidade mas crônicas.
   - Alergia ao leite de vaca ou soja.
   - Ancilostomíase.
3. Depende do **tipo** de ferro e da presença de **facilitadores** e **inibidores** da absorção do ferro na dieta.

Observações

1. Entenda a diferença entre Fe hemínico (**Fe heme**) e Fe não hemínico (**Fe não heme**).
   Fe heme = Fe ligado ao heme (da hemoglobina, mioglobina):
   - Presente na carne de origem animal (inclui vísceras).
   - A absorção do Fe é excelente (alta biodisponibilidade).
   - A absorção não necessita de facilitadores nem é prejudicada pelos inibidores.

   Fe não heme = complexo férrico parcialmente reduzido à forma ferrosa pela digestão ácida.
   - Presente nos alimentos vegetais, mas em baixo teor.
   - Biodisponibilidade baixa – a absorção é prejudicada pelos inibidores e pode ser melhorada pelos facilitadores.

   Alimentos vegetais mais ricos em ferro: brócolis, couve, beterraba, abóbora, feijão, soja, verduras de folhas escuras.
2. Conheça os facilitadores e inibidores da absorção.
   a) **Inibidores** – filatos, tanatos, oxalatos. Chá, farelo de grãos, fibras, leite (cálcio), ovo, espinafre, refrigerantes.
   b) **Facilitadores** – ácido ascórbico, frutose, aminoácidos: suco de frutas cítricas, verduras de folhas claras e pequenas quantidades de carne.

   Portanto, os alimentos vegetais de folhas de cor verde-escura devem ser ministrados com carne, suco de limão ou suco de laranja perto da refeição; evitar dar junto com leite e chá.

2ª etapa Outros dados clínicos

1. Estado geralmente bom; podem ocorrer: anorexia, irritabilidade, falta de atenção e de interesse; pica (perversão do apetite) e geofagia (comer terra); baço levemente aumentado.
2. Casos graves – sopro sistólico apical; pode ocorrer insuficiência cardíaca.
3. Faixa de risco – 6 meses a 3 anos.

3ª etapa Confirmação laboratorial

1. Teste de **triagem** – dosagem de **hemoglobina** (ou hematócrito) por punção do dedo ou calcanhar (esse método de coleta pode dar resultado um pouco abaixo do real).
2. Exame **básico** – eritrograma (**série vermelha**) com os **índices hematimétricos**; observar o esfregaço: **microcitose**, **hipocromia** (ampla palidez central da hemácia), **poiquilocitose**, hemácias em alvo, em charuto.
3. Para o **diagnóstico** de anemia ferropriva é util a dosagem do **ferro sérico**?
   Não. Existe uma grande superposição entre os valores normais e anormais, ocorre ainda uma variação circadiana do valor do Fe sérico, isto é, ele muda no decorrer do dia. Mas se for dosada também a **capacidade total de fixação do ferro pela transferrina** (capacidade de saturação da transferrina) podemos calcular a porcentagem da saturação em ferro da transferrina. Saturação da transferrina = (Fe sérico/ capacidade de saturação da transferrina) × 100. São indicativos de anemia ferropênica valores abaixo de: *até 2 anos* – 12%; *3 a 4 anos* – 14%; *5 a 10 anos* – 15%; *11 a 20 anos* – 16%.
   A **ferritina** indica anemia por deficiência de ferro quando está abaixo de 20mcg/mL; valores um pouco mais altos ficam na faixa da dúvida. Valores "falsamente" altos podem ser encontrados na vigência de processos infecciosos e inflamatórios.
   A **protoporfirina eritrocitária** é pouco usada e também tem limitações; está aumentada na anemia ferropriva. Tem a vantagem da coleta do sangue por punção digital.
   RDW – está aumentado e pode ser um dado útil para o diagnóstico precoce (revela anisocitose).

	Valores que indicam anemia ferropênica				
Idade	**Hb**	**Ht**	**VCM**	**HCM**	**RDW**
6-24 meses	11,0	32	72	24	> 14
2-6 anos	11,5	33	75	25	> 14
6-12 anos	11,5	35	76	26	> 14
12-18 anos (F)	12,0	36	78	27	> 16
12-18 anos (M)	13,0	37	78	27	> 16

Ferritina < 10mcg/mL.
Saturação de transferrina < 12% (escolares: < 14; adolescentes: < 16).

Protoporfirina livre eritrocitária: > 80mcg
escolares e adolescentes: > 70
6 meses a 4 anos: VCM > 72 e HCM < 24.

4. Na prática, solicite **eritrograma**; convém completar com ferritina.
5. Se os valores foram limítrofes e o caso for suspeito pela clínica e condições de risco, convém fazer **correção dietética** e considerar **teste terapêutico** com ferro.
   Terapêutica de prova: administração de ferro por via oral – aumento significativo dos reticulócitos em 1 semana e da hemoglobina em 1 mês.

4ª etapa Confusões diagnósticas

1. Sangue colhido durante **infecção aguda** para hemograma (leucograma) pode, surpreendentemente, mostrar anemia que se corrige espontaneamente com a cura da infecção.
2. Nas **infecções** e **inflamações crônicas** ocorre anemia geralmente normocítica normocrômica, porém, eventualmente, pode ser hipocrômica com Fe sérico baixo mas saturação e ferritina normais. Solicitar VHS.
3. Anemia microcítica hipocrômica sem anisocitose e sem fatores de risco ou que não se corrige com tratamento adequado, suspeitar de **talassemia beta *minor***. Solicitar dosagem de hemoglobina fetal ou, ainda melhor, eletroforese de hemoglobina e dosagem de Hb dos pais.
4. Sangue colhido por **punção digital** pode dar falsa anemia. Conferir os casos suspeitos com dosagem no sangue venoso.

Tratamento

1. Corrigir a **dieta**. Redução do leite excessivo, ferver bem o leite, mesmo o do tipo "longa-vida". Estimular consumo de carne, fígado e produtos sanguíneos como morcela, salsichas, e ainda vegetais verde-escuros e beterraba, suco de laranja e limão. O uso de panela de ferro fundido ou aço prensado para cozimento dos alimentos e fermentação da coalhada é recomendável (advertência: não se trata de aproveitar a ferrugem). Evitar leite e chá próximo à refeição de sal e usar suco de laranja ou limão.
2. Tratar eventual **ancilostomíase**.
3. **Medicamento – ferro**
   Dose: 3-5mg/kg/dia, por VO (máximo: 200mg).
   Observação: sulfato ferroso tem 20% de ferro elementar (ex.: 5mL = 250mg de sulfato ferroso = 50mg de Fe); gluconato ferroso a 12%; hidróxido de ferro polimaltoso a 30%.
4. Medicamento-padrão – **sulfato ferroso**
   Baixo custo, boa absorção, disponibilidade nas unidades básicas de saúde.
   Sabor desagradável; efeitos colaterais: náuseas, vômitos, diarreia ou constipação.
   Adesão ao tratamento frequentemente não é conseguida. Procurar estabelecer um bom vínculo médico (serviço)-família. Se necessário, doses menores em prazo mais longo.
5. A adição de complexo B ao produto de ferro aumenta o preço e não tem **vantagem alguma**.
6. A absorção do ferro é otimizada pela administração concomitante da vitamina C na proporção de 3 (vitamina C) para 1 (Fe elementar).
7. Importante: manter o vidro contendo ferro bem tampado e longe do alcance das crianças.
8. Administração:
   Lactentes: dose única diária longe das refeições, com suco de laranja. Aumentar a dose progressivamente, até atingir o desejado (em 1 semana).
   Pré-escolares e escolares: dividir a dose total em 2 tomadas ao dia.
9. **Duração do tratamento**: suficiente para corrigir a anemia e refazer as reservas de ferro. Na prática, prolongar o tratamento por 1 ou 2 meses após a cura clínica da anemia, ou seja, um total de 3 a 4 meses.
10. **Controle do tratamento**:
    a) Observar a cor das fezes – se elas não estiverem bem escurecidas pode indicar que a mãe não está ministrando o ferro (tranquilizar a mãe quanto à cor escura).
    b) Procedimento algo sofisticado mas não necessário – contagem de **reticulócitos após uma semana** de tratamento: ocorre aumento evidente do número.
    c) **Após 1 mês de tratamento** – dosagem de **hemoglobina**: esta deve aumentar pelo menos 1g% ou atingir o limite inferior da normalidade.
    d) Se houve melhora nítida, continuar o tratamento por **2-4 meses**.
    e) Se **não** houver resposta satisfatória – possibilidades:
    1ª) dosagem inadequada; 2ª) falha dos pais na administração do medicamento. **Teste** rápido para determinar se a criança está tomando o remédio: misturar uma pequena quantidade de fezes com ácido clorídrico 2N e colocar em papel-filtro; adicionar uma gota de ferrocianeto de potássio a 0,25%: aparecimento de cor azul indica que a criança está tomando ferro. É prudente excluir sangue oculto nas fezes (teste guaiaco); 3ª) menos frequentes: (1) hemorragia crônica; (2) infecção crônica; (3) erro diagnóstico: talassemia *minor*; (4) doenças que interferem na

absorção do ferro como duodenite por *Giardia lamblia* e na sua assimilação medular (anemias sideroacrésticas ou sideroblásticas).

- **Sulfato ferroso**
  Gotas – Fer-In-Sol, 1 gota = 1mg.
  Dose: 3 a 5 gotas por kg/dia em 1 a 2 vezes ao dia.
- Hidróxido de ferro polimaltosado:
  Noripurum – gotas: 1 gota = 2,5mg;
  xarope: 5mL = 50mg; comprimidos de 100mg;
  Ultrafer solução oral: 1 gota = 2,5mg.
- Ferro quelato glicinato – Neutrofer; 1 gota = 2,5mg, flaconetes de 50mg; comprimidos de 150 e 300mg.

Observação: as alternativas para o sulfato ferroso são de melhor aceitação e tolerância e mais caras.

Dose: 2 gotas/kg/dose (até 20 gotas 2 vezes ao dia).

Ferro parenteral (Noripurum)

Indicação:

a) Impossibilidade do uso da via oral ou intolerância.
b) Doenças como diarreias crônicas, colite ulcerativa, síndrome de má absorção.

Cálculo da dose de Ferro elementar:

Peso (kg) × (100 – % atual) × 0,66 = dose total de Fe (mg);

ou peso (kg) × 12,5 – Hb atual) × 4

Para calcular a dose total em mL, dividir por 50 (IM) ou por 20 (IV).

A dose total deve ser fracionada em doses para ser aplicadas em dias alternados (injeção por via IM profunda); *crianças até 5kg* – 0,5mL/vez; *5-10kg* – 1mL/vez; *acima de 10kg* – 2mL/vez.

Por via IV as doses máximas individuais são, respectivamente, 1,25-2,5-5mL, IV lento (1mL/min) 2 vezes por semana (diluir em soro fisiológico e glicosado em 1h no mínimo).

Tatear a sensibilidade iniciando com doses menores.

Indicação para **transfusão**: Hb < 7g/100mL sintomática de doença importante.

1. Obrigatória – insuficiência cardíaca de causa anêmica.
2. Eventuais – circunstâncias em que há necessidade de melhorar as condições da capacidade de transporte de oxigênio do sangue, tais como insuficiência cardíaca, pneumonia, diarreia com desidratação.

Transfusão de **papa de hemácias** – 2-3mL/kg, IV lento; associar furosemida.

Completar o tratamento com Fe por via oral.

Prevenção

No lactente até 6 meses:

Ideal: **leite de peito** exclusivo – a introdução de chá e de outros alimentos prejudica a absorção de ferro.

a) Se não for leite de peito – fórmulas infantis (em pó) contendo Fe.
b) Se não for possível o anterior – leite de vaca fortificado com ferro.
c) Se for leite de vaca integral – prescrever ferro e vitamina C (além de vitaminas A e D e ácido fólico).

No lactente no 2º semestre e 2º ano:

Introduzir carne, vísceras, frango e peixe, feijão, brócolis, beterraba, couve, abóbora, folhas verde-escuras e claras; adicionar suco de limão.

Dar suco de laranja próximo da refeição.

Não dar chá nem leite perto da refeição de sal.

Se disponível, utilizar panela de ferro.

Usar leite, iogurte e açúcar enriquecidos com ferro.

ANEMIA MEGALOBLÁSTICA

Caso comentado – menina, branca, 2 anos, com queixa de palidez, anorexia e apatia há 4 meses.

Antecedente – alimentação: leite de vaca ± 400mL/dia, carne 1 vez por semana, ovo 1 vez por semana, vísceras raramente, suco de frutas às vezes e "comidinha". Toma Mysoline diariamente desde 6 meses por ter convulsões.

Exame físico – afebril. P = 10.800g; E = 76cm.

Bom desenvolvimento; palidez de pele e mucosas; restante do exame sem alterações.

Laboratório – GV = 2.800.000; Hb = 9g; hematócrito = 27%; reticulócitos = 1,5%; VCM = 96; HCM = 32; CHCM = 33; GB = 8.200 (b3, s52, E2, B0, L40, M3).

Observação: desvio à direita dos neutrófilos; ferro sérico = 70μg/100mL; transferrina = 380μg/100mL; índice de saturação de transferrina = 25%; mielograma: medula megaloblástica.

Comentários – anemia (Hb < 11g%/100mL) macrocítica (VCM aumentado) normocrômica (HCM e CHCM normais). Presença de desvio à direita dos neutrófilos, medula megaloblástica. Dieta carente em ácido fólico e vitamina C e tomando medicamento anticonvulsivante que interfere na utilização do ácido fólico.

Conclusão – anemia megaloblástica (por provável deficiência de ácido fólico).

CONDUTA DIAGNÓSTICA

1. Diagnóstico da **anemia** – dosagem de hemoglobina.
2. Diagnóstico de anemia **folicopriva**:
   a) Dados clínicos – sinais e sintomas comuns a todas as anemias. Valorizar história alimentar e antecedentes (síndrome de má absorção, drogas etc.).
   b) Dados hematológicos:
   Hemoglobina < 11g%/100mL; VCM aumentado; HCM normal; CHCM normal; leucograma: desvio à direita dos neutrófilos;
   mielograma: medula megaloblástica.

Na anemia folicopriva, a primeira alteração hematológica a aparecer é a hipersegmentação dos neutrófilos (desvio à direita), o que ocorre após 7 semanas do início do processo. Após 18 semanas aparece a macrocitose, seguida por alterações megaloblásticas na medula óssea em torno da 19ª semana, surgindo por fim a anemia.

CONDUTA TERAPÊUTICA

1. **Ácido fólico** por via oral na dose de 5mg/dia durante 14-20 dias é suficiente nas anemias carenciais; apenas nos casos de má absorção é necessário tratamento continuado, sendo indicada, às vezes, a via parenteral. Ácido folínico ou fator citrovorum (Leucovorin) pode ser usado na dose de 3mg/24h durante 5 dias.
2. **Resposta ao tratamento** – solicitar contagem de reticulócitos após 7 a 10 dias de tratamento. Se o tratamento foi eficaz ocorre aumento de reticulócitos. Se não houver resposta terapêutica, lembrar da possibilidade de anemia megaloblástica por deficiência de vitamina B_{12} (anemia perniciosa), entidade bastante rara.
3. **Cuidados complementares** – dieta rica em ácido fólico: hortaliças de folhas verdes (couve, espinafre), carnes (fígado, rins, músculo) e vitamina C (200mg/dia), que é necessária para a transformação do ácido fólico em sua forma ativa – o ácido folínico.

ANEMIA PERNICIOSA JUVENIL

Rara. Anemia megaloblástica com diarreia, glossite e alterações nervosas (nos casos de longa duração): ataxia, parestesias, ausência de reflexos tendíneos.

Prova terapêutica – vitamina B_{12}, 1.000µg, IM, 1 vez: crise reticulocitária em 1 semana.

Tratamento – dose inicial: 50µg (100µg para adolescentes) diário, durante 2 semanas;
a seguir, 100µg/mês, via IM.

Casos ilustrativos de anemia

<u>**Caso 1**</u> – menina branca de 16 meses de idade, queixa de palidez. A criança se alimentava quase exclusivamente de leite de vaca (cerca de 1.200g por dia). Não havia história familiar de anemia. Exame físico: afebril; P = 9.800g; E = 75cm. Bom desenvolvimento, porém pálida, inquieta e irritada, sem adenomegalia nem hepatoesplenomegalia. Presença de sopro sistólico suave. Restante do exame normal.

Laboratório: GV = 2.300.000; hemoglobina = 4,3g; hematócrito = 16%; reticulócitos = 1%; VCM = 69; leucograma = normal; ferro sérico = 25µg/100mL; transferrina = 350g/100mL; índice de saturação de transferrina = 9%.

Comentário – anemia (Hb < 11g/100mL) microcítica (VCM diminuído) hipocrômica (HCM e CHCM diminuídas) com redução do ferro sérico e do índice de saturação de transferrina; transferrina normal ou aumentada.

Conclusão – **anemia ferropriva.** Tratamento: ferro por via oral.

<u>**Caso 2**</u> – menino negro de 20 meses de idade, proveniente do litoral de São Paulo; cansaço há uma semana. Piora do quadro há 1 dia com tosse, falta de ar, taquicardia. Antecedentes: a) mãe teve anemia durante a gestação; b) alimentação basicamente láctea com ingestão de poucos sólidos; c) criança "gosta de comer terra". Exame físico: afebril; P = 10.100g; E = 74cm; FR = 80; FC = 196; PA = 80 × 50. Regular estado geral, palidez acentuada. Pulmões: dispneia, estertores subcrepitantes, especialmente nas bases. Coração: sopro sistólico presente em todos os focos, ritmo de galope. Abdome flácido, fígado a 5cm do rebordo costal direito e palpável também no epigástrio, ponta de baço palpável.

Laboratório – a) hemograma: GV = 1.200.000; Hb = 2,2g; hematócrito = 8,5%; reticulócitos = 0,5%; VCM = 70; CHCM = 26%; GB = 9.200 (b6, s52, E15, B0, L23, M4); b) ferro sérico = 20; c) transferrina = 320; d) índice de saturação de transferrina = 5%; e) radiografia de tórax: aumento da área cardíaca, sinais de congestão pulmonar; f) parasitológico de fezes: ***Ancilostoma duodenale*** (infestação maciça).

Comentário – criança com quadro de insuficiência cardíaca de causa anêmica. Anemia grave, microcítica (VCM diminuído), hipocrômica (HCM e CHCM diminuídas) com redução do ferro sérico e do índice de saturação de transferrina. Parasitose intestinal (ancilostomíase) suspeita pelo exame de sangue (eosinofilia acentuada) e confirmada pelo exame de fezes.

Conclusões – insuficiência cardíaca. **Anemia ferropriva.** Ancilostomíase.

Tratamento – a) de urgência: transfusão de papa de hemácias; b) parasitológico: anti-helmíntico; c) da anemia: ferro e correção da alimentação.

3. Anemia Aplástica

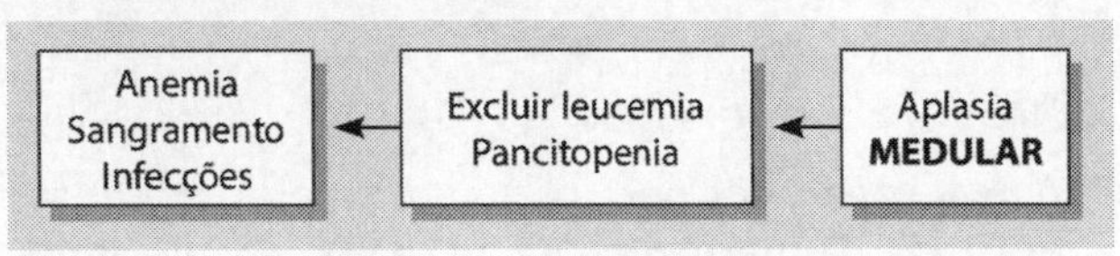

<u>**Caso ilustrativo**</u> – menino de 10 anos de idade, branco, procedente de Caruaru, residindo em São Paulo há 2 anos. Há 15 dias apareceram fraqueza, palidez e adinamia progressiva. Há 1 semana, surgiram sangramentos nasal e gengival, escarro sanguinolento, manchas escuras no corpo sem relação com traumatismo, otorreia mucopiossanguinolenta. Antecedentes pessoais: há 1 ano, otites de repetição, emagrecimento e verminose. Antecedentes familiares: inexpressivos. Exame físico: regular estado geral, palidez acentuada, sem edema, micropoliadenopatia generalizada, sangramentos nasal e gengival, petéquias no tórax, palato e úvula, equimoses no tronco.

Coração: SS (++), suave, audível em todos os focos.

Exames laboratoriais: **hemograma** – vários demonstrativos de pancitopenia. Exemplo: leucócitos = 2.300, bastonetes = 1%, segmentados = 10%, eosinófilos = 0%, monócitos = 4%, linfócitos = 85%, plaquetas = 2.500/mm^3, eritrócitos = 1.100.000, Hb = 2,1g%, Ht = 12% com anisocitose, ligeiras macrocitoses e hipocromia. Reticulócitos = 0,4%.

Mielograma: aplasia das 3 séries.

Evolução – apesar do tratamento, o caso evoluiu mal, a criança adquiriu infecções repetidas, tendo ocorrido o óbito após 9 meses.

Diagnóstico – anemia aplástica (AA).

O que é – anemia que se caracteriza por número de hemácias muito baixo, leucopenia e trombocitopenia (pancitopenia) e que cursa geralmente com aplasia ou hipoplasia da medula óssea.

CONDUTA DIAGNÓSTICA

1ª etapa Quando suspeitar

Dados chamativos: anemia + púrpura e pancitopenia.

1. **Palidez** e **fraqueza** (anemia), febre e infecções frequentes e graves, lesões ulceronecróticas na boca e garganta. Importante: a anemia é desproporcional à intensidade da hemorragia. Modo de início: mais frequentemente é lento e gradual; nesses casos pode predominar a palidez (anemia) acompanhada ou não de febre e petéquias. A anemia pode ser tardia. Casos de início brusco sugerem leucemia.
2. Criança pálida, na qual o hemograma demonstra pancitopenia.
3. **Infecções frequentes** e graves em criança pálida com febre e lesões da boca.
4. **Hemorragia** e palidez.

Dados negativos importantes do exame físico: ausência de hepatoesplenomegalia e da adenopatia significativa (presença de hepatoesplenomegalia sugere leucemia).

2ª etapa Hemograma

1. Anemia grave normocítica normocrômica; presença ocasional de macrócitos. Redução dos reticulócitos (raramente, em fases muito iniciais, pode haver discreto aumento).
2. Leucopenia acentuada (em torno de 2.000) à custa da redução de granulócitos (neutrófilos, eosinófilos e basófilos). Raro (em mielofibrose e invasão carcinomatosa): desvio à esquerda, presença de eritroblastos.
3. Reticulocitopenia.

Observações: aparecimento de esferocitose ou hemácias em alvo com reticulocitose e/ou policromasia acentuada sugerem componente hemolítico da anemia aplástica (este surge na evolução da doença e é paralelo à frequência das transfusões). A presença de elementos blásticos, ainda que em pequeno número, sugere leucemia.

4. Plaquetopenia evidente (abaixo de 50.000).

3ª etapa Mielograma

Redução acentuada (hipoplasia) ou ausência (aplasia) de células hematopoiéticas.

Substituição de medula por tecido gorduroso. Eventualmente: invasão da medula por material estranho (mielofibrose, carcinoma metastático, linfomas malignos).

Nota: a punção da medula deve ser acompanhada de biópsia da medula.

4ª etapa Anemia aplástica *vs.* crise aplástica

Trata-se de **anemia aplástica** verdadeira ou de uma **crise aplástica** na evolução de uma anemia hemolítica? O diagnóstico diferencial é importante porque, embora as duas situações sejam graves, o prognóstico da crise aplástica é muito melhor do que o da anemia aplástica verdadeira. A crise aplástica pode ocorrer em um caso ainda não diagnosticado. Ocorre com mais frequência nas esferocitoses, talassemias, anemias hemolíticas adquiridas autoimunes e não imunes.

5ª etapa Classificar a gravidade

Moderada – citopenia não muito intensa; medula óssea: celularidade levemente diminuída.

Grave – granulócitos: menos de 500/mm^3 (muito grave: 200); plaquetas: menos de 20.000/mm^3 e reticulócitos corrigidos < 1%.

6ª etapa Etiologia ou fatores associados

Primárias ou constitucionais (genéticas) ou secundárias (adquiridas)?

Criança com anomalias congênitas *vs.* previamente normais.

1º passo Criança com **malformações** congênitas (casos hereditários, raros)

1. **Anemia** profunda detectada já nos **primeiros meses de vida: anemia hipoplástica congênita = síndrome de Diamond-Blackfan**
   a) Alguns RN já são pálidos; anemia profunda entre 3 e 6 meses de idade.
   b) ⅓ dos casos com anomalia congênita: deformidades cranianas, pescoço curto com dobras, polegar defeituoso.
   c) Anemia macrocítica/normocítica; reticulocitopenia.
   d) Medula óssea: hipoplasia eritroblástica (isolada).
   e) **Tratamento**: corticoide;
   se não responder: ciclosporina ou andrógenos.

   Considerar transplante de medula.

2. **Pancitopenia** detectada **no escolar**: **anemia de Fanconi**
   a) Familiar, autossômica recessiva, geneticamente heterogênea (instabilidade cromossômica).
   b) Anomalias congênitas múltiplas, predominando no esqueleto e comprometendo particularmente o polegar, o rádio (ausência) e os ossos longos; outras anomalias: baixa estatura, hipogenitalismo, microcefalia, microftalmia, hiper-reflexia, anomalias renais, atraso intelectual.
   c) Pigmentação cutânea, manchas café com leite.
   d) Fácies de passarinho.
   e) Atresia de esôfago ou intestino, ânus imperfurado.
   f) A apresentação clínica é muito variável e, às vezes, discreta.
   g) **Pancitopenia** detectada aos 7,5 anos em média; hipo ou aplasia medular: 1º) plaquetopenia; 2º) leucopenia; 3º) anemia.
   h) Cariótipo com DEB *test* (específico).
   i) **Tratamento**: andrógeno oximetolona (Hemogenin) com ou sem corticoide; transfusões. Considerar transplante de medula. Esperança: terapia gênica.

2º passo **Pancitopenia em criança previamente saudável**

Anemia aplástica adquirida

Tentar identificar a causa/fatores de risco:

1. Radiação ionizante.
2. Drogas de ação previsível: inseticidas benzênicos, citotóxicos (quimioterápicos).
3. Drogas que causam depressão medular em suscetíveis: cloranfenicol, anti-inflamatórios, antiepilépticos, anti-histamínicos, ouro.
4. Infecções virais: Epstein-Barr (mononucleose), parvovírus B19, hepatite, citomegalovírus, HIV.
5. Se nenhum fator for detectado: idiopática.

Tratamento por hematologista

1. Considerar transplante de medula.
2. Imunossupressores: globulina antilinfocítica e antitimocítica.
3. Associar corticoide e ciclosporina (tratamento tríplice).
4. Fatores de crescimento hematopoiético.

4. Anemias Hemolíticas (AH)

(Anemia – Icterícia – Esplenomegalia)

O que é – síndrome que reflete uma destruição excessiva de hemácias, consequente a defeito intrínseco dos eritrócitos ou anomalias extrínsecas que alteram a integridade celular, dando sobrevida ao eritrócito menor que 90-110 dias.

CONDUTA DIAGNÓSTICA

1ª etapa **Quando suspeitar**

Em toda criança com síndrome anêmica (palidez de pele e mucosas, astenia, anorexia etc.) e icterícia.

Dados chamativos – anemia + icterícia.

Outras situações em que se deve suspeitar de **anemia hemolítica**:

1. Anemia + esplenomegalia.
2. Anemia persistente ou recorrente + reticulocitose.
3. Anemia + febre.
4. Icterícia + esplenomegalia.
5. Anemia que não responde ao tratamento.
6. Raça negra + dor articular.
7. Crise aplástica.
8. Cólica hepática e/ou calculose biliar.
9. Hemoglobinúria.
10. Urina escura após exposição a determinadas drogas.

Na anemia hemolítica é possível distinguir 2 momentos: crise hemolítica e fase crônica.

1. Na **crise hemolítica** o diagnóstico é algo mais fácil, porque aparecem os dados chamativos – **anemia + icterícia**.
2. Na **fase crônica** o sinal mais constante é a **anemia**.

2ª etapa **Confirmação laboratorial**

Nos casos suspeitos, os passos seguintes são: a confirmação diagnóstica e a elucidação da etiologia.

Hemograma

1. Confirmação e intensidade da anemia.
2. Classificação da anemia (baseada na concentração de hemoglobina e tamanho das hemácias).
3. Morfologia das hemácias – poiquilocitose, eritrócitos de várias formas: hemácias em alvo ou em foice; ponteado basófilo (em casos de intoxicação química ou infestação parasitária), corpos de Howell-Jolly (formações arredondadas) e anéis de Cabot (ambos parecem provir de restos cromatínicos de material celular); acantócitos (hemácias crenadas) durante as crises hemolíticas.
4. O dado mais importante, além da **anemia**, é a contagem de **reticulócitos**, os quais estão sempre bastante aumentados na anemia hemolítica, salvo nas crises aplásticas.
5. Série branca – leucocitose com neutrofilia e desvio à esquerda (durante a crise).

Dado mais importante: **reticulocitose**, salvo nas crises aplásticas.

Bilirrubinas

1. Frequentemente aumentadas durante a crise.
2. Pode ocorrer aumento subclínico nas formas crônicas.
3. Aumento predominantemente à custa de bilirrubina indireta, a não ser que haja comprometimento hepático.

Mielograma

Medula hipercelular e hiperplásica no setor eritroblástico. Importante para avaliar uma crise hemolítica na vigência de outra doença básica, como a leucose.

3ª etapa Anemia hemolítica é hereditária ou adquirida

Hereditária (AHH)

É a primeira hipótese a ser pensada.

1. História da anemia crônica em familiares.
2. Icterícia em RN à custa de bilirrubina indireta.
3. Hemograma com anemia + formas especiais de hemácias.
4. Teste de Coombs: negativo.

Adquirida (AHA)

1. É menos frequente.
2. Fazer teste de Coombs para verificar se é autoimune.

4ª etapa Raciocínio

1. A presença de formas especiais de hemácias, no hemograma, encaminha o diagnóstico.
2. Se o hemograma não for conclusivo, valorizar outros dados: cor, grupo etário, local de nascimento do paciente ou seus pais, frequência estatística.

Observação: em nosso meio, a AH mais frequente é a anemia de células *falciformes* (ou drepanocítica). Lembrar a possibilidade da **associação** de diferentes tipos de anemia hemolítica hereditária. Exemplo: doença de Silvestroni-Bianco = anemia falciforme + talassemia (anemia microdrepanocítica).

5ª etapa Qual o tipo da AHH

Exames

1. Prova de falcização.
2. Prova de fragilidade osmótica.
3. Eletroforese de hemoglobina.
4. Dosagens enzimáticas.
5. Radiografia de ossos.
6. Mielograma.

5. Anemia Esferocítica Hereditária (Doença de Minkowski-Chauffard)

Sumário

Icterícia súbita recorrente
Esplenomegalia
Microesferocitose
Aumento da fragilidade osmótica
Coombs negativo
Antecedentes familiares: anemia, icterícia, colelitíase
Tratamento básico – esplenectomia aos 5-6 anos

Casos ilustrativos

Caso 1 – escolar de 11 anos, pardo, sexo masculino. Há 5 anos vem apresentando surtos de dores abdominais, palidez, icterícia, às vezes acompanhados de febre. Exame físico: regular estado geral e nutritivo, palidez cutaneomucosa ++, conjuntivas subictéricas; fígado: 2cm, baço: 3cm; úlceras crônicas nos pés e tornozelos. Pai saudável; mãe esplenectomizada aos 12 anos por anemia hemolítica. Irmã de 12 anos tem úlceras nas pernas. a) Hemograma: ligeira leucocitose e neutrofilia. Anemia: GV = 2.250.000; hemoglobina = 7,3g%; hematócrito = 27%; microesferócitos = 3,2%; reticulócitos = 9,2%. b) Prova de resistência osmótica: hemólise inicial (HI) = 0,45% (n = 0,30-0,40); hemólise total (HT) = 0,60 (N = 0,40-0,50); H50 = 0,55% (N = 0,40-0,45). Conclusão: curva desviada para a direita = fragilidade osmótica aumentada. c) Bilirrubinas: BD = 0,40, BI = 3,80, BT = 4,20. d) Ferro sérico = 220mg/dL (N = 70 a 140µg). e) Falcização: negativa. f) Eletroforese de hemoglobina: normal. g) Prova de Coombs: negativa.

Caso 2 – menino de 8 anos, com história de surtos recorrentes de anemia acompanhada de icterícia e, às vezes, de cefaleia, dor abdominal e vômitos. Os surtos ocorrem preferentemente no verão. Exame físico: palidez acentuada, estado geral comprometido. Icterícia moderada, baço a 6cm. Sistema ganglionar: normal. Sopro sistólico (anêmico). Exames laboratoriais: idêntico ao do caso 1; a maioria dos eritrócitos eram esferoides, o ferro sérico foi de 42mg/dL. Exame da mãe: 16g de hemoglobina; presença de grande quantidade de esferócitos no esfregaço; esplenomegalia. Pai normal.

Diagnóstico (casos 1 e 2) – **anemia esferocítica hereditária.**

Sinonímia – Microesferocitose hereditária = Anemia hemolítica de Minkowski-Chauffard.

Dados de patogenia de interesse prático

1. Hemácias **esféricas** pouco deformáveis e osmoticamente **frágeis**.
2. É um defeito da **membrana** decorrente de um defeito do citoesqueleto.
3. O defeito é causado por uma deficiência de proteínas: espectrina (e anquirina, proteína 3).

4. Ocorre também uma permeabilidade aumentada ao influxo de Na para o interior da hemácia (ingurgitação).
5. As hemácias esféricas, pouco deformáveis, passam pelos cordões esplênicos onde são retidas (sequestradas) causando: a) congestão esplênica; b) em decorrência da exposição a um meio metabolicamente agressivo, no **baço**, as hemácias são **prematuramente destruídas**.
6. Distribuição universal, mas predomina no **Norte da Europa**.
7. Após **esplenectomia**, o processo hemolítico entra em **remissão**, embora persistam as anomalias morfológicas e bioquímicas.

CONDUTA DIAGNÓSTICA

1ª etapa Clínica que sugere anemia hemolítica

1. Palidez (anemia).
2. Icterícia (recorrente).
3. Evolução em surtos.
4. Esplenomegalia (a partir do pré-escolar).

2ª etapa Dados laboratoriais de anemia hemolítica

1. Reticulócitos aumentados (exceto na crise aplástica): 6-**10**-20%.
2. Ferro sérico aumentado ou normal (diminuído, se houver concomitância de anemia ferropriva, como no caso 2).
3. Bilirrubina indireta aumentada (as bilirrubinas podem estar normais).

3ª etapa Estudo da etiologia

1. Morfologia das hemácias no sangue periférico – presença de **microesferócitos** hipercrômicos.
2. HCM normal com CHCM aumentado (36-38%).
3. **Fragilidade osmótica aumentada** (desvio para a direita, na direção do soro fisiológico).

Nos casos muito sugestivos, mas com fragilidade osmótica normal, repetir a prova após **incubação** de 24 horas: essa modificação do teste revelará a fragilidade aumentada.

Observação: a **presença de esferócitos não é patognomônica de esferocitose congênita** – microesferócitos podem ser encontrados também em outras formas de anemia hemolítica, como na incompatibilidade ABO, anemias hemolíticas adquiridas e CIVD.

4ª etapa Caráter congênito familiar

1. História sugestiva e/ou presença de microesferócitos no sangue periférico de um dos progenitores (mesmo após esplenectomia).
2. Teste de Coombs negativo (exclui autoimune).

5ª etapa Diagnóstico de certeza

Exige 4 condições

1. Antecedentes familiares (presença de microesferócitos em um dos progenitores).
2. Quadros clínico e laboratorial característicos.
3. Boa resposta clínica após esplenectomia.
4. Persistência de certas anomalias sanguíneas pós-esplenectomia.

6ª etapa Circunstâncias particulares

A **gravidade** clínica é **variável**, desde portador silencioso, a apenas **anemia** (fatigabilidade), até formas graves.

Esferocitose no período neonatal – a única anemia hemolítica que pode descompensar no período neonatal é a esferocitose congênita, podendo manifestar-se por icterícia e anemia, já no 1º dia de vida.
O diagnóstico diferencial deverá ser feito basicamente com incompatibilidade Rh e ABO; além da ausência de dados laboratoriais de incompatibilidade sanguínea maternofetal, são úteis os antecedentes familiares (valorizar referência à esplenectomia ou à colelitíase).
Posteriormente, o diagnóstico diferencial deve ser feito com anemia tardia, consequente à incompatibilidade Rh, principalmente em crianças que não foram submetidas à exsanguineotransfusão.

Crises de hemólise – a esferocitose pode evoluir, na infância, com icterícia subclínica ou mesmo ausente.
A icterícia surge em condições especiais – crises de hemólise que podem ser desencadeadas por fatores variados, particularmente infecção e anoxia.
As crises são mais frequentes na época do calor.

Crises aplásticas – podem ser a primeira manifestação da doença. Geralmente a crise aplástica se segue a uma infecção do trato respiratório superior (parvovírus) e caracteriza-se por febre alta, náuseas, vômitos, dor abdominal e palidez acentuada. Exame hematológico, na crise, revela ausência de reticulóticos e esferócitos no sangue periférico.

Outras manifestações nas formas crônicas

1. Colelitíase (a partir do pré-escolar).
2. Úlceras crônicas nas pernas.
3. Alterações radiológicas do esqueleto – hiperplasia da cavidade medular do crânio e ossos longos.

CONDUTA TERAPÊUTICA

1. Na **crise hemolítica** – **transfusões** de papas de hemácias (transfusões repetidas geralmente são necessárias somente nos 2 primeiros anos).
2. Não há indicação para corticoides.
3. Administração de ferro – contraindicada (concentrado de hemácias é ferroterapia muito eficaz).

4. Ácido fólico – 1mg/dia, VO.
5. **Esplenectomia**
   a) Indicação – é recomendável, na proporção da gravidade do caso, quando há muitas crises de hemólise, aplasia medular, anemia constante e colelitíase.
   b) Idade – acima de 4 a 6 anos.
   c) Cuidado – não se deve indicar cirurgia mais precoce, pois esta acarreta diminuição de resistência a infecções, predispondo à síndrome de sepse fulminante, particularmente por pneumococos (eventualmente tuberculose miliar).
   d) Vacina antipneumocócica e anti-*Haemophilus* antes da cirurgia.
   e) Após a cirurgia – profilaxia com penicilina V (Pen-ve-oral: 2,5mL 2 vezes ao dia) ou benzatina a cada 21-30 dias.

6. Talassemias

Casos ilustrativos

Caso 1 – menina de 2 anos, pais italianos. Aos 6 meses notou-se palidez acentuada (anemia microcítica hipocrômica, Hb = 5,8g%). Tomou ferro, sem melhora. Exame atual: irritabilidade, mucosas pálidas, anictéricas. Bossa frontal, maxilares salientes. Sopro sistólico ++. Abdome um pouco protuberante. Fígado a 6cm do RCD e baço a 7cm. Hb = 3,5g%. Reticulócitos = 9%. Leucócitos = 18.000, bastonetes = 20%, segmentados = 22%, linfócitos = 44%, monócitos = 3%, eosinófilos = 11%; hipocromia, anisocitose e poiquilocitose acentuadas, policromatofilia, ponteado basófilo, normoblastos, hemácias em alvo. Eletroforese de hemoglobina: A_1 = 60%, A_2 = 8%, F = 32%. Radiografia de tórax: cardiomegalia. Radiografia de crânio: espessamento da díploe. Mãe: A_2 = 5%, F = 2,8% (Hb = 10g%). Pai: A_2 = 4,8%; F = 2% (Hb = 11g%).

Diagnóstico – talassemia *major* (Figs. XVII-2 e XVII-3).

Caso 2 – menina de 5 anos, consulta de rotina. Palidez discreta. Baço 2 dedos. Tomou ferro durante 2 meses, mas não melhorou. Eritrograma: Hb = 10,4g%, VCM = 81, CHCM = 29,7, reticulócitos = 9%, HbF = 1,8%. Eletroforese de hemoglobina: A_1 = 89,2%, A_2 = 8% (normal de 1 a 3,5%), F = 2,8% (N = 0 a 1), Fe = 125. Anisocitose ++, poiquilocitose ++, microcitose +++, policromatofilia +, ovalocitose ++.
Mãe (filha de portugueses): A_1 = 96,5%, A_2 = 3,2%, F = 0,7%.
Pai (atleta, filho de italianos): A_1 = 92%, A_2 = 5,1%, F = 2,9%.

Diagnóstico – talassemia *minor* (heterozigoto).

O que é TALASSEMIA

a) Anemias hemolíticas crônicas hereditárias.
b) Afetam a síntese de hemoglobina (Hb).
c) Acarretam **anemia microcítica hipocrômica.**

Hb = 2 cadeias polipeptídicas alfa + 2 beta = tetrâmero alfa-2 beta-2.

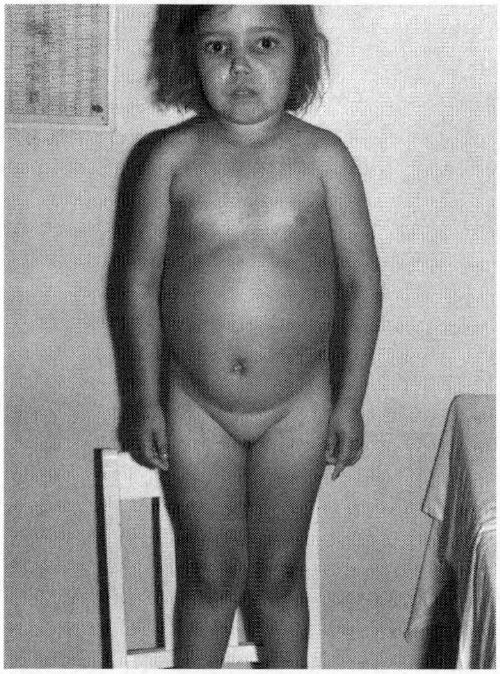

Figura XVII-2 – Anemia de Cooley.

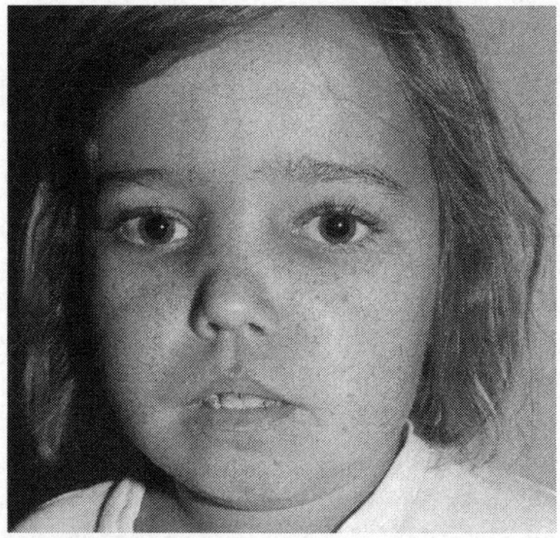

Figura XVII-3 – Anemia de Cooley (fácies).

1. Se ausência ou diminuição das cadeias **beta** = **talassemia beta** (povos do Mediterrâneo e África): as cadeias alfa livres no interior das hemácias formam precipitados insolúveis que causam lise celular e consequente eritropoiese ineficaz.
   a) Ausência = β– talassemia.
   b) Diminuição = β+ talassemia.
2. Se ausência ou diminuição das cadeias **alfa** = **talassemia alfa**: formam-se tetrâmeros só de globina beta (β_4) chamados de hemoglobina H, a qual só é insolúvel com o envelhecimento da hemácia. Consequência: anemia hemolítica leve (**doença de Hb H**). Podem ocorrer crises em estados infecciosos graves.

CONDUTA DIAGNÓSTICA

1º passo Diagnóstico de **anemia hemolítica crônica**

2º passo **Origem da família**

Países que costeiam o Mediterrâneo (talassa, em grego = mar):

Itália, Grécia, Oriente Médio, Índia, Paquistão, Sudeste da Ásia e África.

3º passo **Classificação das talassemias** em ordem crescente de gravidade (Quadro XVII-3)

Quadro XVII-3 – CLASSIFICAÇÃO DAS TALASSEMIAS EM ORDEM CRESCENTE DE GRAVIDADE.

Talassemia ALFA	
1. Portador silencioso	Sem alterações hematológicas
2. Traço talassêmico	Anemia discreta, microcítica hipocrômica
3. Doença da hemoglobina H (Hb H)	Anemia moderada/grave; icterícia discreta, esplenomegalia, Hb H (4-20%)
4. Hidropisia fetal	Óbito intrauterino. Hb Bart 80-90%
Talassemia BETA	
1. Portador silencioso β/β^+	Sem alterações hematológicas
2. Traço talassêmico (*minor*) β/β^o	Anemia discreta, microcítica hipocrômica Aumento de Hb A_2 e/ou Hb F
3. Intermediária (Hb F aumentada: 10-85%) β^+/β^+	Anemia moderada/grave, microcítica, esplenomegalia, alterações esqueléticas Passam a necessitar de atenção médica logo depois de 1º ano Raramente necessitam de transfusão
4. *Major* (Cooley) (Hb A_1 ausente; Hb F 20-100%) β/β^o Ambos os pais: anemia e Hb A_2 aumentada	Anemia grave, esplenomegalia, alterações esqueléticas, atraso do crescimento Já evidente no 1º ano de vida Necessitam de transfusões para sobreviver

β = normal; β^+ = betaglobina presente mas diminuída; β^o = betaglobina ausente.

BETA-TALASSEMIA

Sua marca é a **eritropoiese ineficaz.**

Consequência (em sequência):

- a) **Anemia**; b) síntese da eritropoetina; c) esplenomegalia; d) hiperplasia eritroide da medula; e) tecido eritropoiético extramedular: deformidade do crânio e face; osteopenia; defeitos focais de mineralização.
- **Sobrecarga de ferro nos tecidos**
  a) Ocorre mesmo nos pacientes que não recebem transfusão, mas sua velocidade duplica nos transfundidos regularmente.
  b) Efeitos deletérios começam após 1 ano de transfusões.
  c) Manifestações clínicas na 2ª década de vida:
    1. coração: hipertrofia e dilatação cardíaca, degeneração do miocárdio;
    2. fígado: fibrose e cirrose;
    3. hipófise anterior: distúrbio da maturação sexual; amenorreia;
    4. pâncreas: diabetes;
    5. outras endocrinopatias;
    6. pode ser letal.

Esquema de hipertransfusão e quelação contínua e eficaz de ferro minimiza esses efeitos.

TALASSEMIA *MAJOR* = ANEMIA DE COOLEY

Talassemia β^o hemozigoto (β^o/β^o)

CONDUTA DIAGNÓSTICA

1º passo **Dados clínicos**

1. Início – anemia só se manifesta em torno de 1 ano de idade, embora anemia leve já seja notada aos 6 meses.
2. Esplenomegalia – já pode ser notada aos 6 meses de idade, aumentando progressivamente; aos 2 anos já é acentuada e continua a se estender até a fossa ilíaca esquerda.
3. Hepatomegalia.
4. Palidez acentuada que pode combinar-se com icterícia e hemossiderose: coloração esverdeada-marrom.

Caso o tratamento não seja adequadamente conduzido, surgem:

5. Fácies – torna-se típico na idade escolar, com hiperplasia do maxilar e má oclusão dentária.
6. Baixa estatura com puberdade ausente.
7. Complicações da sobrecarga de ferro nos tecidos (após 1 ano de transfusões sem quelação): lesões hepáticas e cardíacas, diabetes, atraso da maturação sexual.

Observação: aspecto diferente é observado no talassêmico tratado com transfusões repetidas (hipertransfusão), no qual os sinais clínicos de hemossiderose podem ser minimizados com o uso sistemático de quelantes de ferro, principalmente a desferoxamina em infusão contínua por via subcutânea.

2º passo **Laboratório**

1. Hemograma – anemia microcítica hipocrômica intensa (5 a 6g%), com anisocitose e poiquilocitose acentuadas, hemácias em alvo. Eritroblastose intensa, reticulocitose.
   Frequentemente leucocitose e plaquetose.
2. Fe sérico aumentado.
3. Redução da fragilidade osmótica.
4. Radiografia – osteoporose, dilatação dos espaços medulares, adelgaçamento do córtex e atrofia trabecular.

Confirmação diagnóstica: aumento acentuado da Hb F (3-80%) e moderado da A_2 (3-8%), a qual também pode ser normal.

Ambos os pais: anemia microcítica e A_2 aumentada.

3º passo **Classificação das beta-talassemias (βTh)**

Ver **Talassemias** – 3º passo – Classificação m ordem crescente de gravidade.

CONDUTA TERAPÊUTICA

1. Recomendação atual: regime de "**hipertransfusão**".
   O que é – transfusões frequentes com intervalos regulares.
   Meta – manter a Hb em torno de 10g%.
   Objetivo – permitir crescimento satisfatório e desenvolvimento normal, prevenir as deformidades ósseas, a osteoporose e a dilatação cardíaca, retardar o hiperesplenismo.
   Como – transfusões de hemácias deleucocitadas 10-20mL/kg, a cada 3-5 semanas.
   Quando – iniciar no 1º ano de vida.
2. Consequência: **hemossiderose**.
   Como controlar a hemossiderose – terapia **quelante** de Fe.
   Quando iniciar – ferritina acima de 1.000ng/mL e idade superior a 3 anos.
   Agente quelante – desferoxamina.
   Dose – 20-40mg/kg/dia.
   Via – subcutânea, infusão lenta (em 10-12h) através de bomba de infusão portátil, durante a noite, 5 vezes por semana.
   Produto – Desferal, ampolas de 500mg.
3. **Ácido fólico** – preconizado rotineiramente.
4. **Esplenectomia** – indicada nos casos de baço muito grande e no hiperesplenismo denunciado por aumento progressivo na necessidade de transfusão.

Aplicar previamente vacinas anti-*Haemophilus* e antipneumocócica; profilaxia com penicilina.

5. **Transplante de medula** – é curativo mas tem riscos e necessita de doador
   (geralmente irmãos não afetados) histocompatível.
6. Onde procurar:
   ABRASTA (São Paulo).

TALASSEMIA *MINOR*

Talassemia β° heterozigoto (β/β°)

1ª etapa **Quando suspeitar**

Em geral, descoberta em indivíduos que têm diagnóstico firmado de anemia ferropriva e que não respondem ao tratamento, forçando o médico a um exame hematológico mais aguçado.

2ª etapa **Dados chamativos**

1. **Anemia hipocrômica microcítica que não melhora com a administração de ferro.**
2. Baço discretamente aumentado (pode estar normal).
3. Crescimento normal.

3ª etapa **Confirmação laboratorial**

1. **Hemograma** – anemia proporcional à gravidade da doença. Tipo – microcítica hipocrômica (pode levar à confusão com anemia ferropriva). RDW normal (na anemia ferropriva está aumentado). É útil, na suspeita diagnóstica de beta-talassemia *minor* e mínima, o "**índice talassêmico**" (IT) de England e Frazer (1973): VCM × HCM^2, cujo valor médio é de 2.534 ± 568 nos indivíduos normais. Um IT menor que 1.786 é altamente suspeito de beta-talassemia *minor*. Valores em torno de 600 são comuns no estigma talassêmico, o que confere um bom valor diagnóstico ao índice. Nas anemias carenciais, inclusive na ferropriva, o índice não é tão baixo.
2. Protoporfirina livre nos eritrócitos: normal (na anemia ferropriva está aumentada).
3. **Eletroforese de hemoglobina**:
   a) Aumento de Hb A_2 (3,5-7%) em 90% dos casos.
   b) Aumento da hemoglobina fetal (2-6%) em 50% dos casos.
   c) Em poucos casos – aumento da Hb F (7-15%) e A_2 normal.
4. **Ferro sérico aumentado (ou normal)**.
5. Fragilidade osmótica diminuída.
6. Radiografia – osteoporose, dilatação dos espaços medulares, adelgaçamento do córtex e atrofia trabecular, apenas nos casos Th +.

CONDUTA TERAPÊUTICA

1. Tratamento – nenhum.
2. Evitar administração de ferro. Beber chá às refeições.

3. Aconselhamento genético diante de futuro casamento.
4. Na talassemia **intermediária**, orientar dieta pobre em ferro.

Ácido fólico oral diário.

7. Anemia Falciforme

Criança negra com anemia hemolítica crônica com crises dolorosas além de outros tipos de crise com sintomatologia variada e dramática (Fig. XVII-4).

Caso ilustrativo – menina de 6 meses, parda, 5.100g. Internada com quadro agudo de palidez acentuada e hipoatividade. Antecedentes pessoais e familiares: n.d.n. Exame físico: mau estado geral, pálida ++++, desidratada 1º grau, hipoativa, sem adenomegalia, fígado 1cm, baço 1,5cm, sem outras alterações. Exames laboratoriais de interesse: hemograma – anemia, intenso desvio à esquerda, hemácias em "foice", hipocromia. Prova de falcização + (25%). Reticulócitos = 11,8%; ferro sérico = 316mg/dL (elevado). Bilirrubinas: BT = 3,5mg/dL, BI = 2,7mg/dL.

Eletroforese de Hb: A_1 = 48,9% (N = 96 a 98%); A_2 = 4,4% (N = 1,7 a 3,5%); S = 46,7%.

2ª internação aos 8 meses: anemia intensa (Hb = 3,1g%), icterícia, desnutrição e broncopneumonia de evolução arrastada. Hepatoesplenomegalia e adenomegalia discreta generalizada.

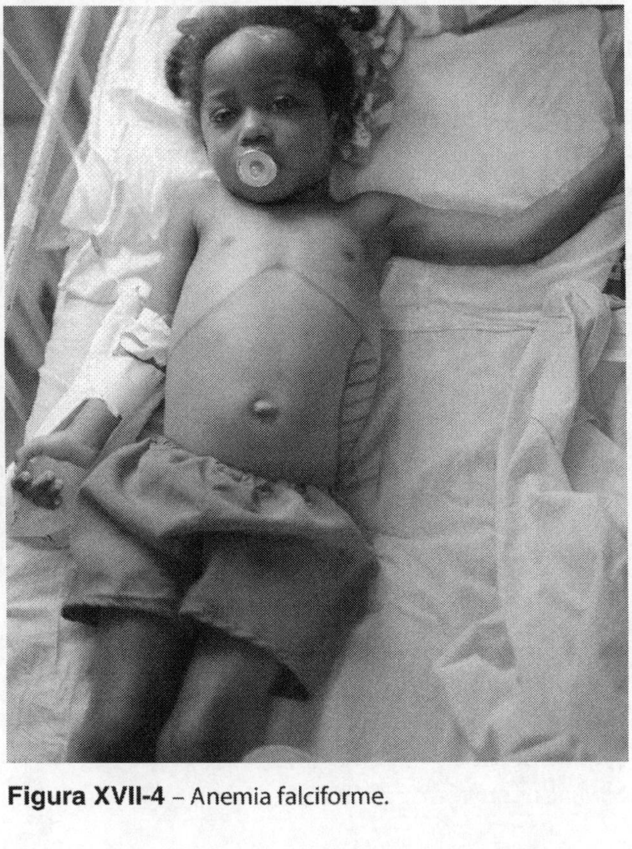

Figura XVII-4 – Anemia falciforme.

3ª internação aos 9 meses: anemia intensa (Hb = 1,6g%), icterícia, adenomegalia mais exuberante, fígado a 1cm e baço a 5cm, duro.

4ª internação aos 9 meses: anemia intensa, diarreia, desidratação, evoluindo para óbito em 4 horas.

Diagnóstico – **ANEMIA FALCIFORME** (Drepanocitose).

Doença genética: anemia hemolítica autossômica recessiva.

Mudança no gene da betaglobina de glutamina para valina originando Hb S e distorção da hemácia (foice).

Quadro clínico complexo e variável, sem cura:

Doença falciforme (com Hb S)

Homozigoto SS: Hb SS = anemia falciforme

1. S-beta-talassemia: S-Tal
2. Dupla heterozigose: Hb SC

Lembrete

Hb normal = A; indivíduo normal: Hb AA;
heterozigoto para Hb S = Hb AS.

DOENÇA FALCIFORME

Anemia hemolítica hereditária.

Autossômica recessiva.

Decorrente de **mutação** no DNA,
locado no braço curto do cromossomo 11.

Gera uma hemoglobina anormal **Hb S**, a qual tem **valina** no lugar da glutamina
(na posição 6 da betaglobina).

Isso acarreta uma anomalia química: em situações de **baixa tensão de oxigênio** ocorre a **polimerização** da molécula de hemoglobina Hb S.

Consequência da polimeração: distorção das formas das hemácias (em forma de **foice**) que se tornam rígidas (não flexíveis).

As hemácias **falciformes** aderem às células endoteliais e ocasionam obstrução do fluxo sanguíneo
(na microcirculação): **vaso-oclusão.**

Consequência: **isquemia**, **infarto**, necrose que acarreta **dor** e **disfunção.**

Observação: a presença de Hb F inibe a polimerização; portanto, no RN e primeiros meses de vida, a falcização é diminuta.

Doença falciforme – ocorre essencialmente em **negros** e é devida a hemácias falciformes que sempre contêm Hb S e compreende as seguintes entidades.

1. **Anemia falciforme** (60-70% dos casos de doença falciforme): **Hb SS** (homozigoto SS, não contém Hb A).
2. Hemoglobinopatia Sb = heterozigoto Hb S e talassemia.

3. Hemoglobinopatia SC = heterozigoto Hb S e Hb C.

Importante: o heterozigoto Hb S e Hb normal (A) = Hb AS = portador **assintomático**, estigma ou **traço** falciforme contém Hb A 50-60%, Hb S 35-45%.

As manifestações **clínicas** da **doença falciforme** devem-se a:

a) oclusão vascular e consequente isquemia e infarto dos tecidos e órgãos;

b) hemólise crônica e seus mecanismos compensadores.

Existe uma variação ampla individual na gravidade da doença: cada doente tem a "sua" doença falciforme.

CONDUTA DIAGNÓSTICA (ver Quadro XVII-4)

1ª etapa Quando suspeitar de Anemia Falciforme

Criança negra ou descendente de negros que apresenta anemia juntamente com um ou alguns dos seguintes dados clínicos (sintomatologia variada, dramática e com diferentes tipos de "crises"):

1. Dactilite (síndrome mão-pé dolorosos). Pode ser a primeira manifestação, já aos 6 meses de idade.
2. Esplenomegalia e adenopatia generalizada até os 6 anos de idade.
3. Fenômenos dolorosos e inflamatórios em articulações e ossos (justarticular); a dor é descrita como lancinante.
4. Icterícia, principalmente em crises.
5. Dores abdominais agudas simulando abdome agudo.
6. Episódios febris frequentes.
7. Dor torácica aguda em escolar, adolescente.
8. Maior suscetibilidade às infecções.
9. Criança hipodesenvolvida na idade escolar (cujo desenvolvimento foi satisfatório até os 3 anos).
10. Agravamento da anemia na vigência de qualquer infecção.
11. Episódios de hematúria.
12. Osteomielite (principalmente por *Salmonella*).
13. Predisposição para sepses.
14. Puberdade atrasada.
15. Episódios de acidente vascular cerebral.
16. Priapismo (principalmente em adolescentes).
17. Colecistite ou obstrução do colédoco.
18. Úlcera nas pernas de adolescentes.

Quadro XVII-4 - HISTÓRIA NATURAL DA ANEMIA FALCIFORME.

Idade (faixa etária)	Quadro clínico
1º trimestre	Aspecto sadio (presença de Hb F) Desenvolvimento normal. Raro: icterícia, anemia
2º trimestre	Síndrome "cólica-símile" (pós-mamadas abundantes) Anemia hemolítica surge gradualmente com a substituição da Hb F por Hb S
3º trimestre	Esplenomegalia Crises de sequestração esplênica Surtos de síndrome mão-pé Sepse pneumocócica (febre de início súbito) Morte súbita Distinguir da S-β Thal que tem Hb A_2 elevada
Pré-escolar	1. Crescimento normal 2. Esplenomegalia 3. Adenopatia generalizada 4. Pico de morbidade e mortalidade entre o 2º e 3º anos 5. Crises criptogenéticas de falcização "tipo infantil" 6. Surtos de síndrome mão-pé 7. Crises de sequestração esplênica 8. Suscetibilidade às infecções 9. Sepse pneumocócica 10. Síndrome torácica 11. Morte súbita
Escolar	1. Crescimento moderadamente deficiente 2. Redução do baço, gânglios linfáticos e amígdalas 3. Diminuição da morbidade e da mortalidade 4. Crises criptogenéticas de falcização 5. Redução da frequência dos surtos da síndrome mão-pé 6. Redução das infecções bacterianas 7. Função renal diminuída 8. Derrame cerebral 9. Icterícia (50%); colelitíase
Puberdade	1. Puberdade atrasada 2. Priapismo 3. Úlcera nas pernas 4. Colecistite 5. Cardiomegalia

2ª etapa Diagnóstico hematológico

1º passo Exames para diagnóstico **presuntivo**

1. Hemograma.

Anemia normocítica normocrômica (Hb 5 a 9g%).

Anisocitose acentuada, poiquilocitose, policromasia, normoblastos, hemácias em alvo.

Reticulocitose (5-15%); leucocitose com neutrofilia; plaquetose.

Hemácias em forma de "foice".

2º passo Comprovação: **eletroforese de hemoglobina**

Hb S (80-90%) e Hb F (2-20%); Hb A_1 ausente.
Presença de Hb S em ambos os pais.

3º passo Quais são os parâmetros **hematológicos**

1. Dos 3 meses aos 5 anos: anemia hemolítica pobremente compensada, anisocitose moderada e reticulocitose significativa.
2. Após o primeiro ano de vida: estão presentes corpos de Howell-Jolly, além de siderocitose, esferocitose e leptocitose.
3. Após os 6 anos (após autoesplenectomia): começam a surgir no sangue periférico dos indivíduos homozigotos (SS) hemácias com alterações irreversíveis, de formato alongado mesmo após oxigenação vigorosa.
4. *Screening* no RN: eletroforese de Hb no sangue do cordão.

3ª etapa As crises da anemia falciforme

1. **Vaso-oclusivas = dolorosas.** São as mais frequentes e características.
2. Aplásticas (aplasia medular aguda adquirida puramente de células vermelhas).
3. Sequestração (sequestro esplênico).
4. De hiper-hemólise (aparecimento ou aumento de icterícia com febre, vômitos, dor abdominal, precipitada por infecção ou droga oxidante, quando há associação com deficiência de G6PD).
5. Megaloblástica (deficiência de ácido fólico em fases de hematopoiese intensa).

4ª etapa Crises vaso-oclusivas dolorosas

Dor localizada intensa.

Decorre da oclusão dos pequenos vasos e consequente isquemia.

Desencadeantes: desidratação, anoxia, acidose, febre, exercícios físicos, frio, estresse.

Duração: minutos até semanas; geralmente 5-7 dias.

Localização: extremidades (crianças pequenas), abdome (adolescentes) – tórax, dorso, musculoesquelética.

Compreende algumas formas/situações características:

1. **Síndrome mão-pé**
   Surtos de **polidactilite** generalizada: edema inflamatório e dor nos pés e nas mãos, associados com febre e palidez. Ocorrem desde o 2º semestre de vida, frequentes nos 3-4 primeiros anos de vida.
   Radiografia: normal na fase aguda, posteriormente sinais de infarto ósseo.
2. Dor **abdominal** – pode simular abdome agudo.
3. **Síndrome torácica** (por microinfartos pulmonares)
   Crises de dor torácica intensa, do tipo pleural. Febre, tosse, dispneia, estertores.
   Queda de hemoglobina e plaquetas.
   Radiografia: infiltrado pulmonar e opacificação em lobo inferior.
   Não é frequente em crianças, mas é grave, com deterioração rápida e alta mortalidade.
4. **Acidente vascular cerebral** (5-10%)/Doença cerebrovascular
   Hemiparesia de instalação súbita associada com: Fraqueza, dificuldade na escrita, claudicação, paralisia; afasia, semicoma.
   Convulsões generalizadas ou focais.
   Solicitar tomografia.
5. **Priapismo** – ereção persistente e dolorosa do pênis; mais frequente na adolescência; duração da crise: 1 dia (pode durar 5 ou mais dias).

Crise dolorosa (álgica)

É a mais comum da anemia falciforme. Dor em múltiplos lugares, simétrica ou assimétrica, fixa ou migratória. Nas crianças predomina nos membros, e nos adolescentes, na coluna e costelas.
Exame físico normal, no local dor, sem febre, leucograma normal, VHS < 20, remissão espontânea < 4 dias.

Atenção, eventualmente pode ser **infecção osteoarticular**, se:

a) febre alta persistente (mais de 5 dias);
b) estado infeccioso/toxêmico;
c) achados locais evidentes com 1 ponto mais sensível;
d) leucocitose com desvio à esquerda (vai aumentando na evolução);
e) VHS maior que 20.

Convém: mapeamento ósseo com Tc; se houver foco purulento: aspiração.

Dilema diagnóstico nos agravamentos agudos da anemia.
Sequestração aguda (risco de morte) *vs.* crise de aplasia (moderada). Ver 5ª e 6ª etapas.

5ª etapa Crise aplástica

Crise de aplasia medular geralmente provocada por infecção pelo parvovírus B19. Resulta na parada completa de produção medular de glóbulos vermelhos por 7-14 dias, com queda brusca de Hb e Ht, desaparecimento dos reticulócitos e queda da bilirrubina.
Palidez, letargia e até insuficiência congestiva.

6ª etapa Crises de sequestração

Acúmulo de grande quantidade de sangue no baço, o qual aumenta rapidamente.

a) Criança menor de 5 anos, após doença viral.

b) Palidez abrupta e queda súbita e progressiva da Hb com reticulocitose.
c) Hepatoesplenomegalia e colapso periférico (choque hipovolêmico).

Causa frequente de morte;
transfusões de sangue podem ser salva-vidas.
Reincidência (50%) dentro dos próximos 4 meses.

7ª etapa O tecido linfático na AF

Como se comporta o **baço** na AF?
Aumento do baço que se inicia aos 5-6 meses de vida e pode aumentar (**esplenomegalia**) com hiperesplenismo (piora da anemia e às vezes plaquetopenia).
A esplenomegalia persiste até os 5 anos quando, devido a microinfartos sucessivos, ocorre atrofia.
Aos 6-8 anos não pode mais ser palpado (**autoesplenectomia**). Acompanha uma diminuição da função esplênica com aumento do risco de infecção. Podem ocorrer episódios de sequestro maciço de hemácias com aumento do volume do baço.

Comportamento dos gânglios linfáticos e das amígdalas (tonsilas)

Nos 5 primeiros anos de vida, há adenopatia generalizada, inclusive mediastínica e tonsilar. Os gânglios não apresentam características inflamatórias. Aos 7 anos, há regressão da adenopatia e das amígdalas, coincidindo com a autoesplenectomia (asplenia).

8ª etapa Suscetibilidade a infecções

Importante causa de morte na AF.
Suscetibilidade à meningite e à sepse por bactérias capsuladas (pneumococos e *H. influenzae*) e à osteomielite por salmonelas.

9ª etapa Complicações (mais tardias)

Miocardiopatias; hepatopatias (fibrose, insuficiência); cálculos biliares e colecistites; nefropatias (fibrose glomerular e tubular, hipostenúria, síndrome nefrótica), úlcera nas pernas.

CONDUTA TERAPÊUTICA

Orientar sobre as (numerosas) situações de emergência (inclusive na febre: 38,5°C), mas o paciente não deve ser tratado apenas nessas situações.
Deve ser montado um esquema contínuo de suporte humano, psíquico e social, além do apoio médico que inclui disponibilidade (inclusive telefônica) do pessoal médico.

- **Apoio nutricional** para manter um bom estado nutricional com dieta equilibrada e alimentos ricos em ferro e ácido fólico.
  Considerar complemento de ácido fólico 1 a 5mg/dia.
- **Proteção** contra doenças/preveníveis – **vacinas** contra *Haemophilus*, meningococos, influenza, pneumococos, hepatite B.
  Profilaxia contra **pneumococcias** (além da vacina): penicilina.
  a) Por via oral: penicilina V (Pen-ve-oral 5mL = 400.000U).
  Até 5 anos: 2,5mL; *mais de 5 anos*: 5mL; 2 vezes ao dia.
  b) Benzatina IM: 600.000-1.200.000U a cada 21 dias.
  Começar aos 6 meses e suspender aos 5 anos (a menos que tenha havido esplenectomia).

Conduta nas crises dolorosas (ver Apêndice)

1. **Dor discreta**
   a) Estimular a ingestão de líquidos.
   b) Analgésico oral: acetominofeno ou dipirona ou anti-inflamatório não hormonal.
   - Se não for suficiente associar codeína oral.
2. Dor **moderada**
   a) Hidratação com soro oral (45mEq de Na/L) – 120mL/kg/dia, fracionado de hora em hora.
   b) Analgésico: dipirona, IV, ou anti-inflamatório, IV ou IM, associado com acetominofeno + codeína, por VO.
   - Se não for suficiente: morfina.
3. Dor **intensa**
   a) Hidratação por via IV – fase de reparação: 50mL/kg de solução 1:1 de soro fisiológico e soro glicosado a 5% em 2 horas; fase de manutenção/24h: 80-100mL/kg da solução 1:4 de soro fisiológico e soro glicosado a 10%. Se acidose, acrescentar 6mL de bicarbonato de Na a 3% para cada 100mL de solução.
   b) Morfina por via IV – 1ª dose: 0,1-0,15mg/kg; aguardar ½ hora: se não foi suficiente, aplicar mais 25% da dose anterior. Repetir a cada 3 ou 6 horas. Após melhora, reduzir gradualmente a dose mas manter o intervalo. Pode ser útil o uso de bombas analgésicas de PCA.
4. **Crises muito graves** com comprometimento do estado geral, dor lancinante e anemia (Hb < 5g%) ou quando todas as outras medidas falharam:
   a) oxigênio; b) transfusão de papa de hemácias: 10mL/kg a cada 12 horas, até que a Hb atinja 12-13g%.

Conduta nas crises APLÁSTICAS

1. Casos leves, **assintomáticos**: observação.
2. Casos com **anemia grave** e/ou insuficiência cardíaca:
   a) Transfusão de concentrado de hemácias 20mL/kg, repetir a cada 8h, até que o nível de Hb atinja 7-8g/100mL e a função cardíaca se recupere.
   b) Oxigênio enquanto o paciente está dispneico.

c) Casos em que há queda rápida da Hb (níveis de alarme: 4-5g%) – transfusão de sangue total.
d) Ácido fólico por via oral.

Conduta nas crises de SEQUESTRAÇÃO

1. Monitorizar o PVC.
2. Transfusão de sangue total, plasma ou albumina até estabilizar a hemodinâmica.
3. Já na 1ª crise, desde que seja grave, em criança maior de 2 anos: esplenectomia.
4. Nas crises repetidas em crianças de mais de 5 anos: esplenectomia.
5. Em lactentes até 2 anos: transfusão crônica de sangue, mantendo Hb S < 50%.

Conduta na síndrome mão-pé – corticoide em doses moderadas, reduzir e suspender após melhora clínica, geralmente duas semanas.

Conduta na crise (dor) TORÁCICA

1. Hidratação por via IV.
2. Analgésicos.
3. Oxigênio, enquanto necessário.
4. Penicilina cristalina IV (200.000U/kg/dia, 6/6h) ou ceftriaxona; associar macrolídeo (para micoplasma).
5. Gasometria seriada.
   Indicar exsanguineotransfusão parcial, se:
   a) $paO_2 < 60$;
   b) queda de 25% da paO_2 inicial;
   c) dispneia acentuada;
   d) insuficiência cardíaca congestiva.

Conduta no ACIDENTE VASCULAR CEREBRAL

1. Casos iniciais: transfusão de concentrado de hemácias lavadas – 10mL/kg.
2. Se o caso evolui para piora, com dano neurológico: urgente – exsanguineotransfusão parcial.
3. Com risco de recorrência com deterioração neurológica:
   - programa permanente de hipertransfusão: manter Hb S abaixo de 50%;
   - considerar transplante de medula.

Conduta no PRIAPRISMO
(raro em crianças)

1. Analgésicos, compressas quentes, hidratação.
2. Transfusão de sangue.
3. Avaliação urológica precoce.
   Se não melhorar em 12 horas: aspiração dos corpos cavernosos.

Conduta nas ÚLCERAS DAS PERNAS
(pouco frequentes em crianças)

1. Repouso.
2. Antissépticos locais.
3. **Transfusões** para manter Hb em 12g%.

Conduta na HEMATÚRIA INTERMITENTE

1. Pode ocorrer em homo e heterozigotos.
2. Geralmente cessa espontaneamente.
3. Em casos rebeldes têm sido sugeridos o ácido aminocaproico por via oral, 4 vezes ao dia, durante 2 semanas, e a alcalinização da urina.

Conduta na PRÉ-CIRURGIA

1. Em negros é prudente fazer sempre a prova de falcização previamente.
2. Em portadores de anemia falciforme, fazer transfusão prévia com concentrado de hemácias na dose de 10mL/kg. Os gases anestésicos podem desencadear falcização em massa, e a transfusão ameniza esse fenômeno.
3. No ato cirúrgico, evitar hipoventilação, hipóxia, desidratação e acidose.
4. **Nos casos de alto risco cirúrgico, impõe-se a exsanguineotransfusão de 2 volemias.**

Febre de início súbito ou de origem obscura

1. Considerar sempre como situação de risco.
2. Procurar sinais focais no tórax e ossos; meningite.
3. Se bom estado geral, febre abaixo de 39,5°C: solicitar hemograma, VHS e hemocultura; aplicar ceftriaxona por via IM e retornar para controle após 12 horas.
4. Se estado geral comprometido ou febre de 39,5°C ou mais:
   - Considerar exame de urina (bacterioscópico, tipo I e cultura), radiografia de tórax, liquor.
   - Ceftriaxona ou penicilina cristalina IV por 72 horas, alta após melhora clínica, com antibiótico por via oral e agendar retorno.

Indicar transfusão de papa de hemácias

1. Agravamento de anemia: crise aplástica, sequestro esplênico.
2. Crises vaso-oclusivas com dor intensa e refratária, acidente vascular cerebral, síndrome torácica aguda, insuficiência cardíaca congestiva, priapismo que não responde ao tratamento.

Indicar regime de hipertransfusão (transfusão crônica)

1. Acidente vascular cerebral, síndrome de tórax agudo repetido, úlcera das pernas intratável, dor intensa e debilitante, falência de múltiplos órgãos.
2. Usar hemácias deleucocitadas. Recomenda-se manter Hb S < 30%. (Estudos recentes: basta manter Hb S < 50%.)

Indicar transplante de medula

1. O uso de doador HLA compatível e não afetado pela doença pode ser curativo.
2. O risco de morte com o procedimento é alto.
3. Reservar para casos graves, cuidadosamente selecionados.

Recursos alternativos úteis para a dor

1. Fisioterapia, banhos quentes, hidroterapia.
2. Hipnose, auto-hipnose, técnicas de relaxamento.

Recursos para diminuir a frequência das crises

1. Hidroxiureia (Hydrea); ácido butírico.
2. Transplante de medula óssea.
3. Células precursoras do sangue de cordão umbilical.

É alternativa para o transplante de medula.

Futuro: terapia gênica.

APÊNDICE – ANALGÉSICOS

1. Acetominofeno (paracetamol) – 15mg/kg/vez; a cada 4 ou 6h
   Tylenol solução: 1 gota = 10mg.
   Nas outras apresentações, consultar a bula.
2. Dipirona – 20-25mg/kg/vez; a cada 4 ou 6h
   Novalgina (gotas: 1 gota = 25mg;
   solução oral 1mL = 50mg).
   Dose: 1 gota/kg/vez; 0,5mL/kg/vez.
3. Anti-inflamatórios não hormonais
   Naproxeno: 10-15mg/kg/dia; fracionar de 8/8h.
   Flanax: comprimidos de 100, 275 e 550mg; suspensão de 25mg/mL.
   Outros anti-inflamatórios: consultar a bula ou DEF.

Dor moderada/grave

1. Dipirona por via IV – Novalgina 2mL = 1g.
   Dose em mL/vez: peso (em kg) × 0,05 ou 0,06, 4/4h.
2. Anti-inflamatórios parenterais –
   via IM: Voltaren, Profenid, Tilatil; via IV: Tilatil.
3. Codeína – 0,5-1mg/kg/vez de 4/4h.
4. Associação – acetominofeno (500mg) + codeína 7,5 ou 30mg
   Tylex 7,5 e Tylex 30 = 1 comprimido a cada 4-6h.
5. Morfina por via oral – 0,3-0,5mg/kg/dose a cada 3-4 horas (até 10-30mg/dose)
   Dimorf: comprimidos 10mg;
   solução oral 0,4mg/gota.
6. Morfina por via SC, IM ou IV – 0,1mg/kg/dose (até 15mg/dose).
7. Morfina infusão por via IV contínua – lactentes 0,02; crianças 0,03mg/kg/dose.
8. Morfina por via oral – 0,3-0,5mg/kg/dose (até 10-30mg/dose) a cada 3-4 horas
   Dimorf: comprimidos10mg; solução oral 1 gota = 0,4mg.
9. Morfina por via IM ou IV – 0,1mg/kg/dose (até 15mg/dose) a cada 4 horas
   Dimorf: ampolas de 1mL = 1mg; 1mL = 10mg.
10. Morfina infusão IV contínua – mg/kg/hora; lactentes 0,02; crianças 0,03.

Observação

1. As doses citadas são uma orientação.

Individualizar de acordo com a resposta.

2. Evitar doses subterapêuticas.
   Mas evitar doses muito acima da média; é preferível complementar com outra droga.

Quadro XVII-5 – ANEMIA FALCIFORME (SUMÁRIO).

Apresentação clínica	Crise
Dor localizada intensa Síndrome mão-pé no lactente Dor abdominal no adolescente, dor no tórax, dorso, dor musculoesquelética desencadeadas por infecção, febre, exercícios físicos, estresse	**Vaso-oclusiva = dolorosa** A mais frequente e característica Suspeitar de infecção se: • febre alta e persistente • estado toxêmico • leucocitose, desvio à E, VHS elevada
Anemia súbita Com desaparecimento dos reticulócitos e queda da bilirrubina Pós-infecção (parvovírus B19)	**Aplástica** (transitória) Transfusão nas anemias graves
Palidez abrupta Anemia com reticulocitose Hepatoesplenomegalia e choque em pré-escolar, pós-infecção	**Sequestração** (sequestro esplênico) Pouco comum Transfusão urgente
Aumento súbito da icterícia Com febre, dor abdominal e vômitos, pós-infecção ou droga oxidante	**Hiper-hemólise** Na associação com deficiência de G6PD
Outros: acidente vascular cerebral, priapismo, úlceras nas pernas	

3. Evitar prescrição de analgésicos, "se necessário".
4. Fazer prescrição de analgésico "de horário" (evitar intervalos longos) e não apenas "quando tiver dor". Se possível, usar o sistema em que o paciente regula sua dose de analgésico.

HEMOGLOBINOPATIA SC

Associação (heterozigoto) de genes para Hb S e Hb C

Caracterização: anemia hemolítica crônica com esplenomegalia.

Seu diagnóstico na infância é menos frequente, pois é mais benigna, apresentando sintomas menos exuberantes.

O quadro clínico é do mesmo tipo, porém sempre desencadeado por processo infeccioso ou exercícios físicos violentos.

As complicações são menos graves e raríssimos os casos de sepse ou meningite pneumocócica, mas são mais suscetíveis a infecções por *Salmonella*.

DOENÇA DE SILVESTRONI E BIANCO

O que é – associação de anemia falciforme + Cooley (= S-β Thal).

Sintomatologia – semelhante à da anemia falciforme: palidez, icterícia, dores articulares e abdominais; hepatoesplenomegalia. Aparecimento precoce. Anemia microcítica hipocrômica, anisocitose, hemácias em alvo; hemácias falciformes não são vistas com frequência no esfregaço.

Comprovação – Hb S e Hb A_2; pequena quantidade de Hb A_1.

Formas – moderadas e graves. A gravidade é inversamente proporcional à quantidade de Hb A_1.

8. Anemia Hemolítica por Deficiência Enzimática

DEFICIÊNCIA DE G6PD

= deficiência de glicose-6-fosfatodeidrogenase.

O que é – distúrbio do ciclo das pentoses do eritrócito; a deficiência é dependente da idade do eritrócito: a atividade é maior no eritrócito jovem (quase normal no reticulócito) e decai com o envelhecimento do eritrócito.

SEQUÊNCIA DIAGNÓSTICA

1ª etapa Quando suspeitar

1. Surtos hemolíticos após ingestão de certas drogas oxidantes.
2. Raro: hiperbilirrubinemia (icterícia) neonatal não fisiológica e sem incompatibilidade sanguínea maternofetal, seguida de anemia hemolítica crônica, moderada.

2ª etapa Dados importantes

1. Grupos **étnicos** atingidos – negros, povos do Mediterrâneo (italianos, gregos e judeus sefaraditas), orientais (chineses).
2. Drogas capazes de provocar o surto hemolítico – ácido acetilsalicílico, antimaláricos (primaquina, cloroquina), sulfonamidas, nitrofurantoínicos, sulfonas, naftalina, inseticidas, anilina, ácido nalidíxico, vitamina K, azul de metileno, probenecida, cloranfenicol, *henna*. Infecções e acidose.
   Fava (só em caucasianos).
3. Transmissão **hereditária** recessiva, ligada ao cromossomo X (predominância no sexo masculino).

3ª etapa Surto hemolítico

Suas características variam de acordo com o tipo de deficiência de G6PD: variante A (encontrada em negros) e **variante mediterrâneo** (em caucasianos).

1. Intervalo entre a exposição ao agente hemolítico e o desencadeamento da crise:
   A – 24 a 36 horas; mediterrâneo – 3 a 24 horas.
2. Anemia:
   A – raramente < 6g; mediterrâneo – frequentemente < 6g.
3. Duração da hemólise: A – autolimitada, mesmo com a continuação da administração da droga.
   Pode ocorrer uma segunda onda de hemólise; mediterrâneo – a crise pode ser fatal.

4ª etapa Icterícia neonatal

1. Hiperbilirrubinemia neonatal grave pode ocorrer em RN caucasianos e chineses.
2. Hiperbilirrubinemia neonatal (icterícia não fisiológica) em RN negros prematuros ou com anoxia perinatal.
3. A deficiência de G6PD é apenas um fator predisponente na patogênese da icterícia neonatal.
   Pesquisar outros fatores: hipóxia, infecção, acidose.
4. A icterícia neonatal pode ser decorrente de droga administrada à mãe no fim da gestação (vitamina K).

5ª etapa Estudo hematológico no surto hemolítico

Queda da Hb e Ht; hemoglobinúria.

Policromatofilia, reticulocitose, corpos de Heinz.

Coombs pode ser negativo.

6ª etapa Comprovação diagnóstica

1. *Kits* de triagem.

2. Atividade enzimática – 0 a 25% do normal, mas pode ser normal imediatamente após o surto hemolítico: por isso só efetuar o teste algumas semanas depois.

Casos ilustrativos

Caso 1 – criança de 3 anos com anemia, icterícia e esplenomegalia. No período neonatal teve icterícia acentuada com aumento da bilirrubina indireta que obrigou à exsanguineotransfusão, embora não se tenha demonstrado nenhuma incompatibilidade sanguínea maternofetal. Parece haver notícia de caso semelhante na família.

Exame hematológico: anemia (7g%) normocítica e normocrômica, alguns esferócitos; reticulocitose; mielograma: hiperplasia do setor eritroide. Prova de Coombs negativa. Fragilidade osmótica levemente aumentada.
Eletroforese de hemoglobina normal.

Exame dos pais (que são consanguíneos) não revelou esferócitos nem esplenomegalia.

Raciocínio diagnóstico

1. **Anemia hemolítica** – a) tríade: anemia, icterícia, esplenomegalia; b) reticulocitose, hiperplasia medular.
2. Provavelmente **hereditária** – a) outro caso na família; b) consanguinidade dos pais; c) icterícia hemolítica já no recém-nascido.
3. **Hipótese primeira** – esferocitose hereditária. Argumentos: frequência, presença de esferócitos e fragilidade osmótica.
4. **Interpretação crítica** – o caráter dominante da transmissão hereditária foi excluído (não há evidências em nenhum dos pais), e o processo adquirido também foi excluído pelo Coombs negativo. Por outro lado, a presença de poucos esferócitos e a fragilidade osmótica, apenas levemente diminuída, põem em dúvida o diagnóstico. Como também foram afastadas as hemoglobinopatias, surge a hipótese de **eritroenzimopatia**.
5. Solicitado teste de auto-hemólise – levemente positivo: só foi parcialmente corrigido pela adição de glicose. Na esferocitose hereditária, a auto-hemólise é acentuada, mas totalmente corrigida pela adição de glicose.
6. **Conclusão** – anemia hemolítica não esferocítica constitucional: a mais importante é a **deficiência de G6PD** (distúrbio da glicólise do eritrócito, ou seja, distúrbio no ciclo anaeróbio de Embden-Meyerhof – *shunt* das hexoses).
7. Comprovação:
   a) reticulocitose com G6PD no nível máximo do normal, logo após o surto hemolítico;
   b) G6PD a 10%, 4 semanas depois do surto.

Caso 2 – menino negro de 1 ano estava tomando sulfadiazina e aspirina para um processo de IVAS quando se instalou um quadro agudo de palidez, vômitos, dor abdominal, conjuntivas ictéricas, abatimento. Restante do exame normal. Hb = 5g%, GV = 2.000.000, leucócitos = 16.000, bastonetes = 8%, segmentados = 70%, linfócitos = 13%, monócitos = 8%, eosinófilos = 1%. Normoblastos. Policromasia. Reticulócitos = 5%. Prova de falcização negativa. Teste de Coombs negativo – pesquisa de corpos de Heinz positiva. Eletroforese de hemoglobina normal. Bilirrubinas: BD = 1,2; BI = 4mg/dL.

Raciocínio

1. Anemia hemolítica (surto agudo) – anemia, reticulocitose, normoblastemia, hiperbilirrubinemia indireta.
2. Anemias falciforme e esferocítica excluídas.
3. Anemia autoimune improvável – Coombs negativo.
4. Os corpos de Heinz (corpos de inclusão citoplasmática) ocorrem em pacientes com deficiência de glutation, hemoglobinas instáveis, deficiência de G6PD e na anemia com corpos de Heinz.
   O mais comum é a **deficiência de G6PD**.
5. Drogas (sulfa, aspirina) atuando como precipitantes da crise hemolítica.
6. Comprovação – avaliar a atividade de G6PD (fora da crise).

9. Anemia Hemolítica Autoimune AHAI (com Coombs positivo)

O que é – AHAI ocorre quando o indivíduo produz anticorpos (da classe IgG ou IgM) dirigidos contra antígenos de superfície de seus próprios eritrócitos, promovendo sua destruição (hemólise).

Os anticorpos da classe **IgG** têm sua atividade máxima a 37°C = anticorpos **quentes** (promovem hemólise extravascular), enquanto os da classe **IgM** atuam a 0°C = anticorpos **frios** (hemólise intravascular).

Clínica – anemia; icterícia (na hemólise intravascular); esplenomegalia.

A anemia hemolítica autoimune por anticorpos quentes (IgG) é muito mais frequente em Pediatria. Metade dos casos é idiopática e a outra metade está ligada a distúrbios imunoproliferativos (linfoma, LES), tuberculose, infecções virais (CMV), inflamações crônicas (colite) ou drogas.

A anemia hemolítica autoimune por hemaglutininas **frias** (IgM) é rara na infância. A grande maioria está ligada à infecção pelo *Mycoplasma pneumoniae*, mas pode ocorrer com outras infecções virais, distúrbios proliferativos malignos (linfomas) ou não malignos (colagenoses) e até sem causa aparente (idiopáticos).

SEQUÊNCIA DIAGNÓSTICA

1ª etapa Quando suspeitar

1. Anemia hemolítica (reticulocitose) com Coombs positivo.

2. Esferocitose com Coombs positivo a 0°C e/ou a 37°C.
3. Anemia de instalação súbita em criança de mais de 1 ano.
4. Aglutinação sanguínea espontânea no momento da colheita.

2ª etapa Quadro clínico

1. É uma das mais frequentes formas de anemia aguda adquirida após o 1º ano de vida. Leve predomínio do sexo feminino.
2. Início – a) geralmente é **súbito**: anemia, febre, icterícia, prostração, esplenomegalia, hemoglobinúria; b) **eventualmente** é insidioso, evolução crônica.
3. **Evolução** – imprevisível: pode ser rapidamente fatal no lactente, pode evoluir para a cura em pouco tempo ou após meses ou anos de evolução, com crises e remissões espontâneas.

3ª etapa Quadro hematológico

1. Anemia normocítica normocrômica (pode ser grave).
2. Reticulocitose.
3. Esferocitose.
4. Autoaglutinação (pode levar à errônea classificação do tipo sanguíneo como AB, Rh positivo).
5. Fragilidade osmótica normal (aumenta paralelamente ao número de esferócitos).
6. Auto-hemólise – acentuadamente aumentada após incubação.
7. **Coombs direto e indireto positivos** a 37°C e/ou a 0°C.

Observações: lembrar também da existência de crises hemolíticas não imunes (Coombs negativo), anemia hemolítica secundária a outras doenças (linfomas, lúpus) e AHAI + púrpura trombocitopênica imune = síndrome de Evans.

4ª etapa AHAI por "anticorpos quentes" (IgG induzida)

1. É muito mais frequente em crianças.
2. Na maioria dos casos não se encontra a causa: primárias ou idiopáticas.
3. As demais estão ligadas a distúrbios imunoproliferativos (linfomas, LES), imunodeficiência, colite ulcerativa, drogas – 20% (penicilina, cefalosporinas, eritromicina, probenecida, acetominofeno, ibuprofeno, metildopa).

<u>Padrão 1</u> (75%) – **aguda**, transitória (3-6 meses), predomina dos 2-12 anos, precedida por infecção respiratória viral; baço aumentado:

a) início agudo: febre, palidez, icterícia, hemoglobinúria;
b) início gradual com palidez crescente.

Não existe doença subjacente.

Boa resposta aos corticoides, baixa mortalidade, recuperação plena.

<u>Padrão 2</u> – de evolução prolongada, **crônica**:

a) predomina em lactentes e adolescentes;
b) hemólise persistente por meses ou anos.

Resposta aos corticoides é inconsistente; mortalidade de 10% (pela causa subjacente).

Hemograma: anemia (Hb < 6g).

Teste de Coombs direto positivo a 37°C.

Pode ocorrer falso-negativo (pouca IgG ligada ao eritrócito).

Tratamento

1. Transfusão de sangue – só em anemias graves com risco de morte; escolher o sangue menos incompatível.
2. Nos casos de hemólise grave (não nos casos moderados) – corticoide:
   1º) Pulsoterapia – metilprednisolona (Solumedrol) 30mg/kg/dia, IV, em 2 horas, com monitorização, 3 dias seguidos.
   2º) Prednisona 2mg/kg/dia, VO, com retirada gradual após melhora estável, o que pode durar meses.
3. Nos casos refratários – gamaglobulina IV (Sandoglobulina) 1g/kg/dia em infusão IV lenta em 8 horas, com monitorização.
4. Nos casos intratáveis – esplenectomia (com todos os cuidados ao esplenectomizado).

5ª etapa AHAI por "anticorpos frios" (IgM induzida)

Doença da aglutinina fria

a) Primária ou idiopática.
b) Secundária à infecção por *Mycoplasma pneumoniae* e vírus Epstein-Barr.
c) Nos distúrbios linfoproliferativos.

É pouco frequente em crianças; pode ocorrer após infecção por micoplasma, geralmente episódio hemolítico agudo, intravascular, autolimitado.

Tratamento: evitar exposição ao frio, tratar a doença subjacente.

Nos casos raros graves: imunossupressão, exsanguineotransfusão ou plasmaférese.

Hemoglobinúria paroxística fria

Geralmente casos autolimitados e desencadeados por infecções virais.

Tratamento: transfusão para anemias graves; evitar ambientes frios.

Segunda Parte

DOENÇAS HEMORRÁGICAS DA INFÂNCIA

O Processo da Coagulação

A coagulação obedece a um esquema que culmina na formação da trombina através da ativação da protrombina, após a interação de dois sistemas: o intrínseco e o extrínseco.

1. **Intrínseco** – o processo inicia pela ativação do fator XII por meio da ação da superfície de contato (endotélio vascular); o fator XII ativado atua sucessivamente sobre os fatores XI, IX, VIII, X, V; participam ainda fosfolípide e cálcio.
2. **Extrínseco** – o fator VII é ativado pelo fator tecidual e ativa sucessivamente os fatores X e V; contém ainda fosfolípide e cálcio.

A **via comum** é constituída pelos fatores X, V, II e I.

A **via final** é o fibrinogênio (fator I).

Sistema fibrinolítico: plasminogênio → plasmina → trombo → fibrinoplaquetário → PDF (produtos de degradação da fibrina).

1. Diagnóstico dos Distúrbios da Hemostasia

Ver Sumário – Diagnóstico.

Entenda o conceito moderno de hemostasia

É o conjunto de mecanismos utilizados pelo organismo para **manter o sangue fluido no interior dos vasos**, sem extravasamento (hemorragia) e sem solidificação (trombose) (Fig. XVII-5).

Doença hemorrágica – extravasamento do sangue do interior dos vasos. Ocorre por distúrbios de qualquer um dos mecanismos da hemostasia: o vaso, a plaqueta e os fatores plasmáticos da coagulação, com a fibrinólise e a anticoagulação.

Nas doenças hemorrágicas é frequentemente possível identificar qual o mecanismo que está alterado, mas é importante ter em mente que no desencadeamento de um episódio hemorrágico grave quase sempre existe o acometimento de mais de um fator de hemostasia.

1º passo **Queixa**:

Criança com **sangramentos e/ou manchas hemorrágicas na pele**.

2º passo **Questão básica**:

É uma **doença hemorrágica**?

Ressalva – mais frequentemente são ocasionados pelos traumatismos comuns da infância (em casos repetitivos, considerar maus-tratos).

Valorize mais a duração exagerada dos episódios hemorrágicos que sua repetição.

3º passo Deve ser:

- em locais não sujeitos a traumatismos
- vários locais concomitantemente
- duração e/ou intensidade desproporcional ao agente desencadeante
- recidivantes (repetitivos)
- história familiar

4º passo **Tipo: Púrpura *vs.* coagulopatia**

a) se manchas hemorrágicas – **Púrpura**;
b) se coleções hemorrágicas – **Coagulopatia**.

PÚRPURA (defeito de vasos de pequeno calibre).

Defeitos de plaquetas ou nos capilares (vascular).

Petéquias + equimoses na pele e mucosas.

Observação: lesões purpúricas não desaparecem à digitopressão.

Podem ocorrer concomitantemente: epitaxe, hemorragias digestivas, metrorragia.

1. Por transtorno quantitativo ou qualitativo das **plaquetas**.
   Provocam mais **petéquias** que equimoses.
   Exame **laboratorial** básico: hemograma com contagem de **plaquetas**.
   Exames complementares – TS, prova do laço.
2. Por anomalia **vascular** – **capilaropatia**
   Provocam mais **equimoses** que petéquias.

COAGULOPATIA – defeito nos vasos de médio calibre

Causam grandes **coleções sanguíneas**.

No subcutâneo e músculos – **hematomas**.

Nas articulações – **hemartroses**.

Por defeitos dos **fatores plasmáticos de coagulação**: I, II, V, VIII, IX, X, XI e XIII.

DOENÇAS HEMORRÁGICAS – SUMÁRIO DIAGNÓSTICO

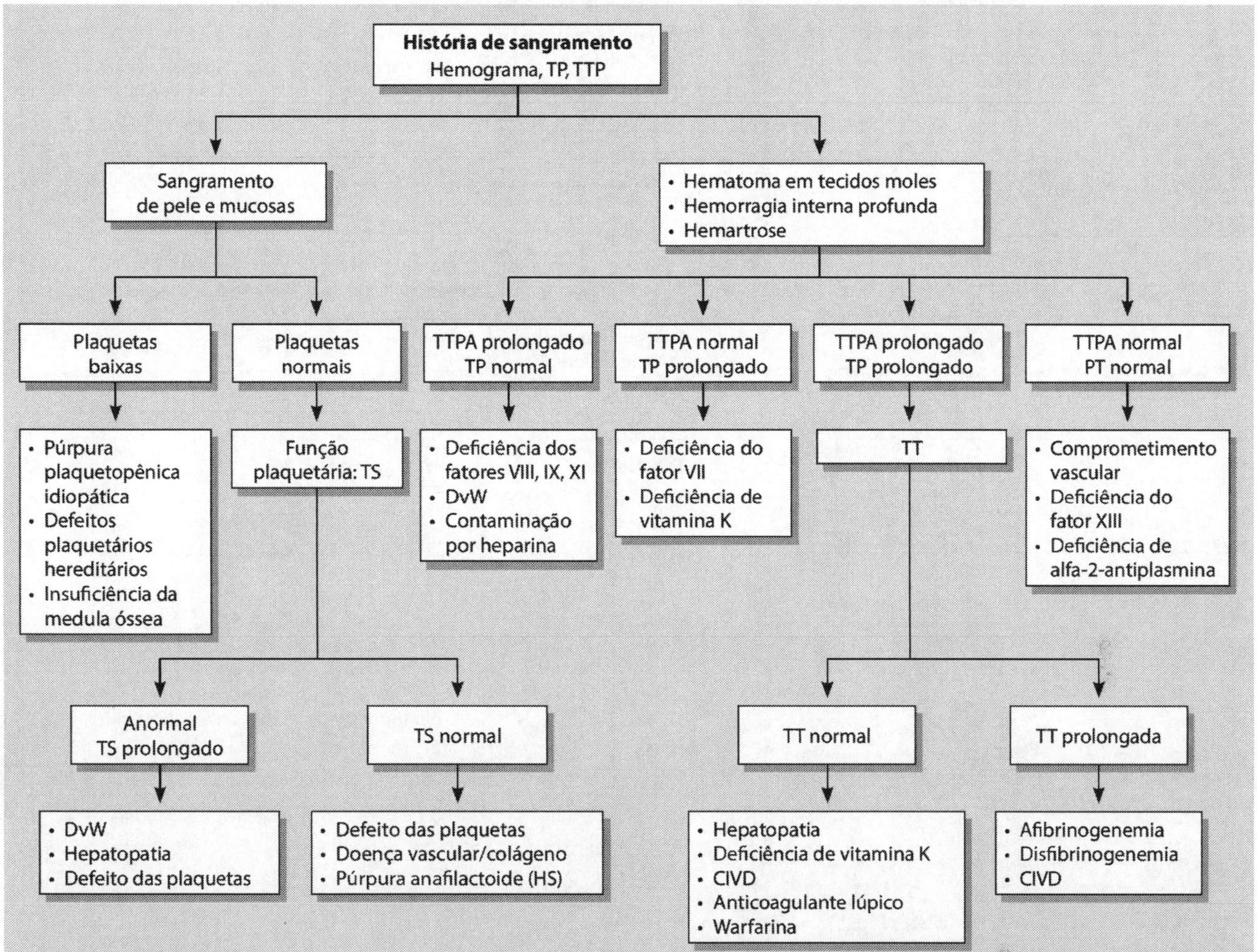

TP = tempo de protrombina; TTPA = tempo de tromboplastina parcial ativada; TS = tempo de sangramento; TT = tempo de trombina; DvW = doença de von Willebrand; HS = Henoch-Schönlein; CIVD = coagulação intravascular disseminada; TC = tempo de sangria; método *in vitro* moderno: PFA (mais preciso).

Exames **laboratoriais** básicos: TC e TTPA.
Exames complementares: fator VIII e eventualmente fator IX.

Relembre os termos

Petéquias = manchas hemorrágicas do tamanho de uma cabeça de alfinete, mais frequentes nas pernas e nos locais de pressão.

Equimoses = hemorragias cutâneas irregulares do tamanho de uma moeda.

Hematomas = hemorragias subcutâneas e/ou viscerais do tipo de grandes coleções sanguíneas.

Teleangiectasia = dilatação localizada de capilares e vênulas na pele ou nas mucosas, de cor vermelho-escura.

Hemartrose = sangue na articulação.

Púrpura = pontilhado hemorrágico (petéquias + equimoses) da pele e das mucosas.

SEQUÊNCIA DIAGNÓSTICA

1ª fase **Análise do caso**

1º passo **Anamnese** – história familiar de problemas hemorrágicos; ingestão de drogas durante a gravidez; problemas hemorrágicos no recém-nascido (sangramento umbilical); no lactente: sangramento local na eclosão dentária; na criança: sangramento de mais de 24-48 horas após extrações dentárias; equimoses e hematomas exageradamente frequentes, especialmente se no tronco ou nos braços; hemartroses; necessidade de transfusão de sangue por ocasião de intervenções cirúrgicas comuns; ingestão

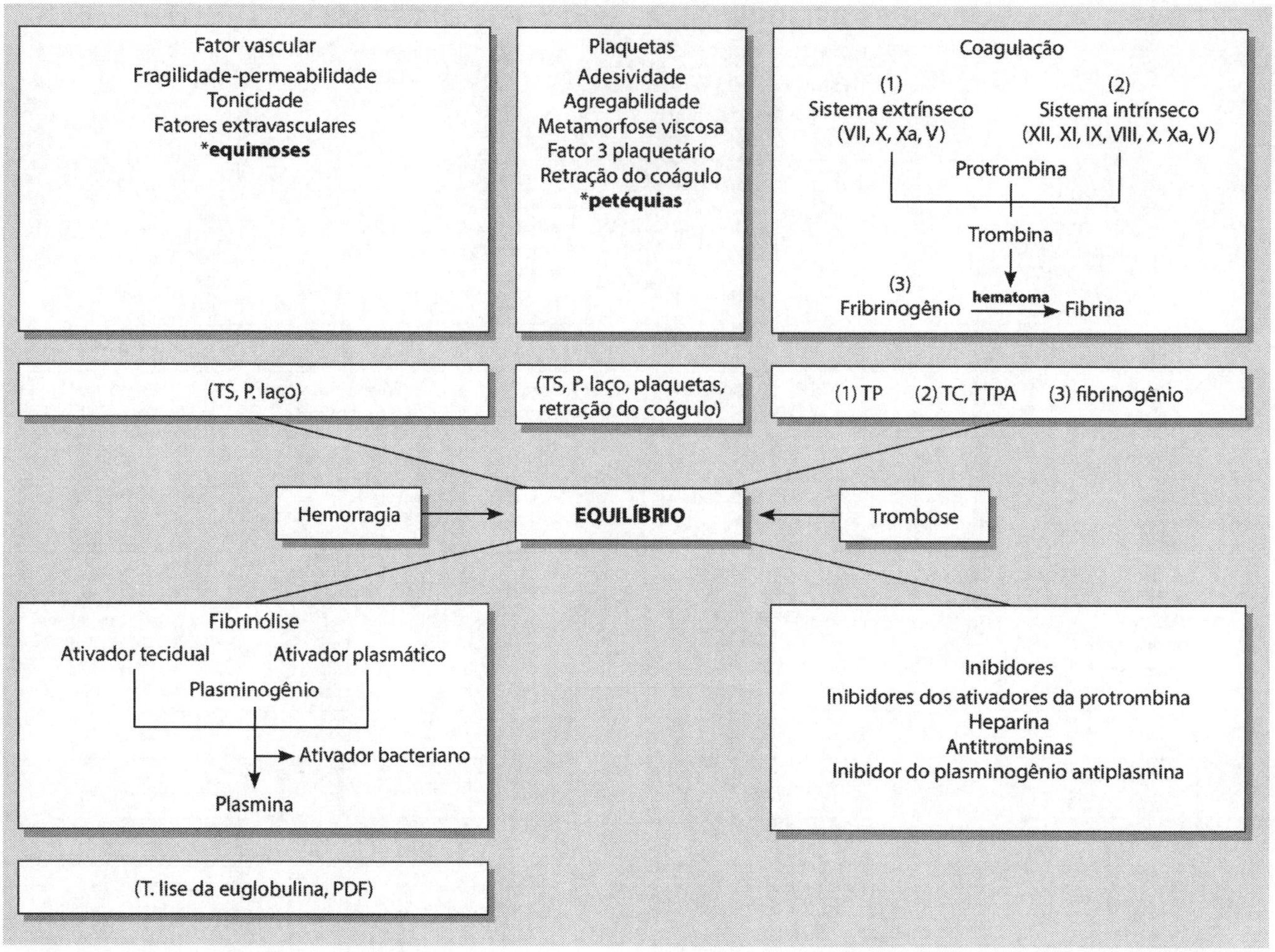

Figura XVII-5 – Hemostasia (distúrbios*).

acidental ou terapêutica de drogas. Valorizar história de doença febril, anemiante, para o diagnóstico de doença hemorrágica secundária.

2º passo **Exame físico** – procurar sufusões hemorrágicas e áreas de teleangiectasias; linfoadenopatia e esplenomegalia (sugerem processo hemorrágico secundário).

2ª fase Raciocínio diagnóstico

1ª etapa Qual é o tipo de defeito de hemostasia?

1. De vasos de pequeno calibre – **púrpura** (petéquias e/ou equimoses na pele e/ou na mucosa) acompanhada de hemorragias mucosas (epistaxes), hemorragias gastrintestinais, menorragias: por transtorno quantitativo ou qualitativo das **plaquetas** ou anomalia **vascular** (capilaropatia).
2. De vasos de médio calibre – **coagulopatia** = hemorragias do tipo de grandes coleções sanguíneas (hematomas) subcutâneas e teciduais profundas, especialmente ao nível do aparecimento locomotor (músculos e articulações), por defeitos dos **fatores plasmáticos** de coagulação (I, II, V, VII, VIII, IX, X, XI e XIII) (Quadro XVII-6).

2ª etapa Coagulograma

Perfil laboratorial para estudo da hemostasia. Indicado nos distúrbios hemorrágicos e na avaliação hemostática pré-operatória.

Quadro XVII-6 – DEFEITOS DA HEMOSTASIA.

Tipo de hemorragia	Defeito vascular	Defeito* plaquetário	Complexo protrombínico	Hemofilia A B C
Petéquias	++	+++	+	–
Equimoses	+++ palpáveis	++	+	+ grande e solitária
Epistaxes	+	++	+	++
Hematomas e hemartrose	–	–	–	+++

*Sangramento de cortes superficiais são persistentes e profusos.

Utiliza os tempos de coagulação (tempo de coagulação do sangue = TC, tempo da tromboplastina parcial ativada = TPPA, tempo da protrombina = TP e tempo da trombina = TT) e a avaliação plaquetária (contagem de plaquetas, tempo de sangramento = TS e prova do laço = PL).

O coagulograma-base compreende: TTPA, TP, TS, plaquetas; completar com retração do coágulo e prova do laço.

Atividade dos fatores de coagulação

Tempos de coagulação

Tempo	Normal	Via estudada	Fatores estudados	Via comum (X, V, II, I)
TC (Lee-White)	4-10min*	Intrínseca	Pouco específico	Sim
TTPA	40-50s**	Intrínseca	XII, XI, IX, VIII	Sim
TP (Quick)	12-15s**	Extrínseca	VII	Sim
TT	10-12s**	Final	I	Não

*Hoje quase não usado. Substituído pelo TTPA.
**Dependem do controle normal.

Contagem de **plaquetas** – quantidade e morfologia. Normal 150.000-400.000/mm³.

Tempo de sangramento (TS) – pela perfuração superficial no lobo da orelha: normal, abaixo de 9min; alterado nas púrpuras vasculares e plaquetárias.

Prova do laço (PL) – um manguito de aparelho de pressão é colocado no braço com valor intermediário entre PA máxima e mínima durante 5min e observa-se o aparecimento de petéquias no antebraço (normal: até 5). Alterado nas púrpuras vasculares e plaquetárias.

Retração do coágulo (RE) – volume do soro que se separa do coágulo: normal 40% ou mais. Coágulo friável e menor volume do soro ocorrem quando o fibrinogênio está diminuído ou as plaquetas estão reduzidas (menos de 100.000) ou disfunção plaquetária.

Pesquisa de produtos de degradação do fibrinogênio (PDF) – atividade fibrinolítica; fibrinólise primária, CIVD.

Dosagem do fibrinogênio plasmático – nas coagulopatias adquiridas (CIVD).

3ª etapa Diagnóstico das doenças hemorrágicas

Se o caso for sugestivo de **doença hemorrágica** (valorize mais a duração exagerada dos episódios hemorrágicos que sua intensidade), solicite coagulograma: TTPA, TP, TS, prova do laço.

Interpretação:

1. TTPA prolongado e TP normal: deficiência de XII, XI, IXa, VIII (hemofilia), doença de von Willebrand (DvW).
2. TP prolongado e TTPA normal: deficiência de VII.
3. TTPA e TP prolongados: deficiência de X, V, II, I, fibrinogênio.
4. TTPA e TP normais: normal ou deficiência de XIII, DvW.
   Necessária a pesquisa de deficiência do fator XIII.

Nota: TC normal não exclui coagulopatia.

▶ Se o quadro clínico for de **púrpura** (petéquias e equimoses + hemorragias mucosas) e os exames revelarem: TS prolongado ou normal, prova do laço anormal (TC e TTPA normais), solicite **contagem de plaquetas** e visualização de sua morfologia no esfregaço:

1. Se as plaquetas estiverem **diminuídas**: púrpura **plaquetopênica** (= trombocitopênica).
2. Se o número de plaquetas for **normal**: púrpura **vascular** (confronte com o quadro clínico: predomínio de equimoses nos membros inferiores, poupando as mucosas) ou por **disfunção** plaquetária (a morfologia já pode ser sugestiva).

▶ Se o quadro clínico for de **coagulopatia** (hematomas, sangramentos intensos), TC e TTPA alongados, solicite:

1. TTPA – avalia o sistema intrínseco (XII, XI, IX, VIII, X): hemofilia.
2. Tempo de protrombina (TP) – avalia o sistema extrínseco (VII, X, V).
   Controle da terapia de **anticoagulação**:
   a) Via oral – TP.
   b) Heparinização – TTPA.

2. Púrpuras Plaquetárias

Na púrpura plaquetária, os exames de laboratório permitem sua comprovação e também sua classificação. Nas **plaquetopenias**, o **mielograma** é de grande valor diagnóstico. Nas púrpuras por alteração da **qualidade** plaquetária, o diagnóstico diferencial com as púrpuras vasculares torna-se difícil e, além da anamnese, exame clínico, antecedente familiar, resposta a agentes terapêuticos, há necessidade de exames mais específicos para se estabelecer o diagnóstico etiológico (estudo da adesividade e agregação plaquetárias).

Caracterização das púrpuras plaquetárias

Petéquias, equimoses disseminadas por todo o corpo, mais frequentes nos membros inferiores, simétricas. Acometimento frequente de mucosa oral, conjuntival; gengivorragias, menorragias, epistaxes frequentes.

Geralmente: TS aumentado, retração do coágulo deficiente, prova do laço anormal.

Número de plaquetas:

1. Diminuído (plaquetopênicas) com ausência ou presença de megacariócitos ao mielograma (< 150.000).
2. Disfunção plaquetária normal: rara – solicitar agregação plaquetária.

Ver quadro XVII-7.

Fazer revisão das células no esfregaço sanguíneo (plaquetas e outras células sanguíneas).

3. Púrpura Trombocitopênica Idiopática (imune) = PTI

O que é – nome atual: **púrpura trombocitopênica** (plaquetopênica) **imune**:

1. Doença hemorrágica adquirida, geralmente benigna.
2. De natureza imunológica com formação de anticorpos antiplaquetários.
3. Clinicamente caracterizada por:
   a) plaquetopenia (< 100.000); geralmente < 40.000;
   b) púrpura (petéquias, equimoses);
   c) sem nenhuma causa identificável de plaquetopenia;
   d) medula óssea normal.

Casos ilustrativos

Caso 1 – menino, 3 anos. Há 2 semanas apresentou infecção banal das vias aéreas superiores, com evolução favorável. Subitamente surgiu púrpura, caracterizada por algumas equimoses e poucas petéquias. Estado geral conservado. **Hemograma**: séries vermelha e branca normais; plaquetas = 40.000/mm³.

Diagnóstico – púrpura trombocitopênica idiopática.

Evolução – cura clínica e hematológica em 1 mês, sem tratamento.

Caso 2 – menina, 4 anos. Início súbito com aparecimento de púrpura (petéquias, equimoses). Epistaxes repetidas. Estado

Quadro XVII-7 – PÚRPURA PLAQUETÁRIA.

	Patogenia	Manifestação hemorrágica	Causa/herança	Exames alterados	Exames normais	Tratamento
Trombocitopênica						
Amegacariocítica	Congênita Anemia aplástica Leucemia Neoplasias	Nos casos de acometimento de toda a medula: febre e anemia	Sífilis Infecção Idiopática Secundária à doença de base	TS Prova do laço Retração do coágulo Plaquetas	TC TP TTPA	Repouso Corticoide Local Doença de base
Megacariocítica	PTI = púrpura trombocitopênica idiopática (Werlhof)	Petéquias Equimoses Epistaxe	Idiopática Imunológica Infecção	TS Prova do laço Retração do coágulo Plaquetas Medula rica em megacariócitos	TC TP TTPA	Repouso Corticoide Vitamina C Às vezes esplenectomia
	Secundária a drogas		Quinidina Butazona			Remoção da droga Corticoides
	Hiperesplenismo	Anemia Leucopenia	Esquistossomose			Esplenectomia
Trombopática (disfunção plaquetária)	Drogas AAS Dextrano	Menorragia Hematêmese	Defeito na agregação plaquetária	TS Prova do laço Agregação	TC PI RC PT TTPA	Remoção da droga
	Tromboastenia de Glanzmann	Epistaxes, melhora com a idade	Autossômica dominante	TS Prova do laço Retração do coágulo	Plaquetas TC TP TTPA	Local Corticoide Transfusão de plaquetas

geral satisfatório. Palidez discreta. Ponta de baço palpável. *Hemograma*: anemia discreta; leucocitose moderada com neutrofilia e desvio à esquerda.

Plaquetas = 30.000/mm³. *Mielograma*: megacariócitos aumentados em tamanho e em número. Ausência de células anormais. Pesquisa de células LE e FAN no sangue negativa. Prova de Coombs negativa.

Diagnóstico – **púrpura trombocitopênica idiopática**.

Evolução – teve uma epistaxe grave só controlada com transfusão de sangue fresco e concentrado de plaquetas. Tomou prednisona durante 1 mês, o corticoide foi retirado gradualmente; as plaquetas sofreram um decréscimo de 25%, mas sem recorrência de púrpura clínica.

Caso 3 – menino pardo de 13 anos, internado com diagnóstico provisório de pneumonia + derrame pleural esquerdo. Nos antecedentes próximos: epistaxes de repetição (exigindo transfusões de sangue), além de raras petéquias. A drenagem pleural deu saída a 500mL de líquido fortemente hemorrágico, contendo coágulos e levando ao choque. *Hemograma*: anemia. Plaquetas = 10.000/mm³. *Mielograma*: megacariócitos presentes, granulosos, sem sinais de plaquetogênese.

Diagnóstico – **púrpura trombocitopênica idiopática. Hemotórax.**

CONDUTA DIAGNÓSTICA

1ª etapa Sinal chamativo

Púrpura (petéquias, esquimoses) generalizada (inclusive em áreas não expostas a traumatismos) em crianças de aparência sadia; ocasionalmente epistaxe e hemorragia de mucosas (Fig. XVII-6).

2ª etapa Quadro clínico característico

1. Antecedente (10 a 20 dias antes) de infecção banal das vias aéreas superiores (ou, eventualmente, doenças virais exantemáticas, mononucleose, caxumba) – presente em 50% dos casos.

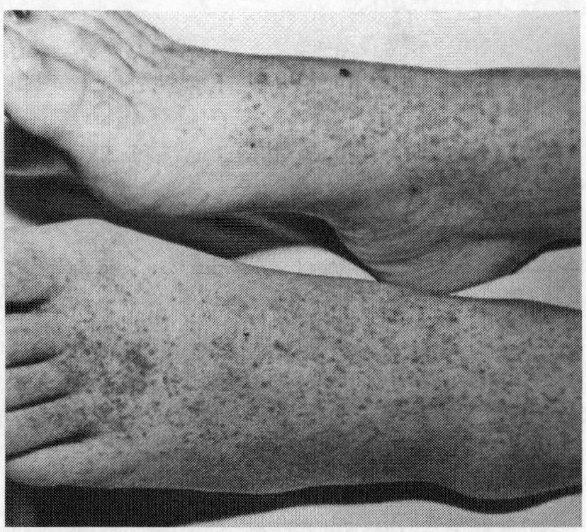

Figura XVII-6 – Púrpura trombocitopênica idiopática.

2. Idade – acima de 3 meses; pico entre 2 e 5 anos. Sexo: ambos.
3. **Início súbito de púrpura** em criança com **bom estado geral**, sem evidências de doença sistêmica.
4. Epistaxes – ocorre em 30% dos casos.
5. Hematúria – ocorre em 5-10% dos casos.
6. Gengivorragia, hemorragias digestivas, vaginal, conjuntival e outras – ocorrem raramente. Hemotórax é complicação rara (ver caso 3).
7. Complicação mais temível – hemorragia do SNC.
8. Início insidioso em adolescentes sugere **PTI crônica** em que a plaquetopenia é manifestação de doença sistêmica (lúpus).
9. Pesquisar HIV, especialmente em adolescentes.

Dados de exame físico

1. Estado geral conservado, aspecto saudável.
2. Não há linfoadenopatia nem hepatoesplenomegalia. Se presentes, considerar leucemia.
3. Palidez + icterícia + esplenomegalia: anemia hemolítica (autoimune) concomitante.

3ª etapa Recursos laboratoriais

1. Exame fundamental: **hemograma** com contagem de **plaquetas.**
2. A chave do diagnóstico é a **plaquetopenia** (< 30.000); as plaquetas estão **aumentadas** de tamanho.
3. Série vermelha normal; em 15%: anemia (normocítica normocrômica) leve.
4. Se quadro clínico sugestivo de PTI e plaquetopenia, não são necessários outros exames. Tempos de coagulação (TC, TTPA,TP) normais e TS aumentado ou normal.
5. Exame do esfregaço:
   a) Morfologia das hemácias pode detectar um processo hemolítico concomitante.
   b) Alteração quantitativa ou morfológica dos leucócitos pode indicar neoplasia da medula óssea.
   c) Plaquetas pequenas em outras doenças plaquetopênicas.
6. PTI **crônica**
   a) Plaquetopenia entre 20.000 e 70.000.
   b) De acordo com os dados clínicos, investigar:
      - Doenças autoimunes: VHS; FAN (lúpus); anticorpos antitireoide (tireoidite autoimune); Coombs com contagem de reticulócitos (trombocitopenia imune + anemia hemolítica autoimune = síndrome de Evans).
      - Infecções: sorologia para HIV, Epstein-Barr, citomegalovírus.
      - Imunodeficiência: imunoglobulinas; quantificação de linfócitos T e B.

7. **Mielograma**
   a) **Objetivo** – diferenciação dos casos de destruição periférica de plaquetas (PTI e algumas outras entidades raras) das doenças em que ocorre falha na produção de plaquetas (exemplo: leucemia, anemia hipoplástica).
   b) Mielograma **típico** da PTI – **megacariócitos** normais ou aumentados em tamanho e número, com formas imaturas e degeneradas. Plaquetogênese diminuída. Às vezes, eosinofilia (sugere bom prognóstico). Nos casos crônicos, é comum o assincronismo de crescimento entre o núcleo (desenvolvido) e o citoplasma (imaturo: basófilo). Série vermelha – pode ocorrer hiperplasia (resposta às perdas sanguíneas).
   c) **O mielograma deve ser pedido em todos os casos**? Não.
   Casos clínicos (incluindo hemograma) bem característicos, mielograma dispensado.
   O mielograma deve ser solicitado:
   - sempre que houver qualquer suspeita de leucemia;
   - quando se vai prescrever corticoides, é prudente fazer previamente o mielograma, para não prejudicar a validade desse recurso diagnóstico em caso de dúvidas futuras;
   - casos crônicos ou refratários ao tratamento.

4ª etapa Interpretação dos dados

PTI aguda *vs.* crônica

1. **Aguda** = púrpura trombocitopênica imune (80-90%)
   Início súbito precedido de doença viral, erupção evidente, plaquetopenia acentuada, pré-escolar saudável. Remissão: 60-90% em 6 meses.
2. **Crônica** = púrpura trombocitopênica autoimune (10-20%)
   Início insidioso, púrpura leve com plaquetopenia moderada em adolescente predominantemente do sexo feminino. Remissão: 20% em 4 anos. Considerar lúpus eritematoso sistêmico, tireoidite autoimune e HIV, além de anemia hemolítica.
   Considerar **leucemia e anemia aplástica** – solicitar mielograma, se: palidez, fraqueza, febre, esplenomegalia, aumento dos gânglios, anemia desproporcional, leucopenia.

CONDUTA TERAPÊUTICA

Colóquio (JM) *"Quando todos pensam igual, ninguém está pensando".*

Levar em consideração as seguintes **premissas**:

1. A doença é benigna e autolimitada.
2. O maior receio é a hemorragia cerebral:
   a) raríssima;
   b) nos casos relatados a plaquetopenia era < 20.000;
   c) pode ocorrer não no início, mas tardiamente;
   d) tem ocorrido a despeito do tratamento efetuado.
3. A doença e o conhecimento do risco de hemorragia cerebral trazem ansiedade para a família e para o médico e consequente pressão para tratar.
4. O tratamento medicamentoso baseia-se em imunomoduladores e imunossupressores, particularmente gamaglobulina por via IV e corticoide em dose alta.
5. A gamaglobulina por via IV é caríssima e pode ter efeitos colaterais não desprezíveis, inclusive cefaleia e vômitos, que vão obrigar ao diagnóstico diferencial com hemorragia cerebral e meningite, com exame do liquor e ressonância magnética.
6. Os efeitos colaterais de altas doses de corticoide são bem conhecidos.
7. Os corticoides e principalmente a gamaglobulina por via IV promovem aumento das plaquetas mais rapidamente do que a conduta expectante, mas não se sabe se isso é uma vantagem clínica real.
8. Não há relação direta entre o número de plaquetas e a possibilidade de sangramento; lembrar que a contagem pode variar de acordo com o método.
9. Não há casuísticas suficientemente amplas para avaliação definitiva dos diferentes tratamentos, mesmo pela dificuldade de patrocínio para pesquisas que demonstrem que não há necessidade de medicamentos.
10. Na falta de consenso, as orientações refletem mais o temperamento (e o patrocínio) dos especialistas.
11. Nunca ministrar plaquetas em sangramento sem risco de morte – é inútil e pode sensibilizar a criança quanto a transfusões no futuro.

A decisão terapêutica

1. Casos **leves** – apenas equimoses e petéquias; valorizar as condições clínicas em vez do número de plaquetas.
   Tratamento **conservador** (ambulatorial) sob responsabilidade do pediatra.
   a) Explicação detalhada à família; tranquilizar.
   b) Permitir frequência à escola.
   c) Evitar esportes traumatizantes e de contato: futebol, vôlei, basquete, bicicleta, *skate*; natação é permitido.
   d) Não usar AAS nem anti-inflamatórios não hormonais.
   e) Evitar injeções por via IM.
   f) O médico (ou serviço) deve estar disponível para dúvidas ou emergências.

g) Controle do número de plaquetas após 1 semana e 6 semanas e a cada 2 meses até atingir a remissão. *Observação*: não convém repetir em demasia a contagem das plaquetas para não aumentar a ansiedade.

2. Casos **moderados** – petéquias e equimoses e sangramento gengival/nasal: alguns autores recomendam prednisona 2mg/kg/dia, 3 dias (para a estabilização da permeabilidade capilar).
3. Casos de **hemorragia acentuada** com risco de morte – internação e medidas para aumento rápido do número de plaquetas: imunoglobulina por via IV 400mg/kg/dia durante 5 dias ou 1,2g/kg/dia, 2 dias, e mais raramente corticoide em pulso – metilprednisolona (Solumedrol) 30mg/kg/dia, 3 dias, continuar com prednisona 2mg/kg/dia com redução semanal; considerar transfusão de concentrado de plaquetas 1U/5kg, repetir após 12 horas, se necessário.

   Importante: o concentrado de plaquetas só é indicado nesses casos de urgência, nunca indicar simplesmente porque a contagem está baixa.

   Preferência: globulina anti-RH (D) por via IV: 45-50mcg/kg/dia, 2 dias (em crianças Rh positivas). Em casos de hemorragia intracraniana e sangramento grave em meninas adolescentes, considerar esplenomegalia já na fase aguda.
4. Casos **crônicos**:
   a) Evitar atividades físicas traumatizantes.
   b) Evitar drogas que podem agravar a plaquetopenia: AAS, sulfa, cloranfenicol, diuréticos tiazídicos, estrógenos, ácido valproico, carbamazepina, estrógeno.
   c) Tratar o paciente e não a plaquetopenia.

   Considerar que a maioria vive bem com o número baixo de plaquetas e que as drogas usadas não curam a doença e têm efeitos colaterais graves, e a esplenectomia pode predispor à sepse.
5. Nos casos acompanhados de **sangramento persistente**, considerar:

   Corticoide – prednisona 4mg/kg/dia durante 1 semana e redução gradual da dose em 2 semanas; globulina por via IV, anti-RH (D), interferon alfa-2b, imunossupressores.
6. A alternativa para esse tratamento é a **esplenectomia**:
   a) Remissão total em 60-90% dos casos.
   b) Melhores resultados nas crianças que mostram aumento significativo, embora transitório, após corticoide ou globulina por via IV.
   c) Postergar a esplenectomia para após os 5 anos.
   d) Ministrar corticoide e/ou globulina por via IV na semana anterior à esplenectomia.
   e) Se a esplenectomia não resolver o problema de sangramento, continuar com corticoide ou imunossupressor (a resposta é melhor após a esplenectomia).
   f) Tomar as medidas protetoras contra sepse no esplenectomizado.

4. Púrpuras por Alteração da Função Plaquetária

São raras.

As plaquetas contribuem para a hemostasia por meio da massa hemostática (por adesão ao vaso danificado) e de fatores de coagulação.

Testes básicos:

1. Contagem de plaquetas.
2. Morfologia (em microscópio comum) – plaquetas gigantes, plaquetas quase sem centrômero, ausência de aglutinação sugerem alterações da função plaquetária.
3. TS prolongado.
4. Retração do coágulo prejudicada.
5. Prova do laço positiva.

Testes específicos: adesão plaquetária *in vitro*, adesão plaquetária *in vivo*; agregação plaquetária; citometria de fluxo, microscopia eletrônica.

Alguns dados clínicos

1. Síndrome de **Bernard-Soulier** – plaquetopenia moderada com plaquetas gigantes; equimoses, sangramentos gengival e gastrintestinal.
2. Síndrome de **Wiskot-Aldrich** – plaquetopenia com plaquetas pequenas, IgM reduzida e IgE elevada; sangramento cutaneomucoso, eczema grave, infecções recorrentes por imunodeficiência. Considerar transplante de medula.
3. **Tromboastenia de Glanzmann** – autossômica recessiva, consaguinidade; número normal de plaquetas, TS bem prolongado e retração do coágulo quase ausente, sangramento das mucosas, menorragia, eventualmente hemorragias letais.

No quadro XVII-8 estão resumidas as principais entidades clínicas.

5. Púrpura Vascular

O diagnóstico é baseado em exames laboratoriais normais ou, então, alteração apenas do TS e/ou da prova do laço na presença de petéquias e equimoses.

Quadro XVII-8 – PÚRPURAS POR DISFUNÇÃO PLAQUETÁRIA.

	Herança	Plaquetas		TS	PL	RC	Ades.	Agregação			PF-3	Vida média
		Nº	Morfologia					ADP	Col.	Outros		
Bernard-Soulier	Au D	↓	50-80% gigantes	↑	±	N	↓ N	N	↓	Trombina ↓N	↓	↓
Wiscott-Aldrich	S R	↓	Muito pequenas	↑	+	↓	↓	↓	↓N		↓N	↓
May-Hegglin	Au D	↓N	Anormal gigante	↑N	+	↓N	N		↓		↓N	
Murphy-Oski Gardner	Au D	↓	N	↑N	±	N		N			N	↓
Glanzmann	Au R	N	Não aglutinam	↑	+	Nula ↓N	↓	↓	↓	Trombina ↓	↓	N
Portsmouth	Au D	N	N	↑N	+	N	↓	N	↓	Trombina ↓N	↓N	
Trombocitemia		↑	N Macro-plaquetas	↑N	±	N	↓	N	N	Adrenalina ↓	↓N	N
Von Willebrand	Au D	N	N	↑	±	N	↓	N	N	Ristocetina ↓	N	N
Uremia		↓N	N	↑N	±	↓N	↓	↓N	↓N	Trombina N↓	↓N	N
AAS		N	N	N↑	±	N	↓	↓	N			

Au = autossômica
S = ligado ao sexo (X)
Ades. = adesividade
R = recessiva
D = dominante
Col. = colágeno
N = normal
+ = positiva
PF-3 = fator plaquetário 3
– = negativa
TS = tempo de sangramento
↓ = diminuído
↑ = aumentado
RC = retração do coágulo
PL = prova do laço

O diagnóstico **etiológico** é baseado em dados clínicos e, também, no aspecto e na localização das manifestações hemorrágicas, como no caso da púrpura de Henoch-Schönlein (predominantemente nos membros inferiores) (Quadro XVII-9).

Equimoses principalmente nos membros inferiores.

Situação relativamente comum que preocupa os familiares, dada a confusão com doenças malignas que provocam hemorragias.

Diagnóstico clínico e laboratorial bastante simples.

Existe doença de base em muitos casos.

Epistaxes e menorragias mais raras.

6. Púrpura Anafilactoide (Doença de Henoch-Schönlein)

Sinonímia: púrpura de Henoch-Schönlein.

O que é – púrpura não plaquetopênica consequente a uma inflamação dos pequenos vasos (vasculite), levando a alterações cutâneas (mais evidentes clinicamente) e viscerais (menos fáceis de reconhecer, porém mais sérias). Mecanismo imunológico mediado por IgA e antígeno desconhecido.

CONDUTA DIAGNÓSTICA

1ª etapa Quando suspeitar

Rash purpúrico (pode ser eritematomaculoso) de distribuição centrífuga (envolvendo particularmente nádegas e pernas), especialmente quando acompanhado de dor abdominal, dor articular e hemorragia gastrintestinal em criança com bom estado geral. Plaquetas normais.

2ª etapa Quadro clínico

Incidência – não é rara; mais comum em crianças do que em adultos, predomina dos 2 aos 8 anos e no sexo masculino.

Pródromos – pode ser precedida por infecção das vias aéreas superiores (75% dos casos).

Quadro XVII-9 – PÚRPURA VASCULAR.

Patogenia	Doença	Manifestações hemorrágicas	Causa/herança	Exames alterados	Exames normais	Tratamento
Contratilidade	Teleangiectasia hemorrágica hereditária	Epistaxes, hemoptises, agrava com a idade	Autossômico dominante (teleangiectasia)	–	Todos	Local Cirúrgico
	Pseudo-hemofilia Síndrome de Ehlers-Danlos	Equimoses Epistaxes Hematomas	Autossômico dominante (hiperelasticidade da pele e articulações)	TS Prova do laço	TC PI RC TP TTPA	Não há
Permeabilidade	Escorbuto	Gengivorragias Hemorragia subperiosteal	Deficiência de vitamina C	TS Prova do laço	PL RC TC TP TTPA	Vitamina C
	Simples	Equimoses membros inferiores	Mais frequente em crianças	Às vezes prova do laço e TS	PL RC TC TP TTPA	
	Simples Hereditária	–	Familiar	–	–	
Fragilidade	Uremia Diabetes Hipertensão Infecciosa	Equimoses e às vezes petéquias	Secundária à doença de base	Às vezes TS Prova do laço	–	Tratamento da doença de base
	Hormonal	Menorragia Epistaxes Equimoses	Deficiência de estrógeno	Às vezes TS Prova do laço	–	Estrógeno
	Psicogênica, "manchas da melancolia"	–	Equimoses	Psíquico, nervosismo	–	–
	Henoch-Schönlein	Equimoses, dores articulares e abdominais, às vezes hematúria	Imunoalérgico Infecção por drogas	–	–	Antibióticos, corticoides Anti--histamínicos

Modo de início – 1. súbito; 2. gradual: aparecimento sequencial das manifestações, em semanas.

Comprometimento do estado geral – em 50% dos casos: nenhum;
nos outros 50%: mal-estar e febre baixa.

Manifestações clínicas – pode ocorrer variada combinação das seguintes:

1. **Lesões cutâneas** (Fig. XVII-7).
   a) Presente em todos os casos; em 50% é a 1ª manifestação.
   b) Localização – preferência para **membros inferiores** e **nádegas**; podem ocorrer nos membros superiores, na face e no tronco.
   c) Características iniciais – lesões eritematopapulosas (inicialmente esmaecem à pressão, depois deixam de fazê-lo).
   d) Evolução para petéquias, púrpura, equimoses.
   e) Outras manifestações cutâneas concomitantes – eritema multiforme, eritema nodoso, edema angioneurótico (couro cabeludo, pálpebras, lábios, dorso das mãos e pés e períneo).
   f) **Púrpura palpável**; não pruriginosa, evolui de vermelho para marrom.
   g) Evolução em surtos de 3-10 dias, intervalos de dias ou meses.

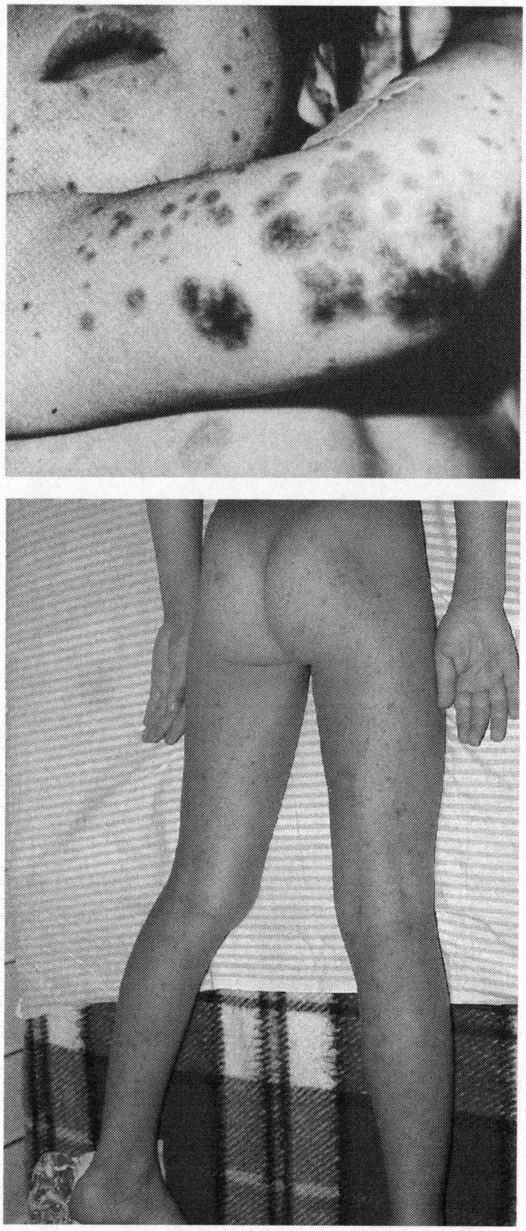

Figura XVII-7 – Púrpura de Henoch-Schönlein.

2. **Manifestações articulares**
a) Presentes em ²/₃ dos casos; em 15% precede o *rash*.
b) Predomina nas grandes articulações (joelhos e tornozelos).
c) Dor leve ou intensa sem sinais inflamatórios.
d) Às vezes, edema inflamatório e limitação dos movimentos.
e) Evolução para cura sem sequelas, em poucos dias. Pode recidivar.

3. **Sintomas gastrintestinais**
a) Ocorrem em ²/₃ dos casos; geralmente precedidos pelo *rash*, mas podem preceder *rash* 16% dos casos.
b) Mais frequente – dor abdominal leve ou cólica grave acompanhada de vômitos, simulando abdome agudo.
c) Melena ou sangue oculto nas fezes (em 50% dos casos).
d) Hematêmese pode ocorrer.
e) Invaginação ileoileal ou ileocecal.

4. **Manifestações renais**
a) O comprometimento renal é a manifestação mais grave da doença porque pode levar à nefropatia crônica (1%).
b) Ocorre em 25-50% dos casos.
c) O envolvimento renal ocorre dentro de 3 meses do aparecimento do *rash*.
d) Persistência do *rash* durante 2 a 3 meses é associada com nefropatia.
e) Manifesta-se mais frequentemente por hematúria, a qual pode ser microscópica. Hematúria isolada é benigna.
f) Às vezes hematúria + proteinúria. Evolução para insuficiência renal em 15% dos casos.

Crianças com hematúria + proteinúria podem evoluir para:
- Síndrome nefrítica com hipertensão e oligúria.
- Síndrome nefrótica com proteinúria maciça e hipoalbuminemia.

Ambas evoluem para insuficiência renal em 10 anos em 50% dos casos. O que indica o mau prognóstico é proteinúria importante e persistente.
Biópsia renal é indicada nesses casos.
Controle pela dosagem de ureia e creatinina.

5. **Manifestações do SNC**
a) São raras; mais frequentes: cefaleia, distúrbios de comportamento.
b) Eventualmente: convulsões, paralisias, ataxia, afasia, coreia.
c) Podem deixar sequelas: hemiplegia, tetra ou paraplegia.

3ª etapa Exames laboratoriais

Rotina:

Hemograma – normal; podem ocorrer leucocitose, neutrofilia, desvio à esquerda, eosinofilia; plaquetas normais ou elevadas.

Hemossedimentação – normal ou pouco elevada.

Urina tipo I (sumário) – solicitar no início, após 7 e 15 dias, e a seguir mensalmente durante 6 meses, mesmo com o paciente assintomático.
Objetivo: surpreender nefropatia.

Outros – complemento sérico: normal; sangue oculto nas fezes: positivo em 50% dos casos com dor abdominal.

4ª etapa **Não confunda púrpura anafilactoide** *com*

Púrpura trombocitopênica (contagem de plaquetas), meningococcemia e sepse (estado geral muito comprometido), abdome agudo (valorize o ***rash*** purpúrico).

CONDUTA TERAPÊUTICA

1. Tratamento etiológico – não disponível.
2. Artralgia – anti-inflamatório não hormonal.
3. Artrite, edema de partes moles e de escroto, dores abdominais intensas e hemorragia gastrintestinal – corticoide: prednisona 1 a 2mg/kg/dia, 5 a 7 dias.

EVOLUÇÃO E PROGNÓSTICO

1. Em muitos casos, cura rápida em 1 semana; a maioria em 4 a 6 semanas, alguns em até 2-6 meses.
2. Recorrências em cerca de 50% dos casos em 6 semanas ou mais tarde.
3. Crianças menores de 3 anos – evolução favorável e mais curta; poucas recorrências.
4. Possíveis sequelas neurológicas (raras).
5. Nefrite em escolares de mais de 6 anos, síndrome nefrótica, presença de formações em crescente em mais de 50% dos glomérulos (biópsia renal): progressão para insuficiência renal.
6. Início com dor abdominal ou artralgia – prognóstico pior.

7. Coagulopatias

Coagulopatias – doenças hemorrágicas caracterizadas clinicamente pelo aparecimento de hematomas subcutâneos ou intramusculares, perdas sanguíneas mais intensas e que ocorrem por defeito do mecanismo da coagulação sanguínea. Podem ser hereditárias ou adquiridas. As coagulopatias **hereditárias** são, na maioria das vezes, defeitos **isolados** de um fator, sendo que o grupo das **hemofilias** representa aproximadamente 95% de todas as coagulopatias, tornando desnecessário o uso de testes para pesquisa de distúrbios raros.

Na doença de **von Willebrand**, além das alterações vascular e plaquetária (qualitativa), pode-se encontrar diminuição do fator VIII, portanto características de púrpura e de coagulopatia.

As coagulopatias **adquiridas** decorrem da falta de produção no fígado (cirrose), deficiência na matéria-prima (vitamina K), excesso do consumo (CIVD), destruição de fatores (fibrinólise patológica) ou aparecimento de inibidores dos fatores da coagulação na circulação (anticoagulante). Com exceção dos fatores XII, IV e III, todos os demais, quando deficientes, causam doença hemorrágica.

Com base em 2 exames de laboratório, o **tempo de protrombina** (TP), que mede o mecanismo extrínseco da ativação da protrombina, e o **tempo de tromboplastina parcial ativado** (TTPA) (tempo de coagulação caolim cefalina), que mede o mecanismo intrínseco, podemos agrupar as coagulopatias conforme o quadro XVII-10. O **tempo de trombina** (TT) está prolongado na deficiência de fibrinogênio e na contaminação do material por heparina.

Quadro XVII-10 – ETIOLOGIA DAS COAGULOPATIAS.

Exames	Resultado	Sugere deficiência de fatores
1. TTPA TP	Prolongado Normal	Deficiências de XII, XI, IX, VIII (grupo das hemofilias)
2. TTPA TP	Normal Prolongado	Deficiência de VII
3. TTPA TP	Prolongado Prolongado	Deficiências de X, V, II, I (hepatopatias, doença hemorrágica do RN) Deficiência de vitamina K
4. TTPA TP	Normal Normal	Paciente normal Deficiência de XIII (testar a solubilidade do coágulo em ureia 5M)

No controle da terapia anticoagulante por warfarina, em vez de TP pedir INR.

8. Hemofilia

Caso ilustrativo – menino de 4 anos, branco, atendido com queixa de dor e inchaço no joelho direito há 24 horas. A mãe observou que, a partir dos 8 meses de idade, pequenos traumatismos provocam hematomas. Desde 1 ano apresenta, 2 a 3 vezes por ano, dor e inchaço de uma articulação, mais frequentemente joelho ou tornozelo. Um médico diagnosticou reumatismo e medicou aspirina e penicilina benzatina. Aos 2 anos, após mordida na língua, teve hemorragia intensa, necessitando de sutura e transfusão de sangue. Há 1 ano apresentou dor na fossa ilíaca direita, tendo sido internado com suspeita de apendicite aguda, que não foi confirmada. Nega doença semelhante na família. Exame físico: bom estado geral, fácies de sofrimento. Joelho direito com aumento de volume, sem rubor; membro inferior direito em flexão, sua extensão forçada provoca dor. Sistema cardiorrespiratório normal e restante do exame negativo.

Exames laboratoriais – GV = 4.000.000, Hb = 12g%, Ht = 36%, GB = 10.000 (6-70-0-0-20-4), plaquetas = 300.000, TS = 2min, TC feito por punção digital em lâmina e em tubo capilar: 5min (normal), TC em tubo: 19min (aumentado), prova do laço: negativa, TTPA aumentado, atividade da protrombina (TP) 90% (normal). Hemossedimentação 18; proteína C-reativa negativa; látex negativo, mucoproteína normal, ASLO 1/250.

Raciocínio

1. Os dados clínicos sugerem **doença hemorrágica** caracterizada por hematomas, sangramentos após traumatismos e hemartrose. O diagnóstico de "reumatismo" não está correto, pois febre reumática começa mais tarde e o quadro clínico de artrite reumatoide é diferente; além disso, as provas de atividade inflamatória estão negativas. A internação com dor na fossa ilíaca direita com diagnóstico de apendicite poderia corresponder a um hematoma no psoas.
2. Feito o diagnóstico de doença hemorrágica, **classificá-la**: púrpura ou coagulopatia, congênita ou adquirida. Trata-se no caso de uma **coagulopatia** (hematoma e hemartrose dominam o quadro clínico) do tipo **congênito**, pois a manifestação hemorrágica começou com 8 meses e se repete 2 a 3 vezes por ano. O diagnóstico de coagulopatia hereditária sugere em 95% dos casos a possibilidade de hemofilia ou síndrome de von Willebrand. Das hemofilias, a do tipo A é a mais frequente. No caso, pode-se excluir clinicamente von Willebrand pela ausência de manifestações que lembram o acometimento vascular ou plaquetário. Portanto, o diagnóstico provável é **hemofilia**.

Interpretação laboratorial

1. TS, prova do laço, retração do coágulo e plaquetas normais, indicando normalidade dos fatores vasculares e plaquetários.
2. Na coagulação, tem-se um tempo de protrombina normal, com TC e TTPA alterados, indicando alterações no sistema intrínseco de ativação da protrombina (deficiência de fatores XII, XI, IX e VIII).
3. Como existe quadro hemorrágico, não pode ser deficiência do fator XII (Hageman), que é assintomático.
4. Dosagem do fator VIII: < 1%.

Conclusão – hemofilia A forma grave.

O que é – coagulopatias hereditárias ligadas ao X consequentes à deficiência de uma proteína da coagulação:

a) Diminuição do fator VIII: **hemofilia A** (80% dos casos).
b) Diminuição do fator IX: **hemofilia B** (doença de Christmas).

CONDUTA DIAGNÓSTICA

1ª etapa Quando suspeitar

1. Lactentes do sexo masculino com manchas arroxeadas, sem comprometimento do estado geral.
2. Sangramento prolongado após extração de dentes, cirurgia ou pequenas lesões traumáticas da cavidade bucal, em meninos.
3. Valorizar antecedentes familiares, mas ausência de casos na família não afasta o diagnóstico (20-30% de mutações espontâneas).

2ª etapa Caracterizar coagulopatia

Caracterizar uma doença hemorrágica por defeito de coagulação (coagulopatia)
– **hematomas, hemartroses, sangramentos.**

Quadro clínico – a hemofilia está presente ao nascimento. Curiosamente, as manifestações hemorrágicas não ocorrem antes dos 6 meses de idade. O sangramento mais característico é hemartrose espontânea, mas pode ocorrer nos músculos, nos rins e no tubo digestório.

1. **Hemartrose** – a) começa geralmente entre 12 e 18 meses, quando a criança começa a andar e a correr; b) são dolorosas, causam deformidades anatômicas nas articulações e consequentemente deficiências funcionais e paresias ou paralisias do membro atingido; c) ordem de frequência: 1º) **joelhos**, 2º) **tornozelos**, 3º) **cotovelos**, 4º) **ombros**, 5º) **punhos** e 6º) **quadris. Hematomas profundos musculares** (flexores do antebraço, gastrocnêmio, ileopsoas) podem ocorrer e comprimir nervos e vasos sanguíneos permanentes; aqueles que envolvem o ilíaco ou o psoas são importantes (simulam abdome agudo ou apendicite). *Sintomatologia* – 1º) dor; 2º) tumefação, calor, diminuição da motilidade.
2. **Hematúria** – é relativamente comum; em ordem de frequência vem logo após as hemorragias de articulações e músculos. Pode ocorrer obstrução da pélvis renal ou do ureter, causando dor abdominal grave e até lesão dos rins.
3. **Sistema gastrintestinal** – ocasionalmente: hematêmese, melena.
4. **Epistaxes** – às vezes de difícil controle.
5. **Hematomas superficiais** – comuns.
6. **Hemorragias intracranianas** – raras mas de sérias consequências, até mortais (em geral após traumatismo craniano).
7. **Sangramentos superficiais de pele e mucosas** – as gengivas podem sangrar espontaneamente. São sangramentos lentos e persistentes; as hemorragias pós-extração dentária iniciam-se 1 ou 2 horas após o traumatismo porque o início da hemostasia, que envolve os componentes vascular e plaquetário, está presente, mas o segundo estágio, que requer a geração de trombina e fibrina para consolidar o coágulo plaquetário, é anormal.

A deficiência do **fator VIII** é responsável por 80% das coagulopatias hereditárias, e a deficiência do **fator IX**, por 15%; ambos são transmitidos de maneira recessiva e ligados ao sexo; ocorrem no sexo **masculino**. Em 80% dos casos existem antecedentes familiares: a grande maioria dos casos resulta do casamento de uma mulher portadora com um homem sadio.
Restante dos casos é consequente a novas mutações.

3ª etapa **Caracterizar hemofilia**

1. TC (Lee-White) prolongado; se normal, não afasta.
2. **Tempo de tromboplastina parcial ativado** (TTPA) **elevado**.
3. Testes normais (afastam púrpura): TS, RC, PL e plaquetas.
4. TP normal – afasta deficiência do fator extrínseco.
5. Dosagem do **fator VIII** – se diminuído: hemofilia A.
6. Se o anterior for normal, solicitar dosagem do fator IX – se estiver diminuído: hemofilia B.

4ª etapa **Classificar a gravidade** (Quadro XVII-11)

Quadro XVII-11 – CLASSIFICAÇÃO DA HEMOFILIA CONFORME A GRAVIDADE (DEFICIÊNCIA DO FATOR VIII OU IX).

Nível sanguíneo (% do normal)	Manifestação hemorrágica
50 a 100	Nenhuma (assintomática)
25 a 50	Tendência a sangramentos após traumatismos grandes ou cirurgia
5 a 25 (leve)	Sangramento após cirurgia, extração dentária, traumatismo
1 a 5 (moderada)	Sangramento grave após ligeiro traumatismo e sangramento espontâneo ocasional
1 (grave)	Hemofilia grave com frequentes sangramentos espontâneos nos músculos e articulações Hematúria Hemorragias intracranianas pós-traumatismos leves

TRATAMENTO

Acompanhamento **global** pelo pediatra e um serviço de Hematologia dotado de equipe multidisciplinar (**hematologista**, fisiatra, psicólogo, dentista, enfermeira, assistente social). Amparo psicossocial; encaminhar para grupos de hemofílicos.

Prevenção de traumatismos. Evitar AAS e diclofenaco. Vacinar precocemente contra hepatite B. Evitar injeções por via IM e punção de veias profundas.

HEMOFILIA A (HA)

Produtos disponíveis para **reposição**:

1. Plasma fresco congelado (80U de fator VIII por bolsa de 220mL).
2. Crioprecipitado (80U de fator VIII por bolsa de 30mL):
   a) concentrados de fator VIII (F VIII, vida média 8 a 12h) de alto grau de pureza;
   b) concentrado de fator VIII de natureza recombinante. Existem frascos de 250, 500 e 1.000U.

Cálculo da dose (hemofilia A):

Dose de F VIII em unidades = nível plasmático desejado do F VIII (em %) × peso (kg) × 0,5.

- Nível hemostático nos sangramentos médios e moderados = 30 a 40%.
  Portanto, a dose de F VIII a ser prescrita é de **15 a 20U/kg**.
- Nível necessário nos sangramentos graves/risco de morte = 100%.
  Portanto, a dose de F VIII a ser prescrita é de **50U/kg**.

Alternativa para casos **leves** e **pequenas cirurgias**: DDAVP (= desmopressina) que estimula a liberação do F VIII.

Nos **sangramentos de mucosa**, pode-se completar o tratamento com **antifibrinolíticos**: ácido aminocaproico = EACA (Ipsilon) ou ácido tranexâmico (Transamin), por via oral, junto com a terapia de reposição.

HEMOFILIA B (HB)

Produtos disponíveis para **reposição**:

1. Concentrado de fator IX (F IX, vida média 24h) de alto grau de pureza.
2. Concentrado de complexo protrombínico (CRP) contém fatores II, VII, IX e X.

Cálculo da dose (hemofilia B):

Dose de F IX em unidades = nível plasmático desejado do F IX (em %) × peso (kg).

- Nível hemostático nos sangramentos: 40% = 40U/kg de F IX.
- Sangramentos graves/risco de morte: 80% = 80U/kg de F IX.

CONDUTA NAS HEMORRAGIAS

1. **Epistaxe**
   a) Compressão nasal contínua por 15-20min.
   b) Gelo local.
   c) Tamponamento local com dedo de luva.
   d) Gaze embebida em EACA.
   e) EACA – 200mg/kg, VO, fracionado de 6/6h, 5-7 dias.
   f) Se não cessar o sangramento:
   HA – 20U/kg de F VIII; **HB** – 30U/kg de F IX.
2. **Sangramento bucal ou dentário**
   Remover o "dente de leite" responsável; EACA + medidas locais. Se não melhorar:
   HA – 20U/kg de F VIII.
   HB – 30U/kg de F IX ou CCP;
   EACA (aplicar só após 4-6h da dose de CCP).

3. **Hematoma subcutâneo importante ou muscular**
   HA – 20U/kg de F VIII/dia; até melhorar o quadro; se necessário, na presença de manifestações neurológicas (síndrome compartimental): 50U/kg de F VIII; repetir a cada 12h (250U/kg); após melhora: 30U/kg a cada 24h.
   HB – 30U/kg de F IX, se necessário. Síndrome compartimental: 80U/kg de F IX; repetir a aplicação a cada 24h (40U/kg); após melhora: 40U/kg a cada 24h.
   Fisioterapia para ajudar a reabsorção do hematoma.
   Encaminhar ao serviço de Hematologia.
4. **Hemorragia do ileopsoas**
   HA – 50U/kg do F VIII; a seguir: 25U/kg a cada 12h até assintomático; então, 20U/kg em dias alternados, até o total de 10-14 dias.
   HB – 80U/kg de F IX; a seguir: 40U/kg a cada 12 ou 24h, até assintomático; então, 30U/kg em dias alternados, até o total de 10-14 dias.
5. **Hemartrose**
   a) Casos leves – repouso e gelo local; DDAVP (desmopressina) 0,3mcg/kg.
   b) Se não for eficiente – 20U/kg de F VIII ou 30U/kg de F IX; se necessário, repetir no dia seguinte e depois em dias alternados.
   c) Hemartrose do quadril – 25U/kg de F VIII ou 50U/kg de F IX, 24/24h, 4 a 5 dias.
6. **Traumatismo craniano** (TCE)
   a) TCE **leve** – 25U/kg do F VIII ou 50U/kg do F IX, a cada 24h, 3 dias.
   b) Se necessidade de punção liquórica – 50U/kg do F VIII ou 80U/kg do F IX, imediatamente antes da punção.
   c) Hemorragia cerebral confirmada (tomografia) sem manifestações neurológicas – 50U/kg de F VIII ou 80U/kg de F IX; a seguir, metade da dose a cada 12h para HA e 24h para HB, 14 dias.
   d) Hemorragia cerebral com manifestações neurológicas – 50U/kg de F VIII ou 80U/kg de F IX; a seguir, metade da dose 12/12h, 7 dias; se houver melhora à tomografia, passar para cada 24h até o 14º dia.
   No caso do fator IX, aplicação a cada 24h.
7. **Cirurgias de pequeno porte**
   Pré-operatório – 50U/kg de F VIII ou 100U/kg de F IX, imediatamente antes do ato cirúrgico.
   Pós-operatório imediato – 25U/kg de F VIII a cada 12h ou 50U/kg de F IX, a cada 24h, até cicatrização.
   Dosar F VIII e/ou IX para acompanhamento.
   A infusão do fator de coagulação deficiente pode desencadear uma resposta imune que bloqueia sua atividade e é chamada de inibidor. Suspeitar quando a terapêutica de reposição deixa de ser eficiente. Encaminhar ao serviço de Hematologia.
   Dosar inibidores antes da cirurgia (pode ser motivo de suspensão de cirurgias eletivas).
   Hemorragia craniana com manifestações neurológicas:
   Dose do fator VIII ou IX – 100U/kg de 12/12 ou 24/24h, até cessar a hemorragia.
8. **Hematúria**
   a) Repouso no leito e hidratação por via oral vigorosa.
   b) Se não for controlada em 72h: calcular dose do F VIII ou F IX para $\Delta = 30\%$ (ou 20 ou 30U F IX).
9. **Sangramento digestivo**
   a) Calcular a dose do F VIII ou F IX para $\Delta = 80\%$ a cada 12 ou 24h, respectivamente, até 3 dias após cessar o sangramento.
   b) Antifibrinolítico (EACA) 200mg/kg, fracionado de 6 em 6h, inicialmente por via IV e depois oral, 7 dias.
   c) Omeprazol por via IV e depois oral.
10. **Cirurgia de pequeno porte**
   a) Calcular dose do F VIII ou F IX a 50% imediatamente antes do ato cirúrgico.
   b) Pós-operatório (se hematoma ou sangramento externo): calcular dose do F VIII ou F IX para $\Delta = 30\%$, 12/12h ou 24/24h, 2 ou 3 dias.

9. Doença de Von Willebrand (DvW)

O que é – diátese hemorrágica complexa por deficiência do fator de von Willebrand (FvW), hereditária, ambos os sexos.

FvW = proteína constituída de multímeros que formam complexos com o fator VIII (o FvW serve como carregador do F VIII).

FvW é necessário para a formação do "tampão" plaquetário (faz a ligação das plaquetas no local da lesão do vaso) e do coágulo sanguíneo (estabiliza o fator VIII na circulação).

a) DvW é a doença hemorrágica mais frequente.
b) Transmissão autossômica (alteração gênica no cromossomo 12).
c) Provoca anomalia da adesividade das plaquetas ao endotélio e pode haver uma deficiência secundária do F VIII.

CONDUTA DIAGNÓSTICA

1º passo Dados clínicos

Manifestações hemorrágicas variáveis mas geralmente leves, podendo ser assintomático.

Sangramentos prolongados mas intermitantes da pele e mucosas; epitaxe (40%), após cirurgia (20%), após extração dentária (20%), equimoses (40%).

Sangramento menstrual abundante pode ser o primeiro sinal.

2º passo Exames característicos da DvW e suas variantes

1. TS (Ivy) prolongado; TP normal, TTPA normal ou levemente prolongado.
2. Prova do laço – positiva na maioria dos casos.
3. Plaquetas – número normal (exceção: tipo plaquetário), ao contrário da púrpura trombocitopênica.
4. Retração do coágulo – normal (difere da tromboastenia de Glanzmann).

3º passo Exames característicos de DvW

1. Atividade do cofator ristocetina (FvWR-co)
   Está diminuindo mas pode variar no tempo e ser normal em casos leves; na dúvida repetir periodicamente. Está normal na hemofilia.
2. Fator VIII – diminuído ou normal.
3. Fator de von Willebrand (FVW) diminuído; se estiver normal (pode ocorrer em casos leves), repetir periodicamente. Lembrar que no tipo sanguíneo O, FvW é normalmente um pouco mais baixo.

4º passo Comprovação nos casos de dúvida

- Teste com DDAV
  1 hora após ocorre aumento de 3 vezes do FVIII e FVW.

5º passo Diferenciar os subtipos de DvW – Quadro XVII-12

- Análise dos multímeros do FvW.

TRATAMENTO

1. **Epistaxe e gengivorragias leves**
   a) Tamponamento e gelo local.
   b) Gaze embebida em EACA.
   c) EACA (Ipsilon) 200mg/kg/dia, divididos em 6/6h, VO, 3-7 dias, ou ácido tranexâmico (Transamin) 25-30mg/kg/dia, divididos em 8/8h, VO.
2. **Metrorragia** – antifibrinolíticos e anticoncepcionais.
3. **Sangramento moderado** na DvW tipos 1 e 2A – DDAVP, por via IV ou intranasal.

A dose intranasal é de 150 a 300mcg; na via IV é de 0,3mcg/kg diluída em 50mL de soro fisiológico e infundida durante 20 a 30 minutos; repetir após 12-24h, se necessário; vigiar hiponatremia.

Considerar concentrado do F VIII de pureza intermediária Hemate P (20 a 50U/kg).

Quadro XVII-12 – TIPOS DE DOENÇA DE VON WILLEBRAND (DvW).

Exame	Tipo 1*	Tipo 2A	Tipo 2B	Tipo 2C	Tipo 3**	Tipo plaquetário (pseudo-DvW)
Frequência	70-80%	10-12%	3-5%	< 1%	1-3%	0-1%
TS	N ou ↑	↑	↑	↑	↑	↑
F VIII	N ou ↓	N ou ↓	N ou ↓	N ou ↓	↓↓↓	N ou ↓
FvW-Ag	N ou ↓	N ou ↓	N ou ↓	N ou ↓	↓↓↓↓	N ou ↓
FvW R-Co	↓	↓↓↓	N ou ↓	↓↓↓	↓↓↓↓	N ou ↓
Agregação com ristocetina em baixa concentração	Ausente	Ausente	Aumentado	↓	Ausente	Ausente
Multímeros	Todos presentes	Grandes e médios Ausentes	Grandes Ausentes	Grandes ↓ Pequenos ↑	Todos ausentes ou pequenos ↓	Grandes Diminuídos

↑ aumentado; ↓ = diminuído; ↓↓↓ = muito diminuído; ↓↓↓↓ = quase ausente.
* Sangramento leve.
** Sangramento grave.

Terceira Parte

ALTERAÇÕES SUGESTIVAS DO LEUCOGRAMA

1. Hiperleucocitose com Neutrofilia

NEUTRÓFILOS > 7.000/mm^3

1. Fisiológica no RN.
2. Infecção bacteriana (supuração, sepse, abscesso). *Nota*: infecções virais também podem causar leucocitose e desvio à esquerda, mas leucocitose > 15.000 com neutrofilia (> 10.000) sugerem processo bacteriano, especialmente se hemossedimentação > 30 e proteína C-reativa aumentada e granulações tóxicas nos neutrófilos.
3. Síndrome inflamatória: artrite reumatoide (pode ocorrer leucocitose acentuada), febre reumática (leucocitose até 12.000).
4. Anemia hemolítica (na anemia hemolítica autoimune pode ocorrer leucocitose intensa).
5. Hemorragia.
6. Queimadura.
7. Após tratamento com corticoide.
8. Esplenectomizado.
9. Com esplenomegalia acentuada: síndrome mieloproliferativa; leucemia.

2. Hiperlinfocitose

LINFÓCITOS > 8.500/mm^3

1. Assegurar-se de que não se trata de linfoblastos (leucemia).
2. Linfocitose benigna (pseudogripal, respiratória, digestiva, com *rash*) provavelmente viral (até com 100.000 linfócitos, mas sem outras anomalias sanguíneas).
3. Coqueluche (período espasmódico): 20.000 a 25.000 leucócitos, com 80% de linfócitos.
4. Viroses: linfocitose moderada; caxumba, varicela, hepatite.
5. Linfócitos grandes, basófilos (azuis): **síndrome da mononucleose**. a) Mononucleose (a reação de Paul-Bunnell pode ser negativa em crianças menores de 4 anos) – leucocitose: 10.000 a 25.000, linfocitose, grande número (> 10%) desses linfócitos são atípicos monocitoides. b) Toxoplasmose (os linfócitos atípicos são em número pequeno). c) Citomegalia (leucopenia com linfócitos atípicos). d) Raros – hepatite, varicela, herpes, tuberculose, certas riquetsioses, doença do soro, doença de Chagas. e) Rubéola (abundância de linfócitos atípicos plasmocitoides).

3. Linfopenia

LINFÓCITOS < 1.000/mm^3

1. Imunodeficiências comprometendo a imunidade celular.
2. Tratamento por imunodepressores, quimioterapia antileucêmica ou anticâncer, soro antilinfocítico, corticoides.
3. Linfopenia moderada: doenças autoimunes, infecções bacterianas agudas, alergia medicamentosa.
4. Linfopenia acentuada: linfomas.

4. Grandes Eosinofilias

HIPEREOSINOFILIA

Casos ilustrativos

<u>**Caso 1**</u> – menino branco de 10 anos, história de rinite há vários anos, com antecedentes alérgicos importantes. Hemograma: leucócitos = 7.200 (b = 2, s = 30, **E = 10**, L = 54, M = 4).

Diagnóstico – **constituição atópica** (alérgica).

Caso 2 – menino branco de 8 anos com história de dor abdominal periumbilical há 1 mês ("chora e rola"), vômitos esporádicos, intensificando-se nos últimos dias. Iniciou com dor de barriga e dermatite pruriginosa no abdome, tórax e dorso; 2 dias depois com tosse e falta de ar (1 dia). Continuou com tosse vários dias, agora tosse discreta: "dificuldade de digestão" nos últimos dias. **Exames**: PPD = negativo; radiografia de tórax = negativa; Hb = 12, leucócitos = 23.000 (b = 3, s = 22, **E = 59**, L = 14, M = 2). Exame de fezes = *Strongyloides stercoralis*. Após tratamento com tiabendazol: aumento de apetite, ganho de peso e normalização do hemograma.

Caso 3 – menina branca, de 1 ano e 7 meses, bom nível socioeconômico, com história de estada em praias do litoral, após o que apresentou prurido e, posteriormente, lesões na pele "como picadas de alfinetes" nas palmas das mãos e pernas. O prurido durou cerca de 10 dias, quando começou a apresentar tosse seca, rouquidão e febre baixa intermitente, sendo nessa ocasião medicada sem melhora. Após 1 semana apresentou quadro de febre, palidez, astenia e inapetência. P = 12kg, T = 37,4°C. Palidez acentuada de pele e mucosa. FC = 100bpm; sopro sistólico suave audível em todos os focos; pulmões: semiologia normal; abdome: fígado = 2cm, baço = ponta palpável. **Exames**: radiografia de tórax = normal. Hemograma: Hb = 6, leucócitos = 8.500 (b = 3, s = 25, **E = 52**, L = 18, M = 2). Exame de fezes = *Ancilostoma duodenale*.

Caso 4 – ver o caso de **ancilostomíase crônica** no capítulo Anemias Carenciais.

Caso 5 – menina branca de 2 anos, com história de febre há 6 dias e chiado no peito há 2 dias. Hoje piora do quadro com intensa falta de ar. Antecedentes: há 3 meses hábito de "comer terra"; contato com animal doméstico (cachorro). Exame físico: febril, dispneica com tiragem intercostal e diafragmática. Pulmão: expiração prolongada, estertores subcrepitantes. Abdome: fígado = 3cm e baço = 2cm. Exames: leucócitos = 37.200 (b = 6, s = 13, **E = 65**, L = 12, M = 4). Exame de fezes = negativo. Fixação de complemento para toxocaríase = fortemente positivo. Eletroforese de proteínas = hipergamaglobulinemia. Dosagem de anticorpos anti-A = 2.048 (N = mais ou menos 128). Dosagem de anticorpos anti-B = 1.024 (N = mais ou menos 128). **Biópsia hepática = infiltrado eosinofílico**. PPD = negativo.
Radiografia de tórax = bronquite bilateral.

Diagnóstico – **toxocaríase** (*Larva migrans* visceral).
Dado chamativo em todos os casos: **hipereosinofilia**.

CONDUTA DIAGNÓSTICA

A presença de **hipereosinofilia** sanguínea em uma criança coloca o pediatra diante de duas circunstâncias: a) a hipereosinofilia não surpreende e constitui um dado esperado no diagnóstico *ou* b) a hipereosinofilia surpreende e constitui um dado **inesperado**.

No *primeiro caso*, a existência de uma afecção alérgica evidente, como erupção urticariforme, edema de Quincke, crise de asma ou achado de anéis de tênia, ovos de áscaris ou oxiúro, justifica a presença de hipereosinofilia.

No *segundo caso*, existe uma doença como pneumopatia aguda ou infecção respiratória alta que motivou o pedido de hemograma, porém a eosinofilia não se enquadra no caso e pode confundir o diagnóstico ou impõe a exploração de uma afecção associada. Outras vezes não existe doença e o hemograma é feito de rotina.

Nesses casos, é conveniente agrupar os elementos fornecidos pela história, exame clínico e dados hematológicos.

Interrogatório – investigar: modo de vida (alimentação, pés descalços, banhos, praia, "lagoa de coceira"). Antecedentes alérgicos na criança e familiares (tipo, causa, frequência) e ingestão de medicamentos nas semanas precedentes ao exame.

Exame clínico

1. Sinais gerais – febre, palidez, astenia, anorexia, geofagia.
2. Pele – lesões eczematosas, eritema, edema, prurido.
3. Sinais digestivos – dores abdominais, diarreia, vômitos, prurido anal.
4. Sinais de alerta do sistema retículo-histiocitário – hepatoesplenomegalia, adenopatias associadas, às vezes, a sinais cutâneos e, mais frequentemente, à febre.
5. O exame será completado por radiografia de tórax sistemática, mesmo na ausência de sinais respiratórios, e exame de fezes (repetir os exames com alguns dias de intervalo, pois a negatividade dos primeiros pode estar ligada a certas fases do ciclo do parasita).
6. **Hemograma** permite reconhecer a **hipereosinofilia** e outras eventuais alterações – anemia ou poliglobulia, hiperleucocitose, linfopenia e presença eventual de células anormais.

ROTEIRO DIAGNÓSTICO

Antecedentes alérgicos (asma, eczema etc.).
Atopia – eosinofilia discreta ou moderada;
dosagem de imunoglobulinas – **IgE aumentada.**

Presença de sinais digestivos – solicitar exame de fezes (repetidos). 1. Ascaridíase: eosinofilia moderada. 2. Ancilostomíase: eosinofilia acentuada. 3. Teníase: eosinofilia moderada ou acentuada. 4. Estrongiloidíase: eosinofilia acentuada. 5. Oxiuríase: eosinofilia moderada.

Observação: amebíase, giardíase, tricomoníase não causam eosinofilia.

A) Casos **crônicos** com manifestações sistêmicas (**febre**) – leucocitose, desvio à esquerda; eosinofilia: doença de Crohn, colite ulcerativa.

B) **Hepatomegalia** ou **hepatoesplenomegalia** + **zona endêmica de esquistossomose** –
eosinofilia moderada: exame de fezes, biópsia retal.

C) **Hepatoesplenomegalia + adenopatia + sinais cutâneos + febre**:

1. Com **eosinofilia moderada** – a) Sarcoidose: radiografia de tórax; biópsia de gânglio. b) Doença de Hodgkin: mielograma, biópsia de gânglio. c) Fase inicial de leucemia mieloblástica: mielograma. d) Periarterite nodosa (eosinofilia proporcional ao comprometimento pleuropulmonar): biópsia.
2. Com **eosinofilia acentuada** (mais de 50%) – *Larva migrans* visceral: sorologia.

D) **Com sinais pulmonares radiológicos**

1. Síndrome de Loeffler (eosinofilia moderada).
2. *Larva migrans* visceral (eosinofilia acentuada).

E) **Com sinais cutâneos**

1. Erupção alérgica: antibióticos (penicilina, estreptomicina, ampicilina, sulfonamidas), antimoniais, arseniais orgânicos, extrato de fígado, sais de ouro.
2. Doença de Dühring-Brocq (dermatite herpética).
3. Escarlatina: eosinofilia aparece no 2º ou 3º dia do exantema e reaparece na convalescença (25º dia).

F) **Hipereosinofilia isolada**

1. **Casos mais frequentes**
   a) Reação toxialérgica, em geral, medicamentosa.
   b) Parasitoses – fase larvária: eosinofilia acentuada; fase adulta: eosinofilia moderada.
2. **De acordo com a evolução**
   a) **Desaparecimento rápido**
   Modificações hematológicas pós-hemorrágicas.
   Curso de certas viroses.
   Convalescença de doenças eruptivas.
   b) **Evolução subaguda** (até 1 mês)
   Trata-se frequentemente da migração tecidual de larvas de áscaris sem tradução clínica, podendo-se encontrar, mais tarde, os ovos nas fezes.
   c) **Evolução crônica** (mais de 1 mês)
   Causa principal: parasitária.
   - *Larva migrans* visceral.
   - Cisticercose.
   - Cisto hidático (dados epidemiológicos).

5. Neutropenia

Neutropenia = redução do número de neutrófilos (= leucócitos polimorfonucleares) circulantes por: a) redução da produção na medula óssea; b) destruição periférica acelerada.

Critério (limite abaixo do normal por mm^3).

- RN a termo: 8.000.
- Prematuro: 6.000.
- Lactente: 2.500.
- Acima de 1 ano: 1.500.

Consequência da neutropenia – aumento da suscetibilidade à infecção (pele, vias respiratórias, tubo digestório):

< 1.000 – estomatite, gengivite, furunculose.
< 500 – pneumonia, celulite perianal e peridentária, sepse por estafilococos.
< 200 – sepse por enterobactérias.

CONDUTA

1ª etapa Linha de raciocínio

Procure responder às seguintes questões:

1. A neutropenia é a causa ou a manifestação de infecção?
2. A neutropenia é aguda, crônica ou cíclica?
3. A neutropenia faz parte de um distúrbio mais generalizado da função da medula óssea (o número de hemácias e de plaquetas é normal)?
4. Qual é a etiologia da neutropenia?
5. Qual é a melhor maneira de tratar o paciente?

2ª etapa Relacionar com história e exame físico

1. História familiar (grupo étnico, indivíduos com infecções recorrentes, morte súbita de lactentes): a) neutropenia crônica benigna; b) neutropenia congênita grave (infecções graves, particularmente pneumonias); c) neutropenia cíclica (episódios de úlceras das mucosas, estomatites, linfadenite cervical, com intervalos de 14 a 24 dias; monocitose absoluta).
2. Exposição a drogas (penicilinas, cefalosporina, cloranfenicol, carbenicilina, sulfonamidas, fenilbutazona, clorpromazina, ouro, ciclosfosfamida, metotrexato, levamisol).
3. Exposição a tóxicos – quimioterapia citotóxica, radioterapia, metais pesados, benzeno.
4. Neutropenia nutricional – deficiência de vitamina B_{12}, folatos, cobre.
5. Neutropenia associada com infecções – febre tifoide, tuberculose, sepse por gram-negativos, virais, riquetsioses, histoplasmoses, malária, calazar.
6. Neutropenia autoimune (com esplenomegalia moderada, monocitose).
7. **Controle básico** – **exame físico**: mucosa oral, higiene gengival e peroral, área perianal, gânglios linfáticos, fígado e baço. Insuficiência de crescimento. Anomalias congênitas.

8. Controle laboratorial básico – contagem leucocitária seriada (2 vezes por semana durante 6 a 8 semanas).
9. Outros exames, de acordo com o caso – mielograma, testes sorológicos e culturas, outros.

3ª etapa Avaliação laboratorial a cargo do pediatra

1. Repetir o leucograma (em laboratório de confiança) para excluir eventual erro.
2. Se o paciente tem uma infecção concomitante, solicitar leucograma seriado para determinar se a neutropenia é da variedade transitória relacionada com infecção.
3. Solicitar hemograma completo para verificar se a neutropenia é uma anormalidade isolada ou se é acompanhada de alterações no número das hemácias e plaquetas.
4. Em caso de pancitopenia, solicitar mielograma para excluir anemia aplástica ou processo infiltrativo da medula óssea.
5. Se o paciente está recebendo medicamentos, especialmente um daqueles conhecidos como capazes de produzir neutropenia, suspenda a droga e observe se ocorre melhora.
6. Se a neutropenia é crônica e não existem evidências de anormalidade genética, solicitar:
   a) Leucogramas seriados (neutropenia cíclica).
   b) Imunoglobulinas (agama ou disglobulinemias).
   c) Aminoácidos urinários e ácidos orgânicos (distúrbios metabólicos com acidose metabólica).
   d) Enzimas pancreáticas (síndrome da insuficiência pancreática e hipoplasia medular).
   e) Fator antinúcleo e fator reumatoide.
   f) Leucogramas nos outros membros da família (neutropenia familiar).
7. Solicitar ajuda do **hematologista**.

Neutropenia crônica repetida a curtos intervalos desde os primeiros meses de vida.

Episódios neutropênicos de 3-10 dias de duração que ocorrem em ciclos de 21 dias.

Úlceras na boca, estomatite, faringite e aumento dos gânglios cervicais durante os períodos de neutropenia.

Solicitar leucograma 2 a 3 vezes por semana durante 8 semanas – documentar neutropenia $< 200/mm^3$ = **Neutropenia cíclica**.

Neutropenia repetida ou de longa duração

a) Neutropenia **cíclica** – desde os primeiros meses de vida, episódios neutropênicos de 3-10 dias de duração em ciclos de 21 dias.
   Estomatite, faringite e aumento dos gânglios.
   Solicitar leucograma 2 a 3 vezes por semana durante 8 semanas – documentar neutropenia $< 200/mm^3$
b) Infecções bacterianas repetidas – solicitar imunoglobulinas: agamaglobulinemia ligada ao X; hiperimunoglobulina ligada ao X.
c) Aminoácidos urinários e ácidos orgânicos – distúrbios metabólicos com acidose metabólica.

CONDUTA NA FEBRE COM NEUTROPENIA

Nº de neutrófilos	Conduta	Antibioticoterapia
≥ 1.000	Exame físico Exames laboratoriais apropriados Radiografia	Só se infecção bacteriana fortemente suspeita
500-1.000	Exame físico Culturas Radiografia	Idem
499-201	Exame físico Culturas Radiografia	Cobertura para estafilococos, enterobactérias e *Pseudomonas* Gentamicina + oxacilina ou cefalotina + carbenicilina ou cefalosporina de 3ª geração
≤ 200	Transfusões de granulócitos nos pacientes sépticos	Idem

Ver Imunodeficiências.

Se a febre persistir por mais de 7 dias, suspeitar de infecção por fungos – anfotericina B.

Tratamento da neutropenia – fator estimulante de colônias de granulócito recombinante humano (GCSF).

Vacinação normal.

SEÇÃO XVIII

Adenomegalia e Hepatoesplenomegalia Gânglios e/ou Baço Aumentados

coordenador **Jayme Murahovschi**

colaboradores **Antonio Sergio Petrilli. Calil Kairala Farhat. Paulo Eduardo Almeida Baldin**

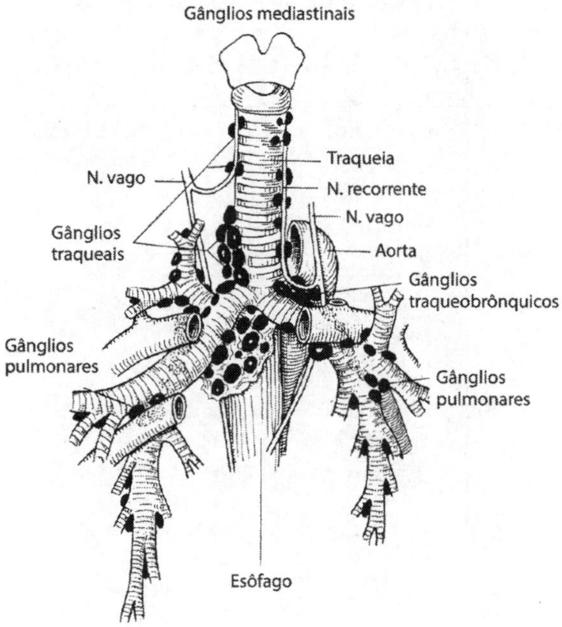

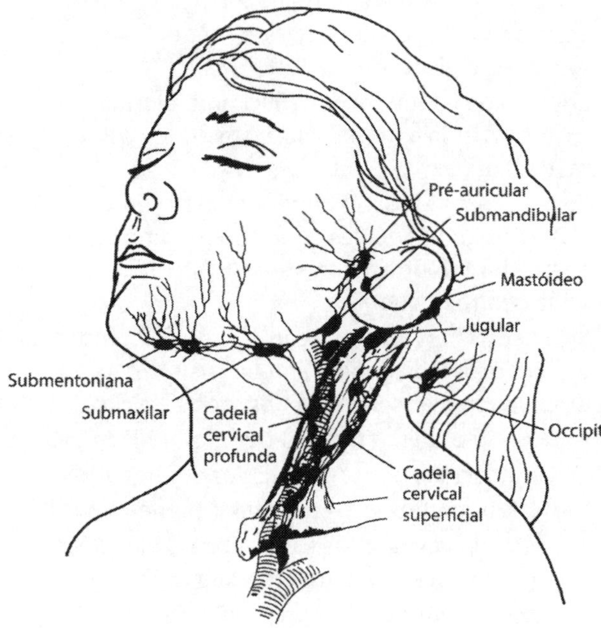

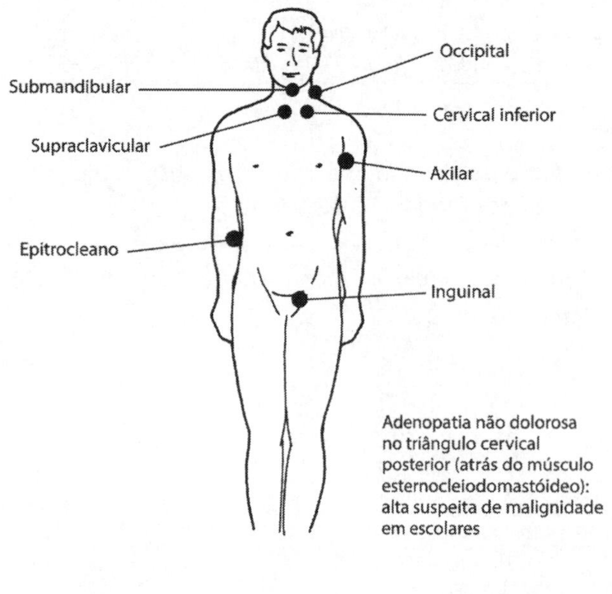

Não confunda gânglio com

1. RN e lactente no 1º trimestre: tumoração dura, 1-3cm, na borda anterior do esternocleidomastóideo (ECM) = **hematoma do ECM = torcicolo congênito**.
2. Criança de 1 a 5 anos, com nódulo arredondado logo abaixo do queixo, móvel à deglutição, mais bem observado com hiperextensão do pescoço = **cisto tireoglosso**.
3. Tumoração de 2 a 10cm na região cervical lateral (orifício de drenagem na borda anterior do ECM – pode não estar visível) = **cisto branquial**.
4. **Tumefação macia no pescoço (cervical posterior) ou axila = higroma cístico.**

- RN normal não tem gânglios.
- O pré-escolar e o escolar têm gânglios palpáveis normalmente.
- Gânglio menor que 3mm é normal.
- Na fase de hipertrofia do tecido linfoide (4-8 anos) podem-se encontrar gânglios de 0,5 a 1,5cm nas regiões cervical, submandibular e occipital. Nessa fase, as amígdalas e as adenoides são grandes.
- Gânglios supraclaviculares e epitrocleares não são normais.
- **Os gânglios e as amígdalas regridem depois dos 10 anos.**

1. Adenopatias

Para cada doença consulte o Índice Remissivo e respectivo capítulo.

O aumento de tamanho dos gânglios linfáticos é encontrado frequentemente nas crianças, porque nestas, além de terem relativamente mais tecido linfoide do que o adulto, a reação costuma ser exuberante.

Na maioria das vezes, caracteriza processos benignos locais ou infecções generalizadas. As infecções de vias aéreas superiores e as de pele são as causas mais comuns.

Por que os gânglios linfáticos aumentam de volume?

R. Devido à proliferação de linfócitos e histiócitos do gânglio (linfomas) ou de infiltração de células extrínsecas (linfoadenite aguda, leucoses).

Os linfonodos não são normalmente palpáveis no RN. Gânglios axilares, inguinais e cervicais são palpáveis em praticamente todas as crianças com regressão após os 10 anos de idade. Por outro lado, alguns são sempre anormais: pós-auriculares, epitrocleares, poplíteos, mediastínicos e abdominais.

No estudo de cada caso, dê atenção à idade, à história clínica e ao exame físico, com ênfase para localização, tamanho, consistência, mobilidade, número, simetria ou não, ausência ou presença de supuração dos gânglios linfáticos; comprometimento do estado geral.

A CRIANÇA COM GÂNGLIOS

Objetivo *– em quase todos os congressos existe esta palestra mas o resultado (não por culpa do palestrante) é geralmente quase nulo. O objetivo é apresentá-lo tal como ele aparece na prática.*

Resultado esperado *– que o pediatra se conduza com segurança no diagnóstico das adenopatias da infância.*

Lembrando o básico

Gânglios linfáticos (**linfonodos**) são órgãos encapsulados de tecido linfoide, espalhados pelo corpo e sempre no trajeto dos vasos linfáticos.

No lactente e no pré-escolar ocorre rápido aumento do tecido linfoide (gânglios, amígdalas e adenoides) com regressão após os 10 anos.

Algumas dicas para o diagnóstico

- **Unilateral** – adenite
- **Bilateral** – reativo, doença sistêmica
- **Generalizado** – mononucleose, linfoma
- **Pré-auricular** – conjuntiva, ouvido externo
- **Occipital** – viral, couro cabeludo
- **Submandibular** – boca, faringe
- **Supraclavicular** – alerta: câncer
- **Pequenos** < 2cm: reativos
- **Aumento maciço** – micobactéria?
- **Aumento rápido** – reativo, adenite
- **Aumento lento/contínuo** – câncer
- **Móvel** – benigno
- **Fixo** – câncer, micobactéria, doença da arranhadura do gato
- **Coalescência** (massa) – idem ao anterior
- **Mole** ou firme – benigno
- **Borrachoso** – sarcoidose
- **Duro** como pedra – câncer
- **Flutuação** – adenite
- **Pele** suprajacente **vermelha**/quente – adenite bacteriana

<u>**Caso 1**</u> – o **RN** normal apresenta gânglios palpáveis?

Não; exceto alguns inguinais pequenos.

<u>**Caso 2**</u> – aos 5 anos, criança eutrófica e saudável, apresenta gânglios de 1 a 1,5cm móveis, indolores no pescoço e na região occipital. Amígdalas um pouco aumentadas e ronca um pouco à noite. Pais preocupados.

Trata-se de **adenite reacional.** Nesta fase (4-8 anos) existe grande desenvolvimento do sistema linfático que reage às infecções, particularmente das vias aéreas superiores. Tranquilizar os pais dizendo que isso não é só **normal**, mas também desejável (comprova existência de imunidade); na vigência de IVAS vai ocorrer novo aumento temporário dos gânglios; os órgãos linfáticos regridem a partir dos 10 anos de idade.

<u>**Caso 3**</u> – criança de 9 anos e meio, apareceram gânglios cervicais, occipitais e axilares, o estado geral é satisfatório e o hemograma inexpressivo.

Optou-se por observação; após 2 semanas notou-se aumento moderado dos gânglios e não houve regressão após mais 2 semanas. **Biópsia.**

<u>**Caso 4**</u> – parece **caxumba** mas não é.

Caroço no pescoço, abaixo da orelha; a mãe acha que é **caxumba**; o médico ficou em dúvida e solicitou amilase. Esta confusão é frequente (e desnecessária).

A **caxumba** = inchação da parótida é mais **visualizada** do que palpada e preenche o ângulo retroângulo mandibular.

O **gânglio retromandibular** tem o centro da tumefação abaixo (e não atrás) da mandíbula, a consistência é mais dura, os limites são bem definidos, consegue-se palpar o polo superior da tumefação (na caxumba, a extremidade superior vai-se perdendo e confundindo-se e não se palpa); geralmente coexistem vários outros gânglios cervicais palpáveis.

<u>**Caso 5**</u> – parece gânglio mas não é: **cisto tireoglosso.**

Criança de 1 a 5 anos, nódulo arredondado logo abaixo do queixo, na linha média, mais bem visualizado estendendo o pescoço para trás, móvel à deglutição.

Caso 6 – parece gânglio mas não é: **cisto branquial**.

Tumoração de consistência cística, 1 a 10cm, na região cervical lateral, na borda do músculo esternocleidomastóideo, em crianças maiores.

Caso 7 – **lactente com um gânglio na axila direita**.

Provável **adenite pelo BCG**.

Caso 8 – **gânglio aumentado isolado** na região cervical ou axilar precedida por uma feridinha de evolução lenta no braço ou pescoço: **doença da arranhadura do gato** (a biópsia dá um **granuloma**).

Caso 9 – gânglio aumentado levemente dolorido à palpação, bilateral, atrás do ângulo da mandíbula, com **amigdalite** febril.

Amigdalite (tonsilite) **estreptocócica** em escolar.

Caso 10 – gânglios cervicais posteriores nitidamente aumentados e amigdalite com intenso exsudato provocando ronqueira. Suspeitar de **mononucleose** (palpar gânglios cervicais e baço).

Caso 11 – gânglio cervical superior aumentado, dolorido, pele vermelha (pode ter febre): **adenite bacteriana** (observar piodermite, conjuntivite purulenta, otite).

Caso 12 – gânglio submandibular muito aumentado, imóvel, indolor; evolução lenta e prolongada, podendo evoluir para amolecimento, supuração e fistulização: **micobactéria atípica**.

Nota – se for uma massa de gânglios bilateral: **tuberculose**.

Caso 13 – linfoadenopatia generalizada (cervicais, axilares, inguinais): isolados, móveis, indolores com febre prolongada e esplenomegalia, o estado geral é satisfatório.

Suspeita: síndrome de **mononucleose**.

Solicitar hemograma + VHS e sorologia para mononucleose (**vírus Epstein-Barr**); solicitar para guardar o soro para testes sorológicos para citomegalovírus e toxoplasmose, caso o anterior resulte negativo.

Se a evolução "der zebra" – a sorologia é negativa mas a febre persiste – solicitar PPD, radiografia de tórax: se alargamento do mediastino – mielograma.

Gânglio aumentado isolado

Criança com bom estado geral
- Axila direita em lactente – BCG
- Considerar doença da arranhadura do gato

Supraclavicular – **biópsia**

↓

Gânglios aumentados

Duros como pedra
Aderentes à pele
Coalescentes (massa)
Estado geral comprometido
Manifestações de doença grave

↓

Hemograma, VHS, radiografia de tórax
(alargamento do mediastino)
Biópsia

↓

Gânglios generalizados

- Estado geral satisfatório
- Gânglios elásticos, móveis, não coalescentes, sem fístulas
- VHS não muito elevada

↓

Doença benigna

Verificar exsudato amigdaliano e esplenomegalia
Hemograma, VHS, Epstein-Barr
Se resposta Epstein-Barr for negativa: citomegalovírus e toxoplasmose
Se tudo negativo e estado geral bom: observar

↓

Gânglios generalizados

Doença aparentemente benigna mas febre persiste mais de 1 semana com sorologia negativa ou gânglios que aumentam nas 2 semanas seguintes ou não regridem em 4 semanas: radiografia de tórax
- Adenomegalia do mediastino – tomografia
- Normal com PPD negativo – biópsia do gânglio

Gânglios generalizados

Com estado geral comprometido
Febre mais de 7 dias
Palidez/perda de peso
Esplenomegalia

↓

Doença grave

Hemograma
Se suspeito: mielograma
Se inexpressivo e radiografia de tórax normal: biópsia do gânglio mais significativo

↓

Devo pedir Biópsia do gânglio?

Manifestação de doença grave
Continua a aumentar após 2 semanas
Não retorna ao tamanho normal (em 2-3 meses)
Não involui com tratamento específico
Gânglio supraclavicular

↓

Solicitação de Biópsia

Biopsiar o gânglio
- de maior tamanho
- mais firme
- remover o gânglio inteiro
- não solicitar muito precocemente
- preferir (na ordem)
  1º) supraclavicular
  2º) cervical inferior
  3º) cervical anterior

Caso 14 – gânglios grandes, aderidos à pele, coalescentes e estado geral comprometido: **biópsia** imediata (granulomas, neoplasias).

Caso 15 – gânglios aumentados, duros como pedra, indolores e que crescem lenta mas continuamente; pode ser bilateral em pré-escolar ou unilateral em escolar: **biópsia** – linfoma, leucemia.

Caso 16 – gânglio supraclavicular: biópsia imediata (**câncer**).

Caso 17 – **linfoadenopatia** generalizada, sorologia negativa, bom estado geral. Observar durante 2-4 semanas – se estacionários: radiografia de tórax e PPD; se negativo, mas se os gânglios não regredirem em 6 semanas – biópsia.

ROTEIRO DIAGNÓSTICO

(Figs. XVIII-1 e XVIII-2)

1ª etapa Localização da adenopatia

As adenopatias podem ser **regionais** (localizadas) ou **generalizadas**, comprometem mais de duas regiões ganglionares não contíguas (vários gânglios apresentam-se aumentados, firmes e não dolorosos).

■ LINFOADENOPATIAS REGIONAIS

GÂNGLIOS CERVICAIS – são os mais frequentemente encontrados na infância.

1. Cadeia **superficial**: na superfície externa e superior do esternocleidomastóideo, seguindo a veia jugular externa. Drena tecidos superficiais do pescoço, ouvido externo, parótida e mastoide.
2. **Cadeia profunda**: localizada profundamente em relação ao esternocleidomastóideo seguindo a veia jugular interna:
   a) **grupo superior**: ângulo da mandíbula e submandibular. Drena amígdalas, língua, dentes, lábio, nariz;
   b) **grupo inferior**: porção inferior do pescoço. Drena laringe, traqueia, tireoide, esôfago. Inclui gânglios **supraclaviculares** que drenam o mediastino (quando aumentados, alta proporção de doença maligna).

Como os nódulos **supraclaviculares** têm relações especiais com o mediastino e o ducto torácico, eles estão, com frequência, aumentados concomitantemente com os gânglios **mediastínicos**.

Gânglio supraclavicular direito quando palpável pode indicar inflamação ou tumor intratorácico. O mesmo gânglio do **lado esquerdo** pode significar inflamação ou tumor intra-abdominal. O aumento **bilateral** desses gânglios significa adenopatia mediastínica.

Não confundir adenopatia cervical com:

1. Costela cervical: firme, imóvel, visível à radiografia do pescoço.
2. Cistos do tireoglosso: linha média, móveis com a deglutição.
3. Cistos branquiais: encontrados abaixo do ⅓ superior do esternocleidomastóideo.
4. Higroma cístico: grande, protuberante, encontrado na parte inferior do pescoço.
5. Seios branquiais que se abrem na borda anterior do esternocleidomastóideo e costumam drenar material aquoso ou purulento.
6. Hematoma do esternocleidomastóideo: nódulos fibrosos, duros, encontrados a partir da 2ª à 5ª semanas, geralmente na metade superior do músculo. Estão associados com assimetria de face, do tórax, e normalmente desaparecem até a idade de 2 anos.
7. Bócio neonatal: na linha média, móvel com a deglutição.
8. Neurofibromas cervicais: aparecem associados com manchas "café com leite".

Doenças com adenopatias cervicais – a causa mais comum é a **infecciosa**, da qual a mais frequente é a **viral**.

- **Aguda bilateral**: IVAS (faringoamigdalites) são a causa mais frequente; a maioria viral.
  Pista
  a) **Faringoamigdalite** com um gânglio um pouco aumentado e levemente dolorido atrás do ângulo da mandíbula bilateralmente: **estreptocócica.**
  b) **Faringoamigdalite** com gânglios cervicais posteriores aumentados: **viral**; considerar mononucleose.
- **Aguda unilateral**: adenite **inflamatória** aguda (nódulo vermelho, quente, dolorido) unilateral – submandibular (55%), cervical superior (30%), submentoniano (6%) por **estreptococos** e **estafilococos**: crianças até 5 anos com foco infeccioso adjacente da faringe (IVAS), nariz, dentes ou pele (impetigo).
  a) Impetigo ou amigdalite: estreptocócica.
  b) Evolução inicialmente lenta, supuração em 2 semanas: estafilocócica.
  c) Abscesso dentário, peridontite – celulite e supuração: anaeróbios.
- **Subaguda ou crônica**
  1. **Toxoplasmose**: adenopatia cervical (aumento discreto) pode ser manifestação inicial.
  2. **Tularemia**: febre prolongada, cefaleia; na forma ulceroglandular: gânglios inchados e doloridos aparecem 2 dias após o início; desenvolve-se uma pápula dolorida que ulcera com evolução prolongada; 50% dos linfonodos evoluem para supuração e 50% para evolução prolongada (aumentados e doloridos).
  3. **Brucelose**: adenopatia com mal-estar e febre; ingestão de leite contaminado.

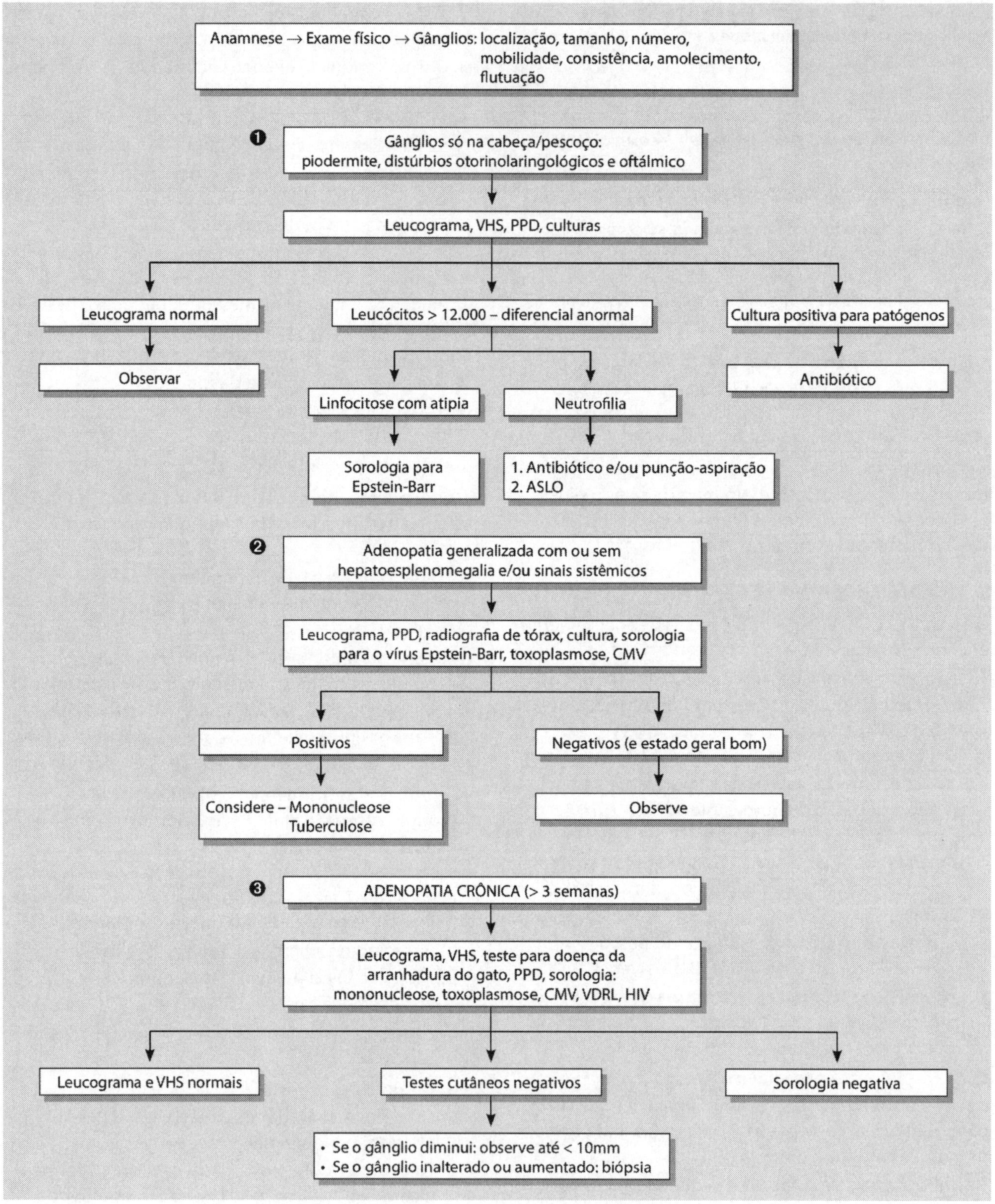

Figura XVIII-1 – Sequência diagnóstica nas adenopatias. ASLO = antiestreptolisina O; VHS = hemossedimentação; PPD = teste tuberculínico; CMV = citomegalovírus; VDRL = sífilis; HIV (vírus da aids).

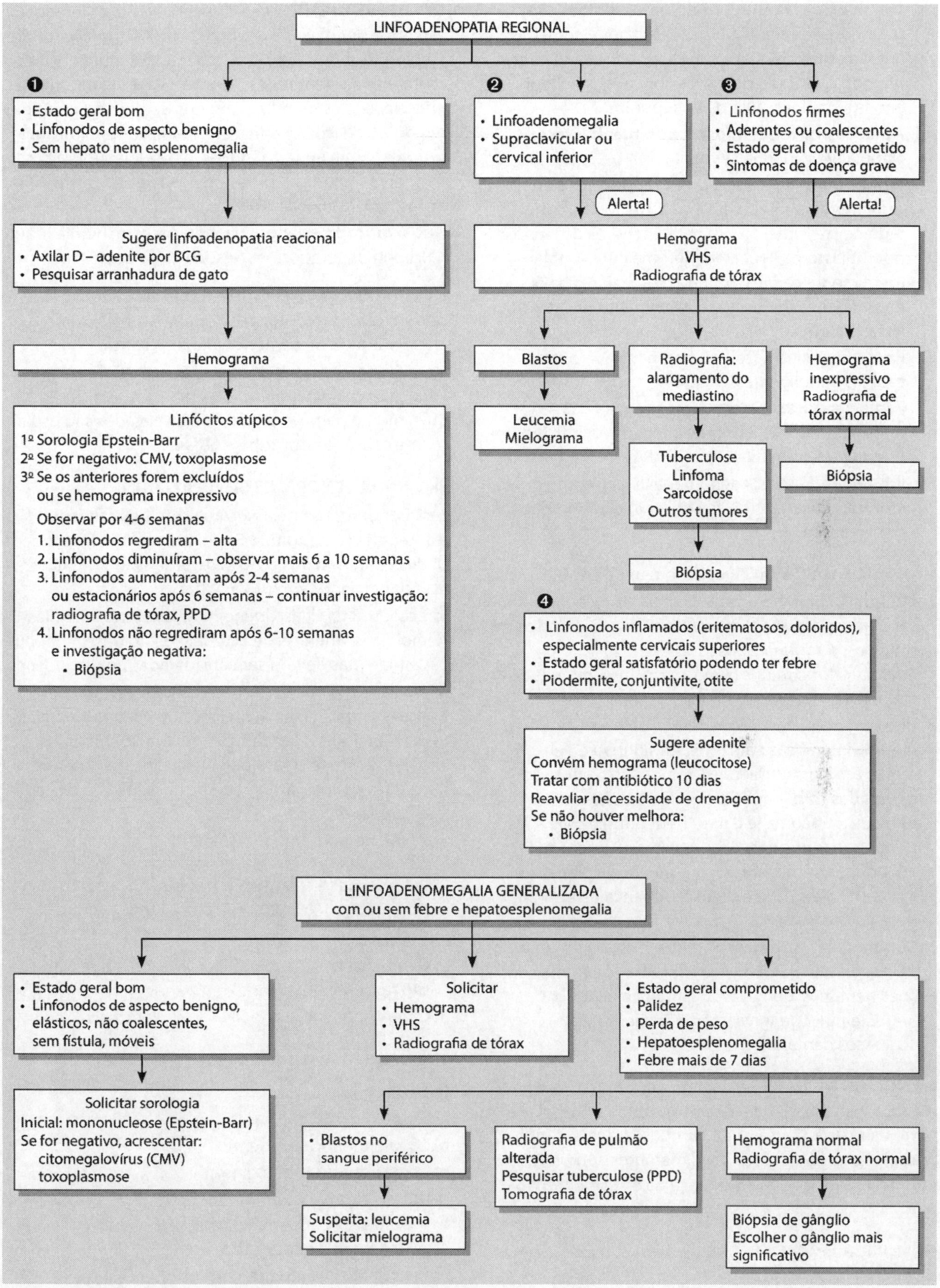

Figura XVIII-2 – Sequência diagnóstica nas linfoadenopatias.

4. **Doença da arranhadura do gato**: contato com gatinho, pequena pápula-úlcera, após 4 semanas: linfoadenite regional – gânglios endurecidos, vermelhos, quentes e doloridos com evolução lenta em 4-6 semanas; 40% deles supuram.
5. **Adenite por tuberculose e por micobactéria atípica** (ver Quadro XVIII-1).
6. **Tumor maligno**: cadeia cervical posterior e anteroinferior (supraclavicular): consistência firme, indolor, crescimento lento – a) menores de 6 anos: neuroblastoma, leucemia, linfoma não Hodgkin (geralmente cervical bilateral); b) maiores de 6 anos: doença de Hodgkin (geralmente unilateral), linfossarcoma.
7. Rara – histoplasmose: acometimento de outras cadeias ganglionares.
8. Febre periódica (4-5 dias e recorrem a cada 4-6 semanas): síndrome faringite, adenite cervical, febre periódica, estomatite aftosa (FAPA).
9. Imunodeficiências: adenomegalia recorrente ou crônica; HIV: atraso de crescimento e adenomegalia generalizada.

GÂNGLIOS DA CABEÇA – distribuem-se em 3 grupos:

1. **Occipitais**: drenam a parte posterior do couro cabeludo e o pescoço. Encontram-se aumentados na rubéola, na roséola e nos processos inflamatórios comuns como pediculose, dermatite seborreica.
2. **Pré-auricular**: normalmente não palpável, drena a metade lateral das pálpebras, conjuntiva e pele da região temporal. Infecções crônicas dos olhos são associadas com linfoadenopatia homolateral pré-auricular: tracoma (é o mais frequente) e tularemia. Adenopatias **agudas**: conjuntivites causadas por adenovírus (febre faringoconjuntivite e ceratoconjuntivite epidêmica) e clamídia; doença da arranhadura do gato.
3. **Submaxilar** e **submentonianos**: drenam os lábios e a boca e estão comumente aumentados nas infecções dentárias, gengivais, da língua e da mucosa oral. Exemplo: gengivoestomatite herpética, abscessos dentários.

GÂNGLIOS AXILARES – drenam mão, braço, parede torácica, parte lateral da parede abdominal superior e parte da mama. Causas mais comuns: processos inflamatórios e infecções locais dos membros superiores; outras: BCG intradérmico, doença da arranhadura do gato.

GÂNGLIOS EPITROCLEARES – drenam o lado ulnar da mão e o antebraço.
Nunca são palpáveis em crianças normais.

NÓDULOS INGUINAIS – drenam membros inferiores, escroto e pênis, vulva e mucosa vaginal, porção inferior da parede abdominal, região perianal e glútea. Mais comumente aumentados nos processos inflamatórios e infecciosos dos membros inferiores, estão aumentados em duas situações particulares importantes: **linfogranuloma venéreo** (os gânglios infartados supuram com inúmeros trajetos fistulosos; reação de Frei positiva) e **linfogranuloma cancroide**.
Não confundir adenopatia inguinal com: hérnia inguinal, lipomas, aneurismas, testículos ectópicos.

NÓDULOS ABDOMINAIS E PÉLVICOS – seu aumento pode causar desconforto e dor abdominal. Exemplo: adenite aguda mesentérica, não específica.
Aproximadamente metade de todos os **linfomas** na criança envolve gânglios abdominais, mas eles são dificilmente palpáveis. Nódulos calcificados são usualmente causados por **tuberculose**.

■ LINFOADENOPATIA GENERALIZADA

Está frequentemente associada com **hepatoesplenomegalia** (ver capítulo Esplenomegalias). Investigar dados epidemiológicos; uso de drogas; sintomatologia associada; dados evolutivos.
Infecções sistêmicas, doenças do colágeno, anemias hemolíticas, doenças de acúmulo de lípides, metabólicas e malignas devem ser consideradas no diagnóstico diferencial.
Considerar particularmente: mononucleose, toxoplasmose adquirida, doença citomegálica, leishmaniose visceral, artrite reumatoide juvenil, sífilis secundária, leucemias agudas, linfomas e histiocitose X, aids na fase aguda.
Solicitar: hemograma + VHS + DHL.

2ª etapa Esse gânglio é normal?

1. Qualquer gânglio de diâmetro menor que 3mm é normal.
2. Gânglios cervicais e inguinais menores que 1cm são normais até a idade de 12 anos.
3. Gânglios palpáveis no RN não são normais.

3ª etapa Investigação clínica

História:

a) idade;
b) zona endêmica (viagem);
c) contágio com tuberculose;
d) animais (gatinho) ou inseto;
e) ingestão de carne mal passada ou leite não pasteurizado;
f) história de infecções recorrentes;
g) mãe aidética ou HIV positiva.

Lesões associadas:

a) cárie ou abscesso dentário, gengivite;
b) seborreia, piolho, tinha do couro cabeludo;
c) impetigo, vesículas;
d) conjuntivite;
e) úlcera, pápula, abrasões;
f) febre;
g) erupção cutânea.

Exame local:

a) número, localização e rapidez de progressão dos gânglios;
b) eritema, calor, dor, linfangite;
c) adenopatia generalizada, hepatoesplenomegalia.

4ª etapa Identifique uma das situações características

1. Sinais inflamatórios locais e febre sugerem **linfoadenite bacteriana** por estafilococos ou estreptococos. Pesquisar foco infeccioso: faringite purulenta, conjuntivite, piodermite ou abscesso dentário. Tratamento com antibiótico para estrepto/estafilococos (estolato de eritromicina ou cefalosporina) e drenagem se indicada.
2. Gânglios coalescentes e fixos aos tecidos subjacentes sugerem doença **granulomatosa** (tuberculose, micobactéria atípica, toxoplasmose, histoplasmose, histiocitose, *larva migrans* visceral, doença da arranhadura do gato) ou infiltração **neoplásica** (Hodgkin, linfoma, neuroblastoma, rabdomiossarcoma). *Nota*: histiocitose ocorre antes dos 3 anos.
3. Gânglios aderentes à pele, especialmente com amolecimento do gânglio e eritema da pele, sugerem:
   a) Linfoadenopatia regional ou gânglio solitário (com envolvimento dos gânglios axilares, epitrocleares, cervicais inferiores, pré-auriculares ou submandibulares), sintomas sistêmicos ausentes ou discretos, em qualquer idade, e história de contato com gato jovem. No local da inoculação aparece uma pápula que se transforma em uma ferida de evolução tórpida. **Doença da arranhadura do gato**. **Conduta**: aspiração-biópsia.
   Agente: *Rochalimae henselae* (bactéria *rickettsia-like*).
   b) Adenite coalescente e gânglios fixos à pele no triângulo cervical anterossuperior ou pré-auricular, sem febre nem dor, em crianças de 1 a 6 anos, principalmente sexo feminino, sugerem **micobactéria atípica**. **Conduta**: excisão total do gânglio. Na adenite cervical **tuberculosa**, o processo é bilateral, atingindo de preferência o grupo cervical medial profundo; PPD: reator forte.
4. Lactente com crescimento e desenvolvimento não satisfatórios e adenopatia generalizada: solicitar HIV.
5. Massa de longa duração com gânglios bem localizados; firme, unilateral, não inflamada nem dolorosa no triângulo inferior e posterior do pescoço ou que cruza o músculo esternocleidomastóideo para envolver o triângulo anterior: tumor maligno (neuroblastoma em criança pequena: linfoma, nos maiores).
6. A grande maioria dos casos que ficam sem diagnóstico é a que apresenta gânglios cervicais discretamente aumentados, levemente doloridos e sem manifestações sistêmicas e sem foco infeccioso evidente. Manter em observação, medindo os gânglios periodicamente; geralmente há normalização dos gânglios em 2 ou 3 semanas.

5ª etapa Quando indicar punção-aspiração do gânglio

Nos casos de **linfoadenite aguda** – febre e sintomas moderados, gânglios grandes (mais que 3cm de diâmetro) ou flutuantes ou quando o tratamento antibiótico foi ineficaz.

1º) Escolher o gânglio maior ou mais flutuante (cervical inferior).
2º) Antissepsia com álcool iodado.
3º) Anestesia local com lidocaína a 2%.
4º) Puncionar o gânglio com uma agulha estéril nº 20 montada em seringa contendo 2mL de soro fisiológico estéril: se não sair pus, injetar e reaspirar o soro fisiológico.
5º) Enviar a seringa com o material ao laboratório (o tempo entre a aspiração e a inoculação não deve ultrapassar 30 minutos) para bacterioscópico (Gram) de urgência e cultura com antibiograma.

6ª etapa Quando o diagnóstico permanece duvidoso

1. Hemograma: a) tipo supurativo; b) linfocitose com muitos linfócitos atípicos: mononucleose, toxoplasmose, citomegalovirose; c) leucocitose com neutrofilia: artrite reumatoide juvenil; d) células blásticas: leucemia, anemia aplástica, calazar.
2. PPD.
3. Radiografia de tórax.
4. Hemocultura, se a criança parece toxêmica.
5. Hemossedimentação e alfaglicoproteína (linfomas).
6. Sorologia: mononucleose, toxoplasmose, citomegalovírus; eventualmente: coccidioidomicose, tularemia, histoplasmose, doença da arranhadura do gato.
7. Se continuar a dúvida, em casos graves: mielograma.

7ª etapa Quando a biópsia é indicada de urgência?

1. Adenopatia supraclavicular e região cervical baixa.
2. Adenopatia + febre de mais de 1 semana ou emagrecimento, depois de afastadas, por provas sorológicas, mononucleose, toxoplasmose e doença por citomegalovírus. Solicitar também radiografia de tórax: pulmões e adenopatia mediastínica.

8ª etapa Quando indicar biópsia no acompanhamento

1. Gânglios continuam a aumentar após 2-3 semanas.
2. Não há regressão após 8 semanas.

Escolher o gânglio maior e mais firme; se possível, retirar mais de 1 gânglio. O que esperar:

1º) Hiperplasia reativa inespecífica (50%).

2º) Doença granulomatosa:

Sem necrose:

- abscesso estrelado com uma paliçada de células epiteliais: arranhadura do gato, sarcoidose;
- característica: toxoplasmose.

Com necrose:

- caseosa: micobactéria, fungos;
- não caseosa: tularemia, *Yersinia*.

Se o resultado da biópsia for inconclusivo e a criança estiver bem, fazer seguimento atento por tempo prolongado.

2. Adenite Cervical Tuberculosa e por Micobactéria Atípica

Caso 1 – menino de 1 ano e 2 meses, de nível socioeconômico baixo, desnutrido, cujo pai tinha recebido alta havia 1 mês, após tratamento de tuberculose, apresentava quadro pulmonar, no qual a radiografia mostrou condensação de base direita, que não melhorou com a antibioticoterapia habitual. Tinha 2 reações de Mantoux negativas. Com 25 dias de evolução apresentou gânglios cervicais bilaterais, de ± 3cm de diâmetro, duros, coalescentes, com superfície lisa, sem sinais inflamatórios, e a reação de Mantoux mostrou-se positiva (reator forte). A biópsia do gânglio revelou processo inflamatório crônico de natureza granulomatosa, de provável etiologia tuberculosa. Pesquisa de BK foi negativa.
Foi instituída medicação à base de hidrazida, etambutol e rifampicina.

Diagnóstico – adenite cervical TUBERCULOSA (Quadro XVIII-1).

Caso 2 – menino de 3 anos apresentou um nódulo de 4cm na região submandibular direita, que não melhorou com o uso de antibióticos. Após 2 meses de evolução, a massa foi incisada e drenada sobre uma área em que se notava flutuação. A biópsia revelou tecido inflamatório granulomatoso com áreas de necrose e alguns bacilos ácido-álcool resistentes. Reação de Mantoux fracamente positiva. Radiografia de tórax normal. Foi instituída medicação à base de hidrazida + PAS. Em seguida à cirurgia, o local da incisão apresentou drenagem persistente de uma secreção espessa, branco amarelada. Após 1 mês surgiu, próximo ao primeiro, um segundo nódulo

Quadro XVIII-1 – DIAGNÓSTICO DIFERENCIAL DAS ADENITES CERVICAIS – TUBERCULOSE *vs.* MICOBACTÉRIA ATÍPICA.

	Tuberculose	Micobactéria atípica
Gânglios	Quase nunca 1 isolado Cervical medial profundo Supraclavicular Bilateral Evolução arrastada Fistuliza	Frequentemente 1 gânglio isolado Submandibular, submentoniano, pré-auricular Unilateral Evolução lenta Fistuliza Pré-escolar: bom estado geral, sem febre
Comprometimento sistêmico	Moderado	Não
Reação de Mantoux (PPD)	Fortemente positiva	Fracamente positiva < 5mm
Radiografia de tórax	Sinais de tuberculose ativa ou curada	Normal
Contágio	+	–
Nível socioeconômico	Desfavorável; geralmente maior de 5 anos	Melhor (Nordeste do Brasil) (1-5 anos)
Biópsia de gânglio	Característica BAAR +	Característica BAAR +
Tratamento	Excisão dos gânglios necrosados Quimioterapia específica	Excisão de gânglio necrosado Eventualmente rifampicina

BAAR = bacilos ácido-álcool resistentes.

submandibular firme, não doloroso, que evoluiu para um nódulo mole, não doloroso, avermelhado com área de flutuação.

Diagnóstico – adenite cervical por MICOBACTÉRIAS (Quadro XVIII-1).

ADENITE CERVICAL TUBERCULOSA

CONDUTA TERAPÊUTICA

1. **Os gânglios são móveis**:
   Quimioterapia: esquema duplo com hidrazida (10-20mg/kg/dia) + etambutol (ou rifampicina) durante 6 meses; a seguir (se já houve melhora evidente), continuar só com hidrazida, durante 6 meses pelo menos.
2. **Os gânglios estão aderidos à pele ou já existe fístula**:
   a) **Quimioterapia específica** (esquema duplo ou, inicialmente, tríplice).
   b) **Extirpação cirúrgica** dos gânglios caseosos e tecido necrótico (sempre com cobertura da quimioterapia específica).

Nota: a resposta à quimioterapia é lenta, nunca é dramática (exceção de casos exsudativos, muito iniciais).

ADENITE CERVICAL POR MICOBACTÉRIA ATÍPICA

CONDUTA TERAPÊUTICA

1. Conduta ideal em casos de nódulos flutuantes ou apresentando drenagem: excisão cirúrgica total.
   Cuidado: incisão no nódulo, ou sua excisão parcial, favorece a drenagem crônica e dificulta a cura.
   Esse procedimento, às vezes, é tecnicamente difícil ou perigoso, por razões anatômicas (triângulo cervical anterior). Se não for possível a excisão total do tecido infectado, fazer curetagem ou recorrer ao tratamento quimioterápico.
2. **Quimioterapia**:
   Medicamentos eficazes no tratamento da tuberculose oferecem resultados desapontadores.
   Bons resultados com rifampicina, 10mg/kg/dia, durante 6 a 12 meses. Evidências nítidas de melhora ocorrem após 1-2 meses de tratamento.

Observação: se não for possível descartar tuberculose com certeza, é prudente associar hidrazida à rifampicina.

3. Esplenomegalia

Para cada doença consulte o Índice Remissivo e capítulo correspondente.

1ª etapa Indagações iniciais

Ao constatar clinicamente uma **esplenomegalia**, fazer primariamente as seguintes **indagações**:
(**1**) A massa palpada é **mesmo** o baço? Excluir outras possibilidades como rim, cisto ovariano, peritônio espessado, fecalito. Em caso de dúvida séria, ultrassonografia e urografia excretora podem ser úteis.
(**2**) O baço palpado não é **normal**? Uma ponta de baço pode ser eventualmente palpada até os 3-4 anos de idade. (**3**) Trata-se de esplenomegalia ou de **rebaixamento** do baço por enfisema, massa subdiafragmática ou fraqueza muscular? (**4**) Frequentemente esplenomegalia se associa com a hepatomegalia: **hepatoesplenomegalia** = **HE**.

2ª etapa Critérios

1. Quanto à **evolução**: a) **aguda ou subaguda febril**: infecções frequentes, infecções raras, causas não infecciosas (colagenoses, neoplasias) (Quadro XVIII-2); e b) **crônica**: infecciosa, não infecciosa (Quadro XVIII-3).
2. **Quanto ao grupo etário** (Quadro XVIII-4): RN, lactentes ou 1ª infância, crianças maiores.
3. **Procedência** (fator geográfico) e condições de **habitação**.

ROTEIRO DIAGNÓSTICO

ESPLENOMEGALIAS OU HEPATOESPLENOMEGALIAS AGUDAS OU SUBAGUDAS FEBRIS

Dados de anamnese e exame físico – procedência, condições de habitação e estado socioeconômico, contágios; febre, grau de comprometimento do estado geral e toxemia, sintomas digestivos, pulmonares, icterícia, hepatoesplenomegalia, adenopatias, exantema, púrpura, artrite, focos supurativos. *Nota*: nos casos agudos, geralmente a esplenomegalia é discreta, ± 3-4cm.

Roteiro laboratorial

1. **Hemograma**:
   a) Com neutrofilia e desvio à esquerda: ocorre em sepses por bactérias gram-positivas; leucocitose e neutrofilia importantes (leucocitose 20.000-40.000) e persistentes ocorrem na artrite reumatoide juvenil.
   b) Linfocitose acentuada com mais de 10% de linfócitos atípicos: sugere mononucleose.
   c) Grandes eosinofilias: helmintíases na fase aguda, *larva migrans* visceral, salmonelose septicêmica.
   d) Plaquetopenia: infiltração medular, infecção ou hiperesplenismo.
   e) Células anômalas: leucemia.

Quadro XVIII-2 – ESPLENOMEGALIA ou HEPATOESPLENOMEGALIA – CASOS DE EVOLUÇÃO AGUDA.

Quadro clínico	Sugere	Exames complementares
DOENÇAS INFECCIOSAS FREQUENTES 1. Febre elevada, estado toxêmico, eventuais focos de supuração	Sepse	Hemograma, hemocultura
2. Linfoadenopatia (cervical) Esplenomegalia Faringite e amigdalite exsudativa Febre prolongada *Nota*: quadro atípico na criança pequena	Mononucleose	Mais de 10% de linfócitos atípicos Sorologia para o vírus Epstein-Barr (EB) Reação sorológica para vírus EB > 1/160
3. Linfoadenite semelhante à mononucleose Esplenomegalia rara Podem ocorrer: febre, exantema maculopapuloso, pneumonite, encefalite	Toxoplasmose	Imunofluorescência indireta com presença de IgM
4. Hepatoesplenomegalia com febre prolongada e condições ambientais desfavoráveis Início súbito com febre irregular, cefaleia persistente, meningismo, inapetência, diarreia ou obstipação; roséolas no tronco	Febre tifoide ou paratifoide	1ª semana: hemocultura e mielocultura 2ª semana: reação de Widal (antígeno O > 1/100) 3ª semana: copro e urocultura
5. Febre persistente de causa desconhecida, comprometimento pulmonar (1-3 semanas depois do início de febre) Hepatoesplenomegalia, adenopatia, desnutrição	Tuberculose miliar	Reação de Mantoux (PPD) Radiografia de tórax BK no suco gástrico
6. Antecedente de cardiopatia congênita ou reumática Febre sem causa aparente, de mais de 1 semana Toxemia, palidez, sudorese noturna, petéquias	Endocardite bacteriana	Hemoculturas (3 amostras) Hemograma Radiografia de tórax, ecocardiograma
7. Febre (pode estar ausente), anorexia, astenia, dor abdominal, vômitos, urina escura Icterícia (mas pode ser anictérica) Esplenomegalia (30% dos casos) Endêmica em nosso meio	Hepatite aguda	Transaminase Hemograma
8. Associação de miosite + manifestações do SNC + alterações renais Quadros leves, parecidos com hepatite	Leptospirose	Hemograma
DOENÇAS NÃO INFECCIOSAS 1. Febre alta prolongada, hepatoesplenomegalia, adenopatia; *rash* maculopapular (40%)	Artrite reumatoide juvenil	Leucocitose acentuada (20.000-40.000) com neutrofilia
2. Febre, anemia progressiva, púrpura, hemorragia das mucosas, dores ósseas	Leucemia aguda	Hemograma Mielograma Radiografia dos ossos longos e do crânio
3. Febre, poliartrite, comprometimento do estado geral; adenopatia	Lúpus eritematoso disseminado	Hemograma Células LE Fator antinuclear (FAN)
INFECÇÕES MAIS RARAS (valorizar a procedência do doente) 1. Região malárica, febre alta prolongada, contínua ou com remissões irregulares	Malária aguda	Sangue (gota espessa)
2. Febre prolongada, hepatoesplenomegalia, frequentemente manifestações pulmonares, eosinofilia	Fase larvária das helmintíases intestinais	Hemograma Exame de fezes

Quadro XVIII-2 – ESPLENOMEGALIA ou HEPATOESPLENOMEGALIA – CASOS DE EVOLUÇÃO AGUDA (*continuação*).

Quadro clínico	Sugere	Exames complementares
3. Zonas novas de esquistossomose ou turista em zona esquistossomótica Febre de longa duração, hepatoesplenomegalia, diarreia importante	Forma aguda da esquistossomose	Exame de fezes
4. Contato com cachorro ou gato, febre prolongada, tosse, hepatomegalia, eosinofilia acentuada	*Larva migrans* visceral	Hemograma
5. Zona endêmica de esquistossomose; febre prolongada, sem manifestações tifosas, eosinofilia acentuada	Salmonelose septicêmica (em esquistossomótico)	Hemograma Hemocultura
6. Zona rural, leite de cabra cru, carne malcozida, contato com animais, febre irregular, sudorose fétida, abatimento, dores osteoarticulares e musculares Hepatoesplenomegalia, adenopatia, artropatia	Brucelose aguda*	Hemocultura em meios especiais (1ª semana) Soroaglutinação em tubo (1/100) na 2ª semana (reação de Wright), triagem: prova rápida em lâmina
7. Zona endêmica, picada de carrapato, febre alta durante 15 dias, dores generalizadas, exantema maculopapular (obrigatório) no 4º dia	Febre maculosa* ou Tifo exantemático	Hemograma, urina tipo I, ureia Reação de Weil-Felix (1:200)
8. Zona chagásica; conjuntivite, goma, hepatoesplenomegalia, adenopatia, febre, abatimento, miocardite	Doença de Chagas	Pesquisa do parasita no sangue Biópsia de gânglio
9. Zona silvestre, febre, prostração, icterícia, hepatoesplenomegalia	Febre amarela	
10. Quadro semelhante à mononucleose	Citomegalovírus	Reação sorológica para CMV

*Tratamento: tetraciclina durante 3 semanas; casos graves, associar estreptomicina por 2 semanas.
Histoplasmose (ver Quadro XVIII-3) de início agudo febril e pneumonia intersticial – acampamentos em bosques, grutas; pombas, estrume de galinha.

2. **Mucoproteínas**: exame sensível mas inespecífico – linfomas e endocardite bacteriana: tendência a valores altos (> 10mg/dL).
   Atualmente substituída pela alfa-1-glicoproteína.
3. Hemocultura.
4. **Provas sorológicas**:
   a) Monoteste: **mononucleose**. Especialmente em crianças com idade inferior a 5 anos, solicitar reação sorológica para vírus Epstein-Barr (> 1/160);
   se negativo, solicitar CMV e toxoplasmose.
   b) Reação de Sabin-Feldman (> 1/1.024), imunofluorescência > 1/4.000, valorizar IgM: toxoplasmose.
   c) Reação de Widal: febre tifoide.
5. Se o caso não for esclarecido: **mielograma** e **mielocultura**; biópsia de gânglio.
6. **Outros**: reação de Mantoux, radiografia de tórax, transaminase, exame de fezes.
7. Outros exames valorizando a procedência do doente, condições de habitação, dados de contágio. Incluir testes sorológicos para fungos (histoplasmose), brucelose.

HEPATOESPLENOMEGALIAS CRÔNICAS

Dados de anamnese e exame físico – consanguinidade, doenças familiares, procedência, fácies, febre e estado infeccioso, palidez (anemia), icterícia, hemorragia, atraso do crescimento e do desenvolvimento motor (involução), baixa estatura, sinais neurológicos (extrapiramidais), lesões e anomalias ósseas, artrite, raquitismo, dermatite, rinite, estado nutritivo, hepatoesplenomegalia (HE), adenopatia, ascite, varizes esofágicas, condições cardiopulmonares.

Quadro XVIII-3 – HEPATOESPLENOMEGALIAS CRÔNICAS.

Quadro clínico	Sugere	Exames complementares
1ª INFÂNCIA 1. Palidez (anemia), esplenomegalia discreta, bom estado geral	Anemia Deficiência de ferro Deficiência de ácido fólico	Hemograma com hematócrito
2. Anemia + esplenomegalia Podem estar presentes: rinite mucopurulenta ou piossanguinolenta, pênfigo (bolhoso) palmoplantar, lesões ósseas: pseudoparalisia dolorosa de Parrot	Sífilis congênita	Reações sorológicas para sífilis Radiografia dos ossos longos
3. Estado infeccioso, contágio com tuberculose, esplenomegalia discreta	Tuberculose miliar	Radiografia de tórax
4. Parada de crescimento e desenvolvimento motor, deficiência intelectual, sinais neurológicos (neuromusculares), doença progressiva, levando à caquexia (NP); pigmentação "café com leite" da pele	Doença de Gaucher tipo infantil Doença de Niemann-Pick (NP)	Pesquisa de células características: por punção, medula óssea, baço, fígado, gânglios Alterações dos linfomonócitos (NP)
5. Raquitismo vitamina D resistente Crescimento normal até 6 meses de idade, quando então se interrompe Hepatoesplenomegalia, adenopatia, fotofobia	Cistinose	Glicosúria Cristais de cistina na medula óssea ou na córnea
6. Hepatoesplenomegalia + adenopatia, febre, otorreia crônica, dermatose (eczema seborreico maligno)	Histiocitose X (Letterer-Siwe)	Biópsia Anemia aplástica
CRIANÇAS MAIORES Infecções: valorizar a procedência e as condições de habitação 1. Zona esquistossomótica, esplenomegalia isolada ou hepatoesplenomegalia Casos avançados: ascite, circulação colateral, varizes esofágicas	Esquistossomose	Exame de fezes Biópsia retal
2. Zona rural no Norte e Nordeste (não ocorre do Espírito Santo para baixo), febre prolongada, irregular; fraqueza e emagrecimento, aumento acentuado do baço, hepatomegalia, microadenopatia Anemia, fenômenos hemorrágicos discretos	Calazar (leishmaniose visceral)	Hemograma Anemia aplástica; diminuição de albumina e aumento acentuado da gamaglobulina Pesquisa de leishmânias na medula óssea Pesquisa do plasmódio no sangue, medula e baço
3. Zona rural, leite de cabra, febre moderada, fadiga, palidez; irritabilidade	Brucelose	Pesquisa no sangue, medula e baço Reação de aglutinação
4. Zona rural ou acampamento em grutas, bosques Jardins adubados com estrume de galinha; pombas ou pardais nas casas; morcegos Quadro clínico de tuberculose pulmonar mais hepatoesplenomegalia (febre na fase aguda) Ulceração da pele e da mucosa (fase crônica) Lesões líticas dos ossos (fase crônica)	Histoplasmose	Hemograma (anemia progressiva, leucopenia, linfocitose) Pesquisa do histoplasma no sangue, escarro, fígado, baço, gânglio Mielograma: formas arredondadas Reação de histoplasmina +++ Radiografia de tórax, biópsia Reação de fixação de complemento (1/32)

Quadro XVIII-3 – HEPATOESPLENOMEGALIAS CRÔNICAS (*continuação*).

Quadro clínico	Sugere	Exames complementares
5. Zona chagásica Condições de habitação inadequadas, baço pequeno	Doença de Chagas	Leucocitose Anticorpos: imunoenzimático, imunofluorescência
6. Anemia Icterícia (aumento da bilirrubina indireta), surtos de hemólise (febre, vômitos, dor abdominal, urina escura)	Anemia hemolítica: Anemia esferocítica hereditária Anemia de Cooley Anemia falciforme	Hemograma Ferro sérico Mielograma Fragilidade osmótica Eletroforese de hemoglobina
7. Esplenomegalia acentuada Hiperesplenismo Evolução arrastada Dores osteomusculares Pigmentação	Doença de Gaucher juvenil	Hemograma Mielograma
8. Anemia e hemorragias, abatimento, febre, hepatoesplenomegalia + adenopatia	Leucemia	Hemograma Mielograma
9. Adenopatia importante, principalmente cervical	Doença de Hodgkin Linfossarcoma	Biópsia de gânglio Mielograma Radiografia dos ossos
10. Artrite + febre Hepatoesplenomegalia + adenopatia LES: comprometimento acentuado do estado geral	Artrite reumatoide juvenil Lúpus eritematoso disseminado (LES)	Leucocitose com neutrofilia Biópsia sinovial Leucopenia e plaquetopenia Células LE
11. Baixa estatura com fácies grotesco + hepatoesplenomegalia Deficiência intelectual, opacificação da córnea, anomalias osteoarticulares	Mucopolissacaridose	Teste de Dorfmann + anomalias leucocitárias Radiografia dos ossos
12. Esplenomegalia acentuada, varizes esofágicas Hematêmese, melena Ascite, circulação colateral	Hipertensão portal a) hepática b) extra-hepática	Radiografia do esôfago Esplenoportografia Pressão esplênica
13. Antecedente de infecção crônica e supurativa ou doenças crônicas debilitantes Comprometimento do estado geral e nutritivo Aparecimento de proteinúria	Amiloidose	Prova do vermelho Congo Biópsia do baço, fígado ou gengiva
14. Atraso do crescimento Anemia aplástica, cegueira, surdez Hepatoesplenomegalia e adenopatia	Osteopetrose	Radiografia dos ossos
15. Febre prolongada Anemia Estado toxêmico, sepse Síndrome nefrótica, prótese atrioventricular	Nefrite do *shunt*	Cultura (sangue, cateter): *Staphylococcus epidermidis* Exame de urina (proteinúria maciça)
16. Tratamento imunossupressivo, febre prolongada	Candidíase sistêmica	Hemocultura para fungos
17. Outros: insuficiência cardíaca prolongada, hipervitaminose A, hipertireoidismo, sarcoidose		

Quadro XVIII-4 – ESPLENOMEGALIA (OU HEPATOESPLENOMEGALIA) NO RECÉM-NASCIDO E LACTENTE.

No RN é frequente o encontro de uma síndrome constituída por hepatoesplenomegalia, anemia, icterícia e púrpura ou hemorragia, ao lado de um estado geral muito comprometido.

As seguintes causas devem ser consideradas, valorizando-se outros achados clínicos:

Quadro clínico	Sugere	Exames complementares
1. Icterícia muito precoce com predomínio acentuado de bilirrubina indireta	Eritroblastose fetal	Rh da mãe e filho Reação de Coombs Hemograma
2. "RN que não vai bem" Mãe com infecção ou história obstétrica suspeita Recusa alimentação, vômitos, diarreia, distensão abdominal, hipo ou hipertermia, distúrbios respiratórios	Sepse (bacteriana)	Hemocultura Liquor
3. Coriorretinite, hidro ou microcefalia, calcificações cerebrais, convulsões	Toxoplasmose congênita	Imunofluorescência indireta Radiografia de tórax Fundo de olho
4. Microcefalia, coriorretinite, calcificações cerebrais, distúrbios motores	Citomegalia (CMV)	Corpúsculos de inclusão em células da urina ou mucosa oral Imunofluorescência indireta; PCR Radiografia de crânio Fundo de olho
5. Rinite, exantema, pênfigo, lesões ósseas	Sífilis congênita	Reação sorológica: IgM; FTA-ABS Radiografia dos ossos longos
6. História de doença ou contágio nos primeiros meses de gravidez Feto pequeno, microcefalia, microftalmia, catarata, glaucoma, retinopatia, cardiopatia, surdez	Rubéola congênita	Na gravidez: anticorpos IgM e teste de avidez No RN: PCR no sangue de cordão
7. Lesões vesiculosas na pele ou boca Mãe com doença ou história de contato	Herpes congênito	Corpos de inclusão intranucleares Cultura do vírus Reações sorológicas
8. Zona endêmica; transfusão de sangue na mãe Prematuridade, desnutrição, adenopatia, meteorismo, circulação colateral	Doença de Chagas congênita	Exame microscópico de sangue Imunoenzimático, imunofluorescência
9. Lactente com hepatoplenomegalia + adenopatia + desenvolvimento insuficiente	Aids congênita	HIV
10. Lactente com febre, icterícia, hepatoesplenomegalia e leucocitose	Fígado reacional	Hemocultura, urocultura

Dados laboratoriais

1. Hemograma completo com atenção à morfologia dos eritrócitos e presença de parasitas, contagem de leucócitos e plaquetas, células anômalas, reticulócitos; eventualmente hemocultura.
2. Mielograma e, eventualmente, mielocultura.
3. Biópsia de fígado, gânglios, baço, ossos, sinovial.
4. Outros: radiografia de ossos, tórax, células LE; HIV; fundo de olho; teste urinário para erros inatos de metabolismo.

Orientação

1º) Se o caso é **AGUDO** com esplenomegalia ou hepatoesplenomegalia: consulte quadro XVIII-2.

2º) Se o caso é **CRÔNICO** com hepatoesplenomegalia: consulte quadro XVIII-3.

3º) Se ocorre em **RECÉM-NASCIDO** ou **LACTENTE**: consulte quadro XVIII-4.

4º) Localizando os diagnósticos mais compatíveis com o quadro clínico de seu paciente, recorra ao Índice Remissivo e leia os textos correspondentes completos.

4. Mononucleose Infecciosa (MI)

Casos ilustrativos

Caso 1 – adolescente do sexo masculino, 12 anos, branco, 30/3/1976: febre há 3 dias. Exantema maculopapular generalizado. Faringe congesta. Gânglios occipitais ++, cervicais ++, axilares +, inguinais +. Baço palpável. Hemograma: leucócitos 4.400/mm³, neutrófilos 43% (bastonetes 27, segmentados 16); linfócitos 44% (20% de atípicos); reação de Paul-Bunnell 1/14; reação de Hoff-Bauer negativa. Reação de Sabin-Feldman (toxoplasmose) negativa. 8/4/1976: adenopatia e ponta de baço. 12/4/1976: Paul-Bunnell 1/112. Hoff-Bauer positivo. Reação sorológica para o vírus Epstein-Barr 1/40.

Caso 2 – pré-escolar, 4 anos, febre há 6 dias; rouquidão com dificuldade respiratória alta (sufocação); amígdalas grandes recobertas por exsudato acinzentado; gânglios cervicais posteriores bem aumentados; ponta de baço; leucograma: 37.500 (60% de linfomonócitos, sendo 40% de atípicos). Tomou corticoide injetável e depois por via oral com melhora rápida. Sorologia positiva para o vírus Epstein-Barr.

Caso 3 – menina, 10 anos, branca: febre (38 a 39°C) há 7 dias, associada a cansaço acentuado, cefaleia e mal-estar. Há 5 dias "ínguas" no pescoço, dor abdominal difusa e náuseas. Regular estado geral. Gânglios palpáveis das cadeias cervicais anteriores e posteriores, inguinais, axilares e submandibulares, duros, móveis, dolorosos, 1cm de diâmetro. Fígado palpável a 4cm e baço a 4cm. Hemograma: leucócitos 16.200; neutrófilos 16% (bastonetes 1%; segmentados 15%); eosinófilos 5%; linfócitos 72% (40% de atípicos).
Reação de Paul-Bunnell positiva.

Caso 4 – criança de 2 anos, foi internada por suspeita de leucemia aguda (febre, adenopatia, esplenomegalia, leucocitose com intensa atipia dos linfócitos). O estudo do caso revelou tratar-se de mononucleose.
Sorologia positiva para o vírus Epstein-Barr.

Caso 5 – lactente de 10 meses, com febre (1 semana de duração), hepatoesplenomegalia discreta. 18% de linfócitos atípicos, reação de Paul-Bunnell negativa.
Sorologia para o vírus Epstein-Barr IgM positiva.

Caso 6 – adolescente do sexo masculino, 15 anos, namorado (beijos) de uma adolescente de sexo feminino que apresentou quadro clínico semelhante há 35 dias. Tem dor de garganta, mialgia, febre e mal-estar. Na 1ª semana observou-se exsudato esbranquiçado em amígdalas e orofaringe. Gânglios cervicais, axilares e inguinais aumentados de tamanho e dolorosos. Foi medicado com ampicilina. No 5º dia de medicação e no 10º dia de doença, apresenta baço palpável no rebordo costal esquerdo e exantema pronunciado maculopapular. Suspensa medicação. Hemograma: leucócitos 12.000; neutrófilos 38% (bastonetes 18%, segmentados 20%); eosinófilos 5%; linfócitos 55% (15% de atipias); monócitos 2%. Cultura de garganta negativa para estreptococo beta-hemolítico.
Reação de Paul-Bunnell-Davidson positiva.

O que é MONONUCLEOSE INFECCIOSA – doença de muitas "caras" causada por um vírus do grupo herpes – o vírus Epstein-Barr (EBV): 1º) contágio pelo beijo ou contato com saliva; 2º) penetração pela orofaringe; 3º) infecção localizada (glândulas salivares ou tecido adenotonsilar); 4º) após 2 semanas: viremia assintomática; 5º) acometimento do sistema linforreticular com hiperplasia linfática. A síndrome clássica acomete escolares e adolescentes; lactentes e pré-escolares apresentam formas atípicas.

CONDUTA DIAGNÓSTICA

1ª etapa Quando suspeitar de MI (Fig. XVIII-3)

1. Febre e abatimento + tríade: a) linfoadenopatia evidente, principalmente cervical; b) amigdalite e/ou faringite exsudativa; c) esplenomegalia.
2. Amigdalite exsudativa febril resistente à penicilina, linfocitose e linfócitos atípicos frequentes.
3. Hemograma com linfocitose > 50% e linfócitos abundantes atípicos (> 10%).

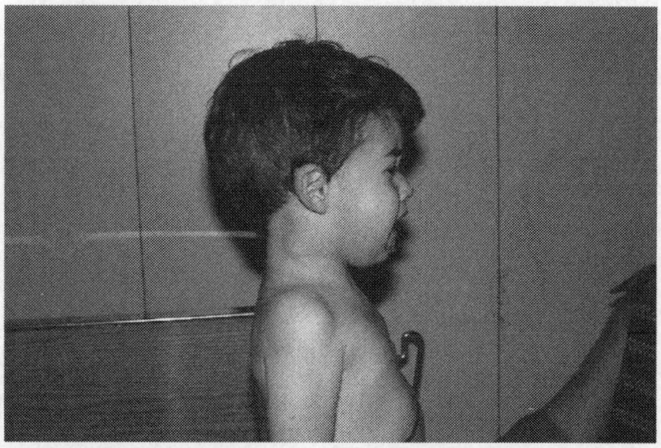

Figura XVIII-1 – Mononucleose.

2ª etapa Quadro clínico (síndrome clássica)

1. Início abrupto ou insidioso.
2. Estado geral pouco comprometido com astenia, inapetência, cefaleia, mialgia, tosse.
3. **Febre** (87%) com sudorese e calafrios; dura, em geral, 1 semana.
4. **Dor de garganta** (80%) e faringite – desde eritema até exsudato amigdaliano branco acinzentado que se confunde com amigdalite estreptocócica. Úvula e palato frequentemente com aparência gelatinosa.
5. **Enantema** (50%) nos primeiros dias de doença – petéquias no palato mole.
6. **Linfoadenopatia** generalizada – manifesta-se no fim da primeira semana, alcançando o máximo ao

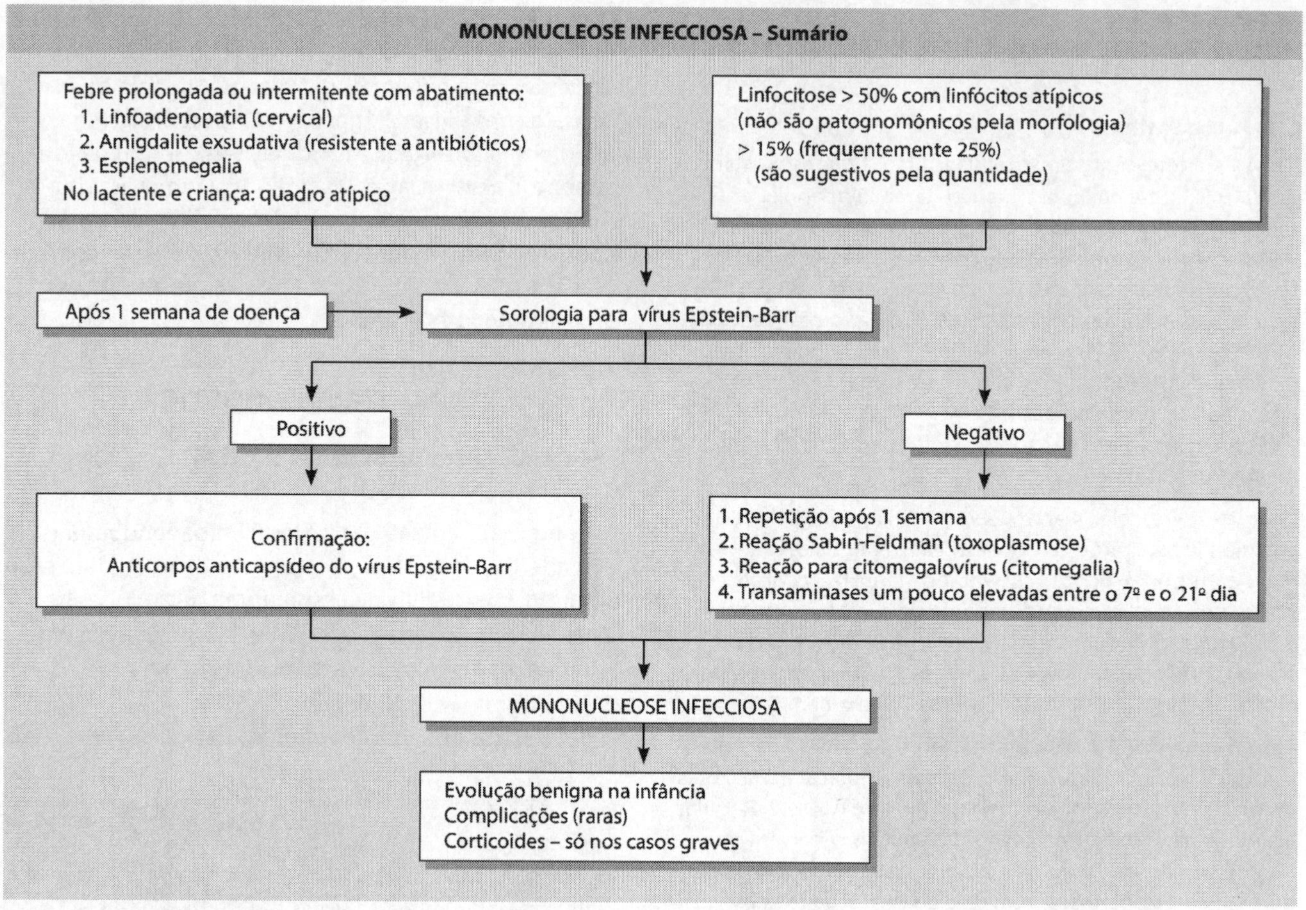

redor do 10º dia de doença. Mais característicos: cervicais posteriores bilaterais (80-100%); a seguir, na ordem: axilares e inguinais. *Caracterização*: gânglios pouco aumentados, consistência firme, móveis, dolorosos espontaneamente e à pressão, sem sinais inflamatórios.

7. **Esplenomegalia** (50-75%), baço duro, doloroso à palpação, surge na 2ª semana.
8. **Hepatomegalia** (10-25%), ocasionalmente dolorosa – icterícia discreta em menos de 10%.
9. **Edema palpebral** – sinal de Hoagland (1/3 dos casos): edema palpebral (frequente nas formas anginosas).
10. **Exantema** – surge antes do fim da 1ª semana (10%) e envolve tronco e face, raramente extremidades. Mais frequente: maculopapular com textura de lixa fina; outros: escarlatiniforme, morbiliforme, petequial ou hemorrágico. A administração de amoxicilina provoca o aparecimento de *rash* maculopapular em 1 semana.

3ª etapa Acompanhe a evolução da mononucleose

Na MI não complicada a duração média dos sintomas não passa de 2 ou 3 semanas. Eventualmente, a fadiga, a mialgia, a artralgia, a queda do rendimento escolar, a adenopatia e a esplenomegalia mantêm-se por um período prolongado (até 1 ano), de maneira contínua ou intermitente. Pode haver recorrência.

Existem algumas evidências de mononucleose crônica.

Vigie as complicações, tanto as imediatas como as tardias (ver **9ª etapa**).

4ª etapa Mononucleose na criança pequena (lactente e pré-escolar)

1. **Quadro clínico atípico** – febre prolongada, pneumonia, diarreia, otite média, bronquite, icterícia.
2. Pode ou não estar associada com hepatoesplenomegalia, faringoamigdalite e linfoadenopatia.
3. Chama a atenção a linfocitose com atipias linfocitárias importantes.
4. Em crianças de menos de 4 anos, os exames laboratoriais clássicos (anticorpos heterófilos) dão negativo; a comprovação pode ser feita pela sorologia do vírus EB.

5ª etapa Hemograma

Durante a primeira semana podem ocorrer leucopenia, desvio à esquerda pouco acentuado, eosinofilia e grande número de linfócitos atípicos. Na 2ª e 3ª semanas:

leucocitose de 10.000 a 20.000 (ocasionalmente mais), **linfocitose** de mais de 50% (5.000/mm³ ou mais) **com 10 a 20%** ou mais de **linfócitos atípicos grandes**.

A linfocitose atípica pode persistir durante até 12 semanas.

Os linfócitos atípicos são patognomônicos de mononucleose? Não. Eles podem chegar a 10% na infecção por citomegalovírus, toxoplasmose, hepatite e ainda sarampo, rubéola, exantema súbito, caxumba, reação a drogas. Os linfócitos atípicos não são patognomônicos por sua morfologia, mas são sugestivos pela quantidade.

6ª etapa Sorologia para anticorpos heterófilos

Reação de **Hoff-Bauer** – teste de aglutinação rápido em lâminas, utilizando, como antígeno, hemácias formalizadas; realização simples; útil como **triagem** (80% de diagnóstico correto): **monoteste** = *monospot*.

Geralmente negativo em crianças menores de 5 anos.

7ª etapa Pesquisa de anticorpos antivírus EB

É o exame confirmatório da MI, especialmente em crianças com idade inferior a 5 anos com quadro clínico sugestivo, linfócitos atípicos frequentes mesmo com monoteste negativo.

Método: imunofluorescência. Mede anticorpos contra o antígeno capsular (ou capsídeo) viral (VCA).

Diagnóstico: **IgM anti-VCA positivo**. É precoce mas pode estar ausente nos primeiros dias, persiste por algumas semanas. Reação positiva para IgG indica infecção pregressa, independente do título.

Se IgM anti-VCA negativa após 1 semana, solicitar sorologia para citomegalovírus e toxoplasmose.

8ª etapa Testes de função hepática

Transaminases – moderadamente elevadas em 83-100% dos casos, mesmo sem hepatomegalia, entre o 7º e o 21º dias da doença, fato que se torna particularmente importante em crianças heterófilo-negativas (reação de Paul-Bunnell negativa em casos clinicamente suspeitos).

Biópsia de gânglio – apenas para diferenciação de outras adenopatias, especialmente malignas, nos casos de dúvida diagnóstica.

9ª etapa Complicações da mononucleose (< 5% dos casos)

Neurológicas – podem ser concomitantes com a fase aguda (mais frequente: meningoencefalite) ou ocorrer 1 a 3 semanas após a infecção aguda (exemplo: síndrome de Guillain-Barré). Outras: encefalite, meningite, hemiplegia, cerebelite, mielite transversa, paralisia dos nervos cranianos I, III, VI, VII, X e XII; episódios transitórios de psicose e/ou distúrbios da percepção visual. Alterações liquóricas: pressão elevada, proteína pouco aumentada e pleocitose moderada. Anticorpos antivírus EB podem ser encontrados no liquor.

Respiratórias – insuficiência respiratória aguda obstrutiva (por amígdalas acentuadamente hipertrofiadas e inflamadas e por compressão pelos gânglios cervicais) é a principal emergência resultante da mononucleose. Traqueobronquites, pneumonite intersticial (3-5%), pneumonia, fibrose difusa aguda e derrame pleural ocorrem entre a 2ª e a 4ª semanas de doença.

Ruptura do baço – rara; ocorre entre a 2ª e a 4ª semanas da doença; pode ser espontânea ou após traumatismo. Manifestação: hipotensão e/ou dor abdominal no quadrante abdominal superior esquerdo, seguida por dor abdominal generalizada com irradiação para o ombro esquerdo. Em caso de suspeita: ultrassonografia e/ou laparotomia de urgência.

Hematológicas – púrpura trombocitopênica (no início da doença); púrpura não trombocitopênica, anemia hemolítica com Coombs direto positivo; agranulocitose; síndrome linfoproliferativa.

Cardiocirculatórias – miocardite (1,7%), pericardite (rara), tromboses venosas. ECG: alterações da onda T e de condução atrioventricular.

Oculares – fotofobia, sensação de ardor ou peso, dor à movimentação dos olhos. Podem ocorrer: a) acometimento direto dos olhos e anexos: conjuntivite, edema ou celulite periorbitária, dacriocistite, uveíte, neurite óptica, hemorragias retinianas; b) comprometimento da visão: dismetria, diplopia, hemianopsia, nistagmo, escotomas, metamorfopsia (síndrome "Alice no país das maravilhas").

Outras – hepatite, glomerulonefrite, síndrome nefrótica; raros: pancreatite, síndrome hemolítico-urêmica, orquite, artrite monoarticular, dermatite palmar, agamaglobulinemia, ulcerações genitais.

Mortalidade (rara)

1. Anemia aplástica.
2. Infecção fulminante pelo vírus EB consequente a uma resposta linfoproliferativa = **síndrome hemofagocítica**: febre persistente ou intermitente, linfoadenopatia generalizada, hepatoesplenomegalia, *rash*, citopenia, infiltrados pulmonares, disfunção hepática com evolução fulminante.
3. **Síndrome linfoproliferativa ligada ao cromossomo X** (XLP) em meninos com aplasia medular, insuficiência hepática com sangramento e infecção.

CONDUTA TERAPÊUTICA

1. Analgésicos/antitérmicos de acordo com a necessidade.

2. Repouso relativo na fase aguda. Evitar esportes potencialmente traumatizantes até que o baço regrida e não seja mais palpável – 2 a 3 semanas, eventualmente até 2-3 meses.
3. Nos casos com congestão acentuada das amígdalas, ronqueira noturna acentuada com dificuldade respiratória aguda, o uso de prednisona por via oral, 1-2mg/kg/dia, fracionada em 2 vezes ao dia, durante 3 a 5 dias tem bom efeito.
4. Na obstrução aguda das vias respiratórias agudas, prednisolona ou dexametasona por via IV pode ser necessária.
5. Corticoides também são indicados nas anemias hemolíticas e púrpura trombocitopênica.

5. Toxoplasmose Adquirida

Sumário
Febre prolongada e/ou adenopatia; exantema.
Casos suspeitos de mononucleose, mas com reação negativa para o vírus Epstein-Barr.
Maioria dos casos – infecção assintomática.
Diagnóstico – quadro clínico sugestivo + reação de imunofluorescência com presença de IgM.
Tratamento – **só** nos casos com manifestações clínicas muito evidentes: sulfadiazina + pirimetamina.
Nunca deixar de associar ácido folínico à pirimetamina.
Persistência da positividade das provas sorológicas é o habitual: não é indicação para repetir ou prolongar o tratamento!

Conhecimentos básicos

O que é TOXOPLASMOSE ADQUIRIDA – uma zoonose cosmopolita difundida, causada por um protozoário que, atingindo o homem, produz infecção inaparente ou doença de manifestações clínicas as mais diversas e que são muito graves nos indivíduos imunossuprimidos, em que o parasita se comporta como um agente oportunista.

O agente – *Toxoplasma gondii*, protozoário intracelular que se apresenta sob 3 formas: 1ª) taquizoítica ou vegetativa (responsável pelas manifestações agudas das doenças); 2ª) cística ou bradizoítica (cistos localizados em qualquer parte do organismo, responsáveis pela infecção crônica ou latente); 3ª) oocística ou esporozoítica (forma de elevada resistência, muito infectante, eliminada pelo gato infectado).

Hospedeiro – **o gato** e alguns felídeos constituem o hospedeiro definitivo; o homem, outros mamíferos e aves são hospedeiros intermediários.

Transmissão

Animal-homem – 1ª) pela ingestão de carne de carneiro ou porco malcozida e contendo os cistos;
2ª) inalação ou ingestão de oocistos em decorrência da contaminação do solo por fezes de gato.

Homem-homem – 1ª) mãe para o feto, via transplacentária (formas graves congênitas); 2ª) em imunodeprimidos (doença ou drogas imunossupressoras) por ativação de infecções latentes.

CONDUTA DIAGNÓSTICA

1ª etapa Quando suspeitar

Não esperar manifestações específicas. A toxoplasmose é uma infecção clínica **polimorfa**, que deve ser suspeitada nas **febres prolongadas** ou sem causa aparente, especialmente quando acompanhadas de adenopatia, exantema, encefalite, miocardite, pneumonia e ainda nos doentes **suspeitos de mononucleose**, mas com provas sorológicas negativas para essa doença.

2ª etapa Reconheça o quadro clínico

A infecção na maioria das vezes é silenciosa – são as formas **assintomáticas** ou subclínicas.
Os quadros clinicamente manifestos apresentam **sintomatologia polimorfa**, com associação variável de sintomas, mas que, conforme a predominância de um deles, permite caracterizar as seguintes **formas**:

I – Na criança imunocompetente

Forma ganglionar: a) a forma mais frequente na criança; b) presença ou não de febre; comprometimento variável do estado geral, inapetência, astenia e dores musculares; c) os gânglios atingem 1 a 2cm, tornam-se endurecidos, sensíveis, não muito dolorosos; não são aderentes nem coalescentes e não se fistulizam. Os mais frequentemente acometidos são os da cadeia cervical, embora outros (retroauriculares, occipitais, submaxilares, axilares, inguinais) também possam ser atingidos; d) ocasionalmente esplenomegalia discreta.

Forma exantemática: a) início com febre, fraqueza, mal-estar, mialgias; b) logo seguidos pelo aparecimento de exantema maculopapular, avermelhado ou rosa pálido, com 2 a 4 dias de duração, atingindo tronco, couro cabeludo, palmas das mãos e plantas dos pés; c) associa-se muitas vezes com adenite cervical, icterícia e hepatoesplenomegalia.

II – Forma ocular – pode ser congênita ou adquirida; precoce ou tardia.

Suspeita: baixa acuidade visual, embaçamento da visão, estrabismo, nistagmo, leucoria, dor e fotofobia.

Lesão: coriorretinite granulomatosa, focal e esclerosante.

Complicações: opacificação do vítreo, descolamento da retina, hemorragia no vítreo, catarata. Pode evoluir com recidivas.

III – **Toxoplasmose nos imunossuprimidos** – formas graves com pneumonia, miocardite, exantema hemorrágico e grande comprometimento do sistema nervoso central.

Forma meningoencefalítica

a) Rara, grave, muitas vezes fatal.
b) Cefaleia, vômitos, convulsão, confusão mental.
c) Liquor: hipercitose linfomononuclear, eosinófilos presentes, glicose e proteínas normais.

Forma miocárdica

a) Não é comum como manifestação isolada; apresenta-se clinicamente como miocardite aguda.
b) De regra, o comprometimento do miocárdio faz parte de quadros graves de toxoplasmose sistêmica.

Forma pulmonar – a pneumonia intersticial pode ser observada em pacientes com linfoadenite, exantema e outras manifestações comuns da doença.

3ª etapa Diagnóstico – comprovação laboratorial

1º passo Levantada a suspeita, como o quadro clínico é inespecífico, a confirmação tem de ser laboratorial. Considerar que, em virtude de a infecção por toxoplasma ser muito difundida, um simples exame sorológico positivo não faz o diagnóstico de doença atual, exigindo interpretação criteriosa.

Reação de imunofluorescência indireta (RIFI)

Boa especificidade e sensibilidade.

Reação negativa para IgM e positiva para IgG indica infecção crônica pregressa.

IgM positiva indica infecção recente mas não obrigatoriamente aguda.

Para se certificar que uma infecção recente é mesmo aguda (em atividade), foi desenvolvido o teste da avidez (afinidade funcional) da ligação dos anticorpos IgG ao antígeno (toxoplasma):

a) anticorpos de baixa avidez – produzidos na fase inicial da infecção;
b) anticorpos de alta avidez – indica infecção antiga.

Assim, IgM em níveis baixos (< 4) = infecção recente (mas será aguda)?

a) índice de avidez menor que 30% = a infecção ocorreu nos últimos 3 meses;
b) índice de avidez maior que 60% = a infecção ocorreu há mais de 3 meses.

O exame não pode ser realizado na ausência de anticorpos IgG específicos para toxoplasma.

Não deve ser realizado em menores de 1 ano.

Técnica – fluorometria.

2º passo Comentários sobre outros exames

Hemograma – é inespecífico, pode imitar o da mononucleose; útil para afastar hemopatias.

Reação de Sabin-Feldman (corante) – específica e sensível mas perigosa; foi substituída pela RIFI.

Isolamento do toxoplasma – em sangue do cordão umbilical, humor aquoso ocular.

PCR – nos casos de sorologia duvidosa: sangue, cordão umbilical, líquido amniótico, liquor, humor aquoso ocular.

Biópsia de gânglio – útil para a detecção precoce de linfoma nos casos suspeitos; imprescindível cotejar sempre com as reações sorológicas, já que o aspecto histológico pode gerar confusão, embora um patologista experiente possa identificar um quadro reacional característico de toxoplasmose.

CONDUTA TERAPÊUTICA

Questão básica: Tratar ou não tratar?

Considerar:

1. As formas ganglionares (as mais frequentes) são benignas com tendência à cura espontânea.
2. A quimioterapia não erradica a infecção: as drogas disponíveis agem contra as formas vegetativas mas não penetram no interior das células e dos cistos.
3. O tratamento não é inócuo: a pirimetamina tem ação antifólica acentuada, podendo levar a quadros graves de anemia, agranulocitose e plaquetopenia.

Estratégia – utilizar a quimioterapia para suprimir a proliferação do toxoplasma até que seja adquirida a imunidade.

Indicação do tratamento

1. Formas ganglionares com sintomatologia expressiva.
2. Comprometimento neurológico, cardíaco, ocular em imunodeficientes.
3. Toxoplasmose congênita (ver capítulo correspondente).

Como tratar

1. **Esquema de escolha** – associação de: (**1**) sulfadiazina 100mg/kg/dia, divididos em 2 vezes ao dia; (**2**) pirimetamina 2mg/kg/dia nos 2 primeiros dias; a seguir: 1mg/kg/dia; (**3**) para prevenir efeitos tóxi-

cos graves da pirimetamina, associar ácido folínico: 1-3mg, por via IM, 1 vez por semana ou 1-3mg/dia, por via oral.

2. **Duração** – 4 a 6 semanas. O tratamento deverá ser repetido quando não houver cura clínica ou se ocorrer reaparecimento da sintomatologia; provas sorológicas positivas sem sintomatologia clínica não constituem indicação nem para o prolongamento nem para a reinstituição do tratamento.
3. **Variantes** – a associação sulfapirimetamina pode, eventualmente, ser substituída pela associação sulfametoxazol-trimetoprima, mas apenas nas formas ganglionares benignas.
4. Espiramicina (100mg/kg/dia, fracionados em 2 vezes ao dia) é a alternativa mais usada em grávidas (3g/dia) por ser menos tóxica.
5. Toxoplasmose **ocular** – mesmo esquema durante 4 a 8 semanas; associar corticoide-prednisona 1mg/kg/dia durante 3-4 semanas e depois redução gradual.
6. **Produtos** – (**1**) sulfadiazina, comprimidos de 500mg; (**2**) pirimetamina = Daraprim (1 comprimido = 25mg); (**3**) espiramicina = Rovamicina (1 cápsula = 250mg); (**4**) ácido folínico = Leucovorin (1 comprimido, 15mg, 3 vezes por semana).
7. Cuidados com a gestante – controle sorológico no 2º e 8º mês de gravidez.

Prognóstico – nas formas adquiridas em indivíduos normais, o prognóstico é satisfatório, com tendência à cura espontânea.

Casos ilustrativos

Caso 1 – menino de 5 anos com febre há 1 mês, anorexia, abatimento moderado. Adenopatia cervical evidente. Reação de Paul-Bunnell negativa. Reação de Sabin-Feldman 1:4.000. Tratado com sulfadiazina. Cura clínica (provavelmente espontânea).

Caso 2 – menino de 8 anos com adenopatia cervical acentuada, bom estado geral. Hemograma: intensa atipia dos linfócitos, levantando suspeita de leucemia. Reação de Paul-Bunnell negativa. Reação de Sabin-Feldman 1:4.000.
Cura após tratamento com sulfadiazina + Daraprim.

6. Lipidoses

Defeito do metabolismo das gorduras e consequente depósito anormal destas no interior das células.

DOENÇA DE GAUCHER

O que é – lipidose caracterizada por deficiência de glicocerebrosidase; em consequência, a maior parte dos glicolípides das vísceras é um glicocerebroside em vez da forma habitual com galactose.

1. Transmissão recessiva. Mais frequente em judeus.
2. Esplenomegalia é habitual.
3. Células de Gaucher são características.

Forma aguda ou infantil

1. Início precoce dos sintomas nos primeiros meses de vida.
2. Atraso do desenvolvimento.
3. Hepatoesplenomegalia moderada.
4. Fundo de olho normal.
5. Estrabismo.
6. Retroflexão da cabeça; convulsões.
7. Disfagia e outros sintomas de paralisia bulbar.
8. Distúrbios respiratórios progressivos.
9. Óbito no fim do 1º ano de vida (eventualmente um pouco mais tarde)
   (ver capítulo Doenças Degenerativas do SNC).

Forma crônica ou adulta não neuropática (mais frequente)

1. Época de início: variável (geralmente escolar).
2. Aumento do abdome; esplenomegalia mais acentuada que hepatomegalia.
3. **Doença óssea**: dor crônica, artrite, fraturas patológicas.
4. Menos frequentes: distúrbios de crescimento e hepatomegalia acentuada, sangramentos; raros: fibrose hepática, hipertensão portal; distúrbios pulmonares crônicos.

Conduta diagnóstica – mielograma: células de Gaucher.

Comprovação – redução da atividade enzimática da BGA.

Conduta na forma crônica

1. Esplenectomia parcial.
2. Procedimentos ortopédicos, fisioterapia.
3. **Tratamento enzimático.**
   Nos diagnósticos de certeza e só após avaliação completa.
   Imiglucerase = Cerezyme (medicamento de alto custo, SUS).
   Dose inicial de 120U/kg/dose a cada 2 semanas.
   Reduzir gradualmente até dose de 30-60U/kg.

DOENÇA DE NIEMANN-PICK

O que é – lipidose caracterizada pela presença de células espumosas vacuoladas com acúmulo citoplasmático de um fosfolípide: a esfingomielina (possível deficiência de hidrolase lisossômica específica: a esfingomielinase).

1. Transmissão aparentemente autossômica recessiva; mais frequente em judeus.
2. Apresenta-se com hepatoesplenomegalia e frequentemente degeneração do SNC.

Forma infantil

1. Hepatoesplenomegalia.
2. Deficiência neuromuscular grave e precoce.

7. Doença da Arranhadura do Gato (*Cat Scratch Disease*)

É uma infecção por *Bartonella* transmitida pela arranhadura do gato, cuja apresentação mais comum é a linfoadenite regional subaguda.

1ª etapa Sequência

1º) Gatinho jovem (sadio) arranha a criança (membros, pescoço, cabeça).

2º) Inoculação pelo bacilo gram-negativo inicialmente identificado como *Afipia felis*, agora definido como *Bartonella henselae*.

3º) 3 a 10 dias após a inoculação:
   a) **ponto de inoculação**: mácula, pápula ou vesícula;
   b) feridinha de evolução prolongada (dias a meses).

4º) **Linfoadenopatia** satélite: aumento do(s) gânglio(s) regional(ais):
   a) surge 1-2 semanas após a inoculação;
   b) local depende do sítio da inoculação: cabeça, pescoço, braços, axila;
   c) tamanho: 1-5cm (80% dos casos); ocasionalmente 8-10cm;
   d) número: único (50%); vários na mesma região (20%), em várias regiões (30%);
   e) aspecto: no início dolorido (eventualmente não dolorido); vermelhidão da pele suprajacente;
   f) evolução: regressão após 2-6 meses (até 2 anos); gânglios grandes podem evoluir para supuração (10% dos casos);
   g) biópsia: (1) no início: hiperplasia; (2) depois: granuloma.

2ª etapa Manifestações clínicas

1. **Aparência geral** do doente – satisfatória (astenia em 1/3 dos casos); febre (em 30-50%) durando 1 a 7 dias.
2. 50% dos casos – única manifestação: **gânglio solitário aumentado.**
   É a causa mais comum de linfoadenite regional de duração maior que 3 semanas.
3. **Outras manifestações**:
   a) Síndrome oculoglandular: nódulo (granuloma) na conjuntiva palpebral associado a gânglio pré-auricular homolateral aumentado.
   b) Febre baixa, moderada, intermitente, de longa duração, associada a hepatite (e esplenite) granulosa.
   c) Cutâneas: eritema multiforme, eritema nodoso, exantemas maculopapulares.
   d) Nervosas: encefalopatia (em crianças abaixo de 12 anos) – confusão mental, desorientação, convulsão, cefaleia, achados focais, paralisias.
4. Doença grave (10%), especialmente em imunodeprimidos: febre alta, estado toxêmico, abscessos axilares ou cervicais, abscesso de fígado, doença óssea, doença pulmonar persistente.

DIAGNÓSTICO LABORATORIAL

Sorologia: anticorpos anti-*B. henselae* por imunofluorescência indireta.
Existe teste cutâneo de leitura tardia.
Biópsia (granuloma) de gânglio, pele, osso, fígado.
PPD para excluir granuloma tuberculoso.
Tomografia de fígado e baço.
Hemograma inexpressivo (eosinofilia em 10-20%); VHS aumentada.

TRATAMENTO

1. Desnecessário (regressão espontânea em 2-4 meses).
2. Aspiração de gânglio muito inflamado.
3. Casos graves em imunodeprimidos – tentar: azitromicina, rifampicina, ciprofloxacino ou sulfametoxazol-trimetoprima, gentamicina; durante 5 a 14 dias.
4. Imunidade definitiva.
5. Não é necessário sacrificar o gato.

SEÇÃO XIX

A Febre e as Infecções na Infância
Infectologia Pediátrica

A Febre, os Antibióticos, as Grandes Endemias e as Deficiências Imunológicas

colaboradores **Calil Kairala Farhat. Chaie Feldman. Celso Carmo Mazza. Luiza Helena Falleiros R. Carvalho. Regina Célia M. Succi. Roberto Foccacia. Wanderley Sokolowski. Otávio Augusto Branchini. Charles Naspitz** (imunologia). **Vitor Nudelman** (imunologia). **Clemax Couto Sant'Anna** (tuberculose)

MAPA DE LOCALIZAÇÃO ATUAL DAS GRANDES ENDEMIAS NO BRASIL

(valorize a procedência do paciente ao diagnóstico)

◆ Febre amarela
▲ Tracoma
□ Peste
■ Esquistossomose
△ Bancroftose (filariose)
▭ Doença de Chagas
○ Leishmaniose
☆ Hanseníase
● Malária

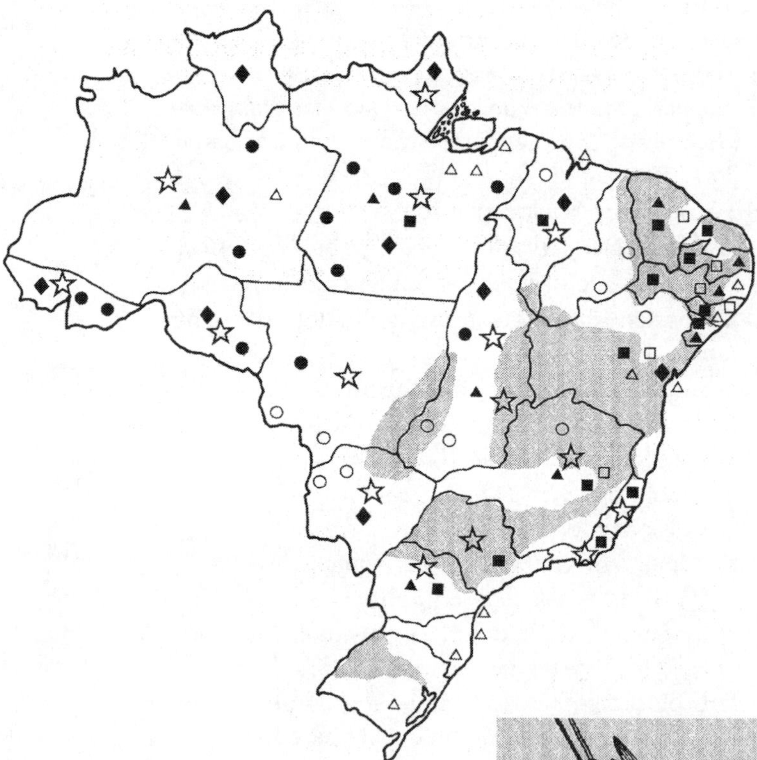

TUBERCULOSE (infecção)
(prevalência/100.000 habitantes)

Norte – 450
Nordeste – 360
Sudeste – 270
Sul e Centro-Oeste – 180

Estrongiloides
Zonas úmidas e arenosas – litoral de São Paulo, Vale do Rio Doce

Bócio endêmico
Rondônia, Bahia, Minas Gerais, Mato Grosso, Maranhão, Paraná

Hidatidose
Zona rural do Rio Grande do Sul (fronteiras com Uruguai e Argentina)

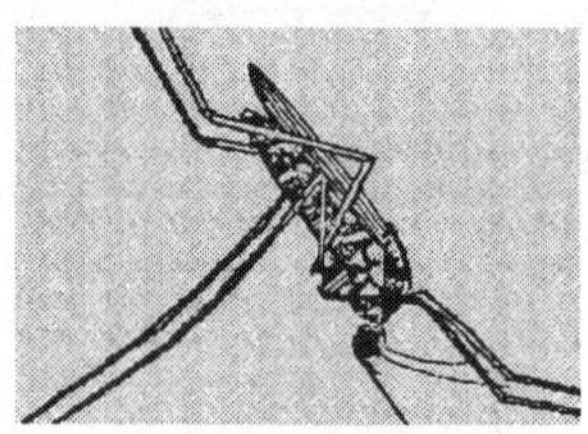

ANOPHELES

HOMENAGEM

Ao amigo **Dr. Calil Kairala Farhat**, por sua atuação, no ensino e pesquisa, reconhecida em todo o Brasil.

Livro Recomendado Doenças Infecciosas na Infância e Adolescência – Tonelli

Primeira Parte

A CRIANÇA FEBRIL e/ou INFECTADA

CASOS ILUSTRATIVOS

Caso 1 – lactente de 8 meses, há 1 dia com febre, abatimento, aparecimento de petéquias generalizadas.
Estado toxêmico.
Liquor normal.
Diagnóstico – meningococcemia.

Caso 2 – lactente de 8 meses, há 1 dia com febre. Bom estado geral. Petéquias no rosto, especialmente periorbicular.
Liquor normal.
Diagnóstico – infecção viral (adenovírus).

Caso 3 – lactente de 11 meses, há 1 semana teve um processo viral. Hoje, aparecimento de petéquias generalizadas; afebril, bom estado geral.
Diagnóstico presumível – púrpura trombocitopênica pós-viral.

Caso 4– síndrome de Down, 2 anos; há poucos dias ficou abatido, surgiu febre e hoje petéquias generalizadas; estado geral gravíssimo. Encaminhado a um hospital de isolamento com suspeita de meningococcemia (estávamos em pleno surto). A criança morreu no caminho.
Necropsia: **leucemia linfoide aguda**.

Caso 5 – menina de 5 anos foi amigdalectomizada por causa de processos febris frequentes. Imediatamente após a operação surgiu febre alta com calafrios, de 15 dias de duração. Conduta e diagnóstico – leucograma (infeccioso), bacteriológico de urina: infecção das vias urinárias (**pielonefrite**).

Caso 6 – lactente de 6 meses; febre alta há 3 dias, sem toxemia, com irritabilidade (choro contínuo), inapetência, discreto edema bipalpebral. **Suspeita**: **exantema súbito** (observar aparecimento do exantema).

Caso 7 – criança com 5 anos; amigdalite com exsudato, febre há 1 semana. Não melhorou com benzetacil: edema bipalpebral, gânglios cervicais bem aumentados.
Suspeita: **mononucleose**.

Caso 8 – menino de 6 anos; febre há 15 dias, um pouco abatido. Adenopatia cervical; ponta de baço.
Linfocitose (60%) com linfócitos atípicos (25%).
Diagnóstico – mononucleose.

Caso 9 – menino de 6 anos; febre há 1 mês, anorexia, abatimento moderado. Adenopatia cervical. Linfócitos atípicos.
Reação de Paul-Bunnell negativa.
Diagnóstico – toxoplasmose
(confirmada pela reação de Sabin-Feldman).

Caso 10 – menino de 3 anos. Febre há 3 semanas, não melhorou com Binotal, Cervantal e Frademicina. Há 1 semana teve, no auge da febre, *rash* parecido com o sarampo, de curta duração. Adenopatia cervicoaxilar discreta, ponta de baço. Hemograma: leucócitos = 16.900 (N = 1 + 27 + 34; L = 27; 10% atípicos), VHS = 65, mucoproteína = 17, Alb = 2,79, alfa-1 = 0,3, alta-2 = 1,5, beta = 1, gama = 1,3. Exame de urina: negativo; toxoplasmose: negativo; mononucleose: 1/7. ASLO: 1/100. Reação de Widal: negativa. Látex: negativo; mielograma: linfomonocitose com eosinofilia. PPD negativo. Radiografia de tórax: normal.
Biópsia de gânglio: negativa.
Diagnóstico – artrite reumatoide juvenil.

Caso 11 – menino de 5 anos; dor no joelho E, que está inchado, vermelho, quente, dolorido; o inchaço estende-se ao 1/3 inferior da coxa. Leucócitos = 20.000 (N = 1 + 16 + 67; L = 15; E = 0). VHS = 60; proteína C-reativa ++++; mucoproteínas = 15. Antecedentes: amigdalites repetidas. ASLO: 1/500. Suspeita de febre reumática.
Diagnóstico – osteomielite por estafilococos.

Caso 12 – menina de 2 anos, febre há 14 dias, tosse persistente. Fígado: 5cm, ponta de baço. Come terra. Exame de fezes: áscaris. Radiografia de tórax: processo intersticial. Hb = 8,5. Leucócitos = 37.200 (b = 6; s = 13; **E = 65%**, L = 12; M = 4). Aumento da gamaglobulina.
PPD negativo.
Diagnóstico – toxocaríase.

Caso 13– criança de 7 anos com febre prolongada, intermitente, dores fortes nas pernas (sem artrite). Anemia, leucocitose, hemossedimentação elevada, ASLO 833. Tratada como febre reumática (AAS e benzetacil), houve piora de anemia; aparecimento de algumas equimoses.
Diagnóstico – leucemia (mielograma).

1. A Criança com Febre Aguda, Prolongada, Recorrente

1. **Febre** = temperatura axilar (que é culturalmente preferida entre nós) **acima de 37,2°C**.
   Nos casos *limítrofes* reduzir o agasalho, ventilar o ambiente, oferecer líquidos e repetir a tomada de temperatura após 15 minutos.
   Observar se a criança parece desconfortável ou mudou o comportamento.
   Convém manter em observação nas próximas horas, pois pode ser o início de um processo febril.
2. **"Meu filho está com febre e eu não sei o que ele tem".**

1ª etapa Classifique a situação febril

I – Doença **aguda**

Início súbito em criança normal.

Verificar se existem outros sintomas ou a febre é o único sinal. Considerar o estado toxêmico.

II – **Febre prolongada**

Duração maior do que o habitual/esperado

a) Início tem causa reconhecível mas a febre surpreende ao se prolongar. Investigue complicação da infecção inicial.
b) A febre não tem causa reconhecível = febre prolongada de causa obscura.

III – **Frebre recorrente**

Episódios febris repetidos,
frequência maior que a habitual.

a) criança normal em fase vulnerável/doenças usuais.
b) criança debilitada/doenças gaves repetitivas.
c) episódios febris sempre com os mesmos sintomas (os quais não incluem as vias respiratórias): febre periódica.

I – FEBRE EM DOENÇA AGUDA

1. A febre vem acompanhada de sinais localizatórios (vias aéreas superiores, vias respiratórias, tubo digestório).
   Agir de acordo.
2. **Febre como sintoma único** (duração < 7 dias).

2ª etapa Análise da febre sem sinais de localização

1º passo Anamnese

1. Faixa etária: recém-nascido até 2 meses; 3 a 36 meses; escolar.
2. Características socioeconômico-culturais da família.
3. Situação vacinal; possibilidade de contágio.
4. **Duração** da **febre** (em horas).
   Atenção: procure determinar com o máximo de precisão o dia e a hora do *início* da febre; não se baseie apenas na matemática da mãe.
5. O **pico** máximo da febre.
6. A febre veio acompanhada de **tremores de frio**?
7. Alterações do comportamento da criança:

Perda do apetite, irritabilidade, letargia e sonolência, fácies de sofrimento, gemência.

8. Investigar comprometimento de sistemas específicos: tosse, falta de ar, secreção nasal purulenta, diarreia, vômitos, alteração da consciência, convulsão.

2º passo **Análise** das informações obtidas para surpreender os sinais de alerta.

O **objetivo** principal é distinguir as infecções **virais** benignas das **bacterianas**, para resolver o *dilema*: prescrever ou não *antibiótico*.

1. Faixa etária
   a) **Alarme**: 2 primeiros meses.
   b) **Alerta**: 3 meses a 3 anos.
2. Intensidade da **febre** – alerta se a febre ultrapassou 39,5°C e se veio acompanhada de tremores de frio.
3. **Duração do estado infeccioso** – verificar se a febre dura **mais de 3 dias** (mais de **72 horas**).
4. **Gravidade do estado infeccioso**
   Considerar estado infeccioso **grave**: choro inconsolável, fácies de sofrimento, choramingando, sonolência, irritabilidade alternando com letargia; gravidade máxima: gemência e pele pálida, cianótica ou mosqueada.
   Em caso de dúvida, ministrar um antitérmico, oferecer líquidos e reavaliar após 1 ou 1½ hora.
5. **Convulsão** é sinal de alarme se surgir após mais de 24 horas do início da febre.

3º passo **Conduta** diante dos sinais de alerta.

Situação 1 – Febre em recém-nascido ou lactente até 2 meses.

Se for RN: hospitalizar; solicitar hemograma, VHS, proteína C-reativa, hemocultura, urina – bacterioscópico e contagem de leucócitos, liquor. Iniciar antibiótico logo após a coleta de material para exames, preferir ceftriaxona por via IV.

Entre **1 e 3 meses** – se o estado infeccioso não for grave, postergar liquor para depois do resultado do hematológico e bacterioscópico de urina (solicitá-los de urgência), idem quanto à hospitalização.

Situação 2 – Conduta na criança cuja **febre ultrapassou 39,5°C.**

Solicitar: hemograma, VHS, proteína C-reativa; em crianças até 2 anos, exame de urina, bacterioscópico e contagem de leucócitos.

Se a febre foi acompanhada de tremores de frio, convém incluir hemocultura.

Observação: em lactente com febre alta (acima de 39,5º) e exame hematológico inexpressivo, suspeitar de roséola.

Situação 3 – Febre de mais de 3 dias (> 72 horas) de duração

Conferir com os familiares a duração exata desde o início; não confiar na matemática de família (nem do médico).

Solicitar: hemograma, VHS, proteína C-reativa; em criança de menos de 2 anos – exame de urina: bacterioscópico e contagem de leucócitos.

A urina é dispensável em crianças maiores sem queixas urinárias.

Se antecedente recente de resfriado, suspeitar de sinusite.

Situação 4 – Gravidade do estado infeccioso

Grupo I – estado infeccioso **leve**

A criança sorri, está ativa e alerta (um pouco menos no momento da febre), irritabilidade moderada com choro de tom normal e que pode ser consolado pelos pais, abatimento discreto.

Conduta – observar até 72 horas de febre, sem antibiótico.

Grupo II – estado infeccioso **moderado**

Diminuição da atividade e do interesse; irritabilidade, sonolência.

Observação: em caso de dúvida, convém ministrar antitérmico (em dose máxima para o peso) e reavaliar após 1 ou 1½ hora, com a normalização da temperatura – a criança pode passar para o grupo I ou ser suspeita de estar no grupo III.

Solicitar: hemograma, VHS e proteína C-reativa.

Se for menor de 2 anos – urina: bacterioscópico e contagem de leucócitos.

Considerar liquor (obrigatório, se menor de 2 meses).

Grupo III – estado infeccioso **grave**

Choro inconsolável, choro fraco, choramingas; letargia, quase não reage; pele pálida; fases de intensa irritabilidade alternadas com períodos de sonolência.

Hospitalizar e solicitar: hemograma, VHS, proteína C-reativa, hemocultura; em crianças menores de 2 anos – bacterioscópico de urina e leucocitúria.

Situação 5 – Criança com febre e convulsão

Se a criança tiver em torno de 1 ano (9 a 18 meses), a convulsão ocorre nas primeiras 20 horas de febre, é generalizada e de curta duração e a criança se restabelece rapidamente com o controle da febre, não há indicação para *liquor*.

Se a convulsão ocorre após mais de 24 horas de febre ou se repete no mesmo episódio febril ou ocorre alteração da consciência que persiste, o liquor é obrigatório.

Situação 6 – Os casos de dúvida quanto à gravidade

Se persistir a dúvida quanto à gravidade, um período de observação atenta de 12 a 24 horas na retaguarda do pronto-socorro ou em domicílio com contato telefônico e retorno pode clarear a situação, permitindo enquadrar o caso em uma das situações anteriores e tomar as devidas providências.

4º passo Interpretação dos exames laboratoriais

1. **Hemograma** – valorizar:
   a) Leucocitose > 15.000; b) neutrofilia > 10.000; bastonetes > 1.500; granulações tóxicas e vacúolos nos neutrófilos; c) leucócitos < 5.000.
   b) VHS > 30 (vale após 24-36 horas de febre).
   c) Proteína C-reativa > 7 (vale após 12-24 horas de febre).
2. Exame de **urina** – bacterióscopico (bacilos gram-negativos frequentes) e leucocitúria (> 10.000/mm^3 ou > 10/campo). Se apenas um desses dados for positivo, o exame deve ser considerado duvidoso e repetido de preferência por sondagem vesical e eventualmente (RN) por punção suprapúbica.
   Observação – em crianças de mais de 3 anos, a infecção urinária sempre vem acompanhada de sintomas das vias urinárias.
3. **Liquor** – a) indicado em todos os casos de febre sem causa aparente no RN; b) nas crianças toxemiadas com alteração neurológica ou da consciência; c) convulsão depois de 24 horas do início da febre.
4. **Hemocultura** – indicada em casos selecionados com febre > 39,5°C/tremores de frio.
5. **Pesquisa de leucócitos nas fezes** – em crianças com diarreia aguda febril e fezes moles com muco e dor à evacuação.
6. **Radiografia de tórax** – se febre e tosse ou febre, tosse e chiado (sibilos) não indicada (exceto se estado infeccioso grave); solicitar se febre + semiologia de condensação (ou submacicez generalizada). Solicitar em lactentes com febre, dispneia e toxemia acentuada.
7. **Radiografia de seios da face** – não indicada se febre + secreção nasal purulenta/tosse diurna e noturna (o diagnóstico de sinusite aguda é clínico).

II – FEBRE PROLONGADA DE CAUSA OBSCURA

Obrigação do pediatra:

Em todos os casos de criança atendida com **febre** de **causa não definida** mas com **estado geral satisfatório**, explicar à mãe os sinais de **alerta** (comunicá-los com brevidade ao médico): febre de 39,5°C, tremores de frio, acentuação do abatimento, gemência, aparecimento de novos sintomas, febre persistente por mais de 3 dias completos.

Antecipar a possibilidade de aparecimento de um exantema: roséola no lactente; enterovírus no verão.

1º passo **Anamnese detalhada e repetida**

Faixa etária; contágio intrafamiliar de tuberculose; nos últimos 6 meses: transfusão de sangue ou estada em zona endêmica de esquistossomose, calazar, malária; zona rural; ingestão de leite cru, contato com gatos e cachorros. Refazer a anamnese em diversas ocasiões e com vários familiares.

Verificar se a criança pode ser imunossuprimida.

2º passo **Exame físico detalhado e repetido**

Limitação/dor ao movimento das articulações, artrite transitória, dor óssea, erupções transitórias, alterações da pele, músculo e juntas, sopro cardíaco significativo, secreção nasal ou faríngea, adenomegalia, hepatoesplenomegalia, emagrecimento.

3º passo **Suspender medicação (antibióticos)**

Suspender os medicamentos e observar a curva febril durante 48 horas (pode até ser que seja febre por drogas, como ampicilina).

4º passo **Estudo laboratorial básico**

Hemograma – atenção à morfologia dos neutrófilos e linfócitos.

Hemocultura – preferível colher um pouco antes do pico febril previsto.

Provas de atividade inflamatória – VHS, PCR, alfa-1-glicoproteína ácida; eletroforese de proteínas.

Exame de urina – tipo I, bacteroscópico e cultura.

5º passo **Considerar a necessidade de investigação laboratorial estendida**

Adicionar painel metabólico – glicemia, bicarbonato, fosfatase alcalina, transaminases, TSH.

PPD e radiografia de tórax.

6º passo **Interpretação e orientação**

1. Estado geral bom, hemograma normal e provas de atividade inflamatória negativas. Considerar o caso *benigno* – manter em observação até o desaparecimento da febre ou aparecimento de novos sintomas.
2. Estado geral bom, leucocitose ou leucopenia com mais de 10% de linfócitos atípicos, atividade inflamatória negativa. Solicitar sorologia para vírus Epstein-Barr, dando instruções para que se for negativo, completar com sorologia para citomegalovírus e toxoplasmose.
3. Leucocitose, neutrofilia, anemia e provas de atividade inflamatória elevadas. Considerar doenças inflamatórias/autoimunes. Solicitar fator reumatoide (FR), fator antinuclear (FAN), complemento sérico. Considerar radiografias pertinentes e punção lombar.
4. Se febre persistente sem causa aparente e **albumina sérica baixa** – passar para o 7º passo.

7º passo **Se albumina baixa** ou **febre persistente**

Solicitar ácido úrico, LDH, ferritina.

Ferritina – a) aumentada até 500mg/mL nas infecções; b) bem aumentada nas doenças inflamatórias (ARJ, LES) e neoplásicas (leucemia linfocítica); c) acima de 10.000 sugere fortemente linfo-histiocitose hemofagocítica (LHL).

Ácido úrico aumentado sugere doenças malignas/proliferativas.

DHL aumentado ocorre em doenças crônicas do tecido conjuntivo, neoplasias malignas e certas infecções como HIV, meningite e hepatite viral.

Considerar:

artrite idiopática juvenil com síndrome de ativação macrofágica;

lúpus eritematoso sistêmico (LES);

doenças malignas – leucemia linfocítica e linfo-histiocitose hematofágica (biópsia medular/mielograma).

8º passo **Na presença de sinais de alerta**

Considerar: neoplasias, HIV, artrite neumatoide juvenil, lúpus eritematoso, LHL (síndrome de ativação esofágica).

Solicitar FAN (= ANA), FR, complemento C3, C4.

Se FAN positivo, solicitar autoanticorpos (anti-DNA e anti-SM).

Se necessário, completar com ultrassonografia abdominal, radiografia de tórax, ecocardiografia, liquor, biópsia de medula, biópsia de gânglio, cintilografia óssea. Avaliação da imunidade celular e humoral.

Destaque – artrite reumatoide juvenil é a principal causa não infecciosa de febre prolongada sem causa evidente.

Detalhe – **exame oftalmológico**:

- olhos vermelhos, lacrimejantes: periarterite nodosa;
- conjuntivite palpebral: Coxsackie, mononucleose, tuberculose, arranhadura do gato;

- conjuntivite bulbar; Kawasaki, leptospirose;
- uveíte: ARJ, LES, Kawasaki, vasculite;
- coriorretinite: toxoplasmose, CMV, sífilis;
- proptose: tumor orbital, tireotoxicose, metástase de neuroblastoma.

9º passo Considerar a faixa etária

1. Em **lactente** com menos de 1 ano, febre prolongada com leucocitose, VHS e PCR elevadas, pense em doença de Kawasaki incompleta e solicite ecocardiograma.
2. Em **pré-escolares**:
   a) Predominam doenças infecciosas. Considerar a síndrome da mononucleose (vírus Epstein-Barr, CMV, toxoplasmose).
   b) Ponto dolorido sobre o osso – osteomielite.
   c) Doenças inflamatórias – ARJ.
   d) Doenças neoplásicas – leucemias, linfomas.
3. Em **escolares**

As causas **infecciosas** ainda são importantes mas ganham destaque as **inflamatórias**, com ênfase para artrite reumatoide juvenil (ARJ forma sistêmica), e as **neoplásicas**.

- **Endocardite** – astenia, petéquias, esplenomegalia, sopro.
- **ARJ** – febre variável com erupção durante o período febril, gânglios; leucocitose, VHS > 60.
- **Doença inflamatória intestinal** – febre com diarreia com sangue ou sangue oculto; anemia, plaquetopenia, VHS alta.
- **Câncer** – astenia, perda de peso, gânglios aumentados, ácido úrico elevado.
- **Leucemia** – febre, palidez acentuada.
- **Linfoma** – febre, emagrecimento, adenopatia.

Em adolescentes

Considerar: tuberculose, infecção biliar, abscesso abdominal, colopatia inflamatória, linfoma, processos autoimunes (LES), carcinomatose.

10º passo Pesquisa **epidemiológica** sugestiva

1. Contágio intrafamiliar de tuberculose
2. Febre com palidez, emagrecimento e esplenomegalia: malária, calazar, esquistossomose aguda (em visitante eventual; incubação de 1-2 meses; eosinofilia); esquistossomose + salmonelose septicêmica prolongada.
3. Zona rural, leite cru: brucelose – febre maior à noite, artralgia das grandes articulações dos membros inferiores (60%), hepatoesplenomegalia, transaminase elevada (60%).
4. Febre tifoide (com pancitopenia, exceto nos lactentes).
5. Enchentes: leptospirose (conjuntivas injetadas).
6. Febre recorrente familiar em etnia da zona do Mediterrâneo: febre familiar do Mediterrâneo.

11º passo Procure uma **pista**

1. "Pica" (perversão do apetite): toxocaríase (com hipereosinofilia), toxoplasmose.
2. Uso de drogas: atropina, AAS, sulfas, iodetos.
3. Contato com gatinho: doença da arranhadura do gato.
4. Sede acentuada, mucosas secas: desidratação hipertônica; se acompanhada de poliúria: *diabetes insipidus* nefrogênico.
5. Aids não é causa de febre obscura isolada.
6. Febre alta persistindo por mais de 3 dias após o início do exantema da varicela: superinfecção por estreptococos.

12º passo **Febre "intrigante" do RN e lactente**

Pesquisar as causas mais **comuns** (após afastar infecção urinária e meningite):

1. "Febre de sede" (por desidratação: leite insuficiente) dos primeiros dias.
2. **Desidratação hipertônica**: diarreia e administração de soro por via oral muito concentrado; leite muito concentrado; ingestão insuficiente de leite materno ("o RN que não sabe mamar"), o qual se torna muito concentrado por diminuição da parte líquida (RN perde muito peso e apresenta desidratação hipernatrêmica com oligúria); vômitos repetidos (inclusive refluxo gastroesofágico), poliúria (*diabetes insipidus*), bronquiolite (perda de água pela dispneia e vômitos), hipercalcemia idiopática.
3. Hematoma subdural (abaulamento da fontanela).

13º passo **Pense nas causas raras**

1. Agamaglobulinemia.
2. Hiperostose cortical (doença de Caffey): febre durante 3 ou 4 semanas, antes do aparecimento de inchaço no queixo.
3. *Diabetes insipidus* nefrogênico: febre (por desidratação hipernatrêmica) em criança com diurese abundante, sede intensa (prefere água ao leite), regurgitação frequente em família de "mijões"; densidade urinária muito baixa (próxima de 1.000).

14º passo **"A criança que não sua"** (falta de transpiração, genética)

1. Anidrose congênita.
2. Displasia ectodérmica anidrótica.

   Febre inexplicável na época de calor (pode causar convulsão), pele seca, fina e com rugas, cabelos e pelos escassos (hipotricose), atraso evidente na erupção dentária (hipodentose) em criança que não

transpira (hipoidrose) e aspecto envelhecido; cabeça com bossa frontal, depressão da ponte nasal, lábios protuberantes e diminuição do terço inferior da face.
3. Disautonomia familiar (síndrome de Riley-Day): febres inexplicáveis, pele seca, língua lisa, ausência de lágrimas, dificuldade de deglutição, baba, vômitos, reflexo corneano ausente.

15º passo Lembretes finais

1. Pais neuróticos que exageram os sintomas e a febre.
2. Farsa (fraude) em crianças maiores.
3. Criança que entrou na escola e tem várias infecções febris com intervalos curtos,
dando a impressão de "febre persistente".

III – FEBRE RECORRENTE

Surtos febris frequentes – 3 ou mais em 6 meses, duração aproximada de 7 dias, em intervalos geralmente mas não obrigatoriamente regulares.

1. Raciocínio inicial: exclua febre, relacionados a IVAS de repetição em fase vulnerável (entrada na escolinha) e infecções urinárias repetidas.
2. Criança **normal** *vs.* **imunocomprometida**
   a) Febre no contexto de casos comuns, própria da idade, predomínio no outono-inverno ou na vigência de surtos na comunidade; crescimento e disposição normais, a criança passa perfeitamente bem nos intervalos. *Conclusão* – criança **normal**.
   b) As doenças são inusitadas, graves, com resposta lenta ao tratamento, frequentemente exigindo hospitalização; ocorre em qualquer época quando os colegas estão sãos; crescimento e disposição insatisfatórios, nunca está totalmente bem e com sintomas remanescentes.
   Conclusão – **imunodeficiência.**
3. Síndrome da FEBRE PERIÓDICA

A criança tem **febre RECORRENTE**.
= Febres **repetidas** a intervalos relativamente curtos.

Exclua antes os **casos comuns**: infecções autolimitadas em crianças normais; são pseudofebres periódicas.

a) Criança de 2 anos, entrou na creche há 3 meses; desde então tem infecções frequentes das vias aéreas superiores (tipo resfriado) acompanhadas de febre. Fica abatida no período febril mas se recupera bem; crescimento e desenvolvimento normais.
"Doutor não será falta de imunidade"?
Não, é normal que a criança entre 1 e 3 anos tenha até 10 IVAS por ano, especialmente se está na escolinha ou tem irmão na escola. São IVAS virais, mas, se a febre é elevada ou mais prolongada, considerar infecção bacteriana superposta: rinossinusite-otite.

Febres frequentes
por infecções autolimitadas*
em criança saudável (normal).

Escolinha/irmão na escola
Pior no outono-inverno
Passa bem no verão
Nos intervalos das IVAS passa bem
Resfriados frequentes em atópicos*
Crescimento/desenvolvimento normais.

* IVAS, sinusites, otites, bronquites

b) Algumas crianças em idade escolar têm amigdalites de repetição.
c) Crianças com diagnóstico prévio de infecção urinária, pode ser repetição da mesma.

Febre recorrente	Criança normal	Imuno-comprometida
Frequência/casos	Comuns	Raros
Doenças	Comuns da idade	Inusitadas/graves
Características dos episódios	Mesma doença repetida Doenças variadas	Resposta lenta ao tratamento Hospitalização
Periodicidade	Irregular	Recorrência precoce
Predomínio	Outono-inverno Surtos na comunidade	Em qualquer estação, quando os outros estão sãos
Nos intervalos	Perfeitamente bem	Nunca totalmente bem Sintomas remanescentes
Crescimento/ energia	Bons	Insatisfatórios

AS FEBRES PERIÓDICAS

Criança de 4 anos; febre alta há 2 dias, dor de garganta. Pediatra observou amígdalas inflamadas, mas não receitou antibiótico porque o teste rápido para estreptococos resultou negativo. Após 2 dias, retorno com piora da amigdalite (exsudato) e persistência da febre; baço não palpável. Leucograma inexpressivo com VHS 70. Foi receitado antibiótico e a febre continuou mais 2 dias.

A criança foi vista 1½ mês depois com o mesmo quadro. Anamnese minuciosa revelou que a febre se repetia a cada mês ou mês e meio há quase 1 ano; em várias ocasiões a mãe foi ao pronto-socorro. Sempre recebia antibiótico e a febre demorava para passar. Algumas vezes, aftas não doloridas na boca, gânglios cervicais. Teste para estreptococos novamente negativo; criança normal e passa bem nos intervalos.

Identificar uma das **entidades** dentro da febre periódica.

Começar pela mais frequente PFAPA (sigla em inglês) = FPFAA = **f**ebre periódica, **f**aringite, **a**ftas, **a**denopatia.

A) **Febre periódica** = PFAPA

Desregulação imune.

1. Doença autoinflamatória não hereditária.
2. Início antes dos 3 anos, sempre antes dos 5.
3. Episódios idênticos – febre alta de início súbito e com calafrios; inapetência, astenia, faringoamigdalite (70%) = garganta inflamada, placas brancas; poucas aftas pequenas indolores na boca, gânglios cervicais (80%) e término abrupto; em qualquer época do ano. Não tem coriza nem tosse.
4. Duração 4 dias (3 a 6).
5. Periodicidade bem marcada mas pode ser irregular; intervalos de 28 (21-42) dias.
6. Leucocitose/neutrofilia discreta, VHS > 60 e PCR elevada, nos surtos febris.
   Importante: teste negativo para estreptococos nas amígdalas; ASLO não elevado.
7. Saúde excelente entre os surtos.
8. Com a idade os intervalos vão aumentando; cede após 5 anos de doença.
9. **Teste terapêutico** – 1 dose de prednisona 0,6 a 1,5mg/kg logo no início do episódio aborta o quadro febril (a febre cede rapidamente).
   Se positivo, pode ser usado no início de todos os episódios, tomando o cuidado de se certificar de que não existem sintomas de outras doenças.
10. Tratamento com cimetidina (genérico, manipulação) – 150mg, 2 vezes ao dia, durante 6 meses: cura em 30%.
11. Casos resistentes curam com amigdalatectomia.

B) Distinguir de **NEUTROPENIA CÍCLICA**

1. **Hematopoiese cíclica**, rara, autossômica recessiva.
2. Início no 1º ano, periodicidade exata (21 dias), duração da febre 2 dias, ocorrem gengivite, úlceras bucais, otite/sinusite, gânglios, celulite/furunculose.
3. Passa bem entre os episódios.

Diagnóstico – leucograma 2 vezes por semana durante 6 semanas, no intervalo e continuando no período febril: os neutrófilos caem de 2.000 para 200.

Tratamento – fator estimulante de colônias de granulócitos (até 5mg/kg/dia), diariamente ou em dias alternados.

C) **FEBRE FAMILIAR DO MEDITERRÂNEO**

Autossômica recessiva
– judeus sefaraditas, árabes, turcos, armênios.

Início antes dos 5 anos.

Episódios febris dolorosos durando 2-3 dias, periodicidade irregular – semanal a cada 29 dias ou mais. Melhora sem tratamento. Passa bem nos intervalos.

Em crianças os ataques podem ser apenas de febre durante algumas horas.

Quadros agudos (24-48h) com febre e – a) abdome agudo; b) artrite monoarticular de juntas grandes às vezes associada com erisipela; c) dor escrotal; d) pleuris unilateral (respiração difícil e dolorosa).

Vasculites – púrpura de Henoch-Schönlein, poliarterite nodosa, glomerulonefrite.

Amiloidose ocorre em casos não tratados.

Laboratório – leucocitose,
VHS e PCR, C3 e C4 elevados.

Tratamento – colchicina 0,015mg/kg:
iniciar com 1mg/dia, aumentar para 1,5 e 2mg/dia, até conseguir remissão.

D) **SÍNDROME HIPER-IgD (HIDS)**

Autossômica recessiva: mutação no gene MUK
– holandeses, ingleses, franceses, italianos.

Início precoce (lactentes), dura a vida toda.

Ataques febris duram 4 dias,
repetem a cada 4-8 semanas.

Febre precedida de calafrios e acompanhada de alguns destes: dor abdominal em jovens, linfoadenopatia (94%), poliartralgia (80%), máculas eritematosas (82%), diarreia, variações do humor.

Laboratório durante o ataque – leucocitose, neutrofilia, PCR elevada, IgA e IgD aumentadas.

Tratamento não estabelecido. Sinvastatina, etanecerpt – resultados preliminares.

E) **SÍNDROME PERIÓDICA do RECEPTOR do FATOR de NECROSE TUMORAL** (TRAPS)

Autossômica dominante – irlandeses, escoceses e outros; mutação no gene TNFRSF1A.

Início variável, idade escolar;
ataques a cada 5-6 semanas e duram 21 dias.

Febre acompanhada de dor muscular intensa que começa em uma única área e que vai migrando, artralgia, pseudocelulite, dor abdominal, conjuntivite dolorosa e edema periorbital.

Laboratório – aumento de VHS, PCR e ferritina. Continuam elevadas, mas não tanto, nos intervalos dos ataques.

Tratamento – anti-inflamatórios não hormonais e corticoide diminuem a intensidade dos ataques.

Observação – considerar doenças com febre repetida a intervalos irregulares/imprevisíveis.

Podem ocorrer na doença de Crohn, artrite reumatoide juvenil de início sistêmico, doença de Behçet, febres periódicas familiares.

Febre familiar do Mediterrâneo, TRAPS, hiper-IgD, urticária fria familiar, linfomas, febre por drogas, anormalidades do SNC.

2. O Manejo da Febre

1. Procure determinar com a maior precisão o início da febre – não aceite alegação genérica "está com febre há 3 dias".
   Febre de mais de 72h deve ser investigada.
2. Na evolução da febre, ocorre súbita elevação com tremores de frio, palidez e cianose peribucal: **bacteriemia**.
   Aplicar ceftriaxona por via IM.
3. Febre que **ultrapassa 39,5°C** deve ser investigada.
4. **RN** com febre é situação de alarme, mesmo que seu aspecto não seja de todo mal. Encaminhe ao hospital, peça de urgência: hemograma, proteína C-reativa, hemocultura, urina – bacterioscópico, **liquor**.
   Após a coleta dos exames, aplicar 1ª dose de cefotaxima.
5. Qualquer febre, mesmo que o caso seja grave, cede temporariamente após a administração de antitérmico – não se deixe enganar.
6. O que vale clinicamente: criança aparentemente grave ou na faixa de dúvida, que melhora muito seu humor e disposição, e chega a sorrir, sob efeito do antitérmico, provavelmente o caso não é grave. Se o **abatimento persistir após o decréscimo da febre**; **alarme**; é grave!
   Assim o que vale é a observação atenta nessas primeiras horas.

Na presença de sinais de alerta/alarme, solicitar exames básicos:

Exame	Atenção: pode ser bacteriana
Hemograma	Leucócitos > 15.000 ou < 5.000 **Neutrofilia > 10.000** Granulações tóxicas
VHS Proteína C-reativa	> 30 > 9 (por dL)

Se disponível: procalcitonina > 0,5ng/mL.

TRATAMENTO ANTITÉRMICO

1. **Medidas gerais**: roupa leve (evitar excesso de agasalhos), quarto ventilado, repouso relativo, oferta generosa de líquidos (sem forçar), alimentação de acordo com o apetite.
2. **Antitérmicos**: ver quadro XIX-1.

QUADRO XIX-1 – USO DE ANTITÉRMICOS.

Antitérmicos (sugestão)	No início da febre ou T ≥ 39°c	Febre < 39°C
Paracetamol gotas* suspensão	1,5 gota/kg dose máxima para o peso	1 gota/kg, seguir a bula
Dipirona solução oral	1 gota/kg mL = 1/2 do peso (kg)	0,7 gota/kg mL = 1/3 do peso
Ibuprofeno gotas 100mg/mL	1 gota/kg	0,75 gota/kg

* Certifique-se que o produto é confiável e o conta-gotas eficiente.
Dose mg/kg/vez – paracetamol 10-15; dipirona 10-25; ibuprofeno 5 a 10.
Repetir a dose a cada 4 a 6 horas, se necessário.
Não é necessário normalizar a temperatura, basta baixá-la ao ponto de a criança se sentir confortável.
Tylenol é o produto referência.

3. **Medidas físicas**: são indicadas quando a febre permanece acima de 39,5°C, 1 hora depois da administração do antitérmico; nos casos de desidratação hipertônica, insolação, intermação.
   a) **Compressas**: despir a criança, envolvendo-a apenas com um lençol e colocar compressas frias em sua fronte; se isso não for suficiente, enrolar toda a criança em toalha úmida e morna, deixando-a esfriar. Renovar frequentemente a toalha para que ela não se aqueça nem seque.
   b) **Banho de imersão**: usar água morna (temperatura um pouco inferior à do paciente), prolongar o banho por 10 minutos ou mais, deixando a água esfriar gradualmente; ao mesmo tempo, colocar compressas frias na fronte da criança.
   c) **Banhar com esponja**: friccionar delicadamente o corpo da criança com esponjas umedecidas em água morna; a fricção deve ser feita em partes sucessivas: primeiro um braço, depois o outro, as pernas, o peito e as costas; a duração total deve ser de 20 minutos; aplicar concomitantemente uma compressa fria na fronte.
4. **Advertências importantes**:
   a) Nunca acrescentar álcool (perigo de intoxicação).
   b) Nunca colocar a criança com febre alta em água gelada: é perigoso (colapso periférico); é ineficaz (provoca tremores que aumentam a febre). Sempre que aparecerem tremores, suspender o banho ou as compressas frias e aquecer moderadamente a criança.
   c) Não colocar a criança com convulsão em banho de imersão: perigo de asfixia.

Nota: não espere que a temperatura caia a menos de 38°C com essas medidas.

3. Os Agentes Anti-Infecciosos

DROGAS ANTIBACTERIANAS

1. **Penicilina cristalina**: ainda é o antibiótico de escolha em infecções pneumocócicas e meningocócicas.
   a) Pneumonia: 100.000U/kg/dia, divididos 6/6h por via IV.
   b) Com derrame: 250.000U/kg/dia, divididos 6/6h por via IV.
   c) Meningite, casos graves: 400.000U/kg/dia (máximo: 20 milhões U/dia) por via IV, diluído para correr em 1 hora; intervalos: 4h (após melhora: 6h).

Quadro XIX-2 – COMO DISTINGUIR INFECÇÕES FEBRIS VIRAIS *vs.* BACTERIANAS.

Dados clínicos	Viral	Bacteriana
Febre	Até 38,9ºC Até 3 dias completos (pode ser bifásica)	> 39ºC (> 39,5ºC) calafrios Mais de 3 dias, recorrência
Toxemia	Discreta	Gemência
Bacteriemia	Não	Pode ocorrer
Exantema	Sim (após 3 dias)	Não Escarlatina: precoce
Faringe	Nódulos, vesículas, aftas, exsudato em lactente	Exsudato em escolares
Leucócitos	Até 14.500 Neutrófilos até 9.500	> 15.000 ou < 4.000 > 10.000
Desvio à E	Pode ocorrer	Sim
Alterações citoplasmáticas dos neutrófilos	Não ou discreta	Granulações tóxicas
VHS (1ª hora)	Até 30mm	> 30mm
Proteína C-reativa (PCR)	Normal até 5	Aumentada > 7
Bacterioscópico de urina	Negativo	Frequentes leucócitos e gram-negativos = ITU

ITU = infecção do trato urinário.
As faringites febris no lactente e no início pré-escolar quase sempre são virais.
Nota: pensar na possibilidade de desidratação hipertônica febril.

2. Nas **amigdalites estreptocócicas**: penicilina benzatina dose única por via IM profunda ou penicilina V (Pen-ve-oral: 5mL = 400.000U) que pode ser dada por via oral 2 vezes ao dia. Embora teoricamente melhor, o gosto desagradável (a não ser que seja em comprimidos: 1½ de 12 em 12 horas) e o preço não vantajoso fazem que seja substituída pela amoxicilina. Duração: 10 dias (obrigatório).
3. Em ambulatório, a **amoxicilina** é a 1ª escolha para as **IVAS bacterianas** (otite-sinusite, amigdalite estreptocócica) e pneumonias ambulatoriais.
   Dose: 45mg/kg/dia,
   fracionados em 2 vezes (12/12h).
   Para casos suspeitos de pneumococos moderadamente **resistentes** (IVAS de repetição, uso recente de amoxicilina), **dobrar** a dose (90mg/kg/dia, fracionados em 3 vezes ao dia) ou usar **amoxicilina--clavulanato**. Nesse caso, usar o tipo BD (Clavulin 200 e 400mg/5mL ou Novamox 400mg/5mL): 45mg/kg/dia, divididos em 2 vezes ao dia.
4. **Macrolídeo – eritromicina** (Ilosone: 5mL = 250mg; 30mg/kg/dia, divididos em 2 vezes) que é útil em amigdalites estreptocócicas e piodermites.
   Os **novos macrolídeos** têm ação também contra *H. influenzae*.
   Os macrolídeos são indicados também na pneumonia por micoplasma e na disenteria por *Campylobacter*.
   Azitromicina – vantagem de dose única diária; 1ª dose: 10mg/kg; mais 4 doses (24/24h) 5mg/kg (ou 3 doses de 10mg/kg/dia), longe das refeições; para amigdalite estreptocócica, 12mg/kg/dia, durante 5 dias. Produtos: Zitromax, Novatrex, genérico (200mg/5mL) em frascos de 15 e 22,5mL.
   Sabor muito ruim, adicionar adoçante ou misturar um pouco de iogurte doce ou groselha.
   Claritromicina – mais eficaz se risco de bacteriemia (febre alta): Klaricid 125 e 250mg/mL genérico; dose 15mg/kg/dia, divididos 12/12h. Na prática, dose por vez – 0,3mL/kg/vez no de 125 e 0,15mL/kg/vez no de 250. Disponível para via IV.
5. A **oxacilina** substitui a penicilina, se houver evidências de infecção estafilocócica: 200mg/kg/dia, IV, intervalos de 6h.
6. **Cefalosporinas**
   - **1ª geração**
     a) Cefalexina (Keflex 250mg/5mL): 50mg (a 100)/kg/dia, em 3-4 vezes ao dia.
     b) Cefadroxila (Cefamox 250mg/5mL, genérico): 30mg/kg/dia divididos 12/12h.

     Via parenteral (IV ou IM):
     Preferível: cefazolina (Kefazol 50-100mg/kg/dia, divididos 8/8h).

Atuam bem contra bactérias gram-positivas, incluindo estafilococos (piodermite, abscesso, osteomielite) e os gram-negativos causadores de infecção urinária aguda.

Não indicadas em otite-sinusite porque não atuam contra *H. influenzae*.

As cefalosporinas de **2ª e 3ª geração** têm a seguinte tendência: a) atividade crescente contra *H. influenzae* e enterobactérias; b) atividade decrescente contra pneumococos e estafilococos.

- **2ª geração** – atividade contra gram-positivos e *H. influenzae*;
  aumento do espectro contra enterobactérias.
  a) Cefaclor (Ceclor, genérico 250 e 375mg/5mL): 40mg/kg/dia, divididos 8/8 ou 12/12h.
  b) Cefprozil (Cefzil 250mg/5mL): 15mg/kg/dia, divididos 12/12h.
  c) Cefuroxima (Zinnat 125 e 250mg/5mL): 20-30mg/kg/dia, divididos 12/12h, próximo da refeição. Sabor péssimo.
  Via parenteral: cefoxitina (Mefoxin) 80-160mg/kg/dia, fracionados 6/6 ou 8/8h.
- **3ª geração** – aumentam a atividade contra *H. influenzae* e alargam o espectro contra enterobactérias; diminuem a eficácia contra penumococos e não têm atividade contra estafilococos.
  Por via **parenteral**, a **ceftriaxona** (Rocefin) por via IM ou IV, 24/24h, é extremamente útil, 50-100mg/kg/vez.
  Cefotaxima (Claforan), preferível no RN.
  Se não puder ser afastada a participação estafilocócica, associar oxacilina.
  Em infecções **intra-hospitalares**, a ceftriaxona pode ser substituída pela ceftazidima (Fortaz), 100-150mg/kg/dia, divididos 8/8h, via IM ou IV (atua contra pseudomonas e enterobactérias).
- **4ª geração** (parenteral) – aumentam a atividade contra enterobactérias e pseudomonas e atuam contra estafilococos: cefepima (Maxcef) 150-200mg/kg/dia, divididos 8/8h, por via IV.

7. **Vancomicina**
   Existem apelos internacionais para que seja poupada.
   Indicada em meningite por pneumococos resistentes e estafilococos hospitalares (40-60mg/kg/dia, dividido 6/6h) por via IV.
   Pode ser usada por via oral nas colites pseudomembranosas resistentes ao metronidazol (100mg/kg/dia, divididos 6/6h).
   Alternativa: teicoplamina (Targocid), 5-10mg/kg; pode ser usada por via IM, inicialmente a cada 8-12h, depois a cada 24 horas.
8. **Carbapenem**
   - Antibiótico de maior espectro (gram-positivos e negativos).
   Monoterapia para infecções intra-abdominais complicadas e meningites, em crianças de mais de 3 meses, preferível o meropenem.
   a) Imipenem (Tienam): 15mg/kg/vez a cada 6h em infusão IV durante 30 minutos.
   b) Meropenem (Meronem): 20mg/kg/vez (meningite 40mg/kg/vez) a cada 8h em infusão IV durante 30 minutos.
9. **Quinolonas**
   Atividade contra bactérias multirresistentes, incluindo *Pseudomonas*, por via oral.
   Restrição em pediatria: podem causar artropatia, distúrbio de crescimento.
   Indicação atual: infecções graves na mucoviscidose e salmonelose extraintestinal.
   1ª geração – oflaxacino, ciprofloxacino, norfloxacino; 2ª geração: levofloxacino.
10. **Aminoglicosídeos**
    Germes gram-negativos, enterobactérias, pseudomonas.
    Atualmente se preconiza dose única diária (24/24h).
    - **Gentamicina** (Garamicina ou genérico – ampolas de 20, 40, 80mg), é o aminoglicosídeo padrão.
    Dose: 6 a 7,5mg/kg/dia por via IM ou IV (diluir cada 10mg em 1mL e infundir em 30 minutos).
    A tobramicina (Tobramina ampola de 75mg) é similar à Garamicina, mais cara.
    - **Amicacina** (Novamin ou genérico, ampolas de 100, 250 e 500mg) – indicada nas infecções mais graves tipo sepse/intra-hospitalares.
    Dose: 15mg/kg/dia em 1 ou 2 vezes ao dia, por via IM ou IV (diluir cada 6mg em 1mL e infundir em 40 minutos).
    Alerta: ototoxicidade e nefrotoxicidade.
    Os aminoglicosideos são usados em associação com outros antibióticos.
    a) Estafilococos – com oxacilina.
    b) Pseudomonas – amicacina + ceftazidina ou meropenen.
    c) Endocardite por enterococos – com ampicilina.
    d) Pneumonia por *Klebsiella* – com cefalosporina de 1ª, 2ª ou 3ª gerações.
    e) Infecções mistas aeróbias + anaeróbias – com clindamicina ou metronidazol.
11. **Clindamicina**

Ativa contra estafilococos e estreptococos nas infecções graves de ossos (osteomielite), pele (fasciíte) e músculo (miosite necrosante);
associada a aminoglicosídeos, atua contra anaeróbios.

Dalacin C – cápsulas de 300mg; dose 10 a 30mg/kg/dia, fracionada de 8/8 horas; via IV – 250-40mg/kg/dia vezes ao dia; ampolas de 2mL = 300mg.

Desequilíbrio da flora intestinal na antibioticoterapia

Recomendar iogurte e bebidas lácteas fermentadas, probióticos, *Saccharomyces cereviseae* (Floratil) durante a antibioticoterapia.

4. Sepse e Choque Séptico

Bacteriemia = presença de bactérias no sangue circulante (hemocultura positiva).

Sepse = suspeita clínica de infecção e evidências de resposta sistêmica à infecção (taquicardia, taquipneia, hipertermia, hipotermia).

Síndrome séptica = sepse e evidência de perfusão prejudicada de órgãos com alteração do estado mental, oligúria, aumento do lactato sanguíneo ou hipoxemia.

Falência de múltiplos órgãos = coagulação intravascular disseminada (CIVD) e/ou síndrome de desconforto respiratório do adulto e/ou disfunção hepatobiliar e/ou disfunção do sistema nervoso central.

SEPSE

O que é – quadro toxi-infeccioso, generalizado, grave, caracterizado por quadro clínico múltiplo e variado: toxemia, apatia, escleredema, sangramentos, choque, comprometimento variável da consciência até coma, geralmente acompanhado de hemoculturas positivas, quer para bactérias quer para fungos, vírus e outros.

Agentes etiológicos – variam com a faixa etária:

1. No período **neonatal** predominam as bactérias, principalmente estreptococos do grupo B, *Listeria*, gram-negativos (*Salmonella*, *E. coli*, *Proteus*, *Pseudomonas*, *Klebsiella*, enterobacter, outros), estafilococos e anaeróbios.
2. **Lactentes** e **crianças**: diminui a incidência dos gram-negativos e aumenta a de pneumococos, estafilococos e hemófilos.

Condições predisponentes: desnutrição, cirurgia, UTI, doenças e drogas imunossupressoras.

CONDUTA DIAGNÓSTICA

1ª etapa Quando suspeitar

Quadro clínico grave com manifestações múltiplas – vômitos, diarreia, distensão abdominal, distúrbios hidroeletrolíticos, toxemia, apatia ou irritabilidade, sinais de choque, sangramentos de pele e/ou gastrintestinal ou mesmo CIVD franca, escleredema, convulsões, coma, lesões infectadas, miocardite, endocardite, icterícia progressiva, anemia grave. Pode ocorrer em associação com quadros cirúrgicos (como perfuração de alça intestinal), manipulação urinária ou cardíaca, fístulas, queimaduras, coleções fechadas.

2ª etapa Quadro clínico

Estado **toxi-infeccioso** – anorexia, apatia, confusão mental, hiper ou hipotermia, toxemia (gemência).

Dados relativos aos sistemas afetados – vômitos, diarreia, distensão abdominal, perfuração intestinal, convulsões, coma, irritabilidade, paresias e paralisias, dispneia, tosse, cianose, taquicardia, edema, icterícia, hepatoesplenomegalia, alterações urinárias.

Dados relacionados ao choque e CIVD – taquicardia, pulsos finos, queda de PA, confusão mental, taquipneia, respiração acidótica, oligoanúria, sangramentos gastrintestinal, urinário, pulmonar ou de pele, sinais de ICC.

3ª etapa Comprovação laboratorial

O diagnóstico de certeza depende da positividade da hemocultura (solicitar hemoculturas seriadas).

De acordo com as possibilidades, solicitar culturas de todas as fontes disponíveis como sangue, fezes, urina, liquor, abscessos, derrames pleurais e pericárdicos, lesões infectadas, aspirado brônquico etc.

Todas as culturas devem ser semeadas em meios aeróbios e anaeróbios.

4ª etapa Outros exames
(de acordo com as manifestações clínicas)

Radiografia, gasometrias, ionogramas, glicemias, transaminases, bilirrubinas, coagulograma com plaquetas, ureia, creatinina, ECG, EEG,
ultrassonografia, tomografias.

Observação: o diagnóstico presuntivo pode ser feito mesmo na ausência de hemocultura positiva, levando-se em conta o processo sistêmico grave (estado toxi-infeccioso) com focos infecciosos múltiplos (presumivelmente pelo mesmo agente) e evidências de choque e/ou CIVD.

CONDUTA TERAPÊUTICA

1. Internação em UTI.
2. Antibioticoterapia enérgica: específica ou empírica levando em conta idade, condições predisponentes, foco de infecção.
3. Combate ao choque e à CIVD; terapia de suporte.

5. Infecções Estafilocócicas (*Staphylococcus*)

1. Bactérias gram-positivas agrupadas.
2. 32 espécies classificadas pela produção de coagulase.
   a) Coagulase-positiva: *S. aureus* (patogênicos).
   b) Coagulase-negativa, anteriormente chamada de *S. albicans*.
      Espécies patogênicas:
      1º) *S. epidermidis* (mais frequentes);
      2º) *S. hemolyticus*;
      3º) *S. saprophyticus*.
3. Virulência: exotoxinas.
4. Patogênese: invasão local (inflamação, necrose, abscesso); disseminação hematogênica; eliminação de toxinas.
   S. epidermidis adere à superfície de corpos estranhos (cateteres vasculares, derivação do liquor) e causa sepse neonatal em RN de alto risco em UTI.

MANIFESTAÇÕES CLÍNICAS

PELE E ANEXOS

1. **Impetigo** bolhoso: bolhas transparentes que rompem fácil e deixam uma erosão úmida.
2. **Abscesso**: começa com nódulo vermelho, dolorido, que evolui para a formação de pus e ruptura – **carbúnculo** é a coalescência de vários abscessos.
3. **Celulite**: infecção da derme e subcutâneo com área de vermelhidão, calor e dor.
   Na face, considerar *H. influenzae*.
4. **Ferida** pós-traumatismo ou cirurgia.
5. Síndrome da pele escaldada estafilocócica: aspecto de grande queimado.

OCULAR

1. **Hordéolo** (terçol): infecção da glândula sebácea ou folículo da pálpebra.
2. **Conjuntivite purulenta**.
3. **Celulite pré-septal**: com edema, eritema e dolorimento da pálpebra e em torno do olho.
   Considerar *H. influenzae* e pneumococos.
4. **Celulite da órbita**: igual à anterior, mais dor e diminuição do movimento do olho, proptose, estado infeccioso.

INTRAVASCULAR

1. Cateter venoso.
2. Enxerto de polietileno em fístulas arteriovenosas.

ENDOCARDITE

S. epidermidis – cardiopatia congênita, prótese valvular, cateterização venosa central prolongada, usuário de drogas. Febre, letargia, sopro, insuficiência cardíaca, esplenomegalia (tardia).

PERICARDITE

Expansão de pneumonia com empiema.
Bacteriemia + cardiomegalia.
Atrito pericárdico ou abafamento das bulhas cardíacas.

OSSOS E ARTICULAÇÕES

1. Osteomielite hematogênica: febre + sinais locais de inflamação.
2. Osteomielite secundária a um foco adjacente (ferida perfurativa do pé ou joelho; mordida); a infecção local é mais discreta.
3. Pioartrite.
4. **Bursite séptica**: distinguir da osteoartrite, por meio de ultrassonografia.
5. **Traqueíte bacteriana**: rouquidão (laringite) que piora subtamente com febre alta.
6. **Pneumonia** em lactente, especialmente desnutrido. Estado toxêmico, infiltrado alveolar unilateral; evolução radiológica rápida para pneumatocele, empiema, piopneumotórax.

SISTEMA NERVOSO CENTRAL

1. **Abscesso cerebral**, especialmente em cardiopatias cianóticas: febre baixa, cefaleia, vômitos, irritabilidade, anormalidades neurológicas focais. Tomografia.
2. **Meningite purulenta e empiema subdural**: meningite purulenta com febre persistente e/ou sinais de hipertensão intracraniana; déficits neurológicos focais. Punção de fontanela, tomografia.
3. **Abscesso epidural espinhal**: material purulento por fora da dura-máter no canal espinhal nas vértebras torácicas ou lombar. Dor local, recusa para deitar de bruços; antecedente de bacteriemia.
   Ressonância magnética.

SÍNDROME DO CHOQUE TÓXICO

Ver Índice Remissivo e capítulos correspondentes.

6. Infecções pelo Vírus Herpes Simples (HSV)

Dois tipos – HSV-1 e HSV-2.
Transmissão – pessoa a pessoa por contato com lesões cutâneas, mucosas ou secreções infectadas.

Transmissão vertical mãe-RN:

a) intraútero;

b) perinatal: (1) infecção ascendente;
(2) contato com secreções cervicais/vaginais.

Entenda o significado

Infecção **primária** = primeira infecção pelo HSV.

Infecção **recorrente** = repetição da infecção pelo HSV do mesmo tipo e na mesma localização anatômica.

Reinfecção – repetição da infecção na mesma localização mas por uma cepa diferente.

Infecção por HSV – 6 apresentações clínicas:

1) orofacial; 2) genital; 3) encefalite; 4) neonatal; 5) cutânea; 6) oftálmica.

Tem sido implicada em casos de eritema multiforme e síndrome de Stevens-Johnson.

HSV-1 (ordem de frequência)

1º) infecção assintomática; 2º) oral; 3º) cutânea; 4º) encefalite; 5º) neonatal; 6º) genital.

HSV-2 (ordem de frequência)

1º) infecção assintomática; 2º) genital; 3º) neonatal; 4º) cutânea; 5º) meningite; 6º) oral.

Primoinfecção por HSV-1 no lactente/pré-escolar – **gengivoestomatite** aguda: febre, exsudato faríngeo, aftas na boca, gengivas inflamadas, dificuldade para deglutir, baba, irritabilidade/sofrimento. Duração 7 a 14 dias. As reinfecções por HSV-1 manifestam-se por lesões (ulcerações) labiais.

INFECÇÃO GENITAL (HSV-2)

Primária (duração 10-14 dias)

a) lesões papulosas, vesiculosas e ulcerosas;

b) dor e prurido; disúria;

c) febre, cefaleia, mal-estar;

d) adenomegalia inguinal dolorosa;

e) lesões extragenitais podem recorrer em 1 ano.

Recorrente: lesões cutâneas localizadas sem comprometimento sistêmico nem adenomegalia inguinal.

ENCEFALITE

Cefaleia, alterações do comportamento, déficits neurológicos.

Febre, alteração do sensório, manifestações neurológicas focais. Não é um quadro específico. *EEG*: foco temporal de atividade, com espículas e ondas lentas; sua ausência não descarta o diagnóstico. Ressonância magnética é útil. PCR no liquor e diagnóstico.

INFECÇÃO NEONATAL

Infecção perinatal – mãe com infecção primária pelo HSV, ruptura de membranas mais de 4 horas antes do parto.

Infecção no RN: 3 apresentações clínicas:

1. Pele, olhos e boca (POB) (45%): vesículas com base eritematosa, no RN na 1ª ou 2ª semana de vida; alta tendência a recorrer.
2. Encefalite (35%): convulsões, apneia, bradicardia, paralisia dos nervos cranianos em RN na 2ª ou 3ª semana de vida.
   Liquor: aumento de células e proteínas.
3. Disseminada: quadro de sepse com sinais neurológicos, pneumonite e hepatite em RN na 1ª semana de vida.

INFECÇÃO OFTÁLMICA – Queratoconjuntivite

Fotofobia, dor, irritação conjuntival, ulcerações nas recorrências.

TRATAMENTO

▶ **Quando** indicar o tratamento **antiviral**

a) Infecção neonatal presuntiva.

b) Encefalite presuntiva.

c) Infecção primária ou recorrente em imunocomprometidos.

d) Infecção genital primária com manifestações sistêmicas.

e) Infecção HSV em criança com eczema.

▶ **Quando** indicar tratamento **supressivo**

a) Herpes genital recorrente.

b) Nos primeiros 6-12 meses após infecção neonatal.

c) Imunocomprometidos (exemplo: transplante de medula).

▶ **O que** ministrar

Aciclovir: Zovirax comprimidos de 200 e 400mg; solução por via IV para infusão (gota a gota) 250mg.

1. Infecções **graves**: neonatal, encefalite
   5-10 (em lactentes até 20)mg/kg/dose, IV, 8/8h, 14-21 dias.
2. Infecções **moderadas** (genital primária)
   20mg/kg/dose, VO, 8/8, ou 200mg, 5 vezes ao dia, 7-10 dias.
3. Tratamento **supressivo** (imunocomprometidos, recorrências frequentes)
   5mg/kg/dose, VO, 8/8, ou 400mg, 2 vezes ao dia, 7-14 dias.
4. Alternativa em **adolescentes**
   Valaciclovir (Valtrex, comprimido de 500mg): 2 comprimidos 2 vezes ao dia, 5 dias.
   Fanciclovir (Famvir) – Penvir 125 e 500mg; Fanclomax 125 e 250 (comprimidos).
   250mg 2 a 3 vezes ao dia, 5 dias.

5. Creme para herpes **labial**: aciclovir (Zovirax creme) 5 vezes ao dia, 5 dias, ou Fanciclovir (Penvir) a cada 2 horas, 4 dias.
6. Queratite **oftálmica**: Zovirax pomada oftálmica, 5 vezes ao dia, até 3 dias após a cicatrização. Combinar com tratamento sistêmico.

7. Enterovírus (OS VÍRUS DO VERÃO)

Picornavírus que incluem os poliovírus **ECHO** e **Coxsackie (COXS)**, transmissão fecal-oral (ou oral-oral) em crianças de **até 5 anos**.
Existem 68 sorotipos, 15 dos quais são responsáveis pela maioria das infecções; em cada surto varia o tipo predominante.
Incubação: 3-10 dias.

APRESENTAÇÃO CLÍNICA

1. **Doença febril inespecífica**: febre de início súbito, dura 3 dias, mas pode ser bifásica; mal-estar, cefaleia, dor de garganta (faringite), dor muscular, dor abdominal, náuseas, vômitos, fezes amolecidas.
2. **Doença exantemática de verão** (ECHO 9): erupção com máculas róseas, frequentemente febril; desaparece em 3-5 dias (não confundir com roséola: esta ocorre em lactentes e não no verão).
3. **Herpangina** (COXS): febre, aftas doloridas nas amígdalas (gengivas normais).
4. **Doença boca-mão-pé** (COXS A16): febre, vesículas moderadamente doloridas na boca e língua; vesículas nas palmas das mãos e plantas dos pés, lesões não vesiculares nas nádegas e genitália.
5. **Conjuntivite hemorrágica aguda** (enterovírus 70; COXS 124): hemorragia subconjuntival, edema palpebral, fotofobia, dor no olho; epidêmica.
6. **Meningite asséptica** (ECHO, COXS B): febre, cefaleia, vômitos, leve rigidez de nuca; liquor: moderado aumento de células com predomínio de linfócitos (no início pode haver predomínio de neutrófilos ocorrendo a viragem 12 horas depois); glicose e proteínas normais, bacterioscópico negativo. Estado geral bom, não toxêmico.
7. Pleurodinia (dor muscular no tórax) e cardite: raras.
8. Doença neonatal: tipo sepse com meningoencefalite, hepatite, miocardite.
9. O enterovírus 70 tem sido responsabilizado por surtos de doenças graves de encefalite, paralisia infantil, hemorragia pulmonar; enterovírus 71: complicações neurológicas.

Ver os capítulos correspondentes.

8. Infecção no Imunodeprimido

PREMISSAS

1. A presença de granulocitopenia modifica a resposta inflamatória do hospedeiro, tornando mais difícil detectar a infecção.
2. Uma infecção não detectada pode ser rapidamente fatal em um doente granulocitopênico.
3. É difícil prever qual o germe infectante e sua respectiva sensibilidade aos antibióticos.

IMPLICAÇÃO

1. Sinal de alerta: neutropenia < 1.000 e especialmente < 500.
2. Sinais de alarme: febre, dor localizada, piora do estado geral com má perfusão, sinais inflamatórios (podem estar ausentes), tremores de frio.
3. Exame físico minucioso: pele (petéquias, nódulos, vesículas, locais de punção venosa e saída de cateter); orofaringe, região perianal.
4. Hemograma, hemocultura, cateteres venosos, de lesões ou secreções suspeitas, fezes (se diarreia), radiografia de tórax.
5. **Neutropênico febril = início imediato de antibacteriano de largo espectro.**
   a) Ceftazidima ou imipenema.
   b) Considerar a associação: vancomicina (estafilococos e pneumococos resistentes); obrigatório em casos de piora clínica.
   c) Exame físico diário.
   d) Persistência da febre durante 4-7 dias sem foco infeccioso ou recorrência após 48-72h sem febre: suspeita de superinfecção por fungos – tratamento empírico (ver capítulo Tratamento anti-infeccioso/infecção por fungos).
   Tomografia de tórax e seios da face é útil.
   e) Casos moderados podem ser tratados inicialmente com ceftriaxona.
   f) Doenças virais requerem drogas antivirais.
      - Herpes-vírus (HSV): aciclovir (ver Herpes); HSV resistente – foscarnet (Foscavir intravenoso) 40mg/kg, IV, 8/8h.
      - Citomegalovírus: ganciclovir (Gancivir) 5mg/kg, IV, 12/12h, 14-21 dias; a seguir: 5mg/kg, IV, 5x/semana ou foscarnet 60mg/kg, IV, 8/8h; manutenção 90-120mg/kg/dia.
      - Vírus varicela-zóster: ganciclovir, foscarnet.
      - VSR: ribavarina.
      - Influenza A: amantadina (Mantidan comprimido de 100mg) 5-9mg/kg/dia, dividido de 12/12h, VO (máximo, 200mg/dia).

g) O tratamento deve ser mantido até que afebril por 24h, bom estado geral e neutrófilos > 500/mm³.
h) Tratamento profilático: sulfametoxazol-trimetoprima (para *Pneumocystis*).

9. Febre e Neutropenia

Alarme: provável **sepse**.

Exame físico dirigido ao acesso intravascular (cateter), trato respiratório, trato gastrintestinal, períneo e pele.

Laboratório – hemograma, VHS, urocultura, cultura de sangue colhido em veia periférica e cateter. Se houver comprometimento de **mucosas** (mucosite), solicitar também cultura por anaeróbios e fungos.

Considerar de acordo com o caso – radiografia de tórax, ultrassonografia, tomografia de abdome e seios da face.

Agentes implicados: gram-negativos; mas está ocorrendo aumento de gram-positivos (*Staphylococcus viridans*, na faringe e no trato gastrintestinal; pneumococos resistentes à penicilina).

Conduta – início imediato da antibioticoterapia empírica (até resultado das culturas). Melhores resultados têm sido obtidos com a associação **ceftazidima + aminoglicosídeo**. A **vancomicina** não deve ser usada de rotina, mas adicionada se:

1. Infecção grave relacionada ao cateter.
2. Lesão acentuada da mucosa.
3. Gram-positivos isolados do sangue.
4. Estreptococos e estafilococos resistentes aos betalactâmicos.
5. Tratamento recente com antibióticos.
6. Choque.

Segunda Parte

AS GRANDES ENDEMIAS

1. Tuberculose

(Ver também Tuberculose pulmonar, ganglionar e meningoencefalite tuberculosa.)

O que é TUBERCULOSE (tbc)

1. Doença infecciosa complexa capaz de atingir múltiplos órgãos e sistemas.
2. Causada pelo *Mycobacterium tuberculosis* (BK).
3. Foco infeccioso: geralmente adulto não tratado.
4. Vias de transmissão: aéreas.
5. Lesão primária no parênquima pulmonar.
6. Linfoadenopatia mediastinal satélite.
7. Itens 5 + 6 constituem o "complexo primário".
8. Em 95% dos casos, o complexo primário evolui e desaparece, persiste reativo à tuberculina; 5% adoece nos primeiros anos = **tuberculose primária**:

a) pulmonar (a partir do foco parenquimatoso ou ganglionar);
b) miliar, meningoencefalite (consequente à disseminação hematogênica).

9. Três a 5% dos casos apresentam posteriormente tuberculose pós-primária ou de reinfecção.

TUBERCULOSE NA INFÂNCIA CONHECIMENTOS BÁSICOS

1. Como está a frequência da tuberculose (tbc) na infância?

Nos países em desenvolvimento anualmente ocorre 1,3 milhão de casos novos em crianças até 15 anos, com 450.000 mortes. Curiosamente, a doença está ressurgindo nos EUA (pela aids, imigração e declínio dos serviços de saúde pública).

2. O que é tuberculose-INFECÇÃO?

É o estágio pré-clínico – a pessoa está infectada com o BK, o teste tuberculínio (PPD) é positivo, mas não existe nenhum sintoma e a radiografia do tórax é normal.

3. O que é tuberculose-DOENÇA?

É quando existem manifestações clínicas ou radiológicas de tbc pulmonar ou extrapulmonar. Entre o início da infecção e o início da doença podem decorrer algumas semanas ou muitos anos. Mas na criança pequena quase não há diferença entre esses dois estágios.

Sem tratamento específico, 5 a 10% dos adultos imunologicamente normais, 43% dos lactentes de menos de 1 ano, 24% das crianças de 1 a 5 anos e 15% dos adolescentes infectados vão evoluir para doença.

Uma criança infectada (PPD positivo) com manifestações radiológicas ou clínicas sugestivas deve ser considerada tuberculosa.

4. Como a criança se infecta com o BK?

Em 98% dos casos por inalação de gotículas de saliva emitidas por um adulto com tbc pulmonar.

5. Então do que depende o aparecimento da tbc-doença?

De 2 fatores: 1º) ambiental – exposição a uma pessoa com tbc (contágio); 2º) do hospedeiro – habilidade do sistema imunológico do indivíduo de controlar a infecção.

6. Se uma criança se infecta com o BK, quando o PPD se positiva ("viragem tuberculínica")?

Depois de 3 a 6 semanas, mas pode levar 3 meses.

7. Então PPD (reação de Mantoux) negativo (ressalvados esses 3 meses de latência) exclui infecção tuberculosa?

Não. Existem fatores ligados ao hospedeiro como tenra idade, desnutrição, infecções virais, especialmente sarampo, varicela e gripe que podem diminuir a reatividade à tuberculina (= PPD falso-negativo).

8. Mas se nenhum desses fatores estiverem presentes, então PPD negativo exclui infecção tuberculosa?

Nem assim. Possivelmente existem fatores ligados à própria doença que podem não se expressar (pelo menos no início) pela positivação do PPD.

9. E PPD positivo significa obrigatoriamente infecção tuberculosa?

Não. Pode ocorrer PPD falso-positivo devido ao contágio por micobactéria não tuberculosa.
A possibilidade mais comum é a reação pós-BCG.

10. É possível distinguir essa reação (PPD+) de uma reação por infecção verdadeira?

Sim e não. O PPD por infecção tuberculosa é uma reação forte (mais de 10mm) e permanente.

Falso-positivos geralmente são transitórios, isto é, duram alguns meses (mas podem durar anos) e são reações fracas (menos de 10mm de enduração), mas podem atingir 12mm e raramente 15mm.

11. O BCG sempre positiva o PPD?

Nem sempre; algumas crianças recebem o BCG e nunca positivam o PPD. O PPD positivo do BCG geralmente é menos de 10mm e desaparece após 3 a 5 anos.

12. Então não se deve fazer PPD em uma criança que tomou o BCG?

Nada disso, se o caso é suspeito de tuberculose peça PPD, independente se tomou ou não BCG.

13. Qual é o critério atual para a interpretação no PPD positivo?

É um critério dinâmico que leva em conta uma informação essencial: se a criança pertence ou não a um grupo que tem grande probabilidade de contágio com um adulto tuberculoso.

14. Como interpretar o resultado do PPD; existe algum critério novo?

De certo modo, sim. A informação crítica é se a criança esteve exposta (**contágio**) a um adulto tuberculoso (tbc). Para maior rendimento diagnóstico é preciso "refinar" a análise, tornando-a clinicolaboratorial.
É necessário, inicialmente, classificar a criança no seu "**grupo de risco**" relativo, o qual determina o PPD que deve ser encarado como tuberculose-doença.

15. O que é BCG-teste?

Quando se vacina um indivíduo infectado pelo BK com o BCG, surge uma reação (5mm) precoce (48h).
É de valor em crianças desnutridas, suspeitas de tbc mas com PPD negativo.

16. Como se faz hoje o diagnóstico de tbc?

O diagnóstico de tbc é baseado em: a) dados epidemiológicos (contágio); b) reação de Mantoux (PPD) ou BCG-teste; c) dados radiológicos; d) exame físico; e) afastamento de outras causas possíveis;
f) teste terapêutico.
Foi introduzido um teste de leitura rápida.

17. Quando fazer a SUSPEITA CLÍNICA de tbc?

Em crianças de mais de 3 anos, a infecção progride para doença em 5-10% dessas em 1 a 2 anos. O risco de doença extrapulmunar é maior em crianças imunocomprometidas.

a) Tbc **pulmonar** (80% dos casos) – tosse persistente e febre baixa, astenia, por mais de duas semanas, não melhorando com antibiótico;
às vezes perda de peso.
O diagnóstico é mais provável, se (a) contato próximo com adulto tuberculoso nos últimos 2 anos; (b) criança desnutrida; (c) PPD maior que 5mm e principalmente se ≥15mm.
Febre e ausculta de "bronquite" prolongada é frequente nos lactentes.
Radiografia: adenomegalia hiliar; condensação ou infiltrado por mais de 2 semanas sem melhora com os antibióticos usuais; padrão miliar. Radiografia normal não exclui mas reduz a possibilidae de Tbc.
Derrame pleural em 6% dos casos.
b) Linfoadenopatia (67%) por mais de 4 semanas, principalmente cervical anterior, gânglios de 2 a 4cm, pode haver coloração violácea da pele suprajacente, sem sinais inflamatórios, mas que pode evoluir para fistulização.
c) **Meningoencefalite** – mais frequente em lactentes (13%).
Começa com cefaleia, evolui para paralisia dos nervos cranianos, hemiparesia, ataxia e, na fase final, alterações da consciência com papiledema. Liquor: aumento de linfócitos e proteínas; glicose baixa.
d) **Esquelética** – mal de Pott = espondilite da coluna torácica/lombar; dactilite.
Adenopatia, principalmente cervical, com 1 ou mais gânglios fistulizados.
e) Tuberculose **miliar** – disseminação linfo-hematogênica do bacilo tuberculoso em criança pequena ou imunossuprimida.
Deterioração do estado geral e: (a) febre persistente; (b) emagrecimento, astenia; (c) hepatoesplenomegalia; grande aumento dos linfonodos; d) dificuldade respiratória; (e) meningite. Radiografia de tórax, infiltrado micronodular. PPD negativo (anergia) – BK positivo no suco gástrico. Biópsia de gânglio.

Adolescentes

a) **Tbc abdominal** – a mais frequente é parenquimatosa primária (tosse, febre baixa); progressiva, podendo levar à formação de cavernas (febre, tosse, suores noturnos, perda de peso); reativação da tuberculose que pode ocorrer concomitantemente com aids.
b) **Derrame pleural** – pode ocorrer com ou sem doença do parênquima pulmonar. Exsudato pleural, à direita, com tosse, dispneia, dor no tórax, anorexia. Ausculta imita pneumonia bacteriana.
c) Doença **esquelética** – sinais inflamatórios locais: espondilite, artrite e osteomielite; em 33% dos casos há sintomas gerais. Ressonância magnética.

TUBERCULOSE – TRATAMENTO

Conhecimentos básicos

1. BK só pode ser morto durante sua replicação.
2. As lesões cavitárias oferecem condições ótimas para o crescimento do BK, de modo que nessas lesões existe uma grande população bacteriana.
3. Na tbc primária da criança, a população bacteriana é relativamente pequena.
4. Dentro de uma população bacteriana sensível a um quimioterápico, surgem sempre mutantes. Implicação prática:
   a) infecção (PPD+) sem sintomatologia: população bacteriana muito pequena – mutantes raras, basta 1 droga (isoniazida);
   b) crianças com tuberculose pulmonar primária e tuberculose extrapulmonar: pode haver número significativo de mutantes resistentes – necessário tratamento com duas drogas concomitantes;
   c) cavernas: grande população – 3 drogas.
5. Nas lesões caseosas fechadas as bactérias são mais eficientemente eliminadas pela rifampicina e mais lentamente pela isoniazida. A pirazinamida exerce seu efeito máximo na fase inicial da terapia.
6. A razão para tratar casos leves de tuberculose pulmonar em crianças é evitar doença progressiva ou disseminada, particularmente meningite.

Destaque – **a reação tuberculínica (PPD) tem atualmente sua importância reafirmada**.

Qual é a orientação atual?

A **base** do tratamento é a associação isoniazada + rifampicina durante 6 meses; nos dois primeiros meses o esquema é reforçado por uma 3ª droga: a pirazinamida.

Como administrar?

Depende das circunstâncias e das condições sociais:

1º) diariamente, em domicílio;

2º) diariamente, em domicílio, durante 1 ou 2 meses; a seguir, 2 vezes por semana no centro de saúde;

3º) 2 ou 3 vezes por semana, desde o início, em centro de saúde;

4º) nas crianças HIV-positivas, o tratamento é ampliado para 9 a 12 meses;

5º) tuberculose **óssea**: 9 a 12 meses de tratamento;

6º) **meningite** tuberculosa: 6 a 9 meses de tratamento; parece ser útil acrescentar no início do tratamento uma 4ª droga: estreptomicina, gentamicina *ou* etambutol.

7º) tuberculose por BK **resistentes**: ocorre principalmente em casos já tratados anteriormente, mas de maneira incorreta ou incompleta – usar esquema de 4 drogas e estender o tratamento por 12 a 18 meses;

8º) **quimioprofilaxia** em criança infectada (PPD+) mas assintomática: isoniazida diária (ou 2 vezes por semana) durante 9 meses.

Quando usar **corticoide** na tuberculose?

Quando existe uma reação inflamatória acentuada que contribui significamente para lesões dos tecidos:

a) meningite tuberculosa;
b) linfonodos hilares muito acentuados;
c) tuberculose miliar;
d) derrame pleural;
e) pericardite.

Prednisona 1-2mg/kg/dia durante 4 a 6 semanas.

TRATAMENTO ANTITUBERCULOSO

(Ver também Tratamento da tuberculose pulmonar)

Drogas e respectivos efeitos colaterais:

H = Isoniazida (INH): vômitos, icterícia, neuropatia periférica.
R = Rifampicina (RIF): vômitos, urticária, icterícia.
Z = Pirazinamida (PZA): vômitos, icterícia, artralgia.
E = Etambutol (EBM): vômitos, alterações visuais.

Esquema padrão: 6 meses

1ª fase 2 meses: R + H + Z.

2ª fase 4 meses: R + H.

Dose única a cada 24h: a) até 20kg; b) 20-35kg; c) 35-45kg; d) > 45kg

R: a) = 10mg/kg; b) = 300mg; c) = 450mg; d) = 600mg
H: a) = 10mg/kg; b) = 200mg; c) = 300mg; d) = 400mg
Z: a) = 35mg/kg; b) = 1.000mg; c) = 1.500mg; d) = 2.000mg

Em adolescentes, a 1ª fase de 2 meses é feita com comprimidos que contêm RHZE (E = etambutol).

RHZE: a) = 2 comprimidos, b) = 3 comprimidos, c) = 4 comprimidos a cada 24 horas.

Meningite tuberculosa – aumentar a dose de R e H para 20mg/kg/dia até 600 e 400mg/dia, respectivamente; a 2ª fase dura 7 meses.

Acrescentar prednisona 1 a 2mg/kg/dia (até 30mg/dia) durante 1 a 4 meses.

Nos casos muito graves, recidivas ou retratamento por abandono convém acrescentar nas 2 fases etambutol (E) 25mg/kg/dia, até 1.200mg/dia.

Quimioprofilaxia com H 10mg/kg/dia, até 300mg/dia, durante 6 meses, em:

a) RN e crianças vulneráveis – contato sem infecção, PPD negativo;
b) viragem tuberculínica recente (< 1 ano).

2. Hanseníase

O que é – doença infectocontagiosa, transmissível, crônica, exclusiva do gênero humano, causada pelo *Mycobacterium leprae,* o qual tem predileção pelos nervos periféricos e pele (lepra).

Quando um indivíduo sadio entra em contato com o bacilo de Hansen, proveniente de uma fonte de infecção (contágio familiar pelo contato direto ou transmissão nos grandes centros urbanos, facilitada pela promiscuidade e condições socioeconômicas desfavoráveis),
pode ocorrer uma das seguintes eventualidades:

1. Não há infecção.
2. Ocorre infecção
(penetração, alojamento e multiplicação do germe).

Havendo infecção, a evolução do processo pode ser:

1. Regressão espontânea (é a ocorrência mais comum).
2. Infecção assintomática por longos períodos ou indefinidamente.
3. Evolução para doença com aparecimento de sintomatologia após período médio de incubação de 3-5 anos. Essa evolução ocorre em pequeno percentual de infectados.
O quadro clínico constitui a forma indiferenciada.
4. Dependendo das condições imunológicas do hospedeiro, o quadro inicial regride espontaneamente, permanece inalterado por longos períodos ou evolui.
5. A evolução pode-se fazer em 4 anos, em direção ao polo **tuberculoide** (paucibacilar, não contagiante, tendência à involução), ou, em 5 anos, em direção ao polo **virchowiano** (ricamente bacilar, evolução sistêmica). Essa evolução pode ser prevista pela reação de Mitsuda.

Existem 4 formas da doença, com características clínicas, bacterioscópicas, histopatológicas e imunológicas (importância fundamental da imunidade celular, avaliada pela reação de Mitsuda) próprias: a hanseníase indeterminada ou indiferenciada é considerada a forma inicial, enquanto a tuberculoide e a virchowiana são as formas polares que representam, respectivamente, a presença e a ausência de imunidade celular contra a doença. A forma intermediária é a chamada hanseníase dimorfa.

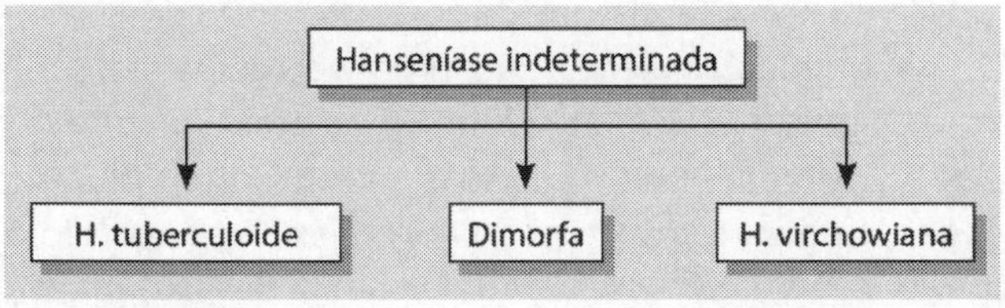

H = Hanseníase.

Sob a ação dos medicamentos ou espontaneamente, uma forma focal pode também evoluir para outro foco.

Consulte: Protocolo Complementar de Investigação Diagnóstica de casos de Hanseníase em menores de 15 anos (portaria SUS/SAS/MS nº 15, 26/03/2009).

CONDUTA DIAGNÓSTICA

1ª etapa Quando suspeitar

1. Máculas hipocrômicas, eritematosas ou eritemato-hipocrômicas persistentes.
2. Lesões infiltradas ou nodulares.
3. Áreas de anestesia ou hiperestesia.
4. Áreas com anidrose e/ou alopecia em qualquer parte do tegumento, menos no couro cabeludo.
5. Crianças que tenham familiares, com os quais convivem, com formas contagiantes da doença (virchowiana ou dimorfa).

2ª etapa Manifestações precoces

Queixas vagas de formigamento, adormecimento, sensações localizadas de frio e calor; presença de áreas hiperestésicas, de anidrose e alopecia parcial.

3ª etapa

Se disponível – esfregaço intradérmico para **baciloscopia.**

Observação – resultado negativo
não exclui o diagnóstico.

4ª etapa Formas clínicas

■ **QUADRO INICIAL**
HANSENÍASE INDIFERENCIADA (Fig. XIX-1)

1. Lesões cutâneas, planas, não pruriginosas, hipocrômicas ou eritematosas ou eritemato-hipocrômicas, circulares ou ovalares, de tamanho variado, em pequeno número, nas nádegas, região lombar, coxas, braços e face, são hipo ou anestésicas.

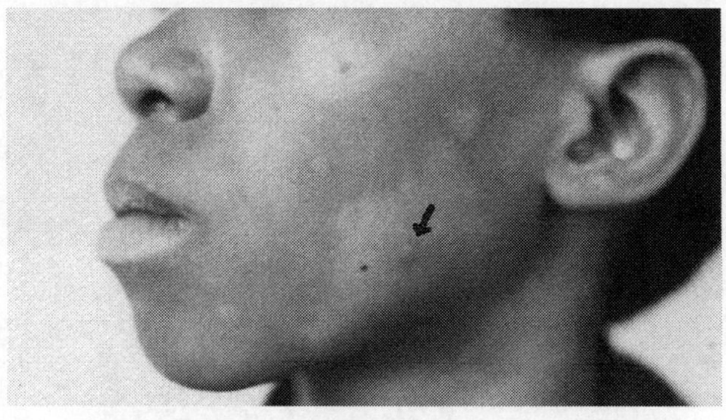

Figura XIX-1 – Hanseníase indiferenciada – máculas e placas hipocrômicas (ponta da seta).
Reação de histamina incompleta.

2. Associadas ou não à alopecia parcial e/ou à anidrose.
3. Distúrbios mais ou menos intensos da sensibilidade térmica, dolorosa e, posteriormente, tátil; os nervos periféricos permanecem indenes.
4. O encontro de bacilos é excepcional.
5. A histologia é sugestiva, mas não conclusiva. O diagnóstico é de importância fundamental, pois esse tipo de doente ainda não constitui fonte de infecção e responde rapidamente ao tratamento.

Evolução – 1. regressão espontânea; 2. permanece inalterado por longos períodos; 3. evolução, no prazo máximo de 4 anos, para hanseníase tuberculoide (reação Mitsuda +); 4. evolução em no máximo 5 anos, para hanseníase virchowiana (reação de Mitsuda –).

■ HANSENÍASE TUBERCULOIDE

Ocorre em indivíduos com reação de Mitsuda positiva.

1. Na lesão inicial surgem, em tempo variável, eritema e infiltração. As lesões são anestésicas e a distribuição é assimétrica; suas bordas são bem limitadas, nas quais se individualizam pequenas pápulas foliculares ou extrafoliculares, com coloração eritematovinhosa-castanho-escura.
2. Comprometimento nervoso que leva à anestesia cutânea correspondente.
3. A pele torna-se seca, podendo haver alopecia parcial ou total e anidrose.
4. Espessamento intenso de nervos acompanhado de amiotrofias, retrações dos dedos, pé caído, mau perfurante plantar, reabsorções ósseas etc.
5. Geralmente as mucosas e as vísceras não são atingidas.

Exame histopatológico – granuloma tuberculoide localizado na pele, nos nervos ou em ambos.

Reações – são surtos discretos de agudização das lesões. Eventualmente bacilos presentes.

■ HANSENÍASE VIRCHOWIANA (Fig. XIX-2)

1. Ocorre em indivíduos Mitsuda negativos, revelando falhas no mecanismo imunitário, o que permite uma reprodução bacilar abundante.
2. A evolução **inicial** do polo indiferenciado para o polo virchowiano é mais silenciosa e prolongada, mas pode ser detectada pela baciloscopia positiva.
3. É forma **sistêmica**, pois as mucosas e as vísceras podem ser atingidas precocemente. Quadro cutâneo extremamente polimorfo.
4. As máculas, no geral eritematosas, são mais numerosas, tendendo à simetria, bordas imprecisas, indicando a baixa resposta dos tecidos à infecção. Nem sempre são verificados distúrbios de sensibilidade, nem ausência de sudorese. Tais lesões vão infiltrando-se e coalescem. Os lobos auriculares espessam-se, os pelos das sobrancelhas vão caindo.

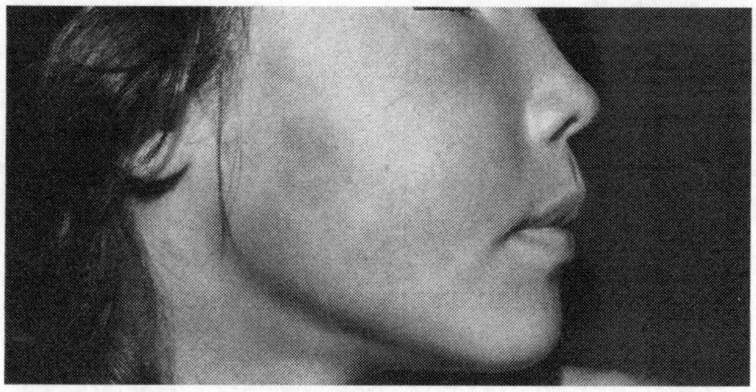

Figura XIX-2 – Hanseníase virchowiana.

5. A infiltração é progressiva, dando aspecto suculento à pele. Nos lobos auriculares surgem pápulas, nódulos, acompanhados ou precedidos de lesões idênticas no resto do corpo, principalmente nos cotovelos, joelhos, nádegas, extremidades e genitais. As mucosas do palato e nariz são afetadas.
6. Os nervos podem estar espessados, porém, não há caseificação. Os bacilos multiplicam-se abundantemente na derme.

Histopatologia – revela estrutura granulomatosa, na qual os histiócitos estão carregados de bacilos; apresentam vacuolização do citoplasma e presença de lipídios. O infiltrado virchowiano, por mais extenso que seja, está sempre afastado da epiderme por uma faixa de colágeno normal – faixa de Unna.

Evolução – ao contrário da forma tuberculoide, no geral não há tendência à involução espontânea. Às deformidades possíveis, já apontadas, somam-se a madarose e a face leonina.

Reações hansênicas – são fenômenos reacionais, de intensidade variável, com febre, prostração, artralgias, dores neuríticas, eritema nodoso cutâneo e visceral. São frequentes na ausência ou na presença de tratamento (Fig. XIX-3).

■ HANSENÍASE *BORDERLINE* OU BIVALENTE OU DIMORFA OU LIMÍTROFE

1. São casos Mitsuda não reativos ou discretamente reativos, com baciloscopia positiva em que, clínica ou histopatologicamente, há concomitância de aspectos tuberculoide e virchowiano.
2. As lesões cutâneas apresentam-se em placas, faixas, nódulos etc. de maneira assimétrica. A superfície é lisa, brilhante, de consistência mole (tipo queijo suíço), violácea, ferruginosa ou castanha. Com frequência, apresentam limite interno nítido e o externo diminuindo gradualmente para a pele sã.
3. Esse quadro também pode apresentar reações (piora das lesões cutâneas, neurite e edema das extremidades) e determinar deformidades.

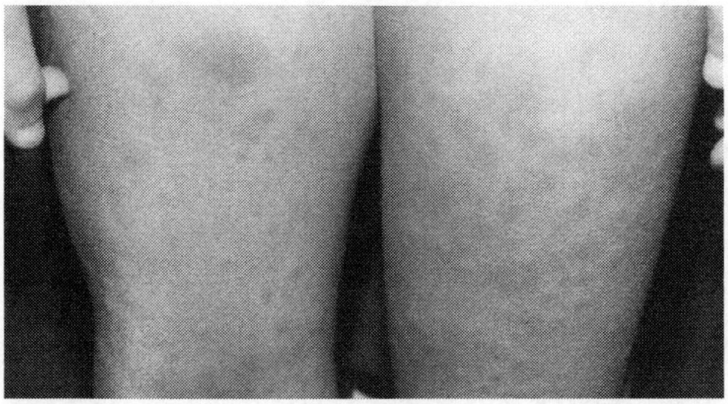

Figura XIX-3 – Hanseníase virchowiana: reação hansênica.

5ª etapa Aspectos da hanseníase na infância

1. Não é doença hereditária.
2. Não há relatos de casos congênitos.
3. Maior resistência à infecção nos primeiros anos de vida.
4. São raros os casos de doença antes dos 2 anos de idade.
5. Predomínio das formas benignas até os 4 anos.
6. Os quadros bacilíferos eclodem mais tardiamente, assumindo gravidade maior no período pré-puberal.
7. A prevalência da doença é alta em nosso meio, embora sua incidência seja bem menor nos grupos etários mais baixos. Ao pediatra cabe um papel fundamental: pela criança se chegará aos pais.
8. Levantada a suspeita, o pediatra pode encaminhar o paciente a qualquer unidade sanitária ou responsabilizar-se pelo tratamento e controle.

Hanseníase tuberculoide NODULAR na infância

É uma forma especial da hanseníase tuberculoide, exclusiva da primeira infância. As lesões são primárias, as mais precoces, e nodulares desde o início.

As hanseníases nodulares apresentam-se sob dois aspectos (Souza Lima e Souza Campos, 1947): "a forma **nodular** e a **plana**, aquela predominando largamente sobre esta, mormente até os 3 anos, esta aumentando progressivamente de frequência até os 8 anos. Tanto em uma como na outra, os elementos variam grandemente de tamanho; a nodular, desde os de uma pequenina pápula peripilar, até os nódulos das dimensões de uma ervilha; a plana com elementos pequenos como a cabeça de um alfinete, até lesões numulares, que atingem 1 a 2cm de diâmetro; em que os nódulos são arredondados, de coloração rósea ou eritematoarroxeada e ainda eritematopardacenta; fazem sempre saliência em relação à pele sã que os circunda e da qual se destacam nitidamente pela cor e translucidez. A superfície é lisa e brilhante, de aspecto túmido. De regra isolados, em pequeno número, na maioria das vezes; excepcionalmente, generalizados; muito frequentemente, únicos. Contrariamente ao lupoma, não dão coloração tipo geleia pela vitropressão" (Fig. XIX-4).

Nas crianças morenas ou melanodérmicas pode-se observar um halo hipocrômico circundando a lesão. Não comprometem o sistema nervoso periférico.

Com maior frequência, essas lesões são encontradas na face, no colo e nos membros superiores.

Esse quadro não apresenta surtos agudos e regride espontaneamente, deixando cicatriz peculiar.

A reação de Mitsuda é sempre positiva.

Não se conhece progressão dessa forma para outros tipos de hanseníase (ver Figs. XIX-3 e XIX-4).

6ª etapa Semiologia

Exame dermatológico

1. Manchas ou placas maculosas hipocrômicas, eritêmato-hipocrômicas ou eritematosas sem descamação e sem prurido.
2. Eritema e infiltração difusos, placas eritematosas infiltradas e de bordas difusas; pápulas e nódulos.
3. Placas eritematosas de limites externos nítidos e/ou marginados com microtubérculos, com ou sem descamação.
4. Placas eritematoviolácea s, edematosas, elevadas, de limite externo nítido. Placas de localização palmar ou plantar e periorificiais da face.
5. Lesões eritematosas planas com o centro claro (lesões pré-foveolares). Lesões eritematosas infiltradas com o centro deprimido (lesões foveolares).
6. Lesões eritematopigmentares de tonalidade ferrugínea ou pardacenta.

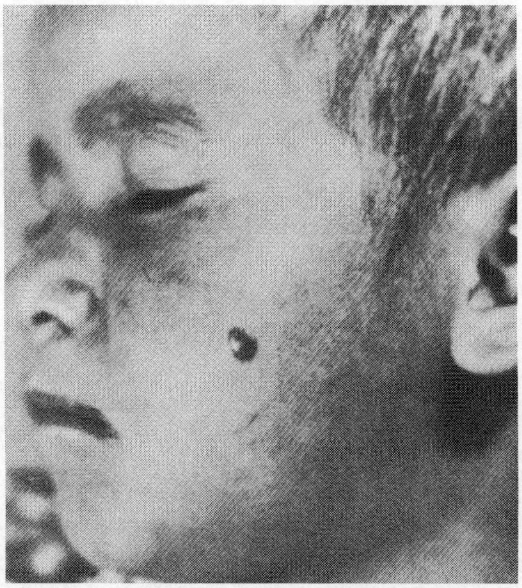

Figura XIX-4 – Hanseníase nodular da infância (fotografia do arquivo da divisão de Hanseníase e Dermatologia Sanitária, SP).

7. Perdas localizadas ou difusas de pelos.
   Em tais lesões dermatológicas ou na detecção de áreas cutâneas em que a pele é relatada como "diferente", realizar testes para a sensibilidade térmica, dolorosa e tátil.

Exame dos nervos periféricos

1. **Espessamento dos nervos periféricos** com dor à palpação/percussão nas regiões das articulações – plexo cervical, cubital, ciático-poplíteo externo.
2. Alteração da **sensibilidade superficial** – comprometimento precoce das sensibilidades térmica, dolorosa e tátil que desaparecem nessa ordem.
   A **térmica** é pesquisada com 2 tubos contendo um água fria e o outro quente: toca-se o local suspeito alternadamente com os tubos e verifica-se o acerto na resposta (a criança refere que não sente a diferença). A sensibilidade **dolorosa** é pesquisada com ponta de agulha (não aprofundar a agulha), e a **tátil,** com um algodão ou alternando a pressão com a ponta ou a cabeça de um alfinete.
   Prova da histamina – útil quando a pesquisa da sensibilidade não pode ser feita ou é inconclusiva. Coloca-se uma gota de histamina a 1% na lesão suspeita e outra na pele normal; no centro da gota, pica-se a pele com uma agulha, tendo-se o cuidado de não provocar sangramento: a) pele normal – aparecimento imediato de um eritema no local; após aproximadamente 1 minuto, ao redor do eritema inicial aparece outro de contornos irregulares e, logo a seguir, surge pápula edematosa no local da picada. Diz-se que essa prova da histamina foi **completa** (tríplice reação de Lewis); b) na **pele doente falta o eritema secundário** – é a prova da histamina **incompleta,**
   de grande valor no diagnóstico da doença.
   Prova da pilocarpina – indicada nos indivíduos de pele escura,
   nos quais a prova da histamina não pode ser feita.
   Pincelar a área suspeita, bem como uma área normal, com tintura de iodo; injetar por via intradérmica nos 2 locais, 0,1mL de pilocarpina a 1%, em vários pontos e, após secar a pele, pulverizar amido.
   Após 5 minutos, na pele normal haverá o aparecimento de pontos de coloração azul devido à reação entre o amido e o iodo facilitada pela sudorese; na pele doente isso não acontece.
3. **Distúrbios motores** – perda de força, atrofia muscular, retração dos tendões, deformidades em garra: a) na face – nervo facial: paralisia facial; b) no antebraço – nervo ulnar: garra ulnar; nervo mediano – atrofia da eminência tenar, garra do mediano; c) na perna – nervo fibular: pé caído; nervo tibial – anestesia plantar, acarreta a úlcera plantar.

7ª etapa Diagnóstico laboratorial

Baciloscopia – colhe-se o material do lobo da orelha, mucosa nasal e de uma lesão suspeita. É positiva nas formas virchowiana e dimorfa, sendo negativa na indeterminada e tuberculoide.

Histopatologia – é conclusiva nas formas virchowiana e dimorfa. Na forma tuberculoide é de grande valia como dado complementar.
Na forma indeterminada é inconclusiva.

Reação de Mitsuda – é útil para determinar o estado imunitário do doente, mas não serve para firmar o diagnóstico da doença, pois indivíduos sadios podem ser tanto Mitsuda negativo quanto positivo.

Diagnóstico rápido está sendo introduzido.

A correlação clinicolaboratorial está esquematizada no quadro XIX-3.

CONDUTA TERAPÊUTICA

Doença de notificação compulsória.

Tratamento ambulatorial, na rede pública ou consultórios médicos credenciados.
Os medicamentos são distribuídos gratuitamente.

Internação nas intercorrências – surtos reacionais graves.

Quadro XIX-3 – CORRELAÇÃO ENTRE CLÍNICA E EXAMES SUBSIDIÁRIOS (Hanseníase).

Forma	Clínica	Baciloscopia	Mitsuda	Histopatologia
Hanseníase indeterminada	Máculas hipocrômicas anestésicas	Negativa	Negativo ou levemente positivo	Infiltrado dérmico linfo-histiocitário incaracterístico
Hanseníase tuberculoide	Máculas ou placas infiltradas, bem delimitadas	Negativa	Positivo	Granuloma do tipo tuberculoide sem bacilos na pele e/ou nos nervos
Hanseníase dimorfa	Lesões foveolares Lesões tuberculoides mais virchowianas	Positiva	Negativo	Histopatologia de tuberculoide mais virchowiana juntos
Hanseníase virchowiana	Infiltração difusa Nódulos	Positiva	Negativo	Células espumosas repletas de bacilos

Poliquimioterapia (tratamento multidrogas) e equipe multiprofissional.

Drogas de 1ª linha – sulfona: dapsona (DDS) e rifampicina (RFM).

Tratamento medicamentoso na rede pública/OMS

I – Para doentes **paucibacilares**

Critério: a) até 5 lesões da pele e/ou apenas 1 tronco nervoso acometido e/ou baciloscopia negativa;
b) formas inderterminada ou tuberculoide;
c) Mitsuda-positivo.

1. Dapsona – dose diária autoadministrada associada à rifampicina:
   0-5 anos: 25mg; 6-14 anos: 50 a 100mg;
   > 15 anos: 100mg.
2. Rifampicina – dose mensal supervisionada:
   0-5 anos: 150 a 300mg; 6-14 anos: 300 a 450mg;
   > 15 anos: 600mg.

Duração – 6 meses.

II – Para doentes **multibacilares**

Critério: a) mais que 5 lesões de pele e/ou mais de 1 tronco nervoso acometido;
b) forma dimorfa ou virchowiana.

Mesmo esquema de dapsona e rifampicina; adicionar clofazimina – dose semanal autoadministrada: 100mg por semana.

Duração 12 meses.

Leia: **Guia para o controle da Hanseníase; MS, 2012.**

Estados Reacionais na Hanseníase

Processo inflamatório agudo ou subagudo que pode ocorrer antes, durante ou após o tratamento.

Existem 2 tipos:

▶ **Tipo 1** = reação **reversa** (RR)

Doentes paucibacilares nos primeiros 6 meses de tratamento.

Reagudização das lesões preexistentes que agora ficam eritematoedematosas quentes e dolorosas, parecendo erisipela. Neurite aguda com dor e edema de mãos e pés, sequela: mãos em garra, pés caídos.

Tratamento imediato com corticosteroide 2mg/kg/dia até a melhora.

▶ **Tipo 2** = eritema nodoso hansênico = ENH

Doentes multibacilares; antes, durante ou após o tratamento.

Lesões novas: nódulos eritematosos dolorosos simétricos.

Neurite aguda – dores que pioram à noite.

Linfadenite, laringite, iridociclite, orquite, glomerulonefrite, edema das extremidades.

Febre, astenia, mialgia, artralgia.

Tratamento – talidomida 100-400mg/dia; em caso de neurite, iridociclite, nefrite, orquidoepididimite, vasculite, eritema nodoso, mãos e pés reacionais – associar corticosteroide.

Esquemas em estudo – quinolonas (oflaxacino), claritromicina e minociclina.

Tratamento das **reações**:

1. Pesquisar fatores desencadeantes.
2. Reação na hanseníase dimorfa: prednisona 1-2mg/kg/dia, 2-3 meses.
3. Reação tipo eritema nodoso: talidomida ou prednisona 1mg/kg/dia.
4. Casos graves, reações frequentes: corticoide + CFZ diária (dose alta), 3 meses.

3. Febre Tifoide

Sumário
Más condições sanitárias
Febre prolongada com comprometimento do estado geral
Constipação intestinal (às vezes, diarreia)
Hepatoesplenomegalia
Leucopenia com desvio à esquerda
Hemocultura positiva na 1ª semana
Coprocultura positiva na 3ª semana
Reação de Widal 1/160 na 2ª semana (anti-O)
Reação de Widal negativa não exclui o diagnóstico
Cloranfenicol por 2 semanas
Hemorragia intestinal, perfuração intestinal (2ª-3ª semanas)
Recaídas moderadas

Caso ilustrativo – menino de 8 anos, branco, de São Paulo, Capital. Há 5 dias vem apresentando febre que aumentou progressivamente, cefaleia, anorexia e obstipação. A mãe foi internada há 15 dias com os mesmos sintomas. Regular estado geral e nutricional, hidratado, eupneico, febril. Palidez cutaneomucosa ++. FC = 100, T = 38,5°C, PA = 11 × 6, P = 21kg. Amígdalas hipertróficas, hiperemiadas, com criptas e secreção caseosa. Coração: normal. Pulmões: normais. Abdome: plano, flácido, doloroso à palpação. Fígado palpável a 4cm e baço a 3cm. Gânglios: pequenos, móveis, nas regiões submandibular e inguinal.

Diagnóstico inicial – febre + hepatoesplenomegalia a esclarecer.

Evolução – picos febris diários até o 10º dia de hospitalização e cefaleia que aumentava durante a febre; recusa alimentar, apatia. O abdome continuou doloroso, principalmente na FID; o fígado e o baço aumentaram de tamanho, permanecendo grandes até o 20º dia, começando então a regredir. Tomou cloranfenicol por VO do 7º até o 21º dia, e evoluiu bem, sem complicações.

Exames laboratoriais – hemograma e leucopenia, neutropenia absoluta com desvio à esquerda; linfocitose relativa; anemia normocítica hipocrômica; parasitológicos de fezes: negativos; fosfatase alcalina: 38UI; transaminases: normais; mucoproteínas: 20mg/dL; hemocultura: *Salmonella typhi;* mielocultura: *Salmonella typhi;* liquor: normal; coprocultura: negativa; urocultura: negativa; reação de Widal: antígeno H 1/400 e O 1/800 (na 2ª semana de doença); radiografia de tórax: normal.

Diagnóstico – febre tifoide.

O que é FEBRE TIFOIDE – doença febril aguda transmissível e com grave comprometimento sistêmico.

Febre entérica:

1. Causada pela *Salmonella typhi,* um bacilo gram-negativo que possui os antígenos somático O, flagelar H, de superfície Vi.
2. Transmissível somente ao ser humano, através do ciclo anal-fecal-oral, por água e alimentos contaminados com excretas, doentes agudos e portadores crônicos sadios.
3. Grande importância em áreas carentes de saneamento básico.
4. *Salmonella paratyphi* A, B e C produzem a **febre paratifoide**.

CONDUTA DIAGNÓSTICA

1ª etapa Quando suspeitar

1. Condições ambientais sugestivas ou contato com doentes.
2. Adolescente com febre aguda prolongada com queda evidente do estado geral, obstipação intestinal, hepatoesplenomegalia, leucopenia.
3. Lactente com gastroenterite grave, estado septicêmico e distensão abdominal.

2ª etapa Quadro clínico

1. Período de **incubação**: 8-14 dias (entre 3 e 21).
2. Início gradual com anorexia, prostração, dores generalizadas, cefaleia intensa e contínua.
3. **Febre** que vai aumentando a cada dia.
4. Desconforto, dor abdominal, náuseas.
5. Obstipação é muito frequente, mas pode ocorrer diarreia moderada ou intensa em 20% dos doentes.
6. Tosse não produtiva e bronquite (frequentes).
7. Epistaxes (10% dos pacientes).
8. Durante a **2ª semana**, a febre permanece elevada e acentua-se a gravidade da doença com fraqueza, prostração, confusão mental e delírio. O desconforto abdominal e a distensão aumentam, sendo mais comum a diarreia, inclusive com sangue.
9. Durante a **3ª semana**, a febre continua e o estado geral piora com fraqueza acentuada. Se não ocorrerem complicações, o paciente vai melhorando e a febre declina no fim da 4ª semana.
10. Recaída (3-20%):
    15 dias depois da febre normalizada.

Exame físico

1. Durante a **1ª semana**, os únicos sinais podem ser a febre e a dor à palpação abdominal. Eventualmente, distensão abdominal e alças palpáveis com líquido e ar.
2. Durante a **2ª e 3ª semanas** encontram-se os dados característicos:
   a) Mau estado geral e fácies abatido, alterações mentais, dissociação pulso-temperatura, roncos e estertores úmidos disseminados nos pulmões; desidratação da pele e mucosas.
   b) O abdome pode ficar bastante distendido e doloroso; esplenomegalia em 1/3 dos casos.
   c) Roséolas tíficas, geralmente localizadas no abdome e tronco, que persistem por 2-4 dias, em 10-20% dos doentes.

Complicações

1. **Hemorraga intestinal** ocorre durante a 2ª ou 3ª semana de doença: sangramento grave em 2% dos pacientes, sangue nas fezes em 10-20% dos casos e sangue oculto positivo nas fezes com frequência.
2. **Perfuração intestinal** também ocorre durante a 2ª ou 3ª semana de doença, em 1% dos casos, e acomete preferencialmente o íleo inferior. Caracteriza-se por queda brusca da temperatura e elevação do pulso, dor abdominal aguda, distensão e rigidez da parede abdominal.
3. Outras: tromboflebite, trombose cerebral, colecistite aguda, pneumonia, osteomielite, meningite, endocardite, abscessos, miocardite tóxica.

3ª etapa Comprovação laboratorial

Hemograma

1. Anemia normocrômica relacionada às perdas sanguíneas.
2. Leucocitose moderada, 12.000/mm^3, pode ser observada, mas o mais característico é encontrar leucopenia moderada (é rara abaixo de 2.500/mm^3), neutropenia, desvio à esquerda, linfocitose relativa, aneosinofilia e plaquetopenia.

Hemocultura – positiva em cerca de 90% dos doentes durante a 1ª semana e 50% no fim da 3ª semana.
Nota: o bacilo pode ser cultivado também das roséolas e persiste na medula óssea mesmo após as hemoculturas se negativarem.

Coprocultura – pode ser positiva em qualquer fase da doença, porém mais frequentemente durante a 3ª até 5ª semana (85% de positividade).

Reação de Widal (positiva: 1/160 ou mais)

1. Colher o sangue no fim da 1ª ou, melhor ainda, no fim da 2ª semana (antes o resultado é negativo). Nos casos suspeitos e 1º Widal negativo, repetir após 10 dias.
2. Aglutininas (tipo IgM) contra o **antígeno O** (grupo específico e está presente nas outras 78 salmonelas do grupo D): início mais precoce (fim da 1ª semana) em título baixo (1/80), na 2ª e na 3ª semanas (1/160 ou mais) e declínio rápido (negativo 2-3 meses após a cura).
3. Aglutininas (tipo IgG) contra **antígeno H** (tipo específico): aparecimento mais tardio (fim da 2ª semana de doença), títulos lentamente ascendentes, mas que acabam sendo superiores aos das aglutininas anti-O; persistem positivas em títulos elevados por longo tempo:
   a) o aumento das aglutininas anti-O é de maior importância diagnóstica;
   b) crescimento concomitante de anti-O e anti-H aumenta a credibilidade da prova;
   c) títulos elevados só de anti-H podem significar: febre tifoide no passado, vacina antitifoide ou estímulos múltiplos inespecíficos;
   d) reação de Widal com títulos baixos ou insignificantes ocorre em ⅓ das crianças com febre tifoide;
   e) administração precoce de cloranfenicol e/ou corticoides deprime a formação de aglutininas e leva a uma reação de Widal incaracterística. **Contraimunoeletrofore** é útil.

4ª etapa Não confunda febre tifoide com:

1. **Sepse** – leucocitose e hemoculturas positivas.
2. **Febre paratifoide A e B** – são mais raras; valorizar hemocultura e soroaglutinações.
3. **Tuberculose** – radiografia de tórax e liquor.
4. **Malária** – encontro do plasmódio.
5. **Brucelose** – reações sorológicas, intradermorreação, e pesquisa no sangue, fezes e urina.
6. **Ricketsiose** – contato com carrapato, exantema maculopapular petequial, Weil-Felix e reação de fixação de complemento positivos.
7. **Mononucleose** – adenomegalias, linfocitose com atipias, reações de Paul-Bunnell e Hoff-Bauer positivas.
8. **Endocardite bacteriana** – manifestações cardíacas, hemoculturas positivas.
9. **Linfomas Hodgkin** – biópsias.

CONDUTA TERAPÊUTICA

1. A doença é de notificação compulsória e o paciente deve ficar internado em hospital de isolamento.
2. **Antibioticoterapia** – cloranfenicol, na dose de 100mg/kg/dia por via oral, dividido em 6/6 horas, durante 15 dias seguidos, é ainda o antibiótico de eleição.
   Amoxicicilina é uma boa opção e sulfametoxazol-trimetoprima é alternativa.
   Uma boa alternativa é a ceftriaxona 24/24h, por via IV ou IM, durante 14 dias: em adolescentes, as quinolonas ciprofloxacino (Cipro) ou ofloxacino (Ofloxan) são muito eficazes.
3. **Corticosteroides** – seu uso é objeto de controvérsias; podem ser indicados apenas em casos com toxemia grave, durante 2-5 dias.
4. **Perfuração intestinal** – habitualmente tratada de forma conservadora, mas casos graves podem requerer intervenção cirúrgica, além de transfusões de sangue.
5. **Observações**
   a) Pacientes com febre tifoide são sensíveis aos antitérmicos, principalmente salicilatos, podendo desenvolver profunda hipotermia. Por isso, banhos tépidos com toalhas ou esponjas são mais apropriados para o controle da febre.
   b) Laxantes ou enemas – não devem ser usados devido ao risco de perfuração ou hemorragia intestinal.

PROGNÓSTICO

Antes do cloranfenicol, o prognóstico era grave. Atualmente, o coeficiente de letalidade não chega a 1% na Cidade de São Paulo (Hospital Emílio Ribas).

Em 8-10% de pacientes não tratados pode haver recaída da doença 1 a 2 semanas após a defervescência. Os sinais e os sintomas são semelhantes aos do início.

Após a introdução do cloranfenicol, a incidência das recaídas aumentou para 15-20%. Usualmente, as recaídas são suaves, com febre moderada, e não requerem terapia.

Mesmo com a antibioticoterapia, o paciente necessita de semanas para se sentir completamente bem.

4. Esquistossomose

Caso ilustrativo – menino de 12 anos, branco, 27kg, procedente da Bahia. Internado com quadro agudo de vômitos biliosos. Regular estado geral, pálido ++. Ausência de adenopatia, desidratação e alterações no aparelho cardiorrespiratório. Abdome: flácido, fígado a 4cm do rebordo costal e a 10cm do apêndice xifoide, borda romba, superfície lisa; lobo E exuberante. Baço a 3cm, liso, duro. Evolução: dores abdominais, diarreia mucossanguinolenta e febre. Exames laboratoriais – parasitológicos: numerosos ovos de *Shistosoma mansoni* e raros ovos de *Ancilostoma duodenalis;* hemograma: anemia, leucopenia, eosinofilia, sem desvio à E. Transaminase: discreto aumento de ALT. Coprocultura negativa. Eletroforese de proteínas: discreta elevação de alfa-1, alfa-2 e gamaglobulina. Diagnosticada esquistossomose, foi instituído tratamento com Mansil, com resultados clínicos satisfatórios, com normalização dos exames, porém, persistindo a hepatoesplenomegalia.

Diagnóstico – esquistossomose hepatoesplênica.

O que é – parasitose endêmica causada por um trematódeo digenético sanguícola – *Schistosoma mansoni* – cujas cercárias penetram através da pele, tendo como hospedeiro intermediário um caramujo (molusco aquático da família Planorbidae) e a água como veículo de transmissão. Alta prevalência: 12 milhões de brasileiros (4 milhões de crianças). Na fase crônica, as lesões predominam no intestino, mas as principais ocorrem no fígado.

CONDUTA DIAGNÓSTICA

1ª etapa Quando suspeitar

Dados epidemiológicos – região endêmica; banho em "lagoa de coceira".

Fase aguda – 1º) urticária: edema alérgico – período, bronquite asmática – pré-postural;
(dias até 3 meses) 2º) diarreia com febre – período de estado.

Fase crônica – anos.

Diarreia sem febre, com ou sem:

1. Hepato ou esplenomegalia.
2. Hipertensão portal (circulação colateral superficial abdominal, ascite, hematêmese).

Fase de transição (?) – 4-36 meses.

1. Hepatoesplenomegalia (de consistência mole) no 1º ano de infecção (geralmente reversível em 4 a 10 meses).
2. Leucocitose e eosinofilia (às vezes).
3. Diarreia e alterações da mucosa retal.

2ª etapa Epidemiologia (valorize a **procedência** do doente)

Faixa contínua que se prolonga desde o litoral do Rio Grande do Norte até Minas Gerais; focos no Pará, Maranhão, Ceará, Espírito Santo, Rio de Janeiro, São Paulo, Paraná, Goiás e Distrito Federal; novos focos na região amazônica.

3ª etapa Fase (aguda ou crônica)

■ FASE AGUDA

Quadro infeccioso, forma frequente na infância; início 4 a 6 semanas após a penetração das cercárias.

1º passo Caracterização clínica

ESQUISTOSSOMOSE AGUDA

Zona endêmica
Pré-escolar ou escolar
Diarreia prolongada (benigna ou com toxemia)
Febre, anorexia, astenia, sudorese
Hepatomegalia dolorosa
Leucograma: leucocitose, desvio à esquerda, eosinofilia
Exame parasitológico de fezes (seriado)
Existem formas leves e até assintomáticas

A fase aguda da esquistossomose divide-se em 2 períodos: pré-postural e pós-postural.

Período pré-postural

1. Entre 4 e 6 semanas após o banho infectante.
2. Quadro gripal: IVAS (100%).
3. Edema angioneurótico, urticária, prurido, asma.

Período pós-postural ou de estado

1. Febre (100%).
2. Diarreia e/ou disenteria.
3. Tosse/bronquite.
4. Hepatomegalia dolorosa (100%).
5. Esplenomegalia discreta (60%).
6. Desidratação leve. Emagrecimento.

2º passo Exames subsidiários

Sugestivos

1. Leucograma: leucocitose, desvio à esquerda, eosinofilia (pode ser normal no início do período de estado).
2. Hemossedimentação: aumentada.
3. Eletroforese de proteínas: diminuição de albumina e aumento de globulinas (alfa-2 e gama).

Certeza

Parasitológico de fezes: ovos viáveis de *S. mansoni*. Repetir a cada 5 ou 7 dias nos casos suspeitos com exames negativos.

3º passo Doenças que podem simular esquistossomose aguda

1. **Salmonelose (enterobacteriose) septicêmica prolongada**: quadro clínico da fase aguda, ovos viáveis de *S. mansoni*, hemocultura positiva para *Salmonella*. Distinguir de calazar.

2. **Febre tifoide** (segunda semana): leucopenia, eosinopenia, reação de Widal positiva, hemocultura e coprocultura podem ser positivas.

4º passo Quadros clínicos raros que podem ocorrer na evolução da fase aguda da esquistossomose (Quadro XIX-4).

TRATAMENTO DA FASE AGUDA

1ª questão Tratar todos os casos? (Quem tratar?)

Os casos **leves,** sem gravidade, podem ser submetidos apenas a tratamento sintomático e mantidos sob observação. No entanto, esses casos não tratados parecem ser mais sujeitos à complicação nervosa (rara): polineurite, mielite, encefalite.
Os outros casos devem ser tratados.

2ª questão Onde tratar?

A maioria é tratada em ambulatório, reservando-se a hospitalização para casos com a forma toxêmica.

3ª questão Como tratar?

Tratamento sintomático – antitérmico, antiespasmódico, hidratação parenteral (quando necessário), transfusão de sangue (casos graves, com anemia).

Corticosteroides (prednisona) durante 7 a 10 dias. Ocorre melhora evidente em 48 horas.

Específico (esquistossomicidas) – iniciar concomitantemente ou 1 ou 2 dias depois do término do corticoide. Ação rápida sobre a postura de ovos (48-72 horas) e lenta sobre o quadro clínico (1 a 2 semanas).
Ver drogas e doses no final deste capítulo.

4ª questão Qual a eficácia do tratamento?

Entre 50 e 60%. Comprovada a recidiva, a repetição do tratamento por qualquer um dos esquemas pode aumentar o índice de cura para 80-100%.

5ª questão Como fazer o controle de cura?

Uma série de 10 exames parasitológicos de fezes (mensal) ou 6 de 2/2 meses.

■ FASE CRÔNICA (Fig. XIX-5)

Atenção – a) os pacientes nessa fase não relatam história de fase aguda prévia; b) a febre está ausente nessa fase.

Pode-se apresentar sob forma intestinal, hepatointestinal, hepatoesplênica com e sem hipertensão portal, pulmonar e ectópicas ou insólitas (raras).

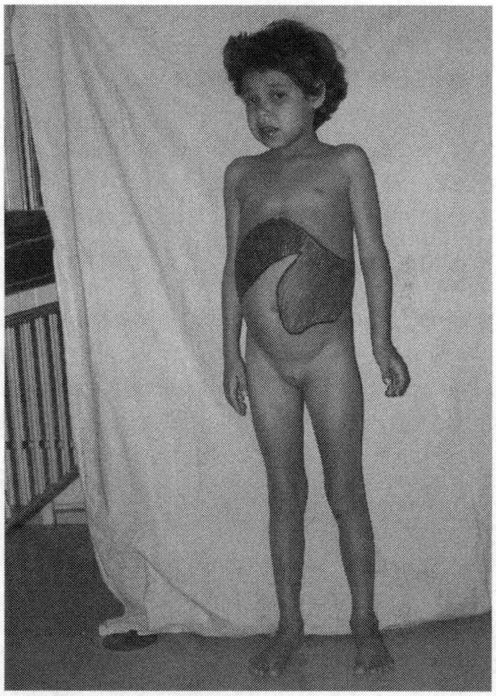

Figura XIX-5 – Esquistossomose.

Quadro XIX-4 – QUADROS CLÍNICOS RAROS QUE PODEM OCORRER NA EVOLUÇÃO DA FASE AGUDA DA ESQUISTOSSOMOSE.

Quadro clínico	Pode-se confundir com	Dados que sugerem esquistossomose
1. Abdome agudo clínico	Abdome agudo cirúrgico	Leucocitose e eosinofilia no início Pode evoluir para neutrofilia e desvio à esquerda
2. Forma pseudotumoral: massas tumorais	Neoplasia	Aparecem depois da remissão do abdome agudo; nas regiões ilíacas desaparecimento espontâneo em alguns meses
3. Forma pulmonar: estado toxi-infeccioso, tosse; radiografia: granulomas pulmonares disseminados	Tuberculose	Hipertensão pulmonar Hiperfonese da 2ª bulha no foco pulmonar
4. Forma nervosa: polineurite (1% dos casos)	Polineurite viral	Liquor: aumento de proteínas e eosinófilos
5. Edema + urina escura	GNDA	PA normal e ausência de hematúria
6. Febre alta e contínua, toxemia, mialgia, hepatoesplenomegalia e icterícia		Eosinofilia, antecedentes de sintomas digestivos
7. Icterícia e febre	Hepatite viral	Leucocitose, eosinofilia, febre alta, transaminases pouco alteradas

1º passo **Dados chamativos**

Diarreia ou disenteria intermitente (às vezes alternada com constipação), cólica, hepatomegalia, ou hepatoesplenomegalia, hematêmese, dispneia e cianose crônicas, eosinofilia moderada.

2º passo **Formas clínicas** (Quadro XIX-5).

3º passo **Exames complementares**

Na **forma hepatoesplênica**, solicitar os seguintes exames, alguns dos quais para verificar a associação com as formas **pulmonares**:

1. Hemograma e contagem de plaquetas: verificar presença de hiperesplenismo: leucopenia e neutropenia com eosinofilia.
2. Radiografia de esôfago e esofagoscopia: verificar presença de varizes.
3. Provas de função hepática: a) eletroforese de proteínas (baixa de albumina e aumento de globulinas); b) transaminases (normais); c) tempo de protrombina (acima de 60%); d) provas de floculação (alteradas).
4. Ultrassonografia abdominal: fibrose periportal, calibre da veia porta.
5. Esplenoportografia deve ser realizada em todos os casos de indicação cirúrgica (varizes esofágicas e/ou hiperesplenismo) precedida da manometria: a) pressão intraesplênica elevada (normal 18 a 20cm de água); b) enchimento de colaterais, varizes gástricas, trajeto da veia esplênica e aspecto da ramificação intra-hepática da veia porta.
6. Biópsia hepática dispensável na maioria dos casos, mas às vezes necessária nos casos duvidosos: infiltrado inflamatório e fibrose periportal, sem distorcer a arquitetura hepática; encontro de ovos e granulomas esquistossomóticos.
7. Radiografia de tórax: procurar comprometimento incipiente dos componentes vascular e/ou parenquimatoso do pulmão.
8. ECG: exame obrigatório nos casos de hipertensão pulmonar.

TRATAMENTO DA FORMA CRÔNICA

1. **Quando não tratar**
   a) Insuficiência cardíaca, hepática ou renal descompensada.
   b) Desnutrição grave e anemia com hemoglobina inferior a 60%.
   c) Psicose descompensada.
   d) Intercorrências agudas febris (exceção: salmonelose septicêmica prolongada).

e) Não usar Hycanthone em hepatopatia crônica, hepatopatia aguda recente, uso concomitante de drogas potencialmente colestáticas (clorpromazina, anabolizantes, estolato de eritromicina).

2. **Forma intestinal e hepatointestinal**: tratamento ambulatorial com esquistossomicidas.
3. **Forma hepatoesplênica sem hipertensão portal**: tratamento ambulatorial com esquistossomicidas.
4. **Forma hepatoesplênica com hipertensão portal compensada** (hiperesplenismo e/ou varizes esofágicas): tratamento clínico – reversão total ou parcial da hepatoesplenomegalia; considerar o tratamento cirúrgico após 6-24 meses, seguido de tratamento clínico 15 dias após a cirurgia.

Quadro XIX-5 – FORMAS CLÍNICAS DA FASE CRÔNICA DA ESQUISTOSSOMOSE.

1. INTESTINAL	Diarreia ou disenteria, cólica, fígado não palpável
2. HEPATOINTESTINAL	Idem 1 + fígado palpável (pode ser volumoso)
3. HEPATOESPLÊNICA SEM HIPERTENSÃO PORTAL	Idem 2 + esplenomegalia
4. HEPATOESPLÊNICA COM HIPERTENSÃO PORTAL COMPENSADA	Idem 3 + varizes esofágicas e retais, circulação colateral abdominal superficial
5. HEPATOESPLÊNICA COM HIPERTENSÃO PORTAL DESCOMPENSADA	Idem 4 + ascite e/ou ruptura de varizes
6. PULMONAR CRÔNICA a) Sem hipertensão pulmonar: sem sintomatologia clínica; diagnóstico pela radiografia do pulmão b) Com hipertensão pulmonar e *cor pulmonale*: dispneia, hiperfonese e desdobramento de P2 c) Com cianose, sem sinais de hipertensão pulmonar: cianose d) Com cianose, hipertensão pulmonar e *cor pulmonale*: quadro grave, com cianose, dispneia, hiperfonese e desdobramento de P2	Sempre associada à forma hepatoesplênica
7. FORMAS ECTÓPICAS ou INSÓLITAS (raras)	Polipose intestinal (com ou sem sangue nas fezes) pseudotumoral, nervosa, cutânea e outras Diagnóstico histopatológico

5. **Forma hepatoesplênica com hipertensão portal descompensada**:
   a) Promover a compensação: 1º) tratamento da ascite; 2º) repor a volemia e corrigir a anemia; 3º) melhorar o estado geral.
   b) Cirurgia.
   c) Tratamento esquistossomicida após a cirurgia.
6. **Formas pulmonares**:
   a) Tratamento da insuficiência respiratória.
   b) Tratamento concomitante da forma hepatoesplênica.
   c) Os casos com grave insuficiência respiratória não têm condições de se submeter à cirurgia.
7. Tratamento **esquistossomicida**:
   a) **Oxamniquina**
      1º) Dose: 15-20mg/kg, em dose única ou dividida em 2 tomadas, após as refeições principais; VO.
      2º) Efeitos colaterais: tontura, sonolência, excitação.
      3º) Eficácia: 50-90%.
      4º) Preparado: Mansil – xarope: 5mL = 250mg, cápsulas de 250mg.
   b) **Praziquantel**
      1º) Dose: 50-65mg/kg, VO, dose única.
      2º) Efeitos colaterais (menores que com a oxamniquina): distúrbios gastrintestinais, cefaleia, tonturas, sonolência, exantema alérgico, hipertermia, discretas alterações das enzimas hepáticas e da repolarização ventricular.
      3º) Eficácia: 70-90%.
      4º) Preparado: Cestox – 1 comprimido = 150mg.
   c) Nitozoxamida (Annita).

   Controle de cura – série de 6 exames parasitológicos de fezes (mensal ou de 2/2 meses).

PROFILAXIA

Saneamento do meio, combate aos moluscos, educação para saúde e proteção individual, tratamento específico dos doentes.

Tratamento para esquistossomose.

Antibiótico (cloranfenicol) indicado quando a esplenomegalia é considerável.

O primeiro indício de cura clínica é a normalização da curva térmica.

5. Calazar Leishmaniose Visceral

Caso ilustrativo – lactente de 11 meses, branco, procedente do Ceará. Desde os 6 meses de idade vem apresentando febre de intensidade moderada, quase diariamente. Refere anorexia, emagrecimento, diarreias frequentes, aumento do abdome. Há 2 meses surgiram tosse, vômitos, falta de ar, edema de membros inferiores. Há mais ou menos 20 dias vem apresentando epistaxes. **Exame físico** – peso 6.400g, T: 38ºC, FC: 110, mau estado geral. Palidez cutaneomucosa intensa. Micropoliadenia generalizada. Pulmões: estertores subcrepitantes de grossas bolhas, disseminados. Abdome: globoso, com abaulamento no hemiabdome esquerdo. Fígado palpado a 1,5cm, duro, indolor, e baço a 3,5cm abaixo do rebordo costal, duro, indolor. Membros inferiores: edema ++, duro, indolor.

(1) Hemograma = 1.900.000, Ht = 15%, Hb = 5,2%, plaquetas = 57.000, leucócitos = 3.500 (10, 26, 1, 0, 60, 3); (2) radiografia de tórax: trama vasobrônquica espessada principalmente em região hilar; (3) protoparasitológico: negativo; (4) eletroforese de proteínas: proteínas totais = 11,6g/100mL, albumina = 2,5g%, alfa-1 = 0,5, alfa-2 = 0,7, beta = 1,2, gama = 6,7; (5) reação de formol-gel positiva; (6) reação de Brahmachari positiva; (7) reação de fixação de complemento positiva; (8) imunofluorescência positiva; (9) mielograma: encontradas formas de *Leishmania donovani.*

Diagnóstico – Calazar (leishmaniose visceral).

O que é CALAZAR – protozoose que acomete principalmente crianças até 4 anos de idade, incidindo em regiões tropicais, cujo agente etiológico é a *Leishmania donovani,* com tropismo especial por células do SRE (sistema macrófago-linfoide), principalmente do baço, fígado, medula óssea, mucosa intestinal e gânglios mesentéricos.

Apresenta-se como "febre negra" (febre prolongada com escurecimento da pele) e emagrecimento.

Transmissão – calazar é uma zooantroponose periurbana (reservatório: cão) e rural (principal reservatório: raposa) e a transmissão ocorre pela picada de mosquito do gênero flebótomo ("birigui", "mosquito-palha", "cangalinho") que ingere sangue contendo células contaminadas ao picar a pele dos doentes e depois inocula formas infectantes no hospedeiro vertebrado.

CONDUTA DIAGNÓSTICA

1ª etapa Quando suspeitar

1. Procedência de zona endêmica e:
2. Febre prolongada com esplenomegalia acentuada.
3. Comprometimento do estado geral, emagrecimento.
4. Febre + hepatoesplenomegalia + neutropenia + anemia.
5. Tosse persistente, diarreia intermitente e adinamia.

Evidências epidemiológicas

1. Áreas endêmicas: Ceará, Rio Grande do Norte, Alagoas, Sergipe, Bahia, Piauí, Mato Grosso, Goiás, Pará, Maranhão, Paraíba.
2. Boqueirões, pés de serra e vales dos rios no sertão do Nordeste.

3. Encostas de morros, nas áreas de focos recentes, inclusive no Sul do País.

2ª etapa Peculiaridades pediátricas

1. Forma **urbana**: presença de **cães** suspeitos, doença canina, de início insidioso, evoluindo para emagrecimento acentuado e aparecimento de áreas de depilação, eritema e descamação furfurácea. Em alguns casos o cão pode ser assintomático.
2. Forma **rural**: **raposa**.

3ª etapa Quadro clínico (Fig. XIX-6)

Fase inicial

1. Início insidioso; na criança pode ser abrupto.
2. Manifestação inicial: **febre** baixa e irregular, persistente, intermitente; astenia.
3. Distúrbios gastrintestinais: diarreia acentuada, vômitos, obstipação, anorexia.
4. "Resfriado que não melhora", tosse seca.
5. Manifestações hemorrágicas: sangramento nasal e gengival; petéquias.
6. Micropoliadenia inguinal e axilar.

Fase avançada

1. **Febre** variável (38ºC) que pode chegar a 40ºC; intermitente, contínua ou recorrente.
2. **Emagrecimento** progressivo, com palidez terrosa, alterações cutâneas, edema dos pés e mãos, ascite, caquexia; cílios longos, palidez, astenia.
3. Abdome volumoso e desconforto abdominal.
4. **Esplenomegalia** constante e acentuada.

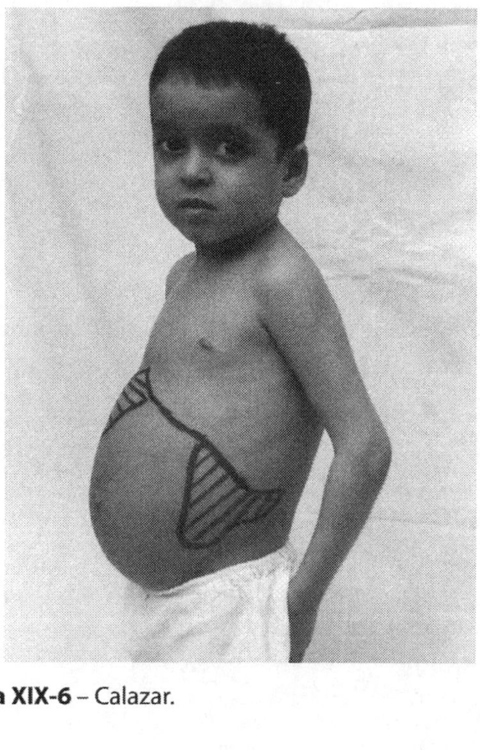

Figura XIX-6 – Calazar.

5. **Hepatomegalia**.
6. Dispneia de esforço, tosse, diarreia, vômitos, epistaxe, gengivorragia.
7. Cabelos secos com o "sinal da bandeira" = 2 ou 3 colorações.

Período final – caquexia, prostração, anasarca, enorme hepatoesplenomegalia, manifestações hemorrágicas, complicações infecciosas letais.

4ª etapa Peculiaridades pediátricas

Até os 3 anos – predomina anemia.

Acima dos 3 anos – malária cerebral é frequente.

Áreas endêmicas – começa com febre, seguem-se anemia, comprometimento cerebral e pulmonar; hipertensão craniana; acidose metabólica.

5ª etapa Exames subsidiários úteis

1. Hemograma: anemia, leucopenia, plaquetopenia (pancitopenia).
2. Eletroforese de proteínas: hipoalbuminemia e hipergamaglobulinemia acentuada.
3. VHS elevada.
4. Transaminases elevadas.
5. Radiografia de tórax: infiltrado perivascular e peribrônquico.

6ª etapa Diagnóstico definitivo

1. Pesquisa do parasita: o local de eleição é a medula óssea; aspirado esplênico dá positividade maior.

Esfregaços corados pelo Giemsa ou Leishman.

2. Métodos indiretos
   a) Reação de imunofluorescência indireta (RIF): título maior que 1:400, positividade precoce.
   b) Teste imunoenzimático: ELISA, específico, muito útil; se negativo, afasta. Recente: antígenos recombinantes.

6ª etapa Não confunda calazar com:

1. Malária.
2. Chagas (forma aguda).
3. Esquistossomose (forma hepatoesplênica, especialmente a forma salmonelose septicêmica prolongada).

Considerar que as áreas endêmicas podem ser coincidentes. Lembrar da possibilidade da associação esquistossomose + calazar.

CONDUTA TERAPÊUTICA

Medidas gerais

1. Dieta hiperproteica e hipercalórica.
2. Transfusões de sangue e plasma.

3. Considerar corticoides e esplenectomia nas pancitopenias graves.
4. Profilaxia de infecções (isolamento reverso).
5. Tratamento precoce das infecções bacterianas.

Tratamento medicamentoso

1. Primeira escolha: miltefosina, por via oral diária, em tratamento ambulatorial assistido.
   Dose: 2,5mg/kg/dia durante 28 dias.
2. Primeira escolha para tratamento hospitalar: Anfotericina B hipossomal (L-AmB).
   Esquemas variáveis – Ambisome (Gilead).
   3mg/kg/dia administrados nos dias 1, 5,14 e 21.
3. Tratamento clássico – antimoniais pentavalentes (Sb^v):
   a) Medicamento: Glucantime (Rhodia), ampolas de 5mL a 30% (85mg/mL).
   b) Dose:
      • casos leves: 20mg/kg/dia via IM ou IV durante 30 dias;
      • casos refratários: 10mg/kg por via IV a cada 8 horas durante 10 dias; depois 20mg/kg por via IM durante 15 dias.
   c) Efeitos colaterais: após a 2ª semana – mialgia, artralgia; cefaleia, dispepsia, anorexia.
   d) Controle cuidadoso das funções renal, hepática e cardíaca.
   e) Controle de cura: parâmetros clínicos (febre, estado geral, esplenomegalia), laboratoriais (hemograma, eletroforese de proteínas), etiológicos (pesquisa de leishmânias).

Avaliação da cura

1. Febre: melhora logo no início do tratamento.
2. Persistência da febre = falha terapêutica (excluir outras causas da febre).
3. Esplenomegalia: início de regressão em semanas e normalização em 2-3 meses.
4. Hepatomegalia: regressão mais lenta.
5. Alterações hematológicas: melhora progressiva; a plaquetopenia desaparece mais precocemente.
6. Proteinograma: elevação da albumina e redução da globulina, mas a gamaglobulina permanece acima do normal por vários meses.
8. Estado geral: melhora evidente.
9. Pesquisa de parasitas: negativação precoce.
10. RFC: 1º) diminuição progressiva; negativação a partir do 3º mês, 2º) recidiva: volta a aumentar.
11. Imunofluorescência: muito útil para o controle de cura.
12. Seguimento por mínimo de 6 meses após o término do tratamento.

6. Malária

Casos ilustrativos

<u>**Caso 1**</u> – escolar de 9 anos, branco, em viagem pela Região Norte do Brasil, começou a apresentar, há 10 dias, anorexia leve, agitação psicomotora e insônia. A febre, que se elevou gradualmente a partir do 3º dia, apresentou características paroxísticas (chegando a atingir 41°C), acompanhada de calafrios, cefaleia intensa e profundo mal-estar. Após algumas horas, a febre caía subitamente, acompanhando-se de sudorese profusa; as crises febris repetiram a cada 2 dias. Há 3 dias: abatido e nauseoso, tendo vomitado várias vezes; hoje apresentou diarreia, dor no epigástrio e hipocôndrio esquerdo; levemente ictérico. Regular estado geral, prostrado, palidez facial, olhar angustiado e mucosas levemente ictéricas. Hepatoesplenomegalia. Pesquisa de hematozoários no sangue: *Plasmodium vivax*; diagnóstico de certeza de **malária** por *P. vivax*.

<u>**Caso 2**</u> – menina de 2 anos e 9 meses, procedente do Amazonas. Há mais ou menos 3 semanas vem apresentando picos febris diários que não cedem com antitérmicos. Refere, às vezes, episódios de calafrios intensos, vômitos, anorexia e palidez. Nega tosse. Exame físico: peso = 13.000g, E = 85cm, FR = 52, FC = 160. Regular estado geral e nutritivo. Apática. Palidez cutaneomucosa ++. Protoparasitológico = negativo, urina tipo I = normal, hemoculturas (realizadas 5) = negativas, PPD = negativo, radiografia de tórax = normal; hemograma: GV = 2.740.000, Hb = 6g%, VCM = 92, CHCM = 27%, *leucócitos* = 4.800 (0, 16, 22, 0, 16, 22, 0, 46, 8). Pesquisa de hematozoários em esfregaços de sangue periférico: *Plasmodium vivax*. Mielograma: celularidade normal nas 3 séries. Megacariócitos abundantes em função plaquetogênica. Numerosos trofozoítas em anel e esquizontes adultos de *Plasmodium* sp.

Diagnóstico – malária por *Plasmodium vivax*.

Conhecimentos básicos

a) Doença infecciosa (parasitária) aguda não contagiosa.
b) Causada por protozoários do gênero *Plasmodium*.
c) O *Plasmodium* multiplica-se no sangue periférico e parasita os eritrócitos.
d) Doença transmitida pelo mosquito *Anopheles* (no Brasil predomina a espécie *darlingi*), de hábitos crepusculares e que atua no peridomicílio.
e) Modo de aquisição: homem-mosquito anofelídeo-homem.
   Raro: transfusional; excepcional: transplacentária.
f) Fatores favoráveis à transmissão: vegetação exuberante, clima quente e úmido.
g) Zona endêmica no Brasil: **Amazônia** legal (Pará, Rondônia, Amazonas) no fim das chuvas e início da estação seca.
h) Predomínio do *P. vivax* (70%) e *P. falciparum* (29%).
i) Os casos graves estão associados ao *P. falciparum*.
j) Período de incubação: 10-20 dias para o *P. vivax*; 8-14 dias para o *P. falciparum*.

CONDUTA DIAGNÓSTICA

1ª etapa Quando suspeitar

Dados epidemiológicos: viagem à Amazônia; e clínicos:

1. Febre, calafrios, cefaleia.
2. Febre, anemia, hepatomegalia, sintomas gastrintestinais.
3. **Formas leves** podem ser oligossintomáticas e entrar no diagnóstico diferencial das febres prolongadas de origem indeterminada.
4. Na criança **menor de 5 anos**: febre e sintomas inespecíficos (vômitos, diarreia, febre sem periodicidade).

2ª etapa Quadro clínico

Tríade: **febre + calafrios + cefaleia.**

1. **Início**: geralmente insidioso, a sintomatologia intensifica-se em 2-4 dias; febre, mal-estar, astenia, mialgia, artralgia, dor abdominal, vômitos, diarreia, anorexia, sonolência.
2. A **febre** eleva-se a 39-41°C, podendo ser:
   a) Contínua, particularmente em crianças abaixo de 5 anos ou quando existe grande parasitemia.
   b) Remitente e periódica, com **acessos** paroxísticos (acessos maláricos):
      1º) tremores e muito frio com duração de minutos a 1 hora;
      2º) palidez e cianose periférica;
      3º) febre sobe rapidamente a 40°C, durante 2-8 horas;
      4º) defervescência com sudorese e fadiga.

      Nos intervalos entre os acessos palúdicos, o doente passa relativamente bem, podendo reassumir atividades habituais.

      Classicamente, a febre periódica ocorre a cada 24-48h na malária por *P. vivax* ("febre terçã benigna"), a cada 72h ("febre quartã") pelo *P. malariae* e entre 36 e 48h pelo *P. falciparum* ("febre terçã maligna").

      Na prática, essa periodicidade não é observada; a febre é contínua nas primeiras semanas da primoinfecção pelo *P. falciparum*.
3. Outros dados: **anemia** nos casos avançados de *P. vivax*; **colúria** com icterícia e transaminases praticamente normais.
4. **Malária grave por *P. falciparum***:
   a) **Malária cerebral**: febre, convulsões, prostração, alteração da consciência e coma.
      Suspeitar em todas as crianças com dados epidemiológicos suspeitos e manifestações neurológicas. Colher sangue para pesquisa de plasmódio e iniciar imediatamente tratamento antimalária; a recuperação é rápida (24-48h).
   b) Anemia normocítica grave (e consequente insuficiência cardíaca).
   c) Insuficiência renal: oligúria, aumento da creatinina; pode ser apenas pela desidratação ou processo orgânico (raro).
   d) Hipoglicemia.
   e) Sangramento/alteração da coagulação (raro).

3ª etapa Quadro hematológico

Anemia normocítica normocrômica ou hipocrômica; poiquilocitose e presença de granulações hemáticas. Leucopenia com linfomonocitose relativa, no intervalo das crises e na evolução da doença. Na fase inicial, ou durante o paroxismo febril, pode haver leucocitose com neutrofilia e desvio à esquerda.

Pode haver alterações ao coagulograma em decorrência de eventual coagulação intravascular disseminada.

Anemia grave e plaquetopenia na malária *falciparum*.

4ª etapa Identificação do parasita

Solicitar colaboração dos técnicos da SUCEN (Estado de São Paulo) ou SUCAM (demais Estados).

1. **Gota espessa** de sangue coletado por punção digital e corada pelo Giemsa e examinada em óleo de imersão.
   Especificidade 100%;
   às vezes é difícil identificar a espécie.
2. **Esfregaço** muito menos sensível, mas permite melhor visualização do parasita.
3. Outros: QBC, Parasight F.

TRATAMENTO

GERAL

1. **Febre**: compressas de água tépida, ventilação e antitérmico.
2. **Cefaleia**: bolsa de gelo.
3. **Anemia grave**: transfusão de concentrado de hemácias.
4. **Hipoglicemia**: soro glicosado a 10%, por via IV.
5. **Oligúria**: reidratação adequada; se não houver melhora: diálise.

ESPECÍFICO

1. Infecções por *P. vivax*

Ministrar em ambulatório, concomitantemente, cloroquina (Aralen 150mg/comprimido) e primaquina (Primaquina comprimido infantil de 5mg; adulto 15mg) (Quadro XIX-6).

Efeitos colaterais da cloroquina são mínimos; a primaquina causa distúrbios digestivos discretos, mas pode provocar hemólise em crianças com deficiência de G6PD.

Quadro XIX-6 – TRATAMENTO DA MALÁRIA POR *P. VIVAX.*

Idade	Cloroquina (3 dias)			Primaquina (14 dias)
	1º dia	2º dia	3º dia	Dosagem diária (1-14 dias)
6-11 meses	½	½	½	½ compr. infantil
1-2 anos e 11 meses	1	½	½	½ compr. infantil
3-6 anos e 11 meses	1	1	1	1 compr. infantil
7-11 anos e 11 meses	2	1 e ½	1 e ½	2 compr. infantil
12-14 anos e 11 meses	3	2	2	1 compr. infantil
15 anos ou mais	4	3	3	1 compr. adulto

Nota: em crianças com menos de 6 meses de idade, administrar cloroquina (¼ de comprimido, durante 3 dias). Não ministrar primaquina em crianças portadoras de G6PD.

Alternativas:

a) Cloroquina: 1º dia, 10mg/kg; 2º e 3º dias, 7,5mg/kg; associada à primaquina 0,25mg/kg/dia durante 7 dias.

b) Cloroquina: dose única 10mg, associada à primaquina 0,5mg/kg/dia durante 7 dias.

Em caso de recaída, repetir o 1º esquema (item a ou b).

c) Em lactentes de menos de 6 meses, ministrar só cloroquina: ¼ de comprimido por 3 dias.

d) Usar só cloroquina (não oferecer primaquina) em portadores de deficiência de G6PD.

Em caso de racaída, repetir o 1º esquema (item a ou b).

Controle de cura – exames no 8º, 30º, 60º, 90º, 120º, 150º e 180º dias a partir do início da terapêutica específica.

Em caso de **racaída**, repetir o 1º esquema (item a ou b), eventualmente com aumento de 50% na dose da primaquina.

2. Infecções por *P. malariae*

Semelhante ao anterior, só com cloroquina dispensa primaquina).

3. Infecções moderadas por *P. falciparum*

Escolha: associação de quinina (por 3 dias) e antibiótico (durante 7 dias), por VO, em ambulatório.

Quinina: 10mg/kg/dose, 8/8h, 3 dias, junto com:

- Tetraciclina (Tetrex cápsulas de 250mg e 500mg): 25mg/kg/dia (em 3 vezes) ou
- Doxiciclina (Vibramicina comprimido de 100mg): 3,5mg/kg/dia (em 2 vezes) ou
- Clindamicina (Dalacin-C cápsulas de 300mg): 20mg/kg/dia (em 2 vezes).

Tetraciclina e doxiciclina não devem ser usadas antes dos 8 anos (preferivelmente só após os 12 anos).

A quinina é mais bem tolerada pelas crianças, mas pode causar boca amarga, tontura, zumbido, visão turva, tremores.

Alternativas:

a) Em crianças maiores de 3 anos e tratadas fora da área amazônica: mefloquina 16,5mg/kg, por VO, dose única.

Efeitos colaterais: distúrbios digestivos, tontura, distúrbios psíquicos.

b) Artesunato VO (comprimido de 50mg), 1,7mg/kg/dia (em 2 vezes), durante 6 dias; associar à mefloquina.

c) Associação fixa Artemeter/Lumefrantina.

4. Infecções graves por *P. falciparum*

Hospitalar – fraqueza intensa, palidez acentuada, vômitos incoercíveis, hipotermia, alteração da consciência, dispneia, anúria, icterícia.

a) Artesunato IV: 1,2mg/kg/dose nas horas 0, 4, 24 e 48, dissolver em 1mL de bicarbonato a 5% e diluir em soro glicosado a 5% (1mL/kg), infundir em 5 minutos. Ministrar concomitantemente clindamicina por via IV (20mg/kg/dia) durante mais 4 ou 5 dias.

b) Alternativa (se não estiver em choque): Artemeter 3,2mg/kg por via IM no 1º dia, e 1,6mg/kg, IM, do 2º ao 5º dias; ministrar concomitantemente clindamicina por via IV.

c) Em criança de 3-7 anos, a clindamicina pode ser substituída por mefloquina, dose única.

d) Em lactentes menores de 7 meses e na impossibilidade do uso dos derivados da artemisina: quinina por via IV 20mg/kg, gota a gota, em soro glicosado a 5%, em 4h; a seguir 10mg/kg, por via IV, em 4h; repetir esta dose de 8/8h, durante 3 dias.

Associar desde o início clindamicina por via IV, 7 dias.

Observação: quinina e clindamicina deverão passar para a VO assim que houver melhora sustentada.

Controle de cura da malária *falciparum* com exames no 8º, 15º, 22º, 29º e 36º dias a partir do início do tratamento; no caso da mefloquina, estender o controle até o 64º dia.

7. Doença de Chagas

Caso ilustrativo – lactente de 2 meses, São Paulo, internado com história de febre, crises convulsivas desde o dia anterior. Pais provenientes da Bahia, radicados no Estado de São Paulo há 20 anos, inicialmente no interior e depois na Capital. Não

conhecem o barbeiro. A genitora teve 2 abortos espontâneos. No 6º mês de gravidez recebeu transfusão de sangue. Após a transfusão passou a se sentir muito mal: febre, caroços pelo corpo, dor de barriga e urinou vermelho. Após a alta, ficou 1 mês de cama, em casa, com anorexia, náuseas, mal-estar geral, dores de cabeça e inchaço nas pernas. Emagreceu muito. A criança nasceu de parto natural a termo, com 2.300g, muito inchada (*sic*). Permaneceu hospitalizada durante 1 mês, com o diagnóstico de infecção neonatal. Medicada com hidratação parenteral, gentamicina e plasma. Atingiu o peso mínimo de 1.800g. Exame físico: P = 2.800g; E = 50cm. Perímetros: cefálico = 32cm, torácico = 32cm. Impressão geral regular, constituição franzina, estado de nutrição deficiente. Hidratação satisfatória. Eupneica. Olhos expressivos. Pele e mucosa coradas e úmidas.
Icterícia +, celular subcutâneo escasso bem distribuído. Coração e pulmões: normais. Abdome globoso. Fígado = 2cm; baço = 2cm. Sistema nervoso normal. A criança foi internada com o diagnóstico de meningite; foram solicitados vários exames, incluindo hemograma. Ao ser examinada a lâmina, foram observados *Trypanosomas* em grande quantidade. Sorologia para Chagas positiva, selando o diagnóstico. Estudo sorológico da mãe positivo para Chagas com títulos altos de anticorpos tipo IgM, sugerindo infecção recente.

Diagnóstico – doença de Chagas, provavelmente forma congênita.

O que é DOENÇA DE CHAGAS

a) Doença infecciosa, sistêmica, endêmica, causada por um protozoário, o *Trypanosoma cruzi*, transmitido por um triatomídeo, hematófogo, o "**barbeiro**".
b) Transmissão: contaminação das mucosas ou pele em que há solução de continuidade com fezes do triatomídeo infectado
(mais frequente: *Triatoma infestans*).
c) Mecanismo de importância crescente: transfusão de sangue.
d) Congênita (1%).
e) Possível via oral: suco de açaí da Amazônia.
f) Acidente de laboratório.
g) Reativação grave em imunodeprimidos: meningoencefalite, miocardite.
h) Distribuição: atualmente restrita a Minas Gerais, Bahia, Ceará, Tocantins, Goiás e Rio Grande do Sul.
i) Período de incubação: 4 a 10 dias; pós-transmissão: 20-40 dias.

CONDUTA DIAGNÓSTICA

1ª etapa Quando suspeitar

- Proveniente de zona **endêmica** e:
Sinal de Romaña ou chagoma de inoculação e/ou infecção aguda: febre, astenia; hepatoesplenomegalia, aumento dos gânglios; miocardite, meningoencefalite.
- Transfusão recente e os mesmos sinais de infecção aguda.
- RN de mãe de zona endêmica ou transfundida e com hepatoesplenomegalia, colestase.
- A longo prazo: disfagia, constipação rebelde.

2ª etapa Formas clínicas

■ CHAGAS AGUDO

Febre prolongada (processo inflamatório difuso).
Área rural endêmica ou pós-transfusional.

1. Passa despercebida na maioria dos casos.
2. Período de incubação: os sinais e os sintomas aparecem de 5 a 10 dias após a penetração do *Trypanosoma cruzi* no organismo.
3. Porta de entrada: pode ser aparente – **sinal de Romaña** (edema elástico, indolor, de ambas as pálpebras de um dos olhos, de coloração rósea violácea, congestão conjuntival e adenite satélite); ou **chagoma de inoculação** (pequena formação maculonodular, eritematosa, consistência firme, pouco dolorosa, circundada por halo edematoso e acompanhada de adenite satélite, aparecendo em qualquer parte do corpo, mais frequentemente nas partes descobertas).
4. Sintomas gerais: **febre,** mal-estar, astenia, anorexia, cefaleia.
5. Sinais clínicos: linfoadenopatia generalizada, hepatoesplenomegalia, edema. Manifestações cardíacas: miocardites, às vezes associadas a pericardites, arritmias. Manifestações nervosas; meningoencefalite.
6. Evolução das manifestações agudas: na grande maioria dos casos essas manifestações desaparecem em semanas ou meses.

Comentário – a **febre** é o sintoma mais constante da fase aguda (a porta de entrada e os outros sintomas podem faltar): pode ser alta ou baixa (esta mais frequente), contínua, intermitente ou irregular, com exacerbação vespertina e duração de aproximadamente 30 dias, após o que vai declinando devagar.

Exames iniciais

1. **Hemograma**: leucócitos normais, discreta ou moderadamente elevados, com linfocitose com linfócitos atípicos, plasmocitose e neutropenia relativa. Na evolução, há eosinofilia.
2. **Hemossedimentação**: pouco elevada.
3. **Proteína C-reativa**: positiva.
4. **Eletroforese de proteínas**: albumina um pouco baixa, elevação de alfa-2 e de gamaglobulina.

Em casos suspeitos, solicitar **pesquisa** de ***Trypanosoma cruzi* no sangue e periférico**, preferivelmente colhido em período febril e examinado, a fresco, entre lâmina e lamínula.

Se exame negativo e a suspeita persiste, preferir métodos de concentração – método de Strout ou micro-hematócrito (indicado em lactentes).

■ **CHAGAS CONGÊNITO**

1. Baixo peso de nascimento.
2. Início dos sintomas logo após o nascimento, ou depois de um período de latência de meses.
3. Manifestações gerais: estado geral comprometido, má evolução ponderal; febre não é frequente.
4. Sintoma principal: hepatoesplenomegalia associada ou não à icterícia (geralmente por aumento da BI, eventualmente por BI e BD). Outros: anemia (pode ser grave), petéquias e edema (tipo mixedematoso).
5. Sinais neurológicos: em cerca de 50% dos casos, desde tremores finos até convulsões tônico-clônicas localizadas ou generalizadas.
6. Alterações oculares: opacidade de córnea e alterações de fundo de olho (borramento ou discreto edema de papila e nódulos de coloração amarelada).
7. Diagnóstico diferencial com todas as doenças infecciosas do período neonatal, como sífilis, toxoplasmose, citomegalia. Casos com anemia grave podem imitar eritroblastose fetal.
8. **Diagnóstico**: exame microscópico a fresco, sem coloração, do sangue periférico – positivo entre 10 e 20 dias após o nascimento; preferível método de Straut.

■ **FORMA INDETERMINADA ou LABORATORIAL**

Doença crônica (sorologia positiva) assintomática, exame clínico, eletroencefalograma e radiologia do coração, esôfago e intestino grosso normais. Manter sob controle.

■ **FORMA CRÔNICA** – geralmente no adulto

CONDUTA TERAPÊUTICA

Tratamento sintomático – individualizado.

Tratamento etiológico

1. **Noção importante**

A possibilidade de terapêutica específica da doença de Chagas não está ainda estabelecida de forma concreta e definida. Alguns recursos parecem promissores, mas ainda se aguardam documentações de cura e definição dos esquemas preferíveis. A existência de produtos comerciais já licenciados para a venda não significa que o problema do tratamento específico dessa doença já esteja resolvido.

2. **Quem tratar**

Chagas aguda; infecção sabidamente recente; reagudização em imunodeprimidos, forma inderterminada ou cardíaca leve. Na prática, todas as crianças com diagnóstico confirmado devem ser tratadas.

3. **Com que tratar**

Benzonidazol (Rochagan, comprimido de 100mg), nitroimidazólico, dose 7-10mg/kg/dia, em 2 tomadas, durante 60 dias. Efeitos colaterais: agitação, astenia, dor muscular, erupção cutânea, febre, náuseas, vertigem, vômitos, parestesia, polineuropatia periférica.

EVOLUÇÃO E PROGNÓSTICO

A **fase aguda** passa despercebida na maioria dos casos. Apenas 5% dos casos diagnosticados evoluem para óbito, quase sempre com meningoencefalite ou insuficiência cardíaca. Acredita-se em cura espontânea. A evolução habitual dá-se no sentido de cura aparente, entrando o paciente na **forma indeterminada** da fase crônica (10 a 20 anos). A **forma congênita** é muito grave, sobretudo se os sintomas aparecem logo após o nascimento. A doença de Chagas é moléstia muito complexa, com grandes diferenças evolutivas individuais e regionais.

8. Blastomicose Sul-Americana Paracoccidioidomicose

Caso ilustrativo – menino de 7 anos, procedente de Volta Redonda (RJ). Internado em 12/1/1980. Febre há 3 meses, acompanhada, desde o início, de prostração, anorexia, perda de peso. Há 2 meses, tumorações cervical e submandibular, aumento do abdome com dores difusas. Emagrecido (peso 17,5kg), febril, pálido; adenopatia cervical, submandibular e axilar bilateral, 3 × 2cm, gânglios endurecidos, móveis, indolores, que confluíam na região cervical. Sopro sistólico suave no mesocárdio. Pulmões livres.

Abdome: aumento de volume. Fígado: 3cm, endurecido; duas massas endurecidas 3 × 2cm no epigástrio e outra de bordas irregulares 3 × 5cm do flanco direito. Biópsia de gânglio axilar: blastomicose sul-americana. Instituído tratamento com sulfa. Após 20 dias, houve fistulização de gânglio submandibular esquerdo. Pesquisa direta de paracoccidioides: positiva. A criança evoluiu mal, com ascite importante, chegando à anasarca. Líquido ascítico esvaziado quatro vezes, sempre de aspecto opalino. Pesquisa direta do fungo negativa, Rivalta +++. Eletroforese de proteínas: diminuição de albumina (2,15mg/dL), aumento de gamaglobulina (2,5%). Mucoproteínas = 8,1mg. Hb = 7,1g e Ht = 31%. RFC específica para blastomicose 3,4. Precipitinas negativas. Intradermorreação específica negativa. Passou-se então para anfotericina B. Após uma semana, a febre desapareceu. Melhora lenta (cerca de 1 mês) da atividade e aspecto geral. Regressão das adenopatias, melhora da ascite. Cicatrização do gânglio fistulizado. A hepatomegalia foi progressiva, chegando em 2 meses a 8cm. Baço inicialmente não palpável, passou a 2cm. Massas abdominais inalteradas. Com 1 mês e 15 dias de tratamento, os níveis de gamaglobulina caíram para 0,95mg/

dL; RFC para 2,4. Precipitinas continuaram negativas. Além da droga específica, a criança recebeu esquema de sustentação com várias transfusões de sangue, plasma, albumina, dieta hiperproteica. Dose total de anfotericina B: 1,8g. Feitas determinações bissemanais de ureia, ionograma, creatinina. Seguida semanalmente com ECG. Tolerou bem a medicação, embora tenha tido, de início, alterações do ECG de repolarização que foi reversível. Teve duas hipopotassemias detectadas laboratorialmente, sem tradução clínica e reversíveis. No final do tratamento surgiu varicela, de forma cutânea escassa que, porém, levou a grave broncopneumonia, vindo a falecer, por insuficiência respiratória, 2 dias após seu início (15/5/80).

Diagnóstico – blastomicose sul-americana disseminada = paracoccidioidomicose (Figs. XIX-7 e XIX-8).

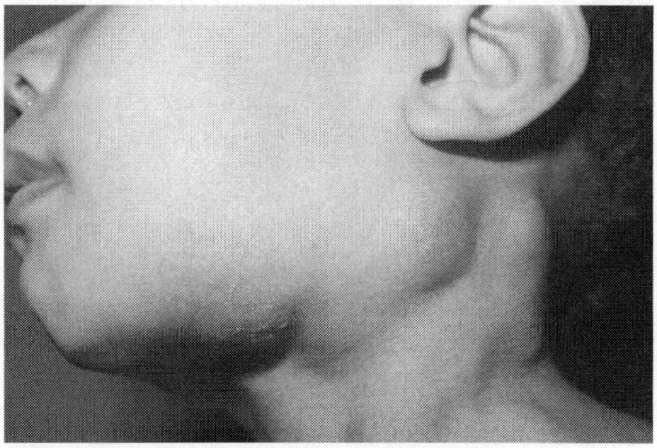

Figura XIX-7 – Blastomicose sul-americana. Gânglios cervicais e submandibulares aumentados, notar fistulização de gânglio submandibular.

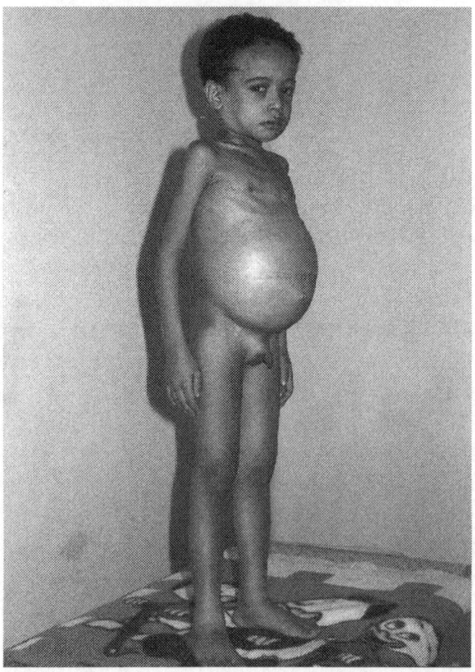

Figura XIX-8 – Blastomicose sul-americana. Aspecto geral da criança, notar caquexia, aumento do abdome, ascite.

O que é PARACOCCIDIOIDOMICOSE – doença sistêmica grave causada por um fungo dimórfico, o *Paracoccidioides brasiliensis*, que ocorre endemicamente em áreas rurais brasileiras, entrada por via inalatória e acometimento do sistema reticuloendotelial (gânglios linfáticos e vísceras). Frequente em adultos homens (forma clínica crônica) e rara em crianças (nas quais a forma clínica é aguda-subaguda) = **Blastomicose sul-americana.**

1ª etapa Quando suspeitar

Procedência rural e história curta de 1-2 meses com febre, emagrecimento, aumento generalizado dos gânglios, hepatoesplenomegalia e diarreia crônica.

2ª etapa Forma juvenil = aguda-subaguda

Corresponde a apenas 10% do total de casos de blastomicose sul-americana, mas é a que ocorre nas **crianças**. Quanto mais jovem a criança, mais frequente a doença consuntiva.

1. Febre persistente, adinamia, perda de peso.
2. Evolução rápida com acometimento do sistema linfoide, envolvendo linfonodos e vísceras:
   a) Linfoadenopatia generalizada, particularmente cervicais anteriores e posteriores, claviculares e axilares; hipertrofia dos gânglios mesentéricos pode causar obstrução intestinal.
   Frequente fistulização dos gânglios.
   b) Hepatoesplenomegalia.
   c) Distúrbios digestivos: cólicas, diarreia persistente com má absorção e exsudação proteica intestinal ou constipação; distensão abdominal.
   d) Lesões ósseas (frequentemente só manifestação radiológica: lesões líticas) e inflamação articular.
   e) Cutâneo (50% dos casos): lesões nódulo-verrucosas-ulcerativas (que drenam material rico em paracoccidioides).

Não confundir adenopatia com linfoma; gânglios fistulizados com tuberculose;
adenopatia + hepatoesplenomegalia com leucemia.

3ª etapa Diagnóstico específico

1. **Diagnóstico de certeza**: isolamento do fungo.
   a) Raspado de lesões cutâneas e secreção purulenta de linfonodos.
   b) Exame direto e cultura.
2. **Sorologia**
   a) Paracoccidioidina (teste cutâneo) para inquéritos populacionais.
   b) Imunodifusão dupla é a mais prática (baixo custo, sensibilidade e especificidade altas), melhor em associação com antígenos recombinantes.
   A contraimunoeletroforese também é usada no seguimento.

4ª etapa Exames para avaliação clínica

1. Hemograma: anemia moderada; eosinofilia é comum.
2. Queda de albumina e aumento da gamaglobulina.
3. VHS e proteína C-reativa elevadas durante a atividade da doença.
4. Radiografia de tórax: infiltrado intersticial; pode ser normal.
5. Radiografia simples de abdome, ultrassonografia abdominal, trânsito intestinal.
6. Radiografia dos ossos: lesão lítica, simétrica, em clavículas, costelas, rádio.
7. Tomografia do crânio.

CONDUTA TERAPÊUTICA

I – **Suporte nutricional.**

II – Tratamento **específico**

Como não existem pesquisas concordantes sobre terapêutica definitiva, não há um consenso, variando os esquemas conforme o serviço, mas o que apresentamos geralmente é o aceito:

1. Casos MODERADOS

Desnutrição leve, linfoadenopatia mais localizada e não supurativa, sem hepatoesplenomegalia nem comprometimento visceral.

1ª escolha pela eficácia – imidazólico: itraconazol. Produtos: Sporanox, Itranax, Traconal cápsulas de 100mg; dose 50-100mg/dia, após a refeição; durante 6-12 meses.

2ª escolha (disponível em postos de saúde) – imidazólico: cetoconazol (comprimido de 200mg) 3-6mg/kg/dia (máximo 400mg/dia), 24 meses.

3ª escolha – um pouco menos eficaz mas distribuído gratuitamente pelo sistema de saúde do Brasil: sulfametoxazol-trimetoprima. Dose: 40mg/kg/dia do sulfametoxazol, dividido em 2 vezes ao dia, durante 6 meses.
Reduzir a dose à metade e manter durante 2-3 anos.

2. Casos GRAVES

Hipertrofia ganglionar generalizada com supuração, estado geral comprometido, desnutrição, hepatoesplenomegalia, comprometimento visceral.

Escolha – **anfotericina B**

a) Modo de usar: dissolver em 500mL de soro glicosado a 5%, por via IV, gota a gota, em 6-8 horas.
b) Dose-teste: 1mg.
c) Observar: febre, mal-estar, calafrios, náuseas, anorexia.
d) De acordo com a tolerância, aumentar 5mg por dia até dose diária de 1mg/kg/dia (até 25mg).
e) Dose total do tratamento: 1-3g.
f) Efeitos colaterais: hipopotassemia (pode causar arritmia fatal), lesão renal (depende da dose administrada; irreversível); anemia (por inibição medular); febre é comum, às vezes associada com tromboflebite.
g) Em caso de efeitos colaterais, especialmente febre, associar ao frasco de soro dipirona e hidrocortisona (50mg).
h) Produto: Fungizon, frasco de 50mg.

Após melhora estável, tentar imidazólico por via oral.

9. Leptospirose

Sumário

Contato com ratos (enchentes, banhos no campo)
Animais domésticos (cão)
Forma clínica mais frequente semelhante à hepatite viral
Outras: febre de causa obscura, síndrome pseudogripal, meningoencefalite linfocitária
Fase septicêmica (hemocultura +): 1ª semana
Fase leptospiúrica: 2ª e 3ª semanas
Leucocitose com neutrofilia
Transaminases praticamente normais
Alterações urinárias
Provas sorológicas (reação de aglutinação de Martin e Petit): positiva na 2ª semana
(1/100, com aumento posterior)
Se duvidosa, repetir na 3ª semana
Pode ser negativa pelo uso de antibióticos e/ou corticoides
Antibióticos úteis, se indicados precocemente
Evolução geralmente satisfatória

Caso ilustrativo – menino de 12 anos, pardo, brasileiro, de São Paulo, com dor na barriga e na "batata" das pernas há 5 dias. Há 4 dias: dor abdominal em pontadas, acompanhada de vômitos amarelos; febre alta, anorexia, olhos amarelados e urina escura (chá forte). Há 1 dia: dores difusas pelo corpo, principalmente nos braços e nas pernas (panturilhas). Condições de habitação: barraco de madeira, água de poço e fossa. Cachorro, gato e ratos na vizinhança. Regular estado geral e nutricional, eupneico, acianótico; icterícia +++, consciente, febril, hidratado, prostrado. PA = 90/60, T = 38,5ºC.
Aparelhos respiratório e cardiocirculatório: normais.

Evolução – na primeira semana de internação, a febre foi caindo; na segunda semana, a icterícia acentuou-se e a temperatura elevou-se novamente; apresentou discretas sufusões hemorrágicas subconjuntivais. Depois a criança melhorou, com diminuição da icterícia e desaparecimento da febre. Recebeu alta em boas condições, após 15 dias de internação.

Diagnóstico – leptospirose.

O que é LEPTOSPIROSE – zoonose causada por espiroquetas do gênero *Leptospira* (no Brasil o sorotipo mais comum é o *ictero-haemorragiae*) que acomete o homem eventualmente. Suas principais manifestações clínicas são febre, mialgia e congestão conjuntival. Na sua forma clínica mais importante, a síndrome de Weil apresenta vasculite generalizada e acomete principalmente fígado, rins, pulmões, coração e sistema nervoso central. As leptospiras infectam e são excretadas pela urina de **ratos**, suínos, gado e cachorros. A doença ocorre em surtos epidêmicos na época de **enchentes** provocadas pelas chuvas de verão, mas também pode ser transmitida por animais de estimação como cachorros ou roedores.

CONDUTA DIAGNÓSTICA

1ª etapa Quando suspeitar

Contato com rato e: (1) quadro "gripal" ou semelhante à hepatite (com leucocitose); ou (2) quadro agudo febril com comprometimento do estado geral, dores nas panturrilhas, sufusão hemorrágica conjuntival, icterícia, tosse, taquipneia, escarro hemoptoico.
Pode ser anictérico.

2ª etapa Quadro clínico – formas

Período de incubação – 7-14 dias (2 a 21).

1. **Forma pseudogripal ou doença febril ou leptospirose anictérica** (80-90%). Quadro clínico moderado: a) início abrupto com febre, cefaleia, anorexia, náuseas; b) duração: poucos dias.
2. **Casos graves de evolução bifásica**
   1ª Fase – septicêmica ou de leptospiremia (4 a 7 dias)
   - Início abrupto com febre alta e calafrios, cefaleia, mal-estar, prostração.
   - Sintomas mais característicos: **mialgia** intensa, especialmente nas **panturrilhas** e **sufusão conjuntival**.
   - Podem ocorrer: dor torácica, escarro sanguinolento, dor de garganta, fotofobia, agitação ou confusão mental, irritação meníngea, enantema, exantema maculopapular, purpúrico ou urticariforme no tronco, epistaxes; em 10% dos casos: linfoadenopatia, hepatomegalia ou esplenomegalia.
   - Em alguns casos surge icterícia no fim dessa fase.
   - Segue-se um período de 1-3 dias de melhora clínica com queda da febre; desaparecimento das leptospiras no sangue e aumento do título de anticorpos específicos.

   2ª Fase – de localização ou imune
   - Febre baixa por poucos dias, cefaleia intensa.
   - Melhoria progressiva
     e recuperação a partir da 3ª semana.
   - Ocorre leptospiúria.
   - Ocorrência tardia – uveíte.
3. **Doença de Weil ou síndrome hepatorrenal** (5-10%)

A fase septicêmica progride com icterícia intensa e insuficiência renal: tipo rubínica.

a) Icterícia aparece entre o 4º e o 6º dias da doença.
b) A insuficiência renal aguda ocorre na 2ª semana, mas pode ser precoce (4º dia).
c) Ambas atingem intensidade máxima na 2ª semana.
d) Anorexia, vômitos, soluços, confusão mental, agitação, sinais meníngeos (relacionados com a uremia).
e) Hemorragias, sangramento digestivo e complicações cardiopulmonares (início na 3ª semana).
f) A diurese pode restabelecer-se a partir do fim da 2ª semana.
g) A queda da bilirrubina é lenta (várias semanas).
h) Condições gerais melhoram progressivamente, embora a febre possa persistir.
i) Nos casos graves pode ocorrer o óbito por insuficiência renal, arritmias ou falência cardíaca, hemorragias digestivas e/ou pulmonares.
j) Quando a evolução é favorável, a recuperação é completa.
   Excluir: sepse, malária por *falciparum*, febre amarela, febre tifoide.

4. **Forma meningítica** – anictérica com quadro clínico de meningite asséptica.
5. **Quadro clínico semelhante ao da hepatite viral, de evolução benigna** – é a forma mais comum e característica da infância.

3ª etapa Exames laboratoriais inespecíficos úteis

Hemograma – leucocitose com neutrofilia, desvio à esquerda, eosinopenia. Hemossedimentação sempre elevada. Plaquetas normais ou diminuídas, principalmente na síndrome de Weil.

Urina – albuminúria (menos de 1g/dia) em todas as formas clínicas. Nas mais graves, leucocitúria e hematúria microscópicas. Cilindros hialinos e granulosos, frequentemente.

Ureia plasmática – discretamente aumentada ou normal nas formas menos graves. Elevada, às vezes, devido à desidratação. Nas formas graves, com envolvimento renal, muito elevada (até 400mg/dia).

Creatinina plasmática – mais confiável na avaliação da função renal; elevada na insuficiência renal.

Bilirrubinemia – elevada, à custa da fração direta, nos casos ictéricos.

Transaminases – elevadas até 2 a 3 vezes o valor normal, frequentemente AST maior do que ALT (devido ao maior comprometimento muscular).

Mucoproteínas – sempre aumentadas.

Fosfatase alcalina – normal ou aumentada nos casos ictéricos.

Proteínas séricas – aumento de alfa-2-globulina.

Eletrólitos – alterados em função da insuficiência renal e dos sangramentos; nos casos graves tendência à hipopotassemia.

Liquor – pleocitose à custa de linfócitos (100/mm^3), proteína discretamente elevada, glicose normal; nas formas ictéricas: xantocromia. Indicado na presença de sinais meníngeos.

Eletrocardiograma – nas miocardites: taquicardia, alterações de repolarização; nos casos graves: bloqueio atrioventricular, bloqueio de ramo e/ou Q-T aumentado. Indicar nas arritmias.

4ª etapa Exames de comprovação diagnóstica

O diagnóstico inicial é baseado em dados clínicos e epidemiológicos, na presença de leucocitose, hemossedimentação elevada e proteinúria.

Para **confirmação** etiológica – soroaglutinação para leptospirose que começa a se positivar no fim da 1ª semana de doença e tem seu pico na 3ª ou 4ª semana.

Títulos de 1/800 ou aumento de diluições entre a fase aguda e a convalescença na presença de quadro clínico compatível autorizam o diagnóstico.

Teste ELISA IgM específico é sensível e específico.

Hemocultura – só se o meio especial estiver disponível.

CONDUTA TERAPÊUTICA

Casos **leves** – acompanhamento ambulatorial atento.

Casos **moderados e graves** – hospitalização obrigatória.

1. Antibioticoterapia
   a) Quando: só na 1ª semana de doença.
   b) Duração: 7 a 10 dias.
   c) Escolha: penicilina cristalina 200.000U/kg/dia, por via IV, dividida de 6 em 6h.
   d) Alternativa: ampicilina 100.000U/kg/dia.
   e) Eventual: ceftriaxona.
2. Reposição volêmica: iniciar com soro fisiológico; instalar PVC, se necessário, por meio de *intracath* ou dissecção de veia. Se persistir hipotensão: drogas vasoativas.
   Se mantiver oligúria após hidratação: furosemida por via IV.
3. Se dispneia e hipoxemia: oxigênio através de cateter ou máscara; se não for suficiente: entubação e ventilação mecânica.
4. Repor K nos casos de hipopotassemia.
5. Na insuficiência renal aguda instalada: diálise.
6. Sangramentos com plaquetopenia: transfusão de plaquetas.
7. Se coagulograma alterado: vitamina K e plasma fresco.
8. Prevenção de hemorragia gastroduodenal: cimetidina ou ranitidina por via IV.
9. Arritmia cardíaca: correção dos distúrbios eletrolíticos; se persistir: antiarrítmicos.

Em caso de dúvida: consultar o chefe de plantão do Pronto-Socorro do Instituto de Infectologia **Emílio Ribas** (0xx11) 3061-5633.

PROGNÓSTICO

As leptospiroses na infância tendem a ter um curso mais **benigno** em relação à dos adultos, principalmente pela menor frequência do comprometimento renal.

10. Toxocaríase *Larva migrans* visceral

Caso ilustrativo – ver caso 4 no capítulo Hipereosinofilias na infância.

O que é TOXOCARÍASE – doença provocada pela larva de um áscaris de cachorro (*Toxocara canis*) ou gato (*Toxocara cati*), que infecta acidentalmente a criança, ao ingerir terra contaminada com ovos, não sendo portanto hospedeiro habitual.

A larva liberada no intestino migra para o fígado completando seu ciclo. As larvas podem localizar-se em: fígado, pulmões, gânglios, baço, cérebro, olhos.

CONDUTA DIAGNÓSTICA

1ª etapa Dados chamativos

1. Febre prolongada, hepatomegalia, tosse persistente e bronquite asmatiforme.
2. **Hipereosinofilia** (50%).
3. Crianças de 1 a 3 anos.

2ª etapa Caracterização clínica

1. História de geofagia.
2. Presença de animal (cão ou gato) no domicílio.
3. Febre prolongada.

4. Anorexia, emagrecimento.
5. Tosse espasmódica, dispneia tipo asmatiforme.
6. Hepatomegalia e, menos frequentemente, esplenomegalia.
7. **Complicações**:
   a) A localização da larva no globo ocular, provocando a formação de um granuloma eosinófilo na retina (após 4-10 anos), causa diminuição da acuidade visual, estrabismo, leucoria e até cegueira. Importante o diagnóstico diferencial com retinoblastoma.
   b) Miocardite com possível insuficiência cardíaca congestiva.
   c) Neurológicas: convulsões, meningoencefalite, polirradiculoneurite, distúrbios de comportamento.

3ª etapa Exames subsidiários úteis

Hemograma – leucocitose intensa com **eosinofilia** acentuada (50 a 80%).

Eletroforese de proteínas – hipergamaglobulinemia.

Exames parasitológicos – fezes, sangue e urina: negativos.

Titulagem de anticorpos anti-A e anti-B (usar hemácias humanas papainizadas) – títulos elevados: 512.

Radiografia de tórax – infiltrado intersticial difuso.

Hepatomegalia – ultrassonografia: áreas hipoecoicas múltiplas.

4ª etapa Diagnóstico de certeza

1. Técnica imunoenzimática (ELISA) com antígeno ES de larva de *T. canis*.
2. Antígeno ES de *Toxocara* em tecido de biópsia hepática com hepatite granulomatosa eosinofílica.

CONDUTA TERAPÊUTICA

1. Tiabendazol (Thiaben 5mL = 250mg): 25mg/kg/dia, 10 dias, *ou* cambendazol (Camben 6mg/mL, 6mg/kg/dia, 10 dias.
2. Nas formas meníngea e pulmonar: associar corticoide.

EVOLUÇÃO COM O TRATAMENTO

1º) Melhora clínica.
2º) Regressão da hepatoesplenomegalia e da febre.
3º) A eosinofilia persiste por meses.

PROGNÓSTICO

Bom na maioria dos casos.
Pode haver cura espontânea.

11. Febre Amarela

Caso suspeito

1. Dados epidemiológicos: ter-se deslocado para área endêmica de febre amarela silvestre (AM, PA, AC, RO, AP, MA, GO, MT, MS) nas duas últimas semanas sem ter tomado a vacina antiamarílica.
2. Quadro clínico agudo febril toxêmico.

Agente etiológico – vírus da febre amarela (arbovírus).

Transmissor – mosquito *Aedes aegypti* (urbana).

Período de incubação – 3-6 dias.

Período de transmissibilidade – 3-4 dias.

Casos graves

(até 50%, na vigência de epidemia em áreas não endêmicas)

Início – abrupto, com febre alta, cefaleia, calafrios, dor lombar, náuseas, vômitos, mialgias, artralgias, prostração, congestão conjuntival e fotofobia.

3º-4º dias – icterícia avermelhada, hematêmese ("vômitos negros"), alterações da função renal (síndrome hepatonefrotóxica).

Evolução

a) icterícia: acentua-se progressivamente com hepatosplenomegalia; b) oligoanúria; c) hemorragias cutaneomucosas e digestivas; d) hipotensão e choque; e) delírio, convulsões e coma;
f) febre alta.

Alterações laboratoriais características:

a) transaminases muito elevadas;
b) albuminúria maciça.

Casos benignos

Quadro febril agudo de curta duração (2-3 dias).

Não confundir febre amarela com: a) hepatite aguda fulminante; b) malária por *P. falciparum* (valorizar o hemograma); c) leptospirose; d) sepses bacterianas com icterícia.

12. Dengue

Conhecimentos básicos

Uma endemia que veio para ficar.
Doença infecciosa viral – arbovirose.
Arbovírus, gênero flavivírus com 4 sorotipos:
DEN 1, DEN 2, DEN 3 e DEN 4.

O mais preocupante é o tipo 2, mas os casos graves predominam nas regiões que registram os 4 sorotipos.

Transmissor: **mosquito** do gênero ***Aedes***.

O mais importante é o *Aedes aegypti.*

- Urbano – dentro e ao redor de domicílios (doméstico).
- Hábito diurno; pica ao amanhecer e entardecer, mas pode picar à noite. Local preferido: tornozelo; é atraído por roupas e meias escuras.
- Usa águas paradas preferentemente limpas e que não dependem da chuva (pneus, latas).
- Transmissão durante o ano todo, mas aumenta na estação quente e chuvosa.
- Raio de voo – 50m nas comunidades pobres, 100m nos bairros. O mosquito prolifera onde tem condições propícias e não respeita barreiras sociais.
- Período de incubação – 5 a 6 dias desde a picada até o aparecimento dos sintomas.

Dengue – *uma "virose" diferente*

1. Dengue – doença viral causada por 4 vírus diferentes DEN 1, 2, 3 e 4.
2. Imunidade não protege contra o vírus; ao contrário, doença anterior aumenta a gravidade.
3. A febre não dura só os 3 clássicos dias. Valorize a febre de difícil controle.
4. Quando a febre passa, a doença pode não estar curando; ao contrário, aí podem ocorrer as complicações. A fase afebril pode ser mais grave.
5. O fato de muitos casos de dengue evoluírem satisfatoriamente não deve ser motivo para baixar a guarda. O próximo pode ser grave.

1ª etapa Quando suspeitar

1. A criança vive ou viaja para áreas endêmicas. Esteja alerta aos dados epidemiológicos anunciados pelas autoridades sanitárias.
2. **Febre** (39ºC ou mais) de início súbito, retorna ao normal e sobe de novo, durante até 5 dias, e acompanhada de 2 ou mais destes sintomas:
   - **dor** de cabeça; dor nas costas ("costas quebradas");
   - dor nos olhos que piora à compressão "olhos em fogo";
   - dor nos músculos e nos ossos ("febre quebra-ossos");
   - dor de barriga, parece apendicite;
   - em lactentes – irritabilidade, choro contínuo;
   - anorexia e vômitos;
   - prostração;
   - exantema que não aparece nos primeiros dias, mas só após a queda da febre (3º-5º dias).

Nesses casos, solicitar:

Hemograma – **leucopenia**, plaquetopenia (< 100.000).

Transaminases – ALT e AST elevados.

Hematócrito – pode estar aumentado.

Fazer **prova do laço.**

2ª etapa Apresentação conforme a faixa etária

A maioria dos casos de dengue na infância é assintomática ou oligossintomática.

Em **lactentes** e **pré-escolares**: quadro clínico febril indistinguível de outras infecções agudas.

Em **escolares/adolescentes**:

a) síndrome febril leve; ou

b) febre súbita, alta, cefaleia intensa, dor no corpo (mialgia, artralgia), dor retroauricular.

Podem ocorrer petéquias e equimoses.

No final do quadro febril – exantema, leucopenia, plaquetopenia, aumento de ALT e AST.

3ª etapa Peculiaridades da Dengue

Como é o **exantema** da Dengue?

Aparece (30%) no fim do quadro febril.

Inicia no tronco, dissemina para a face e membros, inclusive palmas das mãos e plantas dos pés.

Maculopapular, pruriginoso.

Pode haver nova elevação da temperatura.

Pode ser petequial nos membros inferiores.

Após 5-7 dias: queda da febre, regressão dos sintomas, pode persistir fadiga.

Suspeita de **Dengue hemorrágico (DH)**:

Febre, vômitos, sangramentos, hepatomegalia.

Rash eritematoso; plaquetopenia; aumento das transaminases.

O que caracteriza **DH** são hemorragias profusas? Não. É o **aumento súbito da permeabilidade vascular**, o que acarreta:

a) hemoconcentração;

b) hipovolemia que pode levar ao choque.

As **hemorragias**, quando presentes, acometem pele, subcutâneo e tubo digestório.

Fígado aumentado.

Então, o que é **Febre hemorrágica da Dengue** (FHD)?

1. Manifestações clínicas iniciais iguais às do Dengue clássico.

2. No 3º a 5º dia: queda da febre, com hemoconcentração e hipotensão hipovolêmica (sudorese, extremidades frias, aceleração do pulso) e hemorragias.

Nota: falência circulatória e hemorragias podem ocorrer 24 ou 48 horas depois da queda da febre.

a) casos leves – recuperam com reposição hidroeletrolítica;

b) casos graves – **choque** (dura 8-48h).

Hemorragias, quando presentes, acometem pele, subcutâneo, tubo digestório.

Dor abdominal por ascite; dispneia por derrame pleural.

Como se detecta a **hemoconcentração**?

Pelo aumento do hematócrito.

Preciso esperar aparecimento de **hemorragias** para diagnosticar FHD? Não.

Dada a gravidade do choque, é preciso antecipar o diagnóstico.

Solicitar prova do laço.

Dúvida – prova do laço positiva indica FDH?

Não, pode ocorrer no Dengue clássico, mas é sinal de alerta.

Se for positivo, solicitar: hematócrito e contagem de plaquetas.

Se plaquetopenia (< 100.000) e hematócrito aumentado (> 20% do normal ou > 38%): diagnóstico presuntivo de FHD.

4ª etapa Classificar em níveis de **gravidade**:

I – Sem sangramento espontâneo (FHD).

II – Com sangramento espontâneo (FHD).

III – Com hipotensão (SCD): pulso fino, queda da PA (20mmHg ou mais), extremidades frias, apreensão.

IV – Choque: pulso não palpável; PA zero (SCD).

Alerta! Pequeno sangramento no local da punção venosa; leucopenia progressiva; plaquetopenia < 150.000.

5ª etapa Sinais de agravamento

No 3º dia de doença:

Dor abdominal, vômitos persistentes, inquietação, letargia, gengivorragia, epistaxes, petéquias, queda das plaquetas, aumento do hematócrito.

Hospitalização urgente se prova do laço positiva e sangramento: forma *grave*.

6ª etapa Sinais de alerta! Dengue grave

- Hipertensão arterial
- Pressão arterial convergente
- Extremidades frias, cianose
- Pulso fino e rápido
- Enchimento capilar lento
- Sangramentos (hematêmese e melena) importantes
- Desidratação

- Diminuição do volume urinário
- Dor abdominal intensa e contínua
- Derrame intracavitário volumoso
- Letargia (sonolência) e cansaço extremo
- Irritabilidade (mais comum em crianças pequenas)
- Hepatomegalia > 2cm e dolorosa
- Aumento repentino do hematócrito e queda de plaquetas
- Desconforto respiratório
- Vômitos persistentes

Hospitalizar imediatamente.

7ª etapa Sinais de alarme: choque!

Dor abdominal intensa e contínua, hepatomegalia dolorosa, vômitos persistentes, agitação, letargia.

Hipotensão – crianças < 5 anos: PA < 80; crianças > 5 anos: PA < 90.

Pulso rápido e fraco, extremidades frias, hipotermia/sudorese.

O que fazer nestes casos?

Hidratação rápida; hospitalização.

Só transferir paciente após o início da hidratação.

Como **diferenciar dengue hemorrágico** (DH) de **meningococcemia** (DM)?

DM: choque precoce (< 24 a 48h), leucocitose; liquor alterado.

DH: choque após 3-5 dias de febre, quando ela começa a diminuir; leucopenia.

CONDUTA TERAPÊUTICA

Pesquisar atentamente sinais de alerta e alarme.

Manter essa observação de modo evolutivo.

Tratamento **ambulatorial** para casos sem sinais de gravidade.

Febre ≤ 7 dias
+ 2 destes:
Cefaleia
Dor no fundo do olho
Dor nos músculos e ossos
Prostração

e

Presença de
dados epidemiológicos

↓

Pode ser
DENGUE
Convém hemograma
Prova do laço

I - DENGUE COM SINAIS DE ALERTA

Não tem sangramento
Prova do laço negativa

↓

Tratamento **ambulatorial**

↓

Acompanhamento atento
Oferecer líquidos e reidratantes com frequência
Antitérmicos, preferência para paracetamol
(evitar anti-inflamatórios)

Com sangramento
Prova do laço positivo

↓

Hematócrito

↓ **Normal** / **Aumentado** > 38%

↓

Leito de observação

↓

- Hidratação **oral**
  - **Estável** Tratamento domiciliar
  - **Piora** Tratar como grupo com sinais de alarme
- Hidratação **oral/IV**
  - Reavaliar após 4h

RETORNO – **imediato** na presença de sinais de alarme
Entregar cartão de acompanhamento da Dengue

II - DENGUE COM SINAIS DE ALARME

Dor abdominal intensa e contínua, vômitos persistentes
Sonolência/irritabilidade/lipotimia/hipotermia
Sangramento, desconforto respiratório, aumento do Ht
Hepatomegalia dolorosa, diminuição da diurese
Queda abrupta das plaquetas

Ht = hematócrito.

Solicitar: hemograma, tipo sanguíneo, dosagem de albumina
Considerar: gasometria, ionograma, transaminases
Radiografia de tórax, ultrassonografia
Sorologia específica

↓

Leito de observação – mínimo de 24h
Hidratação por via IV: soro fisiológico 20mL/kg rápido

↓

Reavaliação clínica e laboratorial de 2/2h

- Melhora clínica
  Pulso cheio
  Queda do Ht, diurese normal
  ↓
  Hidratação de manutenção com soro fisiológico a 1/3 ou soro glicosado ou soro glicofisiológico
- Não houve melhora após 3 fases de expansão
  ↓
  Considerar **choque**

DENGUE EM CHOQUE

Desconforto respiratório
Hemorragia
Hipotensão
PA convergente = PA sistólica – PA distólica < 20
Enchimento capilar lento > 2s

Exames – os mesmos da Dengue com sinais de alerta.

Hidratação por via IV imediata, no local de atendimento

- Soro fisiológico por via IV rápido 20mL/kg.
- Repetir, se necessário, até 3 vezes.

Acompanhamento em leito de terapia intensiva

Reavaliação clínica a cada 15-30min
Hematócrito a cada 2h

- Se **melhora** clínica e do Ht: continuar hidratação de manutenção.
- Se resposta **inadequada** (considerar Ht)
  - **Ht** em **elevação**: plasma 10mL/kg ou albumina 0,5-1g/kg.
  - **Ht** em **queda** – investigar:

Se hemorragias: concentrado de hemácias.
Se coagulopatia – avaliar necessidade de plasma 10mL/kg, vitamina K, crioprecipitado 1U para 5-10kg.

PROVA DO LAÇO

1º) Verificar PA
2º) Calcular PA média
(PA sistólica + PA diastólica) ÷ 2
3º) Insuflar manguito até PA média
4º) Manter 3 minutos
5º) Desenhar no antebraço um quadrado de 2,5cm ou área da falange distal do polegar
6º) Contar nº de micropetéquias no quadrado
Prova *positiva*: > 10 petéquias

Se os anteriores ausentes – considerar hiper-hidratação, sinais de ICC: diuréticos.
Se a resposta ao tratamento for adequada: hidratação de manutenção.

CRITÉRIOS DE ALTA

Estabilização hemodinâmica durante 48h
Melhora do quadro clínico, afebril por 48h, sem desconforto respiratório
Ht normal e estável por 24h
Plaquetas em elevação e > 50.000

RETORNO

Reavaliação clínica/laboratorial diária Reavaliação imediata na presença de sinais de alarme Entregar cartão de acompanhamento da Dengue

Este capítulo foi escrito seguindo o 4º Painel de Atualização sobre Dengue. Guia de Orientação – Epidemiológica 2011 (Limay Ed) Timerman A; Nunes EP; Hayden R; Luz, Kleber G. Para casos especiais, consultar o Manual do Ministério da Saúde.

13. Influenza (Gripe)

Doença infecciosa aguda causada por um ortomixovírus – **o vírus da influenza**, particularmente do **tipo A**.
Caráter epidêmico e até pandêmico.
Transmissão por via aérea.

Síndrome gripal – febre, tosse, dor de garganta.
Incubação – 2 a 3 dias.
Início – abrupto, com febre alta, calafrios, cefaleia, mal-estar e mialgia.
Do 2º ao 4º dia – dor de garganta, tosse seca, coriza, lacrimejamento e dor ocular.

Evolução:

a) febre persiste por 2-3 dias (até 5) ou curva bifásica;
b) tosse seca perdura por 4-7 dias, mas pode persistir por 1 ou 2 semanas.

Crianças pequenas – tosse, coriza, irritabilidade, estado toxêmico moderado.
Complicação – broncopneumonia (mais frequente em adulto com doença de base).
No início da convalescença – otite média aguda, pneumonia estafilocócica.
Nos casos graves de influenza e nos imunossuprimidos – oseltamivir (Tamiflu).

Terceira Parte

INFECÇÕES DE REPETIÇÃO

A Criança Imunodeprimida

1. "A criança que Vive Doente"

Esta expressão é frequentemente usada pelos pais para descrever uma criança que apresenta **infecções de repetição**, particularmente as infecções das **vias respiratórias**.

Passos sequenciais:

1º) Tentar classificar a criança em uma das 4 seguintes **categorias**

- Provavelmente saudáveis 50%
- Alérgicas 30%
- Doença crônica 10%
- Imunodeficientes 10%
  (por imunodeficiência primária em 1-2% dos imunodeficientes)

2º) Caracterizar a criança provavelmente **saudável**:

a) crescimento e desenvolvimento normais;
b) tem quadros agudos de infecção que não são nem exageradamente prolongados nem têm gravidade maior que o habitual;
c) passa bem entre os episódios;
d) frequentemente se detectam fatores ambientais: frequência a berçário, creche ou escola.

3º) Caracterizar a criança **alérgica**:

a) antecedentes familiares alérgicos evidentes;
b) crescimento e desenvolvimento normais;
c) surtos de doença respiratória afebril e com pouca resposta a antibióticos;
d) tosse e sibilos em cada episódio respiratório (a tosse predomina no meio da madrugada e ao acordar);
e) olheiras, boca entreaberta, sulco nasal evidente, tosse crônica.

4º) Caracterizar a criança com **doença crônica não imune**:

a) desenvolvimento prejudicado;
b) padrão de infecções monótono e repetitivo (infecções constantes cujos germes são dificilmente identificados, acometem quase sempre o mesmo órgão ou o mesmo lado e a evolução dos episódios é semelhante).

5º) Caracterizar a criança **imunodeficiente**:

a) desenvolvimento não satisfatório;
b) germes incomuns isolados de sangue, liquor, urina ou coleções;
c) pode haver ausência de amígdalas ou linfonodos;
d) infecções acometem diferentes órgãos;
e) a evolução segue padrões diferentes nas várias infecções;
f) infecções frequentemente graves com complicações ou sequelas.

CONDUTA NA "CRIANÇA QUE VIVE DOENTE" MAS PROVAVELMENTE É SAUDÁVEL

1ª questão Os episódios de afecção respiratória foram realmente infecções?

Lembrar que:

a) Coriza pode ocorrer na rinite alérgica.
b) Obstrução nasal pode ser decorrência de hipertrofia adenoidiana ou rinite alérgica.
c) "Pneumonias frequentes" muitas vezes é interpretação errônea de radiografia de tórax que mostra atelectasias em processo com peribronquite no decurso de crises asmáticas atípicas desencadeadas por infecção viral febril (desconfie da criança que já teve muitas "broncopneumonias" de boa evolução em tratamento ambulatorial com antibióticos comuns).
d) Alterações timpânicas podem estar relacionadas à otite serosa por disfunção tubária e não por otites agudas.

Caracterizar a presença de estado infeccioso (febre, inapetência, abatimento); exames subsidiários: hemograma (na infecção ocorre leucocitose com neutrofilia e granulações tóxicas e a VHS está aumentada, acima de 30), reinterpretar as radiografias, verificar culturas; resposta clínica aos medicamentos (corticoides, antibióticos, anti-inflamatórios, outros), complicações; relatórios de especialistas.

2ª questão **Quanto é demais** em relação ao número de infecções que podem acometer uma criança **saudável**?

Não existe um número exato;
aceitável entre 9 e 11 IVAS por ano.

3ª questão **Fatores de risco** para criança saudável desenvolver **IVAS**

- Creche (com 5 ou mais crianças).
- Um irmão em idade escolar.
- Ambientes aglomerados (5 pessoas em 1 ou 2 cômodos).
- Fumantes.

Crianças **pequenas** saudáveis (com imaturidade imunoadaptativa, isto é, sem experiência imunológica) em **creche** (exposição aumentada a contatantes ou portadores de patógenos respiratórios) passam a ter uma **frequência aumentada de infecções** e assim formam seu **repertório imunológico** mais precocemente e de maneira condensada. Portanto, pode ser um benefício a longo prazo, mas um risco (complicações) na fase inicial da infância.

DETECTAR OS FATORES DE RISCO

Amigdalites de repetição

- Fumantes no domicílio.
- Animais no domicílio.
- Má insolação do quarto.
- Más condições de habitação/aglomeração.

Otites de repetição

- Chupeta.
- Aglomeração domiciliar.
- Creche.
- Irmãos em idade escolar.
- Baixo nível socioeconômico.
- Exposição à fumaça de cigarro.
- Sexo masculino.
- Leite artificial (desmame precoce).
- Inverno.

Leite materno até o 6º mês tem efeito protetor.

Pneumonias de repetição

- Baixo peso ao nascer.
- Falta de aleitamento materno.
- Poluição intradomiciliar.
- Aglomeração.

4ª questão O que fazer para **prevenir** infecções de repetição em crianças provavelmente saudáveis?

AFASTAR OS FATORES DE RISCO
(dentro do possível)

1. Estimular aleitamento materno (exclusivo até 6 meses, manter até 1-2 anos).
2. Proibir fumantes dentro de casa.
3. Desestimular chupeta.
4. Usar o quarto mais bem ensolarado.
5. Diminuir a aglomeração dentro do quarto.
6. Creche com poucas crianças.
7. Se as infecções forem frequentes e graves, convém afastar temporariamente a criança da creche.
8. Deficiência de ferro (dosar hemoglobina e ferritina) – corrigir alimentação e ministrar ferro por via oral.
9. Deficiência de vitamina D (dosar 25-hidroxivitamina D) – exposição adequada ao sol, suplemento de vitamina D.

Importante: garantir vacinação completa, inclusive contra gripe.

2. Imunodeficiências

Consequência de defeitos no sistema de defesa (sistema imune) do organismo acarretando infecções frequentes e graves, frequentemente associadas com doenças autoimunes e propensão a neoplasias malignas.

As imunodeficiências (ID) podem ser:

a) **Primárias** (IDP) – geneticamente herdadas. A maioria é por déficit de anticorpos, em seguida vem a ID celular; só depois vêm as ligadas ao sistema complemento e o fagocítico.
b) **Secundárias –** consequentes à doença de base; hoje se dá ênfase à infecção pelo HIV.

1º passo **Colóquio dirigido**

1. O que é IMUNODEFICIÊNCIA (ID)?
   Um grupo de doenças em que há **aumento** da suscetibilidade e da **ocorrência** de **infecções**, doenças autoimunes e doenças malignas linfoproliferativas.
2. Considerando que o **lactente** passa por uma fase de **imaturidade** de seu **sistema imune** que o torna mais **vulnerável** a infecções, quais são os dados a ser considerados quando a mãe diz "não será falta de resistência"?

a) HIpogamaglobulinemia fisiológica – do 3º ao 5º mês de vida.
b) IgM baixa até os 2 anos.
c) IgA secretora baixa até o início da idade escolar.
d) IgA sérica só alcança níveis do adulto aos 15 anos.
e) Complemento reduzido até os 6 meses de idade.
f) Número total de linfócitos T aumentado (a criança tem linfocitose).
g) Alergia das vias aéreas aumenta a suscetibilidade às infecções.
h) Presença de irmão escolar ou frequência à creche aumenta a ocorrência de infecções.

3. Qual é o **diagnóstico final** nas crianças com **história de infecções de repetição** encaminhadas para investigar uma provável ID?
50% são imunologicamente normais ou apresentam fatores predisponentes para infecções frequentes.
30% são atópicos.
10% tem doenças graves não imunológicas (anemia falciforme, diabetes, nefrose).
10% tem realmente imnodeficiência (ID).
Estas ID podem ser: 1) primárias: **IDP** = congênitas (raras); 2) secundárias a outras doenças (desnutrição grave; HIV de transmissão vertical mãe-RN).
4. Criança de 2 anos tem **IVAS** (rinossinusite, otite, encatarrado) 8 a 10 vezes por ano.
Não será resistência baixa?
Na grande maioria dos casos **não**, desde que seja uma criança saudável, crescimento e desenvolvimento normais. Explique:
a) Que a criança está fazendo "sua experiência imunológica" e que isso lhe será útil no futuro;
b) Recomende: o quarto mais bem ensolarado para a criança; ar livre e banhos de sol; evitar fumantes no ambiente da criança; alimentação contendo ferro (carne) e tratar eventual anemia ferropriva; vitamina A (legumes verdes e amarelos e frutas), vitamina (suco); creche com até 5 crianças no mesmo ambiente.
c) Por que o 1º filho não tinha tantas infecções na mesma idade do bebê atual?
A criança mais velha traz germes respiratórios para dentro de casa.
d) Será que ela tem mesmo tantas infecções respiratórias?
As crianças atópicas (rinite, alérgica, asma) parecem ter mais infecções do que as normais; por outro lado, as infecções virais desencadeiam ou agravam rinites/bronquites, dando mais ênfase ao quadro clínico; refluxo gastroesofágico pode provocar bronquites/pneumonites; em casos muito graves, investigar mucoviscidose.

5. Quais sãos as **principais** condições que causam **imunodeficiência secundária**?
A desnutrição grave em 1º lugar; aids infantil; anemia falciforme, diabetes, síndrome nefrótica; leucemia/câncer/quimioterapia.
6. E as imunodeficiências congênitas (**primárias**) = **IDP**?
São muito mais raras. A mais frequente é a por deficiência de anticorpos; destas a mais comum é a deficiência de IgA; em seguida vem a deficiência de subclasses de IgG.
7. Qual é a manifestação clínica mais importante, **sempre presente na ID**?
Aumento da ocorrência de **infecções**.
8. Quais são os dados de **alerta** para ID **Primária** (IDP)?
História familiar de IDP, neoplasias malignas, doenças autoimunes; pais consanguíneos.

2º passo Sinais de alerta para ID primárias

1. Duas ou mais Pneumonias no último ano.
2. Oito ou mais novas Otites no último ano.
3. Estomatites de repetição ou Monilíase por mais de dois meses.
4. Abscessos de repetição ou ectima.
5. Um episódio de infecção sistêmica grave (meningite, osteoartrite, sepse.
6. Infecções intestinais de repetição/diarreia crônica.
7. Asma grave, Doença do colágeno ou Doença autoimune.
8. Efeito adverso ao BCG e/ou infecção por Micobactéria.
9. Fenótipo clínico sugestivo de síndrome associada à Imunodeficiência.
10. História familiar de imunodeficiência.

3º passo Sinais de alerta para ID no 1º ano de vida

1. Infecções fúngicas, virais e/ou bacterianas persistentes ou graves.
2. Reação adversa a vacinas de germe vivo, em especial BCG.
3. *Diabetes mellitus* persistente ou outra doença autoimune e/ou inflamatória.
4. Quadro sepse-símile, febril, sem identificação de agente infeccioso.
5. Lesões cutâneas extensas.
6. Diarreia persistente.
7. Cardiopatia congênita (em especial anomalias dos vasos da base).
8. Atraso na queda do coto umbilical (> 30 dias).
9. História familiar de imunodeficiência ou de óbitos precoces por infecção.

10. Linfocitopenia (< 2.500 células/mm³), ou outra citopenia, ou leucocitose sem infecção, persistentes.
11. Hipocalcemia com ou sem convulsão.
12. Ausência de imagem tímica à radiografia de tórax.

Fonte: Magda Carneiro Sampaio, Jacob C e Leone CR.

CONDUTA DIAGNÓSTICA

1ª etapa Quando suspeitar de imunodeficiência (ID)

A manifestação **clínica** mais importante e sempre presente nas **imunodeficiências** é o **aumento da ocorrência de infecções**.

- IVAS/OMA **repetidas**.
- Cautela: não confundir com rinossinusites alérgicas.
- Infecções bacterianas **graves**: meningites, pneumonias, osteomielite, sepse.
- Cautela: não confundir pneumonias (infecciosas) com refluxo gastroesofágico, tuberculose, fibrose cística.
- Infecções **persistentes** que não respondem à terapêutica habitual.

Outras manifestações **frequentes**:

- Fracasso do crescimento e desenvolvimento (*failure to thrive*) ou atraso do crescimento.
- Atenção: criança com bom aspecto e desenvolvimento pondoestatural normal não tem ID importante.
- Pele: abscessos, seborreia, eczema, alopecia, *rash* – lúpus, dermatomiosite, teleangiectasia, molusco contagioso disseminado, cicatrizes; cabelos anormais.
- Diarreia persistente que leva à desnutrição/Giardíase.
- Monilíase ("sapinho") oral recidivante e persistente.
- Febre prolongada de origem indeterminada.
- Sinusite persistente.
- Bronquites e pneumonias de repetição, abscesso pulmonar.
- Ausência de linfonodos, amígdalas minúsculas.
- Doenças hematológicas: anemias aplásticas, plaquetopenia; vasculites.
- Infecções por microrganismos não usuais, fungos e vírus.

Outras manifestações **ocasionais**:

- Perda de peso.
- Febre recorrente ou persistente.
- Linfoadenopatias.
- Hepato/esplenomegalia.
- Artrite/artralgia.
- Gengivite e periodontite com infecções.
- Conjuntivite crônica, recorrente.
- Reação adversa a vacinas, inclusive BCG.
- Queda tardia do coto umbilical.
- Erupção tardia da primeira dentição.
- Angiodema, sem urticária.

De acordo com a época de início:

- ▶ **Manifestações precoces** (até os 4 meses de idade) refletem imunodeficiência do sistema **inato** e **celular**.
  - Sapinho rebelde.
  - Atraso de crescimento e desenvolvimento (*failure to thrive*).
  - Diarreia crônica.
  - Sintomas respiratórios persistentes.
  - Infecções oportunistas graves e persistentes por *Listeria*, *Pneumocystis*, fungos, herpes, giárdia.
  - Investigar HIV. Solicitar hemograma.
- ▶ **Manifestações tardias** (depois dos 5 meses) refletem imunodeficiência humoral (**anticorpos**).
  - Infecções sinopulmonares repetidas por pneumococos e *H. influenzae*.
  - Com o crescimento aparecem diarrreia crônica, artrite e meningoencefalite.
    Solicite dosagem de imunoglobulinas.

2ª etapa Imunodeficiência primária *vs.* adquirida

▶ ID **primária** = genética: rara mas não tanto, ficar atento.
Valorizar: a) história familiar de imunodeficiência, de neoplasias malignas ou de doenças autoimunes; b) pais consanguíneos; c) os familiares da mãe com frequentes infecções inusitadas (ID ligada ao cromossomo X).

▶ ID **adquirida** = secundária a uma **doença de base** preexistente.
Investigar: a) desnutrição (inclusive deficiência de vitamina A e zinco); b) **aids**; c) prematuros com alimentação inadequada; d) corticoterapia crônica e terapia imunossupressiva; e) medicação anticonvulsivante; f) câncer e quimioterapia, radioterapia; g) anemia falciforme; h) diabetes; i) síndrome nefrótica; j) síndrome de Down; k) colagenoses.

Observação

1. As ID **primárias** são mais **raras**; existem aproximadamente 90 tipos. A mais frequente é por deficiência de **anticorpos** (linfócitos), 50% das ID, sendo a mais comum a deficiência de **IgA.**

3ª etapa Tente identificar o defeito imunológico (Quadro XIX-7)

Ocorre por defeito **qualitativo** ou **quantitativo** dos sistemas de defesa.

Quadro XIX-7 – IMUNODEFICIÊNCIA (ID) POR DEFEITO QUALITATIVO OU QUANTITATIVO DOS SISTEMAS DE DEFESA.

1. ID **humoral** = defeito das células B a) por diminuição dos anticorpos (associada à diminuição das imunoglobulinas, mais frequente: ID de IgA) b) por disfunção do anticorpo específico *Solicitar*: imunoglobulinas + isoaglutininas	Infecções bacterianas de repetição após os 6 meses Otites, sinusites, pneumonias, meningites, sepse por germes capsulados (pneumococos, *H. influenzae*) – meningoencefalite por enterovírus (suscetibilidade exagerada) – paralisia pós-vacina Sabin – diarreia crônica e má absorção (*Giardia*); artrite
2. ID **celular** = defeito de células T *Solicitar* Leucograma (neutrófilos e linfócitos) Linfócitos T: CD3, CD4, CD8, CD16/50 Teste HIV, PPD e candidina	Infecções crônicas com início aos 4-6 meses por fungos, vírus, bactérias, protozoários, germes oportunistas (micobactéria e *Pneumocystis*) e crescimento inadequado da criança – diarreia protraída, falha do crescimento, candidíase mucocutânea extensa – BCG disseminado; paralisia pós-vacina Sabin, linfomas
3. ID **humoral + celular** ID grave combinada (1 + 2) *Solicitar* os exames de 1 e 2	Infecções precoces e letais
4. ID da **fagocitose** = defeito dos granulócitos *Solicitar:* 1º) leucograma 2º) se for normal, teste di-hidrorrodamina (DHR)	Infecções recorrentes, início precoce, por bactérias de baixa virulência ou não usuais (*Staphylococcus epidermidis, Pseudomonas, Serratia, Klebsiella*), fungos – pele: dermatite, impetigo, celulite, abscessos – gânglios: adenite supurativa – boca: gengivite recorrente – osso: osteomielite
5. ID do sistema **complemento** a) deficiência de C5-C9* b) deficiência de C3 c) deficiência de C1, C2, C4** d) deficiência de inibidor da C1 esterase *Solicitar* Complemento total CH50; alternativa AP50	a) Infecções recorrentes com início em qualquer idade: meningite, artrite, sepse, infecções sinopulmonares recorrentes b) Infecções recorrentes por *Neisseria** (a do item 5) b) Doenças autoimunes (reumáticas)** (c do item 5) c) Angioedema (edema da face, glote)

▶ ID **HUMORAL** = defeito das células B
Acarreta **deficiência dos anticorpos**.

Características: **infecções graves recorrentes** iniciadas **após os 6 meses de vida** (às vezes após 1 ano), pois antes dessa idade existe a proteção passiva pelos anticorpos maternos recebidos por via transplacentária. Pode haver períodos assintomáticos e o crescimento ser normal.

Sinusites, pneumonias, otites, meningite, sepse por estafilococos, meningococos, pneumococos, *H. influenzae*.

Não confunda com:

- IVAS de repetição em creche.
- Amigdalites estreptocócicas de repetição.
- Infecções urinárias recidivantes.
- Alergia respiratória predispondo a infecções pulmonares recorrentes.
- Hipogamaglobulinemia transitória do lactente – infecções recorrentes mas moderadas do bebê que entrou na creche.

Outras manifestações:

- Diarreia crônica/má absorção (giardíase persistente; *Cryptosporidium*).
- Meningoencefalite viral crônica.
- Paralisia pós-vacina Sabin.
- Doenças autoimunes: hematológicas (plaquetopenia, anemia hemolítica) e reumatológicas (artrites).
- Neutropenia.
- Ausência de amígdalas e adenoides.
- Linfomas.

Se o caso for suspeito de ID humoral (Ig):

Infecções respiratórias e/ou gatrintestinais recorrentes – solicitar **eletroforese de proteínas**.

Se **gamaglobulina baixa**, excluir a possibilidade de perda proteica:

- Perda urinária (exame de urina tipo I).
- Perda fecal (dosagem de alfa-1-antitripsina).
- Considerar desnutrição e hepatopatia crônica.

Se proteína e albumina normais – solicitar dosagem de **imunoglobulinas**:

- IgG < 400mg/dL = defeito humoral.
- IgG abaixo do normal mas > 400mg/dL:
  1º) Solicitar subclasses de IgG.
  2º) Dosagem de isoaglutininas anti-A e anti-B. Se maior de 3 anos – dosagem de anticorpos pós-vacina pneumococos-23.
  3º) Dosagem de anticorpos específicos (antitetânica, pós-vacinação adequada).

Se os 3 forem normais: procure outra causa.

Se 1 deles for anormal: deficiência de IgA ou de subclasses de IgG ou de formação de anticorpos.

▶ ID **CELULAR** = defeito de células T

Caracterização: **infecção crônica de início aos 2-6 meses** (ou até o 3º ano).

Bactérias, vírus, fungos (*Candida*), infecções oportunistas (*Pneumocystis*).

Outras manifestações:

- Diarreia protraída e falha do crescimento.
- Candidíase mucocutânea extensa.
- Erupção maculopapular eritematosa de início precoce e não responsiva à medicação.
- Disseminação do BCG.
- Paralisia pós-vacina Sabin.
- Tetania hipocalcêmica no lactente.

▶ ID de **FAGOCITOSE** = defeito do granulócito – decorrente de neutropenia ou distúrbio da função dos neutrófilos.

Infecções recorrentes de início precoce por bactérias de baixa virulência ou não usuais (*Staphylococcus epidermidis, Pseudomonas, Serratia, Klebsiella*), fungos.

- Pneumonias recorrentes.
- Pele: dermatite, impetigo, celulite.
- Gânglios: adenite supurativa.
- Boca: periodontite, abscessos, osteomielite (infecções dentárias graves levando à perda prematura dos dentes).
- Cura incompleta das feridas.
- Infecções anorretais recorrentes.

▶ **ID do sistema COMPLEMENTO**: defeito do complemento

- Muito rara; a mais frequente: déficit de C2 (geralmente assintomática).
- Infecções recorrentes de início em qualquer idade.
- Bactérias: *Neisseria* (meningococos) e *E. coli* – meningite, artrite, sepse, infecções sinopulmonares recorrentes.
- **Deficiência de C1q**: doenças autoimunes graves (lúpus).
- **Deficiência de C3**: infecções graves recorrentes por pneumococos e *Neisseria*; doenças autoimunes (glomerulonefrite).
- **Deficiência de C5-C6-C7-C8**: propensão a meningite; doenças autoimunes – lúpus, vasculite, dermatomiosite, escleroderma.
- **Deficiência de inibidor da C1 esterase**: angiodema hereditário – episódios de edema nas mãos e pés, mucosa intestinal (dor acentuada), edema de glote.

▶ **ID humoral + celular: ID grave COMBINADA**

Infecções precoces, frequentemente letais.

4ª etapa Investigação LABORATORIAL das ID

1º passo Triagem mínima

O que pedir/O que observar e avaliar:

1. **Hemograma** com exame atento do **esfregaço** e VHS:
   - Anemia crônica (infecção crônica); aplasia eritrocítica pura: ID combinada, variável, timoma.
   - Neutropenia (< 500) persistente? cíclica?: repetir periodicamente o exame.
   - Neutrofilia persistente (deficiência de adesão dos leucócitos).
   - Linfopenia (sinal de ID celular) < 3.000 nos lactentes e < 1.500 nas crianças.
   - Plaquetopenia e plaquetas pequenas (síndrome de Wiskott-Aldrich).
   - Reticulócitos: reticulocitose nas anemias hemolíticas.
   - Grânulos citoplasmáticos gigantes nos leucócitos: síndrome de Chediak-Higashi.
   - Corpos de Howell-Jolly nos eritrócitos: asplenia.
2. **Eletroforese de proteínas**: hipogamaglobulinemia.
   Observação: se proteínas totais e albumina estiverem baixas, investigar perda proteica pelo tubo digestório (alfa-1-antitripsina fecal) ou pelas vias urinárias (proteinúria de 24h).
3. Dosagem das **imunoglobulinas**: exame fundamental na avaliação da imunidade humoral (célula B).
   - IgA baixa: deficiência de IgA é a mais frequente das ID.
   - IgM baixa nas ID por células B, elevada na síndrome hiper-IgM.
   - IgG baixa (atenção: o nível normal depende da idade). Considerar ID por anticorpos se a criança tem infecções repetidas e a IgG está no limite inferior do normal.
4. Avaliação funcional dos **anticorpos IgG** contra antígenos proteicos: **dosagem de anticorpos** *vs.* tétano ou difteria ou sarampo, após vacinação adequada (pelo menos 4 semanas depois da vacinação completa).

5. Avaliação funcional dos **anticorpos IgM** contra polissacarídeos: dosagem de **isoaglutininas anti-A e anti-B** contra os grupos sanguíneos.
   Ressalva: esse exame não serve para as crianças do grupo sanguíneo AB.
   Em crianças maiores de 3 anos – anticorpos específicos para a vacina pneumocócica-23 valente.
   Deficiência seletiva de IgG2 – dificuldade apenas para resposta a polissacarídeos.
6. **Radiografia de tórax** (pneumonite intersticial; timo); seios da face (sinusite crônica); cavo (amígdalas e adenoides).
7. Testes de imunidade celular: **testes cutâneos de hipersensibilidade tardia** – injeção por via intracutânea de 0,1mL de *Candida* em diluição 1:100.
   PPD (em criança vacinada com BCG).
8. **Complemento hemolítico total** (CH50) avalia a integridade funcional do complemento, via clássica.
9. **HIV** (aids é atualmente a 1ª causa de ID adquirida e deve ser pesquisada em todos os casos de ID).

2º passo Alguns testes complementares

1. **Subclasses de IgG**: considerar a variação com a idade, a necessidade de laboratório experiente e confiável.
   Confirmar com a repetição do exame após 1 mês.
2. Dosagem do **complemento**: via alternativa (AP50) e componentes do complemento; indicada nos casos com CH50 baixo e considerando os dados clínicos.
3. Função dos **fagócitos**: NBT – nos abscessos de repetição mas com número normal de neutrófilos (doença granulomatosa crônica) em meninos.
4. IgE.
5. Inibidor de C1 esterase em casos de angioedema recidivante.
6. Contagem de subpopulações de linfócitos CD4 e CD8.

3º passo Testes avançados para avaliação do estado imunológico nos casos difíceis

Referir o caso a um imunologista clínico.
Laboratórios especializados.

5ª etapa Conheça as principais DOENÇAS de ID

■ SÍNDROMES POR DEFICIÊNCIA DE ANTICORPOS

Infecções sinopulmonares recorrentes por bactérias capsuladas (pneumococos, *H. influenzae*).

1. **Agamaglobulinemia** ligada ao cromossomo X = XLA (tipo Bruton):
   - É a mais grave das síndromes de deficiência de anticorpos.
   - Redução acentuada de todas as imunoglobulinas.
   - Os pacientes não produzem anticorpos em resposta aos antígenos vacinais.
   - Infecções piogênicas graves (otites, sinusites e otites; pneumonias, abscessos, osteomielite) começam aos 6-9 meses.
   - Evolução normal das infecções virais, exceto hepatite e meningite por enterovírus.
   - Evolução desfavorável das infecções por micoplasma.
   - Hipoplasia acentuada dos gânglios, amígdalas e adenoides.
   - Células B ausentes na circulação.
2. **Hipogamaglobulinemia transitória do lactente**
   - O RN tem um nível de IgG igual ao da mãe (por transferência placentária); esse nível vai diminuindo até os 3-4 meses, quando atinge seu ponto mais baixo; daí em diante, aumenta progressivamente porque o lactente começa a sintetizar suas próprias imunoglobulinas; a normalização ocorre entre 2 e 3 anos.

   Cenário diagnóstico mais frequente
   - Criança de 1 a 1½ ano, com sinusites e otites frequentes mas não muito graves. IgG abaixo do normal com IgA e IgM normais.
     Sugere processo transitório.

   Conduta: repetir o exame a cada 6 meses, até normalização.
   Se o caso é suspeito (IgG muito baixa), solicitar isoaglutinina, anti-A e anti-B e anticorpos contra tétano.
   Se normais: hipogamaglobulinemia transitória.

   Quando encaminhar ao imunologista
   - Concentração baixa também de IgA e IgM.
   - Não melhora depois dos 3 anos.
   - História familiar de deficiência de anticorpos ou imunodeficiência combinada.
3. **Deficiência de subclasses de IgG**
   - A deficiência de IgG1, IgG2 e IgG4 pode ser encontrada em indivíduos normais.
   - Geralmente quando há deficiência de uma subclasse, a IgG total está diminuída, mas pode ocorrer deficiência de IgG2, IgG3 ou IgG4 com IgG total normal.
   - Deve-se sempre duvidar do resultado laboratorial e, nos casos de níveis baixos, convém repetir o exame (em laboratório experiente) após 1 mês.
   - Nos casos com deficiência de subclasse de IgG, solicitar dosagem de isoaglutininas anti-A e anti-B e de anticorpos específicos (contra tétano, pós-vacinação completa).
   - Como a deficiência pode ser transitória, convém repetir o exame a cada 6 meses.

- A deficiência pode ser uma anormalidade isolada ou combinada com deficiência de IgA ou ataxia-teleangiectasia.
  Deficiência de **IgG1** – IVAS de repetição; **IgG2** – infecções pneumocócicas; **IgG3** – infecções sinopulmonares moderadas, recorrentes e transitórias.

4. **Imunodeficiência comum variável**
   Imunoglobulinemia variável – níveis baixos de IgG e IgA e/ou IgM.
   Quadro clínico semelhante ao da agamaglobulinemia, com as seguintes diferenças:
   - Atinge ambos os sexos.
   - Idade de início mais tardia: depois dos 18 meses (entre 1 e 5 anos e entre 16 e 20 anos).
   - As infecções são menos graves: (a) infecções respiratórias e gatrintestinais (diarreia crônica);
     (b) doenças autoimunes: púrpura trombocitopênica, anemia hemolítica, artrite reumatoide, lúpus, tireoidite, vitiligo, cirrose biliar, alopecia; e
     (c) neoplasias malignas: linfomas, timoma.
   - Lembrar que a hipogamaglobulinemia também pode ser secundária a drogas (captopril, corticoides, carbamazepina, sulfassalazina), infecções congênitas, inclusive HIV, linfomas, nefrose, diarreia crônica.
5. **Deficiência seletiva de IgA**
   - Pacientes com IgA sérica menor que 7mg/dL com IgG e IgM normais.
   - É a imunodeficiência primária mais comum.
   - Aumento das infecções do trato respiratório, digestório e urinário, mas 50% é assintomático.
     Nas infecções recorrentes é muito mais comum encontrar deficiência de IgG que de IgA.
     O problema surge quando há associação de déficit de IgA com déficit de subclasses de IgG (incluindo IgG2) ou com manifestações crônicas de alergia.
   - Aumento das doenças autoimunes.
   - As manifestações de deficiência de IgA são personalizadas; assim, um paciente que se apresenta com doença autoimune não desenvolve infecções recorrentes.

■ IMUNODEFICIÊNCIAS CELULARES (células T)

Suscetibilidade a infecções por germes oportunistas (CMV, *Candida*, *Pneumocystis*).

Importante: frequentemente estão **associados** defeitos das células B (anticorpos).

1. **Síndromes de ID combinada grave**
   Linfopenia + hipogamaglobulinemia, linfócitos T-CD3+ inferiores a 20%.
   Função linfocítica quase ausente.
   Aparecem nos primeiros 6 meses de vida: infecções graves por bactérias gram-negativas, fungos, *Pneumocystis*, vírus; disseminação do BCG; paralisia por vacina Sabin. Diarreia crônica e desnutrição; gânglios pequenos, ausência do timo.
   Sem transplante de medula, ocorre o óbito até os 2 anos.
2. **Ataxia-teleangiectasia**
   ID combinada; IgA e IgE diminuídas e deficiência de linfócitos T.
   Deterioração neurológica e ataxia aos 2 anos com regressão do desenvolvimento; aparecimento de teleangiectasia oculocutânea aos 3-6 anos e infecções sinopulmonares recorrentes.
4. **Síndrome de Wiscott-Aldrich**
   Tríade ligada ao X – eczema, plaquetopenia, imunodeficiência.
   Manifestações já nos primeiros dias de vida – hemorragias, inclusive da circuncisão neonatal, petéquias, sangramento, diarreia sanguinolenta.
   A seguir: infecções sinopulmonares recorrentes por bactérias capsuladas.
   Mais tarde: infecções por organismos oportunistas.
   Doenças autoimunes e linfomas.
5. **Síndrome de DiGeorge**
   Síndrome velocardiofacial, com defeitos em:
   a) Timo – displasia; b) paratireoide – hipocalcemia persistente que pode ser acompanhada de convulsões no período neonatal; c) defeitos cardíacos;
   d) dismorfismo facial: alterações no palato, microcefalia, orelhas proeminentes, boca de peixe.
   Linfopenia. Considerar transplante de timo.
6. **Candidíase mucocutânea crônica**
   Micose persistente das unhas, pele e mucosas, associada à poliendocrinopatia.

■ DEFEITO FAGOCÍTICO

Infecções em geral graves, já no período neonatal, de pele, vias respiratórias e tubo digestório.

1. **Neutropenias**: são consideradas graves quando < $500/mm^3$, moderadas: entre 500 e $1.000mm^3$.
   - Agudas transitórias (até 1 mês): pós-virais, induzidas por quimioterapia e drogas (sulfametoxazol-trimetoprima, cloranfenicol).
   - Persistentes em lactentes sadios, autoimunes: febre e infecções recorrentes.
   - Agranulocitose congênita (síndrome de Kostman): infecções graves e frequentes de início precoce (primeiros 3 meses de vida).
   - **Neutropenia cíclica**: início insidioso, depois do período de lactente; periodicidade de 21 dias: (a) períodos de doença de 1 semana: febre, astenia,

estomatite aftosa, linfoadenopatia e infecções de partes moles; complicações: sepse, pneumonia, peritonite; (b) intercalam-se períodos de bem-estar e com neutrófilos normais.

Para o diagnóstico, solicitar contagem de neutrófilos 2 vezes por semana durante 6 semanas.

2. **Defeito funcional dos neutrófilos.**
3. **Doença granulomatosa crônica**
   - Infecções recorrentes gravíssimas desde o 1º ano de vida, por bactérias comuns (estafilococos: pneumonia, adenite supurativa, **abscessos** no subcutâneo e fígado) e patógenos raros (*B. cepacia*: osteomielite e pneumonia) e fungos (particularmente *Aspergillus*); gengivite.
     As infecções podem ser assintomáticas sem febre nem leucocitose com VHS alta.
   - Resposta inflamatória exuberante levando à formação de granulomas: ulceração, deiscência de feridas cirúrgicas, obstruções gatrintestinal e geniturinária; doenças autoimunes como lúpus e doença inflamatória intestinal.
     Solicitar teste do NBT.
4. **Defeitos nas vias não oxidantes dos neutrófilos**
   a) **Síndrome de Chediak-Higashi**: com grânulos gigantes nos neutrófilos. Albinismo oculocutâneo com infecções bacterianas recorrentes graves da pele e vias respiratórias.
   b) **Deficiência de adesão dos leucócitos**: infecções ulcerativas e necrosantes (sem pus) de pele, pulmões, tubo digestório e área perirretal, por estafilococos e gram-negativos.
   Leucocitose exuberante, persistente.
   c) **Síndrome hiper-IgE** (síndrome de Job).
      - Eczema grave no lactente (em 100%) com abscessos frios recorrentes que exigem drenagem (em 87%) e candidíase mucocutânea crônica (em 83%).
      - Pneumonias de repetição por germes oportunistas com pneumatoceles (em 77%).
      - Fácies com fronte ampla e traços grosseiros.
   IgE elevadíssima (> 2.000) que diminui com a idade em criança com surpreendente bom estado geral.
5. **Síndrome linfoproliferativa autoimune**

Síndrome tumoral benigna por defeito da aptose (= morte celular programada) dos linfócitos:

- Linfoproliferação: linfoadenopatia (gânglios cervicais e axilares, firmes, não dolorosos, não supurativos, não fixados à pele) persistente; esplenomegalia (com hiperesplenismo);
  50% hepatomegalia (sem alteração das provas funcionais), linfocitose com linfócitos atípicos.
  Aparecimento precoce (1º ano até 5 anos).
- Autoimunidade: sangue – anemia hemolítica, Coombs +; plaquetopenia; neutropenia; menos frequentes: glomerulonefrite, hepatite, uveíte, síndrome de Guillain-Barré; urticária.
  Ocorre em pacientes de mais idade; exacerbações e remissões.
- Neoplasias: Hodgkin, não Hodgkin, carcinoma.

■ DEFICIÊNCIA DO COMPLEMENTO

Infecções sinopulmonares recorrentes, meningite meningocócica; mais tarde: infecções recorrentes por *Neisseria*. Doenças autoimunes: GNDA, lúpus, edema doloroso recidivante.

Dosar CH50; se estiver baixo dosar C3 e C4.

CONDUTA TERAPÊUTICA

Transplante de células-tronco hematopoiético é o único procedimento curativo.

Contar com o **imunologista**.

■ IMUNODEFICIÊNCIA HUMORAL (anticorpos)

Indicação – **gamaglobulina.**

Quando – hipogamaglobulinemia congênita, imunodeficiência combinada (variável, comum, combinada grave), deficiência de produção de anticorpos, síndrome hiper-IgM.

Como – preferível por via IV.

Quanto – 400-600mg/kg, mensalmente (tentar reduzir à dose mínima, mas pode ser necessário reduzir o intervalo) por toda a vida.

Quando não usar – deficiência isolada de IgA; deficiência de subclasses de IgG sem infecções graves; infecções frequentes em crianças de aspecto saudável e sem deficiência de gamaglobulina.

Risco de reação anafilactoide.

Na falta absoluta de gamaglobulina – plasma fresco 20mL/kg.

Tendência atual – usar a via SC, 100mg/kg/semana.

Tratar as infecções; considerar quimioprofilaxia.

■ IMUNODEFICIÊNCIA CELULAR e/ou COMBINADA

Considerar emergência pediátrica.

Transplante de medula de doador compatível ou de células do cordão umbilical.

Transplante de timo na síndrome de DiGeorge.

Tratamento em centros especializados.

■ DEFICIÊNCIA de FAGOCITOSE

1. **Considerações**:
   - O paciente está mais doente que aparenta; por isso, é necessário alto índice de alerta, pois os dados clínicos são enganadores: os abscessos são frios (sem sinais flogísticos) e não há febre nem leucocitose.

- Início precoce de antibioticoterapia de largo espectro contra bactérias e fungos; antibiograma.
- Drenagem precoce dos abscessos.
- Uso profilático de sulfametoxazol-trimetoprima e itraconazol.
- INF-gama recombinante por via SC 50mg/m^2, 3 vezes por semana.

Vacinação, exceto BCG.

2. **Neutropenias**: fatores estimuladores de colônias de granulócitos (G-CSF) e de granulócito-macrófago (GM-CSF) por via SC ou IV, 5-60mcg/kg, 2 a 3 vezes por semana, no controle dos processos infecciosos.
3. **Doença granulomatosa crônica**: interferon-gama 50mg/m^2 por via SC, 3 vezes por semana, reduz a frequência e a gravidade das infecções; transfusão de granulócitos; uso profilático de sulfametoxazol--trimetoprima e itraconazol; tratamento dos granulomas com corticoide.

■ DEFICIÊNCIA de COMPLEMENTO

Não há terapia específica.

1. Plasma fresco na vigência de processo infeccioso.
2. Antibioticoterapia precoce; vacinação.
3. No **angioedema** por deficiência do inibidor da C1 esterase: tentativa de evitar edemas:
   - Terapia contínua ou preventiva com danazol (Logodal), ajustar a dose à mínima que se mostrar eficaz.
   - Alternativa: inibidor da fibrinólise (Ipsilon) com cautela por causar miopatia; útil nas intervenções cirúrgicas.
   - Antes das intervenções cirúrgicas também pode-se aplicar plasma fresco por via IV.
   - Na crise de edema: adrenalina por via SC (anti-histamínicos e corticoides não funcionam).

ATUAÇÃO DO PEDIATRA NAS ID

História e exame físico	Pesquisar possíveis causas
externas infecções e **estado geral/ crescimento prejudicados**	• frequentes, recorrentes • persistentes/crônicas • graves* • por germes não usuais • recaídas com o mesmo patógeno

* Pneumonia, sepse, meningite, encefalite, osteomielite, artrite séptica, empiema, abscessos viscerais profundos.

Questão essencial – história familiar de ID?
Defeitos morfológicos?
Se positiva, iniciar investigação pertinente/ imunologista.

I – EXAMES OBRIGATÓRIOS

1. **Hemograma**
   - Neutropenia – repetir 2 vezes; persistente? cíclica?
   - Linfopenia – ID celular.
   - Leucocitose persistente, exuberante – ID de adesão leucocitária.
   - Plaquetopenia/plaquetas pequenas – síndrome de Wiscott-Aldrich.
   - Grânulos intracelulares: síndrome de Chediak-Higashi.
2. Dosagem de **imunoglobulinas**.
   - Só IgA diminuída (< 7mg/dL) = deficiência de IgA.
   - Só IgM diminuída = deficiência de IgM.
   - IgG e IgA diminuídas, IgM elevada = síndrome hiper-IgM.
   - IgG, IgM e IgA diminuídas = hipogamaglobulinemia.
3. Sorologia para HIV (nos primeiros 18 meses de vida: RNA-PCR).
4. Isso-hematoglutininas (IgM).
5. complemento CH50.

II – EXAMES DESEJÁVEIS

1. Dosagem de anticorpos pós-vacinais – hepatite, tétano, sarampo (IgG).
2. Testes intradérmicos de leitura tardia – PPD pós-BCG, candidina (células T).
3. Teste do NBT ou DHR (di-hidrorrodamina).
4. Quantificação do CH50 (C3, C4).
5. Radiografia de cavo, adenoides.
6. Radiografia de tórax – timo.

III – SE EVIDÊNCIAS DE ID

Encaminhar ao imunologista/testes especiais.
Atenção: sempre comparar os resultados das imunoglobinas e tipos de linfócitos com os *normais para a idade*.

Exames complementares de acordo com o quadro clínico

Lactentes < 6 meses com crescimento prejudicado e desnutrição, infecções graves, diarreia crônica, sapinho rebelde	ID **celular** (+humoral) ✓ Hemograma (linfopenia) Imunoglobulinas ✓ HIV (RVA-PCR) Linfócitos T (subtipos): CD3, CD4, CD8, CD16/56 Radiografia de tórax – timo

Em crianças maiores, acrescentar PPD pós-BCG e candidina

Infecções sinopulmonares repetidas, por pneumococos/ *H. influenzae* *Alarme*: ✓ mais de 1 pneumonia ✓ não diminui com a idade	ID **humoral** Hemograma ✓ Imunoglobulinas HIV Iso-hemoaglutininas Sorologia – pós-vacina *vs.* sarampo Subtipo de linfócitos
Infecções recorrentes por meningococos (meningite)	ID por complemento Complemento total: CH50, AP5O
Infecções piogênicas recorrentes	Defeito dos **granulócitos** ✓ Hemograma (neutropenia?) Imunoglobulinas Complemento CH50, AP5O Teste DHR
Infecções recorrentes por germes não usuais Início precoce Queda tardia do cordão umbilical	ID por fagócitos ✓ Hemograma ✓ Teste DHR Imunoglobulinas HIV Subtipo de linfócitos
Angiodema sem prurido	Deficiência do inibidor de C1 estearase (✓ dosar)

✓ Exames básicos, solicitados em primeiro lugar.

3. Aids na Infância

O que é aids – manifestação mais avançada e grave da infecção pelo **vírus da imunodeficiência humana (HIV)**.

Em português, também chamada de sida.

Na criança, a principal via de transmissão é a maternoinfantil (vertical: mãe infectada–RN) que pode ocorrer em 3 momentos: pré-natal (infecção recente ou adquirida na gestação), intraparto (parto vaginal, ruptura prolongada das membranas) e pós-natal (prematuridade, aleitamento materno). A maior frequência é na fase tardia da gestação e na passagem pelo canal de parto (65% das transmissões).

CONDUTA DIAGNÓSTICA

1ª etapa Quando suspeitar

1. Antecedentes sugestivos:
   - Mãe HIV-positiva.
   - Pais com comportamento de risco.
   - Transfusão em condições não seguras.

   e/ou
2. Manifestações clínicas inespecíficas mas compatíveis:
   - Deficiência de peso; emagrecimento; desenvolvimento atrasado.
   - IVAS recorrente/pneumonia de repetição.
   - Diarreia protraída.
   - Febre persistente ou repetida.
   - Sapinho rebelde.
   - Dermatites resistentes ao tratamento.
   - Linfoadenopatia.
   - Hepatoesplenomegalia.
   - Hipertrofia de parótidas/parotidite de repetição.
   - Anemia, plaquetopenia.

2ª etapa Apresentação clínica

Padrão 1 (20%) – início nos primeiros meses de vida, **evolução rapidamente progressiva** com infecções bacterianas de repetição; sapinho rebelde, diarreia protraída, falha no crescimento ponderal, pneumonia por *Pneumocystis*, encefalopatia.

Padrão 2 (idade escolar) – **evolução mais lenta** com sapinho persistente, diarreia prolongada ou intermitente, linfoadenopatia, hepatoesplenomegalia, hipertrofia da parótida, infecções.

3ª etapa Manifestações clínicas

1. **Infecções de repetição**
   - Infecções não graves: IVAS (otites, sinusites) recorrentes ou persistentes; infecções cutâneas (abscesso, celulite) e urinárias.
   - Infecções graves: pneumonias, artrite séptica, osteomielite, abscessos profundos, sepse.
2. **Tuberculose** – pode ser a 1ª manifestação da aids e até a pista para seu diagnóstico. Suspeitar nas bronquites persistentes com febre baixa e nas pneumonias que não se curam com o tratamento habitual. Além das pneumonias, a tuberculose pode ser ganglionar; eventualmente meningite e miliar.
3. **Infecções oportunistas** – a mais comum na criança é a **pneumonia** por *Pneumocystis carinii*, pode ser a 1ª manifestação de aids. Manifesta-se por taquipneia, crises de apneia, tosse incomodativa; *radiografia*: padrão intersticial difuso, peri-hilar, envolvimento dos ápices.

   Outras: candidíase e outras micoses; virais: herpes simples disseminado, zóster, citomegalovírus; *Cryptosporidium*.
4. **Pneumonia intersticial linfocítica** – doença pulmonar crônica: taquipneia, tosse, cianose, dedos baqueteados, aumento dos gânglios, em crianças

maiores de 1 ano. *Radiografia*: infiltrado nodular difuso. Reagudizações por infecções bacterianas (radiografia: envolvimento alveolar).

5. **Neuropatia**

   Envolvimento neurológico precoce: encefalopatia progressiva causada pelo HIV. *Tomografia*: atrofia cortical com alargamento dos sulcos e hidrocefalia.

   Meningoencefalites virais, bacterianas: por fungos e tuberculose. Na presença da febre, cefaleia, sinais de irritação meníngea: liquor completo, incluindo fungos (criptococos). Solicitar fundo de olho.

6. **Afecções cardiovasculares** – miocardites, miocardiopatia dilatada, endocardite, arritmias, insuficiência cardíaca congestiva, derrame pericárdico, hipertensão pulmonar.

4ª etapa Conheça os recursos laboratoriais

- *Ideal* (padrão-ouro): cultura viral.
- *Inconveniente*: inexequível na prática.
- Substituto *prático*: métodos serológicos que identificam os anticorpos anti-HIV.

Teste inicial de escolha por ser mais simples e o mais sensível – o de técnica **imunoenzimática** (ELISA).

Inconveniente: por ser muito sensível pode dar resultados falso-positivos.

Por isso, é obrigatória a confirmação por outro teste sorológico – *Western blot*.

Para o diagnóstico de HIV, é obrigatório que ambos sejam positivos.

- *Problema*: os testes sorológicos falham em 2 situações:
  a) não diferenciam os anticorpos maternos transmitidos passivamente ao recém-nascido de mãe HIV-positiva (falso-positivo) de anticorpos decorrentes de infecção verdadeira do lactente;
  b) após a infecção pelo HIV, existe uma janela imunológica (aproximadamente 3 meses) em que a sorologia permanece negativa (falso-negativo).

Ambos os casos podem determinar demora para a certeza diagnóstica quando se sabe que o diagnóstico e o tratamento precoces podem alterar o prognóstico.

- *Solução*: determinação da **carga viral** do HIV por **reação em cadeia da polimerase** = PCR.
  a) Qualitativo: DNA-PCR.
  b) Quantitativo (em cópias/mL): RNA-PCR – até 100.000 cópias/mL, sugere resultado falso-positivo; pedir novo teste após 4 semanas; < 100.000, o tratamento pode ser adiado, sob observação; > 100.000, considerar tratamento.
- Testes **rápidos** no sangue ou saliva: são úteis para triagem.

5ª etapa Diagnóstico de HIV na prática

Caso 1 – recém-nascido de mãe HIV-positiva

Todos são soropositivos por transferência transplacentária de anticorpos maternos, mas alguns podem ter infecção verdadeira.

Como distinguir?

1º) Repetir sorologia a cada 3 meses:
   a) 2 sorologias negativas em criança maior de 12 meses indicam soroconversão/negativação, portanto era falso-positivo. Confirmar aos 18 meses;
   b) sorologia ainda positiva aos 18 meses = infecção do lactente pelo HIV.

2º) Antecipação do diagnóstico pela pesquisa do vírus HIV pelo PCR:

   Solicitar DNA-PCR – opcional ao nascimento; aos 14-21 dias, sensibilidade de 93%; com 1 a 2 meses, sensibilidade de 99%; e aos 4-6 meses, especificidade de 99%.

   Todo teste positivo deve ser repetido para confirmação (este pode ser realizado também com RNA-PCR).

   Conforme a disponibilidade, o teste inicial pode já ser feito com RNA-PCR.

3º) Criança de mães HIV positivas que não foram testadas até os 18 meses – solicitar os anticorpos.

4º) Filhos de mãe HIV positiva e que persistem em **aleitamento materno** – continuam a testar durante toda a amamentação e até 6 meses após o desmame.

Caso 2 – **suspeita clínica** de infecção pelo HIV

Solicitar os anticorpos anti-HIV.

Se a apresentação clínica é sugestiva de **síndrome retroviral aguda**, que é a fase aguda precoce com anticorpos ainda negativos – solicitar RNA-PCR.

Caso 3 – adolescentes de risco (sexualmente promíscuos, uso de drogas injetáveis), solicitar anticorpos anti-HIV após os 13 anos e depois anualmente.

Caso 4 – testes rápidos (*screening*) positivos. Confirmar com os exames-padrão.

6ª etapa Classificação

Os casos de infecção comprovada pelo HIV podem ser classificados (CDC, 1994) em:

Categoria N – **não** sintomática.

Categoria A – sintomatologia **leve** com manifestações inespecíficas: poliadenomegalia, hepatoesplenomegalia, dermatite, parotidite crônica, IVAS recorrentes ou persistentes.

Categoria B – sintomatologia **moderada** com sapinho persistente, diarreia crônica, febre persistente, mais que 2 estomatites em 1 ano, hepatite, CMV (início no

1º mês de vida), herpes-zóster (dois episódios ou mais que um dermátomo), pneumonia intersticial linfocítica, varicela disseminada, infecção bacteriana invasiva.

Categoria C – sintomatologia **grave**: infecções bacterianas graves repetidas, sepses, candidíase esofágica, diarreia, emagrecimento, encefalopatia progressiva pelo HIV, meningoencefalites por criptococos, toxoplasmose, CMV disseminado, pneumonia por *Pneumocystis*; linfomas; *wasting* síndrome (= emagrecimento, diarreia protraída e febre persistente) ou caquexia.

7ª etapa **Avaliação e estadiamento** do paciente HIV-positivo.

1. História completa.
2. Exame físico detalhado.
3. Exames laboratoriais básicos:
   Hemograma; testes hepáticos: transaminases; testes renais: exame de urina, ureia, creatinina; perfil lipídico: colesterol, triglicérides; enzimas: lipase, amilase; eletrólitos: cálcio, fósforo.
   Sorologia para hepatites B e C, CMV, toxoplasma.
   Teste tuberculínico (PPD).
4. Contagem de CD4; em crianças menores de 5 anos, preferir a porcentagem em vez do número total de CD4.

8ª etapa **Categoria imunológica (baseada nos L-CD4)**

Categoria imunológica da classificação da infecção pelo HIV na criança (menores de 13 anos).

Alteração imunológica	Contagem de linfócito T-CD4+		
	Idade		
	< 12 meses	1-5 anos	6-12 anos
Ausente (1)	> 1.500	> 1.000	> 500
	(> 25%)	(> 25%)	(> 25%)
Moderada (2)	750-1.499	500-900	200-499
	(15-24%)	(15-24%)	(15-24%)
Grave (3)	< 750	< 500	< 200
	(< 15%)	(< 15%)	(< 15%)

CONDUTA TERAPÊUTICA

Apoio psicossocial às famílias; acompanhamento multidisciplinar com acesso fácil ao Serviço.

Controle mensal do crescimento e do desenvolvimento. Orientação alimentar. Calendário vacinal habitual; casos classificados como C3 não devem receber vacina MMRV.

TRATAMENTO ANTIRRETROVIRAL

▶ Quem tratar

a) Não tratar crianças sem supressão e com sintomas leves
   nem com supressão moderada mas sem sintomas.
   Fazer acompanhamento clínico e laboratorial, incluindo subpopulação de linfócitos CD4/CD8 e carga viral de HIV-1, a cada 2-3 meses. Iniciar o tratamento se houver piora imunológica (queda de CD4) ou sintomatologia clínica.
b) Tratar as crianças com contagem anormal de CD4 (N2 ou N3) ou sintomatologia clínica (ver categorias A e B) ou carga viral elevada (mais de 100.000 cópias/mL) ou em elevação progressiva.
   Tratamento o mais **precoce** possível.
c) Muitos pesquisadores indicam a terapia retroviral para todos os lactentes menores de 1 ano comprovadamente infectados.

▶ Com que tratar

O tratamento é dinâmico e está sendo continuamente atualizado com a introdução de drogas novas e retiradas de algumas antigas.

1. Inibidores de transcriptase reversa nucleosídeos = ITRN:
   zidovudina (AZT), didanosina (ddi), abacavir (ABC), lamivudina (3TC), estavudina (d4T).
2. Inibidores da transcriptase reversa não nucleosídeos = ITRNN: nevirapina (NVP), efavirens (EFV).
3. Inibidores da protease = IP: ritovanir (RTV), nelfinavir (NFV).
   Iniciar com 3 drogas: 2 ITRN + 1 ITR ou IP.

Indicação para o início de terapia antirretroviral em crianças infectadas pelo HIV, de acordo com a classificação do CDC de 1994.

Alteração imunológica	N	A	B	C
Ausente (1)	N1	A1	B1	C1
Moderada (2)	N2	A2	B2	C2
Grave (3)	N3	A3	B3	C3

N1 e A1 = não tratar, observar.
N2 e B1 = considerar tratamento.
A2, B2, C2, N3, A3, B3 e C3 = tratar.
Convém tratar todos os lactentes < 12 meses infectados e todas as adolescentes grávidas infectadas.

▶ Como fazer o controle

a) Observar os **efeitos colaterais** (náuseas, vômitos, dor abdominal e cefaleia) – informar que são leves e tendem a desaparecer após algumas semanas de uso.
b) Determinar a **eficácia** após 12 semanas – evolução clínica, crescimento, desenvolvimento, CD4 e CV (carga viral).

c) Manter controle e monitoração a cada 3-4 anos.

Parâmetros para considerar **falha terapêutica**:

a) Deterioração clínica (piora da classificação sintomatológica); atraso de crescimento e/ou desenvolvimento.
b) Critério imunológico; redução de CD4 (queda rápida ou redução > 20% demonstrada em 2 determinações seriadas).
c) Critério virológico: falta de queda substancial da CV ou CV ainda detectável após 6 meses de tratamento.

Que **modificações fazer** nos casos de **falha terapêutica**:

a) Novas drogas das mesmas classes já citadas.
b) Novas classes de drogas como inibidores de fusão, antagonistas CCR5 e inibidores de integrase.

A terapia retroviral deve ser planejada e monitorada por especialista em HIV.

TRATAMENTO DAS OUTRAS INFECÇÕES NAS CRIANÇAS COM AIDS

1. IVAS, infecções das partes moles, ITU, pneumonias, diarreias: tratamento igual aos casos semelhantes em crianças normais da mesma faixa etária.
2. **Tuberculose**: esquema tríplice por 2 meses seguido por esquema duplo até completar 9 meses (ver capítulo correspondente). Meningoencefalite: INH e RF em doses dobradas; tratamento de 1 ano.
3. **Pneumonia por *Pneumocystis carinii***: sulfametoxazol-trimetoprima (100mg/kg/dia de sulfametoxazol), por VO ou IV, 6/6h, 21 dias.
4. **Varicela-zóster**: aciclovir (Zorivax) 10mg/kg/dose, 8/8h, por VO ou IV, 10 dias.
   Gengivoestomatite: 5mg/kg/dose, 8/8h.
5. **Citomegalovírus** (pneumonite, colite, retinite): ganciclovir 7,5 a 15mg/kg/dia, por via IV, a cada 8 ou 12h, 21 dias. A seguir: tratamento profilático.
6. **Candidíase orofaríngea** (sapinho): nistatina (Micostatin), pingar na boca 2 a 6mL por vez, 4 vezes ao dia, durante 10 dias, e tópico: cetoconazol (Daktarin gel oral), 4 vezes ao dia.
   Nos casos muito graves ou resistentes: cetoconazol (Nizoral, Cetonax), 5 a 10mg/kg, de 12/12h, por VO, durante 14 a 21 dias; alternativa: fluconazol (Zoltec) 2 a 8mg/kg, por VO, 1 vez ao dia.
7. **Micose sistêmica**: anfotericina B (Fungizon) 0,3-0,6mg/kg, por via IV, 24/24h, durante 4, 6 ou mais semanas.
8. **Toxoplasmose**: sulfadiazina + piremetamina (Daraprin) e ácido folínico (Leucovorin).
9. **Diarreia por *Cryptosporidium***: espiramicina (Rovamicina) tem sido utilizada com resultados desapontadores.
10. **Pneumonia intersticial linfocítica**: oxigenoterapia, quando indicado; prednisona durante 1 a 4 semanas e retirada gradual; reagudizações bacterianas: antibióticos; nos quadros crônicos com bronquiectasia, considerar *Pseudomonas*.

PROCEDIMENTOS PROFILÁTICOS

1. **Mãe infectada** – AZT
   Na gravidez (a partir da 14ª semana): 200mg, por VO, 3 vezes ao dia, ou 300mg, 2 vezes ao dia.
   No parto: 20mg/kg, por via IV, na 1ª hora, e 1mg/kg nas horas subsequentes até o parto.
   RN: iniciar nas primeiras 8 a 12h de vida e manter até 6 semanas: 2mg/kg a cada 6h, até 6 semanas.
2. **Pneumonia por *Pneumocystis jiroveci***
   Faixa etária de maior risco: 3-6 meses.
   Profilaxia em todas as crianças nascidas de mãe HIV-positiva, desde 4 a 6 semanas até 4 meses. *Dos 4-12 meses*: profilaxia, se a infecção do lactente não foi excluída. *1 a 5 anos*: profilaxia se CD4 < 500 ou < 15%; *6-12 anos*: se CD4 < 200 ou < 15%.
   Droga: sulfametoxazol-trimetoprima 30-40mg/kg/dia do SMX em dose única diária, 3 dias consecutivos, por semana ou dias alternados.
3. **Criança com infecções bacterianas de repetição**
   Imunoglobulina, por via IV, 400mg/kg a cada 28 dias.
4. **Tuberculose**
   Crianças HIV-positivas em contato domiciliar com tuberculoso.
5. Crianças IgG positivas para *Toxoplasma* e categoria C3: sulfametoxazol-trimetoprima.
6. **Infecções por citomegalovírus**
   Após o tratamento, manter profilaxia com ganciclovir 2 a 3 vezes por semana.
7. **Imunização**
   O esquema habitual, seguido com rigor, inclui vacinas contra pneumococos, meningococos, gripe. Nas crianças sintomáticas e/ou com alteração da imunidade, evitar vacinas de vírus vivos (sarampo, rubéola, caxumba) e o BCG; a vacina antipólio oral (Sabin) deve ser substituída pela inativada parenteral (Salk = IPV).
   Vacinas não incluídas no calendário oficial estão disponíveis nos Centros de Imunobiológicos Especiais da Secretaria de Estado da Saúde de São Paulo.

   Orientação – se você vai ser o responsável pelo tratamento de uma criança aidética, procure no CD-Rom, anexo a este livro, as drogas, suas doses e efeitos colaterais, segundo o Ministério da Saúde.

SEÇÃO XX

Neoplasias Malignas (Câncer)
Oncologia Pediátrica

coordenadores **Antonio Sérgio Petrilli. Andreza Almeida Senerchia**

colaboradores **Maria Lucia de Martino Lee. Maria Lucia de Martino Lee. Flavio Luisi. Antonio Sérgio Pethilli. Monica Cypriano. Carla Renata Donato Macedo. Hélio Consentino. José Donato de Próspero. Kátia Verônica Torres de Barros Silva. Eliana Maria Monteiro Caran. Nayla Saba da Silva. Adriana Saber**

O Institulo de Oncologia Pediátrica – GRAACC/UNIFESP é um dos principais centros de referência para o tratamento de crianças e adolescentes com câncer no Brasil. O mais alto nível de assistência integral é oferecido devido ao apoio da iniciativa privada e comunidade; e educação e pesquisa são realizadas em parceria com a Universidade Federal de São Paulo.

ATENÇÃO PODE SER CÂNCER

Seu **diagnóstico precoce** pode salvar uma vida

Sinais/sintomas	Câncer
Gânglios aumentados, indolores, de consistência firme, fixos a planos profundos, sem sinais flogísticos que não diminuem em 6 semanas	Leucemia/Linfoma
Gânglios aumentados em região epitroclear e supraclavicular	Linfoma
Dor articular, febre de origem indeterminada, adenomegalia generalizada	Leucemia
Dor óssea localizada ou em torno das articulações com aumento do volume local	Osteossarcoma/Tumores da família Ewing/PNET
Adenomegalia cervical unilateral com ou sem febre, emagrecimento e aumento de VHS	Linfoma de Hodgkin
Púrpura associada à anemia	Leucemia
Massa abdominal palpável	Wilms, Neuroblastoma, Linfoma
Estrabismo unilateral fixo em lactente ou leucocoria	Retinoblastoma
Cefaleia progressiva associada a vômitos matutinos ou qualquer alteração neurológica de início súbito	Tumor do SNC
Hematúria sem evidência de GNDA	Wilms
Puberdade precoce	Hepatoblastoma, carcinoma de adrenal e tumor de ovário

1. Leucemias Agudas na Infância

LEUCEMIA LINFOIDE AGUDA (LLA)

Caso ilustrativo – menino de 11 anos de idade, branco. Há 2 meses com história de claudicação. Há 1 mês iniciou empalidecimento progressivo. Há 15 dias a mãe notou aparecimento de equimoses, inicialmente em membros inferiores e posteriormente em tronco. Nega febre. Bom estado geral, descorado 2+/4+, anictérico, afebril. Abdome globoso com fígado a 5cm do RCD e baço a 4cm do RCE. Testículos sem anormalidades. Extremidades: sem anormalidades. Pele com equimoses em membros inferiores e tronco; petéquias em tronco e face. Hemograma – hemoglobina: 8g/dL; reticulócitos: 0,1%; leucócitos: 52.000/mm^3; segmentados: 2%; linfócitos: 10%; blastos: 88%; plaquetas: 25.000/mm^3. Radiografia de tórax e de ossos longos normais. Ultrassonografia de abdome: hepatoesplenomegalia homogênea. Ureia/creatinina: normais; AST/ALT: normais; DHL: 950U/L; ácido úrico: 7mg/dL. Mielograma: 98% de blastos linfoides. Reação de peroxidase: negativa. Imunofenotipagem: LLA de linhagem B. Citogenética: normal (46,XY). LCR: normal.
Conclusão: **LLA de linhagem B**.

O que é – neoplasia primária da medula óssea, resultado da transformação maligna de um precursor linfoide, o que leva a um crescimento desordenado de células linfoides imaturas (**blastos**).

- Responsável por 75% das leucemias infantis.
- Epidemiologicamente constitui o câncer mais comum da infância.
- Pico de incidência entre **2 e 5 anos de idade.** Discretamente mais comum no sexo masculino (1,2:1). Em relação à raça, nos Estados Unidos, é mais comum em brancos.

Fatores de risco: poucos fatores estão associados ao risco de desenvolvimento da doença, entre eles podemos citar:

1. Exposição materna pré-natal à radiação ionizante.
2. Exposição pós-natal a altas doses de radiação.
3. Doenças genéticas constitucionais: síndrome de Down (possuem 10 a 20 vezes mais risco), neurofibromatoses, síndrome de Shwachman, síndrome de Bloom, ataxia-teleangiectasia.

1ª etapa Quando suspeitar

- Palidez progressiva.
- Fadiga.
- Dor óssea e/ou articular (principalmente quando acorda a criança à noite).
- Hematomas.
- Equimoses.
- Petéquias de aparecimento espontâneo.
- Adenomegalias não dolorosas, principalmente retroauriculares, supraclaviculares, epitrocleares, poplíteas.
- Aumento do volume abdominal.

2ª etapa Manifestações clínicas

Quadro clínico bastante **variável**, de acordo com o grau de infiltração medular e com o grau de extensão extramedular da doença. Início agudo ou insidioso.

1. **Sinais e sintomas mais comuns**:
   - Febre: sem características específicas, ocorre em cerca de 50 a 60% dos pacientes.
   - Dor óssea e/ou articular (Fig. XX-1): em geral, manifestando-se como claudicação, recusa à deambulação, costuma acordar a criança à noite. Pode ocorrer como sintoma inicial em até 30% dos casos.
   - Palidez, fadiga: em cerca de 44% dos pacientes.
   - Sangramento (exemplo: petéquias, epistaxes, gengivorragia). Ocorre em aproximadamente 48% dos casos e em geral é leve.
   - Adenomegalias, usualmente não dolorosas, podem ser localizadas ou generalizadas (Fig. XX-2); acometem 50% dos pacientes.
   - Hepatoesplenomegalia ocorre em 68% dos pacientes.
2. **Manifestações clínicas menos comuns**:
   - Presença de massa em mediastino anterior associada ou não a derrame pleural, pode ser observada em pacientes portadores de LLA de linhagem T.

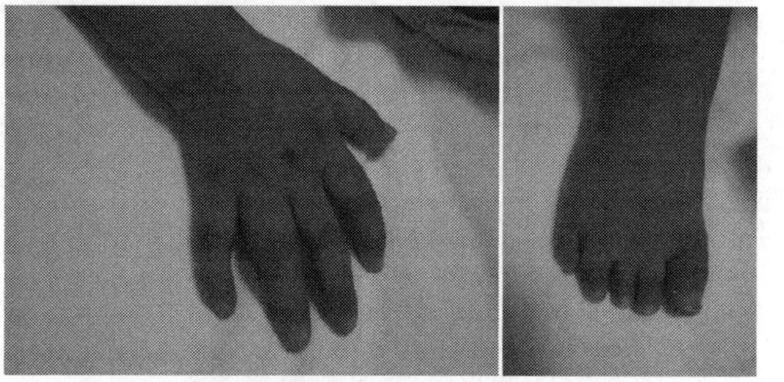

Figura XX-1 – LLA: artrite em mão e pé.

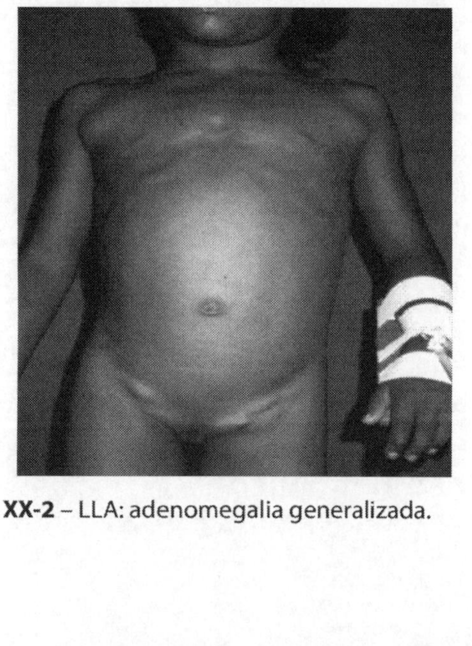

Figura XX-2 – LLA: adenomegalia generalizada.

Pode ser assintomática (achado radiológico) ou acompanhada de quadro de dispneia de intensidade variável até quadro de síndrome de compressão de veia cava superior.

- Envolvimento ocular: visão borrada, fotofobia, dor ocular.
- Sinais e/ou sintomas de envolvimento do sistema nervoso central: comprometimento de nervos cranianos (III, IV, VI-VIII); eventualmente de compressão medular. Raramente podem ocorrer infiltração do hipotálamo com quadro de hiperfagia, ganho de peso patológico, *diabetes insipidus*.
- Nódulos subcutâneos: costumam ser manifestação bastante característica em lactentes menores de 12 meses.
- Aumento das glândulas salivares.
- Aumento não doloroso do testículo.
- Priaprismo: raro, em geral associado a altas contagens leucocitárias.

3. Duração dos sintomas pode variar de meses a dias (maioria dos casos).
4. Diagnóstico diferencial com várias doenças pediátricas e neoplásicas:
   - Doenças não malignas: artrite reumatoide juvenil; mononucleose infecciosa, pertússis, parapertússis; púrpura trombocitopênica imunológica; aplasia medular; leishmaniose visceral (calazar).
   - Doenças malignas: neuroblastoma; rabdomiossarcoma; linfoma; retinoblastoma; tumores da família Ewing.

3ª etapa Investigação diagnóstica

INVESTIGAÇÃO HEMATOLÓGICA

▶ Hemograma

Mostra diferentes anormalidades; em geral, anemia, alterações nas contagens leucocitárias e trombocitopenia. Cerca de 10% dos casos podem apresentar-se com hemograma normal ao diagnóstico.

Anemia – hemoglobina abaixo de 10g/dL ocorre em cerca de 80% dos pacientes. É em geral normocítica normocrômica; com contagem baixa de reticulócitos.

Alteração no número de **leucócitos** – metade dos pacientes apresenta leucometria superior a 10.000/mm^3; em cerca de 20%, o número de leucócitos ao diagnóstico será superior a 50.000/mm^3.

Neutropenia (número absoluto de granulócitos inferior a 500/mm^3) – frequente e associada a aumento no risco de infecções.

Trombocitopenia (plaquetas inferiores a 150.000/mm^3) – ocorre em cerca de 75% dos pacientes. A intensidade e o grau de sangramento variam de acordo com o grau de trombocitopenia.

Linfoblastos – presentes em quantidades variáveis, podendo inclusive estar ausentes (em até 30% dos casos), o que nunca deve excluir a hipótese diagnóstica em quadro clínico sugestivo.

▶ Mielograma

A punção aspirativa da medula óssea é o exame que confirma o diagnóstico de leucemia. Por meio dele, realizam-se os estudos morfológico/citoquímico, imunofenotípico e citogenético/molecular das células blásticas.

- **Diagnóstico morfológico/citoquímico**

  O diagnóstico morfológico de LLA é baseado no achado de **25% ou mais de blastos linfoides** na medula óssea. Reações citoquímicas (reação de peroxidase) são utilizadas como complementação ao estudo morfológico, mas atualmente não são consideradas mandatórias no diagnóstico. A classificação FAB (franco-americano-britânica) reconhece três tipos morfológicos de LLA, a saber: L1, L2 e L3, sendo L1 o mais frequente. Apesar de ainda ser usada, a classificação morfológica é de pouco valor na LLA, não apresentando correlação nem com o prognóstico nem com os subtipos imunológicos, com exceção da LLA L3.

- **Diagnóstico imunofenotípico**

  Atualmente, a imunofenotipagem é considerada o exame fundamental para a caracterização da LLA. Permite, por meio do uso de anticorpos monoclonais, determinar com precisão a linhagem (mieloide ou linfoide) e a sublinhagem da LLA (B derivada ou T derivada). Dessa forma, em relação ao diagnóstico imunofenotípico, podemos subdividir as LLAs pediátricas em LLA pró-B (5-6%), LLA comum (55-65%), LLA pré-B (20-25%), LLA B madura (2-3%) e LLA T (13-15%). Vale ressaltar que a imunofenotipagem não possui, isoladamente, impacto prognóstico, mas sim importante papel na orientação terapêutica. Além disso, as técnicas de imunofenotipagem permitem a avaliação posterior de um importante elemento na caracterização prognóstica da doença: o estudo da doença residual mínima (DRM). A avaliação da DRM permite identificar precocemente os níveis submiscroscópicos das células leucêmicas e que estão implicados nas recidivas da doença.

- **Diagnóstico citogenético/molecular**

  O estudo cromossômico das células leucêmicas linfoides permite identificar e caracterizar diferentes tipos de alterações que são de grande impacto prognóstico. Essas alterações podem ser tanto numéricas (ganho ou perda de cromossomos), quanto estruturais (translocações, predominantemente) e estão presentes em 60-85% dos casos. Algumas alterações numéricas podem relacionar-se com excelente prognóstico (hiperdiplodia – presente em 25% dos casos) e outras com prognóstico bastante desfavorável (hipodiploidia). Da mesma forma, algumas alterações estruturais/moleculares possuem importante correlação prognóstica. A presença da t(12;21)/RUNX-ETV6 (TEL-AML1) ocorre em cerca de 28% das LLAs de precursores B e associa-se com excelente prognóstico; por outro lado, a presença da t(4;11)/AF4-MLL associada a mau prognóstico ocorre em 70% das leucemias em crianças com menos de 12 meses. Outras alterações estruturais podem ser encontradas e todas guardam questões prognósticas específicas; entre elas podemos citar: t(9;22), t(1;19), entre outras.

Na LLA através de técnicas moleculares (reação da cadeia de polimerase – PCR) também pode-se estudar a doença residual mínima (DRM).

AVALIAÇÃO DO LÍQUIDO CEFALORRAQUIDIANO

A punção lombar faz parte dos procedimentos diagnósticos iniciais da LLA.

Menos de 5% dos pacientes apresentam doença no sistema nervoso central (SNC) ao diagnóstico; entretanto, este representa importante santuário da doença. Considera-se envolvimento do SNC o achado de hipercitose liquórica (leucócitos $\geq 5/mm^3$) com presença de blastos, acometimento de par craniano ou evidência de compressão medular (sem colabamento de vértebra), mesmo que o LCR seja normal.

AVALIAÇÃO RADIOLÓGICA

- Radiografia de tórax anteroposterior + perfil: identificação de massa mediastinal.
- Radiografia de ossos longos: levantamento periosteal; bandas transversais e metafisárias, lesões osteolíticas e osteoporose difusa. Não tem conotação prognóstica.
- Radiografia da coluna: desabamento vertebral.
- Ultrassonografia abdominal (avaliação de rins, ovários, linfonodos, baço/fígado).

AVALIAÇÃO BIOQUÍMICA

Exames para avaliação do grau de disfunção dos demais órgãos e/ou distúrbios metabólicos associados – função hepática; função renal – creatinina; desidrogenase láctica e ácido úrico (elevados nas grandes massas leucêmicas); eletrólitos; proteinograma; coagulograma.

4ª etapa Fatores prognósticos em LLA

A caracterização do risco individual de cada paciente ao sucesso ou falha à terapia norteia o princípio da definição dos fatores prognósticos

O prognóstico da LLA está diretamente relacionado a determinadas características clínicas e biológicas observadas ao diagnóstico (Quadro XX-1).

CONDUTA TERAPÊUTICA

O tratamento da LLA compreende o uso de poliquimioterapia sistêmica e terapia de suporte (tratamento precoce das infecções, terapia transfusional adequada, profilaxia para Pneumocystis carinii, entre outros)

O propósito do tratamento quimioterápico é a erradicação das células leucêmicas e de seus progenitores, permitindo assim a expansão e recuperação das células hematopoiéticas normais. Os regimes terapêuticos atuais dividem a terapia em quatro elementos principais: indução da remissão, terapia preventiva do sistema nervoso central (SNC), consolidação/intensificação e terapia de manutenção.

1. **Indução da remissão** – visa restaurar rapidamente a hematopoiese normal e o desaparecimento de todos os sinais e sintomas associados à doença. Atualmente, 95-98% dos pacientes obtêm remissão clínica completa ao término de 4 a 6 semanas de indução. O esquema indutório tipicamente inclui a administração de um glicocorticoide (dexametasona ou prednisona), o uso da vincristina e da L-asparaginase e/ou um antracíclico.
2. **Fase de consolidação/intensificação e reindução** – é iniciada imediatamente após a obtenção da remissão clínica completa (RCC) e visa maximizar a precoce destruição das células neoplásicas. Inclui o uso de drogas utilizadas anteriormente em doses aumentadas (por exemplo: metotrexato, Aracytin),

Quadro XX-1 – CARACTERÍSTICAS CLÍNICAS E BIOLÓGICAS DA LLA.

Fator	Favorável	Desfavorável
Idade ao diagnóstico	≥ 1 a e < 10 anos	1 a ou ≥ 10 anos
Leucometria inicial (mm^3)	Inferior a 50.000	≥ a 50.000
Doença em SNC	Negativa	Positiva
Imunofenótipo	LLA comum	LLA pró-B
Alterações genéticas/moleculares	Hiperdiploidia (> 50 cr); rearranjo RUNX-ETV6 (TEL-AML1)	Hipodiploidia (< 44 cr); AF4- MLL, t (9;22)
Velocidade de resposta ao tratamento	Rápida; DRM negativa no final da indução	Lenta; DRM positiva no final da indução

ou a introdução de novos agentes com mínima resistência cruzada entre si, geralmente administradas em repetidos cursos durante vários meses.

3. **Tratamento do sistema nervoso central** – o objetivo do tratamento é a erradicação da doença oculta do SNC, que é realizada logo após a obtenção da remissão clínica ou após a fase de consolidação. A terapia dirigida ao SNC pode ser realizada com o uso de medicação intratecal (metotrexato associado ou não a citarabina e dexametasona) e/ou com quimioterapia sistêmica intensiva (metotrexato e citarabina em doses elevadas). A radioterapia hoje está restrita para pacientes com alto risco de recaída em SNC.
4. **Manutenção** – essa fase tem como objetivo a contínua destruição das células leucêmicas residuais por tempo relativamente prolongado e, assim, evitar as recaídas tardias. A terapia de manutenção é baseada na administração semanal de metotrexato e diária de 6-mercaptopurina.

O transplante alogênico de medula óssea em LLA pediátrica tem indicação bastante limitada, estando restrito às falhas indutórias e recidivas medulares precoces.

PROGNÓSTICO

Atualmente, devido aos grandes avanços no tratamento e nas medidas de suporte, cerca de 80% das crianças portadoras de LLA possuem chance real de cura.

LEUCEMIAS MIELOIDES AGUDAS (LMA)

<u>**Caso ilustrativo**</u> – menino de 14 anos de idade, branco. Há 1 mês a mãe vem observando empalidecimento. Há 10 dias com quadro de febre e gengivorragia. Bom estado geral, descorado 2/4 cruzes, anictérico, eupneico, afebril. Orofaringe: hipertrofia gengival moderada. Abdome: plano, sem visceromegalias. Testículos com aumento de volume bilateralmente, estando estes endurecidos à palpação. Extremidades: sem alterações. Pele: petéquias em tronco e membros inferiores. Exames subsidiários – hemograma: Hb 8,5g/dL; reticulócitos 0,5%; leucócitos totais 12.500/mm³; bastonetes 1%; segmentados 3%; eosinófilos 0%; linfócitos 5%; monócitos 15%, blastos 76%. Plaquetas: 15.000/mm³; radiografia de tórax/ossos longos: normais; transaminase: normal; DHL: 550U/L; ácido úrico: 5mg/dL. US de abdome: aumento de volume renal bilateralmente. Mielograma: 90% de blastos com características monocitoides. Reação esterase inespecífica: positiva em blastos.

Imunofenotipagem: positiva para marcadores mieloides. Citogenética: monossomia 5.

Conclusão – LMA-M5 (**leucemia monocítica aguda**). Classificação FAB.

O que é – grupo heterogêneo de leucemias caracterizado pelo acúmulo de células hematopoiéticas imaturas (blastos) na medula óssea e em sítios extramedulares, a partir da proliferação anômala de um progenitor da linhagem mieloide.

- Representa 20% das leucemias infantis.
- Sua incidência permanece estável desde o nascimento até cerca de 10 anos de idade, sofrendo um pequeno pico na adolescência.
- Incide igualmente em ambos os sexos, com discreto aumento de incidência em hispânicos.

Peculiaridades:

a) Convém salientar que nos quadros de leucemia congênita (doença diagnosticada nas primeiras 4 semanas de vida) a LMA é mais frequente. A manifestação clínica inicial pode ser a presença em pele de manchas avermelhadas, purpúricas e/ou a presença de nódulos subcutâneos que evoluem levando à formação de tumorações cutâneas denominadas de *blueberry muffins* (Fig. XX-3).

b) Os portadores de síndrome de Down têm risco 20 vezes maior de desenvolver quadros leucêmicos, tendo a probabilidade de desenvolver leucemia mieloide megacariocítica (LMA-M7) até os 4 anos de idade 400 vezes maior que a população geral. Apesar dessa alta incidência, a leucemia megacariocítica do Down possui excelente prognóstico, com índices de cura ao redor de 80%.

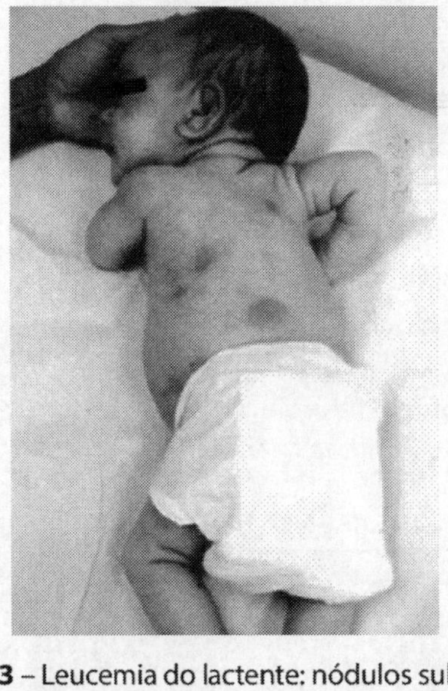

Figura XX-3 – Leucemia do lactente: nódulos subcutâneos.

CLASSIFICAÇÃO DA LMA

O primeiro sistema de classificação morfológico da LMA foi desenvolvido pelo Grupo Cooperativo FAB (Francês/Americano/Britânico). Essa classificação definiu que a LMA seria caracterizada a partir da presença em medula óssea de pelo menos 30% de blastos mieloides, sendo possível classificá-la em bases morfológicas, citoquímicas e imunofenotípicas em 8 diferentes subtipos:

1. leucemia mieloide aguda com mínima diferenciação (M0);
2. leucemia mieloide aguda sem maturação (M1);
3. leucemia mieloide aguda com maturação (M2);
4. leucemia mieloide aguda promielocítica (M3);
5. leucemia mieloide aguda mielomonocítica (M4);
6. leucemia mieloide aguda monocítica (M5);
7. leucemia mieloide aguda eritrocítica ou eritroleucemia (M6);
8. leucemia mieloide aguda megacariocítica (M7).

Posteriormente, a Organização Mundial da Saúde propôs uma nova (classificação OMS 2001), onde foram considerados os critérios clínicos, os achados morfológicos/citoquímicos, os aspectos imunofenotípicos e os achados genéticos moleculares como elementos fundamentais na caracterização da doença. Além disso, o diagnóstico de LMA passou a ser definido pela presença de pelo menos 20% de blastos mieloides em medula ou sangue periférico.

DIAGNÓSTICO DIFERENCIAL (Quadro XX-2)

1ª etapa Quando suspeitar

Na maioria dos casos, possui quadro clínico inespecífico; não diferindo dos quadros de LLA. Palidez (anemia), sangramentos (plaquetopenia) – epistaxe, petéquia, gengivorragias, infecções (neutropenia); esplenomegalia e adenopatia costumam estar presentes.

2ª etapa Manifestações clínicas

- Sinais e sintomas genéricos:
  1. Anemia, palidez, fadiga.
  2. Febre.
  3. Adenomegalias volumosas são observadas em mais de 25% das crianças.
  4. Hepatoesplenomegalia de grau variável é observada em mais de 50% dos pacientes.
  5. Sangramentos (petéquias, equimoses, gengivorragias).
- Sinais e sintomas associados a alguns **subtipos** específicos de LMA:
  1. Coagulação intravascular disseminada (CIVD) e fibrinólise secundária podem ocorrer em qualquer subtipo, mas é especialmente comum na leucemia promielocítica aguda (LMA-M3).
  2. Adenomegalias volumosas, grandes hepatoesplenomegalias, hiperleucocitoses (leucócitos acima de 100.000/mm³), hipertrofia gengival (Fig. XX-4) e infiltração do SNC, em geral, são manifestações das leucemias mielomonocíticas agudas (LMA-M4) e monocíticas agudas (LMA-M5).
  3. Cloromas ou mieloblastomas constituem coleções tumorais extramedulares de blastos mieloides e

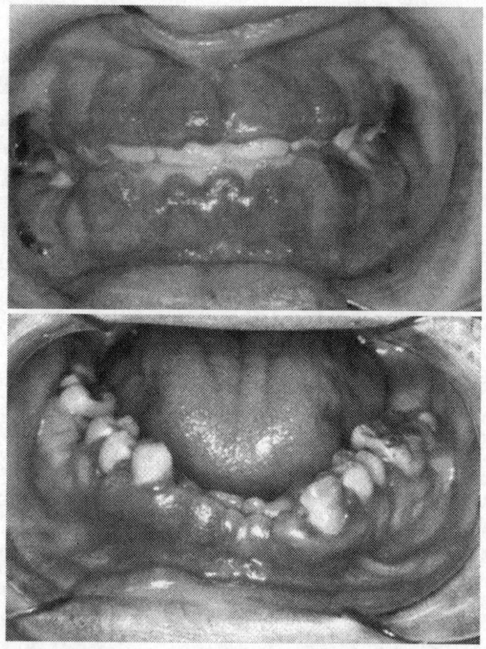

Figura XX-4 – LMA: hipertrofia gengival.

Quadro XX-2 – DIAGNÓSTICO DIFERENCIAL DE LMA.

Doenças benignas	Doenças malignas	Outras
Mononucleose infecciosa	Rabdomiossarcoma	Síndrome mieloproliferativa transitória do Down
Leishmaniose visceral	Retinoblastoma	
Reação leucemoide	Neuroblastoma	
Púrpura trombocitopênica idiopática	Tumores da família Ewing	
Artrite reumatoide juvenil	LLA	
Aplasia de medula	Síndrome mielodisplásica	
Neutropenia congênita/adquirida	Leucemia mieloide crônica /leucemia mielomonocítica juvenil	

podem preceder a infiltração medular. Costumam comprometer regiões periósticas, perineurais ou epidurais. Têm localização preferencial por ossos da face, órbita e crânio. Clinicamente, costumam apresentar quadros de exoftalmia com ou sem comprometimento oftalmológico, síndrome de compressão radicular também pode ocorrer como primeira manifestação clínica.

4. Hipertrofia gengival costuma ser acentuada, sendo mais frequente nos casos de LMA com componente monocítico.

3ª etapa Investigação diagnóstica

INVESTIGAÇÃO HEMATOLÓGICA

1. **Hemograma**

   Anemia – os níveis de hemoglobina podem variar de 2,7 a 14g/dL (média 7g/dL). Em geral, é normocítica normocrômica.

   Alteração no **número de leucócitos** – a leucometria inicial é bastante variável. Em alguns casos, a leucopenia é observada, e em cerca de ¼ das crianças leucócitos acima de 100.000/mm³ são encontrados. O achado de blastos periféricos não é obrigatório.

   Trombocitopenia – aproximadamente 50% dos pacientes apresentam plaquetas inferiores a 50.000/mm³ ao diagnóstico.

2. **Mielograma**

   Assim como na LLA, a punção aspirativa da medula óssea é fundamental para o diagnóstico da LMA.

   a) **Análise morfológica/citoquímica**: permite a caracterização do subtipo FAB, com exceção dos subtipos M0 e M7. De acordo com a classificação FAB, na avaliação da medula óssea é necessária a presença de no mínimo **30% de blastos** de características **mieloides** para que o diagnóstico de LMA seja feito. A realização das técnicas citoquímicas (de relevância a realização da peroxidase e na esterase inespecífica) é considerada elemento importante no diagnóstico das LMAs.

   b) **Imunofenotipagem**: auxilia no diagnóstico diferencial entre LMA e LLA. É imprescindível para a caracterização diagnóstica dos subtipos M0 e M7; nos demais subtipos é auxiliar a morfologia.

   c) **Anormalidades genéticas/moleculares**: as alterações genéticas ocorrem em cerca de 75% dos casos de LMA pediátrica.

   O estudo citogenético/molecular das alterações estruturais observadas nos blastos mieloides é considerado parte fundamental do diagnóstico, uma vez que demonstra a presença ou ausência de anormalidades com impacto prognóstico e/ou terapêutico. Determinadas alterações cromossômicas estão relacionadas a subtipos específicos de LMA. Por exemplo, a translocação (15;17) (q22;q25) (PML – RARA) é detectada principalmente na leucemia promielocítica aguda (LMA-M3) e orienta a realização de medicação-alvo específica (uso de ácido transretinoico) e possui probabilidade de cura ao redor de 80%. Por outro lado, a identificação das transloçações t(8;21) ou inv(16) identificam doenças com altas chances de cura com poliquimioterapia intensiva, sem indicação de transplante de medula óssea.

3. **Avaliação do liquor**

   Assim como na LLA, a punção lombar faz parte dos procedimentos diagnósticos iniciais.

   A incidência de infiltração de SNC ao diagnóstico em pacientes com LMA é ao redor de 15%, e apenas 2% desses pacientes serão sintomáticos.

4. **Coagulograma**

   Avaliação importante na LMA; alguns pacientes (pacientes com LMA-M3; pacientes com hiperleucocitose) já apresentam ao diagnóstico sinais de distúrbio de coagulação, com tempos de protrombina e de tromboplastina parcial ativada prolongados, além de hipofibrinogenemia.

5. **Avaliação radiológica**

   Ultrassonografia abdominal – avaliação de rins, ureteres, linfonodos, baço, fígado.

6. **Avaliação bioquímica**

   Função hepática, função renal, desidrogenase láctica, ácido úrico, eletrólitos; principalmente para avaliação de distúrbios metabólicos associados a quadros de lise tumoral.

FATORES PROGNÓSTICOS

Na LMA não existem fatores prognósticos tão claramente definidos como na LLA. Alguns aspectos podem ser citados:

1. Idade: adolescentes parecem apresentar piores resultados.
2. Leucometria inicial: a maior contagem inicial de leucócitos (> 50.000/mm³) está inversamente correlacionada com a sobrevida.
3. Raça/etnia: estudos americanos demonstraram que crianças caucasianas apresentam melhores índices de sobrevida do que as afro-americanas e as hispânicas.
4. Características citogenéticas e moleculares: claramente associadas a prognóstico, conforme descrito anteriormente.
5. Velocidade de resposta à indução/DRM: a avaliação precoce da resposta à terapia, geralmente avaliada após o primeiro ciclo indutório, é talvez um dos mais importantes aspectos preditivos do prognóstico.

Pode ser mensurada pela avaliação morfológica da medula óssea, por avaliação citogenética ou por métodos mais sensíveis (PCR – *polimerase chain reaction* – ou citometria de fluxo) que permitam quantificar a DRM (níveis submicroscópicos de leucemia).

CONDUTA TERAPÊUTICA

O objetivo inicial do tratamento é **induzir a remissão completa** da doença definida como normalização da hematopoiese medular, com recuperação hematológica periférica e desaparecimento da doença nos sítios extramedulares.

Poderíamos dividir o tratamento das LMAs em três elementos principais:

a) **Indução e consolidação/intensificação pós--remissão**: a indução convencional está baseada no uso da citarabina e antracíclico em um período de 7 a 10 dias, em geral na forma de 2 ciclos. A terapia pós-remissão consiste de ciclos de quimioterapia intensiva por período curto de tempo (6 a 8 meses). O sucesso do tratamento da LMA parece estar baseado nos vários cursos de altas doses de citarabina após a remissão, associada ou não a outros agentes. Apesar de alguns grupos manterem a terapia de manutenção, sua eficácia na LMA após quimioterapia intensiva é controversa; exceção à LMA promielocítica que possui 2 anos de tratamento de manutenção.
b) **Profilaxia do SNC com quimioterapia intratecal**.
c) **Transplante de células-tronco hematopoiéticas**: em geral indicado em casos com alterações genéticas – moleculares desfavoráveis (exemplo: monossomia 7); pacientes com falha de resposta adequada após o primeiro ciclo quimioterápico indutório.

PROGNÓSTICO

Apesar de todos os avanços terapêuticos obtidos nas últimas décadas no tratamento da LMA infantil, essa doença permanece responsável por 30% dos óbitos associados às leucemias na infância. Um significativo contingente de falhas indutórias ocorre devido às mortes precoces decorrentes de complicações associadas ao tratamento, que é bastante intensivo, necessitando de medidas de suporte extremas. Entretanto, atualmente nos países desenvolvidos as taxas de remissão já se encontram ao redor de 90%, com taxas de cura ao redor de 50-60%.

2. Linfoma de Hodgkin

Caso 1 – 7 anos, sexo masculino, com história de "caroço" no pescoço há 4 meses, de crescimento progressivo. Procurou serviço médico que constatou: nenhum dado epidemiológico para tuberculose, bom estado geral, eutrofia e gânglio palpável na região cervical lateral direita de 5cm de diâmetro e outro na região axilar de 2cm, ambos de consistência fibroelástica, indolores, pouca mobilidade e contorno irregular. Exames subsidiários: VHS aumentada, radiografia de tórax normal e hemograma sem alterações. Sorologia para toxoplasmose, mononucleose, citomegalovírus e HIV negativa. Radiografia de tórax e tomografia computadorizada de abdome normais. Biópsia da massa: **linfoma de Hodgkin** estádio IIA.

Caso 2 – 11 anos, sexo feminino, com história de tosse seca há 6 meses, com piora progressiva; febre noturna, sudorese e presença de gânglio apontado na fossa supraclavicular esquerda há 2 meses. Ao exame: regular estado geral, febril, pálida com gânglio palpável na fossa supraclavicular de 4 x 3cm, de consistência fibroelástica, indolor e móvel; pulmões com diminuição de murmúrio vesicular à esquerda, roncos e sibilos disseminados; abdome indolor com fígado palpável a 2cm do rebordo costal direito, de consistência endurecida, e baço a 4cm do rebordo costal esquerdo, de superfície lisa. Com esse quadro foi hospitalizada. Os exames revelaram: hemograma com anemia, leucócitos e plaquetas normais; radiografia de tórax com alargamento de mediastino anterior e médio e gânglios peri-hilares; ultrassonografia de abdome com aumento difuso do fígado e baço, adenomegalia retroperitoneal com inúmeros nódulos, sendo o maior de 1,5cm em cadeia paraórtica. A biópsia do gânglio supraclavicular, bem como a de medula óssea, resultaram em **linfoma de Hodgkin** estádio IVB.

O que é Linfoma DE HODGKIN – neoplasia maligna do sistema linfoide com aumento progressivo dos linfonodos, considerada unicêntrica na origem com disseminação linfática para os linfonodos contíguos.

- representa 10% das neoplasias da infância;
- ocorre mais em meninos (60% dos casos);
- é rara abaixo dos 2 anos; pouco frequente até os 5 anos; mais comum entre 5 e 14 anos; e sua incidência aumenta a partir dos 11 anos e persiste até os 30 anos;
- é mais frequente em crianças de nível socioeconômico mais elevado, maior nível de escolaridade, famílias pequenas, amigdalectomizados;
- embora os linfonodos estejam bem aumentados, a população de células neoplásicas é pequena (1-3%); o restante deriva de uma reação às células malignas;
- a célula típica, essencial para o diagnóstico, é a de **Reed-Sternberg**;
- associada à imunidade celular prejudicada;
- linfoma de Hodgkin parece estar associado à doença infecciosa viral (vírus Epstein-Barr).

1ª etapa Quando suspeitar

Adenomegalia não dolorosa, sem sinais inflamatórios, de crescimento lento e persistente na região cervical (Fig. XX-5) ou supraclavicular em crianças escolares ou adolescentes.

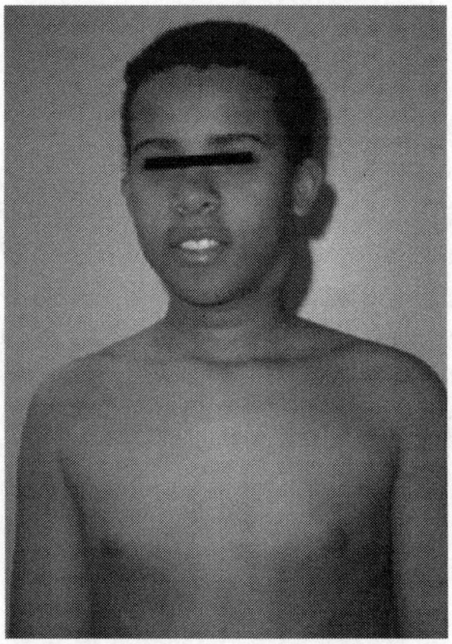

Figura XX-5 – Linfoma de Hodgkin: paciente com adenomegalia cervical.

Solicitar radiografia de tórax para investigar massa mediastinal.

Sinais gerais que caracterizam sintomas B e determinam **pior prognóstico**:

- **Febre** geralmente diária, de origem indeterminada.
- Sudorese noturna, habitualmente profusa.
- Emagrecimento maior que 10% do peso nos últimos 6 meses.

2ª etapa Manifestações clínicas

1. Adenomegalia cervical e supraclavicular, eventualmente axilar – persistente, de crescimento lento (semanas a meses), consistência fibroelástica ("borrachoide"), sem sinais inflamatórios.
2. Mediastino – tosse, dispneia, disfagia, infecções pulmonares, estase jugular.
4. Baço – esplenomegalia.

3ª etapa Exames subsidiários

1. Hemograma.
2. Velocidade de hemossedimentação apesar de inespecífica é, em muitos casos, bom marcador de atividade proliferativa do linfoma de Hodgkin.
3. Radiografia de tórax posteroanterior e perfil para avaliação de doença supradiafragmática. Complementar com tomografia computadorizada.
4. Ultrassonografia de abdome total para avaliação de doença infradiafragmática.
   Complementar com tomografia computadorizada.
5. Cintilografia com gálio-67.
6. PET-CT, se disponível, para complementação diagnóstica.

4ª etapa Diagnóstico

Uma vez afastadas as causas infecciosas de adenomegalia e diante de situações específicas (por exemplo: gânglio de fossa supraclavicular deve ser sempre biopsiado), uma **biópsia** pode fornecer o diagnóstico. Como a infiltração da doença é focal, a retirada de um gânglio inteiro é recomendada.

5ª etapa Estadiamento

Atualmente usamos o estadiamento clínico para definir a extensão da doença. Tomografias cervical, torácica e intra-abdominal são realizadas. Esse estudo é importante, uma vez que o tratamento irá combinar quimioterapia com radioterapia dos locais inicialmente acometidos (*involved field*).

A avaliação da medula óssea, por meio de biópsia, é recomendada. Entretanto, a infiltração da medula por linfoma de Hodgkin é excepcional.

O estadiamento aceito até hoje é aquele elaborado em Ann Arbor, que vai de I a IV, com sintomas (B) ou sem sintomas (A).

TRATAMENTO

Protocolos atuais associam poliquimioterapia – ciclos de ABVD (adriamicina, bleomicina, vimblastina e dacarbazina) associados à radioterapia de campo envolvido. Prognóstico bom, com sobrevida de até 95%.

Nos pacientes resistentes à quimioterapia ou recidiva precoce, está indicado transplante de células-tronco hematopoiéticas.

Após o tratamento com sucesso, o **acompanhamento** faz-se necessário para controle de recaída da doença e possibilidade de efeitos tardios do tratamento (pneumonia actínica, miocardiopatia, disfunção da tireoide, nefrite e risco de desenvolver uma segunda neoplasia).

PROGNÓSTICO

O prognóstico das crianças com LH é excelente.

A probabilidade de cura é de mais de 90%, desde que o tratamento seja realizado em serviço especializado.

As crianças com estágio avançado (IV) e com sintomas B têm pior prognóstico, com maior risco de recaída tardia.

3. Linfoma Não Hodgkin

__Caso 1__ – sexo masculino, 4 anos, com queixa de dor e aumento de volume abdominal há 3 semanas. Procurou médico que observou o grande volume abdominal e uma massa palpável em fossa ilíaca direita com extensão até a região umbilical. À palpação, as lojas renais estavam livres. A radiografia simples de abdome sugeriu apenas um efeito de massa na região correspondente; a cirurgia (laparotomia exploradora) demonstrou grande massa tumoral com infartamento ganglionar. Foi então realizada uma biópsia cujo resultado foi: linfoma não Hodgkin; após a imuno-histoquímica, o diagnóstico conclusivo foi de **linfoma não Hodgkin** B tipo Burkitt.

Caso 2 – sexo feminino, 10 anos, há 5 dias com massa cervical de crescimento progressivo. Procurou serviço médico: estava afebril, em bom estado geral, com ausculta pulmonar sem anormalidades. Foram solicitados alguns exames laboratoriais. No dia seguinte, a criança começou a apresentar tosse seca e taquipneia. Procurou novamente o serviço médico quando foi notado edema periorbitário e taquicardia. A radiografia de tórax evidenciou alargamento de mediastino que, no perfil, mostrou tratar-se de mediastino anterior; havia pequeno derrame pleural. A citologia oncótica da punção do derrame revelou **linfoma não Hodgkin (LNH)** que a imunofenotipagem definiu ser do tipo linfoblástico de células T.

O que é – desorganização proliferativa maligna dos linfócitos e/ou sistema macrofágico.

É a neoplasia com maior velocidade de crescimento. O fator **prognóstico** mais importante no LNH da infância, atualmente, é a velocidade de resposta ao tratamento. A **classificação** dos linfomas é chamada REAL (Revisão Europeia Americana dos Linfomas)/OMS e divide os linfomas não Hodgkin (LNH) pediátricos em três grupos histológicos principais: Burkitt (B), linfoblástico (B e T) e grandes células (B e T).

Conceito fundamental – o LNH da infância é uma doença **sistêmica** e assim deve ser a estratégia de tratamento.

Aspectos relevantes

- Terceira neoplasia mais frequente da infância.
- Predomina em meninos de 6 a 12 anos, sexo masculino (1,2:1).
- Quadro clínico de evolução rápida (habitualmente inferior a 5 semanas).
- Sintomatologia dependente do local de acometimento do sítio primário (abdome, mediastino, rinofaringe e gânglios axilares).
- Local de aparecimento: o mais frequente é o abdome, seguido do mediastino, rinofaringe e gânglios periféricos.

1ª etapa Quando suspeitar

1. Aumento de volume abdominal de rápida evolução e dor abdominal aguda com ou sem vômitos.
2. Tosse e taquipneia progressiva de curta evolução, sem causa aparente.
3. Aumento rápido de gânglios cervicais, supraclaviculares e axilares.

2ª etapa Quadro clínico relacionado ao tumor primário

Tumor mediastinal

- Tosse seca que piora progressivamente, evoluindo para dor no peito, dispneia, aumento das fossas supraclaviculares.
- Síndrome da compressão da veia cava superior: pletora facial, ingurgitamento de veias do pescoço, edema de membros superiores, disfagia por compressão traqueal.
- Derrame pleural.

Associam-se: infiltração de medula óssea, testículos ou pele, eventualmente sistema nervoso central.

Tumor abdominal – tumoração de crescimento rápido, aumento do volume abdominal com ou sem dor, mudança nos hábitos intestinais, abdome agudo, sangramento intestinal (é a causa frequente de invaginação intestinal em crianças maiores de 1 ano).

Pode envolver medula óssea, linfonodos periféricos, sistema nervoso central, mandíbulas.

Comprometimento ganglionar periférico – aumento rápido (em 1-2 semanas) de gânglios de uma ou mais cadeias ganglionares sem sinais flogísticos. Pode ser o primeiro sinal da doença.

Comprometimento cefálico – aumento progressivo unilateral da amígdala; abaulamento da mandíbula; amolecimento de dentes seguido de aumento do volume local; obstrução nasal progressiva com alteração da tonalidade de voz; profusão do globo ocular.

3ª etapa Estadiamento

O estadiamento do LNH da infância leva em consideração a extensão da doença e a possibilidade de envolvimento da medula óssea e/ou SNC. Para isso necessitamos de:

- história;
- exame físico geral com descrição detalhada de gânglios e massas;
- hemograma completo, funções renal e hepática, eletrólitos, DHL e ácido úrico;
- mielograma;
- citologia oncótica de liquor (e também de ascite e derrame pleural quando presentes);
- radiografia de tórax, posteroanterior e perfil (massa mediastinal anterior, derrame pleural);
- ultrassonografia de abdome total;
- tomografia computadorizada do sítio correspondente ao local primário é desejável;
- PET-CT deve ser realizado, quando disponível;
- mapeamento com gálio é útil, não obrigatório.

4ª etapa Manejo diagnóstico

Feita a suspeita, o caso requer rápida confirmação diagnóstica e estadiamento com a colaboração de um oncologista pediátrico e um cirurgião pediátrico.

O **diagnóstico definitivo** é feito com uma amostra que forneça boa quantidade de tumor para exame histopatológico, imuno-histoquímico e citogenético e obtido por biópsia a céu aberto, biópsia guiada por ultrassonografia ou tomografia ou citologia oncótica de líquido pleural ou ascítico (é muito raro poder fazer o diagnóstico por mielograma ou citologia do liquor).

O **estadiamento** define a extensão do tumor

Estágios:

- I – localizado;
- II – regional (exceto para tumores mediastinais que são designados como III);
- III – extensivo;
- IV – disseminado (sistema nervoso central e/ou medula óssea).

TRATAMENTO

O tratamento do LNH da infância é realizado com **quimioterapia**.

A radioterapia não tem, atualmente, indicação terapêutica nos LNH da infância.

Os modernos protocolos de tratamento realizam blocos de poliquimioterapia que utilizam ciclofosfamida, prednisona, vincristina e metotrexato em doses e intervalos variáveis, de acordo com o estadiamento do paciente. Os casos mais avançados podem necessitar de outras drogas quimioterápicas, tais como ARAC, VP16, ifosfamida e doxorrubicina.

As crianças portadoras de linfoma não Hodgkin localizados recebem tratamento quimioterápico durante algumas semanas e têm chance de cura maior que 90%; aquelas portadoras de linfomas tipo Burkitt recebem tratamento poliquimioterápico durante 4 a 5 meses e têm chance de cura ao redor de 85%; os LNH do tipo linfoblástico também têm bom prognóstico, sendo que o tempo de tratamento, entretanto, dura 2 anos. Portanto, o objetivo do tratamento é a cura e a criança deve ser tratada por equipe multidisciplinar.

4. Tumores Ósseos

OSTEOSSARCOMA

Epidemiologia

É o tumor maligno primário do osso mais comum na infância. Corresponde a 6% dos casos de câncer entre crianças e adolescentes e 400 casos novos são diagnosticados por ano nos EUA. No Brasil, estima-se a ocorrência de 350 casos novos/ano.

Pico de incidência ocorre na segunda década de vida com predomínio do sexo masculino sobre o feminino, na proporção de 1,25 M:1 F.

O osteossarcoma acomete a metáfise de ossos longos, sendo metade dos casos localizada na região do joelho (fêmur distal > tíbia proximal).

Sinais e sintomas

A história de trauma prévio está quase sempre presente. No entanto, não há evidências de que o trauma pode desencadear o aparecimento da doença. O mais provável é que o trauma em uma lesão anteriormente assintomática desencadeia o processo doloroso. As queixas mais frequentes são dor local, aumento de volume (Fig. XX-6), calor e limitação da movimentação. A duração dos sintomas é ao redor 3 meses. Fratura patológica ocorre em 5-10% dos casos.

Diagnóstico e estadiamento

Tumor primário

- Radiografia simples (Fig. XX-7) – lesões líticas ou blásticas na região metafisária, rompimento de cortical com invasão de partes moles, intensa neoformação óssea subperiosteal, levantamento periosteal com formação de triângulo de Codman.

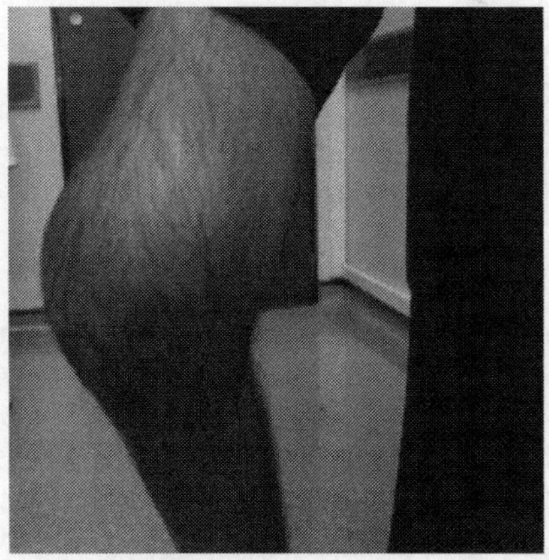

Figura XX-6 – Osteossarcoma: paciente com aumento de volume em joelho direito.

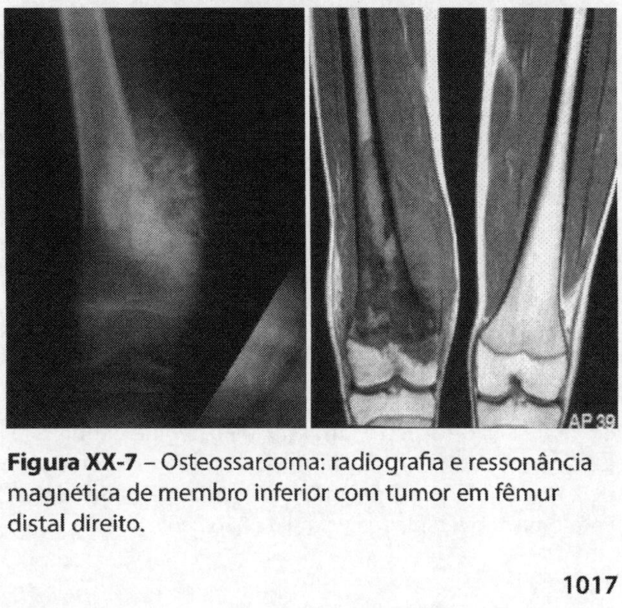

Figura XX-7 – Osteossarcoma: radiografia e ressonância magnética de membro inferior com tumor em fêmur distal direito.

- RM (Fig. XX-7) ou tomografia computadorizada deve preceder sempre que possível à biopsia para a avaliação de infiltração e extensão tumoral no local e ao longo do osso comprometido.
- Biópsia percutânea – deve ser realizada no local onde será feito o acesso cirúrgico da provável ressecção.

Anatomia patológica (Fig. XX-8)

Grande variabilidade de padrões histológicos: osteoblástico, condroblástico, fibroblástico, rico em células gigantes e teleangiectásico.

A definição do osteossarcoma segundo a Organização Mundial da Saúde implica:

- um tumor maligno formador de osso;
- com a presença de um estroma francamente sarcomatoso;
- e formação de osteoide neoplásico e de osso pelos osteoblastos malignos.

Detecção de metástases

- Cintilografia óssea com tecnécio é útil no diagnóstico de metástase salteadas no mesmo osso e em outras regiões do esqueleto.
- TC de tórax são fundamentais para o estadiamento – 20-30% dos pacientes apresentam metástase pulmonar ao diagnóstico (Fig. XX-9).

Diagnóstico diferencial

Existem vários processos benignos como a osteomielite, o cisto ósseo aneurismático, o granuloma eosinofílico e outros que podem ser confundidos com o osteossarcoma. Entre as lesões malignas o tumor da família Ewing/PNET é o principal diagnóstico diferencial neste grupo de pacientes.

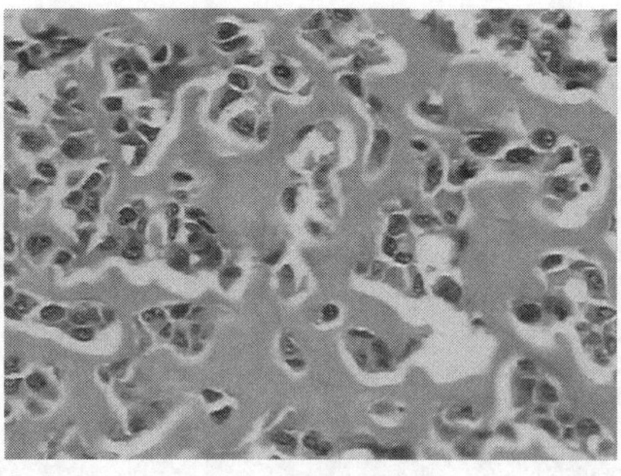

Figura XX-8 – Osteossarcoma: histologia – estroma francamente sarcomatoso e formação de osteoide neoplásico e de osso pelos osteoblastos malignos. Imagem cedida pela Dra. Maria Teresa Seixas Alves – Departamento de Patologia/Universidade Federal de São Paulo.

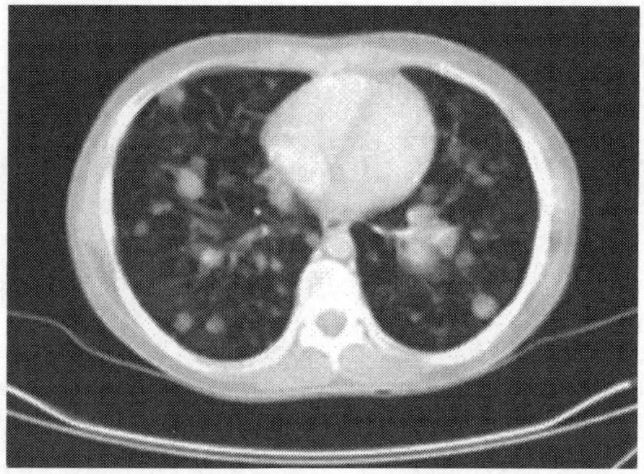

Figura XX-9 – Osteossarcoma: TC de tórax com nódulos pulmonares metastáticos.

Tratamento

O tratamento do osteossarcoma de alto grau sempre depende de quimioterapia sistêmica e cirurgia com remoção total do tumor com margens livres de doença. Dessa forma, no planejamento a equipe cirúrgica pode optar por amputação ou desarticulação se as condições locais não permitirem a ressecção completa com preservação do membro (invasão de feixe vasculonervoso, grande extensão para partes moles, comprometimento articular importante).

Com a associação de quimioterapia pré-operatória, que promove muitas vezes diminuição importante nas dimensões dos tumores e oferece tempo para a confecção das endopróteses não convencionais, foi possível utilizarem-se as cirurgias de conservação do membro (endopróteses, enxertos autólogos, enxertos de banco de ossos) com excelentes resultados funcionais.

A toracotomia deve ser indicada sempre que houver possibilidades da ressecção total dos nódulos pulmonares.

A principal combinação das drogas nos protocolos de osteossarcoma é: metotrexato, cisplatina, doxorrubicina e ifosfamida.

TUMORES DA FAMÍLIA EWING/PNET

Introdução

Estabeleceu-se que o sarcoma de Ewing e o tumor primitivo neuroectodérmico compartilham aspectos morfológicos, imuno-histoquímicos e em mais de 90% dos casos possuem uma translocação balanceada (11;22) (q24;q12), sendo agora universalmente aceito que eles representam polos finais de um espectro histológico comum conhecido como "tumores da família Ewing"

(TFEs) e são compostos por: sarcoma de Ewing ósseo; sarcoma de Ewing extraósseo; tumor de Askin (parede torácica); tumor primitivo neuroectodérmico (PNET).

Epidemiologia

- 2ª neoplasia primária do osso mais frequente;
- 3% de todas as neoplasias em crianças e adolescentes;
- 200-250 casos novos por ano nos EUA;
- não existe nenhuma evidência de que os TFE com síndrome de predisposição familial ou fatores ambientais;
- 70% dos casos ocorrem em menores de 20 anos;
- mais comum no sexo masculino;
- tempo médio para o diagnóstico: 3 a 9 meses.

Sítios primários

A maioria dos TFE ocorre nos ossos. Diferentemente do osteossarcoma, os ossos chatos do esqueleto axial são mais comumente afetados. A pélvis é o sítio mais acometido, seguida pelas extremidades distais dos ossos longos. Nos ossos longos geralmente começam na diáfise.

Sinais e sintomas

Os sinais e sintomas geralmente estão relacionados com o sítio primário do tumor. A dor locorregional pode ser intermitente e de variável intensidade. Geralmente é paciente da segunda década de vida com intensa atividade física, por isso a dor pode ser primeiramente relacionada com traumas esportivos, atividades diárias ou dor do crescimento. Sintomas inespecíficos com febre e emagrecimento são mais comuns em doenças avançadas.

Diagnóstico

Tumor primário (Fig. XX-10):

Radiografia simples.

TC ou RM. RM é superior pela melhor definição das estruturas adjacentes e extensão do tumor em partes moles.

Biópsia por agulha ou incisional: cuidado para não comprometer o planejamento do controle local cirúrgico, pois o cirurgião geralmente utiliza a cicatriz da biópsia no plano de reconstrução. De preferência, o cirurgião ortopédico que realiza a biópsia será o mesmo responsável pelo controle local.

Anatomia patológica (Fig. XX-11)

No diagnóstico anatomopatológico encontramos tumores de pequenas células redondas e azuis, pouco diferenciados. A imuno-histoquímica é útil no diagnóstico diferencial de outros tumores indiferenciados de pequenas células redondas e azuis. Forte expressão da glicoproteína de superfície celular CD99 é característica dos TFE.

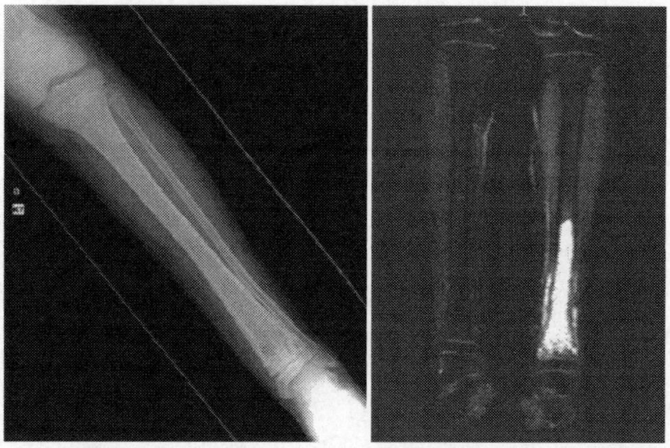

Figura XX-10 – TFE: radiografia e ressonância magnética de membro inferior com tumor em fêmur esquerdo.

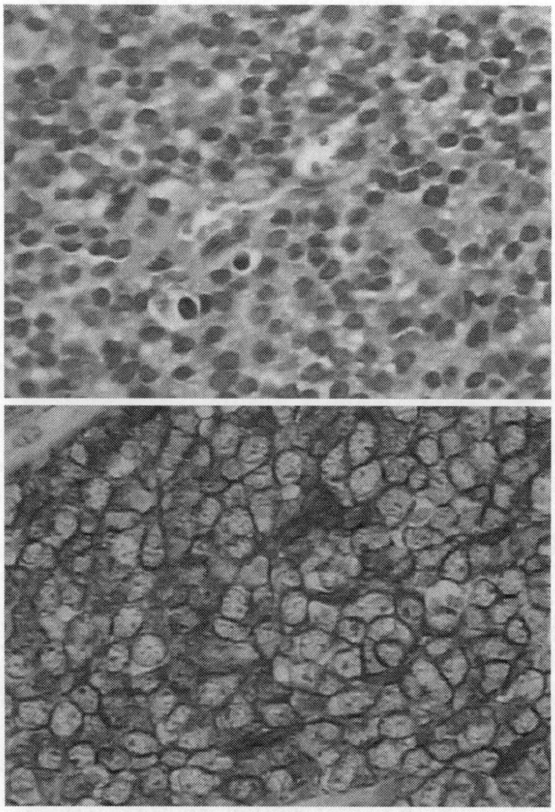

Figura XX-11 – Histologia: tumor de pequenas células redondas e azuis, pouco diferenciado e imuno-histoquímica com forte expressão da glicoproteína de superfície celular CD99. Imagem cedida pela Dra. Maria Teresa Seixas – Departamento de Patologia/Universidade Federal de São Paulo.

Genética

Grupo de sarcomas caracterizados por cariótipos relativamente simples, com poucas aberrações numéricas e estruturais; 90% desses tumores apresentam a translocação entre o cromossomo 11 e o 22 – t(11;22)(q24;q12).

Molecularmente, os TFSE são caracterizados pela presença de um transcrito que resulta na fusão do gene EWS com genes que codificam os fatores de transcrição, geralmente FLI1 ou ERG.

Detecção de metástases

- TC de tórax: 20-25% dos pacientes apresentam metástases detectáveis ao diagnóstico.
- Cintilografia óssea de corpo inteiro com tecnécio.
- Aspirado/biópsia de medula óssea bilateral.
- FDG-PET.

Tratamento

Antes da era da quimioterapia, menos de 10% dos pacientes com TFE sobreviviam, apesar da bem conhecida radiossensibilidade do tumor. Pacientes geralmente morriam de metástases em 2 anos, indicando a necessidade de tratamento sistêmico. Com o uso dos modernos esquemas terapêuticos multimodais, incluindo quimioterapia combinada, cirurgia e radioterapia, taxas de cura de 50% ou mais podem ser alcançadas. O tratamento de pacientes com TFE em todo o mundo é realizado por grupos cooperativos para melhorar ainda mais os resultados do tratamento.

5. Histiocitose

Caso – sexo masculino, 2 anos e meio, pardo, com história de dor no braço direito. O pediatra solicitou radiografia do local e diagnosticou cisto ósseo, orientando observação; 4 meses após, como o paciente piorou da dor local e começou a apresentar aumento de volume do membro, a família novamente procurou cuidados médicos, quando foi repetida radiografia do membro, revelando piora da lesão. Nessa ocasião, notou-se que o paciente apresentava dermatite seborreica disseminada em todo o couro cabeludo. Ao ser questionada, a mãe relatou que essa dermatite está presente desde os 3 meses de idade, nunca desaparecendo, apesar de vários medicamentos usados. Antecedentes pessoais e familiares: irrelevantes. Ao **exame físico**, eutrófico, em bom estado geral, sem alterações nos diversos aparelhos, exceto aumento de volume em terço proximal de braço direito, com muita dor à movimentação. Lesões crostosas disseminadas em couro cabeludo.

Exames laboratoriais: todos normais. *Radiografia* do braço direito: lesão osteolítica destrutiva em região metafisária de úmero com levantamento periosteal. Radiografia de esqueleto: múltiplas lesões líticas em calota craniana (Fig. XX-12). **Biópsia** da lesão óssea de úmero revelou processo infiltrativo com células de Langerhans, mostrando anticorpo monoclonal CD1a positivo. **Resumo** – paciente com dermatite seborreica crônica de difícil tratamento, com lesão lítica em úmero e múltiplas lesões em calota craniana.

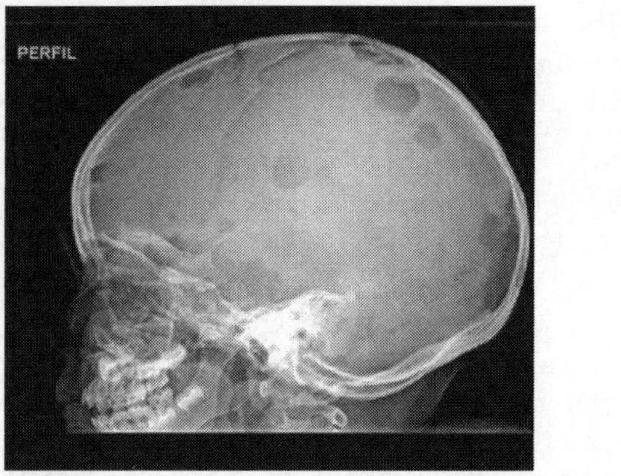

Figura XX-12 – Histiocitose: radiografia de calota craniana com lesões líticas múltiplas.

Diagnóstico – **histiocitose** de células de Langerhans. **Tratamento** – **Meticorten na dose de 40mg/m²/dia durante 4 semanas, reduzindo a dose para 20mg/m²/dia na quinta semana e 10mg/m²/dia na sexta semana, associado a Velban 6mg/m²/semana**. Após essa terapia inicial, o paciente é reavaliado e inicia-se a fase de manutenção da doença ou, no caso de piora das lesões, repete-se mais 6 semanas de terapia inicial.

Características da doença

A histiocitose é uma entidade não neoplásica de etiologia não definida caracterizada por infiltrado de histiócitos anormais. Esses infiltrados causam lesões osteolíticas e/ou envolvimento de outros órgãos.

No passado, essa doença era denominada **histiocitose X**, compreendendo 3 formas clínicas, conhecidas como doença de Hand-Schüller-Christian, doença de Letterer-Siwe e granuloma eosinófilo. Desde 1985 passou a ser denominada **histiocitose de células de Langerhans**, dividida em:

1A – Doença de um único sistema: a) órgão único: lesão óssea isolada, doença de pele isolada, linfonodo; b) múltiplos órgãos: lesões ósseas múltiplas; envolvimento linfonodal múltiplo, envolvimento hipotalâmico-pituitário (causando *diabetes insipidus*). Frequência 66%; prognóstico bom.

1B – Doença multissistêmica: envolvimento de vários órgãos, com ou sem disfunção. Órgãos de risco (mau prognóstico): fígado, baço, sistema hematopoiético e pulmão.

1ª etapa Apresentação clínica

1. Idade – ampla faixa etária; a maioria dos casos é diagnosticada entre **1 e 3 anos**.
2. Apresentação extremamente variável: desde um achado radiológico incidental de **lesão lítica óssea** em criança aparentemente normal até casos graves

com comprometimento acentuado do estado geral, febre, irritabilidade, perda de peso e falha de desenvolvimento; nesses casos, geralmente já existe envolvimento hepático.

3. Em crianças **com idade inferior a 2 anos** é mais comum o achado de **emagrecimento**, **hepatoesplenomegalia**, **adenomegalia** generalizada, pancitopenia (por envolvimento da medula óssea).
4. Formas disseminadas com **lesões ósseas líticas**, ***diabetes insipidus*** e **exoftalmia** (Fig. XX-13).
5. O **esqueleto** é envolvido em 80% dos casos e pode ser o único local afetado, especialmente em crianças com idade superior a 5 anos.

   As lesões **ósseas** podem ser **única ou múltiplas**, podendo ocorrer em vários ossos, mais comumente o **crânio**. Podem ser **assintomáticas** ou associadas com **dor** e **edema local**.

   Nos ossos chatos e longos, as lesões são **osteolíticas** com bordas bem marcadas.

   Destruição óssea na mandíbula e na maxila faz com que, à radiografia, os dentes pareçam flutuando.

   Supuração crônica dos ouvidos (associada com destruição na mastoide) pode passar como se fosse otite de repetição de etiologia variada.
6. Envolvimento da **pele** ocorre em 50% dos casos em algum momento da evolução. Geralmente é uma **dermatite seborreica** *rebelde* que no início não é adequadamente valorizada. Acomete o **couro cabeludo** e ainda a região das fraldas, podendo espalhar-se para o dorso, as palmas das mãos e as plantas dos pés. O exantema pode ser petequial ou hemorrágico.
7. Infiltrado pulmonar, inicialmente apenas radiológico, pode evoluir para insuficiência respiratória.

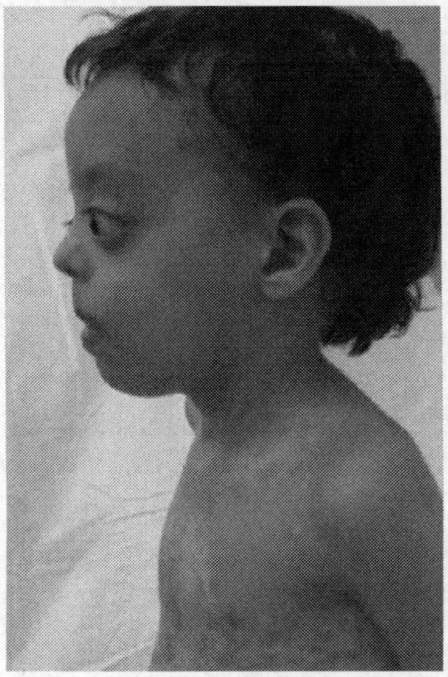

Figura XX-13 – Histiocitose: paciente com proptose ocular.

8. Manifestações neurológicas lentas e progressivas podem manifestar-se anos depois do diagnóstico inicial, mesmo se ele consistia apenas de lesão óssea.

2ª etapa Avaliação diagnóstica

1. **Exame físico detalhado** – enfatizar: peso e estatura, lesões de pele e couro cabeludo, anormalidade orbitária, adenomegalias, secreção auditiva, lesões em gengivas e dentes, icterícia, hepatoesplenomegalia, anormalidades neurológicas.
2. **Exames laboratoriais** para todos os pacientes – hemograma completo, eletrólitos, ferritina, proteína total, albumina, ALT, AST, fosfatase alcalina, gama-GT, coagulograma, densidade e osmolalidade urinária, radiografia do tórax e de todo o esqueleto/mapeamento ósseo.
3. **Exames laboratoriais específicos** de acordo com as manifestações da doença:
   a) se hemograma anormal: mielograma;
   b) se radiografia de tórax anormal (infiltrado intersticial difuso) ou dispneia: tomografia de alta resolução;
   c) se diarreia crônica, ganho ponderal inadequado, evidência de má absorção: trânsito intestinal e biópsia endoscópica;
   d) se lesões na boca: radiografia panorâmica de mandíbula e maxila;
   e) se alterações hormonais, visuais ou neurológicas: ressonância magnética de crânio, incluindo o eixo hipotálamo-hipofisário e os ossos craniofaciais. O uso do contraste por via intravenosa (gadolíneo) é mandatório;
   f) se baixa estatura, *diabetes insipidus*, puberdade precoce ou atrasada, anormalidades à tomografia: avaliação endócrina e ressonância magnética de crânio;
   g) eczema seborreico ou gânglios aumentados: biópsia.
   h) se disfunção hepática: biópsia hepática é recomendada somente nos casos de envolvimento hepático significativo para diferenciar entre colangite esclerosante e histiocitose ativa;
   i) supeita de lesões vertebrais: ressonância magnética das colunas cervical, torácica e lombar;
   j) secreção auricular ou suspeita de déficit auditivo: ressonânia de crânio, tomografia de osso temporal e avaliação audiológica.

3ª etapa Critérios diagnóstico/anatomopatológico

O **diagnóstico** da histiocitose requer **biópsia** da lesão suspeita.

Aspecto **anatomopatológico** sugestivo (Fig. XX-14) – presença das **células de Langerhans**, com núcleos

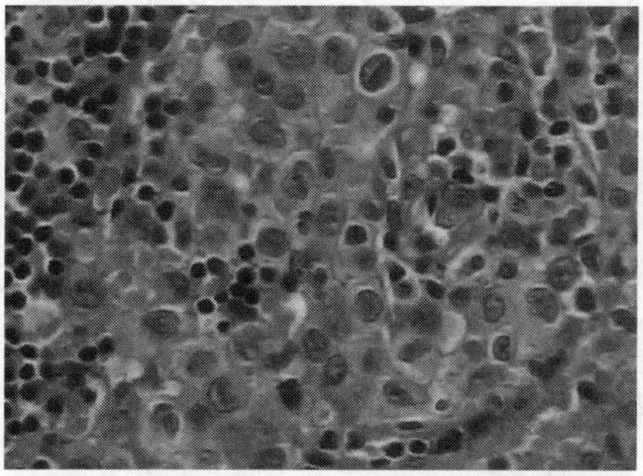

Figura XX-14 – Histiocitose: histologia – presença das células de Langerhans, com núcleos marcados por indentações em puro infiltrado histiocítico. Imagem cedida pela Dra. Maria Teresa Seixas Alves – Departamento de Patologia/ Universidade Federal de São Paulo.

marcados por indentações em puro infiltrado histiocítico ou em lesões mistas com eosinófilos e histiócitos, histiócitos fagocíticos e células gigantes multinucleadas.

Diagnóstico **definitivo** – determinação do **anticorpo monoclonal CD1a positivo** na superfície das células lesionais ou, quando disponível, grânulos de Birbeck, estruturas típicas da doença à microscopia eletrônica.

CONDUTA TERAPÊUTICA

Prognóstico pior: a) criança com menos de 2 anos; b) disfunção orgânica em órgãos de risco; c) 4 ou mais órgãos comprometidos.

1. Doença localizada em pele, linfonodos ou ossos, sem repercussão clínica importante, geralmente tem bom prognóstico, podendo os pacientes serem submetidos a tratamento mínimo ou a nenhum, com remissão espontânea.
2. Doença multissistêmica sem envolvimento dos órgãos de risco = baixo risco – prednisona por via oral e pulsos por via IV de vimblastina (Velban 6mg/m^2) semanal na fase inicial, passado-se para pulso a cada 3 semanas na fase de manutenção, durante 12 meses.
3. Idem para acometimento extenso da face e crânio, para lesões ósseas multifocais e vértebras.
4. Doença multissistêmica com envolvimento de um ou mais órgãos de risco – prednisona + vimblastina em pulsos por via IV + 6-mercaptopurina, durante 1 ano.
5. Casos refratários ou recaídas – existem outras estratégias que incluem transplante alogênico.

5. Rabdomiossarcoma

Caso – adolescente procura o médico com queixa de aumento progressivo do volume da bolsa escrotal há 2 meses. Nega febre, dor ou traumatismo local. Bom estado geral, corado, afebril, sem adenomegalias. Pulmões livres. Abdome sem anormalidades. Na bolsa escrotal, palpa-se uma massa endurecida e indolor. Hipótese diagnóstica – tumor paratesticular a esclarecer. Diagnóstico diferencial de aumento da bolsa escrotal – hidrocele, hérnia encarcerada, epididimite, torção testicular, tumor de células germinativas do testículo e outros tumores. Teste de transiluminação da bolsa escrotal – negativo. Hemograma, DHL, VHS, alfafetoproteína e beta-hCG normais. Radiografia de tórax e ultrassonografia de abdome normais. Ultrassonografia da bolsa escrotal – massa sólida paratesticular. Retirada cirúrgica do tumor por via inguinal. Exame anatomopatológico – rabdomiossarcoma (RMS).

O que é RMS – neoplasia derivada da célula mesenquimal primitiva associada com sinais de diferenciação histológica de músculo estriado. **Subtipos histológicos** – 1. embrionário (60%): prognóstico intermediário; 2. botrioide (6%): bom prognóstico; e 3. alveolar (15%): geralmente no tronco e extremidades, de mau prognóstico.

1ª etapa Quando suspeitar

1. Tumor de partes moles de crescimento progressivo em qualquer parte do corpo.
2. Adolescente com massa paratesticular.
3. Proptose ocular unilateral.
4. Criança com sangramento vaginal e/ou prolapso de tumor polipoide pelo introito vaginal.

2ª etapa Localização

Em qualquer região do corpo:

1. Cabeça e pescoço – 30-40%, órbita (25%), parameníngeo-seios paranasais, ouvido médio, mastoide, nasofaringe, fossa infratemporal (50%) e não parameníngeo (25%).
2. Trato geniturinário – 20-25% (bexiga, próstata, paratesticular, vagina, útero).
3. Extremidades – 15-20% (mais frequente em adolescentes).
4. Outros: 10%, incluindo a parede torácica e o retroperitônio.

Metástases – por via hematogênica e linfática: gânglios, pulmão, fígado, ossos, medula óssea.

Incidência – 2 picos de maior incidência: a) *1 a 5 anos* (órgãos pélvicos, cabeça e pescoço); b) *adolescentes* (paratesticulares e extremidades).

3ª etapa Manifestações clínicas

Dependem da localização, idade e presença de metástases.

1. Órbita – proptose ocular unilateral, progressiva; edema periorbital, dor (Fig. XX-15).
2. Parameníngeos
   a) Nasofaringe: obstrução nasal, secreção serossanguinolenta; dificuldade de deglutição.
   b) Ouvido médio: dor, secreção mucopurulenta crônica, massa no conduto auditivo, perda da audição.
   c) Seios paranasais: sinusite de repetição, dor, abaulamento local. Extensão para o crânio: paralisia facial (frequente), cegueira, hipertensão intracraniana (cefaleia, vômitos).
3. Face – edema, dor, trismo.
4. Laringe – tosse rouca persistente, estridor laríngeo progressivo.
5. Tronco e extremidades: massa de crescimento progressivo.
6. Geniturinário – massa ou nódulo infiltrativo na vulva ou períneo, secreção vaginal serossanguinolenta, extrusão de tumor polipoide ("em cacho de uvas") pela vagina, massa paratesticular, retenção urinária, hematúria, infecções urinárias de repetição, incontinência e/ou constipação. Tumor paratesticular – massa escrotal indolor de crescimento rápido.

4ª etapa Diagnóstico

Após a suspeita diagnóstica fundamentada na história e no exame físico, é importante avaliar as dimensões do tumor e suas relações com estruturas vizinhas – ultrassonografia, vaginoscopia, cistoscopia, tomografia computadorizada e/ou ressonância magnética. Solicitar biópsia de medula óssea bilateral e cintilografia óssea para avaliar metástases e nos tumores parameníngeos: também solicitar liquor.

Diagnóstico de **certeza** – exame **anatomopatológico** do tumor.

Os subtipos histológicos são: embrionário, alveolar, pleomorfo e indiferenciado. O embrionário é o mais frequente na infância. Sarcoma botrioide é um subtipo do RMS embrionário que ocorre principalmente nas vias geniturinárias (vagina, bexiga) e tem aparência macroscópica de um "cacho de uva".

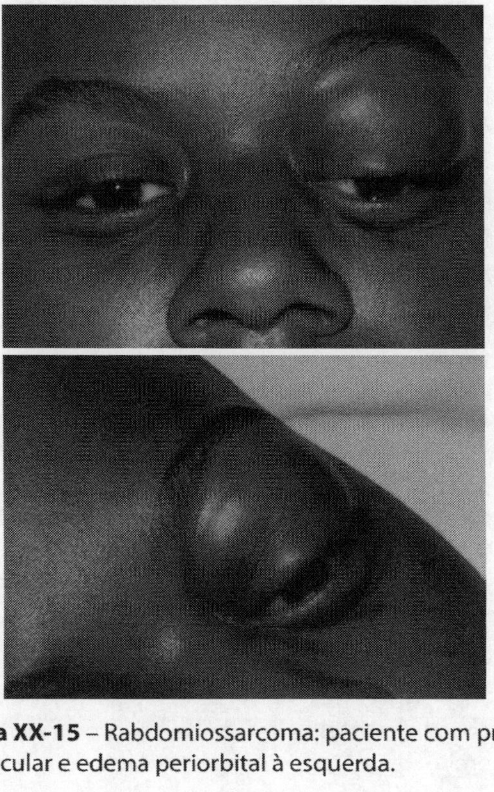

Figura XX-15 – Rabdomiossarcoma: paciente com proptose ocular e edema periorbital à esquerda.

5ª etapa Pesquisa de metástases

Os exames necessários para a pesquisa de metástases do RMS estão listados no quadro XX-3.

Quadro XX-3 – EXAMES PARA A PESQUISA DE METÁSTASES DE RMS.

Metástases	Exames recomendados
Pulmão	Radiografia e tomografia do tórax
Osso	Mapeamento ósseo e radiografia simples das lesões positivas
Medula óssea	Biópsia de medula óssea bilateral
Linfonodos	Confirmação histológica dos casos suspeitos
Fígado	Ultrassonografia e/ou tomografia

6ª etapa Estadiamento cirúrgico (grupos) (Quadro XX-4)

Atualmente se faz **estadiamento clínico** (TNM) pré-operatório que depende de: 1. tamanho do tumor; 2. linfonodos comprometidos; 3. localização; 4. metástases à distância.

Foram estabelecidos **grupos de risco** (baixo, intermediário e alto) baseados no grupo, estágio e subtipo histológico.

Quadro XX-4 – ESQUEMA SIMPLIFICADO DO ESTADIAMENTO DO RMS BASEADO NA RESSECABILIDADE CIRÚRGICA DO TUMOR.

Grupo clínico I – tumor localizado, totalmente ressecado
Grupo clínico II – tumor ressecado macroscopicamente, mas com restos microscópicos
Grupo clínico III – tumor parcialmente ressecado com restos macroscópicos ou apenas biópsia
Grupo clínico IV – metástases à distância

7ª etapa Saiba fazer o prognóstico

1. Estadiamento – tumores em estágios 1 e 2 têm melhor prognóstico que os de 3 e 4.
2. Local primário – importante fator prognóstico: a) locais favoráveis: órbita, cabeça e pescoço (exceto os parameníngeos), trato geniturinário (exceto próstata/bexiga); b) locais desfavoráveis: parameninge, próstata/bexiga, extremidades, tronco e retroperitônio.
3. Gânglios regionais comprometidos – pioram o prognóstico.
4. Alteração cromossômica – translocação do cromossomo t(2;13) presente em 60% dos subtipos alveolares confere mau prognóstico.
5. Histologia e resposta ao tratamento – tipo histológico embrionário evolui melhor que o alveolar. Resposta precoce ao tratamento indica bom prognóstico.

CONDUTA TERAPÊUTICA

O tratamento do RMS utiliza quimioterapia, radioterapia e cirurgia.

A escolha da modalidade terapêutica depende da localização e da extensão do tumor.

Cirurgia – é a primeira opção terapêutica nos tumores localizados cuja ressecção não acarrete sequelas estéticas e funcionais. A ressecção deve ser ampla com margens de tecido normal.

Radioterapia – dispensável só nos RMS totalmente ressecados e com histologia favorável.

Deve ser precoce nos RMS parameníngeos.

Quimioterapia – todos os pacientes com RMS, mesmo os com tumor totalmente ressecado, devem receber quimioterapia. O tratamento padrão inclui: ciclofosfamida, actinomicina D, vincristina, etopósido e ifosfamida.

Tratamento *vs.* localização

1. RMS de **órbita** – bom prognóstico, raramente dá metástases.
   Cirurgia: no tumor de órbita a cirurgia é restrita à biópsia para o diagnóstico.
   Quimioterapia: reduz o tamanho do tumor e promove o controle sistêmico.
   Radioterapia: o controle local do RMS de órbita é feito com radioterapia.
2. RMS **parameníngeo** – tumor agressivo, mau prognóstico.
   Cirurgia: biópsia.
   Quimioterapia: no RMS parameníngeo deve ser intensiva.
   Radioterapia: deve ser o mais precoce possível.
   Cuidado: 30% dos RMS parameníngeos infiltram o SNC.
3. RMS de **tronco e extremidades**.
   Cirurgia: geralmente é possível.
   Quimioterapia: é utilizada em todos os casos.
   Radioterapia: é indicada quando não é possível a cirurgia radical.
   Cuidado: o RMS de extremidade frequentemente dá metástase para gânglios regionais.
   Biopsiar gânglios suspeitos.
4. RMS do **trato geniturinário**: tem bom prognóstico.
   Cirurgia: evitar cirurgias mutilantes.
   Quimioterapia: reduz o tamanho do tumor e evita as metástases.
   Radioterapia: possibilita o controle local.
   Atenção:
   - Tumor paratesticular deve ser retirado por via inguinal para não contaminar a bolsa escrotal.
   - Todos os pacientes com RMS devem receber quimioterapia, mesmo nos casos em que o tumor é totalmente ressecado.

7. Neuroblastoma

Caso 1 – criança com 3 anos de idade apresenta febre e aumento do volume abdominal há 3 meses. Regular estado geral, emagrecida, descorada ++/4+, sem adenomegalias, pulmões livres e abdome globoso. À palpação abdominal nota-se uma massa endurecida com limites imprecisos que ocupa a loja renal esquerda, hipocôndrio e epigástrio. Hemograma, urina tipo I e radiografia de tórax normais. Radiografia de abdome com calcificações puntiformes. VMA (ácido vanilmandélico) elevado na urina. Tomografia de abdome – tumor em suprarrenal esquerda. Mielograma e biópsia de medula óssea (MO) – vários agrupamentos de células neuroblastomatosas. Mapeamento ósseo normal.

Diagnóstico – neuroblastoma.

Caso 2 – recém-nascido (19 dias) com ausência de movimentos espontâneos nos membros inferiores. Bom estado geral, eutrófico, corado, pulmões livres. Palpação profunda do abdome: pequeno tumor na linha média, endurecido e fixo. Abaulamento na região paravertebral direita. Membros inferiores com redução acentuada da força muscular, flacidez e reflexos abolidos. Hemograma, urina tipo I, VMA normais. Radiografia de tórax e abdome normais. Ressonância magnética demonstrando tumor extradural de T11 a L3 que infiltra o forame intervertebral e comprime a medula espinhal. Biópsia de medula óssea e mielograma normais, mapeamento ósseo normal. Biópsia do tumor paravertebral: neuroblastoma.

Diagnóstico – neuroblastoma.

O que é – tumor maligno originário de células primitivas da crista neural que formam a região medular da suprarrenal e o sistema nervoso autônomo simpático. Seu comportamento biológico é variável.

O neuroblastoma (NBL) pode:

a) permanecer *in situ*;

b) regredir espontaneamente;

c) maturar para tumor benigno (ganglioneuroma);

d) forma agressiva: localizada ou com disseminação precoce para ossos, medula óssea, fígado, pele e linfonodos.

1ª etapa Dados básicos

1. O NBL é o segundo tumor sólido mais frequente na infância.
2. 90% dos casos ocorrem em menores de 5 anos de idade e 36% destes comprometem crianças com idade inferior a 1 ano.

   Local primário:

   a) intra-abdominal (geralmente na suprarrenal): 50 a 80% dos casos;

   b) mediastino posterior e cadeia simpaticodorsal: 15%;

   c) cabeça, pescoço e pélvis.
3. **Metástases** – medula óssea, osso, linfonodos, fígado e pele. As metástases de NBL geralmente não ocorrem nos pulmões.
4. Característica importante – frequentemente, os neuroblastomas secretam **catecolaminas**, cujos metabólitos são excretados na urina: VMA (ácido vanilmandélico) e HVA (ácido homovanílico). A mensuração do VMA e do HVA na urina é útil para o diagnóstico e para o controle evolutivo.

2ª etapa Quando suspeitar

1. Criança com idade inferior a 5 anos e tumor retroperitoneal.
2. Lactente com hepatomegalia, nódulos subcutâneos.
3. Criança com dor óssea, proptose e equimose periorbital.
4. Lactente com tumor paravertebral.

3ª etapa Manifestações clínicas

Decorrem da localização e extensão do tumor primário e da presença de metástases.

O estado geral é bom nos casos localizados e comprometido nos disseminados.

1. Tumor abdominal, duro, fixo, indolor, geralmente ultrapassando a linha mediana.
2. Síndrome de Horner – miose, ptose palpebral e enoftalmia
   (secundária a tumor no gânglio cervicotorácico).
3. Nódulos subcutâneos azulados associados ou não a hepatomegalia, principalmente no período neonatal.
4. Opsomioclono-mioclono – síndrome paraneoplásica caracterizada por ataxia cerebelar aguda, mioclono (tremores) e movimentos incoordenados dos olhos = "síndrome dos olhos e pés dançantes".
5. Febre prolongada de causa desconhecida, dores ósseas difusas.
6. Comprometimento do estado geral e manifestações inespecíficas – anorexia, palidez, perda de peso, irritabilidade, febre.
7. Síndrome de Pepper – ocorre em RN ou lactentes, com infiltração maciça do fígado por neuroblastoma.
8. Paraplegia – compressão da medula espinhal, massa paravertebral.
9. Protrusão do globo ocular, por invasão dos tecidos moles retrobulbares e equimose periorbitária (Fig. XX-16).
10. Tumor de mediastino posterior, assintomático, descoberto em uma radiografia realizada por outro motivo.

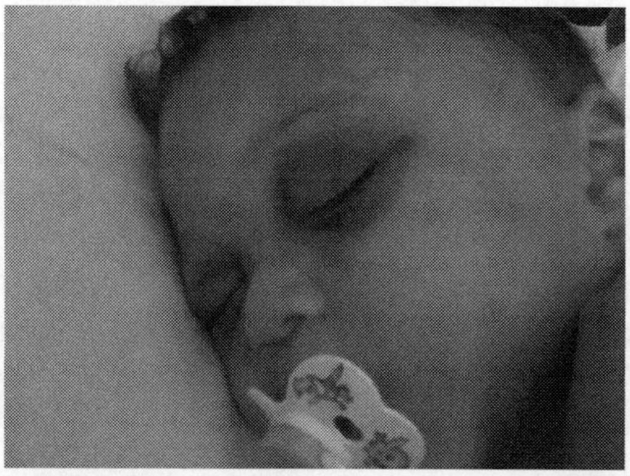

Figura XX-16 – Neuroblastoma: paciente com proptose e equimose periorbitária por infiltração de tecidos moles retrobulbares.

4ª etapa Exames subsidiários

EXAMES LABORATORIAIS

Hemograma – inespecífico: a) normal; b) anemia; c) pancitopenia: por infiltração neoplásica da medula óssea.

Dosagem na urina dos metabólitos das **catecolaminas** – VMA e HVA (elevados em 80 a 90% dos casos).

Mielograma e biópsia de medula óssea – pesquisa de células neuroblastomatosas.

EXAMES RADIOLÓGICOS

Forma **abdominal** (a mais frequente): tumor abdominal que desloca o rim, sem deformá-lo.

1. Radiografia simples de abdome: opacidade tumoral com alças intestinais rechaçadas; em 50% dos casos: calcificações no interior do tumor.
2. Ultrassonografia e tomografia computadorizada (Fig. XX-17): o tumor desloca o rim para fora e para baixo, geralmente sem deformação no sistema pielocalicinal, imagem em "lírio caído".

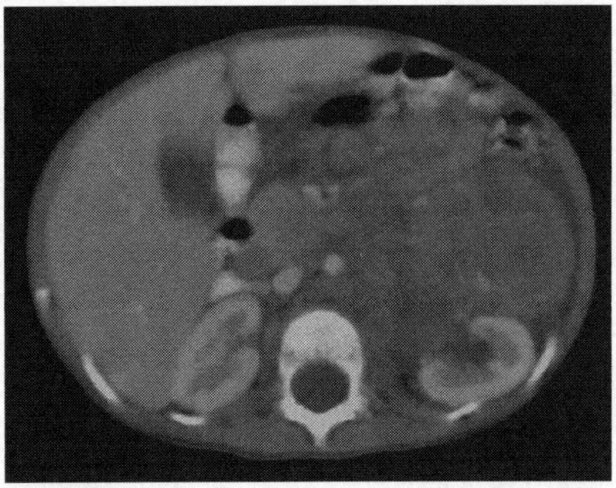

Figura XX-17 – Neuroblastoma: tomografia computadorizada de abdome com tumor em suprarrenal esquerda.

Esses exames informam sobre a localização e extensão do tumor, presença de calcificação e áreas de necrose. Metástases hepáticas e ganglionares também podem ser detectadas.

3. Urografia excretora: se tomografia não disponível.
4. Ressonância magnética: utilizada principalmente nos tumores com extensão intraespinhal.

Forma **torácica**: é a localização extra-abdominal mais frequente.

Radiografia simples: tumor denso, regular, às vezes com calcificações finas.

Geralmente no mediastino posterior.

Exame histopatológico: tumor hipercelular, com células pequenas e redondas, muitas vezes agrupadas em formações semelhantes a rosetas.

5ª etapa Diagnóstico definitivo

1. Metabólitos das **catecolaminas** (VMA/HVA) elevados na urina **mais** a presença de **células neuroblastomatosas na medula óssea**
   ou
2. **Biópsia** do local suspeito, com exame anatomopatológico compatível com neuroblastoma.

6ª etapa Pesquisa de metástases

1. Mielograma e biópsia de medula óssea bilateral – pesquisa de células malignas na medula.
2. Mapeamento de corpo inteiro com MIBG – pesquisa de metástases.
3. Ultrassonografia e mapeamento hepático ou tomografia – pesquisa de metástase hepática.

7ª etapa Estadiamento (Quadro XX-5)

Determinar o grau de disseminação, estadiamento e prognóstico.

FATORES PROGNÓSTICOS

Incluem estágio, fatores biológicos (marcadores tumorais como myc-N), aspectos histológicos e quantificação do DNA.

1. Idade: crianças com idade inferior a 1 ano têm melhor prognóstico que as de mais idade.
2. Estágios I, II e IV-S têm melhor prognóstico que III e IV.
3. myc-N: a amplificação do oncogene myc-N é um fator prognóstico muito importante no neuroblastoma. Pacientes com myc-N amplificado (mais de 10 cópias) têm mau prognóstico.
4. Histopatologia: a classificação histopatológica pode ser favorável ou desfavorável.

Quadro XXI-5 – ESTADIAMENTO DO NEUROBLASTOMA.

Estágio I	Estágio II-A	Estágio II-B	Estágio III	Estágio IV	Estágio IV-S
Tumor localizado, confinado ao sítio de origem, excisão macroscópica completa, com ou sem doença residual microscópica Gânglios ipsilaterais e contralaterais negativos à microscopia	Tumor unilateral com excisão macroscópica incompleta Gânglios ipsilaterais e contralaterais negativos à microscopia	Tumor unilateral com excisão macroscópica completa ou incompleta Gânglios ipsilaterais positivos e gânglios contralaterais negativos à microscopia	Tumor ultrapassando a linha mediana com ou sem envolvimento de linfonodos regionais *ou* tumor unilateral com gânglios contralaterais envolvidos *ou* tumor na linha média com linfonodos bilaterais envolvidos	Disseminação à distância (linfonodos, osso, medula óssea, fígado etc.)	Tumor primário localizado como definido para estágio I ou II com doença limitada ao fígado, pele e/ou medula óssea Idade inferior a 12 meses

5. Outros: DNA índex (hiperploidia – favorável), ferritina, DHL, cariótipo das células tumorais.

CONDUTA TERAPÊUTICA

O planejamento terapêutico depende de: a) idade; b) estadiamento; c) amplificação de myc-N; d) classificação histopatológica. myc-N ampliado e histologia desfavorável mudam o caso para alto risco.

A conduta baseia-se na **classificação de risco**:

1. **Estágio IV-S** – tendência à regressão espontânea; manter em observação.
2. **Estágios I** e **II-A/II-B** em menos de 1 ano – baixo risco: cirurgia.
3. **Estágio III** – risco intermediário. Quimioterapia em 4 a 5 ciclos.
4. **Estágios IV** e **II/III** com fatores de risco – myc-N ampliado, histologia desfavorável e DNA diploide: alto risco.

Tendência atual para os casos de alto risco é transplante autólogo de células-tronco hematopoiéticas e manutenção com ácido retinoico.

8. Tumor Maligno de Testículo

INTRODUÇÃO

- 2% das neoplasias malignas nos meninos
- 75% dos tumores de testículo são TCG
- ²/₃ são tumor do seio endodérmico
- 90% dos casos são tumores localizados
- Fator de risco – criptorquidia

1ª etapa Quando suspeitar

Massa sólida na bolsa escrotal, indolor, de crescimento progressivo, geralmente unilateral (Fig. XX-18).

O tumor não transilumina, entretanto em 20% dos casos pode haver hidrocele reacional.

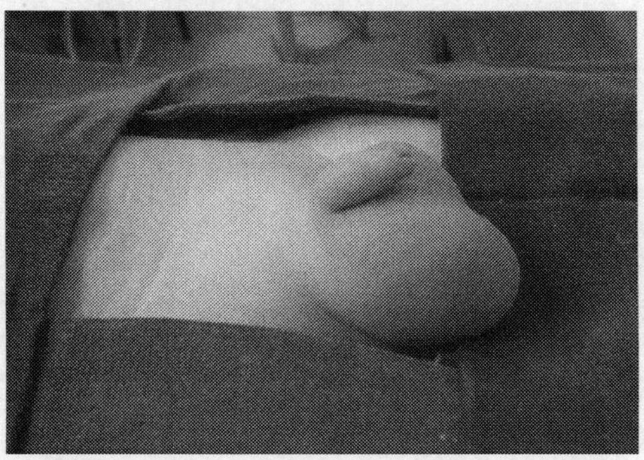

Figura XX-18 – Tumor maligno de testículo: aumento do volume testicular direito. Imagem cedida pelo Dr. Mauricio Macedo – Departamento de Cirurgia Pediátrica/ Hiospital Infantil Darcy Vargas.

2ª etapa Classificação histológica

1. Tumores de células germinativas (75% dos casos) – tumor do seio endodérmico, teratoma, germinomas (**testículo = seminoma)**, carcinoma embrionário, coriocarcinoma.
2. Tumores de células não germinativas – tumores de células de Leydig, tumor de células de Sertoli.
3. Metástases – os testículos podem ser infiltrados por leucemia e linfoma.

3ª etapa Diagnóstico

A ultrassonografia auxilia no diagnóstico, distinguindo massas sólidas e localizando o tumor (testículo ou região paratesticular).

Marcadores tumorais biológicos – alfafetoproteína e gonadotrofina coriônica.

O tumor de seio endodérmico que corresponde a ²/₃ dos tumores de células germinativas produz alfafetoproteína, importante para auxiliar no diagnóstico e acompanhamento.

É importante diferenciar as neoplasias de testículo das da região paratesticular (Quadro XX-6).

Quadro XX-6 – TUMORES TESTICULARES E PARATESTICULARES.

Local	Idade média	Tipo histológico
Testículo	Crianças e adolescentes	TCG
Paratesticular	Adolescência	Rabdomiossarcoma

CONDUTA TERAPÊUTICA

Orquiectomia radical com retirada em bloco das estruturas do cordão espermático. A cirurgia tem de ser por via inguinal para não contaminar a bolsa escrotal. O esvaziamento ganglionar do retroperitônio não deve ser rotina. A quimioterapia é necessária para os tumores com ressecção incompleta (restos micro ou macroscópico) e irressecáveis.

O único fator predisponente para tumor de testículo é a criptorquidia. O risco teórico de neoplasia no testículo ectópico é 10 a 50 vezes maior. Recomenda-se a orquipexia após os 6 meses e antes dos 18 meses de idade.

Atenção: linfomas e leucemias podem infiltrar o testículo. Nesse caso, o comprometimento pode ser bilateral. O exame físico e o hemograma são importantes para a diferenciação. O tratamento da leucemia/linfoma é completamente diferente do dos tumores sólidos do testículo, não sendo necessária a orquiectomia.

Após a ressecção cirúrgica, monitorar com alfafetoproteína e gonadotrofina coriônica humana – valores elevados após aparente ressecção total são sugestivos de **metástases**.

9. Tumores Malignos de Ovário

Caso ilustrativo – menina de 13 anos de idade apresentando aumento progressivo do volume abdominal. Referia menarca há 6 meses, ciclos menstruais irregulares e em pequena quantidade. Ao exame físico: bom estado geral, corada, hidratada. Abdome globoso, massa palpável em região hipogástrica estendendo-se até a cicatriz umbilical. A primeira hipótese diagnóstica foi de gravidez. Entretanto, a paciente negava ter tido relações sexuais e outros sinais e sintomas de gestação não estavam presentes (aumento do volume das mamas, pigmentação das aréolas e linha alva etc.). A ultrassonografia revelou a presença de uma massa sólida, provavelmente do ovário. A tomografia de abdome indicou os limites do tumor, o qual era localizado e ressecável. Dosagem da alfafetoproteína sérica de 800mg/L (normal 20mg/L) e gonadotrofina coriônica fração beta (β-hCG) normal. Os outros exames solicitados para estadiamento estavam normais. A paciente foi encaminhada para a cirurgia. O tumor de ovário foi totalmente ressecado e o resultado do exame anatomopatológico foi tumor ovariano de células germinativas classificado como tumor do seio endodérmico. A paciente foi considerada portadora de tumor de ovário estágio I e recebeu quimioterapia adjuvante. A alfafetoproteína normalizou-se após 3 semanas da cirurgia. A criança evoluiu bem, terminou o tratamento há 5 anos, tem uma vida normal e pode ser considerada curada.

INTRODUÇÃO

- 1% de neoplasia maligna da infância.
- ²/₃ dos tumores de ovário em crianças são TCG.
- Tipos histológicos mais frequentes: teratoma imaturo, germinoma (**ovário = disgerminoma**), tumor do seio endodérmico, carcinoma embrionário e tumores mistos.
- Disgerminoma – 2ª década, tumores radiossensíveis, 20% bilateral.
- Quadro clínico – dor abdominal, massa abdominal, constipação intestinal, disúria.
- Incidência de tumor maligno é maior na fase puberal.

Classificação Histológica dos TCG – OMS/AFIP

I – **GERMINOMA**
II – **TUMOR DE SEIO ENDODÉRMICO**
III – **CARCINOMA EMBRIONÁRIO**
IV – **CORIOCARCINOMA**
V – **COMBINAÇÃO I-IV = TCG misto**
VI – **TERATOMA**
  a) maduro
  b) imaturo, graus 1-3
  c) maduro ou imaturo combinados com neoplasias do grupo I-IV

1ª etapa Quando suspeitar

1. Menina com idade superior a 10-12 anos com **dor e/ou massa no abdome inferior** (Fig. XX-19).
2. Dor aguda em fossa ilíaca (torção do pedículo do tumor) simula apendicite.
3. Aumento progressivo da região hipogástrica.
4. Puberdade precoce ou virilização.

2ª etapa Diagnóstico

Lembretes iniciais

1. Pensar em tumor de ovário em adolescentes com aumento de volume abdominal.
2. Nos tumores produtores de gonadotrofina, o teste de gravidez pode ser positivo.
3. Na infância, a maioria dos tumores de ovário é benigna. Os tumores císticos ou com calcificações são geralmente benignos.
4. Dosar alfafetoproteína e β-hCG séricos na suspeita de tumor de ovário.

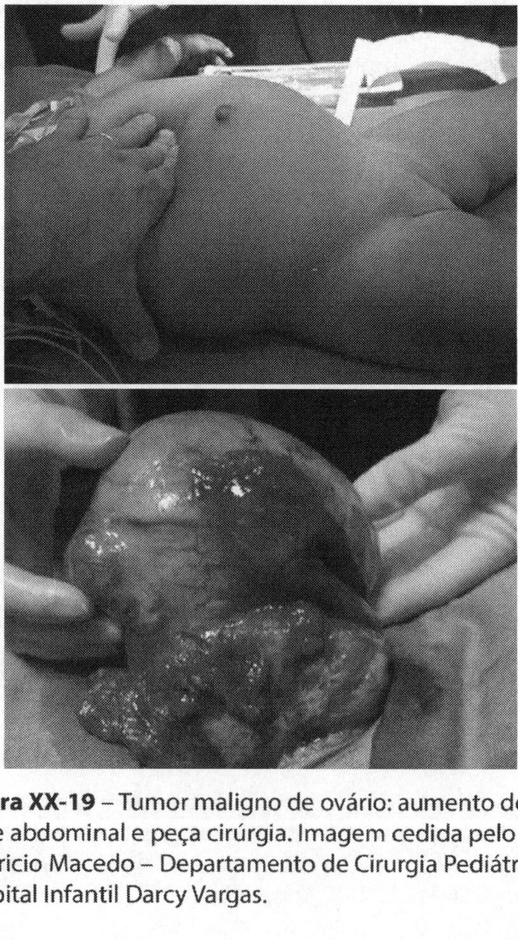

Figura XX-19 – Tumor maligno de ovário: aumento do volume abdominal e peça cirúrgia. Imagem cedida pelo Dr. Mauricio Macedo – Departamento de Cirurgia Pediátrica/ Hospital Infantil Darcy Vargas.

a) Exames laboratoriais: hemograma, DHL, avaliação da função renal, hepática.
b) Marcadores biológicos (alfafetoproteína, β-hCG).
c) Avaliação hormonal nos tumores funcionantes (produzem hormônios).
d) Ultrassonografia: importante para diferenciar massas sólidas das císticas.
e) Tomografia de abdome e pélvis.

3ª etapa Marcadores biológicos (Quadro XX-7)

Alfafetoproteína (αFP)

- Pico máximo na 12ª-15ª semana embrionária, diminuindo após o nascimento e normalizando ao redor de 6 meses.
- Meia-vida de 5 a 10 dias.

Beta-hCG: glicoproteína produzida na placenta, pode estar elevado nos tumores originados do tecido trofoblástico. Meia-vida 24 horas.

Diagnóstico diferencial – cistos de ovário, apendicite, hematocolpos, gestação, abscessos pélvicos.

4ª etapa Comprovação

Uma vez estabelecido o diagnóstico pelo exame **anatomopatológico**, são necessários exames para pesquisa de metástases: tomografia de tórax, mapeamento ósseo.

TRATAMENTO

Cirurgia conservadora – salpingo-oforectomia, pesquisa de doença oculta com biópsia de linfonodos paraórticos, peripancreáticos, periesplênicos, biópsias do fundo de saco de Douglas, goteiras parietocólicas, diafragma, ovário contralateral, pesquisa de células malignas no líquido ascítico ou no lavado abdominal.

Quimioterapia – a maioria dos tumores de células germinativas responde muito bem à quimioterapia. A quimioterapia pós-cirúrgica, quando indicada, é baseada em derivados de platina. A sobrevida livre de doença de pacientes tratadas por equipe multidisciplinar especializada chega a 85%.

Quadro XX-7 – MARCADORES SÉRICOS DOS TUMORES DE CÉLULAS GERMINATIVAS.

Tipo histológico	Alfafetoproteína	Gonadotrofina coriônica
Germinoma	–	–
Tumor do seio endodérmico	+++	–
Teratoma puro	–	–
Tumor misto	+/–	+/–
Coriocarcinoma	–	+++
Carcinoma embrionário		

10. Tumor de Wilms

Caso ilustrativo – menino, 4 anos de idade, com aumento de volume abdominal há 3 meses, em bom estado geral, corado, pulmões livres. Abdome globoso com massa palpável em flanco direito que não ultrapassa a linha média, de superfície lisa, contorno definido. Hemograma: anemia (Hb: 9,5), urina tipo I com hematúria, radiografia de tórax: normal. Ultrassonografia: massa sólida cística de provável origem renal. Tomografia: massa sólida cística, de contornos bem definidos, de origem renal.

Diagnóstico – tumor de Wilms.

O que é – neoplasia embrionária maligna originária do blastema metanefrético.

1ª etapa Quando suspeitar

Massa abdominal palpável em flanco em crianças com idade inferior a 5 anos, em bom estado geral, acompanhada ou não de dor abdominal, hematúria, hipertensão.

2ª etapa Incidência e epidemiologia

1. É o segundo tumor retroperitoneal mais frequente na criança.
2. Idade mais frequente entre 1 e 5 anos (média 3,5).
3. Ocorre em frequência igual em meninas e meninos.
4. Pode ser bilateral: 5% ao diagnóstico e mais 1-3% após 3 anos.
5. Metástases nos pulmões, fígado e gânglios linfáticos regionais.
6. Associação com anomalias congênitas geniturinárias (rim "em ferradura", displasia renal, doença cística bilateral, hipospadia, criptorquidia, duplicação do sistema pielocalicinal), aniridia bilateral não familiar, hemi-hipertrofia.
7. Maior incidência de tumor de Wilms: na síndrome de Beckwith-Wiedemann (visceromegalia, hemi-hipertrofia, macroglossia, onfalocele ou hérnia umbilical gigante, deficiência intelectual) e síndrome de Denys-Drash (genitália ambígua e nefropatia).

3ª etapa Manifestação clínica

1. A maioria das crianças com tumor de Wilms busca socorro médico porque a mãe palpou ou observou uma **massa no abdome** ao banhá-la ou vesti-la (Fig. XX-20). Outras vezes a tumoração é palpada pelo pediatra no exame físico de rotina. A massa é firme e geralmente não ultrapassa a linha média.
2. Hipertensão – em decorrência da compressão da artéria renal e/ou por produção de renina pelo tumor (25%).
3. Dor abdominal – em decorrência do crescimento do tumor.
4. Hematúria – pode ser microscópica (25%) e macroscópica (não frequente).

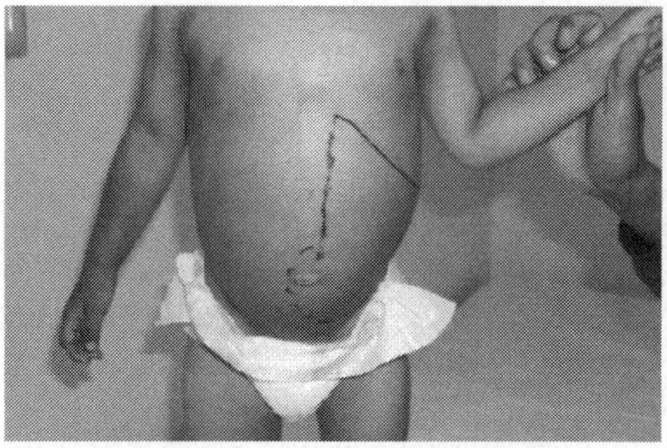

Figura XX-20 – Tumor de Wilms: aumento do volume abdominal.

5. Policitemia decorrente da produção de eritropoetina (rara).

4ª etapa Diagnóstico

1. Anamnese.
2. Radiografia simples de abdome – abaulamento do flanco, calcificação (5%).
3. Ultrassonografia de abdome (Doppler) – indica a localização da massa (intrarrenal), avalia o rim contralateral, a permeabilidade da veia cava (trombo tumoral) e a presença de outras metástases para linfonodos ou fígado, por exemplo.
4. Tomografia com contraste – abdome: melhor visualização da massa renal (Fig. XX-21), permite diagnosticar trombo tumoral em veia renal ou veia cava inferior e a existência de metástases hepáticas.
5. Radiografia e tomografia de tórax (Fig. XX-22) – investigação de metástases pulmonares.

Avaliação laboratorial

1. Hemograma: geralmente inespecífico, pode ter policitemia ou anemia (grandes massas).
2. Urina: hematúria ou infecção urinária associada.
3. Função renal: ureia, creatinina.
4. Função hepática: ALT, AST.

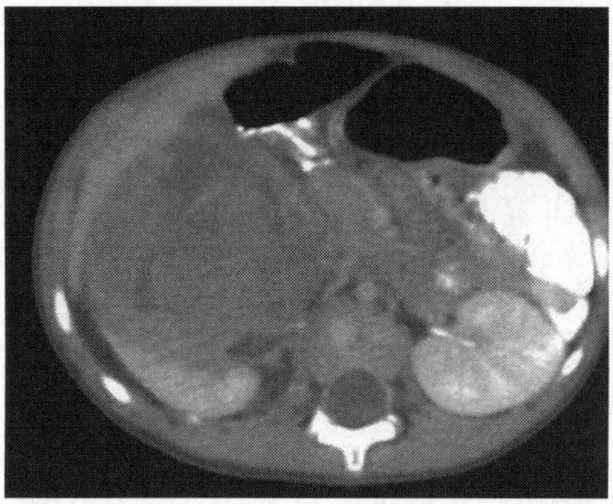

Figura XX-21 – Tumor de Wilms: tomografia de abdome com tumor de origem renal.

4ª etapa Estadiamento

O estadiamento será sempre clínico/cirúrgico/patológico. Atualmente existem dois grandes grupos cooperativos internacionais que estadiam o tumor de Wilms de forma semelhante, com discretas diferenças. De modo geral é considerado:

Estágio I – tumor limitado ao rim e completamente extirpado; a superfície da cápsula renal está intacta.

Estágio II – o tumor estende-se além do rim, mas é completamente extirpado. Existe extensão regional do tumor, isto é, penetração através da superfície da cápsula renal nos tecidos moles perirrenais. Vasos fora do rim podem estar infiltrados ou conter trombos tumorais (trombos soltos não aderentes e totalmente retirados). O tumor pode ter sido biopsiado sem violação peritoneal ou haver contaminação restrita na loja tumoral. Não há tumor residual além das margens de excisão. Pode haver infiltração hepática por contiguidade, porém totalmente ressecada em bloco e apresentando margens livres.

Estágio III – restos tumorais macro ou microscópicos permaneceram após a ressecção cirúrgica, incluindo-se:

a) tumores inoperáveis;
b) margens cirúrgicas positivas;
c) extravasamento do tumor envolvendo a superfície peritoneal;
d) metástases para linfonodos regionais;
e) vasos com êmbolo tumoral aderente à íntima não totalmente ressecados (restos micro ou macroscópicos).

Estágio IV – metástases hematogênicas (pulmão, fígado, osso, cérebro etc.).

Estágio V – tumores bilaterais ao diagnóstico. Cada lado deve ser subclassificado separadamente. Tumor irressecável ao diagnóstico deve receber quimioterapia pré-operatória.

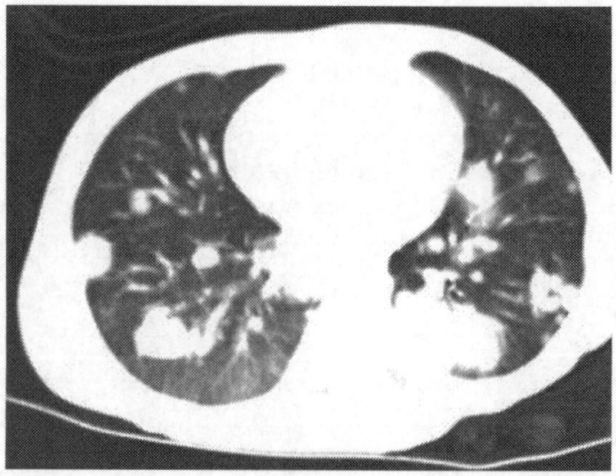

Figura XX-22 – Tumor de Wilms: tomografia de tórax com nódulos pulmonares metastáticos.

Outros fatores de risco – idade ao diagnóstico, peso do tumor, resposta à terapia, estudo alélico dos cromossomos 1p e 16q nos tumores ressecados.

CONDUTA TERAPÊUTICA

O tratamento do tumor de Wilms varia dependendo do seu estadiamento e do protocolo utilizado, entretanto, sempre inclui cirurgia e quimioterapia. A radioterapia, por outro lado, é utilizada somente nos estágios mais avançados. Internacionalmente, há dois grandes grupos cooperativos que elaboram os protocolos de tratamento de tumor de Wilms: o pioneiro grupo americano *National Wilms Tumor Study Group* (NWTS), atualmente dentro do *Children's Oncology Group* (COG), e a Sociedade Internacional de Oncologia Pediátrica (SIOP), da qual o Grupo Brasileiro para Tratamento de Tumor de Wilms faz parte.

Cirurgia – papel fundamental. Nefrectomia radical do rim atingido; verificar envolvimento ganglionar; considerar remoção de metástases.

Prognóstico – muito favorável nos casos com histologia favorável (sem anaplasia). Os estágios iniciais I e II têm índice de cura acima de 90%.

Os estágios III, IV e V: 70-80%.

11. Principais agentes quimioterápicos usados nas neoplasias pediátricas

Droga (nome comercial/apresentação)	Efeitos colaterais (a = principais; b = outros)
1. Actinomicina D (AMD) (Bioact, Cosmegen, fr 0,5mg)	(a) Vômitos, mucosite, mielossupressão, reação da pele em áreas já irradiadas (b) Hiperpigmentação, eritema, diarreia, alopecia
2. Adriamicina (Adriblastina, fr 10 e 50mg)	(a) Vômitos, esofagite, mielossupressão, miocardiopatia cumulativa (b) Anorexia, alopecia
3. Carboplatina (Paraplatin, fr 50, 150 e 450mg)	(a) Mielossupressão (b) Náuseas, vômitos, alopecia
4. Ciclofosfamida (Genuxal, fr 1g, 200mg, c 50mg)	(a) Anorexia, vômitos, alopecia, mielossupressão, cistite hemorrágica (b) Eosinofilia, neoplasia secundária
5. Cisplatina (CDDP) (Platiran, Platistine, fr 10 e 50mg)	(a) Insuficiência renal, vômitos intensos, ototoxicidade, mielossupressão (b) Neuropatia periférica, reação anafilactoide
6. Citarabina (ARA-C) (Aracytin, fr 100 e 500mg e 1g)	(a) Vômitos, mucosite, mielossupressão (b) Hepatotoxicidade, alopecia
7. Dacarbazina (Dtic-Dacarb, fr 100 e 200mg)	(a) Vômitos, dor ao longo da veia, mielossupressão (b) Diarreia, hepatite, alopecia
8. Etoposido (VP-16, Vepesid, fr 100mg)	(a) Mielossupressão, náuseas, vômitos, hipotensão (b) Alopecia, neuropatia periférica
9. Ifosfamida (Holoxane, 500mg/1 e 2g)	(a) Hematúria, convulsão, sonolência, mielossupressão (b) Vômitos, náuseas, alopecia
10. L-Asparaginase (Elspar, fr 10.000UI)	(a) Hipersensibilidade, febre, urticária, dispneia, hipotensão, agitação, anafilaxia, anorexia (b) Hiperglicemia, cefaleia, pancreatite
11. Metotrexato (Methotrexate, fr 50mg, c 2,5mg, 500mg, 5g)	(a) Anorexia, vômitos, mucosite, dermatite, mielossupressão (b) Hepatotoxicidade, pneumonite, encefalopatia
12. Vimblastina (Velban, fr 10mg)	(a) Mielossupressão (b) Febre, vômitos, alopecia, neurotoxicidade leve
13. Vincristina (VCR) (Oncovin, fr 1mg)	(a) Neurotoxicidade (b) Alopecia, febre, hiponatremia
14. 6-Mercaptopurina (6MP) (Puri-Nethol, c 50mg)	(a) Mielossupressão (b) Vômitos, anorexia, hepatotoxicidade

c = comprimido; fr = frasco; amp = ampola; cps = cápsula; IT = intratecal.

12. Síndrome de Lise Tumoral (SLT)

Distúrbios metabólicos que ocorrem antes ou 1 até 7 dias após o início do tratamento do câncer: hiperuricemia, hipercalemia, hiperfosfatemia. Podem ocorrer hipomagnesemia, hipocalcemia secundária e eventualmente insuficiência renal.

Etiopatogenia – com o início do tratamento do câncer pode ocorrer destruição rápida e maciça das células malignas que liberam catabólitos e componentes intracelulares, como potássio, fosfato e ácidos nucleicos, em uma concentração que muitas vezes excede a capacidade de filtração glomerular.

1ª etapa Manifestações

1. Hiperfosfatemia eleva o produto cálcio x fósforo, causando hipocalcemia, precipitação de fosfato de cálcio na microvasculatura e nos túbulos renais (lesões de pele, insuficiência renal).
2. Convulsões principalmente por hipocalcemia e hipomagnesemia.
3. Insuficiência renal desencadeada por distúrbios metabólicos: hiperuricemia e hiperfosfatemia.

Fatores agravantes – desidratação, infiltração tumoral do rim e uropatia obstrutiva.

Situações de risco para a SLT

a) Tumores com alta velocidade de divisão celular: leucemia aguda e linfoma não Hodgkin.
b) Tumores disseminados; leucocitoses acentuadas e grandes massas tumorais.
c) Alteração da função renal: infiltração do parênquima renal pelo tumor, obstrução ureteral ou venosa por compressão tumoral.
d) Ácido úrico e DHL elevado.

2ª etapa Controles e medidas profiláticas

Os pacientes com risco para desenvolver SLT deverão receber os seguintes cuidados especiais antes do início do tratamento:

a) avaliação cuidadosa da função renal;
b) acesso venoso adequado e de preferência central;
c) balanço hidroeletrolítico rigoroso;
d) hidratação e alcalinização (bicarbonato de sódio);
e) controle dos distúrbios metabólicos;
f) evitar a administração de KCl, pois a SLT acarreta hipercalemia;
g) manter o pH urinário entre 7,0 e 7,5;
h) diminuir a produção do ácido úrico (alopurinol);
i) evitar a correção da hipocalcemia, para não elevar o produto cálcio x fósforo. A hipocalcemia deverá ser corrigida apenas nos pacientes com fosfato sérico normal e hipocalcemia sintomática;
j) diuréticos (furosemida, manitol) podem ser utilizados para aumentar o fluxo urinário.

3ª etapa Tratamento profilático

Hidratação – 3 a 5 litros/m^2 de soro glicosado a 5% (SG 5%). A utilização de diuréticos (furosemida, manitol) associados à hidratação pode ser necessária para manter o débito urinário adequado (entre 100 e 300mL/m^2/h).

Alcalinização – a alcalinização da urina maximiza a solubilidade do ácido úrico. A urina deve ser alcalinizada, adicionando-se bicarbonato de sódio ao SG 5% na dose de 40 a 75mEq/L. O pH da urina deve manter-se entre 7,0 e 7,5.

Diminuir a produção do ácido úrico – 1. Alopurinol (Zyloric): análogo da xantina que reduz a transformação de xantina em ácido úrico na dose de 300mg/m^2/dia. 2. Urato-oxidase recombinante (Rasburicase): transforma urato em alantoína, mais solúvel na urina, diminui o risco de nefropatia por depósito de ácido úrico. Não prescrever alcalinização. **Observação**: **CI** em pacientes com deficiência em glicose-6-fosfato desidrogenase (G6PD).

Corrigir os distúrbios metabólicos – hiperfosfatemia, hipercalemia, hipomagnesemia, hipocalcemia sintomática com níveis de fosfato normais, hiperuricemia.

Diálise – quando medidas conservadoras são ineficazes na correção dos distúrbios metabólicos e para melhorar o fluxo urinário, a diálise deve ser instituída. A hemodiálise é mais eficiente do que a diálise peritoneal.

As indicações de **diálise** no paciente com SLT são:

1. Potássio > 6mEq/L.
2. Ácido úrico > 10mg/dL.
3. Creatinina > 10 vezes o normal.
4. Uremia.
5. Fósforo > 10mg/dL.
6. Hipocalcemia sintomática.
7. Hipervolemia.
8. Hipertensão incontrolável.

13. Transplante de Células-Tronco Hematopoiéticas

O que é – infusão de células sanguíneas primitivas, denominadas células-tronco (*stem cells*), que têm a capacidade de dar origem às três séries do sistema hematopoiético: eritrocitária, plaquetária e leucocitária, linfoide e mieloide.

Sinonímia – transplante de medula óssea, transplante de células-tronco.

Tipos – *autólogo*: células-tronco do próprio paciente; *singênico*: doador geneticamente idêntico (irmão gêmeo); *alogênico*: doador é outro indivíduo (irmão, outro familiar ou doador não parente).

Fonte de células-tronco hematopoiéticas – medula óssea, placenta, sangue periférico (somente após o uso de fatores de crescimento).

Encaminhar para centros de transplante

- Leucemias agudas de alto risco ou em segunda remissão medular.
- Linfomas não Hodgkin em segunda remissão.
- Leucemia mieloide crônica com falha ao tratamento com inibidores de tirosina cinase.
- Leucemia mielomonocítica crônica juvenil.
- Leucemias agudas secundárias a mielodisplasia ou tratamento oncológico prévio.
- Neuroblastoma disseminado ou com amplificação do gene MYC-N.

Cuidados especiais com candidatos a transplante

- Exame citogenético e imunofenotipagem da medula de crianças com leucemia *ao diagnóstico*.
- Minimizar transfusões sanguíneas.
- Utilizar plaquetas de doadores únicos.
- Utilizar filtros leucocitários para transfusão de plaquetas e de glóbulos vermelhos.
- Irradiar plaquetas e glóbulos com 2.000-2.500cGy.
- Evitar doses excessivas de quimioterapia cardiotóxica e nefrotóxica.

Compatibilidade necessária – HLA (*human leukocyte antigens*) e não do sistema ABO.

Probabilidade de irmão HLA compatível - 25%.

Alternativas em pacientes sem doadores – transplantes autólogos; doadores não aparentados adultos, transplantes haploidênticos (com compatibilidade de metade dos antígenos HLA) ou sangue de placenta.

Etapas do transplante

1ª etapa condicionamento (ou regime preparatório) com altas doses de quimioterapia com ou sem radioterapia corporal total para:

a) destruir células tumorais resistentes ao tratamento habitual;

b) criar espaço medular;

c) imunossuprimir o receptor, impedindo que rejeite a medula do doador.

Os quimioterápicos mais comumente utilizados são ciclofosfamida, ara-C, VP-16, melfalano, tiotepa e bussulfano.

2ª etapa coleta de células-tronco hematopoiéticas alogênicas. Em transplantes autólogos, a coleta de células é realizada antes da quimioterapia do regime de condicionamento. A coleta pode ser realizada diretamente da medula ou do sangue periférico através de aférese.

3ª etapa profilaxia da doença do enxerto contra o hospedeiro nos transplantes alogênicos, com imunossupressores como ciclosporina A, metotrexato ou micofenolato.

4ª etapa profilaxia e tratamento das complicações agudas associadas ao transplante.

5ª etapa "pega" da medula (500 granulócitos e 20.000 plaquetas).

Complicações

1. Mucosite (estomatite devido à quimioterapia e à radioterapia).
2. Náuseas, vômitos e diarreia de intensidade variável.
3. Infecções bacterianas, fúngicas e virais.
4. Hipertensão arterial transitória e tremor nas mãos devido à ciclosporina.
5. Doença do enxerto contra o hospedeiro (DECH) aguda: linfócitos do doador reconhecem o doador como estranho e atacam pele (*rash*), fígado (colestase) e intestino (diarreia secretora).
6. Rejeição: destruição das células do doador pelo sistema imune do receptor que resistiu ao regime preparatório.
7. Doença veno-oclusiva do fígado (retenção de líquidos, hepatomegalia dolorosa e hiperbilirrubinemia durante o primeiro mês após o início da quimioterapia).
8. Outras: insuficiência renal, cistite hemorrágica, pneumonite intersticial idiopática ou infecciosa (principalmente por citomegalovírus), toxicidade cardíaca, toxicidade do sistema nervoso central, síndrome hemolítico-urêmica.
9. Rejeição do enxerto (falha da "pega").

Efeitos tardios

1. Atraso de crescimento.
2. Hipotireoidismo.
3. Falência gonadal.
4. Infertilidade.
5. Catarata.
6. Neoplasias secundárias.
7. DECH crônica: semelhante a doenças autoimunes, ocorre em geral mais de três meses após o transplante e leva à imunossupressão grave e infecções oportunistas.
8. Recaída do tumor primário.

Resultados esperados – espera-se, no geral, que 50-60% das crianças com neoplasias se curem, dependendo da fase em que for realizado o transplante.

SEÇÃO XXI

Os Problemas dos Adolescentes
Hebeatria

coordenadora **Geny Beznos**

colaboradores **Verônica Coates. Alice Dickstein. Eric Schueesl. Verônica Cavalcanti Schussel. Cecília Gross. Jacques Crespin**

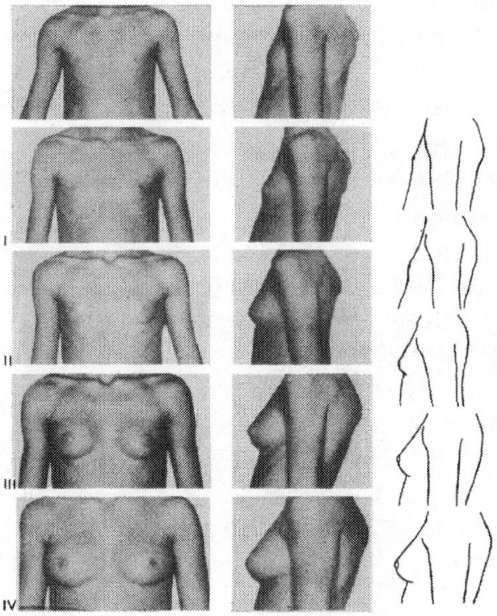

1º broto mamário; logo depois, pelos pubianos; 9 meses depois: pelos axilares; 2,3 a 2,7 após broto mamário: menarca.

O Ciclo Menstrual

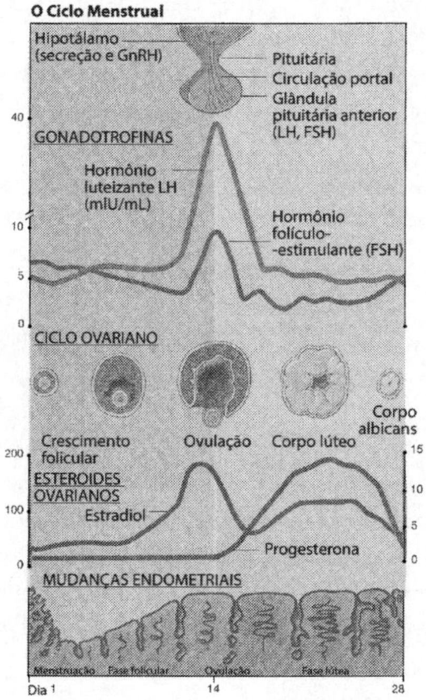

ATENDIMENTO AO ADOLESCENTE

Idealmente, o **atendimento ao adolescente** deve ser feito por uma **equipe** contando no mínimo com médico, psicólogo e assistente social. Essa equipe deverá contar com consultantes, particularmente oftalmologista, neurologista, ortopedista, obstetra, cirurgião etc., além de outros, dependendo da problemática predominante no local. O médico **isolado** pode e deve atender adolescentes desde que tenha interesse, preparo, disponibilidade e empatia.

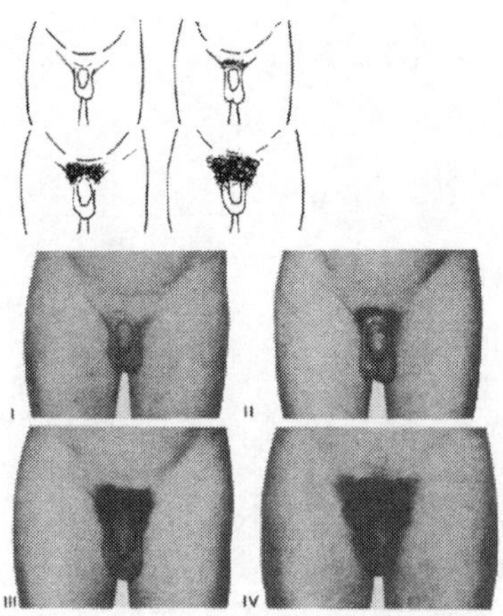

– 10,9 anos (9-14) para aumento dos testículos e 11,9 anos para aparecimento de pelos pubianos.

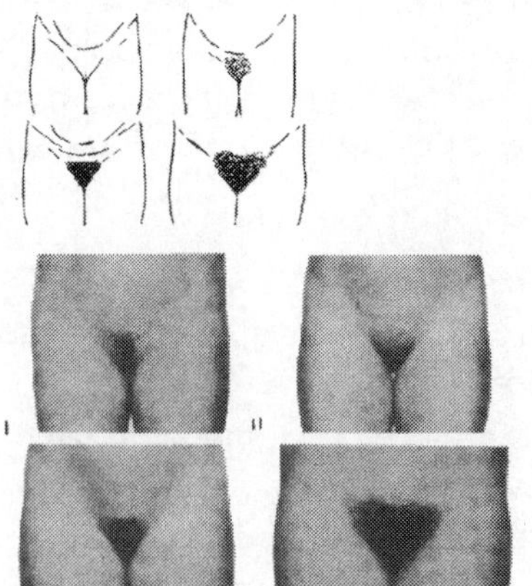

Menarca: 12,5 anos (9-16)
(pouco mais de 2 anos após o início do desenvolvimento mamário) – broto mamário: 9,7 anos (8 a 13); pelos pubianos: 10 anos; pelos axilares: 10,4 anos.

Livros Recomendados Adolescência: Abordagem Ambulatorial – Unifesp-EPM (Manole); Medicina do Adolescente – Coates, Beznos, Françoso (Sarvier)

1. A Adolescência e o Adolescente

Hebeatria – período de transição entre a infância e a idade adulta, caracterizada por uma série de transformações biológicas e psicossociais características.

Conceito de adolescência – processo biológico que busca o amadurecimento da personalidade, a identidade, a capacidade de abstração e, como resultado disso tudo, a adaptação harmônica ao ambiente familiar e comunitário.

Vai desde o início da puberdade (10 anos) até o fim do processo de crescimento e desenvolvimento morfológico (20 anos).

É um processo heterogêneo com ampla variação individual que depende da interação de fatores biogenéticos e das influências ambientais.

Conceito de juventude – processo de socialização (incorporação de valores culturais e que responde a fatores culturais e socioeconômicos).

Vai desde a 2ª fase da puberdade (15 anos) até os 25 anos, quando se espera que haja uma integração com os indivíduos das outras gerações. O **estabelecimento de limites** é fundamental para a incorporação de condutas orientadas para objetivos socialmente aceitos.

Puberdade começa, em média, em nosso meio, aos 9,7 anos nas meninas (8 a 13 anos) e aos 10,9 anos nos meninos (9 a 14 anos).

MANIFESTAÇÕES BIOPSICOSSOCIAIS

CARACTERÍSTICAS

▶ MANIFESTAÇÕES BIOLÓGICAS – PUBERDADE = alterações físicas (aparecimento dos caracteres sexuais secundários) que tornam o indivíduo apto a procriar. Completam-se em 4 a 8 anos.

Moças – repleção → telarca → pubarca → estirão → pelo axilar → menarca.

Rapazes – repleção → aumento dos testículos → pubarca → estirão → crescimento do pênis → pelo axilar → pelo facial.

▶ MANIFESTAÇÕES PSICOLÓGICAS

Caracterização – período de crise e de desequilíbrio: busca de si mesmo, redefinição como pessoa em uma transição da identidade infantil para a adulta. Início de vida introspectiva. Inteligência passa ao tipo hipotético-dedutivo.

Interpretação psicanalítica (Arbezastury e Knobel) – 4 "lutos" (= aspectos infantis que o jovem precisa se desfazer, na progressão em direção à maturidade): (1) luto pelo corpo infantil perdido; (2) luto pelo papel e identidade infantil; (3) luto pelos pais da infância; (4) luto pela bissexualidade infantil.

Síndrome da adolescência normal

1. Busca de si mesmo e da identidade adulta = a busca da "identidade adulta". A identidade do adolescente é crítica, discriminadora, questionadora. O adolescente pergunta-se quem é para saber quem chegará a ser.
2. Separação progressiva dos pais: para que o adolescente se torne adulto é necessária a renúncia à dependência absoluta da infância; aqui surge o "conflito de gerações".
3. Tendência grupal: o adolescente desloca o sentimento de dependência para o grupo de amigos, porque nele todos se identificam entre si.
4. Necessidade de intelectualizar e fantasiar: o adolescente compensa e elabora suas perdas com fantasias, sonhos e outras atividades intelectuais. É um tipo de fuga para o interior de si mesmo.
5. Crises religiosas que oscilam do ateísmo ao misticismo.
6. Deslocalização temporal: desorientação temporal, em que as urgências são enormes e as postergações muitas vezes irracionais. "É agora ou nunca", "tem tempo, já vou"...
7. Evolução sexual desde o autoerotismo até a heterossexualidade: oscilação entre a atividade de caráter masturbatório e o começo do exercício genital. Os contatos iniciam-se de forma superficial e vão tornando-se mais intensos e mais íntimos. A masturbação, nessa fase, possibilita a descoberta do próprio corpo e constitui um preparo para o exercício da sexualidade adulta.
8. Atitude social reivindicatória: o adolescente tenta modificar a sociedade. Contestar e reivindicar um mundo melhor e mais justo deve fazer parte do desenvolvimento sadio do adolescente.
9. Contradições sucessivas em todas as manifestações de conduta: o que é bom hoje pode não ser amanhã e vice-versa. Eles estão sempre procurando novas experiências; seus gostos e desejos são imprevisíveis.
10. Constantes flutuações do humor e do estado de ânimo: como o adolescente ainda está "aprendendo" a lidar com triunfos ou derrotas, uma conquista, por menor que seja, entusiasma e alegra; uma frustração, mesmo pequena, aborrece e o deixa triste. Ele então ri ou chora ou "explode" "à toa", várias vezes ao dia.

    Dentro do padrão, existe a individualização. Existem adolescentes turbulentos, contestadores, como existem os mais calmos, os mais alegres, os mais tristes... Existem ainda aqueles em que a turbulência é mais interna que externa.

Comportamento

1. Para se autoafirmar, o jovem agride e desvaloriza seus pais, embora goste deles e no fundo necessite de sua presença (discreta) e supervisão (distância).
2. Questionamento dos valores, afastamento da família, busca de novos modelos de identificação ("ídolos").
3. O **grupo** como substitutivo dos pais.
4. O adolescente investe calorosamente em tudo o que faz e não tolera falsidades; entrega total: a paixão juvenil.

1ª fase da adolescência – sexualidade autoerótica: a) fantasias e devaneios; b) prática masturbatória deve ser interpretada como atividade preparatória das relações heterossexuais ativas, ou seja, algo normal e necessário para o desenvolvimento da sexualidade genital e para a integração de novas emoções e sentimento à personalidade em processo de amadurecimento (sua ausência total ou excesso compulsivo sugere algum desvio no desenvolvimento emocional); c) prática homossexual transitória e não organizada: aprendizagem de ambos os papéis, tentativa de manter a bissexualidade, temor do sexo oposto (embora desejado).

2ª fase da adolescência – a) definição da identidade sexual; b) desejo das emoções e sensações da vida sexual; c) contradição da nossa sociedade entre estimulação sexual por todos os meios e restrição (moral, econômica) à vida sexual entre os jovens. Vida sexual ativa e promíscua muito precoce nos meios de baixo nível socioeconômico, com consequências graves (mãe solteira).

▶ MANIFESTAÇÕES SOCIAIS

1. Os grupos de jovens: atividades sociais (ou antissociais), culturais, movimentos juvenis (políticos, religiosos), grupos de encontro.
2. O difícil problema atual da escolha da futura profissão.

▶ O TÉRMINO DA ADOLESCÊNCIA
(Comitê de Adolescência, EUA)

1. Separação e independência dos pais.
2. Estabelecimento da identidade sexual.
3. Submissão ao trabalho.
4. Desenvolvimento de um sistema pessoal de valores morais.
5. Capacidade de relações duradouras e de amor sexual, terno e genital.
6. Regresso aos pais em uma nova relação baseada em igualdade relativa.

ATENDIMENTO AO ADOLESCENTE

▶ COMO

O atendimento do adolescente deve ser **global**, com equacionamento de seus problemas médicos, psicológicos e sociais. Ênfase na Medicina Preventiva.

▶ QUEM

1. Idealmente, o atendimento deve ser feito por uma **equipe**, contando no mínimo com médico, psicólogo e assistente social. Essa equipe deverá contar com consultantes, particularmente neurologista, oftalmologista e endocrinologista, além de outros, dependendo da problemática predominante no local.
2. É interessante que a entrevista preliminar seja feita pela assistente social, cujo relatório será encaminhado ao médico assistente.
3. O médico da equipe deve praticar clínica geral, não sendo sua função a de substituir os especialistas.
4. O médico da equipe não deve ser, entretanto, um simples "triador" de casos, mas deve colaborar efetivamente, discutindo cada caso com os especialistas para a tomada de decisões comuns.
5. A primeira tarefa do médico é separar os aspectos normais (físicos e psicológicos) da adolescência da verdadeira doença. No primeiro caso, sua função é informar, esclarecer e acalmar a família.
6. Importante – um **médico isolado pode** fazer medicina de adolescentes (Hebeatria) desde que tenha **características** pessoais e profissionais apropriadas: a) Estar interessado em adolescentes (real interesse em se dedicar à juventude e aos seus problemas).
   b) Ser empático (compreender e conseguir se imaginar na posição do adolescente em busca de uma identidade adulta e os conflitos dela resultantes).
   c) Ser paciente (disponibilidade de tempo físico e afetivo para ouvi-lo). d) Saber tratar o adolescente com honestidade e dignidade, não com descaso ou de forma infantil. e) Ter sensibilidade especial para resolver problemas humanos e estar preparado para intervir e auxiliar. Importante: o médico não deve assumir o papel de juiz nem ser um representante dos pais ou da sociedade; deve ser seguro mas não autoritário nem onipotente; não deve ser rígido nos conselhos nem impor seus valores ao adolescente. f) Aprofundar seus conhecimentos técnicos em crescimento e desenvolvimento do adolescente (normal e patológico), problemática psicossocial, doenças venéreas, outras doenças mais frequentes na adolescência.

A RELAÇÃO MÉDICO/ADOLESCENTE

Estabelecer **vínculo** de confiança.

Considerar a **individualidade** de cada adolescente.

Respeitar **autonomia** – direito do adolescente de considerar as opções sobre os procedimentos médicos.

Confidencialidade – flexível na dependência da maturidade e do risco envolvido.

Sigilo – mas os pais podem ser informados com o consentimento do adolescente.

Eventualmente o sigilo pode ser quebrado, justificando-se os motivos.

Participação da **família** é desejável. O adolescente deve ser incentivado a envolver a família no acompanhamento de seus problemas.

O consentimento dos **pais** pode ser necessário para alguns procedimentos.

▶ **A CONSULTA** – LOCAL E HORÁRIO

Se possível, sala de espera e/ou sala de consulta especial para o adolescente; ambiente simples, descontraído, acolhedor (revistas, livros de interesse para adolescentes); privacidade para entrevista e exame.

Desejável: horários especiais para adolescente.

Lembrete: a consulta do adolescente é mais demorada pela necessidade de entrevistas separadas **e** em conjunto com o paciente e familiares; por isso reservar um tempo maior (por outro lado, evitar a consulta "interminável").

▶ **O PACIENTE**

Não raro se mostra inicialmente agressivo, provocador, questionador, inseguro, indeciso, instável, reticente, evasivo, negativista, desconfiado ou com atitude de pouco caso. Procurar captar a confiança.

▶ **A CONSULTA MÉDICA** – O ATO

1. Entrevistas separadas com os pais e com o adolescente; completar com entrevista em conjunto. Se necessário, marcar consulta primeiro com os pais e depois com o adolescente.
2. Explicar ao adolescente o caráter confidencial de sua entrevista; relatar honestamente ao paciente os conhecimentos que tem a seu respeito.
3. Estimular o adolescente reticente a falar, mesmo que seja sobre assuntos gerais de interesse dos jovens mas que não toquem diretamente em sua intimidade. Formular perguntas e orientar a conversa. Mostrar compreensão e abertura dizendo, por exemplo: "você parece chateado ou preocupado com alguma coisa". Observar as manifestações não verbais indicadoras de reações emocionais.
4. A sigla "HEADS" engloba áreas a serem interrogadas com maior cuidado:
   - H = Habitação: relacionamento com os pais e familiares, intimidade, brigas, agressão.
   - E = Educação: se estuda, em que série, repetências, notas vermelhas.
   - A = Atividade: trabalho, esporte, lazer, amizades, aspiração para o futuro.
   - D = Drogas: uso, experimentação.
   - S = Sexualidade/suicídio – ideias e tentativas.
5. Durante a anamnese, o adolescente deve estar totalmente vestido, e só posteriormente, quando da realização do exame físico, solicitar que tire a roupa, respeitando sempre sua vontade.
6. Exame físico – garantir privacidade, evitando interrupções; explicar etapas do exame físico e fazer comentários tranquilizadores a cada etapa.
7. O exame físico deve ser feito com discrição, deixando o exame da genitália para o final da avaliação ou em momento que achar oportuno, evitando-se a exposição desnecessária do corpo do adolescente. Realizar o exame físico de forma segmentar, cobrindo a região que não está sendo examinada.
8. **Comentários sobre confidencialidade**:
   a) Deixar bem claro o caráter sigiloso da consulta.
   b) Encorajar o adolescente a discutir seus problemas com seus familiares; o pediatra pode servir de interlocutor ou facilitador para assuntos difíceis.
   c) O sigilo deve ser rompido em função do risco de morte ou indícios de violência.
   d) O sigilo também deve ser considerado quando se documenta a assistência no prontuário médico. As informações obtidas durante uma consulta confidencial pertencem apenas ao paciente, mesmo que ele seja menor de idade; portanto, são necessários cuidados especiais com esses prontuários médicos, que podem ser guardados separadamente ou ter alguma identificação especial.
9. Ao abordar temas sensíveis como drogas ou sexo, deve-se ter o cuidado de não escrever enquanto o adolescente fala.
10. Indicações para **exame ginecológico** em adolescentes:
    a) Atividade sexual.
    b) Exames preventivos a partir de 18 anos de idade.
    c) Suspeita de doença sexualmente transmissível.
    d) Suspeita de gravidez.
    e) Abuso sexual.
    f) Queixa genital ou mamária.

▶ **OS PROBLEMAS MÉDICOS DO ADOLESCENTE**

Ocorrem fundamentalmente 2 tipos de problemas: os de caráter **físico** e os de natureza **comportamental**.

A primeira tarefa do médico é separar os aspectos normais (físicos e psicológicos) da adolescência da verdadeira doença.

Problemas físicos

1. Problemas relacionados com a **puberdade**:
   a) **Crescimento e desenvolvimento** – preocupação com as variações normais: pênis pequeno (antes do início do respectivo crescimento) ou escondido pelo panículo adiposo do baixo-ventre na obesidade pré-puberal; aparecimento precoce de um broto mamário unilateral na menina; baixa estatura no menino ainda impúbere ou no qual o estirão ainda não começou.
   b) Problemas **comuns** ligados à **puberdade** – acne, menarca, leucorreia fisiológica, irregularidade dos ciclos menstruais nos primeiros meses.
   c) Problemas **comuns** na **adolescência** – visuais, auditivos, dentários, nutricionais, escoliose, tuberculose, obesidade, problemas ortopédicos nas pernas (valorizar as dores nas pernas: solicitar hemograma, hemossedimentação, mucoproteínas e radiografia), considerar, além da artrite reumatoide, as osteocondroses (particularmente Osgood-Schlatter) e epifisiólise da cabeça do fêmur, artrite da hepatite crônica e das colopatias crônicas; dermatoses (seborreia, hiperidrose, bromidrose, eczema, micose, sífilis secundária).
   d) Problemas da **esfera sexual** – puberdade atrasada, ginecomastia, hirsutismo, distúrbios menstruais (amenorreia, dismenorreia, hemorragia disfuncional, tensão pré-menstrual), doenças venéreas, uretrites no rapaz, vulvovaginites, gravidez indesejada e suas complicações.
2. **Outros** problemas – diarreia aguda, diarreia crônica (colopatias), constipação, doenças infectocontagiosas, parasitoses intestinais, IVAS, bronquite asmática, pneumonia (lobar, micoplasma), dermatoses, hipertensão, epilepsia, leucemia, neoplasias dos órgãos genitais e digestivos, apendicite, acidentes (ver os respectivos capítulos).

Problemas comportamentais – fazer a diferenciação entre "síndrome da adolescência normal" e psicopatias verdadeiras (valorizar a história prévia do paciente, estrutura e dinâmica familiar e, nos casos de dúvida, o seguimento do paciente). Considerar que queixas vagas (mal-estar, cansaço fácil, cefaleia, apatia, desinteresse) podem encobrir conflitos emocionais.

▶ A PRESCRIÇÃO

1. Esclarecer ao adolescente (além dos pais) os diagnósticos formulados, os exames pedidos e a conduta adotada, transmitindo-lhes uma parcela adequada de responsabilidade.
2. O manejo do paciente não deve restringir-se à queixa que motivou a consulta; procurar solução para todos os conflitos que forem identificados. Orientar sem imposição mas evitar a expressão: "ah, isto é fase, vai passar!"
3. Atendimento às necessidades básicas de saúde do adolescente – a) alimentação (orientação individualizada); b) atualização das vacinações (especialmente caxumba nos rapazes, rubéola nas moças, tétano e hepatite B em ambos); c) aconselhar o exercício sistemático de atividades físicas e repouso adequado; d) estímulo às atividades sociais em grupos apropriados; e) discutir prevenção de acidentes (particularmente moto) e desestimular o fumo.
4. Quando a queixa se referir a variações normais da adolescência, a função do médico é esclarecer, informar e acalmar a família (ver capítulo 3 **Os problemas psicológicos do adolescente**).
5. Encaminhar para especialista (endocrinologista, ginecologista, psiquiatra) quando indicado; o pediatra, no entanto, não deve abandonar o caso, continuando responsável pela orientação geral.
6. Evitar receitar psicotrópicos para o adolescente, pois o importante é ajudá-lo a solucionar seus conflitos. Por outro lado, os psicotrópicos podem causar dependência.
7. Grande parte dos problemas de relacionamento intra e extrafamiliar do adolescente normal deriva da ociosidade. Assim, a melhor solução não está na psicoterapia, mas sim no preenchimento de seu tempo vago pelo **trabalho**. O trabalho propicia ao adolescente um contingente de experiências e abertura que a família não tem condições de dar. Os estudos não devem servir de pretexto para impedir essa solução, que por sinal é geralmente bem aceita pelo adolescente.

Importante – ver capítulo 3
Os problemas psicológicos do adolescente.

ROTINA DE ATENDIMENTO DO ADOLESCENTE

1. Controlar o **crescimento** (repleção e estirão); se estiver em desacordo, solicitar idade óssea.
2. Medir pressão arterial.
3. Observar escoliose.
4. Controlar o **desenvolvimento puberal** – anotar o estágio de Tanner; menstruação.
5. Teste de **acuidade visual** – quadro de letras (Snellen).
6. Alimentação – equilibrada; prudente: reduzir colesterol, gorduras saturadas, sal e doces; aumentar legumes, verduras, grãos, óleo vegetal. Adequar os lanches.

Instituir a mesma alimentação para a família inteira.

7. Exercício regular; caminhar, subir 8 andares pela escada.
8. Convém que o adolescente responda previamente, por escrito, um questionário-padrão; discutir com ele as respostas e as dúvidas.
9. Solicitar dosagem de **hemoglobina**; na adolescência tardia: dosagem de colesterol.

A consulta dos 12 anos (Puberdade)

Estágio **inicial** da adolescência

- Crescimento físico rápido.
- Desenvolvimento puberal.
- Início de independência e separação da família.
- Desafio à autoridade paterna.
- Repúdio de padrões antigos.
- Ênfase na relação com amigos.
- Preocupação com o desenvolvimento do corpo e comparação com amigos.
- Início do pensamento abstrato.

Controlar o crescimento

- Colocar no gráfico, comentar.
- Início do estirão nas meninas.
- Meninos ainda em repleção.
- Verificar prega cutânea.
- Observar bócio e escoliose; pressão arterial.

Desenvolvimento puberal

Feminino: botão mamário, pelos pubianos.

Masculino: pênis pequeno, início do desenvolvimento dos testículos.

Orientação aos pais

1. Respeitar individualidade. Permitir privacidade; estimular autocrítica.
2. Permitir opinião, aceitar sugestões.
3. Responsabilizar por seus objetos pessoais.
4. Evitar conflitos desnecessários.
5. Fundamento ético: "o direito de cada um termina onde começa o do outro".
6. Sono: 8 horas por dia.
7. Orientar e disciplinar programas de TV.
8. Horário adequado para saída de casa.
9. Não permitir que guie carro.
10. Lazer e atividades físicas sistemáticas.
11. Receber os amigos em casa.
12. Livros apropriados.
13. Atualizar mesada, estimular economia, valorizar seu trabalho.
14. Educação sexual: livro, preparar para menarca e polução noturna, masturbação, ginecomastia, o direito de dizer "não".
15. Advertir contra fumo, álcool e drogas. Como recusar passeios e carona de estranhos.
16. Manter a comunicação com o adolescente.

O **médico** deve estar preparado para resolver e explicar:

1. Queixa de pênis pequeno em criança obesa.
2. Acne.
3. Seborreia de couro cabeludo.
4. Escoliose leve e acentuada.
5. Claudicação dolorosa (radiografia, exame hematológico).
6. Diarreia crônica e emagrecimento: colopatia.

A consulta dos 14 anos

Fase intermediária da adolescência.

Controlar o desenvolvimento

- Observar estágio de Tanner.
- Investigar se houver irregularidade menstrual acentuada ou ginecomastia por mais de 2 anos.
  Sexo feminino: crescimento dos seios, pelos axilares, estirão; menarca aos 12 anos e meio.
  Sexo masculino: pelos pubianos, estirão, crescimento rápido do pênis e testículos.
- Suspeitar de puberdade atrasada se ausência de botão mamário ou ausência de aumento do testículo.

Entrevista com o adolescente e os pais juntos e separados:

- Comentar o questionário previamente respondido.
- Muitos adolescentes já experimentaram maconha, cocaína e outras drogas. Isso acontece no seu grupo? E você já experimentou?
- Você é sexualmente ativo?

Orientação ao adolescente

1. Atividade física regular, esporte.
2. Sono – 8 horas por noite.
3. Bicicleta com capacete; evitar moto.
4. Não aceitar carona quando o motorista bebeu, usou drogas ou dirige imprudentemente.
5. Não aceitar carona de estranhos.
6. Enfatizar o direito de dizer "não" para resistir à pressão para beber, fumar, usar drogas, atividade sexual não desejada (treine como dizer "não").
7. Discutir contracepção e senso de responsabilidade.

Orientação aos pais

1. Dispender tempo com o adolescente, manter comunicação, demonstrar afeto.
2. Evitar conflitos desnecessários mas esteja preparado para períodos de dificuldade.
3. Propiciar condições controladas de independência progressiva (opiniões, decisões, atividades), individualidade, privacidade, responsabilidade.

4. Estabelecer horários adequados para a saída de casa à noite.
5. Atualizar mesada, valorizar seu trabalho, orientação sexual – conversas, livros.
6. Não permitir que use carro.
7. Respeitar a privacidade.
Funcione como modelo.

A consulta dos 18 anos

Presença dos pais geralmente não necessária mas em certas ocasiões deve ser encorajada.

Algumas **preocupações** frequentes nessa fase:

- Planos para carreira profissional.
- Relação com a turma.
- Pressão para relações sexuais.
- Uso de álcool ou drogas.
- Solidão.
- Distúrbios menstruais.
- Acne.
- Cigarro.

O adolescente é objeto de **preocupação** se:

- Baixa autoestima.
- Relacionamento interpessoal difícil.
- Desempenho escolar ou profissional inadequado.
- Comportamento agressivo.
- Promiscuidade sexual.
- Queixas somáticas frequentes.
- Ideias de suicídio.
- Comportamento fóbico ou compulsivo.
- Falta de objetivos de vida.
- Dependência exagerada dos pais.
- Uso regular de álcool ou drogas.
- Gravidez.

Comentar o **questionário** previamente respondido.

Orientação geral

1. Mantenha peso apropriado.
2. Atividade física regular.
3. Cuidados com os dentes.
4. Não fume; beba com moderação.
5. Sono suficiente.
6. Guie com responsabilidade; use cinto de segurança, inclusive na cidade, não dirija após beber.
7. Prevenção de doenças sexualmente transmissíveis, medidas anticoncepcionais, uso da camisinha.
8. Como lidar com as pressões do grupo.

Encerrando a consulta

1. Perguntar se faltou algo a se conversar.
2. Enfatizar sua disponibilidade para conversar.
3. Indicar profissionais para futuros atendimentos.
4. Pôr-se à disposição para eventuais atendimentos e orientação,
inclusive após ultrapassada a fase pediátrica.

2. Puberdade

Veja as figuras na página de abertura desta seção.

IDADE MÉDIA E SEQUÊNCIA
DO DESENVOLVIMENTO SEXUAL NOS MENINOS

Idade (anos)	Etapa de desenvolvimento
10-11	Início de crescimento dos testículos
11-12	Pigmentação e adelgaçamento da pele escrotal Crescimento do pênis
12-13	Atividade da próstata Pelos pubianos Aceleração do crescimento
13-14	Crescimento rápido dos testículos e pênis Tecido mamário subareolar
14-15	Pelos axilares (ponto médio da puberdade) Bigode Mudança de voz Estirão (velocidade máxima: 10,3 ± 1,5cm/ano; crescimento no ano de pico: 9,5cm)
15-16	Espermatozoides maduros
16-17	Pelos no rosto e no corpo Acne
18-21	Fim do crescimento do esqueleto

IDADE MÉDIA E SEQUÊNCIA
DO DESENVOLVIMENTO SEXUAL NAS MENINAS

Idade (anos)	Etapa de desenvolvimento
9-10	Crescimento dos ossos da pelve Hiperemia e pigmentação da aréola
10-11	Botão mamário Pelos pubianos Aceleração do crescimento
11-12	Crescimento da genitália interna e externa Alterações no esfregaço vaginal Crescimento adicional dos seios Pelos axilares
12-13	Pigmentação dos mamilos Menarca (11-13 anos, média 12,2) Estirão (velocidade máxima: 8-10cm/ano, atingida nos 2 meses que precedem a menarca; crescimento no ano de pico: 8,4cm)
13-14	Ovulação Desaceleração do crescimento
14-15	Acne Aprofundamento da voz
16-17	Fim do crescimento do esqueleto

ESTÁGIOS DO DESENVOLVIMENTO SEXUAL NAS MENINAS

Estágio I	– Pré-puberal
Estágio II	– Broto mamário
Estágio III	– Tecido mamário 2-11cm Pelos pubianos
Estágio IV	– Tecido mamário crescendo Pelos pubianos aumentando Pelos axilares Menarca
Estágio V	– Seios, genitália e pelos pubianos de adulto

ESTÁGIOS DO DESENVOLVIMENTO SEXUAL NOS MENINOS

Estágio I	– Pré-puberal
Estágio II	– Alargamento testicular (≥ 2,5cm em comprimento) Adelgaçamento e pigmentação escrotal
Estágio III	– a) Aumento dos testículos b) Crescimento do pênis: comprimento ≥ 6cm e circunferência ≥ 5cm c) Pelos pubianos
Estágio IV	– a) Aumento do testículo, pênis e dos pelos pubianos b) Pelos axilares c) Próstata palpável
Estágio V	– a) Testículos e pênis de tamanho adulto b) Pelos pubianos de forma triangular c) Pelos axilares abundantes
Estágio VI	– a) Genitália e pelos pubianos adultos b) Pelos faciais e corporais adultos c) Mudança de voz

VARIAÇÕES NO DESENVOLVIMENTO SEXUAL NORMAL

Desenvolvimento dos seios
Hipertrofia mamária neonatal persistente
Telarca prematura
Ginecomastia – pré-puberal puberal
Pelos sexuais
Adrenarca prematura

Na **puberdade** ocorrem:

1. Maturação do aparelho reprodutor em consequência do aumento da produção de hormônios sexuais.
2. Crescimento das pilosidades axial e pubiana, pelo menos em parte consequente ao acréscimo dos andrógenos da adrenal.
3. Aceleração do ritmo de crescimento (estirão puberal) devido ao poderoso efeito anabólico dos hormônios sexuais (andrógenos e estrógenos); existem, também, evidências de aumento do hormônio de crescimento na fase pré-puberal.

Rapazes – os hormônios hipofisários folículo-estimulantes (FSH) e o hormônio estimulador das células intersticiais (ICSH) promovem maturação do testículo: o FSH estimula a espermatogênese, e o ICSH, as células de Leydig produtoras de testosterona. Os andrógenos testicular e, em menor grau, o adrenal são responsáveis pelo desenvolvimento do escroto, das vesículas seminais, do pênis, da pilificação sexual secundária, pelo aumento da musculatura e pelas alterações da laringe e consequente mudança da voz.

Moças – o FSH determina o desenvolvimento dos folículos ovarianos em geral e de um em particular: este atinge maturação completa e, sob estímulo do hormônio luteinizante (LH) hipofisário, rompe-se, liberando o óvulo (célula reprodutora feminina). O folículo roto transforma-se em corpo amarelo. Esses fenômenos alteram-se ciclicamente: na primeira fase do ciclo, o ovário secreta estrógenos e, na segunda fase, o corpo amarelo secreta principalmente progesterona.
Os esteroides sexuais ovarianos promovem o amadurecimento do trato genital (útero, trompa, vagina).
O endométrio (camada interna do útero) sofre alterações cíclicas e quando cai a produção hormonal do corpo amarelo, na fase regressiva da luteólise, o endométrio descama e aparece o fluxo menstrual. As manifestações da puberdade feminina (crescimento mamário, distribuição da gordura formando os coxins adiposos próprios da silhueta feminina) também dependem da ação dos esteroides ovarianos. O estrógeno controla a secreção de hormônios hipofisários, inibindo o FSH e estimulando o LH.

Observações

1. As moças sofrem a maturação mais precocemente do que os rapazes.
2. Os adolescentes que amadurecem sexualmente em idade mais precoce tendem a ser altos e a ter uma idade óssea mais avançada; os que amadurecem mais tardiamente são mais baixos e mostram atraso da maturação epifisária.
3. A maturação sexual está mais diretamente ligada à idade óssea do que à cronológica.
4. O estirão é mais aceleração do crescimento do tronco do que das pernas.

PUBERDADE – ETAPAS

O estágio de desenvolvimento dos caracteres sexuais secundários pode seguir a **classificação-padrão em escala de 1 a 5 (Tanner)** (ver figuras na página de abertura desta seção). (O número entre parênteses é a idade média em anos e suas variações.)

Sexo masculino – DESENVOLVIMENTO DOS GENITAIS

Estágio I – pré-adolescente: testículos, escroto e pênis de tamanho infantil.

Estágio II – aumento do escroto e testículos; pele do escroto avermelhada e mais fina.
Não há aumento do pênis (12 ± 1,3 anos).

Estágio III – aumento do pênis, em comprimento.
Os testículos e o escroto continuam aumentando (13,2 ± 1,3 anos).

Estágio IV – aumento de tamanho do pênis, que cresce em diâmetro, e desenvolvimento da glande; aumento dos testículos e escroto; a pele do escroto escurece (14,7 ± 1,5 anos).

Estágio V – tamanho e forma dos adultos (16,9 ± 1,6 anos).

Sexo feminino – DESENVOLVIMENTO DAS MAMAS

Estágio I – pré-adolescente: somente elevação da papila.

Estágio II – mamas em botão: elevação da mama e da papila como pequeno montículo.
Aumento do diâmetro da aréola (11,3 ± 1 anos).

Estágio III – maior aumento e elevação da mama e da aréola, sem separação de seus contornos (12,1 ± 1,1 anos).

Estágio IV – projeção da aréola e da papila, para formar montículo secundário por cima do nível da mama (14,3 ± 2,2 anos).

Estágio V – etapa de amadurecimento: projeção apenas da papila em consequência da separação da aréola do contorno geral da mama (16 ± 2,1 anos).

Ambos os sexos – PELUGEM PUBIANA

Estágio I – pré-adolescente: não há pelugem pubiana.

Estágio II – crescimento ralo de pelos longos, macios e ligeiramente pigmentados, lisos ou levemente crespos na base do pênis ou ao longo dos lábios vaginais (M 12,5 ± 1,2; F 11,5 ± 1,2).

Estágio III – mais escura, áspera e crespa, a pelugem estende-se de forma rala sobre a união do púbis (M 13,5 ± 1,8; F 13,3 ± 1,7).

Estágio IV – pelugem tipo adulto em quantidade menor: não se estende até a superfície interna das coxas (M 16,2 ± 1,6; F 15,8 ± 2,1).

Estágio V – tipo adulto em quantidade e tipo, com distribuição do modelo horizontal (ou classicamente "feminino"). Extensão até a superfície interna das coxas, mas não até a *linea alba*, ou por cima da base do triângulo invertido (a extensão até a *linea alba* ocorre mais tarde, no estágio 6) (M 17,3 ± 1,4; F 15,8 ± 2,1).

PUBERDADE – DESTAQUES

O ganho de altura durante a puberdade equivale a 20% da altura final do adulto, enquanto o ganho de peso equivale a 50%.

A velocidade de crescimento durante a puberdade apresenta três fases:

Fase de crescimento estável: a velocidade de crescimento é constante em ambos os sexos, com ganho médio de 5 a 6cm/ano e de 2 a 3kg/ano no peso.

Fase de aceleração: a velocidade aumenta progressivamente até atingir o máximo (pico do estirão).

Fase de desaceleração: a velocidade diminui gradativamente até a parada do crescimento.

O estirão feminino ocorre cerca de dois anos mais cedo e é menos intenso que o estirão masculino (Quadro XXI-1).

O crescimento estatural está diretamente relacionado com a maturação sexual, assim sendo:

No sexo feminino (Quadro XXI-1)

1. A aceleração do crescimento ocorre com o aparecimento do broto mamário (M2).

Quadro XXI-1 – ROTEIRO PARA AVALIAÇÃO CLÍNICA DA MATURAÇÃO SEXUAL.

Caracteres de acordo com a classificação de Tanner	Diagnóstico	Conduta
Surgimento do broto mamário e pelos pubianos entre 8 e 13 anos no sexo feminino	Adolescente com puberdade normal	Acompanhar semestralmente
Aumento do volume testicular (diâmetro igual ou maior que 3cm) e pelos pubianos entre 9 e 14 anos no sexo masculino	Adolescente com puberdade normal	Acompanhar semestralmente
Ausência de caracteres sexuais secundários: • no sexo feminino com mais de 13 anos* • no sexo masculino com mais de 14 anos**	Puberdade tardia	Encaminhar para serviço especializado
Presença de caracteres sexuais secundários: • no sexo feminino com menos de 8 anos • no sexo masculino com menos de 9 anos	Puberdade precoce	Encaminhar para serviço especializado imediatamente

* Ausência de telarca após os 13 anos, de pubarca após os 14, de menarca após os 16.

** Ausência de pubarca após os 14,5 anos, de aumento dos testículos após os 14.

2. A velocidade máxima de crescimento (8-9cm/ano) ocorre em M3.
3. Na fase de desaceleração, ocorre a menarca (geralmente em M4), com ganho de aproximadamente 7cm em média, nos próximos 2 anos até a parada do crescimento.

No sexo masculino (Quadro XXI-1)

1. Quando ocorre aumento do volume testicular (G2), a velocidade de crescimento ainda se mantém constante (5-6cm/ano).
2. A aceleração do crescimento (10cm/ano) inicia-se um ano após, coincidindo com o estágio 3 de Tanner (G3).
3. O pico do estirão ocorre geralmente em G4 e, a seguir, vem a desaceleração.

A aceleração do crescimento segue a direção distal-proximal, assim, os pés e as mãos são os primeiros a crescer, seguidos das pernas, coxas e, por último, tronco, que é responsável pela estatura final do indivíduo. Esses segmentos também param de crescer na mesma ordem. Tem-se então indivíduo com mãos e pés desproporcionalmente grandes em relação ao restante do corpo, deixando o jovem com aspecto desengonçado.

O ganho de peso no sexo masculino é resultante principalmente do aumento da massa muscular sob influência da testosterona, e a velocidade máxima de ganho de peso coincide com o pico do estirão, já no sexo feminino o ganho de peso é devido principalmente ao depósito de gordura por ação estrogênica e a velocidade máxima de ganho de peso ocorre cerca de 6 meses após o pico do estirão.

A massa muscular aumenta gradativamente em tamanho (hiperplasia e hipertrofia das células musculares) e força durante a puberdade, atingindo seu pico máximo na época ou logo após o pico do estirão. Dessa maneira, exercícios de musculação só devem ser indicados após o estirão puberal, isto é, na fase de desaceleração do crescimento esquelético.

A primeira manifestação de puberdade no sexo masculino consiste no aumento do volume testicular. Volume de 4mL ou mais é indicativo de início de puberdade masculina, enquanto volumes de 12 a 25mL significam volumes adultos. Essas medidas podem ser realizadas pelo orquidômetro de Prader (conjunto de 12 modelos de testículos, de madeira ou plástico, com volumes crescentes de 1 a 25mL), com o qual o testículo é comparado.

A idade da primeira ejaculação é variável, geralmente ocorre em fases adiantadas do desenvolvimento puberal, em geral com idade óssea de 13 anos.

No sexo feminino, a primeira manifestação de puberdade ocorre pelo aparecimento do broto mamário (telarca). A menarca (primeira menstruação) ocorre cerca de 2 anos e meio após a telarca, em média aos 12,2 anos em nosso meio.

Adolescentes de mesma idade frequentemente estão em fases diferentes da puberdade, pois esta tem início e ritmo variáveis, relacionando-se mais com a idade óssea que com a idade cronológica.

Para cada sexo, o estadiamento é realizado em duas etapas:

- Mamas (M) e pelos (P), para as meninas.
- Genitais (G) e pelos (P), para os meninos.

Alguns adolescentes poderão estar em fases diferentes para cada uma das características (por exemplo, M4P5, G2P1, G4P1, M3P1); entretanto, diferenças importantes podem ser sinal de doença (suprarrenal, testicular etc.), quando ocorre aumento da pilificação sem desenvolvimento mamário ou testicular. Exemplo: M1P3 ou G1P3.

3. Os Problemas Psicológicos do Adolescente

(Ver também Anorexia nervosa e bulimia.)

Problema básico para o médico – trata-se de "síndrome da adolescência normal", benigna e transitória ou de verdadeira "patologia psiquiátrica" (necessidade de tratamento enérgico)?

A resposta a essa questão frequentemente não é fácil.

Lembretes (não se deixe enganar!):

1. As síndromes psiquiátricas, incluindo crises de ansiedade e depressão, são comuns e passageiras na maioria dos adolescentes.
2. Queixas vagas (como mal-estar, fadiga, apatia, desinteresse) podem encobrir conflitos emocionais.
3. Mesmo as síndromes psiquiátricas verdadeiras são vagas e pouco definidas.

CONDUTA

1ª etapa **Anamnese** cuidadosa para conhecer:

1. Biografia do paciente, incluindo sua vida relacional intra e extrafamiliares.
2. Organização dinâmica e estrutural da família.
3. Condições socioculturais.
4. Particiapção em redes sociais na internet.

2ª etapa Dados sugestivos de **patologia psiquiátrica**

Condutas sugestivas de psicose – exagerado nível de fantasia, retraimento social intenso. Sensação de estranheza em relação a seu corpo, tendência à negação da realidade. Em casos mais estruturados: atos compulsivos, verdadeiras fobias específicas, ideias delirantes e alucinações.

Distúrbios graves do comportamento – roubos, delitos sexuais, toxicomania e tentativa de suicídio (esta geralmente na vigência de estados depressivos reacionais) considerados distúrbios graves da vida afetiva e relacional ocorridos durante a formação do psiquismo em situação de desorganização familiar e frequentemente ligados à condição social de miserabilidade.

Abuso de drogas (excluídas as experiências fortuitas) – forma de obtenção de prazer, paz, compensações, revolta social, agressão ao meio ou à figura da autoridade, fuga ao ócio, desespero, dificuldades econômicas, depressão, exaltação, confusão. É a demonstração máxima de ruptura com a sociedade.

1. **Personalidade do toxicômano** (segundo Vengos):
   a) dependência afetiva; b) angústia de separação;
   c) isolamento e mal-estar sentidos quando no relacionamento simultâneo com várias pessoas;
   d) intolerância a frustrações; e) depressão; f) necessidade inesgotável de amor e aprovação; g) necessidade de satisfação imediata dos desejos, h) falta de confiança em si, passividade; i) irritabilidade; j) falta de ambição e de combatividade; k) ausência de atitudes agressivas; l) timidez; m) hipersensibilidade.
2. **Sinais suspeitos de abuso de drogas por adolescentes**:
   a) Isolamento da família: períodos de isolamento prolongado, incluindo a reclusão no quarto, durante várias horas, para ouvir *rock* pesado, e resistência à comunicação com os pais.
   b) Comportamentos indesejados com conflitos cada vez mais frequentes e graves com os pais, a ponto de estes sentirem que estão perdendo o controle.
   c) Problemas emocionais: intensa disforia, confusão, irritabilidade progressiva, tolerância diminuída à frustração, mudança de temperamento (exemplo: crueldade não habitual).
   d) Problemas sociais: desaparecimento repetido de dinheiro ou objetos da família.
   e) Problemas cognitivos: deterioração do desempenho escolar e das atividades extracurriculares, conflitos com as autoridades escolares.

O suicídio na adolescência

1. Ocorre na vigência de estados depressivos ("fossa").
2. Precipitado por eventos circunstanciais como reveses escolares ou sentimentais, perda de amigo, imposições educativas familiares.
3. Num momento de diminuição do estado de plena consciência.
4. Em indivíduo com ideia de morte (identificação com pessoas falecidas e deslocamento do objeto-vida para o objeto-morte).

Apresenta geralmente um período prodrômico em que ocorre deterioração geral da conduta social.

O período prodrômico pode faltar em tentativas impulsivas em psicopatas. É frequente em casos de disfunção cerebral mínima. Distinguir o **gesto suicida** (verbalização de ideias suicidas, planejamento, pequenos atos psicologicamente significativos), no qual não ocorre repetição, da **tentativa de suicídio** propriamente dita, na qual existe grande tendência para repetição.

3ª etapa Acompanhamento (seguimento)

Absolutamente necessário para os casos duvidosos até que se consiga estabelecer o diagnóstico.

1. Seguimento pelo pediatra dos casos característicos de "crise normal de adolescência" (ver **Atendimento ao adolescente** e **A adolescência e o adolescente**).
2. Encaminhamento ao psicólogo: casos moderados, distúrbios evidentes da dinâmica familiar, comportamento de risco, *ou* ao psiquiatra: casos graves, patologia psiquiátrica evidente ou suspeita; somatização persistente de problemas psicológicos ou de eventos traumáticos; depressão tão profunda que pode levar a tentativas de suicídio.

4. As Doenças Sexualmente Transmissíveis (DST)

"A vida é uma doença sexualmente transmitida e inevitavelmente fatal."

Na consulta, conversar sobre namoro, experiências sexuais e orientação sexual.

1. Alerta! Presença de **condições de risco**
   - Vida sexual ativa
   - Comportamento de risco: não utilização de preservativo, parceiros múltiplos/mais velhos, adolescentes ou parceiro com tatuagem, usuário de álcool/drogas.

   e
2. **Alarme! Sinais clínicos sugestivos**

DOENÇAS VENÉREAS

1ª etapa Dados de alarme

1. Feridas (**úlceras**) nos genitais:
   - Única, bem definida, endurada, indolor – sífilis.
   - Múltipla, recortada, dolorida – cancroide.
   - Rasa, dolorida, precedida por vesículas – herpes.
   - Bem limitada, sangramento – donovanose.

2. **Corrimento do canal urinário** (uretrite):
   - Secreção amarela – gonorreia.
   - Secreção mucosa – clamídia.
3. **Corrimento vaginal** (vulvovaginite):
   - Pus endocervical, colo friável e doloroso – gonorreia e clamídia (solicitar pH e microscopia).
   - Vaginose bacteriana, candidíase, tricomoníase.
4. **Adenopatia inguinal**
   - Indolor – sífilis.
   - Dolorido – herpes.
   - Dolorido e supurativo – cancroide.
   - Muito proeminente – linfogranuloma.
5. **Verruga** – condiloma.
6. **Desconforto ou dor pélvica**:
   - Corrimento do colo uterino – cervicite.
   - Corrimento do colo + inflamação dos anexos – doença inflamatória pélvica (DIP).

2ª etapa Classificação modernizada

1. Obrigatoriamente por contágio sexual – sífilis, gonorreia, cancro mole, linfogranuloma venéreo.
2. Frequentemente por contato sexual – donovanose, uretrites não gonocócicas, condiloma acuminado, herpes simples genital, candidíase genital, tricomoníase, pediculose pubiana.
3. Eventualmente por contágio sexual – molusco contagioso, escabiose, pediculose do couro cabeludo.

3ª etapa Sequência nos casos suspeitos

1. História clínica e epidemiológica.
2. Exame clínico.
3. Reações sorológicas para sífilis (RSS) de rotina.
4. Outros exames de acordo com o quadro clínico: a) bacterioscopia; b) campo escuro; c) intradermorreação (IDR) de Ito e de Frei.

4ª etapa SÚMULA DAS DOENÇAS VENÉREAS

Cancro genital/ extragenital	Cancro mole – bacterioscopia IDR de Ito Cancro misto – bacterioscopia IDR de Ito campo escuro Cancro duro – campo escuro
Adenopatia inguinal	Cancro mole – bacterioscopia IDR de Ito Linfogranuloma – IDR de Frei Sífilis – RSS
Lesões mucosas	Sífilis I – campo escuro Sífilis II – RSS campo escuro Condiloma acuminado – eventualmente biópsia
Uretrites	Gonocócica – bacterioscopia e cultura Não gonocócica – antibiograma

IDR: 0,1ml do antígeno na face anterior do braço; positivo: nódulos de 5mm ou mais, após 48 horas.
IDR = intradermorreação.

5ª etapa Principais doenças venéreas

O tema **sífilis** é apresentado na 6ª etapa – queixa 1: úlceras genitais; e o tema **uretrites**, na 6ª etapa – queixa 2: corrimento uretral.

A seguir, uma súmula de **gonorreia** (ver também 6ª etapa – queixa 3: corrimento vaginal).

GONORREIA (BLENORRAGIA)

Agente – *Neisseria gonorrhoeae* (gonococo).

Quadro clínico no homem

1. Período de incubação – 2-5 dias.
2. Início súbito com sensação de desconforto uretral, seguido frequentemente de disúria e aparecimento de secreção purulenta pelo meato (uretrite anterior aguda: ver Uretrite).
3. Após 10 a 14 dias, a infecção pode acometer a uretra posterior, próstata, vesícula seminal e epidídimo, levando à dor e à sensação de peso no períneo e no escroto.

Quadro clínico na mulher

1. Uretrites e cervicites assintomáticas (70-80% dos casos).
2. Sintomas inespecíficos – corrimento purulento (pode ser confundido com corrimentos preexistentes), disúria.
3. Doença inflamatória pélvica (salpingite), sensibilidade do colo uterino durante o movimento lateral suave da cérvix; sinais gerais de intensidade variável (febre, náuseas, vômitos e dor abdominal).
4. Síndrome dermatite (hemorrágica, necrótica) – artrite.

Diagnóstico laboratorial

1. Pesquisa de gonococos (diplococos gram-negativos intracelulares), em esfregaço corado pelo Gram, da secreção purulenta.
2. Em casos duvidosos – cultura em meio de Thayer-Martin.

Tratamento – ver Uretrite e vulvovaginite.

6ª etapa Valorizar a queixa

Queixa 1 – ÚLCERAS GENITAIS

Premissa: **sífilis** é a causa mais importante, frequente e tratável de úlcera genital.

- Ferida genital única, bem definida, endurada, indolor, "cura" dentro de 1 semana = **cancro duro** = **Sífilis**.
  1) Pesquisa direta de *Treponema*; 2) reação sorológica VDRL
- Feridas múltiplas, arredondadas, dolorosas (dor intensa/constante) e baixo nível social = **cancro mole**.

Bacterioscópico (Gram) do raspado sob as bordas da lesão.

- Vesículas agrupadas que se rompem deixando uma úlcera dolorida = **Herpes genital**.
- Úlcera bem limitada que sangra fácil = Donovanose.

SÍFILIS ADQUIRIDA (LUES) (Fig. XXI-1)

Agente – *Treponema pallidum*.

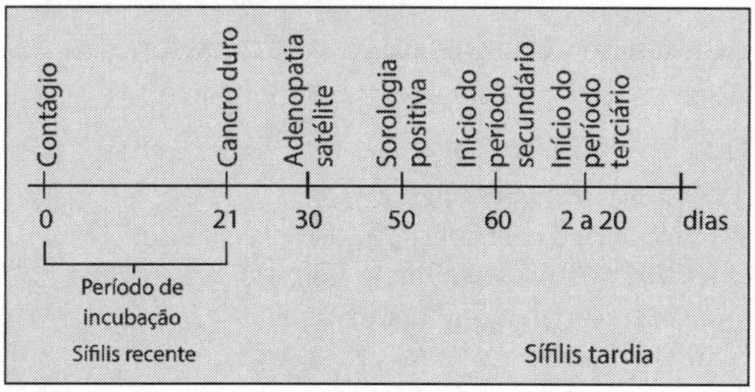

Figura XXI-1 – Cronologia da sífilis.

SÍFILIS RECENTE (Sr)

Cancro duro (sífilis primária) – aparece após 3 semanas do contágio.

Caracterização – lesão ulcerada única; localização preferencial: sulco balanoprepucial (ou colo uterino; às vezes, nos grandes lábios); indolor, base **dura**, fundo limpo e liso, vermelho. Localização extragenital é rara. Pode passar despercebido e desaparecer espontaneamente, sem deixar cicatriz, em um período de 4 semanas.

Após 1 a 2 semanas – adenite satélite: **gânglios inguinais** duros, não inflamatórios e pouco dolorosos.

Sífilis latente (recente e tardia) – é a forma da sífilis adquirida na qual não se observam sinais e sintomas clínicos e, portanto, tem seu diagnóstico feito por meio de testes sorológicos. Sua duração é variável e seu curso poderá ser interrompido por sinais ou sintomas da forma secundária ou terciária.

Sífilis secundária – comprometimento da pele, mucosa e pelos, além de sintomas gerais. Desenvolve-se **2 meses** após o aparecimento do cancro. Erupção polimorfa, não pruriginosa, generalizada, tendendo à simetria, precedida ou acompanhada de sintomatologia geral como febre, mal-estar, poliadenopatia, artralgia e mialgia.

1. Inicialmente lesões **maculosas** (roséola sifilítica) – máculas do tamanho de uma lentilha, levemente eritematosas, localizadas no tronco (flancos), de difícil visualização; desaparecem em poucos dias, sem deixar cicatriz.
2. Algumas semanas depois – sifílides **papulosas**: pápulas eritematosas "apagadas", numerosas, em surtos, localizam-se na face, tronco, genitália e regiões palmoplantares (estas últimas de grande valor diagnóstico). Evoluem em 1 mês. As lesões podem ser também papuloescamosas. Acompanham-se de alopecias em clareira, nas áreas temporoparietal e occipital, além da face; são temporárias e reversíveis.
3. Lesões **mucosas** – placas arredondadas, 1cm de diâmetro, superficiais, múltiplas, assintomáticas, acinzentadas com halo eritematoso.

Sífilis terciária – os sinais e os sintomas geralmente ocorrem após 3 a 12 anos de infecção, principalmente por lesões cutaneomucosas (tubérculos ou gomas), neurológicas (*tabes dorsalis*, demência), cardiovasculares (aneurisma aórtico) e articulares (artropatia de Charcot).

DIAGNÓSTICO

1. No **cancro** – pesquisa do treponema: exame direto em campo escuro ou imunofluorescência direta (3 amostras).
2. Reações sorológicas – a) antígeno não treponêmico: VDRL – positiva 2 a 3 semanas após o aparecimento do cancro; é a reação mais comum, mais barata e a mais bem padronizada, embora não específica; b) reações treponêmicas: FTA-abs positiva mais precocemente, permanece mais tempo, altamente específica; FTA-abs IgM positivo significa casos não tratados ou reinfecções.

TRATAMENTO

Primária – penicilina benzatina 2,4 milhões de U, IM, dose única.

Recente e secundária e latente – penicilina benzatina (Benzetacil) 2,4 milhões de U – 2 doses, com intervalo de 7 dias, IM.

Na sífilis tardia aumentar para 3 doses, com os mesmos intervalos.

Para alérgicos à penicilina: tetraciclina (Tetrex) – 1 cápsula 500mg, 4 vezes ao dia, por 15 dias (forma tardia: 30 dias).

Controle de tratamento – revisão mensal nos primeiros 6 meses, 3/3 meses por mais 6 meses e semestral até o fim do 2º ano. Critério: desaparecimento dos sinais sorológicos e redução progressiva dos títulos sorológicos, chegando à negativação final ou estabilizando-se em níveis baixos (até 1:8 = cicatriz sorológica).

O **retratamento** deve ser considerado quando: a) os sintomas e os sinais clínicos de sífilis persistem ou reaparecem; b) há aumento de 4 vezes do título do VDRL; c) um título inicialmente alto do VDRL não diminui a ¼ do valor inicial, em até 1 ano. Nesses casos, fazer um único tratamento de 3 doses de penicilina benzatina 2,4 milhões de U cada, 1 vez por semana, durante 3 semanas sucessivas.

■ CANCRO MOLE (CANCROIDE, "CAVALO")

Agente – um bacilo gram-negativo, o *Haemophilus ducrey.*

1. Freqüência muito baixa, mas pode ser importante nas camadas da população de baixo nível socioeconômico e higiene precária; predomina no sexo masculino.
2. Período de incubação: 1 a 4 dias.
3. Caracterização: lesões ulceradas, arredondadas, múltiplas (é autoinoculável), tamanho desde o de cabeça de alfinete até o de uma moeda; borda e base moles, fundo purulento com fissuras radiadas, **dolorosa** – dor constante e intensa, sensível ao mais leve contato (dado diagnóstico importante). Localização: genitália (sulco balanoprepucial, vulva) e região anal.
4. Evolução: não tem tendência à cura espontânea e deixa uma pequena cicatriz. Em ⅓ dos casos surge adenite inguinal, unilateral, com caráter inflamatório supurativo e muito doloroso (bubão), fistulizante.

Comprovação

Exame direto de material obtido por raspagem sob as bordas da lesão ou do aspirado do bubão; coloração pelo método de Gram: bacilos gram-negativos dispostos aos pares ou em cadeias.

1. Ceftriaxona (Rocefin): 250mg, IM, 1 vez só.
2. Azitromicina: 1g, dose única.
3. Ciprofloxacino: 500mg, 2 vezes ao dia, durante 3 dias (maiores de 17 anos).

■ LINFOGRANULOMA VENÉREO

(Doença de Nicola-Favre, quarta doença venérea, "mula")

1. Infecção por imunotipos de clamídia, manifestada na região perianal e associada a uma acentuada linfoadenopatia inguinal supurativa (bubão).
2. Período de incubação: 5 a 20 dias.
3. Início: pequena erosão indolor na genitália e que desaparece em 3-4 dias.
4. Após 2 a 3 semanas: adenite inguinal uni ou bilateral, a princípio móvel, depois extensão do processo a outros gânglios adjacentes, ocorrendo a fusão em uma massa volumosa, dura e aderente. A pele suprajacente torna-se violácea e quente. Inicialmente indolor, torna-se dolorosa e evolui para supuração que se faz por vários orifícios.
   Sintomas gerais: febre, cefaleia, artralgia, mialgia.

Comprovação

O diagnóstico é essencialmente clínico.

1. Reação de fixação do complemento (titulada e seriada, para avaliar resposta ao tratamento).
2. Imunofluorescência.
3. PCR (maior positividade).

Tratamento (escolha **uma** destas opções) durante 14 dias:

1. Tianfenicol 1,5g por dia.
2. Doxiciclina: 1 drágea de 100mg, 12/12h.
3. Sulfametoxazol-trimetoprima; 1 comprimido 12/12h.

■ GRANULOMA INGUINAL

(ou GRANULOMA VENÉREO, DONOVANOSE)

1. **Agente**: uma bactéria gram-negativa, o *Donovania granulomatis.*
2. Período de incubação de alguns dias até 2 meses.
3. Início: pápulas que logo se rompem, deixando úlcera bem delimitada que sangra com facilidade; localização: genitália ou região perianal.
4. Evolução após semanas ou meses: formação de botões carnosos brilhantes, úlceras cortadas a pique. Ausência de dor e de adenopatia.

Comprovação – exame microscópico, coloração pelo Giemsa: corpúsculos de Donovan.

Tratamento – até a cura das lesões (21 dias)
Doxiciclina 100mg, por via oral, 2 vezes ao dia.
Sulfametoxazol (800mg) + trimetoprima (160mg), via oral.
Ciprofloxacino 750mg, por via oral, 2 vezes ao dia.

■ HERPES GENITAL

Agente: vírus herpes simples (HSV)

1. Vesículas agrupadas que se rompem e produzem uma úlcera superficial com base eritematosa, dolorosa.
2. Adenopatia inguinal dolorosa.
3. Diagnóstico: esfregaço de Tzank (raspar a base da úlcera e corar o esfregaço pelo Giemsa) positivo para células gigantes.

Tratamento

1º episódio – 7 dias de aciclovir (Zovirax, comprimidos de 200mg; 400mg 3 vezes ao dia).
Alternativas: valaciclovir 1g, 2 vezes ao dia, ou fanciclovir 250mg, 3 vezes ao dia.
Nas recidivas – 5 dias de aciclovir – mesma dose; valaciclovir 500mg 2 vezes ao dia ou fanciclovir 125mg 2 vezes ao dia.

■ CONDILOMA ACUMINADO

Agente – papilomavírus humano (HPV).

Caracterização – verruga genital ou lesões vegetantes com aspecto de couve-flor no períneo, ânus ou genitais.

Tratamento – aplicação local:

a) Podofilina a 20% em solução de etanol ou tintura de benjoim; após 4-6 horas lavar com água e sabão; nunca usar durante a gravidez.
b) Ácido tricloroacético a 85%, 3 vezes por semana.

Precaução: antes da aplicação, proteger a pele em volta com vaselina.

Queixa 2 – CORRIMENTO URETRAL

O corrimento uretral no adolescente sugere **uretrite**; procurar a etiologia: gonocócica ou não gonocócica?

1ª etapa O adolescente tem uretrite?

Queixa – polaquiúria, disúria e corrimento uretral.

Detalhe – se os sintomas são discretos ou intermitentes e não há corrimento presente no momento do exame, o diagnóstico de uretrite pode ser feito de duas maneiras:

1º) Espremer (ordenhar) delicadamente a uretra entre o indicador e o polegar da base do pênis em direção ao meato. Comprovação: esfregaço corado pelo método de Gram mostra 5 ou mais neutrófilos/campo de grande aumento. Convém fazer o exame pelo menos 2 horas após a última micção.

2º) Colher primeira urina da manhã, separando os primeiros 10mL: a presença de 15 ou mais neutrófilos/campo microscópico (aumento 400×), com bem menos na segunda amostra, sugere uretrite.

2ª etapa Gonocócica *vs.* não gonocócica

Diferenciar uretrite gonocócica (UG) da não gonocócica (UNG) (Quadro XXI-2).

1. Disúria e corrimento purulento copioso, início dos sintomas 2-8 dias após contato sexual sugere UG = **blenorragia** = **gonorreia.**
2. Disúria discreta ou ausente, corrimento mucoso escasso mais pela manhã, intervalo de 10-20 dias após contato sexual, sugere UNG.

Quadro XXI-2 – URETRITES: GONOCÓCICAS vs. NÃO GONOCÓCICAS.

Clínica	Gonocócica (UG)	Não gonocócica (UNG)
Incubação (pós-coito)	2-8 dias	10-20 dias
Início	Súbito	Gradual
Disúria	Proeminente	Ausente ou discreta
Secreção	Purulenta, abundante	Mucosa, escassa (às vezes purulenta)
Esfregaço (Gram)	Diplococos gram-negativos intracelulares	Negativo (bactérias ausentes)
Tratamento (escolha)	Ceftriaxona IM	Azitromicina
Revisão	Após 1 semana	Após 2 semanas

3ª etapa Confirmação diagnóstica

1. **Esfregaço** – diplococos gram-negativos no interior de neutrófilos praticamente selam o diagnóstico nos casos suspeitos; sua ausência nos casos sugestivos de UNG exclui a gonorreia.
2. Sempre que possível, especialmente nos casos duvidosos, cultura para gonococos em meio de Thayer-Martin.

Esclarecimento: UNG é diagnóstico de exclusão; pode ser causada por *Chlamydia* (40-50% dos casos), *Ureaplasma urealyticum* e outros agentes.

Advertência: uso prévio de antibiótico pode falsear o resultado do esfregaço, a cultura pode ser útil.

Complemento importante: pesquisar outras doenças venéreas concomitantes – adenopatia inguinal, pediculose do púbis ("chato"), lesões do pênis e área perianal. **Obrigatório**: **reação sorológica para sífilis**.

TRATAMENTO DE URETRITE GONOCÓCICA E NÃO GONOCÓCICA

A *estratégia* para os casos suspeitos/confirmados de uretrite gonocócica é tratar *concomitantemente* a clamídia. O tratamento deve ser feito imediatamente após o diagnóstico de uretrite.

Justificativa: a associação de ambos é frequente e o diagnóstico de certeza de clamídia não é facilmente disponível.

Nos casos em que o diagnóstico de infecção gonocócica é excluído, tratar apenas a uretrite por clamídia.

I – **Tratamento da uretrite gonocócica** (UG)

Escolha **uma** das seguintes opções, todas em **dose única**:

1. Ceftriaxona (Rocefin) 250mg, por via IM.
2. Azitromiciba 1g por via via oral.
3. Ciprofloxacino (Cipro) 500mg (1 comprimido de 500 ou 2 de 250mg), por via oral.

II – **Tratamento da uretrite não gonocócica** (UNG) ***Chlamydia trachomatis***

Escolha **uma** das seguintes opções:

1. Azitromicina (Zitromax, Clindal AZ) 1g (= 2 comprimidos de 500mg), por VO, dose única.
2. Doxiciclina (Vibramicina) 1 comprimido de 100mg, 2 vezes ao dia, durante 7 dias.

Recomendações:

1. Os parceiros sexuais devem ser notificados e tratados.
2. O paciente e os parceiros devem abster-se de relações sexuais até 7 dias após o início do tratamento.
3. Instruir o paciente para retornar à consulta se os sintomas persistirem ou reaparecerem.
   Nesse caso repetir o tratamento, inclusive o dos parceiros.
   Mas se a uretrite tornar-se **persistente** ou **recorrente**:
   - Metronidazol (Flagyl) 2g, por VO, dose única (= 5 comprimidos de 400mg).

Associar: eritromicina (estearato: Pantomicina) 500mg (= 2 drágeas de 250mg), 4 vezes ao dia, durante 7 dias.

4. Solicitar VDRL (se negativo, repetir após 1 mês); recomendar teste para HIV.
5. Discutir aspectos de sexualidade e contracepção, inclusive o uso de camisinha, e advertir que a doença não garante imunidade posterior.

Queixa 3 – CORRIMENTO VAGINAL

Síndrome de corrimento vaginal

O **corrimento** pode ser causado por **leucorreia fisiológica**, infecções genitais não complicadas (**vulvovaginites** e **cervicites**) e **doença inflamatória pélvica** (DIP).

Conduta diagnóstica

1. Dados de **anamnese**: (1) corrimento – odor, volume, características, duração, prurido; (2) doenças concomitantes – infecções respiratórias, diabetes; (3) medicamentos – antibióticos, anticoncepcionais, *sprays* desodorantes, duchas; (4) outras informações – história menstrual, atividade sexual, infecções prévias, sintomas no parceiro sexual.
   A anamnese permite determinar o **escore de risco** decorrente dos *fatores de risco*: parceiro com corrimento uretral = 2 pontos; idade abaixo de 20 anos = 1 ponto; mais de 1 parceiro nos últimos 3 meses = 1 ponto; novo parceiro nos últimos 3 meses = 1 ponto; sem parceiro fixo = 1 ponto. Se o escore for igual ou maior que 2: tratar gonorreia e clamídia concomitantemente.
2. Dados de exame físico e **ginecológico**: colocar um dedo de cada lado da face externa dos grandes lábios e, a seguir, puxar delicadamente para fora e para baixo; observar se existe só vulvite ou se há também vaginite. Exceto nos casos simples, o exame com espéculo é indispensável.
   Dados de alerta: muco-pus endocervical, colo friável e dor à mobilização do colo = **doença inflamatória pélvica** (DIP).
   Observação: o corrimento pode ser causado por: a) leucorreia fisiológica; b) infecções genitais não complicadas: vulvovaginites inespecíficas e específicas (bacterianas, por *Candida*, por tricomonas) e cervicite (gonocócica, por clamídia, por herpes genital); c) doença inflamatória pélvica (DIP).
3. **Exame laboratorial do corrimento**
   a) pH do corrimento – pH > 4,5: tricomonas; pH < 4: *Candida*.
   b) Exame direto em soro fisiológico – tricomonas: organismos flagelados e móveis; micélios: *Candida*; *clue cells*: *Gardnerella vaginalis*.
   c) Gram – diplococos intracelulares: gonococos; *clue cells*: *Gardnerella*.
   d) Coloração Giemsa – herpes.
   e) Tratamento com potassa (KOH a 10%) – micélios: *Candida*; teste do odor fétido: *Gardnerella;* tricomonas e vaginose.
   f) Cultura – *Candida*, gonococos.
4. **Apresentação clínica** (ver a seguir).

■ LEUCORREIA FISIOLÓGICA

Corrimento claro acinzentado, transparente (como clara de ovo) que, após ressecamento, deixa uma mancha amarelada na calcinha;
não tem odor nem causa sintomas.

Surge 6 meses antes da menarca e pode persistir, com evolução flutuante até a regularização do ciclo menstrual.

O diagnóstico é clínico; exame do esfregaço mostra predomínio dos bacilos de Döderlein com ausência de bactérias patogênicas.

Orientação – higiene da região genital com banhos frequentes com água e sabão;
evitar roupas justas e de material sintético.

■ VULVOVAGINITE INESPECÍFICA

Corrimento vaginal amarelado (eventualmente acastanhado, purulento ou sanguinolento) frequentemente assintomático (mas a vulvite pode causar dor, ardor, prurido e disúria).

Pesquisar **fatores desencadeantes** – higiene perianal precária, ato de coçar ou masturbação compulsiva, roupas justas de tecidos sintéticos, tampões vaginais mantidos por tempo prolongado, oxiúro, uso prolongado de antibióticos e corticoides.

Conduta – afastar os fatores desencadeantes: na fase **aguda** – banho de assento com água morna e maisena ou compressas de soro fisiológico. Se o processo inflamatório não for muito intenso, adicionar 1 colher das de sopa de vinagre branco para cada litro de água. O banho de assento deve durar 15 minutos e ser feito 1 a 2 vezes ao dia.
Enxugar delicadamente a vulva sem esfregar.

■ VULVOVAGINITES ESPECÍFICAS

CANDIDÍASE VULVOVAGINAL (por ***Candida albicans***)

É a causa mais comum de vulvovaginite específica.

Fatores **predisponentes**: diabetes, antibiótico e corticoterapia, pílula anticoncepcional, obesidade, calor.

Corrimento branco com grumos (tipo requeijão), escasso, inodoro.

Inflamação acentuada da **vulva**, e áreas vizinhas com eritema, edema, ardor, prurido, maceração da vulva, disúria.

Os sintomas, principalmente o prurido, exacerbam-se 1 semana antes da menstruação e melhoram com o fluxo menstrual.

Diagnóstico

1. pH do corrimento menor que 4,0.
2. Exame direto a fresco ou no esfregaço vaginal corado pelo método de Gram, Giemsa, Papanicolaou: micélios.

Tratamento local

1. Cremes imidazólicos para uso intravaginal e na vulva: isoconazol, nitrato de miconazol ou clotrimazol (Gyno-Daktarin, Gino-Fungix) ou os respectivos óvulos intravaginais – 1 aplicação noturna, durante 1 semana.
2. Alternativa: nistatina creme, durante 14 dias.

VAGINOSE BACTERIANA (por ***Gardnerella vaginalis***)

Não é considerada DST, mas sua frequência aumenta com a atividade sexual.

Corrimento branco acinzentado, fino, escasso, **odor de peixe**, o qual se acentua durante a menstruação e após o coito vaginal. Quase não há prurido nem ardência. Vulva e vagina normais.

Diagnóstico

1. pH do corrimento maior que 4,5.
2. Microscopia óptica: *clue cells* = células epiteliais sem bordas nítidas e com aspecto pontilhado; ausência de lactobacilos.
3. Após adição de potassa: odor fétido de peixe podre.

Tratamento

1. Metronidazol (Flagyl, comprimidos de 400mg) 1 comprimido, 2 vezes ao dia, durante 5 dias.
2. Alternativas: secnidazol (Secnidal, comprimidos de 500 e 1.000mg) 2g, dose única; metronidazol gel a 0,75% (Flagyl ginecológico) 1 aplicador vaginal, 2 vezes ao dia, durante 5 dias.

VAGINITE por ***Trichomonas vaginalis***

Corrimento abundante cinzento; após a menstruação torna-se esverdeado e espumoso; queixa principal: **odor fétido**.

Pode ocorrer prurido pós-menstrual, ardência, disúria e dispaurenia. Vulva inflamada, parede vaginal congesta e colo do útero tipo "morango".

Diagnóstico – exame direto a fresco do corrimento diluído em solução salina: microrganismo flagelado, o dobro do tamanho de um leucócito, móvel; pH vaginal acima de 4,5.

Tratamento

Metronidazol (Flagyl, comprimidos de 400mg) 2g (= 5 comprimidos), dose única, *ou* secnidazol (Secnidal, comprimidos de 500 ou 1.000mg) 2g, dose única.

Se a via oral não for a indicada: metronidazol gel (Flagyl ginecológico), 1 aplicador vaginal, à noite, ao deitar, por 1 semana.

■ **CERVICITES** (inflamação do colo do útero)

Secreção mucopurulenta saindo do orifício do colo do útero em moça sexualmente ativa. Erosão e friabilidade do colo do útero. Pode ser pouco sintomática ou mesmo assintomática.

Diagnóstico – esfregaço do interior do canal cervical, corado pelo método de Gram: 10 ou mais leucócitos por campo de imersão; solicitar cultura.

1. Cervicite **gonocócica** – corrimento mucopurulento intenso; congestão e edema. Pode apresentar sintomatologia inespecífica ou até ser assintomática.

   Comprovação: cultura em meio seletivo de Thayer-Martin.

   Tratamento – escolha uma destas opções (dose única):

   1. Ceftriaxona (Rocefin) 250mg, por via IM, dose única.
   2. Ciprofloxacino 500mg, por via oral (Ofloxan, genérico, comprimidos de 200mg), 2 comprimidos, dose única; *ou* ciprofloxacino (Cipro, comprimidos de 250 e 500mg), 500mg, dose única.

   Devido à possibilidade de coexistência de infecção por ***Chlamydia trachomatis***, recomenda-se *associar* doxiciclina (Vibramicina, drágea de 100mg) 1 drágea, 2 vezes ao dia, durante 7 dias; *alternativa*: azitromicina (Zitromax, Novatrex, Selimax, comprimidos de 500mg) 2 comprimidos, dose única.

   Tratar o parceiro com azitromicina 2g e ofloxacino 400mg, dose única.

   Solicitar sorologia para sífilis e aids.

   Recomendar suspensão das relações sexuais durante o tratamento.

2. **Cervicite** por ***Chlamydia trachomatis***

   Quadro clínico semelhante ao anterior; pode ser assintomática; a longo prazo pode causar problemas na gravidez.

   Tratamento – ver item anterior.

3. **Herpes genital** (por herpes simples vírus tipo 2)

   Dado chamativo – vesículas de 2-3mm sobre a base eritematosa, que tendem a ulcerar; desconforto intenso (pode preceder o aparecimento das lesões); são bilaterais e múltiplas, localizadas nos genitais externos.

   Comprovação – esfragaço preparado da base da lesão e corado pelo Giemsa ou Wright: células gigantes multinucleadas.

   Tratamento sintomático – anti-inflamatórios/analgésicos; limpeza das lesões com solução fisiológica

ou água boricada; abstenção sexual;
na primoinfecção pode ser útil o aciclovir (Zovirax, comprimidos de 400mg), 1 comprimido, 3 vezes ao dia, por 7 a 10 dias.

DOENÇA INFLAMATÓRIA PÉLVICA (DIP)

Infecção ascendente originária da vagina ou do colo uterino, que atinge o endométrio, as trompas ou as estruturas contíguas. Pode ser causada por gonococos, inclusive penicilinorresistente, clamídia, anaeróbios e enterobactérias.

Diagnóstico clínico

a) Tríade
   1. Dor no baixo-ventre, intensidade variável, início logo após o término da menstruação.
   2. Dor à mobilização do colo uterino.
   3. Dolorimento dos anexos.

   DIP gonocócica tem início abrupto e é associada com sintomas mais dramáticos de febre e irritação peritoneal.

b) Pelo menos **um** dos seguintes:
   1. Febre.
   2. Massa inflamatória identificada por palpação pélvica bimanual e/ou ultrassonografia no fundo de saco ou anexos.
   3. Material purulento obtido por punção do fundo de saco.
   4. Esfregaço da secreção cervical corado pelo método de Gram: mais de 5 leucócitos/campo de imersão em óleo.
   5. Secreção cervical corada pelo método de Gram: neutrófilos com diplococos reniformes gram-negativos intracelulares = gonorreia.
   6. Leucocitose e VHS aumentada.
   7. Ultrassonografia é útil para detectar abscesso tubovariano.

CONDUTA TERAPÊUTICA

Depende da classificação em estágios.

Classificação:

- Estágio I (leve): salpingite aguda sem irritação peritoneal.
- Estágio II (moderada sem abscesso): salpingite com irritação peritoneal (pelviperitonite).
- Estágio III (moderada com abscesso): salpingite aguda com oclusão tubária ou abscesso tubovariano ou abscesso pélvico.
- Estágio IV (grave): abscesso tubovariano roto ou sinais de choque séptico.

Estágio I (ambulatorial)

Medidas gerais: repouso, abstinência sexual, retirar o DIU se usuária (após pelo menos 6h de cobertura com antibiótico), tratamento sintomático (analgésicos, antitérmicos e anti-inflamatórios não hormonais).

Antibioticoterapia

- **Ceftriaxona** 250mg, por via IM, dose única, *mais* doxiciclina 100mg, por via oral, de 12/12 horas, durante 14 dias, *mais* metronidazol 500mg, por via oral, de 12/12 horas, durante 14 dias.

Estágios II e III (sempre hospitalar)

Medidas gerais: repouso, hidratação e tratamento sintomático (analgésicos, antitérmicos e anti-inflamatórios não hormonais).

Antibioticoterapia por via IV até 48 horas depois do último pico febril e/ou se houver melhora significativa do quadro clínico. Em seguida, terapia por VO, no mínimo durante 10 dias; no caso de abscesso, tratar no mínimo durante 14 dias.

Em todos os casos – aconselhar, sugerir sorologia anti-HIV, hepatites B e C. Insistir na adesão ao tratamento, convocar e tratar parceiros e agendar retorno.
Consultar: Manual de controle de doenças sexualmente transmissíveis – 4ª ed. Secretaria de Vigilância em Saúde. Programa Nacional de DST e AIDS.

5. Problemas Menstruais na Adolescência

(Não deixe de ler **Casos ilustrativos** no final deste capítulo)

O que é menstruação – um sangramento fisiológico, cíclico, sequencial do útero através da vagina. É, na verdade, um fracasso biológico na nidação do óvulo fecundado, isto é, não ocorrendo a gravidez, o endométrio necrosado é eliminado. Isso ocorre devido à privação hormonal de estrógeno e progesterona.

O que é menarca – a **primeira** menstruação, sinal mais marcante da puberdade feminina.
A menarca significa maturação sexual completa? Não, pois a menina que começa a menstruar não está ainda apta a desempenhar plenamente suas funções sexuais.

Entenda o ciclo menstrual (Fig. XXI-2)

O **ciclo menstrual** é o resultado de uma perfeita interação do eixo hipotálamo-hipófise ovariano, necessitando ainda da integridade anatômica do útero e da vagina; existe interferência indireta de outras glândulas como a tireoide e a suprarrenal.

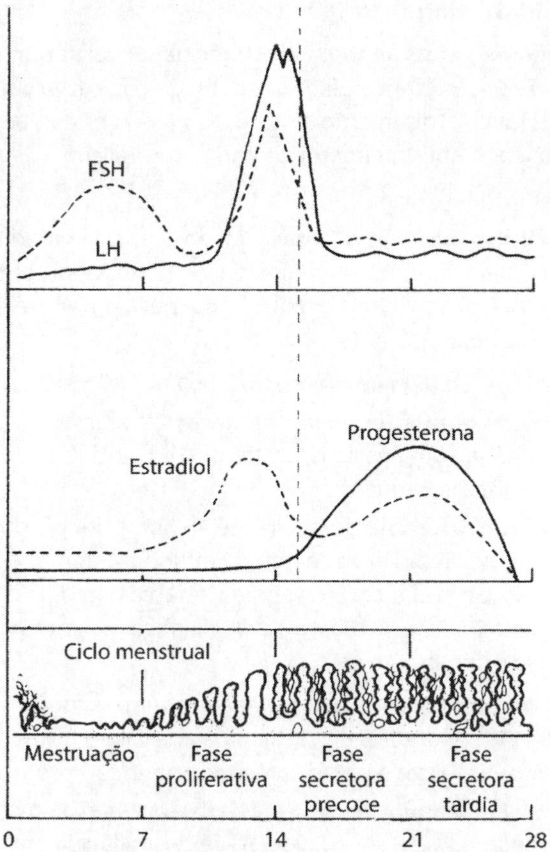

Figura XXI-2 – Resposta do ovário normal à gonadotrofina.

1ª fase **Estrogênica**

1º) O hipotálamo secreta, em pulsos, o hormônio liberador de gonadotrofinas (GnRH).

2º) O GnRH estimula a hipófise a produzir gonadotrofinas: hormônio luteinizante (LH) e hormônio folículo-estimulante (FSH).

3º) O FSH promove o crescimento do folículo ovariano.

4º) O folículo em crescimento secreta estrógeno (estradiol), o qual induz proliferação (divisão celular) dentro do endométrio.

2ª fase **Ovulação**

Conforme os níveis de estrógeno se elevam, a hipófise libera mais LH e a ovulação ocorre aproximadamente 12 horas depois que o LH atinge seu pico.

3ª fase **Lútea (secretora)**

1º) Formação do corpo lúteo (luteinização das células do folículo), o qual secreta progesterona e estrógeno.

2º) A progesterona opõe-se ao estrógeno, inibindo a proliferação e produzindo as alterações glandulares que tornam o endométrio receptivo ao óvulo fertilizado.

3º) Se não houver fertilização e subsequente produção de gonadotrofina coriônica humana (hCG), o corpo lúteo regride, o que resulta na diminuição de progesterona e estrógeno.

4º) Na ausência de progesterona ocorre descamação do epitélio uterino.

O ciclo é dito **monofásico** quando não é ovulatório (só existe a 1ª fase em que o ovário só secreta estrógenos) e ocorre sangramento vaginal sem progesterona, e **bifásico** quando há ovulação e produção de progesterona pelo corpo lúteo. Evidentemente, o ciclo monofásico não é fértil.

Observação: a contagem do ciclo menstrual inicia no 1º dia da menstruação.

O ciclo **bifásico** pode ser demonstrado pela **curva de temperatura basal**: temperatura sublingual tomada toda manhã antes de executar qualquer movimento – após uma queda ligeira, mais ou menos no meio do ciclo, ocorre elevação de 0,3 a 0,6ºC, que se mantém na 2ª fase do ciclo.

Saiba responder as dúvidas

1. **A menina é fértil imediatamente após a menarca**? Não, durante a puberdade, nos 2-3 primeiros anos após a menarca, os ciclos são geralmente monofásicos, sem ovulação, constituindo um período de esterilidade fisiológica, apesar da ocorrência de menstruações. Eventualmente, no entanto, a ovulação pode ocorrer logo após a menarca (ciclo bifásico) ou até antes dela.
2. **Irregularidade** do ciclo após a menarca é patológico? Não, é habitual uma irregularidade do ciclo nos 2 primeiros anos após a menarca, inclusive com falhas menstruais frequentes e prolongadas.
3. A menstruação que era indolor, subitamente, após 2 anos passa a ser acompanhada de **cólicas** fortes; aconteceu algo de errado? Não, a dismenorreia ocorre apenas nos ciclos ovulatórios e seu aparecimento denuncia a existência de ciclos bifásicos.
4. Como proceder durante a menstruação? A menstruação é uma função normal que não deve interferir nas atividades cotidianas; exercícios físicos moderados, como a ginástica escolar, não têm contraindicação durante a menstruação.

DISTÚRBIOS MENSTRUAIS

1ª etapa **Existe distúrbio menstrual?**

Características da menstruação **normal** – (1) intervalo menstrual: 28 dias (21 a 35); (2) duração da menstruação: de 3 a 7 dias; (3) quantidade: em média 33mL (troca de 4 a 6 compressas absorventes, bem molhadas, ao dia), nunca mais de 80mL.

Alterações desses dados são obrigatoriamente patológicas? Não, após a menarca pode ocorrer amenorreia até por 1 ano (quanto mais cedo a menarca, maior o período de amenorreia pós-menarca); nos 2 primeiros anos após a menarca, os ciclos são muito irregulares e as falhas são frequentes (menstruações a cada 3-4 meses e de curta duração não são necessariamente patológicas nesse período).

Sangramento uterino disfuncional – sangramento anormal de causa hormonal.

2ª etapa Classifique o distúrbio menstrual

Referente à **ausência**:

1. **Amenorreia primária**
   a) Menarca ausente aos 14 anos, sem desenvolvimento puberal.
   b) Menarca ausente aos 16 anos, com desenvolvimento puberal normal.
2. **Amenorreia secundária** = falta de regras (ausência de menstruação por tempo maior que 3 intervalos cíclicos prévios) após o estabelecimento do ciclo (não vale para o período pós-menarca imediato).

Referente ao **intervalo**:

1. **Polimenorreia** = ciclos com intervalos menores que 21 dias.
2. **Oligomenorreia** = ciclos com intervalos maiores que 35 dias.
3. **Espaniomenorreia** = ciclos com intervalos maiores que 45 dias até 60 dias.

Referente à **duração**:

1. **Hipermenorreia** = sangramento abundante de mais de 7 dias.
2. **Hipomenorreia** = sangramento de menos de 3 dias.

Referente à **quantidade**:

Menorragia = sangramento com quantidade abundante (maior que 80mL de sangue ou necessidade de troca de mais de 8 absorventes bem molhados por dia).

Referente a **sintomas subjetivos**:

1. **Dismenorreia** = menstruação dolorosa.
2. **Tensão pré-menstrual** = síndrome pré-menstrual recidivante caracterizada por desconforto mamário, retenção hídrica, leve aumento de peso, cefaleia e labilidade emocional.

Referente a **outros sangramentos**:

1. Genital – **metrorragia** = perda sanguínea genital atípica que ocorre no intervalo entre duas menstruações.
2. Extragenital – **menstruação vicariante** = hemorragias extragenitais (exemplo: epistaxes) que ocorrem periodicamente em intervalos correspondentes ao ciclo menstrual.

Pseudodistúrbios menstruais que podem ocorrer por ocasião da ovulação:

1. Dor abdominal (Mittelschmertz).
2. Pequenos sangramentos genitais (*kleine regel*).
3. Dor abdominal cíclica com formação de uma tumoração na linha média do abdome – hímen imperfurado.

3ª etapa Conduta diagnóstico-terapêutica nos distúrbios menstruais

■ A FALTA DE MENSTRUAÇÃO = AMENORREIA

Avaliação da adolescente com amenorreia primária

1º passo Sinais de alerta

1. **Ausência de menstruação depois dos 16 anos de idade**.
2. Ausência de menstruação mais que 1 ano depois da idade em que a mãe e as irmãs menstruaram.
3. Ausência de menstruação mais que 2 anos depois do início do desenvolvimento mamário.
4. Ausência de modificações pubertárias aos 14 anos de idade.
5. **Oligomenorreia** – quando mais de 2 anos após a menarca, a frequência das menstruações é de apenas 1 a 6 por ano.

2º passo História

1. Padrão de crescimento.
2. Início e progressão dos caracteres sexuais secundários.
3. Padrão familiar de maturação sexual e menarca.
4. Ambiente psicossocial desfavorável.
5. Doenças crônicas que provocam emagrecimento, diarreia crônica.
6. Hipertireoidismo; diabetes; perda do olfato; galactorreia.
7. Sinais de hipertensão intracraniana.
8. Medicamentos – hormônios, imunossupressores, antipsicóticos, entorpecentes; anticoncepcionais.
9. Treinamento atlético.
10. História sexual, possibilidade de gravidez.

3º passo Exame físico

1. Aparência geral, emagrecimento, obesidade, anomalias, cianose. Curva de peso e comprimento.
2. Estágio de maturação dos caracteres sexuais secundários.
3. Palpação da tireoide; sinais de síndrome de Cushing, exame do coração; tumoração abdominal.

4. Verificar sinais de **excesso de andrógenos**: a) acne acentuada; b) hirsutismo (presença de pelos nos lábios superiores); c) cliteromegalia (normal até 5mm).
5. Presença de galactorreia (hiperprolactinemia).
6. Exame ginecológico (atresia de vagina, hímen imperfurado) e exame pélvico bimanual (vaginoabdominal ou retovaginoabdominal): presença de útero e tamanho dos ovários (considerar aumentados se tamanho maior que duas vezes o habitual).

4º passo **Verifique se o caso se enquadra em uma das entidades de AMENORREIA** descritas no quadro XXI-3

5º passo **Investigação laboratorial**

1. Hemograma e hemossedimentação (processo inflamatório crônico?).
2. T_4 e TSH.
3. Teste de gravidez.
4. Se os resultados anteriores forem negativos: dosagem sérica de FSH (hormônio folículo-estimulante) e LH (hormônio luteinizante), prolactina.
5. Se não houver sinais de excesso de andrógenos: solicitar radiografia de crânio (perfil), observar sela túrcica.

6º passo **Raciocínio**

I – Amenorreia PRIMÁRIA

a) Com desenvolvimento pubertário **normal** (desenvolvimento mamário):
   1º) Verificar se há problemas anatômicos do útero (ultrassonografia pélvica) ou do trato genital (radiografia contrastada da vagina).
   2º) De acordo com a presença ou ausência de **útero**:
      a) Útero **ausente** – solicitar cariótipo: 46,XY = feminização testicular; 46,XX = ausência congênita de útero.
      b) Útero **presente** – fazer teste da progesterona. Ministrar progesterona por via oral (Provera 5mg), 1 comprimido durante 7 dias. Se o ovário estiver produzindo estrógeno, ocorrerá menstruação (desde que o trato genital esteja pérvio).

(1) Ocorreu menstruação – dosar LH:
- se LH elevado: ovário policístico;
- se LH normal: distúrbio hipofisário (prolactina alta) ou hipotalâmico (prolactina normal).

(2) Não ocorreu menstruação (ovário não está produzindo estrógeno) – dosar FSH:
- se FSH alto: insuficiência ovariana;
- se FSH baixo: distúrbio hipotalâmico-hipofisário.

Observação: amenorreia primária não exclui totalmente gravidez.

b) Adolescente **sem** caracteres sexuais secundários (impúbere) sugere **hipogonadismo** (o ovário não está produzindo estrógenos). Isso pode ocorrer por:
   1. A adolescente é normal mas apresenta atraso constitucional do crescimento e da puberdade. É a causa mais comum. Aspecto, proporções corporais e velocidade de crescimento de menina pré-púbere; idade óssea inferior a 10-12 anos, FSH e LH em nível pré-puberal; história familiar de atraso semelhante.
   2. A adolescente tem doenças crônicas evidentes ou enrustidas (doença celíaca, colopatia inflamatória) que comprometem o estado geral.
   3. O ovário não funciona (hipogonadismo primário) – nesse caso, o FSH está elevado (hipogonadismo **hipergonadotrófico**): disgenesia ovariana; síndrome de Turner. Se desenvolvimento pubertário anormal e útero ausente, solicitar cariótipo (46,XY).
   4. Distúrbio do sistema nervoso central, acarretando diminuição da secreção de FSH (hipogonadismo **hipogonadotrófico**):

Quadro XXI-3 – TRIAGEM DAS AMENORREIAS.

Dados clínicos relevantes (além da amenorreia)	Sugerem	Exames a solicitar
1. Amenorreia primária em moças com desenvolvimento normal dos caracteres sexuais	Ovário policístico Gravidez/Depoprovera	LH aumentado e FSH normal Ultrassonografia pélvica
2. Oligomenorreia + obesidade e/ou "bigodinho"	Ovário policístico	
3. Puberdade atrasada, baixa estatura	Síndrome de Turner	Cariótipo Ver também Puberdade atrasada
4. Oligomenorreia secundária + emagrecimento	Supressão hipotalâmica	Investigar: atleta, balé, estresse, anorexia nervosa, doenças crônicas
5. Galactorreia (investigar antes ingestão de sulpirida)	Tumor hipofisário Hipotireoidismo	Radiografia e tomografia de crânio T_4, TSH
6. Virilização + tumoração pélvica	Tumor ovariano	Ultrassonografia e exame ginecológico

a) da hipófise (hipogonadismo **secundário**) – impede a secreção de FSH e LH. Pode ser congênito ou tumor (prolactinoma, craniofaringioma);

b) do hipotálamo (hipogonadismo **terciário**) – impede a secreção de LHRH (GnRH) e consequentemente a de FSH e LH.

É o distúrbio central mais comum. Investigar a causa que inclui competições atléticas, balé, anorexia nervosa, estresse.

II – Amenorreia SECUNDÁRIA

1º) Excluir gravidez (teste).

2º) Teste da progesterona – procedimento e interpretação como no item **I** – A-2º-b.

3º) LH, FSH, T_4 livre, TSH, testosterona livre, 17-OH-progesterona, DHEAS, androstenediona.

7º passo Destaques na prática

1. LH e FSH elevados – disgenesia gonadal. Solicitar cariótipo – caso mais frequente: síndrome de Turner – X ou mosaicismo.
2. Sinais de excesso de andrógenos e/ou LH elevado com FSH normal: **ovários policísticos** (anovulação hiperandrogênica crônica) = hiperandrogenismo ovariano funcional.
   a) Amenorreia primária em moças com desenvolvimento completo dos caracteres sexuais secundários.
   b) **Ciclos muito irregulares** desde a menarca, persistindo durante toda a adolescência.
   c) Oligomenorreia + obesidade.
   d) Oligomenorreia + hirsutismo discreto ("bigode") e/ou acne.
   e) FSH normal e LH bastante aumentado.
   f) Testosterona livre aumentada (> 8pg/mL) que se mantém mesmo após o teste de supressão com dexametasona.
   g) DHEAS elevado.
   h) Ultrassonografia – padrão policístico.
3. LH e FSH baixos com calcificações na região suprasselar e/ou prolactina aumentada: tumor hipofisário. Solicitar tomografia. *Nota*: amenorreia + galactorreia sugerem tumor hipofisário. Solicitar radiografia (alargamento ou assimetria da sela túrcica) e tomografia; o tumor mais frequente é o craniofaringeoma.
4. LH e FSH baixos ou normais, radiografia de crânio e prolactina normais – pode ser adolescente normal com atraso de maturação.

Conduta – reavaliar após 6 meses: se houver progresso no desenvolvimento dos caracteres sexuais secundários, aguardar mais 6 meses (2º período de observação):

a) houve progressão do desenvolvimento dos caracteres sexuais secundários: aguardar mais 6 meses;

b) não houve progresso ou após o 2º período de observação não ocorreu menarca – teste com LHRH (fator hipotalâmico de estímulo hipofisário para a secreção das gonadotrofinas LH e FSH): (1) não há liberação de LH e FSH – interpretação: insuficiência hipofisária. Verificar se existe história de olfato anormal = síndrome de Kallmann; se olfato normal: hipogonadismo hipogonadotrófico, especialmente por tumor hipofisário; (2) se a resposta é normal, administrar clomifeno (Clomid, 50mg por comprimido), 1 comprimido 2 vezes ao dia, durante 5 dias: resposta negativa (não há aumento do LH) = função hipotalâmica anormal; resposta positiva (ocorre aumento do LH) – administrar clomifeno por 3 ciclos; se ocorrer menstruação: laparoscopia (anormalidade dos ductos müllerianos).

Produtos: LHRH – Relison, HRF; clomifeno – Serofene.

Orientação – (1) controle/redução de peso excessivo: dieta e exercícios; (2) anticoncepcionais orais (etinilestradiol + ciproterona: Diane 35); (3) se obesidade, glicemia elevada/hiperinsulinismo: metformin; (4) hirsutismo: antiandrógenos tópicos, remoção por laser. Contraceptivos orais tricíclicos (Triquilar, Microdiol).

■ SANGRAMENTO VAGINAL EXCESSIVO

= **Metrorragia** – encharca 6 ou mais absorventes de tamanho médio e/ou elimina coágulos durante 5 dias.

Acompanhado de dor

1. Traumatismo genital em atividades atléticas ou relacionado com atividade sexual.
2. Gravidez ectópica, aborto e suas complicações.
3. Ciclos regulares dolorosos com sintomas pré-menstruais – sangramento ovulatório.

NÃO doloroso

1º passo Verificar uso de contraceptivos orais de modo intermitente ou supressão abrupta ou Depoprovera ou implante; pesquisar gravidez.

2º passo Excluir **doenças hemorrágicas** – solicitar tempo de coagulação, tempo de sangria e contagem de plaquetas:

1. Investigar ingestão de aspirina até 2 semanas antes (pode ser a sensibilidade à aspirina que altera a adesividade plaquetária) – TS elevado.
2. Coagulopatia (doença de von Willebrand) pode ser assintomática e manifestar-se apenas na menarca. TS e TC aumentados.
3. Plaquetopenia de qualquer causa.

3º passo Pesquisar **hipotireoidismo** – solicitar T_4 (diminuído). A menometrorragia pode ser a 1ª pista para esse diagnóstico.

4º passo (excluídos os anteriores) A causa mais comum de sangramento menstrual excessivo e indolor nos **2 primeiros anos** após a menarca é a **hemorragia uterina disfuncional (HUD)**: o endométrio prolifera pela estimulação estrogênica, sem oposição pela progesterona (o ciclo é unifásico, anovulatório), resultando em sangramento maciço com coágulos, quando os níveis flutuantes de estrógeno caem.

Conduta na hemorragia uterina disfuncional (HUD)

Objetivo – correção do desequilíbrio estrógeno/progesterona.

1. **Casos leves sem anemia**

Menstruação mais prolongada que o normal.

Intervalos entre as menstruações encurtados.

1º) Calendário menstrual – anotar.

2º) Alimentação rica em ferro.
Suplementação de ferro – 60mg/dia.
Exemplo: Noripurum mastigável 100mg – ½ comprimido por dia.

3º) Anti-inflamatório não hormonal oral (reduz o fluxo sanguíneo).
Iniciar na véspera da menstruação prevista, manter nos primeiros dias do fluxo (total 5 dias).
Ácido mefenâmico (Ponstan, genérico – comprimidos de 50mg) ou ibuprofeno 400mg (Advil, Motriun, Alivium), 1 comprimido 3 vezes ao dia.

2. **Casos moderados com anemia discreta** (9-11g/dL)

Menstruações moderadamente prolongadas.

Ciclos curtos com menstruação a cada 1 a 3 semanas.

I – Adolescente está **sangrando**

Raciocínio: produção estrogênica adequada, falta de progesterona.

Indique progestágeno – acetato de noretisterona.

Prescreva: Primolut-Nor, comprimidos de 10mg

1º dia: tomar 1 comprimido de 8/8h (7-15-23h);

2º dia: 1 comprimido de 12/12h (8 e 20h);

3º dia: 1 comprimido. Depois suspender.

Avisar que o sangramento não vai parar na vigência da medicação.

Após 1 a 4 dias ocorre menstruação.

Nos próximos 3 ciclos – progestágeno: acetato de medroxiprogesterona.

Prescreva: Provera ou Farlutal ou Cycrin:

1 comprimido de 10mg por dia, a partir do 15º dia do ciclo.

II – Se na consulta a adolescente **não** estiver sangrando (mas tem história de HUD), prescreva progestágeno.

Prescreva: Farlutal ou Primolut-Nor – 1 comprimido de 10mg por dia, durante 10 dias.

Após suspensão (1-4 dias depois) ocorre menstruação.

Repetir no 15º dia dos próximos 3 ciclos.

Tratamento da anemia:

Neutrofer – 1 comprimido de 150mg por dia ou 2 comprimidos mastigáveis de 100mg de Noripurum.

3. **Casos graves com anemia importante** (Hb 8g/dL)

Sangramento menstrual prolongado com desorganização do ciclo e fluxo muito intenso.

a) Urgência – hemostasia: elevar rapidamente os níveis de estrógeno.

b) Estabilização da mucosa endometrial com progesterona.
- Transfusão de sangue.
- Hospitalização/ginecologista, se necessário.
- Tratamento hormonal.

1º) Estrógeno conjugado oral (Premarin 0,625mg) 2,5mg (= 4 comprimidos) 4 vezes ao dia, durante 2 dias.
Continuar com a menor dose livre de sangramento, geralmente 2,5-5mg/dia (2-4 comprimidos 2 vezes ao dia) até completar 21 dias.

2º) A partir do 11º dia, associar medroxiprogesterona (Provera ou Cycrin 5mg), 1 comprimido por dia.

Menstruação normal ocorre 3-4 dias depois da suspensão desse tratamento.

Alternativa – pílula anticoncepcional com etinilestradiol e progesterona.

Primosiston – 1 comprimido 3 vezes ao dia, durante 10 dias.

Alternativa – se adolescente tem vida sexual ativa, substituir por anticoncepcional tricíclico (Triquilar), cobrindo o ciclo menstrual.

Acompanhamento diário, depois semanal e, a seguir, mensal.

■ MENSTRUAÇÃO DOLOROSA = DISMENORREIA

1º passo Questão básica: trata-se de uma dismenorreia primária (discinesia uterina) ou secundária à doença pélvica?

2º passo **Entenda o que é dismenorreia primária**

No final do ciclo ovulatório, o endométrio produz quantidade excessiva de prostaglandinas $PGF_{2\alpha}$ e E_2 que atua sobre o miométrio provocando intensa contração muscular uterina e isquemia (dor, cólica) e também sobre a musculatura lisa do tubo gastrintestinal (causando sintomas digestivos). Base genética.

Problemas psicossociais não são a causa, mas podem contribuir para diminuir a tolerância à dor e aumentar a ansiedade.

3º passo **Como diagnosticar dismenorreia primária**

1. **Caracterização** – a) Dor suprapúbica do tipo cólica, contração, câimbras com irradiação para a região lombar e coxas; pode ser acompanhada de náuseas, vômitos, diarreia, cefaleia, irritabilidade. b) **Início** poucas horas antes ou coincidindo com a menstruação; **término** poucas horas após o início, eventualmente dura até 3 dias. c) Os sintomas são semelhantes em quase todos os ciclos. d) Só ocorre após início da **ovulação**; assim, não há dismenorreia nos primeiros 1 a 2 anos após a menarca, quando os ciclos são geralmente anovulatórios.
2. **Exclusão de doença pélvica** – valorizar os dados concomitantes à dismenorreia e que sugerem essa doença: febre, dor lateralizada, corrimento, tumoração abdominal ou pélvica.

4º passo **Dismenorreia secundária à doença pélvica**

Aparece mais tardiamente
e a dor persiste após o fim da menstruação.

Dados clínicos	Sugerem
Dor + febre e/ou corrimento	Salpingite
Dor + fluxo sanguíneo escasso	Estreitamento congênito da endocérvix
Dor abdominal recorrente + amenorreia primária + tumoração abdominal em moça bem desenvolvida	Hematocolpo, hematocérvix, hematossalpinge (por hímen imperfurado ou atresia da vagina)

5º passo **Destaques**

1. Dor muito intensa que começa com o 1º ciclo menstrual: problema **obstrutivo** do fluxo menstrual.
2. História prolongada de períodos menstruais cada vez mais dolorosos; a dor começa vários dias antes da menstruação e vai piorando: **endometriose**.
3. Moça com vida sexual ativa que não costuma ter dor à menstruação e de repente em um ciclo apresenta dor forte em localização atípica: ameaça de aborto, prenhez ectópica, infecção dos genitais internos.

Conduta em todos os casos: **exame ginecológico**.

Teste **diferencial** entre dismenorreia primária e secundária: ministrar nifedipina (Adalat 20mg) 1½ comprimido no 1º dia da menstruação dolorosa: alívio rápido = primária.

Conduta terapêutica na dismenorreia primária

1. Drogas antiprostaglandinas = anti-inflamatórios não hormonais – naproxeno (Flanax 275mg): iniciar com 2 comprimidos logo no início da menstruação (preferivelmente na véspera) e a seguir 1 comprimido a cada 8 horas no 1º e, se necessário, também no 2º dia da menstruação. Ácido mefenâmico (Ponstan 500mg) 1 comprimido de início e ½ a cada 6 horas. Ibuprofeno (Advil 400mg, Motrin) – 1 comprimido a cada 6 horas.
2. Bolsa de água quente no local da dor.
3. Estimular a prosseguir nas atividades habituais.
4. Em moças com atividade sexual, preferir contraceptivos orais de baixa dosagem hormonal (Microvlar).
5. Se a dismenorreia não melhora após 2 ciclos – encaminhar ao ginecologista para exame e laparoscopia: possibilidade de **endometriose** (tratamento com contraceptivos orais).

SÍNDROME PRÉ-MENSTRUAL

O que é – conjunto de mudanças físicas, comportamentais e emocionais que afetam algumas mulheres durante a semana que precede a menstruação e desaparece com seu início. Ocorre nos ciclos ovulatórios. Na adolescência não é muito frequente e raramente é muito acentuada.

Caracterização (4 tipos) de **tensão pré-menstrual**

1. Ansiedade: mau humor, explosões emocionais.
2. Sensação de hipoglicemia (tontura, irritabilidade, cefaleia, fraqueza) com necessidade de ingerir doces e chocolate; algum tempo depois de ingerir esses alimentos apresenta fraqueza e cefaleia.
3. Tristeza acentuada (depressão): retraimento, crises de choro.
4. Desconforto mamário (sensibilidade nas mamas), inchaço no rosto, mãos e pés; leve aumento de peso, diminuição da diurese, cefaleia e cansaço.

Conduta

Nos 10 dias que precedem a menstruação: **redução de sal**, carne vermelha, açúcar, doces, chocolate e café. Evitar álcool e fumo.

Diurético – espironolactona (Aldactone 25mg).

3. Exercícios físicos (ginástica) aeróbicos.
4. Técnicas de relaxamento.
5. Fitoterápicos – óleo de prímula (500mg/dia), passiflora (75mg/dia): passiflorine; isoflavone (60mg/dia), hypericum (300mg/dia): Fiotan, Triativ, Stress free.
6. Acupuntura.
7. Ajuda psicoterápica.
8. Antidepressivos (fluoxetina: Prozac) em casos graves e bem selecionados.

CASOS ILUSTRATIVOS

Caso 1 – menarca atrasada

Menina franzina de 15 anos de idade, mamas pouco desenvolvidas, acompanhada por mãe gorda e robusta de ar preocupado. "Suas regras ainda não vieram, embora suas colegas já estejam menstruadas"...

Consideramos **amenorreia primária** a ausência da menarca após os 16 anos. Antes dessa idade pode ser um **atraso de menarca**, se fugir do padrão das demais colegas com a mesma situação econômico--financeira, de hábitos semelhantes. O exame ginecológico fornecerá informações, verificará se não há impedimento do fluxo vaginal. O hímen imperfurado e o septo vaginal transverso não permitem a drenagem normal, provocando o **hematocolpo** (sangue retido na vagina), **hematométrico** (no útero). Constitui, na realidade, **falsa amenorreia**, criptomenorreia.

No **infantilismo sexual parcial** pode ocorrer certo grau de desenvolvimento das mamas, como no caso apresentado. A radiografia das mãos e dos punhos mostrará se a idade óssea corresponde à cronológica. Radiografia do crânio tem indicação precisa quando houver queixa de distúrbio oftalmológico e dor de cabeça, a fim de se detectar tumor de sela túrcica ou outros. O esfregaço vaginal mostrará a influência hormonal do ovário. A colpocitologia atrófica indica ausência estrogênica. Cabe ao bom senso do pediatra decidir se há necessidade de mais pesquisas ou apenas o acompanhamento.

Orientar a mãe e a paciente em relação à diferença de atraso menstrual e amenorreia primária. Acalmá--las, explicando que a regra demorando favorece o desenvolvimento de sua estatura, pois, após as regras, normalmente a paciente cresce apenas mais alguns centímetros. A comparação com as outras colegas não tem lógica; cada qual tem sua individualidade e os limites da normalidade não são absolutos, são flexíveis. Acentua-se a importância da alimentação sadia, vida ao ar livre, prática de esportes. Tratamento de anemia.

Caso 2 – **menarca precoce**

Menina de 8 anos começou a perder pouco sangue bruscamente pela vagina, durou 4 dias e parou espontaneamente.

A perda sanguínea vaginal pode ocorrer devido a uma **lesão local**. Afastar a existência de **pólipo**, **prolapso uretral**, **corpo estranho intravaginal** ou **sarcoma botrioide**, sendo este último o mais temível. Lembrar das **pílulas anticoncepcionais** da mãe ao alcance da criança ou **pomadas estrogênicas** locais, que podem provocar sangramento vaginal. Registra-se a presença das características extragenitais: mamas, pelos pubianos e axilares. Se o caso sugere **puberdade precoce**, reporte-se ao capítulo respectivo.

Nesse caso, a citologia deve mostrar células em via de amadurecimento, que justificam a menarca adiantada. Se as regras não continuarem mensalmente, não têm significado patológico.

Caso 3 – **amenorreia secundária** (falha menstrual)

Mocinha "sabida", agitada, de 14 anos, está com falta de menstruação há 2 meses. Explica, sem pedir opinião da mãe, que suas regras faltam muito, mas procura o especialista mais para obedecer ao pedido materno...

A **falta das regras** pode indicar uma **gravidez** por mais ingênua que a paciente pareça e mesmo com hímen anatomicamente íntegro. Mas a falha pode ser **psicogênica** em doentes emocionalmente instáveis. Véspera de prova, de festa, de viagem pode resultar em falta de ciclo menstrual. Frequentemente aparecem mocinhas, fazendo regime de emagrecimento sem supervisão médica, queixando-se de amenorreia.

A pilificação pubiana, avançando a linha mediana, do tipo masculino, pelos nas mamas e, às vezes, no rosto, pode denunciar um caso de **síndrome de Stein-Leventhal**. O toque retal mostra **ovários** grandes, **policísticos** confirmados pela ultrassonografia.

As jovens, cujos pais são de países da orla mediterrânea (espanhol, italiano, grego, turco, sírio), podem apresentar pilificação abundante e ectópica para o sexo feminino. Em caso de dúvida, solicitar FSH e LH.

A associação de estrógeno com um progestágeno por via oral ou intramuscular provoca a menstruação em 7 dias no máximo, se não houver gravidez. Não só serve como teste, mas também soluciona as amenorreias psicogênicas. Produto: Primosiston oral (1 drágea ao dia, após a refeição, 2 dias consecutivos). Nutrição deficiente requer correção da alimentação;
a obesa é submetida a regime dietético;
a concomitância de hirsutismo exige investigação.

Caso 4 – **hipermenorreia**

Menina com perda excessiva de sangue durante as regras, com duração de 8 dias, desde a menarca há 3 anos.

É difícil precisar o **volume** de perda sanguínea.
O número de compressas varia em torno de 4 ou 6, bem molhadas, ao dia. Algumas moças, porém, trocam cada vez que vão ao banheiro, ou melhor, vão ao banheiro mais que necessitam para trocar as compressas. Outras deixam empapar o absorvente. O mesmo acontece com o tampão intravaginal, não sendo o número de trocas um índice seguro. As compressas rápidas e exageradamente embebidas e/ou a necessidade de troca durante a noite chamam atenção para uma investigação. Como a paciente durante 3 anos apresentou características cíclicas idênticas, sem nenhum outro problema, isso deve ser considerado uma resposta normal de seu útero à influência hormonal ovariana. Orientar.

Caso 5 – **oligomenorreia**

Desde que ficou menstruada, há 4 anos, suas regras vêm com intervalos de 3 meses, pouca quantidade, muito escura.

Este caso se assemelha ao caso 4, embora seja seu oposto.

A **oligomenorreia** (o fluxo reduzido é sempre escuro, em "borra de café") pode ser perfeitamente normal, quando cíclica e sequencial. O caso em questão pode ser incluído nessa categoria, mas é prudente fazer o acompanhamento. Se ficar caracterizada a oligomenorreia, proceder à competente investigação.

6. A Mama Puberal

Com a eclosão da puberdade, aparecem níveis crescentes de estrógenos levando à maturação das mamas.

1º) Proliferação do sistema ductal – aparecimento do nódulo puberal (telarca): condensação discoide, bem delimitada, firme, móvel, localizada na região subareolar, levemente dolorosa à palpação (pode ser indolor). A mama adquire seu aspecto **pré-puberal**. O **nódulo puberal** ocorre ao redor dos 8-10 anos (pode surgir já aos 5 anos), causa desconforto de intensidade variável e geralmente é **unilateral**. Importante – a presença do nódulo puberal, unilateral e acompanhado de certo desconforto é motivo frequente de preocupação e consulta médica. **Conduta** – explicar e tranquilizar os pais e a criança. Informar que idêntica modificação deverá ocorrer no lado oposto, 3 a 6 meses após, e que o tempo para a igualação das 2 mamas é de 1 a 2 anos. No momento da menarca, as mamas são iguais.

2º) Depósito de tecido gorduroso – **mama puberal**.

3º) Com o aparecimento da progesterona, 2 a 3 anos após a menarca (aos 15-17 anos de idade) há formação das estruturas alveolares, concomitantes com os ciclos ovulatórios.

DOENÇA MAMÁRIA

1. **Telarca prematura** (ver capítulo correspondente).
2. **Mastodinia pré-puberal** – as mamas tornam-se túrgidas e dolorosas nos dias que precedem a menstruação. **Conduta** – a) dieta pobre em sódio e diurético, no período pré-menstrual; analgésicos;
   b) só nos casos muito graves: medroxiprogesterona e promazina (Farlutal SP): 1 drágea por dia, na semana que antecede a menstruação.
3. **Anomalias de desenvolvimento das mamas**:
   a) **Amastia** = ausência completa de uma ou ambas as mamas.
   b) **Hipotrofia** = hipomastia.
   c) **Hipertrofia virginal** = crescimento súbito e exagerado na puberdade. Conduta nos casos graves: mamoplastia redutora após os 16 anos de idade.
   d) **Assimetria**: (1) discreta – conduta: só observação; (2) casos graves – conduta: cirurgia plástica reparadora.
   e) **Polimastia** = mamas acessórias, mais frequentes na região axilar. Conduta – cirúrgica.
   f) **Politelia** = aréolas e papilas rudimentares, mais frequentes na face anterior do tórax, logo abaixo do lugar normal. Conduta – eliminação cirúrgica.
   g) A falta de desenvolvimento mamário, após os 14 anos, exige investigação (insuficiência hipotálamo-hipofisária, disgenesia gonadal, hiperplasia suprarrenal, feminilização testicular).
   h) **Nódulos** móveis do seio na adolescência quase sempre são benignos;
   sua persistência pode exigir intervenção.
   i) **Galactorreia** – pode ser relacionada com drogas (fenotiazínicos, metoclopramida, sulpirida, antidepressivos tricíclicos, suspensão de anticoncepcional por via oral), amenorreia pós-gestação, hipotireoidismo, tumor da hipófise.

GINECOMASTIA PUBERAL

É o crescimento mamário no sexo **masculino**, com prevalência em torno de 50% na idade puberal. Coincide geralmente com o estágio G3 de Tanner, com idade média entre 13 e 14 anos.
Tecido firme, móvel, subareolar.

Classificação

Grau I: nódulo subareolar, de 1 a 2cm, móvel à palpação, representado ao exame como discreta proeminência da aréola.

Grau II: caracterizado por nódulo entre 2 e 4cm, ultrapassando a borda da aréola, com projeção maior, principalmente de perfil.

Grau III: caracterizado por nódulo de 5cm ou mais, com limites ultrapassando a borda e aparecendo ao exame como evidente projeção à inspeção.

Ginecomastias menores que 3cm de diâmetro involuem espontaneamente em alguns meses, mas as maiores que 10cm, em geral, não involuem e requerem cirurgia.
Nestes casos convém solicitar: transaminases, testosterona, estradiol, LH e DHEAS.

7. Problemas Urológicos

Ver Quadro XXI-4.

CORRIMENTO URETRAL – URETRITE

Ver **Principais Doenças Venéreas – Queixa 2**.

Quadro XXI-4 – PROBLEMAS UROLÓGICOS NA ADOLESCÊNCIA.

Clínicos	Localização	Sugere
PROBLEMAS PENIANOS		
1. Verruga venérea	Coroa (para trás do saco prepucial)	Condiloma acuminado
2. Cratera com borda fibrosa, dura	Glande e prepúcio	Cancro duro
3. Úlcera dolorosa, bordas não induradas	Coroa	Cancro mole
PROBLEMAS ESCROTAIS		
4. Massa dura, dolorosa	Testículo	Tumor do testículo
5. Massa vermiforme que diminui com a posição deitada e distende quando em pé	Acima do testículo	Varicocele
6. Massa indolor, cística, diminui na posição deitada, testículo normal	Associada ao saco herniário	Hidrocele
7. Bolsa escrotal edemaciada e vermelha	Testículo	Orquite (caxumba) Torção do testículo
8. Bolsa escrotal vazia		Criptorquidia
PROBLEMAS DA URETRA		
9. Ardência à micção com ou sem corrimento uretral		Uretrite
10. Disúria, polaquiúria, corrimento		Gonocócica
11. Ardor intenso, corrimento espumoso, escasso meato vermelho		Tricomoníase
12. Disúria, polaquiúria, balanite, corrimento em "coalho de leite"		Candidíase
HEMATÚRIA		
13. Febre, disúria, urgência		Infecção urinária
14. Oligúria, hipertensão, proteinúria		GNDA
15. Surdez e lesões oculares		Síndrome de Alport (hereditária)
16. Tratamento oncológico		Doença policística Cistite hemorrágica por drogas
17. História de traumatismo ou autoinstrumentação		Traumática
18. Fluxo urinário deficiente		Uropatia obstrutiva
19. Hematúria isolada ou com massa abdominal		Tumor (Wilms)
20. Cólicas renais		Calculose

8. Dor Abdominal na Adolescente

A dor abdominal apresenta-se diferentemente no adolescente em relação à criança menor. Exemplos: a) **dor abdominal recorrente sem causa orgânica** é periumbilical na criança menor e não periumbilical no adolescente; b) infecção urinária no adolescente – dor abdominal + febre.

A apresentação no adolescente é diferente da no adulto – exemplo: na **úlcera duodenal** do adolescente, a dor não se altera ou piora com as refeições.

Condições prevalescentes na adolescente: (1) **doença pélvica inflamatória**, caracterizada pela presença de todos os seguintes sinais: a) dor no baixo-ventre; b) sensibilidade à palpação do baixo-ventre; c) sensibilidade à mobilização do colo uterino; d) sensibilidade dos anexos; e) pelo menos um destes sinais: leucocitose, VHS elevada, massa inflamatória nos anexos, punção do fundo de saco positiva para bactérias ou leucócitos. Na forma aguda recorrente: dor no baixo-ventre, dismenorreia, dispareunia, irregularidade menstrual e ocasionalmente VHS elevada ou febre; (2) **dismenorreia**; (3) **colopatias inflamatórias** (dor abdominal com abatimento, febre baixa e perda de peso).

Nas **dores agudas** considere imediatamente as entidades que exigem diagnóstico e conduta de **urgência – apendicite, prenhez ectópica, torção de cisto ovariano, doença pélvica inflamatória**. Solicite consulta com cirurgião/ginecologista. Só após excluídas essas possibilidades é que outros diagnósticos devem ser investigados.

A avaliação da dor abdominal sem causa evidente inclui o **exame ginecológico** (exame pélvico) feito por especialista.

Nas dores abdominais **recorrentes**:

1º) Solicitar protoparasitológico de fezes, urina tipo I e bacterioscópico, teste de gravidez, prova de sobrecarga à lactose.

2º) Considerar as entidades mais comuns – dor abdominal recorrente **inespecífica** (cólons sensíveis à palpação, especialmente no quadrante inferior esquerdo) e **síndromes do cólon irritável** (distensão abdominal visível, evacuações mais frequentes e mais moles no início da dor, fezes com muco e restos vegetais; sensação de evacuação incompleta, melhora da dor com a evacuação e com uma pressão contínua sobre a área sensível).

3º) Só se houver evidências implicando outras entidades específicas, continuar a investigação: ultrassonografia para tumorações, urografia excretora precedendo trânsito intestinal (radiografia) e enema opaco.

4º) Última etapa, para casos de dúvida: laparoscopia.

9. Acne

Modelo de conduta nos casos mais frequentes

Ler o capítulo Acne
na seção de **Problemas da Pele**

<u>Caso 1</u> – Acne incipiente – **comedoniana**

A criança que você acompanha há muito tempo **está entrando na puberdade** e aparecem "**cravos**" no rosto (testa, queixo, nariz e regiões laterais):

1. Explicar o problema: hormônios estimulam a produção de sebo; tratamento visa diminuir essa produção e o resultado é demorado.
   Combinar contatos frequentes, inclusive telefônicos.
2. Lavar o rosto 2 vezes ao dia com sabão neutro ou esfoliante; não esfregar.
3. Não cutucar nem espremer os cravos; usar um extrator.
4. Evitar cosméticos oleosos e cremes (usar base hidromiscível).
5. Base do tratamento: **ácido retinoico** tópico. Para peles delicadas prescrever creme (Retin-A 0,025%, Vitacid 0,025%, ou Vitanol-A 0,05%). Para peles mais resistentes começar com gel a 0,01% (Vitanol gel 0,01%); boa alternativa: adalapteno (Differin creme).
   Em pele limpa e seca, aplicar uma quantidade pequena e esfregar levemente em toda região afetada (não só sobre as lesões) até desaparecer. Convém aplicar a cada 3 noites na 1ª semana e em noites alternadas na 2ª semana; daí em diante, todas as noites.
   Conforme o efeito, passar gradualmente para formas mais potentes: creme a 0,05%; creme a 0,1%, gel a 0,01%, gel a 0,05%, gel a 0,1% (Vitacid XT).
   Se estiver prevista exposição ao sol, no dia seguinte convém usar protetor solar fator 15 (ou 30).
   Evolução habitual – piora transitória em 3-4 semanas e melhora em 2 ou 3 meses. Continuar o ácido retinoico (formas menos potentes) enquanto a tendência para acne persistir.
   Se houver recaída: reinstituir o tratamento completo.
6. Se houver melhora discreta mas não completa: acrescentar peróxido de benzoíla pela manhã.

<u>Caso 2</u> – o caso 1 evoluiu para **acne inflamatória leve**: alguns comedões, pápulas pequenas esparsas e pústulas. Associar:

Peróxido de benzoíla (a 4 ou 5%) 2 vezes ao dia.
Melhora após 2-4 semanas; manter até que não apareçam novas lesões e suspender gradualmente.

<u>Caso 3</u> – **acne com mistura de cravos, pápulas, pústulas e algumas escaras na face e tronco e já submetida a vários tratamentos sem muito orientação.**

1. Relação médico-paciente firme, inclusive contatos telefônicos frequentes.
2. **Associação ácido retinoico** de noite e peróxido de benzoíla de manhã ou ambos no mesmo produto. Controla 80-85% dos casos.
3. Cuidados gerais e extração de comedões.
4. Aplicação de corticoide intralesional nos cistos.
5. Em casos graves em moças de mais de 16 anos: **anticoncepcional com alto teor de estrógeno**; se houver hirsutismo ou irregularidade menstrual: antiandrogênico (Diane 35).
   Prescrever 3 a 4 ciclos; avisar da possibilidade de piora nos 2 primeiros ciclos.
6. Nos casos que não respondem – associar **tetraciclina** por via oral.

<u>Caso 4</u> – **acne com frequentes nódulos e cistos além de escaras em adolescentes de mais idade.**

Base do tratamento: **retinoide oral – isotretinoína.**

Roacutan cápsulas de 20mg; Accutane.

Discutir o caso com o paciente/família. Pesar a relação custo (elevado)/sacrifício (efeitos colaterais inevitáveis e desagradáveis)/benefício evidente para os casos graves desfigurantes.

Encaminhar para dermatologista.

Controle clinicolaboratorial rigoroso.

PROBLEMAS DOS CABELOS

Quaixa 1 (mais frequentemente moça) – "estou perdendo mais cabelos do que o normal, os cabelos soltos enchem minha mão".

Teste – prender os cabelos entre o polegar e o dedo médio e puxar com firmeza = remove-se mais de 6 cabelos por vez.

Diagnóstico – eflúvio telógeno = perda excessiva de cabelos relacionada com o ciclo anormal dos cabelos. Pode ser:

1º) **agudo** – frequentemente relacionado à febre alta; normalização em 3-6 meses.

2º) **crônico** – investigar: a) anemia ferropriva (hemograma, ferritina); b) distúrbio de tireoide (T_3, T_4, TSH); c) relação com a tomada de algum medicamento.

Quaixa 2 – rarefação de cabelos em áreas do couro cabeludo que deixam de ser completamente cobertos por cabelos; não há queixa de perda excessiva de cabelos.

Rapazes (mais frequente) – "entradas" na região frontal e áreas calvas no vértex occipital; alguma recessão de cabelos também nas áreas temporais.

Moças – rarefação de cabelos na área mais anterior do couro cabeludo com preservação da linha frontal da cabeleira. O rabo de cavalo fica mais fino e os cabelos não crescem tanto quanto antes.

Diagnóstico – alopecia androgênica (genética, progressiva).

Em moças, solicitar hemograma, ferritina, T_3, T_4 e TSH, DHEAS.

Conduta – minoxidil tópico a 5% – aplicar 1mm 2 vezes ao dia nas áreas calvas e secas, durante 1 ano.

Finasterida – 1 comprimido de 1mg por dia, mínimo de 3 meses, só para homens.

Queixa 3 – aparecimento abrupto de áreas **calvas** (perda total de cabelos) arredondadas, isoladas ou múltiplas. Na periferia da área, os cabelos são curtos e afilam-se à medida que se aproximam do couro cabeludo ("em ponto de exclamação").

Variantes: a) uma banda de alopecia envolvendo a parte baixa do couro cabeludo; b) alopecia *totalis* = perda de todo o cabelo; c) alopecia *universalis* = perda de cabelos e pelos do corpo.

É comum a perda dos pelos das sobrancelhas e cílios.

Diagnóstico – **alopecia areata** (genética, imunomediada).

Evolução imprevisível com regressão em 1 ano, frequentemente recidivas, doença crônica grave (10%).

Conduta – não há tratamento curativo.

1. Se menos de 50% do couro cabeludo atingido: Injeções de corticoide intralesional – 3mL de acetonido de triancinolona 5mg/mL, 3mL a cada 4-6 semanas.
   Em casos mais leves – corticosteroide tópico ultrapotente, associado com minoxidil tópico.
2. Em casos mais extensos ou não responsivos, considerar imunoterapia tópica.
3. Próteses de cabelo.
   Site: National alopecia Areata Foudation (www.naaf.org).
   Famílias que não podem arcar com o custo das próteses – Locks of Love (ww.locksoflove.org).

10. Alimentação do Adolescente

ORIENTAÇÃO SOBRE ALIMENTAÇÃO

Um tópico a ser abordado em todas as consultas, independente do motivo principal.

Objetivo – prevenir excesso de peso, anemia ferropriva, mineralização óssea insuficiente e dislipidemias.

Problemas – a) *baixo* consumo de frutas, vegetais, grãos integrais, cálcio, lacticínios de baixo teor de gordura; b) *excessivo* consumo de refrigerantes e *fast food*.

Metas – *aumentar* o consumo de verduras de folhas escuras, legumes amarelos e vermelhos, grãos integrais, frutas cítricas e outras, óleo vegetal (azeite, canola). *Evitar* refrigerantes, doces, açúcar, frituras. *Preferir* frutas em vez de suco. Adoçantes são úteis desde que sejam variados e com preferência para sucralose. Leite desnatado (1 copo), iogurte sem gordura (1 copo) e uma fatia grossa de queijo branco (3 vezes ao dia, um deles ou melhor variando). Peixe pelo menos 2 vezes por semana e carne com baixo teor de gordura.

Se a meta não for atingida, suplemento de cálcio 500mg/dia. Exposição adequada ao sol ou suplemento de vitamina D 800U/dia. Orientar a escolha nos restaurantes tipo *fast food* e por quilo.

Evitar suplemento de academias de ginástica.

Fornecer e dar ênfase à **Dieta Prudente**.

DISTÚRBIOS GRAVES DO APETITE

Ver seção IV – Comportamento

ANOREXIA NERVOSA

Distúrbio grave do comportamento em relação à alimentação (fome *vs.* saciedade) com problemas de autocontrole e interação familiar e provável predisposição genética.

Incidência – ocorre em mulheres entre 10 e 30 anos de idade, classe média ou alta. Parece estar aumentando.

1. Sintomas iniciais:
   a) Dieta autoimposta, que leva gradualmente a uma restrição drástica das calorias, com perda de peso acentuada.
   b) Preocupação com os alimentos, sem perda do apetite.
   c) Medo intenso de aumento de peso, com imagem corporal deformada.
   d) Aumento na frequência e intensidade dos exercícios.
2. Achados posteriores:
   a) Sensação de incompetência ou de descontrole.
   b) Abusos alimentares, vômitos autoinduzidos, abuso de laxativos ou diuréticos e/ou exercícios excessivos.
   c) Perda de peso.
3. Antes de estabelecer o diagnóstico, é preciso excluir qualquer doença física que possa ser responsável pela perda de peso, tais como doença inflamatória intestinal ou distúrbios endócrinos. Devem-se excluir as doenças psiquiátricas, tais como distúrbios esquizofrênicos e depressivos.
4. As manifestações físicas incluem: hipotermia, hipotensão, lanugem e edema. Ocorre amenorreia primária, bem como secundária.
5. Os achados laboratoriais são normais até os últimos estágios de desnutrição. A seguir, ocorrem leucopenia, linfocitose, baixa velocidade de hemossedimentação e níveis diminuídos de fibrinogênio. Observa-se a presença de baixos níveis séricos de desidrogenase láctica, estrógenos e T_3, juntamente com supressão incompleta do ACTH e do cortisol pela dexametasona.

Critério diagnóstico da anorexia nervosa

1. Medo intenso de se tornar obeso, medo esse que não diminui à medida que a perda de peso progride.
2. Deformação da imagem corporal.
3. Recusa de manter o peso acima do mínimo normal para a idade e a altura.
4. O peso corporal é inferior a 75% do peso médio para a idade, de acordo com as tabelas pediátricas.
5. Amenorreia (pelo menos 3 meses consecutivos).

O paciente não quer desistir de uma conduta que ele considera correta.

BULIMIA NERVOSA

1. Episódios recorrentes de alimentação desenfreada (consumo rápido de grandes quantidades de alimento em período limitado). Média de 2 episódios por semana por pelo menos 3 meses.
2. Medo de não ser capaz de parar de comer durante esses surtos.
3. Uso sistemático de vômitos autoinduzidos, laxativos ou dieta rigorosa para contrabalançar os períodos de alimentação exagerada.
4. Preocupação persistente com a forma do corpo e peso.

O paciente não quer, esconde e se envergonha de sua conduta.

Bases terapêuticas

1. Antes de sofrer uma perda de peso drástica, os pacientes podem responder aos incentivos e à educação nutricional.
2. Psicoterapia individual, familiar e em grupo. O tratamento requer colaboração entre pediatra e psiquiatra.
3. Os pacientes ambulatoriais devem ser examinados pelo menos 1 vez por semana para controlar o peso. É conveniente incentivar e ajudar o paciente, estabelecendo metas em relação ao ganho de peso.
4. Embora se possa tentar um programa ambulatorial com possível êxito, a hospitalização é frequentemente necessária. As indicações incluem desnutrição grave, instabilidade dos sinais vitais, desidratação aguda, desequilíbrio eletrolítico (por exemplo, alcalose hipocalêmica) e/ou fracasso do tratamento ambulatorial.
5. Cuidados durante a hospitalização:
   Equipe médica: pediatra, psiquiatra, psicólogo, nutricionista.
   a) O paciente deve ser pesado diariamente pela manhã, após micção e defecação.
   b) Pode-se iniciar a dieta com cerca de 500cal/dia a mais das quantidades necessárias para manter o peso.
   c) Os vômitos ou o abuso de laxativos devem ser controlados por meio de determinações periódicas dos eletrólitos. É possível ajudar a controlar os vômitos impedindo o acesso ao banheiro durante 2 horas após as refeições, se necessário.
   d) A obstipação é aliviada com a ingestão de alimentos, embora possa ser necessário o uso de amolecedores do bolo fecal.
6. Os programas de terapia comportamental com estrutura ambiental aumentada têm sido úteis:
   a) Recorre-se ao condicionamento operante com reforço positivo, tais como privilégios, aumento das atividades físicas e interações sociais relacionadas ao ganho de peso.
   b) Têm sido incluídos reforços negativos (estímulo aversivo), tais como repouso no leito ou alimentação por sonda.

c) Dá-se maior importância ao aumento de peso do que à ingestão de alimentos, a fim de diminuir a ansiedade relacionada com a alimentação e com os vômitos. Algumas vezes, utilizam-se suplementos alimentares líquidos para reduzir a ansiedade produzida pela ingestão de alimentos.

7. Antidepressivo fenoxetina tem sido utilizado com algum sucesso, principalmente na bulimia; a adição de lítio pode ser útil.

Prognóstico reservado quanto à cura (fracasso em mais de 40%), recaídas (43 a 65%) e mortalidade (3%).

11. Hirsutismo na Adolescente

Hirsutismo – crescimento excessivo de pelos em áreas do corpo em que o sexo feminino geralmente não os apresenta (configuração masculina). É uma manifestação de **hiperandrogenismo** (ação exagerada dos andrógenos) sobre a unidade pilossebácea (folículo piloso + glândula sebácea).

O andrógeno mais importante é a testosterona (T). Na unidade pilossebácea age a di-hidrotestosterona (DHT), que é gerada a partir da T por ação de uma enzima específica, a 5-alfa-redutase. A T é gerada de 3 fontes:

1. adrenal (pré-andrógenos deidroepiandrosterona = DHEA e seu sulfato = DHEAS e a androstenediona; 2. ovários: T e androstenediona; 3. conversão periférica especialmente a partir da androstenediona. A produção ovariana é dependente das gonadotrofinas, especialmente LH, e a das adrenais ocorre por estímulo do ACTH. Portanto, pode ocorrer atividade excessiva dos andrógenos, se: a) excesso de produção pelos ovários (ovários policísticos e tumores); b) excesso de produção das adrenais (hiperplasia adrenal congênita, adenomas e carcinomas; excesso de ACTH: síndrome de Cushing); c) hiperatividade da enzima 5-alfa-redutase no folículo.

Importância do hirsutismo: 1. problema psicossocial; 2. possibilidade de doença grave, inclusive câncer.

1ª etapa Caracterização clínica

História – a) antecedentes familiares de hirsutismo; b) grupo étnico: área do Mediterrâneo, hispânicas, asiáticas, negras; judeus askenazi (originários da Europa central e oriental); c) época de início: antes ou durante a puberdade; d) ritmo de progressão dos pelos; e) ambiguidade genital desde o nascimento; f) desenvolvimento puberal, menarca e ciclos; g) uso de drogas que podem causar hirsutismo: minoxidil, fenantoínas, corticoides, esteroides anabólicos.

Exame físico – a) tipo e distribuição dos pelos; b) desenvolvimento puberal; c) acne; d) clitoromegalia; e) aumento de massa muscular; f) obesidade; g) hipertensão; h) sinais de virilização; i) Cushing (obesidade predominando no tronco, estrias cutâneas, acne, fraqueza muscular, hipertensão).

2ª etapa Raciocínio inicial

1º) É **hirsutismo** ou apenas **hipertricose**?
Hipertricose = pelos tipo *vellus* (finos, claros) em qualquer área do corpo.
Uma maneira simples e prática de se quantificar a intensidade do hirsutismo e pelo índice de Ferriman e Gallwey (Fig. XXI-3).
Grau leve: entre 8 e 12.
Grau moderado: entre 13 e 18.
Grau severo: acima de 19.
Hirsutismo = pelos do tipo terminal (grosso, enroladiço, escuro) na face, tórax, seios e abdome. Acima do lábio, na aréola mamária, e abdome inferior pode ser normal, mas no dorso, ombros, esterno e abdome superior sugere efeito androgênico. Acompanha-se frequentemente de acne.

2º) Aparece antes da puberdade – adrenal; durante a puberdade: ovários policísticos.

3º) Sem amenorreia – adrenal; com amenorreia: ovariano.

4º) Associados com acne, alopecia e irregularidade menstrual – hiperandrogenismo de qualquer etiologia.

5º) Com obesidade – ovários policísticos.

6º) Casos acentuados e evolução rápida – tumor (adrenal ou ovariano virilizante).

7º) Com síndrome de Cushing (obesidade predominando no tronco, acne, fraqueza muscular, hipertensão) – uso de corticoides, hipersecreção de ACTH.

8º) Virilização (aumento de massa muscular, clitoromegalia) – neoplasia; na puberdade: pseudo-hermafroditismo masculino.

9º) Familiar – aumento de pelos terminais na face e no corpo (área do Mediterrâneo, asiáticas, hispânicas e negras).

10º) Judeus askenazi: hiperplasia adrenal tardia não clássica (HLAB-14; DRs).

3ª etapa Conduta diagnóstica

1º) Descartar a hipótese de tumor (que não é muito frequente), especialmente se houver indícios clínicos:
Solicitar dosagem de testosterona (T) e deidroepiandrosterona (DHEA):
a) se T elevada (acima de 200ng) – tumor ovariano. Solicitar ultrassonografia;

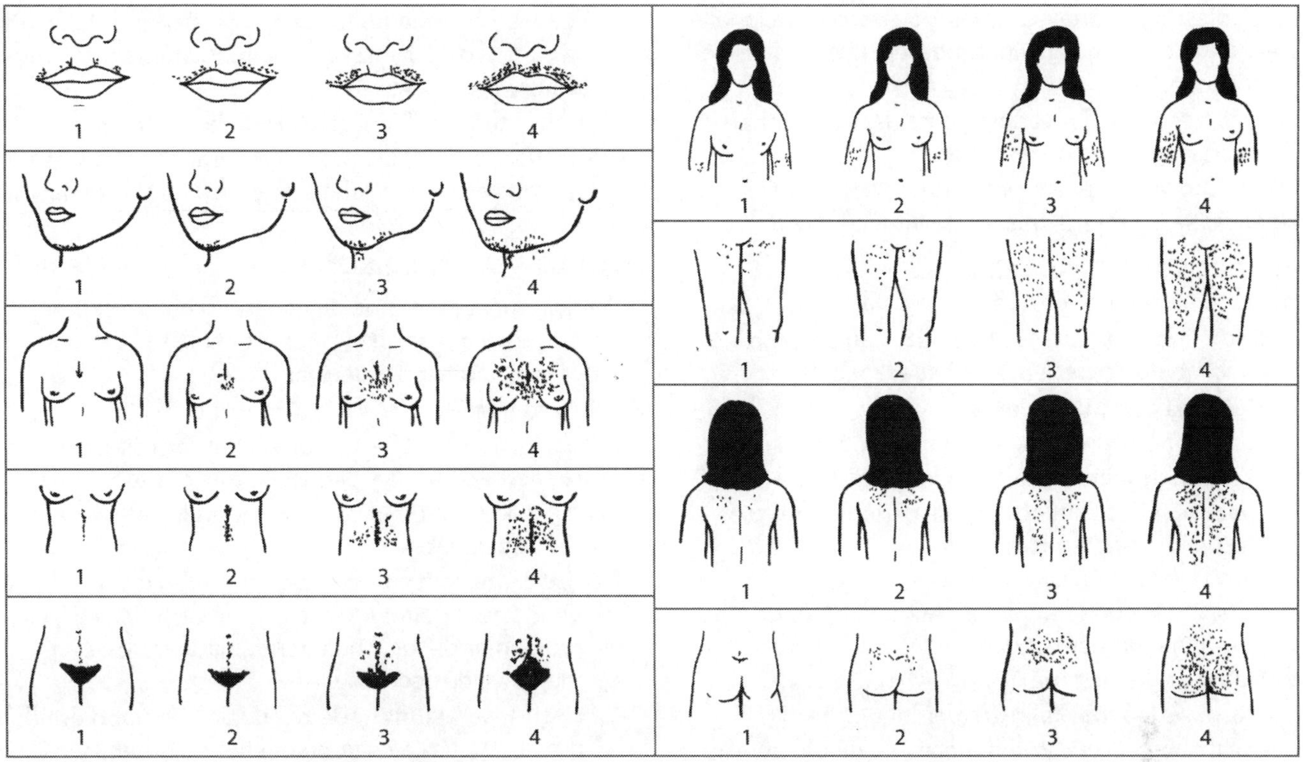

Figura XXI-3 – Índice de Ferriman e Gallwey.

b) se DHEA elevada (acima de 800mcg/dL) – tumor de adrenal. Solicitar tomografia de adrenais;

c) DHEAS muito elevada (acima de 9.000ng/dL) – tumor virilizante.

2º) Afastado o tumor ou desde o início se há indícios clínicos de ovário policístico:

a) solicitar LH, FSH, DHEAS, T_4 livre;

b) sugere ovários policísticos: LH/FSH 3:1; DHEAS livre aumentado, T livre aumentada;

c) solicitar ultrassonografia ovariana (microcistos).

3º) É preciso excluir hiperplasia adrenal congênita forma atenuada:

a) 17-HS aumentados na urina – sugerem comprometimento adrenal;

b) teste de supressão com dexametasona – 1mg/m^2 por dia durante 5 e 7 dias: dosar cortisol, T_4 livre e DHEA antes e depois.

(1) se cortisol e DHEA normalizam e T_4 está normal: causa adrenal; (2) se T_4 livre permanece elevada: causa ovariana.

4º) Excluídos os anteriores: hirsutismo idiopático.

Conduta

1. Tratar a obesidade.
2. Indicar um antiandrógeno durante 6 a 12 meses – opções:

a) Ciproterona: Androcur – 2 comprimidos por dia, do 5º ao 14º dia do ciclo.

É melhor associar ao etinilestradiol = Diane 35 – 1 drágea por dia desde o 1º dia da menstruação, durante 21 dias; a seguir pausa de 7 dias.

b) Espironolactona: Aldactone (comprimidos de 25 ou 100mg) – 75 a 200mg por dia (dividido em 2 vezes), do 4º ao 22º dia do ciclo menstrual. Associar com pílula anticoncepcional com altas doses de estrógeno (35mg).

c) Progestágeno (Provera, Cycrin: 2,5mg por dia ou Provera 150mg, IM) a cada 4 semanas, por via IM, associado com espironolactona – 1 comprimido 2 vezes ao dia.

3. Eletrólise dos pelos.

Eventualmente, antiandrógenos tópicos.

12. Anticoncepção na Adolescência

O pediatra deve orientar as adolescentes quando estas o procuram visando à anticoncepção e também quando julgar oportuno.

O diálogo deve ser franco, afetivo, confidencial.

A adolescente deve ser encorajada a adiar sua primeira relação sexual até que atinja sua maturidade fisiológica e psicológica.

Na adolescência, qualquer método anticoncepcional é melhor do que uma gravidez indesejada e suas consequências.

Uma vez esclarecida, a adolescente deve tomar parte na decisão (escolha do método).

Enfatizar o valor da camisinha na proteção contra doenças sexualmente transmissíveis (DST) e aids.

MÉTODOS ANTICONCEPCIONAIS
que podem ser usados na adolescência

Individualizar a orientação baseada na anamnese, conhecimento do paciente e de sua família.

1. **Métodos comportamentais**
   Tabelinha, abstinência, coito interrompido.
   Alta taxa de falhas; não protege contra DST.
   Tabelinha – abstinência sexual periódica nos dias presumivelmente férteis.
   Como método único é inviável.
   A eficiência pode ser aumentada com o uso de camisinha nos demais dias.
2. **Métodos de barreira**
   Preservativo masculino (camisinha)
   - fácil obtenção e uso, mas necessita de orientação;
   - protege contra DST;
   - pode romper;
   - a adolescente depende de seu parceiro para uso.

   Diafragma com espermicida
   - necessita de orientação de ginecologista;
   - fica sob controle da mulher;
   - possibilidade de deslocamento.
3. **Método hormonal**
   Pílula anticoncepcional com baixa dosagem de etinilestradiol (15-35mcg)
   - eficaz, se administração correta;
   - não protege contra DST (associar com camisinha);
   - convém investigar coagulação;
     prevenir contra fumo.

   Pílulas combinadas com baixa dosagem de etinilestradiol:
   a) com levonorgestrel: Microvlar, Nordette;
   b) preferível – com progestágenos de menos efeitos colaterais: gestogeno, desogestrel: Adoless, Mirelle, Minesse, Femiane, Femina;
   c) se a pílula causa inchaço ou acne concomitante – drospirenona: Elani, Yasmin, Yas.

   Se esquecer de tomar a pípula
   - Se esqueceu 1 ou 2 (ou 3) ou começou a cartela com 1 ou 2 (ou 3) dias de atraso:
     Tomar 1 pílula assim que possível e mais 1 (ou 2) no mesmo dia.
     Abster-se de relações sexuais ou usar preservativo até que tenha tomado 7 pílulas em sequência. Caso contrário, considerar relação sexual desprotegida e tomar a "pílula do dia seguinte".
   - Se o esquecimento foi na 3ª semana, completar a cartela e iniciar a seguinte imediatamente, sem intervalo.

   Pílula trifásica (Trinordiol, Triquilar, Trinovum)
   Anticoncepcional injetável mensal: enantato de noretisterona + valerato de estradiol, Mesigyna.

ADOLESCENTE E DROGAS

Adolescência é o tempo de independência e experimentação, o que inclui drogas e álcool, e pode seguir esta sequência:

1º) Abstinência (não uso de álcool, drogas).
2º) Uso experimental – uso ocasional com os amigos; exageros eventuais predispõe a acidentes.
3º) Uso não problemático – uso repetido, intermitente; sem consequências.
4º) Uso problemático – consequências adversas: queda de rendimento escolar, suspensão na escola, problemas de relacionamento, batidas de carro, mudança no vestuário.
Nesta fase, alguns podem reduzir ou parar o uso de drogas apenas com intervenções limitadas.
5º) Abuso – prejudica a função escolar e social com riscos físicos e até legais.
6º) Dependência – uso compulsivo, perda de controle; consequências negativas intensas que incluem ruptura das relações familiares.

Anamnese de rotina

No último ano ou desde a última consulta:
1. Você consumiu álcool?
2. Você fumou maconha?
3. Você tomou alguma droga (*ecstasy*, anfetamina)?
4. Você já esteve num carro dirigido por alguém (inclusive você mesmo) que tinha bebido ou usado drogas?

Se alguma das respostas foi positiva, continue:

5. Você já usou álcool ou drogas para relaxar ou se sentir melhor?
6. Você já usou álcool ou droga enquanto estava sozinho?
7. Você já esqueceu coisas enquanto estava usando álcool ou drogas?
8. Alguém da família ou amigo já lhe disse que é melhor parar de beber ou usar drogas?
9. Você já teve algum problema enquanto estava bebendo ou usando drogas?

Duas ou mais respostas positivas exigem uma investigação adicional e possível tratamento.

Isto inclui envolvimento familiar, psiquiatra, psicoterapia (cognitivo-comportamental, familiar, de grupo), farmacoterapia, hospitalização psiquiátrica, comunidades terapêuticas.

Índice Remissivo

D

E

F

P

Q

R

V

W/X/Z